KUBY

면역학 IMMUNOLOGY

Icons Used in This Book

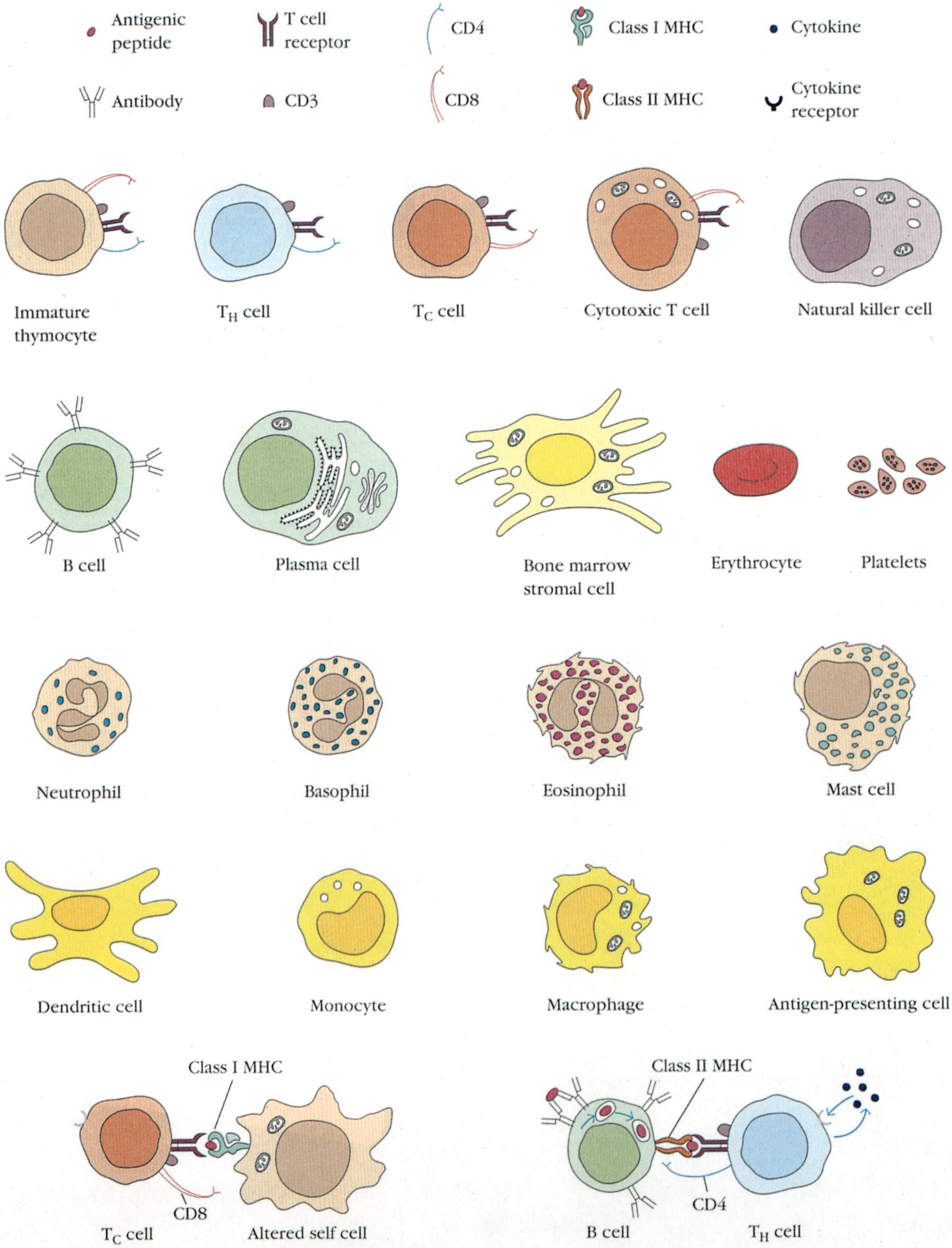

KUBY

면역학 제6판 IMMUNOLOGY

역자 강호영 권병석 김강주 김덕룡 김영호 박주홍 백상기
석경호 이만형 이원하 정헌택 조영준 최태진

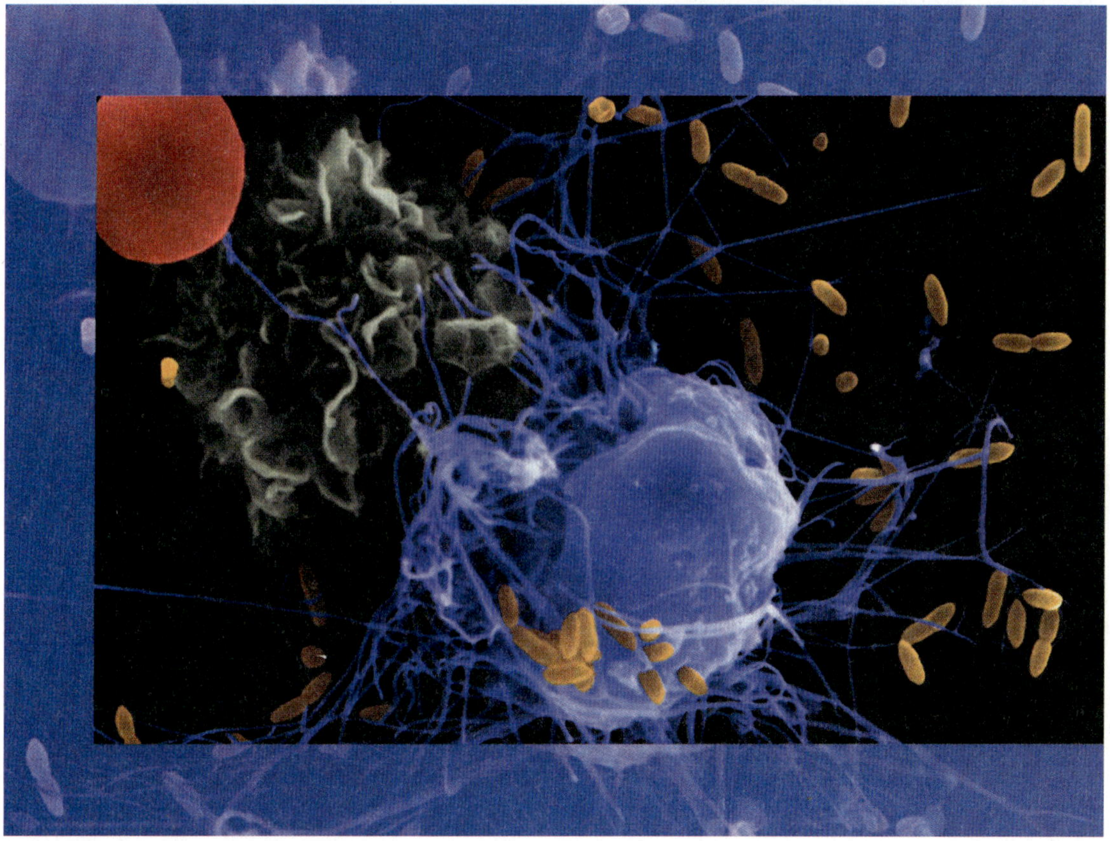

Thomas J. Kindt
National Institutes of Health

Richard A. Goldsby
Amherst College

Barbara A. Osborne
University of Massachusetts at Amherst

Kuby IMMUNOLOGY 6e
By Kindt, Goldsby, Osborne

First published in the United States
by
W.H. FREEMAN AND COMPANY, New York and Basingstoke

Kuby **면역학** **제6판**

2008년 8월 5일 인쇄
2008년 8월 15일 발행

역 자_ 강호영 권병석 김강주 김덕룡 김영호 박주흥 백상기
석경호 이만형 이원하 정헌택 조영준 최태진
발행자_ 박선진
발행처_ 도서출판 월드사이언스
주 소_ 서울특별시 동작구 사당5동 240-15
등록일자_ 1987년 12월 14일
등록번호_ 3-136
TEL_ (02) 581-5811~3
FAX_ (02) 521-6418
URL_ http://worldscience.co.kr
E-mail_ worldscience@hanmail.net

정 가_ 40,000원
ISBN_ 978-89-5881-111-4

이도서의 국립중앙도서관 출판시도서목록(CIP)은 e-CIP 홈페이지
(http://www.nl.go.kr/cip.php)에서 이용하실 수 있습니다.
(CIP제어번호: CIP2008002696)

면역학분야에서 보낸 우리들의 생애를 끝없는 흥분과 기쁨의 시간이
되도록 해주었던 여러 학생들, 친구들, 그리고 동료들에게 이 책을 바칩니다.
면역학을 통해 우리가 발견하였던 가치와 보람을 미래의 면역학자들도
발견하게 되기를 진심으로 바랍니다.

Thomas J. Kint

Richard A. Goldsby

Barbara A. Osborne

Genis Kuby

ABOUT THE AUTHORS

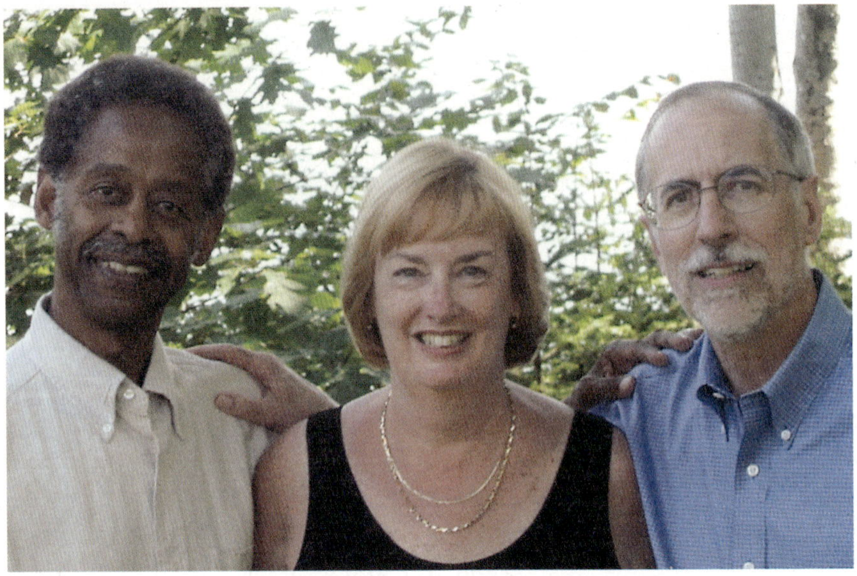

***Left to fight:** Richard A. Goldsby, Barbara A. Osborne, and Thomas J. Kindt*

Thomas J. Kindt regularly consults on immunology and infectious disease issues for governmental and private organizations and served for many years as Director of Intramural Research for the National Institutes of Health's National Institute of Allergy and Infectious Disease, a position that placed him in daily contact with the cutting edge of experimental and clinical immunology. Tom holds an adjunct professorship with the University of New Mexico Department of Biology and belongs to the Regional Association of Medical and Biological Organizations in New Mexico.

Richard A. Goldsby teaches immunology to undergraduate and graduate students at Amherst College. His research interests include technologies for the generation of engineered and human antibodies in animal bioreactors. He has served on many occasions as a course director in the National Science Foundation Chautauqua Short Course Program, Presenting current advances in immunology to college teachers.

Barbara A. Osborne, University of Massachusetts at Amherst, is recognized contributor to the fast-moving area of programmed cell death and development of T-cell responses. A highly active researcher, Barbara also teaches immunology to undergraduate and graduate students.

Janis Kuby, who died in 1997, taught at San Francisco State University and the University of California at Berkeley. Professor Kuby was the originator of this textbook and author of the first three editions. Her expert teaching and writing skills made *Immunology* the best-selling text for the course, and her vision for the text as a way to combine cutting-edge content in an accessible, pedagogically rich format lives on in the new edition.

서 문

면역학 제2판의 서문에서 말한 Janis Kuby는 "... *면역학의 지속적인 발전은 피할 수 없으며 의료 및 기초학문 분야 모두를 시대에 뒤쳐지지 않게 독려한다.*"라고 썼다. 새롭게 편집된 본 면역학 교재는 차세대 과학자와 의료 전문가에게 지식을 제공하는 것이 목표이다. 우리는 면역학 분야의 폭넓은 견해를 새로운 인재들에게 제공하고자 하였다. 우리는 첨단적이 되고자 하였으며 또한 면역계에 대한 현재의 지식이 확립되는데 기여한 주요 실험법과 모델계를 소개하고자 하였다.

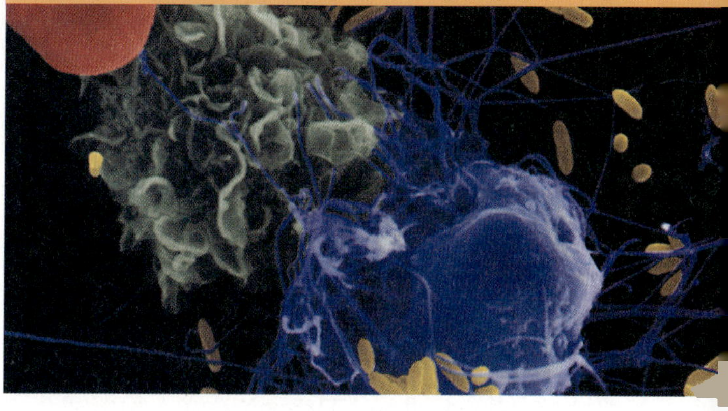

새로운 3장–내재면역

본 교재의 마지막 판 이후, 내재 면역계의 작용에 대한 이해 도출에 기여한 수단 그리고 내재면역에 대한 이해의 급속한 진보는 면역학 분야의 가장 흥분되는 발전이었다.

새로운 3장의 내재면역에서는 다음과 같은 것을 탐구하고자 한다;

- 패턴인식 수용체와 같은 면역효과기의 활성이 내재면역반응 내에서 어떻게 통합되는가?
- 세포, 수용성의 항미생물성 분자, 그리고 막결합 수용체가 감염성 인자에 대하여 순간적으로 공격하기 위해 서로 어떻게 협력하는가?
- 내재면역계는 첫 방어선으로서 뿐만 아니라 적응면역계를 위한 필수적인 자극인자로 어떻게 작용하는가?
- 내재면역계의 구성요소의 결함이 빈번하게 쇠약 혹은 적응면역반응의 부적절한 반응을 어떻게 초래하는가?

임상적 관련에 대한 강조

면역반응이 부족하거나 과도한 경우 심각한 결과로 이어질 수 있다. 의료직에 관심이 있는 사람들이 이 체계의 작용을 이해하는 것은 대단히 중요하다. 우리는 본 교재를 통해서 새로운 질환과 감염을 광범위하게 다루고 있으며, 특집으로 편성된 임상초점 에세이 및 이에 상응하여 각 장의 끝에 위치한 학습문제를 새롭게 하였다. 본 개정판에 있어서 새로운 것들은 다음과 같다;

- 바이러스 및 다른 감염인자에 대한 면역성에 관계하는 항원의 교차제시에 대한 설명 (8장).

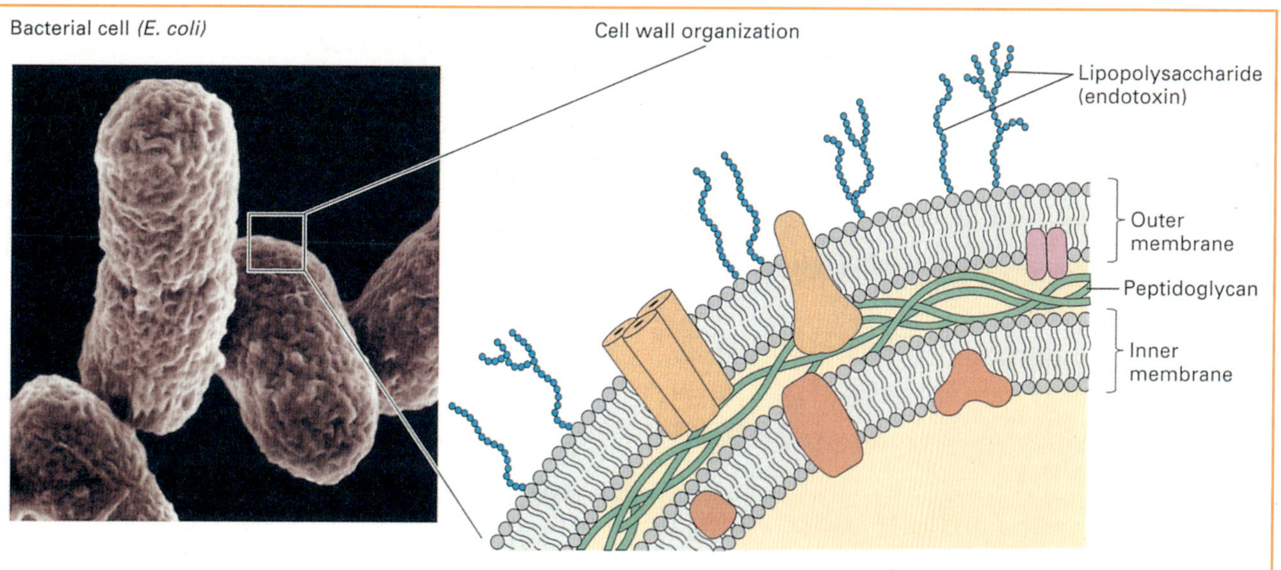

FIGURE 3-9 Lipopolysaccharide (LPS) in the cell wall of *E. coli* is a powerful stimulus of innate immunity. *[Photograph from Gary Gaugler/Visuals Unlimited.]*

- 사이토카인 그리고 염증 및 질병에서의 사이토카인의 역할에 대한 발전된 논의 (12장과 교재 전체).
- NK 세포 수용체의 다양성 그리고 그 유전적 다양성이 질병감수성에 어떻게 영향을 미치는가에 대한 최근의 발견들 (14장).
- KIR/MHC가 질병에 미치는 영향에 대한 새로운 임상초점 에세이 (14장).
- 중심 및 말초 관용 그리고 이들이 어떻게 자가면역질환과 동종이식편에 대한 거부반응에 관련되는지에 대한 새로운 서술 (16장).
- 관절염, 다발성경화증, 루푸스, 그리고 크론병과 같은 다양한 자가면역 상태로부터 받는 고통을 경감하기 위한 방법들에 대한 새로운 논의 (16장).
- 치료제로서의 단클론 항체의 임상적 사용에 있어서의 발전에 대한 새로운 서술 (4, 5, 6, 16, 17장 및 그 외 다른 장).
- 주요 병원체 집단에 대한 설명과 이들이 촉발하는 특징적인 면역반응 등을 비롯하여 감염성 질환에 대한 확대된 서술; 인플루엔자 조류 균주들과 인간 집단에 대한 그들의 위협을 비롯한 인플루엔자에 대해 새로운 자료; 에이즈의 확산 및 자가면역 상태를 호전시키기 위해 투약되는 사람의 증가에 의해 왜 진균성 질환이 현저하게 증가되었는가에 대하여 (18장).
- SARS의 발견과 어떻게 동물에서 사람으로 감염되었는가에 대한 평가를 비롯하여 SARS에 대한 서술 (18장과 19장).
- 에이즈의 결말에 대한 새로운 데이터 (20장).
- 인간 유두종 바이러스 (HPV)와 자궁경부암 사이의 연관성에 대한 보고, 그 예방을 목표로 하는 백신시험, 그리고 이러한 발견들을 더 조사하는 새로운 임상초점 에세이 (21장).

신호전달에 대한 증가된 서술

최근 수 년 간 동안에 수용체가 그 리간드와 결합한 후에 일어나는 결과들에 대한 우리의 지식은 매우 증가되었다. 이제 우리는 서론의 한 단락을 신호전달에 관한 일반적인 주제에 할애하면서, 신호전달의 일반적양상을 요약하고 좀 더 보편적인 핵심인자들을 명명하며, 그리고 다음을 포함한다:

- Toll-유사 수용체와 그 리간드의 결합에 뒤이어서 일어나는 신호전달을 설명하는 새로운 단락 (3장).
- 세포 이동 및 혈관외유출에 관련된 분자적 상호작용에 대한 진보된 서술 (3장 및 13장).
- 다양한 세포 유형들의 성숙, 분화, 그리고 활성화로 이어지는 신호전달경로에 대한 새로운 세부사항 (10장 및 11장).
- $\gamma\delta$ 및 $\alpha\beta$ T 세포 수용체가 어떻게 항원과 결합하는지에 있어서의 차이점을 보여주는 최근의 3-D 영상을 비롯하여, $\gamma\delta$ T 세포 수용체에 대한 진보된 서술 (9장 및 10장).

새로운 기술들

중요한 최근 기술에 대한 다음과 같은 토론은 면역학 분야에 있어서 흥미로운 새로운 지식을 생성하였다.

- **표면 플라스몬 공명** 기술에 대한 설명과 면역학에 있어서의 기본적 의문에 대한 그것의 적용 (6장).
- 막결합 T 세포 수용체의 표시를 위해 표지된 **MHC-항원 4합체**를 사용 (14장).
- 림프절 내에서의 세포의 추적하는 **2-광자 현미경**의 능력에 대한 예증 (11장, 12장).

새로워진 구성

6판에서는 면역학을 강의하는 많은 교수님들에게 전문 자문을 구하여, 전체 내용의 흐름을 개선하고 중복되는 내용을 삭제하기 위해 다음과 같은 구성으로 변경하였다.

- 항체의 장과 항원의 장은 통합되었다 (4장)
- 보체의 장은 항체의 장에 이어지도록 전반부로 편성하였다 (7장)
- MHC의 장과 항원제시의 장은 통합되었다 (8장)

본 6판 교재의 각 장마다 기타 새롭게 추가된 여러 자료와 수정된 자료에 관한 더 세부적인 내용들은 다음 웹사이트를 방문하여 참조하기 바람.

www.whfreeman.com/immunology6e

교수법의 수단

개관용 그림 및 교육학적으로 초점을 맞춘 도해

면역학에 대한 이해를 견고하게 발전시켜 나가는데 있어서는, 다수의 개념들을 학생들이 파악하는 것이 특별히 필요하다. 우리는 학생들이 자료를 숙달하는 것을 도우기 위해 내용에 일치되는 그림을 도입하였다.

- 주요 개념들은 **개관용 도해들** (overview figures)로 설명된다. 적혀있는 교재 내용만으로는 전달할 수 없는 상황에서 이러한 그림들이 중요 아이디어들과 과정들을 요약한다; 이들은 핵심적인 과정을 시각화하는 것을 도와주는 좀 더 광범위하고 체계적인 표식들을 포함하고 있는 "walk-through" 도해들로 자주 설명된다.
- 다양한 면역계 세포들 및 중요한 세포막 분자들을 묘사하는 아이콘들을 일관성 있게 표기하여, 학생들이 복잡한 상호관계들을 시각화하는 것을 도우고 있다. 쉽게 접근하고 파악할 수 있도록, 이러한 아이콘들의 표가 본 교재의 속표지에 나타나 있다.

OVERVIEW FIGURE 1-6: Common Themes in Signal Transduction

Signal reception

1 Signaling pathways are initiated when a signal binds its receptor

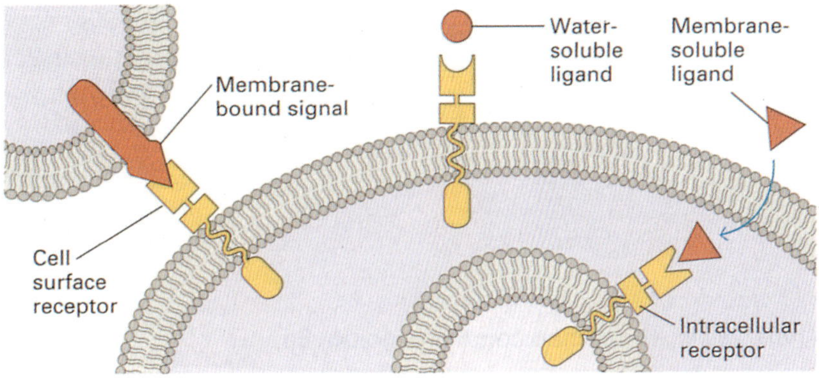

Transduction

2 Ligand binding to receptor induces assembly of signaling pathway components

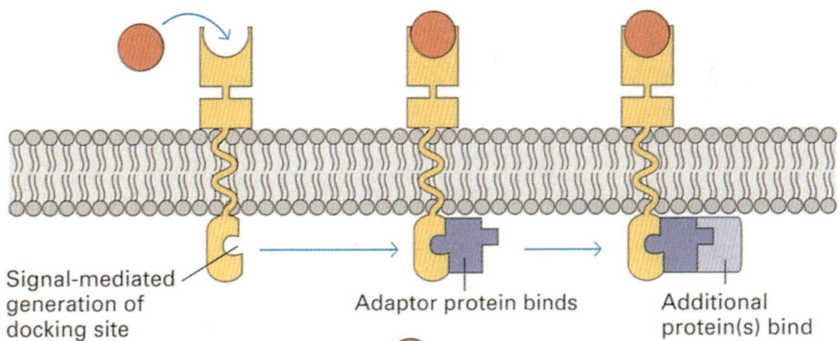

3 Generation of second messenger carries signal to cell interior

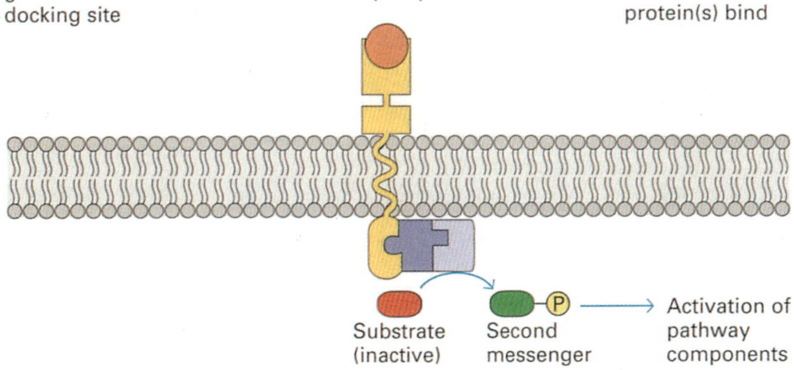

4 Phosphorylation/dephosphorylation cycles under control of the signaling pathway activate/deactivate additional pathway components

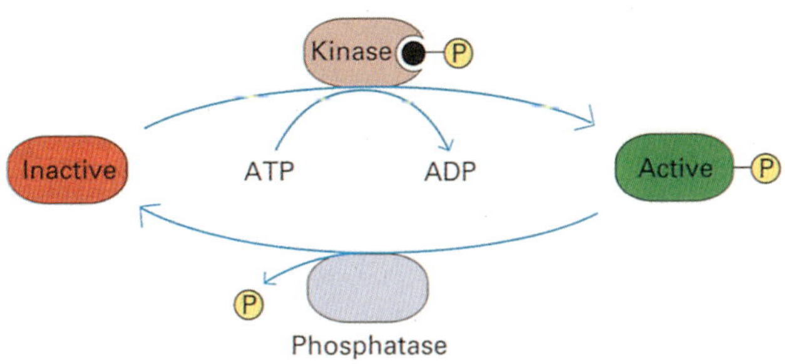

5 Enzyme cascades amplify the signal, converting molecules to their active forms

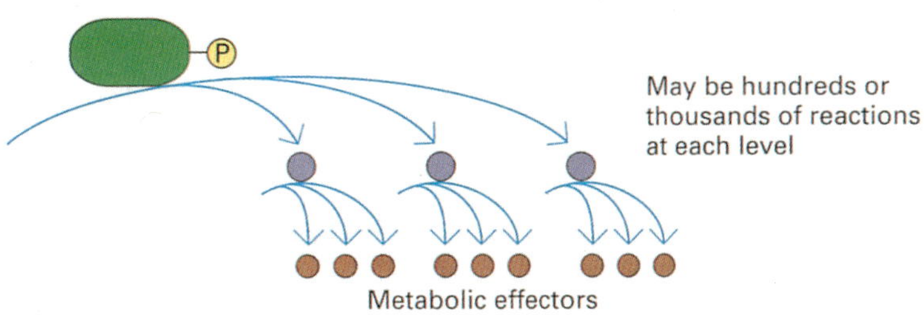

학습문제

Janis Kuby에 의해 비롯된 교재 내의 학습문제들은 강사와 학생들 모두에게 귀중한 자원임이 증명되었다. 6판의 모든 장에는 새롭고 개정된 문제들에 의한 특징이 있는데, 본 교재로부터 익힌 수단들을 활용하여 새로운 정보를 추정하는 능력을 키우기 위해 학생들에게 도전을 주고자 최신의 논문과 정량 데이터를 사용하여 시도하는 **데이터 분석** 문제들의 새로운 시리즈가 포함되어 있다. 문제들은 부록에 수록된 더욱 자세하고 새로워진 정답들과 조화를 이룬다.

미디어

웹 사이트: www.whfreeman.com/immunology6e

이 웹 사이트에서는 각 장과 연관된 다양한 학습문제와 임상연구의 실제 예를 인터넷을 통해 학생들에게 제공한다. 학생들은 각 장의 마지막에 수록된 다음과 같은 아이콘을 이용하면 각 해당 분야로 바로 연결될 수 있다.

- 핵심 개념들의 **동영상들**을 통하여 3차원적 개념을 도입시켜서, 복잡한 면역과정에 대한 이해를 촉진한다.
- 캘리포니아 Lutheran 대학의 David Mercy에 의한 **분자 시각화**에서는, 3차원적 분자모델에 대한 향상되었으며 접근이 쉽고 활기있게 안내되는 섭렵과정을 통하여 분자구조와 그 기능 사이의 상호관계를 더 쉽게 이해하도록 해준다.
- **어휘 자가 진단 시험**은 교재 속의 핵심용어들의 정의에 대하여 재고할 수 있도록 해주며 그리하여 학생들 스스로 간단히 테스트를 하고 채점을 하도록 해준다.
- 학생들이 보다 심도있는 연구를 위해 교재에서 언급한 **유용 인터넷 웹사이트**에 연결할 수 있다.

강사를 위한 CD-ROM 자원 (ISBN: 0-7167-3223-8)

채택하는 사람들에게 제공되는 이 전자 자원에는 현재 교재의 모든 그림이 JPEG 및 Power Point 포맷으로 포함되어 있다. (교재의 모든 그림들은 이 책의 치침서 웹 사이트 상의 **Instructor's Resource Center**로 부터도 확보할 수 있다.) 또한, CD-ROM은 웹 사이트로부터의 모든 동영상들도 포함하고 있다.

감사

우리는 본 교재의 복잡했던 개정을 도왔으며 세밀한 검토를 통해 본문의 주요 개선이 되도록 해준 여러 동료들에게 특별한 감사를 드린다. 이러한 중요한 공헌자들에는 Oklahoma Medical Research Foundation의 Drs. J. Donald Capra와 Kendra White, Saint Cloud State University의 Dr. JoAnn Meerschert, Birmingham의 University of Alabama의 Dr. Jiri Mestecky, NIAID, NIH의 Dr. Jonathan Yewdell, Emory University의 Dr. James Kindt, Brown University의 Dr. Johnna Wesley, 그리고 NIAID, NIH의 Dr. Eric Long 등이 포함된다. 예리한 통찰력과 지침을 제공하였던 이러한 전문가들과 아래에서 언급한 전문가들의 수준 높은 참여를 그 최종 산물인 본 교재가 잘 반영해 주기를 바란다.

또한 우리는 훌륭하고 새로운 문제들을 제공해준 Saint Cloud State University의 Dr. JoAnn Meerschaert와 "데이터의 분석" 문제들을 창의적으로 만들어준 Kansas State University의 Dr. Stephen K. Chapes에게 감사과 존중을 표한다. 우리는 또한 임상 사례 연구에 관련된 웹사이트를 개발한 Bellevue University의 Jeffrey L. Henriksen에게 감사드린다.

우리는 이번 6판을 준비하는 동안 원고에 대한 논평과 제안을 아끼지 않았던 다음과 같은 비평가들에게도 감사를 표한다. 그들의 전문지식과 통찰력이 본 교재에 대단히 공헌하였음을 밝힌다.

Ruth D. Allen, Indiana University-Purdeu University Indianapolis
Avery August, The Pennsylvania State University
Pamela J. Baker, Bates College
Kenneth J. Balazovich, University of Michigan
Cynthia L. Baldwin, University of Massachusetts Amherst
Scott R. Barnum, University of Alabama, Birmingham
Stephen H. Benedict, University of Kansas
Earl F. Bloch, College of Medicine Howard University
Lisa Borghesi, University of Pittsburgh
Laurent Brossay, Brown University
Jane Bruner, California State University, Stanislaus,
James W. Campbell, Rice University
Stephen Keith Cahpes, Kansas State University
Koteswara R. Chintalacharuvu, UCLA
Jeffrey R. Dawson, Duke University, School of Medicine
Janet M. Decker, University of Arizona
Michael Edidin, The Johns Hopkins University
Sherry D. Fleming, Kansas State University
Scott C. Garman, University of Massachusetts Amherst
Elizabeth Godrick, Boston University
Sandra O. Gollnick, Roswell Park Cancer Institute
Hans W. Heidner, The University of Texas at San Antonio
Vincent W. Hollis, Jr., Howard University
W. Martin Kast, University of Southern California
Dennis J. Kitz, Southern Illinois University, Edwardsville
Katherine L. Knight, Loyola University
Paul M. Knopf, Brown University

Kay K. Lee-Fruman, California State University, Long Beach
Alan D. Levine, Case Western Reserve University
Judith Manning, University of Wisconsin School of Medicine
James A. Marsh, Cornell University College of Veterinary Medicine
John Martindo, Southern Illinois University Carbondale
Andrea M. Mastro, the Pennsylvania State University
Jennifer M. Mataraza, Boston College
Dennis W. McGee, Binghamton University
JoAnn Meerschaert, Saint Cloud State University
Jiri Mestecky, University of Alabama, Birmingham
Michael F. Minnick, University of Montana
Thomas W. Molitor, University of Minnesota, College of Veterinary Medicine
David M. Mosser, University of Maryland
Rita B. Moyes, Texas A&M University
Philip C. Nelson, University of Pennsylvania
Alma Moon Novotny, Rice University
Kim O'Neil, Brigham Young University
Luke O'Nell, Trinity College, Dublin, Ireland
Leonard D. Pearson, Colorade State University
Christopher A. Pennel, University of Minnesota
Wendy E. Raymond, Williams College
Robert C. rickert, University of California, San Diego
Kenneth H. Roux, Florida State University
Abhineet Sheoran, Tufts Cummings School of Veterinary Medicine
Michail Sitkovsk, Norheastern University
Robert C. Sizemore, Alcorn State University
Gary Splitter, University of Wisconsin, Madison
Douglas A. Steeber, University of Wisconsin, Milwaukee
Lisa Steiner, Massachusetts Institute of Technology
Jiffrey L. Stott, University of California, Davis School of Veterinary Medicine
Dinise G. Wingett, Boise State University
Jon Yewdell, NIH-NIAID
Kirk Ziegler, Emory University School of Medicine

저자들은 또한 W. H. Freeman 출판사에 속한 경험이 풍부하며 뛰어난 재능을 지닌 동료들에게도 감사한다. 각별한 감사를 Kate Ahr, Georgia Lee Hadler, Karen Taschek, Vicki Tomaselli, Paul Rohloff, Susan Timmins, Ted Szczepanski, Hannah Thonet 및 Nick Tymoczko 등에게 표한다. 면역학에 대한 전체 줄거리를 우리가 얘기하고 설명할 수 있게끔 도와준 편집 개발자 Morgan Ryan의 끈질긴 해결책 제시가 없었다면 본 개정판 작업의 완성은 가능하지 못했을 것이다.

역자 서문

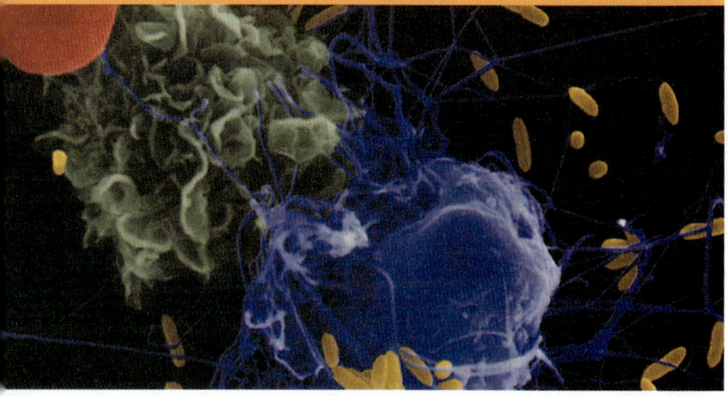

인체 면역계는 외부병원체와 암으로부터 생명을 보호하는 대단히 정교하게 조절되는 방어체계이다. 면역계는 신체전신에 퍼져있는 다양한 면역기관, 면역조직 및 면역세포들로 이루어져 있으며, 이들 구성인자들 사이의 직접적인 상호작용 또는 사이토카인과 같은 일련의 분비성 단백질 분자들의 매개작용에 의한 상호작용을 통하여 역동적인 네트워크 속에서 방어임무를 수행한다. 이러한 면역계의 기본 구조와 기능 그리고 질병과의 관련성을 다루는 면역학은 최근의 인체 게놈 프로젝트의 완성 및 분자생물학, 세포생물학 및 구조생물학의 발전에 힘입어 명실공히 가장 총괄적이고 종합적인 생명과학의 대표적 분야로 대두되고 있다. 더구나 면역학은 인체 질병의 예방, 진단 및 치료법과 관련된 방대한 기초지식뿐만 아니라 임상기술영역까지도 다루고 있는 중요한 분야이다.

본 6판 교재에서도 5판에서와 마찬가지로 면역학의 전체 내용을 크게 4부로 나누어 서술하고 있다. 제 1부에서는 서론으로서 면역계의 개요, 면역계의 구성세포와 기관들, 그리고 특히 최근 놀라운 지식의 축적이 이루어진 내재면역에 대해, 제 2부에서는 B 세포 및 T 세포 반응의 유도와 관련된 항원 및 항체, 면역글로불린 유전자의 구성과 발현, 항원-항체 상호반응, 보체계의 작용에 대해, T 세포의 기능과 밀접하게 연관된 MHC 및 T 세포 수용체에 대해, 그리고 T 세포 및 B 세포의 발달 및 활성화기전에 대하여, 제 3부에서는 면역 효과기전을 사이토카인, 백혈구의 이동과 염증반응, 세포-매개 효과반응, 그리고 과민반응 등을 중심으로 다루고 있다. 마지막으로 제 4부에서는 임상면역학 영역으로서 건강 및 질병과 관련된 면역계를 설명하고 있다. 그 내용으로는, 관용과 자가면역질환, 조직이식의 장애요인으로서의 면역반응, 감염성 질환에 대한 면역반응, 예방접종 전략, HIV 및 기타 면역결핍증, 암과 면역계에 관련하여 종양항원과 암 예방 및 치료를 위한 면역기능의 활용방안 등을 구체적으로 다루고 있으며, 또한 면역학 분야의 연구에 활용되고 있는 기초 및 첨단 실험 기법들을 중점적으로 설명하고 있다. 특히, 이러한 임상면역학에 대한 내용은 각 장 마다 수록되어 있는 인체 질병과 면역계와의 관계를 흥미롭게 설명하는 임상초점 (Clinical Focus) 내용과 함께, 기초면역학과 임상면역학분야가 서로 긴밀하게 연계되어 있다는 사실을 학생들에게 주지시킬 수 있을 것으로 기대된다.

본 교재의 언급할 만한 대표적 우수성은 각 장에서 고찰하고 있는 면역학의 핵심적 정보와 지식이 단순히 정리 · 요약 되어 있는 것이 아니라, 이러한 정보와 지식의 도출에 기여한 대표적인 연구 데이터를 중심으로 실험적 접근방법과 병행하여 체계적으로 서술되어 있으며 또한 관련된 연구논문을 참고문헌 편에서 쉽게 찾을 수 있도록 배려하고 있는 점이라고 생각된다. 따라서 이 교재는 다른 면역학 교재들과는 달리 면역학 분야의 발전에 큰 역할을 담당하였던 핵심적 내용들이 어떻게 연구되었는가를 학생들이 쉽게 이해할 수 있도록 함으로써 면역학의 미개척 연구 분야에 대한 학생들의 흥미를 높이고 아울러 도전과 접근을 쉽게 해줄 통찰력을 키워 줄 수 있을 것으로 생각된다. 아울러 교재의 모든 장의 마지막에는 전체 내용을 간결하게 정리한 요약과 함께 고난도의 학습문제들을 수록하고 있어서, 학생들이 본문의 주요 내용을 체계적으로 잘 이해하고 있는지 또한 이해한 내용을 응용할 수 있는 능력이 있는지를 스스로 점검할 수 있도록 해 주는 장점도 있다. 특히, 본 6판 교재에서부터 학습문제에 등장하고 있는 "데이터분석" 문제는 본문의 내용과 관련된 최근 논문의 데이터를 사용하여 연구 데이터로부터 새로운 정보와 개념을 어떻게 추정하고 결론짓는지를 이해시키는데 크게 기여할 수 있는 창의적인 시도이다.

본 교재는 생화학, 세포생물학, 분자생물학 등의 기초과목을 수강한 생명과학분야의 학부 3-4학년의 1년간의 면역학 교재로 이상적일 것으로 믿어 의심치 않는다. 역자들은 연구와 강의로 바쁜 가운데에서도 오직 후학들의 인체 생명현상과 면역학에 대한 학습과 이해를 도우기 위하여 번역에 임하였다. 전반적으로 생명과학 및 면역학 분야의 국문용어가 완전히 정립이 되어 있지 못한 상태에서 많은 어려움이 있었지만 가능한 저자들의 의도를 온전히 번역하기 위해 노력하였으며, 최근에 수행하였던 5판의 번역에서 축적하였던 아이디어와 개선책, 또한 그 동안의 독자들의 지적과 충고를 통하여 그리고 현재까지 국내에 통용되고 있는 관련 과학기술 용어집 등을 참조하여 국문용어의 오류를 줄이기 위해 노력하였다. 그러나 금번 6판의 번역에서도 오류에 대한 염려를 떨쳐버릴 수 없으며, 다시 독자들의 지적과 충고를 통하여 다음번의 출간에서 보다 완벽한 번역서를 준비할 수 있도록 최선을 다하고자 한다. 역자들의 노력이 국내 생명과학 및 면역학의 미래를 주도해 나갈 후학들의 성장과 발전에 미력하나마 도움이 될 수 있기를 소망한다. 끝으로 5판에 이어서 6판 번역서의 출간이 될 수 있도록 모든 편의를 제공한 월드사이언스 이은경대리님, 정진열과장님, 박선진사장님 및 관계자들께 감사를 드린다.

역자 일동

Kuby 번역에 참여한 교수진

강호영 교수 (부산대학교 자연과학대학 미생물학과) · · · · · · · · · · · · · · · 18장

권병석 교수 (울산대학교 생명과학부) · · · · · · · · · · · · · · · · · · · 16장, 17장

김강주 교수 (원광대학교 치과대학) · 6장, 22장

김덕룡 교수 (경상대학교 의과대학 생화학교실) · · · · · · · · · · · · · · · · · 5장

* **김영호 교수** (경북대학교 자연과학대학 생명과학부) · · 1장, 3장, 10장, 13장, 14장, 21장

박주흥 교수 (창원대학교 생물학과) · 2장

백상기 교수 (충남대학교 생물학과) · 12장

석경호 교수 (경북대학교 의과대학 약리학교실) · · · · · · · · · · · · · · · · 11장

이만형 교수 (대구 가톨릭대학교 약학대학 약학과) · · · · · · · · · · · · · · · · 7장

이원하 교수 (경북대학교 자연과학대학 생명과학부) · · · · · · · · · · · · · 8, 15장

정헌택 교수 (원광대학교 의과대학 미생물학교실) · · · · · · · · · · · · · · · · 9장

조영준 교수 (대구대학교 생명과학부) · 4장

최태진 교수 (부경대학교 미생물학과) · 19, 20장

*대표역자

요약목차

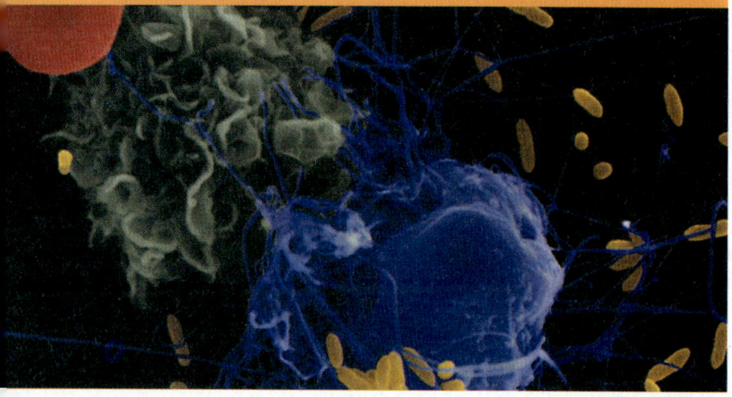

I부 서론

1 면역계의 개요 Overview of the Immune System 1
2 면역계의 세포와 기관 Cells and Organs of the Immune System 23
3 내재면역 Innate Immunity 52

II부 B-세포와 T-세포반응의 생성

4 항원과 항체 Antigens and Antibodies 76
5 면역글로불린 유전자의 구성과 발현 Organization and Expression of Immunoglobulin Genes 111
6 항원-항체 상호작용 : 원리와 응용 Antigen-Antibody Interactions: Principles and Applications 145
7 보체계 The Complement System 168
8 주조직적합 복합체와 항원제시 The Major Histocompatibility Complex and Antigen Presentation 189
9 T 세포 수용체 T-Cell Receptor 223
10 T 세포 성숙, 활성화 및 분화 T-Cell Maturation, Activation, and Differentiation 245
11 B 세포 생성, 활성화 및 분화 B-Cell Generation, Activation, and Differentiation 271

III부 면역 효과 기전

12 사이토카인 Cytokines 302
13 백혈구 활성화와 이동 Leukocyte Activation and Migration 327
14 세포-매개 세포독성 반응 Cell-Mediated Cytotoxic Responses 351
15 과민반응 Hypersensitive reactions 371
16 관용과 자가면역 Tolerance and Autoimmunity 401

IV부 건강과 질병에서의 면역계

17 이식면역학 Transplantation Immunology 425
18 감염성 질환에 대한 면역반응 Immune Response to Infectious Diseases 447
19 백신 Vaccines 475
20 AIDS와 기타 면역결핍 AIDS and Other Immunodeficeincies 493
21 암과 면역계 Cancer and the Immune System 525
22 실험계 Experimental Systems 546

Appendix I: CD Antigens A-1
Appendix II: Cytokines A-27
Glossary G-1
Answers AN-1
Index I-1

목 차

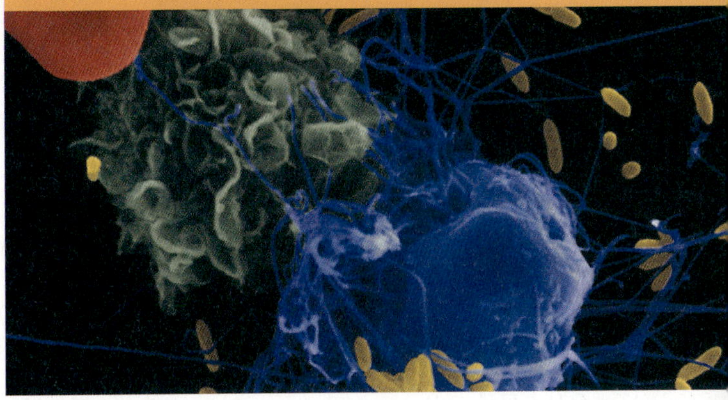

서문 vii

역자 서문 xii

1부 • 서론

1 면역계의 개요 1

역사적 접근 2

초기 예방접종에 대한 연구가 면역학의 길을 열었다 2

예방접종은 진행 중에 있는 전 세계적인 계획이다 3

체액성 면역과 세포성 면역의 초기 연구 4

이론적 도전 5

감염과 면역 7

내재면역과 적응면역 8

식세포는 감염에 대한 장벽이다 9

가용성 분자들은 내재면역에 기여한다 9

내재면역과 적응면역 간의 협력은 면역반응의 효과를 증가시킨다 9

적응면역은 매우 특이적이다 10

적응면역에서 림프구와 항원제시세포는 서로 협력한다 12

항원제시세포는 T 세포와 상호작용한다 14

체액성 면역반응과 세포성 면역반응은 다른 효과 기능을 나타낸다 14

B 림프구와 T 림프구의 항원수용체는 다양하다 14

MHC 분자는 항원성 펩티드와 결합한다 16

림프구의 항원 선택은 클론 확장을 야기한다 16

면역기능 장애와 그 결과 18

임상초점 심각한 공중보건 문제들인 알레르기와 천식 20

2 면역계의 세포와 기관 23

조혈 23

조혈은 유전적 수준에서 조절된다 24

조혈 항상성은 여러 인자들을 필요로 한다 26

계획세포사는 필수적인 조혈항상성 기전이다 26

조혈 모세포는 순도가 증가될 수 있다 28

면역계의 세포 30

림프계 세포 30

임상초점 줄기세포-임상적인 사용과 잠재력 32

B 림프구 (B세포) 34

T 림프구 (T세포) 34

B 세포 집단 및 T 세포 집단은 여러 클론들의 아집단으로 이루어져 있다 35

자연 살해세포 35

단핵 식세포 36

포식작용에 뒤이어 항원의 분해와 제시가 일어난다 36

과립구 세포 37

비만세포 38

수지상세포 38

여포수지상세포 40

면역계 기관 40

1차 림프기관 40

2차 림프기관 43

림프 세포와 기관-진화학적 비교 49

3 내재면역 52

해부학적 장벽 53

내재면역과 적응면역의 관계 55

염증 57

백혈구 혈관외 유출은 정교하게 조절되는 다단계 과정이다 59

가용성 분자와 막-결합 수용체 59

항미생물성 펩티드는 세균과 진균에 대한 내재성 방어에 기여한다 59
급성기 반응 단백질은 내재면역에 기여한다 61
내재면역은 감염을 감지하기 위해 다양한 수용체를 이용한다 61

Toll-유사 수용체 62

내재면역의 세포유형 65

중성구는 포식작용과 살해작용을 위해 전문화되어 있다 65
임상초점 C-반응단백질은 심장혈관계 질환의 위험성을 나타내는 중요한 표지이다 66
대식세포는 항병원체 전략을 전개한다 67
NK 세포는 바이러스에 대항하는 중요한 첫 번째 방어선이며 다른 세포에게 핵심적인 활성화신호를 제공한다 68
수지상 세포는 병원체와 교전하고 T 세포를 활성화하여 적응면역반응을 자극한다 68

신호전달 경로 69

TLR 신호전달은 신호전달 경로를 대표한다 69

내재면역의 편재 71

II부 B-세포와 T-세포반응의 생성

4 항원과 항체 76

면역원성 대 항원성 77

합테은 연구 및 진단에 소중한 도구이다 77
면역원성은 면역원의 성질에 기인한다 78
면역원성에 기여하는 생물계 80

에피토프 81

B-세포 항원결정기는 독특한 특성을 가지고 있다 81

항체의 기본 구조 84

항체는 이형 이합체이다 85
항체의 기본 구조는 화학적인 방법과 효소를 이용한 방법으로 밝혀졌다 85
경쇄 (L) 서열분석으로 일정부위와 가변부위가 밝혀졌다 87
중쇄 (H)의 5가지 중요한 클래스가 존재한다 87
면역글로불린은 면역글로불린 접힘을 기초로 하는 다수의 도메인을 가지고 있다 87

항체 결합 부위 89

CDR은 항원과 결합한다 90
항원과의 결합에 의해 입체구조의 변화가 유도된다 92
일정부위 도메인 93

항체-매개 효과기능 94

항체는 옵소닌화를 촉진한다 94
항체는 보체를 활성화시킨다 95
항체-의존성 세포 매개성 세포독성(ADCC)은 세포를 죽인다 95
어떤 항체는 트랜스사이토시스에 의해서 상피층을 횡단할 수 있다 95

항체 클래스와 생물학적 활성 95

면역글로불린 G (IgG) 95
면역글로불린 M (Ig M) 96
임상초점 수동 항체치료 98
면역글로불린 A (Ig A) 99
면역글로불린 E (Ig E) 100
면역글로불린 D (Ig D) 100

면역글로불린의 항원결정부위 100

개별형 101
동종형 101
이디오타입 101

B 세포 수용체 102

Fc 수용체는 항체의 Fc 부분과 결합한다 102

면역글로불린 슈퍼패밀리 103

단클론 항체 105

단클론항체는 임상적으로 중요하게 이용된다 106
애브자임은 촉매반응을 하는 단클론항체이다 106

5 면역글로불린 유전자의 구성과 발현 111

Ig 구조에 관한 유전적 모델 분석 112

항체의 다양성을 설명하기 위한 배선과 체성 변이 모델 113
Dreyer와 Bennett가 두 가지-유전자 모델을 제시했다 113

Tonegawa의 발견 - 면역글로불린 유전자들은 재배열된다 114

Ig 유전자들의 다중유전자 구성 115

각 다중유전자 패밀리는 상호 구분되는 특성들을 지니고 있다 115
중쇄 다중유전자 패밀리 115

가변부위 유전자 재배열 116

경쇄 DNA는 V-J 재배열을 진행한다 117
중쇄 DNA는 V-D-J 재배열을 진행한다 118

가변부위 DNA 재배열 과정의 기전 119

재조합 신호 염기서열이 재조합을 지시한다 119
유전자 단편들은 재조합 효소에 의해 결합된다 119
Ig 유전자 재배열은 생산적 혹은 비생산적일 수 있다 121
대립유전자 배제가 단일 항원 특이성을 가지게 한다 121

항체 다양성 생성 123

많은 수의 배선 V, D 그리고 J 유전자단편들이 존재한다 123
조합에 의한 V-J와 V-D-J 접합은 다양성을 생성한다 123
접합부위 유연성은 다양성을 증가시킨다 123
P-첨가는 팔린드롬 서열에서 다양성을 제공한다 125
N-첨가는 추가적인 뉴클레오티드 삽입으로 상당한 다양성을 제공한다 125
체성 과변이는 이미 재배열된 유전자단편에 다양성을 추가한다 125
항체 다양성의 마지막 근거는 중쇄와 경쇄의 조합적인 결합이다 127
면역글로불린 유전자 다양화 종에 따라 차이가 있다 127

일정부위 유전자들의 클래스 전환 128

활성화-유도 시티딘 탈아미노효소 (activation-induced cytidine deaminase, AID)는 체성 과변이와 클래스 전환을 매개한다 128

Ig 유전자 발현 130

중쇄 1차 전사체는 각기 다른 RNA 공정을 거친다 130

면역글로불린의 합성, 조합 그리고 분비 133

Ig-유전자 전사의 조절 133

DNA 재배열은 전사를 촉진시킨다 135
Ig-유전자 발현은 T 세포에서는 억제된다 135

항체 유전자들과 항체조작 기술 136

키메라와 하이브리드 단클론 항체는 강력한 임상적 잠재력을 지니고 있다 136
인간 면역글로불린 유전자좌를 가진 마우스 137
파아지 디스플레 라이브러리는 면역반응 없이 단클론 항체유도를 가능케 한다 137
임상초점 유전공학적으로 조작된 항체를 이용한 비호지킨씨 림프종과 다른 질병의 치료 140

6 항원-항체 상호작용 : 원리와 응용 145

항원-항체 상호작용의 강도 145

항체 친화력은 결합력의 정량적 측정값이다 145
항체의 결합력은 다수 결합 부위들의 친화력이 통합된 것이다 148

교차반응 149

표면 플라스몬 공명 149

SPR은 항체 집단의 에피토프 특이성을 규명하는데 사용될 수 있다 150

침강 반응 151

겔 내의 침강 반응은 가시적인 침강선을 만든다 151
면역전기영동은 전기영동과 이중 면역확산을 합체시킨 것이다 152

응집 반응 153

혈구응집은 혈액형 검사에 이용된다 153
세균 응집은 감염을 진단하는데 이용된다 154
수동 응집은 가용성 항원에 유용하다 154
응집 억제에서 응집의 부재는 항원의 진단에 도움이 된다 154

방사면역분석법 154

효소결합면역흡착분석법 155

ELISA에는 다수의 변경된 방법이 있다 155

웨스턴 블로팅 158

면역침강 158

면역형광 160

유동 세포계수법과 형광 161

항원-항체 반응의 대안 162

임상초점 유동 세포계수법과 백혈병 검사 163

면역 전자현미경법 164

7 보체계 168

보체의 기능 168

보체의 구성 요소 169

보체의 활성화 169

고전경로는 항원-항체 결합으로 개시된다 170
대체경로는 항체-비의존적이다 173
렉틴경로는 미생물 표면에 결합하는 숙주 단백질로 개시된다 175
3 가지 보체 경로는 막-공격 복합체 형성단계를 공유한다 175

보체 시스템의 조절 177

보체 활성화의 생물학적 결과 180

막-공격 복합체는 다양한 세포를 용해시킬 수 있다 180
보체 구성요소의 분해산물은 염증을 매개한다 182
임상초점 발작성 야간 혈색소뇨증: 보체용해 조절시스템의 결합 183
C3b 및 C4b의 결합은 옵소닌화를 촉진한다 184
보체는 바이러스 감염성을 중화시키기도 한다 184
보체계는 순환계로부터 면역복합체를 소거한다 185

보체 결핍증 185

8 주조직적합 복합체와 항원제시 189

MHC의 일반적인 구성과 유전 190

MHC는 세가지 형의 분자들을 암호화하고 있다 190
MHC 유전자의 대립형질은 일배체형이라고 부르는 연관된 집단의 형태로 유전된다 191
동종번식 마우스 혈통들은 MHC 연구에 많은 도움이 되었다 193

MHC 분자와 유전자 193

Class I 분자는 당단백질의 중쇄와 작은 단백질의 경쇄로 구성된다 193
Class II 분자는 두개의 다른 당단백질 사슬을 가진다 195
Class I과 II 유전자의 엑손/인트론의 배열은 단백질 도메인 구조를 반영한다 196
Class I과 II 분자는 펩티드와 결합하는 부위에 다형성을 나타낸다 197
한 종 내에서 class I과 class II 분자는 다양성을 나타내고, 한 개인에서 여러 가지 형태로 발현된다 199

MHC 유전자의 자세한 유전자지도 201

인간의 class I 지역은 HLA 복합체 안에서 염색체말단 쪽으로 2000 kb에 걸쳐 있다 202
Class II MHC 유전자들은 HLA의 동원체 쪽에 위치한다 203
인간의 Class III MHC 유전자들은 Class I과 Class II 사이에 있다 203

MHC 분자의 세포 발현 203

MHC 발현 조절 204

MHC와 질병 감수성 205

MHC와 면역반응성 206

T 세포의 자기-MHC 제한 207

항원제시세포의 역할 207

T 세포가 인식하는 항원은 처리과정을 거쳐야 한다 208
대부분의 세포는 class I MHC를 이용하여 항원을 제시한다; class II MHC를 이용한 항원제시는 항원제시세포에 한정된다 209

서로 다른 항원처리와 제시 경로의 증거 209

내인성 항원 : 세포질 경로 210

제시되는 펩티드는 프로테아솜이라 불리는 단백질분해효소 복합체에 의해 만들어진다 211
펩티드는 세포질에서 조면소포체로 운반된다 211
Class I MHC와 펩티드의 조합은 샤페론 분자의 도움을 받는다 212
임상초점 TAP의 결핍이 다양한 스펙트럼의 질병을 일으킨다 213

외인성 항원: 세포내 이입 경로 214

펩티드는 세포내 이입 소체에 있는 내재화된 분자로부터 생성된다 214
불변사슬은 class II MHC 분자가 세포이입 소체로 수송되도록 도와준다 214
CLIP과 치환되면서 펩티드가 class II MHC 분자와 결합한다 215

외인성 항원의 교차제시 217

비펩티드성 항원의 제시 217

9 T 세포 수용체 223

T 세포 수용체에 대한 초기 연구 223

고전적인 실험에 의해서 T 세포 수용체의 자기 MHC 제한이 증명되었다 224
T 세포 수용체는 클론형 항체를 이용해서 분리되었다 224
TCR β-사슬 유전자는 감쇄 혼성결합법을 이용하여 클론화 되었다 224

αβ 및 γδ T 세포 수용체: 구조와 역할 226

TCR 유전자의 구성과 재배열 228

TCR 가변 부위 유전자는 항체 유전자의 재배열법과 유사한 방법으로 재배열한다 229
TCR DNA 재배열 기전 230
TCR 유전자의 대립유전자 배제 231
재배열된 TCR 유전자는 V, J 및 D 유전자 단편에 의해서 조립된다 231
임상초점 암세포의 표지로서 T-세포 재배열 232
TCR 다양성은 항체 다양성과 같지만 체성 변이가 없는 방법으로

생성된다 232

T 세포 수용체 복합체: TCR-CD3 235

T 세포 부속 막 분자 236

CD4와 CD8 공동수용체는 MHC Class II 또는 Class I 분자의 보존된 영역에 결합한다 236
펩티드와 MHC 복합체에 대한 TCR의 친화성은 보조수용체에 의해 강화되어 진다 238

TCR-펩티드-MHC 복합체의 3차원 구조 240

TCR은 상이하게 class I과 class II 분자와 상호작용한다 241

T 세포의 동종반응성 241

10 T 세포 성숙, 활성화 및 분화 245

T 세포 성숙과 흉선 245

T 세포 레퍼토리를 위한 흉선 선택 248

양성선택은 MHC 제한을 확인한다 249
음성선택은 자기관용을 확인한다 250
양성 및 음성 선택의 필수요소들을 규명한 실험 250
흉선 선택과 관련된 몇몇 핵심적인 문제는 여전히 풀리지 않고 있다 251

T 세포 활성화 254

TCR 관여에 의해 복합적인 신호전달 경로가 개시된다 254
T 세포 활성화를 촉발하기 위해서 얼마나 많은 TCR 복합체가 관여되어야 하는가? 258
공동자극신호가 T 세포의 완전한 활성화에 요구된다 259
공동자극신호가 결여되면 클론 아너지가 뒤이어 일어난다 259
슈퍼항원은 TCR과 MHC II에 동시에 결합함으로써 T 세포 활성화를 유도한다 260

T 세포 분화 262

활성화된 T 세포가 효과 및 기억 T 림프구를 생성한다 262
$CD4^+CD25^+$ T 세포 소집단은 면역반응을 억제하는 조절을 한다 263
항원제시세포들은 특징적인 공동자극의 성질을 가진다 263

세포사멸과 T 세포집단 264

임상초점 세포자살의 실패는 림프구 항상성에 결함을 일으킨다 266

11 B 세포 생성, 활성화 및 분화 271

B 세포 성숙 271

전구 B 세포는 골수에서 증식한다 272
면역글로불린 유전자 재배열에 의해 미성숙 B세포가 생산된다 273
Pre-B 세포 수용체는 B 세포 발생에 있어서 절대적으로 필요하다 274
녹아우트 마우스 실험을 통해 중요한 전사조절인자들이 발견되었다 275
세포표면 표지물질을 통해 발달 단계를 확인한다 275
B-1 B 세포는 자가재생하는 B 세포의 한 집단이다 275
자기반응성 B 세포는 골수 내에서 선택적으로 배제된다 276
자기반응성 B 세포는 경쇄 유전자 편집에 의해 살아날 수 있다 278

B 세포 활성화와 증식 278

흉선 의존 항원과 흉선 비의존 항원은 서로 다른 반응 필요조건을 갖는다 278
두 가지 유형의 신호가 B 세포의 세포주기를 작동시킨다 279
Ig-α/Ig-β 이형 이합체가 활성화 신호 전달에 관여한다 279
B 세포 신호전달은 항원결합에 의해 매개되고 여러 신호전달 경로를 유도한다 281
B 세포 공동수용체 복합체는 B 세포 반응을 촉진할 수 있고 CD22는 이를 억제할 수 있다 281
임상초점 X-연관 무감마 글로불린혈증: 신호전달과 B 세포 발달의 실패 284
T_H 세포는 거의 모든 B 세포 반응에서 중요한 역할을 수행한다 285
성숙한 자기반응성 B 세포는 말초에서 음성선택 될 수 있다 287

체액성 면역반응 289

1차와 2차 반응은 서로 상당히 다르다 289
T_H 세포는 합텐-전달체 결합체에 대한 체액성 면역반응에서 중요한 역할을 담당한다 290

체액성 면역반응의 생체 내 유도 위치 292

배중심과 항원에 의한 B 세포 분화 292

친화력 성숙은 반복된 돌연변이와 선택의 결과이다 293
기억 B 세포와 형질 세포는 배중심에서 생산된다 296

면역 효과 반응의 조절 297

서로 다른 항원들은 서로 경쟁할 수 있다 297
항체의 존재가 항원에 대한 반응을 억제할 수 있다 297

III부 면역 효과 기전

12 사이토카인 302

사이토카인의 특성 302
사이토카인은 네 가지 패밀리에 속한다 305
사이토카인은 다양한 생물학적 기능을 지닌다 306
사이토카인 수용체 307
사이토카인 수용체는 다섯 패밀리로 분류된다 308
제1형 사이토카인 수용체의 서브패밀리는 같은 신호전달 서브유닛을 지니고 있다 309
IL-2R은 가장 잘 연구된 사이토카인 수용체이다 311
사이토카인 수용체는 신호를 개시한다 312
사이토카인 길항체 314
T_H1과 T_H2 서브세트에 의한 사이토카인의 분비 314
T_H1과 T_H2 서브세트의 발달은 사이토카인 환경에 의해 결정된다 316
사이토카인의 면모는 교차-조절로 이루어진다 317
T_H1과 T_H2의 균형이 질병의 결과를 결정한다 318
사이토카인과 관련된 질병 318
패혈 쇼크는 흔하며 치사 가능하다 318
세균성 독성쇼크는 슈퍼항원에 의해 일어난다 319
사이토카인의 활성은 림프성 및 골수성 암과 관련된다 319
샤가스병은 기생충에 의해 일어난다 320
사이토카인에 근간을 둔 치료법 321
조혈에서의 사이토카인 321
임상초점 인터페론 치료 322

13 백혈구 활성화와 이동 327

세포부착분자 327
케모카인 329
케모카인-수용체 발현의 양상이 백혈구의 활성을 조정한다 331
백혈구의 혈관외 유출-다단계 패러다임 332
림프구의 재순환 334
림프구의 혈관외 유출 334
고내피 세정맥은 림프구 혈관외 유출 부위이다 334
림프구 귀소는 수용체의 발현 양상과 신호에 의해 유도된다 336
미경험 림프구는 2차 림프 조직으로 재순환한다 336
효과 림프구와 기억 림프구는 다른 소통패턴을 지니고 있다 337
염증의 기타 매개체들 338
키닌계는 조직손상에 의해 활성화된다 338
응고계는 섬유소-유도 염증 매개체를 생산한다 338
섬유소 분해계는 플라스민 유도-염증 매개체들을 생성한다 338
보체계는 아나필락시스 독소를 생산한다 338
일부 지질은 염증 매개체로 작용한다 339
일부 사이토카인들은 중요한 염증 매개체들이다 339
염증반응 과정 340
중성구는 염증의 초기에 중요한 역할을 한다 340
염증반응은 국소적이거나 전신적이다 340
임상초점 인체와 반추동물에 있어서의 백혈구 부착분자 결핍증 343
만성염증은 항원이 계속 존재할 때 발달된다 344
만성염증에서 IFN-γ와 TNF-α의 역할 344
HEV-유사 구조가 만성염증 질환에서 나타난다 346
항염증 치료제 346
항체요법은 백혈구 혈관외 유출을 억제한다 346
코르티코스테로이드는 강력한 항염증 약제이다 347
NSAIDs는 통증 및 염증과 싸운다 347

14 세포-매개 세포독성 반응 351

효과 반응 351
효과 T 세포의 일반적인 특성 352
T 세포들의 활성화에 요구되는 조건들은 다르다 352
세포부착분자들은 TCR-매개 상호작용을 촉진한다 352
효과 T 세포들은 다양한 효과 분자들을 발현한다 353
세포독성 T 세포 353
효과 CTLs는 CTL 전구체에서부터 생성된다 353
$CD8^+$ CTLs는 MHC 4합체 기법으로 탐지될 수 있다 355
CTLs는 두 가지 방식으로 세포를 죽인다 355
자연살해 세포 360
자연살해 세포와 T 세포는 몇몇 특징들을 공유한다 361
NK 세포들에 의한 살해는 CTL-매개 살해와 유사하다 361

NK 세포는 활성화수용체 및 저해수용체를 모두 가진다 361
임상초점 MHC-KIR 유전자 조합은 건강에 영향을 준다 364
NKT 세포 364

항체-의존적 세포-매개 세포독성 366

세포-매개 세포독성의 실험적 평가 366

외래 세포들과 공동배양된 T 세포들은 MLR을 자극한다 366
CTLs 활성은 CML에 의해 증명될 수 있다 367
GVH 반응은 세포 매개 세포독성의 지표이다 367

15 과민반응 371

Gell과 Coombs에 의한 분류 371

IgE-매개성 (제1형) 과민반응 372

제1형 반응에는 여러 공통된 성분들이 관여한다 373
IgE에 결합하는 Fc 수용체 376
IgE 교차결합은 탈과립화를 유도한다 377
세포내에서 일어나는 과정들이 비만 세포의 탈과립화를 촉발한다 377
몇몇 약리학적 물질들이 제1형 반응을 매개한다 379
제1형 반응은 전신성일 수도 있고 국소성일 수 있다 381
후기반응은 국소성 염증반응을 유발한다 383
제1형 반응은 여러 인자에 의해 조절된다 383
임상초점 천식의 유전학 384
제1형 과민증을 검사하기 위해 몇 가지 임상방법들이 사용된다 386
제1형 과민증은 의학적으로 조절이 가능하다 386

항체-매개성 세포독성 (제2형) 과민증 388

수혈반응은 제2형 반응이다 388
신생아 용혈성질환은 제2형 반응에 의해 일어난다 389
약에 의해 유발되는 용혈성빈혈은 제2형 반응이다 391

면역 복합체-매개성 (제3형) 과민증 391

제3형 반응은 국소적으로 일어날 수 있다 392
제3형 반응도 전신적으로 일어날 수 있다 392

제4형 또는 지연형 과민증 393

DTH 반응은 몇 가지 단계로 이루어져 있다 394
다수의 사이토카인들이 DTH 반응에 관여한다 395
DTH 반응은 피부 검사로 검출한다 396
접촉성 피부염도 DTH 반응의 일종이다 396

16 관용과 자가면역 401

관용의 확립과 유지 402

중추관용은 자가반응성 T 및 B 세포의 발달을 억제한다 403
말초관용은 순환하는 자가반응성 세포를 조절한다 404
조절 T 세포는 말초관용의 한 요소이다 406
항원 격리는 자기 항원을 보호하는 수단이다 407
관용의 실패 결과 자가면역이 발생한다 407

장기 특이적 자가면역 질환 407

일부 자가면역 질환은 직접적인 세포 손상에 의해 매개된다 407
일부 자가면역 질환은 자극성 혹은 억제성 자가항체에 의해 매개된다 409

전신성 자가면역 질환 410

전신 홍반루푸스는 다수의 조직을 공격한다 410
다발성 경화는 중추 신경조직을 공격한다 411
류마티스 관절염은 관절을 공격한다 411

자가면역 질환 동물모델 411

자가면역은 동물에서 자발적으로 발생할 수 있다 412
동물에서 실험적으로 자가면역을 유도할 수 있다 413

$CD4^+$ T 세포, MHC 및 TCR의 자가면역 관련성에 대한 증거 413

일부 동물모델에서 CD4+ T 세포와 T_H1/T_H2 균형이 자가면역에 중요한 역할을 한다 414
자가면역은 MHC 혹은 특정 T 세포수용체와 연관성을 가진다 414

자가면역유도에 대해 제안된 기전 414

격리된 항원의 방출이 자가면역 질환을 유도할 수 있다 415
임상초점 여성은 왜 남성보다 자가면역 질환에 감수성이 높은가? 자가면역 질환에서 성차이 416
분자 모방이 자가면역질환 발병에 관여한다 416
MBP와 바이러스 펩티드 사이의 모방에 대한 증거가 존재한다 418
Class II MHC 분자의 부적절한 발현이 자가반응 T 세포를 감작시킬 수 있다 418
다클론 B 세포 활성화가 자가 면역 질환으로 연계될 수 있다 419

자가면역질환 치료 419

사람의 자가면역 질환치료에서 부딪치는 문제들 420
염증은 자가면역치료의 표적이다 420
활성화된 T 세포는 가능한 치료표적이다 421
경구용 항원은 면역 관용을 유도할 수 있다 421

IV부 건강과 질병에서의 면역계

17 이식면역학 425

이식편 거부반응에 대한 면역학적 기초 426

동종이식 거부반응은 특이성과 기억력을 가지고 있다 426
T 세포가 동종 이식 거부 반응에 결정적인 역할을 한다 426
유사한 항원 프로필이 동종 이식편 수용을 촉진시킨다 428
이식편 공여자와 수혜자 간의 적혈구 및 MHC 항원 타이핑 428
세포매개성 이식편 거부반응은 두 단계로 발생한다 431

이식편 거부반응의 임상증상 433

기존에 존재하는 수혜자 항체가 초급성 거부반응을 매개한다 433
급성 거부반응은 T 세포 반응에 의해 매개된다 434
만성 거부반응은 이식 후 수개월에서 수년 사이에 발생한다 434

전반적 면역억제 치료법 434

세포분열 저해제는 T 세포 증식을 억제한다 434
임상초점 이종이식에 대한 임상적 미래는 존재하는가? 435
코티코스테로이드는 염증을 억제한다 436
어떤 곰팡이 대사산물은 면역억제제로 사용된다 436
총 림프 조사는 림프구를 제거한다 436

특이적 면역억제 치료 436

항체는 이식거부 반응을 억제할 수 있다 437
공동자극신호의 차단은 무반응을 유도한다 438

동종이식편에 대한 면역 관용 439

면역 특권 장소는 부적합 항원을 수용한다 439
동종항원의 초기 노출은 특이적 면역관용을 유발한다 439

임상이식 440

가장 보편적으로 이식되는 장기는 신장이다 441
골수 이식은 백혈병, 빈혈 및 면역 결핍을 위해 사용된다 441
심장 이식은 난이도가 높은 수술이다 442
폐 이식은 증가 추세에 있다 442
간 이식은 선천적 결함과 바이러스 혹은 화학제제에 의한 손상을 치료하기 위해 사용된다 442
췌장 이식은 진성당뇨병의 치료법이다 442
피부 이식은 화상을 치료하기 위해 사용된다 443
이종장기 이식은 공여 장기의 부족에 대한 해답을 제공할 것이다 443

18 감염성 질환에 대한 면역반응 447

바이러스 감염 448

많은 바이러스들은 항체에 의해 중화된다 449
세포매개 면역은 바이러스 통제와 제거에 중요하다 450
바이러스는 숙주 방어기전을 피할 수 있다 450
인플루엔자는 역사적으로 몇몇 최악의 범세계적 전염병들의 원인이 되었다 451
인플루엔자에 대한 체액성 반응은 균주 특이적이다 454
조류독감 H5N1은 범세계적 전염병의 위협을 보여준다 454

세균감염 455

세포외 세균과 세포내 세균에 대한 면역반응은 다를 수 있다 455
세균은 효과적으로 숙주방어 기전을 회피할 수 있다 455
면역반응은 세균의 병원성에 기여할 수 있다 457
디프테리아는 불활성화된 유독소의 면역에 의해 통제될 수 있다 458
결핵은 1차적으로 $CD4^+$ T 세포에 의해 통제된다 458

기생충 질병 460

원충 질병은 세계적으로 수백만 명에게 영향을 미친다 460
말라리아는 전세계적으로 6억 명의 사람들을 감염시킨다 460
아프리카 수면병을 일으키는 두 종의 트리파노소마 462
리슈마니아증은 숙주반응의 차이를 증명할 수 있는 유용한 모델이다 462
기생성 윤충에 의해 야기되는 다양한 질병 462

진균성 질병 465

선천성 면역은 대부분의 진균감염을 억제한다 466
진균류 병원체에 대한 면역은 획득되어질 수 있다 466

출현성 감염성 질병 467

질병들은 여러 원인으로 재출현한다 467
임상초점 생물테러의 잠재력을 지닌 생물체들로부터의 감염위협 468
최근 일부 치명적인 질병이 나타나고 있다 470
SARS 창궐은 신속한 국제적 대응을 촉발시켰다 470

19 백신 475

임상초점 예방접종: 미국과 개발도상국에서의 도전 476
능동과 수동 면역유도 477
수동 면역유도는 이미 형성된 항체의 전달을 필요로 한다 477
능동 면역유도는 오래 유지되는 보호기능을 유도한다 478
능동 면역 유도를 위한 백신 구상 481
살아 있는 약독화 백신 481
불활성화 또는 사멸 백신 484
서브유닛 백신 484
톡소이드가 백신으로 이용된다 485
세균의 다당류 캡슐이 백신으로 이용되고 있다 485
바이러스의 당단백질은 백신 후보이다 485
병원균 단백질은 재조합 기법에 의하여 생산된다 485
합성 펩티드를 이용한 백신이 서서히 개발되고 있다 485
결합 백신 486
하나의 다당이 다양한 진균에 대한 보호를 제공한다 486
다가의 서브유닛 백신은 세포성 면역과 체액성 면역 모두를 제공한다 486
DNA 백신 488
재조합 벡터 백신 488

20 AIDS와 기타 면역결핍 493

1차 면역결핍 493
림프계 면역결핍은 B 세포, T 세포 또는 이들 모두와 관련이 있다 495
골수계의 면역결핍은 내재면역에 영향을 준다 500
보체의 결함은 면역 결핍 또는 면역 복합체 질병을 초래한다 502
면역결핍증은 결함 있는 요소를 대체하는 것에 의해 치료된다 502
면역 결핍의 실험적 모델은 유전적으로 변형된 동물을 포함한다 503
AIDS와 기타 후천적 또는 2차 면역결핍 504
HIV/AIDS는 전 세계에서 수백만 명의 목숨을 앗아 가고 있다 505
HIV-1은 성접촉, 감염된 혈액에 의해 그리고 어머니에서 아기로 전파된다 505
임상초점 항레트로바이러스 치료에 의한 신생아 HIV의 방지 507
레트로바이러스인 HIV-1이 AIDS의 원인균이다 508
시험관 연구는 HIV-1의 복제 과정을 보여 준다 509
HIV-1의 감염은 기회감염의 원인이 된다 512
치료 약제는 레트로바이러스의 복제를 억제한다 515
백신은 HIV/AIDS 전염병을 멈출 수 있는 유일한 방법일 수 있다 518

21 암과 면역계 525

암: 기원과 관련 용어 525
세포의 악성 형질전환 526
종양유전자와 암 발생 527
암 관련 유전자들은 여러가지 기능을 나타낸다 527
원종양유전자는 종양유전자로 전환될 수 있다 529
암의 발생은 다단계 과정이다 530
면역계의 종양 530
종양항원 531
어떤 항원들은 종양-특이적이다 532
임상초점 암을 예방하는 백신 534
종양항원은 바이러스에 의해 유도되기도 한다 535
대부분 종양항원은 종양세포에 특이적이지 않다 536
종양은 유력한 면역반응을 유도할 수 있다 537
NK 세포와 대식세포는 종양인식에 중요하다 537
종양의 면역계 회피 538
항종양 항체가 종양의 성장을 증진시킬 수 있다 538
항체는 종양항원을 조절할 수 있다 538
종양 세포는 빈번하게 class I MHC 분자를 낮은 수준으로 발현한다 538
종양세포들은 불충분한 공동-자극신호를 제공하는 것 같다 538
암의 면역치료 539
공동 자극신호의 조작은 면역능을 증진시킬 수 있다 539
APC 활성의 증진은 종양면역능을 제어할 수 있다 540
사이토카인 치료법은 종양들에 대한 면역반응을 증진 시킬 수 있다 540
단클론 항체들은 일부 종양들의 치료에 효과적이다 542

22 실험계 546

실험동물 모형 546

근친교배계는 실험 변이를 줄일 수 있다 547
입양-전달계는 분리된 세포 집단에 대한 생체 내 조사를 가능케 한다 547

세포-배양계 547

1차 배양 림프계 세포는 혈액 또는 림프계 기관으로부터 유래한다 547
클론된 림프계 세포주 549
잡종 림프계 세포주의 제작 550

단백질 생화학 551

방사능 표지법은 항원이나 항체를 민감하게 검출하도록 한다 551
바이오틴 표지는 소량의 단백을 검출하는데 편리하다 551
겔 전기영동은 크기와 전하에 의하여 단백질을 분리한다 551
X선 결정학이 구조 정보를 제공한다 553

DNA 재조합 기술 555

제한효소는 DNA를 정확한 염기서열에서 절단한다 555
DNA 서열의 클로닝 556
클로닝 벡터가 DNA의 한정된 염기서열을 복제하는 데 유용하다 556
cDNA와 유전체 DNA의 클로닝으로 특정 염기서열의 분리가 가능하다 556
DNA 클론의 선택 558
서던 블롯팅은 주어진 서열의 DNA를 검색한다 559
노던 블로팅은 mRNA를 검출한다 559
중합효소연쇄반응 (PCR)은 소량의 DNA를 증폭시킨다 559

DNA 조절서열의 분석 560

DNA 풋프린팅은 단백질이 DNA에 결합하는 부위를 확인한다 560
겔-지연 분석법은 DNA-단백질 복합체를 확인한다 561
CAT 분석법은 전사활성을 측정한다 562

포유동물세포 내로 유전자 이식 562

클론된 유전자를 배양세포 내로 이식하는 기술은 유전자 기능의 in vitro 분석을 가능하게 한다 562
클론된 유전자를 마우스배아 내로 이식하는 기술은 유전자 기능의 in vivo 분석을 가능하게 한다 563
녹아우트 마우스에는 표적유전자가 파괴되어 있다 564
"녹-인" 기술로 내인성 유전자를 대체할 수 있다 565
유도 유전자 표적, Cre/lox 시스템은 유전자 결실을 목표로 한다 565

마이크로어레이-유전자 발현의 유형 분석을 위한 접근법 567

임상초점 인체 질환 진단용 도구로서의 마이크로어레이 분석 568

면역계의 생체 내 영상을 위한 2-광자현미경 570

형광기술의 진보 571

Appendix I: CD Antigens A-1

Appendix II: Cytokines A-27

Glossary G-1

Answers to Study Questions AN-1

색인 I-1

chapter **1**장

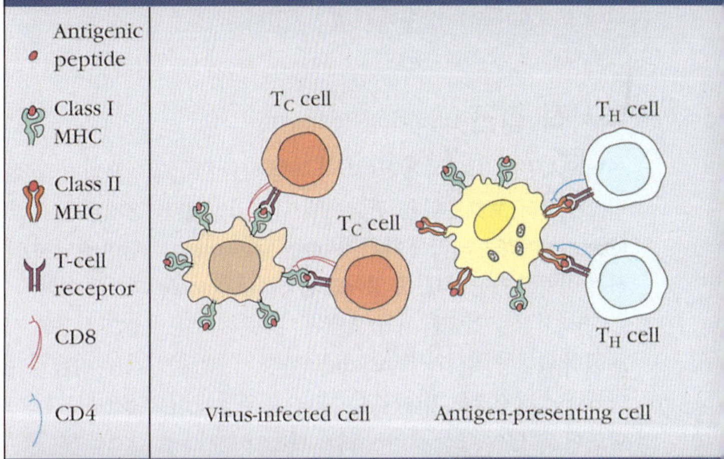

T-cell recognition of antigen-MHC.

- 역사적 접근
- 체액성 및 세포성 면역의 초기 연구
- 이론적 도전
- 감염과 면역
- 내재면역과 적응면역
- 면역기능 장애와 그 결과

면역계의 개요

Overview of the Immune System

면역계는 병원체로부터 다세포성 개체를 보호하기위해 발달되었다. 고도의 적응력을 지닌 면역계는 주혈흡충증 (schistosomiasis)을 일으키는 편충과 소아마비를 일으키는 바이러스와 같은 다양한 침입자로부터 신체를 보호한다. 면역계는 무한히 다양한 외부침입자를 특이적으로 인식하고 제거할 수 있는 대단히 다양한 세포들과 분자들을 생산할 수 있는데 이러한 세포들과 분자들은 역동적인 네트워크 속에서 임무를 수행한다.

면역계에 의한 방어는 크게 두 가지의 활성들 — 인식 (recognition)과 반응 (response) — 로 구분할 수 있다. 면역계의 특이적인 인식능력은 매우 놀랍다. 면역계는 외부 병원체들 사이의 미묘한 화학적 차이를 인식할 수 있다. 면역체계는 일반적인 병원체의 특이적인 집단의 분자 패턴들 (molecular patterns)을 인식하고 이들을 빠르고 정확하게 처리한다. 면역계는 외부 병원체들 사이의 미묘한 화학적 차이를 인식하여 하나의 외부 병원체를 다른 것과 구별할 수 있다. 특히, 이 체계는 외래분자를 자신의 세포, 분자들과 구별할 수 있다(자기-비자기 구별). 또한, 이 체계는 변형되어 암화될 수 있는 숙주세포를 인식할 수 있다. 전형적으로, 면역계에 의한 병원체의 인식은 다양한 세포들과 분자들을 동원해서 침입자를 중화시키거나 제거하는, **효과반응 (effector response)**을 촉발한다. 면역 체계의 다양한 구성물들은 초기 단계에서의 인식을 특정 유형의 병원체를 특이적으로 제거하는 다양한 효과반응들로 전환시킨다. 차후에 동일한 외래 침입자에 재차 노출되면, 보다 신속하고 강화된 면역반응으로 병원체를 제거하고 질병을 방어하는데 기여하는 특성을 지닌 **기억반응 (memory response)**이 유도된다. 기억반응은 우리가 어떠한 병에 재차 걸리지 않도록 해주는 훌륭한 성질을 가지고 있으며, 면역 기억은 차후의 공격에 대비하여 면역계를 훈련시키는 수단인 예방접종 (vaccination)의 근거이다.

면역계에는 신체를 보호하기 위하여 협력하고 있는 내재면역 (innate immunity)과 적응면역 (adaptive immunity)의 두 가지의 체계가 있다. **내재면역 (innate immunity)**은 감염 전에 미리 배치되어있으면서 이를 제거하거나 예방하기 위한 태세를 갖추고 있는 분자적 및 세포적 기전을 포함한다. 이러한 매우 효과적인 내재면역은 대부분의 감염의 개시를 막거나 침입한 병원체를 수 시간 내에 제거하는 최초의 방어기전이다. 내재면역계의 인식요소들은 분명하게 자기와 병원체를 구별하나 외래 분자들 간의 작은 차이점을 구별하도록 특수화되어있지는 않다. 면역의 두 번째 형태인 **적응면역 (adaptive immunity)**은 감염에 반응하여 발달하고, 침입 병원체를 인식, 제거, 기억한다. 적응면역은 내재면역에 부수적이며 초기 감염 후 며칠이 지나서 시작한다. 적응면역은 내재반응을 회피하거나 내재반응에서 살아남은 병원체를 제거하는 두 번째의, 포괄적인 방어선을 제공한다. 적응면역의 중요한 결과중의 하나는 기억이다. 만약 동일한, 혹은 아주 유사한, 병원체가 신체를 감염시킨다면 기억세포는 신속하고 매우 효과적으로 침입한 병원체를 공격할 것이다.

본 장에서는 역사적 관점에서 면역학 연구를 소개한다. 면역학의 실용적인 혹은 응용적인 측면에 대한 개요를 언급하면서, 면역학의 발전에서의 예방접종의 역할을 과학 분야로서 또한 공중위생의 중요한 관점에서 강조한다. 우리가 노출되는 통상적인 병원체에 대한 조감도를 내재면역계와 적응면역계를 구성하는 세포, 분자, 기전들의 광범위한 개요와 함께 제시한다. 마지막으로, 면역계가 작동하지 못하거나 혹은 면역계가, 그 무서운 힘의 방향을 바꾸어, 숙주에 대한 공격자가 되는 상황에 대해 기술한다.

역사적 접근_Historical Perspective

면역학 학문은 감염성 질환에서 회복한 사람들이 그 이후에는 그 질병으로부터 보호된다는 관찰에서부터 기인했다. 면제받은 사람(exempt)이라는 의미를 가진 라틴어의 *immunis*가 감염성 질병에 대한 방어력이 있는 상태, 즉 영어의 *면역성*(*immunity*)의 어원이다.

면역현상을 기술한 가장 오래된 기록은 펠로폰네소스 전쟁을 기록했던 위대한 역사가 Thucydides까지 거슬러 올라간다. 아테네에 만연했던 전염병을 기술하면서, 그는 전염병에 걸렸다가 회복한 사람만이 그 병에 다시 걸리지 않기 때문에 환자들을 간호할 수 있었다고 기원전 430년경에 기록하였다. 비록 고대사회에서 면역현상을 인지했다고는 하지만, 의학적으로 효과적인 처방이 되기까지는 거의 2000년의 시간이 걸렸다.

초기 예방접종에 대한 연구가 면역학의 길을 열었다_Early vaccination studies led the way to immunology

면역성을 유도하기위한 기록상의 첫 시도는 15세기 중국인들과 터키인들에 의해 신중하게 이루어졌다. 그들은 사망률이 약 30%에 이르고 생존하더라도 심한 흉터가 남게 되는 천연두를 예방하고자 시도하였다 (그림 1-1). 여러 보고들에서 천연두 농포에서 떼어낸 마른 딱지를 코 안으로 흡입하였거나 피부의 조그만 상처로 주입하였음(종두라고 불리는 기술, variolation)이 시사되고 있다. 1718년에 콘스탄티노플에 있던 영국 대사의 부인이었던 Mary Wortley Montagu 여사는 그곳 사람들에게 나타난 종두 (variolation)의 긍정적인 효과를 관찰하고 자신의 자녀들에게도 종두를 시행하였다. 이 기술은 1798년 영국의 내과의사인 Edward Jenner를 통해 중요한 발전을 하게 되었다. 가벼운 질병인 우두 (cowpox)에 걸렸던 소젖을 짜는 여자들은 천연두에 면역이 된다는 사실에 흥미를 느끼고 Jenner는 우두 농포의 고름을 사람에게 접종하면 천연두에 대한 면역이 생길 것이라고 추론했다. 그의 생각을 확인하기 위해 그는 8세 된 소년에게 우두를 접종하고, 후에 그 소년에게 천연두를 인위적으로 감염시켰다. 예상대로, 그 소년은 천연두에 걸리지 않았다.

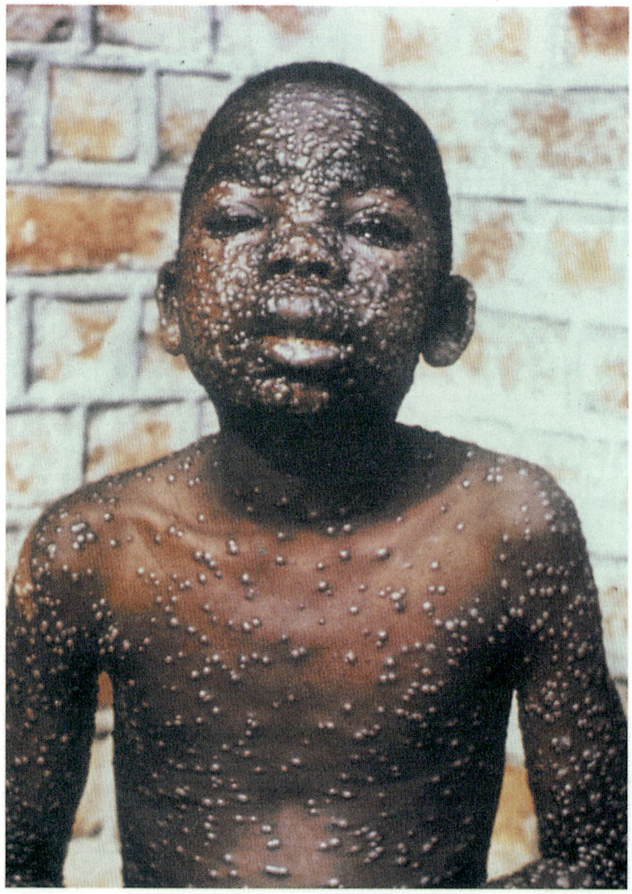

FIGURE 1-1 African child with rash typical of smallpox on face, chest, and arms. Smallpox, caused by the virus *Variola major*, has a 30% mortality rate. Survivors are often left with disfiguring scars. *[Centers for Disease Control.]*

천연두를 예방하기 위해 우두를 접종하는 Jenner의 기술은 유럽에 급속히 보급되었다. 그러나 이 기술이 다른 질병에까지 적용되기까지는 거의 백년의 시간이 걸렸다. 과학사에 자주 있는 일로서, 통찰력 있는 관찰과 연합된 우연에 의해 콜레라에 대한 면역유도와 같은 중대한 발전이 이루어졌다. Louis Pasteur는 닭콜레라를 일으키는 것으로 생각되는 세균을 배양하는데 성공했으며 그 배양된 세균을 접종한 닭에서 닭콜레라가 발병되는 것을 보여주었다. 여름휴가에서 돌아온 후 그는 오랫동안 배양했던 세균을 닭에게 접종해보았다. 닭들은 병들었지만, 놀랍게도 회복되었다. 이어서 Pasteur는 건강한 닭에게 주사할 목적으로 새롭게 세균을 배양하였다. 그러나 이야기 처럼, 그가 가진 닭의 숫자가 충분하지가 않았고 그래서 이전에 닭콜레라를 접종하였던 닭들을 다시 사용하게 되었다. 뜻밖에, 두 번 접종한 닭들은 질병을 완벽하게 방어하였다. Pasteur는 노화된 세균은 병원성이 약화된다는 것과 약화된 세균을 질병 예방에 사용할 수 있다는 가설을 세우고 이를 증명하였다. 그는 이러한 약화된 세균균주를 천연두 예방접종을 했던 Jenner의 업적을 기념하여 라틴어의 "소"를 의미하는 '*vacca*'에서 유래한 **백신 (vaccine)**으로 명명했다.

Pasteur는 이 발견을 다른 질병들에까지 확대하여, 어떤 병원균을 **약화 (attenuate)**시키고 약화된 균주를 백신으로 사용하는 것이 가능하다는 것을 증명하였다. 1881년 조그만 마을인 Pouilly-le-Fort에서 수행된 고전적 실험에서, 파스퇴르는 열처리로 약화시킨 탄저병 바실러스균 (*Bacillus anthracis*)을 한 그룹의 양들에게 처음 접종하였다. 그리고 그는 예방 접종된 그룹의 양과 그렇지 않은 그

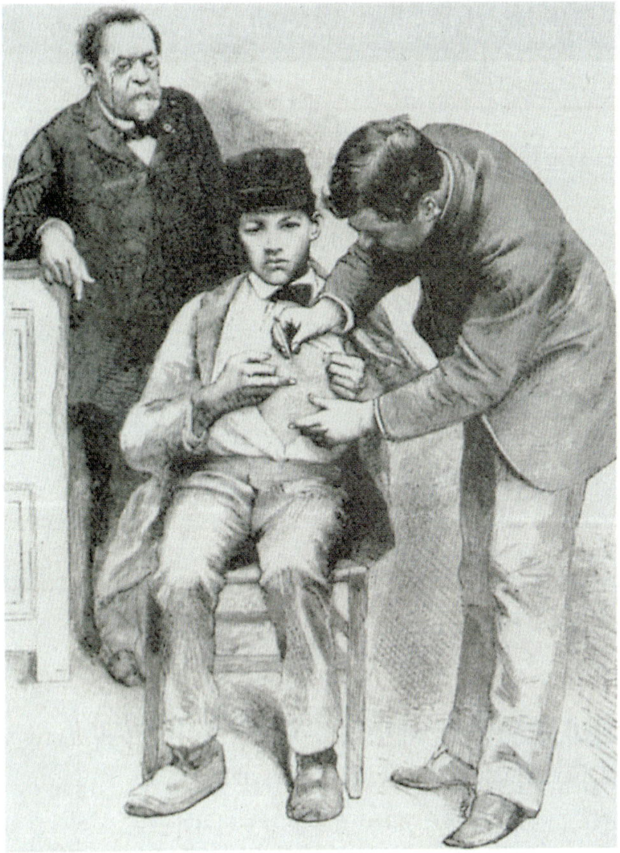

FIGURE 1-2 Wood engraving of Louis Pasteur watching Joseph Meister receive the rabies vaccine. *[From* Harper's Weekly ***29:836;*** *courtesy of the National Library of Medicine.]*

룹의 양들에게 병원성이 있는 세균을 투여하였다. 예방 접종된 양들은 모두 살았고, 그렇지 않은 양들은 모두 죽었다. 이 실험은 면역학의 시작을 알리는 이정표였다. 1885년에 Pasteur는 사람을 대상으로 하는 그의 첫 번째 백신을 Joseph Meister라는 광견에 반복해서 물린 어린 소년에게 투여하였다 (그림 1-2). 그 소년은 순차적으로 약화시킨 광견바이러스를 접종받았다. 그 소년은 살아났고 그 후 파스퇴르 연구소의 관리인이 되었다.

예방접종은 진행 중에 있는 전 세계적인 계획이다_

Vaccination is an ongoing, worldwide enterprise

면역학의 등장과 백신의 발견은 밀접한 관련이 있다. 백신의 발견, 개발, 및 적절한 사용은 오늘날의 면역학자들에게 도전이 되고 있다.

자연적으로 발병된 천연두의 마지막 증례는 1977년 Somalia에서 나타났다. 이 무서운 질병은, 1790년대 Jenner에 의해 사용되어진 백신과 크게 다르지 않았던, 백신의 전세계적인 사용에 의해 근절되었다. 근절의 결과로서 전세계적인 예방접종은 불필요하게 되었다; 예방접종이 불필요하다는 점은 대단한 유익한데, 왜냐하면 천연두 백신은 예방접종을 받는 사람뿐만 아니라 최근에 예방접종된 사람을 접촉하는 사람들에게도 경미한 위험성을 주기 때문이다. 그러나 근절과 전세계적 예방접종의 종료에는 어두운 면도 존재한다. 시간이 지남에 따라, 천연두에 면역성이 없는 사람들의 숫자가 필연적으로 증가할 것이다. 어느 날 천연두가 인위적인 수단에 의해 다시 등장 할 수도 있다. 실제로, 천연두는 가장 강력한 생물테러위협의 하나로 간주된다. 이에 따라 천연두에 대하여 새롭고 더 안전한 백신의 개발이 이루어지고 있다.

천연두의 근절에 필적할 만한 백신학 분야의 획기적인 사건은, 불구가 될 정도의 심한 피해를 주는 질병인 소아마비의 근절이 가까운 미래에 있다는 것이다. 세계보건기구는 캠페인을 통하여 이러한 목표들을 달성하기 위한 막대한 예방접종 계획을 세웠다. 이 계획은 소아마비 예방접종이 남자아이에게 불임을 유발한다는 소문에 근거한 일부 지역에서는 반대에 의해 지체되었다. 이와 같은 반대에 기인하는 아시아와 아프리카의 어떤 지역에서의 소아마비의 지역적인 재발병의 경우는 방해가 되고 있지만, 이는 계몽과 예방접종의 혜택에 대한 관찰결과에 의해 극복될 수 있을 것이다. 소아마비가 더 이상 전세계적인 위협이 아니며 대부분의 나라에서 근절되었다는 사실은, 여러 방해에 의해서도 가려지지 않은 근절 계획의 승리이다.

미국을 비롯한 산업화된 나라에 있어서, 백신은 50년 전까지만 하더라도 성장과정의 일부처럼 생각되던 소아질환의 숙주를 제거하였다. 홍역 (measles), 유행성이하선염 (mumps), 백일해 (whooping cough, pertussis), 파상풍 (tetanus), 디프테리아 (diphtheria), 및 소아마비 (polio) 등은 최근의 예방접종 실행 때문에 아주 드물게 일어나거나 거의 일어나지 않는다 (표 1-1). 이러한 질병들의 예방에 의한 사회적 경비절감은 평가가 어려울 정도이다. 고통과 사망률 이외에도, 이들 질병과 그 후유증 (마비, 청각장애, 시각장애와 정신지체 등)을 치료하기 위한 비용은 막대하며 예방접종의 경비를 작아보이게 한다.

일부 질병들에서 예방접종은, 만약 유일한 방법은 아니더라도, 가장 효과적인 대비책이다. 현재로서는 활용가능한 항바이러스 약제가 거의 없으므로, 인플루엔자에 대한 주요 방어방법은 효력있는 백신의 사용이다. 여러 전문가들이 예상한 것처럼, 만약 전세계적인 인플루엔자가 재발한다면, 인플루엔자의 확산과 효과적인 백신의 생산 및 투여 사이에는 경합이 있게 될 것이다. 이 글을 쓰고 있는 현재에도, 최근에 출현한 조류독감 균주에 대해 많은 관심이 집중되고 있다. 사람의 경우 약 200 건의 감염기록이 있으며 그 절반은 치명적이었다. 만약 이러한 바이러스가 사람에게 효율적으로 감염이 될 수 있게 적응되면, 전세계적인 중대한 전염병이 초래될 것이다. 예방백신 없다면, 1918년 5천만명이 사망한 전세계적인 인플루엔자 전염병과 동일한 혹은 그 이상의 참상이 일어날 수도 있다.

백신에 대한 성공적인 기록과 우리의 신뢰에도 불구하고, 예방접종 계획에 대한 반대자들은 백신이 혜택보다는 손해를 많이 끼치며 소아 시기의 예방접종은 줄이거나 심지어 중단해야 한다고 주장한다. 백신은 건강한 사람에게 투여되므로, 백신이 매우 안전한 성과

TABLE 1-1 Cases of selected infectious disease before and after the introduction of effective vaccines

Disease	ANNUAL CASES/YR Prevaccine	Postvaccine	CASES IN 2004 Reduction (%)
Smallpox	48,164	0	100
Diphtheria	175,885	0	100
Measles	503,282	37	99.99
Mumps	152,209	236	99.85
Pertussis (whooping cough)	147,271	18,957	87.13
Paralytic polio	16,316	0	100
Rubella (German measles)	47,745	12	99.97
Tetanus ("lockjaw")	1,314 (deaths)	26 (cases)	98.02
Invasive hemophilus influenzae	20,000	172	99.14

SOURCE: Adapted from W. A. Orenstein et al., 2005. *Health Affairs* **24**:599.

물이라는 것에는 논쟁할 여지가 없다. 더구나, 백신이 통제되고 일반 대중이 백신에 대한 명백하고 완전한 정보를 얻을 수 있어야 한다는 사실에는 일반적으로 찬성한다. 비록 비판적인 주장들은 평가되어야 하지만, 기록들에 대한 많은 면밀하고 객관적인 조사를 통해 답변이 가능할 것이다. 최근 한 예로서, 과거 몇몇 백신 조제에 사용되었던 수은을 함유한 보존제 타이메로살 (thimerosol)이 자폐증을 일으키며, 최근 증가 추세에 있는 심한 자기몰두와 다른 사람과의 소통장애의 발생률의 원인이 된다는 것이다. 자폐증은 주로 1~2세일 때 뚜렷이 나타나며 그 시기는 여러 백신들이 투여되는 시기이다 (19장 참조). 덴마크 정부가 보존하고 있는 시민들의 세밀한 건강기록에서 타이메로살과 자폐증사이의 추정적인 관련성이 나타났다. 그 기록은 덴마크에서 자폐증이 1992년 이후 급격하게 증가되었다는 것을 나타내었다. 그러나 그 기록은 백신 보존제로서 타이메로살이 이미 여러해 전에 사용이 완전하게 중단되었다는 것을 보여주었다. 이러한 자료는 자폐증과 타이메로살을 연관지우기 어렵게 하며 또한 자폐증의 증가의 원인에 대한 더 많은 연구조사가 필요하다는 것을 시사한다.

아마 백신개발에 있어서 현재 가장 큰 도전은 말라리아와 에이즈와 같은 중요한 치사성 질병에 대한 효율적인 백신이 없다는 것이다. 오늘날의 면역학자들이, 분자세포생물학, 유전체학, 및 단백질체학 등을 이용하여, 이러한 질병을 예방하는 길을 열 것이라고 기대된다. 백신분야의 더 심각한 문제는 개발도상국들의 수백만의 어린이들이 개발되어 있는 안전한 백신에 의해 완전하게 예방될 수 있는 질병으로 사망한다는 사실이다. 높은 생산단가, 제품의 불안정성, 그리고 투여 상의 문제점 등은 큰 혜택을 주는 백신이 되기 위해서 극복해야 한다. 많은 경우, 이러한 문제는 비싸지 않고, 열에 안정하고, 그리고 주사기 없이 투여가 가능한 차세대 백신 개발에 의해 해결될 수 있다.

체액성 면역과 세포성 면역의 초기 연구_ Early studies of humoral and cellular immunity

비록 파스퇴르가 예방접종의 효능을 증명했지만 그는 그 이유를 알지 못했다. 1901년 Emil von Behring에게 노벨상을 수상하게 한 Emil von Behring과 Shibasaburo Kitasato의 1890년에 이루어진 실험적 연구가 면역기작에 대한 탐구의 첫 발자국이었다 (표 1-2). Von Behring과 Kitasato는 이미 디프테리아에 대해 면역을 가지고 있는 동물의 **혈청 (serum**, 응고된 혈액의 비세포성 액체)이 면역상태를 면역이 없는 동물에게 전달할 수 있다는 것을 증명했다. 질병에 대한 방어인자를 찾던 그 이후 10여 년 동안에, 여러 연구자들이 면역혈청으로부터 분리한 혈청 성분들이 독소를 중화시키고, 침전시키며, 세균을 흡착시킬 수 있다는 사실을 증명했다. 각각의 경우에 따라서 이들 활성성분들은 그들의 독성제거 활성에 따라 항독소 (antitoxin), 침강소 (precipitin), 응집소 (agglutinin) 등으로 불려졌다. 처음에는 각각 다른 혈청 성분들이 각각의 활성을 가질 것으로 생각했었지만, 1930년대에 들어와서 주로 Elvin Kabat의 노력으로, 혈청 속의 감마 글로불린 (현재는 **면역글로불린, immunoglobulin**)이라고 불리는 한 성분이 이런 활성을 가진다는 사실을 알게 되었다. 면역글로불린면역글로불린 중에 활성을 가지는 분자를 **항체 (antibodies**; 항체와 면역글로불린이라는 용어는 서로 교체할 수 있으나 주로 항체라는 용어가 항원에 대한 특이성이 있는 면역글로불린을 대신에 사용됨)라고 부른다. 면역현상이 체액 속에 포함된 항체에 의해 매개되기 때문에 **체액성 면역 (humoral immunity)**이라고 부른다.

Von Behring과 Kitasato의 발견은 임상치료에 적용되었다. 감염성 질환의 항생제 치료에 앞서, 종종 말에서 준비되어진 항혈청이 다양한 질병의 환자들에게 투여되었다. 오늘날 면역글로불린의 전

TABLE 1-2 Nobel prizes for immunologic research

Year	Recipient	Country	Research
1901	Emil von Behring	Germany	Serum antitoxins
1905	Robert Koch	Germany	Cellular immunity to tuberculosis
1908	Elie Metchnikoff Paul Ehrlich	Russia Germany	Role of phagocytosis (Metchnikoff) and antitoxins (Ehrlich) in immunity
1913	Charles Richet	France	Anaphylaxis
1919	Jules Bordet	Belgium	Complement-mediated bacteriolysis
1930	Karl Landsteiner	United States	Discovery of human blood groups
1951	Max Theiler	South Africa	Development of yellow fever vaccine
1957	Daniel Bovet	Switzerland	Antihistamines
1960	F. Macfarlane Burnet Peter Medawar	Australia Great Britain	Discovery of acquired immunological tolerance
1972	Rodney R. Porter Gerald M. Edelman	Great Britain United States	Chemical structure of antibodies
1977	Rosalyn R. Yalow	United States	Development of radioimmunoassay
1980	George Snell Jean Dausset Baruj Benacerraf	United States France United States	Major histocompatibility complex
1984	Cesar Milstein Georges E. Köhler Niels K. Jerne	Great Britain Germany Denmark	Monoclonal antibodies Immune regulatory theories
1987	Susumu Tonegawa	Japan	Gene rearrangement in antibody production
1991	E. Donnall Thomas Joseph Murray	United States United States	Transplantation immunology
1996	Peter C. Doherty Rolf M. Zinkernagel	Australia Switzerland	Role of major histocompatibility complex in antigen recognition by T cells
2002	Sydney Brenner H. Robert Horvitz J. E. Sulston	S. Africa United States Great Britain	Genetic regulation of organ development and cell death (apoptosis)

달에 의존하는 치료법과, 단클론항체 기술의 발달과 함께 항체치료 (antibody therapy)는 훌륭하게 확립된 상업적 사업이다 (4장 임상 초점 참조). 뱀이나 전갈의 독에 대한 항체를 포함하는 혈청의 응급적인 사용은 보편적인 치료의 예이다. 백신은 숙주 내에서 **능동면역 (active immunity)**을 유도하는 반면, 어떤 특이성을 지닌 항체의 전달은 **수동면역 (passive immunity)**을 제공하게 된다. 신생아는 그 순환계에 모체로부터 부여 받은 항체가 존재함으로서 부여받는 수동면역에 의해 혜택을 받는다. 수동면역은 주어진 질병에 노출되리라 예상되거나 면역반응이 제대로 이루어지지 않는 이들을 위한 **예방조처 (prophylaxis)**가 될 수 있다.

디프테리아나 파상풍과 같은 세균성 독소에 대한 항혈청은 그 독소에 의한 질병을 치료하기 위하여 감염되어진 개체에 투여될 수 있다. 이러한 적용에 대한 극적인 예는, 1925년 디프테리아가 창궐했을 당시 Fairbanks로부터 얼음에 뒤덮인 도시인 Nome에 있던 감염된 아이에게 디프테리아 항독소를 전달하기 위해서 결빙한 알래스카의 674 마일이 넘게 달렸던 개썰매 계주였다. 이러한 성공적인 결과는 해마다 Iditarod 개썰매 경주대회에서 기념되고 있으며, 또한 뉴욕 센트럴 파크에는 마지막 구간을 끌었던 개들 중 하나인 Balto의 동상이 세워져 있다.

혈청 성분이 면역력을 전달할 수 있다는 발견이 있기 훨씬 전인 1883년에 Elie Metchnikoff는 세포 역시 동물의 면역력에 기여하고 있음을 밝혀냈다. 그는 자신이 **식세포 (phagocytes)**라고 부른 특정 백혈구가 미생물과 다른 외부 물질을 먹어치울 수 있다는 사실을 관찰했다 (그림 1-3). 이들 식세포가 면역조치를 한 동물의 체내에서는 더 활발하다는 것에 주목하고, Metchnikoff는 혈청성분들보다는 이들 세포들이 면역현상의 주체라는 가설을 세웠다. Metchnikoff가 확인한 식세포들은 혈액내 단구세포와 중성구이었던 것 같다 (2장 참조).

이론적 도전_Theoretical Challenges

안전하고 효과적인 백신의 개발과 수동면역치료의 활용은 임상연구에서 도전해야 할 과제로 남아있는 반면, 면역학 연구는 또한 과학계의 주의를 끄는 어려운 이론적인 의문점들을 제기했다.

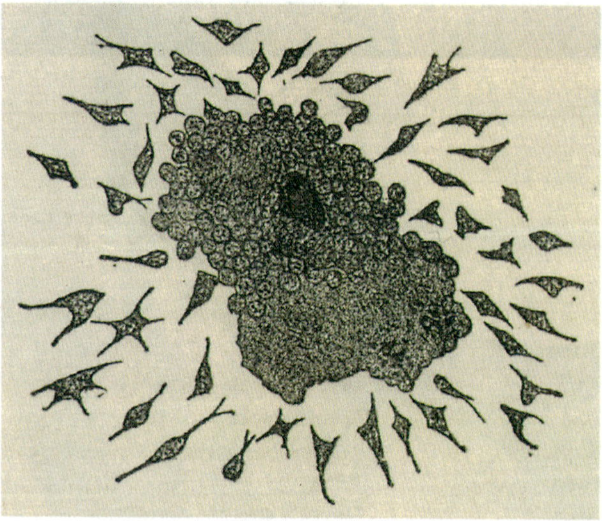

FIGURE 1-3 Drawing by Elie Metchnikoff of phagocytic cells surrounding a foreign particle. He first described and named the process of phagocytosis, or ingestion of foreign matter by white blood cells. *[By permission of The British Library:7616.h.19,* Lectures on the Comparative Pathology of Inflammation delivered at the Pasteur Institute in 1891, *translated by F. A. Starling and E. H. Starling, with plates by Il'ya Il'ich Mechnikov, 1893, p. 64, fig. 32.]*

표면화 된 초기의 한가지 의문점은 세포성면역과 체액성면역의 상대적인 역할에 관한 것이었다. 체액성면역의 개념을 지지하는 사람들과 Metchnikoff의 **세포성면역 (cell mediated immunity)**의 개념을 지지하는 사람들 사이에 논쟁이 심화되었다. 완전한 면역반응에는 체액성반응과 세포성반응이 모두 필요하므로, 양쪽 모두가 옳다는 것이 지금은 명백하다. 초기의 면역세포에 대한 연구들은 유전학적으로 규명된 동물모델 및 현대적인 세포배양기술의 부재 때문에 방해를 받았으나, 혈청으로 수행하는 연구는 혈액확보의 용이함 및 체액성면역의 단백질 매개체의 정제를 위해 확립된 생화학적 기술들을 잘 이용하였다. 그러므로 세포성면역에 대한 지식은 체액성 면역에 대한 해명 보다 뒤떨어지게 되었다.

1940년대의 해결의 열쇠가 되는 실험에서, Rockefeller Institute에 근무하던 Merrill Chase는 모르모트 간에 백혈구를 전달시킴으로써 결핵균에 대한 면역성을 전달하는데 성공하였다. 그 때까지만 해도 결핵균에 대한 효과적인 백신이나 항체를 개발하려는 시도들은 실패로 끝났었다. 따라서 Chase의 실험증거는 세포성 면역에 관심을 다시 불러일으켰다. 1950년대에는 세포배양 기술의 발전에 의해 세포성 면역과 체액성 면역, 양쪽 모두에 관여하는 **림프구 (lymphocyte)**가 분리되었다. 그리고 바로 이어서, 미시시피 주립대학교의 Bruce Glick의 닭을 이용한 혁신적인 실험들을 통해 두 종류의 림프구들이 있다는 것을 밝혔다: 흉선에서 유래되는 T 림프구들은 세포성 면역을 매개하며 파브리시우스 낭 (bursa of Fabricius) 유래의 B 림프구들은 체액성 면역에 관련되었다. 세포성 면역과 체액성 면역의 역할에 대한 논쟁은 두 면역계가 서로 얽혀있고, 면역반응에 두 면역계가 모두 필요하다는 것이 밝혀져서 끝이 났다.

초창기 면역학자들이 직면한 가장 불가사의한 것 중 하나가 **항원 (antigen)**이나 외래 물질에 대한 항체분자의 특이성이었다. 1900년경, 파스퇴르연구소에 근무했던 Jules Bordet는 다른 종의 적혈구 세포와 같은 비병원성 물질이 항원으로 작용할 수 있다는 것을 증명함으로써 면역의 개념을 감염성 질환을 넘어서는 범위까지 확장했다. 비감염성 물질로 미리 접종한 동물의 혈청은 그 주사한 물질과 특이적인 양상으로 반응했다. Karl Landsteiner와 그의 제자들의 연구는 거의 모든 유기 화합물을 동물에 주사하면 그 화합물에 특이적으로 결합하는 항체를 유도할 수 있다는 것을 보여주었다. 이 연구는 항체가 거의 무한한 범위의 심지어 자연계에는 존재하지 않는 실험실에서 새로 합성한 물질에 대해서도 반응능력을 가지고 있다는 것을 증명했다. 또한 분자사이의 아주 근소한 차이들도 서로 다른 항체들과의 반응성을 통하여 구별되어질 수 있음을 보여주었다. 이러한 특이성을 설명하기 위해 두 가지 중대한 이론들이 제안되었다: 선택설 (the selective theory)과 지령설 (the instructional theory).

*선택설 (selective theory)*의 초창기 개념은 1900년 Poul Ehrlich에서부터 시작되었다. 혈청 항체의 유래를 설명하기 위한 시도로서, Ehrlich은 혈액속의 세포들은 감염성 인자들과 반응하고 그것들을 비활성화시킬 수 있는 다양한 수용체들을 지닌다고 가정했으며, 그 수용체를 측쇄 수용체 (side-chain receptors)라고 불렀다. Ehrilich는 1894년 효소와 기질 간의 반응을 설명하기 위해서 Emil Fischer가 사용한 개념을 도입하여, 감염인자와 수용체 간의 결합은 자물쇠와 열쇠의 일치관계와 유사하다고 제안했다. 감염인자와 세포 표면에 존재하는 수용체 간의 반응에 의해 그 세포는 동일한 특이성을 갖는 수용체를 더 많이 생산하고 방출하도록 유도된다고 제안하였다 (그림 1-4). Ehrlich의 이론에 따르면, 수용체의 특이성은 수용체가 항원에 노출되기 전에 이미 결정되어 있고 항원이 적합한 수용체를 선택한다. 궁극적으로 그의 이론이 옳다고 증명되었지만, 예외로는 수용체가 가용성의 항체분자로서 그리고 세포에 결합된 수용체로서도 존재할 수 있다는 것이다: 가용성 형태는 막결합 형태가 유리 (release)되는 것이 아니라 분비 (secretion)되는 것이다.

1930~1940년대에는 항원이 항체분자의 특이성을 결정하는데 중요한 역할을 한다는 내용을 지닌 여러 다양한 *지령설 (instructional theories)*에 의해 선택설이 도전을 받았다. 지령설에 따르면, 특정 항원이 주형으로 사용되어 그 곳에 항체가 결합하게 된다. 따라서 항체분자는 항원주형의 구조에 상보적인 구조가 될 것이다. 이 개념은 1930년대에 Friedrich Breinl와 Felix Haurowitz에 의해 처음 제안되었고 Linus Pauling에 의한 단백질 접힘의 개념을 통해 재정립되었다. 1960년대에는 어떻게 각 개인이 모든 항원에 대응할 수 있는 항체를 만들 수 있는가와 같은 성가신 의문에 통찰력을 제공했던 DNA와 RNA, 단백질의 구조에 대한 많은 정보를 알게 되면서 이 이론이 공식적으로 잘못된 것으로 판명되었다.

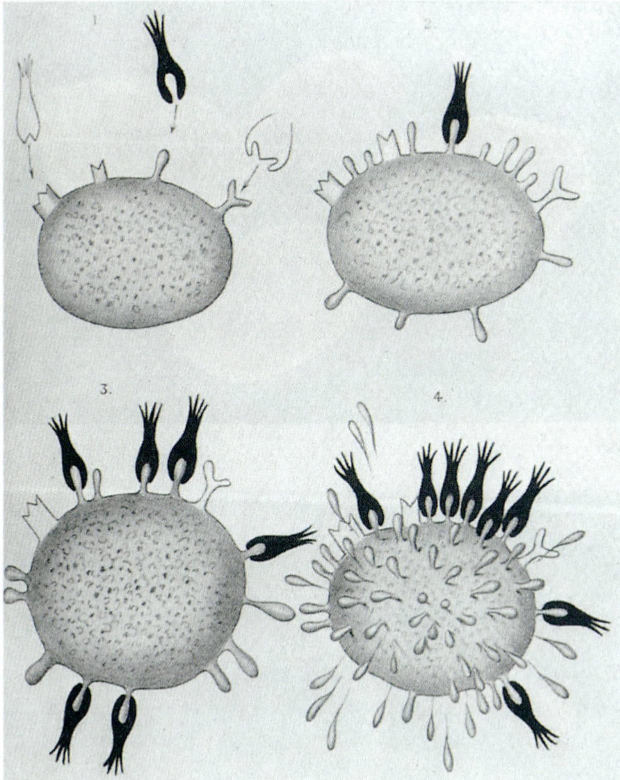

FIGURE 1-4 Representation of Paul Ehrlich's side chain theory to explain antibody formation. The cell is pluripotent in that it expresses a number of different receptors or side chains, all with different specificities; if an antigen encounters this cell and there is a good fit with one of its side chains, synthesis of that receptor is triggered and the receptor will be released. *[From Ehrlich's Croonian lecture of 1900 to the Royal Society.]*

1950년대에 선택설이 새로운 실험 결과로 다시 부상하였고 Niels Jerne, David Talmadge, F. Macfarlane Burnet 등의 뛰어난 실험을 통해서 **클론선택설 (clonal selection theory)**로 재정립되었다. 이론에 따르면 림프구에는 항원과 특이적으로 결합하는 막수용체가 발현된다. 이러한 수용체의 특이성은 항원에 노출되기 전에 이미 결정되어 있다. 항체가 그 특이적인 수용체에 결합하면 세포가 활성화되고 증식하여 모세포와 동일한 면역학적 특이성을 지닌 세포들의 클론이 형성된다. 이 이론은 계속 재정비되어 왔으며 현대 면역학의 정설로 받아들여지고 있다.

감염과 면역_Infection and immunity

면역학 분야의 발전과 함께, 감염성 인자의 동정과 질병을 야기하는 양상을 다루는 의학미생물학이 성장하였다. 질병을 일으키는 개체들은 **병원체 (pathogens)**라 부르고 그들이 숙주를 공격하는 방법을 **병인론 (pathogenesis)**이라고 한다. 인체 병원체는 아래의 그림 1-5에서 나타난 바와 같이 주요 범주로 나눌 수 있다.

Major groups of human pathogens	Examples of diseases
Viruses	Polio, smallpox, influenza, measles, AIDS
Bacteria	Tuberculosis, tetanus, whooping cough
Fungi	Thrush, ringworm
Parasites	Malaria, leishmaniasis

여기에서의 주요 관심사는 병원체에 대한 효과적인 면역성이 확보될 수 있도록 하는 방법이다. 효과적인 방어는 주로 개개의 미생물의 특성에 의존한다. 예를 들면, 바이러스들은 복제와 증식을 위해 포유동물세포를 필요로 하기 때문에, 효과적인 방어전략은 바이러스에 감염된 세포를 바이러스의 생활환이 완성되기 전에 인식하고 사멸시키는 것을 포함할 것 이다. 숙주세포의 외부에서 복제하는 미생물에 대해서는 항체 혹은 가용성 분자들을 사용하여 이들 침입자를 신속하게 인식하고, 뒤이어서 세포 및 분자 면역기전에 의해 병원체를 제거한다. 우리가 살고 있는 환경에 널리 존재하는 일부 병원체들은 건강한 사람에 대해서는, 적절한 면역성이 미리 갖추어져 있으므로, 아무런 문제를 일으키지 않는다. 그러나 면역기능이 결핍된 사람은 이러한 미생물들에 의한 질병에 잘 걸릴 것이다. 예를 들어, 거의 모든 곳에 존재하는 진균인 *Candida albicans* 는 대부분의 사람들에게 문제를 일으키지 않는다. 그러나 면역성이 약화된 사람은 염증성 발진과 구강 및 질강의 점막으로 널리 감염을 일으킨다. 구강 칸디다증 (thrush)이라 불리는 발진은 면역기능장애의 첫 번째 증상일 수 있다. 만약 진단되지 못한 채 방치되면, *C. albicans*는 확산될 수 있어서 생명을 위협하는 상태인 전신성 칸디다증 (systemic candidiasis)을 유발한다. 또 다른 예는 정상적으로 입 주위와 생식기에 소규모의 병변을 유발하는 *Herpesvirus simplex* 이다. 면역성이 결핍된 사람들의 경우에는 이러한 병변이 확산되어 신체의 넓은 부분 덮게 된다. 편재성 미생물에 의한 이러한 감염은 종종 면역결핍의 경우에 관찰되며, **기회감염 (opportunistic infections)**이라 부른다. 초기 에이즈 환자에서 드물게 확인되는 몇몇 기회감염은 이와 같은 환자의 면역체계가 심각하게 손상되었다는 징후였다.

심각한 질병을 일으키는 것으로 알려진 몇몇 병원체들에 대해 면역성을 획득하기 위한 방법은 잘 증명되어 있으며 또한 질병을 통제할 수 있도록 해 주었다. 예를 들면, 파상풍은 신경계를 공격하는 독소 (신경독, neurotoxin)를 통해 작용하는 평범한 *토양세균* (*Clostridium tetani*)에 의해 일어난다. 치료받지 못하면, 파상풍은 단기간 내에 사망에 이른다. 파상풍에 대한 효과적인 백신이 있다. 그리고 백신이 실패한다면, 이 치명적인 질환을 상쇄하기 위해 독소에 대한 항체를 투여할 수 있다. 이러한 예방과 치료방법이 유효하기 전에는, 녹슨 나사와 같이 불결한 물체에 의해 찔려 상처가 생긴 사람들에게

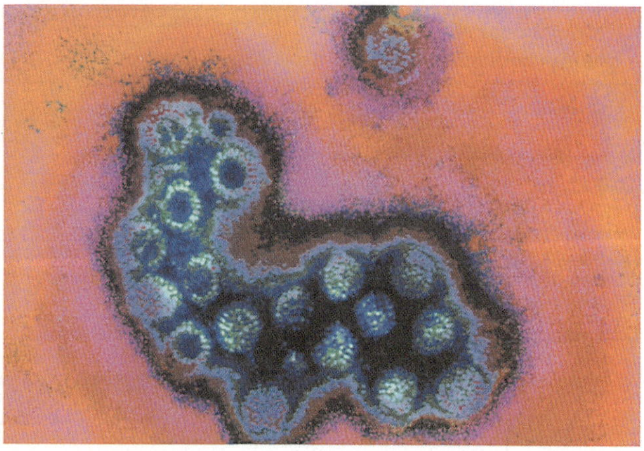

(a)

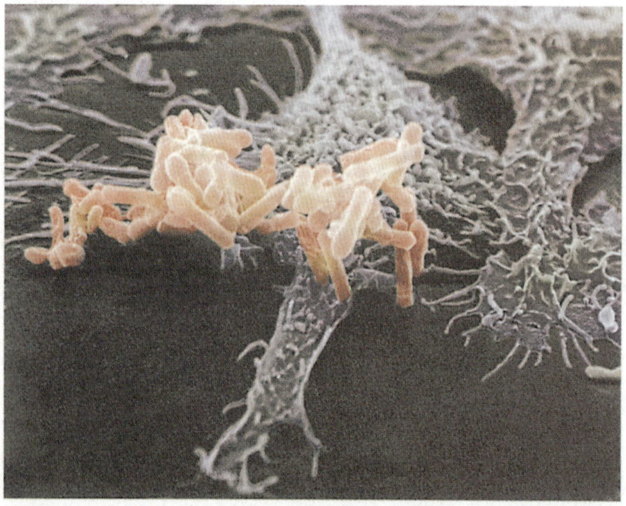

(b)

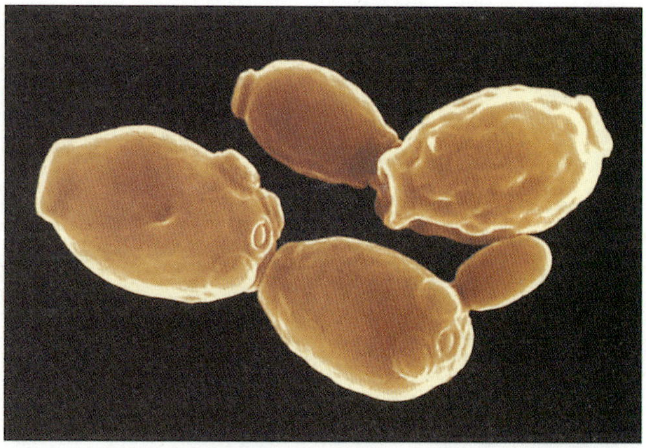

(c)

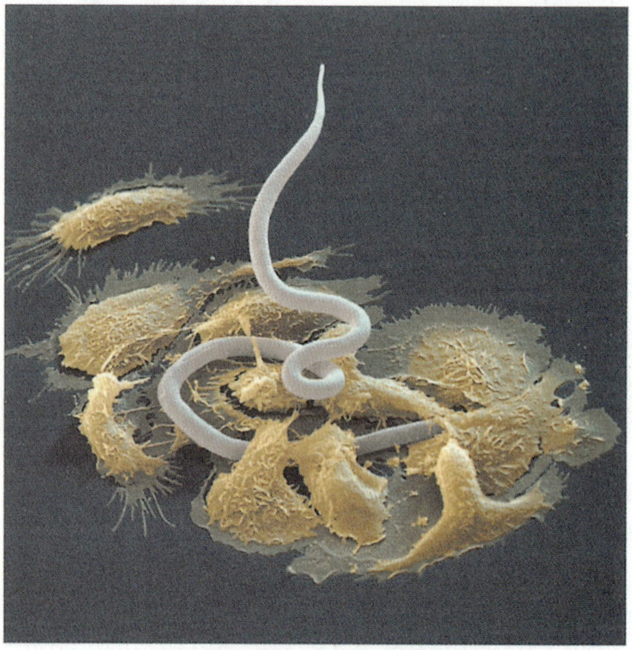

(d)

FIGURE 1-5 Pathogens representing the major categories of microorganisms causing human disease. (a) Viruses: Transmission electron micrograph of rotavirus, a major cause of infant diarrhea. Rotavirus accounts for approximately 1 million infant deaths per year in developing countries and hospitalization of about fifty thousand infants per year in the United States. *[VEM/Photo Researchers.]* (b) Bacteria: *Pseudomonas*, a soil bacterium that is an opportunistic pathogen for humans, being ingested by human macrophages. *[David M. Phillips/Photo Researchers.]* (c) Fungi: *Candida albicans*, a yeast inhabiting human mouth, throat, intestines, and genitourinary tract; *C. albicans* commonly causes an oral rash (thrush) or vaginitis in immunosuppressed individuals or in those taking antibiotics that kill normal bacterial flora. *[Stem Jems/Photo Researchers.]* (d) Parasites: The larval form of filaria, a parasitic worm, being attacked by macrophages. Approximately 120 million persons worldwide have some form of filariasis. *[Oliver Meckes/Nicole Ottawa/Eye of Science/Photo Researchers.]*

는 치명적인 파상풍 감염의 위험이 있었다. 파상풍의 통제와 같은 성공에 현저하게 대비되는 것은 에이즈를 유발하는 HIV 감염을 통제하기 위한 면역학적인 전략을 고안하는데 있어서의 실패다.

면역계는 모든 종류의 병원체를 처리할 수 있어야 하고, 피부 및 점막과 같은 첫 번째 장벽을 돌파한 병원체의 침입에 대항하여 다양한 전략을 발달시켜야 한다. 우리는 숙주의 장벽을 돌파한 병원체에 대한 즉각적인 반응을 위한 몇몇 전략들에 대해 살펴볼 것이다: 다른 방어 기전은, 감염 후에, 작용하도록 전환된다.

내재면역과 적응면역_Innate and Adaptive Immunity

면역 — 감염성 질병으로부터 보호되는 상태 — 은 보다 덜 특이적인 구성원과 더 특이적인 구성원, 양쪽 모두를 지니고 있다. 이중에 보다 덜 특이적인 것이 **내재면역 (innate immunity)**이고 감염에 대한 1차적인 방어선이다. 여기에 관여하는 세포들은 감염되기 전부터 이미 존재하고 있으며, 특정 병원체에 대해 특이성이 결여된 질병억제 기전을 구성하고 있으나 이들은 자주 접하는 병원체들 특유의 분자들을 인식하는 세포적 및 분자적 구성요소들을 가지고 있다.

병원체에게 첫 번째 장애물은 숙주세포를 보호하고 있는 장벽을 돌파하는 것이다. 명백한 장벽으로 피부와 점막이 있다. 위 내용물의 산성도와 발한작용에 의한 피부의 산성도는 산성의 조건에서 살 수 없는 미생물들에 대해 장벽으로 작용한다. 눈물에 들어있는 리소자임과 같은 효소들은 접촉하는 특정 세균의 세포벽을 공격한다. 이러한 장벽들의 중요성은 이들이 침해를 받았을 때 명백해 진다. 동물이나 곤충에게 물린 상처는 피부에 구멍을 내고 다수의 질병을 감염시킬 수 있다. 동물에게 물리면 광견병이나 파상풍에 감염될 수 있는 반면에, 곤충은 모기로부터 말라리아, 벼룩으로부터 페스트, 그리고 진드기로부터 라임병이 옮겨지는 것을 비롯하여 여러 질병을 옮긴다. 이 장벽 상실의 극적인 예는, 화상부위에 보호성 피부를 잃어버렸으며 세균 및 진균감염을 예방하기 위해 적극적인 약물치료를 받아야 하는 화상환자에게서 볼 수 있다. 첫 번째 장벽을 넘으면 내재면역은 숙주세포에 의해 생성되는 일반 분자표면의 표지에 기인해 침입자를 인식하고 중화시키는 항균성 물질 뿐만 아니라 Metchnikoff에 의해 설명되어진 포식세포와 같은 숙주세포를 포함한다.

식세포는 감염에 대한 장벽이다_Phagocytic cells are a barrier to infection

내재면역의 또 다른 중요 방어기전은 **식작용 (phagocytosis)**으로 세포의 입자형태의 물질을 섭취하는 것이다. 식작용은 **세포내 이입 (endocytosis)**의 일종으로 일반적인 의미는 외부환경으로부터 세포가 물질을 섭취하는 것을 말한다. 식작용에서 세포의 원형질막은 병원성 미생물과 같은 입자형태의 물질을 둘러싸기 위해 확장된다. 대부분의 식작용은 혈액의 단구세포, 중성구, 대식세포 (2장 참조) 등과 같은 전문화된 세포에 의해서 이루어진다. 대부분 유형의 세포들은 세포외부의 물질을 세포표면의 특이적인 수용체에 결합시킨 후 세포내부로 이입시키는 *수용체-매개 세포내 이입 (receptor-mediated endocytosis)*과 배지로부터 배지에 포함되어 있는 분자와 함께 액상물질을 섭취하는 과정인 *음세포작용 (pinocytosis)*같은 다른 형태의 식세포 작용을 할 수 있는 능력이 있다.

가용성 분자들은 내재면역에 기여한다_Soluble molecules contribute to innate immunitly

가용성 단백질인 리소자임, 인터페론, 그리고 보체의 구성요소 등을 비롯한 다양한 가용성 인자들이 내재면역에 기여하고 있다 (7장 참조). 점액분비물 및 눈물 속에서 발견되는 가수분해 효소인 **리소자임 (lysozyme)**은 세균의 세포벽의 펩티도글리칸층을 분해할 수 있다. 한 그룹의 단백질로 이루어진 **인터페론**은 바이러스에 감염된 세포로부터 만들어진다. 인터페론의 여러 기능 중에는 근처 세포에 결합해서 항바이러스 상태를 유도하는 능력이 있다.

7장에서 상세하게 설명할 **보체 (complement)**는 비활성 상태에서는 체내를 순환하는 한 그룹의 혈청단백질을 포함하고 있다. 다양한 특이적 및 비특이적 면역기전들에 의해 비활성 상태의 보체단백질들은 병원균의 세포막에 손상을 주어 병원균을 파괴하거나 제거하기 쉬운 상태로 만들 수 있는 능력을 지닌 활성 상태로 전환될 수 있다. 보체의 특정 구성요소들은 직접 병원체를 처리할 수 있는데 반해 다른 구성요소들은 그 효과기전을 활성화하기에 앞서 항체의 결합을 필요로 한다는 관점에서 볼 때, 보체는 실질적으로 내재면역과 적응면역계 양쪽 모두에 관련되어 있다. 보체분자들 또는 보체분자의 분해산물과 세포 수용체 간의 결합은 내재면역 또는 적응면역의 세포들의 활성화를 촉발시킨다. **콜렉틴 (Collectins)**에 대한 최근의 연구는 이 단백질이 세균의 지질막을 파괴시키거나 혹은 식세포작용에 더 민감하게 하기위해 세균을 엉기게 함으로써 직접적으로 세균을 죽일 것이라는 것을 나타낸다.

내재면역에 관련된 다수의 분자들은 특정 클래스의 분자들을 인식할 수 있는 **패턴인식 (pattern recognition)**의 성질을 가지고 있다. 어떤 유형의 분자들은 미생물 특유의 것으로 다세포 생물에는 전혀 발견되지 않기 때문에, 그러한 분자들이 표현되는 외래 침입자를 즉시 인식하고 싸울 수 있는 능력은 내재면역의 강력한 특성이다. 패턴인식 능력을 가지는 분자는 앞에서 언급한 리소자임과 보체와 같은 가용성일 수 있고, 혹은 3장에서 설명하는 **Toll-유사 수용체들 (toll-like receptors, TLRs)**과 같은 세포-연관 수용체들일 수 있다.

침입한 병원체가 숙주세포의 물리적 화학적 장벽을 돌파했다면, 병원체는 숙주의 패턴인식분자에 의해 감지되고 식세포에 의해 섭취되어, 염증반응과의 작용을 일으킨다(3장 및 13장 참조). 이러한 반응은 내재면역의 구성요소들을 염증부위로 집중시키고 또한 침입자에 대항하여 특이적인 면역반응이 정렬적으로 이루어질 수 있도록 한다. 염증반응에 의해 요구되는 특이적인 반응은 적응 (때때로 획득이라고 불림) 면역 반응 (adaptive immune response)이다.

한 종의 모든 구성원들에 일률적인 내재 면역계의 광범위 반응성과는 반대로, 면역의 특이적인 구성원인 **적응면역 (adaptive immunity)**은 생체 내에 등장한 항원이 인식되어야만 비로소 작동한다. 적응면역은 "기억"이라는 주목할만한 특징뿐만 아니라 높은 수준의 특이성으로 항원의 도전에 반응한다. 일반적으로는 항원에 최초로 노출된 후에는, 5~6일 이내에 항원에 대한 적응면역이 일어난다. 차후에 동일한 항원에 노출되면 기억반응이 초래된다: 항원의 두 번째 침입에 대한 면역반응은 처음보다 신속하게 일어나며 더 강하며, 그리고 병원체를 중화하고 소거하는데 있어서 더 효과적이다. 적응면역의 가장 중요한 요소는 림프구와 림프구가 생산하는 항체이다. 표 1-3은 내재면역과 적응면역을 비교하고 있다.

적응면역반응은 구성원들의 조화로운 총체적 작용을 위한 시간을 필요로 하기 때문에, 내재면역이 병원체에 노출된 직후의 위급한 기간 동안 1차 방어선을 제공한다. 일반적으로, 건강한 사람에 감염되는 대부분의 미생물들은 적응면역이 활성화되기 이전에 내재면역계의 방어기전에 의해서 수일 내에 제거된다.

내재면역과 적응면역 간의 협력은 면역반응의 효과를 증가시킨다_Collaboration between innate and adaptive immunity increase immune responsiveness

적응면역계와 내재면역계가 서로 독립적으로 작동하지 않는다는 것을 인식하는 것이 중요하다. 이들은 대단히 상호작용적이고 협력

TABLE 1-3 Comparison of innate and adaptive immunity

	Innate	Adaptive
Response time	Hours	Days
Specificity	Limited and fixed	Highly diverse; improves during the course of immune response
Response to repeat infection	Identical to primary response	Much more rapid than primary response
Major components	Barriers (e.g., skin); phagocytes; pattern recognition molecules	Lymphocytes; antigen-specific receptors; antibodies

적인 체계로 작용하여, 각 부문이 각각 독립적으로 만들어 낼 수 있는 것 보다 훨씬 더 효율적인 통합된 반응을 이루어낸다. 어떤 세포적 및 분자적 면역 요소들은 면역계의 양쪽 유형 모두에서 중요한 역할을 한다.

한 가지 협력의 예는 대식세포들과 미생물들의 접촉에서 나타난다. 대식세포 표면의 수용체들과 미생물의 구성성분들 사이의 상호작용은 적응면역반응을 자극하고 지시하는 가용성 단백질들을 생성하며, 병원체들의 제거에 적응면역계의 참여를 촉진한다. 가용성 단백질은 주로 사이토카인 (cytokines)으로 알려져 있는 성장인자-유사분자 (growth factor-like molecules)이다. 사이토카인은 다양한 종류의 세포 표면에 존재하는 수용체와 반응하여 세포가 새로운 인자의 합성의 기능을 수행하거나 또는 새로운 세포 유형으로의 분화를 진행하도록 신호를 준다. 한정된 종류의 사이토카인은 화학주성 활성 (chemotactic activity)을 지니고 있으며, 그 사이토카인을 분비하는 세포가 있는 위치로 특정 세포들을 모집한다; 이러한 사이토카인들을 **케모카인 (chemokines)** 이라 부른다.

사이토카인에 의해서 매개되는 세포내의 정보전달은 **신호전달 (signaling)**이라고 일반적으로 알려져 있다. 기본적으로 신호전달은 가용성분자 (리간드)와 세포막분자 (수용체)간의 반응이거나 혹은 두 개의 서로 다른 세포들 표면의 세포막분자들 간의 반응을 필요로 한다. 수용체와 특이적인 리간드사이의 상호작용은 세포의 대사적 적응을 초래한다. 대단히 많은 다양한 신호전달 경로가 존재하지만, 이들 모두는 이러한 통합적인 과정에 전형적인 공통 주제를 보여준다.

- *신호전달은 하나의 신호가 그 수용체에 결합할 때 시작된다.* 수용체는 세포의 내부 혹은 외부에 있을 수 있다. 세포막을 통과할 수 없는 신호는 세포표면에 존재하는 수용체에 결합한다. 이 그룹은 수용성 신호분자들과 세포막에 결합되어진 리간드 (예, MHC-펩티드 복합체)들을 포함한다. 스테로이드와 같은 소수성 신호들은 세포막을 통과하여 확산될 수 있으며 세포내부의 수용체와 결합한다.
- *다수의 신호전달경로는 신호에 의해 유도되는 경로 구성인자 (pathway components)의 집합을 포함한다.* 연결단백질 (adaptor proteins)이라고 알려진 분자들은 신호전달경로에서 역할을 하는 2개 또는 그 이상의 다른 분자들에 특이적으로 그리고 동시에 결합하여서, 그들을 함께 모으고 결합활성을 향상시킨다.
- *신호수용 (signal reception)은 종종 세포내 다른 장소로 확산될 수 있어서 대사적 변화를 자극할 수 있는 분자나 이온인 "2차 전달자 (second messenger)"의 생성을 유도한다.* 예를 들면, 고리형 뉴클레오티드 (cyclic nucleotides, cAMP, cGMP), 칼슘이온 (Ca^{2+}), 그리고 디아실글리세롤 (diacylglycerol, DAG)와 이노시톨 삼인산 (inositol triphosphate, IP3)와 같은 막인산지질 유도체들이다.
- *단백질 인산화효소와 단백질 탈인산화효소는 활성화되거나 혹은 저해된다.* 인산화효소 (kinases)는 중요한 신호전달 단백질내 표적잔기들 (target residues, tyrosine, serine, 또는 threonine)의 인산화를 촉진한다. 탈인산화효소 (phosphtases)는 탈인산화를 촉진하여, 인산화효소의 영향을 상쇄시킨다. 이러한 효소들은 면역학적으로 흥미로운 다양한 신호전달경로에서 필수적인 역할을 담당하고 있다.
- *신호들은 효소의 단계적 연쇄반응 (enzyme cascade)에 의해 증폭된다.* 신호전달 경로내의 효소는, 일단 활성화되면 다양한 부가적인 반응들을 촉매한다. 효소는 신호 경로에서 다음 단계를 담당하는 많은 분자들을 생성하거나 차례로 다음 효소의 활성화를 촉진할 수도 있다. 이것은 각각의 단계에서 막대하게 신호를 증폭시키고 신호의 강도를 조절할 기회를 준다.

이러한 과정은 그림 1-6에 모식적으로 나타내었다. 신호전달의 결과로서 나타나는 활성은, 어떤 단백질의 생성 및/또는 분비, 분화, 또는 특정 기능의 개시 또는 중단 등이 된다. 예를 들면, 자극된 대식세포들은 특정 병원체에 대한 림프구의 적응면역반응을 지시하는 사이토카인들을 분비한다.

상호 보완적인 양상으로, 적응면역계는 내재면역반응의 효과를 자극하고 증가시키는 신호들과 구성성분들을 만들어 낸다. 일부 T 세포들은, 적절하게 제시된 항원과 접촉했을 때, 대식세포들이 섭취한 미생물을 죽이는 능력을 높이는 사이토카인들을 합성하고 분비한다. 또한, 침입자에 대항하여 생성된 항체들은 그 병원체에 결합하여, 병원체가 대식세포나 보체 공격의 표적이 되게 하며 그리고 보체 공격의 강력한 활성인자로 작용한다.

적응면역과 내재면역의 주된 차이점은, 이미 존재하지만 한정된 레퍼토리에 반응하는 구성원들을 사용하는 내재면역반응의 신속성이다. 적응면역은 내재면역에 비해 더 느린 반응성을 나타내지만, 이를 훨씬 다양한 레퍼토리의 외래물질들을 인식할 수 있는 능력에 의해, 또한 일정하게 유지되는 내재면역과는 달리, 반응하는 동안 향상될 수 있는 능력에 의해 보완한다.

적응면역은 매우 특이적이다_Adaptive immunity is highly specific

적응면역은 특정 외래 미생물들과 특정 외래분자들 (즉, 외래 항원

OVERVIEW FIGURE 1-6: Common Themes in Signal Transduction

Signal reception

1 Signaling pathways are initiated when a signal binds its receptor

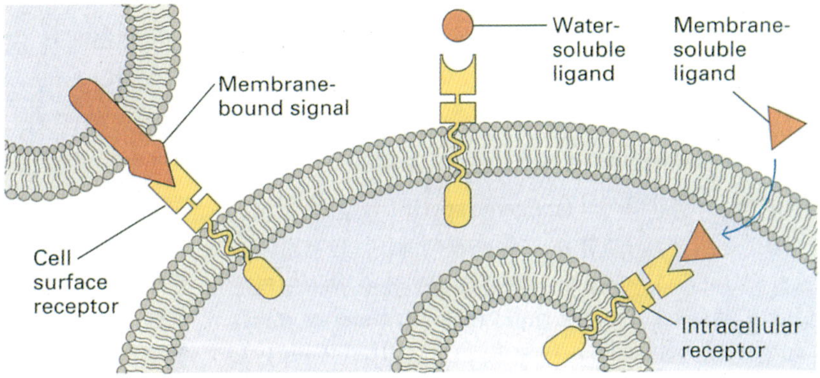

Transduction

2 Ligand binding to receptor induces assembly of signaling pathway components

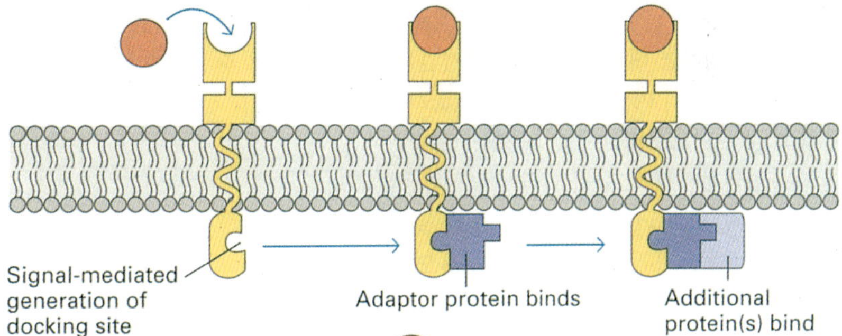

3 Generation of second messenger carries signal to cell interior

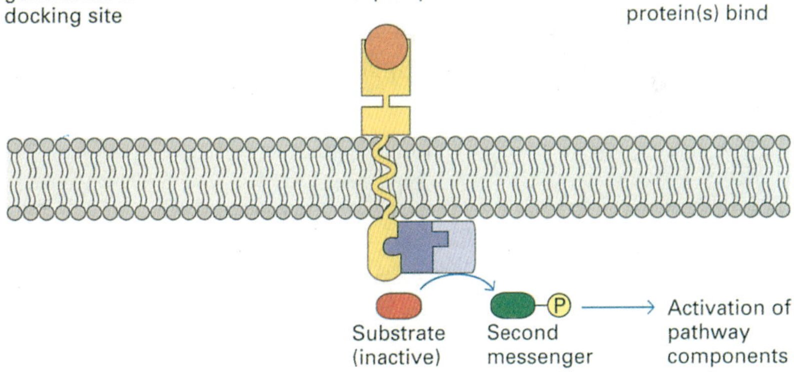

4 Phosphorylation/dephosphorylation cycles under control of the signaling pathway activate/deactivate additional pathway components

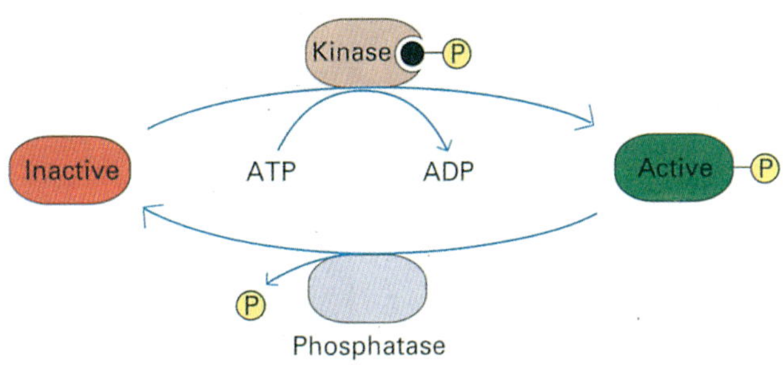

5 Enzyme cascades amplify the signal, converting molecules to their active forms

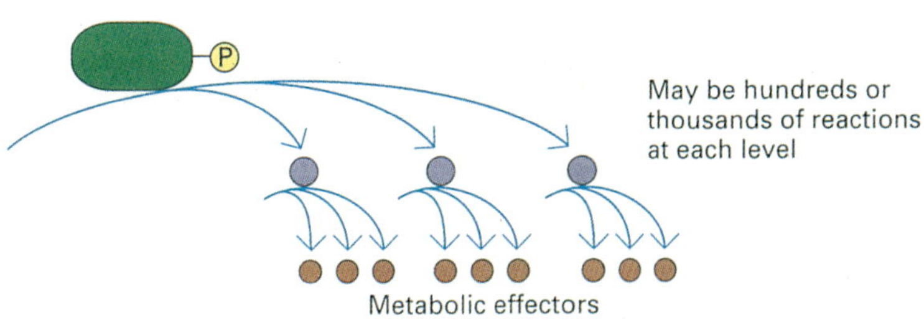

들)을 인식하고 선택적으로 제거할 수 있다. 내재면역반응과는 달리, 적응면역반응은 어떤 종의 모든 구성원들에 있어서 동일하지는 않으나 특정 항원의 등장에 대한 반응이다. 적응면역은 네 가지 독특한 특성들을 나타낸다:

- 항원에 대한 특이성
- 다양성
- 면역기억
- 자기와 비자기의 구별

적응면역계의 **항원 특이성 (antigenic specificity)**은 항원들 사이의 미묘한 차이점을 구별할 수 있게 한다. 항체들은 단지 하나의 아미노산이 차이가 나는 두개의 단백질들도 구별할 수 있다. 면역계는 분자들을 인식하는데 있어서 엄청난 다양성을 생성할 수 있어서 외래 항원들 상의 수십억 개의 독특한 구조들을 인식하는 것이 가능하다. 이러한 능력은 미생물들의 분자적 구조에 근거하여 미생물의 광범위 집단을 인식하는 내재면역의 패턴분자인식과 대조된다. 적응면역계는 단일 유형의 미생물을 인식할 수 있으며, 사소한 유전적 변이 (minor genetic variations)를 구분할 수 있다.

일단 적응면역계가 어떤 항원을 인식하여 반응하고 나면, 이는 *면역기억 (immune memory)*을 나타낸다; 즉, 동일한 항원을 두 번째 접촉하게 될 때는 높아진 상태의 면역반응을 유도하게 된다. 이러한 특성 때문에 면역계는 첫 번째 접촉 후에 다수의 감염자들에 대해서 평생 동안 유지되는 면역을 부여할 수 있다. 마지막으로, 면역계는 보통 외래 항원들에만 반응하는데 이는 면역계가 자기와 비자기를 인식할 수 있다는 것을 나타낸다. 면역계가 자기와 비자기를 구별할 수 있으며, 비자기 분자들에 대해서만 반응하는 능력은 필수적인데 왜냐하면, 아래에서 설명한 바와 같이 자기분자들과 부적절하게 반응하는 결과는 치명적일 수 있기 때문이다.

적응면역에서 림프구와 항원제시세포는 서로 협력한다_Lymphocytes and antigen-presenting cells cooperate in adaptive immunity

효율적인 면역반응은 두 종류의 대표적 세포집단인 *림프구 (lymphocytes)*와 *항원제시세포 (antigen-presenting cells)*를 필요로 한다. 림프구들은 골수에서 조혈과정에 의해 만들어지는 백혈구세포들의 여러 유형들 중의 하나이다 (2장 참조). 림프구들은 골수를 떠나서 혈관과 림프관 속을 순환하다가 다양한 림프계의 조직에 존재하게 된다. 림프구들은 항원이 결합하는 세포표면 수용체들을 생성하여 드러내기 때문에, 이들은 특이성, 다양성, 기억, 그리고 자기와 비자기의 구별 등과 같은 면역학적 특성을 규정짓는데 관여한다. 림프구들의 두 가지 주요 집단 – **B 림프구들** (B 세포들)와 **T 림프구들** (T 세포들) – 을 여기에서는 간략하게 설명하고 뒤의 장들에서 더 상세히 설명하겠다.

B 림프구_B Lymphocytes

B 림프구들은 골수 내에서 성숙한다; B 세포들이 골수에서 떠날 때, 각 세포는 그 세포막에 한 가지 독특한 항원-결합 수용체 (antigen-binding receptor)를 발현한다 (그림 1-7). 이 항원-결합 혹은 B 세

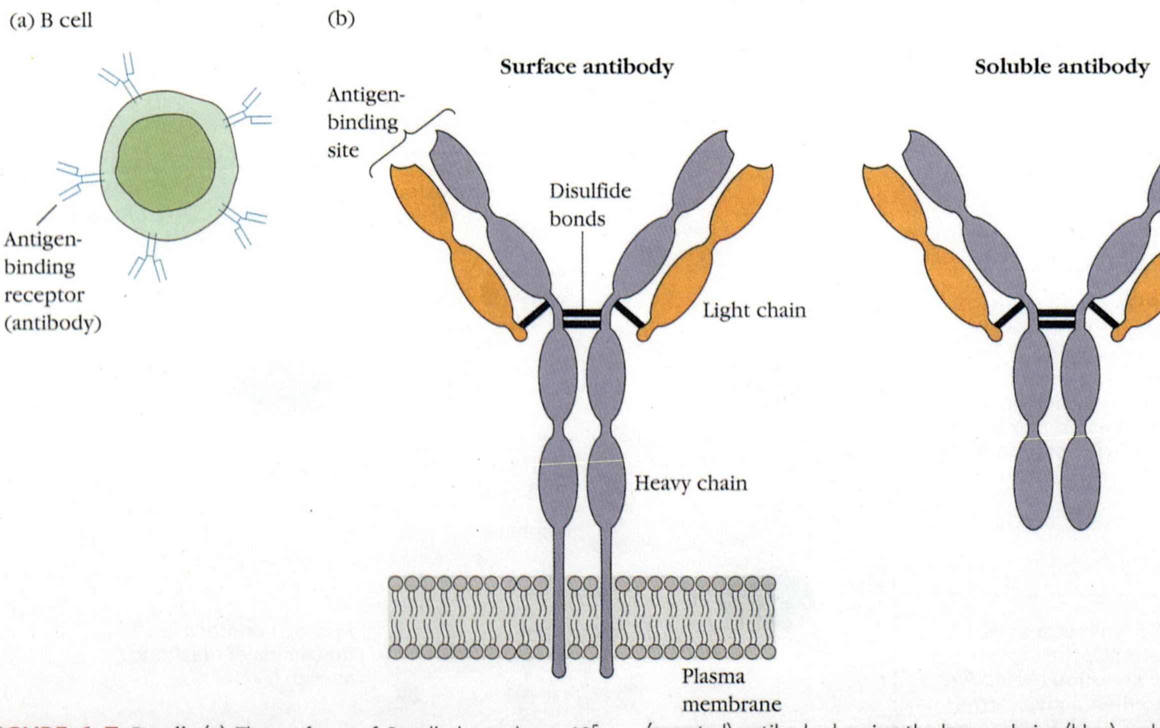

FIGURE 1-7 B cell. (a) The surfaces of B cells host about 10^5 molecules of membrane-bound antibody per cell. All the antibody molecules on a given B cell have the same antigenic specificity and can interact directly with antigen. (b) Membrane-bound and soluble (secreted) antibody showing the heavy chains (blue) and light chains (red). Note that the soluble form lacks the sequences that bind the cell membrane. (The ovals in the diagrams represent characteristic protein folds called Ig domains, discussed in Chapter 4.)

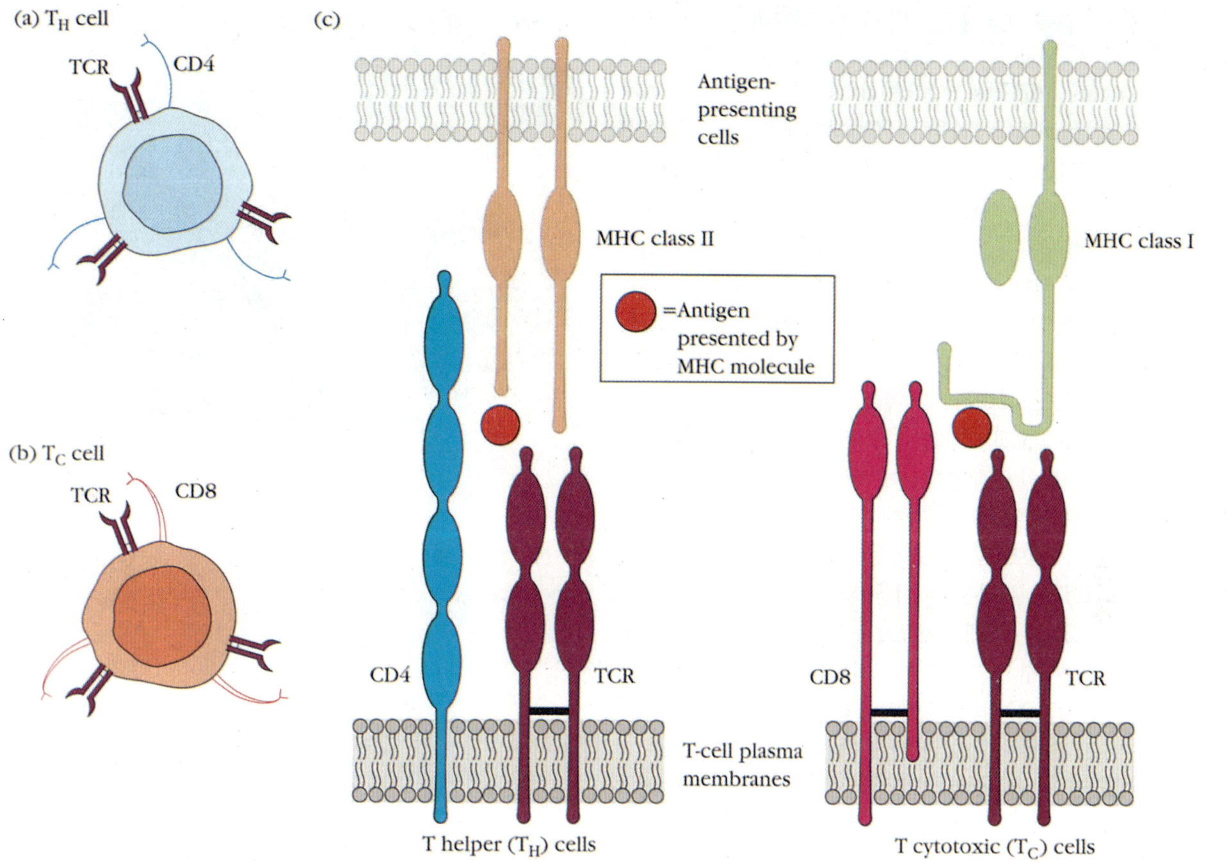

FIGURE 1-8 **T cells.** Key to the function of T cells is an antigen-binding molecule, the T-cell receptor (TCR). In general, T cells bearing CD4 ($CD4^+$ cells) act as (a) helper cells and $CD8^+$ cells act as (b) cytotoxic cells. (c) $CD4^+$ cells recognize only antigen bound to class II MHC molecules on antigen-presenting cells. $CD8^+$ cells recognize only antigen associated with class I MHC molecules. Both types of T cells express about 10^5 identical molecules of the antigen-binding T-cell receptor per cell, all with the same antigenic specificity. (The ovals in the diagrams represent characteristic protein folds, discussed in Chapter 4.)

포 수용체는 막에 결합된 **항체분자 (antibody molecule)**이다 (그림 1-7b, c). 항체들은 두 개의 동일한 중쇄 펩티드와 두 개의 동일한 경쇄 펩티드로 구성된 당단백질 (glycoproteins)이다. 각 중쇄는 하나의 경쇄와 이황화결합 (disulfide bond)으로 연결되어 있으며, 추가적인 이황화결합에 의해 이들 두 쌍이 연결되어 있다. 중쇄와 경쇄 쌍의 아미노말단들이 항원이 결합하는 홈을 형성한다. 미경험 B 세포 (이전에 한 번도 항원을 만난 적이 없는 세포, naive B cell)가 자신의 막에 결합된 항체에 부합되는 항원을 처음 만나게 될 때, 이 항원과 항체의 결합에 의해 B 세포는 신속히 분열한다; 그 딸세포들은 **기억 B 세포 (memory B cells)** 그리고 **형질세포 (plasma cells)**이라고 불리는 **효과 B 세포 (effector B cells)**로 분화된다. 기억 B 세포들은 미경험 세포들 보다 긴 수명을 가지고 그들 양친세포와 동일한 막-결합 항체를 발현한다. 형질세포들은 항체를 분비될 수 있는 형태로 생산하며 (그림 1-7b, 오른쪽) 막-결합 항체는 거의 없거나 전혀 없다. 비록 형질세포들이 단지 며칠간을 생존하지만, 그들은 엄청난 양의 항체를 이 기간 동안 분비한다. 하나의 형질세포는 매초 마다 수백에서 수천 분자의 항체를 분비할 수 있다. 분비된 항체들은 체액성 면역의 주요한 효과 분자들이다.

T 림프구_T Lymphocytes

T 림프구들 또한 골수에서 발생한다. 골수 내에서 성숙되는 B 세포들과는 달리, T 세포들은 흉선으로 이동하여 성숙된다. 흉선 내에서 성숙되는 동안, **T 세포 수용체 (T-cell receptor)**로 불리는 독특한 항원-결합 분자를 세포막 상에 발현하게 된다. 잘 알려진 두 가지의 T 세포들의 소집단은 **보조 T (T_H)**와 **세포독성 T (T_C) 세포들**이다. T_H (그림 1-8a)와 T_C (그림 1-8b)세포는 CD4와 CD8이라는 세포막 당단백질의 유무로 서로 쉽게 구별이 된다. CD4를 지닌 T 세포들은 일반적으로 T_H 세포들로 작용하고 CD8를 지닌 T 세포들은 일반적으로 T_C 세포들로 기능을 한다(2장 참조). 최근에는 세 번째 집단인 **T 조절세포 (T_{reg})**의 특성이 조사되었는데, CD4를 표면에 지니고 있지만 활성화의 단계에 나타나는 세포표면 표지분자 (cell surface markers)에 의해서 T_H 세포 및 T_C 세포와는 구별되는 것 같다.

항원 그 자체를 인식하는 B 세포들 표면의 막-결합 항체들과는 달리, T 세포 수용체들은 **주 조직적합 복합체 (major histocompatibility complex, MHC)** 분자로 불리는 세포막 단백질에 결합한 항원만을 인식할 수 있다. 항원제시 (antigen presentation)라고 부르는 이러한 인식과정에 작용하는 MHC 분자들은 세포막에서 발견되는 다형성 (유전적으로 다양한, polymorphic) 당단백질들이다 (8장 참조). MHC 분자들에는 두 가지 중요한 종류가 있다: 척추동물류의 핵을 지닌 거의 모든 세포들에 발현되는 class I MHC 분자와 **항원제시세포 (antigen presenting cells, APCs)**에 의해 발현되는 class II MHC 분자이다 (그림 1-8c). 미경험 T 세포가 MHC 분자에 결합된 항원을 접촉하게 될 때, T 세포는 증식하며 기억 T 세포와 다양한 효과 T 세포로 분화한다.

T_H 세포가 항원-MHC class II 분자의 복합체를 인식하고 결합한 후, 그 세포는 활성화되어 대사의 전환을 진행하며 다양한 사이토카인들을 분비하기 시작한다. 분비된 사이토카인들은 B 세포들, T_C 세포들, 대식세포들, 그리고 면역반응에 참여하는 다양한 다른 세포들의 활성화에 중요한 역할을 한다. 활성화된 T_H 세포들이 분비하는 사이토카인들의 양상의 차이에 의해서 다양한 유형의 면역반응이 결과적으로 일어난다. 한 가지 가능한 반응은, 세포살해 또는 세포독성 활성을 보이는 **세포독성 T 림프구 (cytotoxic T lymphocytes, CTLs)**를 생성시키기 위해서 T_C 세포의 변화를 유도하는 것이다. CTLs은 체내의 세포들을 감시하고 바이러스에 감염되거나, 종양이 되거나, 외래 조직 이식편의 세포와 같이 항원을 드러내는 세포를 제거하는 중요한 기능을 한다.

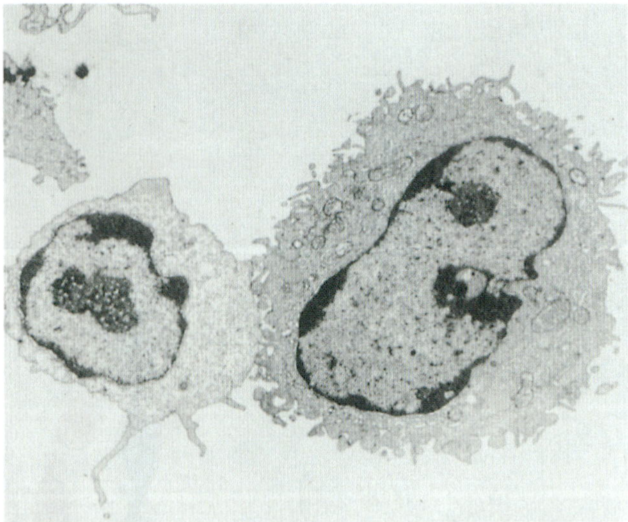

FIGURE 1-9 Electron micrograph of an antigen-presenting macrophage *(right)* associating with a T lymphocyte. *[From A. S. Rosenthal et al., 1982, in* Phagocytosis—Past and Future, *Academic Press, p. 239.]*

항원제시세포는 T 세포와 상호작용한다_Antigen-presenting cells interact with T cells

면역계의 두 부문인 체액성 면역과 세포성 면역의 활성화에는 T_H 세포가 분비하는 사이토카인들을 필요로 한다. 자신의 구성성분에 대한 T 세포의 면역반응은 치명적인 자가면역질환의 원인이 될 수 있기 때문에, T_H 세포들의 활성화가 조심스럽게 조절되는 것이 필수적이다. T_H 세포들의 정교하게 조절되는 활성화를 보장하기위해서, T_H 세포들은 항원제시세포들 (APCs)의 표면상의 class II MHC 분자와 함께 드러나는 항원만을 인식한다. 대식세포들, B 림프구들, 수지상세포들을 포함하는 전문화된 세포들은 두 가지 성질들에 의해 구별된다; (1) 이들은 자신의 세포막에 class II를 발현하며, (2) T_H 세포의 활성화에 필수적인 사이토카인을 생성할 수 있다.

항원제시세포들은 먼저 포식작용 (phagocytosis) 혹은 음세포작용 (pinocytosis)을 통해서 항원을 우선 세포내부로 받아들이고, 그런 다음 그 항원의 일부를 class II MHC 분자와 결합된 상태로 세포막에 드러낸다. T_H 세포는 항원제시세포의 막에 나타나는 항원 class II MHC 분자간의 결합체를 인식하고 상호반응한다 (그림 1-9). 이어서 항원제시세포는 T_H 세포의 활성화를 유도하는 추가적인 신호를 유발한다.

체액성 면역반응과 세포성 면역반응은 다른 효과 기능을 나타낸다_Humoral and cellular immune responses exhibit different effector functions

앞에서 언급한 바와 같이, 면역반응은 체액성 반응 및 세포 매개성 반응으로 나눌 수 있다. 체액성 면역은 면역상태의 개체의 혈청 항체 (serum antibodies)를 비면역 상태의 개체에게 주입함으로써 전달될 수 있는 면역을 나타낸다. 이와는 반대로, 세포 매개성 면역은 면역상태의 개체의 T 세포들을 주입할 경우에만 전달될 수 있다.

면역계의 체액성 부문은 B 세포들의 항원과의 상호작용 및 이에 뒤이은 B 세포들의 항체 분비성 형질세포들로의 증식과 분화를 통하여 작용한다 (그림 1-10). 항체는 항원에 결합하며 항원의 제거를 촉진함으로써 체액성 반응의 효과분자로서 작용한다. 항체에 의해 뒤덮인 항원은 여러 가지 방법들에 의해 제거될 수 있다. 예를 들어, 항체는 여러 항원들을 교차결합시킬 수 있어서 식세포들에 의해 더 쉽게 섭취될 수 있는 결합체를 형성한다. 또한 항체와 미생물 표면의 항원과의 결합은 보체계 (complement system)를 활성화시킬 수 있어서, 외래 미생물체를 용해시키게 된다. 항체는 또한 독소들이나 바이러스 입자들을 둘러싸서 중화시킬 수 있어서, 숙주세포들에 이들이 결합하는 것을 방지한다.

항원에 대한 반응으로 생성되는 효과 T 세포들은 세포-매개성 면역을 담당한다 (그림 1-10 참조). 활성화된 T_H 세포들과 세포독성 T 림프구들 (CTLs)은 세포-매개성 면역반응에 있어서 효과 세포들로서 작용한다. T_H 세포들에 의해 분비되는 사이토카인들은 미생물들을 더 효과적으로 포식하거나 죽일 수 있는 다양한 식세포들을 활성화시킨다. 이러한 유형의 세포-매개성 면역반응은 감염된 숙주세포에 내재된 원생동물과 세균을 숙주로부터 제거하는 데 특히 중요하다. CTLs는 바이러스에 감염된 세포들이나 종양세포들을 비롯한 변형된 자기세포들을 죽이는 세포-매개성 반응들에 참여한다.

B 림프구와 T 림프구의 항원수용체는 다양하다_The antigen receptors of B and T lymphocytes are diverse

개개 B 세포의 항원 특이성은 세포에 발현된 막-결합성 항원-결합 수용체(항체)에 의해 결정된다. B 세포가 골수에서 성숙됨에 따라, 그것의 특이성은 항체분자를 암호화하는 일련의 유전자 단편들의

OVERVIEW FIGURE 1-10: The Humoral and Cell-Mediated Branches of the Immune System

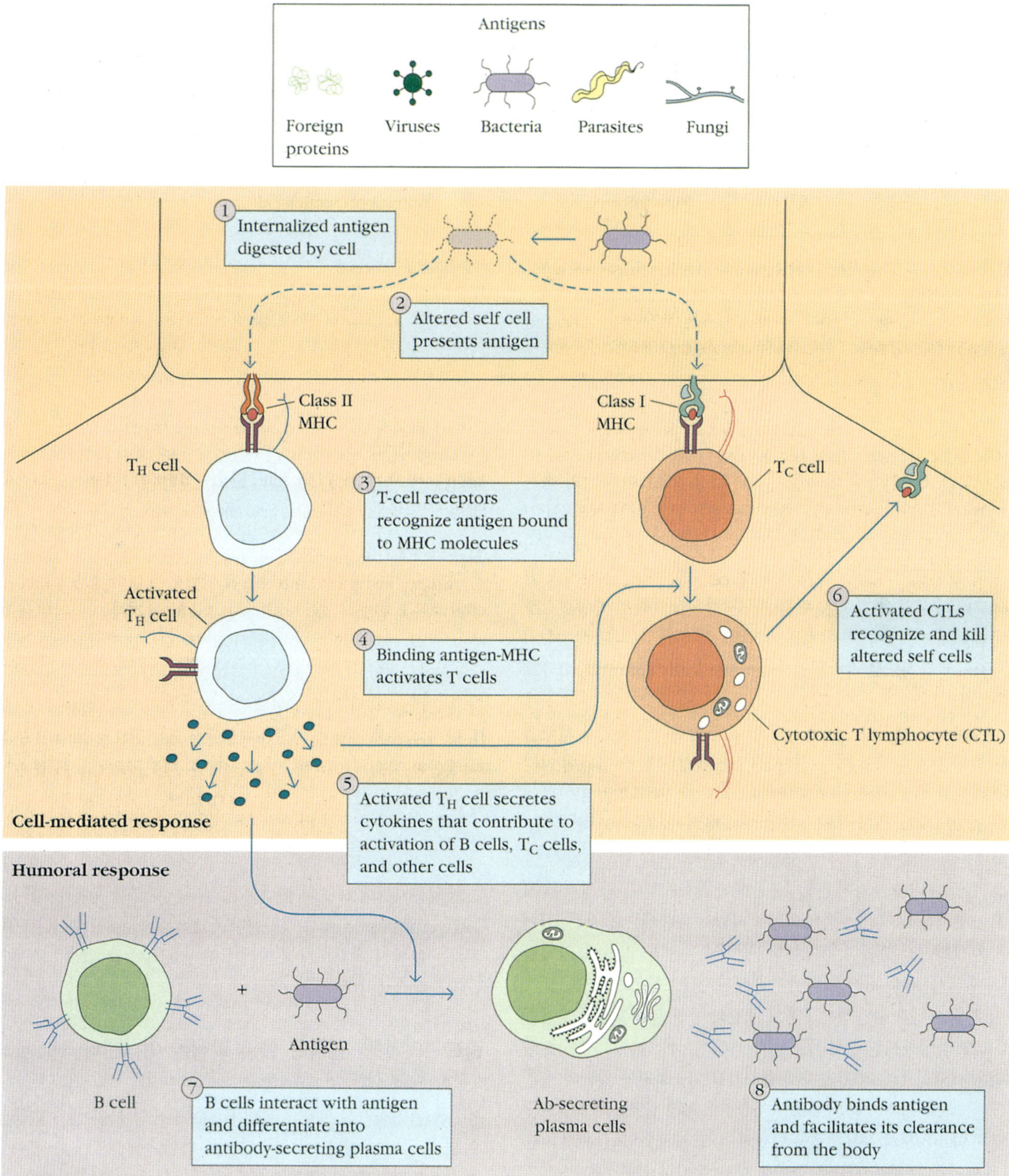

In the humoral response, B cells interact with antigen and then differentiate into antibody-secreting plasma cells. The secreted antibody binds to the antigen and facilitates its clearance from the body. In the cell-mediated response, various subpopulations of T cells recognize antigen presented on self cells. T_H cells respond to antigen by producing cytokines. T_C cells respond to antigen by developing into cytotoxic T lymphocytes (CTLs), which mediate killing of altered self cells (e.g., virus-infected cells).

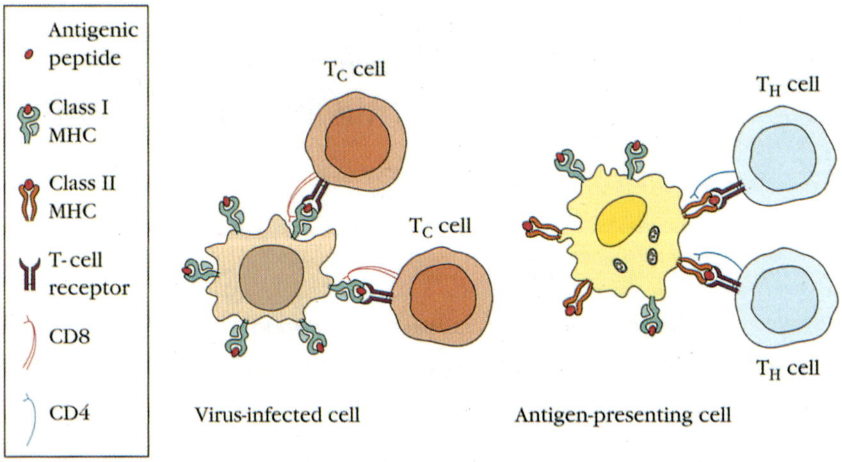

FIGURE 1-11 The role of MHC molecules in antigen recognition by T cells. Class I MHC molecules are expressed on nearly all nucleated cells. Class II MHC molecules are expressed only on antigen-presenting cells. T cells that recognize only antigenic peptides displayed with a class II MHC molecule generally function as T helper (T_H) cells. T cells that recognize only antigenic peptides displayed with a class I MHC molecule generally function as T cytotoxic (T_C) cells.

무작위적인 재배열에 의해 만들어 진다 (5장 참조). 이 과정의 결과에 의해, 각각의 성숙 B 세포는 항체의 중쇄를 암호화하는 하나의 기능유전자와 항체의 경쇄를 암호화하는 하나의 기능유전자를 지니게 된다. B 림프구의 모든 항체분자들은 동일한 특이성을 가지고 있어서, 각 B 림프구와 그 딸세포 클론들은 항원상의 단일 항원결정부위에 대해서만 독특한 특이성을 나타내도록 한다. 그러므로 성숙 B 림프구는 **항원적으로 속박되었다 (antigenically committed)**라고 일컫는다.

골수에서 B 세포가 성숙하는 동안에 무작위적인 유전자 재배열들에 의해 수많은 다양한 항원특이성들이 생성된다. 그 결과에 의해 형성되는, 각기 독특한 항체를 발현하는 개개의 B 세포들로 이루어지는, B 세포 집단은 10^{10} 이상의 다양한 항원 특이성을 총체적으로 나타내는 것으로 추정된다. 성숙 B 세포 집단의 이와 같은 막대한 다양성은, 골수 내에서 자기구성성분들을 인식하는 막-결합 항체를 지닌 B 세포들을 제거하는 선택과정에 의해서 나중에는 감소된다 (이 과정은 11장에서 상세히 논의 된다). 선택과정은 자기반응성 항체들 (자가 항체들, auto-antibodies)이 생산되지 않도록 도와준다.

또한 특이성과 다양성은 T 세포 표면의 항원-결합 T 세포 수용체 (TCR)도 특성화시킨다. B 세포 성숙 과정에서와 같이, T 세포 성숙 과정은 세포의 항원결합 수용체 유전자를 암호화하는 일련의 유전자단편들의 무작위적인 재배열을 포함한다 (9장 참조). 각 T 림프구 세포는 약 10^5 개의 수용체들을 발현하며, 그 세포와 그 클론성 자손들 표면의 모든 수용체들은 항원에 대해 동일한 특이성을 가진다. TCR 유전자들의 무작위적 재배열은 10^9 단위의 독특한 항원 특이성들을 만들어 낼 수 있다.

MHC 분자는 항원성 펩티드와 결합한다_The major histocompatibility molecules bind antigenic peptides

주 조직적합 복합체 (MHC)는 다수의 유전자좌를 지닌 거대한 유전적 복합체이다. 이 유전자집단은 조직이식에 대한 장벽으로서 처음에는 주목을 받았다. 일치하지 않는 MHC 유전자는 이식된 조직이나 기관의 거부반응으로 이어진다. 따라서 조직-(histo-) 적합성 (compatability)이라는 이름이 붙여졌다. MHC 유전자좌는 두 가지 주요 class의 막-결합 당단백질들을 암호화 한다: **class I** 및 **class II**. 앞서 서술한 바와 같이, T_H 세포들은 일반적으로 class II 분자들과 결합한 항원을 인식하고, 반면에 T_C 세포들은 class I 분자들과 결합한 항원을 인식한다 (그림 1-11). MHC 분자들은 항원-인식 분자들로 작용하지만, 항체들 및 T 세포 수용체들의 항원에 대한 특이성 만큼 세밀한 특이성을 지니지는 않는다. 오히려, 각 MHC 분자는 항원분자들의 세포내 분해로 생성되는 다양한 **항원성 펩티드들 (antigenic peptides)**과 결합한다. Class I과 class II MHC 분자 모두에는 항원성 펩티드가 자리하는 홈 (cleft)이 존재하며 그것은 T 림프구에게 제시된다.

림프구의 항원 선택은 클론 확장을 야기한다_Antigen selection of lymphocytes causes clonal expansion

성숙한 면역적격성 동물은 T 및 B 림프구들의 항원-반응성 클론들을 많이 가지고 있다; 이러한 클론의 항원특이성은 클론 림프구의 세포막에 있는 항원-결합 수용체의 특이성에 의해 결정된다. 앞서 서술한 바와 같이, T 및 B 림프구 각각의 항원특이성은 항원과 접촉하기 전에 흉선 또는 골수에서 성숙되는 동안 무작위적인 유전자 재배열에 의해 미리 결정된다.

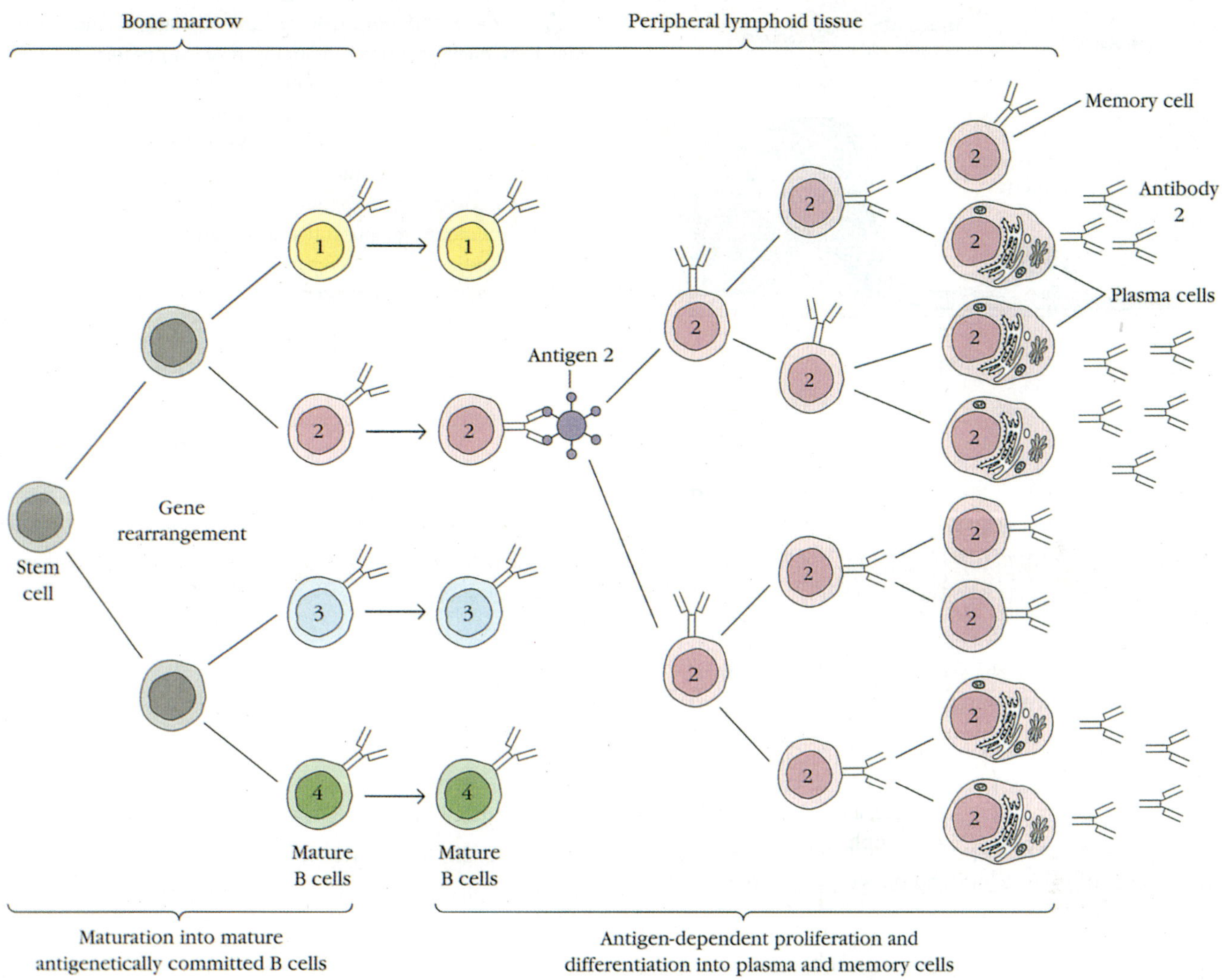

FIGURE 1-12 Maturation and clonal selection of B lymphocytes. Maturation, which occurs in the absence of antigen, produces antigenically committed B cells, each of which expresses antibody with a single antigenic specificity (indicated by 1, 2, 3, and 4). Clonal selection occurs when an antigen binds to a B cell whose membrane-bound antibody molecules are specific for that antigen. Clonal expansion of an antigen-activated B cell (number 2 in this example) leads to a clone of memory B cells and effector B cells, called plasma cells; all cells in the expanded clone are specific for the original antigen. The plasma cells secrete antibody reactive with the activating antigen. Similar processes take place in the T-lymphocyte population, resulting in clones of memory T cells and effector T cells; the latter include activated T_H cells, which secrete cytokines, and cytotoxic T lymphocytes (CTLs).

항원의 역할은, 특정 항원특이성을 지닌 세포들의 집단의 확장이 일어나도록, 항원이 성숙 T 및 B 림프구들과 반응하고 활성화할 때 필수적이 된다. 이러한 **클론선택 (clonal selection)** 과정에 있어서, 항원은 특정 T 또는 B 세포에 결합하고 이를 자극하여 본래의 모세포와 동일한 항원특이성을 지닌 세포들의 클론으로 계속 분열하게 한다 (그림 1-12).

클론선택은 적응면역계의 특징인 자기/비자기 인식 및 특이성을 이해하는데 필요한 골격을 제공한다. 특이성은 주어진 항원에 대하여 특이적인 수용체들을 지닌 림프구들만이 클론으로 확장되어서 면역반응에 동원되기 때문에 나타난다. 자기/비자기의 구별은, 발달과정 동안 자기반응성 수용체들 (self-reactive receptors)을 지닌 림프구들의 제거, 또는 이러한 세포들이 성숙되어진 경우에는 그 기능 억제를 통해서 이루어진다.

면역적 기억 역시 클론선택의 결과이다. 클론선택 동안, 주어진 항원에 대해 특이적인 림프구들의 수는 크게 증폭된다. 더욱이, 이들 중 기억세포들로 간주되는 다수의 림프구들은 그들의 기원인 미경험 림프구들보다 더 긴 수명을 지닌 것으로 보인다. 미경험 면역적격성 림프구의 항원과의 첫 접촉은 **1차 반응 (primary response)**을 유도한다; 그 후의 숙주와 항원과의 접촉에 의해서는 더 신속하고 강한 **2차 반응 (secondary response)**이 유도될 것이다. 1차 반응과 2차 반응을 구별 짓는 신속성 및 강도는 증폭된 기억세포들의 집단에 의해 설명된다.

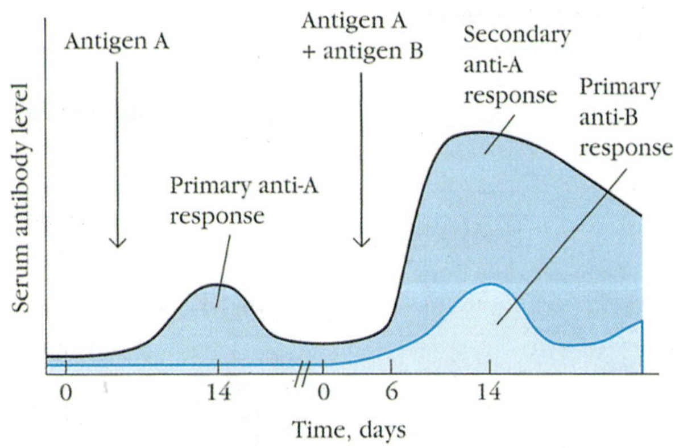

FIGURE 1-13 Differences in the primary and secondary response to injected antigen (humoral response) reflect the phenomenon of immunologic memory. When an animal is injected with an antigen, it produces a primary serum antibody response of low magnitude and short duration, peaking at about 10 to 17 days. A second immunization with the same antigen results in a secondary response that is greater in magnitude, peaks in less time (2–7 days), and lasts longer (months to years) than the primary response. Compare the secondary response to antigen A with the primary response to antigen B administered to the same mice (light blue shading).

면역체계의 체액성 부분에 있어서, 항원은 B 림프구들의 클론 증식을 유도하여 항체 분비성 형질세포들 및 기억 B 세포들이 생성되게 한다. 그림 1-13에 나타난 바와 같이, 1차 반응은 항체 수준이 높아지기까지 거의 5-7일 정도의 지체기간을 보인다. 이 지체기간은, 항원에 의한 미경험 B 세포들의 활성화, T_H 세포들의 활성화 그리고 활성화된 B 세포들의 형질세포들로의 증식과 분화를 위해 소요되는 시간이다. 1차 반응에서 항체의 수준은 약 14일 만에 최고에 이르고, 이 후 형질세포들이 죽기 시작하면서 떨어지기 시작한다. 2차 반응에 있어서는 이 지체기간은 훨씬 더 짧고(1-2일 정도), 항체 수준은 훨씬 더 높아지며, 훨씬 더 오래 동안 유지된다. 2차 반응은 클론확장된 기억 B 세포들 집단의 활성을 반영한다. 이러한 기억 B 세포들은 미경험 B 세포들 보다 훨씬 신속하게 항원에 반응한다; 뿐만 아니라, 기억세포들은 1차 반응 때의 미경험 B 세포들 보다 훨씬 많기 때문에 2차 반응에서는 더 많은 형질세포들이 생성되며, 항체 수준은 결과적으로 100~1000배 정도 더 높아진다.

면역계의 세포-매개성 부문에 있어서, 특정 성숙 T 림프구에 의한 항원-MHC 복합체의 인식에 의해 효과자 기능을 가진 다양한 T 세포들 (T_H 세포와 CTLs) 및 기억 T 세포들로의 클론 증식이 유도된다. 체액성 면역반응의 경우와 같이, 2차 세포-매개성 반응은 1차 세포-매개성 반응에 비해 더 신속하고 강력하다.

면역기능 장애와 그 결과_Immune Dysfunction and its Consequences

내재 및 적응면역계에 대해 앞에서 언급한 개요는 감염성 질환 및 암으로 발전될 수 있는 변화된 자기세포들로부터 숙주를 보호하는 다중구성원 상호작용적 체계 (multicomponent interactive system)를 서술하고 있다. 이 개요는 면역계가 부적절하게 작용할 수도 있다는 것을 언급하지 않고서는 완전하지 못할 것이다. 때때로 면역계는, 과하게 반응하거나 혹은 불편, 쇠약하게 하는 질병, 또는 죽음조차도 야기하는 활동들을 잘못 지시하기 때문에, 숙주를 적절히 보호하는데 실패한다. 면역기능 장애에는 몇 가지 일반적인 사례들이 있다:

- 알레르기와 천식
- 이식 거부 반응과 이식편 대 숙주병
- 자가 면역질환
- 면역결핍증

알레르기와 천식은 종종 꽃가루, 음식물, 동물의 비듬과 같은 보편적인 항원들에 대해 종종 나타나는 부적절한 면역반응들의 결과들이다. 특정 물질들은 방어보다는 오히려 감수성의 증가 (hypersensitivity)를 유도할 가능성이 1902년 경 Physalia라는 해파리의 독소들에 대한 개의 면역을 시도하였던 Charles Richet에 의해 인식되었다. Richet과 그 동료 Paul Potier는 거의 치사량에 가까운 양의 독소에 노출된 개들은 미량 독소의 뒤이은 주입에 대해 거의 즉각적이고도 치명적으로 반응한다는 것을 관찰하였다. Richet은 성공적인 면역법 (immunization) 또는 예방접종 (vaccination)의 결과는 저항 (phylaxis) 또는 방어 (protection)로 나타나는데 반해, 반대 결과 – **과민증 (anaphylaxis)** – 도 나타날 수 있는데, 항원에 대한 노출이 반복되면 그 결과로서 항원에 대한 치명적 감수성이 일어날 수 있는 것으로 결론지었다. Richet은 1913년에 과민성반응에 대한 발견으로 노벨상을 수여받았다.

다행스럽게, 사람에게 일어나는 대부분 알레르기 반응들은 급작스럽게 치명적이지는 않다. 특이적인 알레르기 또는 과민성반응에는 보통 IgE (immunoglobulin E)라 불리는 항체의 한 유형이 관여한다. IgE가 그 특이적인 항원 (알레르기 항원, allergen)에 결합하면 과민상태와 염증을 유발하는 물질들이 방출된다. 알레르기성 환자가 알레르기 항원에 노출되었을 때, 그 증상들로서 재채기 (sneezing), 천명 (wheezing) 및 호흡곤란 (천식, asthma) 등이 있으며; 피부염 또는 피부 발진 (두드러기, hives); 그리고 더 심한 경

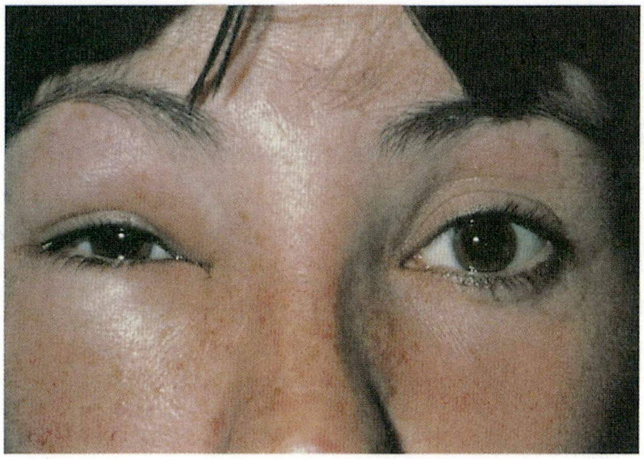

FIGURE 1-14 Patient suffering swelling of the right eye from effects of allergic reaction to a bee sting. Such hypersensitivity reactions result from sensitization caused by previous exposure to the bee venom. Bee stings may cause pain, redness, and swelling as shown here or may cause systemic anaphylactic reactions that result in death if not quickly treated. *[Dr. P. Marazzi/Photo Researchers.]*

우, 염증반응에 의한 기도 차단으로 일어나는 질식 등도 있다 (그림 1-14). 의료 재원의 상당한 부분이 알레르기 및 천식으로 고통을 받는 환자들을 돌보기 위해 지출되고 있다. 미국에서의 알레르기와 천식의 발생빈도는 이러한 질병들이 의사 또는 응급실을 방문하는 가장 흔한 이유들이 된다 (임상초점 참조).

면역계가 외래 세포들이나 조직과 접촉했을 때, 숙주로부터 침입자들을 제거하기위해 면역계는 강력히 반응한다. 그러나 경우에 따라서는, 비록 면역계에 의해서는 외래 침입으로 간주된다 하더라도, 다른 개체로부터의 세포들이나 기관의 이식이 질병에 대해 유일하게 가능한 치료방법일 수 있다. 예를 들어, 미국에서만 70,000명 이상의 사람들이 신장이식을 통해 혜택을 받을 수 있는 것으로 추산된다. 면역계는 자기로 인식되지 않으면 어떤 이식된 기관이라도 공격하고 거부할 것이기 때문에, 면역계는 이러한 잠정적인 생명구원의 치료법에 대해 심각한 장벽이다. 이식에 있어서 부가적인 위험은, 이식된 면역기능을 지닌 세포들 (예를 들면, 면역능을 복구하기 위한 골수이식)이 새로운 숙주를 비자기로 인식하고 이에 대항하여 반응한다는 것이다. 이식편 대 숙주병이라고 불리는 이 반응은 치명적일 수 있다. 거부반응 및 이식편 대 숙주병은 약제들에 의해 억제될 수 있지만, 그러나 이 치료방법은 모든 면역기능을 억제하여 숙주가 자신의 면역계에 의해 더 이상 보호되지 못하도록 하며 감염성 질환들에 쉽게 걸리게 한다. 이식에 대한 연구들은 면역학의 발달에 있어서 중대한 역할을 하였다. 1930년, 노벨상은 인체 혈액형을 밝혀 혈액수혈이 안전하게 수행될 수 있도록 한 Karl Landsteine (앞에서 언급했던 면역특이성에 대한 개념 확립에 기여)에게 주어졌다. 1980년에 G. Snell, J. Dausset, B. Benacerraf 등은 주 조직적합 복합체를 발견하였고, 1991년 E. D. Thomas와 J. Murray등은 이식 면역학을 발전시킨 업적으로 노벨상을 받았다. 모든 항원들에 대한 면역성을 억제하지 않고도 외래 장기가 받아들여질 수 있도록 하는 것은 오늘날 면역학자들에게 하나의 과제로 남아있다.

특정 사람들의 경우, 면역계가 자기와 비자기를 구분하는 분별력을 잃고 기능부전이 되어 숙주를 면역적으로 공격한다. 이 상태, **자가면역 (autoimmunity)**은 여러 가지 만성 쇠약성 질환들을 일으킬 수 있다. 자가면역의 증상들은 어느 조직과 기관이 공격받느냐에 다양하게 나타난다. 예를 들어, 다중 경화증 (multiple sclerosis)은 뇌와 중추신경계의 신경수초에 있는 단백질에 대한 자가면역성 공격 때문이고, 크론병 (Crohn's disease)는 장의 조직에 대한 공격이며, 류마티스 관절염은 손, 발, 팔과 다리의 관절에 대한 공격이다. 자가면역 질환을 촉발하고 지속시키는 유전적 및 환경적 인자들은, 개선된 치료법들을 찾는 분야와 같이, 면역학 연구의 매우 활발한 분야들이다.

유전적 이상 때문에 내재 또는 적응면역의 구성요소들 중 어느 것이라도 결함이 생긴다든지 또는 면역기능이 화학적, 물리적, 또는 생물학적 인자들에 의해 결핍되면, 숙주는 **면역결핍증 (immunodeficiency)**으로 고통을 받는다. 면역결핍성 질환의 심각성은 영향을 받은 구성요소들의 수에 따라 결정된다. 북미에서의 보편적인 유형의 면역결핍성은 오직 한가지 유형의 면역글로불린, 즉 IgA만 결핍되어 있는 선택적 면역결핍성이다; 증세는 특정 유형의 감염의 증가, 혹은 결핍이 느끼지 못할 정도이다. 이와 대조적으로, 중증 복합 면역결핍 (SCID)이라 불리는 드물게 발생하는 면역결핍의 경우, B 및 T 세포들 모두에 영향을 끼치고, 치료를 하지 않는다면 감염에 의해 소아기 때 사망한다. 1980년대 이래로, 가장 흔한 형태의 면역결핍은 레트로바이러스성 인체면역결핍 바이러스, 즉 HIV의 감염으로 인한 후천성 면역결핍증, AIDS이다. AIDS에 있어서는, T 보조 세포들이 HIV에 의해 감염되고 파괴되어 면역계의 붕괴가 일어난다. 전세계적으로 약 4천 만 사람들이 이 질환에 의해 고통받고 있으며, 치료를 받지 않으면 감염 후 보통 8~10년 사이에 사망하는 것으로 추정되고 있다. 비록 어떤 치료법들은 AIDS 환자들의 수명을 연장시키지만, 이 질환의 완치법은 아직 알려지지 않는 상태이다.

본 장은 면역계에 대한 간략한 소개였으며, 또한 이 복잡한 체계가 질병으로부터 숙주를 보호하기 위해 어떻게 작용하는가에 대한 간략한 스케치였다. 다음 장들은 이 체계를 구성하는 각 세포들, 기관들과 분자들의 구조와 기능에 관한 것이 될 것이다. 다음 장들은 면역계의 구성요소들이 어떻게 상호작용 하는지에 대한 현재까지의 이해, 그리고 그러한 기전들의 발견을 가능케 한 실험들에 대해 언급할 것이다. 감염성 질환들과 암에 대한 면역성 및 최근의 예방접종의 실용화와 면역기능장애의 주요유형 등과 같은 응용면역학의 특별한 분야들은 뒷장에서 주제들로 논의될 것이다.

임상초점

심각한 공중보건 문제들인 알레르기와 천식_

Allergy and Asthma as Serious Public Health Problems

비록 면역계가 감염과 암으로부터 숙주를 보호하지만, 면역계의 부적절한 반응은 질병으로 이어질수도 있다. 면역기능 장애의 결과들 중에 보편적인 알레르기와 천식은 심각한 공중보건 문제들이다. 외부항원들(또는 알레르겐)에 대한 알레르기와 천식반응들에 대한 상세한 기전은 15장에서 다룰 것이다. 간단하게 말하면, 알레르기 반응은 항원성 자극인자들에 대한 반응으로서 그 결과 면역글로불린의 IgE 클래스에 주로 의존하는 면역성이 초래된다. 항원(또는 알레르겐)에 대한 노출에 의해 재채기와 피부염에서부터 천식환자에 있어서의 폐염증 증상에 이르기까지 여러 증상들의 원인이 되는 분자들이 IgE-매개로 방출되는 것을 촉발한다. 알레르기 반응에 수반되는 사건들의 순서는 그림에서 설명되어 있다.

식물 · 꽃가루 알레르기와 같은 일반 알레르기로부터의 불편함은 1주 또는 2주 동안 재채기 또는 콧물이 계속 흐르는 것이며, 이것은 아마도 암, 심박동정지, 또는 치명적인 감염 등과 같은 건강문제들에 비해 사소하게 보일 수도 있다. 좀더 심각한 알레르기 반응은 천식으로 이것은 폐의 만성적 질환으로, 외래 항원들 또는 감염에 의해 매개되는 염증으로 인해 심각한 호흡 곤란이 야기된다. 질병통제센터의 2002년 통계치에 따르면, 2000만 명이 천식에 의해 고통받고 있으며, 1200만 명은 매년 천식발작을 경험한다. 대략, 5000명이 매년 사망한다. 지난 20년 동안 서방세계의 천식 발병률은 두 배가 되었다.

공중보건문제로서 알레르기의 중요성은 고혈압, 통상적인 건강진단, 임신 등에 의한 의사 방문 수 보다 매년 알레르기 상태에 의한 방문객 수가 더 많다는 사실로서 강조된다. 사실, 병원 응급실을 찾아가게 되는 가장 보편적인 이유는 천식발작에 의한 것으로 전체의 3분의 1

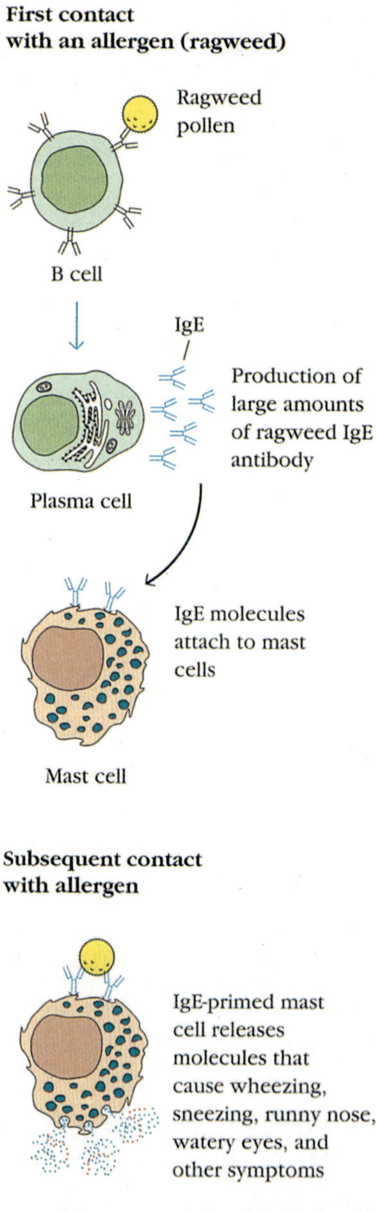

에 해당한다. 이와 같은 응급실에서의 치료이외에도, 평균적으로 3-4일 정도의 입원을 하는 경우가 지난해에는 16만 정도였다.

비록 모든 나이와 인종이 영향을 받지만, 천식으로 인한 사망은 아프리카계 미국인 아이들이 3.5배 정도 더 많다. 비록 알레르기 질환의 유전적 인자들에 대한 최근 연구들에 의해 몇몇 단서들이 드러났지만, 천식 증례의 수적 증가 및 아프리카계 미국인 어린이들에 있어서 더 높은 사망률이 나타나는 이유들은 밝혀지지 않고 있다 (15장 임상초점 참조).

증가추세의 심각한 보건문제는, 특히 땅콩과 견과류 (아몬드, 캐슈, 그리고 호두)에 대한 음식물 알레르기이다. 대략, 300만 명 정도의 미국인들은 음식물에 대한 알레르기가 있으며, 이들은 치명적인 및 거의 치명적인 음식물 알레르기 (아나필락틱) 반응의 주된 요인이다. 이러한 음식물들은 회피함으로써 나쁜 결과들은 막을 수 있지만, 다양한 음식물들에 있어서의 땅콩 단백질 및 다른 견과류 생산물들의 광범위한 사용에 의해 알레르기환자들은 심한 어려움을 겪고 있다. 심각한 증상들의 약 50%는 땅콩, 견과류 또는 이들 생산품에 우연히 노출되어 일어난다. 이것은 학교와 항공기에서 땅콩 제공을 금지하자는 논란의 여지가 있는 운동들을 일으켰다.

아나필락시스는 섭취된 음식물 알레르겐에 의해 한 시간 안에 일반적으로 발생하며 가장 효과적인 치료는 에피네프린을 주사하는 것이다. 아나필락시스 발병이 잘 일어나는 사람들은 항원노출의 경우에 사용할 수 있는 주사용 에피네프린을 종종 지니고 있다.

외래 항원들에 대한 알레르기 또는 부적절한 면역반응에 의해 일어나는 고통과 근심이외에, 환자들 및 간호하는 사람들의 잃어버린 근로시간과 비용의 관점에서도 엄청난 손실이 있다 (약 200억 달러로 추산되는). 이와 같은 손실이 이러한 질환에 의한 고통을 극복하기 위한 기초 및 임상면역학자들과 알레르기 전문의사들의 광범위한 노력들을 당연시 한다.

*Holgate, S. T. 1999. The epicemic of allergy and asthma, *Nature* supp. to vol. 402, 82

†Hughes, D.A., and C. Mills. 2001. Food allergy: A problem on the rise. *Biologist* (London) **48**:201.

요 약_Summary

- 면역은 외래 기관 또는 외래 물질 (항원)으로부터 보호되는 상태이다. 척추동물들은 두 가지 유형의 면역, 즉 내재 및 적응면역을 지니고 있다.
- 내재면역은 방어장벽, 식세포, 그리고 특정집단의 병원체에 의해 인식되는 분자들을 포함하는 첫 방어선을 구성하고 있다.
- 내재 및 적응면역은 협동적이고 상호의존적인 방식으로 작동한다; 내재면역반응의 활성화는 뒤이어 일어나는 적응면역반응을 자극하는 신호들을 생성한다.
- 적응면역반응은 특이성, 다양성, 기억성 및 자기/비자기 인식과 같은 네 가지의 면역학적 특성들을 보인다.
- 적응면역의 고도의 특이성은 특정 항원들을 인식하고 결합하는 분자들 (항체들과 T 세포 수용체들)에게 있다.
- 항체들은 항원을 직접적으로 인식하고 상호작용한다. T 세포 수용체들은 주 조직적합 (MHC) 분자들과 결합된 항원만을 인식한다.
- T 림프구의 두가지의 주요한 소집단들은 $CD4^+$ T 보조 (T_H) 세포와 세포독성 T 림프구 (CTLs)를 생성하는 $CD8^+$ T 세포독성 (T_C) 세포들이다.
- 면역계의 기능장애들에는 면역결핍과 자가면역 뿐만 아니라 알레르기 및 천식과 같은 만성적인 질환들이 포함된다.

References

Burnet, F. M. 1959. *The Clonal Selection Theory of Acquired Immunity.* Cambridge University Press, Cambridge, MA.

Cohen, S. G., and M. Samter. 1992. *Excerpts from Classics in Allergy.* Symposia Foundation, Carlsbad, CA.

Desour, L. 1922. *Pasteur and His Work* (translated by A. F. and B. H. Wedd). T. Fisher Unwin, London.

Kimbrell, D. A., and B. Beutler. 2001. The evolution and genetics of innate immunity. *Nature Reviews Genetics* **2**:256.

Kindt, T. J., and J. D. Capra. 1984. *The Antibody Enigma.* Plenum Press, New York.

Landsteiner, K. 1947. *The Specificity of Serologic Reactions.* Harvard University Press, Cambridge, MA.

Medawar, P. B. 1958. *The Immunology of Transplantation: The Harvey Lectures, 1956–1957.* Academic Press, New York.

Metchnikoff, E. 1905. *Immunity in the Infectious Diseases.* Macmillan, New York.

O'Neill, A. J. 2005. Immunity's early warning system. *Scientific American* **292**:38.

Paul, W., ed. 2003. *Fundamental Immunology,* 5th ed. Lippincott Williams & Wilkins, Philadelphia.

Roitt, I. M., and P. J. Delves, eds. 1998. *An Encyclopedia of Immunology,* 2nd ed., vols. 1–4. Academic Press, London.

Useful Web Sites

http://www.aaaai.org/

The American Academy of Allergy Asthma and Immunology site includes an extensive library of information about allergic diseases.

http://www.aai.org

The Web site of the American Association of Immunologists contains a good deal of information of interest to immunologists.

http://www.ncbi.nlm.nih.gov/PubMed/

PubMed, the National Library of Medicine database of more than 9 million publications, is the world's most comprehensive bibliographic database for biological and biomedical literature. It is also a highly user-friendly site.

학습문제

임상초점문제 당신에게 견과류에 대해 심각한 알레르기를 일으키는 어린 조카가 있다. 조카나 그 부모에게 어떤 예방책들을 권하겠는가? 학교직원들은 이 상황을 알고 있어야 하는가?

1. 왜 제너의 백신은 천연두에 대해 저항성을 부여하기 위해 사용하던 이전의 방법보다 우월 했는가?
2. Pasteur가 광견병바이러스를 치료하기 위해 사용한 백신은 능동면역인가, 수동면역인가? 이것을 실험하기 위해 어떠한 방법을 사용하였는가?
3. 유아는 출생 직후 종종 group B streptococcus에 감염될 위험성이 존재하므로 임신기의 여성에게 백신의 투여가 제안되었다. 모체는 어떻게 태아가 면역화하도록 도울 수 있는가?
4. 다음의 서술문이 면역계의 어느 부문에 해당되는지, 체액성 부문이면 H, 세포성 부문이면 CM으로 나타내어라. 몇몇 서술문은 양쪽 부문에 모두 해당될 수 있다.
   a. Class I MHC 분자들을 필요로 함
   b. 바이러스 감염에 대해 반응
   c. T 보조세포들을 필요로 함
   d. 처리된 항원을 필요로 함
   e. 장기이식에 뒤따른 반응
   f. T 세포독성 세포들을 필요로 함
   g. B 세포들을 필요로 함
   h. T 세포들을 필요로 함
   I. 세포외 세균 감염에 대한 반응
   j. 분비된 항체를 필요로 함
   k. 바이러스에 감염된 자기 세포들의 살해
5. 적응면역은 네 가지 특성들을 나타내며 이는 림프구들로부터 매개된다. 네 가지 특성들을 열거하고 그들이 어떻게 일어나는지 간단히 설명하라.

6. 1차 면역반응과 구별되는 2차 면역반응의 세 가지 특징들을 설명하라.
7. 면역계에 의해 사용되는 네 가지 유형의 항원-결합 분자들, 즉 항체들, T 세포 수용체들, class I MHC 분자들, 그리고 class II MHC 분자들을, 다음의 특성들에 관하여 비교 및 대조하라.
   a. 항원에 대한 특이성
   b. 발현하는 세포
   c. 인식되는 항원의 유형
8. 다음 서술 중의 빈칸을 가장 적합한 용어로 채우라.
   a. _______ , _______ , 그리고 _______ 는 항원제시세포로 작용한다.
   b. 항원제시세포들은 _______ 세포들에게 _______ 신호를 전달한다.
   c. 항원-인식 세포들만 class _______ MHC 분자들을 발현하는 반면에, 대부분의 세포들은 class _______ MHC 분자를 표현한다.
   d. 백혈구 (white blood cells)를 지칭하는 과학적 용어는 주로 _______ 이다.
   e. 특정 병원체에 대한 반응으로서 항체가 생성되므로 소위 면역 체계의 _______ 부문이다. 면역계의 이런 부문이 발달되기 위해서는 병원체에 대한 사전 노출이 필요하다.
   f. T 세포는 공통수용체를 가지고 그들은 효과적으로 MHC 분자에 결합한다. class I MHC에 대한 공동수용체는 _______ 이고 class II MHC를 인식하기 위한 공동수용체는 _______ 이다.
   g. 항원에 의해 결합되어지는 항원의 부분을 _______ 이라 한다.
9. T 세포는 class I 제한적이라고 말한다. 이것은 무엇을 의미하나?
10. 내재 및 적응면역은 협동적이고 상호의존적인 방식으로 숙주를 방어한다. 이러한 두 유형의 면역의 협력에 대해 논의하라.
11. 면역 기능장애에 의한 경미하고 심각한 결과들의 예를 제시해 보라. 오늘날 전 세계적으로 가장 일반적인 면역결핍의 원인은 무엇인가?
12. 다음 중 B 세포 혹은 T 세포가 항원을 인식하는 방법을 서술한 것으로 옳은 것은?
   a. B 세포는 class I이나 class II MHC 분자에 의해 제시된 항원만을 인식한다.
   b. 두 가지 세포 모두 용액속의 항원 (세포 없이)을 인식할 수 있다.
   c. 두 가지 세포 모두 세포외 기질 (extracellular matrix)에 결합된 항원을 인식할 수 있다.
   d. T 세포는 class I 이나 class II MHC 분자에 의해 제시된 항원만을 인식한다.
13. 다음의 서술문이 참인지 거짓인지 표시하라. 만약 거짓이라고 생각되면 그 이유를 설명하라.
   a. 반복된 항원에의 노출은 더 강력한 면역반응을 일으키므로 추가접종 (booster shots)은 필요하다
   b. T 세포수용체 유전자는, 전사되어지기 전에, 절단되고 스플라이싱되어 전체 절단 부위를 제거해야 한다.
   c. 우리의 신체는 점막을 통해 침입하는 외래 침입자로부터의 공격에 직면한다.
   d. 면역계의 증가된 항체 생성은 항원의 존재에 의해 작동된다
   e. 항원은 T 세포에 직접적으로 결합한다.
   f. 펩티드는 세포질에서 MHC I 분자의 결합홈에 첨가된다.
   g. B 세포가 형질세포로 성숙하기 위해서 T 세포의 도움을 필요로 한다.
14. 세포 유형과 그 세포에서 확인되는 수용체를 일치시켜 보라

(세포 유형)	*(수용체)*
a. 항원제시세포	1. $CD8^+$
b. B 세포	2. MHC
c. 보조 T 세포	3. BCR
d. 세포독성 T 세포	4. $CD4^+$

Interactive Study
www.whfreeman.com/kuby

SELF-TEST
Review of Key Terms

chapter **2** 장

면역계의 세포와 기관
Cells and Organs of the Immune System

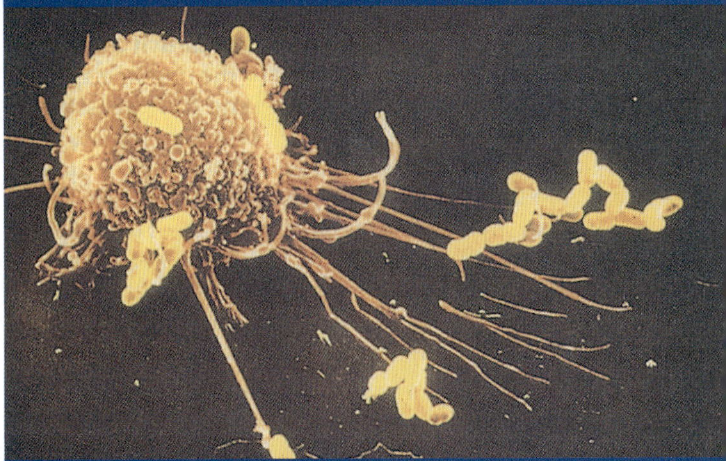

Scanning electron micrograph of a macro phage. [L. Nilsson, © Boehringer Ingelheim International GmbH.]

- 조혈
- 면역계의 세포
- 면역계의 기관
- 림프계 세포와 기관–진화비교

면역계의 많은 세포, 기관, 및 조직들은 몸 전신에 두루 존재한다. 이 기관들은 기능적으로 두 주요 그룹으로 분류될 수 있다. **1차 림프기관 (primary lymphoid organs)**은 림프구의 발달과 성숙을 위해 적절한 미세 환경을 제공한다. **2차 림프기관 (secondary lymphoid organs)**은 주변의 조직 혹은 혈관에서 항원을 수집하고 성숙한 림프구가 항원과 효과적으로 반응을 하는 곳이다. 혈관계 및 림프계는 이들 기관을 기능적인 통합체로 일체가 되도록 하는데 필요한 다리 역할을 한다.

면역 반응에 참여하는 다양한 **백혈구 (leukocyte)**는 혈액과 림프를 통하여 운반되며 림프기관에 거주한다. 이들 세포들 가운데 림프구만이 적응면역반응의 특징인 다양성, 특이성, 기억, 그리고 자기/비자기를 인식하는 속성들을 지니고 있다. 다른 종류의 백혈구는 림프구를 활성화시키고, 포식작용에 의해 항원 제거 효과를 증가시키거나 여러 면역효과분자의 분비에 기여함으로서 중요한 역할을 한다. 어떤 백혈구는 (특히, T 림프구는) 사이토카인이라 불리는 다양한 단백질 분자를 분비한다. 이들 분자들은 면역 조절 호르몬 역할을 하고 면역 반응의 조정과 조절에서 중요한 역할을 담당한다. 본 장에서는 혈액세포의 성숙, 다양한 면역계 세포의 특성, 림프 기관의 기능에 대하여 소개한다.

조혈_Hematopoiesis

모든 혈액 세포들은 **조혈모세포 (hematopoietic stem cell, HSC)**라 불리는 세포로부터 생성된다. 줄기세포 **(stem cell)**들은 다른 종류의 세포로 분화할 수 있는 세포들이다. 줄기세포들은 세포 분열에 의해 집단 수준을 유지하면서 스스로 재생하는 능력을 가진다. 인간에서는, 적혈구와 백혈구를 형성하고 발생시키는 **조혈**은 발생초기의 몇 주 동안에는 배아 난황낭에서 시작된다. 난황낭모세포는 배아 헤모글로빈을 발현하는 원시 적혈구 세포로 분화된다. 임신 3개월째, 조혈모세포는 난황낭에서 태아의 간으로, 그리고 비장으로 이동한다; 이들 두 기관들은 임신 3개월에서 7개월까지 조혈에 중요한 역할을 한다. 이 기간이 지나면, 골수에서 일어나는 조혈모세포의 분화는 조혈의 주요한 요소가 되고 출생 무렵에는 간과 비장에서는 조혈이 거의 일어나지 않거나 전혀 일어나지 않는다. 발생 중에 초기의 일련의 부위로부터 골수로의 조혈이 일어나는 장소의 이동은 그림 2-1에 나타나 있다.

기능적으로 분화된 모든 성숙한 혈액세포가 같은 종류의 줄기세포에서 파생되었다는 것은 놀라운 일이다. 조혈모세포에 관한 연구는 두 가지 이유 때문에 쉽지 않다. 이들 줄기세포들은 수가 적은데 보통 골수에서 골수세포 5×10^4 개 당 1 개 이하로 존재하고 in vitro 상에서 배양이 어렵다. 그 결과 조혈모세포의 증식과 분화가 어떻게 조절되는지는 아직도 완전하게 알려져 있지 않다. 스스로 재생할 수 있는 능력 덕분에 조혈모세포들은 성인으로 사는 기간 동안 안정적인 수준으로 유지 된다; 그러나 조혈에 대한 요구가 증가될 때 조혈모세포는 놀라운 증식 능력을 보여준다. 이런 현상은 치사량의 X선 (950 rads; [1] rad는 목표물이 그램 (gram)당 100 erg에 해당하는 방사능을 흡수하는 것에 해당됨)에 의해 조혈계가 완전히 파괴된 마우스에서 증명된다. 이렇게 방사선이 조사된 마우스는 동계 (syngeneic, 동일유전형) 마우스 유래의 정상적인 골수세포를 주입

[1]One rad represents the absorption by an irradiated target of an amount of radiation corresponding to 100 ergs/gram of target.

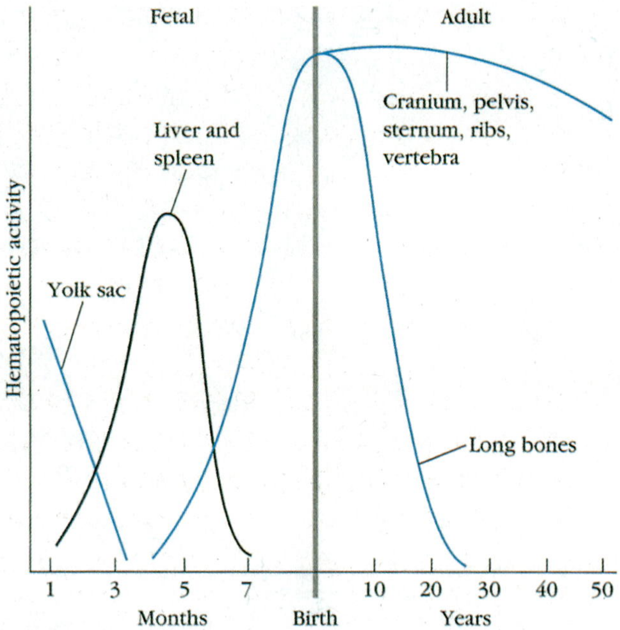

FIGURE 2-1 Sites of hematopoiesis at various times during prenatal and postnatal human development.

하지 않으면 10일 이내에 사망한다. 정상적인 마우스는 3×10^8 개의 골수세포를 가지고 있지만 공여자로부터 10^4~10^5 개의 골수세포만 (다시 말하면, 전체 골수세포 집단의 0.01 ~ 0.1%) 주입 받아도 조혈계가 완전히 회복되기에 충분한데, 이것은 줄기세포의 놀라운 증식과 분화 능력을 보여주는 좋은 증거이다.

조혈 초기에 다분화능 (multipotent) 줄기세포는 두 경로 중 하나를 따라 분화하여, **림프계전구세포 (lymphoid progenitor cell)** 혹은 **골수계전구세포 (myeloid progenitor cell)**를 생성한다 (그림 2-2). 전구세포들은 자기 재생 능력을 상실하면서 특정한 세포 계통을 취한다. 림프 전구 세포들은 B 세포, T 세포, 그리고 NK (natural killer, 자연살해) 세포들을 생산한다. 골수계줄기세포들은 적혈구 (erythro-cytes), 다양한 백혈구들 (중성구, 호산구, 호염구, 단구세포, 비만세포, 수지상세포), 그리고 거대핵세포 (megakaryocyte)라 하는 혈소판전구세포들을 생산한다. 골수에서 조혈모세포와 그들의 자손세포들은 **기질세포 (stromal cell)** 망상에서 자라고 분화하고 성숙하는데 기질세포로는 지방세포, 내피세포, 섬유세포, 대식세포가 있다. 기질세포들은 세포간 물질과 성장과 분화를 촉진하는 인자들로 구성된 **조혈유도미세환경 (hematopoietic-inducing micro-environment, HIM)**을 제공함으로써 조혈모세포의 분화에 영향을 준다. 이들 조혈 성장 인자 중 많은 것들이 확산에 의해 목표 세포에 도달하는 가용성 인자이고, 다른 것들은 기질세포 표면의 막 결합 분자들로서 반응세포들과 기질세포들 사이의 접촉을 통하여 작용한다.

조혈이 진행되면서 적혈구와 다른 많은 백혈구들은 체계적으로 구성된 여러 전구세포집단을 거치는 복잡한 과정을 거치면서 소수의 조혈모세포로부터 유래한다. 왜 이렇게 복잡한 과정을 거쳐서 혈구세포들이 만들어져야 하는가? 사람은 일생동안 10^{16} 정도의 혈구세포를 생산한다. 이 과정은 수많은 세포분열이 필요하다. John Dick은 세포분열은 실수가 많아서 암을 유발할 수도 있는 돌연변이의 빈도를 유전체에 부여한다고 지적하였다. 그래서 이러한 잠재적으로 재앙적인 사건의 발생을 줄이기 위하여 대부분의 세포분열이 조혈모세포보다는 분화가 진행된 전구세포에서 일어나게끔 하는 정교한 체계를 혈액생성체계가 이용한다고 그는 제안하였다. 이렇게 점차적으로 분화하는 전구세포들은 자기 재생 능력이 없으며, 전구세포에서 유래된 성숙된 혈구세포들은 분열을 못하거나 특별한 환경에서만 분열한다. 따라서 조혈모세포와 아주 가까운 자손세포에서 암이 발생할 수 있는 기회는 전혀 없다고는 할 수 없으나 상당히 낮아질 수 있다.

조혈은 유전적 수준에서 조절된다_Hematopoiesis is regulated at the genetic level

가능한 조혈모세포가 여러 종류의 세포로 발생하기 위해서는 계통을 결정하는 다양한 집단의 계통에 특이한 유전자들이 적절한 때에 그리고 정확한 순서로 발현되어야 한다. 이들 유전자에 의해서 특화된 단백질은 줄기세포와 그들의 자손의 분화를 지시하는 조절망의 중요한 요소들이다. 조혈이 특정 유전자에 의하여 결정된다는 사실의 대부분은, 어떤 유전자가 불활성화되었거나 또는 어떤 유전자에 의하여 암호화 되는 단백질의 생성을 차단하는 표적 파괴법에 의해 유전자가 "녹아우트"된 마우스를 이용한 연구들을 통해 얻어졌다 (22장 참조). 하나의 유전자가 녹아우트되었을 때, 마우스가 적혈구 혹은 특정 백혈구를 생성하지 못한다면, 그 유전자에 의하여 특화된 단백질이 이들 세포 발생에 필요하다고 결론지을 수 있다. 녹아우트 기술은 광범위한 과정 가운데서 특정 유전자의 역할을 결정하는데 이용되는 가장 강력한 도구들 가운데 하나로서 조혈을 조절하는 많은 유전자를 확인하는데 중요한 공헌을 했다.

아직 이루어져야 할 것이 많이 남아 있지만 표적파괴 방법과 다른 접근법들은 조혈에 중요한 역할을 담당하는 다수의 전사 인자들 (표 2-1)을 밝혀냈다. 이들 전사 인자들 중 어떤 것들은 여러 조혈 계통에 영향을 미치고 어떤 것들은 림프구로 되는 발생 경로와 같은 한 가지 계통에만 영향을 미친다. 여러 계통에 영향을 미치는 전사인자의 예로는, 표적유전자내의 뉴클레오티드 모티프 (nucleotide motif)인 네 개의 뉴클레오티드 서열 (tetranucleotide sequence) GATA를 인식하는 전사인자 패밀리 구성원의 하나인 GATA-2가 있다. 이 전사인자를 암호화하는 ***GATA-2* 유전자**의 기능이 림프구, 적혈구 그리고 골수 계통 발생을 위해 필수적이다. 예상할 수 있는 것처럼, 이 유전자가 파괴된 동물들은 배아 발생 도중 죽는다. GATA-2와는 대조적으로 다른 전사 인자인 **Ikaros**는 림프 계통 세포들의 발생에만 필요하다. Ikaros가 녹아우트된 마우스들은 B 세포, T 세포, 그리고 NK 세포를 많이 생성하지 못하지만 적혈구, 과

OVERVIEW FIGURE 2-2: Hematopoiesis

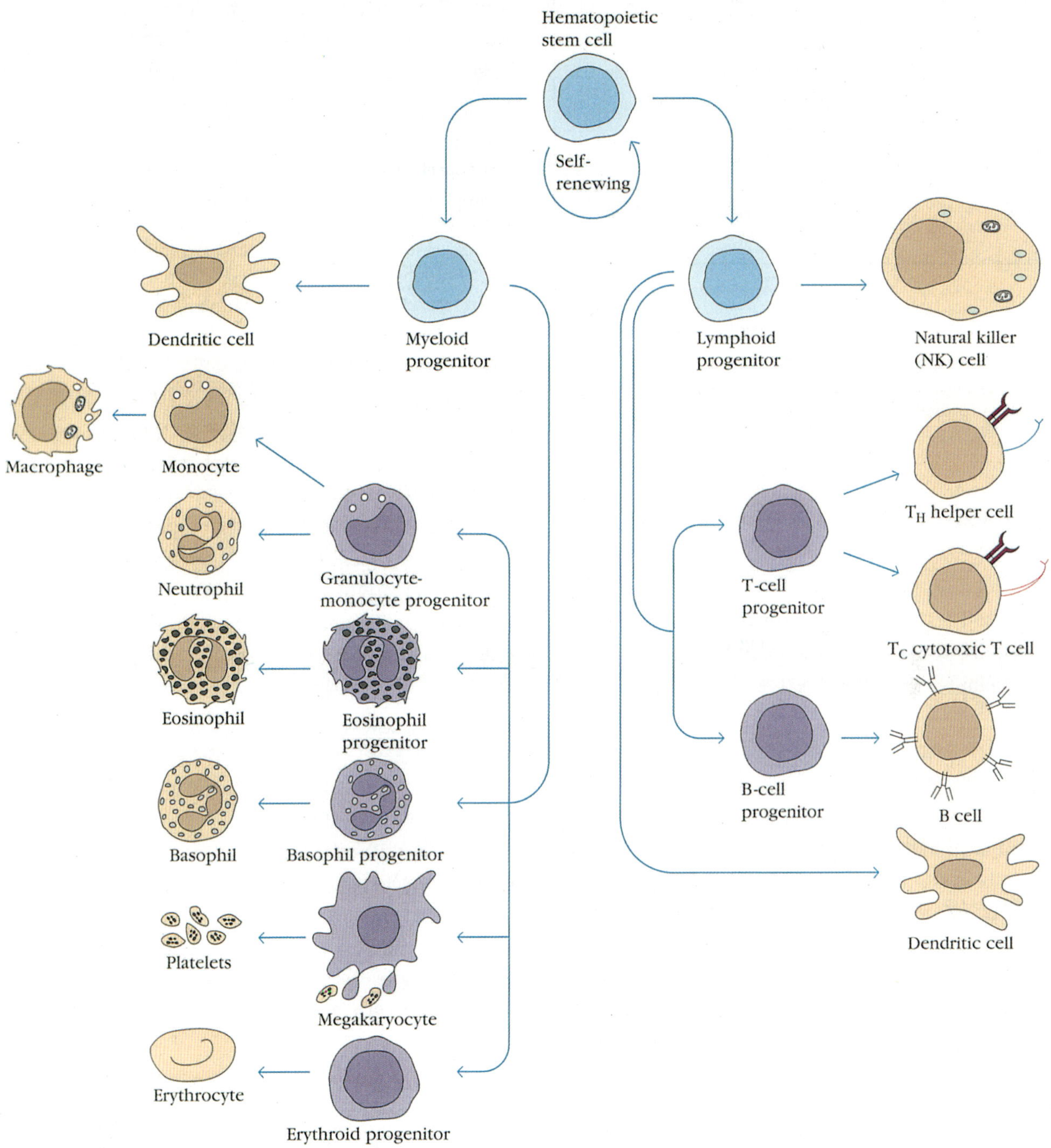

Self-renewing hematopoietic stem cells give rise to lymphoid and myeloid progenitors. All lymphoid cells descend from lymphoid progenitor cells, and all cells of the myeloid lineage arise from myeloid progenitors.

TABLE 2-1 Some transcription factors essential for hematopoietic lineages

Factor	Dependent lineage
GATA-1	Erythroid
GATA-2	Erythroid, myeloid, lymphoid
PU.1	Erythroid (maturational stages), myeloid (later stages), lymphoid
Bmi-1	All hematopoietic lineages
Ikaros	Lymphoid
Oct-2	B lymphoid (differentiation of B cells into plasma cells)

림구 그리고 골수 계통의 다른 세포들의 생성은 손상되지 않는다. Ikaros가 녹아우트된 마우스들은 배아 발생에서 살아남지만 면역력은 심각하게 떨어져 어린 나이에 감염으로 사망한다. 또 다른 전사인자인 Bmi-1은 조혈모세포의 자기 재생능력에 중요한 결정인자로서 전사억제인자이다. 사람과 마우스의 조혈모세포에서 높은 수준으로 발현되는 Bmi-1 유전자가 녹아우트된 마우스는 생후 2개월 만에 죽게 된다. 사망원인은 적혈구와 백혈구를 생산할 수 있는 골수의 결핍에 있다. 골수형성의 결핍은 결국 조혈모세포의 자기 재생능력의 결핍으로 귀결된다.

조혈 항상성은 여러 인자들을 필요로 한다_Hematopooetic homeostasis involves many factors

조혈은 성숙한 혈액세포의 생성이 손실 (주로 노화에 의한)과 대등하게 이루어지는 안정된 상태를 유지하는 지속적인 과정이다. 평균적으로 적혈구는 비장에서 대식세포에 의해 포식되어 소화되기까지 수명이 120일이다. 다양한 백혈구의 수명은 중성구의 경우에는 며칠에서부터 어떤 T 림프구에서는 20~30년까지에 이른다. 안정적인 혈액세포의 숫자를 유지하기 위해 평균적으로 인간은 매일 약 3.7×10^{11} 개의 백혈구를 생성해야 한다. 조혈은 모든 종류의 세포에 영향을 주는 복잡한 기전에 의해 조절되며 궁극적으로는 조혈계통의 세포의 수는 세포사를 거치는 세포의 수와 분열과 분화에 의하여 생성되는 세포의 수의 균형에 의하여 유지된다. 조절인자는 단독으로 또는 다른 조절인자와 공동으로 작용하여 세포의 재생과 분화율에 영향을 줄 수 있다. 이러한 인자들이 조혈모세포의 죽음을 유도할 수 있다.

계획세포사는 필수적인 조혈항상성 기전이다_Programmed cell death is an essential homeostatic mechanism

계획세포사 (programmed cell death)는 세포가 능동적으로 죽음에 참여하는 과정으로서 유도가 가능하고 질서정연하며 조혈계를 포함한 많은 종류의 세포 집단의 항상성 조절에 중요한 인자이다.

계획세포사를 겪는 세포들은 총체적으로 **세포자살 (apoptosis**, 그림 2-3, 2-4)이라고 언급되는 형태적 변화를 보이는 경우가 많다. 변화로는 세포 부피의 현저한 감소, 세포막물집으로 귀착되는 세포 골격의 변형, 염색질의 응축 그리고 작은 조각으로의 DNA의 분해가 있다. 이들 형태적 변화에 이어서 자살하는 세포는 온전한 소기관을 포함한 세포막에 싸여진 작은 자살체 (apoptotic body)를 분출한다. 대식세포는 자살체와 세포자살이 많이 진행된 세포를 재빨리 포식한다. 이러한 포식작용은 단백질 분해 효소와 다른 종류의 분해 효소들, 양이온 단백질 그리고 산화분자들을 포함한 세포간 내용물이 주위 조직들 속으로 방출되지 않도록 한다. 이렇기 때문에 세포자살은 국소 염증 반응을 일으키지 않는다. 세포자살은 상해에서 일어나는 세포사와 관련된 변화인 **세포괴사 (necrosis)**와는 현저하게 다르다. 괴사에서는 손상된 세포가 부풀어 터지면서 내용물을 방출하고 손상적인 염증 반응을 일으킬 수 있다.

조혈에 의해 생성된 각각의 백혈구는 고유의 수명이 있으며 계획세포사에 의해 죽는다. 예를 들어, 성인 인간 혈액에는 5×10^{10} 개의 중성구가 있다. 이들 세포들은 수명이 계획세포사가 시작되기 전 며칠 동안뿐이다. 계속적인 생성과 함께 죽음이 이들 중성구의 안정적인 수를 유지한다. 계획세포사는 적혈구와 여러 종류의 백혈구의 생성에 필요한 조혈전구세포의 유지에도 역할을 담당한다. 조혈 외에도 세포자살은 면역관용과 세포독성 T 세포 혹은 자연 살해세포에 의한 표적 세포들의 살해 같은 면역 과정에 중요하다. 세포자살의 기초가 되는 기전의 세부사항들이 밝혀지고 있는데 이에 대해서는 10장과 14장에서 자세히 설명된다.

몇 가지 유전자는 백혈구와 다른 종류의 세포에서의 세포자살과 더불어 발현된다 (표 2-2). 이들 유전자에 의해 특화된 단백질의 어떤 것들은 세포자살을 유도하고, 다른 것들은 세포자살 동안에 중요하며 또 다른 것들은 세포자살을 억제한다. 예를 들어 흉선세포에서 방사선에 의해 세포자살이 유도될 수 있으나 이런 경우는 단백질 p53이 존재하는 경우에만 그렇다; 세포사의 많은 것은 여러 세포 표면에 존재하는 분자인 Fas로부터의 신호에 의해 유도된다; 그리고 caspase라고 알려진 단백질가수분해효소는 세포자살로 이끌어 가는 단계적 반응에 참여한다. 반면, *bcl-2* (B-cell lymphoma 2) 패밀리 유전자의 구성원인, *bcl-2*와 *bcl-*X_L은 세포자살을 억제하는 단백질 물질을 암호화한다. 흥미롭게도 이 유전자 패밀리의 첫 번째 구성원인 *bcl-2*는 세포사와 관련된 연구가 아닌 B-림프종이라고 알려진 일종의 암에서 B 세포들의 통제되지 않은 증식과 관련된 연구에서 발견되었다. 이 경우 *bcl-2* 유전자는 인간 B-세포 림프종 세포의 염색체 전좌 중단점에 있었다. 전좌 (translocation)는 *bcl-2* 유전자를 면역글로불린 중쇄부위로 옮겨서 림프종 세포에서 *bcl-2* 유전자의 전사 활성화와 유전 암호화된 *bcl-2* 단백질을 과잉 생산하는 결과

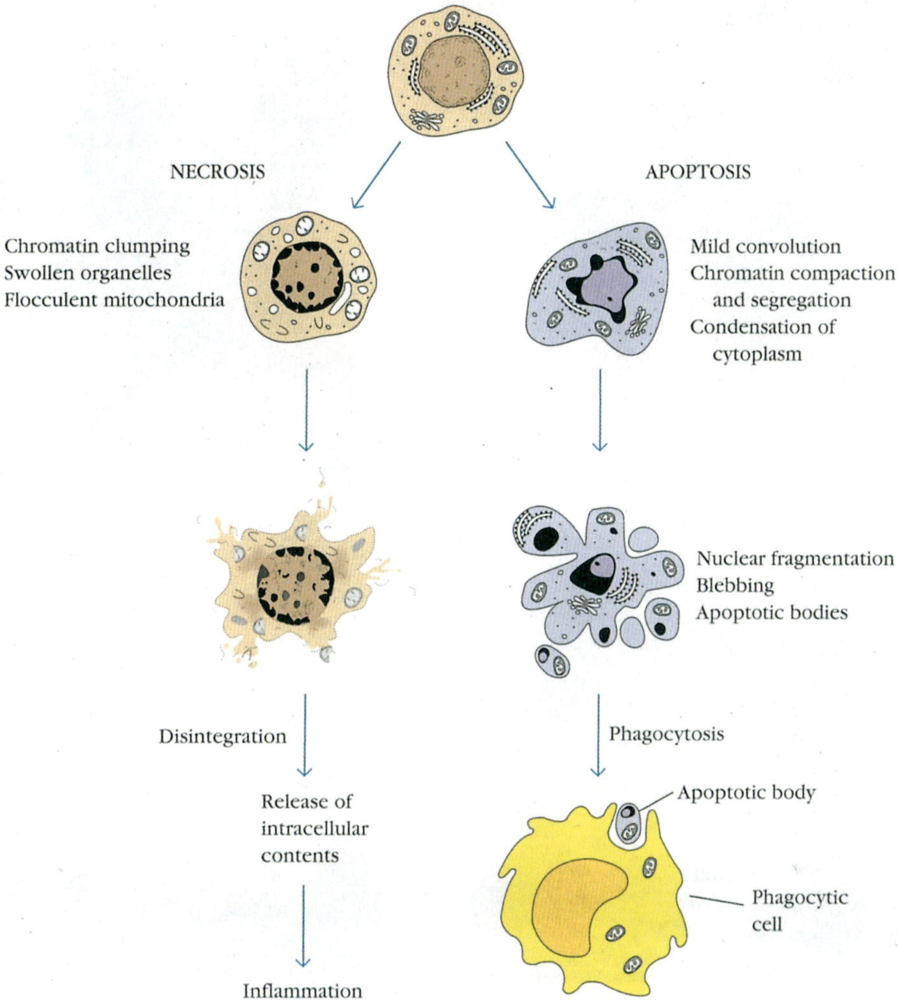

FIGURE 2-3 Comparison of morphologic changes that occur in apoptosis and necrosis. Apoptosis, which results in the programmed cell death of hematopoietic cells, does not induce a local inflammatory response. In contrast, necrosis, the process that leads to death of injured cells, results in release of the cells' contents, which may induce a local inflammatory response.

를 낳는다. 그 결과로 생긴 높은 수준의 *bcl*-2는 세포자살적 세포사를 유도하는 신호를 억제함으로써 림프세포가 림프종 세포로 전환되는 것을 돕는다고 생각된다.

Bcl-2 수준은 림프구를 포함한 여러 조혈 세포 계통의 정상적인 수명을 조절하는데 중요한 역할을 하는 것이 밝혀졌다. 정상적인 성인에서는 혈액 mm^3 당 2000 개의 림프구가 존재하여 총 혈액 (5L)에 약 10^{11} 개의 림프구가 있다. 급성 감염이 있을 때 림프구 수는 4배 또는 그 이상으로 증가하여 총 림프구 수가 4×10^{11} 이 된다. 면역계가 세포수의 막대한 증가를 오랜 기간 동안 유지할 수 없기 때문에 면역계는 항원에 의한 위협이 지나가면 불필요한 활성화된 림프구를 제거할 수단이 필요하다. 활성화된 림프구는 낮은 수준의 *Bcl*-2를 발현함으로써 미경험 림프구 혹은 기억세포보다 세포자살 유도에 민감함이 밝혀졌다. 그러나 만일 림프구가 항원에 의해 계속 활성화되면 활성화 도중에 수신된 신호가 세포자살 신호를 방해한다.

TABLE 2-2 Genes that regulate apoptosis

Gene	Function	Role in apoptosis
bcl-2	Prevents apoptosis	Inhibits
bax	Opposes *bcl-2*	Promotes
bcl-X_L (bcl-Long)	Prevents apoptosis	Inhibits
bcl-X_S (bcl-Short)	Opposes *bcl-X_L*	Promotes
caspase (several different ones)	Protease	Promotes
Fas	Induces apoptosis	Initiates

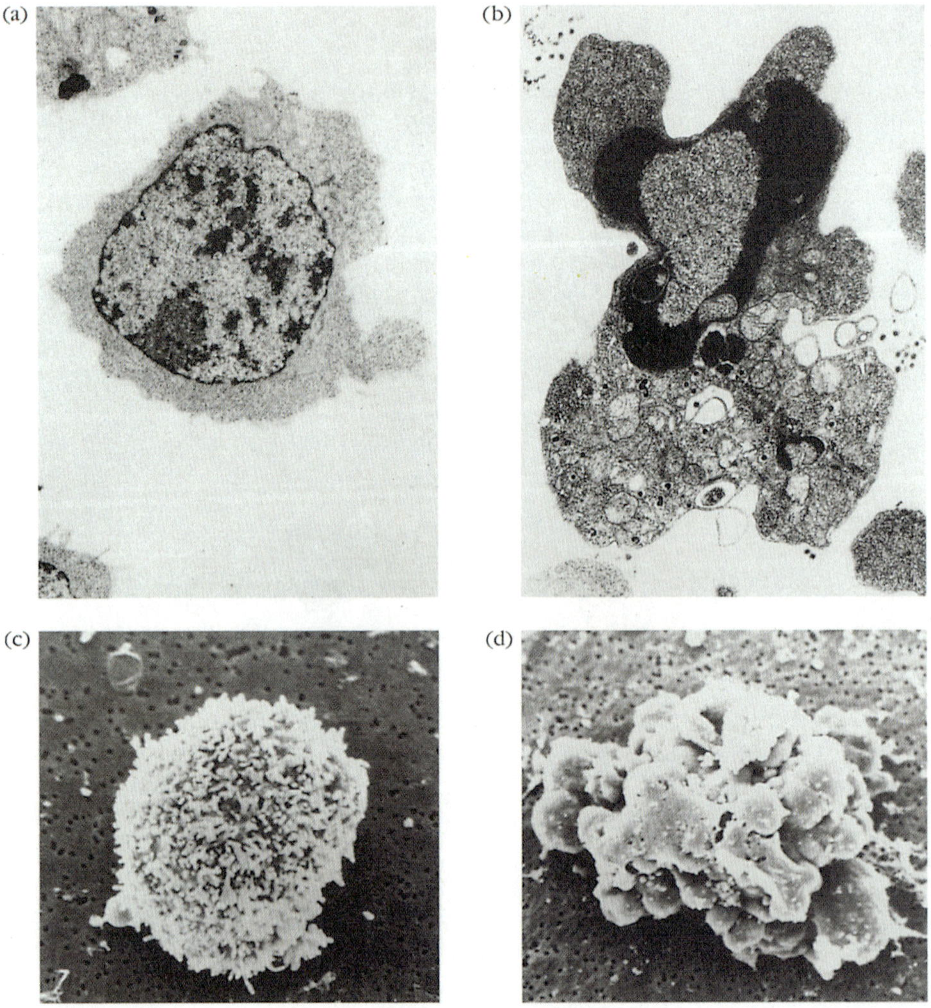

FIGURE 2-4 Apoptosis. Light micrographs of (a) normal thymocytes (developing T cells in the thymus) and (b) apoptotic thymocytes. Scanning electron micrographs of (c) normal and (d) apoptotic thymocytes. *[From B. A. Osborne and S. Smith, 1997,* Journal of NIH Research *9:35; courtesy of B. A. Osborne, University of Massachusetts at Amherst.]*

항원 수준이 내려가면서 방해 수준도 내려가고 림프구는 세포자살에 의해 죽기 시작한다.

조혈 모세포는 순도가 증가될 수 있다_Hematopoietic stem cells can be enriched

Irv Weissman과 동료들은 보통 마우스의 골수세포 집단의 0.05%도 되지 않는 조혈모세포의 순도를 증가시키는 새로운 방법을 개발했다. 그들의 접근법은 특정 종류의 세포에 의해서만 발현되는 **분화항원 (differentiation antigen)**이라고 알려진 분자에 특이한 항체 사용을 기초로 하고 있다. 그들은 성숙한 적혈구와 백혈구 표면에 발현되는 분화 항원에 특이한 항체를 형광 화합물로 표지한 후 골수시료에 노출시켰다 (그림 2-5). 표지된 세포들은 **형광활성세포분류기 (fluorescence-activated cell sorter)**를 사용한 유동 세포계수법 (flow cytometry)으로 제거되었다 (6장 참조). 분류를 한 후 매번 제거되지 않은 나머지 세포들은 치명적인 양의 X-선을 조사한 마우스에서 조혈 회복을 위해 필요한 숫자를 결정하는데 이용되었다. 다능한 줄기세포가 남아있는 집단에서 상대적으로 점점 수가 많아지면서 조혈회복에 필요한 세포의 숫자도 감소하였다. 분화 항원을 발현하는 이들 조혈세포들을 제거함으로써 이 연구자들은 50~200 배로 순도가 증가된 다능한 줄기세포를 얻을 수 있었다. 다능한 줄기세포들의 순도를 더욱 증가시키기 위해, 나머지 세포들은 조혈 초기 단계에 있을 가능성이 많은 세포들에 반응하는 다양한 항체와 반응시켰다. 이들 항체 중 하나가 줄기세포항원 (stem cell antigen 1, Sca-1)이라고 불리는 분화항원을 인식하였다. 이 항체를 처리함으로써 미분화된 줄기세포를 수확할 수 있었는데 다능한 줄기세포의 순도가 아주 높아서 30~100개의 세포만으로도 치명적으로 X선이 조사된 마우스가 일상적으로 회복된 반면 순도가 증가되지 않은 골수세포는 회복에 10^4 개 이상이 필요했다. 이 방법을 변형하여 H. Nakauchi와 그 동료들은 단 하나의 조혈세포 만을 주입하여 치명적으로 방사선이 조사된 마우스 5 마리 가운데 1 마리에서 골수계통과

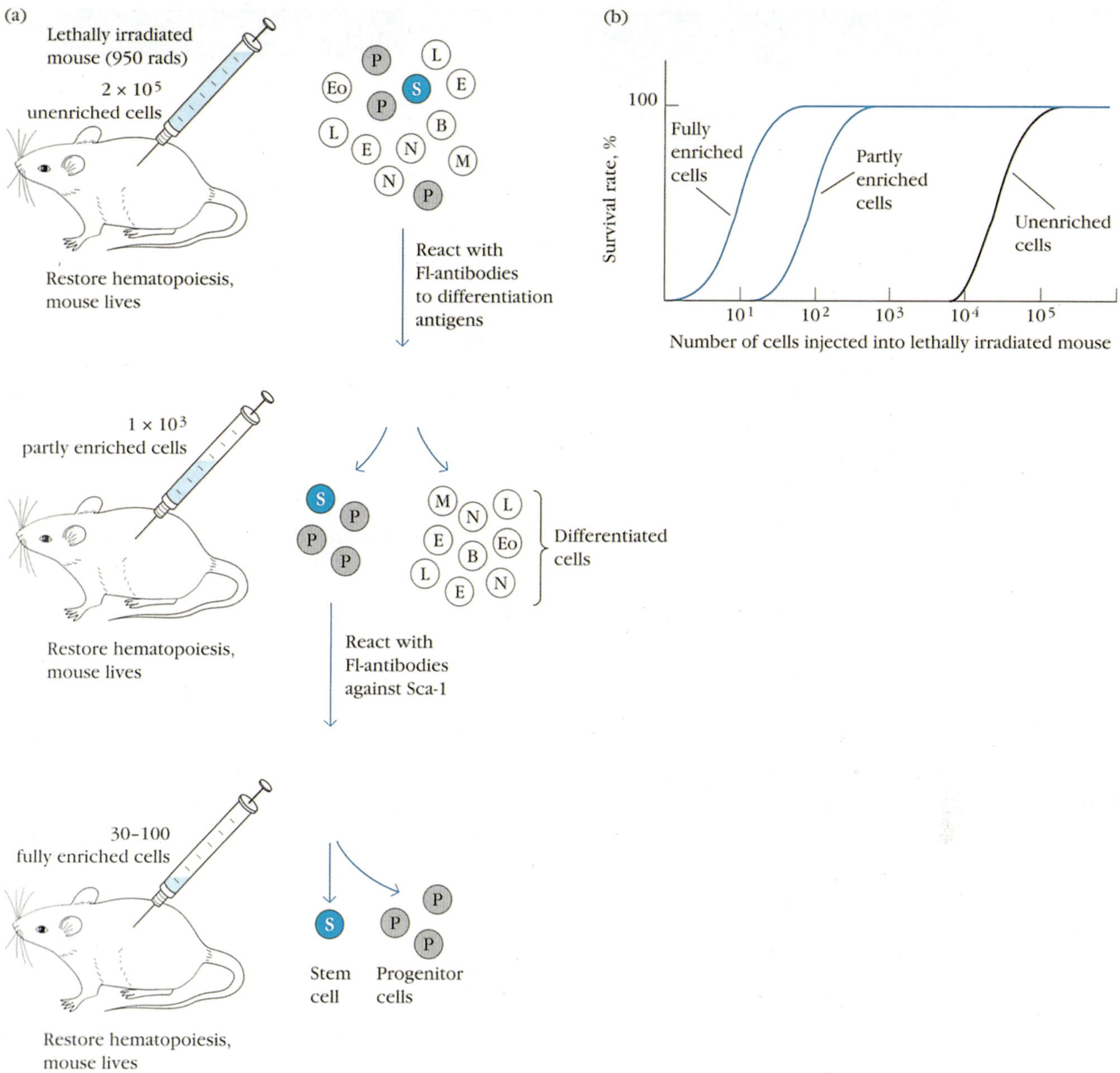

FIGURE 2-5 Enrichment of the pluripotent stem cells from bone marrow. (a) Differentiated hematopoietic cells (white) are removed by treatment with fluorescently labeled antibodies (Fl-antibodies) specific for membrane molecules expressed on differentiated lineages but absent from the undifferentiated stem cells (S) and progenitor cells (P). Treatment of the resulting partly enriched preparation with antibody specific for Sca-1, an early differentiation antigen, removed most of the progenitor cells. M = monocyte; B = basophil; N = neutrophil; Eo = eosinophil; L = lymphocyte; E = erythrocyte. (b) Enrichment of stem cell preparations is measured by their ability to restore hematopoiesis in lethally irradiated mice. Only animals in which hematopoiesis occurs survive. Progressive enrichment of stem cells is indicated by the decrease in the number of injected cells needed to restore hematopoiesis. A total enrichment of about 1000-fold is possible by this procedure.

림프계통 모두가 생성되도록 하는 방법을 고안하였다 (표 2-3).

조혈세포집단의 약 1% 에서만 발견되는 표지인 CD34는 (실제로는 줄기세포에 특이적인 것은 아니지만) 줄기세포를 포함하는 세포 집단의 소집단에서 발견된다. 이 표지와 줄기세포 집단과의 결합관계를 이용하여, 사람의 줄기세포 조제물의 순도를 일상적으로 증가시킬 수 있게 되었다. $CD34^+$ ("+"는 세포막에 그 인자가 존재함을 나타낸다)세포의 순도가 증가된 사람의 세포 조제물을 주입함으로써 환자의 전체 조혈계를 재구성하는 것이 가능하다 (32 페이지의 임상 초점 참조).

TABLE 2-3 Reconstitution of hematopoiesis by HSCs	
Number of enriched HSCs	Number of mice reconstituted (%)
1	9 of 41 (21.9)
2	5 of 21 (23.8)
5	9 of 17 (52.9)
10	10 of 11 (90.9)
20	4 of 4 (100)

SOURCE: Adapted from M. Osawa et al., 1996, *Science* **273:**242.

TABLE 2-4 Normal adult blood cell counts		
Cell type	Cells/mm^3	Total leukocytes (%)
Red blood cells	5.0×10^6	
Platelets	2.5×10^5	
Leukocytes	7.3×10^3	
Neutrophil	$3.7–5.1 \times 10^3$	50–70
Lymphocyte	$1.5–3.0 \times 10^3$	20–40
Monocyte	$1–4.4 \times 10^2$	1–6
Eosinophil	$1–2.2 \times 10^2$	1–3
Basophil	$<1.3 \times 10^2$	<1

사람의 조혈모세포를 동정하고 특징짓는 연구를 위해 중요한 도구 중 하나는 HSCs의 존재와 기능을 분석하기 위한 in vivo 분석 체계로 **SCID (severe combined immuno deficiency, 중증복합면역결핍) 마우스**를 사용하는 방법이 있다. SCID 마우스들은 B와 T 림프구를 갖고 있지 않고 외래 세포, 조직, 기관을 정상적으로 거부하는데 작용하는 적응면역반응을 유발시킬 수 없다. 결과적으로, 이들 동물들은 이식된 HSCs를 포함한 사람의 세포집단이나 흉선과 골수와 같은 조직들을 거부하지 않는다. 사람의 줄기세포 연구에 면역결핍 마우스가 대리 혹은 대체 숙주로 많이 이용되어 왔다. 사람의 흉선과 골수의 일부가 이식된 SCID 마우스에서는 사람의 조혈모세포가 성숙한 조혈세포로 분화된다. 이 체계는 CD34$^+$ 세포의 소집단과 다양한 조혈 계통 분화에 대한 사람 성장인자의 영향에 대한 연구를 가능하게 했다.

면역계의 세포_Cells of the Immune System

림프구는 면역계의 중심 세포로 적응 면역과 다양성, 특이성, 기억, 그리고 자기/비자기 인식의 면역 속성을 담당한다. 림프구와 마찬가지로 다른 종류의 백혈구는 미생물을 포식하여 파괴하고, 항원을 제공하고, cytokine을 분비하고 미생물을 포획하고 파괴하면서 적응면역에서 중요한 역할을 담당한다. 더군다나 다음 장에서 보는 것처럼 적응면역과 많은 세포들을 공유하는 내재면역도 적응면역의 유도에서 반드시 필요한 협조역할을 한다.

림프계 세포_Lymphoid cells

림프구는 신체의 백혈구집단의 20~40%, 그리고 림프 내 세포집단의 99%를 구성한다 (표 2-4). 인간의 몸에는 약 10^{12} 개의 림프구가 있다. 이들 림프구는 혈액과 림프 내에서 계속 순환하며 조직 공간과 림프 기관 속으로 이동할 수 있는 능력을 갖고 있어서 면역계를 정밀하게 연결한다.

림프구는 기능과 세포막 구성요소에 기초하여 크게 B 세포, T 세포 그리고 자연 살해세포의 세 집단으로 나눌 수 있다. 적응면역의 주요세포들인 B 세포와 T 세포는 각기 고유한 항원수용체 패밀리 (family of antigen receptors)를 발현한다.

자연 살해세포 (natural killer cell, NK cells)는 B 세포와 T 세포에 전형적인 표면 표지 분자들을 발현하지 않는 큰 과립림프구이다 (과립은 현미경하에서 알갱이처럼 보임). 항원과 상호작용하지 않은 B와 T 림프구는 — 미경험 혹은 미감작 림프구라고 부르는 — 작고, 운동성이 있으며, 비포식 세포들인데, 형태적으로는 서로 간에 잘 구별되지 않는다. 활성화되지 않은 상태의 림프구는 세포 주기의 G_0 단계에 있다. 작은 림프구로 알려진 이들 세포들은 직경이 약 6 μm일 뿐이다. 이것들의 세포질은 핵 주위에 겨우 식별할 수 있는 테두리를 형성한다. 작은 림프구는 빽빽하게 찬 염색질, 소수의 미토콘드리아 그리고 잘 발달하지 못한 소포체와 골지체를 갖고 있다. 미경험 림프구는 일반적으로 수명이 짧다고 생각된다. 적절한 조건에서 작은 림프구와 항원의 상호작용은 이들 세포들이 G_0기에서 G_1기로, 이어서 S기, G_2기 그리고 M기로 세포주기를 진행하도록 유도한다 (그림 2-6a). 세포 주기가 진행되면서 림프구는 **림프아세포 (lymphoblast)**라고 불리는 직경이 15 μm인 아세포 (blast cell)로 커진다. 이들 세포들은 작은 림프구보다 세포질 대 핵 비율이 더 높고, 소기관이 더 복잡하다 (그림 2-6b).

림프아세포는 증식하여 결국에는 **효과세포 (effector cells)** 혹은 **기억세포 (memory cells)**로 분화한다. 효과 세포는 다양한 방법을 이용하여 항원을 제거한다. 이들 세포들의 수명은 짧아서 대개 며칠에서 몇 주일에 이른다. **형질세포 (plasma cell) — B** 세포 계통의 항체분비 효과세포 — 는 동심층으로 정렬된 풍부한 소포체 (높은 비율의 단백질 합성을 지원하기 위해)와 많은 골지 소포 (그림 2-6b 참조)도 지닌 특징적 세포질을 가진다. T 세포 계통의 효과세포는 사이토카인을 분비하는 보조 T 세포 (helper T cell, T_H)와 세포독성 T 세포 (cytotoxic T cell, T_C)를 포함한다. B와 T 림프아세포 자손중에 어떤 것은 기억세포로 분화된다. 이 세포 집단의 지속이 많은 병원체에 대한 평생 면역을 담당한다. 기억세포는 작은 림프구처럼 보이지만 세포막에 존재하는 표면분자들의 종류에 따라서 미경험 세포 (naive cells)와 구별될 수 있다.

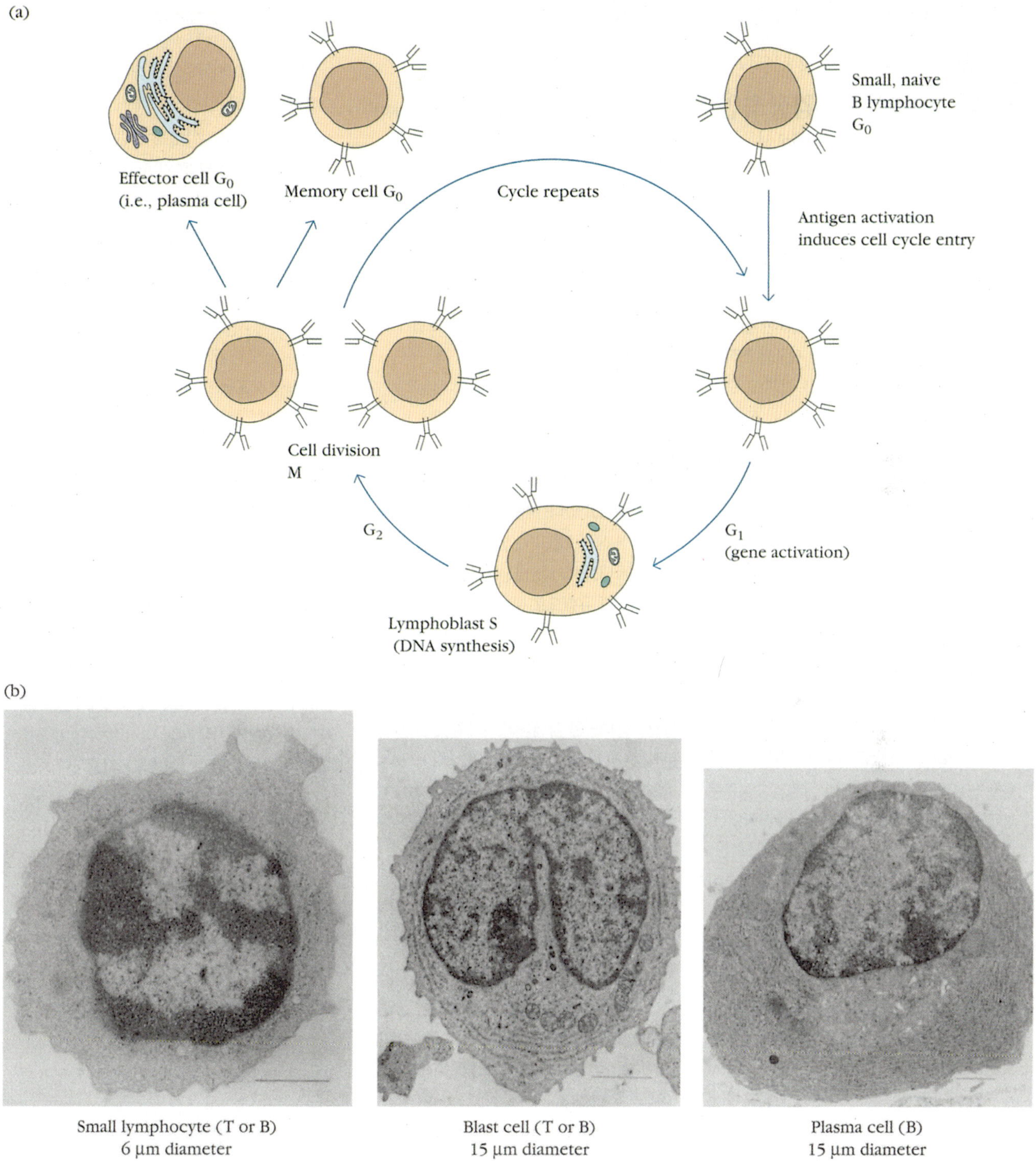

FIGURE 2-6 Fate of antigen-activated small lymphocytes. (a) A small resting (naive or unprimed) lymphocyte resides in the G_0 phase of the cell cycle. At this stage, B and T lymphocytes cannot be distinguished morphologically. After antigen activation, a B or T cell enters the cell cycle and enlarges into a lymphoblast, which undergoes several rounds of cell division and, eventually, generates effector cells and memory cells. Shown here are cells of the B-cell lineage. (b) Electron micrographs of a small lymphocyte *(left)* showing condensed chromatin indicative of a resting cell, an enlarged lymphoblast *(center)* showing decondensed chromatin, and a plasma cell *(right)* showing abundant endoplasmic reticulum arranged in concentric circles and a prominent nucleus that has been pushed to a characteristically eccentric position. The three cells are shown at different magnifications. *[Micrographs courtesy of Dr. J. R. Goodman, Dept. of Pediatrics, University of California at San Francisco.]*

임상초점

줄기세포-임상적인 사용과 잠재력_Stem Cells-Clinical Uses and Potential

줄기세포 이식은 병들었거나, 손상되었거나, 변형된 조직의 재생에 큰 희망을 준다. 조혈모세포는 이미 조혈세포를 회복시키기 위해 사용되고 있고 임상에서 사용되는 예가 다음에 기술된다. 그러나 줄기세포 연구의 급속한 진전은 다른 종류의 줄기세포들도 다른 세포와 조직들을 대체하는데 곧 일상적으로 사용될지도 모른다는 가능성을 제시했다. 줄기세포의 두 가지 특성이 그들의 유용성과 유망성의 기초가 된다. 줄기세포들은 더 분화된 세포로 분화할 수 있는 능력을 갖고 있고 스스로 재생하는데 줄기세포가 분열 할 때마다 적어도 하나의 줄기세포를 만들어내기 때문이다. 줄기세포를 후손과 발생잠재력에 따라 분류하면 4가지 수준의 줄기세포로 분류될 수 있다. 즉, **개체형성능 (totipotent) 세포, 전분화능 (pluripotent) 세포, 다분화능 (multipotent) 세포,** 그리고 **단분화능 (unipotent) 세포**가 있다.

*개체형성능 세포들*은 하나의 완전한 유기체를 생성할 수 있다. 수정된 난자인 수정란은 개체형성능 세포이다. 사람에서는 수정란의 처음 분열에 의하여 생성된 후손들 역시 개체형성능 세포들을 생성한다. 실제로, 일란성 쌍둥이들은 개체형성능 세포가 나뉘어지고 유전적으로 동일한 태아로 발달할 때 태어난다. *전분화능 세포*는 개체형성능 세포에서 생겨나고 태아 발생에 필요한 모든 종류의 세포는 아니지만 대부분의 유형의 세포를 생성할 수 있다. 예를 들어, 사람의 전분화능 줄기세포는 신체를 구성하는 모든 세포를 생성할 수 있으나 태반을 생성하지는 못한다. 전분화능 줄기 세포가 더 분화되면 다분화능 줄기세포와 단분화능 줄기세포를 생성한다. *다분화능 줄기세포*는 제한된 수의 세포 유형만 생성할 수 있고, *단분화능 줄기세포*는 동일한 한 가지 유형의 세포만 생성할 수 있다. *배아줄기세포* 혹은 간단하게 *ES 세포 (embryonic stem cell)*라고 불리는 전분화능 세포는 초기 배아에서 분리될 수 있고, 마우스 ES 세포는 여러 해 동안 실험실에서 세포주로서 배양하는 것이 가능하다. 놀랍게도, 이들 ES 세포는 여러 다른 종류의 세포를 생성하도록 유도될 수 있다. 마우스 ES 세포는 근육세포, 신경세포, 간세포, 췌장세포, 그리고 물론 조혈세포를 생성할 수 있음이 알려졌다.

최근의 기술의 발달로 사람의 전분화능 세포주를 배양하는 것이 가능하게 되었다. 이는 사람의 발생과정을 이해하는데 있어서도 상당히 중요한 발전이며, 이는 또한 굉장한 치료 가능성을 지니고 있다. 사람의 전분화능 줄기세포의 특정 발생경로를 따른 발달에 영향을 미치는 인자들에 대한 in vitro 연구들은, 세포가 어떻게 특별한 세포 유형으로 분화하는가에 대해 대단한 통찰력을 제공한다. 또한 질병에 걸린 혹은 손상된 세포들을 대체할 수 있는 세포와 조직들을 생성하기 위해 사용될 수 있는 전분화능 줄기세포의 대단한 잠재능이 이와 같은 연구의 부분적인 추진력이 되고 있다. 이 노력에 있어서의 성공은, 현재 기증된 장기와 조직에 전적으로 의존하고 있는 이식 의학에 중요한 진전이 될 것이다. 불행히도 이식에 필요한 숫자가 기증 숫자를 훨씬 능가하고 있고 증가 추세에 있다. 전분화능 줄기 세포로 부터 세포, 조직, 또한 장기들을 얻는 것에 성공하게 되면, 화상 환자들에게 피부 교체를, 만성적인 심장 질환을 가진 사람들을 위한 심장 근육세포들, 당뇨병 환자를 위한 이자섬 세포들, 그리고 파킨슨씨병이나 혹은 알츠하이머병의 치료를 위해 뉴론 등을 제공할 수 있다.

조혈모세포 (HSCs)의 이식은 조혈계를 바꾸어야 하는 환자들에게는 중요한 치료법인데, 세 가지 분야에 적용된다:

- 중증 복합면역결핍 (SCID)과 같이 유전적으로 결정된 면역 결핍을 가진 개인들에게 기능적인 면역계를 제공하는 것.
- 겸상적혈구빈혈 혹은 지중해 빈혈과 같이 생명을 위협하는 조혈성 비악성 유전적 질병을 지닌 환자를 치유하기 위해 결함이 있는 조혈계를 기능적인 것으로 바꾸는 것.
- 체계를 파괴하는 양의 화학치료 물질과 방사선으로 치료를 한 후 암 환자의 조혈계를 회복시키는 것. 이들 높은 양을 사용한 요법은 좀더 통례적인 양의 세포 독성 물질을 사용한 치료법보다 종양세포를 죽이는 데 훨씬 효과적일 수 있다. 줄기세포 이식은 그렇게 강력하게 치료된 환자에서 회복을 가능하게 만든다. 또한 급성 골수 백혈병과 같은 암은 백혈병 세포들의 원천인 환자 자신의 조혈계를 파괴함으로써만 치유된다.

조혈모세포들은 놀라운 재생 능력을 갖고 있다. 마우스에서의 실험은 다만 몇 개—아마 때로는 단 하나의 조혈모세포—가 적혈구집단과 면역계를 완전히 회복시킬 수 있음을 암시한다. 사람의 경우, 적게는 한 공여자의 골수 총량의 10%만 주입하더라도 수혜자의 조혈계를 완전히 회복시키는데 필요한 충분한 수의 조혈모세포를 제공할 수 있다. 혈관에 주입되면 조혈모세포는 혈액 속에 들어간 후 골수로 찾아가 거기서 접목을 시작한다. 다시 말하면 세포를 뼈에 직접 주입할 필요가 없다. 더군다나 조혈모세포는 얼려서 보관할 수 있다. 이것은 조혈세포들이 "저장될" 수 있다는 것을 뜻한다. 채취한 후 세포들은 냉동 보존제로 처리되고, 얼려서, 나중에 사용하기 위해 저장된다. 필요할 때에는 얼린 조제품을 녹여서 환자에게 주입하면 조혈계가 재구성된다. 이 세포 동결 기술은 개인이 후에 자신에게 이식하기 위해 자신의 조혈세포들을 저장하는 것을 가능케 한다. 현재 이 절차는 화학요법과 방사선 치료를 하기 전에 암 환자들이 세포를 기증하여 치료 후에 자신의 줄기세포를 이용하여 조혈계를 재구성하는데 이용된다. 조혈모세포들은 뚜렷한 표면 항원을 보이는 세포 집단에서 발견된다. 이들 항원 가운데 하나는 CD34인데 그것은 성인 골수세포에서 낮은 비율 (~1%)로 나타난다. CD34에 특이한 항원은 이 항원을 전시하는 세포를 선택하는 데 사용되어 $CD34^+$ 줄기세포의 순도가 증가된 집단을 생성하는데 이용된다. 다양한 선택방법이 여러 원천에서 줄기세포 집단의 순도를 증가하는데 사용되어 오고 있다.

줄기세포 집단 이식은 **자가** (**autologous**, 받는 사람이 또한 기증자), **동계** (**syngeneic**, 공여자가 유전적으로 동일, 즉, 받는 사람의 일란성 쌍둥이) 혹은 **동종이계** (**allogeneic**, 공여자와 수혜자가 유전적으로 동일하지 않다)일 수 있다. 어떤 이식 절차에서도 공여자와 수혜자의 유전적 차이는 면역에 기초한 거부 반응을 일으킬 수 있다. 이식된 조직을 숙주가 거부 (숙주 대 이식)하는 것 외에 이식된 것 속의 림프구가 수혜자의 조직을 공격할 수 있고 그 때문에 생명을 위협하는 고통인 **이식편 대 숙주병** (**graft-versus host disease, GVHD**)을 야기할 수 있다. 거부반응을 억제하기 위해, 강력한 면역 억제제를 사용해야 한다. 불행히도 이들 약들은 심각한 부작용이 있으며 면역억제는 환자의 감염 위험을 증가시키고 종양이 더 자라게 할 수 있다. 결과적으로, 조혈모세포 이식은 기증자와 수혜자가 유전적으로 동일할 때 문제가 가장 적다.

한 때는 골수 이식이 조혈계를 회복시키는 유일한 방법이었다. 그러나 골수 이식의 근본 요소는 실제로 줄기세포 이식이다. 다행히 상당량의 줄기세포를 말초혈액과 탯줄혈액 (umbilical cord blood)과 같은 다른 조직에서 얻을 수 있다. 이런 조혈모세포를 대체할 수 있는 공급원들이 공여자가 마취에 이어서 골수를 빼내는 극히 고통스러운 절차를 겪지 않아도 되기 때문에 대단힌 관심을 끌고 있다. 이식 공동체의 많은 사람들이 말초혈액이 골수를 대신하여 조혈모세포의 중요 원천으로 다양하게 이용될 것을 믿고 있다. 말초 혈액에서 조혈모세포의 순도가 증가된 조제물을 얻기 위해서 순환하는 조혈모세포의 숫자의 증가를 유도하기 위해 약제가 사용되고, 그리고 조혈모세포를 포함하는 분획이 **백혈구 교환법** (**leukopheresis**)이라고 불리는 과정을 통해 혈장과 적혈구로부터 분리된다. 필요한 경우 T 세포를 제거하고 $CD34^+$ 집단의 순도를 증가시키기 위하여 한층 더 정제될 수 있다.

탯줄혈액은 이미 상당한 수의 조혈모세포를 포함하고 있다. 게다가 조혈모세포는 보통 버려지는 태반 조직 ("후산")에서 얻는다. 따라서, 탯줄혈액은 조혈모세포 이식을 위한 세포의 매력적인 원천이 되었다. 탯줄에서 나온 조혈모세포가 말초혈액에서 나온 세포들보다 약간 더 빈번하게 이식에 실패하지만 탯줄혈액 세포의 이식은 골수이식보다 GVHD가 발생하는 빈도가 낮은데, 이는 아마도 탯줄혈액이 성숙한 T 세포를 더 적게 지니고 있기 때문일 것이다.

현재 암 치료에 적용되는 것을 넘어 많은 연구자들은 자가 줄기세포 이식이 결함이 있는 유전자에 의해 야기된 질병을 고치기 위해 정상적인 유전자를 도입하는 방법인 **유전자 치료** (**gene therapy**)에 이용될 것이라고 생각한다. 유전 공학의 급속한 진전으로 곧 유전자 치료요법이 혈액 세포의 유전적 질병의 현실적인 치료방법이 될 수 있는데, 조혈모세포는 유전자 치료요법에서 매력적인 수단이다. 이 치료법은 환자에게서 조혈모세포 샘플을 뽑아서 결함이 있는 것을 보상하기 위해 기능적인 유전자를 집어넣고 조작된 줄기세포를 다시 환자에게 주입하는 것을 수반할 것이다. 유전자 치료에서 줄기세포를 사용하는 것의 이점은 그것들이 스스로 재생한다는 것이다. 결과적으로, (적어도 이론적으로는) 환자가 조작된 줄기세포를 단 한번만 주입 받아도 될 것이다. 이와 반대로, 조작된 성숙한 림프구 혹은 다른 혈액 세포들을 사용한 유전자 치료는 이들 세포들이 스스로 재생하는 능력이 없기 때문에 주기적인 주입이 필요할 것이다.

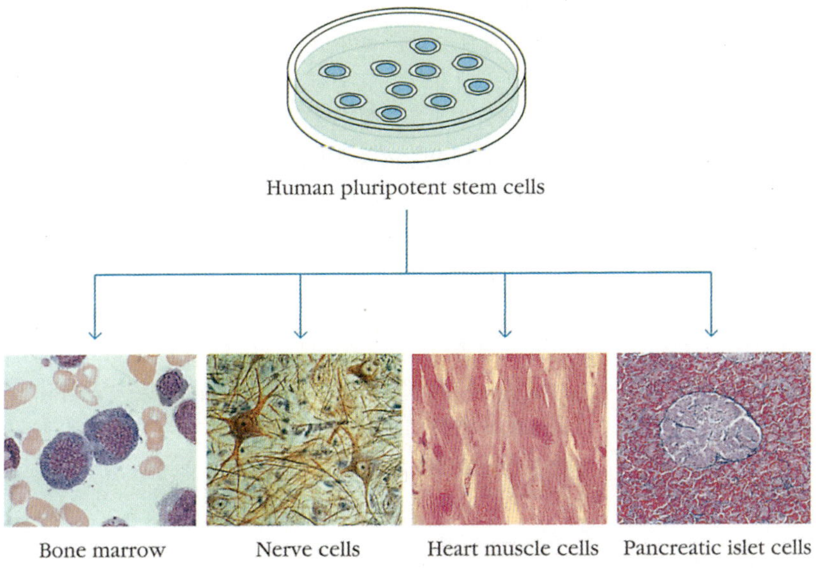

Human pluripotent stem cells can differentiate into a variety of different cell types, some of which are shown here. *[Adapted from* Stem Cell Basics, *NIH Web site http://stemcells.nih.gov/info/basics. Micrographs (left to right): Biophoto Associates/Science Source/Photo Researchers; Biophoto Associates/Photo Researchers; AFIP/Science Source/Photo Researchers; Astrid & Hanns-FriederMichler/Science PhotoLibrary/Photo Researchers.]*

TABLE 2-5 Common CD markers used to distinguish functional lymphocyte subpopulations					
			T cell		
CD designation*	Function	B cell	T_H	T_C	NK cell
CD2	Adhesion molecule; signal transduction	−	+	+	+
CD3	Signal transduction element of T-cell receptor	−	+	+	−
CD4	Adhesion molecule that binds to class II MHC molecules; signal transduction	−	+ (usually)	− (usually)	−
CD5	Unknown	−	−	+	+ (subset)
CD8	Adhesion molecule that binds to class I MHC molecules; signal transduction	−	− (usually)	+ (usually)	+ (variable)
CD16 (FcγRIII)	Low-affinity receptor for Fc region of IgG	−	−	−	+
CD21 (CR2)	Receptor for complement (C3d) and Epstein-Barr virus	+	−	−	−
CD28	Receptor for costimulatory B7 molecule on antigen-presenting cells	−	+	+	−
CD32 (FcγRII)	Receptor for Fc region of IgG	+	−	−	−
CD35 (CR1)	Receptor for complement (C3b)	+	−	−	−
CD40	Signal transduction	+	−	−	−
CD45	Signal transduction	+	+	+	+
CD56	Adhesion molecule	−	−	−	+

*Synonyms are shown in parentheses.

다른 계통의 림프구와 다른 성숙 단계에 있는 림프구는 특정 단클론 항체 (항원의 한 항원결정기에 특이한 항체)에 의해 인식되는 세포막분자의 발현에 의해 구별될 수 있다. 특정 세포막 분자와 반응하는 모든 단클론 항체는 함께 하나의 **분화집단 (cluster of differentiation, CD)**으로 분류된다. 백혈구 세포막분자를 인식하는 새로운 단클론 항체는 이미 알려진 CD와 동일한지의 여부가 시험된다. 만일 동일하지 않으면 새로운 세포막분자를 반영하는 새로운 CD 명칭이 주어진다. CD 명명법은 원래 인간백혈구세포막 분자를 위해 개발되었지만 마우스와 같은 다른 종의 동형 세포막분자도 일반적으로 같은 CD 명칭이 주어진다. 표 2-5는 인간 림프구에서 발견되는 몇 개의 공통 CD 분자들 (흔히 CD 표지라고 지칭되는 것)을 열거하고 있다. 그러나 이것은 이제 까지 기술되어진 250 개 이상의 CD 표지들의 일부에 지나지 않는다. 알려진 CD 표지들의 완전한 목록과 설명은 이 책 끝의 부록 1에 들어 있다. B와 T 림프구의 일반적인 특징과 기능은 다음 단락들에서 간략히 검토될 것이며 면역계의 중심세포들인 이들 림프구에 대해서는 후반 장들에서 좀 더 상세히 검토될 것이다.

B 림프구_B lymphocytes, B세포

B 림프구는 (또는 B 세포) 성숙장소인 조류의 파브리시우스 활액낭 (bursa of Fabricius)으로부터 이름이 파생되었다. 그 이름은 적절함이 드러났는데 인간과 생쥐를 포함하여 다수의 포유류 종에서 주요 성숙 장소가 골수이기 때문이다. 성숙한 B 세포들은 항원수용체 역할을 하는 막결합성 면역글로블린 (membranebound immunoglobulin, 항체) 분자들의 합성과 전시에 의해 다른 림프구와 명확히 구분된다. 하나의 B 세포 막 위에 있는 약 1.5×10^5 개의 항체 분자들 각각은 항원에 대한 동일한 결합 부위를 갖고 있다. 미 경험 B 세포가(항원을 접한 적이 없는 세포) 막결합 항체와 결합하는 항원과 만났을 때에 항원-항체 결합은 B 세포의 신속한 분열을 유도한다. B 세포의 자손들은 **형질세포 (plasma cell)**라 불리우는 **효과세포 (effector cell)**와 **기억세포 (memory cell)**로 분화한다. 기억 B 세포는 미경험 B 세포보다 긴 수명을 가지며 부모 B 세포와 동일한 막결합 항체를 발현한다. 이와는 대조적으로 형질세포는 분비되는 항체를 생산하며 막결합항체는 거의 발현하지 않는다. 형질세포는 최종적으로 분화된 세포들이고 분열하지 않는다. 비록 약간의 수명이 긴 형질세포들이 골수에서 발견되지만 대부분은 1 주일 혹은 2주일 내에 죽는다. 형질세포는 항체의 분비에 고도로 전문화되어 있고 하나의 형질세포는 1초에 수 백 개부터 천 개 이상의 항체 분자를 분비할 수 있다고 추정된다.

T 림프구_T lymphocytes, T세포

T 림프구는 성숙 장소인 흉선에서 이름이 파생되었다. 흉선에서의

성숙과정에서 T 세포는 세포막에 **T 세포 수용체 (T cell receptor, TCR)**라 하는 항원결합분자를 발현한다. 항원을 독자적으로 인식하는 B 세포의 막결합 항체와는 달리 T 세포 수용체 (TCR)는 **주조직적합 복합체 (Major Histocompatibility Complex, MHC)**와 결합한 항원만을 인식한다. 인식단계에서 (항원 제시라 함) 작용하는 MHC 분자들은 세포막에서 발견되는 유전적으로 다양한(다형성) 당단백질이다 (8장 참조). 두 종류의 MHC 분자가 있다; 척추동물의 거의 모든 핵을 가진 세포에서 발현되는 class I MHC 분자와 전문적으로 항원을 제시하는 몇 가지 세포에서만 발현되는 class II MHC 분자가 있다. 적절한 환경에서 T 세포가 다른 세포표면에 있는 항원-MHC 복합체를 인식하면 T 세포는 분열하고 다양한 효과기 T 세포(effector T cell)와 기억 T 세포 (memory T cell)로 분화한다.

정의가 잘되어 있는 두 가지의 T 세포 아집단이 있다. **보조 T 세포 (helper T cell, T_H)**와 **세포독성 T 세포 (cytotoxic T cell, T_C)**이 있으며, 그리고 최근에 많이 연구된 제 3의 아집단인 **조절 T 세포 regulatory T cell, T_{reg}**)이 있다. TH와 TC는 세포표면에서 존재하는 당단백질인 CD4 또는 CD8에 의하여 구분된다. CD4를 발현하는 T 세포는 일반적으로 TH로 작용하고 CD8을 발현하는 T 세포는 일반적으로 TC로 작용한다. 그러므로 한 샘플에서 TH와 TC의 비율은 $CD4^+$와 $CD8^+$의 수를 분석함으로써 근사치를 구할 수 있다. 이 비율은 정상적인 인간 말초 혈액에서 대략 2:1이지만 면역결핍 질병, 자가면역 질병 그리고 다른 결함에 의해 상당히 달라질 수 있다. T_H 세포들은 항원제시 세포 위에 있는 항원과 class II MHC 복합체의 인식에 의해 활성화된다. 활성화된 후 T_H 세포는 효과기 세포로 분화되어서 B 세포, T 세포, 대식세포 그리고 면역반응에 참여하는 다른 세포들의 활성화를 주도하거나 돕는다. 일부의 T_H 세포는 효과기세포대신 기억세포로 분화한다.

T_C 가 항원-MHC 복합체를 인식하면 증식하고 세포독성 T 림프구 (CTL)이나 기억세포로 분화한다. CTL은 신체의 세포들을 검사하여서 바이러스에 감염된 세포, 암 세포 그리고 외래조직이식편의 세포들과 같이 class I MHC 분자와 결합된 외래 항원을 전시하는 세포들을 제거하는 중요한 역할을 한다.

T_{reg}은 세포막에 CD4와 CD25를 동시에 발현한다. 그러나 CD4 T 세포와는 달리 면역반응의 음성조절자로 작용하여 면역반응을 억제한다. 역시 T_H와 T_C 와 같이 T_{reg}도 기억세포의 전구세포로 작용한다.

B 세포 집단 및 T 세포 집단은 여러 클론들의 아집단으로 이루어져 있다_B- and T-cell populations comprise subpopulations of clones

어떤 주어진 하나의 B 세포 또는 T 세포의 표면에 있는 항원 수용체들은 모두 동일한 구조를 지니며 따라서 항원에 대한 동일한 특이성을 지닌다. 만약 어떤 주어진 림프구가 분열하여 두 개의 딸세포를 생성한다면, 두 딸세포는 그들이 유래한 양친 세포와 동일한 항원특이성을 나타내는 항원 수용체를 양쪽 모두가 지니게 되며, 또한 그들이 생성하는 자손 세포들도 그렇게 될 것이다. 하나의 림프구로부터 생성되는 림프구 집단을 하나의 클론 (clone)이라 한다. 어떤 주어진 시기에 인간 혹은 마우스의 경우, 아마도 수 만 혹은 수 십만의 독특한 B 및 T 세포 클론들을 지니고 있을 것인데, 이들 각 클론들은 독특하며 일치하는 그들 자신의 항원 수용체의 특징에 구별된다. 항원과의 접촉에 의해 이러한 세포들은 증식하고 분화한다. 이 과정에 의해 생성되는 산물들에는 효과세포와 기억세포 모두가 포함된다. 효과세포들은 독특한 기능을 수행하는데 반해, 기억세포들은 숙주 내에서 존속하며 동일한 항원과의 재접촉할 경우에는 더 신속하고 더 강력한 면역반응을 매개한다. 그 첫 번째 항원 접촉에 의한 반응을 1차 반응이라고 하며 항원과의 재접촉에 의한 반응을 2차 반응이라고 한다.

자연 살해세포_Natural killer cells

신체는 여러 종류의 종양세포들과 그리고 비록 모든 바이러스는 아니지만 바이러스들에 감염된 세포들에 세포독성을 보이는 큰 과립 림프구로 구성된 작은 집단을 가진다. 인간 말초혈액 림프구의 5~10%를 구성하는 이들 세포들이 가지는 놀라운 특징의 하나는 항원특이성 수용체가 없어도 종양세포나 바이러스에 감염된 세포를 인식하는 능력이다. 자연 살해세포는 내재면역의 일부로서 대부분은 세포막에 결합된 T 세포 수용체와 면역글로불린을 갖고 있지 않다. 바꾸어 말하면 T 세포와 B 세포를 구분하는 세포막분자들과 수용체를 발현하지 않는다. 자연 살해세포는 두 가지 다른 방법으로 잠재적 표적세포들을 인식할 수 있다. 하나의 방법은 NK 세포가 이상 (특히 class I MHC 분자 제시의 감소 그리고 어떤 종양 세포들과 어떤 바이러스에 감염된 세포들이 제시하는 표면항원이 정상이 아닌) 프로필을 구별하는데 이용하는 NK 세포수용체이다. NK 세포가 잠재 표적세포를 인식하는 또 하나의 방법은 종양세포들과 바이러스에 감염된 세포들은 특이한 항원을 제시한다는 사실에 달려있다. 면역계는 이러한 항원에 결합하는 항종양 혹은 항바이러스 항체를 생성하여 종양세포나 바이러스 감염세포의 표면에 결합하도록 유도한다. NK 세포는 항체분자의 특정한 부위에 특이하게 결합하는 막수용체 (CD16)를 가지기 때문에 이들 항체에 결합하여 표적세포들을 파괴할 수 있다. 이것은 **항체의존성 세포매개성 세포독성 (antibody-dependent cell-mediated cytotoxicity, ADCC)**이라고 알려진 과정의 한 예이다. 현재의 많은 실험 연구의 초점인 NK 세포 세포독성의 정확한 기작은 14장에 더 깊이 설명되어 있다.

T 세포와 NK 세포 둘 다의 특징을 약간 가진 세포 종류인 **NKT 세포**가 점점 더 관심을 끌고 있다. T 세포처럼 NKT 세포는 T 세포 수용체(TCRs)를 갖고 있다. 그러나 대부분의 T 세포들과는 달리 NKT 세포의 TCRs는 class I 혹은 class II MHC 분자보다는 CD1이라고 불리는 유사 MHC 분자와 상호 작용하지만, NK 세포처럼 다양한 CD16 수준과 NK 세포에 전형적인 다른 수용체를 갖고 있고, 세포를 죽일 수 있다. 활성화된 NKT 세포 집단은 많은 양의 cytokine을 급속히 분비하는데 이들 cytokine을 B 림프구에 의한 항체의 생성, 염증반응 그리고 세포독성 T 세포의 발생과 팽창에 이

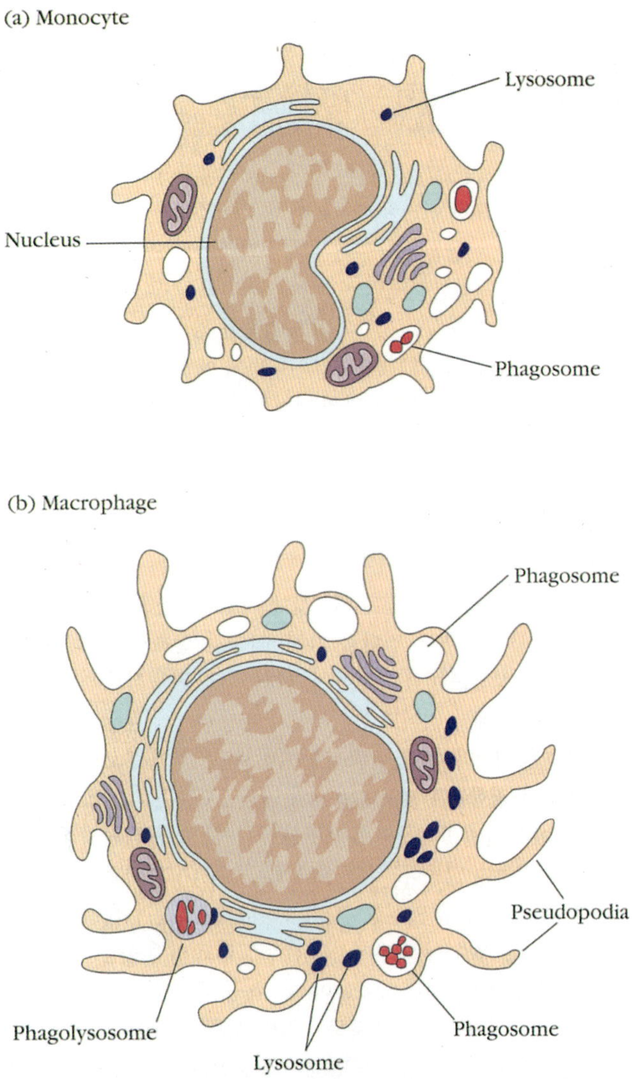

FIGURE 2-7 Typical morphology of a monocyte (a) and a macrophage (b). Macrophages are five- to tenfold larger than monocytes and contain more organelles, especially lysosomes.

용한다. NKT 세포가 가지는 작용을 규명하는 것은 흥미로운 과제로 남아 있다.

단핵 식세포_Mononuclear phagocytes

단핵포식세포계는 혈액에서 순환하는 **단구세포 (monocytes)**와 조직 내의 **대식세포 (macrphages)**로 구성되어 있다 (그림 2-7). 골수 내의 조혈 도중 과립구-단구 전구 세포들은 전단구세포 (promonocyte)로 분화되는데 골수를 떠나 혈액으로 들어가 그곳에서 성숙한 단구세포로 더 분화한다. 단구세포는 혈류에서 약 8시간 순환하면서 크기가 커진다. 그리고 조직으로 이동하여 특정 조직 대식세포로 분화한다.

단구세포가 조직 대식세포로 분화하는 과정에서 여러 변화가 있다. 세포는 5~10배로 커지며 세포내 소기관은 수와 복잡성이 증가하고 증가된 포식 능력을 획득하여 높은 수준의 가수분해 효소를 생성하고 다양한 가용성 인자들을 분비하기 시작한다. 대식세포는 신체 전체로 분산되어 있다. 어떤 것들은 특정 조직에 자리를 잡고 고정 대식세포가 되는 반면 어떤 것들은 운동성을 유지하면서 자유 혹은 떠도는 대식세포라고 불린다. 자유 대식세포는 조직 전체를 통해 아메바식 움직임을 통해 이동한다. 대식세포 유사세포는 다양한 조직에서 다른 기능을 수행하고 위치하는 조직에 따라 다음과 같이 이름 붙여진다;

- 장의 장관대식세포 **(Intestinal macrophages)**
- 허파의 폐포대식세포 **(Alveolar macrophages)**
- 결합조직의 조직구 **(Histiocytes)**
- 간의 쿠퍼세포 **(Kupffer cells)**
- 신장의 사구체간질세포 **(Mesangial cells)**
- 뇌의 소신경교세포 **(Microglial cells)**
- 뼈의 파골세포 **(Osteoclasts)**

대식세포는 면역반응 중 다양한 자극에 의해 활성화된다. 특정 항원의 포식작용이나 병원미생물에 존재하는 분자들과 이를 인식하는 수용체와의 접촉이 자주 대식세포의 초기 활성화를 자극한다. 그러나 대식세포 활동은 활성화된 T_H 세포에 의해 분비된 사이토카인과 감염반응의 매개체들에 의해 더 강화될 수 있다.

활성화된 대식세포는 잠재적인 병원체를 제거하는데 있어서 휴지상태에 있는 것보다 더 효과적인데 이들은 더 큰 포식작용 활동, 섭취된 병원균을 죽이는데 증가된 능력, 감염매개자 분비의 증가 그리고 T 세포 활성화 능력의 증가를 보이기 때문이다. 더구나 휴지상태의 대식세포와는 달리 활성화된 대식세포는 바이러스에 감염된 세포, 종양세포, 그리고 세포내 세균을 포함하는 광범위한 병원체들의 제거에 이용되는 다양한 세포독성 단백질을 분비한다. 대식세포의 항미생물 활동에 대해서는 3장에서 자세하게 기술된다. 활성화된 대식세포는 더 높은 수준의 class II MHC 분자도 발현하여 좀 더 효과적인 항원제시세포들로 작용한다. 그러므로 대식세포와 T_H 세포는 면역반응중에 서로의 활성화를 촉진한다.

포식작용에 뒤이어 항원의 분해와 제시가 일어난다
_Phagocytosis is followed by digestion and presentation of antigen

대식세포는 전체 미생물과 용해되지 않는 입자들과 같은 외인성 항원들과 손상된 혹은 죽은 숙주 세포들, 세포 파편, 그리고 활성화된 응고 인자들 같은 내인성 물질들을 섭취하고 소화할 능력이 있다. 포식작용은 항원이 대식세포의 세포막에 결합함으로서 시작된다. 포식작용에서의 첫 단계는 대식세포 세포막에 항원이 붙는 것이다. 박테리아 세포 전체 혹은 바이러스 입자들과 같은 복잡한 항원들은 잘 붙는 경향이 있고 쉽게 포식된다. 분리정제된 단백질 및 캡슐에 둘러싸인 세균은 잘 붙지 않는 경향이 있고 포식이 잘되지 않는다.

(a)

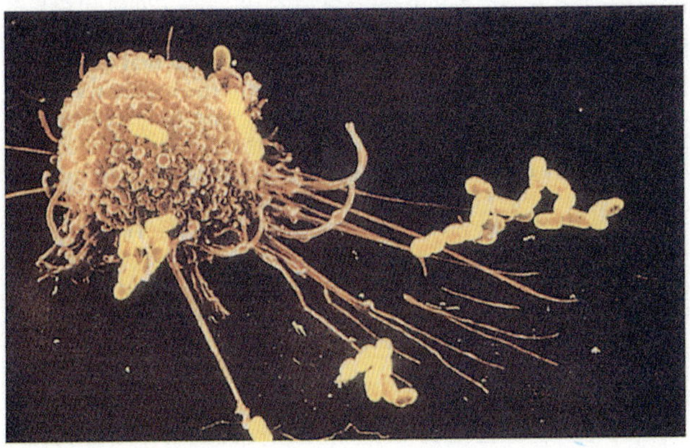

(b)

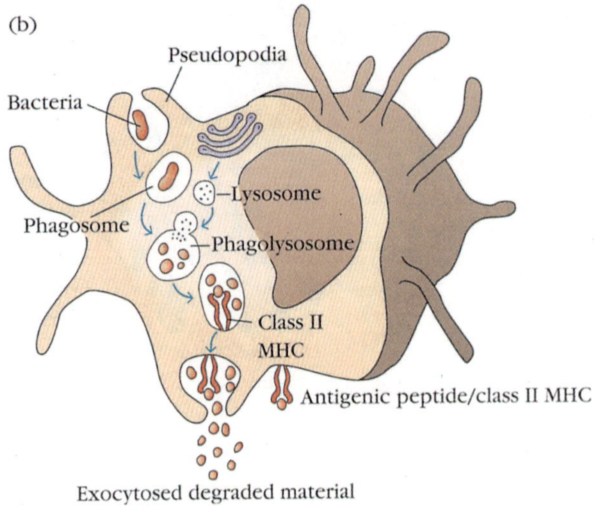

FIGURE 2-8 Macrophages can ingest and degrade particulate antigens, including bacteria. (a) Scanning electron micrograph of a macrophage. Note the long pseudopodia extending toward and making contact with bacterial cells, an early step in phagocytosis. (b) Phagocytosis and processing of exogenous antigen by macrophages. Most of the products resulting from digestion of ingested material are exocytosed, but some peptide products may interact with class II MHC molecules, forming complexes that move to the cell surface, where they are presented to T_H cells. *[(a) L. Nilsson, Boehringer Ingelheim International GmbH.]*

항원의 부착은 대식세포로 하여금 부착한 물질 주위로 확장하기 위해 **위족 (pseudopodia)**이라고 불리는 막의 돌출을 유도한다 (그림 2-8a). 위족의 융합의 결과 **포식소체 (phagosome)**라 불리는 막으로 둘러싸인 구조 내로 그 물질이 싸여진다. 그리고 포식소체는 세포내 처리 경로에 들어간다(그림 2-8b). 이 경로에서 포식소체는 세포의 내부로 이동하여 **포식용해소체 (phagolysosome)**를 형성하기 위해 **용해소체 (lysosome)**와 융합한다. 용해소체는 리소자임과 섭취된 물질을 소화하는 다양한 다른 가수분해효소를 포함한다. 그리고 포식 용해소체의 소화된 내용물은 **세포외배출 (exocytosis)**이라고 불리는 과정에 의하여 제거된다 (그림 2-8b 참조).

대식세포의 세포막은 특정한 종류의 항체에 결합하는 수용체를 갖는다. 만일 하나의 항원 (예, 박테리아)이 적절한 항체로 덮여 있다면, 항원-항체 복합체는 항원만 있는 것보다 대식세포막의 항체 수용체에 더 잘 결합하고 포식작용은 강화된다. 예를 들어 한 연구에 의하면 항원의 포식작용 비율은 항원에 대한 특정 항체가 없는 경우보다 있는 경우에 4000배 정도 높았다. 그러므로 항체는 항원과 대식세포 둘 다에 결합하여 포식작용을 높이는 분자인 **옵소닌 (opsonin)**의 기능을 한다. 입자 항원이 포식될 가능성이 더 증가되는 과정을 **옵소닌화 (opsonization)**라고 부른다.

대식세포가 섭취한 대부분의 항원이 분해되고 제거되지만 방사성 동위원소로 표지된 항원을 사용한 실험에 의하여 대식세포 막에 항원 펩티드가 제시되는 것이 증명되었다. 그림 2-8b에서 기술된 것처럼 포식된 항원은 세포내 처리 경로 내에서 class II MHC 분자와 결합할 수 있는 펩티드로 분해된다. 이들 펩티드-class II MHC 복합체들은 다음에 대식세포막으로 이동한다. 8장에서 상세하게 살펴볼 이 항원의 처리와 제시는 체액성과 세포 매개성 면역 반응의 발생에서 중심적인 사건인 T_H 세포의 활성화에 중요하다. 마지막으로 3장에서 논의되는 것처럼 활성화된 대식세포는 면역반응의 진행에 중요한 조절단백질을 분비한다.

과립구 세포_Granulocytic cells

과립구 (granulocytes)는 세포의 형태와 세포질의 염색 특성에 기초하여 중성구, 호산구, 그리고 호염구로 분류된다 (그림 2-9). **중성구 (neutrophil)**는 다엽핵이 있고 산성과 염기성 염료로 착색되는 과립 세포질을 가지며 다엽핵 때문에 흔히 다형핵 (polymorphonuclear, PMN) 백혈구라고 불린다. **호산구 (eosinophil)**는 이엽핵이 있고 산성염료인 eosin red (따라서 호산구라 명명됨)에 착색되는 과립된 세포질을 가진다. **호염구 (basophil)**는 단핵이 있고 염기성 염료인 메칠렌 블루 (methylene blue)로 착색되는 심하게 과립된 세포질을 갖고 있다. 중성구와 호산구 둘 다 포식적인 반면 호염구는 그렇지 않다. 순환하는 혈액 세포의 50~70%를 차지하는 중성구는 호산구(1~3%)나 호염구(<1%)보다 훨씬 수가 많다.

중성구_Neutrophils

중성구는 골수내의 조혈에 의해 생성된다. 말초 혈색 속으로 방출된 중성구는 7-10 시간동안 순환하다가 조직으로 이동하는데 거기서는 수명이 며칠 동안뿐이다. 많은 종류의 감염에 반응하여 골수는 평소보다 많은 중성구를 방출하고 이들 세포들은 일반적으로 감염

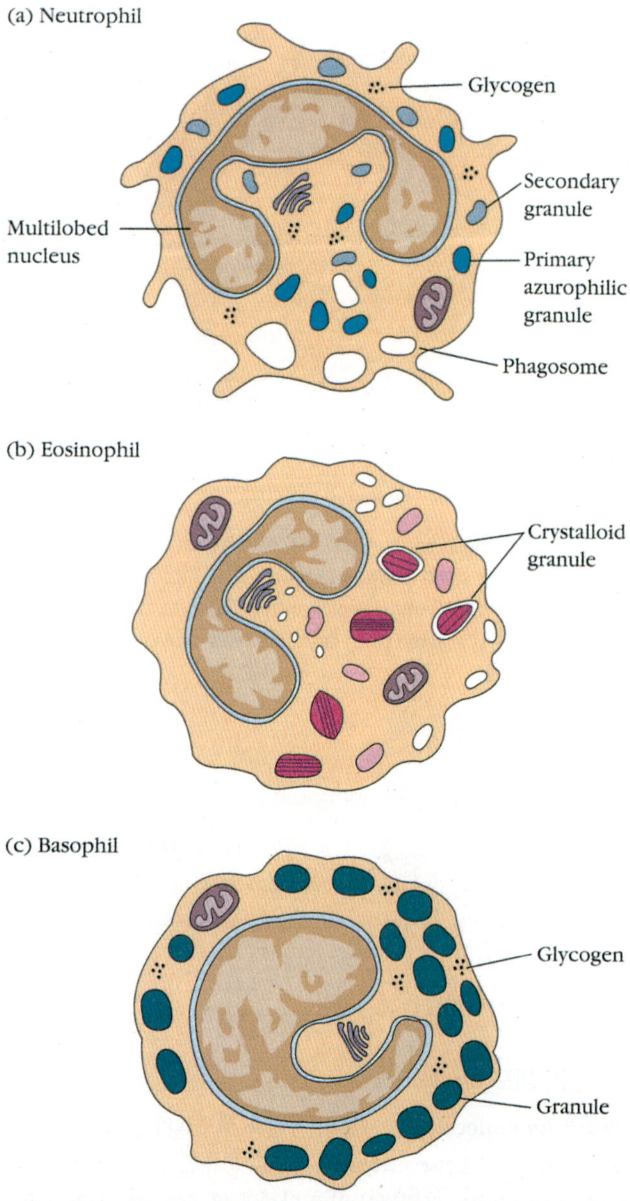

FIGURE 2-9 Drawings showing typical morphology of granulocytes. Note differences in the shape of the nucleus and in the number, color, and shape of the cytoplasmic granules.

장소에 처음 도착한다. 그 결과 생기는 순환하는 중성구의 일시적인 증가 (**백혈구증가증, leukocytosis**)는 의학적으로 감염의 징후로 이용된다.

순환하는 중성구의 조직 속으로의 이동 (**혈관외유출, extravasation**)은 여러 단계를 거친다. 세포는 먼저 혈관 내피에 부착하고, 다음에 혈관 벽에 늘어선 인접 내피 세포들 사이의 간극을 침투하고, 마침내 혈관 기초막을 침투하여 조직 공간 속으로 나간다(이 과정은 13장에 자세히 설명되어 있다). 염증 반응에서 생성되는 다수의 물질들이 염증이 일어난 장소에서 중성구의 축적을 조장하는 **화학주성 인자 (chemotactic factors)** 역할을 한다. 이들 화학주성 인자들 가운데는 보체구성요소들 중 몇 가지, 혈액 응고계의 구성요소들, 활성화된 T_H 세포와 대식세포에 의해 분비되는 몇 가지 사이토카인들이 있다.

대식세포와 마찬가지로 중성구는 활발한 포식 세포들이다. 중성구에 의한 포식작용은 중성구 내의 용해 효소와 살균성 물질이 1차 그리고 2차과립에 포함되어 있다는 것을 제외하고는 대식세포에서 설명된 것과 유사하다(그림 2-9a 참조). 더 크고 더 밀집된 1차과립들은 과산화효소, 리소자임 그리고 다양한 가수분해 효소를 포함하는 용해소체의 일종이다. 더 작고 2차적인 과립은 콜라겐 분해효소, 락토페린 그리고 리소자임을 포함한다. 1차과립 2차과립 둘 다 포식소체와 융합하는데 그 속의 내용물은 대식세포에서와 거의 마찬가지로 소화되고 제거된다. 중성구는 또한 항균 물질을 생성하는데 이에 대해서는 3장에서 취급된다.

호산구_Eosinophils

중성구와 마찬가지로 호산구는 혈액에서 조직 공간으로 이동할 수 있는 이동성 포식 세포이다(그림 2-9b). 호산구의 포식 역할은 중성구의 포식 역할보다 훨씬 덜 중요하고 호산구는 기생적 유기체에 대한 방어 역할을 하는 것으로 생각된다. 호산구 과립에서 분비된 내용물은 기생충막을 손상시킬 수도 있다.

호염구_Basophils

호염구는 세포질 과립에서 약리적 활성물질을 방출함으로써 작용하는 비포식 과립구이다(그림 2-9c). 이들 물질들은 알레르기 반응에 중요한 역할을 한다.

비만세포_Mast cells

조혈에 의해 골수에서 형성되는 비만세포 전구체는 분화되지 않은 세포로 혈액에 방출된다. 그것들은 혈액을 떠나 조직에 들어갈 때까지 분화하지 않는다. 비만세포는 피부, 여러 기관의 연결 조직들, 기도, 비뇨생식기로 그리고 소화관의 점막 상피 조직을 포함한 다양한 조직에서 발견될 수 있다. 순환하는 호염구와 마찬가지로 비만세포들은 히스타민과 함께 다양한 약리적 활성물질을 포함하는 세포질 과립을 많이 가지고 있다. 혈액 호염구와 함께 비만세포는 알레르기 발생에 중요한 역할을 한다 (15장 참조).

수지상세포_Dendritic cells

1868년 Paul Langerhans의 피부의 해부학적인 연구에 의하여 밝혀진 수지상세포는 면역계에서 최초로 밝혀진 세포다. **수지상세포 (dendritic cell, DC)**는 신경 세포의 수지를 닮은 긴 막 연장으로 덮여있기 때문에 그 이름을 얻었다. 수지상세포에는 여러 종류가 있는데, **랑게르한스 수지상세포 (Langerhans DCs)**, **간질 수지상세포 (interstitial DCs)**, **단핵구-유래 수지상세포 (monocyte-derived DCs)**, 그리고 **형질세포성 수지상세포 (plasmacytoid DCs)** 등 최소

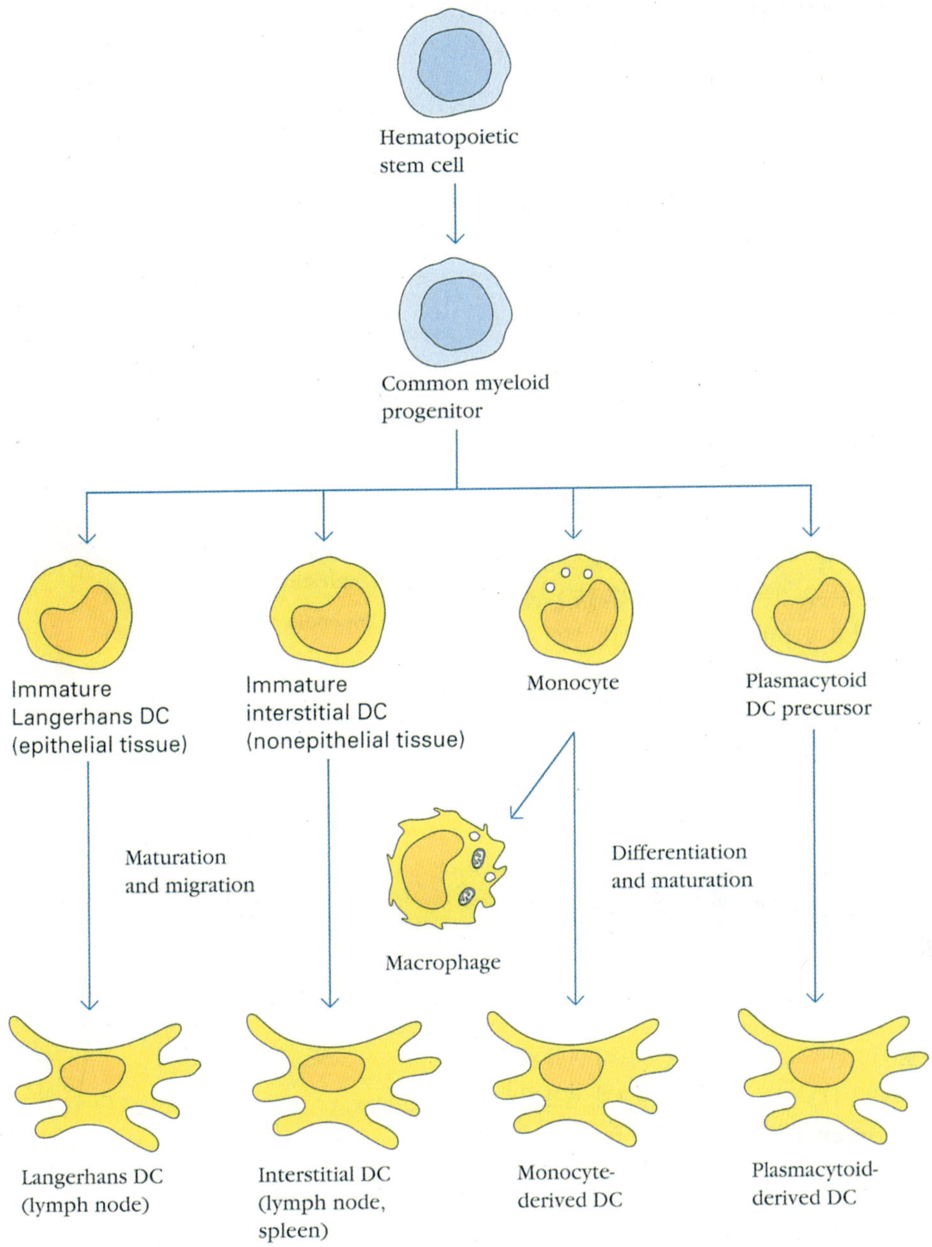

FIGURE 2-10 Different kinds of dendritic cells and their origins.

한 네 종류가 있다. 각각의 수지상세포는 다른 경로를 통해 다른 신체 부위에서 조혈모세포로부터 생긴다 (그림 2-10). 랑게르한스 수지상세포는 피부의 외부층에서 발견되고 간질 수지상세포는 뇌를 제외한 모든 기관의 간질에서 발견된다. 이름에서 유추되듯이 단핵구-유래 수지상세포는 혈액에서 조직으로 이동한 단핵구에서 유래된다. 그 조직에서 단핵구-유래 수지상세포는 림프를 통하여 림프절 또는 혈관으로 들어가고 림프조직으로 되돌아가기 위하여 혈관을 이용한다.

형질세포성 수지상세포는 형질세포성 세포 (plasmacytoid cells)로부터 유래하는데 내재면역에서도 어떤 역할을 하고 항원제시세포로서의 기능도 수행한다. 비록 다른 종류의 수지상세포들 간에 작용과 표현형질에 차이를 보이지만 모두 class I MHC 분자와 class II MHC 분자를 발현하며 B7 공동자극분자 패밀리의 구성원인 CD80과 CD86도 발현한다. 수지상세포는 또한 T 세포에 존재하는 상보적인 리간드와 작용하여 T 세포의 행동에 영향을 미치는 CD40도 발현한다. 수지상세포는 여러 형태로 존재하는데 한 부위에서는 항원을 포획하고 다른 부위에서는 항원을 제시하는 뚜렷한 작용을 수행하는 등 융통성이 높은 세포이다. 림프절 밖에서는 미성숙한 수지상세포가 병원체의 침투를 감시하고 침투한 외부 항원을 포획한다. 그리고 림프절로 이동하여 항원을 제시한다. 말초부위에서 감시자로 작용할 때 미성숙 수지상세포는 3가지 방법을 통하여 항원을 취한다. 포식작용 (phagocytosis)을 통하여 삼키거나, 세포내 이입 (endocytosis)을 통하여 세포내부로 끌어들이거나 음세포

작용 (pinocytosis)에 의하여 항원을 들이킨다. 실제로 미성숙 수지상세포는 음세포작용을 통하여 한 시간 동안에 자신의 부피에 해당하는 유체 (1000~1500 μm^3)를 취한다. 성숙과정을 통하여 수지상세포는 항원포획표현형질로부터 T 세포에 항원제시를 도와주는 형질로 전환한다. 그러한 전환과정에서 어떤 속성은 상실되고 어떤 속성은 새로 얻어진다. 포식작용과 대규모 음세포작용은 상실된다. T_H 세포에 항원을 제시하는데 필요한 class II MHC의 발현은 증가되고 미경험 T 세포의 활성에 필수적인 공조자극분자의 발현도 증가한다. 일단 성숙하면 수지상세포는 말초조직을 떠나서 혈관 도는 림프관으로 들어가서 T 세포가 존재하는 면역기관으로 이동하여 항원을 제시한다.

여포수지상세포_Follicular dendritic cells

또 다른 종류의 수지상세포인 **여포 수지상세포 (follicular dendritic cells,** 그림 2-11)는 골수에서 생기지 않고 위에 설명한 항원 제시 수지상세포와 다른 기능을 갖는다. 여포 수지상세포는 class II MHC 분자를 발현하지 않고 따라서 T_H 세포 활성화를 위한 항원제시 세포로서 작용하지 않는다. 이들 수지상세포들은 림프 여포라고 불리는 림프절의 조직된 구조 안에 한정되어 존재하기 때문에 이름 지어졌는데 림프 여포에는 B 세포가 풍부하다. 비록 class II MHC 분자를 발현하지 않지만 여포 수지상세포는 항원-항체 복합체 결합을 가능하게 하는 항체에 대한 막수용체를 높은 수준으로 발현한다. 11장에서 기술된 것처럼 이러한 B 세포와 여포수지상세포 간의 상호작용은 B 세포의 성숙과 다양화에 중요한 영향을 미친다.

면역계 기관_Organs of the Immune System

형태적으로 기능적으로 다양한 다수의 기관과 조직들이 면역 반응의 발생에 기여한다(그림 2-11). 이들은 기능별로 **1차 림프기관 (primary lymphoid organs)**과 **2차 림프기관 (secondary lymphoid organs)**으로 구별될 수 있다. 흉선과 골수는 1차 (혹은 중심) 림프기관으로서 이곳에서는 림프구의 성숙이 일어난다. 림프절, 비장, 그리고 장-연관 림프조직 (gut-associated lymphoid tissues, GALT)과 같은 다양한 점막-연관 림프조직 (mocosa-associated lymphoid tissues, MALT)은 2차 (혹은 말초) 림프기관에 해당한다. 이곳에서는 항원이 수집되고 성숙한 림프구가 그 항원과 반응한다. 성숙한 림프구가 일단 1차 림프기관에서 생성되면, 혈액계와 **림프계 (lymphatic system)** 속을 순환한다. 림프계는 순환계의 모세관으로부터 조직으로 빠져나온 체액을 수집하여 다시 혈액으로 반환하는 관망 (network of vessels)이다.

1차 림프기관_Primary lymphoid organs

조혈에서 생성된 미성숙 림프구는 1차 림프기관 내에서 성숙하고 특정 항원 특이성을 가지게 된다. 1차 림프기관 내에서 림프구가 성숙한 후에만 그 세포는 (면역 반응을 유발할 수 있는) **면역적격성 (immunocompetent)**을 띄게 된다. T 세포들은 골수에서 일어나서

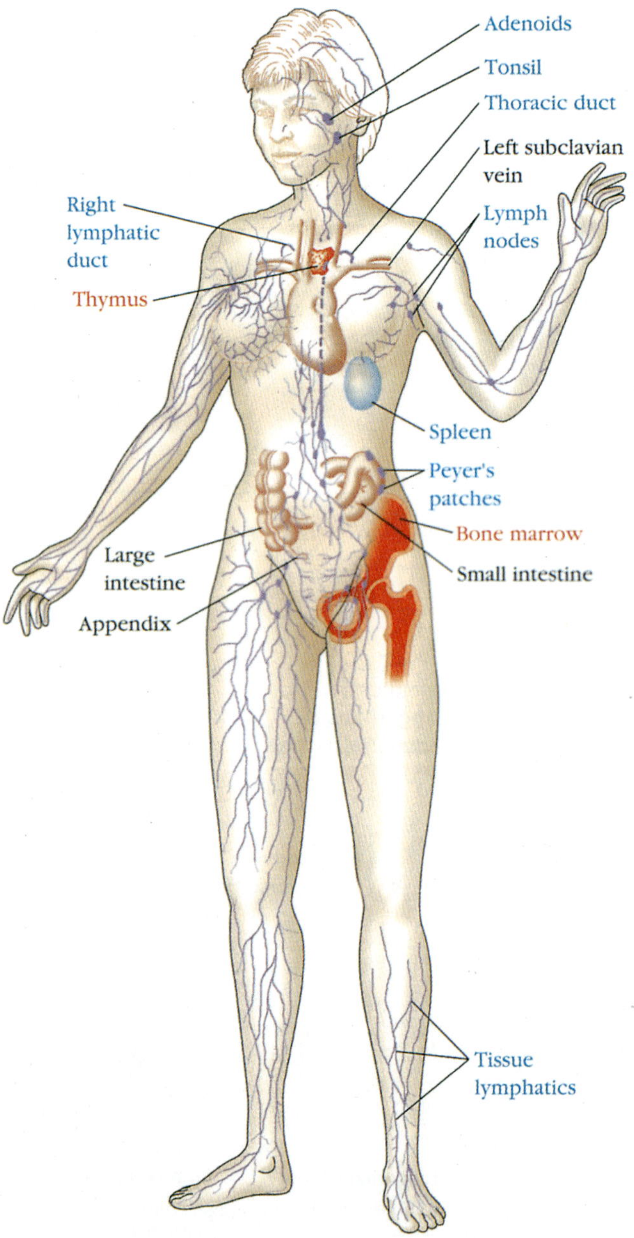

FIGURE 2-11 The human lymphoid system. The primary organs (bone marrow and thymus) are shown in red; secondary organs and tissues, in blue. These structurally and functionally diverse lymphoid organs and tissues are interconnected by the blood vessels (not shown) and lymphatic vessels (purple). Most of the body's lymphatics eventually drain into the thoracic duct, which empties into the left subclavian vein. However, the vessels draining the right arm and right side of the head converge to form the right lymphatic duct, which empties into the right subclavian vein (not shown). Bones containing marrow are part of the lymphoid system; normally samples of bone marrow are taken from the iliac crest or the sternum. *[Adapted from H. Lodish et al., 1995,* Molecular Cell Biology, *3rd ed., Scientific American Books, New York.]*

흉선 (thymus)에서 발달하고, 또한 다수의 포유류에서는-예를 들어, 사람과 마우스- B 세포들은 **골수 (bone marrow)**에서 유래한다.

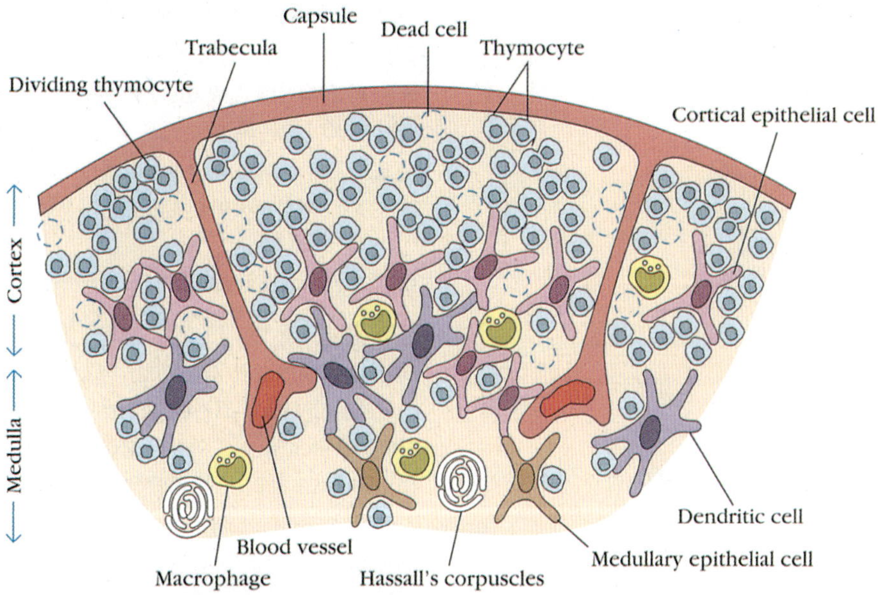

FIGURE 2-12 Diagrammatic cross section of a portion of the thymus, showing several lobules separated by connective tissue strands (trabeculae). The densely populated outer cortex contains many immature thymocytes (blue), which undergo rapid proliferation coupled with an enormous rate of cell death. The medulla is sparsely populated and contains thymocytes that are more mature. During their stay within the thymus, thymocytes interact with various stromal cells, including cortical epithelial cells (light red), medullary epithelial cells (tan), dendritic cells (purple), and macrophages (yellow). These cells produce regulatory factors and express high levels of class I and class II MHC molecules. Hassall's corpuscles, found in the medulla, contain concentric layers of degenerating epithelial cells. *[Adapted with permission from W. van Ewijk, 1991,* Annual Review of Immunology *9:591, © 1991 by Annual Reviews.]*

흉선_Thymus

흉선은 T 세포 발달과 성숙 장소로서 심장 위에 위치한 편평한 이엽 기관이다. 각 엽은 피막으로 둘러싸여 있고 소엽으로 나뉘어 있는데 소엽들은 잔기둥 (trabeculae)이라고 불리는 결합조직가닥으로 분리되어 있다 (그림 2-12). 각 소엽은 두 칸으로 구성되어 있다: 외부 구역 혹은 **피질 (cortex)**은 **흉선세포 (thymocytes)**라고 불리는 **미성숙 T 세포 (immature T cells)**가 밀집되어 있는 반면, 내부 구역 혹은 **수질 (medulla)**에는 흉선세포가 드문드문 있다.

흉선의 피질과 수질 둘 다 상피세포, 수지상세포, 그리고 대식세포로 구성된 3차원적 기질세포망으로 엇갈려 있는데 이러한 세포망은 기관의 틀을 만들며 흉선세포의 성장과 성숙에 기여한다. 많은 기질세포들이 발달 중인 흉선세포와 물리적으로 상호 작용한다. 흉선의 기능은 감염으로 부터 신체를 보호할 T 세포 레퍼토리 (repertoire)를 생성하고 선택하는 것이다. 흉선세포가 발생하면서 다양한 T 세포 수용체들이 유전자재배열에 의하여 생성되는데, 이런 과정을 통해 (9장 참조) 항원-MHC 복합체를 인식할 능력이 있는 수용체를 지닌 몇몇 T 세포들이 생성된다. 그러나 이 무작위한 과정에 의해 생성된 대부분의 T-세포 수용체들은 항원-MHC 복합체를 인식할 능력이 없고 또한 소수의 비율은 자기항원-MHC 복합체와 반응한다. 10장에서 설명될 기전을 이용하여 흉선은 항원-MHC 복합체를 인식하지 못하는 T 세포들과 자기항원-MHC 복합체와 반응하여 자가면역 질병을 일으킬 위험이 있는 T 세포들의 죽음을 유도한다. 모든 흉선세포의 95% 이상이 성숙되지 못하고 세포자살에 의해 죽는다.

면역 기능에서 흉선의 역할은 갓태어난 마우스에서 외과적으로 흉선을 제거하는 절차인 갓난 마우스 흉선 절제술 (neonatal thymectomy)의 효과를 조사함으로써 연구될 수 있다. 이들 흉선이 제거된 마우스들은 T 세포 계통의 순환 림프구의 극적인 감소와 세포 매개성 면역의 부재를 보여준다. 흉선의 중요성의 다른 증거는 인간에서는 선천적인 출산 결함의 하나인 **디죠지증후군 (DiGeo-rge's syndrome)**의 연구와 마우스에서는 흉선의 발생이 결손된 **누드마우스 (nude mouse)**의 연구에서 비롯한다. 두 경우 모두에서 순환하는 T 세포와 세포 매개성 면역의 부재, 그리고 감염성 질병의 증가가 관찰된다.

노화는 흉선 기능의 쇠퇴를 수반한다. 흉선은 사춘기에 최대 크기에 이르고는 피질과 수질 세포들의 상당한 감소 그리고 기관의 총 지방 용량의 증가와 함께 퇴화한다. 흉선의 평균 무게는 유아기에는 30g 정도인 반면, 연령에 따른 퇴화 (involution)에 의하여 노인의 경우에는 평균 3g의 무게를 가진 기관으로 남게 된다 (그림 2-13). 연령에 따른 흉선무게의 감소는 T 세포 생산의 감소로 이어진다. 35세가 되면 흉선의 T 세포 생산능력은 유아기의 20% 그리고 65세가 되면 유아기의 2%로 감소한다.

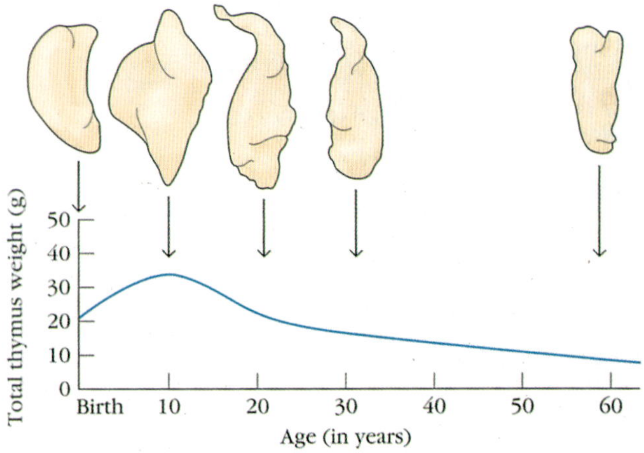

FIGURE 2-13 Changes in the thymus with age. The thymus decreases in size and cellularity after puberty.

흉선의 면역 기능에 대한 연령의 효과를 살펴보기 위해 다수의 실험이 고안되었다. 한 실험에서는 하루 혹은 33개월 된 마우스에서 가져온 흉선을 흉선이 제거된 성인 마우스에 이식하였다 (대부분의 실험실 마우스에게 33개월은 아주 고령을 의미함). 신생 마우스 흉선을 이식받은 마우스는 33개월 된 흉선을 이식받은 마우스보다 면역기능이 상당히 크게 향상됨을 보였다.

골수_Bone Marrow

골수는 조혈과 지방축적이 일어나는 복잡한 조직이다. 개체가 나이가 들어가면서 골수의 50%는 지방으로 채워진다. 골수에서 생성되는 조혈세포는 혈관의 벽을 관통하여 혈류속으로 들어가는데, 이를 통해 조혈세포는 골수로부터 온몸으로 분배된다.

사람과 마우스에서 골수는 B 세포의 근원이고 발생 장소이다. 림프 전구 세포에서 생기는 미성숙 B 세포는 골수 내에서 증식하고 분화하며 골수 내의 기질세포는 B 세포들과 직접적으로 상호 작용하여 발생에 필요한 다양한 사이토카인을 분비한다. 골수의 B 세포는 혈장에서 발견되는 IgG와 IgA 면역글로부린의 90%를 생산한다. T 세포 성숙과정의 흉선 선택처럼 골수 내의 선택 과정은 자가 반응 항체 수용체를 가진 B 세포들을 제거한다. 이 과정은 11장에서 자세하게 설명되어 있다. 그러나 사람과 마우스에서처럼 모든 종에서 B 세포 발생이 골수에서 일어나는 것은 아니다. 조류에서는, 장과 연관된 림프조직인 **파브리시우스 활액낭 (the bursa of Fabricius)** 이라고 불리는 림프기관이 B 세포 성숙의 주요 장소이다. 영장류와 설치류와 같은 포유류에서는 1차 림프기관으로서 활액낭이나 그에 대응되는 것이 없다. 소와 양에서 임신 초기의 B 세포의 성숙, 증식, 분화를 주관하는 1차 림프 조직은 태아의 비장이다. 임신 후기에 이 기능은 **회장 페이에르 판 (ileal Peyer's patch)**이라고 불리는 장벽에 박힌 조직이 맡는데, 다수의 B 세포와 T 세포를 함유한다. 토끼도 역시 B 세포의 증식과 다양화에서의 중요한 단계에 맹장과 같은 장연관 조직을 위한 1차 림프조직으로 사용한다.

림프계_Lymphatic System

혈액이 압력을 받으며 순환하면서 혈액의 액체 요소 (**혈장, plasma**)는 모세혈관의 얇은 벽을 스며 나와 주위 조직으로 들어간다. 성인에서는 신체의 크기와 활동에 따라서 차이가 있지만 24시간 동안 약 2.9 liter 또는 그 이상의 침출액이 생긴다. **간질액 (interstitial fluid)**이라고 불리는 이 체액은 모든 조직에 침투하여 모든 세포를 침윤한다. 만약 이 체액이 다시 혈관으로 돌아가지 않으면 부종(edema)이라 부르는 점진적인 팽창이 발생하여 생명을 위협한다. 대부분의 체액은 세정맥의 벽을 통하여 다시 혈액으로 돌아가기 때문에 우리는 재앙적인 부종에 고통당하지 않는다. 나머지 간질액은 1차 림프관이라 불리는 **세벽관망 (a network of thin-walled tubes)**으로 들어간다. 1차 림프관의 벽은 느슨하게 병치된 내피세포 단일 층으로 구성되어 있다 (그림 2-14). 비록 모세혈관이 닫혀있어도 1차 림프관의 침투성 구조 때문에 체액과 심지어는 세포까지 림프망으로 들어간다. 이 림프관내에서 이제 **림프 (lymph)**로 불리는 간질액은 미세한 관들의 망으로부터 **림프관**이라고 불리는 점점 더 커지는 일련의 수집관 속으로 들어간다 (그림 2-14).

가장 큰 림프관인 **흉관 (thoracic duct)**은 심장 부근의 **좌쇄골하정맥 (left subclavian vein)**으로 흘러든다. 흉관은 우측 팔과 두개골의 우측 부위를 제외한 신체의 모든 부위로부터 림프를 수집한다. 우측 팔과 두개골의 우측 부위에 있는 림프는 우측 림프관으로 모여서 우측 쇄골하정맥으로 흘러든다 (그림 2-11). 이런 방식으로 림프계는 혈액에서 잃은 체액을 포착하고 혈액으로 반환하며 따라서 순환계내의 체액 수준이 안정된 상태가 되도록 한다. 림프구, 수지상세포, 대식세포 그리고 다른 세포들은 느슨하게 연결된 내피세포의 얇은 벽을 통하여 1차 림프기관에 들어가서 림프에 합류된다 (그림 2-14). 심장은 림프계 속으로 림프를 품어내지 않는다. 대신 림프의 흐름은 신체의 근육 운동에 의해 림프관이 압착되면서 이루어진다. 림프관을 따라 있는 일련의 편도 밸브가 림프가 확실히 한 방향으로 흐르도록 한다.

외부 항원이 조직에 들어오면 림프계는 그것을 잡아서 외부 항원을 수집하는 림프절과 같은 다양한 림프조직으로 가져간다. 조직에서 림프관으로 림프가 지나가면서 림프에 림프구의 숫자는 점점 많아지게 된다. 그래서 림프계는 림프구와 항원을 결합조직으로부터 림프구가 수집된 항원과 상호 작용하여 활성화를 경험할지도 모르는 잘 조직된 림프조직으로 이동하는 수단으로도 이용된다.

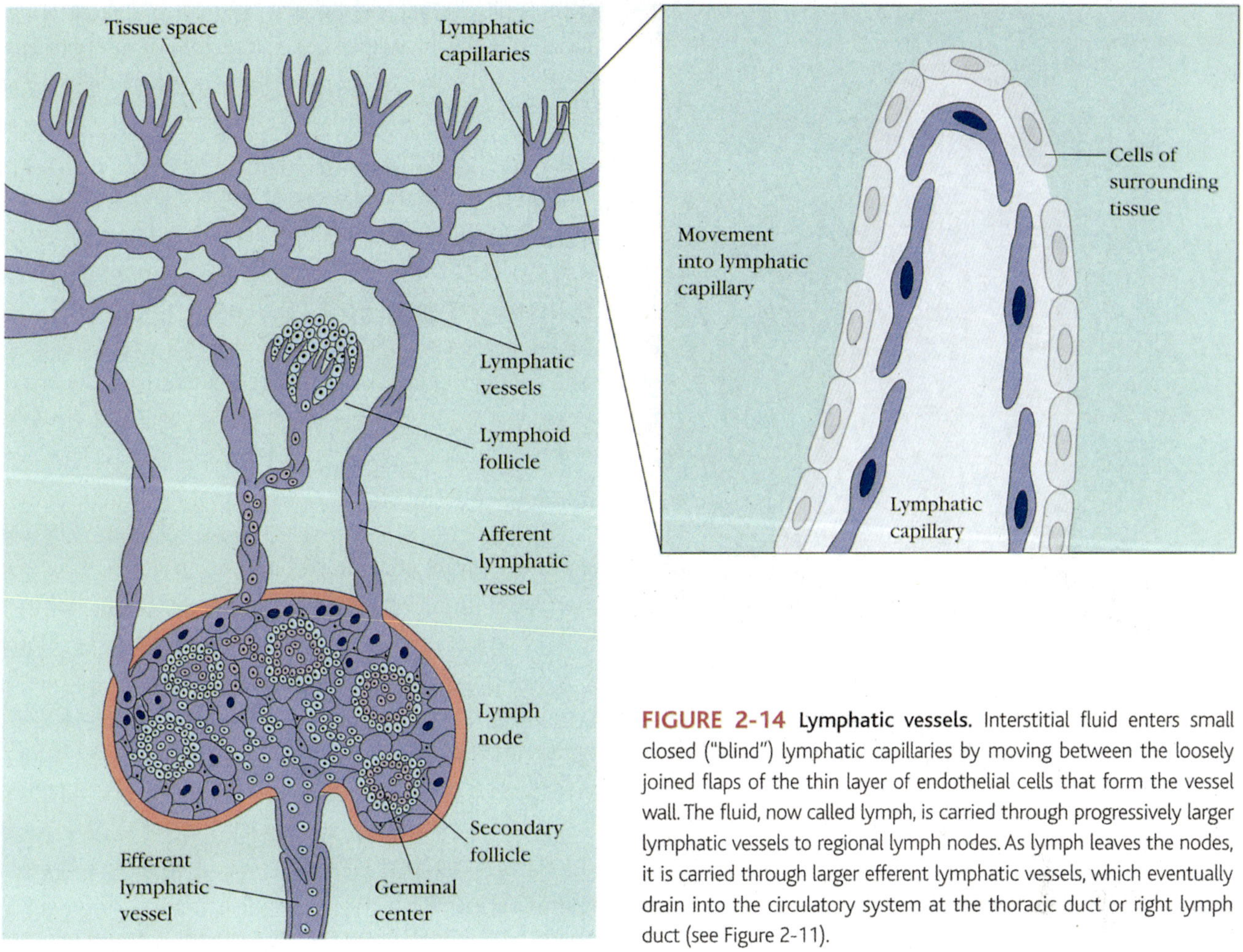

FIGURE 2-14 Lymphatic vessels. Interstitial fluid enters small closed ("blind") lymphatic capillaries by moving between the loosely joined flaps of the thin layer of endothelial cells that form the vessel wall. The fluid, now called lymph, is carried through progressively larger lymphatic vessels to regional lymph nodes. As lymph leaves the nodes, it is carried through larger efferent lymphatic vessels, which eventually drain into the circulatory system at the thoracic duct or right lymph duct (see Figure 2-11).

2차 림프기관_Secondary lymphoid organs

다양한 종류의 잘 조직된 림프조직들이 림프계의 관을 따라 위치해 있다. 폐와 장벽의 프로프리아판 (lamina propria) 내의 어떤 림프 조직들에는 림프구와 대식세포가 확산되어 분포한다. 다른 림프조직은 유출모세림프관망에 의해 둘러싸인 림프세포와 비 림프세포의 집단으로 구성된 림프여포라고 불리는 구조로 조직되어 있다. 항원에 의해 활성화될 때까지 림프여포 (**1차 여포, primary follicle**)는 여포 수지상세포들과 휴지상태의 작은 B 세포들의 망으로 이루어진다. 항원 도전 후 1차 여포는 더 큰 **2차 여포 (secondary follicle)**가 된다. 2차 여포는 중심부위 (**배중심, germinal center**)를 동심적으로 싸고 있는 B 림프구의 고리로서 이곳에서는 분열하는 B 림프구가 집중적으로 존재하는 부위와 비분열 B 세포 그리고 대식세포와 여포 수지상세포와 섞인 보조 T 세포가 존재하는 부위가 있다 (그림 2-15).

림프절 (lymph node)과 **비장 (spleen)**은 2차 림프기관 중 가장 고도로 조직된 것들이다. 림프여포뿐 아니라 T 세포와 B 세포 활동에 필요한 추가적인 독특한 영역도 구성하고 섬유 피막으로 둘러싸여 있다. 총체적으로 **점막-연관 림프조직 (mucosa-associated lymphoid tissue, MALT)**라고 불리는 덜 조직화된 림프조직은 몸의 여러 곳에서 발견된다. MALT는 Peyer's patch (소장 내), 편도, 맹장뿐 아니라 장 내의 고유층, 상기도, 기관지 그리고 생식로를 따라 늘어선 점막 안의 수많은 림프여포도 포함한다.

림프절_Lymph Nodes

림프절은 림프에 있는 항원에 대한 면역반응이 유발되는 장소이다. 림프절은 림프구, 대식세포 그리고 수지상세포로 채워진 그물모양의 망을 포함한 피막에 싸인 콩 모양의 구조이다. 림프관의 주위에 밀집한 림프절은 조직에 들어오는 항원에 맨 처음으로 대항하는 조직된 림프 구조이다. 림프가 림프절 속을 스며 나오면서 림프에 있던 모든 입자 항원은 포식세포와 수지상세포들 (여포 및 간질)의 세포망에 걸린다. 림프절의 전체적인 구조는 림프구들이 수집된 항원을 효과적으로 만나고 반응하기에 이상적인 미세 환경을 제공한다.

형태적으로 림프절은 대략 **피질 (cortex)**, **부피질 (paracortex)**, 그리고 **수질 (medulla)**이라는 세 개의 동심적인 부분으로 나눌 수

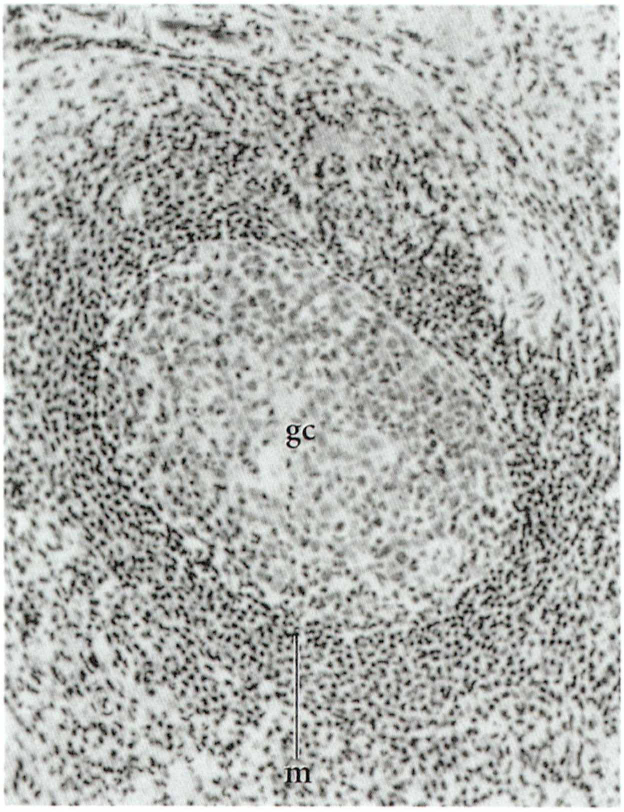

FIGURE 2-15 **A secondary lymphoid follicle consisting of a large germinal center (gc) surrounded by a dense mantle (m) of small lymphocytes.** *[From W. Bloom and D. W. Fawcett, 1975, Textbook of Histology, 10th ed., © 1975 by W. B. Saunders Co.]*

있다. 각 부위는 독특한 미세 환경을 제공한다 (그림 2-16a). 최고 바깥 층인 **피질**은 1차 여포 내에서 정렬된 림프구 (거의 B 세포들), 대식세포들 그리고 여포 수지상세포로 구성된다. 항원의 도전이 있은 후 1차 여포는 2차 여포로 확장되고 각각은 배중심을 가진다. B 세포가 결손 된 어린이들에서 피질은 1차 여포와 배중심이 결여되어 있다. 피질 아래에는 **부피질**이 있는데 거기는 거의 대부분 T 림프구이고 조직에서 림프절로 이동한 것으로 생각되는 수지상세포들도 있다. 이들 수지상세포들은 높은 수준의 class II MHC 분자를 발현하는데 T_H 세포에 항원을 제시하는데 필요하다. 림프절의 가장 안쪽 층인 **수질**은 림프 계통 세포들이 좀 더 희박하게 거주한다. 그 중에 많은 것이 항체 분자를 활발히 분비하는 형질세포이다.

항원이 림프에 의해 가까운 림프절 속으로 운반되면서 부피질에 있는 수지상세포에 의해 수집되고, 처리되며, class II MHC 분자와 함께 제시되어, T_H 세포를 활성화시킨다. B 세포의 초기 활성도 역시 T 세포가 풍부한 부피질 내에서 일어난다고 생각된다. 한번 활성화되면 T_H와 B 세포들은 부피질 가장자리에서 증식하는 B 세포들로 주로 구성된 작은 부위를 형성한다. 그 부위 내의 어떤 B 세포들은 항체를 분비하는 형질세포로 분화한다. 이들 부위들은 항원 도전을 받은 후 4~6일 이내에 최대 크기에 도달한다. 항원 도전을 받은 후 4~7일 내에 몇 개의 B 세포들과 T_H 세포들은 피질의 1차 여포로 이동한다. 피질의 1차 여포 내에서 여포 수지상세포, B 세포 그리고 T_H 세포 사이의 상호작용이 일어나 중앙 배중심을 가진 2차 여포의 발생이 일어난다. 배중심에서 생성된 형질세포 중 약간은 림프절의 수질 부위로 이동하고 많은 것들은 골수로 이동한다.

유입 림프관은 여러 곳에서 림프절 피막을 꿰뚫어서 림프를 **피막하동 (subcapsular sinus)**으로 내보낸다 (그림 2-16b 참조). 조직에서 나오는 림프는 피질, 부피질 그리고 수질을 통해 천천히 안으로 스며들어서 식세포와 수지상세포들이 림프가 가져오는 어떤 세균 혹은 입자 물질 (예를 들어 항원-항체 복합체)을 수집하도록 한다. 감염이 일어났거나 다른 항원이 몸에 들어온 후 하나의 유출 림프관을 통해 림프절을 나온 림프는 수질의 형질세포에 의해서 새로이 분비된 항체 때문에 항체의 농도가 증가되고 유입 림프보다 50배 높은 숫자의 림프구를 갖고 있다.

림프절을 나오는 림프 속의 림프구의 증가는 부분적으로 항원에 반응한 림프절 내의 림프구의 증식 때문이다. 그러나 대부분의 증가는 림프절의 **고내피 세정맥 (high endothelial venule, HEV)**에 늘어선 특별화된 내피세포들 사이를 지나서 림프절 속으로 이동하는 혈액에 실려 운반되는 림프구들 때문이다. 이 세정맥들은 이례적으로 통통한 내피세포로 내부가 둘러싸여서 두꺼운 모양을 취하기 때문에 고내피세정맥이라 한다. 림프절에 들어오는 림프구의 대부분이 혈관외 유출 (extravasation, 3장에서 기술)에 의하여 HEV의 특화된 내피세포사이를 통과하여 도달하기 때문에 HEV가 중요하다. 림프절을 나오는 림프구의 일부는 이 내피층을 지나 이동하여 혈액에서 림프절에 들어간다. 림프절 내에서 항원의 자극이 림프구의 이런 이동을 10배로 증가시킬 수 있기 때문에 활발히 반응하는 림프절 내에서 림프구의 숫자는 크게 증가할 수 있고 림프절은 눈에 띄게 팽창한다. 항원 자극이 일어나는 도중 림프절에 방출되는 인자들이 이러한 이동을 증가하도록 촉진하는 것으로 생각된다. 림프절을 거치는 림프와 림프구의 흐름이 그림 2-16b에 요약되어 있다.

비장_Spleen

비장은 혈류 속의 항원에 대한 면역 반응을 유발시키는데 중요한 역할을 수행하는 왼쪽 복강의 위 부분에 위치해 있는 크고 타원형인 2차 림프기관이다. 림프절이 국소 조직에서 항원을 수집하는 것을 전문으로 하는 반면 비장은 혈액을 걸러 혈액에 실려 운반되는 항원을 수집하는 것을 전문으로 한다. 따라서 비장은 전신성 감염에 반응할 수 있다. 림프절과는 달리 비장은 림프관에서 공급을 받지 않는다. 대신 혈액에 실려 운반되는 항원과 림프구가 비장 동맥을 통해 비장으로 운반된다. 방사선 동위원소로 표지된 림프구를 사용한 실험은 매일 비장을 통해 재순환하는 림프구가 모든 림프절을 통한 것을 합한 것보다 더 많음을 보여준다.

비장은 구획된 구조를 형성하기 위해 내부로 향하는 다수의 돌출 (trabeculae, 잔기둥)을 뻗치는 피막으로 싸여 있다. 구획된 칸은 적색수질 (red pulp)과 백색수질 (white pulp) 두 가지 종류가 있는데 이것들은 광범위하게 존재하는 변연부 (marginal zone)에 의해 분

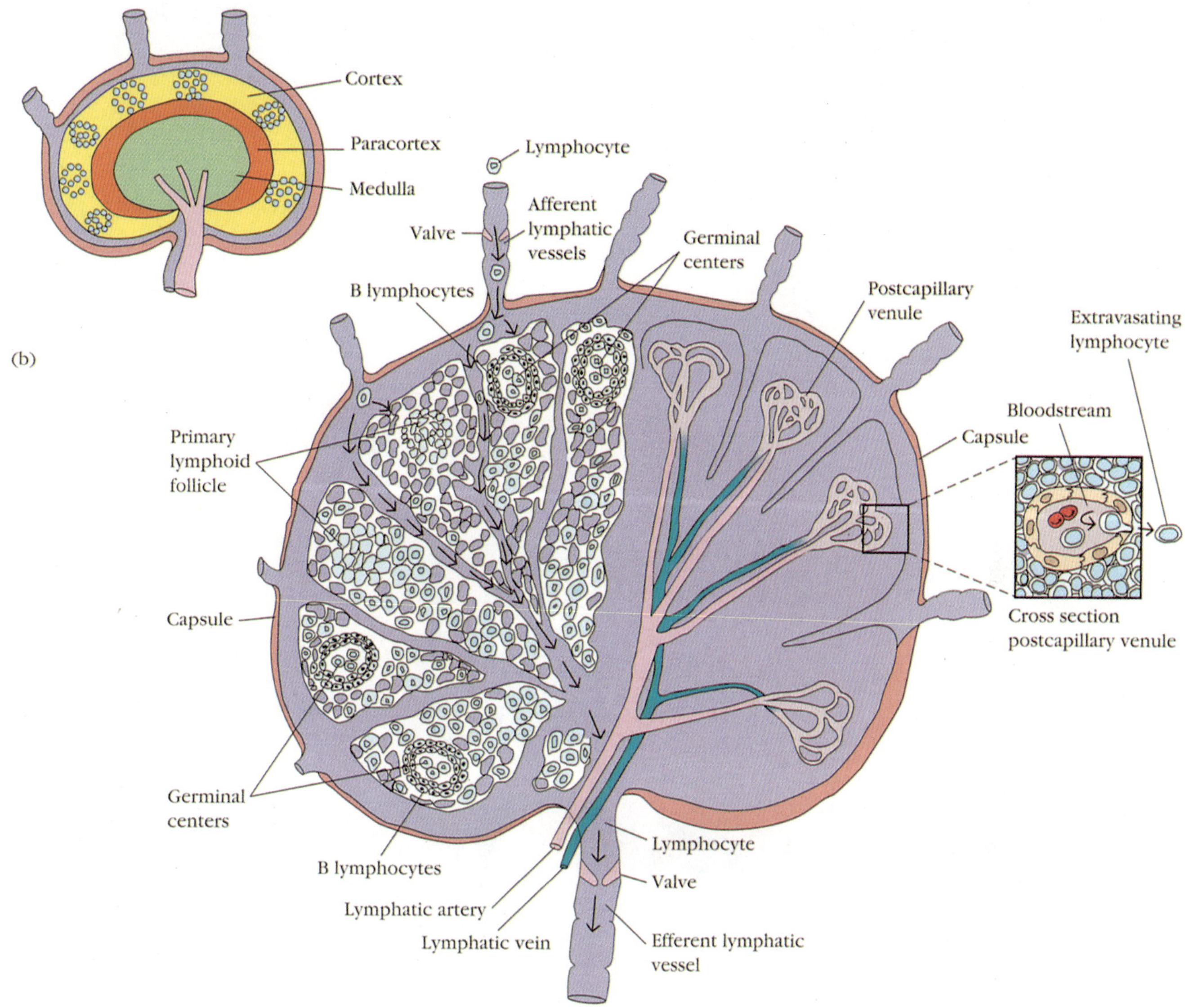

FIGURE 2-16 Structure of a lymph node. (a) The three layers of a lymph node support distinct microenvironments. (b) The left side depicts the arrangement of reticulum and lymphocytes within the various regions of a lymph node. Macrophages and dendritic cells, which trap antigen, are present in the cortex and paracortex. T_H cells are concentrated in the paracortex; B cells are primarily in the cortex, within follicles and germinal centers. The medulla is populated largely by antibody-producing plasma cells. Lymphocytes circulating in the lymph are carried into the node by afferent lymphatic vessels; they either enter the reticular matrix of the node or pass through it and leave by the efferent lymphatic vessel. The right side of (b) depicts the lymphatic artery and vein and the postcapillary venules. Lymphocytes in the circulation can pass into the node from the postcapillary venules by a process called extravasation (*inset*).

리되어 있다 (그림 2-17). 비장 **적색수질**은 대식세포와 많은 적혈구 (erthro-cytes) 그리고 소수의 림프구가 분포하는 **동양혈관망 (network of sinusoids)**으로 구성되어 있다. 이곳에서 노화되고 결함이 있는 적혈구가 파괴되고 제거된다. 적색수질 내의 많은 대식세포들은 빨려 들어온 적혈구 혹은 분해된 헤모글로빈에서 나온 철분 색소를 함유한다. 비장 백색수질은 비장동맥 가지들을 둘러싸면서 주로 T 림프구가 거주하는 **측부혈관 림프양막 (periarteriolar lymphoid sheath, PALS)**을 형성한다. 1차 림프여포는 PALS에 부착되어 있다. 이들 여포들은 B 세포가 풍부하고 그들 중 약간은 배중심을 가진다. PALS의 주위에 위치해 있는 **변연부 (marginal zone)**는 림프구와 대식세포가 거주한다.

혈액에 의해 운반되는 항원과 림프구는 비장 동맥을 통해 비장에 들어간 후에 변연부에 흘러 들어간다. 변연부에서 항원은 수지상세포들에 의해 수집되어서 PALS로 옮겨진다. 혈액 내의 림프구도 변연부의 공동으로 들어가 PALS로 이동한다.

B 세포와 T 세포의 초기 활성화는 T 세포가 풍부한 PALS에서 일어난다. 여기서 수지상세포들은 항원을 수집하여 class II MHC 분자와 결합시킨 후에 T_H 세포에 항원을 제시한다. 한번 활성화되

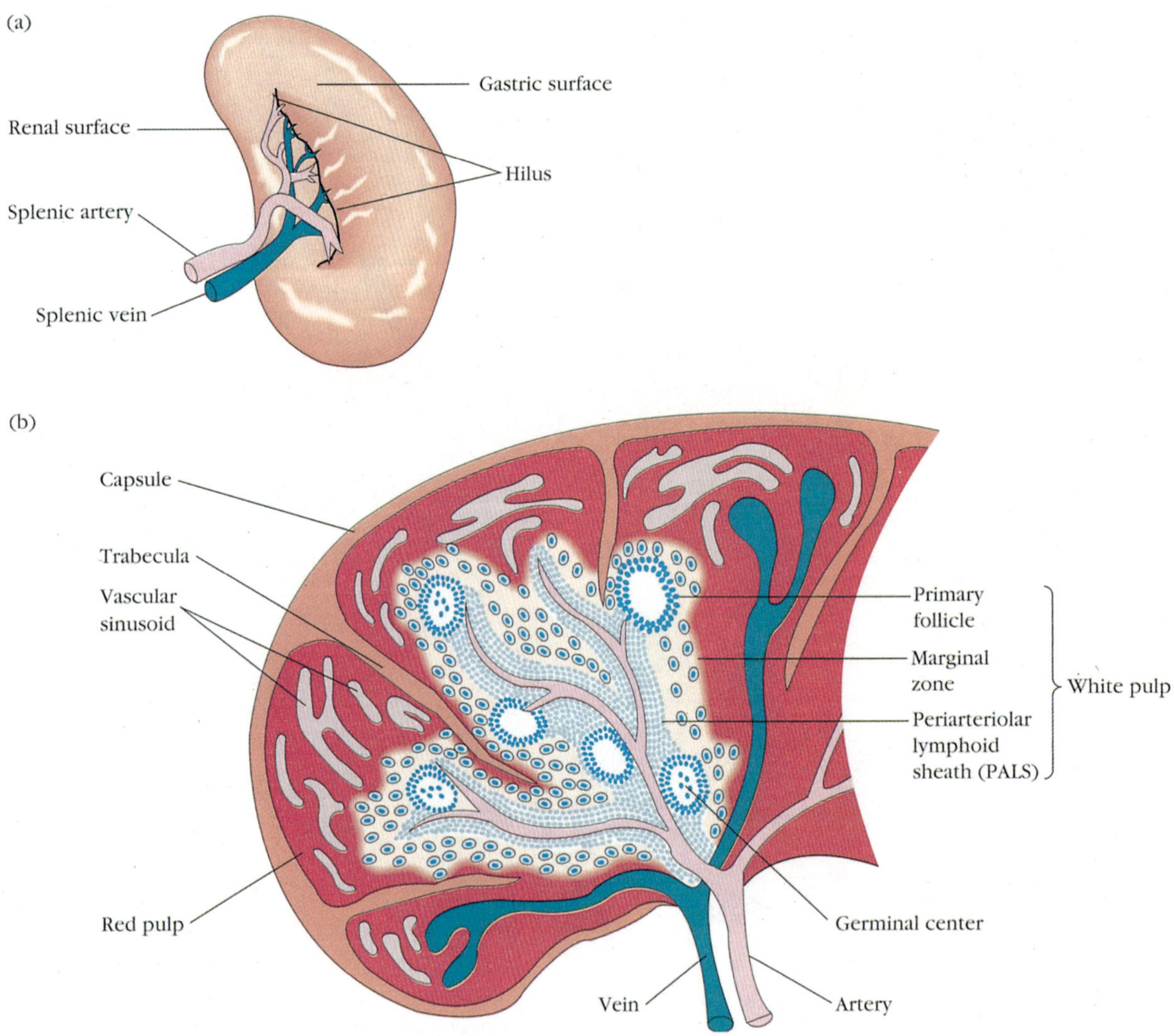

FIGURE 2-17 Structure of the spleen. (a) The spleen, which is about 5 inches long in adults, is the largest secondary lymphoid organ. It is specialized for trapping blood-borne antigens. (b) Diagrammatic cross section of the spleen. The splenic artery pierces the capsule and divides into progressively smaller arterioles, ending in vascular sinusoids that drain back into the splenic vein. The erythrocyte-filled red pulp surrounds the sinusoids. The white pulp forms a sleeve, the periarteriolar lymphoid sheath (PALS), around the arterioles; this sheath contains numerous T cells. Closely associated with the PALS is the marginal zone, an area rich in B cells that contains lymphoid follicles that can develop into secondary follicles containing germinal centers.

면 이들 T_H 세포들은 B 세포들을 활성화할 수 있다. 활성화된 B 세포들은 약간의 T_H 세포들과 함께 변연부의 1차 여포로 이동한다. 항원 도전을 받을 때 이들 1차 여포들은 배중심을 (림프절에 있는 것과 같은) 포함한 특징적 2차 여포로 발생하는데 배중심에서 급속히 분열하는 B 세포들 (중심모세포)과 형질세포들은 동심적으로 정렬된 림프구의 밀집된 군집에 둘러싸여 있다.

면역 반응에 대한 **비장절제술 (splenectomy)**의 영향은 비장이 제거된 사람의 연령에 달려있다. 어린이에게서 비장절제술은 *Streptococcus pneumoniae*, *Neisseria meningitidis*, 및 *Haemophilus influenzae*에 의해 주로 야기되는 세균성 패혈증 (bacterial sepsis)의 발병률을 종종 증가시킨다. 성인에서 비장절제술은 혈액에 의해 운반되는 세균감염 (**균혈증, bacteremia**)을 약간 증가시키기는 하지만 영향이 적다.

점막-연관 림프조직 Mucosa-Associated Lymphoid Tissue

소화, 호흡, 비뇨생식계를 따라 늘어선 점막은 총 표면 면적이 약 400 m^2 (거의 농구장 크기)이고 대부분의 병원체가 들어오는 주요 장소이다. 이 취약한 막 표면은 이미 언급된 바와 같이 총체적으로 **점막-연관림프조직 (mucosa-associated lymphoid tissue, MALT)**라고 알려진 조직된 림프 조직군에 의해 방어된다. 호흡표피층과 연관된 2차 면역조직은 **기관-연관림프조직 (bronchus-associated lymphoid tissue, BALT)**, 소화기관의 표피층과 연관

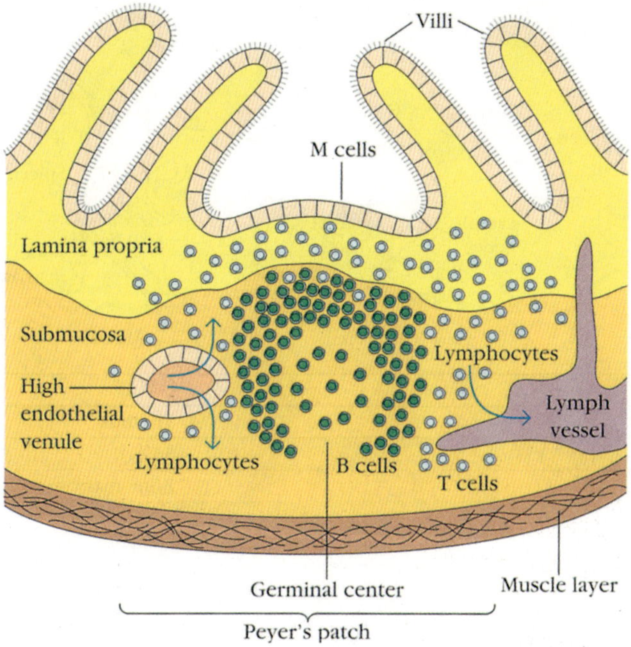

FIGURE 2-18 **Cross-sectional diagram of the mucous membrane lining the intestine, showing a Peyer's patch lymphoid nodule in the submucosa.** The intestinal lamina propria contains loose clusters of lymphoid cells and diffuse follicles.

된 2차 면역조직은 집합적으로 **장-연관림프조직 (gut-associated lymphoid tissue, GALT)**이라 한다. 이 조직들은 창자의 융모의 프로프리아층에서 발견되는 느슨하고 거의 조직적이지 않은 림프세포의 군집에서부터 편도, 맹장 그리고 장내막의 점막 하층에서 발견되는 페이에르 판 (Peyer's patch)처럼 잘 조직화된 구조에 이르기까지 구조적으로 다양하다. MALT는 편도와 맹장을 포함하는데 신체의 방어에서 MALT의 기능적 중요성은 많은 항체 생성 형질세포에 의해 입증되는데 그 숫자는 비장, 림프절, 골수 내의 형질세포를 합한 것을 훨씬 능가한다.

그림 2-18과 그림 2-19에서처럼 림프세포는 이 조직 내의 여러 부위에서 발견된다. 외부 점막 상피층은 소위 말하는 **상피내 림프구 (intraepithelial lymphocytes, IELs)**를 함유한다. 상피층 아래에 늘어선 **프로프리아층 (lamina propria)**에는 느슨한 군집 속에 많은 수의 B 세포, 형질세포, 활성화된 T_H 세포, 그리고 대식세포가 있다. 건강한 어린이의 장의 프로프리아층 조직절편에는 15,000 개 이상의 림프여포가 있다. 30~40개의 림프여포로 구성된 결절인 페이에르 판 (Peyer's patch)이 점막하층에서부터 근육층에 이르기까지 뻗어있다. 다른 부위의 림프여포처럼 페이에르 판을 구성하는 것들도 배중심을 가진 2차 여포로 발달할 수 있다.

점막의 상피세포는 호흡기관, 소화관, 비뇨생식기관의 내강에서 그 아래의 점막 연관 림프조직으로 외부 항원의 일부를 전달함으로써 면역 반응을 촉진하는데 중요한 역할을 한다. 이 항원의 운반은 특이화된 **M 세포 (M cells)**에 의해 수행된다. M 세포의 구조는 놀랍다. 이 세포들은 나머지 점막 상피를 특징짓는 미세 융모가 결여된 편평한 상피세포이다. 더군다나 M 세포는 기저측 세포질 막에 깊은 함입 혹은 주머니가 있는데 이 주머니는 B 세포, T 세포, 그리고 대식세포 군집으로 채워져 있다 (그림 2-19a). 내강 항원은 세포내 이입을 통하여 소포 속으로 들어가는데 이 소포는 내강 막에서 아래의 주머니막으로 옮겨진다. 그리고 소포는 주머니 막과 융합하

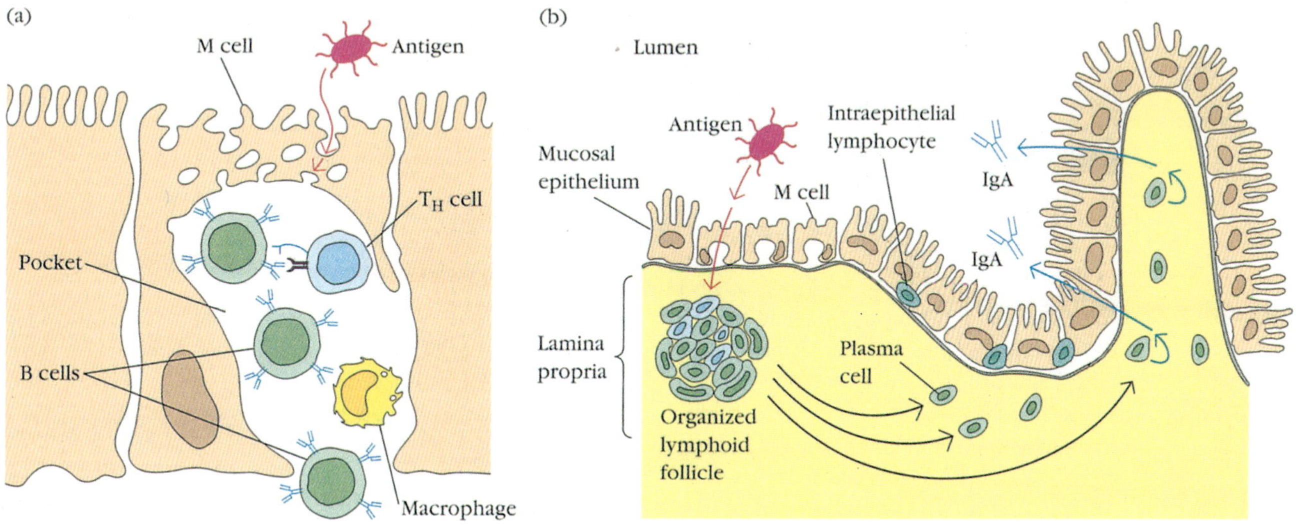

FIGURE 2-19 **Structure of M cells and production of IgA at inductive sites.** (a) M cells, situated in mucous membranes, endocytose antigen from the lumen of the digestive, respiratory, and urogenital tracts. The antigen is transported across the cell and released into the large basolateral pocket. (b) Antigen transported across the epithelial layer by M cells at an inductive site activates B cells in the underlying lymphoid follicles. The activated B cells differentiate into IgA-producing plasma cells, which migrate along the submucosa. The outer mucosal epithelial layer contains intraepithelial lymphocytes, of which many are T cells.

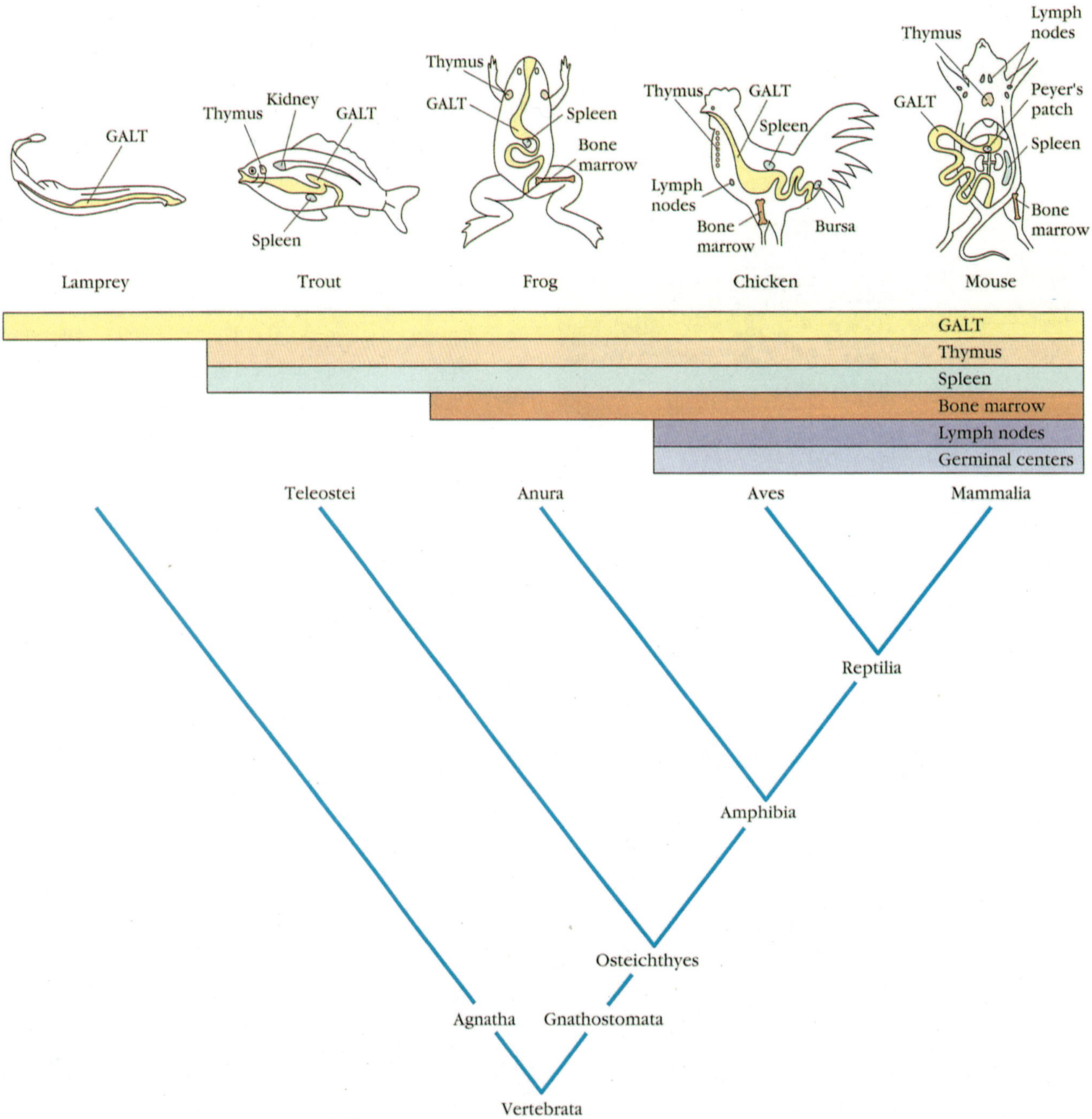

FIGURE 2-20 Evolutionary distribution of lymphoid tissues. The presence and location of lymphoid tissues in several major orders of vertebrates are shown. Although they are not shown in the diagram, cartilaginous fish such as sharks and rays have GALT, a thymus, and a spleen. Reptiles also have GALT, a thymus, and a spleen and may also have lymph nodes that participate in immunological reactions. The sites and nature of primary lymphoid tissues in reptiles are under investigation. *[Adapted from Dupasquier and M. Flajnik, 2004, in* Fundamental Immunology, *5th ed., W. E. Paul, ed., Lippincott-Raven, Philadelphia.]*

여 잠재적인 반응-활성화 (response-activating) 항원을 주머니 내에 포함된 림프구와 주로 수지상세포로 구성된 항원제시세포 군집으로 전달한다. M 세포에 의해 점막을 건너 옮겨진 항원은 이들 림프여포 내의 B 세포를 활성화할 수 있다. 활성화된 B 세포는 형질세포로 분화하고 IgA class 항체들을 분비한다. 이들 항체들은 분비된 후에 내강에서 일어나는 많은 종류의 감염과의 전쟁에 중요한 도구로 이용된다.

표피-연관 림프조직_Cutaneous-Associated Lymphoid Tissue

피부는 외부 환경에 대한 중요한 해부적 장벽이고 넓은 표면적은 이 조직을 비특이 (내재)면역에서 중요한 역할을 담당케 한다. 피부의 표피 (외피)층은 주로 케라틴세포 (keratinocytes)라고 불리는 특화된 상피세포로 구성되어 있다. 이들 세포들은 국소 염증 반응을 유도하는 기능을 할 수 있는 다수의 사이토카인을 분비한다. 수지상세포의 일종인 랑게르한스 세포 (Langerhans cells)는 표피의 상피세포 기질 가운데 산재해 있다. 랑게르한스 세포는 포식작용 또는 세포내 이입에 의해 항원을 섭취한다. 앞에서 기술한 것처럼 랑게르한스 세포는 표피에서 국소 림프절로 이동하는데 그 곳에서 숙성하여 미경험 T_H 세포의 강력한 활성자로 작용한다. 표피에는 또한 소위 **내표피 림프구 (intraepidermal lymphocyte)** 라고 불리는 세포가 있다. 이것들은 대부분이 T 세포이다. 어떤 면역학자들은 피부를 통해 들어오는 항원과 싸우는데 역할을 담당할지 모른다고 믿고 있다. 피부의 아래 진피층 또한 산재한 T 세포들과 대식세포들을 지니고 있다. 이들 진피 T 세포들의 대부분은 이전에 활성화된 세포이거나 기억세포들이다.

림프 세포와 기관–진화학적 비교_Lymphoid Cells and Organs-Evolutionary Comparisons

다음 장에서는 내재면역계가 척추동물, 무척추동물, 심지어는 식물에서도 존재한다는 것을 보게 될 것이다. 림프구에 의존하고 항체와 T 세포들이 매개하는 적응면역은 척추동물아문 (subphylum Vertebrata)에서만 발달되어 있다. 그러나 그림 2-20에 보는 것처럼, 척추동물의 다양한 목 (oeders)에서 발견되는 림프조직의 종류는 대단히 다르다.

초기 척추동물인 무악어류 (jawless fishes, Agnatha)부터 조류와 포유류까지의 다양한 구조를 고려할 때 진화를 거치면서 림프절과 조직들 (예를 들면, 페이에르 판)이 생겼지만 진화의 초기 목에서 진화된 것들 (예를 들면, 흉선)을 보존하는 경향이 있다. 모두 장-연관림프조직 (GALT)을 가지고 있고 대부분이 변형된 비장과 흉선을 가지고 있지만, 모두가 림프절을 가지는 것은 아니며 많은 척추동물이 골수에서 림프구를 생산하지 않는다. 기관과 조직 수준에서 보이는 차이점은 세포 수준에서도 반영되어 있다. 항원-특이 수용체를 표면에 발현하는 림프구가 적응면역반응을 유발하는데 필요하다. 지금까지 T 혹은 B 림프구의 존재를 또는 적응면역체계의 구성요소들도 무악어류 (jawless fishes)에서 발견되지 않았다. 실제로, 연골성 어류 (cartilaginous fish; 상어, 가오리)가 가장 초기의 예가 되는 악구류 포유동물 (jawed vertebrate, Gnathosomata)만이 B 및 T 림프구를 가지고 있으며 적응면역반응을 지원한다.

요 약

- 면역계의 체액성 (항체) 그리고 세포성 반응은 신체에 골고루 존재하는 많은 종류의 세포, 기관, 그리고 조직의 통합적인 활동의 결과이다.
- 신체의 세포, 조직, 및 기관의 많은 세포들이 다른 종류의 줄기세포 집단의 자손에서 생긴다.
- 백혈구는 정교하게 조절되는 조혈과정에서 다능한 조혈모세포로부터 발생한다.
- 계획된 세포사인 세포자살은 혈구와 다른 세포집단의 규모를 유지하는데 중요한 인자이다.
- B 세포, T 세포 그리고 자연 살해세포 (NK 세포)같은 세 가지 종류의 림프구가 있다. 오로지 B 세포와 T 세포만이 고도의 특이성을 가진 항원수용체에 의하여 구별되는 클론집단의 구성원이다. B 세포는 막부착 항체를 합성, 분비하고 세포는 T 세포 수용체를 합성, 전시한다. 대부분의 NK 세포는 특정 항원에 특이한 수용체가 결여되어 있다. 그러나 NK 세포의 하나의 하부집단인 NK-T 세포는 T 세포 수용체를 합성, 전시한다.
- 대식세포와 중성구는 포식작용과 항원 분해를 위해 특화 되어 있다. 대식세포는 또한 T 세포에 항원을 제시하는 능력을 가진다.
- 미성숙 수지상세포는 신체의 한 부위에서 항원을 포획하여 성숙하고 다른 부위로 이동한다. 새로운 부위에서 세포에 T_H 세포에 항원을 제시한다.
- 1차 림프 기관들은 림프구가 분화하고 성숙하는 곳이다. T 림프구는 골수에서 유래하여 흉선 내에서 성숙한다. 인간과 마우스에서 B 림프구는 골수에서 생기고 발생을 거친다.
- 2차 림프 기관은 림프구가 항원을 만나서 활성화되고 클론팽창이 된 후에 효과기세포로 분화되는 곳이다.
- 척추동물목은 가지고 있는 림프 기관, 조직 그리고 세포의 종류가 크게 다르다. 가장 원시적인 척추동물인 무악어류 (jawless fishes)는 장연관 림프 조직만 가지고 있고 B와 T 세포가 결여되어 있어 적응면역반응을 유도할 수 없다. 악구류 척추동물 (jawed vertebrates)은 훨씬 더 다양한 림프 조직을 가지고 있고, B와 T 세포를 갖고 있으며 적응 면역을 보인다.

References

Appelbaum, F. R. 1996. Hematopoietic stem cell transplantation. In *Scientific American Medicine*. D. Dale and D. Federman, eds. Scientific American Publishers, New York.

Banchereau J., et al. 2000. Immunobiology of dendritic cells. *Annual Review of Immunology* **18**:767.

Clevers, H. C., and R. Grosschedl. 1996. Transcriptional control of lymphoid development: lessons from gene targeting. *Immunology Today* **17**:336.

Cory, S. 1995. Regulation of lymphocyte survival by the BCL-2 gene family. *Annual Review of Immunology* **12**:513.

Ema, H., et al. 2005. Quantification of self-renewal capacity in single hematopoietic stem cells from normal and Lnk-deficient mice. *Developmental Cell* **6**:907.

Godfrey, D. I., MacDonald, H. R. Kronenberg, M., Smyth, M. J., and Van Kaer, L. (2004). NKT cells: What's in a name? *Nature Reviews Immunology* **4**:231.

Liu, Y. J. 2001. Dendritic cell subsets and lineages, and their functions in innate and adaptive immunity. *Cell* **106:**259.

Melchers, F., and A. Rolink. 1999. B-lymphocyte development and biology. In *Fundamental Immunology,* 4th ed. W. E. Paul, ed. Lippincott-Raven, Philadelphia, p. 183.

Nathan, C., and M. U. Shiloh. 2000. Reactive oxygen and nitrogen intermediates in the relationship between mammalian hosts and microbial pathogens. *Proceedings of the National Academy of Science* **97:**8841.

Pedersen, R. A. 1999. Embryonic stem cells for medicine. *Scientific American* **280:**68.

Osborne, B. A. 1996. Apoptosis and the maintenance of homeostasis in the immune system. *Current Opinion in Immunology* **8:**245.

Piccirillo, C.A., and E. M. Shevach. 2004. Naturally occurring CD4+CD25+ immunoregulatory T cells: central players in the arena of peripheral tolerance. *Seminars in Immunology* **16:**81.

Picker, L. J., and M. H. Siegelman. 1999. Lymphoid tissues and organs. In *Fundamental Immunology,* 4th ed. W. E. Paul, ed. Lippincott-Raven, Philadelphia, p. 145.

Rothenberg, E. V. 2000. Stepwise specification of lymphocyte developmental lineages. *Current Opin. Gen. Dev.* **10:**370.

Shizuru, J. A., R. S. Negrin, and I. L. Weissman. 2005. Hematopoietic stem and progenitor cells: clinical and preclinical regeneration of the hematolymphoid system. *Annual Review of Medicine* **56:**509.

Ward, A. C., et al. 2000. Regulation of granulopoiesis by transcription factors and cytokine signals. *Leukemia* **14:**973.

Weissman, I. L. 2000. Translating stem and progenitor cell biology to the clinic: barriers and opportunities. *Science* **287:**1442.

Useful Web Sites

http://www.ncbi.nlm.nih.gov/prow

The PROW guides are authoritative short, structured reviews on proteins and protein families that bring together the most relevant information on each molecule into a single document of standardized format. Information on CD1 through 339 is available.

http://stemcells.nih.gov/

Links to information on stem cells, including basic and clinical information, and registries of available embryonic stem cells.

학습문제

임상초점문제 조혈모세포 (HSCs)에서 분화되는 T 및 B 세포들은 그 분화가 진행된 생체를 자기로 인식한다. 방사선과 화학요법에 의해 조혈계가 완전히 파괴되었으며 유전적 관련성도 없는 남성에게 한 여성이 HSCs를 제공했다고 가정하라. 비록 공여자의 조혈모세포의 대부분은 조혈 세포로 분화했지만, 일부는 췌장, 간, 그리고 심장 세포로 분화했다고 더 가정해 보라. 다음의 결과 중 어떤 것이 그 결과로서 나타나는지를 선택하고 그 선택의 이유를 설명하라.

a. 공여자의 HSCs 유래의 T 세포는 공여자 세포 유래의 췌장, 심장, 간 세포를 공격하지 않지만, 그 외 모든 숙주 세포들에 대하여 GVH 반응을 일으킨다.

b. 공여자 HSCs 유래의 T 세포는 모든 숙주 세포에 대해 GVH 반응을 일으킨다.

c. 공여자의 HSCs 유래의 T 세포는 공여자 세포 유래의 췌장, 심장, 간 세포들을 공격하나, 그 외 모든 숙주 세포들에 대해서는 GVH 반응을 일으키지 못한다.

d. 공여자의 HSCs 유래의 T 세포는 공여자 세포 유래의 췌장, 심장, 간 세포를 공격하지 않으며 그외 모든 숙주 세포들에 대해서도 GVH 반응을 일으키지 못한다.

1. 다음 각 서술이 왜 거짓인지 설명하라.
   a. 모든 T_H 세포들은 CD4를 발현하고 항원관련 class II MHC 분자와 결합된 항원만 인식한다.
   b. 다분화능 줄기세포 (pluripotent stem cells)는 골수에서 가장 풍부한 세포 종류 중 하나이다.
   c. 대식세포의 활성화는 그들의 class I MHC 분자 발현을 증가시켜, 세포들이 항원 제시를 좀 더 효과적으로 할 수 있게 한다.
   d. 림프 여포 (lymphoid follicles)는 비장과 림프절에만 나타나 있다.
   e. 감염은 조혈 속도에 아무런 영향을 미치지 않는다.
   f. 여포 수지상세포는 항원을 처리하여 T 림프구에 제시할 수 있다.
   g. 모든 림프계 세포들은 그 세포막 상에 항원-특이 수용체를 지니고 있다.
   h. 모든 척추동물들은 골수에서 B 림프구를 생성한다.
   I. 모든 척추동물들은 B 혹은 T 림프구를 생성하며, 대부분은 둘 다를 생성한다.
2. 다음 각 유형의 세포들을 생성하는 마지막 단계의 공통 전구세포를 말하라.
   a. 수지상세포 및 대식세포
   b. 단구세포 및 중성구
   c. TC 세포 및 호염구
   d. 자연 살해세포 및 B 세포
3. 1차 림프기관을 열거하고 면역반응에서 그들의 기능을 요약하라.
4. 2차 림프 기관을 열거하고 면역 반응에서 그들의 기능을 요약하라.
5. 조혈모세포와 전구세포를 구별하는 두 가지 주요 특징은 무엇인가?
6. 흉선의 두 가지 주요 역할은 무엇인가?
7. 누드 마우스와 디죠지 증후군을 가진 사람의 공통점은 무엇인가?
8. 흉선은 몇 살에 최대 크기에 도달하는가?
   a. 첫 해 동안에
   b. 십대 (사춘기)에
   c. 40세와 50세 사이에
   d. 70세 이후에

9. 조혈모세포가 풍부한 세포 조제물은 연구와 임상에 매우 유용하다. 조혈모세포의 순도를 증가시키는 Weissman의 방법에서 조혈모세포의 순도 증가를 증명하기 위해 왜 치사량의 방사선을 조사한 마우스를 사용하는 것이 필요한가?
10. 단구세포와 대식세포 간의 차이점에 대해 설명하라.
11. 파브리시우스 활액낭 제거 (bursectomy)는 닭에게 어떤 영향을 끼치는가?
12. 어떤 미생물 (예, *Neisseria gonorrhoeae, Mycobacterium tuberculosis*, 및 *Candida albicans*)은 세포내 병원체로 분류된다. 이 용어를 정의하고 이들 병원체에 대한 면역반응이 *Staphylococcus aureus*와 *Streptoco-ccus pneumoniae*와 같은 다른 병원체에 대한 면역반응과 어떻게 다른지 설명하라.
13. 비장에 관한 다음 서술이 참인지 거짓인지 표시하라. 만약 거짓이라고 생각되면 그 이유를 설명하라.
    a. 혈액에서 항원을 걸러 낸다.
    b. marginal zone (변연부)은 T 세포가 풍부하고, 측부혈관 림프 양막 (PALS)은 B 세포가 풍부하다.
    c. 이는 배중심을 포함한다.
    d. 노화되고 결함이 있는 적혈구를 제거하는 기능을 한다.
    e. 조직 공간을 비우는 (조직간 물질을 수용하는) 림프관은 비장으로 들어간다.
    f. Ikaros 유전자의 녹아우트에 의해 영향을 받는 것은 비장 기능이 아니라 림프절 기능이다.
14. 표시한 각 세포 종류 (a-p)에 가장 적절한 설명 (1-16)을 선택하라. 각 설명은 한번, 한번 이상, 혹은 전혀 사용되지 않을 수 있다.

    (세포 종류)

    a. _______ 공통 골수 전구 세포
    b. _______ 단구세포
    c. _______ 호산구
    d. _______ 수지상세포
    e. _______ 자연 살해세포
    f. _______ 쿠퍼세포 (Kupffer cells)
    g. _______ 림프 수지상세포
    h. _______ 비만세포
    I. _______ 중성구
    j. _______ M 세포
    k. _______ 골수 기질세포
    l. _______ 림프구
    m. _______ NK1-T 세포
    n. _______ 소신경교세포 (Microglial cells)
    o. _______ 골수 수지상세포
    p. _______ 조혈모세포

    (서술)

    (1) 항원을 T_H 세포에 제시하는 주요한 세포 유형
    (2) 중추 신경계의 포식세포
    (3) 기생생물에 대항하여 신체를 방어하는데 중요한 식세포
    (4) 간에서 발견되는 대식세포
    (5) 적혈구가 생기게 한다
    (6) 포식성이 아닌 단구세포로부터 유래하는 항원제시세포
    (7) 염증장소에 일반적으로 처음 도착하는 세포
    (8) 콜로니 자극 인자 (CSFs)를 분비한다
    (9) 흉선세포를 생기게 한다.
    (10) 조직에서 대식세포로 분화하는 순환하는 혈액 세포
    (11) T 세포를 생성하는 전구세포로부터는 생성되나 대식세포를 만드는 전구세포로부터는 생성되지 않는 항원제시세포
    (12) 장 관강 (intestinal lumen)의 항원 샘플링에 중요한 세포들
    (13) 다양한 약리적 활성물질을 방출하는 비포식 과립 세포
    (14) 조직으로 이동하여 알레르기 발생에 중요한 역할을 하는 백혈구
    (15) 이 세포들은 때로 항원-특이 세포-표면 수용체의 도움으로 또한 때로는 자연 살해세포의 기전과 닮은 기전에 의해 표적을 인식한다.
    (16) 이 분류의 세포 구성원들은 무악어류 (Jawless fishes)에서 발견되지 않는다.

Interactive Study

www.whfreeman.com/kuby

SELF-TEST
Review of Key Terms

ANIMATION
Cell Death
Cells and Organs of the Immune System

chapter 3 장

내재면역

Innate Immunity

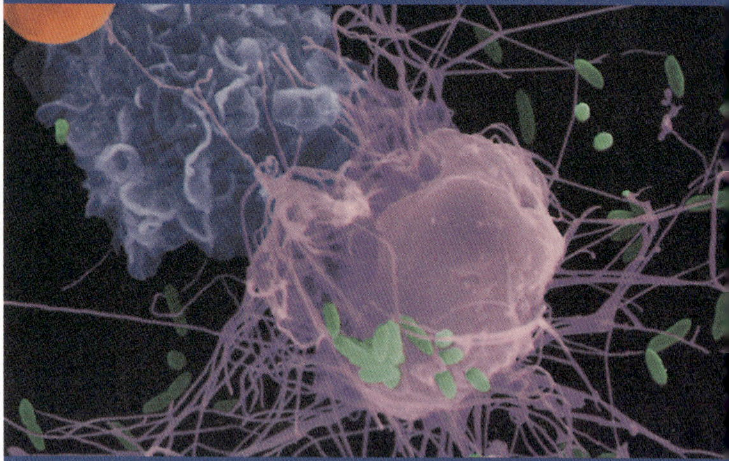

Macrophage (pink) and monocyte (purple) bind and phagocytose bacteria. [Dennts Kunkel Microscopy/Dennis Kunkel.]

- 해부학적인 장벽
- 내재면역과 적응면역의 관계
- 염증반응
- 수용성 분자와 세포막-결합 수용체
- Toll-유사 수용체
- 내재면역의 세포 유형
- 신호전달과정
- 내재면역의 편재성

척추동물은 내재면역과 적응면역이라는 두 가지 면역계에 의해 보호된다. **내재면역 (Innate immunity)**은 병원체의 공격을 받기 전에, 감염에 대항하여 즉시 활성화되게 준비된 방어체계로 이루어져 있다. 내재면역에는 물리적, 화학적, 및 세포적 장벽이 포함된다. 주요 물리적 장벽은 피부 및 점막이다. 화학적 장벽에는 위 내용물의 산성도와 항미생물 활성을 지닌 전문화된 가용성 분자들을 포함된다. 내재면역의 세포적 방어선은 미생물 생성물들을 감지하고 역습을 유발하는 민감한 수용체를 지닌 세포들의 배열 (cellular array)로 이루어져 있다. 피부나 점막 같은 최초의 장벽을 극복한 미생물 감염원에 대한 반응은 신속한데, 보통 감염 후 몇 분 안에 개시된다.

내재면역계가 다수의 방어선으로 구성되어 있음에도 불구하고, 몇몇 병원체는 내재 방어계를 뚫고 침투할 수도 있다. 이때 작동하는 것이 **적응면역 (adaptive immunity** 또는 **획득면역, acquired immunity)**이라고 불리는 두 번째 방어체계인데, 이는 미생물에 노출되면 비로소 유도되며 침입자를 특이적으로 인식하는 거대한 집단의 B 와 T 림프구들로 감염원을 공격하는 맞춤식 (taler-made)의 특이한 반응으로 감염에 대항한다. 적응면역반응의 유도에는 1주일 혹은 그 이상의 시간이 소요된다. 적응면역은 면역학적인 기억현상을 나타내는데, 일단 특정 병원체에 의해 자극되면 동일 병원체에 대한 차후의 노출시에는 더 신속하고 더 강력한 반응을 유도한다. 침입자의 인식은 적응면역의 "센서"라고 불리는 항체와 T 세포 수용체에 의해 매개된다. 이런 분자들은 이례적인 특성을 지닌 유전자의 산물이다: 이들은 유전자 재조합 (genetic recombination), 즉 수식과 다양화의 과정을 숙주 내에서 진행하여 침입자들을 찾아내는 특이적이고 거대한 파수꾼 집단을 생성한다. 면역학적 다양성의 생성과 수식 과정은 5장과 9장에서 논의한다.

내재면역은 미생물에 대한 척추동물의 가장 초기의 방어이다: 내재면역의 어떤 형태는 다세포식물과 동물에서도 발견되었다. 적응면역은 악구류 척추동물 (jawed vertebrates)에서 발달되어 있으며, 내재면역에 비해 더 발전된 장치이다. 척추동물에서는 잘 발달되어 있는 내재면역계를 적응면역이 보완해 준다. 표 3-1에서는 적응면역과 내재면역의 차이점을 잘 비교하고 있다.

상당한 증가되고 있는 연구들을 통해 적응면역과 내재면역이 함께 발달되었음이 밝혀지고 있다, 즉. 높은 수준의 상호작용 및 상호의존성이 두 체계 사이에 이루어졌다. 실제로, 만약 어떤 병원체가 첫 번째 방어선인 내재면역을 완벽하게 우회하여 침입한다면, 적응면역계의 반응은 대단히 그 힘이 미약할 것이다. 내재면역에 의한 인식은 효과적인 적응면역을 위한 준비단계이다. 본 장에서는 내재면역의 구성원들 — 물리적 및 생리적 장벽, 가용성 화학적 인자들, 그리고 여러 유형의 세포들과 그 수용체들 — 에 대해 서술하고 또한 이들이 감염에 대한 방어를 하기 위해 어떻게 작용하는지를 설명한다. 동물 문과 식물 문에 걸쳐 내재면역의 개요에 대해 끝으로 소개한다.

TABLE 3-1 Innate and adaptive immunity

Attribute	Innate immunity	Adaptive immunity
Response time	Minutes/hours	Days
Specificity	Specific for molecules and molecular patterns associated with pathogens	Highly specific; discriminates even minor differences in molecular structure; details of microbial or nonmicrobial structure recognized with high specificity
Diversity	A limited number of germ line–encoded receptors	Highly diverse; a very large number of receptors arising from genetic recombination of receptor genes
Memory responses	None	Persistent memory, with faster response of greater magnitude on subsequent infection
Self/nonself discrimination	Perfect; no microbe-specific patterns in host	Very good; occasional failures of self/nonself discrimination result in autoimmune disease
Soluble components of blood or tissue fluids	Many antimicrobial peptides and proteins	Antibodies
Major cell types	Phagocytes (monocytes, macrophages, neutrophils), natural killer (NK) cells, dendritic cells	T cells, B cells, antigen-presenting cells

해부학적 장벽_Anatomical Barriers

내재면역의 가장 명백한 구성원은 미생물의 침입에 대한 외부장벽 즉, 피부와 점막인데, 점막은 호흡기, 소화관, 비뇨생식기로를 이루는 점막상피세포를 포함하고 있으며 신체의 내부를 외부환경의 병원체로부터 격리하고 있다 (그림 3-1). 피부는 두 가지의 서로 다른 층으로 이루어져 있는데, 즉 얇은 바깥층, **표피 (epidermis)**와 좀 더 두꺼운 층인 **진피 (dermis)** 이다. 표피는 여러 층으로 조밀하게 쌓여진 상피세포로 구성된다. 바깥쪽 표피층은 케라틴이라 부르는 방수용 단백질로 채워진 죽은 세포들로 이루어져 있다. 진피는 연결조직으로 이루어져 있으며 혈관, 모낭, 피지샘, 및 땀샘 등으로 구성되어 있다. 피부와 상피조직은 일종의 살아있는 "사란 랩 (saran wrap)"의 역할을 제공하여서 신체의 내부 영역을 둘러싸서 외부환경으로부터 보호한다. 그러나 이러한 해부학적 장벽은 반응성이 결여된 단순한 수동적 보호막 그 이상이다. 피부와 상피조직은 항미생물 활성을 갖는 단백질과 펩티드를 합성하거나 배치함으로써 능동적인 생화학적 방어를 하기도 한다. 사람의 피부에 의해 생성되는 다수의 그러한 인자들 중에는, 최근에 연구를 통해 대장균 (*Escherichia coli*)에 대해 유력한 항세균 활성을 지닌 저분자 단백질 psoriasin이 확인되었다. 이 발견은 오랫동안의 의문에 대한 답을 해주었다: 왜 사람의 피부는 계속적인 대장균에 대한 노출에도 불구하고 대장균의 집락형성 (colonization)에 대한 저항성을 나타낼까? 그림 3-2에서 나타난 바와 같이, 대장균을 사람의 피부와 30분 정도 동안만 접촉시키면, 대장균은 특이하게도 죽는다 (대장균 이외의 또 다른 종의 세균의 경우에는 이보다 덜 민감하다). 광범위의 다양한 항미생물성 물질을 생성하는 피부나 상피조직의 능력은 중요한데, 왜냐하면 피부가 할퀴거나 상처가 나거나 혹은 찰과상을 입은 경우에, 만약 생화학적인 수단에 의해 방어가 이루어지지 않는다면, 병원성 미생물에 의해 쉽게 이용될 수 있는 감염경로를 제공하기 때문이다. 피부는 또한 곤충 (모기, 진드기, 벼룩, 및 모래파리 등)에 물렸을 때 뚫릴 수도 있는데, 이때 병원체가 우리 몸속으로 들어올 수 있다. 예를 들어, 말라리아 원충은 웨스트 나일열 (West Nile fever)를 일으키는 바이러스처럼 사람의 피를 흡입하는 모기를 통해서 전염된다. 이와 유사하게 선페스트는 벼룩에 물릴 때 감염되며, 라임병은 진드기에 물릴 때 감염된다.

피부 대신에, 소화관, 호흡기, 비뇨생식기, 그리고 눈의 경우는 외부에 상피세포층과 아래의 연결조직층으로 이루어진 점막으로 둘러싸여 있다. 다수의 병원체들이 이러한 점막을 관통하여 신체내로 침입한다: 이러한 침입을 저지하는 것이 다수의 비특이적 방어기전들이다. 예를 들면, 타액, 눈물, 및 점막 분비물 등은 잠재적인 침입자들을 씻어내며 또한 항균성, 항바이러스성의 물질들을 함유하고 있다. 점막의 상피세포에서 분비되는 점액 (mucus)으로 불리는 점성이 있는 액체는 외래 미생물들을 붙잡아둘 수 있다. 하기도 (lower respiratory tracts)에 있어서는 점막이 상피세포막에 머리카락처럼 융기되어 있는 섬모 (cillia)로 덮여있다. 섬모의 동시적인 움직임에 의해 점막에 잡혀있던 미생물들이 기관지에서 배출된다. 매일 식사를 통해 우리는 많은 양의 미생물들을 섭취하지만, 이들 미생물들은 타액 및 구강의 상피내에 있는 항미생물성 물질들을 시작으로 위에서 발견되는 산과 소화효소의 혼합물 등을 포함하는 가혹한 방어체계를 겪어야 한다. 생화학적 및 해부학적 방어체계에 더하여, 병원체는 점막의 표면에서 집락을 이루고 있는 다수의 비병원성 미생물들과 신체 내 자원을 얻기 위해 경쟁해야만 한다. 이러한 내부 환경에 고도로 적응한 **정상 미생물상 (normal flora)**은 상피의 표면에서 부착부위와 영양원을 얻기 위한 병원균과의 경합에서 보통 이긴다.

일부 미생물들은 이러한 방어기작을 피할 수 있는 방법을 발달시켰다. 예를 들어, 유행성 감기의 원인인 인플루엔자 바이러스는 호

Organ or tissue	Innate mechanisms protecting skin/epithelium
Skin	Antimicrobial peptides, fatty acids in sebum
Mouth and upper alimentary canal	Enzymes, antimicrobial peptides, and sweeping of surface by directional flow of fluid toward stomach
Stomach	Low pH, digestive enzymes, antimicrobial peptides, fluid flow toward intestine
Small intestine	Digestive enzymes, antimicrobial peptides, fluid flow to large intestine
Large intestine	Normal intestinal flora compete with invading microbes, fluid/feces expelled from rectum
Airway and lungs	Cilia sweep mucus outward, coughing, sneezing expel mucus, macrophages in alveoli of lungs

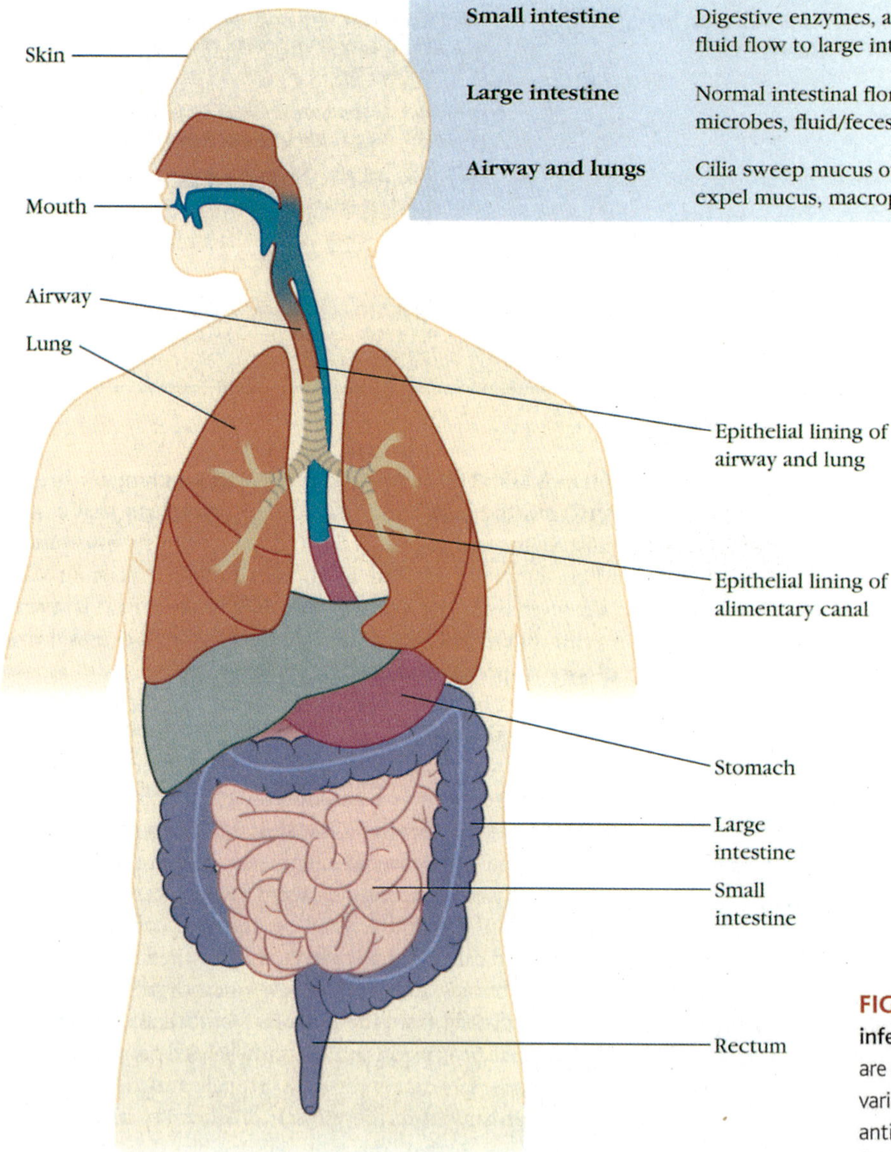

FIGURE 3-1 Skin and epithelial barriers to infection. The skin and mucosal epithelial layers are defended against microbial colonization by a variety of mechanisms: chemical (enzymes, antimicrobial peptides, pH), mechanical (cilia, fluid flow), and cellular (alveolar macrophages).

흡기관 내 점막의 세포에 견고하게 부착시켜 주는 표면분자를 지니고 있는데, 이를 통해 바이러스는 섬모 상피세포에 의해 제거되지 않는다. 이와 유사하게 임질의 원인균은 비뇨생식기 내 점막 상피세포에 부착할 수 있는 표면돌기를 가지고 있다. 점막에 세균이 붙을 수 있는 것은 보통 **선모 (fimbriae 또는 pili)**라고 불리는 머리카락 같은 세균돌출부와 특별한 조직의 점막 상피세포들에서만 발현되는 특정 당단백질 또는 당지질 사이의 상호작용 때문이다 (그림 3-3). 대체로 이와 같은 이유 때문에, 상피 방어장벽의 일반적인 효과에도 불구하고 일부 조직들은 세균침입에 대해 민감하다. 이러한 일이 발생하였을 경우, 내재면역의 수용체는 감염을 감지하는데 중요한 역할을 하며 또한 이에 대한 효과적인 방어를 촉발한다.

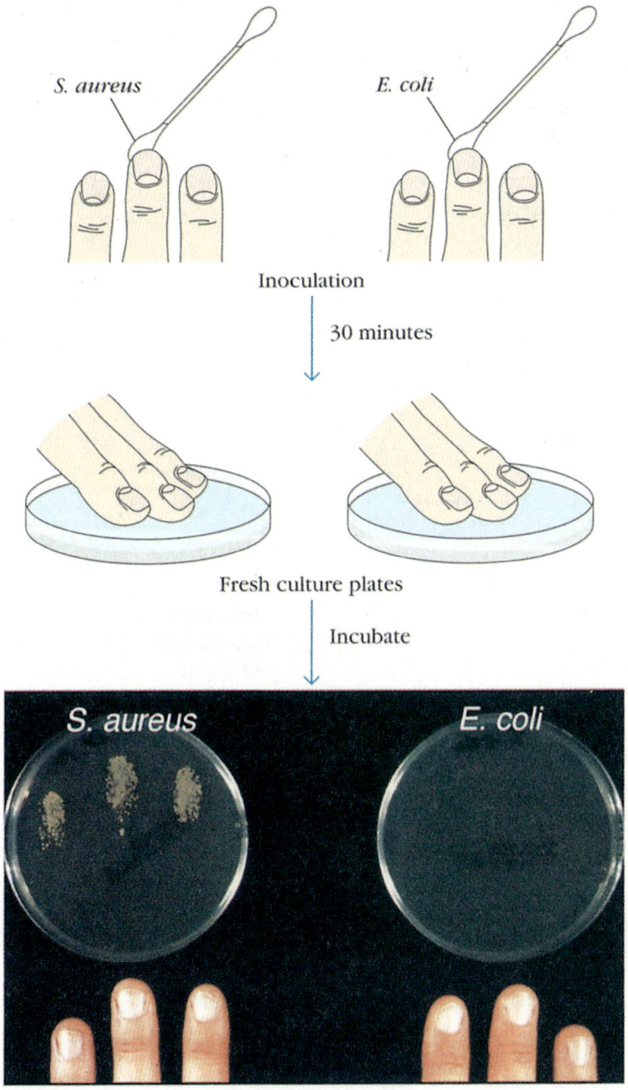

FIGURE 3-2 **Psoriasin prevents colonization of skin by *E. coli*.** Skin secretes psoriasin, an antimicrobial protein that kills *E. coli*. Fingertips of a healthy human were inoculated with *Staphylococcus aureus* (*S. aureus*) and *E. coli*. After 30 minutes, the fingertips were pressed on a nutrient agar plate and the number of colonies of *S. aureus* and *E. coli* determined. Almost all of the inoculated *E. coli* were killed; most of the *S. aureus* survived. *[Photograph courtesy of* Nature Immunology; *from R. Gläser et al., 2005,* Nature Immunology *6:57–64.]*

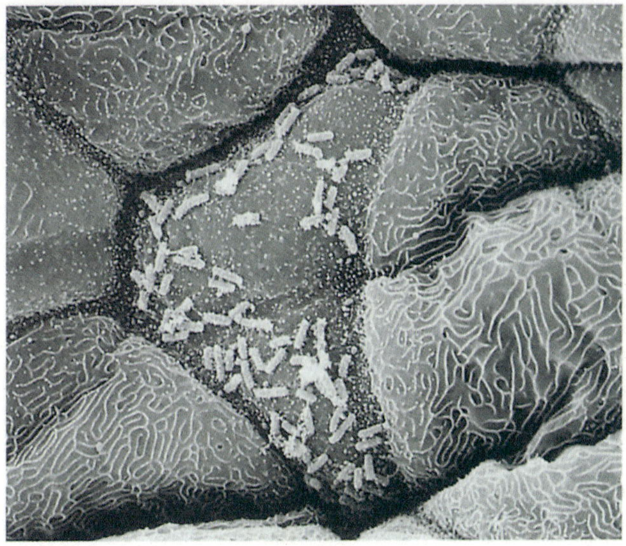

FIGURE 3-3 **Electron micrograph of rod-shaped *E. coli* bacteria adhering to surface of epithelial cells of the urinary tract.** *[From N. Sharon and H. Lis, 1993,* Scientific American *268(1):85; courtesy of K. Fujita.]*

내재면역과 적응면역의 관계_Connections Between Innate and Adaptive Immunity

일단 병원체가 숙주의 비특이적인 해부학적 및 생리학적 장벽을 뚫고 침입하면, 감염과 질병이 발생한다. 면역체계는 두 가지의 중요한 기능, 즉 침입자를 감지하는 센서 및 침입자를 공격하는 정교한 반응기전을 이용하여 침입에 대해 반응한다. 면역반응의 최초의 감지기전은 침입자가, 자기(숙주)와 비자기(병원체) 사이를 정밀하게 구별할 수 있는 숙주의 가용성 혹은 막결합 분자와 상호작용 할 때 일어난다. 이러한 분자적 감지장치는 광범위한 구조적인 모티프를 인식한다. 이런 모티프는 미생물의 종 (그리고 보통 생존에 필요함) 내에서 잘 보존되어 있지만 보통 숙주에는 존재하지 않는다. 또한 이러한 분자적 감지장치는 특별한 모든 분자패턴을 인식하기 때문에, 이러한 수용체를 **패턴인식 수용체 (pattern recognition recepters, PRRs)**로, 또한 그러한 패턴들이 병원체 상에서 발견될 때, 그 패턴을 **병원체-연관 분자패턴 (pathogen-associated molecular patterns, PAMPs)**라고 부른다. PRRs에 의해 인식되는 PAMPs에는 복합당류, 특정 단백질, 특별한 지질-함유 분자, 및 일부 핵산 모티프 등이 포함된다. 내재면역의 인식능력을 미생물들에서 발견되는 분자패턴에만 국한시키는 것은, 내재면역을 인공고관절 (artificial hip-joint)과 같은 단순한 비자기 물질 보다는 오히려 감염을 일으킬 수 있는 존재에 대해 초점을 맞추게 해준다. 이와 반대로, 적응면역의 감지기구 (sensors)인 항체와 T 세포 수용체는 더 세부적인 분자구조를 인식하고, 또한 단지 약간의 구조적 차이를 지닌 항원들을 정교한 특이성을 가지고 구별을 할 수 있다. 일반적으로, 패턴인식수용체가 자기와 비자기를 구별하는 능력에는 결점이 없다. 왜냐 하면, 수용체에 의해서 표적이 되는 분자패턴은 단지 병원체에 의해서만 생성되고 숙주에 의해서는 생성되지 않기 때문이다. 이러한 점은, 자가면역질환의 발생을 초래할 수도 있는 잠재적으로 위험한 기능부전인, 적응면역의 수용체에 의해 때때로 일어나는 자기항원의 인식과는 상당히 대조적이다.

내재면역의 가용성 및 막-결합 매개체들이 병원체-연관 분자패턴을 인식하면 면역의 다수의 구성요소들이 작동을 시작하게 된다. 수용성 매개체에는 **보체계 (complete system)**의 개시물질인 **만노오**

OVERVIEW FIGURE 3-4: Effectors of Innate Immune Responses to Infection

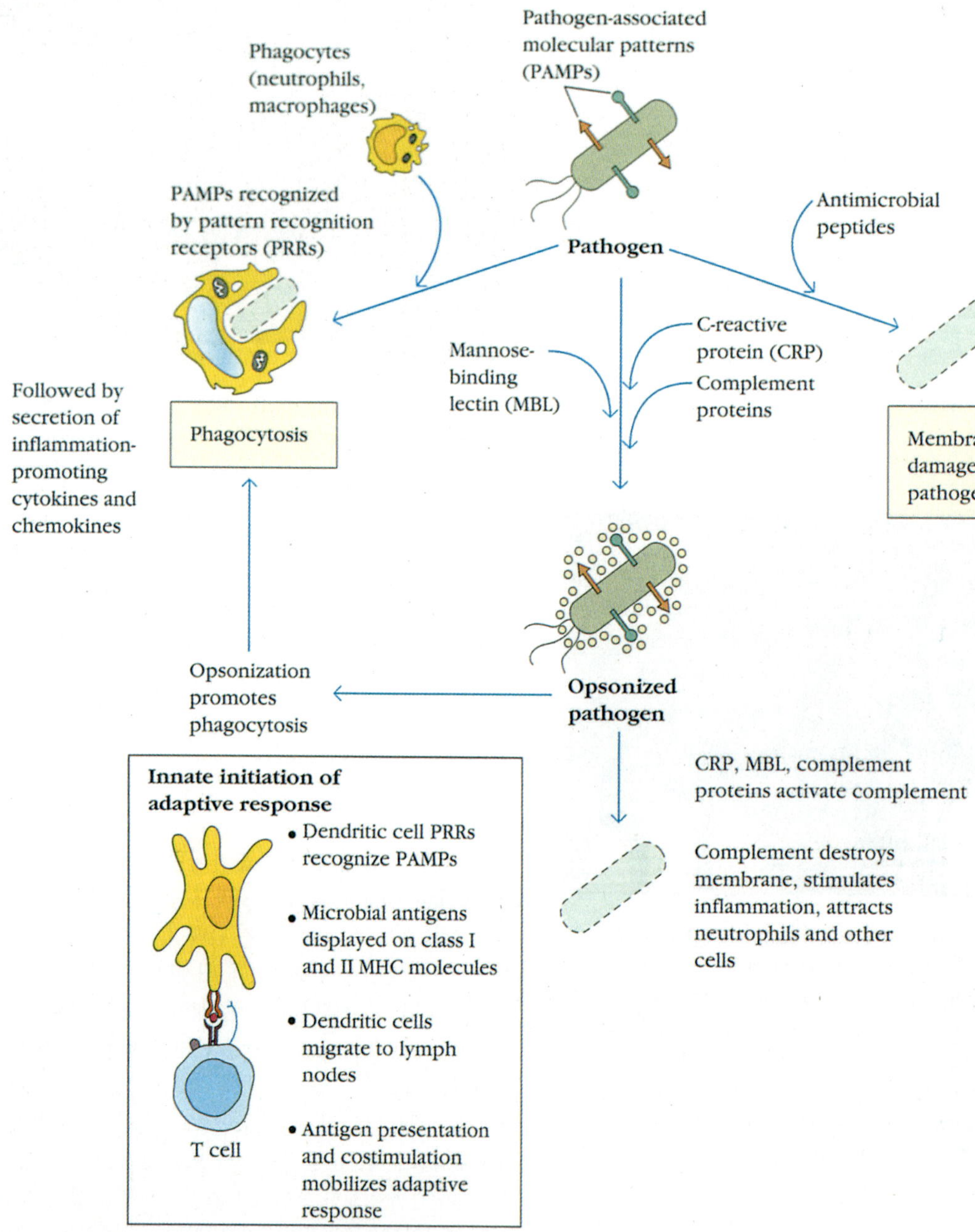

Microbial invasion brings many effectors of innate immunity into play. Entry of microbial invaders through lesions in epithelial barriers generates inflammatory signals and exposes the invaders to attack by different effector molecules and cells. Microbes recognized by C-reactive protein (CRP) or mannose-binding lectin (MBL) are bound by these opsonizing and complement-activating molecules. Some pathogens, such as zymosan-bearing fungi, can activate complement, which can cause direct lysis or opsonization, marking the pathogen for phagocytosis by neutrophils and macrophages. Inflammatory signals cause phagocytes such as macrophages and neutrophils to bind to the walls of blood vessels, extravasate, and move to the site of infection, where they phagocytose and kill infecting microorganisms. During the action of these cellular and molecular effectors, additional inflammatory signals are generated that intensify the response by bringing more phagocytes and soluble mediators (CRP, MBL, and complement) from the bloodstream to the site of infection. Dendritic cells internalize microbial components, mature, and present microbial peptides on MHC molecules. Dendritic cells then migrate through lymphatic vessels to nearby lymph nodes, where they present antigen to T cells. Antigen-activated T cells then initiate adaptive immune responses against the pathogen. Cytokines produced during innate immune responses also support and direct the adaptive immune responses to infection.

즈-결합 렉틴 (mannose-binding lectin, MBL) 및 C-반응 단백질 (C-reactive protein, CRP)이 포함된다. 만약 병원체가 이러한 매개체들에 의해 인식되는 PAMPs를 지니고 있으면, 보체계 (7장 참조)가 활성화될 것이다. 보체계의 일부는 단백질 집합체인데, 이는 활성화되면, 표적 미생물의 세포막에 응집체를 형성하여 구멍을 만들고 그 결과 세포를 용해하여 사멸시킨다. 보체계는 또한 혈청 당단백질도 포함하는데 활성화되면 미생물에 대한 식세포의 포식작용을 증가시킨다 (**옵소닌화, opsonization**). 보체는 내재면역과 적응면역 양쪽 모두에 관여되어 있다: 옵소닌화 혹은 침입자의 용해로 이어지게 되는 보체의 활성화 연쇄반응이, PAMPs (내재면역)를 인식하는 분자 혹은 특이적인 외래항원에 결합하는 항체 (적응면역)에 의해 활성화 될 수 있다. 또한, 몇몇 보체활성화의 부산물은 염증반응을 촉진시키고 감염부위로 백혈구를 이동시켜, 또 다른 반응을 출발시킨다.

감염된 조직의 미성숙 수지상 세포와 대식세포는 현재까지 발견된 내재면역 수용체들의 가장 중요한 집단: 즉, 미생물 산물들을 감지하는 Toll-유사 수용체 (TLRs)를 비롯한 다양한 수용체들을 지니고 있다. 현재까지 마우스에서는 12개가 또한 사람에서는 11개의 이러한 수용체가 설명이 되었는데, 이들 각각의 TLR은 특이적인 미생물 산물과 반응한다. 후반 단락에서 더 자세히 설명되고 있는, 이러한 다재다능한 수용체들에 의해 수지상 세포와 대식세포는 광범위한 병원체를 감지하게 된다. 대식세포의 TLRs에서 시작된 신호는 포식 활성 및 포식된 미생물에 독성을 나타내는 화학물질의 생산을 자극한다. 활성화된 대식세포는 또한 **사이토카인 (cytokines)**이라고 알려진 분자 집단을 분비하는데, 이것은 호르몬-유사 혹은 성장인자-유사 단백질이며, 세포수용체를 통해 작용하여 특이적인 세포 활성을 유도한다 (12장 참조). 호르몬처럼, 표적세포나 표적조직의 성질과 생리를 변경시킨다. 예를 들어, 활성화된 대식세포는 인터루킨-1 (IL-1), 인터루킨-6 (IL-6) 종양괴사인자 (tumor necrosis factor alpha, TNF-a) 등과 같은 사이토카인을 분비하여 염증반응을 유도하고 도와준다.

감염부위의 미성숙한 수지상세포는 항체를 내재화하여 처리하며, 성숙한 다음 림프조직으로 이동하는데, 이곳에서의 T 세포에 대한 그 항원제시는 병원체 침입에 대항하는 적응면역 반응을 개시하는데 있어서 중요한 단계이다. 이런 활성은 내재면역과 적응면역 사이의 가교 역할을 한다. 수지상세포는 또한 염증반응을 촉진시키고 숙주의 적응면역 반응을 직접 도와주는 다양한 사이토카인을 분비한다.

모든 내재면역 기능은 병원체 특이적인 T 세포의 현저한 증가 및 B 세포로 부터 병원체 특이적인 항체의 생산이 이루어지기 전인 감염의 초기단계에 나타난다. 그러나 내재면역 반응에 관련된 세포에 의해 방출된 사이토카인은 내재면역에 뒤이어 감염에 대항하는 적응면역의 성질에 영향을 끼친다. 감염에 대항하기 위해 내재면역계에 의해 사용되는 분자적 및 세포적 주요 효과기들은 그림 3-4에 요약되어 있다. 많은 경우, 내재면역계는 그 자체로서 감염원을 물리치고 소거할 수 있다. 그렇지 못할 경우, 병원체는 적응면역계의 종합적인 공격을 받는다. 적응면역반응이 진행되는 동안에, 세포독성 T 세포는 숙주세포 내에 잠복하고 있는 병원체를 감지하고 파괴하며, 항체는 침입자가 대식세포와 중성구에 의해서 포식작용을 받는 것을 증가시킴으로써 (항체-매개 포식작용, 옵소닌화의 한 유형), 침입자가 다른 세포를 감염하는 능력을 무력하게 한다. 항체는 또한 보체계와 협력하여 병원체 미생물의 용해를 일으킨다. 감염원이 제거된 후에는, 적응면역반응에 의해 생성된 B와 T 세포의 일부는 기억 T 세포와 기억 B 세포의 형태로 오랜 기간 동안 숙주세포 내에서 존속할 것이다. 동일한 병원체에 의한 감염이 차후에 일어나면, 병원체에 특이적인 예비된 림프구를 만나게 될 것이며 신속하게 반응을 일으킬 수 있을 것이다.

이러한 간단한 서술을 통해서 내재면역계에서 주요 역할을 담당하는 주체들에 대해 또한 내재면역계의 적응면역계와의 연계에 대해 소개한다. 본 장의 나머지 부분에서는 내재면역의 구성원들과 작용기전에 대해서 더 자세히 설명할 것 이다.

염증_Inflammation

병원체가 내재면역의 외부장벽, 즉 피부와 점막을 통과하여 침입하게 될 때, 그 결과로 수반되는 감염 혹은 조직상해는 **염증반응 (inflammatory response)**으로 알려져 있는 복잡한 연쇄반응을 유도할 수 있다. 염증은, 조직손상에 대한 반응의 예와 같이 급성이거나, 혹은 관절염 그리고 암과 관련된 쇠약 등과 같은 질병을 초래하는 만성적일 수 있다 (13장 참조). 급성염증반응은 감염초기 단계와 싸우며 또한 손상된 조직이 수선되는 반응을 개시하게 한다. 국부염증반응의 특징은 거의 2000년 전 로마인에 의해 처음 설명되었는데, 부종 (Latin = *tumor*), 발적 (*rubor*), 열 (*calor*), 그리고 통증 (*dolor*)이다. 2세기에 Galen이라는 내과의사는 염증의 부수적인 특징으로서 기능의 상실 (*functio laesa*)을 추가시켰다. 조직상해 후 수분 이내에 혈관의 지름이 증가하고 (vasodilation), 그 결과 그 부위에 혈류양이 증가하게 된다. 증가된 혈액량은 조직에 열을 가하게 되고 조직을 붉게 한다. 혈관투과성이 또한 증가하여 혈관, 특히 **후모세관 정맥 (postcapillary venules)**으로부터 액체성분의 유출이 일어난다. 그 결과, 혈장의 축척 (edema)에 의해 조직이 부풀어 오른다. 수시간 내에, 백혈구들은 염증부위의 내피세포에 접착하고 모세혈관의 벽을 통과하고 조직으로 들어가는데 이런 과정은 **혈관외 유출 (extravasation)** 이라 한다 (그림 3-5). 이런 백혈구들은 침입한 병원체를 포식하며 염증반응, 효과세포의 모집과 활성화에 기여하는 분자 매개체들을 방출한다.

매개체들 중에는 위에 언급된 사이토카인 패밀리의 저분자량 조절단백질들이 포함된다. 사이토카인은 우리 몸에서 자극에 반응하여 백혈구와 다양한 세포들에 의해 분비되며 면역효과세포의 발달과 작용을 조절하는데 있어서 중요한 역할을 한다. **케모카인 (chemokine,** 13장 참조)은 사이토카인의 주요한 하위그룹이며, 중요한 활성은 **화학주성 인자 (chemoattractants,** 세포가 더 높은 농도를 향해 움직이도록 해주는 물질)로서 작용하는 것이다. 그러나 모든 화학주성인자가 케모카인은 아니다. 다른 중요한 화학주성인자는 보체의 부산물 (C5a, C3a)이며, 또한 감염 동안에 세균단백질의 절단에 의해 생성되는 다양한 *N*-포르밀 펩티드 (*N*-formyl

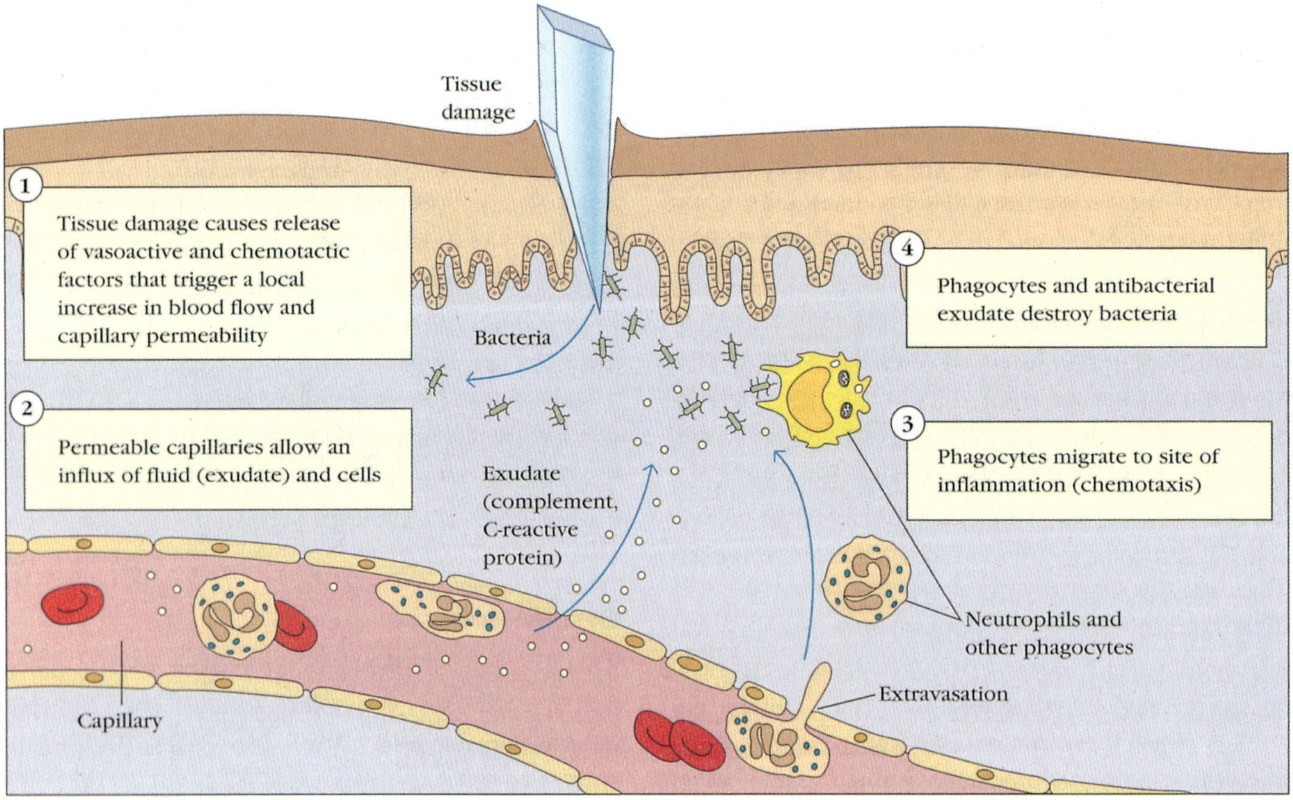

FIGURE 3-5 Recruitment of macrophages and antimicrobial agents from the bloodstream. Bacterial entry through wounds initiates an inflammatory response that brings antimicrobial substances and phagocytes (first neutrophils and then macrophages and monocytes) to the site of infection.

(a)

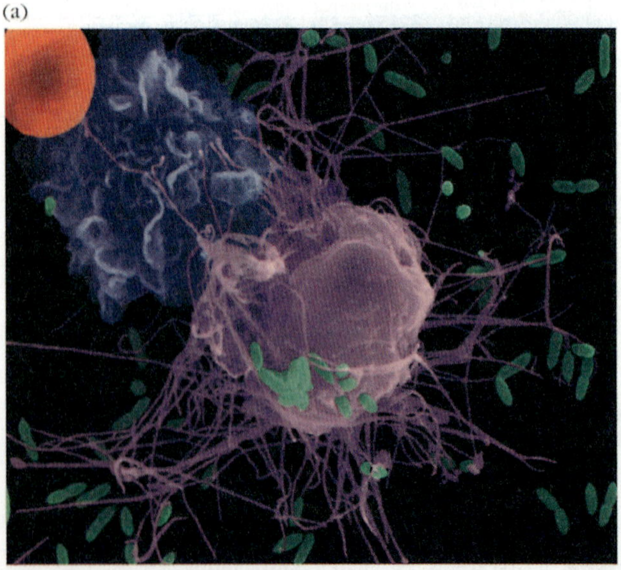

(b)

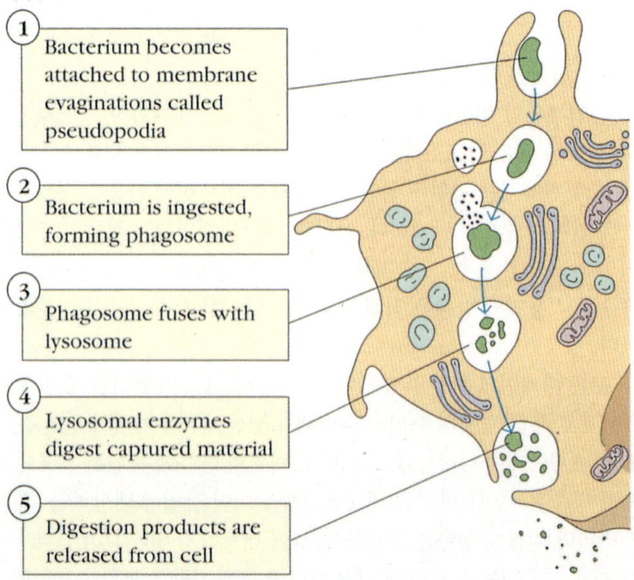

FIGURE 3-6 (a) Electron micrograph of macrophage (center, pink) attacking *Escherichia coli* (green). The bacteria are phagocytosed as described in part b, and breakdown products are secreted. The monocyte (purple, top left) has been recruited to the vicinity by soluble factors secreted by the macrophage. The red sphere is an erythrocyte. (b) Steps in the phagocytosis of a bacterium. *[Part a, Dennis Kunkel Microscopy/Dennis Kunkel.]*

peptides)이다. 중성구 세포막의 수용체에 케모카인 또는 다른 화학주성인자가 결합하면, **인테그린 (integrins)**이라 부르는 중성구 세포막 단백질의 구조변화를 유도하는 활성신호를 촉발하여, 그 결과 인테그린은 내피세포의 표면에 존재하는 **세포간 부착분자 (intercellular adhesion molecules,** ICAMs)와의 친화력이 증가된다. 비록 매우 다양한 화학주성인자가 알려져 있지만, 케모카인은 백혈구 소통에서 가장 중요하고 유능한 조절자이며, 다양한 백혈구 하위집단의 부착, 화학주성, 및 활성화를 조절한다. **염증 케모카인 (inflammatory chemokines)**은 전형적으로 감염에 반응하여 유도되거나 혹은 **친염증 사이토카인 (proinflammatory, inflammation-promoting cytokines)**에 대한 세포의 반응이다. 케모카인은 백혈구세포들을 혈관내벽을 이루는 내피세포에 부착되도록 유도하여 백혈구가 다양한 조직으로 이동하는 원인이 된다. 조직으로 이동한 후 백혈구는 화학주성으로 케모카인의 농도가 더 높은 감염 부위를 향해 이동한다. 따라서 염증부위로 식세포와 효과림프구 집단이 이끌려 오게 된다.

염증부위에 모여든 세포의 주요 역할은 침입한 생물체에 대한 식세포작용이다. 1880년 Elie Metchnikoff는 식세포작용에 대해 설명하였으며, 면역의 중요한 역할이 식세포작용 때문이라고 여겼다. 병원체를 삼키고 죽이는 백혈구가, 혈청의 구성성분 (항체)에 의해 매개되는 방어보다 더 중대한, 면역의 주 효과자라고 가정하였다. Metchnikoff의 포식 작용의 중대성에 대한 지적은 정확하였고, 그리고 우리는 현재 이런 기능의 결핍은 심각한 면역결핍증으로 이어진다는 사실을 알고 있다. 세균의 포식작용의 일반적인 과정은 그림 3-6에 나타나 있다. 미생물들은 몇몇 대식세포에 의해 삼켜지고, 대식세포 내에서 용해되며, 그 분해산물은 버려진다. 이런 산물 중에는, 세포수용체에 병원체의 존재를 경고해 주는 PAMPs를 지닌 분자가 포함된다. 백혈구가 케모카인에 의해 조직화되어 감염부위에 집합하는 것은 감염에 대해 집중적인 반응을 하는데 있어서 필수적인 단계이다.

마지막으로, 염증부위에서 발생하는 일부 신호는 전신적으로 전달되어 신체의 다른 부위에 도달하는데, 그 곳에서 내재면역반응을 지지하는 변화를 유도한다 (아래 급성기 반응을 서술한 단락에서 논의되어 있음)

백혈구 혈관외 유출은 정교하게 조절되는 다단계 과정이다_Leukocyte extravasation is a highly regulated, multistep process

엄격하게 조절되는 일혈 과정에 의해 혈류로부터 감염부위로 백혈구가 이동하는 것이 이루어진다. 염증반응이 진행됨에 따라, 다양한 사이토카인 및 다른 염증 매개체들이 국소혈관의 내피세포에 작용하여, **세포부착분자 (cell adhesion molecules, CAMs)**의 발현증가를 유도한다. 이런 영향을 받은 상피는 염증이 일어났다 (inflamed) 또는 활성화되었다고 한다. 중성구는 일반적으로 염증이 일어난 상피에 처음 결합하는 세포 유형이며 혈관외 유출을 통해 조직속에 들어간다, 우리는 다른 백혈구도 이와 유사한 기전을 이용한다는 것을 마음에 견지하고, 중성구의 진입에 초점을 맞출 것이다. 혈관외 유출은 중성구에게 다수의 만만찮은 도전을 준다. 첫째, 중성구는 염증이 일어난 상피를 인식해야 한다; 중성구는 혈류에 의해 씻겨 나가지 못할 정도로 강하게 부착되어야 한다; 그리고 혈관벽에 붙어있는 동안에 그 중성구는 내피세포층을 관통하여 아래 조직에 접근한다.

중성구 혈관외 유출은 네 단계로 나누어진다. (1) 구르기 (rolling), (2) 화학주성 인자 자극에 의한 활성화, (3) 정지와 부착, (4) 내피를 관통하는 이동 등이 그것이다 (그림 3-7a). 첫 단계에서, 중성구는 중성구의 뮤신과 내피세포의 설렉틴과 같은 당단백질들 사이의 낮은 친화력의 상호작용에 의해 느슨하게 부착한다 (그림 3-7b). 추가적인 신호가 없으면, 상피세포에 중성구를 붙들고 있는 약한 결합은 순환하는 혈류에 의해 재빨리 깨어져 버린다. 중성구의 표면이 연속적으로 결합하고 자유롭게 떨어짐에 따라, 중성구는 내피의 표면을 구르게 된다.

중성구가 내피를 따라 구를 때, 중성구는 염증반응 부위로부터 생성된 케모카인 혹은 그 외 화학주성인자를 만나게 된다. 뒤이어, 인테그린과 ICAMs 사이의 결합은 중성구를 내피세포에 안정하게 부착시키며, 중성구가 내피세포 사이를 지나가는 것이 가능하도록 해준다.

가용성 분자와 막-결합 수용체_Soluble Molecules and Membrane-Associated Receptors

내재면역계는 다양한 면을 지니고 있는데, 다양한 수용성 분자들뿐만 아니라 세포막-결합 수용체들을 효과자로 이용한다. 어떤 가용성 분자들은 감염되거나 혹은 상해가 일어난 부위에서 생산되어 국소적으로 작용한다. 항미생물성 펩티드인 **디펜신 (defensins)** 과 **카텔리시딘 (cathelicidins)** 같은 항 미생물학 펩티드들뿐만 아니라 항바이러스 활성을 지니고 있는 사이토카인의 중요한 한 그룹인 **인터페론 (interferons)**도 여기에 포함되는데, 아래에서 논의되었으며 12장에서는 더 완전하게 다루고 있다. 다른 가용성 효과자들은 멀리 떨어진 위치에서 생성되고 혈액을 통해 그들의 목표지점에 도달한다. 보체 단백질 및 급성기 단백질은 이 그룹에 속한다. 이러한 효과자들의 성질과 숙주 방어체계에 대한 이들의 공헌도는 아래에서 논의한다.

항미생물성 펩티드는 세균과 진균에 대한 내재성 방어에 기여한다_Antimicrobial peptides contribute to the innate defense against bacteria and fungi

항미생물 활성을 지닌 펩티드는 사람, 개구리, 파리, 선충류, 그리고 몇몇 종의 식물에 이르기까지 다양한 대상으로 부터 분리되었다 (표 3-2). 이러한 방어전략의 초기 진화 및 유지는, 800개 이상의 서로 다른 항미생물성 펩티드가 확인되는 점과 함께, 그 효능을 입증한다. 항미생물성 펩티드들은 그 크기면에서 매우 다양하여 6개에서 59개의 아미노산 아미노산 잔기로 이루어져 있으며, 대부분은 개구리 피부에서 발견된 마가이닌 (magainins), 그리고 사람 및 다른 종에 존재하는 디펜신 (defensins)과 같이 양 전하 (cationic)를 띠고 있다. 사람의 디펜신은 양이온성 펩티드이고 29-35 아미노산 잔기의 길이로 이루어져 있는데, 6개의 시스테인에 의해 2-3개의 이황화결합을

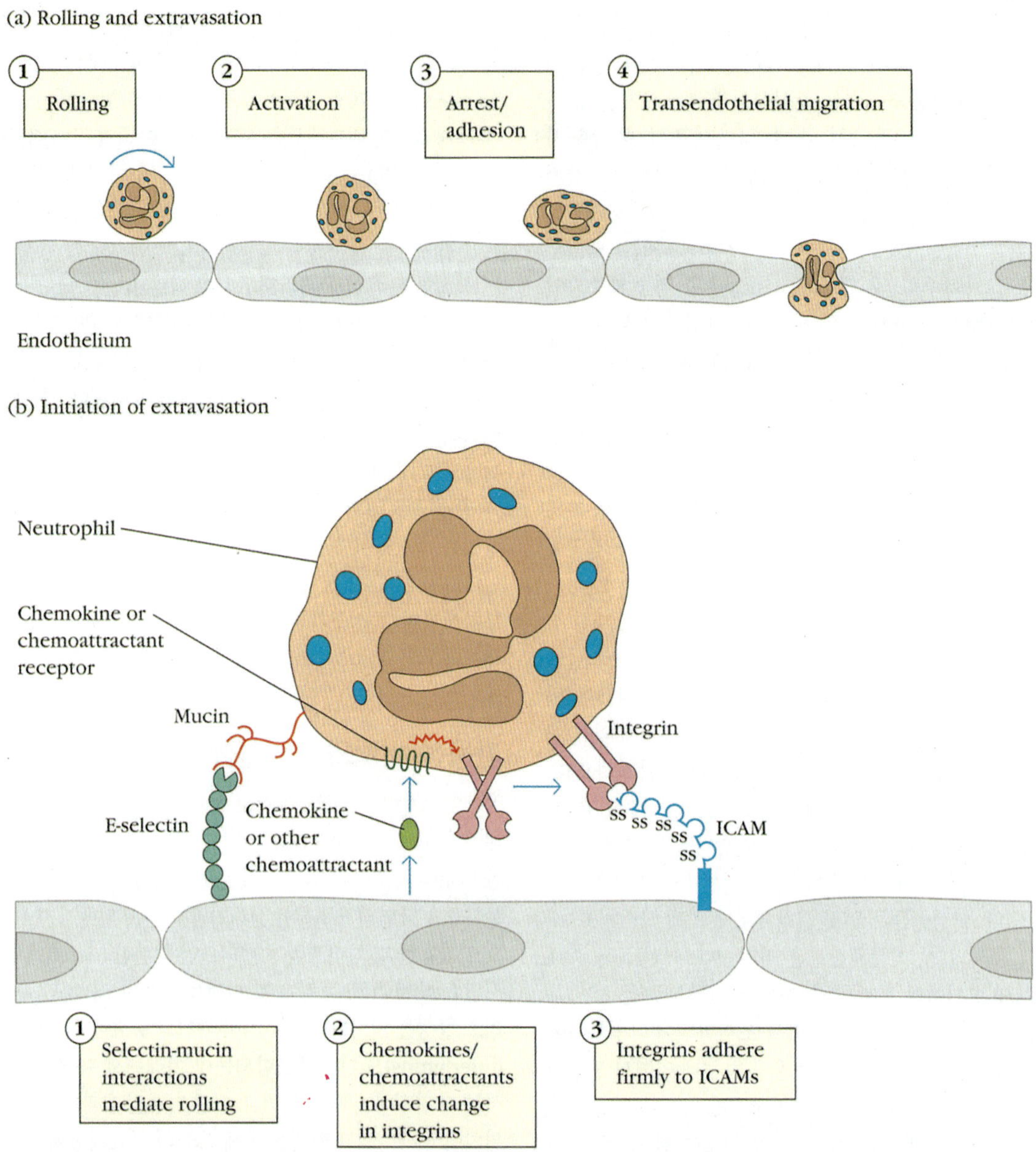

FIGURE 3-7 (a) Neutrophil rolling and extravasation. (b) Cell adhesion molecules and chemokines involved in neutrophil extravasation. Rolling is mediated by transient binding of selectins on the vascular endothelium to mucins on the neutrophil. Chemokines or other chemoattractants that bind to a specific receptor on the neutrophil activate a signal transduction pathway, resulting in a conformational change in integrin molecules that enables them to adhere firmly to intracellular adhesion molecules on the surface of endothelial cells.

형성하여서 비교적 견고한 3차원 구조를 안정화 하고 있다. 그들은 *Staphylococcus aureus, Streptococcus pneumoniae, E.coli, Pseudomonas aeruginosa*, 및 *Hemophilus influenzae*를 위시하여 다양한 세균을 죽인다. 중성구에는 이런 펩티드들이 풍부하지만, 이외에도 파네트 세포 (paneth cell)은 디펜신을 장으로 분비하며, 췌장 및 신장의 상피세포는 디펜신을 혈청속으로 분비한다. 디펜신은 신속하게 미생물을 죽인다. 전형적으로 몇 분 안에 죽일 수 있다. 심지어 완만하게 작용하는 항미생물성 펩티드 경우도 90분 이내에 미생물을 죽인다.

항미생물성 펩티드는 종종 미생물의 막을 파괴하는 방법으로 작용한다. 어떻게 이들이 미생물과 숙주의 막을 구별하는 지는 현재 연구 관심의 대상이 되고 있다. 비록, 막을 파괴하는 것이 주요한 작용기전이지만, 항미생물성 펩티드는 또한 DNA, RNA, 또는 단백질의 합성을 저해하며 그리고 미생물 구성성분을 용해하는 항미생물성 효소를 활성화하는 것과 같은 세포내 다양한 영향을 일으킨다. 항미생물성 펩티드는 세균과 진균만 공격하는 것이 아니라 바이러스까지 공격하여, 인플루엔자 바이러스와 몇몇 허피스바이러스 같은 일부 피막형 바이러스의 지질단백질 피막을 효과적인 표적으로 하는 것으로 나타났다. 이러한 광범위한 활성, 증명된 항미생물성 활성, 그리고 기존의 항생제에 대한 저항성 증가의 발생은 치료에

TABLE 3-2 Some antimicrobial peptides

Peptide	Typical producer species*	Typical microbial activity*
Defensin family α-Defensins	Human (found in paneth cells of intestine and in cytoplasmic granules of neutrophils)	Antibacterial
β-Defensins	Human (found in epithelia and other tissues)	Antibacterial
Cathelicidins	Human, bovine	Antibacterial
Magainins	Frog	Antibacterial; antifungal
Cercropins	Silk moth	Antibacterial
Drosomycin	Fruit fly	Antifungal
Spinigerin	Termite	Antibacterial; antifungal

*In many cases, production of the indicated antimicrobial peptide or family is not limited to the typical producer but is produced by many different species. Also, some members of the indicated peptide or family may have broader antimicrobial activity than the typical one indicated.

사용될 항미생물성 펩티드의 적합성에 대한 조사를 촉진하였다. 그러나 항미생물성 펩티드들을 임상적으로 적용할 때 나타날 수 있는 생체 내에서의 안정성, 독성, 및 효율성에 대한 의문은 여전히 남아 있다. 또한 만약 이러한 항미생물성 펩티드가 광범위하게 사용된다면, 세균은 신속하게 이들에 대한 내성을 획득할 수도 있어서 감염에 대항하는 내재면역의 필수요소를 훼손하게 된다는 위험성에 대한 관심도 높아졌다. 이러한 이유 때문에 항미생물성 펩티드들은 아직 임상에서 사용되지 않고 있다.

급성기 반응 단백질은 내재면역에 기여한다_Proteins of the acute phase response contribute to innate immunity

항생물질이 소개되기 전인 1920년대~1930년대 동안에는, 폐렴구균에 의한 폐렴의 통제에 많은 관심이 있었다. 연구자들은 질환의 급성기 동안에, 즉 회복 혹은 사망하기 이전 단계에, 몇몇 혈청 단백질들의 농도 변화에 주목하였다. 그 혈청의 변화를 총칭하여 **급성기 반응 (acute phase response)**이라 불렀고, 그리고 급성기 반응 동안에 그 농도가 증가하거나 감소하는 단백질들은 지금까지도 **급성기 반응 단백질 (acute phase response proteins, APR proteins)**라 부른다. 다수의 APR 단백질들의 생리적 중요성에 대해서는 아직도 이해하지 못하고 있으나, 보체계의 구성성분들 및 C-반응 단백질 (C-reactive protein) 등이 감염에 대한 내재면역반응의 일부라는 것에 대해서 현재는 이해하고 있다. 급성기 반응 (13장에서 자세히 논의됨)은 상해 또는 감염의 부위로부터 혈액을 통해 전달되는 신호에 의해 유도된다. 간이 APR 단백질 합성의 주요 부위 중의 한 곳이며, 염증촉진 사이토카인들인 TNF-α, IL-1, 및 IL-6이 급성기 반응을 유도하는 주요 신호로 작용한다. 이러한 사이토카인들은 식세포들의 초기 반응의 결과로서 생성되며, C-반응 단백질 그리고 보체와 같은 다른 급성기 단백질들의 수준의 증가는 여러 방법으로 방어에 기여하게 된다. C-반응 단백질은 **펜트락신 (pentraxins)**이라 부르는 5합체 단백질 (pentamemric proteins)의 패밀리에 속하는데, 이는 칼슘-의존 반응으로 리간드와 결합한다. CRP에의해 인식되는 리간드들 중에는 폐렴구균 종의 표면에서 발견되는 다당류와 다수의 미생물들의 표면에 존재하는 **포스포릴콜린 (phosphorylcholine)**이 포함되어 있다. C-반응 단백질은 미생물의 표면에 위치한 이러한 리간드들에 결합하여 식세포에 의한 섭취를 촉진하고 또한 미생물에 대한 보체-매개 공격을 활성화한다 (66쪽의 임상초점은 염증에 있어서의 CRP의 기능과 심장질환 사이의 연관상에 대해 논의하고 있다). 만노오즈-결합 렉틴은 미생물 상에서 발견되는 만노오즈-함유 분자패턴들을 인식하지만, 척추동물 세포에 대해서는 그렇지 못하다. 또한 만노오즈-결합 렉틴은 자신이 결합한 미생물의 표면에 대해 보체가 공격하는 것을 지시한다.

내재면역은 감염을 감지하기 위해 다양한 수용체를 이용한다_Innate immunity uses a variety of receptors to detect infection

다수의 패턴인식분자들이 확인되었다; 표 3-3에서 몇몇 예를 나타내고 있다. Toll-유사 수용체가 이들 중에서 가장 중요한 것으로 추측되는데 아래에서 논의하였다. 다른 종류들로서 혈액 및 조직액 속에 가용성의 순환하는 단백질 또는 대식세포, 중성구, 및 수지상 세포의 막에 결합되어 있는 것들이 있다. MBL (mannose-binding lectin)과 CRP (C-reactive protein)는 위에서 논의하였듯이, 가용성 패턴인식 수용체이며 미생물의 표면에 결합하여 포식작용을 촉진하거나 침입자가 보체-매개 용해 작용의 적절한 표적이 되도록 한다. 내재면역계의 또 다른 가용성 수용체, 지질다당류-결합 단백질 (lipopolysaccharide-binding protein, LBP)은 그람음성세균의 외부 세포벽의 구성성분인 지질다당류 (lipopolysaccharide)를 인식하고 반응을 유도하는 신호를 전달하는 내재면역계의 중요한 일부이다. NOD 단백질 (*n*ucleotide-binding *o*ligomerization *d*omain)은 가장 최근에 발견된 수용체 그룹이며, 내재면역에서 중요한 역할을 한다. NOD 단백질은 세포질성이며, 이 패밀리의 구성

TABLE 3-3 Receptors of the innate immune system

Receptor (location)	Target (source)	Effect of recognition
Complement (bloodstream, tissue fluids)	Microbial cell wall components	Complement activation, opsonization, lysis
Mannose-binding lectin (MBL) (bloodstream, tissue fluids)	Mannose-containing microbial carbohydrates (cell walls)	Complement activation, opsonization
C-reactive protein (CRP) (bloodstream, tissue fluids)	Phosphatidylcholine, pneumococcal polysaccharide (microbial membranes)	Complement activation, opsonization
Lipopolysaccharide (LPS) receptor;* LPS-binding protein (LBP) (bloodstream, tissue fluids)	Bacterial lipopolysaccharide (gram-negative bacterial cell walls)	Delivery to cell membrane
Toll-like receptors (cell surface or internal compartments)	Microbial components not found in hosts	Induces innate responses
NOD† family receptors (intracellular)	Bacterial cell wall components	Induces innate responses
Scavenger receptors (SRs) (cell membrane)	Many targets; gram-positive and gram-negative bacteria, apoptotic host cells	Induces phagocytosis or endocytosis

* LPS is bound at the cell membrane by a complex of proteins that includes CD14, MD-2, and a TLR (usually TLR4).
† *Nucleotide-binding oligomerization domain.*

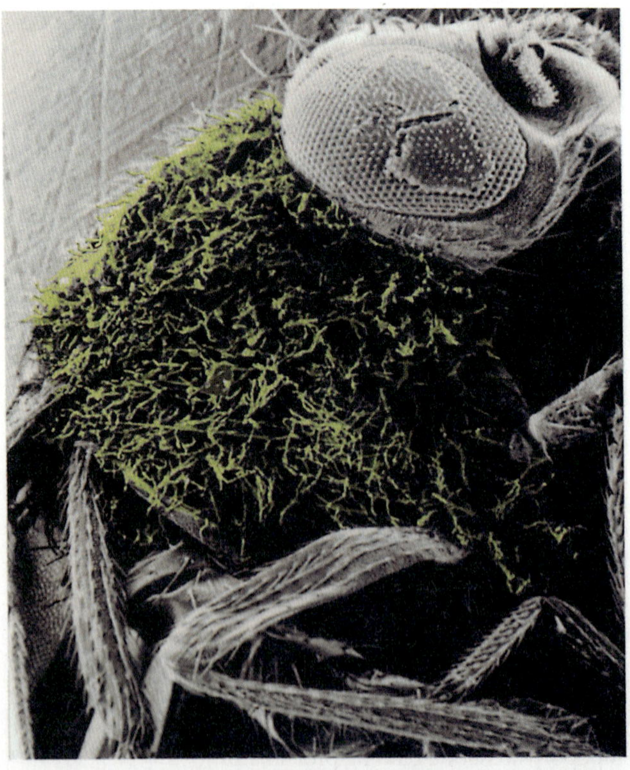

FIGURE 3-8 Severe fungal infection in a fruit fly (color) with a disabling mutation in the signal-transduction pathway required for the synthesis of the antifungal peptide drosomycin. *[Electron micrograph adapted from B. Lemaitre et al., 1996, Cell 86:973; courtesy of J. A. Hoffman, University of Strasbourg.]*

원으로 NOD1 과 NOD2가 있고, 세균의 펩티도글리칸 유래의 산물들을 인식한다. NOD1은 펩티도글리칸의 분해산물인 트리펩티드 (tripeptide)에 결합하고, NOD2는 그람양성세균의 세포벽 펩티도글리칸의 분해산물인 뮤라밀 디펩티드 (muramyl dipeptide)를 인식한다. 세포막에서 발견되는 패턴인식수용체에는 대식세포와 다양한 유형의 수지상세포들 표면에 존재하는 스캐빈저 수용체 (scavenger receptors, SRs)가 포함된다. SRs은 그람양성 및 그람음성세균의 결합과 세포내 이행 뿐만 아니라 세포사가 진행된 숙주세포의 포식작용에도 필요하다. 스케빈저 수용체의 역할과 작용기전에 대해서는 현재 활발한 연구가 진행 중이다.

Toll-유사 수용체_Toll-like Receptors

Toll 이란 단백질은, 독일의 연구자들이 발생단계의 파리가 Toll이 없을 경우에는 척추 (dorsal-ventral axis)를 적절하게 만들 수 없다는 것을 발견한 1980년대에 처음으로 관심을 끌게 되었다. (Toll은 변이형 파리를 말하며, 이상하게 기어 다니는 해부학적 형태로서 독일의 속어로 "weird"라는 의미이다). Toll은 막관통 신호수용단백질인데, 내재면역의 역할과 관련된 분자로서 **Toll-유사 수용체 (Toll-like receptors, TLRs)**라고 알려지게 되었다. 최근의 발견들에 의해 내재면역에서의 TLRs의 중심적 역할에 대한 지식이 폭발적으로 늘어났다. 첫 번째 관찰결과는 초파리에서 얻어졌다. 1996년 Jules Hoffman과 Bruno Lemaitre는, 파리의 발생단계에서 기능을 수행하는 것으로 이미 알려진 바 있던, Toll에서의 돌연변이에 의해 파리의 경우, 면역력을 나타내는 야생형 (wild-type)파리와는 달리, 진균

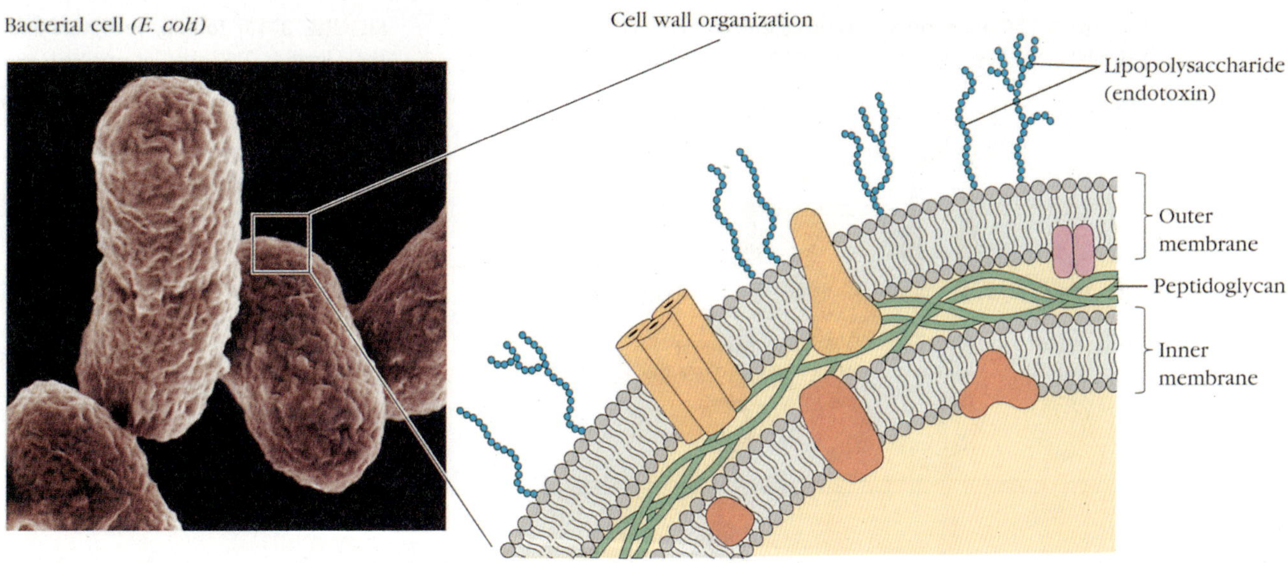

FIGURE 3-9 Lipopolysaccharide (LPS) in the cell wall of *E. coli*. LPS is a powerful stimulus of innate immunity. *[Photograph from Gary Gaugler/Visuals Unlimited.]*

류인 *Aspergillus fumigatus*의 치명적인 감염에 대해 감수성으로 된다는 것을 발견하였다 (그림 3-8). 이 획기적인 실험이 병원체에 의해 자극되는 면역반응이 무척추생물에서 중요하다는 것을 증명하였다. 1년 후인 1997년, Ruslan Medzhitov와 Charles Janeway는, Toll의 세포질 도메인과 유사한 세포질 도메인을 지닌 인체단백질을 확인하고 이를 인체 실험 세포주에 트랜스펙션시켰을 때 면역반응 유전자들의 발현이 활성화된다는 것을 발견하였다. 이어서 이 인체단백질은 TLR4 라고 명명되었다. 이러한 현상은 면역반응경로가 파리에서부터 사람에 이르기까지 잘 보존되어 있다는 첫 번째 증거가 되었다. 1998년 Bruce Beutler의 연구실에서 돌연변이 마우스를 이용하여 수행하였던 연구들을 통해, TLRs이 포유동물의 정상적인 면역생리학의 한 부분임이 증명되었다. *lps* 유전자좌에 대해 동형접합성인 마우스는 그람음성세균의 세포벽 으로부터 유래하는, 내독소 (endotoxin)라고 불리는 당지질 (LPS)에 대해 저항성을 나타낸다 (그림 3-9). 사람의 경우, 몇몇 세균의 감염에 의한 내독소의 축척은, 생명유지에 필요한 기관인 뇌, 심장, 신장, 및 간의 기능이 제대로 이루어지지 않는 생명을 위협하는 상태인, 패혈증 쇼크 (septic shock)를 유발할 수 있다. 매년, 약 20,000 명 정도의 사람들이 그람음성세균의 감염에 의한 패혈증 쇼크로 사망하므로, 일부 돌연변이 마우스의 경우 치사량의 LPS에 대해 저항성을 나타낸다는 것은 놀라운 것이었다. DNA 서열분석에 의해서, 마우스의 *lps* 유전자는 Toll-유사 수용체인 TLR4의 돌연변이형을 암호화하며, 이 돌연변이형의 경우 정상형과는 한 개의 아미노산에 의해 다르다는 것을 확인하였다. 이러한 연구는 TLR4가 LPS를 인식하는데 필수적이라는 것에 대한 명료한 증거를 제공하였으며, 또한 TLR이 정상적인 면역생리에서 중요한 역할을 한다는 것을 보여주었다. 몇 년이 지나지 않아서, 여러 연구자들에 의해 다양한 TLRs이 존재한다는 것이 밝혀졌다. 현재까지 사람의 경우 11개가, 그리고 마우스의 경우는 12개가 발견되어 있다.

Toll-유사 수용체는, 세포외 부분에 공통적인 구조적 요소, 즉 xLxxLxLxx (x는 임의의 아미노산이며 L은 류신) 서열을 함유한 24~29 아미노산으로 이루어진 반복적인 단편들을 지니고 있는, 세포막관통 단백질이다. 이런 구조적인 모티프는 **류신-밀집 반복서열 (leucine-rich repeats, LRRs;** 그림 3-10)이라 부른다. 모든 TLRs은 몇몇 LRRs를 지니고 있으며, LRRs의 하나의 서브세트가 TLR의 세

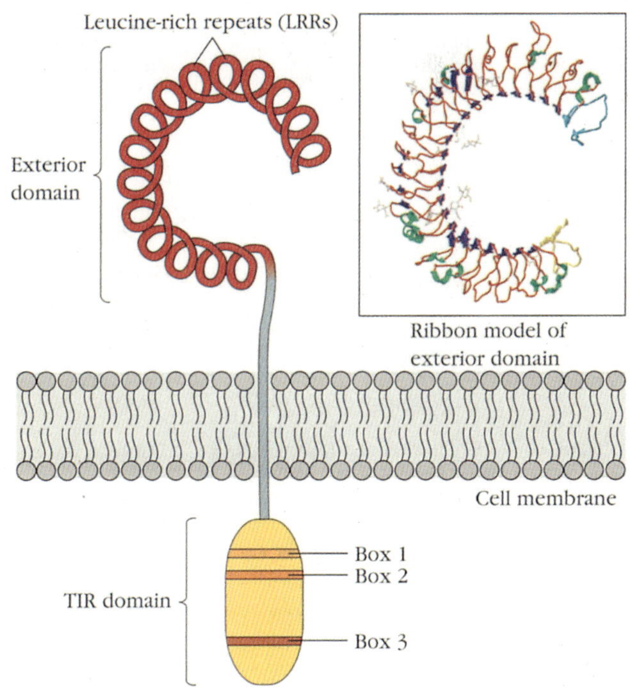

FIGURE 3-10 Structure of a Toll-like receptor (TLR). Toll-like receptors have an exterior region that contains many leucine-rich repeats (LRRs), a membrane-spanning domain, and an interior domain called the TIR domain. The ligand-binding site of the TLR is found among the LRRs. The TIR domain interacts with the TIR domains of other members of the TLR signal-transduction pathway; three highly conserved sequences of amino acids called box 1, 2, and 3 are essential for this interaction and are characteristic features of TIR domains.

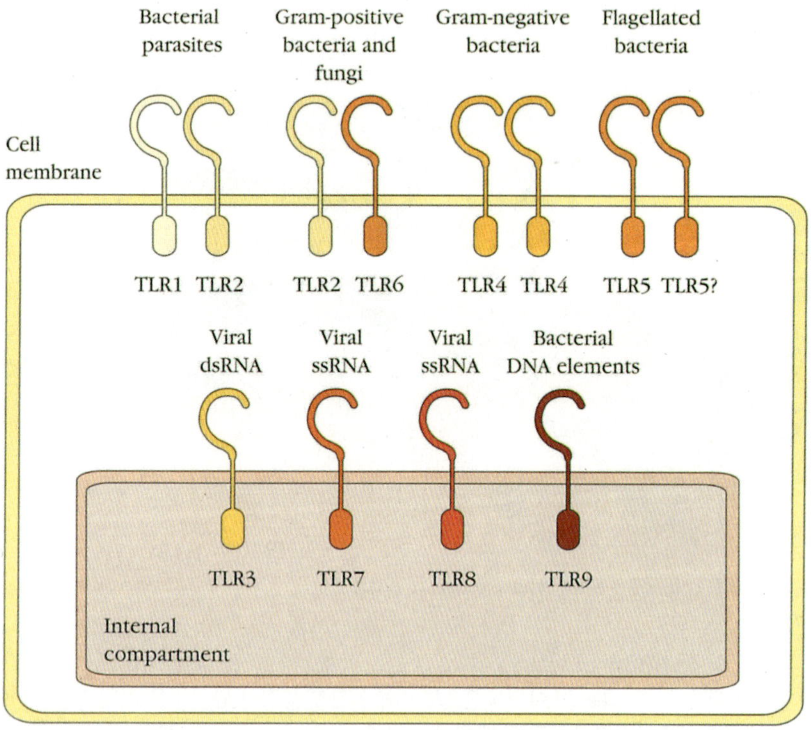

FIGURE 3-11 Toll-like receptors and their ligands. TLRs that interact with extracellular ligands reside in the plasma membrane; TLRs that bind ligands generated within the cell are localized to intracellular membranes. Some TLRs form dimers with other TLRs; TLR4 dimerizes with itself (and TLR5 might do so). Other TLRs may function as monomers, or dimeric partners may yet be discovered.

TLRs	Ligands	Target microbes
TLR1	Triacyl lipopeptides	Mycobacteria
TLR2	Peptidoglycans GPI-linked proteins Lipoproteins Zymosan	Gram-positive bacteria Trypanosomes Mycobacteria Yeasts and other fungi
TLR3	Double-stranded RNA (dsRNA)	Viruses
TLR4	LPS F-protein	Gram-negative bacteria Respiratory syncytial virus (RSV)
TLR5	Flagellin	Bacteria
TLR6	Diacyl lipopeptides Zymosan	Mycobacteria Yeasts and fungi
TLR7	Single-stranded RNA (ssRNA)	Viruses
TLR8	Single-stranded RNA (ssRNA)	Viruses
TLR9	CpG unmethylated dinucleotides Dinucleotides Herpesvirus infection	Bacterial DNA Some herpesviruses
TLR10,11	Unknown	Unknown

포외 리간드-결합 부위를 구성한다. TLRs의 세포내 도메인은, Toll/IL-1 수용체 (*T*oll/*I*L-1 *r*eceptor)로부터 이름을 따서, TIR 도메인이라고 부르는데, 이는 TLRs의 세포질 도메인과 중요한 조절분자인 IL-1의 수용체의 세포질 도메인 사이의 유사성에 근거한다. 그림 3-10에서 나타난 바와 같이, TIR 도메인은 세 가지 부위들, 즉 TIR 패밀리의 모든 구성원들에 걸쳐 대단히 잘 보존되어 있는 박스 1, 2 및 3 으로 부르는 부위들인데, 이들은 TLRs에 의해 매개되는 신호전달경로에 참여하는 세포내 단백질들의 결합부위로서 역할을 한다.

사람에 존재하는 11개의 TLRs 중에서 9개의 기능이 확인되었다. 놀랍게도, 각각의 TLR은 매우 보전되어 있는 병원체 분자들의 하나의 특정 레퍼토리를 감지한다. 마우스 또는 사람에 존재하는 TLRs의 완전한 세트는 아주 광범위하게 다양한 바이러스, 세균, 진균, 그리고 일부 원충까지지도 검출할 수 있다. 이미 기능과 리간드가 밝혀져 있는 사람의 TLRs 세트는 그림 3-11에 나타나 있다. TLR에 결합하는 리간드들이 병원체에 필수불가결한 구성성분들이라는 것은 주목할만 하다: 바이러스는 핵산 없이는 그 기능을 하지 못하고, 그람음성세균은 LPS를 포함하는 세포벽 없이 그 기능을 수행하지 못하며, 그리고 진균은 세포벽에 다당류 지모산 (polysaccharide zymosan)이 있어야만 한다. 병원체는 TLRs에 의해 인식되는 필수적인 구성요소가 결핍되는 형태로 돌연변이를 할 수 있는 선택권이 없다. 그림 3-11에서 나타난 바와 같이, 세포외 리간드를 인식하는 TLRs은 세포표면에서 발견되는 반면에, 바이러스 RNA 또는 세균 유래의 DNA 분절과 같은 세포내 리간드를 인식하는 TLRs은 세포내 지역에 위치한다.

몇몇 Toll 유사 수용체, 즉 TLRs 1, 2, 4, 및 6는 2합체 (어떤 경우, 추가적인 단백질이 형성된 복합체에 삽입됨)로 작용한다. 이러한 2합체 세트 중 하나인, TLR4는 그 자신과 한 쌍을 이루며 (동형 이합체 형성), 다른 유형들은 또 다른 TLR과 복합체를 (이형 이합체, heterodimer)를 형성한다. TLRs 3, 7, 8, 및 9의 경우, 파트너가 아직 발견되지 않았고 단량체로 작용할 수 도 있을 것으로 추측되지만, 어떤 결과들은 TLR5가 동형 이합체 (homodimer)로 존재한다는 것을 제시한다.

TLR의 쌍은 이들의 특이성에 영향을 준다. TLR6와 짝을 이룬 TLR2는 미생물에서 발견되는 펩티도글리칸 (piptidoglycans), 지모산 (zymosans), 그리고 세균성 지질펩티드 (lipopeptides)등을 포함한 다양한 분자와 결합한다. 그러나, TLR1과 짝을 이루었을 때 TLR2는 세균의 지방단백질 (lipoprotein) 및 기생충의 일부 특징적인 표면단백질들을 인식한다. TLR4는 대부분의 세균의 지질다당류의 중요한 수용체이다. TLR5는 세균편모의 주요한 구성성분인 플라젤린 (flagellin)을 인식한다. TLR3는 RNA 바이러스에 의해 세포가 감염되었을 때 나타나는 이중나선 RNA (dsRNA)를 인식하며, 바이러스의 단일가닥 RNA (ssRNA)는 TLR8과 TLR7의 리간드이다. 마지막으로, TLR9은 DNA 염기서열의 **CpG (구아닌에 연결된 탈메칠화 시토신, unmethylated cytosine linked to guanine)**를 인식하고 반응을 개시한다. 이와 같은 탈메틸화 서열은 미생물 DNA에 풍부하지만, 척추동물들의 DNA에는 공통적으로 훨씬 적게 존재한다.

내재면역의 세포유형_Cell Types of Innate Immunity

일반적으로 내재면역반응에는 여러 다양한 세포들이 참여한다. 주요 세포로는 중성구, 대식세포, 단핵구, 자연살해세포, 그리고 수지상세포가 있다. 내재면역의 주요 세포들의 역할은 그림 3-12에서 강조하고 있다.

중성구는 포식작용과 살해작용을 위해 전문화되어 있다 _Neutrophils are specialized for phagocytosis and killing

중성구는 혈액으로부터 감염부위로 이동하는 첫 번째 세포이며, 또한 중성구는 감염원에 대항하여 배치할 수 있는 다양한 무기들을 가지고 도착한다. 중성구는 세균과 진균에 대한 내재성 방어에 필수적이다. 비록 식세포작용이 침입자에 대항하는 중성구의 주요한 무기지만, 다른 기전들도 병원체의 억제와 제거에 기여한다. 중성구는 자신의 표면에 몇몇 Toll-유사 수용체를 전시하고 있다. TLR2는 그람양성세균의 펩티도글리칸을 감지하며, TLR4는 그람음성세균의 세포벽에 존재하는 지질다당류를 감지할 수 있다. TLRs 이외에도 중성구의 표면에는 다른 패턴인식 수용체들이 존재한다.

비록 중성구는 병원체들을 직접 인식하는 능력이 있지만, 미생물이 항체, 보체단백질 혹은 두 가지 모두에 의해 결합되어 (옵소닌화) 표지가 되었을 때는 중성구의 미생물에 대한 결합능력과 식세포작용 능력이 극적으로 개선된다. 항원-특이적인 항체가 없다고 하더라도, 혈청내의 보체단백질은 침입한 병원체의 표면에 단백질 단편을 놓아둘 수 있는데 이를 통해 중성구에 의한 결합이 촉진되고, 뒤이어 급속한 식세포작용이 일어난다.

중성구, 단핵구, 및 대식세포에는 두 가지의 추가적인 항미생물 수단으로서 산소-의존적 및 산소-비의존적 공격 기전이 존재하는데, 이는 다면적이고 통합적면서 대단히 효과적인 방어체계에 기여한다. 산소-의존적 공격 기전은 **활성 산소종 (reactive oxygen species, ROS)**와 **활성 질소종 (reactive nitrogen species, RNS)**을 사용한다. 활성 산소종은 **NADPH 포식소체 산화효소 (NADPH phagosome oxidase, phox)** 효소 복합체에 의해 생산된다. 포식작용을 받은 미생물은 **포식소체 (phagosomes)**라고 부르는 액포 (vacuoles)

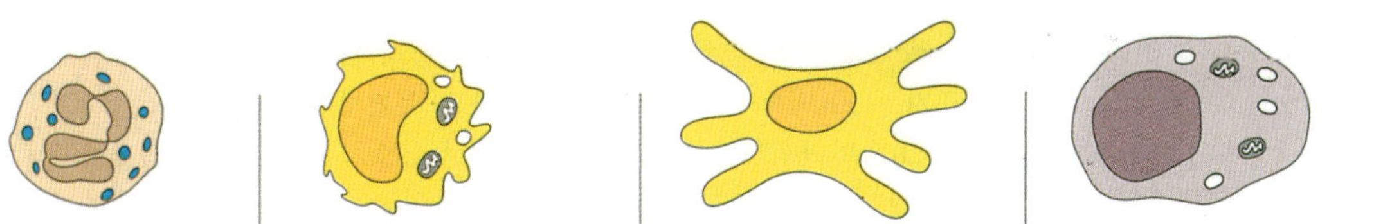

Cell type	Neutrophils	Macrophages	Dendritic cells	Natural killer cells
Function	Phagocytosis Reactive oxygen and nitrogen species Antimicrobial peptides	Phagocytosis Inflammatory mediators Antigen presentation Reactive oxygen and nitrogen species Cytokines Complement proteins	Antigen presentation Costimulatory signals Reactive oxygen species Interferon Cytokines	Lysis of viral-infected cells Interferon Macrophage activation

FIGURE 3-12 **The major leukocytes of innate immunity.** Monocytes, not shown here, have many of the same capabilities as macrophages.

임상초점

C-반응단백질은 심장혈관계 질환의 위험성을 나타내는 중요한 표지이다_C-Reactive Protein Is a Key Marker of Cardiovascular Risk

심장혈관계 질환[1]은 미국과 유럽에서 첫 번째 사망요인이며, 전 세계적으로는 감염성 질환 다음으로 많은 사망자를 발생시키는 원인이 되고 있다. 가장 흔한 심장혈관계 질환의 원인은 동맥경화증이며, 이는 동맥 내에 지질과 섬유상 요소들의 연속적인 축적때문이다. 동맥경화증은 복잡한 질환이며 아직 완전하게 이해되지 않고 있다. 그러나 점점 축척되는 증거들은, 염증이 동맥경화증의 진행에 있어서 매우 중요한 요소임을 확인하고 있다. 면역계에 속하는 염증과 동맥 질환 사이의 연관성은, 실험동물에게 동맥경화증을 유발하는 식이요법을 한 다음 동맥의 벽을 대조군과 비교하였던 연구에 의해 최초로 제시되었다. 광학현미경 관찰에 의해, 대조군의 동맥의 벽에는 백혈구가 없었으나 동맥경화증을 유발하는 식이요법을 한 동물들의 동맥의 벽에는 백혈구가 견고하게 붙어 있는 것이 밝혀졌다. 일반적으로 백혈구가 동맥의 벽에 견고하게 부착되는 것은 동맥 내의 혈액의 흐름에 의해 방지되기 때문에, 이 결과는 놀라웠다. 차후의 연구들에 의해 백혈구가 동맥경화 플라크 (atherosclerotic plaques)의 발달에 매우 중요하다는 것이 드러났다. 동맥경화증의 초기단계에서, 단구세포는 동맥의 벽에 부착하여 내피 세포층을 지나 이동하며 대식세로 분화된다. 대식세포의 스캐빈저 수용체는 당단백질 입자와 결합하고 이를 세포내로 유입하여, 작은 지질방울들을 축척하며 "거품 (formy)"같은 형태를 나타낸다. 이런 거품 대식세포 (formy macrophages)는 단백질분해효소, 활성산소종 (ROS), 및 사이토카인을 분비한다. 단백질분해효소는 국소적으로 세포외 기질을 분해하게 되는데, 이는 수선과정 동안 재구성된다. 사이토카인과 ROS는 염증을 강하게 일으키고 더 많은 세포와 지질이 새로 형성된 플라크로 이동하여, 동맥은 좁아지게 하고 더 막히기 쉽게 한다. 심장에서 동맥이 막힌 것을 심근경색 (myocardial infarctions)이라고 한다. 이는 심장의 부위까지 혈액의 흐름을 정지시켜서, 폐색된 혈관에 의해 심장근육에 산소가 제공되지 않게 한다 – 이러한 경우 높은 비율로 심장마비가 일어나는데, 첫 번째 심장마비는 치명적이다. 따라서 첫 심장마비를 일으킬 위험한 상태에 있는 개개인들을 확인하여 예방 치료법 및 생활습관의 변화를 실시할 수 있게 하는 것은 매우 유리하다.

염증과 플라크형성 사이의 관계는 연구자들이 동맥경화증의 예보자로서 염증 표지들 (inflammatory markers)를 조사하도록 하는 계기를 제공하였다. 남성과 여성에 대한 최근의 연구에서 IL-6, TNF-α, 및 급성기 반응 단백질 (CRP)를 비롯한 몇몇 염증 표지들의 혈액 내 수준을 조사하였다. 언급한 염증의 표지들 이외에도, 그 연구에서는 또한 전통적인 위험인자인 콜레스테롤과 이와 관련된 표지들, 즉 LDL 및 HDL[2]도 측정하였다. 염증 표지들과 연관되어 있는 위험성과 콜레스테롤-관련 표지들과 연관되어 있는 위험성이 비교되었다. 완벽한 진료기록들이 분석되었고, 그 데이터는 심장마비의 위험을 증가시키는 것으로 알려져 있는 아래의 생활습관 인자들 그리고 진료기록과 연관된 위험성과 비교 분석되었다.

- 관상동맥 심장질환에 대한 부모의 60세 이전의 기록
- 과도한 알코올 섭취
- 흡연
- 비만

속으로 들어가며, 그 속에서 활성 산소종은 미생물 살균제로 이용된다. 식세포가 phox 효소에 의한 ROS 생산을 도우기 위해 소비하는 산소는 **호흡돌발 (respiratory burst)**이라고 알려진 대사과정을 통해서 제공받는데, 이 과정동안 세포에 의한 산소의 흡수는 수배로 증가된다. ROS에는 과산화 음이온 (superoxide anion, O_2^-), 과산화수소 (hydrogen peroxide, H_2O_2), 그리고 가정용 표백제의 활성성분인 차아염소산 (hypochlorous acid, HOCl) 등이 포함된다. 중성구와 식세포에 의한 ROS의 생성은 포식작용에 의해 촉발되며, 이는 NADPH 포식소체 산화효소 (NADPH phagosome oxidase)를 활성화시킨다. 이 효소복합체는 과산화물 (superoxides)을 생성한다 (그림 3-13). 또 다른 대단히 독성이 높은 활성 산소종 (과산화수소, 차아염소산)은 과산화물 (superoxide)로부터 생성된다.

그림 3-13에서 나타난 바와 같이, 산화질소 (NO)와 과산화물 (superoxide)의 반응에 의해 활성 질소종이 생성된다. 따라서 호흡돌발 (respiratory burst)은 ROS와 RNS 모두의 생성에 기여한다. NADPH 포식소체 산화효소와 그 생성물인 ROS 와 RNS에 의해 나타나는 항미생물 방어작용의 중요성은, ROS 및 RNS을 생성하는 효소 phox의 능력에 생긴 결함에 기인하는 **만성 육아종성 질환 (chronic granulomatous disease)**으로 고통받는 환자들에게서 나타나는 진균 및 세균감염에 대한 대단히 증가된 감수성으로 설명된다.

효모인 *Candida albicans* 와 세균인 *S. aureus* 같은 일부 병원체들은 산화적인 공격만으로는 효과적으로 죽이지 못한다. 중성구 (그리고 식세포)의 무기체계에 비산화적인 방어계를 포함시킴으로써 미생물에 대한 중성구의 방어능력을 크게 증가시킨다. 비산화적 방어의 전개는 중성구의 과립들이 포식소체와 융합되어 과립내의 항미생물성 펩티드와 단백질이 포식소체의 내용물과 혼합될 때 일어난다. 이러한 단백질들에 속하는 주목할 만한 55-kDa의 단백질인 **살균성/투과성 증가 단백질 (bactericidal/permeability increasing protein, BPI)**은 그람음성세균의 세포벽에 존재하는 LPS와 높은 친화력으로 결합하고, 세균의 내막에 손상을 일으킨다. 중성구의 다른 과립 인자들에는, 미생물의 필수적인 구조적 성분들의 가수분해를 야기하는 효소들 (예를 들어, 단백질분해효소 및 리소자임)이 포함된다. 항미생물성 펩티드에는 **디펜신 (defensins)**과 **카텔리시딘 (cathelicidins)**이 포함되는데, 이들은 광범위한 항미생물 활성을

- 부적절한 물리적 운동
- 혈압 (고혈압)
- 당뇨병

그 연구진은 6~8년간의 연구를 더 수행하였으며, 생명에 지장이 없는 심장마비와 치명적인 심장마비의 회수를 기록하였다. 연구된 염증 표지들 중, 단지 CRP만이 관상동맥 심장질환의 높은 위험성과 연관되어 있다. CRP 수준에 의한 예보치를 환자가 나타내는 총콜레스테롤/HDL-결합 콜레스테롤의 다양한 비율과 비교하면, 이 염증 표지는 증가된 위험성과 관련되어 있다. 특이적으로, 그 연구는 높은 수준의 CRP가 총콜레스테롤/ HDL-결합 콜레스테롤의 비율이 높은 환자보다는 그 비율이 낮은 환자에 대해서 더 큰 위험인자라는 것을 발견하였다.

지난 10년간, **스타틴 (statins)**으로 알려진 콜레스테롤-저하 약제 (cholesterol-lowering drugs)의 사용이 증가된 것으로 나타났다. 이러한 약제들은 염증을 낮추는 것과 동시에 콜레스테롤 생합성을 저해한다. 최근의 연구에서, 스타틴이 CRP 수준을 낮추는지 그리고 스타틴치료의 결과로 더 낮은 CRP 수준을 유지하였던 급성 관상동맥증 환자들이 더 높은 CRP 수준을 유지하였던 환자들보다 또 다른 심장마비을 일으킬 위험성이 낮은지에 대해서 조사하였다. 연구자들은 스타틴의 투여에 의해 CRP의 수준이 인상적으로 낮추어지는 것을 발견하였다. 또한 그 연구에서 스타틴 투여에 의해 CRP 수준이 2 mg/liter 값 까지 혹은 그 이하로 낮추어진 환자들의 경우에는 이 수준보다 높게 CRP 수준이 유지되었던 환자들의 경우 보다 심장마비의 비율이 현저하게 낮았다는 것과, 아울러 더 낮은 CRP 수준과 더 낮은 LDL 수준 사이에는 놀라운 평행관계가 있다는 것이 발견되었다.

심혈관계 질환과 염증이 연결되어 있음에 대한 증거는 여러 해 동안 축적되어 왔다. 내재면역의 인자로서 그리고 염증의 매개체로서 잘 밝혀져 있는 CRP 역할의 관점에서 볼 때, CRP 수준이 심장마비의 위험성을 평가하는데 유용하다는 발견은 이 가설을 더 강력하게 해준다. 원래는 콜레스테롤 수준을 낮추기 위해 도입되었던 스타틴 치료가 CRP 수준도 낮춘다는 것을 발견한 것은, 심장마비에 염증이 연결되어 있다는 가설을 지지해주는 것으로서 예기치 않은 혜택이다.

[1]심장혈관계 질환 (cardiovascular diseases)에는 뇌졸중 (strokes)와 심근경색 (myocardial infarctions), 또는 심장마비 (heart attacks)가 포함된다.

[2]흔히 불명확하게 "좋은 콜레스테롤 (good cholesterol)로 불리는 HDL, high-density lipoprotein, 그리고 "나쁜 콜레스테롤 (bad cholesterol)"로 불리는 LDL, low-density lipoprotein은 콜레스테롤과 단백질의 복합체이다. 높은 수준의 LDL은 심장혈관계 질환의 위험인자이다.

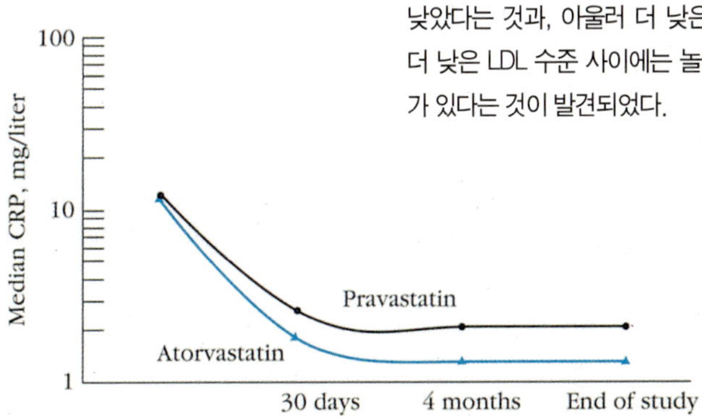

Statin treatment reduces serum levels of C-reactive protein (CRP). Subjects were tested with either of two statins, pravastatin or atorvastatin. Reduction of CRP levels were striking and long term. *[Adapted from P. M. Ridker et al., 2005, New England Journal of Medicine **352:20.**]*

지닌 양이온성 펩티드들이다.

대식세포는 항병원체 전략을 전개한다_Macrophages deploy a number of antipathogen devices

휴지기상태의 대식세포는 다양한 자극에 의해 활성화된다. 대식세포의 표면에 있는 Toll-유사 수용체 (TLRs)는 미생물의 구성 성분인 LPS, 펩티도글리칸, 및 플라젤린을 인식한다. 또한 사이토카인 수용체는 염증반응의 한 부분으로 다른 세포로부터 분비된 사이토카인을 검사한다. 활성화 상태에서 대식세포는 더 큰 포식작용, 섭취한 미생물을 죽이기 위한 증가된 능력, 그리고 염증반응의 매개물질들을 분비 한다. 그들은 또한, class II MHC 분자를 더 높이 발현하는데, class II MHC 분자의 경우, T_H 세포가 항원에 제시하는 부분이다. 이것은 또 다른 내재면역과 적응면역 사이의 협력에서 중요한 것이다. 대식세포에 의해 섭취된 병원체는, 중성구에 의해 사용되는 것들과 동일한 다수의 미생물 살해인자들 및 활성 산소종 (ROS)과 활성 질소종 (RNS)의 역할에 의해, 포식소체 내에서 효율적으로 사멸된다 (그림 3-13 참조). 대식세포와 중성구의 추가적인 화학 무기는 잘 연구되어 있다. 식세포는 TLRs 같은 수용체에 의해 매개되거나 또는 적당한 사이토카인에 노출되어 활성화되면, L-아르기닌을 산화하여 L-시트룰린과 **산화질소 (NO)**를 생성하는 효소인 **유도성 NO 합성효소 (inducible nitric oxide synthetase, iNOS)**를 높은 수준으로 발현한다.

$$\text{L-arginine} + O_2 + \text{NADPH} \xrightarrow[\text{iNOS}]{} \text{NO} + \text{L-citrulline} + \text{NADP}$$

이 효소는 신체에 존재하는 또 다른 유형의 NOS와 구별하기 위해 유도성 NOS (inducible NOS)라고 부른다.

산화질소는 유력한 항미생물 활성을 지니고 있다. 또한 더 효능이 있는 항미생물 물질을 생성하기 위해 과산화물 (superoxide)과 결합할 수 있다. 최근의 증거는 세균, 진균, 기생충, 그리고 원생동물에 대한 대식세포의 항미생물 활성의 대부분이 산화질소와 산화질소 유래물질 때문임을 나타낸다. 이는 유도성 산화질소 환원효소 (inducible nitric oxide reductase)의 유전자가 녹아우트된 마우스를 사용하여 잘 증명되었다. 이 녹아우트 마우스의 경우, 결핵의 원

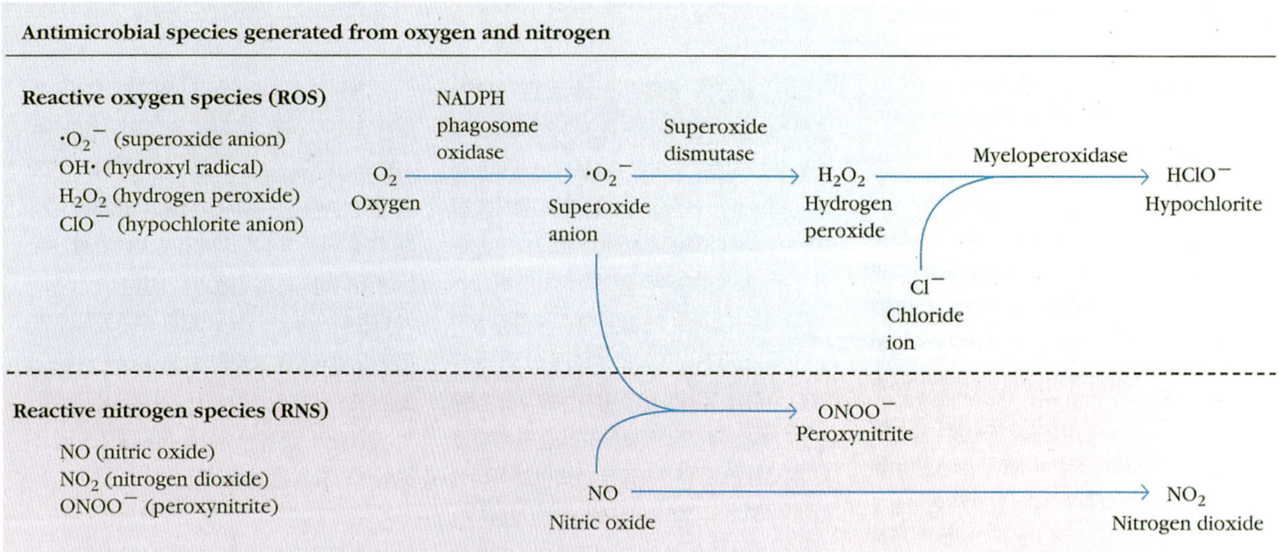

FIGURE 3-13 Generation of antimicrobial reactive oxygen and reactive nitrogen species. Within the confines of neutrophils and macrophages, several enzymes transform molecular oxygen into highly reactive oxygen species (ROS) that have antimicrobial activity. One of the products of this pathway, superoxide anion, can interact with a reactive nitrogen species (RNS) to produce peroxynitrite, another RNS. NO can also undergo oxidation to generate the RNS nitrogen dioxide.

인균인 *Mycobacterium tuberculosis*와 같은 세포내 병원균 및 레슈마니아증 (leishmaniasis)의 원인이 되는 *Leishmania major*와 같은 세포내 원충기생충의 감염을 제어하는 능력의 대부분을 잃어버렸다.

병원체를 죽이고 소거하는 역할이외에도, 식세포는 또한 면역체계 및 다른 지원체계 속한 기타 세포와 조직을 조정하는데도 역할을 담당하고 있다. 식세포는 IL-1, TNF-α, 및 IL-6를 비롯한 다양한 사이토카인을 분비하여 이러한 영향을 끼치고 있다. 비록, 이런 사이토카인들 각각은 다양한 효과들을 지니고 있지만, 이들은 특히 염증반응의 증진에 뛰어나다. 예를 들면, IL-1은 림프구를 활성화시키며, IL-1, IL-6, 및 TNF-α는 시상하부 (hypothalamus)에 위치한 **체온조절중추 (thermoregulatory center)**에 영향을 주어 체온을 높인다. 이러한 사이토카인들은, 앞서 그리고 13장에서 논의된 바 있는, 급성기 반응 (acute phase response)을 증진시킨다. 사이토카인에 더하여, 활성화된 대식세포는 염증반응을 촉진하고 병원체의 제거를 보조하는 보체단백질을 생산한다. 보체단백질이 합성되는 주요 부위는 간이지만, 대식세포나 다른 유형의 세포들에 의해서도 보체단백질이 생산된다.

NK 세포는 바이러스에 대항하는 중요한 첫 번째 방어선이며 다른 세포에게 핵심적인 활성화신호를 제공한다 _NK cells are an important first line of defense against viruses and provide a key activating signal to other cells

자연 살해세포는 다양한 바이러스 감염에 대해 방어하는 첫 번째 세포이다. NK 세포는 감염된 숙주세포와 감염되지 않은 숙주세포를 구별하는, 14장에서 논의되어 있는, 체계를 이용하여서 감염된 세포를 표적으로 살해한다. 이러한 감염된 숙주세포는 추가적인 감염성 바이러스입자의 대량 생성의 잠재적인 급원이 된다. NK 세포에 의한 세포용해는 효과적으로 감염원을 제거하거나 또는 적응면역이 바이러스-특이 세포독성 T 세포와 항체를 사용하여 감염원에 대해 작용할 때까지 수일 동안 감염원을 억제한다. 그러나 일부 바이러스 감염의 경우는, 적응면역의 도움이 전혀 없는 상태에서도 NK 세포와 같은 내재기전에 의해 완전히 제거된다. 또한 활성화된 자연 살해세포는 면역계의 다른 세포를 조절하는 다양한 사이토카인을 생성하는데, 이를 통해 병원체에 대항하여 체내에서 진행 중이거나 미래의 방어기전을 구체화하고 제어한다. 자연 살해세포이 인테페론-γ와 TNF-α과 같이 효능 있고 다재다능한 면역조절 사이토카인을 생산하다는 것은 주목할 만하다. 이러한 두 가지 사이토카인은 수지상세포의 성숙을 촉진하는데, 수지상 세포는 내재면역과 적응면역의 핵심적인 조정자이며 다음 단락에서 논의되어 있다. 또한 인터페론-γ는 대식세포의 활성화를 위한 강력한 매개체이고 T_H 세포 발달의 중요한 조절자로서 작용하여, 자연 살해세포와 적응면역 사이가 직접 연결되게 한다.

수지상 세포는 병원체와 교전하고 T 세포를 활성화하여 적응면역반응을 자극한다_Dendritic cells engage pathogens and invoke adaptive immune responses by activating T cells

수지상 세포는 T_H 세포와 T_C 세포 모두와 상호작용을 하므로 내재면역의 어떤 세포보다도 더 광범위하게 내재면역과 적응면역 사이를 연결하고 있다. 성숙 수지상 세포는 외인성 항원 (exogenous antigens)을 class I MHC 분자 또는 class II MHC 분자에 제공할 수 있으며 또한 강력한 공동자극 신호를 T 세포에 전달할 수 있기 때문에, T_H 세포와 T_C 세포 모두를 활성화 시킬 수 있다. 내재면역의 요인으로서, 미성숙 수지상 세포는 병원체를 인식하기 위해 다양한 PRRs, 특히 TLRs을 사용한다. 이러한 인식을 통해 수지상 세포는 활성화되고, 이어서 class II MHC 분자의 발현이 증가되며 T 세포의 활성화를 위한 공동자극 분자의 발현이 증가되는 성숙과정을 진행하게 된다. (모든 유핵세포들과 같이, 수지상 세포도 일반적으로 class I MHC 분자를 발현한다). 그 후에 수지상 세포는 림프조직으로 이동하여, 그곳에서 MHC class II-의존 T 보조 (T_H) 세포와 MHC class I-의존 T cytotoxic (T_C)세포 모두에게 항원을 제시한다.

수지상 세포의 반응이 내재면역과 적응면역 사이를 연결하는 사실상 중요한 역할에만 한정되어 있지 않다. 이 다재다능한 세포는 감지한 병원체를 직접 공격하기도 한다. 수지상 세포는 활성 산소종과 활성 질소종을 생성할 수 있으며, 또한 항미생물성 펩티드도 생산하는 것으로 보고되었다. 그래서 수지상 세포의 포식작용을 받는 병원균은 대식세포의 경우와 동일한 다수의 요인들에 의해 사멸된다. 또한, 형질세포성 수지상 세포 (pasmacytoid dendritic cells)는 바이러스에 감염된 세포 및 그 이웃한 세포들의 내부를 바이러스의 복제가 허용되지 않는 상태로 되도록 유도하는 항바이러스성 사이토카인 패밀리인 제1형 인터페론의 유력한 생산자이다. 바이러스의 중대한 한 가지 활성은 숙주세포 내에서 그 유전체를 발현하는 것이다. 형질세포성 수지상 세포 표면의 TLRs이 외래 핵산과 결합하게 되면 바이러스복제를 차단하는 제1형 인터페론의 생산이 촉발된다. 수지상 세포의 또 다른 서브세트 (subset)은 인터루킨-12, TNF-α, 및 IL-6를 생산할 수 있으며 이들은 염증반응의 유력한 매개체로 작용한다. 이 중 IL-12는 적응면역에서 T 보조 세포 반응을 구체화하는데 중요한 역할을 한다.

신호전달 경로_Signal Transduction Pathway

세포표면의 수용체는 복잡한 내재면역계 반응을 활성화하는 초기신호를 받는다. 그 다음 단계인, 세포 내부로의 신호의 전달 혹은 신호전달 (signal transduction)은 생물학적 체계에 있어서 공통 주제이며 면역학분야를 넘어 다양한 분야에 걸쳐서 집중 연구되는 분야이다. 신호에 대한 반응에는 세 가지 요소가 요구된다: 즉, 신호 그 자체 (signal itself), 수용체 (receptor), 그리고 신호감지기 (detector)와 효과기전 (effector mechanisms)을 연결하는 **신호전달경로 (signal transduction pathway)**이다.

신호 ⟶ 수용체 ⟶
신호전달 ⟶ 효과기전

이런 일반적인 경로는 그림 1-6에서 설명되어 있다.

내재면역의 경우, 신호는 미생물 생성물이 될 것이며, 수용체는 백혈구표면의 PRRs이 될 것이고, 신호는 특이적인 세포내 분자들의 상호작용에 의해서 전달될 것이다. 신호의 결과로서 일어나는 작용인 효과기전은 침입한 생물체를 제거하게 된다. 신호전달 및 그 결과는 면역학에서 되살아나고 있는 주제이다. 신호전달경로의 일반적인 특성은 여기에서 윤곽을 서술하였으며, 뒤이어 TLRs을 통한 신호전달의 예를 포함하였다.

TLR 신호전달은 신호전달 경로를 대표한다_TLR signaling is typical of signal transduction pathways

TLRs 및 내재면역에서의 TLRs의 역할은 최근에 와서 밝혀졌지만, 이러한 수용체들이 사용하는 주요한 신호전달 기전은 벌써 이해되었다. 여기에서 우리는 몇몇 TLRs에 의해 사용되는 신호기전을 조사해 본다. 이는 표 3-3에 수록된 내재면역 관련 다른 수용체들의 신호전달경로의 한 예로서 기여할 수 있는데, 이들 수용체들은 모두 유사한 윤곽의 신호전달경로를 따른다. 아래에 논의된 신호전달경로는 염증성 사이토카인 및 케모카인의 생성 또한 항미생물 펩티드의 생성 등을 비롯하여 내재면역의 다수의 기호적 특성 (signa-ture feature)의 유도를 초래한다.

- *신호와 수용체의 상호작용에 의한 개시:* 미생물 생성물은 TLR의 세포외 부분에 결합 한다 (그림 3-10 참조). 세포질쪽에서는, 하나의 분리되어 있는 단백질 도메인이 동식물의 신호분자에서 발견되는 고도로 보존된 TIR 구조 모티프 (TIR structural motifs)를 지니고 있다. TIR 도메인은 신호전달 경로의 다른 구성요소들을 위한 결합부위을 제공한다.
- *신호에 의한 신호전달경로 구성요소들의 조립/연결분자의 관련:* 연결단백질 (adaptor proteins)은 자신의 TIR 도메인을 지니고 있으며, TLRs의 TIR 도메인과 상호작용한다. TLRs에 대한 가장 보편적인 연결단백질은 MyD88인데, 이것은 두 가지의 단백질 키나아제 IRAK1 및 IRAK4의 결합을 촉진한다.
- *단백질 키나아제-매개 인산화:* IRAK1:IRAK4 복합체 중 단백질 키나아제인 IRAK4는 파트너인 IRAK1을 인산화시킨다. 새롭게 첨가된 인산기는 IRAK1 상에 TRAF6를 위한 도킹부위를 제공한다. TRAF6가 결합한 다음 IRAK1과 함께 분리되어서 중간생성물 IRAK1:TRAF6 복합체를 형성한다. 또 다른 단백질 키나아제인 TAK1이 몇몇 다른 단백질들과 함께 이 복합체에 참여하는데, 그 결과 TAK1 키나아제 활성이 활성화된다.
- *효소 연쇄반응의 개시:* 이 경로에서 TAK1이 중추적인 역할을 한다. 왜냐하면, TAK1의 단백질 키나아제 활성이 두 가지 다른 신호전달 분자의 인산화-매개 활성화를 수행하기 때문이다. 이들 중 하나는 mitogen-activated protein kinase (MAP kinase) 경로이고, 또 다른 하나는 NFκB 경로이다 (아래 참조). MAP 키나아제 경로의 경우는, 다수의 세포 유형에서 발견되는 신호-전달 효소 연쇄반응이며 또한 효모에서 사람에 이르기까지 진핵생물들에 광범위하게 보존되어 있다. 이 연쇄반응의 최종산물은 핵내로 들어가서 하나 또는 그 이상의 전사인자들의 인산화를 촉진하는데, 이를 통해 세포주기 또는 세포분화에 영향을 끼친다.

TAK1은 또한 단백질 키나아제 IKK를 인산화시키는데, 이는 NFκB 경로를 활성화하는데 있어서 중요한 단계이다. NFκB는 아주 강력한 전사인자이며, 세포질 단백질 IκB의 인산화되지 않은 형태에 의해 저해된다. 인산화되지 않은 IκB에 결합한 NFκB는 세포질에 격리된다. IKK가 IκB를 인산화하면, NFκB가 방출되어 핵으로 이동할 수 있게 된다.

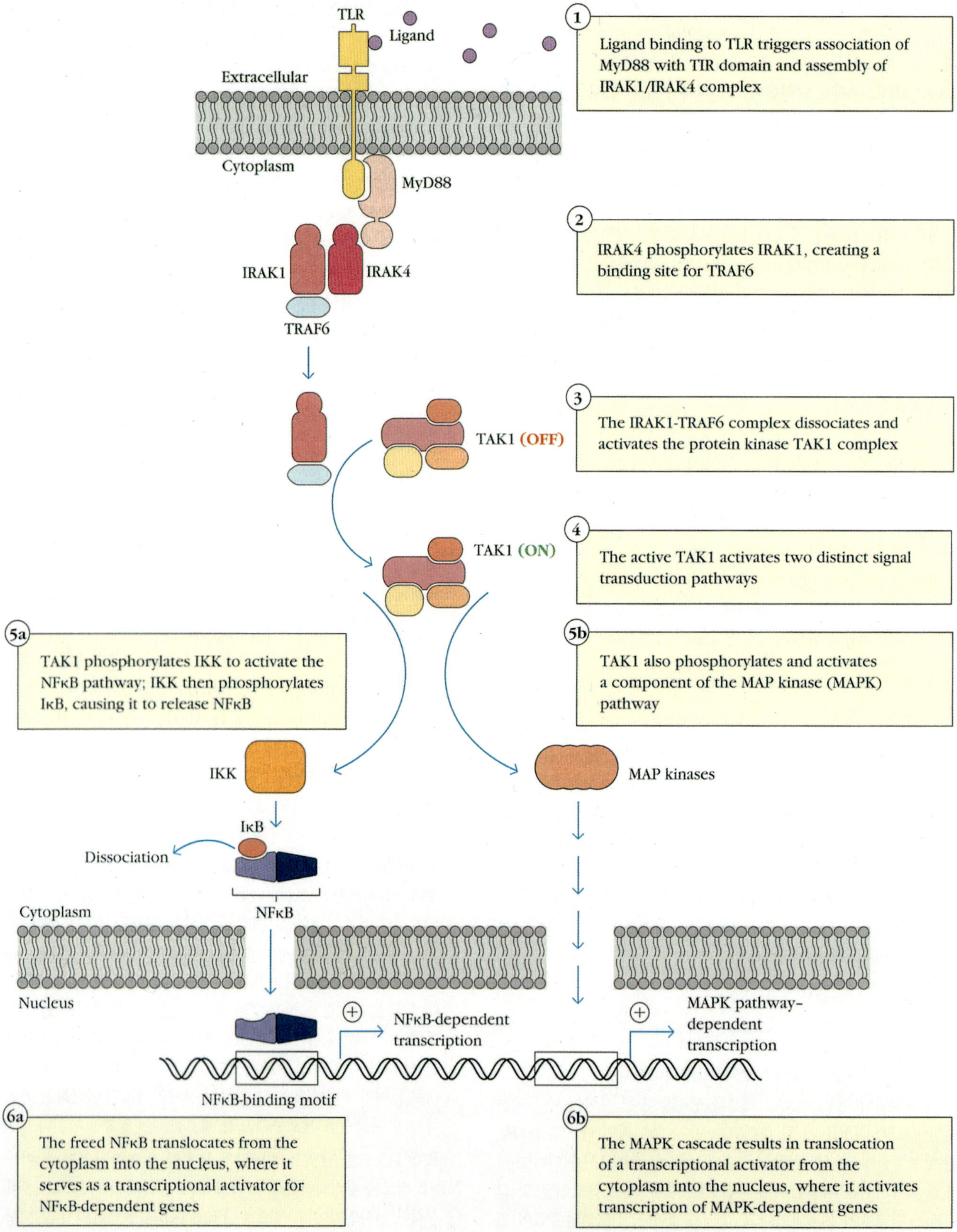

FIGURE 3-14 A typical TLR signal transduction pathway. Abbreviations: MyD88, myeloid differentiation primary-response protein 88; IRAK, IL-1R-associated kinase; IL-1R, interleukin-1 receptor; TRAF6, tumor-necrosis-factor-receptor-associated factor 6; TAK1, transforming-growth-factor-β-activated kinase 1; MAPK, mitogen-activated protein kinase; IκB, inhibitor of nuclear factor NFκB; IKK, IκB kinase.

핵 내의 NFκB는 내재면역의 효과기능에 필요한 여러 유전자들의 전사를 개시한다. 척추동물의 경우, NFκB-의존 경로는 사이토카인, 부착분자, 및 내재면역의 다른 효과분자들을 생성시킨다. NFκB는 또한 T와 B 세포의 일부 중요한 신호전달경로에서 중요한 역할을 하며, 그래서 이들은 적응면역에서도 중요한 역할을 한다.

TLR 신호전달경로의 활성화는 많은 영향을 끼친다. 이는 염증에 기여하는 유전자들의 발현을 촉진하며, 항원제시가 좀 더 효율적으로 되도록 항원제시세포의 변화를 유도하며, 또한 백혈구 및 다른 세포들의 작용에 영향을 끼치는 세포내 신호분자들의 합성과 배출을 일으킨다. TLRs의 참가는 대식세포와 중성구의 포식 활성을 증가시킬 수 있으며 병원체에 대한 살해와 제거능력을 증가시키는 방법으로 세포 생리를 변화시킨다. 무척추동물계, TLR 신호는 면역의 다양한 효과체계를 활성화 한다. 전부는 아니지만, 대부분의 TLRs은 그림 3-14에 도식화되어 있는 신호전달경로를 이용한다. TLR3는 MyD88와는 독립적인 경로를 이용하며, TLR4는 위에서 언급한 경로 및 TLR3가 이용하는 MyD88-비의존적 경로 양쪽 모두를 이용한다.

내재면역의 편재_Ubiquity of Innate Immunity

무척추동물 문 (phyla)에서 항체, T세포, 및 B세포 같은 적응면역의 기호적 특징 (signature features)에 해당하는 어떤 흔적을 찾고자 하는 결의에 찬 조사는 실패했다. 척추동물의 적응면역에서 이들이 탁월한 기능을 발휘하지만, 이런 비범한 분자들과 다재다능한 세포들이 면역에 필수적이라고 미리 결론짓는 것은 실수라고 생각된다. 멍게 (sea squirt, 뼈대가 없는 척색동물), 초파리, 또한 토마토만큼 다양한 생물체들의 내부 공간은 조사받지 않은 미생물 집단을 함유하지 않는다. 이런 개체에 대한 연구가 주의깊게 진행되고 있으며, 무척추동물 문의 여러 다른 대표 생물에서도 잘 발달된 내재면역계가 발견되었다. 축적되고 있는 증거에 의해 도달하는 결론은, 일부 면역계가 모든 다세포 생물을 미생물감염과 접근으로부터 보호한다는 것이다. 멍게 (sea squirt) 인 *Ciona intestinalis* (그림 3-15a)의 유전체는, 보체-유사 렉틴 (complement-like lectins) 과 Toll-유사 수용체의 유전자들을 포함하여, 내재면역과 연관된 다수의 유전자들을 암호화한다. 초파리에서, NFκB 패밀리의 구성원들을 포함하는 경로가 그람음성 세균의 감염에 의해 촉발되며, 유력한 항세균 펩티드인 딥테리신 (diptericin)의 생성으로 이어진다. 이런 경로들에 더하여, 초파리 (*Drosophila*)와 다른 절지동물은 내재면역의 또 다른 다양한 전략들을 지니고 있는데, 침입한 생물체 주위에 멜라닌 (melanin)의 축적을 초래하는 프로페놀옥시다아제 연쇄반응 (prophenoloxidase cascades)의 활성화가 여기에 포함된다. 다른 식물들처럼, 토마토, *Lycopersicon esculentum* (그림 3-15b)는 감염으로부터 자신을 보호하기 위해 내재면역 방어의 레퍼토리를 발달시켰다. 여기에는 산화적 돌발 (oxidative burst)의 발생, 내부 pH의 상승, 감염부위의 국소적 사멸, 그리고 침입한 진균 (chitinases) 또는 세균(α-1,3 glucanse)의 세포벽을 분해할 수 있는 효소들을 비롯한 다양한 단백질들의 유도 등이 포함된다. 식물은 또한 감염에 반응하여 매우 다양한 항미생물성 펩티드들뿐만 아니라 항생력을 지닌 피토알렉신 (phytoalexins)과 같은 저분자 비펩티드성 유기분자들을 생성한다. 피토알렉신의 합성을 방해하는 돌연변이들은 여러 식물병원체들에 대한 저항성을 없애버린다. 일부의 경우, 병원체에 대항하는 식물의 반응이 화학적인 공격방식을 넘어서 건축학적인 반응방식에 까지 나아가는데, 이 경우 식물은 감염부위의 세포를, 그 주변세포들의 세포벽을 강화함으로써, 격리시킨다. 표 3-4는 동물과 식물을 포함하여 광범위한 범위의 다세포 생물체의 면역능력을 비교하는 것이다.

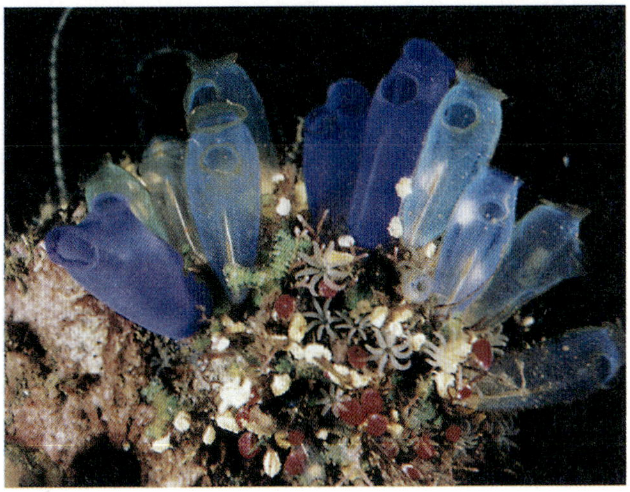

(a)

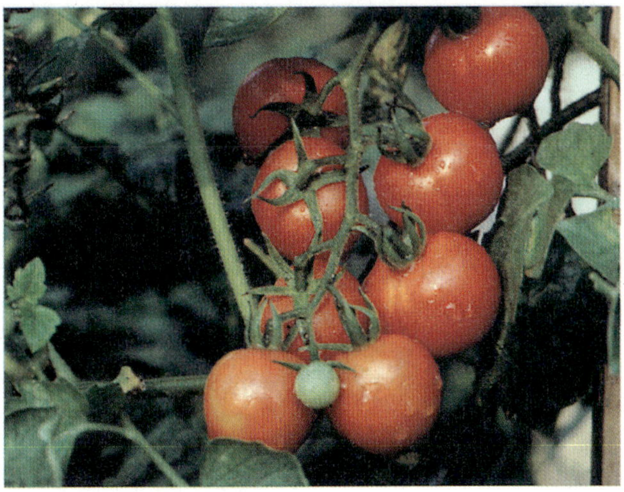

(b)

FIGURE 3-15 Innate immunity in species extending across kingdoms. (a) Sea squirts, nonvertebrate chordates. (b) A member of the plant kingdom, the tomato. *[Part a, Gary Bell/Getty Images; part b, George Glod, SuperStock.]*

TABLE 3-4 Immunity in multicellular organisms

Taxonomic group	Innate immunity (nonspecific)	Adaptive immunity (specific)	Invasion-induced protective enzymes and enzyme cascades	Phagocytosis	Anti-microbial peptides	Pattern recognition receptors	Graft rejection	T and B cells	Anti-bodies
Higher plants	+	−	+	−	+	+	−	−	−
Invertebrate animals									
Porifera (sponges)	+	−	?	+	?	?	+	−	−
Annelids (earthworms)	+	−	?	+	?	?	+	−	−
Arthropods (insects, crustaceans)	+	−	+	+	+	+	?	−	−
Vertebrate animals									
Elasmobranchs (cartilaginous fish; e.g., sharks, rays)	+	+	+	+	Equivalent agents	+	+	+	+
Teleost fish and bony fish (e.g., salmon, tuna)	+	+	+	+	Probable	+	+	+	+
Amphibians	+	+	+	+	+	+	+	+	+
Reptiles	+	+	+	+	?	+	+	+	+
Birds	+	+	+	+	?	+	+	+	+
Mammals	+	+	+	+	+	+	+	+	+

KEY: + = definitive demonstration; − = failure to demonstrate thus far; ? = presence or absence remains to be established.

SOURCES: M. J. Flajnik, K. Miller, and L. Du Pasquier, 2003, "Origin and Evolution of the Vertebrate Immune System," in *Fundamental Immunology*, 5th ed., W. E. Paul (ed.), Lippincott, Philadelphia; M. J. Flajnik and L. Du Pasquier, 2004, *Trends in Immunology* **25**:640.

요 약

- 두 가지의 면역체계가 척추동물을 보호한다: 내재면역은 감염에 앞서 활성화되어 있거나 활성화될 준비 상태에 있고, 적응면역은 감염에 의해 유도되며 반응하기 위해서 수일에서 수주 동안의 시간이 필요하다.
- 내재면역의 수용체는 병원체-관련 분자패턴 (pathogen-associated molecular patterns, PAMPs)을 인식한다. 이 패턴은 미생물에서 발견되는 분자모티프이다. 이와 반대로, 적응면역의 수용체는 자세한 분자구조를 특이적으로 인식한다.
- 내재면역의 수용체는 숙주 배선 (germ-line)에서 암호화되지만, 적응면역의 기호수용체들 (signature receptors), 항체와 T 세포를 암호화하는 유전자는 유전자 재조합과정에 의해 형성된다.
- 적응면역반응은 기억능을 나타내는 반면에, 내재면역은 그렇지 않다.
- 피부와 점막은 감염에 대항하는데 매우 효율적인 해부학적 장벽을 구성한다.
- 염증은 혈관의 투과성을 증대시켜 보체와 만노오스-결합 렉틴 (mannose-binding protein, MBL), C-활성 단백질 (C-reactive protein, CRP), 후기 항체 등과 같은 가용성 매개체들이 감염부위에 도달할 수 있게 한다. 또한 염증은 식세포와 항바이러스성 세포를 혈관외 유출 (extravasation)과 화학주성 (chemotaxis)에 의해 감염부위로 이동하게 해준다.
- 항세균성 펩티드는 내재면역에 있어서 중요한 효과기 (effectors)이고, 다양한 종에 걸쳐 발견되고 있다. 항세균성 펩티드는, 흔히 미생물의 세포막을 파괴하는 방식으로, 매우 다양한 미생물을 살해한다.
- 내재면역에 의해 다수의 사이토카인들이 생성된다. 이 사이토카인에는 항바이러스성 효과를 지닌 제1형 인터페론과 다른 세포와 장기에 강력한 효과를 발휘하는 TNF-α와 인터페론-γ와 같은 것들이 있다.
- 어떤 사이토카인들은, 항세균성 단백질들이 간에서 혈류로 방출되는 과정인, 급성기 반응을 유도한다. 이들 단백질들 중에는 미생물을 살해할 수 있는 MBL, CRP, 및 보체 등이 있다.
- 내재면역계는 감염을 감지할 때 패턴인식수용체 (pattern recognition receptors, PRRs)를 사용한다. Toll 유사-수용체

(Toll-like receptors, TLRs)는 PRRs의 중요한 종류이다; 각각의 TLR은 병원체의 특징적인 일부분을 감지하며, 전체 레퍼토리는 광범위한 종류의 바이러스, 세균, 진균, 및 원생동물들을 감지할 수 있다.

- 식세포는 병원체를 죽이기 위해 다양한 방법들을 사용한다. 이러한 전략에는 세포 용해성 단백질, 항세균성 펩티드, 그리고 활성 산소종 (ROS)과 활성 질소종 (RNS)의 생성 등이 있다.
- 수지상세포는 적응면역과 내재면역사이의 중요한 세포 가교 (cellular bridge)이다. 내재면역 반응 동안에 수지상세포에 섭취된 미생물 성분들은 감염 부위로부터 림프절로 운반되며, 미생물 항원은 MHC분자와 함께 전시되어 T 세포에게 제시된다. 그 결과, T 세포의 활성화 및 적응면역 반응이 일어난다.
- TLRs은 식물계와 동물계에 걸쳐서 공통적으로 발견되는 신호전달경로를 이용한다. TLR 신호전달은 세포가 감염을 제어하고 제거하는 작용을 개시하도록 한다.
- 내재면역은 다세포 생물의 진화 초기에 등장한 것 같고 조사된 모든 다세포 식물과 동물에서 발견되었다. 적응면역은 오직 척추동물에서만 발견된다.

References

Akira, S., and K. Takeda. 2004. Toll-like receptor signaling. *Nature Reviews Immunology* **4:** 499.

Basset, C., et al. 2003. Innate immunity and pathogen-host interaction. *Vaccine* **21:** s2/12.

Beutler, B., and E. T. Rietschel. 2003. Innate immune sensing and its roots: the story of endotoxin. *Nature Reviews Immunology* **3:** 169.

Bulet, P., R. Stocklin, and L. Menin. 2004. Antimicrobial peptides: from invertebrates to vertebrates. *Immunological Reviews* **198:** 169.

Fang, F. C. 2004. Antimicrobial reactive oxygen and nitrogen species: concepts and controversies. *Nature Reviews Microbiology* **2:** 820.

Iwasaki, A., and R. Medzhitov. 2004. Toll-like receptor control of the adaptive immune responses. *Nature Immunology* **5:** 987.

Lemaitre, B. 2004. The road to Toll. *Nature Reviews Immunology* **4:** 521.

Medzhitov, R., et al. 1997. A human homologue of the Toll protein signals activation of adaptive immunity. *Nature* **388:** 394.

O'Neill, A. J. 2005. Immunity's early warning system. *Scientific American* **292:** 38.

Pai, J. K., et al. 2004. Inflammatory markers and the risk of coronary heart disease in men and women. *New England Journal of Medicine* **351:** 2599.

Poltorak, A., et al. 1998. Defective LPS signaling in C3Hej and C57BL/10ScCr mice: mutations in TLR4 gene. *Science* **282:** 2085.

Ridiker, P. M., et al. 2005. C-reactive protein and outcomes after statin therapy. *New England Journal of Medicine* **352:** 20.

Ulevitch, R. J. 2004. Therapeutics targeting the innate immune system. *Nature Reviews Immunology* **4:** 512.

Useful Web Sites

http://www.ncbi.nlm.nih.gov/PubMed/

PubMed, the National Library of Medicine database of more than 15 million publications, is the world's most comprehensive bibliographic database for biological and biomedical literature. It is also highly user friendly.

http://cpmcnet.columbia.edu/dept/curric-pathology/pathology/pathology/pathoatlas/GP_I_menu.html

Images are shown of the major inflammatory cells involved in acute and chronic inflammation, as well as examples of specific inflammatory diseases.

http://animaldiversity.ummz.umich.edu/site/index.html

The Animal Diversity Web (ADW), based at the University of Michigan, is an excellent and comprehensive database of animal classification as well as a source of information on animal natural history and distribution. Here is a place to find information about animals that are not humans or mice.

학습문제

임상초점문제 동맥경화증 (atherosclerosis)의 발달과 진행에서 있어서 염증반응의 역할에 대해 설명하라. 감염이 어떻게 CRP 수준을 높이겠는가?

1. 내재 면역은 숙주를 보호하기 위해 적응 면역과 함께 작용한다. 이 두 상호작용의 핵심 요점에 대해 설명하라.
2. 국소 염증반응의 특징은 무엇인가? 이 특징들이 효과적인 내재면역반응의 활성화에 어떻게 기여하는가?
3. 아래 목록을 이용하여 다음 문장을 완성하여 보라. 일부 용어는 한번 이상 사용될 수도 있다.

인터페론	항미생성 펩티드
NO	TLR8
TLR2	NADPH 포식소체 산화효소
TNF-α	항체
NK cells	PAMPs
TLR4	O_2
NOD	보체
Class I MHC 분자	Class II MHC 분자
식세포작용	CRP
iNOS	T 세포 수용체
공동자극 분자들	내재면역
적응면역	APR
PRRs	ROS
TLR7	RNS
수지상 세포	TLR9
T_H	T_C
아르기닌	염증 촉진 사이토카인
MBL	NADPH

a. 사이토카인 __________ 와(과) __________ 세포 모두는 바이러스 감염에 대항하여 방어한다.

b. 효소인 __________ 은(는) 아미노산 중 __________ 와(과) __________ 을 이용하여 항미생물성 기체인 __________ 를 생성한다.

c. 효소 __________ 은(는) __________ 을(를) 이용하여 미생물을 죽이는 __________ 을(를) 생성하는데, 이는 항세균성 기체인 __________ 와(과) 결합하여 역시 항미생물성 작용을 하는 __________ 을(를) 만든다.

d. 내재면역반응 동안에 __________ (으)로 알려진 한 세포는, __________ 이(가) 조직에서 림프절로 이동할 때, __________ 와(과) __________ 세포에게 제시하기 위해 항원을 포획하고 이를 __________ 와(과) __________ 상에 전시한다.

e. __________ 와(과) __________ 은(는) 보체를 활성화시키고 옵소닌화를 촉진시킬 수 있는 패턴인식 수용체이다.

f. __________ 은(는) __________ 와(과) 같은 __________ 이(가) 염증을 통해 생성되어 간에 도달하게 되었을 때 일어난다.

g. 일부 세포들은 RNA 바이러스 감염을 감지하기 위해 __________ 와(과) __________ 를 사용하며, __________ 세균과 일부 DNA 바이러스에 의한 감염을 감지하기 위해 __________ 을(를) 사용한다.

h. 내재면역 수용체인 __________ 은(는) 배선 (germ-line)에서 암호화되지만, 적응면역의 기호 수용체인 __________ 와(과) __________ 은(는) 체세포의 유전자재조합에 의해 형성되는 유전자에 의해 암호화된다.

i. __________ 을(를) 지닌 수지상 세포는 __________ 와(과) __________ 상에 모두 항원을 전시할 수 있고, 따라서 수지상 세포는 보조 T 세포 및 세포독성 T 세포 모두에게 효율적인 활성화체 (activators)이다.

j. __________ 은(는) 세균 세포벽의 구성성분을 감지할 수 있는 세포내 __________ (이)다.

k. __________ 은(는) __________ 을(를) 감지할 수 있는 내재면역수용체이다.

l. __________ 은(는) 그람양성세균을 감지하고 __________ 은(는) 그람음성세균을 감지한다.

m. 특정 세균 세포벽의 구성성분은, 옵소닌화 및 미생물의 세포막 손상을 촉발하는 __________ 을(를) 활성화시킬 수 있다.

For use with Question 7

Treatment or experimental modification	Induction of adaptive immunity	Leukocyte extravasation	Acute phase response	Induction of complement-mediated lysis	Induction of inflammation	ROS and RNS
a. Injection of antibodies that block integrin-ICAM interactions						
b. Knockout of the gene for TLR4						
c. Antibodies that neutralize TNF-α and IL-1						
d. Mutation in phox enzyme						
e. Mice with class II MHC gene knocked out						

Justifications for your predictions

a. ______________________________

b. ______________________________

c. ______________________________

d. ______________________________

e. ______________________________

4. TLRs을 내재면역에 연결시켰던 두 가지 실험적 관찰은 무엇이었는가?
5. 적응면역이 척추동물에 발달되어 있기 때문에, 더 오래된 체계인 내재면역은 보존되어 있다. 두 가지 면역계를 지니는 것에 관해 어떤 단점을 생각해 볼 수 있겠는다? 두 가지 체계 중 어떤 것이 더 필수적이라고 주장할 수 있겠는가?
6. 바퀴벌레 혹은 딱정벌레와 같은 절지동물은 진균류의 감염으로부터 자신을 어떻게 보호하는가? 절지동물의 면역반응을 사람의 면역반응과 비교해 보라.
7. 74쪽 아래의 표에 나타난 처리 또는 실험적 변경이, 그람양성세균에 처음으로 감염된 사람이나 마우스 숙주에 의해 나타나는 주어진 반응들에 어떠한 영향을 미치겠는가? 당신의 각 답에 대한 이유를 설명하라.

데이터의 분석 François와 동료 연구진은, 백혈구 중 그 수가 가장 많으며 세균에 대해 첫 반응자로서 역할을 하는 중성구의 세포자살에 대한 Toll-유사 수용체 (TLR) 작용제 (agonist)의 효과를 조사하였다 (*J. Immunol.* 2005, **174**:363). 중성구는 수명이 짧으나 감염된 조직을 표적으로 하는 내재면역에 있어서 결정적인 역할을 하는데, 그 곳에서 중성구는 활성산소종, 단백질분해효소, 또한 그 외 다른 항세균성 산물들을 만들어서 조직을 방어한다. François와 동료 연구진은 중성구 세포를 NF-κB의 저해제인 SN50 혹은 대조구와 반응시켰다. 이어서 실험구들을 TLR 작용제 (TLR agonists)로 처리하고 세포자살의 억제정도를 측정하였다 (아래 그림의 a 부분 참조). 연구진들은 또한 TLR 리간드 결합에 의해 활성화되는 신호전달 경로에 대해 연구하였다 (그림의 b 부분 참조). 제시된 자료와 이 교재에서 배운 것을 근거로 질문에 답하라.

(a) Effect of TLR engagement on apoptosis

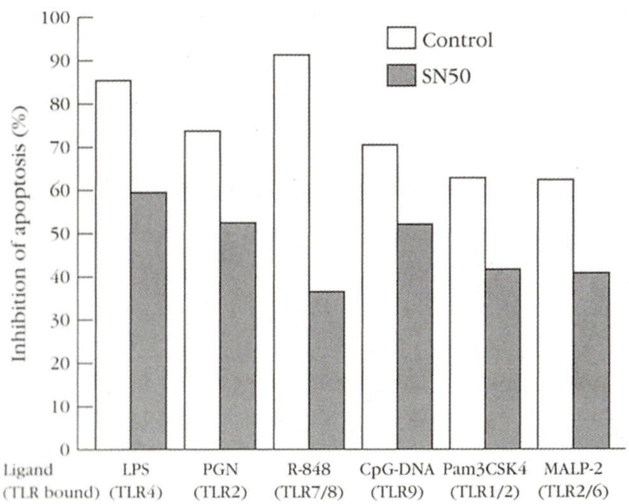

(b) Amount of phospho-IKK after TLR engagement, measured by flow cytometry

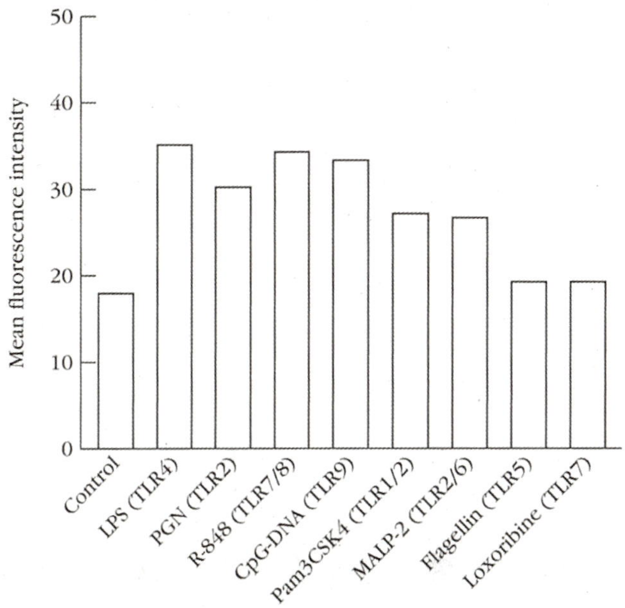

a. TLR 수용체의 결합이 중성구의 수명에 영향을 주는가? 왜 이 현상은 숙주에게 장점이 되는가? 왜 이 현상이 숙주에게 단점이 될 수도 있겠는가?
b. 만약 IKK (IκB kinase)결함이 있는 돌연변이 마우스가 있다면, 당신은 중성구의 수명이 길어지거나 혹은 짧아질 것이라고 예측하는가? (힌트; 그림 3-14 참조).
c. 어떤 TLR분자들이 TLR4와는 다른 신호전달 경로를 사용하는 것으로 나나났는가? 본 연구에 사용된 작용제 (agonists)는 적절하였다고 가정하라. 당신의 답에 대한 이유를 설명하라.

Interactive Study
www.whfreeman.com/kuby

SELF-TEST
Review of Key Terms

ANIMATION
Leukocyte Extravasation

chapter 4 장

항원과 항체

Antigens and Antibodies

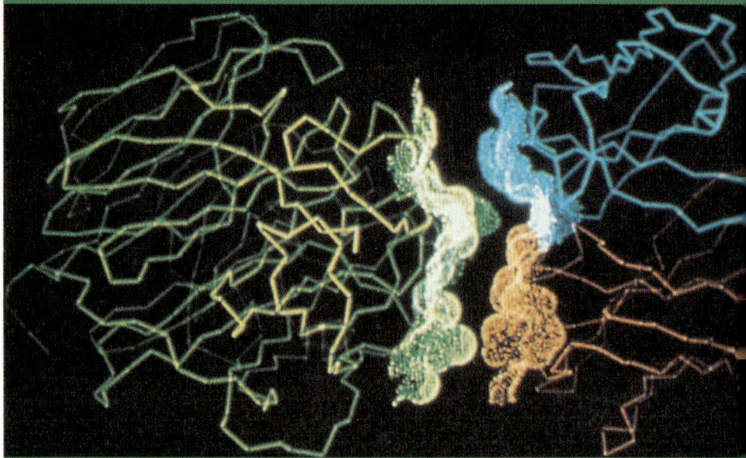

Complementarity between antibody and influenza virus protein (yellow). [Based on x-ray crytallography data collected by P. M. Colman and W. R. Tulip; from G. J. V. H. Nossal, 1993, Sci. Am. *269(3): 22.]*

- 면역원성 대 항원성
- 항원결정기
- 항체의 기본 구조
- 항체 결합 부위
- 항체–매개 효과기능
- 항체 클래스와 생물학적 활성
- 면역글로불린의 항원 결정부위
- B 세포 수용체
- 면역글로불린 슈퍼패밀리
- 단클론항체

적응면역계의 특징적인 분자는 항체와 T 세포 수용체이다. 내재면역의 구성요소들은 패턴인식을 하도록 설정되어있어 외래분자들의 집단이 서로 공유하고 있는 특성을 인식하는 반면에, 항체와 T 세포 수용체는 특이적인 **항원 결정기 (antigenic determinants)** 혹은 **에피토프 (epitopes)**들을 인식하는 고도의 특이성을 나타낸다. 항원결정기는 면역원의 면역학적 활성을 가진 부위로서 림프구에 있는 항원-특이적 막수용체 혹은 분비된 항체와 결합한다. 항체는 B 세포의 막결합 성분으로서 또는 형질세포에서 분비된 가용성 분자로서 존재하는 두 가지 형태의 항원결정기-결합 단백질이다. 막에 결합된 항체는 B 세포에 항원 특이성을 제공하며, 항원과 막결합 항체의 상호작용으로 항원-특이적 B 세포 클론의 증식이 일어난다. 분비된 항체는 혈류로 순환하며, 그곳에서 항원을 찾아 항원을 제거하기위해 표지를 함으로써 **체액성 면역 (humoral immunity)**의 효과를 나타낸다. 모든 항체는 구조적 특성을 공유하고, 항원과 결합하며, 몇 가지 제한된 **효과기능 (effector function)**에 참여한다. T 세포의 막 표면에 있는 T 세포 수용체는 오직 MHC 분자와 복합체를 이룬 처리된 (processed) 항원 분절에만 결합한다. 비록 본 장에서는 항체와 B 세포 항원 인식만을 강조하지만, 항원성에 대한 일반적인 주제를 논의하기 위하여 T 세포 항원 인식과의 비교가 이루어질 것이며 B 세포 및 T 세포와 항원 사이의 상호작용의 차이점을 다룰 것이다. MHC 분자의 분자적인 특성, 항원이 처리되고 MHC 분자에 결합하는 방식, 그리고 항원-MHC 복합체를 인식하는 T 세포 수용체의 성질 등은 8장과 9장에서 다룰 것이다.

일반적으로 특정 항원의 자극에 의하여 생산된 항체의 집단은 이질성이 있다. 대부분의 항원들은 구조적으로 복잡하고, 여러 서로 다른 항원결정기를 포함하고 있다. 다른 말로 표현하면, 몇 가지 서로 다른 B 세포 클론이 자극을 받아 증식한다. 하나의 B 세포 클론의 형질세포의 결과는 하나의 항원결정부위에 특이적으로 결합하는 단클론 항체이다. 항원에 의해 자극을 받은 모든 B 세포 클론의 분비산물의 집합, 즉 단클론 항체의 집단이 다클론 항체를 이루고 면역시킨 항원에 대하여 반응을 나타내는 이질적인 혈청 항체이다.

항체단백질 계열의 구성원들은 구조적 특징을 공유하고 있는데, 이들은 총칭하여 **면역글로불린 (immunoglobulins, Igs)**으로 알려져 있다. 그러나 이러한 구조적 유사점에도 불구하고, 이 계열의 구성원들은 놀랄 만큼 다양한 항원 결합 기능과 몇 가지 독특한 효과기능을 수행한다. 항체 패밀리의 구조와 복합성을 탐색하기 전에, 이장에서는 항원의 성질과 면역원성 물질의 개념과 특성에 대하여 먼저 논의한다.

B 세포의 면역글로불린 수용체 및 MHC와 복합체를 이루었을 때 T 세포 수용체와 상호작용하는 분자를 항원으로 정의한다. 항원의 분자적 성질과 이러한 성질들이 면역 활성화에 어떻게 기여하는가는 면역계를 이해하는데 중추적인 요소이다. 본 장에서는 항체에 의해 인식되는 항원의 분자적 특성을 기술하고 숙주의 생체 체계가 면역원성에 기여하는 바를 탐색한다.

면역원성 대 항원성_Immunogenicity Versus Antigenicity

면역원성과 항원성은 연관되어있으나 면역학적 특성들은 다르기 때문에 가끔씩 혼동된다. **면역원성 (immunogenecity)**은 체액성 그리고/또는 세포매개성 면역반응을 유도할 수 있는 능력이다:

B 세포 + 항원 ⟶ 효과 B 세포 + 기억 B 세포
↓
형질 세포 항체를 분비

T 세포 + 항원 ⟶ 효과 T 세포 + 기억 T 세포
↓
CTLs, T_H 등등 ⟶ 사이토카인 및 세포살해인자 분비

특이적인 면역반응을 유도하는 물질은 일반적으로 항원이라 불리지만 이것을 **면역원 (immunogen)**이라 부르는 것이 더 적절하다.

항원성 (antigenicity)은 위 반응 (즉, 항체들과 세포 표면 수용체들)의 최종 산물과 특이적인 결합을 할 수 있는 능력을 말한다. 면역원성의 특성을 가지는 모든 분자들 역시 항원성이 있으나 그 역은 성립하지 않는다. **합텐 (hapten)**이라 불리는 어떤 작은 분자들은 항원성은 있지만 그 스스로 특이적 면역반응을 유도하지는 못한다. 즉, 그들은 면역원성이 결여되어 있다.

합텐은 연구 및 진단에 소중한 도구이다_Haptens are valuable research and diagnostic tools

전달체 (carrier)라 불리는 고분자 단백질에 합텐을 화학적으로 접합시키면 면역성을 지닌 **합텐-전달체 접합체 (hapten-carrier conjugate)**가 생성된다. 이 접합체로 면역시킨 동물들은 3가지 유형의 항원결정기, 즉 (1) 합텐 결정기, (2) 전달체 단백질의 변형되지 않은 항원결정기, (3) 합텐과 전달체의 결합 부분에 의해 형성된 새로운 항원결정기들에 대한 특이적인 항체를 생산한다 (그림 4-1). 합텐은 그 자체로는 면역원성 항원결정기로서의 기능을 할 수 없다. 그러나 한 종류의 합텐 여러 분자들이 전달 단백질 (또는 비면역성 동종 중합체)에 결합되면 합텐은 면역계에 접근이 가능하게 되고 면역원으로서 기능을 한다.

합텐-전달체 체계는 단일 면역원에서 발견되는 광범위한 항원결정기들을 보여줄 뿐만 아니라, 면역특이성에 영향을 미치는 작은 화학적 구조의 변화를 면역학자들이 탐색할 수 있는 도구를 제공해 준다. 합텐은 화학적인 수단으로 정교하게 변형시킨 다음 이 변화가 항체에 의한 인식에 어떻게 영향을 미치는가를 알아볼 수 있는 화학적으로 규명된 결정기가 될 수 있다. 이러한 전략의 전형적인 예는 Karl Landsteiner의 선구적인 연구에서 볼 수 있는데, 그는 1920년대와 1930년대에 각각의 항체의 결합을 연구하기 위한 간단하고 화학적으로 규명된 체계를 창조하였다. Landsteiner는 항원성을 지니고 있지만 면역원성을 지니고 있지 않은 작은 유기화학물 분자를 합텐으로 사용하였다. 그 연구에서 Lansteiner는 토끼를 합텐-전달체 접합체로 면역시킨 후, 합텐 및 다른 전달체 단백질에 결합된 아주 유사한 합텐들과 토끼의 면역혈청과의 반응성을 실험했다. 그는 면역혈청에서 항합텐 항체의 반응은 특이적으로 측정할 수 있었으나, 원래의 전달체 항원결정기에 대한 항체의 반응은 측정할 수 없었다. Landsteiner는 하나의 항합텐 항체가 약간 다른 화학구조를 가지는 다른 합텐에 결합할 수 있는지를 시험하였다. 만약 반응이 일어났다면 그것을 **교차반응 (cross-reaction)**이라고 불렀다. 어떠한 합텐 변형체들이 교차반응을 방해 혹은 허용하는지를 관찰함으로써 Landsteiner는 항원-항체 상호작용의 특이성에 대한 통찰을 할 수 있었다.

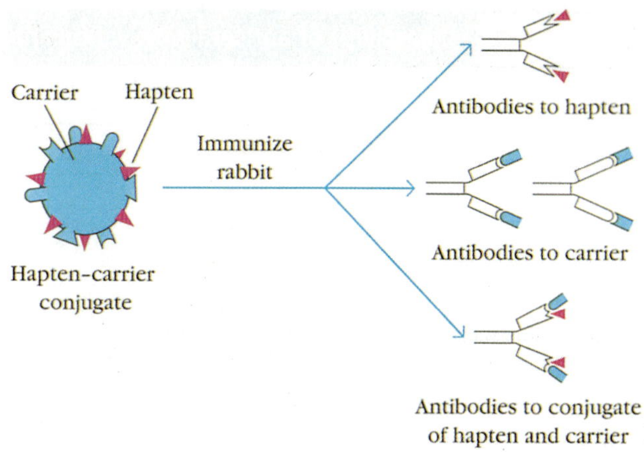

Injection with:	Antibodies formed:
Hapten (DNP)	None
Protein carrier (BSA)	Anti-BSA
Hapten-carrier conjugate (DNP-BSA)	Anti-DNP (major) Anti-BSA (minor) Anti-DNP/BSA (minor)

FIGURE 4-1 A hapten-carrier conjugate is the immunogen in this illustration, and the hapten is an antigen that is not by itself immunogenic. The immunogen contains multiple copies of the hapten—a small nonimmunogenic organic compound, in this case, dinitrophenol (DNP)—chemically linked to a large protein carrier such as bovine serum albumin (BSA). Immunization with DNP alone elicits no anti-DNP antibodies, but immunization with DNP-BSA elicits three types of antibodies. Of these, anti-DNP antibody is predominant, indicating that in this case the hapten is the immunodominant epitope or antigenic determinant, as it often is in such conjugates.

TABLE 4-1 Reactivity of antisera with various haptens

	REACTIVITY WITH			
	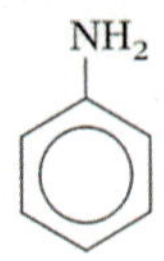	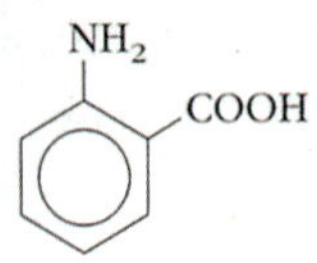	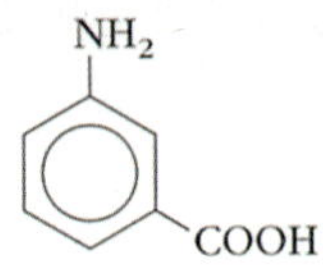	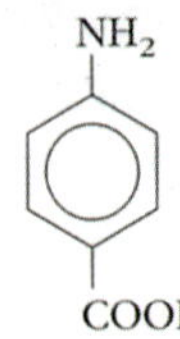
Antiserum against	Aminobenzene (aniline)	*o*-Aminobenzoic acid	*m*-Aminobenzoic acid	*p*-Aminobenzoic acid
Aminobenzene	+	0	0	0
o-Aminobenzoic acid	0	+	0	0
m-Aminobenzoic acid	0	0	+	0
p-Aminobenzoic acid	0	0	0	+

KEY: 0 = no reactivity; + = strong reactivity

SOURCE: Based on K. Landsteiner, 1962, *The Specificity of Serologic Reactions*, Dover Press. Modified by J. Klein, 1982, *Immunology: The Science of Self-Nonself Discrimination*, Wiley.

다양한 아미노벤진 유도체를 합텐으로 사용하여, Landsteiner는 합텐의 전반적인 입체형태가 주어진 항체와 반응할 수 있는지를 결정하는데 중요한 역할을 한다는 것을 발견하였다. 예를 들어, 아미노벤젠 또는 아미노벤젠의 카르복실 유도체 (*o*-아미노벤젠산, *m*-아미노벤젠산 또는 *p*-아미노벤젠산)를 전달체 단백질에 결합시킨 것으로 토끼를 면역시켜서 얻은 항혈청은 오직 원래의 면역 합텐과만 반응했고, 다른 합텐의 어떤 것과도 교차반응을 하지 않았다 (표 4-1). 반면에, 합텐의 전반적인 입체형태를 똑같게 유지시키고 다양한 비이온성 유도체들을 파라위치에 변형시켰을 때의 항혈청은 다양한 정도의 교차반응을 보여주었다. Landsteiner의 연구는 면역체계의 특이성을 증명했을 뿐만 아니라 면역체계가 인식을 할 수 있는 항원결정기의 수많은 다양성에 관한 것을 증명하였다.

약제들, 펩티드 호르몬 및 스테로이드 호르몬들과 같은 많은 생물학적으로 중요한 물질들이 합텐으로서 기능을 할 수 있다. 고분자 단백질 전달체와 합텐의 접합체는 합텐-특이적 항체를 생산하기 위해 사용될 수 있다. 이 항체들은 인체 내에 다양한 물질의 존재를 측정하기에 유용하다. 그 예로, 원래의 가정용 임신 진단용 키트는 여성의 소변에 임신의 표지인 사람 융모막성 생식선 자극호르몬 (human chorionic gonadotrophin, HCG)의 존재 유무를 결정하는데 항-합텐 항체를 이용하였다.

합텐-전달체 접합체로 연구한 결과로 항원성과 면역원성의 개념 사이의 윤곽을 분명하게 그릴 수 있었지만, 어떤 물질이 면역반응을 불러일으킬 것인가를 결정하는 데는 실제로 여러 요인들이 고려되어야 한다. 면역원성은 항원 고유의 성질 뿐만 아니라 항원이 만나는 특정 생물학적 체계의 여러 성질과 면역원이 제시되는 방식에 따라 결정된다. 다음 단락에는 대부분의 면역원이 공유하는 성질과 면역원성을 발현하게 하는 생물학적 체계의 역할에서 대하여 기술하고 있다.

면역원성은 면역원의 성질에 기인한다_Properties of the immunogen contribute to immunogenecity

면역원성은 면역원의 네 가지 성질 즉 외래성, 분자크기, 화학적 조성 및 복합성, 그리고 항원이 처리되는 (processed) 능력 및 항원제시세포 혹은 변형된 자기세포의 표면에 있는 MHC 분자와 함께 제시될 수 있는 능력에 의해 부분적으로 결정된다.

외래성_Foreignness

면역반응을 유도하기 위해서는 어떤 분자가 생체 체계에 의해 비자기 (nonself)로서 인식되어야 한다. 비자기를 인식하는 능력은 자기항원에 대해서는 특이적으로 무반응성을 나타내는 **자기관용 (self tolerance)**을 수반한다 (16장 참조). 자기항원들을 관용할 수 있는 능력의 대부분은 미성숙 림프구들이 자기 성분들에 노출되는 림프구의 발생과정에서 획득된다. 이 결정적인 기간 동안 미성숙 림프구에 노출되지 않았던 항원들은 차후에 면역체계에 의해 비자기 혹은 외래성 (foreign)으로 인식될 것이다. 항원이 생체내로 도입될 때 그것의 면역원성 정도는 그것의 외래성 정도에 의해 좌우된다. 일반적으로, 두 종들 사이의 계통발생학적인 거리가 멀면 멀수록 그들 사이의 구조적 (그리고 항원성) 상이도가 더 커진다. 예를 들어, 일반적인 실험항원인 소혈청 알부민 (BSA)이 소에 주입될 때에는 면역원성이 없으나 토끼에 주입될 때는 강한 면역원성을 나타낸다. 더구나, BSA는 소에 더 유연관계가 있는 염소에서보다 닭에서 더 강력한 면역원성을 나타낼 것이라고 예상할 수 있다. 이 법칙에는 약간

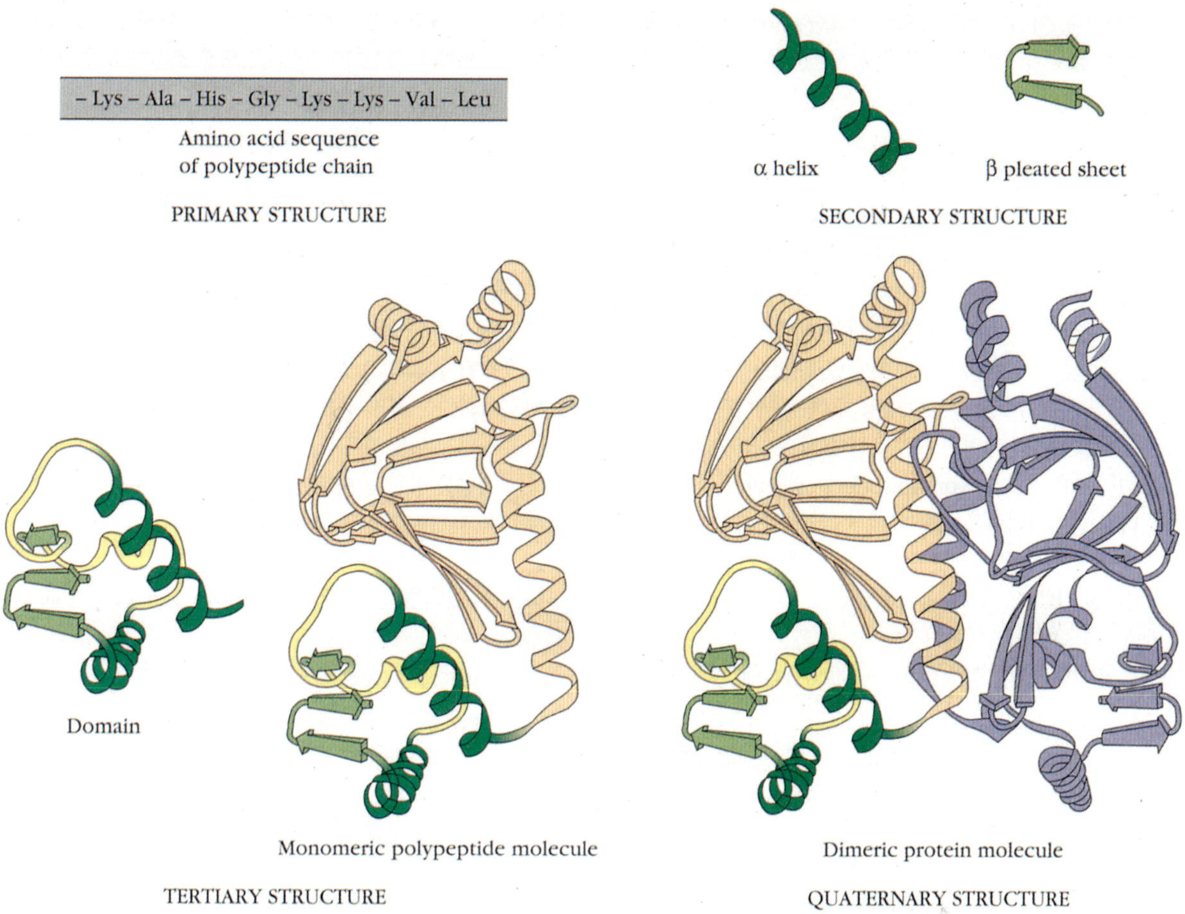

FIGURE 4-2 The four levels of protein organizational structure. The linear arrangement of amino acids constitutes the primary structure. Folding of parts of a polypeptide chain into regular structures (e.g., α helices and β pleated sheets) generates the secondary structure. Tertiary structure includes the folding of regions between secondary features to give the overall shape of the molecule or parts of it (domains) with specific functional properties. Quaternary structure results from the association of two or more polypeptide chains into a single polymeric protein molecule.

의 예외가 있다. 몇몇 고분자들 (예, 콜라겐과 시토크롬 *c*)은 진화과정 동안에 잘 보존되어 왔기 때문에 다양한 종간에도 아주 적은 면역원성을 나타낸다. 반대로, 일부 자기 성분들 (예, 각막 조직과 정자)은 면역체계로부터 사실상 격리되어 있기 때문에 만약 이 조직들을 그들이 유래한 동물에 주입시킨다면 그들은 면역원으로서의 기능을 할 것이다.

분자크기_Molecular Size

고분자의 크기와 그것의 면역원성 사이에는 상관성이 있다. 가장 활성이 강한 면역원들은 100,000 Da 이상의 분자량을 가지는 경향이 있다. 비록 분자량이 1,000 Da보다 작은 몇몇 소수의 물질들은 면역원성이 있는 것으로 증명되었지만, 일반적으로 5,000-10,000 Da보다 작은 분자량의 물질들은 빈약한 면역원들이다.

화학조성과 이질성_Chemical Composition and Heterogeneity

크기와 외래성만으로는 물질이 면역원성을 지니게 하기에는 충분치 않다; 다른 특성들이 부가적으로 필요하다. 예를 들어, 합성 동형중합물 (단일 아미노산 또는 당으로 구성된 중합물들)은 그들의 크기에 관계없이 면역원성이 결여되는 경향이 있다. 다른 아미노산 또는 당들로 구성된 이형중합물들은 그 구성이 동형인 중합물들보다 더 면역원성이 있다는 것이 연구에 의해 알려져 있다. 이러한 연구들은 화학적 복합성이 면역원성에 기여하는 것을 보여준다. 이와 관련하여, 단백질 구성체계의 네 단계 -1차, 2차, 3차 및 4차 구조-가 단백질의 구조적 복합성에 기여하므로 면역원성에도 영향을 끼친다는 것이 주목할 만한 사실이다 (그림4-2).

적절하게 제시되는 지질성 항원들은 B 세포 반응을 유도할 수 있다. 예를 들어, 지질은 keyhole limpet hemocyanin (KLH) 단백질 또는 소혈청 알부민 (BSA)과 같은 적합한 전달체 분자들에 부착된 합텐으로 작용할 수 있다. 이 지질-단백질 접합체를 면역함으로써 표적 지질들에 매우 특이적인 항체를 얻는 것이 가능하다. 이러한 접근방식을 이용하여, 과학자들은 스테로이드, 복합 지방산 유도체, 비타민 E와 같은 지용성 비타민 등 다양한 여러 종류의 지질에 대한 항체를 생성하였다. 이러한 의학적으로 중요한 지질들의 존재 유무 및 정량을 위한 많은 임상분석이 항체에 기반을 두고 있기 때문에 이러한 항체들은 매우 중요하게 여겨진다. 예를 들어, 류코트리엔 (leukotrienes)으로 알려진 지질의 복합체 그룹의 정량은 천식환자들을 평가하는데 유용할 수 있다 (15장 참조). 항-지질 항체를 사용하는 정량방법으로 류코트리엔 C_4의 정량이 피코그람 (picogram) 수준으로 가능하게 되었다. 항 류코트리엔 C_4는 유사한 화합물인 류코트리엔 D_4 또는 류코트리엔 E_4와는 반응을 하지 않거나 거의 하지 않기 때문에 구조적으로 연관이 있는 다양한 다른 지질과 류코트리엔 C_4를 함유하는 시료에서 류코트리엔 C_4를 정량하는데 사용할 수 있다. 또 다른 의학적으로 중요한 응용의 예는, 이식된 장기의 거부반응을 방지하기 위한 노력의 일부로서 흔히 투약되는 면역억제 스테로이드인 프레드니이손 (prednisone)의 검출이 있다. 프레드니이손 및 다른 면역억제제를 혈액 내에서 적정수준의 농도로 유지하는 것은 성공적인 이식을 위해 중요하고, 항체에 근간을 둔 면역분석들은 이러한 평가를 하는데 널리 사용된다.

항원처리와 제시에 대한 감수성_Susceptibility to Antigen Processing and Presentation

체액성 (항체-매개)과 T-세포-매개 면역반응들의 발달과정은, 분해되어 MHC 분자들과 함께 제시된 항원과 T 세포와의 상호작용을 필요로 한다. 크고 불용성인 고분자들은 일반적으로 작고 가용성인 분자보다 것보다 더 면역원성이 있다. 왜냐하면 큰 분자들이 더 쉽게 포식작용을 받고 처리되기 때문이다. 분해될 수 없고 MHC 분자와 함께 제시될 수 없는 고분자들은 불충분한 면역원들이다. 이는 자연적으로 존재하는 L-아미노산의 입체이성질체인 D-아미노산의 중합체로 설명할 수 있다. 항원제시세포들 내의 분해 효소들은 L-아미노산을 함유하는 단백질만을 분해할 수 있고 D-아미노산의 중합체들은 분해할 수 없으므로 따라서 이들은 빈약한 면역원이다.

면역원성에 기여하는 생물계_The Biological system contributes to Immunogenicity

고분자들이 면역원성에 기여하는 특성을 가진다 하더라도 면역 반응을 유도하는 그들의 능력은 항원이 직면하는 생체계의 어떤 특성들에 의해 좌우될 것이다. 이러한 특성들에는 수혜자의 유전형, 투여항원의 양 및 경로, 그리고 면역반응을 증가시키는 물질 (**보강제, adjuvant**)의 사용이 포함된다.

수혜동물의 유전형_Genotype of the Recipient Animal

면역된 동물의 **유전형 (genotype)**은 면역반응의 정도뿐만 아니라 그 동물이 발현하는 면역반응의 형태에도 영향을 끼친다. 예를 들어, Hugh McDevitt는 근친 교배된 서로 다른 두 마우스가 합성된 중합펩티드 면역원에 대해 매우 다르게 반응하는 것을 보여주었다. 면역원에 노출된 후, 한 종류의 생쥐는 혈청 항체를 높은 수준으로 생성한 반면, 다른 생쥐는 낮은 수준으로 생성했다. 두 생쥐를 교배했을 때, 제 1세대는 면역원에 대해 중간정도의 반응을 보여주었다. 역교배 분석에 의하면, 면역반응 정도를 조절하는 유전자는 MHC (8장 참조)의 소구역에 위치하였다. 알려진 단순 면역원을 사용한 수많은 실험에서 면역반응 정도의 유전적 조절이 증명되어 왔는데, 많은 부분이 MHC 내의 유전자들로 한정되어졌다. 이러한 결과들은 분해된 항원을 T 세포에 제시하는 기능을 하는 MHC 유전자 산물들이 동물이 면역원에 반응하는 정도를 결정하는데 중추적 역할을 한다는 것을 나타낸다.

항원에 대한 동물의 반응은 B 세포와 T 세포의 수용체를 암호화하는 유전자들, 그리고 면역 조절 메커니즘에 관련된 다양한 단백질들을 암호화하는 유전자들에 의해서도 영향을 받는다. 이 모든 유전자들의 유전적 다양성은 특정 고분자의 서로 다른 동물에서의 면역원성에 영향을 미친다. 이러한 면역원성에 대한 유전적 기여는 뒷장에서 더욱 자세히 기술될 것이다.

투여되는 면역원 양과 경로_Immunogen Dosage and Route of Administration

각 실험 면역원은 특정한 양에 따라 다른 반응곡선을 보여주는데 이는 각각 다른 양과 다른 투여 경로에 따른 면역반응을 측정함으로써 결정된다. 항체반응은 면역된 동물의 혈청에 존재하는 항체의 정도를 측정함으로써 결정된다. T 세포 반응을 평가하는 것은 더욱 복잡하지만 면역원을 인식하는 T 세포 수용체를 가진 T 세포 수의 증가를 평가함으로써 결정할 수 있다. 적정 양과 투여 경로의 조합으로 주어진 동물에서 최대 면역반응을 유도할 수 있을 것이다.

불충분한 양은 림프구를 충분히 활성화시키지 못하거나, 어떤 경우에는, 특정 범위의 소량은 면역학적 무반응 또는 관용상태를 유도할 수 있기 때문에 면역반응을 활성화시키지 못할 것이다. 반대로, 너무 많은 양 또한 관용을 유도할 수 있다. 정제된 폐렴구균의 캡슐 다당체에 대한 마우스의 면역반응은 투여량의 중요성을 설명한다. 0.5 mg의 항원은 마우스에 면역반응을 유도하는데 실패한 반면, 같은 항원의 1,000배 낮은 양 (5×10^{-4} mg)은 체액성 항체반응을 유도한다. 실험 면역원의 단일 투여는 대부분 강한 반응을 유도하지 못할 것이다. 오히려 몇 주간에 걸친 반복된 투여가 주로 요구된다. 그러한 반복투여 혹은 **추가항원자극 (boosters)**은, 항원에 특이적인 T 세포 또는 B 세포의 클론 증식을 증가시키므로 면역원에 대한 특이적인 림프구 개체들이 증가한다.

실험 면역원들은 일반적으로 비경구적-즉 구강이 아닌 다른 경로를 통하여 투여된다. 다음 투여경로가 일반적이다:

- 정맥내 (iv): 정맥 안으로
- 피내 (id): 피부 안으로
- 피하 (sc): 피부 안으로
- 근육내 (im): 근육 안으로
- 복강내 (ip): 복강 안으로

투여경로는 어떠한 면역장기들과 세포개체들이 면역반응에 관계할 것인가에 강력한 영향을 미친다. 정맥 내로 투여된 시험 항원은 먼저 비장으로 운반되는 반면 피하로 투여된 항원은 국부 림프절로 이동한다. 이러한 장기에 위치해 있는 림프 세포들의 차이가 궁극적으로 면역반응에 영향을 미친다.

항원보강제_Adjuvants

항원보강제는 항원과 섞여서 항원과 함께 주입될 때 그 항원의 면역원성을 증가시키는 물질이다. 항원보강제는 항원이 낮은 면역원성을 가지거나 이용 가능한 항원의 양이 적을 때 면역반응을 상승시키기 위해서 주로 사용된다. 예를 들어, 소혈청 알부민으로 면역된 마우스의 항체반응은 BSA가 항원보강제와 함께 투여된다면 5배 혹은 그 이상으로 증가될 수 있다. 항원보강제가 명확하게 어떻게 면역반응을 증가시키는지는 완전히 알려지지 않고 있으나, 몇 가지 알려진 항원보강제 (예, 합성 폴리리보뉴클레오티드 및 세균성 지질다당류)들은 수지상 세포와 대식세포 (3장 참조)에 있는 Toll-유사 수용체의 리간드로 인식되는 것으로 지금은 알려져 있으며, 따라서 내재 면역계의 활성화를 통하여 면역반응을 자극한다.

일반적으로, 면역보강제는 다음의 하나 또는 그 이상의 효과들에 의해 나타난다.

- 항원 내구성이 길어진다.
- 공동자극 신호가 증대된다.
- 국부염증이 증대된다.
- 림프구의 비특이적인 증식이 촉진된다.

황산칼륨알루미늄 (alum)은 항원의 내구성을 연장시킨다. 항원과 황산칼륨알루미늄을 섞었을 때 그 염은 항원을 침전시킨다. 이 황산칼륨알루미늄 침전물을 주입하면 주입 부위로부터 항원이 서서히 유리되는 결과를 초래한다. 그러므로 항원에 대한 유효한 노출시간은 항원보강제 없이는 며칠 동안에 불과하지만 항원보강제와 함께는 몇 주 동안으로 증가한다. 황산칼륨알루미늄 침전물은 또한 항원의 크기를 증가시키므로 포식작용의 가능성이 증가된다.

오일 안에 둘러싸인 물 형태의 항원보강제는 항원의 내구성을 연장한다. **프로인드의 불완전 항원보강제 (Freund's incomplete adjuvants)**로서 알려진 조제물은 항원용액, 미네랄 오일 그리고 오일을 분산시켜 항원을 둘러싸는 작은 방울로 만드는 **만나이드 모노올레이트 (mannide monooleate)**와 같은 유화제를 함유하고 있다; 그러므로 항원은 주입 장소로부터 천천히 유리된다. 이 조제물에 열처리하여 사멸시킨 *Mycobacteria*를 부가적인 성분으로서 첨가함으로써 Jules Freund에 의해 여러 해 전에 개발되었으며, 최초로 정교하게 조제된 매우 효과적인 보강제, 즉 **프로인드의 완전항원 보강제**의 기초가 되었다. *Mycobacteria*의 세포벽 성분인 뮤라밀 디펩티드 (muramyl dipeptide)는 대식세포들을 활성화시키기 때문에 Freund의 완전 항원보강제가 불완전한 형태보다 훨씬 더 강력하게 한다. 활성화된 대식세포와 수지상세포는 불활성화된 것 보다 더 많은 포식작용을 하고 T 세포 면역반응을 증강 및 공동 자극을 유발하는 분자들을 더 많이 발현한다. 따라서 항원제시와 이에 수반되는 공동자극 신호는 항원보강제의 존재 하에서 일반적으로 증가한다.

황산칼륨알루미늄과 프로인드의 항원보강제는 또한 국부적, 만성적 염증반응을 활성화하여 대식세포들과 림프구들을 유인한다. 항원보강제 주입 장소의 세포침윤은 종종 **육아종 (granuloma)**이라 불리는 대식세포가 밀집된 덩어리를 형성한다.

에피토프_Epitopes

위에서 언급한 것처럼 면역세포들은 면역원 분자들의 전체를 인식하거나 분자 전체와 상호작용하지 않는다. 그 대신, 림프구는 거대분자 상에 있는 에피토프 또는 항원결정기라고 불리는 뚜렷하게 구별된 부위를 인식한다. 작은 항원을 이용한 연구에서 B 와 T 세포는 같은 항원분자에 있는 다른 항원결정기를 인식한다는 것이 밝혀졌다. 예를 들어, 마우스에 29 개의 아미노산으로 이루어진 작은 사람 호르몬인 글루카곤으로 면역을 부여했을 때, 아미노말단의 부분에 있는 항원결정기에 대한 항체가 생성된 반면에 T 세포들은 카르복실기말단에 항원결정기에 대해서 반응하였다.

림프구는 항원 구조의 몇 단계에 따르는 항원의 복잡한 부분과 상호작용할 수 있다. 단백질 항원에 있는 항원결정기는 1차, 2차, 3차 심지어 4차 구조를 이루는 요소들과 관련이 있다 (그림 4-2 참조). 다당류들은 일반적으로 분지사슬들을 가지고 있는데 다수의 분지사슬들은 항원결정기의 구조에 기여를 할 것이다. B 세포들은 항원이 B 세포의 막에 부착된 항체에 결합하는 형태로 수용성 항원을 인식한다. B 세포들이 유리된 항원과 용액 내에서 결합하기 때문에, 그들이 인식하는 항원결정기들은 면역원의 표면에 노출되어 접근이 쉬운 부위에 존재하는 경향이 있다. 단백질에서 유래한 T 세포 항원결정기는 이들이 병원체 단백질의 효소 분해로부터 유래한 펩티드이며, MHC 항원과 복합체를 이루었을 때만 T 세포수용체에 의해 인식되는 점에서 다르다. 따라서 B 세포 항원결정기와 같은 용액 접근성이 필요하지 않다. B세포 및 T 세포 항원성의 중요한 차이점이 표 4-2에 요약되어있다.

B-세포 항원결정기는 독특한 특성을 가지고 있다_ B-cell epitopes have characteristic properties

변성되지 않은 본래의 단백질에 있는 B 세포 항원결정기는 일반적으로 막에 결합된 항체분자 또는 유리된 항체에 입체적으로 접근 가능한 단백질 표면에 있는 친수성 아미노산으로 구성되어있다. B 세포 항원결정기는 항체와 결합하기 위해 접근이 가능해야 한다. 일반적으로, 단백질의 표면에 있는 돌출된 영역들이 항원결정기로 인식될 가능성이 가장 높으며, 이 영역들은 대개 친수성 아미노산들이 우세한 형태로 되어있다. 단백질 내부에 숨겨져 있는 아미노산 서열은 주로 소수성 아미노산들로 우세하게 구성되고, 단백질이 먼저 변성되지 않는다면 B 세포 항원결정기로서 기능을 할 수 없다.

TABLE 4-2 Comparison of antigen recognition by T cells and B cells

Characteristic	B cells	T cells
Interaction with antigen	Involves binary complex of membrane Ig and Ag	Involves ternary complex of T-cell receptor, Ag, and MHC molecule
Binding of soluble antigen	Yes	No
Involvement of MHC molecules	None required	Required to display processed antigen
Chemical nature of antigens	Protein, polysaccharide, lipid	Mostly proteins, but some lipids and glycolipids presented on MHC-like molecules
Epitope properties	Accessible, hydrophilic, mobile peptides containing sequential or nonsequential amino acids	Internal linear peptides produced by processing of antigen and bound to MHC molecules

B 세포 항원결정기는 폴리펩티드 사슬을 따라 연속적인 아미노산 잔기로 구성되거나 또는 항원의 접혀진 입체구조에 의해 근접해 있는 사슬의 부위들로 구성된 비연속적인 아미노산 잔기로 구성될 수 있다. 구형단백질에 대하여 유도된 대부분의 항체는 단백질이 원래의 변성되지 않은 입체구조를 가지고 있을 경우에만 결합한다. 이러한 항원의 변성은 일반적으로 그들의 항원결정기의 구조를 변화시키기 때문에 변성되기 전의 단백질에 결합하는 항체는 변성된 단백질에는 결합하지 않는다.

일련의 실험으로, 각각 6-8개의 연속적인 아미노산으로 구성된 5개의 독특한 **연속적인 항원결정기 (sequential epitopes)**가 향유고래 미오글로빈에서 발견되었다. 각 항원결정기는 α-나선 영역 사이의 굽어진 부위에 있는 분자의 표면에 있다 (그림 4-3a). 향유고래의 미오글로빈은 또한 몇 가지 **불연속적인 항원결정기 (nonsequential epitopes)** 또는 입체구조적 결정부위 **(conformational determinants)**들을 가지고 있다. 이들 항원결정기를 구성하는 아미노산 잔기들의 1차 아미노산 서열은 서로 아주 다르지만 그 분자의 3차

OVERVIEW FIGURE 4-3

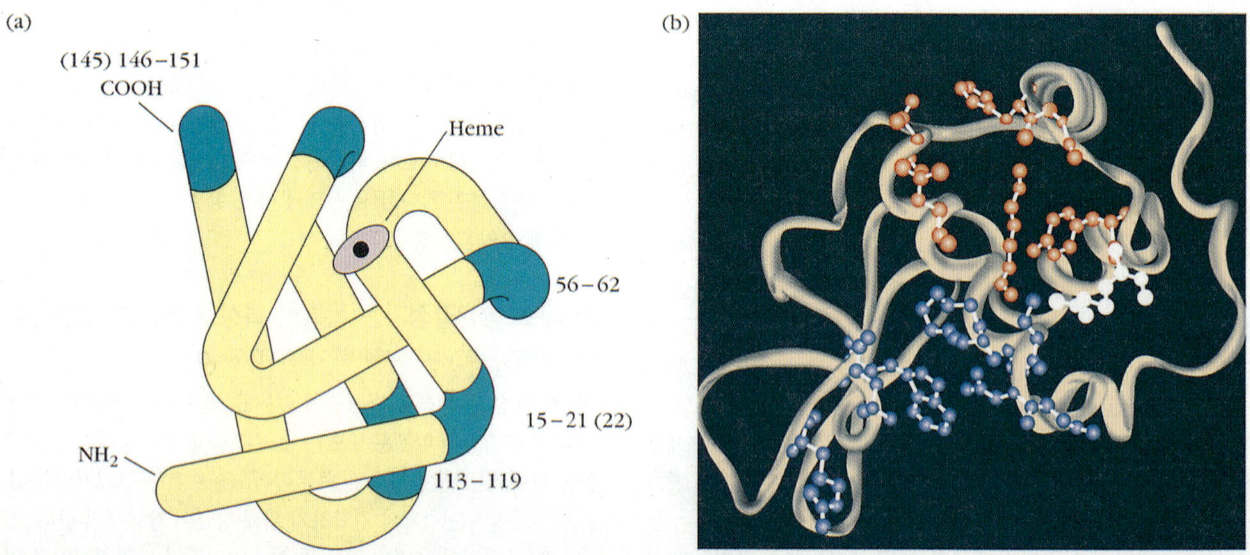

Protein antigens usually contain both sequential and nonsequential B-cell epitopes. (a) Diagram of sperm whale myoglobin showing locations of five sequential B-cell epitopes (blue). (b) Ribbon diagram of hen egg-white lysozyme showing residues that compose one nonsequential (conformational) epitope. Residues that contact antibody light chains, heavy chains, or both are shown in red, blue, and white, respectively. These residues are widely spaced in the amino acid sequence but are brought into proximity by folding of the protein. *[Part (a) adapted from M. Z. Atassi and A. L. Kazim, 1978,* Advances in Experimental Medicine and Biology *98:9; part (b) from W. G. Laver et al., 1990,* Cell *61:554.]*

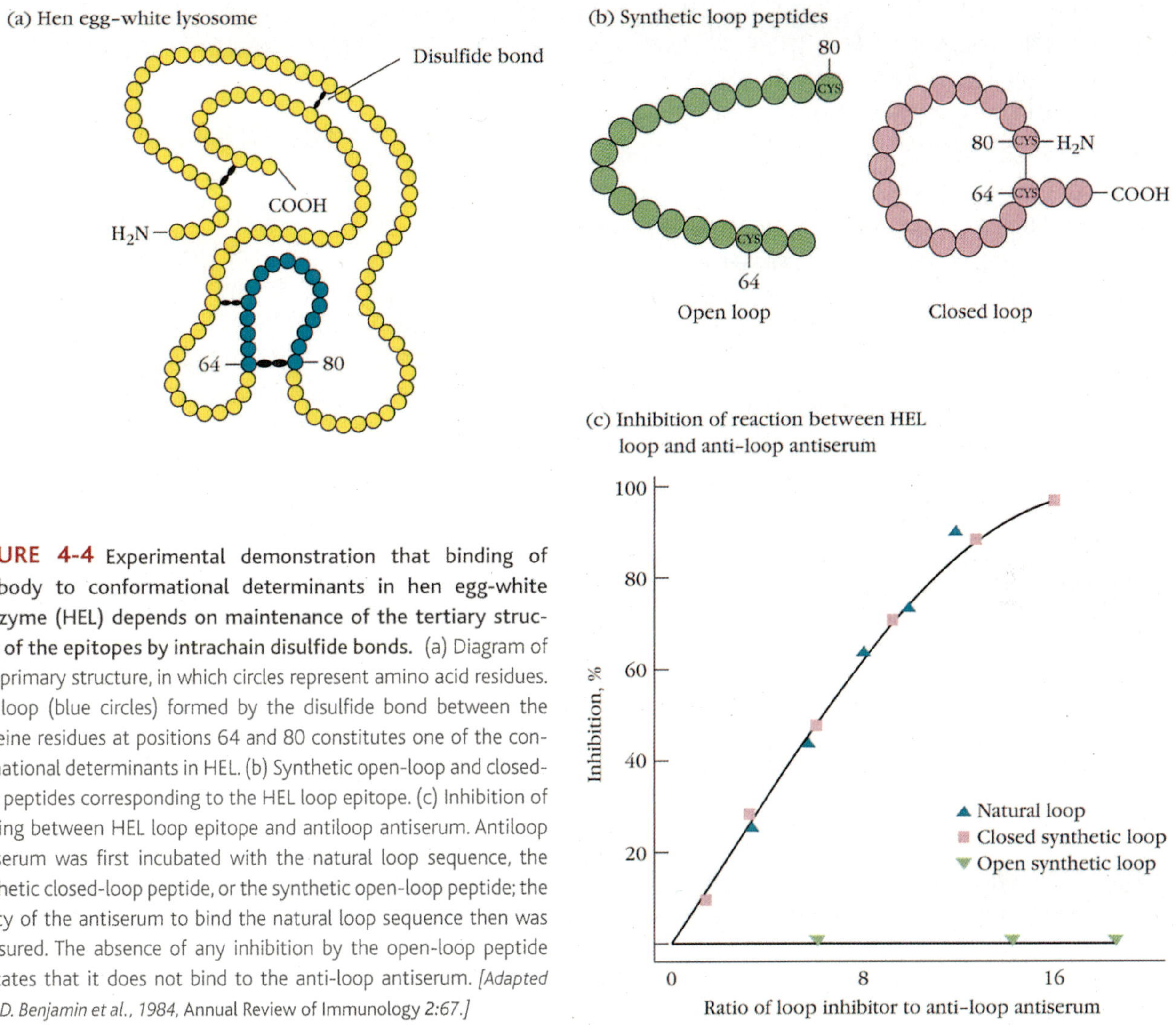

FIGURE 4-4 Experimental demonstration that binding of antibody to conformational determinants in hen egg-white lysozyme (HEL) depends on maintenance of the tertiary structure of the epitopes by intrachain disulfide bonds. (a) Diagram of HEL primary structure, in which circles represent amino acid residues. The loop (blue circles) formed by the disulfide bond between the cysteine residues at positions 64 and 80 constitutes one of the conformational determinants in HEL. (b) Synthetic open-loop and closed-loop peptides corresponding to the HEL loop epitope. (c) Inhibition of binding between HEL loop epitope and antiloop antiserum. Antiloop antiserum was first incubated with the natural loop sequence, the synthetic closed-loop peptide, or the synthetic open-loop peptide; the ability of the antiserum to bind the natural loop sequence then was measured. The absence of any inhibition by the open-loop peptide indicates that it does not bind to the anti-loop antiserum. *[Adapted from D. Benjamin et al., 1984,* Annual Review of Immunology *2:67.]*

구조에 있어서는 서로 유사하다. 이러한 항원결정기들은 단백질이 본래의 입체구조를 유지하고 있을 경우에만 존재한다. 그림 4-3b는 한 가지 잘 알려진 달걀흰자 리소자임 (HEL)의 불연속적인 항원결정기를 보여준다. 달걀흰자 리소자임의 항원결정기를 구성하는 아미노산 잔기들이 1차 아미노산 서열상 멀리 떨어져 있어도, 그들은 단백질의 3차 접힘에 의해 서로 가까워진다.

일반적으로 연속적, 불연속적인 항원결정기들은 단백질이 변성되거나 단편화되거나 또는 환원될 때 서로 다른 양상을 나타낸다. 예를 들어, 향유고래의 미오글로빈이 적절하게 단편화되면 각각 하나의 연속적인 항원결정기를 지니는 5개의 단편들이 만들어 질 수 있다는 것이 항체가 각 단편에 결합 할 수 있는 것이 관찰되어 증명되었다. 다른 한편으로 단백질의 단편화나 이황화결합의 환원으로 종종 불연속적인 항원결정기가 파괴된다. 예를 들어, HEL은 최종 단백질의 입체구조를 결정하는 4개의 사슬내 이황화결합을 가진다 (그림 4-4a). HEL에 대한 여러 항체들이 몇 개의 항원결정기를 인식하고, 8개의 서로 다른 항원결정기들은 각각은 하나의 특정 항체에 의해 인식된다. 이러한 항원결정기의 대부분은 단백질의 전반적인 구조에 의존하는 구조적 결정부위이다. 만일 HEL의 사슬내 이황화결합이 머캅토에타놀 (mercaptoethanol)로 인해 환원된다면, 불연속적인 항원결정기가 상실된다. 이런 이유로 본래 입체구조의 HEL에 대한 항체는 환원된 형태의 HEL에 결합하지 않는다.

그림 4-4b와 c에 나타나있는 억제실험은 이 점을 잘 증명하고 있다. 본래의 HEL에 존재하는 펩티드 루프의 경우와 같이 입체구조적 결정부위에 대한 항체는 오직 그 루프의 구조를 유지하고 있는 이황화결합이 온전할 때에만 항원결정기에 결합할 수 있었다. 항체결합부위의 구조적 필요조건에 대한 정보는 항체에 결합하는 본래의 천연항원의 구조적 연관성 정도를 조사함으로써 얻어졌다. 만일 구조적인 유사체가 천연항원에 존재하는 중대한 항원결정기를 가진고 있다면, 그것은 항체결합부위에 결합을 할 것이므로 천연항원이 그 부위를 차지하는 것을 막을 것이다. 이 억제시험분석에서는 막힌 루프 (그림 4-4b, 오른편)의 결합저지 능력은 막힌 루프가 본래의 HEL에 대한 항체에 의해 인식되어지는 HEL과 충분히 유사하다는 것을

보여준다. 비록 열린 루프 (그림 4-4b, 왼편)는 막힌 루프와 같은 아미노산 서열을 가진다 해도, 항체에 의해 인식되는 항원결정기가 결여되어 있으므로 HEL의 결합을 저지할 수 없다 (그림 4-4c).

어떤 면역원의 유연성이 있는 부위에 B 세포 항원결정기가 위치하고 있는 경향이 있으며 종종 부위의 이동성을 보여준다. John A. Tainer와 그 동료들은 동일한 아미노산 잔기의 이동성 (mobility)을 이미 알려진 B 세포 항원결정기와 비교함으로써 여러 단백질 항원들 (미오헴에리서린, 인슐린, 시토크롬 c, 헤모글로빈)에 있는 항원결정기를 분석하였다. 그들의 분석으로 이들 단백질에 있는 주요 항원결정기는 일반적으로 가장 잘 움직이는 부위에 위치한다는 것을 밝혀졌다. 이들 연구자들은 항원결정기가 경직되어 있다면 항원결정기가 항체와 결합할 때 비효율적으로 결합하게 하므로 항원결정기의 부위 이동성이 항체의 결합부위와의 상보성을 최대화 한다고 제안하였다. 그러나 유연성이 있는 부위의 결합으로 인해 엔트로피의 손실이 일어나기 때문에, 유연성이 있는 항원결정기에 항체가 결합하면 경직된 항원결정기와 결합하는 것 보다 일반적으로 친화력이 낮아진다.

단백질 복합체는 여러 개의 중복되는 B 세포 항원결정기를 가지며, 이 중 일부는 면역우세성을 나타낸다. 여러 해 동안, 각 구형 단백질은 소수의 항원결정기를 가지고, 이 항원결정기들은 접근 가능한 영역으로 한정되며 단백질의 전반적 구조에 의해 결정된다는 것이 면역학에서의 정설이었다. 그러나 최근에는 구형 단백질 표면의 대부분은 잠재적으로 면역원성이 있는 것으로 증명되고 있다. 이것은 다양한 구형 단백질에 대한 서로 다른 단클론항체의 항원 결합 형태를 비교함으로써 증명되었다. 예를 들어, 소혈청 알부민에 대한 64개의 서로 다른 단클론항체가 10개의 다른 포유동물 알부민에 결합하는 능력을 비교하였을 때, 25 가지의 다양한 중복되는 항원 결합 양상이 나타났으므로 이들 64가지의 서로 다른 항체들은 소혈청 알부민에 있는 최소 25가지의 다른 항원결정기를 인식한다는 것을 의미한다.

단백질 표면은 다수의 잠재적 항원성부위를 제공한다. 한 동물의 면역계에 의해 인식되는 주어진 단백질의 항원성부위의 총합은 잠재적 항원성의 총합보다 훨씬 작고, 종과 종간 심지어 특정 종내의 각 개체마다 차이가 있다. 한 동물 내에서 한 항원의 어떤 항원결정기는 면역원성이 있는 것으로 인식되나 다른 것들은 그렇지 않다. 게다가 **면역우세성 (immunodominant)**라 불리는 어떤 몇 가지 항원결정기들은 특정 동물에서는 다른 항원결정기들보다 더 확실한 면역반응을 유도한다. 동물의 조절메커니즘 뿐 아니라 항원결정기의 원래의 표면 입체구조의 특징들이 항원결정기의 면역우세성에 영향을 미치는 것이 분명한 것 같다.

항체의 기본 구조_Basic Structure of Antibodies

항체는 B 세포 표면 항체에 의해 면역원이 인식되면 증식이 일어나고 기억 B 세포와 형질세포로 분화된다 (11장 참조). 형질세포는 원래의 B 세포의 표면수용체와 동일한 항원특이성을 가지는 수용성 항체분자를 분비한다. 다음 절에서는 아래 두 가지 주요 기능을 수행하는 항체분자의 구조적 특성에 대하여 기술할 것이다.

1. 숙주에 노출된 외래 항원에 결합
2. 외부 침입자를 제거하거나 중화시키는 효과 기능의 매개

19세기 말 이래로 항체는 혈청이 존재한다는 것이 알려졌다 (20세기 중반에 항체는 젖, 눈물, 침, 담즙 등 분비된 체액 내에 있음이 밝혀졌다). 혈액을 원심분리하면 유액성 분획과 세포성 분획으로 분리할 수 있다. 유액성 분획은 **혈장 (plasma)**이며 세포성 분획은 적혈구, 백혈구, 그리고 혈소판을 포함하고 있다. 혈장에는 수용성 작은 분자들이 녹아있으며, 피브린 및 혈액응고 형성에 필요한 여러 다른 단백질을 포함한 혈액의 모든 고분자물질을 포함되어있다. 혈액 혹은 혈장이 응고하게 되면, 유액 상태로 남아있는 부분을 **혈청 (serum)**이라 부른다. 항체가 특정 혈청단백질 분획에 포함되어있다는 첫 번째 증거는 1939년 A. Tiselius와 E. A. Kabat의 고전적인 실험으로부터 나왔다. 그들은 오브알부민 (계란 흰자의 알부민)이라는 단백질을 토끼에게 주사한 다음 토끼의 혈청을 두 부분으로 나누었다. 한 부분의 혈청으로 전기영동을 한 결과 알부민, 알파 (α), 베타 (β), 그리고 감마 (γ) 글로불린에 해당하는 4 피크가 나타났다. 또 다른 부분의 혈청은 오브알부민과 반응시켰고 그 결과로 생성된 침전물 (항원과 항체의 복합체)을 제거한 후 항원과 반응하지 않은 나머지 혈청을 전기영동 시켰다. 두 부분의 혈청에 대한 전기영동

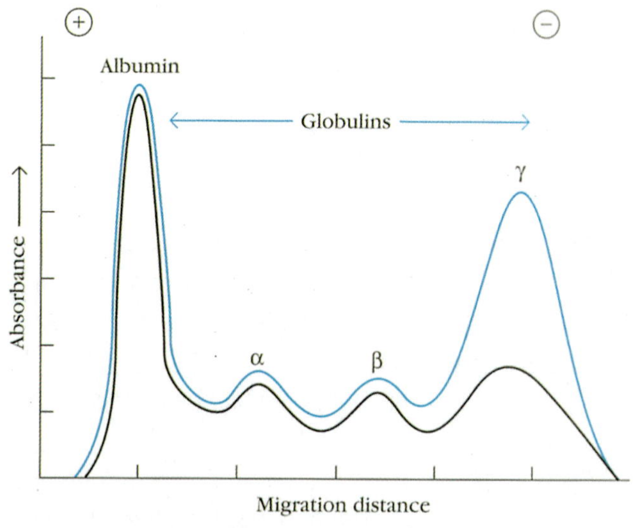

FIGURE 4-5 Experimental demonstration that most antibodies are in the γ-globulin fraction of serum proteins. After rabbits were immunized with ovalbumin (OVA), their antisera were pooled and electrophoresed, which separated the serum proteins according to their electric charge and mass. The blue line shows the electrophoretic pattern of untreated antiserum. The black line shows the pattern of antiserum that was first incubated with OVA to remove anti-OVA antibody and then subjected to electrophoresis. *[Adapted from A. Tiselius and E. A. Kabat, 1939,* Journal of Experimental Medicine *69:119, with copyright permission of the Rockefeller University Press.]*

피크 패턴을 비교한 결과, 항원과 반응시킨 부분의 혈청에서는 γ글로불린 피크가 현저하게 줄어들었음이 나타났다 (그림 4-5). 따라서 γ글로불린 분획이 혈청 항체를 포함하는 분획으로 확인되었으며, γ글로불린 분획 안에 있는 다른 단백질과 구분하기 위하여 항체단백질을 **면역글로불린 (immunoglobulin)**이라고 부른다. Kabat과 Tiselius의 초기 실험에서는 알부민이 아닌 혈청단백질을 3개의 주요 피크, α, β, γ로 나누어 표지하였다. 항체 분자의 대부분을 차지하는 면역글로불린 G (IgG)는 대부분이 γ글로불린 분획에서 발견되지만, 또 다른 중요한 항체분자의 클래스 (class)들은 혈청의 α와 β 분획에서 발견되는 것이 지금은 밝혀졌다.

항체는 이형 이합체이다_Antibodies are heterodimers

항체분자는 4개의 폴리펩티드 사슬로 이루어진 공통적인 구조를 가지고 있다 (그림 4-6). 이 구조는 분자량이 25,000 정도의 폴리펩티드인 2개의 동일한 **L사슬 (light chain; 경쇄)**과 분자량이 50,000 또는 그 이상인 더 큰 폴리펩티드인 2개의 동일한 **H사슬 (heavy chain; 중쇄)**로 구성되어있다. 이 사슬들로 구성되어 있는 항체분자와 마찬가지로 H와 L사슬도 역시 면역글로불린이라 부른다. 각 L사슬은 이황화결합으로 그리고 이온결합 (염 결합), 수소결합, 소수성결합과 같은 비공유 상호작용 (noncovalent interactions)으로 H사슬과 연결되어 이형 이합체 (H-L)를 형성한다. 유사한 형태의 비공유 상호작용과 이황화결합으로 2개의 동일한 H-L 사슬 조합이 서로 연결되어 4 사슬의 항체 기본 구조인 이합체의 이합체 $(H\text{-}L)_2$ 구조를 형성한다. 앞으로 설명하는 바와 같이, 항체의 클래스와 서브클래스 (subclass)에 따라 이러한 사슬사이의 이황화결합의 정확한 숫자와 위치가 서로 다르다.

서로 다른 특이성을 가지는 항체사이에서 L사슬과 H사슬의 아미노 말단 부위의 110여 개 아미노산은 매우 다르다. 서로 매우 다른 아미노산 서열의 이러한 단편 (segment)을 ***V 부위 (V regions)***이라 부르며, L사슬은 V_L로 H사슬은 V_H로 표시한다. 서로 다른 항체에서 나타나는 특이성의 모든 차이점은 V 부위의 아미노산 서열의 차이에 기인한다. 실제로 항체 사이의 차이점의 대부분은 **상보성 결정 부위 (*CDRs; complementarity-determining regions*)**이라 불리는 V 부위 안에 놓여있으며, L사슬과 H사슬 모두에 있는 이런 CDR들이 바로 항체분자의 항원결합부위를 구성한다. 대조적으로, 같은 항체 클래스 안에서는, CDR을 제외한 항체분자의 나머지 부분에서 아미노산 서열을 비교하면 차이점이 거의 나타나지 않는다. **가변부위 (variable regions)** 다음에 있으며, 아미노산 서열이 비교적 일정한 지역을 **C 부위 (C region)**이라 칭하고, L사슬에는 C_L로 H사슬에는 C_H로 표시한다. 항체는 당단백질이며 거의 예외 없이 탄수화물이 일정부위에 부착되어있다. 항체분자의 당의 역할에 대하여 아직 완전히 이해하지는 못하지만, 아마도 항체분자의 용해도를 높일 것이다. 당이 부적절하게 부착되거나 부착되지 않으면 항체가 혈청으로부터 제거되는 속도에 영향을 주며, 항체와 보체 사이의 상호작용과 항체와 Fc 수용체 사이의 상호작용의 효율을 떨어뜨린다.

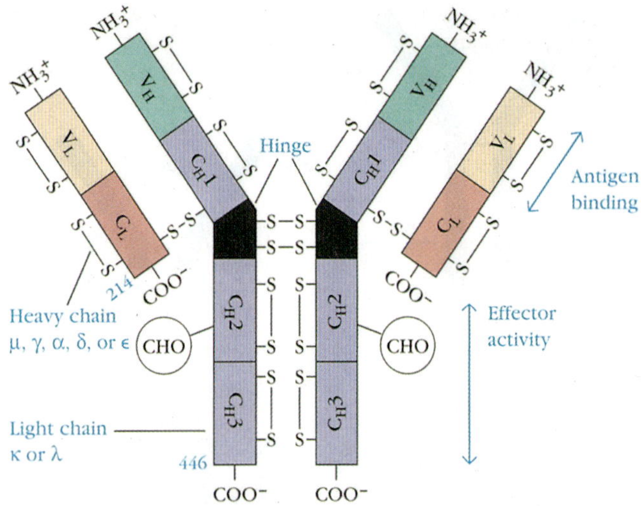

FIGURE 4-6 Schematic diagram of structure of immunoglobulins derived from amino acid sequence analysis. Each heavy and light chain in an immunoglobulin molecule contains an amino-terminal variable (V) region (aqua and tan, respectively) that consists of 100 to 110 amino acids and differs from one antibody to the next. The remainder of each chain in the molecule—the constant (C) regions (purple and red)—exhibits limited variation that defines the two light-chain subtypes and the five heavy-chain subclasses. Some heavy chains (γ, δ, and α) also contain a proline-rich hinge region (black). The amino-terminal portions, corresponding to the V regions, bind to antigen; effector functions are mediated by the carboxy-terminal domains. The μ and ϵ heavy chains, which lack a hinge region, contain an additional domain in the middle of the molecule. CHO denotes a carbohydrate group linked to the heavy chain.

항체의 기본 구조는 화학적인 방법과 효소를 이용한 방법으로 밝혀졌다_Chemical and Enzymatic Methods Revealed Basic Antibody Structure

여러 형태의 실험적 관찰로부터 항체의 기본구조에 대한 지식을 얻었다. 혈청의 γ-글로불린 분획을 고분자량 분획과 저분자량 분획으로 분리하면, 분자량이 150,000 정도의 면역글로불린 G (IgG)로 명명된 항체분자는 저분자량 분획에서 발견된다. 핵심적인 실험의 결과로, IgG를 효소인 파파인 (papain)으로 잠깐 동안 간략하게 자르면, 3개의 분절이 생산되는데 그 중 2분절은 서로 동일하지만 3번째 분절은 나머지 2분절과 아주 다르다 (그림 4-3 참조). 동일한 2조각 (각 분자량 45,000)은 항원과 결합하는 성질을 가지고 있으며 **Fab 분절 (fragment, antigen-binding)**이라 불린다. 나머지 다른 분절 (분자량 50,000)은 항원과 결합하는 성질이 전혀 없다. 이 분절은 차가운 곳에 보관하면 결정화되기 때문에 **Fc 분절 (fragment, crystallizable)**이라 불린다. 항체를 또 다른 단백질가수분해 효소인 펩

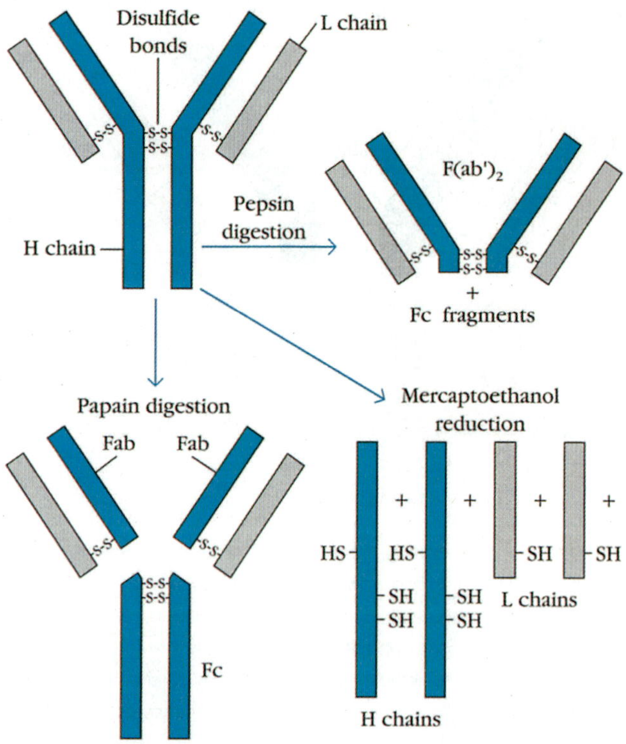

FIGURE 4-7 Prototype structure of IgG, showing chain structure and interchain disulfide bonds. The fragments produced by enzymatic digestion with pepsin or papain or by cleavage of the disulfide bonds with mercaptoethanol are indicated. Light (L) chains are in gray and heavy (H) chains in blue.

신 (pepsin)으로 자르면, 항원 결합 성질을 가진 항체의 부분이 항체 분자의 나머지 부분으로부터 분리될 수 있다. 펩신으로 자르면 분자량이 100,000인 단일 분절이 생기는데 이 분절을 **F(ab')$_2$ 분절**이라고 명명하며, Fab와 유사한 소단위 (subunit) 2개로 구성되어 있다. Fc 분절은 펩신으로 자르면 회수되지 않는데, 이는 펩신이 Fc 부분을 여러 저분자 펩티드들로 자르기 때문이다.

IgG의 다중사슬 구조를 추론하는데 핵심적인 관찰은, 이황화결합을 비가역적으로 자르는 화학적 처리 과정으로서, IgG 분자를 머캅토에타놀 (mercaptoethanol)로 환원시키고 알킬화 시켜서 이루어졌다. 이황화결합을 자른 후 만일 샘플을 분자의 크기에 따라 분리하는 칼럼에서 넣고 크로마토그래피를 실행하면, 분자량 150,000의 온전한 형태의 IgG 분자는 실제로 소단위 (subunits)들로 구성되어있음이 분명해진다. 각 IgG 분자는 H사슬로 표지되는 분자량 50,000의 2개의 폴리펩티드 사슬과 L사슬로 표지되는 분자량 25,000의 2개의 폴리펩티드 사슬을 포함하고 있다 (그림 4-7).

효소에 의해 잘려진 산물 즉, Fab, F(ab')$_2$, Fc가 H사슬과 L사슬의 환원 산물과 어떻게 연관되어있는가를 결정하는 데는 항체 그 자체가 사용되었다. 이 질문의 답은 토끼의 IgG Fab 분절 혹은 Fc 분절을 염소에 주사하여 면역성을 부여한 염소로부터 얻은 항혈청을 사용하여 얻었다. Fab 분절에 대한 항체는 H와 L사슬과 반응할 수 있는 반면, Fc 분절에 대한 항체는 오직 H사슬에만 반응하였다. 이러한 관찰로 Fab는 H사슬의 일부와 L사슬로 구성되어 있으며 Fc는 오직 H사슬 성분만을 포함하고 있다는 결론에 이르게 되었다. 이 결과와 위에서 언급한 다른 결과들로부터 그림 4-6에 나타난 항체의 구조가 유추되었다. 이 모델에 따르면, IgG 분자는 2개의 동일한 H사슬과 2개의 동일한 L사슬로 구성되어있으며, 이 사슬들은 이황화결합으로 서로 연결되어있다.

항체구조에 대한 그림을 자세히 그리기 위한 다음 단계는 아미노산 서열을 결정하는 일이지만, 여기에는 문제가 있다. 혈청 γ글로불린 분획에서 항체의 집단은 각양각색의 이질적인 항체로 구성되어 있다. 즉 서로 다른 수많은 항체분자들이 적은 양으로 존재한다. 비록 합텐-전달체 접합체로 면역화를 실행하였다하더라도, 다수의 항체가 합텐의 서로 다른 항원결정기를 인식하기 때문에 단지 합텐에 대하여 형성된 항체 집단조차도 이질적이다. 그러나 아미노산 서열 분석에는 연구 대상 분자의 순수한 시료가 필요하다. 이러한 장애물은 항체를 생성하는 형질세포의 종양인 **다발성 골수종 (multiple myeloma)** 환자로부터 얻은 면역글로불린을 사용하여 극복하였다. 정상적인 사람의 형질세포는 최종 분화 단계의 세포로 발달되고, 일정 기간 동안 한 종류의 특이성을 가진 항체분자를 분비하고 죽게 된다. 반면에, 다발성 골수종 환자의 형질세포 클론은 그들의 수명과 증식에 관한 정상적인 조절 메커니즘에서 벗어나 있어, 분화과정의 마지막 단계로 도달하지 않으며 증식을 유도하기 위하여 항원에 의한 어떤 활성화가 불필요한 조절되지 않은 방식으로 계속 분열한다. 비록 골수종 세포라고 불리는 이 종양성 형질세포는 암세포의 성질을 가지지만, 단백질을 합성하고 분비하는 기구는 온전한 상태로서 분자수준에서 보면 이 세포는 한 종류의 항체분자를 지속적으로 분비한다. 이러한 항체는 정상적인 항체와 구별이 되지 않지만, 이것의 출처를 표시하기 위해서 **골수종 단백질 (myeloma protein)**이라 부른다. 다발성 골수종 환자의 경우, 골수종 단백질이 혈청 면역글로불린의 95%를 차지한다. 대부분의 환자의 경우, 골수종 세포는 과도한 양의 L사슬을 역시 분비한다. 이러한 과잉 L사슬은 골수종 환자의 오줌에서 처음으로 발견되었으며, 발견자의 이름을 따서 **벤스-존스단백질(Bens-Johns protein)**이라고 명명하였다.

다발성 골수종은 다른 동물에서도 일어난다. 마우스의 경우, 골수종은 인간에게서와 마찬가지로 자발적으로 생기거나 혹은 미네랄 오일을 복강에 주사함으로써 골수종이 발생하도록 유도되는 조건을 만들 수 있다. 악성종양으로 발달된 형질세포의 클론을 **형질세포종 (plasmacytomas)**라고 부르며 이들 대부분을 MOPC (*m*ineral-*o*il induction of *p*lasmacytoma *c*ells)라고 지칭한다. 서로 다른 면역글로불린의 클래스를 분비하는 수 많은 마우스 MOPC 세포주가 ATCC (American Type-Culture Collection)에 보관되어 있는데, ATCC는 비영리 기관으로 연구에 통상적으로 사용되는 세포주를 수탁 보존하고 있다. Georges Koehler 와 Cesar Milstein

(아래 내용 참조)이 선구적인 역할을 한, 원하는 특이성을 가진 단일클론항체를 생성하는 방법은 형질세포종 세포주를 사용하였다. 이 잡종세포주 (hybridoma) 기술은 항체의 구조 및 기능을 연구하는데 뿐만 아니라 여러 임상적인 응용에 필요한 균일한 항체분자의 생산이 가능하게 하였다.

경쇄 (L) 서열분석으로 일정부위와 가변부위가 밝혀졌다_Light-chain sequences revealed constant and variable regions

여러 사람으로부터 몇몇 Bence-Jones 단백질 (L사슬)의 아미노산 서열을 비교해 보면 두드러진 패턴이 나타난다. 여러 Bence-Jones 단백질 사이에서 100에서 110개 아미노산으로 구성된 L사슬의 아미노 말단 절반은 서로 다른 것이 발견되었다. 이 지역을 **가변(V)부위 (variable region)**라 부른다. 이 분자의 카르복실 말단 절반은 **일정(C)부위 (constant region)**라 부르며 2가지 기본적인 아미노산 서열을 가지고 있다. L사슬의 유형으로, kappa (κ)와 lambda (λ) 2가지가 존재하는 것으로 알려졌다. 인간에서는 L사슬의 60%는 kappa(κ)이며 40%가 lambda(λ)인 반면, 생쥐의 경우 L사슬의 95%는 kappa이며 오직 5%만이 lambda이다. 한 항체분자는 한 형태의 L사슬, 즉 κ 혹은 λ를 가지고 있지만, 결코 두 유형을 모두 가지고 있지는 않다.

λ 사슬 일정부위의 아미노산 서열을 비교하면 다시 작은 차이점이 나타내는데, 이 차이점으로 λ L사슬의 아류형 (subtype)을 분류한다. 마우스에는 3가지 아류형 (λ1, λ2, λ3)이 존재하며, 인간의 경우 4가지 아류형이 존재한다. 아류형사이의 차이점은 아미노산이 몇몇 위치에서 치환되어 생긴다.

중쇄 (H)의 5가지 중요한 클래스가 존재한다_There are five major classes of heavy chains

H사슬의 서열분석을 연구하기위하여, 골수종 단백질을 머캅토에타놀로 환원 및 알킬화시키고, H사슬을 변성시키는 용매에서 겔투과 (gel filtration) 과정을 실행하였다. 몇몇 골수종 단백질의 아미노산 서열을 비교하면, L사슬과 비슷한 패턴이 나타난다. 골수종 H사슬을 서로 비교하면, 100-110개 아미노산으로 구성된 H사슬의 아미노 말단 부위에서 서열의 변화가 매우 심하며, 따라서 가변부위 (V)라고 부른다. 단백질의 나머지 부분은 5가지 서로 다른 H사슬 일정부위(C)에 해당하는 5가지 기본적인 서열 유형 (μ, δ, γ, ε, 및 α)이 밝혀졌다. 이러한 5가지 서로 다른 H사슬을 **개별형 (isotype)**이라고 부른다. 일정부위의 길이는 δ, γ, 그리고 α의 경우 대략 330개 아미노산 정도이며, μ와 ε의 경우 440 아미노산 정도이다. 어떤 한 항체 분자의 클래스는 H사슬에 의해 결정된다: IgM (μ), IgG (γ), IgA (α), IgD (β) 혹은 IgE (ε). 각 클래스는 κ 또는 λ L사슬을 가질 수 있다. 하나의 항체 분자는 2개의 동일한 H사슬과 2개의 동일한 L사슬, H_2L_2, 또는 이 4 사슬 기본 구조의 배수를 가질 수 있다 (표 4-3).

α와 γ H사슬의 아미노산 서열의 작은 차이로 H사슬을 아개별형 (subisotype)으로 다시 더 분류하는데, 이 아개별형은 그들이 구성하는 항체분자의 서브클래스(subclass)를 결정하게 된다. 인간의 경우, α H사슬의 2가지 아개별형인 α1, α2 (2가지 서브클래스 IgA1과 IgA2)가 존재하며, γ H사슬의 경우 4가지 아개별형인 γ1, γ2, γ3, γ4 (따라서 IgG1, IgG2, IgG3, IgG4)가 존재한다. 마우스에는 4가지 아개별형이 존재하며 γ1, γ2a, γ2b, γ3과 이에 해당하는 서브클래스가 존재한다.

TABLE 4-3 Chain composition of the five immunoglobulin classes in humans

Class*	Heavy chain	Subclasses	Light chain	Molecular formula
IgG	γ	γ1, γ2, γ3, γ4	κ or λ	$\gamma_2\kappa_2$ $\gamma_2\lambda_2$
IgM	μ	None	κ or λ	$(\mu_2\kappa_2)_n$ $(\mu_2\lambda_2)_n$ n = 1 or 5
IgA	α	α1, α2	κ or λ	$(\alpha_2\kappa_2)_n$ $(\alpha_2\lambda_2)_n$ n = 1, 2, 3, or 4
IgE	ε	None	κ or λ	$\epsilon_2\kappa_2$ $\epsilon_2\lambda_2$
IgD	δ	None	κ or λ	$\delta_2\kappa_2$ $\delta_2\lambda_2$

*See Figure 4-1 for general structures of five antibody classes.

면역글로불린은 면역글로불린 접힘을 기초로 하는 다수의 도메인을 가지고 있다_Immunoglobulins Possess Multiple Domains Based on the Immunoglobulin Fold

면역글로불린 분자의 전반적인 구조는 단백질의 1차, 2차, 3차 4차 구조로 결정한다. 아미노산 서열인 1차 구조로 H사슬과 L사슬의 가변부위와 일정부위를 설명할 수 있다. 2차 구조에서는 펼쳐진 폴리펩티드 사슬이 앞뒤로 접혀져 역평행 β 병풍구조 (antiparallel β pleated sheet)가 형성된다 (그림 4-8). 폴리펩티드 사슬은 다시 접혀져 빽빽하게 채워진 구형의 도메인 (domain)의 3차 구조를 형성한다. 도메인은 β 병풍구조 바깥쪽에 놓여있는 폴리펩티드에 의하여 다음 도메인과 계속 연결되어있다. 마지막으로, 4차 구조에서 서로 인접한 H사슬과 L사슬 폴리펩티드의 구형의 도메인들이 상호작용하여 (그림 4-9), 항체 분자가 항원에 특이적으로 결합하도록 하는 동시에 여러 가지 생물학적 효과기능을 수행이 가능하도록 하는 기능적인 도메인을 형성한다.

면역글로불린 H사슬과 L사슬의 아미노산 서열을 주의 깊게 분석하면 두 사슬 모두 대략 110 아미노산 잔기를 가지고 있는 서로 동일한 단위 몇 개를 가지고 있다. 도메인이라 용어로 불리는 각 단위 안에는, 사슬내 이황화결합이 약 60 아미노산 정도 길이의 루프 (loop)를 형성한다. L사슬은 하나의 가변 (V_L) 도메인과 일정 (C_L)

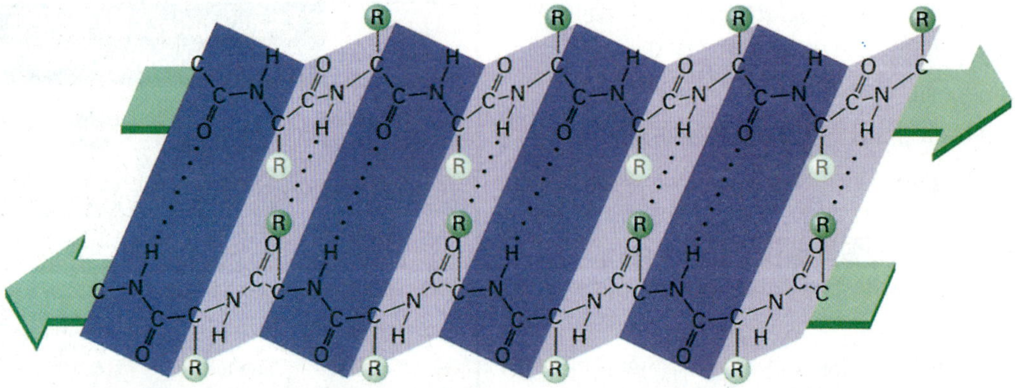

FIGURE 4-8 Structural formula of a β pleated sheet containing two antiparallel β strands. The structure is held together by hydrogen bonds between peptide bonds of neighboring stretches of polypeptide chains. The amino acid side groups (R) are arranged perpendicular to the plane of the sheet. *[Adapted from H. Lodish et al., 1995,* Molecular Cell Biology, *4th ed., Scientific American Books, New York; reprinted by permission of W. H. Freeman and Company.]*

(a)

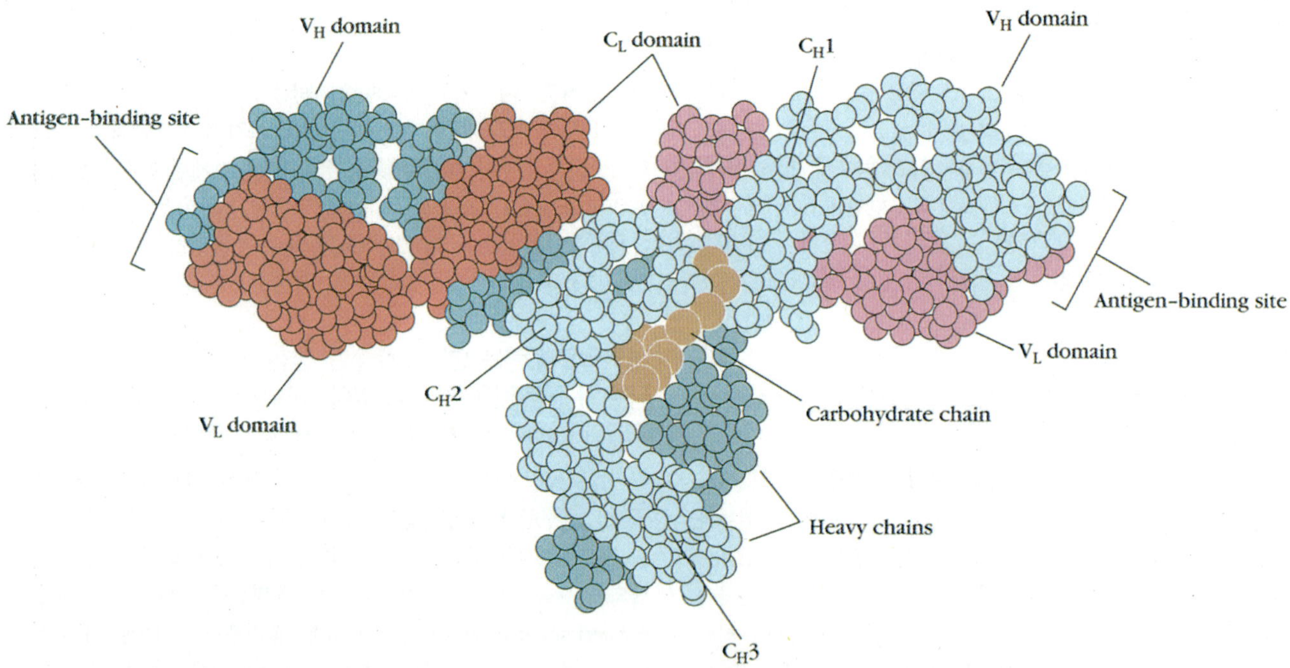

(b)

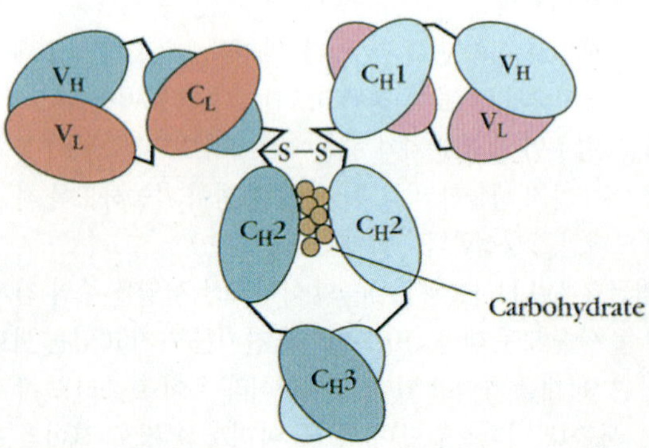

FIGURE 4-9 Two representations of an intact antibody molecule. Interactions between domains in the separate chains of the immunoglobulin molecule are critical to its quaternary structure. (a) Model of IgG molecule, based on x-ray crystallographic analysis, showing associations between domains in the separate chains of an immunoglobulin molecule that are critical to its quaternary structure. Each solid ball represents an amino acid residue; the larger tan balls are carbohydrate. Note that the C_H2 domains protrude because of the interior carbohydrate; this allows accessibility to other molecules such as complement components. The two light chains are shown in shades of red; the two heavy chains, in shades of blue. (b) Schematic diagram showing the interacting heavy- and light-chain domains. *[Part a from E. W. Silverton et al., 1977,* Proceedings of the National Academy of Science U.S.A. ***74****:5140.]*

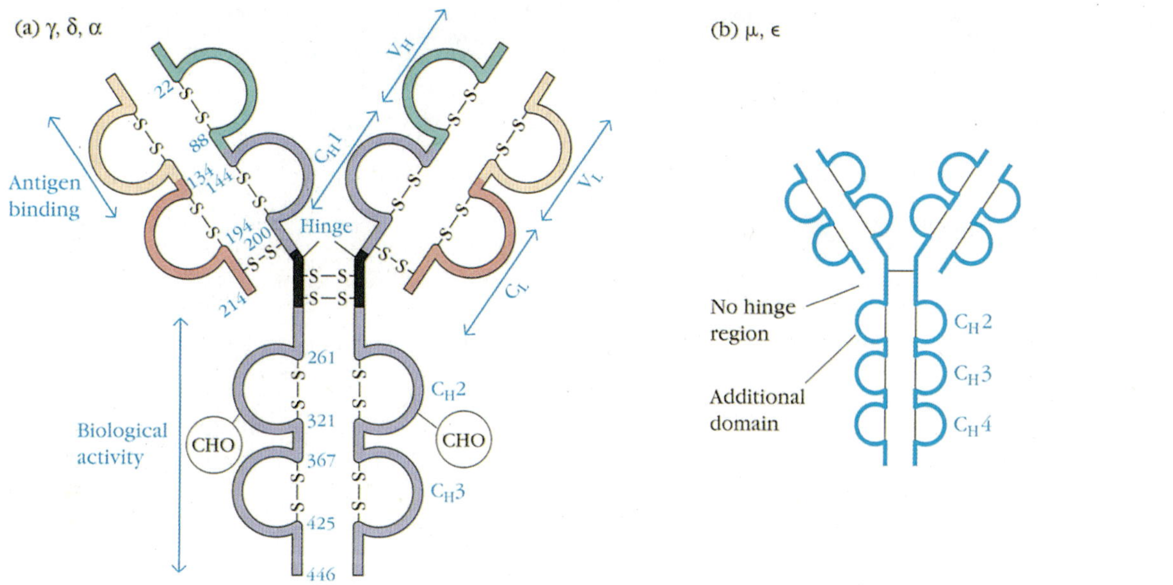

FIGURE 4-10 (a) Heavy and light chains are folded into domains, each containing about 110 amino acid residues and an intrachain disulfide bond that forms a loop of 60 amino acids. The amino-terminal domains, corresponding to the V regions, bind to antigen; effector functions are mediated by the other domains. (b) The μ and ε heavy chains contain an additional domain that replaces the hinge region.

도메인을 포함하고 있으며, H사슬은 하나의 가변 (V_H) 도메인과 항체의 클래스에 따라 3개 또는 4개의 일정 (C_H1, C_H2, C_H3, C_H4) 도메인을 가지고 있다 (그림 4-10).

X선 결정구조 분석으로 항체분자의 면역글로불린 도메인은 빽빽하게 잘 채워진 특징을 가진 **면역글로불린 접힘 (immunoglobulin fold)**이라고 부르는 구조를 가지고 있는 것이 밝혀졌다. 이 구조는 2개의 β 병풍구조의 "샌드위치"로 구성되어있는데 각각은 아미노산의 역평행 β 가닥을 포함하고 있으며, 이들은 다양한 길이의 루프에 의해서 연결되어있다 (그림 4-11). 병풍 내부의 β 가닥은 한 가닥의 아미노 그룹을 인접한 다른 가닥의 카르복실 그룹과 연결해주는 수소결합에 의해서 안정화된다 (그림 4-8 참조). β 가닥은 소수성 아미노산과 친수성아미노산이 교대로 배열된 특징을 가지고 있는데, 아미노산 곁사슬 (side chain)은 병풍에 대하여 수직으로 배열되어 있으며 소수성 아미노산은 샌드위치의 내부로 향하고 친수성 아미노산은 바깥쪽을 향하도록 배열되어있다. 면역글로불린 접힘 안에는 2개의 β 병풍구조가 그들 사이의 소수성 상호작용 및 보존된 이황화결합에 의해서 안정화되어있다.

비록 가변 도메인과 일정 도메인이 유사한 구조를 가지고 있지만, 두 도메인 사이에는 미묘한 차이점이 있다. V 도메인은 C 도메인보다 약간 길며, β 병풍구조 안에 한 쌍의 β 가닥을 더 가지고 있으며, β 가닥 쌍을 연결하는 여분의 루프 서열을 가지고 있다 (그림 4-11 참조).

면역글로불린 접힘의 기본구조로 인하여 면역글로불린의 4차 구조면역글로불린의 4차 구조는 마주 보는 도메인 사이에서 β 병풍의 표면을 따라 비공유결합의 상호작용이 용이하게 되어 이루어진다 (그림 4-8 참조). 상호작용으로 동일한 도메인 사이 (예; C_H2/C_H2, C_H3/C_H3, 및 C_H4/C_H4)에서 그리고 서로 다른 도메인 사이 (예; V_H/V_L 및 C_H1/C_L)에서 연결이 형성된다. 면역글로불린 접힘의 구조는 또한 β 가닥을 연결하는 루프가 다양한 길이와 아미노산 서열을 가지는 것을 가능하게 한다. 다음 단원에서 설명할 것이지만, V_H 및 V_L 도메인의 루프 서열의 일부는 변화가 심한 아미노산 서열을 포함하고 있으며 항체분자의 항원결합부위를 구성한다.

항체 결합 부위_Antibody Binding Site

항체 분자는 두 가지 역할, 즉 항원결합 기능과 효과기능의 매개 기능을 가지고 있다. 항원결합은 아미노말단 부위에 의해 달성되며 효과 기능은 카르복실 부위에 의해 이룩된다. 이러한 기능들에 관련된 구조적인 양상은 이 절의 후반부에 논의한다.

여러 V_L 및 V_H 도메인의 아미노산 서열을 자세히 비교한 결과에 따르면, 서열의 변화는 이들 도메인 안에서 서로 따로 떨어져있는 몇 개의 지역에 집중되어있음이 밝혀졌다. 이러한 변화의 패턴은 폴리펩티드 사슬의 각 위치에서 다양성의 정량적 도표 (plot)로 가장 잘 요약할 수 있다. **다양성 (variability)**는 다음과 같이 정의한다.

$$\text{다양성} = \frac{\text{주어진 위치에서 나타나는 서로다른 아미노산의 숫자}}{\text{주어진 위치에서 가장 일반적으로 나타나는 아미노산의 빈도}}$$

따라서 만일 100개의 H사슬의 아미노산의 비교했을 때 H사슬에서 7번 위치에 아미노산 세린이 100개의 H사슬 중 51개에서 발견되는 것이 밝혀졌다면 (빈도 0.51), 이 세린 (7번 위치에서)은 가장 공통적인 아미노산이 될 것이다. 나머지 49개의 H사슬을 조사해본

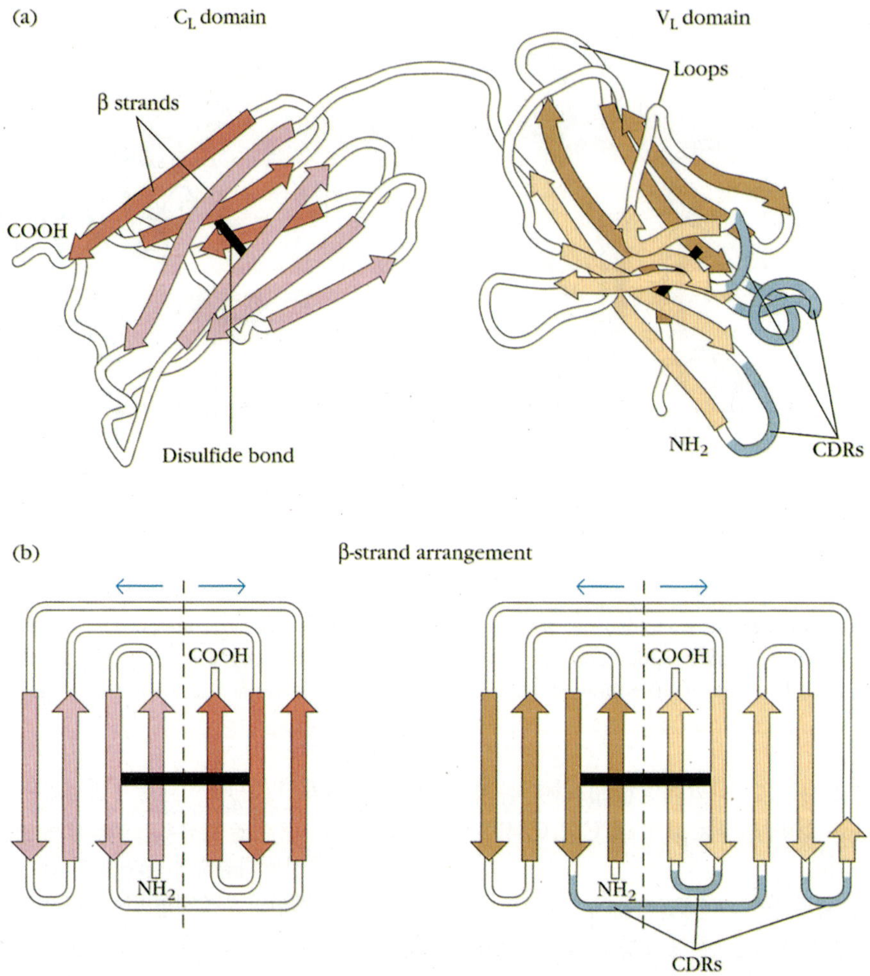

FIGURE 4-11 (a) Diagram of an immunoglobulin light chain depicting the immunoglobulin-fold structure of its variable and constant domains. The two β pleated sheets in each domain are held together by hydrophobic interactions and the conserved disulfide bond. The β strands that compose each sheet are shown in different colors. The amino acid sequences in three loops of each variable domain show considerable variation; these hypervariable regions (blue) make up the antigen binding site. Hypervariable regions are usually called CDRs (complementarity-determining regions). Heavy-chain domains have the same characteristic structure. (b) The β pleated sheets are opened out to reveal the relationship of the individual β strands and joining loops. Note that the variable domain contains two more β strands than the constant domain. *[Part a adapted from M. Schiffer et al., 1973,* Biochemistry *12:4620; reprinted with permission; part b adapted from A. F. Williams and A. N. Barclay, 1988,* Annual Review of Immunology *6:381.]*

결과 7번 위치에 글루타민, 히스티딘, 프롤린, 트립토판 등이 차지하고 있다면 이 위치에서 다양성은 9.8 (5/0.51)이 될 것이다. 인간 항체의 V_L 및 V_H 도메인의 다양성 도표를 보면 β 가닥을 연결하는 루프에 해당하는 서열의 부분에서 최대 변화를 볼 수 있다 (그림 4-12). 고도의 변화도로 인하여 이러한 지역을 처음에는 **극가변부위 (hypervariable region)**라 불렀다. 극가변부위는 항체분자의 항원결합부위를 형성한다. 항원결합부위는 항원결정기의 구조와 상보적이기 때문에, 이 지역은 지금은 **상보성 결정부위 (CDRs; complementarity determining regions)**로 보다 널리 불리어진다. H 사슬의 3개 그리고 L사슬의 3개의 CDR 부위는 V_L 및 V_H 도메인의 β 가닥을 연결하는 루프에 자리 잡고 있다. V_L 및 V_H 도메인의 나머지 부분은 훨씬 적은 변화를 보이는데 이러한 지역을 **뼈대부위 (FRs; framework region)**라 부른다. 항체가 가지고 있는 광범위한 특이성은 각 Fab 조각에 있는 6개의 CDRs의 길이와 아미노산 서열의 변화 때문이다. 뼈대부위는 이러한 6개의 루프를 지지하는 지지대의 역할을 한다. 지금까지 분석된 거의 모든 항체의 뼈대부위 3차 구조는 서로 겹쳐질 수 있는데 반하여 극가변부위 루프 (즉 CDRs)는 서로 다른 항체에서 서로 다른 방위 (orientation)를 가지고 있어 겹쳐지지 않는다.

CDR은 항원과 결합한다_CDRs bind antigen

CDRs가 항체의 항원결합 부위이라는 사실은 항원-항체 복합체의 고해상도 X-선 결정사진에 의하여 직접적으로 확인되었다. 커다란 구형 단백질 항원 또는 탄수화물, 핵산, 펩티드, 그리고 작은 합텐을 포함하는 여러 작은 항원과 복합체를 이룬 여러 단일 클론 항체의 Fab 조각으로 결정구조분석이 완성되었다. 이밖에도, 몇 개의 온전

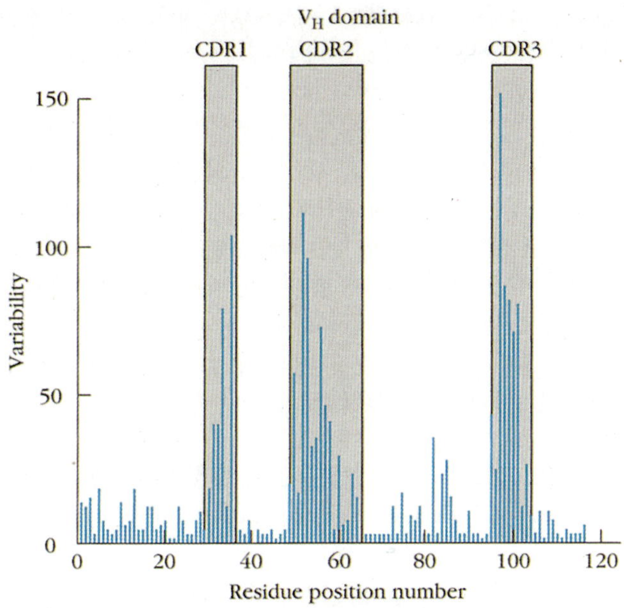

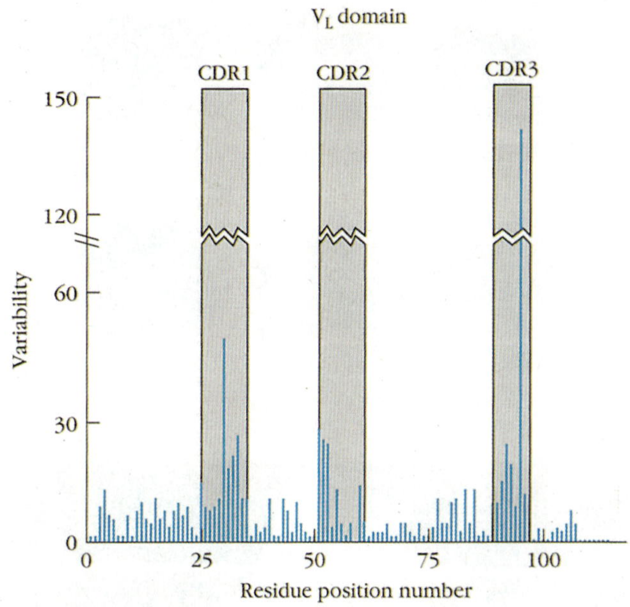

FIGURE 4-12 Variability of amino acid residues in the V_L and V_H domains of human antibodies with different specificities. Three hypervariable (HV) regions, also called complementarity-determining regions (CDRs), are present in both heavy- and light-chain V domains. As shown in Figure 4-11 *(right)*, the three HV regions in the light chain V domain are brought into proximity in the folded structure. The same is true of the heavy-chain V domain. *[Based on E. A. Kabat et al., 1977,* Sequence of Immunoglobulin Chains, *U.S. Dept. of Health, Education, and Welfare.]*

한 단클론항체에 대하여 완전한 삼차구조가 얻어졌다. 항원-항체 복합체의 X-선 회절 분석은 몇몇의 CDR이 항원과 접촉하고 있으며 6개 CDR이 전부 항원과 접촉하고 있는 것이 많은 복합체에서 관찰되었다. 일반적으로, H사슬의 CDR에 있는 아미노산 잔기들이 L사슬에 있는 잔기보다 더 많이 항원과 접촉하고 있는 것처럼 보인다. 따라서 V_H 도메인은 종종 V_L 도메인보다 항원과 결합하는데 더 많이 기여한다. 항원결합에서 H사슬의 우월적인 역할은 인간 면역결핍 바이러스 (HIV)의 당단백질에 특이적인 하나의 H사슬을 서로 다른 항원 특이성을 가진 여러 L사슬과 결합시킨 연구에서 증명되었다 (20장 참조). 모든 잡종 (hybrid) 항체가 HIV 당단백질 항원에 결합하였다는 것은 H 사슬만으로도 특이성을 제공하기에 충분하다는 것을 보여준다. 그러나 어떤 항원-항체 반응에서는 L 사슬이 더 중요한 기여를 하기 때문에 L 사슬이 항원특이성에 관련이 없다고 결론을 내리지 말아야 한다.

항체와 인플루엔자 바이러스 항원 사이의 상호작용을 촬영한 컴퓨터로 생성된 사진 (그림 4-13)은 항원과 항체 사이의 접촉 표면의 성질을 생생하게 보여준다. 커다란 구형 단백질 항원과 항체 사이의 접촉은 넓고, 종종 납작한, 물결모양의 표면에서 일어난다. 접촉 지역

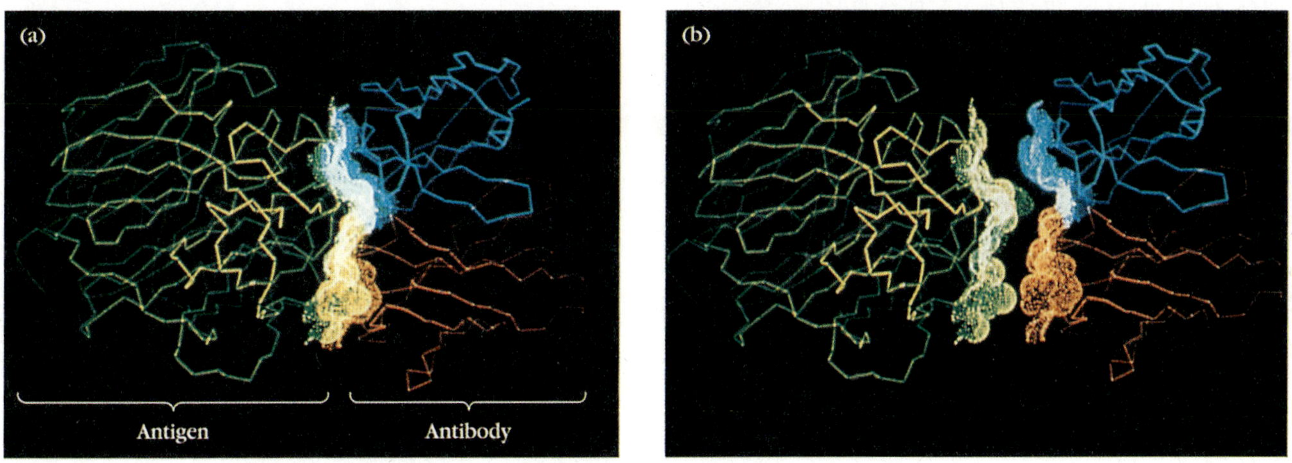

FIGURE 4-13 Computer simulation of an interaction between antibody and influenza virus antigen, a globular protein. (a) The antigen (yellow) is shown interacting with the antibody molecule; the variable region of the heavy chain is red, and the variable region of the light chain is blue. (b) The complementarity of the two molecules is revealed by separating the antigen from the antibody by 8 Å. *[Based on x-ray crystallography data collected by P. M. Colman and W. R. Tulip. From G. J. V. H. Nossal, 1993,* Scientific American *269(3):22.]*

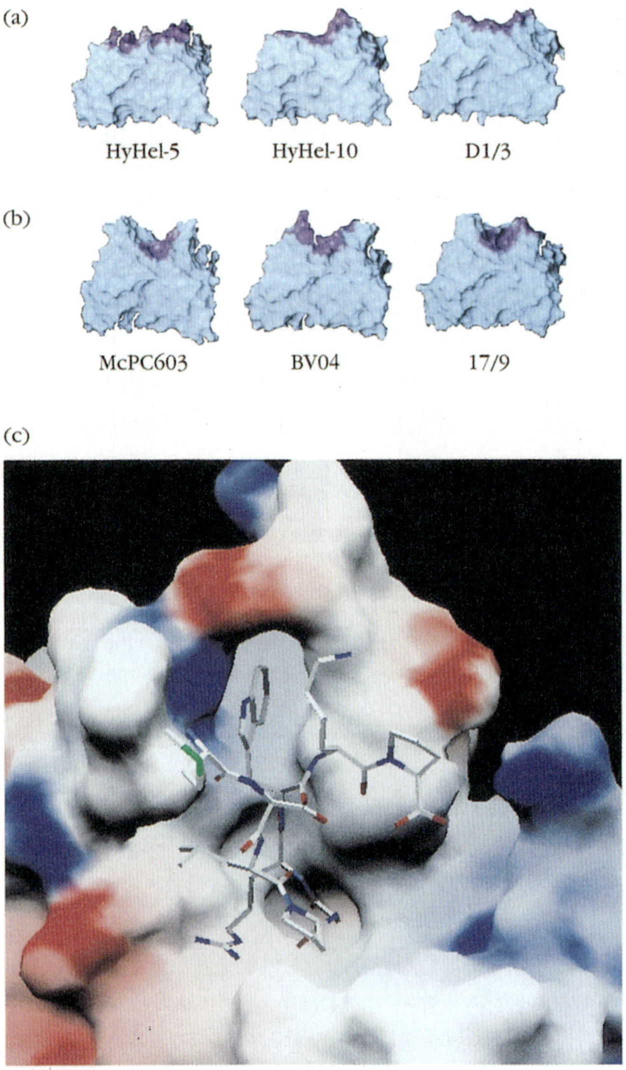

FIGURE 4-14 Antibody binding sites. In general, the binding sites for small molecules are deep pockets, whereas binding sites for large proteins are flatter, more undulating surfaces. (a, b) Models of the variable domains of six Fab fragments with their antigen-binding regions shown in purple. The three antibodies in (a) are specific for lysozyme, a large globular protein. The three antibodies in (b) are specific for smaller molecules or very small segments of macromolecules: McPC603 for phosphocholine; BV04 for a small segment of a single-stranded DNA molecule; and 17/9 for a peptide from hemagglutinin, an envelope protein of influenza virus. (c) Close-up of the complex between a small peptide derived from HIV protease and a Fab fragment from an antiprotease antibody. *[(a, b) From I. A. Wilson and R. L. Stanfield, 1993,* Current Opinion in Structural Biology *3:113; (c) from J. Lescar et al., 1997,* Journal of Molecular Biology *267:1207, courtesy of G. Bentley, Institute Pasteur.]*

에서는 항원의 돌출부위 혹은 함입부위가 항체의 함입부위 혹은 돌출부위와 상보적으로 알맞게 조화를 이룬다. 이미 많은 연구가 이루어진 리소자임/항-리소자임 시스템 (lysozyme/antilysozyme system)의 결정구조 연구결과에 따르면, 항원-항체 상호작용의 표면적은 상당히 넓어서 대략 650 Å^{2}에서 900 Å^2 정도까지의 범위에 있다. 이 면적 안에는 항체에 있는 약 15-22개 아미노산이 동일한 숫자의 항원의 아미노산과 접촉하고 있다.

그림 4-14에는 구형 단백질 항원 및 작은 펩티드 혹은 합텐 항원과 항체가 서로 다른 방식으로 결합하고 있는 것을 보여준다. 단백질 항원의 넓은 지역은 항체 결합부위의 넓은 지역과 서로 접촉하고 있다 (그림 4-14a). 펩티드와 같은 작은 항원은 공간을 덜 차지하며 결합부위의 포켓이나 갈라진 틈에 끼워 맞추어져 있다 (그림 4-14b). HIV 단백질분해효소 (protease)에서 유래한 펩티드와 항-단백질분해효소 항체의 Fab 분절은 항체와 작은 항원 사이의 밀접한 상보성을 뚜렷하게 보여준다 (그림 4-14c).

항원과의 결합에 의해 입체구조의 변화가 유도된다
_Conformational changes may be induced by antigen binding

더 많은 Fab 분절들에 대한 X-선 결정구조 분석이 완성됨에 따라, 어떤 경우에는 항체가 항원과 결합하면 항체나 항원 혹은 항원 항체 모두의 입체구조 (conformation)의 변화가 유도됨이 분명하게 되었다. Fab 분절과 이것의 펩티드 항원결정기와의 복합체 형성과정에서 입체구조 변화의 놀라운 예를 볼 수 있다 (그림 4-15). Fab가 결합하면 의미심장한 구조적 변화가 일어난다. L 사슬의 CDR1 지역

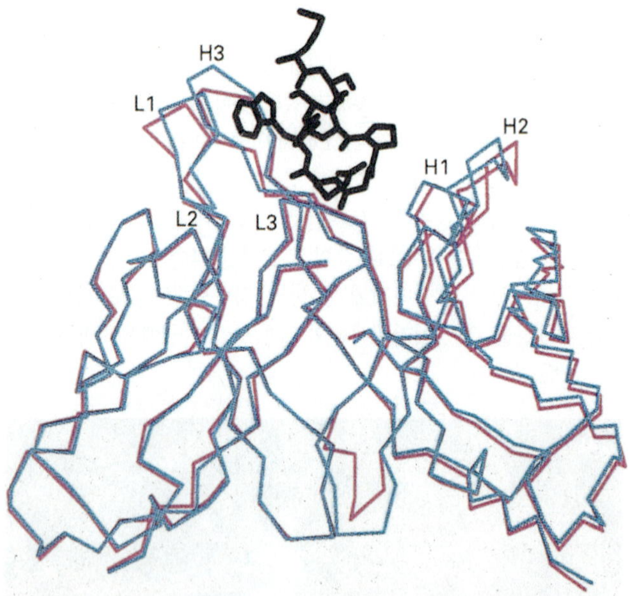

FIGURE 4-15 Conformational change on binding of antigen to antibody. Shown is the same complex as in Figure 4-14c, between a peptide derived from HIV protease and a Fab fragment from an antiprotease antibody, comparing the Fab structure before and after peptide binding. The red line shows the structure of the Fab fragment before it binds the peptide, and the blue line shows its structure when bound. There are significant conformational changes in the CDRs of the Fab on binding the antigen. These are especially pronounced in the light chain CDR1 (L1) and the heavy chain CDR3 (H3). *[From J. Lescar et al., 1997,* Journal of Molecular Biology *267:1207; courtesy of G. Bentley, Institute Pasteur.]*

은 약 1 Å 만큼 이동하며 H사슬 CDR3은 2.7 Å 만큼 이동한다. 따라서 CDR 루프의 아미노산 조성과 길이의 변화성 (variability) 외에도, 항원과 결합하는 과정에서 상당히 중요한 입체구조의 변화를 일으키는 이들 루프의 능력으로 인하여 항체가 항원의 항원결정기 모양에 대하여 더욱 효과적으로 상보적인 모양을 가지는 것이 가능하게 된다.

이미 지적한 바와 같이, 항원 결합 후 일어나는 입체구조의 변화는 항체에 한정될 필요는 없다. 그림 4-15에는 나타나있지 않지만, Fab와 결합한 HIV 단백질분해효소 펩티드의 입체구조는 원래의 HIV 단백질분해효소에서의 펩티드에 상응하는 항원결정기와 구조적으로 유사하지 않다. 이 항-HIV 단백질분해효소 항체가 단백질분해효소의 효소 활성을 억제하는 이유는 효소 고유의 입체구조를 비틀어지게 한 결과로 추측된다.

일정부위 도메인_Constant-region domains

면역글로불린 일정부위 도메인은 각 도메인의 아미노산 서열에 의해 결정되는 여러 가지 생물학적 기능에 참여한다.

C_H1 및 C_L 도메인_C_H1 and C_L Domains

C_H1 및 C_L 도메인은 항체분자의 Fab 팔을 신장시키는 역할을 함으로써, 항원과의 상호작용이 용이하게 되며 Fab 팔의 회전을 최대로 증가시킨다. 그 밖에도, 이 일정부위 도메인은 사슬사이의 이황화결합으로 V_H와 V_L 도메인을 서로 붙잡아주는 것을 도와준다 (그림 4-10 참조). 또한, C_H1 과 C_L 도메인은 V_H와 V_L 도메인 사이에 무작위적인 조합을 가능하게 하여, V_H/V_L 상호작용만으로 조합이 일어났을 경우에 비하여 조합이 더 많이 생기도록 하여 항체다양성에 기여한다. 이러한 사항들은 항체의 다양한 레퍼토리 (repertoire)를 형성하는데 중요한 의미를 가지고 있다. 5장에서 자세히 볼 것이지만, 면역글로불린 유전자의 무작위적 재배열로써 각 B 림프구에서 발현되는 H사슬과 L사슬에 대한 독특한 V_H와 V_L 서열을 생성하며; V_H와 V_L 서열의 조합으로 독특한 항원결합부위를 생성한다. C_H1과 C_L 도메인이 존재하기에 V_H와 V_L 사이의 안정된 상호작용의 가능한 숫자가 증가하게 되며, 따라서 C_H1 및 C_L 도메인이 동물에서 발현되는 항체분자의 전체적인 다양성에 기여하게 된다.

경첩부위_Hinge Region

γ, δ, α H 사슬에는 C_H1과 C_H2 도메인 사이에 다른 도메인과는 상동관계 (homology)가 없는 신장된 폴리펩티드 서열이 포함되어 있다. 이 지역을 **경첩부위 (hinge region)**라고 부르며, 이 지역에는 프롤린 잔기가 많이 존재하여 유연하기에, IgG, IgD 그리고 IgA에 분절의 유연성 (segmental flexibility)을 제공한다. 그 결과로 Fab 두 팔은 항원과 결합했을 때 여러 가지 각도를 가질 수 있다. 경첩부위의 유연성은 항원-항체 복합체의 전자현미경 사진에서 볼 수 있다. 예를 들어, 2개의 dinitrophenol (DNP) 그룹을 가지고 있는 분자가 항-DNP 항체와 반응했을 때, 복합체를 그리드 위에 놓고 음성염색 (negative staining)을 한 다음 전자현미경으로 관찰하면, 커다란 복합체 (2합체, 3합체, 4합체)들이 보인다. Y자 모양의 항체분자의 팔 사이의 각도는 복합체에 따라 서로 다르며 이러한 결과는 경첩부위의 유연성을 보여주는 것이다 (그림 4-16).

경첩부위에서 눈에 띄는 2가지 아미노산은 프롤린과 시스테인이

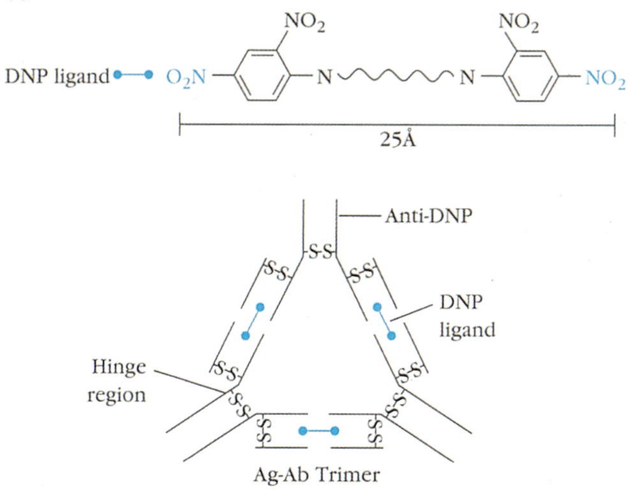

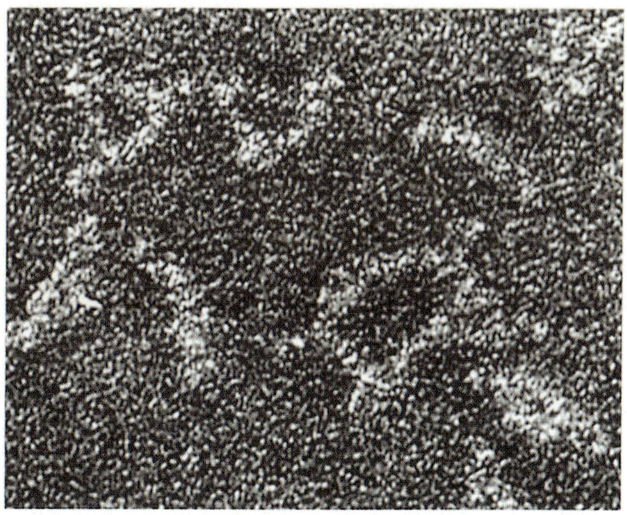

FIGURE 4-16 Experimental demonstration of the flexibility of the hinge region in antibody molecules. (a) A hapten in which two dinitrophenyl (DNP) groups are tethered by a short connecting spacer group reacts with anti-DNP antibodies to form trimers, tetramers, and other larger antigen-antibody complexes. A trimer is shown schematically. (b) In an electron micrograph of a negatively stained preparation of these complexes, two triangular trimeric structures are clearly visible. The antibody protein stands out as a light structure against the electron-dense background. Because of the flexibility of the hinge region, the angle between the arms of the antibody molecules varies. *[Photograph from R. C. Valentine and N. M. Green, 1967, Journal of Molecular Biology 27:615; reprinted by permission of Academic Press Inc. (London) Ltd.]*

다. 경첩부위에는 프롤린이 많이 존재하여 폴리펩티드 입체구조가 펼쳐진 형태를 가지도록 하여, 가수분해 효소가 경첩부위를 쉽게 자르도록 하며, 바로 이곳이 파파인이나 펩신에 의해 끊어지는 부위이다 (그림 4-7 참조). 시스테인 잔기는 사슬사이의 이황화결합을 형성하여 2개의 H사슬이 서로 연결되게 한다. 경첩부위에 있는 사슬사이의 이황화결합의 숫자는 항체의 클래스와 종에 따라 상당히 다르다. 비록 μ와 ε 사슬은 경첩부위가 없지만, 이들은 경첩부위와 같은 특성을 가진 110 아미노산의 추가적인 도메인(C_H2/C_H2)을 가지고 있다.

그 밖의 다른 일정부위 도메인_Other Constant-Region Domains

이미 지적한 바와 같이, IgA, IgD, 그리고 IgG의 H사슬은 3개의 일정부위와 경첩부위를 가지고 있는 반면, IgE와 IgM의 H사슬은 4개의 일정부위를 가지고 있으며 경첩부위를 가지고 있지 않다. 두 그룹에서 상응하는 도메인은 다음과 같다:

IgA, IgD, IgG	IgE, IgM
C_H1/C_H1	C_H1/C_H1
Hinge region	C_H2/C_H2
C_H2/C_H2	C_H3/C_H3
C_H3/C_H3	C_H4/C_H4

비록 IgE와 IgM의 C_H2/C_H2 도메인은 다른 클래스의 면역글로불린에서 경첩부위와 폴리펩티드 사슬에서 같은 위치를 차지하고 있다하더라도, C_H2/C_H2 도메인의 기능은 아직 확인되지 않았다.

IgA, IgD, 그리고 IgG의 두 C_H2 도메인(그리고 IgE와 IgM의 C_H3 도메인)은 올리고당 곁사슬에 의해서 서로 분리되어 있으며, 그 결과로 이들 두 구형 도메인은 수용액 환경에서 다른 도메인들보다 훨씬 쉽게 접근이 가능하다는 것이 X선 결정구조 분석으로 밝혀졌다. 이 접근용이성은 IgG와 IgM에 의한 보체요소의 활성화 과정에서 이들 도메인의 생물학적 활성에 기여하는 요인 중에 하나이다.

IgA, IgD, 그리고 IgG에서 카르복실 말단 도메인은 C_H3/C_H3으로, IgE와 IgM에서는 C_H4/C_H4로 지칭한다. 항체의 5가지 클래스와 그들의 서브클래스들은 **분비 면역글로불린 (sIg; secreted immunoglobulin)** 형태 또는 **막결합 면역글로불린 (mIg; membrane-bound immunoglobulin)**의 형태로 발현된다. 분비 면역글로불린의 카르복실 말단 도메인은 막결합 면역글로불린의 상응하는 도메인과는 구조적인 면과 기능적인 면에서 서로 다르다. 분비 면역글로불린은 다양한 길이의 친수성 아미노산 서열을 카르복실 말단에 가지고 있다. 여러 클래스의 분비 면역글로불린에서 이러한 도메인의 기능은 차후에 기술할 것이다. 막결합 면역글로불린에서 카르복실 말단 도메인은 3가지 부위를 포함하고 있다:

- 26 아미노산으로 구성된 세포외 친수성 "스페이서 (spacer)"서열
- 소수성 막관통 서열
- 짧은 세포질 꼬리

막관통과 서열의 길이는 모든 면역글로불린 개별형에서 일정한 반면, 세포외 스페이서 서열과 세포질 꼬리의 서열은 서로 다르다.

B 세포는 발달 단계에 따라 서로 다른 클래스의 mIg를 발현한다. Pre-B 세포라 부르는 미성숙 B 세포 단계에서는 mIgM만을 발현한다. 그 후에 성숙한 단계에 이르면 mIgD가 세포표면에 나타나서, 항원에 의해 활성화되기 이전의 성숙한 B 세포 단계에서는 IgM과 IgD가 세포표면에 공동으로 발현된다. 기억 B세포는 mIgM, mIgG, mIgA 혹은 mIgE를 발현할 수 있다. 심지어 서로 다른 클래스가 한 세포에서 순차적으로 발현될 때에도, 모든 세포에서 발현되는 막결합 면역글로불린의 항원 특이성은 동일하기 때문에, 각각의 항체분자는 같은 항원결정기와 결합한다. 하나의 B 세포가 동일한 항원특이성을 가진 여러 형태의 면역글로불린 개별형을 발현하도록 하는 유전적 메커니즘은 5장에 기술되어있다.

항체-매개 효과기능_Antibody-Mediated Effector Functions

항원과 결합하는 것 외에도, 항체는 광범위한 여러 생물학적 활성을 보인다. 질병에 대한 방어 측면에서 항체의 기능을 생각해 볼 때, 항체는 일반적으로 병원체와 단순히 결합함으로써 죽이거나 제거하지 않는다는 것을 명심하는 것이 중요하다. 병원체에 대하여 효과적이기 위해서는 항체는 항원을 인식해야 할 뿐만 아니라 항원을 제거하고 병원체를 죽이는 결과를 가져오는 반응, 즉 효과 기능 반응이 일어나게 해야 한다. 항원 결합에는 항체의 가변부위만이 작용하지만, H사슬의 일정부위(C_H)는 다른 단백질, 세포, 그리고 조직 사이의 서로 협력적인 다양한 상호작용이 일어나게 하여, 체액성 면역반응의 효과 기능의 결과가 나타나게 한다.

이러한 효과기능은 서로 다른 혈청단백질 혹은 세포막 수용체와 H사슬의 일정부위 사이의 상호작용의 결과로 일어나기 때문에, 면역글로불린의 모든 클래스가 동일한 기능과 성질을 가지는 것은 아니다. 일정부위의 도메인에 의해 매개되는 4가지 주요한 효과 기능을 여기서 논의할 것이며, 비만세포 (mast cell), 호산구 (eosinophil), 호염구 (basophil)의 활성화와 같이 IgE에서만 독특하게 나타나는 5번째 기능은 차후에 논의하기로 한다.

항체는 옵소닌화를 촉진한다_Opsonization is promoted by antibody

대식세포와 중성구 (neutrophil)에 의한 항원의 식세포작용 (phagocytosis) 촉진을 의미하는 **옵소닌화 (opsonization)**는 세균에 대한 방어에서 중요한 요소이다. Ig 분자의 일정부위와 결합할 수 있는 *Fc 수용체 (FcR)*라 불리는 단백질 분자는 대식세포와 중성구의 표면에 존재한다. 세균과 같이 동일한 표적과 복합체를 이룬 항체분자 몇 개와 포식세포의 Fc 수용체가 결합하면, 병원체가 포식세포의 표

면과 결합하는 상호작용이 일어나게 된다. 이렇게 여러 항체의 Fc 부분과 FcR이 결합하여 서로 연결되게 되면, 신호전달경로가 시작되어 항원-항체 복합체의 식세포작용이 일어나게 되는 결과가 된다. 포식세포 내부에서 병원체는 효소에 의한 소화과정, 산화로 인한 손상, 항세균성 펩티드에 의한 막파괴 효과 등이 포함된 여러 파괴 과정의 표적이 된다.

항체는 보체를 활성화시킨다_Antibodies activate complement

IgM 그리고 사람의 경우 대부분의 IgG 서브클래스는 **보체 (complement)**계라 불리는 혈청 당단백질의 집합체를 활성화시킬 수 있다. 보체는 세포막에 구멍을 낼 수 있는 단백질의 집합체이다. 보체의 활성화 경로에서 생산되는 중요한 부산물은 C3b라 부르는 단백질 조각으로, 보체가 활성화된 장소 근처에서 세포 및 항원-항체 복합체에 비특이적으로 결합한다. 여러 세포 유형은, 예를 들어 적혈구와 대식세포는, C3b에 대한 수용체를 가지고 있어서 C3b가 부착된 세포 또는 복합체에 결합할 수 있다. 부착된 C3b와 대식세포가 결합하게 되면 C3b는 부착된 상태의 세포 또는 분자 복합체의 식세포작용이 일어나게 한다. 적혈구의 C3b 수용체와 항원-항체 복합체가 결합하면 적혈구는 이 복합체를 간 또는 비장으로 수송하고, 그곳에 있는 대식세포가 적혈구는 손상시키지 않고 복합체를 제거하게 된다. 항체와 보체계 사이의 협력은 병원체를 죽이고 항원을 제거하는데 중요하다. 보체의 활성화 과정은 7장에서 자세히 설명한다.

항체-의존성 세포 매개성 세포독성 (ADCC)은 세포를 죽인다_Antibody-Dependent Cell-Mediated Cytotoxicity (ADCC) Kills Cells

여러 유형의 세포, 특히 자연살해세포 (NK cell: natural killer cell)의 Fc 수용체와 표적세포 (바이러스에 감염된 숙주 세포)에 결합한 항체가 연결되면 표적세포에 대한 효과세포의 세포독성 활성을 유도할 수 있다. 이 과정을 **항체 의존성 세포매개성 세포독성 (ADCC; antibody-dependent cell-mediated cytotoxicity)**이라고 부르며, 항체는 새롭게 취득하게 된 수용체의 역할을 하여, 표적세포를 인식하고 죽이는 세포 공격이 가능하게 된다. ADCC현상은 14장에서 논의한다.

어떤 항체는 트랜스사이토시스에 의해서 상피층을 횡단할 수 있다_Some antibodies can cross epithelial layer by transcytosis

항체를 호흡기관, 위장관, 비뇨생식기관의 점막 표면으로 전달하기 위해서 뿐만 아니라 항체를 모유로 배출하기 위해서는 면역글로불린이 상피층을 가로질러 이동하는 과정, 즉 **세포관통이동 (transcytosis)** 과정이 필요하다. 항체가 수송될 수 있는 능력은 일정부위의 성질에 달려있다. 비록 IgM이 점막으로 수송될 수 있지만, 인간과 마우스에서는 세포관통이동 과정을 거치는 항체는 대부분 IgA이다. 인간과 마우스와 같은 몇몇 포유류에서는 IgG 서브클래스의 상당량이 어머니로부터 태아로 역시 전달될 수 있다. 어머니의 순환계와 태아의 순환계가 서로 분리되어있기 때문에, 항체는 어머니와 태아를 갈라놓는 태반 조직을 가로질러 수송되어야 한다. 사람의 경우는 이러한 수송이 임신기간의 마지막 3개월 동안에 일어난다. 발달하는 태아가 모체의 다양한 항체를 받아들이는 이 과정으로 나타나는 중요한 결과는 모체가 태아를 병원체로부터 보호하는 것이다. 여기에 기술된 다른 효과기능과 마찬가지로 태반을 가로질러 수송할 수 있는 능력은 항체분자의 일정부위의 성질에 달려있다.

항원에 노출이 된 후 능동적으로 항체를 생산하는 것과 달리, 어머니로부터 태아로 IgG의 전달은 이미 생성된 항체를 받아들임으로써 면역이 얻어지는 **수동면역 (passive immunization)**의 한 형태이다. 한 개체로부터 다른 개체로 항체를 전달함으로써 면역을 전달하는 능력은 면역치료의 기초가 되며 이것은 널리 실행되는 중요한 의학적 치료 방법이다 (임상학적 초점을 참조).

항체 클래스와 생물학적 활성_Antibody Classes and Biological Activities

여러 면역글로불린 개별형과 클래스는 간단하게 이미 언급하였다. 클래스 특이적인 구조적 성질과 기능적 성질을 제공하는 H-사슬의 일정부위에 있는 독특한 아미노산 서열로 각 클래스를 구별한다. 이 절에서는 각 클래스의 구조와 효과 기능을 보다 자세히 기술한다. 면역글로불린 클래스의 분자적 성질과 생물학적 활성은 표 4-4에 요약되어 있다. 5가지 주요한 클래스의 구조는 그림 4-17에 그려져 있다.

면역글로불린 G_IgG

혈청에 가장 풍부한 IgG는 전체 혈청면역글로불린의 약 80%를 차지한다. IgG 분자는 2개의 γ H사슬과 2개의 κ 혹은 2개의 λ L사슬로 구성되어있다 (그림 4-17a를 참조). 사람의 경우 γ 사슬 아미노산 서열의 차이에 의해서 구별되는 4개의 IgG 서브클래스가 존재하며, 평균혈청농도가 줄어드는 순서로 번호를 붙여, IgG1, IgG2, IgG3, IgG4로 표시한다 (표 4-3 참조).

네 가지 IgG 서브클래스를 구분하는 아미노산 서열은 DNA 서열이 90-95% 동일하지만 서로 다른 배선 (germ-line) C_H 유전자들에 의해서 암호화된다. 이러한 서브클래스를 서로 구별하는 구조적 특징은 경첩부위의 크기와 H사슬을 연결하는 사슬사이의 이황화결합의 숫자와 위치이다 (그림 4-18). IgG 서브클래스 사이의 미묘한 아미노산의 차이가 이 분자의 생물학적 활성에 영향을 준다.

- IgG1, IgG3 그리고 IgG4는 태반을 손쉽게 건너가며 태아 발달 과정에서 태아를 보호하는 중요한 역할을 한다.
- IgG3은 보체를 가장 효과적으로 활성화시키며, 그 다음은 IgG1

TABLE 4-4 Properties and biological activities* of classes and subclasses of human serum immunoglobulins

	IgG1	IgG2	IgG3	IgG4	IgA1	IgA2	IgM‡	IgE	IgD
Molecular weight†	150,000	150,000	150,000	150,000	150,000 – 600,000	150,000 – 600,000	900,000	190,000	150,000
Heavy-chain component	$\gamma 1$	$\gamma 2$	$\gamma 3$	$\gamma 4$	$\alpha 1$	$\alpha 2$	μ	ϵ	δ
Normal serum level (mg/ml)	9	3	1	0.5	3.0	0.5	1.5	0.0003	0.03
In vivo serum half-life (days)	23	23	8	23	6	6	5	2.5	3
Activates classical complement pathway	+	+/−	++	−	−	−	++	−	−
Crosses placenta	+	+/−	+	+	−	−	−	−	−
Present on membrane of mature B cells	−	−	−	−	−	−	+	−	+
Binds to Fc receptors of phagocytes	++	+/−	++	+	−	−	?	−	−
Mucosal transport	−	−	−	−	++	++	+	−	−
Induces mast cell degranulation	−	−	−	−	−	−	−	+	−

*Activity levels indicated as follows: ++ = high; + = moderate; +/− = minimal; − = none; ? = questionable.
†IgG, IgE, and IgD always exist as monomers; IgA can exist as a monomer, dimer, trimer, or tetramer. Membrane-bound IgM is a monomer, but secreted IgM in serum is a pentamer.
‡IgM is the first isotype produced by the neonate and during a primary immune response.

이다. IgG2는 덜 효과적이고 IgG4는 보체를 전혀 활성화시키지 못한다.

- IgG1과 IgG3은 식세포작용을 하는 세포의 Fc 수용체와 높은 친화력으로 결합하며 따라서 옵소닌화를 매개한다. IgG4는 Fc 수용체에 대하여 중간 정도의 친화력을 가지고 있으며, IgG2는 매우 낮은 친화력을 가지고 있다.

면역글로불린 M_IgM

IgM은 전체 혈청 면역글로불린의 5-10%를 차지하며, 평균혈청농도는 1.5 mg/ml 이다. 단량체 IgM은 분자량이 180,000으로 B 세포막 표면에 결합한 항체의 형태로 발현된다. IgM은 형질세포에서는 5합체로서 분비되며, 이 5합체에는 5개의 단량체 단위가 H사슬 도메인의 카르복실 말단 ($C_\mu 4/C_\mu 4$)과 $C_\mu 3/C_\mu 3$ 도메인을 연결하는 이황화결합으로 연결되어 있다 (그림 4-17e 참조). 5개의 단량체 소단위는 그들의 Fc 부분이 5합체의 중심 부위에 자리 잡고 있으며 10개의 항원결합 부위는 항체 분자의 가장자리에 배열되어 있다. 각 5합체는 **J (joining)사슬**이라 불리는 추가적인 Fc-연결 폴리펩티드를 포함하는데, 이 사슬은 10개의 μ 사슬 중 2개 사슬의 카르복실 말단 시스테인 잔기에 이황화결합으로 연결되어있다. J사슬은 IgM 단량체가 5합체로 중합되는데 필요한 것으로 여겨지며, J사슬은 5합체가 분비되기 바로 직전에 첨가된다.

IgM은 1차 면역반응에서 항원에 대하여 최초로 생성되는 클래스이다. 그리고 IgM은 신생아에서 처음으로 생산되는 면역글로불린이기도 하다. 10개의 항원결합부위를 가진 5합체 구조 때문에 혈청 IgM은 다른 개별형에 비하여 높은 결합가를 가진다. 하나의 IgM 분자는 10개의 작은 합텐 분자와 결합할 수 있다. 그러나 공간적인 장애 때문에 커다란 항원의 경우 5개 또는 그 이하의 항원만이 동시에 결합할 수 있다. 높은 결합가 때문에 5합체의 IgM은 바이러스 입자와 적혈구 (RBCs)와 같이 반복되는 항원결정기를 가진 항원과 결합하는데 다른 개별형보다 더욱 효과적이다. 예를 들어, 적혈구를 특정 항체와 배양하면, 적혈구는 **응집반응 (agglutination)**이라 부르는 과정으로 거대한 집합체 (aggregate)로 서로 뭉치게 된

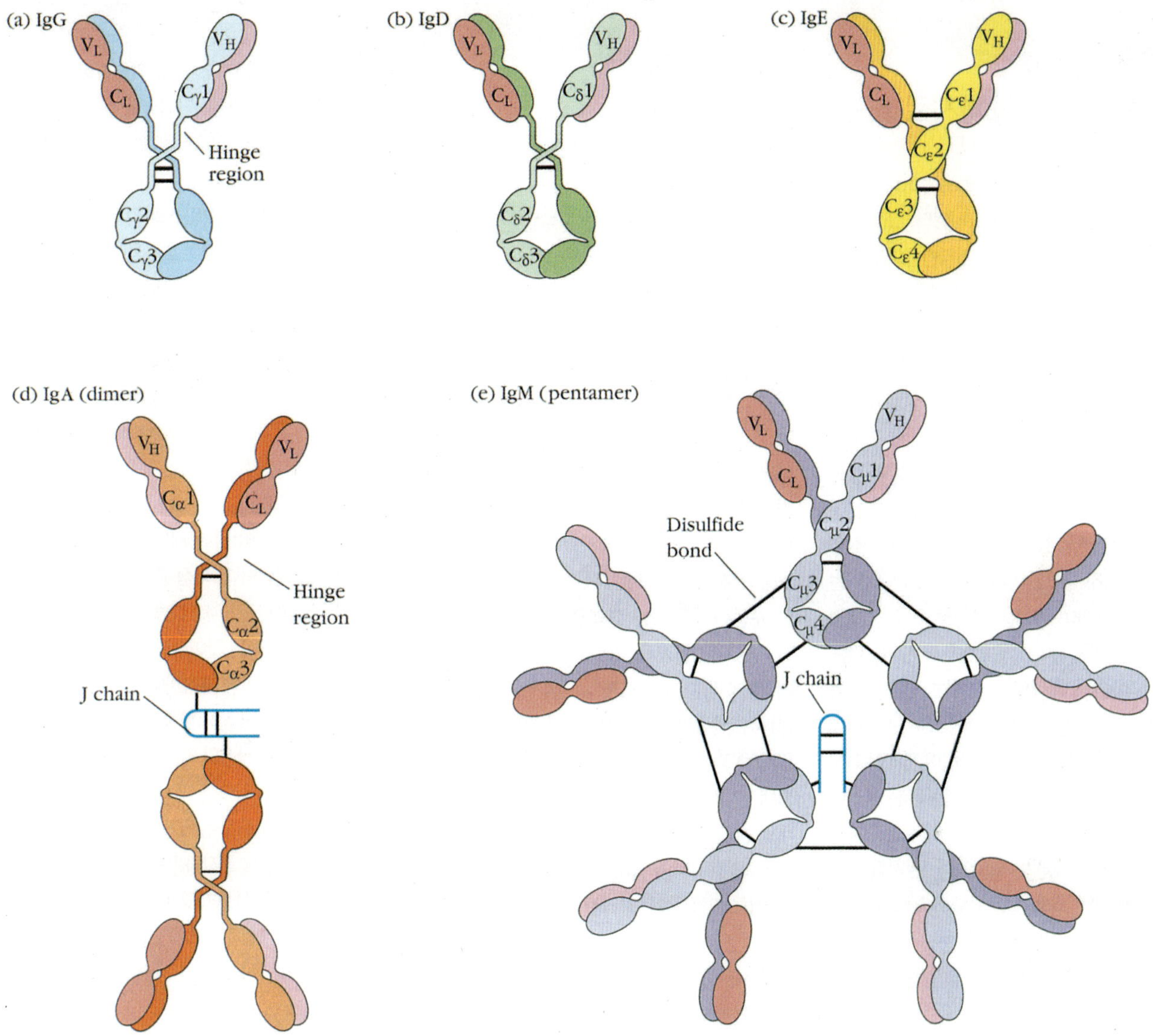

FIGURE 4-17 General structures of the five major classes of secreted antibody. Light chains are shown in shades of pink, disulfide bonds are indicated by thick black lines. Note that the IgG, IgA, and IgD heavy chains (blue, orange, and green, respectively) contain four domains and a hinge region, whereas the IgM and IgE heavy chains (purple and yellow, respectively) contain five domains but no hinge region. The polymeric forms of IgM and IgA contain a polypeptide, called the J chain, that is linked by two disulfide bonds to the Fc region in two different monomers. Serum IgM is always a pentamer; most serum IgA exists as a monomer, although dimers, trimers, and even tetramers are sometimes present. Not shown in these figures are intrachain disulfide bonds and disulfide bonds linking light and heavy chains (see Figure 4-6).

다. 같은 수준의 응집반응이 일어나기 위해서는 IgM 보다 100배에서 1000배 많은 IgG 분자가 필요하다. 유사한 현상이 바이러스 입자와도 일어난다. 바이러스의 감염을 중화시키기 위해서 IgG보다 적은 양의 IgM이 필요하다. IgM은 IgG 보다 보체를 활성화시키는데 역시 효과적이다. 보체의 활성화 과정은 두 Fc 부위가 근처에 있어야만 일어나며, 5합체의 구조를 가진 IgM 한 분자는 이러한 조건을 충족시킨다.

거대한 크기 때문에 IgM은 확산이 잘 되지 않으며, 따라서 세포와 세포 사이의 체액에는 아주 낮은 농도로 발견된다. J사슬이 존재하기에 IgM은 분비세포에 있는 수용체와 결합하고, IgM이 상피 표면층 (lining)을 가로질러 외부로 분비되어 점막에 잠겨있게 된다. 비록 IgA가 이러한 분비에서 주된 개별형이지만, IgM은 분비 면역 글로불린으로서 중요한 보조역할을 한다.

임상초점
수동 항체치료_Passive Antibody Therapy

1890년 Emil Behring과 Shibasaburo Kitasato는 특출한 실험 결과를 보고하였다. 그들은 토끼에 파상풍균을 주사하여 면역반응이 일어나게 한 후 토끼로부터 혈청을 수집하였다. 그 다음 0.2 ml의 면역혈청을 6마리 마우스의 복강에 주사하였다. 24시간이 지난 후 그들은 처리한(혈청을 주사한) 동물과 처리하지 않은 대조군 동물에게 살아 있는 병원성 파상풍균을 감염시켰다. 대조군의 마우스는 감염 48시간 안에 모두 죽었으나, 처리한 마우스는 살아있었을 뿐만 아니라 감염의 징후조차도 없었다. 이 획기적인 실험은 2가지 중요한 점을 보여주었다. 하나는 병원체에 대하여 동물을 보호할 수 있는 어떤 물질이 면역주사 이후에는 혈청에 나타났다는 것을 보여준다. 둘째로 이 연구는 면역이 수동적으로 획득될 수 있다는 것을 보여준다. 면역을 가진 동물로부터 혈청을 취하여 면역이 되지 않은 동물에 주사함으로써 면역성은 한 동물에서 다른 동물로 전달될 수 있다. 이 실험과 차후의 실험들은 주목을 받게 되었다. 두 사람 모두 작위를 받았다. Behring은 von Behring이 되었고 Kitasato는 남작이 되었다. 수년 후, 1901년 von Behring은 첫 번째 노벨 의학상을 수상하게 된다.

이러한 초기 관찰과 이후 다른 관찰들은 수동 면역이 임상학적으로 실행되는 길을 열어놓았다. 면역을 가진 공여자로부터 면역이 없는 수혜자로 면역을 제공하는 물질을 전달함으로써 병원체에 대한 저항성을 제공하는 수동면역요법은 1930년대와 1940년대에는 홍역이나 A형 간염을 예방하거나 진행과정을 변화시키는데 사용되었다. 그 후 몇 년 동안은, 임상학적 경험의 축적과 수동면역을 위한 면역글로불린을 제조하는 기술의 발전으로 수동면역요법은 보편적인 의료행위가 되었다. 항체의 전달을 기반으로 하는 수동면역은 면역결핍증의 치료와 면역을 가지고 있지 않은 감염성 물질에 대하여 노출이 예상될 때 보호수단으로 널리 쓰인다.

수동면역을 위한 면역글로불린은 수천 명의 제공자의 혈장을 모아서 만든다. 실제에 있어서는 이러한 항체 조제의 수혜자는 서로 다른 광범위한 병원체에 노출된 여러 사람들이 생산한 항체의 샘플을 제공받는다. 실제로 1 그램의 정맥주사형 면역글로불린 (IVIG)에는 대략 10^{18}개의 항체분자 (대부분 IgG)가 존재하며 10^7개 이상의 서로 다른 항체 특이성을 포함하고 있다. 치료 기간 동안, 환자는 상당량의 IVIG를 받아들이는데 보통 체중 kg 당 200-400 mg 정도를 주사한다. 이것은 체중이 70 kg인 면역결핍 환자가 매 3-4주마다 14에서 28 g의 IVIG를 받게 되는 것을 의미한다. 이토록 많은 공여자의 혈액으로부터 제조된 면역글로불린은 병원체, 특히 바이러스를 가지고 있을 위험성이 있다. 이 위험성은 정맥주사형 면역글로불린을 생산하는 과정에 의해서 최소화될 수 있다. IVIG의 제조과정에는 에탄올과 같은 용매로 처리하는 과정과 HIV 및 간염바이러스와 같은 바이러스를 비활성화 시키는데 매우 효과적인 세제로 처리하는 과정이 있다. 감염물질을 제거하거나 비활성화 시키는 과정이외에도, 생산 공정에서 생길 수 있는 면역 글로불린 집합체를 역시 제거해야 하는데, 항체 집합체는 심각하고 심지어 치명적인 아나필락시스 (anaphylaxis)를 유발할 수 있는 대대적인 보체경로의 활성화를 촉발시킬 수 있기 때문이다.

수동적으로 투여된 항체는 여러 방식으로 보호 작용을 실행한다. 가장 중요한 것 중 하나는 병원체를 파괴하거나 제거하기 위해서 보체경로를 활성화시키는 것이다. 세균감염의 경우, 항체가 세균의 표면에 부착하여 대식세포나 중성구가 침입자를 포식하여 죽이는 옵소닌화가 촉진된다. 항체는 독소와 바이러스에 붙어서 이들을 중화시킬 수 있으며, 포식세포 및 간, 신장과 같은 기관에 의해서 신체가 병원체를 제거하도록 항체가 이들을 표지하기도 한다. 항체의존성 세포성 세포독성 (ADCC)을 시작함으로써, 항체는 또한 자연살해세포와 같은 세포독성 세포 집단이 표적 세포를 죽이는 것을 매개할 수 있다.

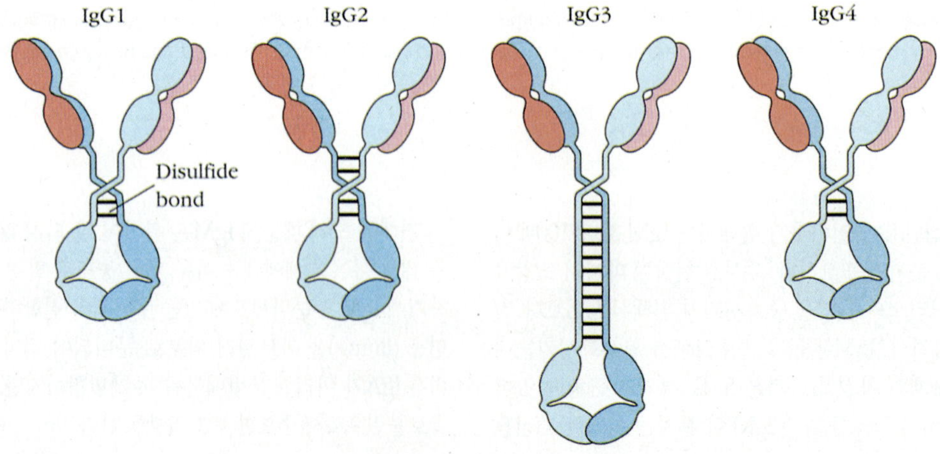

FIGURE 4-18 General structure of the four subclasses of human IgG, which differ in the number and arrangement of the interchain disulfide bonds (thick black lines) linking the heavy chains. A notable feature of human IgG3 is its 11 interchain disulfide bonds.

면역글로불린 A_IgA

비록 IgA는 전체 혈청 면역글로불린 중 오직 10-15% 만을 차지하지만, 젖, 침, 눈물, 그리고 기관지, 비뇨생식기관, 소화관의 점막과 같은 외분비에서 주된 클래스이다. 혈청 안에서 IgA는 주로 단량체로 존재하지만, J사슬 폴리펩티드를 가지고 있는 중합체 (2합체, 3합체, 4합체)를 가끔 볼 수 있다 (그림 4-17d 참조). 세포 외부로 분비되는 IgA를 **분비형 IgA (secretory IgA)**라고 부르며, 분비형 IgA는 2합체 혹은 4합체, J사슬 폴리펩티드, 그리고 **분비요소 (secretory component)**라 불리는 폴리펩티드로 구성되어 있다 (그림 4-19a). 아래 설명하는 바와 같이, 분비요소는 중합체의 IgA를 세포막을 가로질러 수송하는데 관여하는 수용체로부터 유래한다. IgA의 J사슬 폴리펩티드는 IgM 5합체에서 발견되는 J사슬 폴리펩티드와 동일하며, 혈청 IgA와 분비형 IgA 모두의 중합화를 용이하게 하는 유사한 기능을 한다. 분비요소는 점막에 있는 상피세포에 의해서 생산되는 분자량 70,000의 폴리펩티드이다. 이것은 IgA 2합체의 Fc 부위 도메인과 결합하는 5개의 면역글로불린유사 (immunoglobulin-like) 도메인으로 구성되어있다. IgA와 분비요소의 상호작용은 분비요소의 5번째 도메인과 2합체 IgA의 사슬 중 하나 사이의 이황화결합으로 안정화되어 있다.

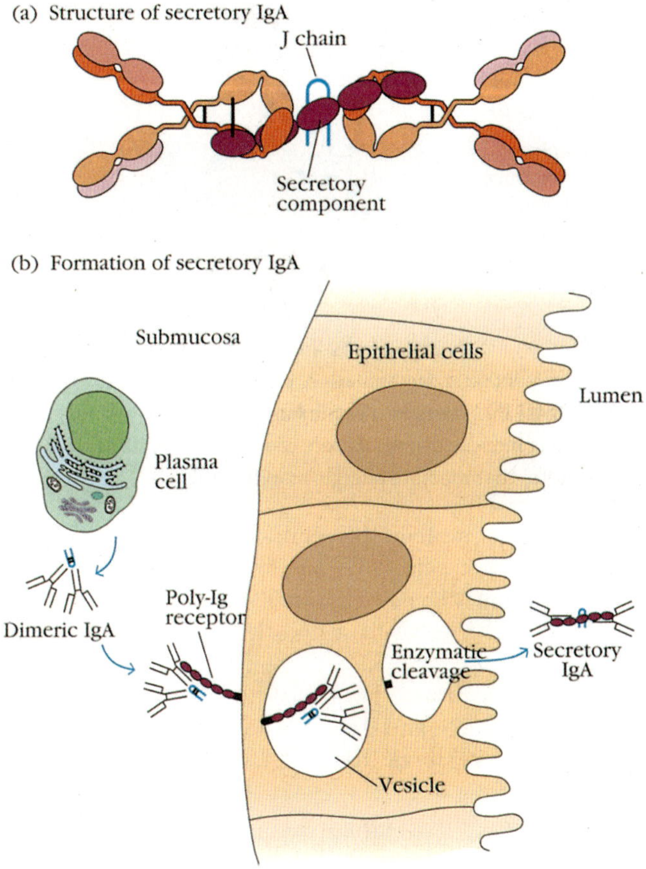

FIGURE 4-19 Structure and formation of secretory IgA. (a) Secretory IgA consists of at least two IgA molecules, which are covalently linked to each other through a J chain and are also covalently linked with the secretory component. The secretory component contains five Ig-like domains and is linked to dimeric IgA by a disulfide bond between its fifth domain and one of the IgA heavy chains. (b) Secretory IgA is formed during transport through mucous membrane epithelial cells. Dimeric IgA binds to a poly-Ig receptor on the basolateral membrane of an epithelial cell and is internalized by receptor-mediated endocytosis. After transport of the receptor-IgA complex to the luminal surface, the poly-Ig receptor is enzymatically cleaved, releasing the secretory component bound to the dimeric IgA.

분비형 IgA의 하루 생산량은 다른 어떤 면역글로불린 클래스보다 많다. IgA를 분비하는 형질세포는 점막의 표면을 따라 집중되어 있다. 예를 들어 작은창자의 공장 (jejunum)에는 IgA를 분비하는 형질 세포가 2.5×10^{10} 이상 있으며, 이 숫자는 골수, 림프, 그리고 비장에 있는 형질세포의 숫자를 모두 합한 것보다 더 많은 숫자이다. 인간은 매일 5g에서 15g의 분비형 IgA를 점막을 통하여 분비한다.

IgA를 생산하는 형질세포는 상피조직의 아래 부분으로 선택적으로 이동하며, 상피하 (subepithelial)조직으로 분비된 IgA는 그곳에서 중합체 면역글로불린 분자에 대한 수용체에 강력하게 결합한다 (그림 4-19b). 이 **중합체-Ig 수용체 (poly-Ig receptor)**는 대부분의 점막 상피조직 (소화기관, 호흡기관, 생식기관의 안쪽 층)의 기저 외측 표면과 선 상피조직 (glandular epithelia: 젖샘, 침샘, 눈물샘) 상에 발현된다. 중합체 IgA가 중합체-Ig 수용체에 결합한 후, 수용체-IgA 복합체는 상피세포조직의 장벽을 가로질러 내강 (lumen)으로 이동하게 된다. 수용체-IgA 복합체를 피복구덩이 (coated pit)로 수송하는 과정과, 소낭이 상피세포를 가로질러 수송되어 내강 쪽 막으로 이동하여, 그 곳에서 원형질막과 융합하는 과정에는 수용체매개 세포내도입 (receptor-mediated endocytosis) 과정이 관련되어 있다. 중합체-Ig 수용체는 그 다음에 효소에 의해 막으로부터 잘려 나와서 분비요소가 되며, 이 분비요소는 중합체 IgA에 결합하고 IgA와 함께 점막으로 분비된다. 분비요소는 단백질 가수분해효소에 의해 잘려지기 쉬운 IgA의 경첩부위를 가려서 단백질 가수분해효소가 풍부한 점막 환경에서 IgA가 보다 오랫동안 존재하게 한다. 비록 IgA 보다 IgM은 점막에 훨씬 적게 존재하지만, IgM 5합체 역시 이러한 메커니즘에 의해 점막으로 수송된다. 중합체-Ig 수용체는 중합체 항체인 IgM과 IgA의 J사슬과 상호작용 한다.

분비형 IgA는 대부분의 병원성 생명체가 들어오는 주요 장소인 점막 표면에서 중요한 효과 기능을 수행한다. 분비형 IgA는 중합체이기 때문에 다수의 항원결정기를 가진 거대한 항원과 교차결합을 할 수 있다. 분비형 IgA가 세균 및 바이러스의 표면 항원과 결합하면, 병원체가 점막 세포에 부착되는 것을 방지하기 때문에 바이러스의 감염과 세균의 콜로니형성 (colonization)을 억제한다. 분비형 IgA와 항원의 복합체는 점막에서 병원체가 쉽게 덫에 걸리게 한 다음, 병원체가 호흡기관의 섬모성 상피세포에 의해서, 그리고 소화관의 연동운동에 의해서 배출되게 한다. 분비형 IgA는 *Salmonella, Vibrio cholerae, Neisseria gonorrhoeae*와 같은 세균과 polio, influenza, reovirus와 같은 바이러스의 감염에 대하여 중요한 방어선을 제공하는 것으로 알려져 있다.

모유에는 신생아를 생후 1개월 동안 감염으로부터 보호해주는 분비형 IgA를 비롯하여 여러 가지 분자들이 포함되어 있다. 신생아의 면역계는 기능이 완전하지 못하기 때문에, 모유를 먹이는 것이 새로 태어난 아기의 건강을 유지하는데 중요한 역할을 한다.

면역글로불린 E_IgE

혈청 안에 극도로 낮은 농도 (0.3μg/ml)로 존재함에도 불구하고, IgE의 강력한 생물학적 활성 때문에 IgE는 혈청에서 일찍 확인되었다. IgE 항체는 건초열, 천식, 발진 그리고 아나플락시스 쇼크를 일으키는 **즉시형 과민반응 (immediate hypersensitivity reaction)**을 매개한다. 알레르기 (allergy)를 일으키는 요소가 혈청 내에 존재한다는 것은 1921년 K. Prausnitz와 H. Kustner에 의해서 처음으로 밝혀졌다. 이들은 알레르기가 있는 사람의 혈청을 알레르기가 없는 사람에게 피내 주사하였다. 적절한 항원을 이후에 같은 장소에 주사하면, 두드러기와 부스럼 (발진과 유사한) 반응이 그곳에서 일어나는 것을 확인하였다. **P-K 반응** (창시자인 Prausnitz와 Kustner의 이름을 따라서)이라고 부르는 이 반응은 IgE의 활성을 생물학적으로 측정하는데 기초가 된 최초의 방법이다.

IgE의 실질적인 확인은 K. Ishizaka와 T. Ishizaka에 의해서 1966년 이루어졌다. 그들은 알레르기가 있는 개체로부터 혈청을 얻어서 토끼에 면역 주사하여 항-개별형 (anti-isotype) 항혈청을 만들었다. 그 다음에 토끼의 항혈청을 그 당시까지 알려진 사람 항체의 각 클래스 (예, IgG, IgA, IgM 그리고 IgD)와 반응시켰다. 그 당시 알려진 각 항개별형 항체는 이러한 방법으로 침전이 되었고 토끼의 항-혈청으로부터 제거되었다. 남아있는 것은 그때까지 확인되지 않았던 새로운 클래스 특이적인 항개별형 항체였으며, 이 항체는 P-K 반응을 완전히 차단하는 것으로 밝혀졌다. 이 새로운 항체를 IgE (이 클래스의 항체를 강력하게 유도하는 호그위드 꽃가루의 E 항원을 참조하여)라고 명명하였다.

IgE는 조직 비만세포 (tissue mast cell)와 혈액의 호염구에 있는 Fc 수용체와 결합한다. 알레르겐 (allergen)이 수용체에 결합된 IgE와 교차결합하면 호염기와 비만세포는 세포 내 과립을 원형질막으로 이동시키며, 과립 안의 내용물을 세포 바깥으로 방출하는 탈과립 (degranulation)이 진행된다. 그 결과로, 약리학적 활성을 가진 여러 가지 매개체가 방출되며 알레르기 증상을 보이게 된다 (그림 4-20). IgE가 유도하는 국지적인 비만세포의 탈과립은 기생충에 대한 방어에 필요한 여러 세포를 증강시키는 매개체를 방출하기도 한다 (15장 참조).

면역글로불린 D_IgD

IgD는 다발성 골수종을 앓는 환자의 골수종 단백질이 그때까지 알려진 개별형 (IgA, IgM, IgG)에 대한 항개별형 항혈청과 반응하지 않는 것이 관찰됨으로써 처음 발견되었다. 이 골수종 단백질을 토끼에 면역 주사하여, 그 결과로 생기는 항혈청은 정상인의 혈청에서 낮은 수준으로 존재하는 동일한 클래스의 항체를 확인하는데 사용되었다. IgD라고 부르는 새로운 클래스는 혈청에 30 μg/ml의 농도로 존재하며, 전체 혈청 면역글로불린의 0.2%를 차지한다. IgM와 함께, IgD는 성숙한 B 세포 표면의 막에 결합한 주요한 면역글로불린이지만, B 세포에서 생리학적 역할은 현재 연구 중이다. IgD에 대한 생물학적 효과기능은 아직까지 확인되지 않았다.

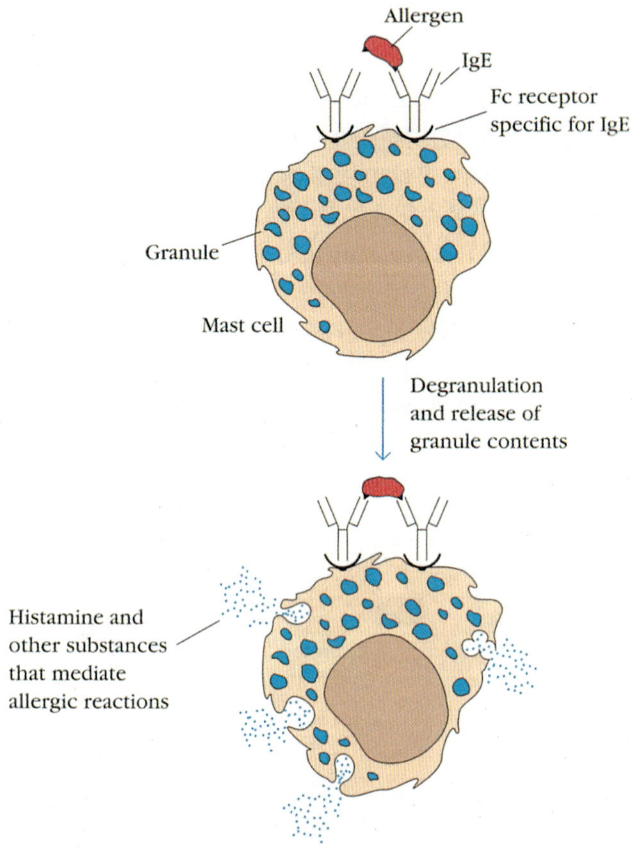

FIGURE 4-20 Allergen cross-linkage of receptor-bound IgE on mast cells induces degranulation, causing release of substances (blue dots) that mediate allergic manifestations.

면역글로불린의 항원결정부위_Antigenic Determinants on Immunoglobulins

항체분자는 다른 동물 종에 주사하면 항체 생성 반응을 유도하는 강력한 면역원으로서 작용할 수 있다. 이러한 항 Ig 항체는 B-세포의 발달과정과 체액성면역을 연구하는데 매우 유용한 도구이다. 면역글로불린 분자의 항원결정부위 혹은 항원결정기 (epitope)는 항체 분자의 특정 부분에 자리 잡고 있으며, 개별형 결정부위 (isotypic determinant), 동종형 결정부위 (allotypic determinant), 그리고 이디오타입 결정부위 (idiotypic determinant)의 3가지 주요한 부류로 나눌 수 있다 (그림 4-21).

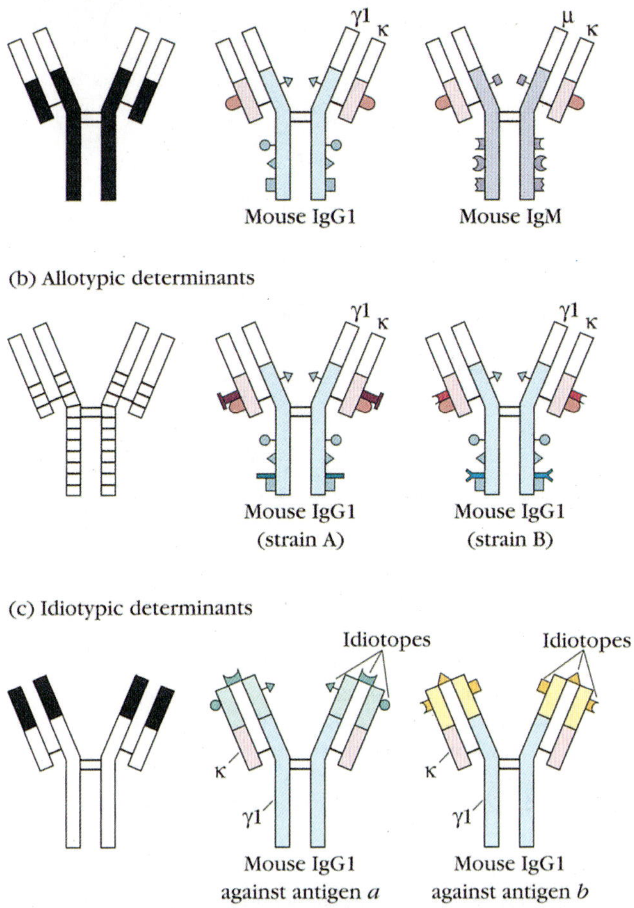

FIGURE 4-21 Antigenic determinants of immunoglobulins. For each type of determinant, the general location of determinants within the antibody molecule is shown (*left*) and two examples are illustrated (*center* and *right*). (a) Isotypic determinants are constant-region determinants that distinguish each Ig class and subclass within a species. (b) Allotypic determinants are subtle amino acid differences encoded by different alleles of isotype genes. Allotypic differences can be detected by comparing the same antibody class among different inbred strains. (c) Idiotypic determinants are generated by the conformation of the amino acid sequences of the heavy- and light-chain variable regions specific for each antigen. Each individual determinant is called an idiotope, and the sum of the individual idiotopes is the idiotype.

개별형_Isotype

개별형 결정부위는 한 종 안에서 각 H사슬의 클래스 (class)와 서브클래스 (subclass) 그리고 각 L사슬 유형 (type)과 아류형 (subtype) 모두를 통합적으로 정의하는 일정부위 결정부위이다 (그림 4-21a 참조). 각 개별형은 서로 독립된 일정부위 유전자에 의해서 암호화되며, 한 종의 모든 구성원은 동일한 일정부위 유전자를 지니고 있다 (다수의 대립유전자를 가질 수 있다). 한 종 안에서 정상적인 개체는 모든 개별형을 혈청 내에 발현할 것이다. 다른 종에서는 다른 일정부위 유전자가 유전되므로 다른 개별형이 발현된다. 그러므로 한 종으로부터 확보한 어떤 항체를 다른 종에 주사하면, 개별형 결정부위는 외래성으로 인식되어, 외래 항체 상에 존재하는 개별형 결정부위에 대한 반응으로 항체가 유도될 것이다. 면역반응 동안에 생산된 혈청 항체의 클래스 혹은 서브클래스를 확인하기 위한 목적의, 또는 B 세포에 존재하는 막-결합 항체의 클래스를 결정하기 위한 목적의 연구에 항-개별형 항체가 통상적으로 사용된다.

동종형_Allotype

비록 한 종의 모든 구성원에는 같은 조합의 개별형 유전자가 유전되지만, 몇 가지 유전자에는 다수의 대립유전자가 존재한다 (그림 4-21b 참조). 이러한 대립유전자는, 어떤 한 종의 몇몇 구성원에서 나타나는 미묘한 아미노산 차이를 암호화하는데, 이들을 동종형 결정부위라고 부른다. 어떤 한 항체에 의해 전시되는 동종형 결정부위의 합이 항체의 **동종형 (allotype)**을 결정한다. 사람의 경우, 동종형은 4가지 IgG 서브클래스 모두에서, 하나의 IgA 서브클래스에서 그리고 κ L사슬에서 확인되었다. γ사슬 동종형은 **Gm marker**라고 부른다. 적어도 25개의 서로 다른 Gm 동종형이 확인되었으며, 이들은 클래스와 서브클래스 다음에 대립유전자 숫자로, 예를 들어 G1m (1), G2m (23), G3m (11), G4m (4a) 등으로 표지한다. IgA의 2가지 서브클래스 중 IgA2 서브클래스 만이 동종형, A2m (1)과 A2m (2)을 가지고 있다. κ L사슬은 3개의 동종형을 가지며, κm (1), κm (2), 그리고 κm (3)으로 표지한다. 이러한 각각의 동종형 결정부위는 서로 다른 대립유전자에 의해서 암호화되며, 각각은 서로 1에서 4개의 아미노산의 차이를 나타낸다.

동종형 결정부위에 대한 항체는 한 종의 한 구성원으로부터 나온 항체를 서로 다른 동종형 결정부위를 가지고 있는 같은 종의 다른 구성원에게 주사하면 생산될 수 있다. 동종형 결정부위에 대한 항체는 임신 중인 모체가 가끔 태아 면역글로불린에 있는 아버지유래의 동종형 결정부위에 대한 반응으로 생산된다. 동종형 결정부위에 대한 항체는 수혈의 결과로 생길 수 있다.

이디오타입_Idotype

어떤 한 항체의 V_H와 V_L 도메인의 독특한 아미노산 서열은 항원결합부위로서 작용할 수 있을 뿐만 아니라 일련의 항원결정부위로서도 작용할 수 있다. 이디오타입 결정부위는 H사슬과 L사슬의 가변부위의 서열로부터 생긴다. 가변부위에 있는 개개의 항원결정부위를 **이디오토프 (idiotope)**라고 부른다 (그림 4-21c 참조). 몇몇 경우에는 이디오토프는 실제로 항원결합부위일 수 있으며, 어떤 경우에는 이디오토프가 항원결합부위 바깥쪽에 있는 가변부위의 서열로 구성될 수도 있다. 각 항체는 다수의 이디오토프를 제공할 것이며, 각각의 이디오토프의 합을 항체의 **이디오타입 (idiotype)**이라 부른다.

동일한 클론으로부터 유래한 각 B 세포로부터 생산된 항체는 동일한 가변부위 서열을 가지고 있기 때문에, 그들 모두는 같은 이디오타입을 가지고 있다. 개별형과 동종형에서 변이가 가장 작은 항체를,

따라서 이디오타입의 차이가 인식될 수 있는 항체를 주사함으로써, 항이디오타입 항체가 생산된다. 골수종 단백질 혹은 단클론항체와 같은 균일한 항체가 종종 사용된다. 이러한 항체를 공여자와 유전적으로 동일한 수혜자에게 주사하면, 이디오타입결정부위에 대한 항이디오타입 항체가 형성되는 결과가 나타난다.

B 세포 수용체_The B-Cell Receptor

면역학자들에게 mIg가 항원과 접촉한 후 어떻게 활성화 신호를 전달하는가에 대한 질문은 오랫동안 수수께끼로 여겨져 왔다. 딜레마는 모든 개별형의 mIg는 아주 짧은 세포질꼬리 (cytoplasmic tail)를 가지고 있다는 것이다. mIgM과 mIgD의 세포질 꼬리는 단지 3개의 아미노산만을, mIgA는 14개 아미노산을, mIgG와 mIgE 꼬리의 경우 28개 아미노산만을 가지고 있다. 각각 경우에, 세포질 꼬리는 세포내부 신호전달 분자 (예; 티로신 키나제 및 G 단백질)가 결합하기에는 너무 짧다.

이 수수께끼에 대한 해답은 B 세포의 항원과 결합하는 수용체가 전적으로 mIg로만 구성된 것이 아니라는데 있다. **B 세포 수용체 (BCR: B cell receptor)**는 mIg와 Ig-α/Ig-β라 부르는 이황화 결합으로 연결된 이형 이합체 (heterodimer)로 구성된 막관통 단백질 복합체이다. 이형 이합체의 분자들은 mIg 분자와 연계하여 BCR을 형성한다 (그림 4-22). Ig-α 사슬은 61 아미노산으로 구성된 긴 세포질꼬리를 가지고 있으며, Ig-β 사슬의 꼬리는 48개 아미노산을 포함하고 있다. Ig-α와 Ig-β의 세포질 꼬리는 세포 내부 신호물질 분자가 결합하기에 충분한 길이다. 1990년대 초 Michael Reth와 그 동료들이 Ig-α/Ig-β 이형 이합체를 발견함으로써 11장에서 자세히 논의할 B 세포의 활성화에 대한 이해를 대폭 향상시켰다.

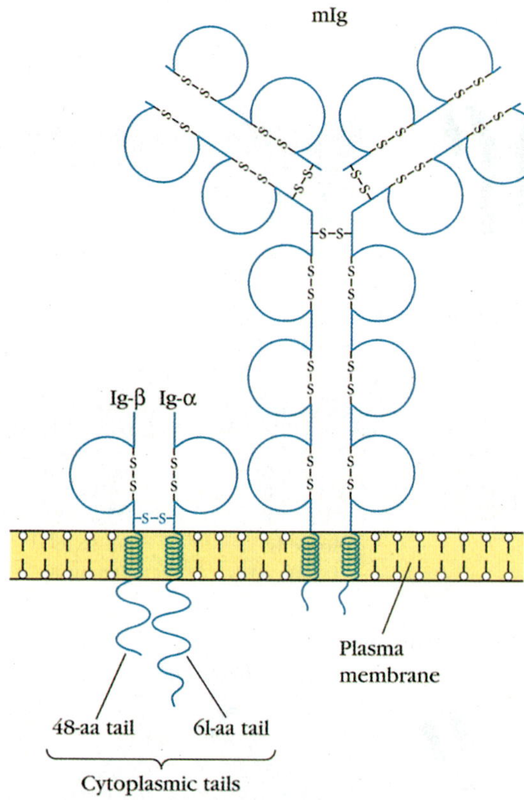

FIGURE 4-22 General structure of the B-cell receptor (BCR). This antigen-binding receptor is composed of membrane-bound immunoglobulin (mIg) and disulfide-linked heterodimers called Ig-a/Ig-b. Each heterodimer contains the immunoglobulin-fold structure and cytoplasmic tails much longer than those of mIg. As depicted, an mIg molecule is associated with one Ig-a/Ig-b heterodimer. *[Adapted from A. D. Keegan and W. E. Paul, 1992,* Immunology Today *13:63, and M. Reth, 1992,* Annual Review of Immunology *10:97.]*

Fc 수용체는 항체의 Fc 부분과 결합한다_Fc receptor bind to Fc regions of antibodies

면역글로불린의 생합성과 세포표면의 발현은 B-세포 계열에서만 일어나지만, 항체분자의 Fc 부분에 대하여 친화력을 보이는 **Fc 수용체 (FcR)**라 부르는 막당단백질을 가지고 있는 특성은 여러 세포가 가지고 있다. 이러한 수용체는 항체의 여러 생물학적 기능에 필수적이다. Fc 수용체는 세포막을 가로질러 항체를 이동시키고 태반을 가로질러 모체로부터 태아로 IgG를 전달하는데 필요하다. 이들 수용체는 또한 B 림프구, T 림프구, 중성구, 비만세포, 호염기구, 대식세포, 그리고 자연살해세포 등 여러 유형의 세포가 항체를 수동적으로 획득할 수 있도록 한다. 따라서 적응면역계의 생산물인 항체가 대식세포와 자연살해세포와 같은 내재면역의 중요한 세포성 요소를 불러 모을 수 있는 수단을 Fc 수용체가 제공한다. 항원과 결합한 항체와 대식세포와 중성구의 Fc 수용체가 서로 연계되면, 항원-항체 복합체의 효율적인 식세포작용 (옵소닌화)을 위한 효과적인 신호로 작용한다. 옵소닌화 또는 ADCC와 같은 효과기능을 일으키는 것 외에도, 항원이 매개하는 FcR이 결합한 항체의 교차결합이 일어나게 되면 세포의 활성화에 영향을 미치고, 분화를 유도하며, 어떤 경우에는 세포 반응을 억제하는 면역조절 신호를 생성할 수 있다.

서로 다른 여러 Fc 수용체가 존재한다 (그림 4-23). 중합체-Ig 수용체는 중합체 면역글로불린 (중합체 IgA와 어느 정도까지는 5합체 IgM)을 상피조직 표면을 가로질러 수송하는데 필수적이다. 인간의 경우, **신생아 Fc 수용체 (FcR_N; neonatal Fc receptor)**는 임신 중에 어머니로부터 태아로 IgG를 전달하며 IgG의 혈청 농도 수준을 조절하는데 중요한 역할을 한다. 모든 Ig 클래스에 대한 Fc 수용체가 발견되었다. 따라서 IgA와 결합하는 FcαR 수용체가 있으며, IgE와 결합하는 FcεR, IgD와 결합하는 FcδR, IgM과 결합하는 FcμR 등이 존재하며 (그림 4-20을 참조), 사람에서 발견되는 IgG 및 IgG의 서브클래스와 결합할 수 있는 몇몇 종류의 FcγR 수용체(RI, RII-A, RII-B1, RII-B2, RIII)가 존재한다. 여러 경우에서, 항원-항체 복합체가 이들 수용체와 결합하여 생기는 교차결합으로 신호전달 연쇄반응단계가 시작되게 되며, 그 결과로 식세포작용 혹은 ADCC와 같은 활동이 진행된다. Fc 수용체는 종종 또 다른 보조 폴리펩티드 사

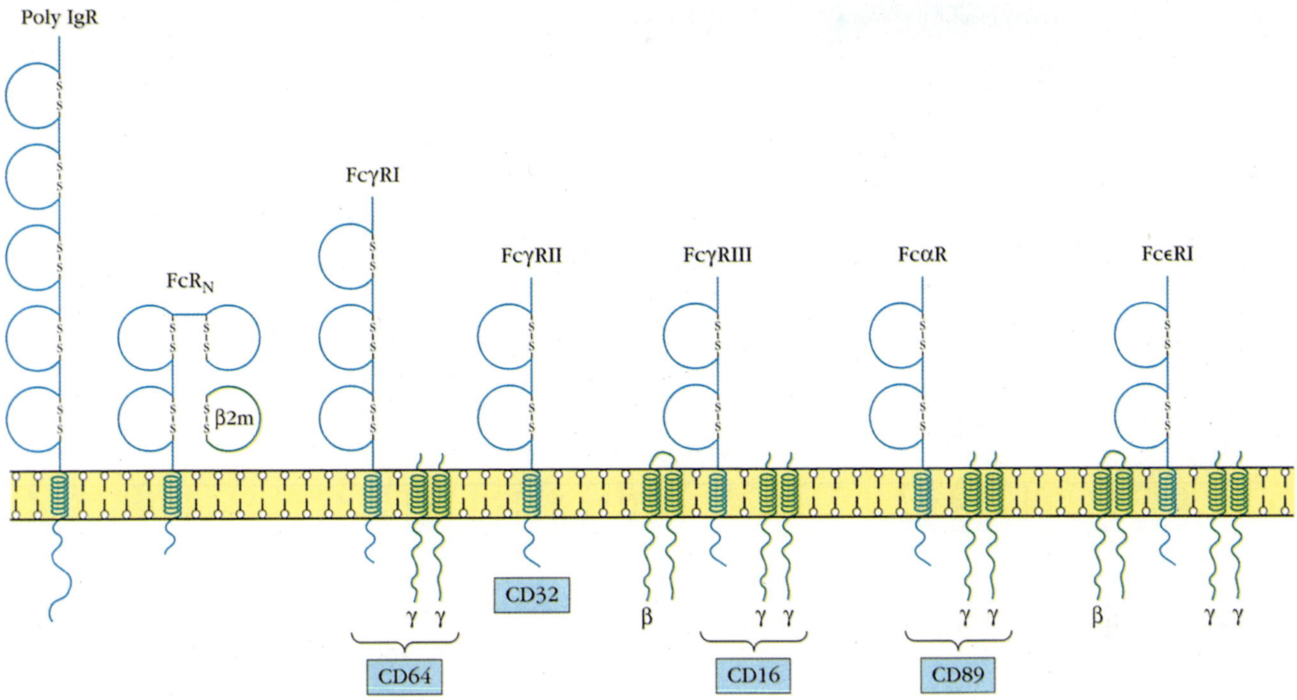

FIGURE 4-23 The structure of a number of human Fc receptors. The Fc-binding polypeptides are shown in blue and, where present, accessory signal-transducing polypeptides are shown in green. The loops in these structures represent portions of the molecule with the characteristic immunoglobulin-fold structure. These molecules appear on the plasma membrane of various cell types as cell surface antigens and, as indicated in the figure, many have been assigned CD designations (for clusters of differentiation, see Appendix 1). The FcγRII has three different forms, A, B1, and B2, differing in their intracellular regions. *[Adapted from M. Daeron, 1999, in The Antibodies, M. Zanetti and J. D. Capra, eds., vol. 5, p. 53, Harwood Academic Publishers, Amsterdam.]*

슬이 참여하는 신호전달 복합체의 일부가 되기도 한다. 그림 4-23에 나타나있는 것처럼, 이러한 복합체에는 한 쌍의 γ 사슬이 관련되어 있기도 하며, IgE 수용체의 경우, 2개의 γ 사슬과 하나의 β 사슬이 연관된 복잡한 조합일 수도 있다. 세포외부 수용체와 세포내부 신호전달 단위와 연계되어 작용하는 이러한 현상은 B 세포 수용체에서 이미 살펴보았으며 (그림 4-22), 이 현상은 T 세포 수용체 복합체의 핵심적인 특징이다 (9장 참조).

면역글로불린 슈퍼패밀리_The Immunoglobulin Superfamily

전반부에서 기술한 면역글로불린의 여러 H사슬과 L사슬의 구조는 몇 가지 공통된 특성이 있기에, 이들이 하나의 공통의 조상으로부터 진화되었음을 암시하고 있다. 특히 모든 H사슬과 L사슬 클래스는 면역글로불린 접힘 도메인 구조를 가지고 있다 (그림 4-8 참조). 이러한 특징적인 구조가 모든 면역글로불린 H사슬과 L사슬에 존재하는 것은 이들을 암호화하는 유전자는 대략 110 아미노산 정도의 폴리펩티드를 암호화하는 하나의 공통적인 원시유전자로부터 나왔음을 제시해 준다. 유전자 복제 (duplication)와 그 후에 유전자 다양성 (divergence)으로 여러 가지 H사슬과 L사슬의 유전자가 생성되었을 것이다.

다수의 막단백질이 면역글로불린 도메인과 매우 유사한 하나 또는 그 이상의 부위를 가지고 있다. 이러한 개개의 막단백질을 **면역글로불린 슈퍼패밀리 (immunoglobulin superfamily)**로 분류한다. *슈퍼패밀리*라는 용어는 단백질에 해당하는 유전자가 기본적인 도메인 구조를 암호화하는 하나의 공통원시유전자로부터 유래된 단백질을 지칭할 때 사용한다. 이러한 유전자는 서로 독립적으로 진화하였으며 유전적 연관이나 기능을 공유하지 않는다. 면역글로불린 이외에도 아래 단백질은 면역글로불린 슈퍼패밀리의 대표적인 일원이다 (그림 4-24).

- B 세포 수용체의 일부인 Ig-α/Ig-β 이형 이합체,
- 분비형 IgA와 IgM에게 분비요소를 제공하는 중합체-Ig 수용체,
- T 세포 수용체
- T 세포 보조 단백질, CD2, CD4, CD8, CD28, 및 CD3의 γ, δ, ε 사슬
- Class I 및 Class II MHC 분자
- β_2-microglobulin, MHC Class I 분자와 연관된 불변 (invariant) 단백질
- VCAM-1, ICAM-1, ICAM-2, 및 LFA-3를 포함하는 여러 세포 부착분자(CAM)
- 혈소판 유래 성장인자 (PDGF; platelet-derived growth factor)

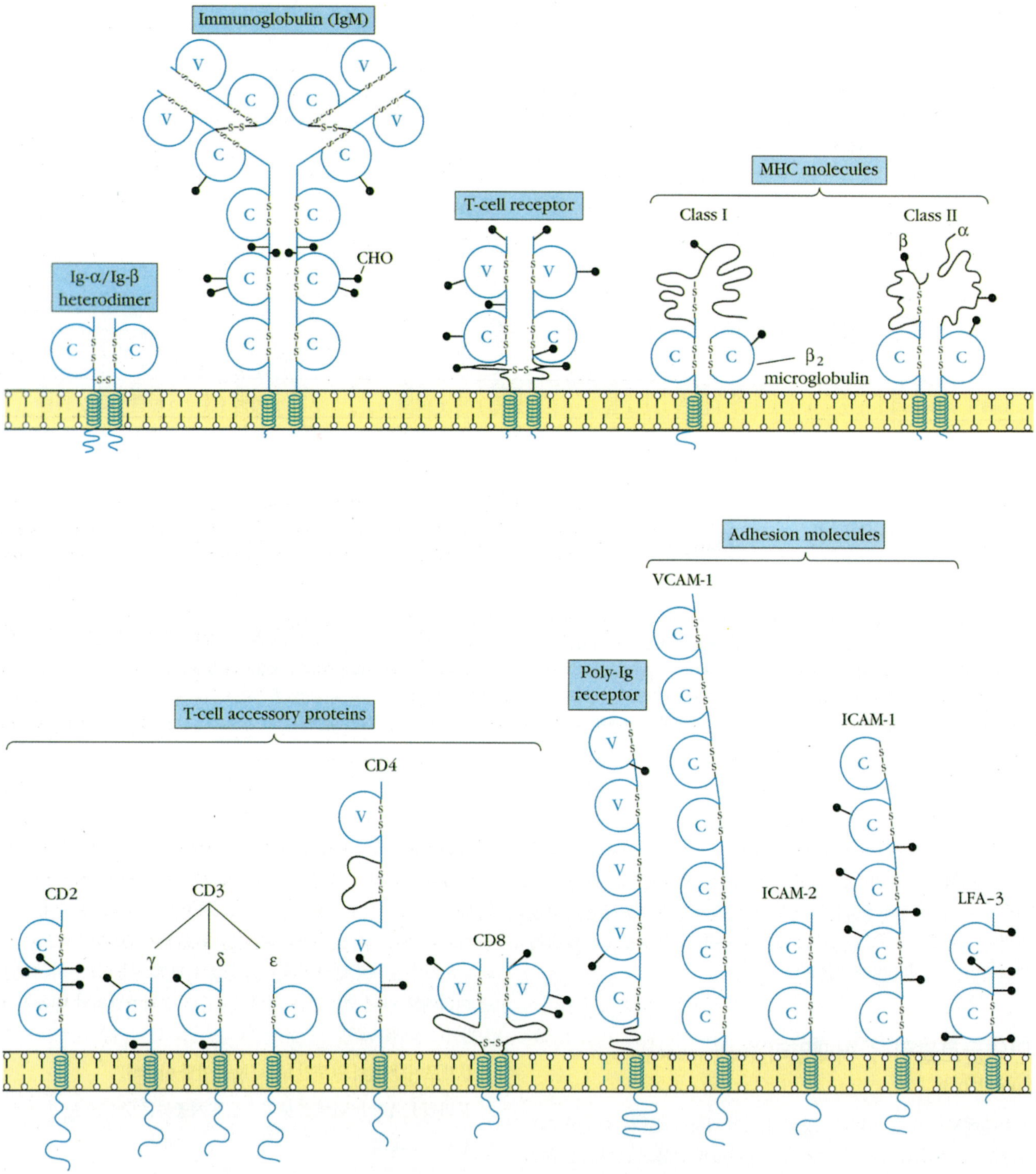

FIGURE 4-24 Some members of the immunoglobulin superfamily, a group of structurally related, usually membrane-bound glycoproteins. In all cases shown here except for β_2-microglobulin, the carboxyl-terminal end of the molecule is anchored in the membrane.

많은 다른 단백질이 면역글로불린 슈퍼패밀리에 속하며, 일부는 다른 장에서 논의할 것이다.

면역글로불린 슈퍼패밀리에 속한 모든 단백질에 대하여 X선 결정분석이 이루어지지는 않았다. 그럼에도 불구하고, 이러한 단백질의 1차 구조, 즉 아미노산 서열을 분석하면 이들 모두가 전형적인 면역글로불린 접힘을 포함하고 있다는 것을 시사한다. 특히 면역글로불린 슈퍼패밀리의 모든 구성원은 적어도 하나 또는 그 이상의 약 110 아미노산 부위를 포함하고 있는데, 이 지역에는 역평행 β 가닥의 병풍 구조로 배열될 수 있으며, 50~70 아미노산 잔기에 걸쳐 펼쳐지는 루프를 막아주는 불변의 사슬 내 (invariant intrachain) 이황화결합을 일반적으로 가지고 있다.

면역글로불린 슈퍼패밀리의 대부분은 항원과 결합하지 않는다. 따라서 이렇게 많은 막단백질에서 발견되는 이 특징적인 Ig-접힘 구조는 항원 결합 외에 다른 기능을 가지고 있어야한다. 한 가지 가능성은 면역글로불린 접힘이 막단백질 사이의 상호작용을 용이하게 해줄 수 있다는 것이다. 앞에서 설명한 것처럼, 이러한 상호작용은 서로 동일한 면역글로불린 도메인 (예; C_H2/C_H2 상호작용) 및 서로 동일하지 않은 도메인 (V_H/V_L 그리고 C_H1/C_L 상호작용) 모두 사이에서 β 병풍구조의 표면 사이에서 일어날 수 있다.

단클론 항체_Monoclonal Antibodies

이전에 지적한 바와 같이, 대부분의 항원은 다수의 항원결정기를 제공하며 따라서 항원은 하나의 항원결정기를 인식하는 여러 B 세포로부터 유래한 각각의 다양한 B 세포 클론이 증식되고 분화되도록 유도한다. 이 결과로 생성된 혈청 항체는 서로 달라 이질적이며, 한 항원결정기에 특이적인 개개의 항체의 혼합물이다(그림 4-25). 이러한 **다클론 항체 (polyclonal antibody)** 반응으로 항체가 항원을 한 위치에 머무르게 하고, 항원의 식세포작용, 그리고 보체가 매개하는 항원의 용균 등이 쉽게 일어나게 한다. 따라서 생체 내 (*in vivo*)에서 다클론항체 반응은 생명체에 확실히 유리한 점이 있다. 불행하게도, 생체 내에서 면역 보호 기능을 증가시키는 항체 이종성 (heterogeneity)은 종종 생체 밖 (*in vitro*)에서의 여러가지 사용에 있어서는 항혈청의 효능을 감소시킨다. 대부분의 연구, 진단 그리고 치료 목적에는 하나의 클론으로부터 유래되어 한 항원결정기에만 특이적인 **단클론 항체 (monoclonal antibodies)**가 바람직하다.

다클론 항체로부터 단클론 항체를 생화학적으로 직접 정제하는 것은 쉽지 않다. 1975년, Georges Koehler와 Cesar Milstein은 단클론항체를 제조하는 방법을 고안하였는데, 이 방법은 즉시 면역학의 가장 중요한 기술 중에 하나가 되었다. 정상적인 항체를 생산하는 활성화된 B 세포를 골수종 세포 (종양성 형질세포)와 융합함으로써, 이들은 **잡종세포주 (hybridoma)**라고 부르는 잡종세포를 생성

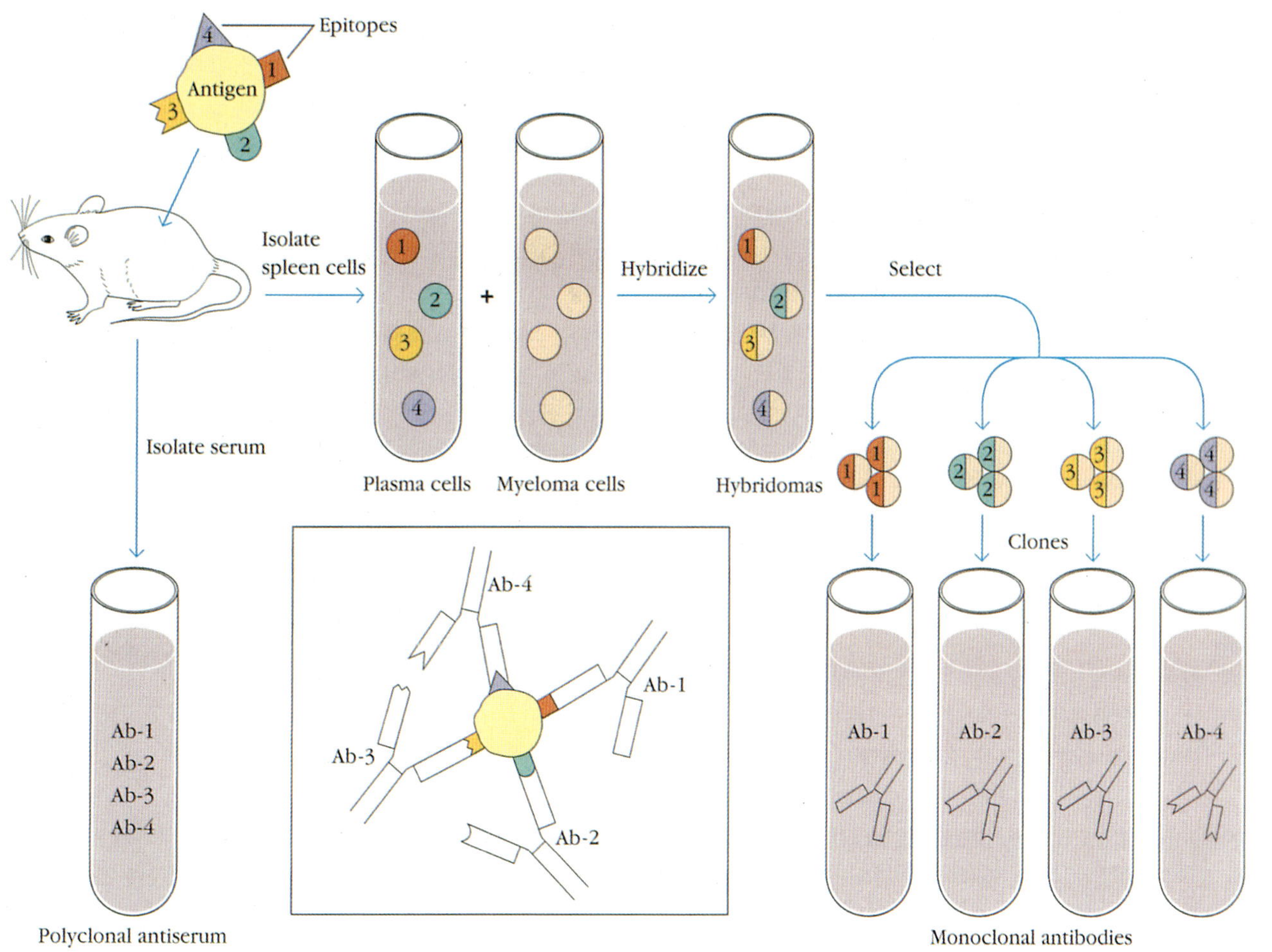

FIGURE 4-25 The conventional polyclonal antiserum produced in response to a complex antigen contains a mixture of monoclonal antibodies, each specific for one of the four epitopes shown on the antigen (inset). In contrast, a monoclonal antibody, which is derived from a single plasma cell, is specific for one epitope on a complex antigen. The outline of the basic method for obtaining a monoclonal antibody is illustrated here.

할 수 있었다. 이 잡종세포주는 골수종 세포가 가진 죽지 않고 계속 성장하는 성질을 소유하고 있으며 B 세포에 의해 생산된 항체를 분비한다 (그림 4-25 참조). 그 결과 생성된 잡종세포주 클론은 대량의 단클론항체를 분비하며, 무한정으로 배양될 수 있다. 22장에서 자세히 논의할 단클론항체를 생산하는 기술의 발달로 면역학자들은 여러 방면에 사용되는 강력한 연구 도구를 보유하게 되었다. Koehler와 Milstein에게 각각 노벨상을 수여됨으로써 그 업적의 중요성이 인정되었다.

단클론항체는 임상적으로 중요하게 이용된다_ Monoclonal antibodies have important clinical uses

단클론항체는 임상의학에서 진단, 영상화 (imaging), 그리고 치료제로서 매우 유용하다는 것이 증명되고 있다. 초기에는, 단클론 항체가 in vitro 진단시약으로 사용되었다. 지금 사용되는 여러 단클론 항체 진단시약 중에는 임신 진단, 여러 병원성 미생물의 진단, 여러 약품의 혈중농도의 측정, 조직적합성 항원의 일치여부 판정 그리고 특정 암에 나타나는 항원의 탐색 등을 위한 제품들이 있다.

방사성동위원소로 표지된 단클론 항체는, 생체 내에서 종양항원을 검출하고 위치를 확인하여 몇몇 1차 종양 (primary tumor) 혹은 전이종양 (metastatic tumor) 환자의 조기진단이 가능하도록 하는데 역시 사용될 수 있다. 예를 들어, 유방암 세포에 대한 단클론 항체를 요오드 131 (I-131)로 표지하여 인근 지역의 림프절에 종양이 전파되었는가를 검사하기 위하여 혈액 안에 주입한다. 이 단클론 (항체) 영상 기술은 다른 스캐닝 기술에 의하면 검출되지 않을 수 있는 유방암 전이를 밝혀낼 수 있다.

98쪽의 임상 초점에서 논의한 바와 같이, 항체를 치료제로 사용하는 것은 역사적으로 오래된 일이다. 최근에 단클론항체의 유용성과 유전공학기술로 단클론 항체를 "인간화" 시킬 수 있는 기량의 향상으로 이 분야에 새로운 활력을 주고 있다. 마우스 단클론 항체를 사용한 초기 시도는 이러한 외래 단백질에 대한 강한 반응을 보이는 가능성의 문제에 직면하였다. 최근에는 단클론항체를 인간 시스템에서 만들거나 V 부위 또는 비인간 항체의 CDR들을 인간 항체의 C 부위와 뼈대부위에 유전공학적으로 (5장 참조) 도입함으로써 단클론 항체를 만들어 면역반응을 일으킬 수 있는 가능성을 최소화하였다.

다수의 항체가 치료용으로 허가되었으며, 백여 개 이상의 새로운 항체가 약제개발 단계에 있다. 이들은 일 년에 수십억 달러의 매출을 의미한다. 항체치료가 유용한 것으로 판명된 주요 분야는 암 치료 및 관절염 질환을 완화시키는 분야이다. 약제 Rituxan (일반명, rituximab)은 비호지킨씨 림프종의 치료에, 그리고 Remicade (일반명, infliximab) 또는 Humira (adalimumab)은 류마티스성 관절염 치료에 널리 사용되고 있다. 이러한 약제의 일반명은 항체의 유형을 반영한다: 예를 들어, 접미어 *-umab*은 인간 단클론항체를 의미하는 반면에, *-imab*는 인간 및 다른 종으로부터 나온 서열을 포함하는 키메라 (chimeric) 형태의 항체를 의미한다.

애브자임은 촉매반응을 하는 단클론항체이다_ Abzymes are monoclonal antibodies that catalyze reactions

항체가 항원에 결합하는 것은 효소가 그 효소의 기질에 결합하는 것과 여러모로 유사하다. 두 경우 모두, 결합력이 약한 비공유결합이 관련되어 있고, 고도의 특이성과 종종 서로 상당한 친화력으로 결합한다. 항원-항체 상호작용과 효소-기질 상호작용의 차이점은 항체는 항원을 변화시키지 않는 반면, 효소는 기질의 화학적 변화를 촉매 하는 것이다. 그러나 효소와 마찬가지로, 적절한 특이성을 가진 항체는 결합된 기질의 전이 상태 (transition state)를 안정화시킬 수 있으며, 따라서 기질의 화학적 변형을 위한 활성화 에너지를 낮춘다.

항원-항체 상호작용과 효소-기질의 상호작용의 유사점은 몇몇 항체가 효소와 같이 행동하고 화학반응을 촉매 할 수 있는가 하는 질문으로 이르렀다. 이러한 가능성을 조사하기 위해서, 가수분해가 일어나고 있는 에스테르의 전이 상태와 합텐 부분이 구조적으로 서로 닮은 합텐-전달체 접합체를 합성하였다. 전이 상태 유사체로 면역을 부여한 마우스로부터 나온 비장세포를 골수종 세포와 융합시켜 항합텐 단클론항체를 생성하게 하였다. 이러한 단클론항체를 에스테르 기질과 반응시켰을 때, 그들 중 일부는 가수분해 속도를 약 천 배 정도 증가시켰다; 즉, 단클론항체가 기질의 가수분해를 촉매하는 효소와 같이 작용하였다. 이러한 항체의 촉매활성은 고도로 특이적이어서, 이 항체는 오직 전이-상태 구조가 면역부여 접합체 (immunizing conjugate)에서 합텐으로 사용된 전이 상태 유사체와 매우 닮은 전이 상태 구조를 가진 에스테르만 가수분해 시킨다. 이러한 촉매성 항체를 항체와 효소의 두 가지 역할에 착안하여 **애브자임 (abzyme)**이라 불러왔다.

촉매성 항체 연구의 핵심적인 목표는 DNA를 특정 위치에서 절단하는 제한효소와 마찬가지로, 특정 아미노산 잔기에서 펩티드결합을 자르는 일련의 애브자임을 유도하는데 있다. 이러한 애브자임은 단백질의 구조 및 기능을 분석하는데 아주 값진 도구가 될 것이다. 부수적으로, 혈전을 녹이는 능력을 가진 애브자임이나 또는 특정 위치에 있는 바이러스 당단백질을 잘라서 바이러스의 감염성을 방해하는 애브자임을 생성하는 것이 가능할 수도 있다. 단백질의 펩티드결합을 자르는 촉매성 항체는 만들에 내는 것은 유감스럽게도 지금까지 극도로 어려웠다. 이 분야에서 현재 추구하고 있는 연구의 대부분은 어렵지만 중요한 어려운 이 문제를 해결하는데 주력하고 있다.

요 약

- 모든 면역원은 항원이지만 모든 항원이 면역원은 아니다. 예를 들어 합텐은 작은 분자의 항원으로 커다란 분자와 연결되었을 경우에만 면역반응을 유도할 수 있다.
- 면역원성은 외래성, 분자의 크기, 화학조성, 복잡성, 양, 항원의 분해와 항원제시의 감수성, 수혜 동물의 유전자형 (특히 MHC 유전자), 투여경로 그리고 보강제 등의 많은 요인에 의해 결정된다.

- 항체는 광범위한 항원결정기 혹은 항원결정부위를 인식한다. 작은 항원은 종종 항체분자의 좁은 홈이나 깊은 포켓 부위에 결합한다: 구형단백질과 같이 커다란 항원은 항체분자의 더 크고 더 평평한 상보적인 표면 부위와 상호작용한다.
- 항체분자는 2개의 동일한 L사슬과 2개의 동일한 H사슬로 구성되어 있다. L사슬은 이황화 결합에 의해 H사슬과 연결되어 있고 H사슬 사이에도 이황화결합으로 연결되어 있다. 각 항체사슬은 아미노 말단 가변부위와 카르복실 말단 일정부위로 이루어져 있다.
- 어떤 항체분자라도 일정부위는 개별형이라 부르는 5가지 기본 H사슬 서열 (μ, γ, δ, α 그리고 ε) 중 하나를, 그리고 타입이라 부르는 2가지 기본 L 사슬 서열 (κ, λ)을 가진다.
- H사슬의 개별형이 항체의 클래스를 결정한다 (μ, IgM; γ, IgG; δ, IgD; α, IgA; 그리고 ε, IgE).
- 5가지 항체 클래스는 서로 다른 효과기능, 평균혈청농도, 반감기를 가지고 있다.
- 면역글로불린 분자에서 각 도메인은 면역글로불린 접힘이라는 특징적인 3차 구조를 가지고 있다. 면역글로불린 슈퍼계의 구성원으로 항체가 아닌 여러 단백질에서도 면역글로불린 접힘 도메인의 존재가 확인되었다.
- 각 H사슬과 L사슬의 아미노말단 가변부위는 3개의 상보성결정부위 (CDRs)를 가지고 있다. 이러한 폴리펩티드 부위는 항체의 항원결합부위를 제공하며 항체의 특이성을 결정한다.
- 면역글로불린은 2가지 형태로 발현된다. 형질세포가 생산하는 분비형 항체, 그리고 Ig-α/Ig-β 이형 이합체와 연계하여 B 세포 표면에 존재하는 B-세포 항원 수용체를 형성하는 막결합형 항체로 발현된다.
- 항체가 항원을 제거하고 병원체를 죽이는 일을 가능하게 하는 3가지 주요한 효과기능은 항원이 대식세포와 중성구의 식세포작용을 촉진시키는 옵소닌화, 세포막에 구멍을 내는 일련의 단백질을 생성하는 것을 이끄는 경로를 활성화시키는 보체의 활성화, 그리고 항체에 결합한 표적세포를 죽이는 항체의존성 세포매개성 세포독성 (ADCC) 등의 3가지이다.
- 여러 B 세포 클론에서 분비되며 서로 상이한 항원결합부위를 가진 항체가 모여 있는 다클론항체와는 달리, 단클론항체는 하나의 B 세포로부터 유래되었으며 동일한 결합부위를 가지고 있다.

References

Berzofsky, J. A., and J. J. Berkower. 1999. Immunogenicity and antigen structure. In *Fundamental Immunology*, 4th ed., W. E. Paul, ed. Lippincott-Raven, Philadelphia.

Demotz, S., H. M. Grey, E. Appella, and A. Sette. 1989. Characterization of a naturally processed MHC class II-restricted T-cell determinant of hen egg lysozyme. *Nature* **342:**682.

Frazer, J. K., and J. D. Capra. 1999. Immunoglobulins: structure and function. In *Fundamental Immunology*, 4th ed. W. E. Paul, ed. Lippincott-Raven, Philadelphia.

Grey, H. M., A. Sette, and S. Buus. 1989. How T cells see antigen. *Scientific American* **261**(5):56.

Immunology Today: The Immune Receptor Supplement, 2nd ed. 1997. Elsevier Trends Journals, Cambridge, UK (ISSN 1365-1218).

Kindt, T. J., and J. D. Capra. 1984. *The Antibody Enigma.* Plenum Press, New York.

Köhler, G., and C. Milstein. 1975. Continuous cultures of fused cells secreting antibody of predefined specificity. *Nature* **256:**495.

Kraehenbuhl, J. P., and M. R. Neutra. 1992. Transepithelial transport and mucosal defence II: secretion of IgA. *Trends in Cell Biology* **2:**134.

Landsteiner, K. 1945. *The Specificity of Serological Reactions.* Harvard University Press, Cambridge, MA.

Laver, W. G., G. M. Air, R. G. Webster, and S. J. Smith-Gill. 1990. Epitopes on protein antigens: misconceptions and realities. *Cell* **61:**553.

Reth, M. 1995. The B-cell antigen receptor complex and coreceptor. *Immunology Today* **16:**310.

Stanfield, R. L., and I. A. Wilson. 1995. Protein-peptide interactions. *Current Opinion in Structural Biology* **5:**103.

Tainer, J. A., et al. 1985. The atomic mobility component of protein antigenicity. *Annual Review of Immunology* **3:**501.

Wedemayer, G. J., et al. 1997. Structural insights into the evolution of an antibody combining site. *Science* **276:**1665.

Wentworth, P., and K. Janda. 1998. Catalytic antibodies. *Current Opinion in Chemical Biology* **8:**138.

Wilson, I. A., and R. L. Stanfield. 1994. Antibody-antibody interactions: new structures and new conformational changes. *Current Opinion in Structural Biology* **4:**857.

Useful Web Sites

http://www.umass.edu/microbio/rasmol/

RasMol is free software for visualizing molecular structures that can be run on Windows-based, Macintosh, or Unix PCs. With it one can view three-dimensional structures of many types of molecules, including proteins and nucleic acids.

http://www.expasy.ch/

This is the excellent and comprehensive Swiss Institute of Bioinformatics (SIB) Web site, which contains extensive information on protein structure. From it one can obtain protein sequences and three-dimensional structures of proteins as well as the versatile Swiss-PdbViewer software, which has several advanced capabilities not found in RasMol.

http://www.bioinf.org.uk/abs/
The Antibodies: Structure and Sequence Web site summarizes useful information on antibody structure and sequence. It provides general information on antibodies and crystal structures and links to other antibody-related information.

http://www.ncbi.nlm.nih.gov/Structure/
The Molecular Modeling Database (MMDB) contains three-dimensional structures determined by x-ray crystallography and NMR spectroscopy. The data for MMDB are obtained from the Protein Data Bank (PDB). The National Center for Biotechnology Information (NCBI) has structural data cross-linked to bibliographic information, to databases of protein and nucleic acid sequences, and to the NCBI animal taxonomy database. The NCBI has developed a 3-D structure viewer, Cn3D, for easy interactive visualization of molecular structures.

http://www.umass.edu/microbio/chime/pe/protexpl/frntdoor.htm
Protein Explorer is a molecular visualization program created by Eric Martz of the University of Massachusetts, Amherst, with the support of the National Science Foundation to make it easier for students, educators, and scientists to use interactive and dynamic molecular visualization techniques.

http://imgt.cines.fr
IMGT, the international ImMunoGeneTics database, created by Marie-Paule Lefranc, is a well-organized, powerful, and comprehensive information system that specializes in immunoglobulins, T-cell receptors and major histocompatibility complex (MHC) molecules of all vertebrate species.

학습문제

임상초점문제 두 제약회사가 정맥 주사형 면역글로불린 (intravenous immune globulin, IVIG)를 제조하였다. A 회사는 오직 미국에서만 선택한 100,000명의 헌혈자로부터 채취한 혈액을 모아서 IVIG를 생산하였다. B 회사는 북미, 유럽, 브라질, 및 일본으로부터 선택된 60,000명의 제공자 혈액으로 IVIG를 생산하였다.

a. 어느 제품이 더 광범위한 병원체와 반응성을 보이는가? 그 이유는?
b. 이 항체를 받은 환자가 (1) 결코 미국을 떠나지 않거나 (2) 세계 여러 곳을 여행한다고 가정하자. 이들 환자 그룹 각각에 대하여 당신은 어느 회사의 제품을 선택할 것인가?

1. 다음 각 서술이 참인지 거짓인지 표시하라. 만약 거짓이라고 생각되면 그 이유를 설명하라.

a. 대부분의 항원들은 하나 이상의 클론으로부터 반응을 유도한다.
b. 일반적으로 하나의 고분자 단백질 항원은 다른 많은 항체 분자와 결합할 수 있다.
c. 합텐은 항체생성을 촉진시킬 수 있으나 항원 분자와 결합할 수는 없다.
d. MHC 유전자는 항원에 대한 면역반응 정도를 결정하는 주된 역할을 한다.
e. T세포 항원결정기는 T세포 수용체와 결합할 수 있는 접근이 용이한 아미노산 잔기인 경향이 있다.
f. 많은 B세포의 항원결정기는 단백질 항원의 3차원 구조에 의해 모이는 비연속적인 아미노산들이다.
g. 모든 항원은 면역원이다. T_H와 T_C세포 모두 처리되어서 MHC 분자에 의해 제시된 항원을 인지한다.
h. 항체는 친수성 혹은 소수성의 화합물과 결합할 수 있으나 T 세포 수용체는 오직 MHC-펩티드 복합체와 결합한다.
i. B 세포 항원결정기는 단백질의 1차 구조로부터 정확하게 유추할 수 있다.

2. 아래에 각 항원들이 쌍으로 나열되어 있다. 토끼에게 주사했을 때 어떤 것이 더 강한 면역성을 가지는지를 표시하고 그 이유를 설명하라.

a. 천연 BSA
열로 변성된 BSA
b. 암탉의 흰자에서 얻은 리소자임 (HEL)
암탉의 콜라겐
c. 분자량 30,000의 단백질
분자량 150,000의 단백질
d. Freund의 완전 보강제 속에 들어있는 BSA
Freund의 불완전 보강제 속에 들어있는 BSA

3. 합텐과 전달체에 관한 다음의 설명들 중 올바른 것을 표시하라.

a. 합텐은 BSA와 같은 거대 단백질 분자이다.
b. 다수의 합텐분자들을 포함한 합텐-전달체 복합체를 동물에 주입했을 때 유도되는 대부분의 항체는 합텐 특이적인 것들이다.
c. 전달체는 오직 세포매개성 면역을 유도하는데만 필요로 한다.
d. 합텐에 대응하는 항체를 획득하기 위해서는 합텐-전달체 복합체를 면역하는 것이 필요하다.
e. 전달체로는 디니트로페놀과 페니실릭산(페니실린 유도체)과 같은 작은 분자들이 해당된다.

4. 다음의 문장을 보고 하나의 거대 항원에서 B세포 항원결정기에 관한 것이면 (B), T세포 항원결정기에 관한 것은 (T), 둘 다일 경우 (BT)로 표시하라.

a. 이들의 대부분은 항상 아미노산 잔기들의 선형 서열로 이루어져 있다.
b. 이들은 일반적으로 단백질 항원의 내부에 위치한다.
c. 이들은 일반적으로 단백질 항원의 표면에 위치한다.
d. 이들은 단백질 항원이 열에 의해 변성될 때 면역원성을 잃는다.
e. 면역우세성을 지닌 항원결정기는 각 개체에 발현된 MHC 분자들에 의해 일부가 결정된다.
f. 이들은 일반적으로 단백질로부터 생겨난다.
g. 같은 항원에서 여러 개의 다른 항원결정기가 나타날 수 있다.
h. 이들의 면역원성은 항원의 3차원 구조에 의해 좌우될 수 있다.
i. Freund의 완전항원보강제와 함께 투여함으로써 이들의 면역반응 유도가 강화될 수 있다.

5. 다음 각 서술이 참인지 거짓인지를 표시하라. 만약 거짓이라고 생각되면 그 이유를 설명하라.

a. 인간 IgG3를 면역부여 시킨 토끼는 인간의 IgG의 모든 서브클래스와 반응하는 항체를 생산할 것이다.
b. 하나의 B 세포 표면에 존재하는 모든 면역글로불린 분자는 동일한 이디오타입을 가지고 있다.
c. 하나의 B 세포 표면에 존재하는 모든 면역글로불린 분자는 동일한 개별형을 가지고 있다.
d. 하나의 골수종 클론에서 유래한 모든 골수종 단백질은 동일한 개별형과 동종형을 가지고 있다.
e. IgA가 세포관통이동을 수행하는 주요 항체 종류이지만, 중합체 IgM도 역시 세포관통이동을 수행한다 (그러나 단량체 IgA는 하지 않는다.).
f. 극가변부위는 항원결정기와 중요한 접촉을 가진다.
g. 세균의 응집반응에는 IgG가 IgM보다 더 효과적으로 기능을 한다.
h. 비록 종종 연구와 진단 목적에 단클론항체를 더 선호하지만, 단클론항체와 다클론항체 모두 고도로 특이적일 수 있다.
i. 모든 개별형은 일반적으로 한 종의 각 개체에서 발견된다.
j. H 사슬 가변부위(V_H)는 L사슬의 가변부위(V_L)보다 2배 정도 길다.

6. 당신은 활력이 넘치는 면역학 수강학생으로, 면역글로불린의 새로운 개별형으로 여겨지는 단백질 X를 분리하였다.
   a. 면역글로불린으로 분류되기 위하여 단백질 X가 가져야하는 구조적 특징은 무엇인가?
   b. 인간 IgG 전체, 인간 κ 사슬, 그리고 인간 γ사슬에 대한 토끼의 항혈청을 당신이 제조하였다. 단백질 X가 실제로 새로운 면역글로불린 개별형이라 가정하면, 항혈청 중 어느 것과 반응하겠는가? 그 이유는 무엇인가?
   c. 단백질 X에 특이적인 항혈청을 만드는 실험방법을 고안하라.

7. 클론선택설에 따르면, 하나의 B 세포 표면에 있는 모든 면역글로불린 분자는 동일한 특이성을 가지고 있다. 한 B 세포에 IgM과 IgD가 동시에 존재하는 것이 왜 클론선택의 단일특이성 (unispecificity) 원칙에 위배되지 않는지 이유를 설명하라.

8. γ H사슬을 가지고 있는 IgG는 진화과정에서 μ H사슬을 가진 IgM보다 훨씬 최근에 발달되었다. IgG를 IgM과 비교할 때 2가지 장점과 2가지 단점을 기술하라.

9. 5 가지 면역글로불린 개별형은 여러 구조적 특징을 공유하고 있지만 개별형의 구조적 차이가 생물학적 활성에 영향을 미친다.
   a. 전형적인 IgG 분자의 개략도를 그리고 다음 각 부분을 표시하라; H 사슬, L 사슬, 사슬사이의 이황화결합, 사슬내 이황화결합, Fab, Fc, 그리고 모든 도메인. 어느 도메인이 항원과 결합에 관련되어있는가를 나타내라.
   b. 침에서 분리한 IgA 분자를 그리기 위해서 IgG 개략도를 어떻게 변형시켜야 할 것인가?
   c. 혈청 내 IgM을 그림으로 그리기 위해서 IgG의 그림을 어떻게 변형시켜야 하는가?

10. IgG 분자의 성질과 IgG 분자의 여러 부분에 관련된 아래 표를 채워 넣어라. 만약 분자 혹은 분자의 일부분이 그 성질을 보이면 (+)을 삽입하고; 그렇지 않으면 (−)을 그리고 약하게 보여주면 (+/−)을 삽입하라.

성질	whole IgG	H chain	L chain	Fab	$F(ab')_2$	Fc
항원과 결합한다						
Bivalent(2가) 항원결합						
Fc 수용체와 결합 한다						
항원 존재 하에서 보체를 고정한다						
V 도메인을 가진다						
C 도메인을 가진다						

11. 면역글로불린 분자는 항원결정부위를 가지고 있기 때문에, 그들 자신이 항체의 형성을 촉진시키는 면역원으로 기능을 할 수 있다. 다음 각 면역조치 시나리오에 대하여, 항-면역글로불린 항체가 개별형 (IS), 동종형 (AL), 혹은 이디오타입 (ID) 결정부위들 중 무엇에 대해 형성될 것인지를 나타내라:
   a. BALB/c 마우스에서 생산된 항-DNP 항체를 C57BL/6 마우스에 주사하였다.
   b. BALB/c 마우스로부터의 항-BCG 단일클론항체를 BALB/c 마우스에 주사하였다.
   c. BALB/c 마우스에서 생산된 항-BCG 항체를 토끼에 주사하였다.
   d. BALB/c 마우스에서 생산된 항-DNP 항체를 다른 계통의 마우스에게 주사하였다.
   e. BALB/c 마우스에서 생산된 항-BCG 항체를 같은 마우스에게 주사하였다.

12. 상단에 명시된 토끼의 항혈청이 좌측에 명시된 생쥐 항체 요소와 반응을 할 것인가를 지적하기 위하여 아래 표에 YES 혹은 NO로 적어 넣어라.

	γ chain	κ chain	IgG Fab fragment	IgG Fc fragment	J chain
Mouse γ chain					
Mouse κ chain					
Mouse IgM whole					
Mouse IgM Fc fragment					

13. 면역글로불린 접힘이라는 용어로 지칭되는 면역글로불린의 특징적 구조는 면역글로불린 슈퍼패밀리에 속하는 여러 막단백질에서도 발견된다.

a. 면역글로불린 접힘 도메인 구조를 정의하는 전형적인 특성에 대하여 기술하라.
b. 면역글로불린 슈퍼패밀리에 속한 단백질을 숙고해 보자. 이러한 모든 단백질이 공통적으로 가지고 있는 것은 무엇인가? 항원과 결합하는 2가지 서로 다른 슈퍼패밀리 구성원에 대하여 기술하라. 항원과 결합하지 않은 4가지 서로 다른 Ig 슈퍼패밀리 구성원들을 밝혀라.

14. CDR 부위는 항체분자의 어느 곳에 위치하고 있으며 그들의 기능은 무엇인가?

15. 폴리펩티드 사슬안의 각 위치에서 아미노산 서열의 변화는 정량적 용어인 변화도로 표현할 수 있다.

a. 변화도의 최대값과 최소값은 무엇인가?
b. 다수의 포유류 종에 존재하는 어떤 효소의 변화도 도표는 인간 면역글로불린 변화도 도표와 어떻게 다를 것으로 예상되는가?

16. 연구자가 마우스 IgG에 특이적인 토끼 항혈청을 만들기를 원했다. 연구자는 정제된 마우스 IgG를 토끼에게 주사하고 마우스 IgG와 강력하게 반응하는 항혈청을 얻었다. 그러나 실망스럽게도, 항혈청은 마우스의 다른 개별형 각각에도 반응하였다. 이 연구자가 왜 이같은 결과를 얻었는지 이유를 설명하시오. 연구자는 어떻게 마우스 IgG에 특이적인 토끼 항혈청을 만들 수 있는가?

17. 당신은 면역글로불린 H사슬과 L사슬에 대한 정상적인 유전형(genotype)을 가지고 있는 비장세포를 그들의 면역글로불린 유전형이 다음과 같이 서로 다른 3개의 골수종세포와 융합시켰다: (a) H^+, L^+ (b) H^+, L^- 그리고 (c)H^+, L^-. 각 잡종세포주에 대하여, 하나의 H와 하나의 L사슬로 구성된 독특한 항원결합부위가 이론적으로 몇 개가 만들어질 수 있는가를 예측하고 가능한 항체분자의 사슬 구조를 나타내 보라. 가능한 각 항체분자에 대하여 이 사슬들이 비장 (S) 또는 골수종 (M) 융합 상대에서부터 왔는가를 나타내라 (예; H_sL_s/H_mL_m).

18. 각 면역글로불린 개별형 (a-e)에 대하여, 각 개별형을 설명하는 아래에 제시된 서술 (1-12)을 선택하라. 각 서술은 한번 또는 한번 이상 사용되거나 전혀 사용되지 않을 수도 있다. 어떤 개별형에는 하나의 서술 이상이 적용될 수도 있다.

(개별형)

a. ______ IgA   c. ______ IgE   e. ______ IgM
d. ______ IgD   d. ______ IgG

(서술)

(1) 분비형은 H_2L_2 기본단위의 5합체이다.
(2) 비만세포의 Fc 수용체에 결합한다.
(3) 중합체 형태는 J 사슬을 가지고 있다.
(4) 항원과 접촉하지 않은 성숙한 B 세포의 표면에 존재한다.
(5) 혈청 내에서 가장 풍부한 개별형이다.
(6) 침, 눈물, 모유 등 분비물에 존재하는 주요 항체이다.
(7) 미성숙 B 세포의 표면에 존재한다.
(8) 1차 면역반응에서 혈청에 처음으로 만들어지는 항체이다.
(9) 즉시형 과민반응에서 중요한 역할을 한다.
(10) 내장이나 호흡기 점막을 통하여 침입하는 병원체로부터 보호하는데 주된 역할을 한다.
(11) 중합체 형태는 분비요소를 포함할 수 있다.
(12) 혈청 내에 가장 적은 양으로 존재하는 개별형이다.

19. 당신이 티로신 인산화효소-연결 세포수용체에 대한 단클론항체를 만들었다. 이 항체를 세포의 표면에 있는 수용체와 결합시키면, 세포가 억제되는 대신에 오히려 자극되었다. 즉, 항체가 수용체를 방해하는 대신에 수용체로부터 신호전달이 증가하는 결과가 나타났다. 이러한 결과에 대한 가능한 설명은 무엇인가? 당신의 항체가 수용체와 리간드의 결합을 방해하는 것으로 판명되었다면, 이러한 자극 반응을 제거하기 위하여 항체를 어떻게 변형시킬 수 있는가?

20. IgG는 어머니로부터 태아로 전달될 수 있어서, 어머니가 노출되었던 항원에 대한 면역 보호기능을 출산 전까지 태아에게 제공한다. 그러면 출산 이후에 어머니는 어떤 방법으로 신생아에게 면역보호 기능을 제공할 수 있는가?

Interactive Study

www.whfreeman.com/kuby

SELF-TEST
Review of Key Terms

ANIMATION
Immunoglobulins
hCG Pregnancy Test

MOLECULAR VISUALIZATION
An Introduction to Immunoglobulin Structure

chapter 5장

면역글로불린 유전자의 구성과 발현

Organization and Expression of Immunoglobulin Genes

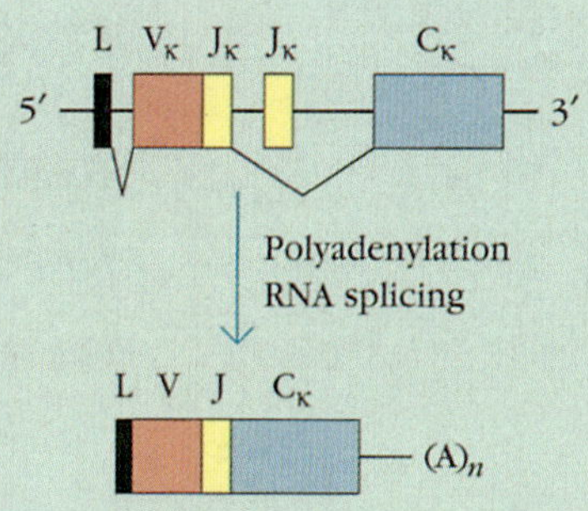

Kappa light-chain genes are rearranged and spliced to generate the complete message.

- Ig구조에 관한 유전적 모델 분석
- Ig 유전자들의 다중유전자 구성
- 가변부위 유전자 재배열
- 가변부위 DNA 재배열 과정의 기전
- 항체 다양성 생성
- 일정부위 유전자들의 클래스 전환
- Ig 유전자 발현
- 면역글로불린의 합성, 조합 그리고 분비
- Ig-유전자 전사의 조절
- 항체 유전자들과 항체 조작기술

포유동물 면역체계의 가장 두드러진 특성 중 하나는 모든 외부 항원에 반응할 수 있는 능력이다. 면역 글로불린 (Ig)서열 데이터가 축적됨으로써, 알려진 모든 항체들은 그들의 가변부위 (variable region)에는 독특한 아미노산을 지니고 있고 일정부위 (constant region)는 제한된 수의 불변서열 중 하나만 지니고 있음이 밝혀졌다. 하나의 단백질 안에서 일정성과 엄청난 가변성의 조합을 만들 수 있는 유전학적 근거는 면역글로불린 유전자의 구성에서 찾아볼 수 있다.

배선 (germ-line) DNA에서는 여러 유전자 단편들이 면역글로불린 하나의 중쇄 (heavy chain) 혹은 경쇄 (light chain)를 이루고 있다. 이런 유전자 단편들은 생식세포 (germ cells)에 존재하지만, 그들이 기능적 유전자로 재배열되기 전에는 전사되어 하나의 완전한 사슬로 번역되지 못한다. 골수에서 B 세포가 성장하는 동안 이들 유전자 단편들 일부는 역동적인 유전자 체계에 의해 무작위로 재배열하여 10^6 이상의 조합을 만들 수 있다. 이어지는 일련의 과정을 통해 가변부위의 다양성은 적어도 10^8 이상으로 증가한다. B 세포 발달과정 동안, 전구 B 세포 (progenitor B cell)의 성숙은 Ig 유전자 재조합으로 완성된 면역글로불린의 다양성을 높이는 유전자의 수식이 더해지는 순서로 진행된다. 이 과정이 끝나면, 면역력을 지닌 성숙 B 세포 (mature B cell)는 한 개의 중쇄 가변부위와 한 개의 경쇄 가변부위에 대한 암호화 염기서열 (coding sequence)을 가지게 된다. 따라서 각각의 B 세포는 특정 항원결정기 (epitope)에 대한 항원적 특이성을 지니게 된다. 말초면역기관에 존재하는 성숙 B 세포는 항원자극 후에 일정부위 유전자 단편들의 추가적인 재조합을 통해 개별형 (isotype) 전환을 초래할 수 있다. 이는 항원에 대한 특이성의 변화 없이 면역글로불린의 생물학적 효과기능의 전환을 이루게 된다. 따라서, 성숙 B 세포들은 배선 DNA와 다른 염색체 DNA를 지니고 있다. 실제 우리는 DNA를 안정된 유전적 청사진 (blue print)으로 생각하지만, 림프구 계통 세포들은 원래 유전적 청사진과 똑같은 청사진을 지니고 있지 않다. 유전체 재배열은 림프구 세포 분화의 필수적 현상이지만 다른 어떤 척추동물 세포들도 이런 재조합과정을 가지고 있지 않다.

본 장에서는 먼저 면역글로불린 유전자들의 구성, Ig 유전자 재조합 과정 그리고 10^8 이상 다른 항원 특이성을 생성하는 면역글로불린 유전적 시스템에 의한 기전을 자세히 설명하고, 클래스 전환 기전, 면역글로불린 유전자 발현에 있어 다양한 RNA 수식 과정의 역할과 Ig 유전자 전사조절 과정을 언급하고 있다. 또한 이장은 면역

OVERVIEW FIGURE 5-1: B-Cell Development

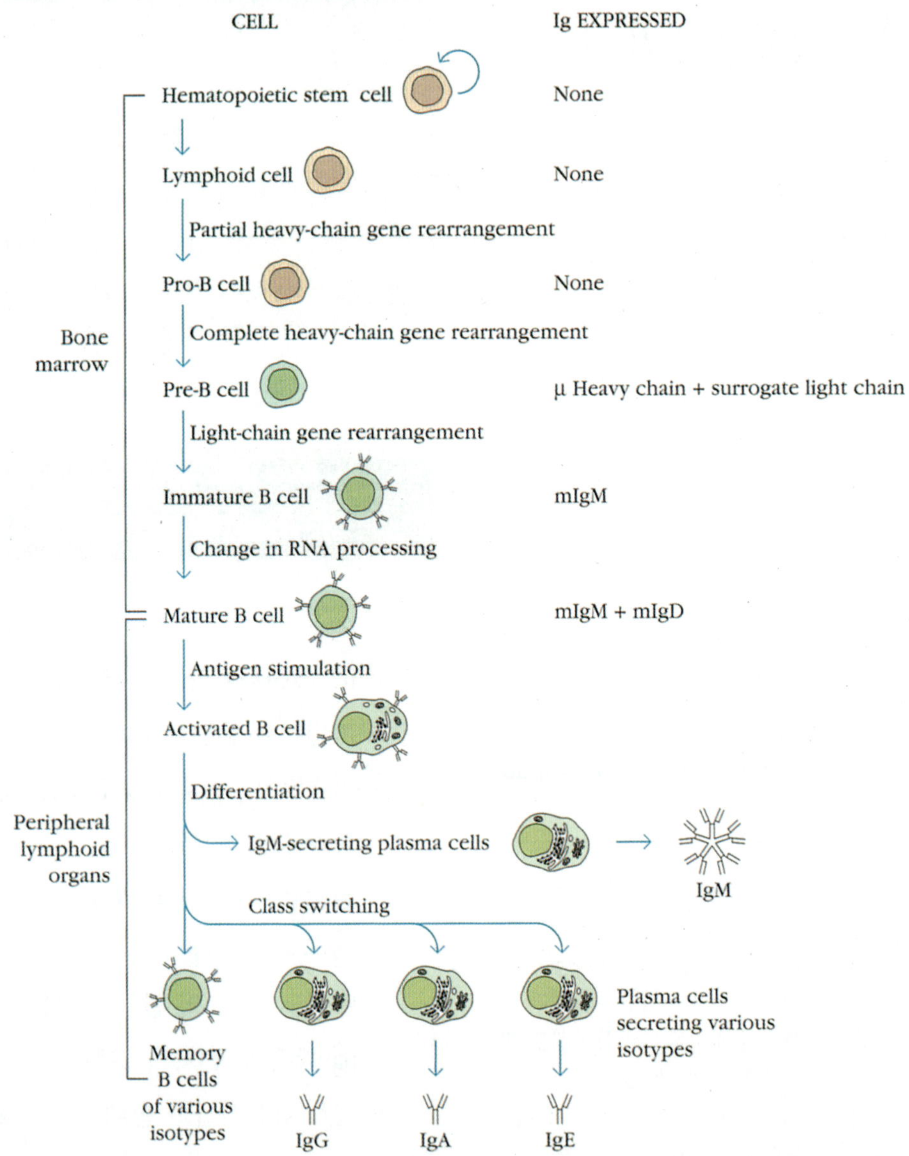

The events that occur during maturation in the bone marrow do not require antigen, whereas activation and differentiation of mature B cells in peripheral lymphoid organs require antigen. The labels mIgM and mIgD refer to membrane-associated Igs. IgG, IgA, and IgE are secreted immunoglobulins.

글로불린 유전자의 분자생물학적 지식을 치료와 연구에 적용할 수 있는 항체 분자의 변형체 생성과 사용에 관한 내용을 담고 있다. 11장은 전구 B 세포 (progenitor B cell)에서 유전자 재조합부터 최종 기억 B 세포와 항체를 생성하는 형질세포 (plasma cell)로의 B 세포 발달의 전과정을 자세히 설명하고 있다. 그림 5-1은 B 세포 발달과정에 있어 순차적 단계를 종합적으로 나타내고 있는데 이 발달과정의 많은 단계는 필수적인 재배열과정을 통해 일어난다.

Ig 구조에 관한 유전적 모델 분석_Devising a Genetic Model Compatible with Ig Structure

4장에서 기술한 면역글로불린 서열에 대한 연구결과들을 통해 전통적인 유전학적 모델로는 설명하기 어려웠던 면역글로불린 구조의 여러 특징들이 밝혀졌다. 면역글로불린 유전자에 대한 모델은 항체의 다음과 같은 특성들을 설명할 수 있어야 했다:

- 매우 다양한 항체 특이성 (antibody specificities)이 있음
- Ig 중쇄 와 경쇄의 아미노 말단부위에 가변부위와 카르복실 말단에 일정부위가 하나씩 존재함
- 서로 다른 중쇄의 일정부위와 주어진 하나의 가변부위의 결합으로 동일한 항원 특이성을 가지는 개별형 (isotypes)이 존재함.

항체의 다양성을 설명하기 위한 배선과 체성 변이 모델 _Germ-line and somatic-variation models contended to explain antibody diversity

몇 십년동안 많은 면역학자들은 항체구조의 엄청난 다양성을 설명하기 위한 적절한 유전적 모델을 찾기 위해 노력하던 중에 두 개의 이론이 등장했다. 먼저, **배선이론 (germ-line theory)**은 생식세포 (정자, 난자)에서 유래된 게놈은 엄청난 수의 면역글로불린 유전자를 지니고 있다는 이론이다. 그러나 이 이론은 항체의 다양성을 설명할 수 있는 유전적 기전을 내세우지 못했다. 이 이론을 주장하는 이들은 단지 면역계에 의한 엄청난 생존력이 항체들을 암호화하는 게놈상의 상당한 영역 때문이라고 주장했다. 이와 반대로 **체성 변이 이론 (somatic-variation theory)**은 게놈은 상대적으로 적은 수의 면역글로불린 유전자를 지니고 있으며, 체세포 내에서 이들 유전자의 변이 혹은 재조합을 통해 다양한 항체 특이성을 얻는다는 이론이다.

많은 수의 면역글로불린의 아미노산 서열이 결정됨에 따라 항체 다양성의 생성뿐만 아니라 일정성의 유지에 관한 기전이 존재해야 함이 더욱 명백해졌다. 다양성이 배선 혹은 체세포성 기전에 의해 주어지더라도 어떤 기전에 의해 가변부위 (V)의 다양성을 만드는 동안 일정부위 (C)의 안정성이 유지되는가? 에 대한 질문은 여전히 남아있었다.

배선이론 과 체성 변이 이론 지지자 모두 항체의 이런 구조적인 특성에 적절한 해답을 제공하지 못했다. 배선이론 지지자는 각각 변화하지 않는 일정 부위를 유지하는 동안 많은 중쇄와 경쇄 유전자들의 가변부위 내에서의 다양성을 제공할 수 있는 진보적 원리를 설명하기 어려웠다. 반면, 체성 변이 이론 옹호자들은 일정부위에 의해 암호화되는 아미노산 서열의 변화 없이 체세포에서 중쇄와 경쇄의 가변부위를 암호화하는 유전자의 다양성을 제공하는 기전을 설명하기 어려웠다. Ti1로 명명된 인체 골수종 단백질의 아미노산 서열 분석에 의해 동일한 가변부위 서열이 γ 및 μ 중쇄 일정부위들과 결합되어 있다는 것이 밝혀졌을 때 설명을 요구하는 세번째 구조적 특성이 제기되었다. 중쇄의 가변 부위에 있는 특정한 동종형 표지 (allotypic marker)가 α, γ, μ 중쇄 일정부위와 결합될 수 있다는 유사한 현상이 C. Todd에 의해 토끼에서 발견되었다. 그 외 다른 증거는 특정 하나의 항원 특이성을 결정하는 하나의 가변 부위 서열이 다양한 중쇄 일정부위 서열들과 결합되어 있다는 것을; 다시 말해 서로 다른 클래스 혹은 개별형의 항체들 (예를들면, IgG, IgM)이 동일한 가변 부위 서열을 지닐 수 있음을 확인하였다.

Dreyer와 Bennett가 두 가지-유전자 모델을 제시했다_Dreyer and Bennett proposed the two-gene model

면역글로불린 구조를 설명하기 위한 유전적 모델을 찾기 위한 시도로 W. Dreyer와 J. Bennett가 1965년 두 개의 분리된 유전자가 하나의 면역글로불린의 중쇄와 경쇄를 만든다고 제안하였다. 즉, 한 유전자는 V 부위 (가변부위, variable region)를, 또 다른 한 유전자는 C 부위 (일정부위, constant region)를 암호화한다는 것이다. 그들은 이러한 두 유전자들이 DNA 단계에서 어떠한 기전을 통해 합쳐져서, 단일 Ig 중쇄 혹은 경쇄로 전사되고 번역될 수 있는 연속적인 정보 (message)를 형성한다고 제시하였다. 또한 그들은 수백 혹은 수천 개의 V 부위 유전자가 배선에 존재하고 반면 단지 한 종류의 C 부위 클래스가 존재한다고 제시하였다.

배선이론과 체세포성 이론의 요소가 조합된 이런 종류의 재조합 모델 (recombinational model)이 하나의 V 부위가 여러 개의 C 부위와 조합되어 있는 면역글로불린들을 설명할 수 있었다. 하나의 면역글로불린 클래스와 하위 클래스에 한 종류의 일정부위 존재를 제시하므로 위의 모델은 가변부위 유전자들의 진화적인 다양성을 인정하는 반면 필요한 생물학적 기능 보존을 설명할 수 있었다.

처음에는 Dreyer와 Bennett 가설에 대한 지지가 간접적인 것이었다. 방사성 동위원소가 결합된 일정부위 DNA 탐침을 이용한 초기 DNA 혼성화 역학 (DNA hybridization kinetics) 연구를 통해 탐침이 단지 하나 혹은 두 개의 유전자와 결합하여 각 일정부위 클래스와 하위 클래스 유전자가 단지 하나 혹은 두 개 존재한다는 모델의 예측을 확인할 수 있었다. 그러나 이런 간접적인 증거는 Dreyer와 Bennett 가설에 반대하는 집단을 설득하기에 충분하지 못하였다. 왜냐하면, 두 개의 유전자들이 하나의 폴리펩티드를 암호화한다는 것은 한 폴리펩티드에 하나의 유전자가 필요하다는 기존의 이론에 어긋나고 또한 당시까지 알려진 생물학적 시스템에서 그 예를 발견하지 못했기 때문이었다.

과학사에서 종종 나타나는 것과 같이, Ig 유전자 구성에 대한 이론적인 이해는 그 증명을 위해 이용 가능한 방법론을 앞질렀다. 비록 Dreyer와 Bennett 모델이 Ig 유전자 서열 데이터와 유전자 구성 사이에 있는 문제점에 대한 이론적 근거를 제공했지만, 분자생물학 분야에서 몇몇 주요 기술이 개발된 이후에 그들 가설에 대한 확인이 가능했다.

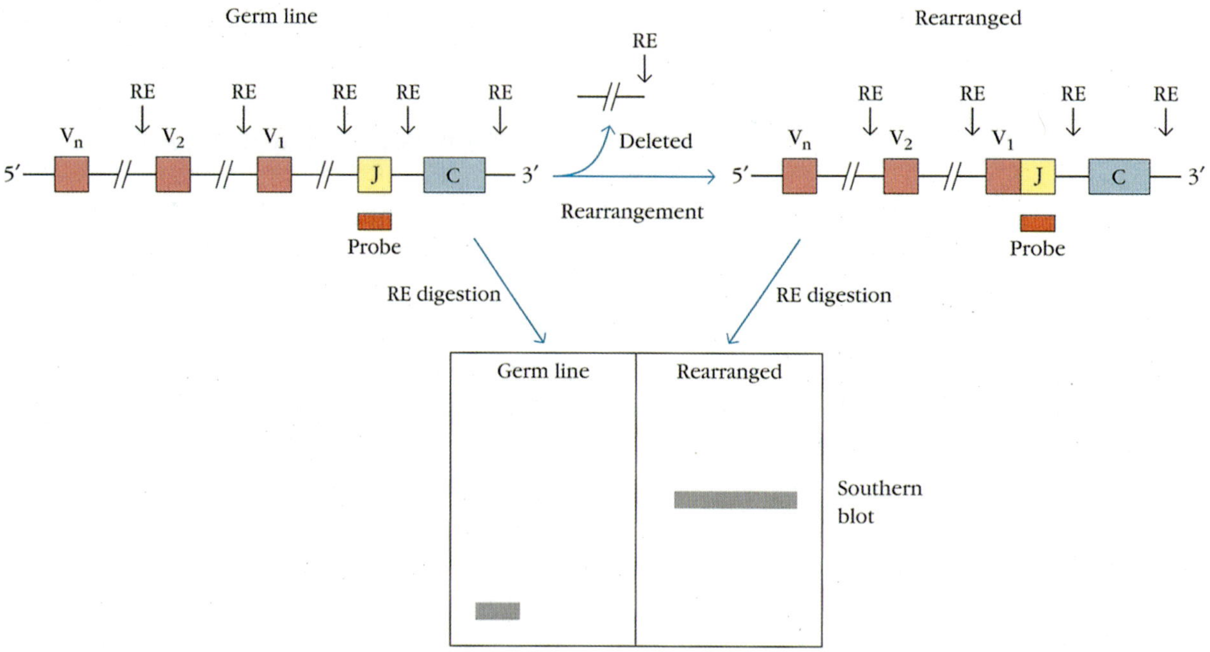

FIGURE 5-2 Experimental basis for diagnosis of rearrangement at an immunoglobulin locus. The number and size of restriction fragments generated by the treatment of DNA with a restriction enzyme are determined by the sequence of the DNA. The digestion of rearranged DNA with a restriction enzyme (RE) yields a pattern of restriction fragments that differ from those obtained by digestion of an unrearranged locus with the same RE. Typically, the fragments are analyzed by the technique of Southern blotting. In this example, a probe that includes a J gene segment is used to identify RE digestion fragments that include all or portions of this segment. As shown, rearrangement results in the deletion of a segment of germ-line DNA and the loss of the restriction sites that it includes. It also results in the joining of gene segments, in this case a V and a J segment, that are separated in the germ line. Consequently, fragments dependent on the presence of this segment for their generation are absent from the restriction-enzyme digest of DNA from the rearranged locus. Furthermore, rearranged DNA gives rise to novel fragments that are absent from digests of DNA in the germ-line configuration. This can be useful because both B cells and non–B cells have two immunoglobulin loci. One of these is rearranged, and the other is not. Consequently, unless a genetic accident has resulted in the loss of the germ-line locus, digestion of DNA from a myeloma or normal B-cell clone will produce a pattern of restriction that includes all of those in a germ-line digest plus any novel fragments that are generated from the change in DNA sequence that accompanies rearrangement. Note that only one of the several J gene segments present is shown.

Tonegawa의 발견– 면역글로불린 유전자들은 재배열된다_Tonegawa's bombshell-immunoglobulin genes rearrange

1976년 S. Tonegawa와 N. Hozumi가 면역글로불린의 V와 C 부위 유전자들은 서로 분리되어 있고 이들 유전자들은 B 세포 분화과정 중에서 재배열된다는 직접적인 증거를 발견하였다. Tonegawa와 Hozumi는 발달과정에 있어서 아주 다른 단계에 있는 두 세포인 배아세포와 성장한 골수종세포 (myeloma cell)로부터 DNA를 분리하고 DNA 분절을 만들기 위해 다양한 제한효소를 사용하였다. 각 분절들을 크기에 따라 분리하여 방사성 동위원소로 표식한 mRNA 탐침에 대한 결합능력을 분석하였다. 배아세포 DNA로부터는 두 개의 DNA 분절이 mRNA와 결합한 반면 성장한 골수종 세포로부터 얻은 DNA는 하나의 제한효소 분절만 같은 mRNA 탐침과 결합하였다. Tonegawa와 Hozumi는 "배아세포에서 완전히 분화된 형질세포 단계 (그들의 실험계에서는 골수종세포를 의미함)로 전환되는 림프구의 분화과정 동안 V와 C 유전자들이 재조합을 한다"라고 제안하였다. 배아에서는 V와 C 유전자들이 제한효소 절단부위를 가지고 있는 커다란 DNA 단편에 의해 분리되어져 있고, 분화과정 동안 V와 C 유전자들은 중간에 끼여 있는 DNA 서열이 제거되므로 가까이 위치하게 된다. 이는 면역학분야의 획기적인 변화를 초래했고, 이 일로 1987년도에 Tonegawa는 노벨상을 받게 되었다.

Tonegawa와 Hozumi의 혁신적인 실험은 매우 지루하고 많은 시간을 요하는 방법을 사용하였지만 이후 서던 블롯 (Sourthen-blot) 분석법이라는 보다 효율적인 방법으로 대치되었다. 현재 면역글로불린 유전자 재배열 연구에 일반적으로 사용되고 있는 이 방법은 면역글로불린 유전자 탐침과 혼성결합법 (hybridization) 분석 전에 겔로부터 분리된 DNA 제한효소 분절들을 따로 추출하는 과정을 없앨 수 있다. 그림 5-2는 B 세포가 아닌 세포 (예, 정자 혹은 간세포)로부터 얻은 DNA 분절 형태와 B 세포에서 얻은 분절된 DNA 절편들을 상호 비교하므로 κ 경쇄 유전자좌 (locus)에서 재배열 현상을 나타내고 있다. 하나의 V 유전자 재조합은 배선세포 DNA의 많은 부분의 삭제를 초래하여 재배열된 부위와 재배열되지 않은 Ig 부위에서 제한효소 작용 위치 수와 분포의 차이를 나타낸다. 즉, 재배열된 것과 재배열되지 않은 부위에서 각 다른 형태의 제한효소 절단 형태의 생성을 야기한다. 이런 접근법은 하나의 유전자가 가변부위를 암호화하고 또 다른 유전자가 일정부위를 암호화하고 있다는 Dreyer와 Bennett의 두가지-유전자 모델의 중쇄와 경쇄 유전자 모두에 적용되었다.

Ig 유전자들의 다중유전자 구성_Multigene Organization of Ig Genes

경쇄와 중쇄 유전자는 DNA의 클로닝과 서열의 해석을 통해 Dreyer와 Bennett이 예측했던 것보다 훨씬 복잡한 구성을 가지고 있음을 알게 되었다. κ와 λ 경쇄 그리고 중쇄는 다른 염색체에 위치하는 분리된 다중유전자 패밀리에 존재하고 있다. 배선세포 DNA에서 이런 다중유전자 패밀리의 각각은 유전자 단편 (gene segments)이라하는 몇몇 암호화 염기서열들 (coding sequences)을 지니고 있고 이들은 비암호화 영역에 의해 분리되어 있다. B 세포가 성장하는 동안 이런 유전자 단편들은 재배열을 거쳐 기능을 가진 면역글로불린 유전자를 형성하기 위해 서로 인접하게 된다.

각 다중유전자 패밀리는 상호 구분되는 특성들을 지니고 있다_Each multigene family has distinct features

κ와 λ 경쇄 유전자 패밀리들은 **V, J, 그리고 C 유전자 단편들 (C gene segments)**을 가지고 있다. 조합된 VJ 단편은 경쇄의 가변부위를 암호화하고 있다. 중쇄 유전자 패밀리는 V, D, J 그리고 C 유전자 단편들을 포함하고 재배열된 VDJ 유전자 단편은 중쇄의 가변부위를 암호화한다. 각 유전자 패밀리에 있어서 C 유전자 단편들은 일정부위를 암호화한다. 각 V 유전자 단편 5′ 말단에는 짧은 **신호 (signal)** 혹은 **리더 (L) 펩티드 (leader peptide, L peptide)**가 존재하여 경쇄와 중쇄의 소포체 (endoplasmic reticulum)로 이동을 안내하게 된다. 신호 펩티드는 완전한 면역글로불린으로 만들어지기 전에 절단된다. 따라서 이런 펩티드는 면역글로불린 상에는 존재하지 않는다.

TABLE 5-1 Chromosomal locations of immunoglobulin genes in human and mouse

Gene	CHROMOSOME Human	Mouse
λ Light chain	22	16
κ Light chain	2	6
Heavy chain	14	12

λ-사슬 다중유전자 패밀리_λ-chain multigene family

경쇄 가변부위가 두 개의 유전자 단편에 의해 암호화된다는 최초 증거는 Tonegawa가 마우스 λ 경쇄 가변부위를 가진 배선 DNA를 클로닝하고 그것의 완전한 염기서열을 결정했을 때 나타났다. 그 염기 서열을 알려진 λ 사슬 가변부위의 아미노산 서열과 비교하였을 때, 예기치 못했던 불일치가 관찰되었다. λ-사슬 가변부위의 최초 97 아미노산은 염기 암호서열과 일치하였지만 나머지 13개 카르복실 말단 아미노산은 그렇지 못하였다. 상당히 떨어져 있는 J (joining)이라하는 39-bp 유전자 단편이 λ 사슬 나머지 13개 아미노산들을 암호화하고 있었다. 따라서, 하나의 기능을 지닌 λ 가변부위 유전자는 두 개의 단편을 가지고 있다. 즉 한 개의 5′ V 단편과 한 개의 3′ J 단편인데 이들은 재배열이 일어나지 않은 배선 DNA상에서 비 암호화 DNA 서열에 의해 분리되어 존재한다.

마우스 배선에서 λ 다중유전자 패밀리는 두 개의 V_λ 유전자단편, 세 개의 J_λ 유전자단편, 두 개의 C_λ 유전자단편들로 구성되어있다 (그림 5-3a). $J_\lambda4$는 **위유전자 (pseudogene)**이다. 즉, 완전한 단백질을 만들 수 없는 결함을 지닌 유전자이다. 이런 유전자들을 프싸이 (ψ) 심볼로 표시한다. 놀랍게도 $J_\lambda4$의 일정부위 파트너인 $C_\lambda4$는 완벽하게 기능을 가진 유전자이다. V_λ와 세 개의 기능적인 J_λ 유전자단편들은 경쇄의 가변부위를 암호화하고, 세 개의 기능적인 C_λ 유전자단편 각각은 세 개의 λ-사슬 하위형태 (λ1, λ2, 및 λ3) 중 하나의 일정부위를 암호화한다. 사람의 λ 부위 구성은 더 복잡하다. 30개의 V_λ 유전자단편, 4 개의 J_λ 단편 그리고 7 개 중 4개만 기능을 가진 C_λ 단편을 지니고 있고 또한 많은 수의 V_λ, J_λ 위유전자도 가지고 있다.

κ-사슬 다중유전자 패밀리_κ-chain multigene family

마우스에서 κ 사슬 다중유전자 패밀리는 약 75개의 V_κ 유전자 단편을 지니고 있고 각각은 바로 앞에 짧은 리더 서열을 가지고 있다. 그리고 5 개의 J_κ 유전자 단편 (그중 하나는 기능이 없는 위유전자이다)과 하나의 C_κ 유전자단편을 포함한다 (그림 5-3b). λ와 같이 V_κ와 J_κ 유전자단편은 κ 경쇄 가변부위를 암호화하고 C_κ 유전자 단편은 일정부위를 암호화하고 있다. C_κ은 하나만 있기에 κ 경쇄의 하위형태는 존재하지 않는다. 그림 5-3의 a와 b부위 비교는 유전자단편들의 재배열이 κ와 λ 유전자 패밀리에서 상당한 차이를 나타내고 있다. 인간에서 κ 사슬 다중유전자 패밀리는 그 구성이 마우스와 매우 유사하고 약 40 개의 V_κ 유전자 단편, 5 개의 J_κ 단편, 그리고 하나의 C_κ 단편을 지니고 있다.

중쇄 다중유전자 패밀리_Heavy-chain multigene family

면역글로불린 중쇄 유전자 구성은 좀 더 복잡하지만 κ와 λ의 구성과 매우 흡사하다 (그림 5-3c). 하나의 추가 유전자단편이 중쇄 가변부위에 포함된다. 이런 유전자단편의 존재는 Leroy Hood와 그의 동료들에 의해 중쇄의 가변부위 아미노산 서열과 V_H와 J_H의 뉴클레오티드 서열 비교실험을 통해 처음 제시되었다. V_H 유전자단편은 처음 94 개 아미노산을 포함하고 J_H 단편은 98부터 113번째 아미노산

OVERVIEW FIGURE 5-3: Organization of Immunoglobulin Germ-Line Gene Segments in the Mouse: (a) λ Light Chain, (b) κ Light Chain, and (c) Heavy Chain

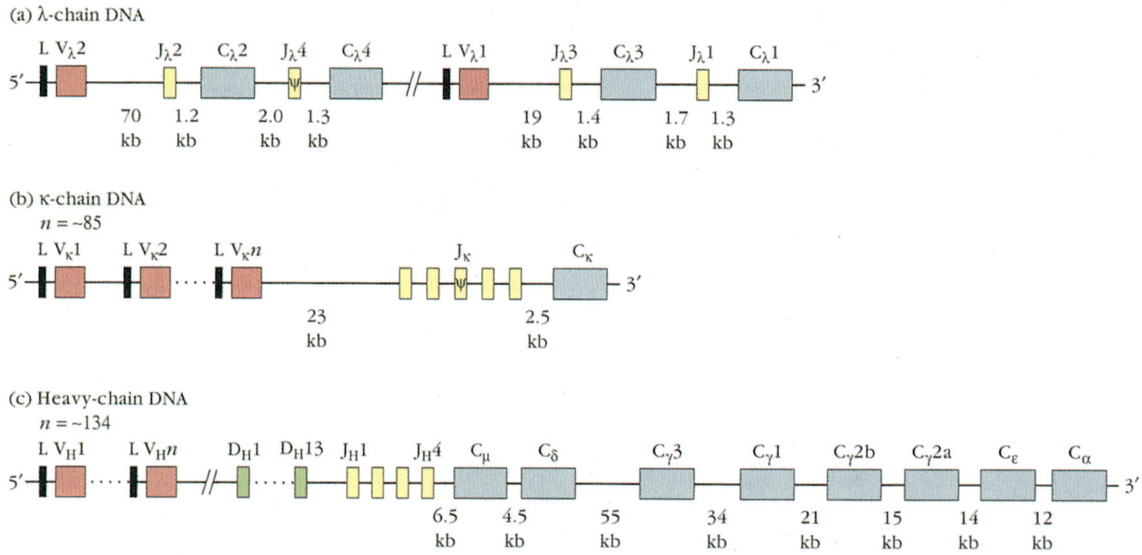

The λ and κ light chains are encoded by V, J, and C gene segments. The heavy chain is encoded by V, D, J, and C gene segments. The distances in kilobases (kb) separating the various gene segments in mouse germ-line DNA are shown below each chain diagram.

을 암호화하는 것으로 나타났다. 그러나 이들 유전자단편은 95에서 97번 아미노산을 암호화하는 정보를 지니고 있지 않았다. 재배열된 골수종 DNA에 대한 뉴클레오티드 서열을 결정하여 배선 DNA 서열과 비교했을 때 V_H와 J_H 사이에 일부 추가 뉴클레오티드 서열이 발견되었다. 이들 서열을 중쇄의 95에서 97까지 아미노산들과 일치하였다.

이런 결과로 Hood와 그의 동료들은 세 번째 배선 유전자단편이 완전한 중쇄 가변부위를 이루기 위해 V_H와 J_H를 연결해야한다고 제의하였다. 세 번째 상보성 결정부위 (complementarity-determining region 3, CDR)내에 존재하는 아미노산을 암호화하는 이 유전자단편은 D (diversity)라 명명하였다. Tonegawa와 그의 동료 학자들은 D 부위에 상보적인 cDNA 탐침을 이용하여 (마우스 배선 DNA상의 유전자가) V_H와 J_H 단편 사이에 있는 DNA 상에 존재함을 혼성 결합법 (hybridization)으로 확인하였다.

인간 염색체 14번에 위치하는 중쇄 다중유전자 패밀리는 DNA의 직접적인 염기서열 결정으로 밝혀졌고, 23 개의 D_H 유전자 단편 위쪽에 위치하는 39 개의 V_H로 구성되어 있었다. 경쇄에서 나타난 바와 같이 각 V_H 단편들은 짧은 리더서열을 가지고 있었다. D_H 유전자단편 아래쪽으로 6 개의 J_H 유전자단편이 존재하고 이어서 한 묶음의 C_H 유전자단편들이 놓여있다. 각 C_H 유전자단편은 면역글로불린 중쇄 개별형의 일정부위를 암호화하고 있다. C_H 유전자단편은 엑손 (exon)과 비부호화 인트론 (intron)으로 구성되어 있다. 각 엑손은 중쇄 일정부위의 구분되는 도메인 (domain)을 암호화한다. 유사한 중쇄 유전자 구성이 마우스에서도 발견되었다.

항체 분자들의 중요한 생물학적 효과기능의 보존은 제한된 수의 중쇄 일정부위 유전자의 존재로 유지된다. 인간과 마우스에서 C_H 유전자단편은 C_μ, C_δ, C_γ, C_ε, C_α와 같은 순서에 따라 배열되어 있다(그림 5-3c 참고). 이런 순차적인 배열은 우연에 의한 것이 아니다; 이런 배열은 B 세포 발달과정에서 면역글로불린 클래스의 순차적인 발현과 항원과 처음 만난 B 세포의 최초의 IgM 반응과 관련 있다.

가변부위 유전자 재배열_Variable-Region Gene Rearrangements

앞에서 면역글로불린 경쇄와 중쇄를 암호화하는 유전자들은 DNA 상에서 재조합 과정에 의해 재조립됨을 보였다. T 세포 수용체 유전자에서도 유사하게 일어나는 이런 현상들은 척추동물에서 발견되는 유일한 위치 특이적 DNA 재배열 (site-specific DNA rearrangement)이다. 가변부위 유전자 재배열은 골수에서 성숙 B 세포 발달 동안 정해진 순서에 따라 일어난다. 중쇄 가변부위 유전자가 먼저 재배열한 후 경쇄 유전자가 재배열하게 된다. 이런 과정이 끝나면 각 B 세포는 중쇄와 경쇄에 각기 하나의 기능적인 가변부위 DNA 서열을 가지게 된다.

가변부위 유전자 재배열 과정은 완전한 면역력을 지닌 B 세포를 생성케 한다. 각 세포는 그것의 재배열된 V 유전자의 특정 서열에 의해 암호화된 결합부위를 가진 항체를 생산하도록 된다. 중쇄의 일정부위 유전자의 재배열은 B 세포에서 발현되는 면역글로불린 클래스 (개별형, isotype)에 있어서 변화를 더 일으키게 된다. 그러나 이런 전환은 세포의 항원 특이성에는 영향을 미치지 않는다.

가변부위 유전자 재배열의 각 단계는 정해진 순서에 의해 일어난다. 그러나 그것은 B 세포의 특이성을 무작위로 결정하는 무작위적인 현상이다. 이들 재배열 과정의 순서, 기전 그리고 결과를 이 단원에서 설명하고 있다.

경쇄 DNA는 V-J 재배열을 진행한다_Light-chain DNA undergoes V-J rearrangement

두 κ와 λ 경쇄 발현은 가변부위 V와 J 유전자단편의 재배열을 요구한다. 인간에서는 기능적인 어떤 한 V_λ 유전자가 네 개의 기능적인 J_λ-C_λ 조합 중 한 개와 결합할 수 있다. 하지만 마우스에서는 조금 더 복잡하다. $V_\lambda 1$ 유전자단편은 $J_\lambda 1$ 혹은 $J_\lambda 3$과 조합하고 $V_\lambda 2$는 $J_\lambda 2$와 결합한다. 인간과 마우스 κ 경쇄 DNA에서는 V_κ 유전자단편 중 하나는 정상적인 J_κ 중 어떤 것과도 결합될 수 있다.

재조합된 κ와 λ 유전자들은 5′에서 3′ 순서로 다음과 같은 부위를 가지고 있다: 짧은 리더 엑손 (L), 인트론, 조합된 VJ 유전자단편, 두 번째 인트론 그리고 일정부위. 각 리더 단편 앞쪽에는 하나의 프로모터가 놓여있다. 재조합된 경쇄는 RNA 중합효소에 의해 L 엑손에서 시작하여 C 단편을 지나서 종결 신호까지 전사된다. 결과적으로 하나의 경쇄 1차 RNA 전사체 (primary RNA transcript)를 생성하게 된다 (그림 5-4). 1차 전사체에 존재하는 인트론들은 RNA-

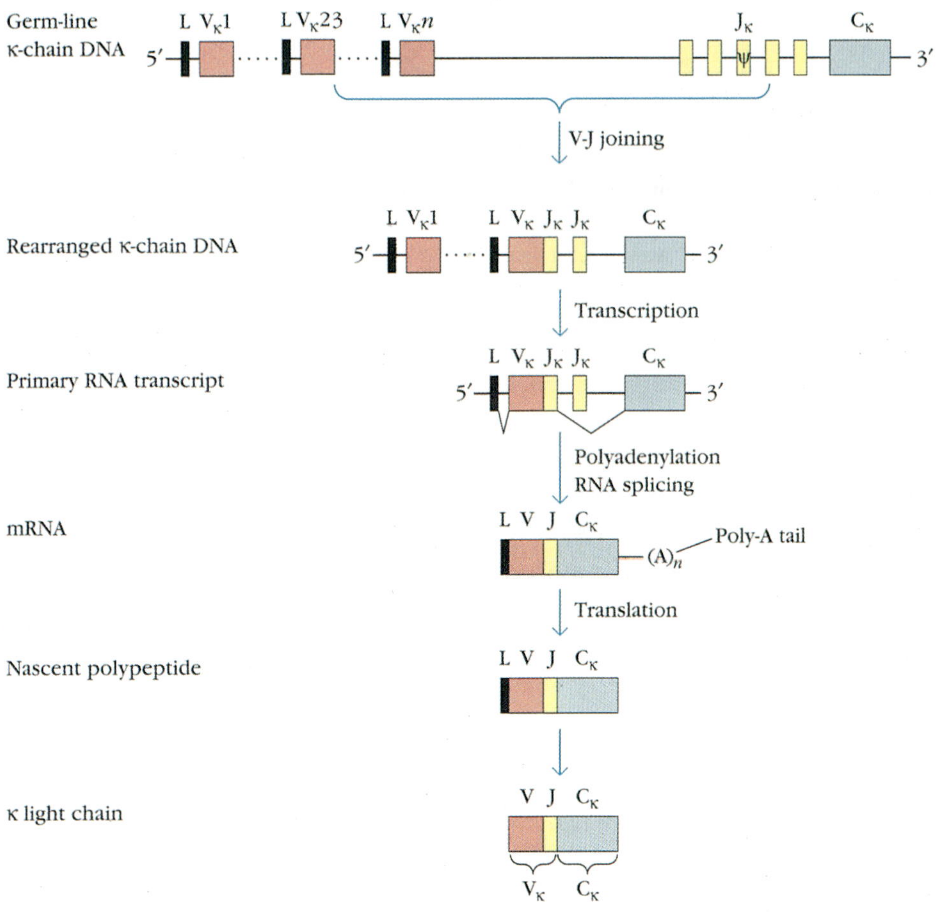

FIGURE 5-4 Kappa light-chain gene rearrangement and RNA processing events required to generate a κ light-chain protein. In this example, rearrangement joins $V_\kappa 23$ and $J_\kappa 4$.

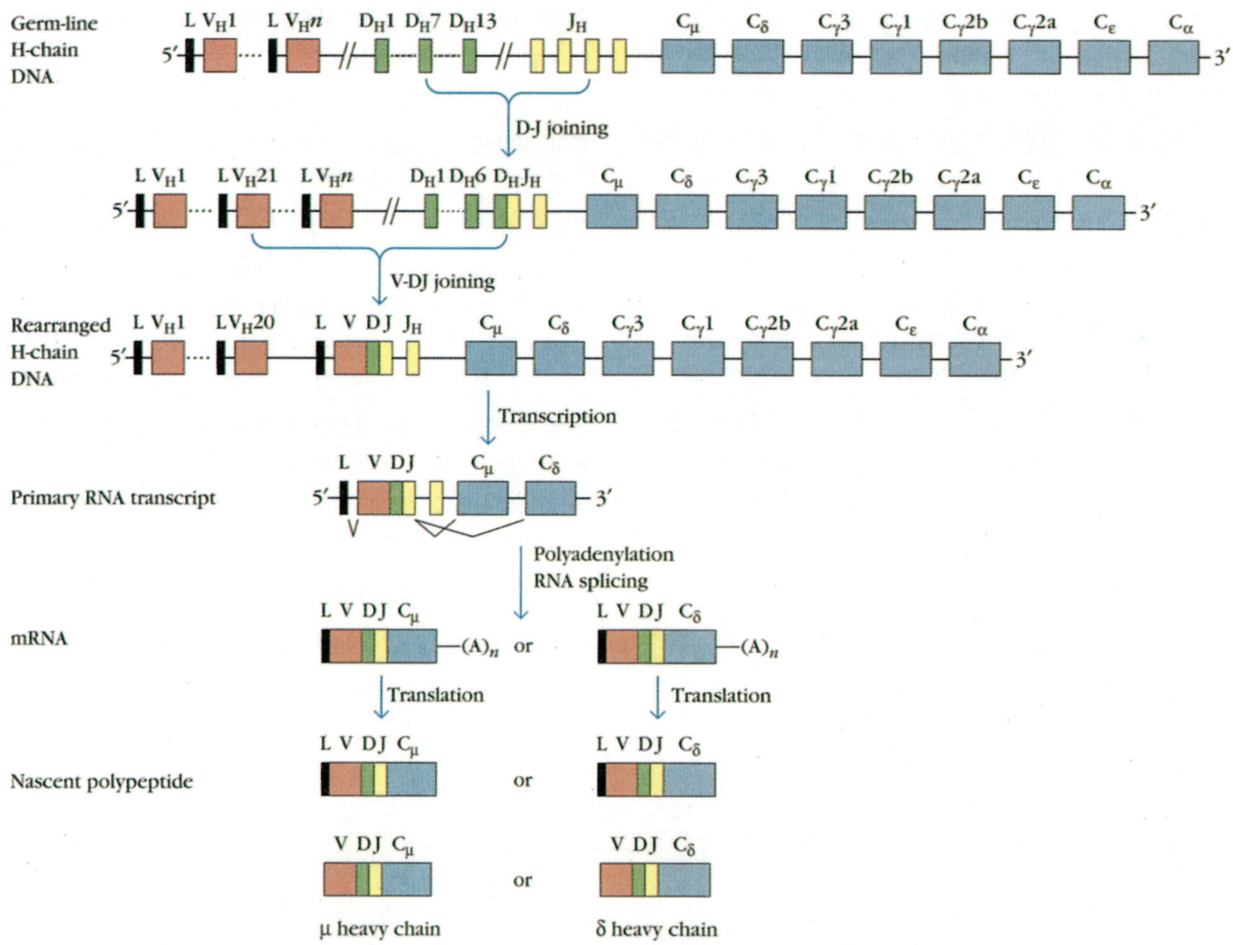

FIGURE 5-5 Heavy-chain gene rearrangement and RNA processing events required to generate finished μ or δ heavy-chain protein. Two DNA joinings are necessary to generate a functional heavy-chain gene: a D_H to J_H joining and a V_H to D_HJ_H joining. In this example, V_H21, D_H7, and J_H3 are joined. Expression of functional heavy-chain genes, although generally similar to expression of light-chain genes, involves differential RNA processing, which generates several different products, including μ or δ heavy chains. Each C gene is drawn as a single coding sequence; in reality, each is organized as a series of exons and introns.

공정 효소들에 의해 제거되고 생성된 경쇄 mRNA는 핵에서 빠져나오게 된다. 경쇄 mRNA는 리보솜과 반응하여 경쇄 단백질로 번역된다. 아미노 말단에 존재하는 리더서열은 만들어지는 폴리펩티드를 조면소포체 내부로 유도하고 그 후 자신은 절단된다. 따라서 완전히 만들어진 경쇄 단백질에는 리더 펩티드가 존재하지 않는다.

중쇄 DNA는 V-D-J 재배열을 진행한다_Heavy-chain DNA undergoes V-D-J rearrangements

기능을 지닌 면역글로불린 중쇄 유전자의 생성은 가변부위에서 두 번의 별개의 재배열 과정을 요구한다. 그림 5-5에 나타난 것 같이, D_H 유전자단편은 먼저 하나의 J_H 단편과 결합하고 만들어진 D_HJ_H 단편은 다시 하나의 V_H와 조합하여 완전한 가변부위를 암호화하는 $V_HD_HJ_H$ 유전자단편을 생성하게 된다. 중쇄 DNA에서 가변부위 재배열은 다음과 같은 순서로 구성된 재배열 유전자를 생성한다: 짧은 L 엑손, 인트론, 이어진 VDJ 단편, 인트론, 여러 종류의 C 유전자 단편. 경쇄 유전자와 같이 하나의 프로모터가 각 중쇄 리더 서열 바로 앞에 위치하고 있다.

일단 중쇄 유전자 재배열이 일어나면 RNA 중합효소가 프로모터에 결합하고 인트론을 포함한 완전한 중쇄 유전자를 전사한다. 처음에는 C_μ와 C_δ 유전자 단편 모두가 전사된다. 다양한 형태의 폴리 A 꼬리첨가 (polyadenylation)와 RNA 스플라이싱이 인트론들을 제거하고 C_μ 혹은 C_δ 전사체를 포함하는 mRNA를 만들기 위해 1차 전사체를 변형한다. 이런 두 개의 mRNA는 번역되고 만들어진 폴리펩티드의 리더 펩티드는 절단되어 완성된 μ 혹은 δ 사슬을 생산한다. 두 개 다른 중쇄 mRNA 생성은 성숙된 면역적격성 B 세포가 표면에 같은 항원 특이성을 지닌 두개의 IgM과 IgD를 발현하도록 한다.

가변부위 DNA 재배열 과정의 기전_Mechanism of Variable- Region DNA Rearrangements

지금부터는 B 세포가 성장하는 동안 가변부위 유전자 재배열 과정이 어떻게 일어나는가를 자세히 검토할 것이다.

재조합 신호 염기서열이 재조합을 지시한다_Recombination signal sequences direct recombination

가변부위 배선 DNA에서 관련된 두 개의 밀접하게 연관되고 보존된 염기서열의 발견은 유전자 재조합 기전의 이해에 많은 도움을 제공하였다. DNA 서열 연구는 각 배선 V, D, 그리고 J 유전자의 가장자리에 위치하는 특이한 **재조합 신호서열 (recombination signal sequences, RSSs)**의 존재를 밝혔다. RSS는 각 V 유전자단편의 3′, J 유전자단편의 5′ 그리고 D 유전자단편 양쪽 끝에 각각 하나씩 존재하고 있다. 이들 염기 서열은 유전자를 재배열하는 재조합 과정의 신호재조합 과정의 신호로 작용한다. 각 RSS는 하나의 보존된 **팔린드롬 7합체 (palindromic heptamer)**와 또 하나의 AT 염기를 많이 가지고 있는 보존된 **9합체 (nonamer)**로 구성되어 있고 이들 두 서열은 12 혹은 23 염기쌍의 삽입 서열에 의해 분리되어 있다. 삽입된 12-과 23-염기상 서열은 각각 DNA 나선의 1회와 2회 감김에 해당한다. 이런 이유 때문에 신호 서열을 1회 감김 재조합 신호서열(one-turn recombination signal sequence)과 **2회 감김 재조합 신호서열 (two-turn recombination signal sequence)**이라 부른다. V_κ 신호 서열은 하나의 1회 감김 스페이서를 가지고 있고, J_κ 신호 서열은 하나의 2회 감김 스페이서를 지니고 있다. λ 경쇄 DNA에서는 이런 순서가 역으로 되어있다. 즉, V_λ는 2회 감김 스페이서를 가지고 있고 J_λ 는 1회 감김 스페이서를 지니고 있다. 중쇄 DNA에서는 V_H와 J_H 유전자 단편의 신호 서열은 2회 감김 스페이서를 가지고 있고 D_H 단편의 양쪽에 있는 신호서열은 1회 감김 스페이서들을 지니고 있다 (그림 5-6b). 1회 감김 스페이서를 가지는 신호 서열은 단지 2회 감김 스페이서를 가지는 신호서열과 결합하게 된다 (이것을 **1회 감김/2회 감김 결합 법칙**이라 한다). 이런 결합법칙은 V_L 단편은 단지 J_L와 결합하고 V_L의 다른 어떤 단편과의 결합을 방지하게 하고 V_H, D_H, J_H가 적절한 순서에 따라 결합하게 하고 또한 같은 종류의 단편 상호간의 결합을 방지하게 할 수 있다.

유전자 단편들은 재조합 효소에 의해 결합된다_Gene segments are joined by recombinases

RSSs (recombination signal sequences)와 암호화 서열 (coding sequences) 사이에서 일어나는 V-D-J 재조합은 **V(D)J 재조합 효소 (V(D)L recombinase)**라고 총체적으로 불리는 효소에 의해 촉매된다. V, D, J 단편의 재조합에 관계하는 효소들의 발견은 1980년 후반에 시작되어 현재도 진행되고 있다. 1990년에 David Schatz, Marjorie Oettinger 그리고 David Baltimore가 RAG1과 RAG2로 명명된 두 개의 **재조합 활성 유전자 (recombination activating gene)** 발견을 보고하였다. 이들 유전자들에 의해 암호화되는 단백질은 협동적으로 작용하고 둘 다 V-(D)-J 결합에 요구된다. **RAG1**과 **RAG2**, 그리고 말단 뉴클레오티드 전이 효소 (TdT)만이 V(D)J 재배열에 관여하는 유일한 면역세포 특이 유전자 산물들이다.

가변부위 유전자단편의 재조합은 재조합 효소들에 의해 촉매되고 아래에서 나타내는 단계들로 구성되어 있다 (그림 5-7).

1. 재조합 효소들이 재조합 신호 서열을 인지하여 두 개의 신호 서열과 함께 시냅시스를 형성하고, 결과적으로 두개의 신호 서열과 재조합되는 암호화 서열들 (유전자단편)이 가까이 모이게 한다.
2. DNA의 한 가닥이 신호 서열과 암호화 서열의 경계에서 RAG1과 RAG2에 의해 절단된다.
3. RAG1과 RAG2에 의해 일어나는 반응에서 절단된 DNA 가닥에 있는 자유롭게 노출된 3′-OH 그룹이 신호 서열의 반대 가닥에

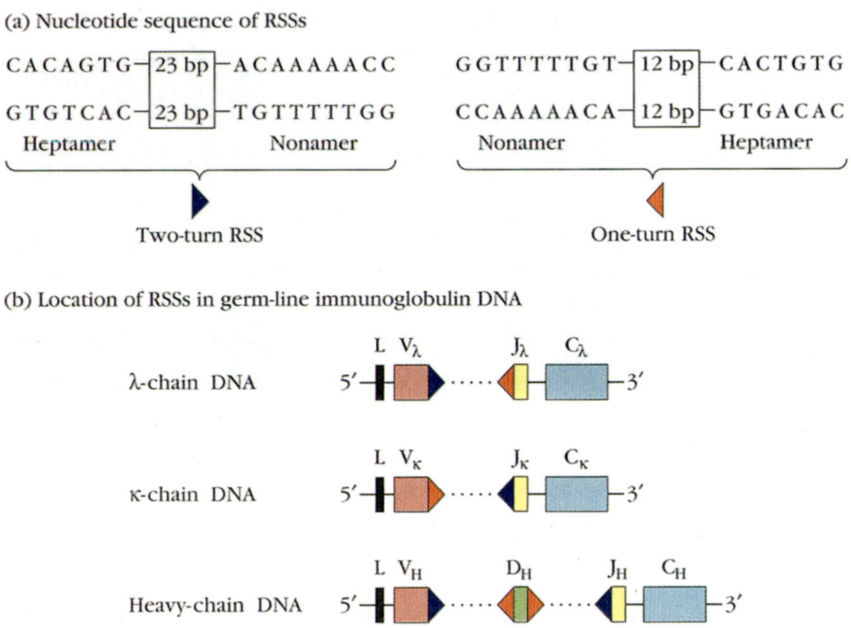

FIGURE 5-6 Two conserved sequences in light-chain and heavy-chain DNA function as recombination signal sequences (RSSs). (a) Both signal sequences consist of a conserved palindromic heptamer and conserved AT-rich nonamer; these are separated by nonconserved spacers of 12 or 23 base pairs. (b) The two types of RSS—designated one-turn RSS and two-turn RSS—have characteristic locations within λ-chain, κ-chain, and heavy-chain germ-line DNA. During DNA rearrangement, gene segments adjacent to the one-turn RSS can join only with segments adjacent to the two-turn RSS.

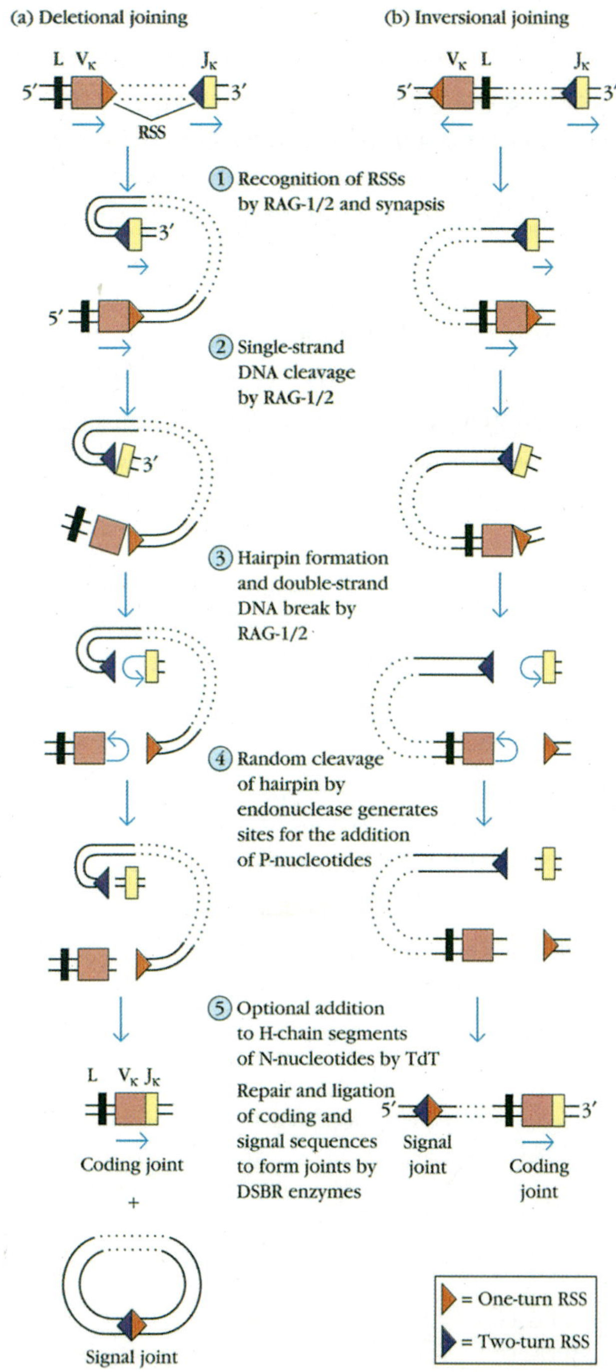

FIGURE 5-7 Model depicting the general process of recombination of immunoglobulin gene segments is illustrated with V_κ and J_κ. (a) Deletional joining occurs when the gene segments to be joined have the same transcriptional orientation (indicated by horizontal blue arrows). This process yields two products: a rearranged VJ unit that includes the coding joint and a circular excision product consisting of the recombination signal sequences (RSSs), signal joint, and intervening DNA. (b) Inversional joining occurs when the gene segments have opposite transcriptional orientations. In this case, the RSSs, signal joint, and intervening DNA are retained, and the orientation of one of the joined segments is inverted. In both types of recombination, a few nucleotides may be deleted from or added to the cut ends of the coding sequences before they are rejoined.

연결된 인산디에스테르 결합을 공격하므로써 절단된 암호화 서열 말단에 헤어핀 (hairpin) 구조를 형성하고 신호 서열에는 5′-인산화된 이중가닥 절단 (double strand break)을 만들게 한다.

4. 꼭지가 아닌 부위에서 헤어핀 절단은 **P-부위 뉴클레오티드 (P-region nucleotides)**를 첨가하게 하고 또한 단일 가닥 DNA 분해효소에 의해 암호화 서열로부터 일부 뉴클레오티드를 제거하기도 한다.

5. 중쇄의 V, D, J 암호화 서열의 절단 말단에 **N-부위 뉴클레오티드 (N-region nucleotides)**라는 염기를 말단 뉴클레오티드 전이효소에 의해 15개까지 첨가한다.

6. 일반적인 이중가닥절단복구 (double strand break repair, DSBR) 효소들에 의해 암호화 서열과 신호 서열들이 각각 복구되고 연결되어 진다.

재조합은 암호화 서열 사이에 **암호화 접합 (coding joint)**과 RSS사이에 **신호접합 (signal joint)**을 형성한다. 연결되어지는 유전자 단편의 전사되는 방향은 신호접합과 중간에 있는 DNA의 운명을 결정한다. 두 개의 유전자단편이 전사되는 방향이 같으면 접합과정은 신호접합과 중간 DNA를 하나의 환상의 절단산물로 제거한다 (그림 5-8). 드물게는 두 개의 유전자단편이 반대 방향으로 놓여있고 이 경우 접합은 DNA의 역위를 초래하여 암호화 접합과 신호 접합 (중간 DNA 포함) 모두가 염색체에 그대로 남아 있게 된다. 인간의 κ 부위에는 V_κ 유전자단편들의 절반이 J_κ에 대해 역위되어 있다.

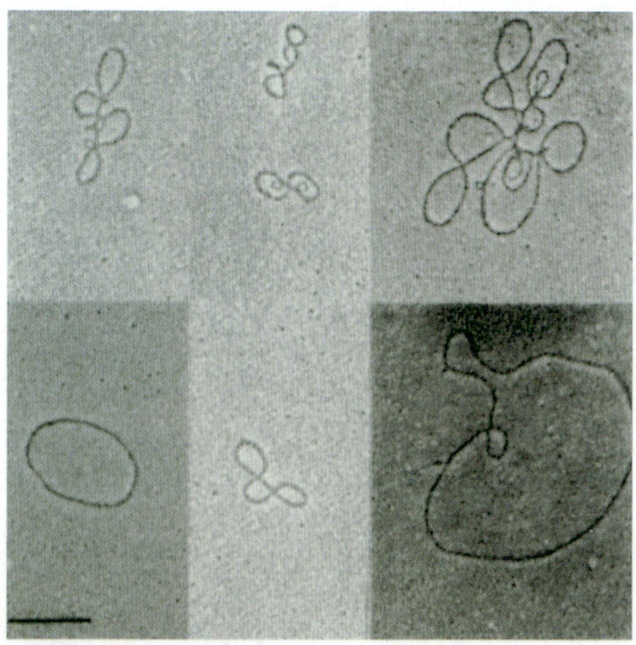

FIGURE 5-8 Circular DNA isolated from thymocytes in which the DNA encoding the chains of the T-cell receptor (TCR) undergoes rearrangement in a process like that involving the immunoglobulin genes. Isolation of this circular excision product is direct evidence for the mechanism of deletional joining shown in Figure 5-7. *[From K. Okazaki et al., 1987, Cell 49:477.]*

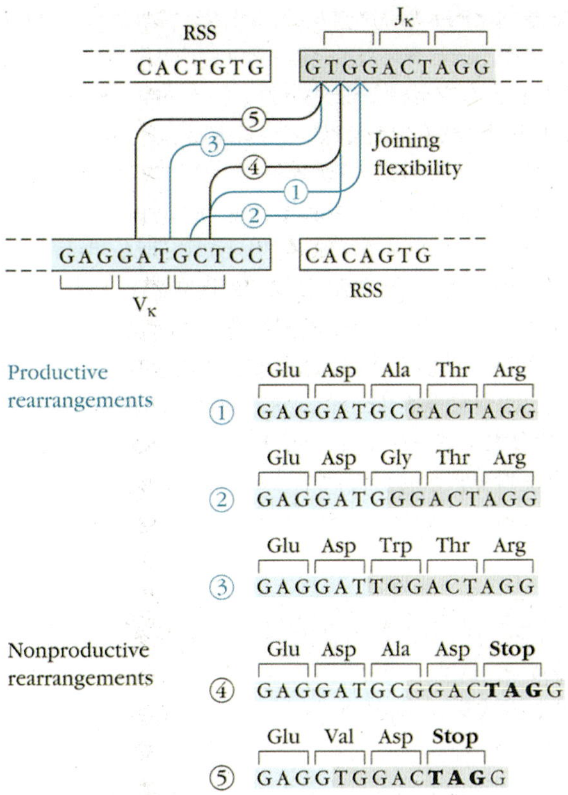

FIGURE 5-9 Junctional flexibility in the joining of immunoglobulin gene segments is illustrated with V_κ and J_κ. In-phase joining (arrows 1, 2, and 3) generates a productive rearrangement, which can be translated into protein. Out-of-phase joining (arrows 4 and 5) leads to a nonproductive rearrangement that contains stop codons and is not translated into protein.

Ig 유전자 재배열은 생산적 혹은 비생산적일 수 있다

_Ig-gene rearrangements may be productive or nonproductive

유전자 단편 재조합의 특성중 하나는 어떤 두 개의 유전자단편 사이에 형성된 암호화 접합에 있어서의 다양성이다. V(D)J 재배열을 시작하게 해주는 이중가닥 DNA 절단은 신호서열과 암호화 서열 사이에서 정확하게 일어나지만, 암호화 서열의 접합은 부정확하게 일어난다. V-J과 V-D-J 암호화 접합에서 접합부위 다양성은 여러 가지 기전에 의해 만들어 진다: P 뉴클레오티드 생성을 위한 헤어핀 절단에서의 다양화, 암호화 서열의 정돈 (trimming)에서의 다양화, N 뉴클레오티드 첨가의 다양화, 그리고 암호화 서열의 접합의 유연성이다. 임의적인 접합과정은 항원 결합부위의 극가변성을 증가시킴으로서 항체의 다양성을 제공할 수 있다.

부정확한 접합의 또 다른 결과는 유전자단편들이 정상적인 해독틀 상 (phase)에서 빗나간 결합을 할 수 있어 번역의 **3중체 해독틀 (triplet reading frame)**이 보존되지 않는다. 이런 비생산적인 재배열에서는 VJ 혹은 VDJ 단위가 여러 개의 종결 코돈을 가질 수 있어 번역과정을 방해 한다 (그림 5-9). 유전자단편이 동일한 해독틀 상에서 접합하면 해독틀이 보존된다. 이런 생산적인 재배열은 VJ 혹은 VDJ 단위가 완전한 항체를 만들 수 있게 정상적 번역을 가능하게 한다.

만약 하나의 대립유전자가 비생산적으로 재조합되면, B 세포는 아마 다른 대립유전자를 생산적으로 재배열할 수 있을 것이다. 만약 동상 (inphase)에서 재배열된 중쇄와 경쇄 유전자가 생성되지 않으면 B 세포는 세포자살 (apoptosis)에 의해 죽게 된다. V_L-J_L 접합에서도 세 번 중 하나 그리고 V_H-D_HJ_H 접합에서는 세 번 시도 중 한번만 생산적인 결합을 한다. 결과적으로 골수에서 초기 단계 pre-B 세포의 1/9 (약 11%) 보다 적은 수만 성숙과정을 거쳐 면역력을 가진 B 세포로 골수를 떠나게 된다.

대립유전자 배제가 단일 항원 특이성을 가지게 한다

_Allelic exclusion ensures a single antigenic specificity

모든 체세포들과 마찬가지로 B 세포는 이배체이며, 모계 및 부계 유래의 염색체를 가지고 있다. 비록 B 세포는 이배체이지만, 단지 하나의 염색체로부터 재배열된 중쇄와 경쇄유전자를 발현한다. 이런 과정을 **대립유전자 배제 (allelic exclusion)**라 하고, 이는 B 세포들이 한 개 이상의 $V_HD_HJ_H$와 V_LJ_L 단위를 가질 수 없게 한다 (그림 5-10). 이 과정은 당연히 B세포의 항원 특이성을 위해 필수적이다. 왜

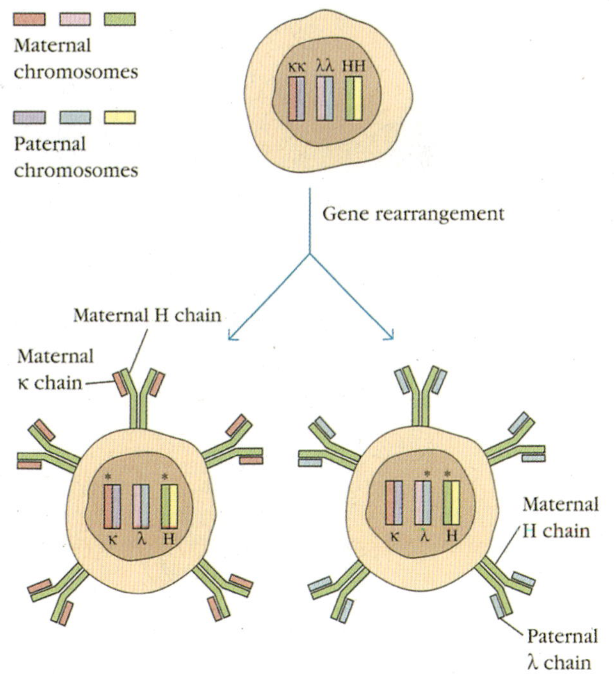

FIGURE 5-10 Because of allelic exclusion, the immunoglobulin heavy- and light-chain genes of only one parental chromosome are expressed per cell. This process ensures that B cells possess a single antigenic specificity. The allele selected for rearrangement is chosen randomly. Thus, the expressed immunoglobulin may contain one maternal and one paternal chain or both chains may derive from only one parent. Only B cells and T cells exhibit allelic exclusion. Asterisks (*) indicate the expressed alleles.

냐하면 두 개의 대립유전자 발현은 B 세포가 다중 특이성을 가지게 한다. 대립유전자 배제 현상은 일단 하나의 생산적인 V_H-D_H-J_H 재조합과 V_L-J_L 재조합이 일어나면 재조합 장치가 멈추게 되므로, 염색체에 있는 더 이상의 중쇄 혹은 경쇄 유전자는 발현되지 않는다.

G.D. Yancopoulos와 F.W. Alt가 대립유전자 배제를 설명할 수 있는 하나의 모델을 제시하였다 (그림 5-11). 그들이 제시한 모델에 의하면 일단 하나의 생산적인 재배열을 얻게 되면 그것이 암호화하는 단백질이 발현되고 이런 단백질 발현은 계속적인 유전자 재배열을 방지하는 신호로 작용한다. μ 중쇄의 존재는 성숙하는 B 세포가 다른 중쇄 대립유전자 재배열을 멈추고 κ 경쇄 유전자 재배열을 유도하게 한다. 만약 생산적인 κ 재배열이 일어나면 κ 경쇄들이 만들어지고 완전한 항체분자를 형성하기 위해 μ 중쇄와 결합하게 된다. 이런 항체의 존재는 더 이상의 경쇄 유전자 재배열을 멈추게 한다. 만약 κ 재배열이 양쪽 대립유전자에서 비생산적이면 λ 사슬 유전자 재배열을 시작한다. 만약 어떤 λ 대립유전자들이 생산적으로 배열되지 못하면 B 세포는 성숙을 멈추고 세포자살에 의해 곧 죽게 된다.

유전자이식 마우스를 이용한 두 가지의 연구는 재배열된 중쇄와 경쇄 유전자에 의해 만들어지는 단백질이 다른 대립유전자의 재배열을 조절한다는 가설을 지지했다. 한 연구에서는 재조합된 μ 중쇄 유전자를 지니고 있는 유전자이식 마우스가 만들어 졌다. 이식유전자 산물 μ는 대부분의 B 세포에서 발현되었고 내인성 면역글로불린 중쇄 유전자들의 재배열은 억제되었다. 유사하게 κ 경쇄 유전자를 지니고 있는 유전자이식 마우스에서 얻은 세포들은 κ 이식 유전자가 발현되어 완전한 면역글로불린을 형성하기 위해 중쇄와 결합할 때 내인성 κ 사슬 유전자는 재배열하지 않았다. 이런 연구들은 중쇄와 경쇄 단백질의 발현이 다른 대립 유전자의 재배열을 억제하고 대립유전자 배제를 유도함을 시사한다.

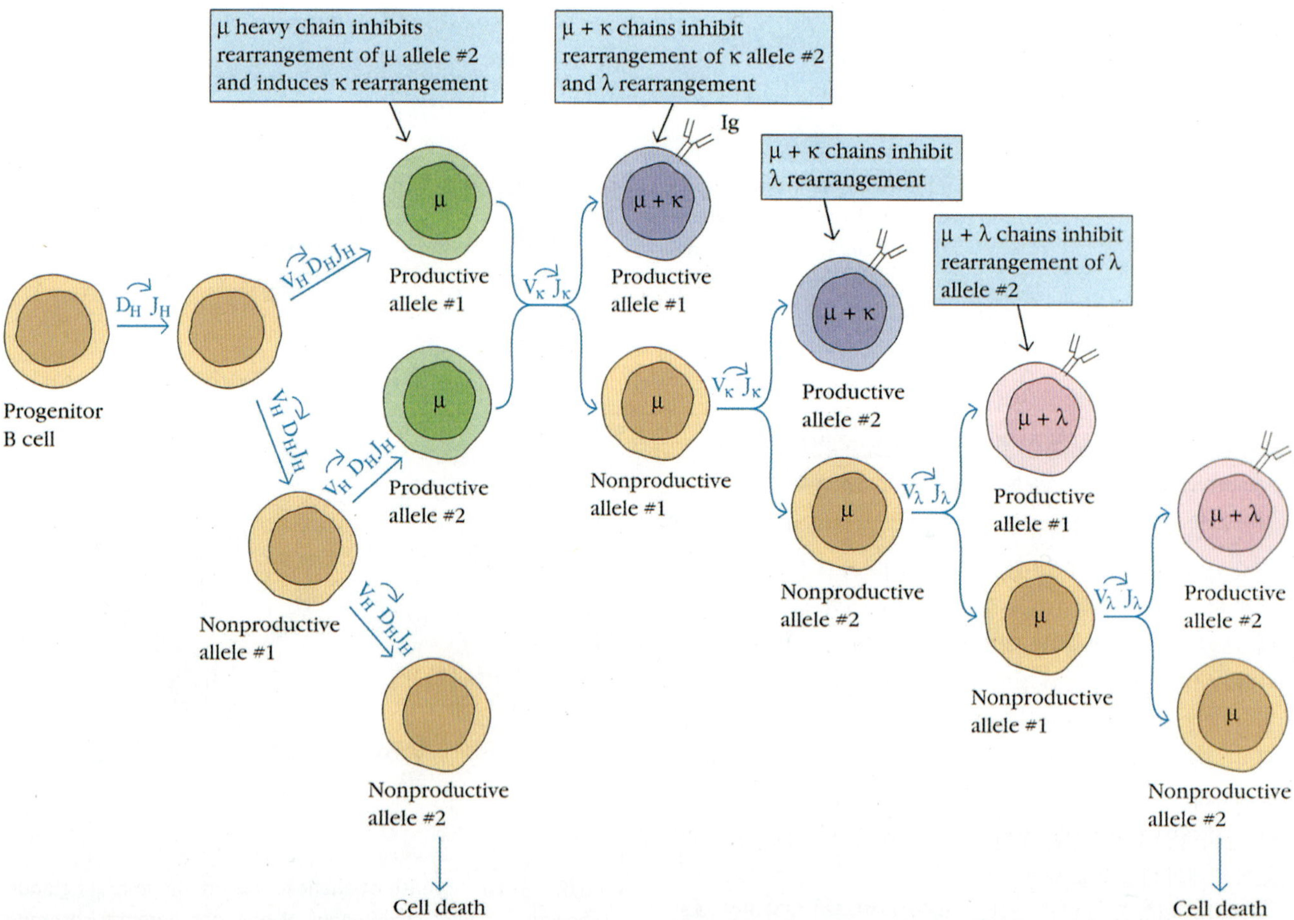

FIGURE 5-11 Model to account for allelic exclusion. Heavy-chain genes rearrange first, and once a productive heavy-chain gene rearrangement occurs, the μ protein product prevents rearrangement of the other heavy-chain allele and initiates light-chain gene rearrangement. In the mouse, rearrangement of κ light-chain genes precedes rearrangement of the λ genes, as shown here. In humans, either κ or λ rearrangement can proceed once a productive heavy-chain rearrangement has occurred. Formation of a complete immunoglobulin inhibits further light-chain gene rearrangement. If a nonproductive rearrangement occurs for one allele, then the cell attempts rearrangement of the other allele. *[Adapted from G. D. Yancopoulos and F. W. Alt, 1986,* Annual Review of Immunology *4:339.]*

항체 다양성 생성_Generation of Antibody Diversity

면역글로불린 유전자들의 구성이 알려지므로 가변부위의 엄청난 다양성의 근원이 밝혀지기 시작했다. 이미 언급한 배선이론은 전체 가변부위가 배선 내에 암호화되어 있고 배선 세포(난자와 정자)를 통해 부모에게서 자식으로 전달된다고 주장하였다. 체세포성 변이 이론은 배선이 제한된 수의 가변 유전자를 지니고 있고 이들은 체세포 내에서 면역 시스템의 발달 과정 동안 돌연변이 혹은 재조합 과정을 통해 다양성을 갖게 된다고 하였다. 면역글로불린 유전자의 클로닝과 염기서열 분석으로 두 모델이 부분적으로 입증되었다.

지금까지 항체의 다양성을 제공하는 7가지 수단이 마우스와 인간에서 밝혀졌다;

- 다중 배선 유전자 단편들 (Multiple germ-line gene segments)
- 조합에 의한 V-(D)-J 접합 (Combinatorial V-(D)-J joining)
- 접합부위 유연성 (Junctional flexibility)
- P-부위 뉴클레오티드 첨가 (P-addition)
- N-부위 뉴클레오티드 첨가 (N-addition)
- 체성 과변이 (Somatic hypermutation)
- 경쇄와 중쇄의 조합적인 결합 (Combinatorial association of light and heavy chains)

비록 이들 각각이 전체 항체의 다양성에 정확한 공헌도는 알려져 있지 않지만, 그들 각각은 포유동물 면역 시스템이 생산하는 각기 다른 엄청난 수의 항체 다양성에 중요한 역할을 한다.

많은 수의 배선 V, D 그리고 J 유전자단편들이 존재한다_There are numerous germ-line V, D, and J gene segments

한 사람의 배선 DNA는 기능을 가진 48 V_H, 23 D_H, 6 J_H, 41 V_κ, 5 J_κ, 34 V_λ 그리고 5 J_λ유전자단편을 가지고 있다. 이런 유전자들뿐만 아니라 기능이 없는 많은 유전자들도 존재한다. 이런 결과는 한 인간의 면역글로불린 유전자좌의 DNA 서열 분석으로 얻었다. 아마 다른 사람의 면역글로불린 유전자좌는 특정 유전자단편들에서 조금은 다른 수를 가질 것이라 예상된다. 마우스에 있어서 그 유전자단편들의 수는 인간의 경우에 비해 정확하지 않지만, 약 85 V_κ, 134 V_H, 4 J_H, 4 J_κ, 3 J_λ 그리고 13 D_H 유전자단편들이 존재한다. 그러나 단지 3 개의 V_λ 유전자단편을 지니고 있다. 비록 사람 혹은 마우스에서 배선 유전자 수는 초기 배선이론 지지자들에 의해 제시된 것보다 훨씬 적지만 다양한 수의 배선 V, D 그리고 J 유전자가 항체에서 항원 결합부위의 다양성에 중요한 역할을 함은 명확하다.

조합에 의한 V-J 와 V-D-J 접합은 다양성을 생성한다_Combinatorial V-J and V-D-J joining generates diversity

항체 다양성에 많은 수의 배선 유전자단편들의 공헌도는 체세포에서 이런 단편들의 무작위적인 재조합에 의해 증폭된다. 유전자 재조합에 의해 어느 정도로 다양성이 증가하는가는 표 5-2에서 나타내고 있다. 사람에게 있어 48 V_H 유전자단편들이 23 D_H 단편과 6 J_H 단편 중 어떤 것과도 조합이 가능하다는 것은 상당한 수의 중쇄 유전자 다양성을 제공할 수 있다 ($48 \times 23 \times 6 = 6624$ 개의 가능한 조합). 유사하게 41 V_κ 유전자단편들이 임의로 5 J_κ와 결합하면 κ 유전자좌에서 약 205 개의 조합을 만들 수 있고 반면 34 V_λ와 5 개의 J_λ 유전자단편은 사람의 λ 유전자좌에서 170개의 가능한 조합을 이룰 수 있다. 이런 조합은 잠재 다양성의 최소 수치이다. 접합부위 유연성, P- 및 N-뉴클레오티드 첨가, 그리고 짧게 언급한 체성 과변이(somatic hypermutation) 등과 함께 항체의 다양성에 엄청난 수를 만들 수 있다. 비록 그들의 각각 공헌도를 정확하게 계산할 수 없지만 이 분야관련자들 모두는 사람에게서 약 10^{10} 이상의 항체 다양성을 만들 수 있음을 동의한다. 그리고 이는 어떤 주어진 시간에 한 개인이 10^{10} 개 다른 항체 결합부위 다양성을 지니고 있음을 의미하지 않는다. 이런 수치는 이론적으로 얻은 것이고 실제 개개인은 수만에서 수십만 배 적은 수를 지니고 있다.

접합부위 유연성은 다양성을 증가시킨다_Junctional flexibility adds diversity

V, D, J 조합을 수단으로 만들어진 엄청난 수의 다양성은 **접합부위 유연성 (junctional flexibility)**이라는 현상에 의해 더욱 증가한다. 위에서 언급한 것과 같이 재조합 과정은 신호 접합을 형성하기 위한 재조합 신호서열 접합과 암호화 접합을 만들기 위한 암호화서열 접합을 포함한다 (그림 5-7). 비록 신호서열은 항상 정확하게 접합하지만 암호화 서열 접합은 종종 부정확하게 이루어진다. 예를 들면, 한 연구에서 $V_\kappa21$과 $J_\kappa1$ 암호화 서열 접합을 몇몇 pre-B 세포주에서 분석하였다. 신호접합과 암호화 접합의 서열 분석은 접합부위 정확성에 있어 서로 대조적임을 밝혔다 (그림 5-12).

이전에 나타낸 것과 같이 접합부위 유연성은 많은 비생산적인 재조합을 초래한다. 하지만 이 과정은 각 암호화 접합위치에 다른 아미노산을 암호화하는 생산적인 조합도 이루어 항체의 다양성을 증가시킨다 (그림 5-9). 암호화 접합에서 접합부위 유연성에 의해 만들어진 아미노산 서열의 다양성은 면역글로불린 중쇄와 경쇄 DNA에 있는 세 번째 극가변부위 (CDR3)에 위치한다 (표 5-3). CDR3은 항체에 항원 결합의 주요 결정부위이기 때문에 접합부위 유연성에 의해 만들어지는 아미노산 변이는 항체의 다양성 생성에 매우 중요하다.

TABLE 5-2 Combinatorial antibody diversity in humans and mice

Multiple germ-line segments	Heavy chain	LIGHT CHAINS κ	LIGHT CHAINS λ
ESTIMATED NUMBER OF SEGMENTS IN HUMANS*			
V	48	41	34
D	23	0	0
J	6	5	5
Combinatorial V-D-J and V-J joining (possible number of combinations)	$48 \times 23 \times 6 = 6624$	$41 \times 5 = 205$	$34 \times 5 = 170$
Possible combinatorial associations of heavy and light chains†		$6624 \times (205 + 170) = 2.48 \times 10^6$	+
ESTIMATED NUMBER OF SEGMENTS IN MICE*			
V	134	85	2
D	13	0	0
J	4	4	3
Combinatorial V-D-J and V-J joining (possible number of combinations)	$101 \times 13 \times 4 = 5252$	$85 \times 4 = 340$	$2 \times 3 = 6$
Possible combinatorial associations of heavy and light chains†		$5252 \times (340 + 6) = 1.82 \times 10^6$	

*These numbers have been determined from studies of single subjects; slight differences may be seen among different individuals. In the cases of both human and mouse, only the functional gene segments have been listed. The genome contains additional segments that are incapable of rearrangement or contain stop codons or both.

†Because of the diversity contributed by junctional flexibility, P-region nucleotide addition, N-region nucleotide addition, and somatic mutation, the actual potential exceeds these estimates by several orders of magnitude.

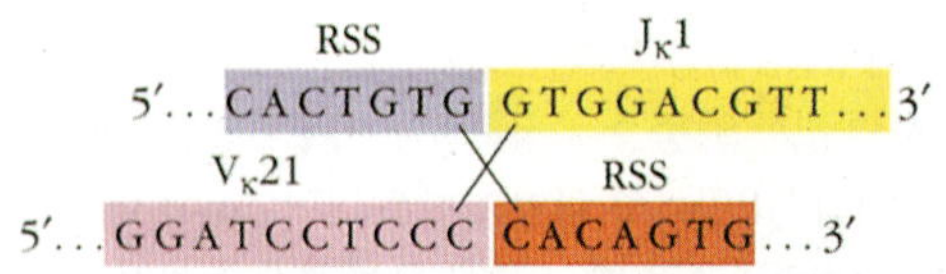

Pre-B cell lines	Coding joints ($V_\kappa 21\ J_\kappa 1$)	Signal joints (RSS/RSS)
Cell line #1	5′-GGATCC GGACGTT-3′	5′-CACTGTG CACAGTG-3′
Cell line #2	5′-GGATC TGGACGTT-3′	5′-CACTGTG CACAGTG-3′
Cell line #3	5′-GGATCCTC GTGGACGTT-3′	5′-CACTGTG CACAGTG-3′
Cell line #4	5′-GGATCCT TGGACGTT-3′	5′-CACTGTG CACAGTG-3′

FIGURE 5-12 Experimental evidence for junctional flexibility in immunoglobulin-gene rearrangement. The nucleotide sequences flanking the coding joints between $V_\kappa 21$ and $J_\kappa 1$ and the corresponding signal joint sequences were determined in four pre–B cell lines. The sequence constancy in the signal joints contrasts with the sequence variability in the coding joints. Pink and yellow shading indicate nucleotides derived from $V_\kappa 21$ and $J_\kappa 1$, respectively, and purple and orange shading indicate nucleotides from the two RSSs.

TABLE 5-3 Sources of sequence variation in complementarity-determining regions of immunoglobulin heavy- and light-chain genes

Source of variation	CDR1	CDR2	CDR3
Sequence encoded by:	V segment	V segment	V_L-J_L junction; V_H-D_H-J_H junctions
Junctional flexibility	−	−	+
P-nucleotide addition	−	−	+
N-nucleotide addition*	−	−	+
Somatic hypermutation	+	+	+

*N-nucleotide addition occurs only in heavy-chain DNA.

P-첨가는 팔린드롬 서열에서 다양성을 제공한다_P-addition adds diversity at palindromic sequences

앞서 언급한 것과 같이, 가변부위 유전자단편과 부착된 신호서열 사이에서 초기 단일 가닥 DNA 절단 후 암호화 서열 말단에 있는 뉴클레오티드는 헤어핀 구조를 형성한다 (그림 5-7). 이 헤어핀 구조는 나중에 내부핵산 분해효소 (endonuclease)에 의해 절단된다. 이런 두 번째 절단은 암호화 서열의 끝에서 짧은 단일 가닥을 만들 수 있는 지점에서 일어난다. 후에 복구효소들에 의한 이 가닥에 상보적인 염기의 첨가 **(P-addition)**는 암호화 접합에서 대칭적인 팔린드롬 염기서열 (palindromic sequences)을 생성한다. 이런 염기서열을 **P-뉴클레오티드 (P-nucleotides)** (그림 5-13a)라 한다. 따라서 헤어핀 절단 위치의 차이는 암호화 접합에서 염기서열의 다양성을 제공한다.

N-첨가는 추가적인 뉴클레오티드 삽입으로 상당한 다양성을 제공한다_N-addition adds considerable diversity by addition of nucleotides

재배열된 중쇄 유전자에 있어서 가변부위 암호화 접합부위는 배선 V, D, J 유전자단편에 의해서 암호화되어 있지 않는 짧은 아미노산을 지니고 있다. 이런 아미노산들은 TdT (terminal deoxynucleotidyl transferase; 그림 5-13b)라는 효소에 의한 D-J와 V에서 D-J 접합과정 동안 첨가된 뉴클레오티드에 의해 얻어진다. TdT가 이런 **N-뉴클레오티드 (N-nucleotides)** 첨가에 관계함은 섬유아세포에서 형질 전이 연구의 결과로 얻어졌다. 섬유아세포에 RAG1과 RAG2 유전자를 트랜스팩션 (transfection)시켰을 경우, V(D)J 재조합은 일어나지만 암호화 접합 부위에서 어떤 N-뉴클레오티드도 관찰할 수 없었다. 그러나 그 섬유아세포가 RAG-1 및 RAG-2 유전자와 함께 TdT를 암호화하는 유전자에 의해 트랜스팩션되었을 때, V-D-J 재배열과 함께 암호화 접합 부위에서 N-뉴클레오티드 첨가가 나타났다.

약 15 개까지 N-뉴클레오티드가 D_H-J_H와 V_H-D_HJ_H 접합부위에 첨가될 수 있다. 따라서 완전한 하나의 중쇄 가변부위는 $V_HND_HNJ_H$ 단위로 되어있다. N-뉴클레오티드 첨가에 의해 만들어지는 부가적인 중쇄의 다양성은 N 부위가 임의 서열로 구성되어 있기에 매우 증가한다. 이런 다양성은 V-D-J 암호화 접합에서 일어나기 때문에 중쇄 유전자들의 CDR3에 위치한다.

체성 과변이는 이미 재배열된 유전자단편에 다양성을 추가한다_Somatic hypermutation adds diversity in already-rearranged gene segments

지금까지 언급한 항체의 다양성은 유전자 재배열 과정에 의해 특정 가변부위를 형성할 동안 일어나는 기전에 근거하고 있다. 추가적인 항체의 다양성은 재배열된 가변부위 유전자에서 **체성 과변이 (somatic hypermutation)**이라는 과정에 의해 일어난다. 체세포성 과변이는 VJ 혹은 VDJ 단위에 있는 개개의 뉴클레오티드가 다른 것으로 교체됨으로 면역글로불린의 특이성이 바뀌는 것이다.

일반적으로 체세포성 과변이는 T 세포-의존 B 세포 반응을 활성화하는 항원에 의한 면역접종 후 일주일 안에 2차 림프계 조직들에서 형성되는 구조인 배중심 (germinal center)에서만 일어난다 (11장 참조). 체세포성 과변이는 전체 VJ 혹은 VDJ 절편을 포함할 수 있는 약 1500 염기서열을 가진 DNA 서열에 위치하는 재조합된 V 부위에서만 가능하다. 이것은 한 세대에 염기쌍 당 10^{-3}의 효율로 일어난다. 이런 속도는 다른 유전자에서 일어나는 자연적 변이율 (10^{-8}/bp/generation)보다 최소한 십만 배 빠르다 (따라서 과변이라 명

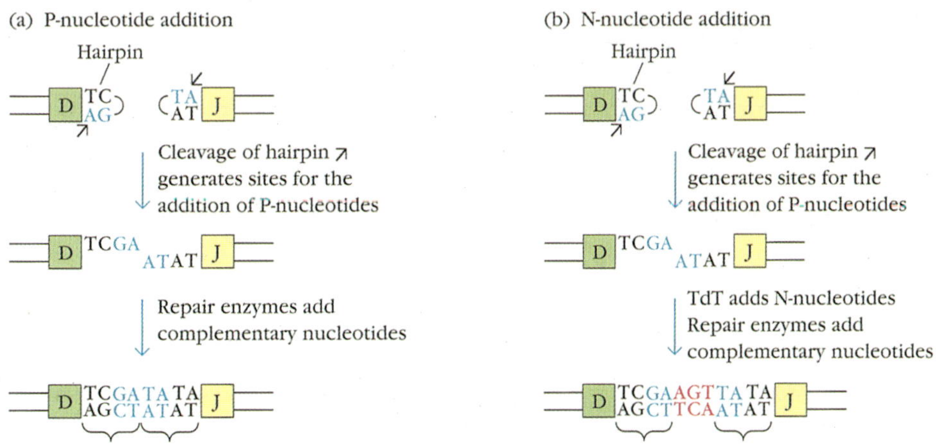

FIGURE 5-13 P-nucleotide and N-nucleotide addition during joining. (a) If cleavage of the hairpin intermediate yields a double-stranded end on the coding sequence, then P-nucleotide addition does not occur. In many cases, however, cleavage yields a single-stranded end. During subsequent repair, complementary nucleotides are added, called P-nucleotides, to produce palindromic sequences (indicated by brackets). In this example, four extra base pairs (blue) are present in the coding joint as the result of P-nucleotide addition. (b) Besides P-nucleotide addition, addition of random N-nucleotides (light red) by a terminal deoxynucleotidyl transferase (TdT) can occur during joining of heavy-chain coding sequences.

명). 중쇄와 경쇄의 가변부위 유전자의 총길이가 600 bp이기 때문에 체세포성 과변이는 항체를 암호화하는 V_H와 V_L 쌍에서 두 번의 세포 분열하는 동안 하나의 돌연변이를 일으킬 것으로 예상된다.

체성 과변이 동안, 변이의 대부분은 결실 혹은 삽입보다는 염기의 치환 형태로 나타난다. 이런 치환은 넓은 범위에서 일어나지만 완전히 무작위하게 일어나지는 않는다. V_H와 V_L에 존재하는 특정 뉴클레오티드 모티프와 팔린드롬 염기서열들이 체세포성 과변이에 특이하게 감수성을 지니고 있고, 이들을 "과민성 부위 (hot spots)"이라 한다.

체성 과변이는 VJ 혹은 VDJ 단편 전체에서 일어나지만 성숙한 B 세포에서는 V_H와 V_L 서열의 CDR 안에 집중되어 있다. 하지만 체세포성 과변이는 항원에 대한 전체적 친화력에 영향을 미친다. 항원에 노출된 후 높은 친화력을 가진 수용체를 지닌 B 세포들은 성장을 위해 우선적으로 선택되어 진다. 이런 각기 다른 선택의 결과는 전체 B 세포에서 항원 친화력의 증가이다. 이런 전체적인 과정을 **친화력 성숙 (affinity maturation)**이라 하고 이는 배중심 (germinal center)에서 일어난다. 자세한 내용은 11장에서 언급하고 있다.

Claudia Berek과 Cesar Milstein은 전통적인 실험방법을 이용하여 합텐-전달체-접합체에 대한 면역반응을 유도하는 동안 체성 과변이의 실체와 과정을 제시하였다. 이들 연구자들은 1차, 2차, 3차 면역반응에서 합텐 (hapten)에 대항하여 만들어진 항체 mRNA의 염기서열을 결정할 수 있었다. 그들이 선택한 합텐은 2-phenyl-5-oxazolone(phOx)이었고 이는 단백질 전달체에 결합되어 있었다. 이와 같이 합텐을 선택한 이유는 이미 phOx에 의해 유도된 항체의 대부분이 단일 배선 유전자 단편으로 구성되어 있음이 실험적으로 증명되었기 때문이다. Berek과 Milstein은 phCx-전달체-결합체로 마우스에서 면역반응을 유도하였고 그 마우스 비장세포 (spleen cells)를 phOx 합텐에 특이하게 반응하는 단클론 항체 (monoclonal

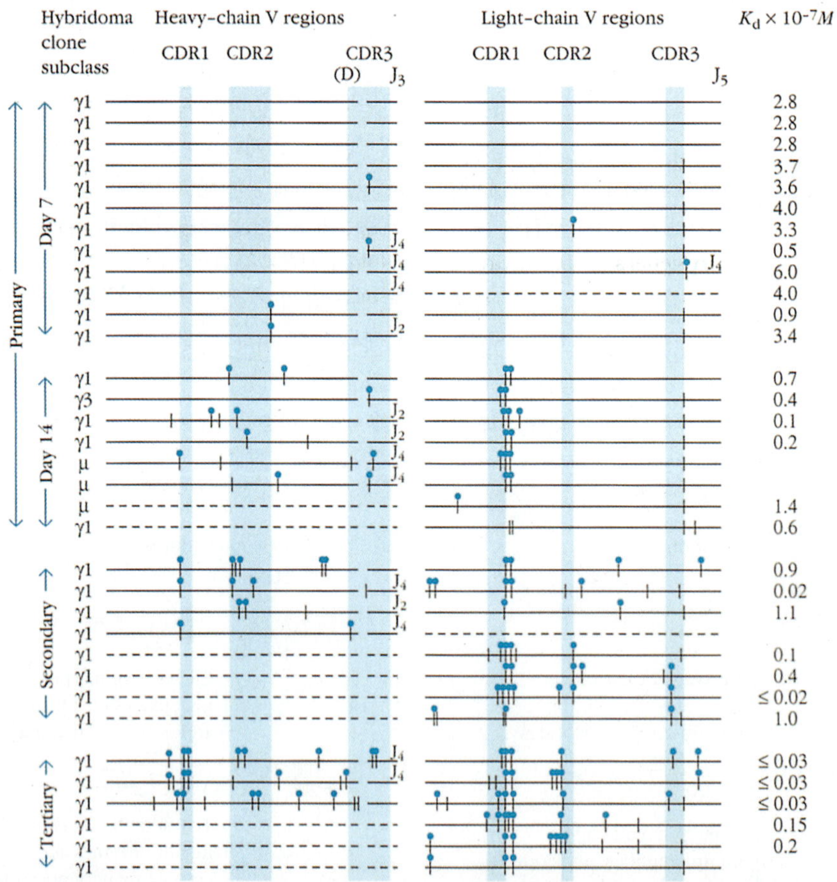

FIGURE 5-14 Experimental evidence for somatic mutation in variable regions of immunoglobulin genes. The diagram compares the mRNA sequences of heavy chains and of light chains from hybridomas specific for the phOx hapten. The horizontal solid lines represent the germ-line V_H and V_κ Ox-1 sequences; dashed lines represent sequences derived from other germ-line genes. Blue shading shows the areas where mutations clustered; the blue circles with vertical lines indicate locations of mutations that encode a different amino acid than the germ-line sequence. These data show that the frequency of mutation (1) increases in the course of the primary response (day 7 vs. day 14) and (2) is higher after secondary and tertiary immunizations than after primary immunization. Moreover, the dissociation constant (K_d) of the anti-phOx antibodies decreases during the transition from the primary to tertiary response, indicating an increase in the overall affinity of the antibody. Note also that most of the mutations are clustered within CDR1 and CDR2 of both the heavy and the light chains. *[Adapted from C. Berek and C. Milstein, 1987, Immunology Review 96:23.]*

antibody)를 분비하는 잡종세포주 (hybridomas) 제작에 사용하였다. 각 잡종세포주의 중쇄와 κ 경쇄에 대한 mRNA 서열을 결정하여 배선 세포 유전자 염기서열과의 차이점을 확인하였다.

이런 연구결과들은 그림 5-14에서 묘사되어 있다. 12 잡종세포주는 최초 면역반응 유도 후 7일 된 마우스에서 얻었다. 모두 Ox-1 V_H인 특별한 V_H 유전자단편을 가지고 있었고 하나의 잡종세포주를 제외하고 모두 같은 Ox-1 V_κ 유전자단편을 지니고 있었다. 더욱이 배선세포 유전자 염기서열의 아주 일부만 이런 잡종세포주에서 변이를 가지고 있었다. 초기면역반응 후 14일까지 8 개 잡종세포주 중 6개 세포는 계속해서 배선 V_H Ox-1 유전자단편을 이용하였고 모든 세포는 V_κ Ox-1를 이용하였다. 그러나 이 시점에서 모든 잡종세포주들이 배선 염기서열로부터 한 개 이상의 변이를 지니고 있었다. 2차 그리고 3차 면역반응으로 얻은 잡종세포주들은 많은 비율에서 V_H Ox-1 유전자보다 배선 V_H유전자를 사용하고 있었다. V_H Ox-1과 V_κ Ox-1 유전자단편을 사용하는 잡종세포주에서 대부분의 변이는 CDR1과 CDR2와 같은 극가변부위에 집중되어 있었다. 항 phOx 잡종세포주들에 존재하는 변이 수는 phOx에 대한 항체의 전체 친화력이 증가하는 것처럼 일차, 2차, 3차 면역반응 순서로 점차 증가함을 보였다.

항체 다양성의 마지막 근거는 중쇄와 경쇄의 조합적인 결합이다_A final source of diversity is combinatorial association of heavy and light chains

사람은 가변부위 유전자 재배열의 결과로 6624 개의 중쇄 유전자와 375 개의 경쇄 유전자를 만들 수 있는 잠재력을 지니고 있다. 이런 중쇄와 경쇄 유전자들 각각 임의로 같은 세포내에서 결합한다고 가정하면 가능한 조합 수는 2,484,000이다. 이 수는 각 개체에서 만들어지는 실제적인 조합다양성의 수보다 높을 것이다. 왜냐하면 모든 V_H와 V_L들이 서로 쌍을 형성하지는 않기 때문이다. 게다가 재조합 과정은 완전히 무작위적이지 않다: 모든 V_H, D 혹은 V_L 유전자단편들이 같은 효율도 사용되지 않는다. 어떤 것들은 매우 자주 사용되고, 어떤 것은 가끔씩 사용되고 그리고 어떤 것들은 거의 사용되지 않는다.

면역계에 의해 조합되는 다른 항체의 수를 정확하게 계산하기 어렵지만 그것이 상당히 많다는 것은 알 수 있다. 왜냐하면 접합부위 유연성, P-뉴클레오티드 첨가 그리고 N-뉴클레오티드 첨가에 의해 만들어 지는 많은 새로운 염기서열들이 세 번째 CDR내에 존재하기 때문에 이들은 항체 결합부위 구조에 영향을 미칠 것이다. 항체 다양성의 이런 근본적인 기전뿐만 아니라 체세포성 과변이도 항원자극 이후 항체 다양성을 상당히 증가시킨다.

면역글로불린 유전자 다양화 종에 따라 차이가 있다_Immunoglobulin gene diversification differs among species

사람과 마우스에서 면역글로불린 유전자들의 일차적인 다양성은 배선 V(D)J 유전자 단편들의 조합에 의한 접합으로 이루어진다. 더욱이 사람과 마우스에서 일차 다양성 생성은 대부분 골수에서 일어난다. 11장에서 언급되겠지만, 대부분 다른 척추동물에서는 이와 다른 형태로 나타남을 볼 수 있을 것이다. 실제 새, 토끼, 양, 소 그리고 일부 다른 종에서는 B-세포 발달이 골수에서 일어나지 않고 대신 장-연관 림프조직 (gut-associated lymphoid tissues, GALT)에서 일어난다. 또한 많은 종들은 항체유전자 일차적 다양성을 만들기 위해 배선 V(D) 그리고 J 유전자 조합에 의한 접합이 아닌 (혹은 추가적인) 다른 기전을 사용한다. 많은 다른 종과 사람, 마우스의 주된 차이는 첫째로, 일부 종에서는 단지 한번 혹은 작은 수의 배선 V(D)J 유전자의 조합을 사용한다. 이는 사람과 마우스에서 이미 보았던 많은 수의 재조합과는 대조적이다. 두 번째 차이는 체성 과변이와 유전자 변환 (gene conversion)이 다른 종에 있어 재조합 유전자 다양성을 증가시키는 주된 기전이지만, 사람과 마우스에서는 재조합된 일차 다양성은 체성 변이와 유전자 변환에 의해 더욱 크게 증가하지 않는다. 체성 변이 (somatic mutation)의 특별한 형태인 **유전자 변환 (gene conversion)**동안, 수혜자 유전자 서열 부위들이 이에 상응하는 공급자 유전자에 맞게 변형된다. 변형되지 않은 공급자 유전자는 수혜자 유전자 서열 변환을 위한 주형 (template)로 작용한다. 실제 두 유전자가 매우 유사한 서열 (80% 이상 동일 함)을 지니고 있을 경우만 발생하는 유전자 변환을 **주형 체성 변이 (templated somatic mutation)**라고도 한다. 이는 공급자가 자신의 유전자 서열과 상동성을 지닌 수혜자의 유전자 부위의 변형을 위해 공급자 서열을 주형으로 사용하기 때문이다.

닭 배선유전자는 단지 재조합을 하는 하나의 기능성을 지닌 V_L, V_H 그리고 (D)-J 유전자와 재조합을 하지 않는 많은 수의 V_λ와 V_H 위유전자를 가지고 있다 (그림 5-15). 하나의 V-(D)-J 단위를 생성하는 배선 V-(D)-J 유전자들의 제한적 다양성을 제공하는 RAG 에 의한 재조합과정 이후, 닭의 B 세포들은, 조류의 GALT 부위인 **파브리시우스 활액낭 (Bursa of fabricius)**으로 이동하게 된다. 이 활액낭의 특수한 제한된 환경에서 B 세포는 빠르게 증식하고 면역글로불린 유전자의 유전자 변환을 통해 엄청난 다양성을 제공하게 된다. 앞쪽에 위치한 많은 수의 위유전자들은 조합된 V-(D)-J 수혜자의 짧은 부분 변환을 위한 공급자로도 작용한다. 그림 5-15에서 보이는 것과 같이 많은 위유전자들이 많은 장소에서 배선 유전자 서열을 변형하는 하나의 재조합된 V-(D)-J 유전자에 대한 공급자로 작용할 수 있다. 닭은 이런 유전자 변환뿐만 아니라 일반적인 체성 과변이를 활용하여 항체의 다양성을 제공한다.

토끼 또한 아주 작은 수의 중쇄 V_H 유전자들을 재조합 하고 유전자 변환과 체성 과변이를 이용하여 항체의 다양성을 제공한다. 조류와 같이, 토끼에서도 이런 과정이 충수돌기 (appendix)의 특정부위에 있는 GALT에서 일어난다. 소와 양과 같은 반추동물들은 GALT의 한 형태인 **회장 페이에르 판 (ileal Peyer's patch)**에서 체성 과변이에 의해 항체의 다양성을 제공한다.

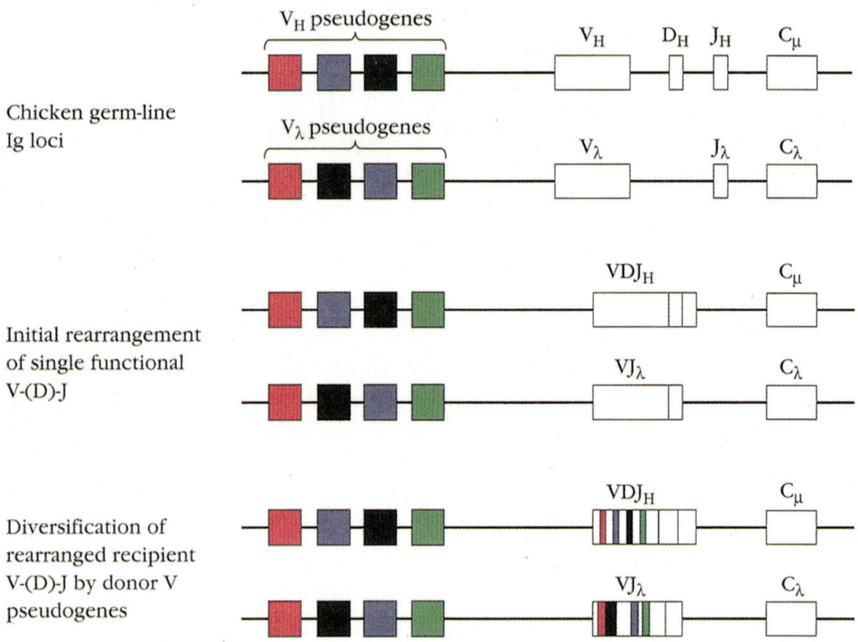

FIGURE 5-15 Immunoglobulin diversification occurs by gene conversion in chickens. In the chicken germ line, the single functional V_H and V_λ immunoglobulin genes are preceded by many pseudogenes. Rearrangement creates a single functional rearranged V-(D)-J. Gene conversion introduces diversity into the V segments of rearranged V-(D)-J genes using upstream V pseudogenes as a template.

일정부위 유전자들의 클래스 전환_Class Switching among Constant-Region Genes

B 세포에서 항원자극 후 중쇄 DNA는 $V_HD_HJ_H$ 부위가 임의의 C_H 유전자 단편과 조합하는 또 하나의 재배열 과정을 거치게 된다. 이런 과정을 **클래스 전환 (Class switching)** 혹은 **개별형 전환 (Isotype switching)**이라 하고 정확한 기작은 밝혀져 있지 않지만 그것은 각 C_H 단편(C_δ는 제외)으로부터 약 2-3 kb 앞쪽에 위치한 DNA 주변 염기서열 (**전환 부위, switch regions**라 함)을 요구한다. 이런 전환부위는 상당히 크지만(2에서 10 kb) 이들은 여러 개의 짧은 반복 서열 (GAGCT 그리고 TGGGG)들로 구성되어 있다. 하나의 가설은 **전환재조합효소 (switch recombinase)**를 구성하는 한 단백질 혹은 단백질 복합체가 이런 반복서열을 인지하고 결합과 동시에 클래스 전환을 초래하는 DNA 재조합을 이행하게 된다. 사이토카인으로 알려진 세포내 조절 단백질은 전환 요소 (switch factors)로 작용하고 전환의 결과로 발현되는 특정한 면역글로불린 선택에 중요한 역할을 한다. 예를 들면, 인터류킨 4 (interleukin 4, IL-4)는 C_μ에서 $C_\gamma1$ 혹은 C_ε로의 클래스 전환을 유도한다. 일부에서는 IL-4가 연속적으로 클래스 전환을 유도하는 것으로 밝혀져 있다: 먼저 C_μ에서 $C_\gamma1$로 전환하고 그다음 $C_\gamma1$에서 C_ε으로 전환 (그림 5-16). $C_\gamma1$에서 C_ε으로의 클래스 전환동안 만들어진 DNA 절단 산물을 분석한 결과 γ1전환부위 ($S_\gamma1$)의 5′말단과 μ 전환부위 (S_μ)의 3′ 말단과 함께 C_μ를 가진 하나의 환상의 절단 산물이 함께 생성됨을 확인할 수 있었다. 게다가 $C_\gamma1$에서 C_ε로 전환은 μ, γ, 및 ε 변환부위들 모두 포함한 서열과 함께 $C_\gamma1$를 가진 환상의 절단 산물을 생성시켰다. 전체적으로 클래스 전환은 네 가지 요소의 상호 작용에 의존한다: 즉, 전환 부위, 전환재조합효소, B 세포가 전환하는 개별형을 지시하는 사이토카인 신호, 그리고 활성화-유도 시티딘 탈아미노효소 (activation-induced cytidine deaminase, AID)라고 부르는 효소이다. 이 효소의 역할은 다음 단락에서 논의 될 것이다. 클래스 전환에서 사이토카인들 역할에 대해서는 11장에서 더 언급될 것이다.

활성화-유도 시티딘 탈아미노효소 (activation-induced cytidine deaminase, AID)는 체성 과변이와 클래스 전환을 매개한다_AID mediates both somatic hypermutation and class switching

이 장에서 인간과 마우스에서 면역글로불린 유전자 변형의 세 가지 다른 형태를 설명하였다: V-(D)-J 재조합, 체성 과변이 그리고 클래스 전환 재조합 기전 (또한 다른 종에서 유전자 변환도 언급하였다). V-(D)-J 재조합 동안 배선 유전자 단편들의 재배열과 조합은 하나의 기능적 면역글로불린 유전자를 형성하게 된다. 체성 과변이는 항체의 항원 결합특성에 영향을 미치는 Ig 유전자 가변부위 변화를 유도한다. 클래스 전환 재조합은 어떤 하나의 V-(D)-J 단위가 Ig 분자의 효과 기능을 결정하는 다른 일정부위와 결합을 가능케 한다. 재조합 활성 유전자 RAG1과 RAG2는 V-(D)-J 재조합에 관여하고, 최근 연구에 의하면, 활성화-유도 시티딘 탈아미노효소 **(activation-induced cytidine deaminase, AID)**라는 효소는 체성 과변이, 유전자 변환, 그리고 클래스 전환 재조합의 주요 매개체로 알려졌다. AID는 **RNA-교정 효소 (RNA-editing enzymes)**라 하는 효소패밀리에 속한다. AID는 특정 mRNA의 선택된 시토신 (cytosine)의 아민기를 제거하여 시토신을 유라실 (uracil)로 전환하므로 특정 mRNA의 단백질 부호화 지정을 변형 (혹은 교정)하게 된다. 이 효소에 의한 시토신의 탈아민에 의해 DNA를 직접적으로 변형한다는

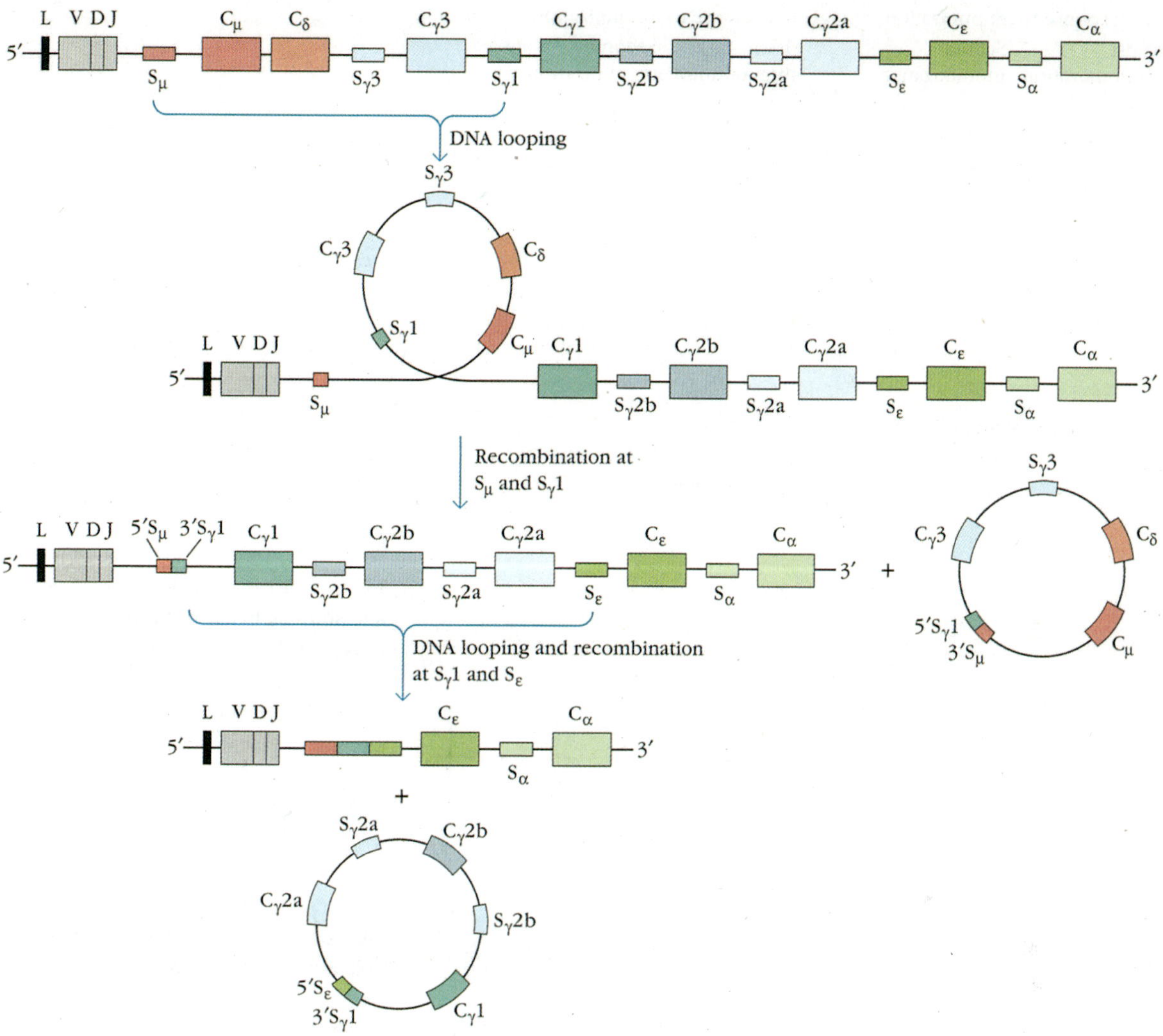

FIGURE 5-16 Proposed mechanism for class switching induced by interleukin-4 in rearranged immunoglobulin heavy-chain genes. A switch site is located upstream from each C_H segment except C_δ. Identification of the indicated circular excision products containing portions of the switch sites suggested that IL-4 induces sequential class switching from C_μ to $C_\gamma 1$ to C_ε.

보고들이 있다. 다시 말해, 이들 결과는 DNA에 존재하는 일반적인 네 개의 뉴클레오타이드 중 하나가 아닌 유라실 형성을 야기하게 된다. 그렇게 되면 아마 탈아민 부위는 G-C대신 A-T쌍으로 변형 수복되거나 혹은 유라실은 삭제되어 네 개의 DNA 염기 중 하나로 대체될 것이다. AID의 정확한 기전은 계속 연구되고 있지만, 체성 과변이와 클래스 전환에서의 이 유전자의 중요성은 상당히 명확하다 (그림 5-17a).

일본 교토 대학에서 수행된 연구에서, Tasuku Honjo와 그의 동료들은 AID 유전자가 제거된 마우스를 생산할 수 있었다. 이런 AID (−/−) 마우스와 AID 유전자 중 하나를 지니고 있는 마우스 (AID +/−)에서 클래스 전환과 체성 과변이 능력을 비교 조사하였다. 그림 5-17b 결과는 연속적인 면역시킴 후 생성된 면역반응에서 AID 유전자 하나를 지닌 마우스 (AID+/−)는 특정 항원에 대한 IgM을 먼저 생성하고 그 다음 IgG 항체를 정상적으로 생성하였다. 하지만 AID 유전자가 제거된 마우스에서는 같은 항원으로 면역반응 유도 후 단지 IgM 항체들만 생성하였다. 체성 과변이 확인을 위해 연구자들은 AID (−/−)와 AID (+/−) 마우스로부터 항원에 대한 항체의 중쇄 가변부위를 부호화하는 mRNA를 조사하였다. AID (+/−) 마우스는 정상적인 체성 과변이를 보였지만, AID 유전자가 제거된 마우스에서는 체성 과변이 전혀 관찰되지 않았다. 이 놀라운 결과는 같은 효소가 체성 과변이와 클래스 전환 모두에 필수적으로 작용함을 보였다. 이 두 개의 기능은 비림프구세포에 AID 유전자를 발현시켰을 때 또한 관찰되었다. 이 발견은 AID가 B 세포에서 일어나는 이들 중요한 과정 중 하나를 수행하는데 필요한 유일한 요소임을 말해주었다.

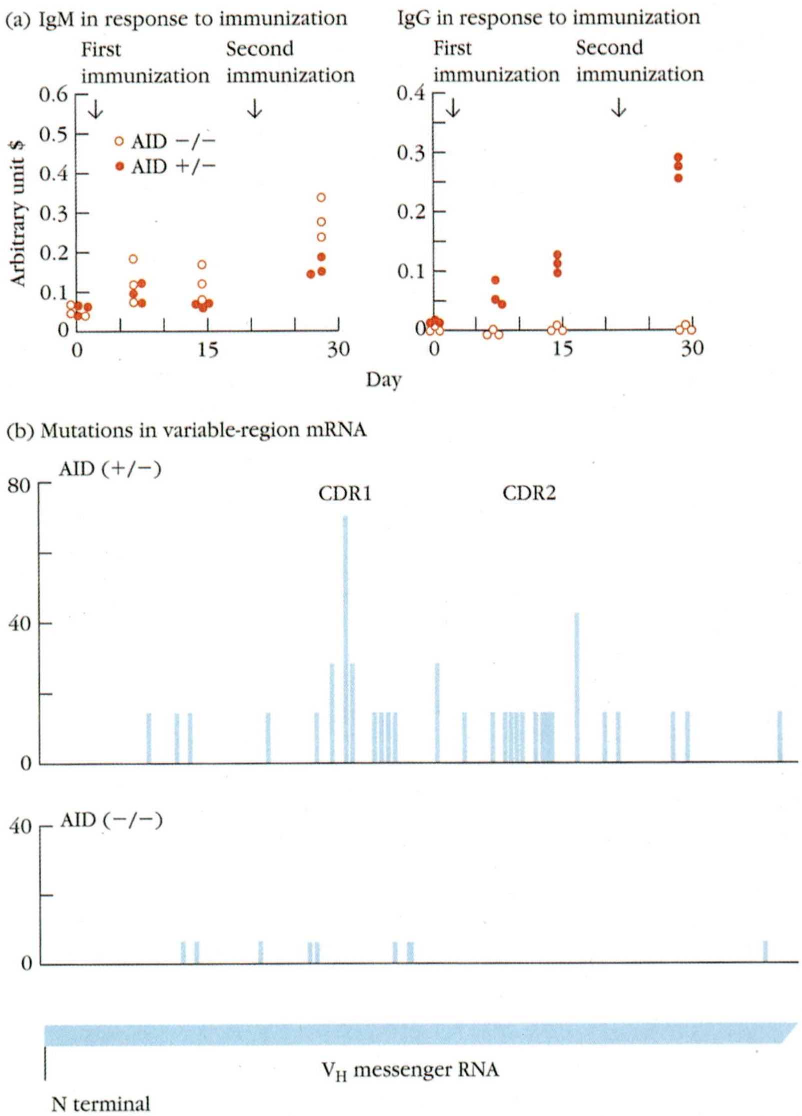

FIGURE 5-17 Experimental demonstration of the role of the enzyme AID in class switching and somatic hypermutation. (a) AID-expressing (+/–) and AID knockout (–/–) mice were immunized twice with a hapten-carrier conjugate and the antihapten antibody responses measured and plotted in arbitrary units. IgM responses were detected in both types of mice. Production of IgG, which requires class switching, occurred only in AID-expressing (+/–) mice. (b) Messenger RNA encoding the variable regions of antigen-reactive antibodies in immunized AID-expressing and AID knockout mice was sequenced and the position and frequency of mutations plotted. Many mutations are seen in the AID-expressing mice; only background levels of mutation are seen in the AID knockout mice. *[Adapted from M. Muramatsu et al., 2000, Cell **102**:560.]*

Ig 유전자 발현_Expression of Ig genes

다른 유전자들 발현에서와 같이 면역글로불린 1차 전사체 (primary transcript)의 전사 후 변형과정 (post-transcriptional modification)은 mRNA 생성에 필요하다 (그림 5-4와 5-5 참조). 재조합된 중쇄와 경쇄 유전자로부터 얻어진 1차 전사체는 인트론과 V(D)J 재조합과정 동안 손실되지 않았던 J 유전자단편을 포함한 중간 삽입된 DNA 서열들을 가지고 있다. 또한, 중쇄 C-유전자단편들은 일련의 연속적인 암호화된 엑손과 인트론으로 구성되어 있다. C_H 유전자단편의 각 엑손은 중쇄 폴리펩티드에서 하나의 일정부위 도메인 혹은 경첩부위 (hinge region)에 해당한다. 1차 전사체는 이런 중간 삽입된 DNA서열을 제거하기 위해 변형과정을 거쳐야 하고 나머지 엑손들은 RNA 스플라이싱이라는 과정을 통해 상호 결합되어져야 한다. 1차 전사체의 엑손과 인트론 경계에 위치하는 짧고 대체적으로 보존된 스플라이스 서열은 스플라이싱이 어떤 위치에서 일어나야 하는지를 지시해 준다. 핵내에서 1차 전사체의 변형과정은 최종 mRNA을 생성하기 위해 중간 삽입된 서열 각각을 제거하게 된다. mRNA는 핵으로부터 빠져나와 리보솜에 의해 완전한 H 혹은 L 사슬로 번역된다.

중쇄 1차 전사체는 각기 다른 RNA 공정을 거친다_Heavy-chain primary transcripts undergo differential RNA processing

면역글로불린 중쇄 1차 전사체의 변형과정은 몇몇 다른 mRNA을 만들게 된다. 이는 어떻게 하나의 B 세포가 분비되고 혹은 세포막에 결합된 특정 형태의 면역글로불린을 만들 수 있고 동시에 IgM과 IgD를 발현할 수 있는가를 설명해 준다.

세포막에 결합 혹은 분비되는 면역글로불린의 발현_Expression of membrane or secreted immunoglobulin

3장에서 설명한 것과 같이 특정 한 면역글로불린은 세포막에 결합 혹은 분비되는 형태로 존재할 수 있다. 이 두 가지 형태는 중쇄의 카르복실 말단 도메인의 아미노산 서열에서 차이를 보인다 (IgA, IgD

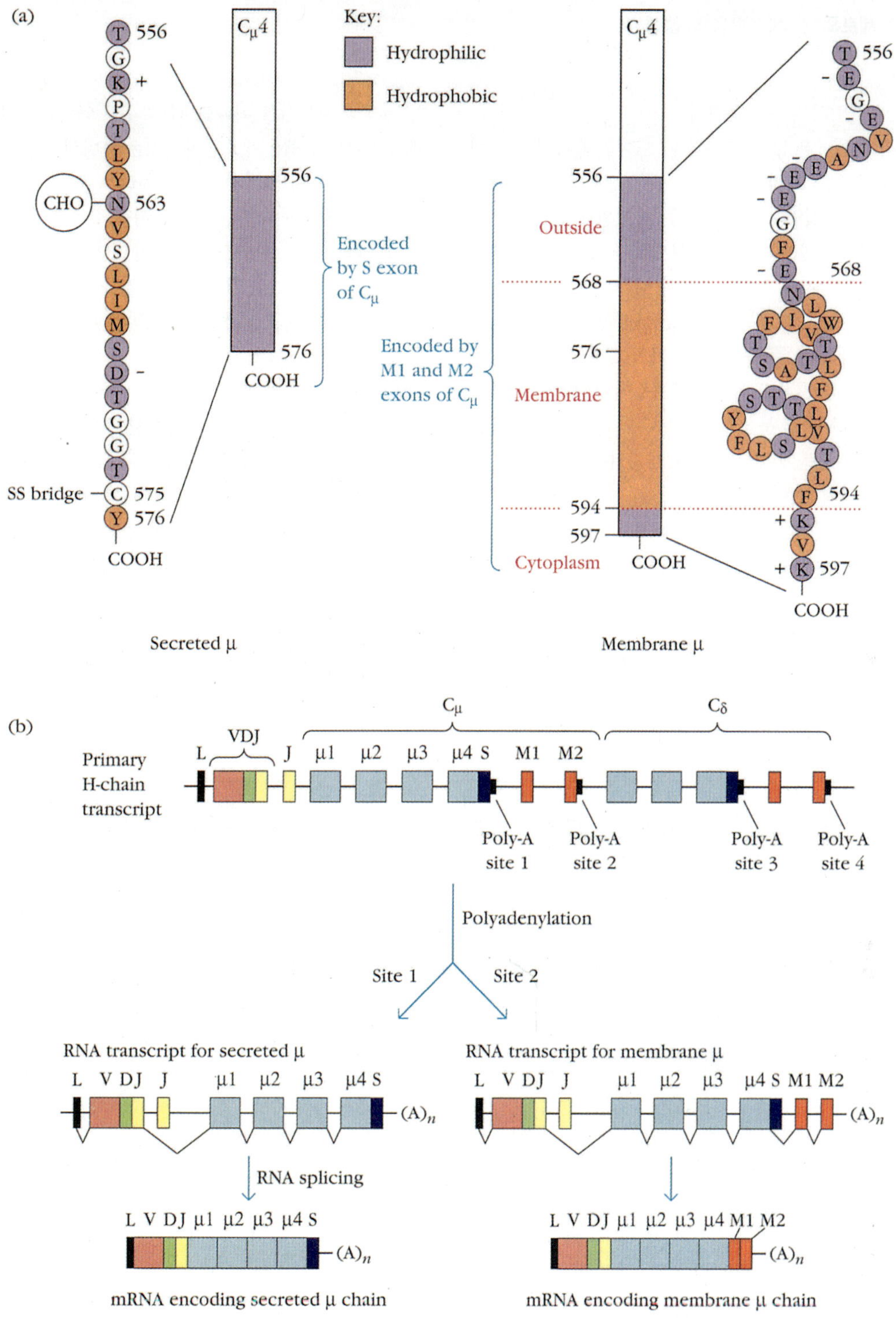

FIGURE 5-18 Expression of secreted and membrane forms of the heavy chain by alternative RNA processing. (a) Amino acid sequence of the carboxyl-terminal end of secreted and membrane μ heavy chains. Residues are indicated by the single-letter amino acid code. Hydrophilic and hydrophobic residues and regions are indicated by purple and orange, respectively, and charged amino acids are indicated with a + or −. The white regions of the sequences are identical in both forms. (b) Structure of the primary transcript of a rearranged heavy-chain gene showing the C_μ exons and poly-A sites. Polyadenylation of the primary transcript at either site 1 or site 2 and subsequent splicing (indicated by V-shaped lines) generates mRNAs encoding either secreted or membrane μ chains.

그리고 IgG에서 C_H3/C_H3 그리고 IgE와 IgM에서 C_H4/C_H4). 분비되는 형태는 카르복실 도메인에 약 20 개의 친수성 아미노산 서열을 가진다. 이것은 세포막에 결합된 항체에서 세포 밖으로 나온 친수성을 가진 단편, 소수성을 지닌 세포막을 관통하는 단편과 세포질 내로 연결된 카르복실 말단에 있는 짧은 친수성 단편을 포함한 약 40 개의 아미노산 서열을 가진 세포막 결합 형태로 대체되어진다(그림 5-18a). 때때로 이런 두 가지 형태 항체의 존재는 각 클래스와 서브클래스에 해당하는 하나의 C_H 유전자단편이 존재한다고 한 배선 중쇄 DNA 구조와 일치하지 않는 듯하다.

이런 수수께끼의 해답은 IgM 분자의 네 도메인에 해당하는 네 개의 엑손 ($C_\mu1$, $C_\mu2$, $C_\mu3$ 그리고 $C_\mu4$)으로 구성된 C_μ 유전자 단편의 DNA서열 분석으로 얻었다. 엑손 $C_\mu4$는 이것의 3′ 말단에 분비되는 IgM의 C_H4 도메인에 있는 친수성 아미노산 서열을 암호화하는 뉴클레오티드 서열을 지니고 있다. M1과 M2라 하는 두 개의 추가 엑손이 $C_\mu4$ 엑손 3′말단으로부터 1.8kb 아래쪽에 위치하고 있다. M1 엑손은 세포막을 관통하는 단편을 가지고 있고 M2는 세포막에 결합하는 IgM에서 C_H4 도메인이 세포질에 존재하는 부분을 암호화한다. 이후 DNA 서열 분석결과도 모든 C_H 유전자단편들은 막관통 부분과 세포질 부분에 해당하는 두 개의 추가 M1과 M2 엑손을 가지고 있다는 것이 밝혀졌다.

재조합된 μ 중쇄 유전자에서 만들어진 1차 전사체는 C_μ 단편에 두 개의 폴리 A 꼬리첨가 신호서열 (poly-A site)을 가지고 있다. 첫 번째 서열은 C_μ 4 엑손 3′말단에 있고 두 번째 서열은 M2 엑손 3′말단에 있다 (그림 5-18b). 만약 1차 전사체의 절단과 폴리-A 첨가가 첫 번째 위치에서 일어나면 M1과 M2 엑손은 손실된다. 인트론의 제거와 나머지 엑손의 스플라이싱은 분비되는 중쇄의 mRNA을 만든다. 만약 1차 전사체의 절단과 폴리 A 꼬리첨가가 두 번째 위치에서 일어나면 완전히 다른 스플라이싱 결과를 초래하게 된다. 이 경우 스플라이싱은 분비되는 형태 친수성의 카르복실 말단을 암호화하는 $C_\mu4$의 3′에 있는 S 서열을 제거하고 M1과 M2 엑손을 포함한 나머지 $C_\mu4$ 엑손을 결합하여 세포막에 결합하는 중쇄 mRNA을 만들 수 있다.

따라서 같은 1차 전사체의 서로 다른 공정이 면역글로불린이 분비 혹은 세포막 결합 형태로 생성할 것인가를 결정하게 된다. 이미 언급한 것과 같이 성숙한 미경험 B 세포은 단지 세포막 결합 형태의 항체만 생성하고 그에 비해 완전히 분화된 형질세포는 분비되는 항체를 생성한다. 미경험 B 세포와 형질세포가 어떻게 RNA 공정을 우선적으로 그들이 원하는 형태의 항체를 생산하는 mRNA로 생성되게 지시하는지는 아직 확실하지 않다.

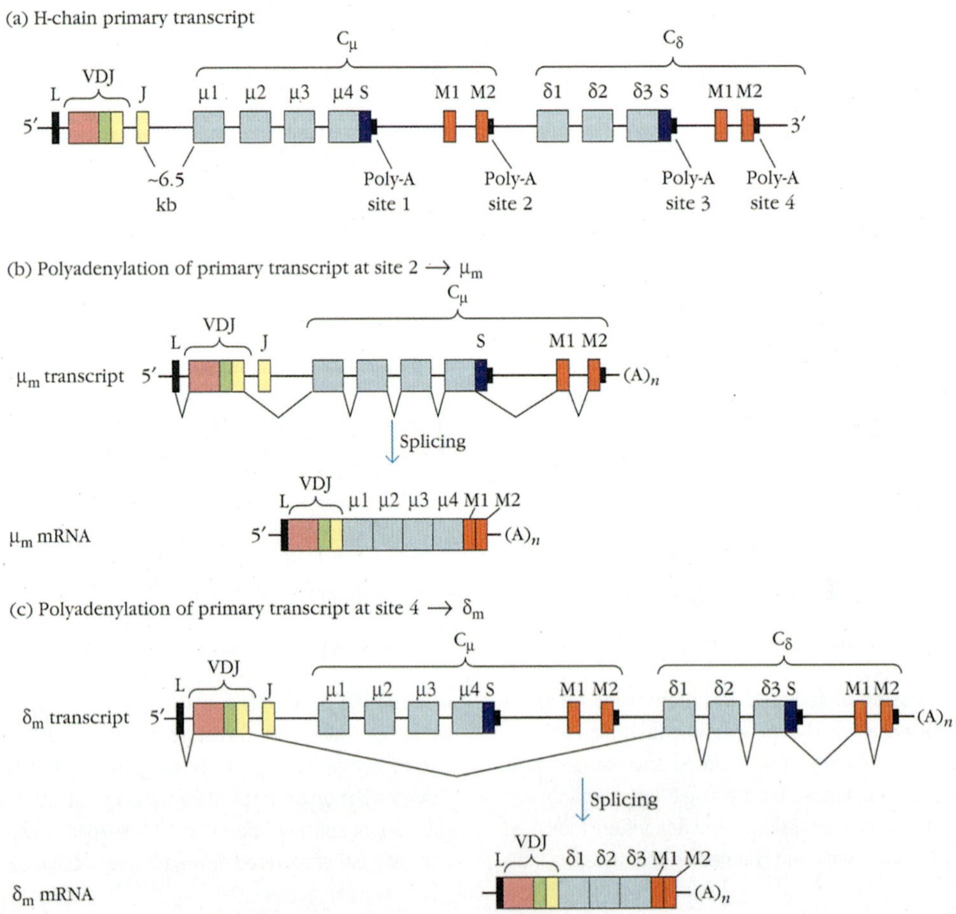

FIGURE 5-19 Expression of membrane forms of μ and δ heavy chains by alternative RNA processing. (a) Structure of rearranged heavy-chain gene showing C_μ and C_δ exons and poly-A sites. (b) Structure of μ_m transcript and μ_m mRNA resulting from polyadenylation at site 2 and splicing. (c) Structure of δ_m transcript and δ_m mRNA resulting from polyadenylation at site 4 and splicing. Both processing pathways can proceed in any given B cell.

IgM과 IgD의 동시발현_Simutaneous expression of IgM and IgD

다른 형태의 RNA 공정은 성숙 B 세포들에 의해 세포막에 결합하는 IgM과 IgD를 동시에 발현시킨다. 이미 언급한 것과 같이 성장한 B 세포에서 재조합된 중쇄 유전자 전사는 C_μ와 C_δ 유전자단편 모두 가지고 있는 1차 전사체를 만든다. C_μ와 C_δ 유전자단편은 조합된 유전자 내에 서로 인접해 있고(약 5 kb정도 떨어져 있음) 두 단편 사이에 전환부위가 없기 때문에 완전한 $VDJC_\mu$ C_δ 부위가 전사되어 네 개의 폴리-A 부위를 가지는 약 15 kb 정도 되는 하나의 1차 RNA 전사체로 전사된다 (그림 5-19a). 첫 번째와 두 번째 폴리-A 부위는 C_μ와 관련되어 있고 세 번째와 네 번째 부위는 C_δ 유전자단편의 유사한 곳에 위치한다. 만약 중쇄 전사체가 절단되고 C_μ 엑손 다음에 위치한 두 번째 부위에서 폴리 A 꼬리첨가가 이루어지면 mRNA는 μ 중쇄의 세포막 결합 형태를 암호화된다 (그림 5-19b). 만약 폴리 A 꼬리첨가가 C_δ 엑손의 다음에 위치한 네 번째 부위의 더 아래에서 일어나면 RNA 스플라이싱은 중간에 있는 C_μ 엑손을 제거하고 세포막에 결합하는 δ 중쇄를 암호화하는 mRNA를 만들게 된다 (그림 5-19c).

성숙 B 세포가 세포막 상에 IgM과 IgD 모두를 발현하기 때문에 두 가지 RNA 공정이 동시에 일어나야 한다. 유사하게 각 형질세포의 첫 번째 혹은 세 번째 폴리-A 위치에서의 폴리 A 꼬리첨가 그리고 이어지는 스플라이싱 과정이 각각 μ와 δ 중쇄의 분비되는 형태를 생성가능하게 할 것이다 (그림 5-18b 참조).

면역글로불린의 합성, 조합 그리고 분비_Synthesis, Assembly, and Secretion of Immunoglobulins

항체생산은 생성물의 다양성과 생산되는 양에 관련하여 특별한 문제점을 지니고 있다. 항체의 엄청난 다양한 수는 유전자 재조합, V-(D)-J 단편의 부정확한 연결, 이런 단편들의 절단된 부위에 뉴클레오타이드 추가, 그리고 많은 경우에서 관찰되는 체성 과변이에 의해 생성된다. 그러나 이런 다양성으로 생성되는 엄청난 부산물은 조숙한 정지 코돈을 지니고 있고 혹은 적절하게 구성 혹은 조합되지 않는 항체 유전자 수의 증가이다. 두 번째 문제는 형질세포들에 의해 생성되는 항체의 양으로부터 나타난다. 정상적인 대사활동에 필요한 단백질들 외, 형질세포는 일초에 세포당 1000 개 이상의 항체를 생산하고 분비해야 한다. 생성된 항체의 분비를 위해 항체를 지닌 세포 내 소포들의 형질막으로 이동은 세포내에서 엄청난 통행 조절과 협력이 요구된다.

세포막에 결합하거나 세포 밖으로 분비되는 다른 모든 단백질들과 같이, 면역글로불린 폴리펩티드는 조면소포체 (rough endoplasmic reticulum, RER)에서 생성된다. 면역글로불린의 중쇄와 경쇄 mRNA는 조면소포체 (RER)의 독립된 폴리라이보좀에서 번역된다 (그림 5-20). 새로이 합성된 사슬은 아미노 말단 리더 서열을 지니고 있어 사슬이 RER의 내부로 이동하는 것을 도와주며 그 후 리더 서열은 절단된다. 중쇄 (H)와 경쇄 (L)의 조합되는 순서는 면역글로불린 종류에 따라 다양하다. IgM은 H와 L 사슬이 RER에서 결합하여 중간분자를 형성하고 이 두 개의 중간분자가 합쳐져 완전한 하나의 IgM 분자를 만들게 된다. IgG는 먼저 두 개의 H 사슬이 합쳐진 다음 H_2L 중간물이 형성되고 최종 H_2L_2가 만들어진다. RER에 존재하는 효소들은 면역글로불린 폴리펩타이드 조합에 필요한 두 사슬간의 이황화 결합이 형성을 촉매하고 또한 같은 사슬 내에 존재하는 이황화 결합도 촉매하여 면역글로불린 도메인들의 안정된 접합을 가능케 한다. 항체 분자들의 당화도 또한 RER에 존재하는 효소들에 의해 이루어진다.

항체들은 중쇄 상에 소수성 혹은 친수성 카복실말단 도메인 존재 유무에 따라 그들의 목적지 (분비 혹은 세포막 결합)로 이동하게 된다. 막결합 항체는 소수성 서열을 지니고 있어 분비소포 (secretory vesicle)의 막에 고정되게 된다. 소포가 형질막에 융합하게 되면 항체는 형질막에 자리를 잡게 된다 (그림 5-20, 위쪽 삽입). 분비 면역글로불린으로 알려진 친수성 서열을 지닌 항체들은 분비소포들 속에서 독립된 분자로 운반되고 소포가 형질막에 유합되면 세포밖으로 분비되게 된다.

소포체는 품질조절기전을 가지고 있다 (그림 5-21). 즉, 완전히 조합된 항체 분자들만 분비 가능케하고 부적절하게 혹은 완전히 접합되지 않은 항체들은 제거한다. BiP (immunoglobulin heavy chain binding protein)가 이런 기전의 매개체로 작용한다. 이 단백질은 완전히 조합되지 않은 항체에 결합하고 완전히 조합된 항체들에게서는 분리된다. BiP에 존재하는 특정 아미노 서열 (lysine-glutamate-aspartate-leucine)이 Bip를 소포체에 머물게 하고 자신에 결합된 불완전한 항체를 ER로부터 분리되는 것을 방지하게 된다. 결과적으로 잘못 접합된 혹은 ER에 머물고 있는 항체들은 유비퀴틴 (ubiquitin)이라는 단백질이 부착됨으로 분해가 촉진된다. 유비퀴틴이 부착된 단백질들은 핵에 분리되어 프로티오좀 (proteosomes)에 의한 단백질 분해가 유도된다. 이 프로티옴좀은 커다란 다중효소 복합체로 7장에서 자세히 언급될 것이다.

Ig-유전자 전사의 조절_Regulation of Ig-Gene Transcription

면역글로불린 유전자는 B 계통 세포들에서만 발현되고, 심지어 같은 계통에서도 유전자들은 발달과정 단계에서 다른 속도로 발현된다. 다른 진핵세포 유전자들과 같이 DNA상의 두 종류의 시스 (cis) 조절염기서열들이 면역글로불린 유전자 전사를 조절한다.

- **프로모터 (promotor):** 어떤 특정 방향으로 RNA 전사시작을 촉진하는 전사시작 부위에서 약 200 bp 앞쪽까지 걸쳐있는 상대적으로 짧은 뉴클레오티드 서열
- **엔핸서 (enhancer):** 방향에 상관없이 프로모터에서 전사를 활성화시키며 유전자의 앞쪽 혹은 뒤쪽에 약간의 거리를 두고 놓여있는 뉴클레오티드 서열

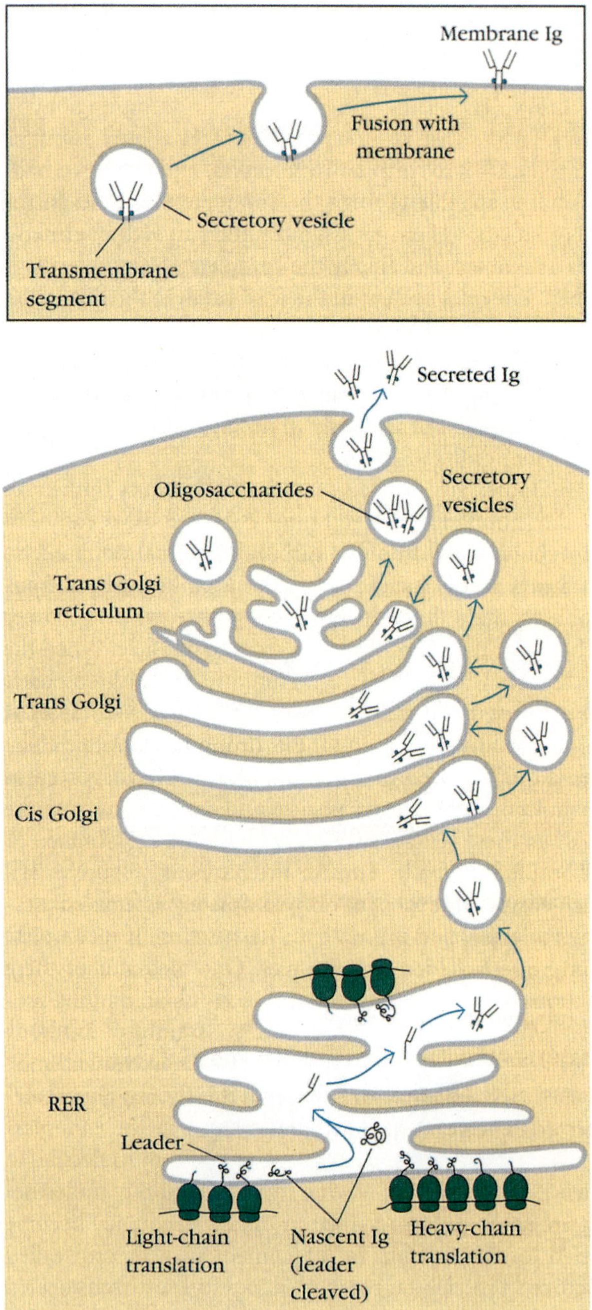

FIGURE 5-20 Synthesis, assembly, and secretion of the immunoglobulin molecule. The heavy and light chains are synthesized on separate polyribosomes (polysomes). The assembly of the chains, the formation of intrachain and interchain disulfide linkages, and the addition of carbohydrate all take place in the rough endoplasmic reticulum (RER). Vesicular transport brings the Ig to the Golgi, which it transits, departing in vesicles that fuse with the cell membrane. The main figure depicts the assembly of a secreted antibody. The inset depicts a membrane-bound antibody, which contains the carboxyl-terminal transmembrane segment. This form becomes anchored in the membrane of secretory vesicles and is retained in the cell membrane when the vesicles fuse with the cell membrane.

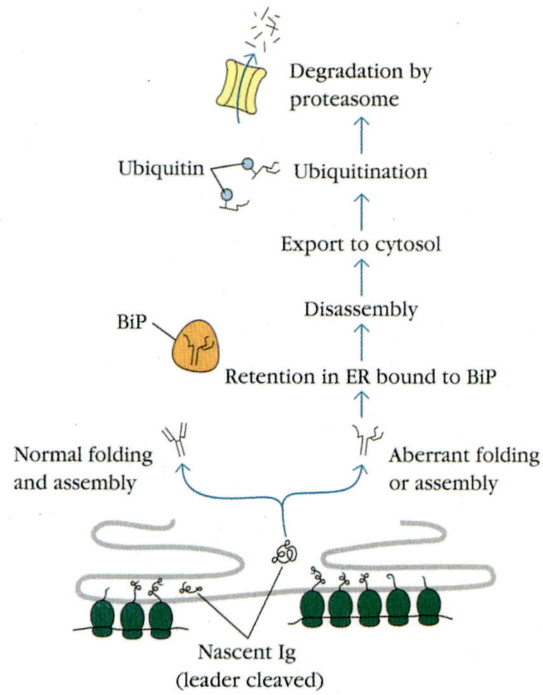

FIGURE 5-21 Quality control during antibody synthesis. Ig molecules that fail to fold or assemble properly remain bound to the chaperone protein BiP. Interaction with BiP and other factors causes the malformed antibody to be disassembled, exported from the ER, marked for degradation by conjugation with ubiquitin, and degraded by the proteosome.

배선 면역글로불린 DNA에서 이런 조절인자들의 위치들이 그림 5-22에 주어지고 있다. 이들 모든 조절인자들은 하나 또는 그 이상의 핵단백질에 결합할 수 있는 집단서열들을 지니고 있다.

각 V_H 와 V_L 유전자단편은 리더 서열 바로 앞에 있는 하나의 프로모터를 가지고 있다. 추가로 J_κ 집단과 중쇄의 D_H 유전자들 각각은 프로모터 뒤에 놓여있다. 다른 프로모터들과 같이 면역글로불린 프로모터들은 매우 보존되어 있는 AT 염기쌍이 많이 존재하는 TATA 박스를 지니고 있어 전사의 시작에 필요한 여러 개의 단백질들이 결합할 수 있는 부위를 제공한다. 실질적인 전사는 RNA 중합효소 II (RNA polymerase II)에 의해 이루어지고 TATA 박스의 약 25 bp 아래쪽에 위치하는 시작부위에서 DNA를 전사한다. Ig 프로모터는 B 세포 특이성을 제공하는 매우 필수적이고 보존된 8 개 염기서열 (octamer)을 지니고 있다. 이 염기서열은 많은 세포에서 발견되는 oct-1과 단지 B 세포에만 존재하는 oct-2와 같은 두 개의 전사인자들과 결합한다.

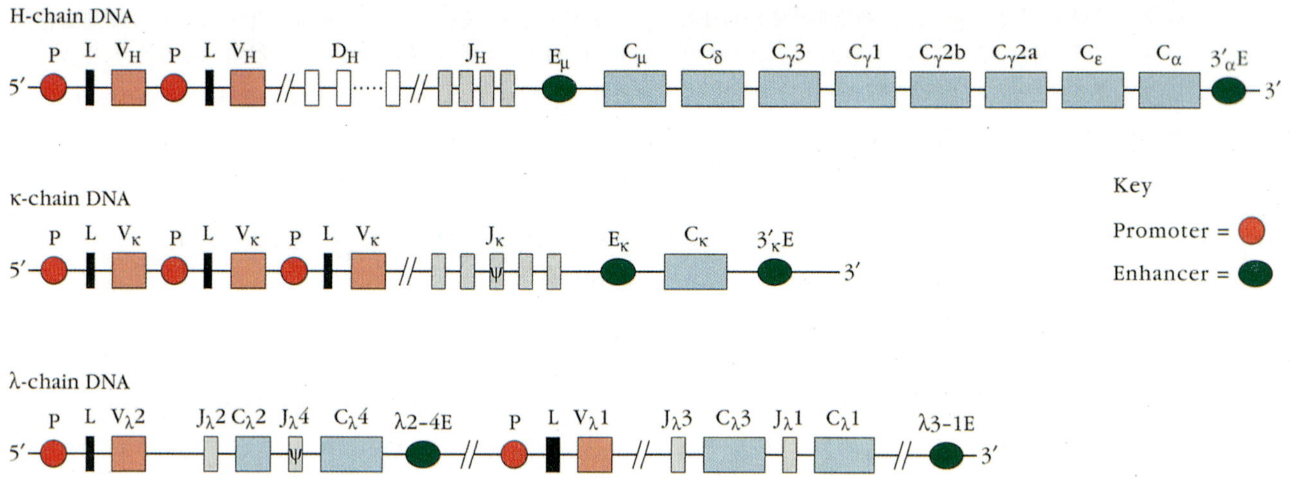

FIGURE 5-22 Location of promoters (dark red) and enhancers (green) in mouse heavy-chain, κ light-chain, and λ light-chain germ-line DNA. Variable-region DNA rearrangement moves an enhancer close enough to a promoter that the enhancer can activate transcription from the promoter. The promoters that precede the DH cluster, a number of the C genes, and the J_λ cluster are omitted from this diagram for clarity.

엔핸서의 기능은 명확하지 않지만 그것은 전사인자인 많은 단백질에 결합부위를 제공한다. 하나의 특히 중요한 역할은 μ와 κ 인트론의 엔핸서에 결합하는 두개의 협동적으로 작용하는 단백질을 생성하기 위한 선택적 스플라이싱 (alternate splicing)을 진행할 수 있는 *E2A* 유전자에 의해 암호화된 두개의 단백질에 의해 일어난다. 이들 단백질은 B 세포 발달과정에 필수적이며, *E2A* 유전자를 제거한 마우스는 정상적인 수의 T 세포는 생성하지만 B 세포는 전혀 만들지 못한다. 흥미롭게도 T 세포주로 엔핸서 결합 단백질 유전자의 전이는 μ 사슬 mRNA 전사를 매우 증가시켰고 심지어 T 세포가 $D_H + J_H \longrightarrow D_HJ_H$ 재조합을 진행하도록 유도했다.

하나의 중쇄 엔핸서는 마지막 J 유전자단편 (3′)과 μ 중쇄를 암호화하는 처음 C 유전자단편 (5′) 사이에 있는 인트론에 위치하고 있다. 이 중쇄 엔핸서 (E_μ)는 C_μ에 인접한 S_μ 전환부위의 5′ 에 있기 때문에 클래스 전환이 일어난 이후에도 계속 작용할 수 있다. 다른 하나의 중쇄 엔핸서 ($3'_\alpha E$)는 C_α 유전자단편의 3′ 에 있다. 하나의 κ 경쇄 엔핸서 (E_κ)는 J_κ 단편과 C_κ 단편 사이에 위치하고 다른 하나의 엔핸서 ($3'_\kappa E$)는 C_κ의 3′ 에 위치한다. λ 경쇄 엔핸서들은 $C_\lambda 4$의 3′ 와 $C_\lambda 1$의 3′ 에 위치하고 있다.

DNA 재배열은 전사를 촉진시킨다_DNA rearrangement greatly accelerates transcription

면역글로불린 V 유전자 단편에 있는 프로모터들은 RNA 중합효소 II에 아주 약하게 결합하고 배선 DNA에 있는 가변부위 엔핸서들은 프로모터에서 상당히 멀리 (약 250-300 kb) 위치하고 있어 전사에 거의 영향을 미치지 못한다. 이런 이유 때문에 재조합되지 않은 배선 DNA에서 V_H와 V_L 부위의 전사속도는 거의 무시된다. 가변부위 유전자 재조합은 프로모터와 엔핸서를 2 kb 이내에 위치하게 하여 엔핸서가 인접한 프로모터로부터의 전사에 영향을 미치도록 한다. 결과적으로 재배열된 V_LJ_L 혹은 $V_HD_HJ_H$의 전사속도는 재배열되지 않은 V_L과 V_H 단편들의 전사속도 보다 10^4배 이상 빠르다. 이런 효과는 엔핸서가 삭제되어진 재배열된 중쇄 유전자가 형질전이된 B 세포는 그 유전자를 전사하지 못하는 반면, 엔핸서를 가진 유사한 유전자가 형질전이된 B 세포는 매우 높은 속도로 그 유전자를 전사한다는 연구에서 직접적으로 증명되었다. 이런 결과는 면역글로불린 유전자의 일반적인 전사에 엔핸서의 중요성을 나타낸다.

세포의 증식을 조절하거나 세포의 사멸을 억제하는 유전자들은 때때로 면역글로불린 중쇄와 경쇄 위치로 이동한다. 여기서 면역글로불린 엔핸서의 영향 때문에 이들 유전자의 발현은 크게 증가하게 되어 성장을 촉진하는 혹은 세포사멸을 억제하는 단백질이 높은 수준으로 증가된다. *c-myc*과 *bcl-2* 발암유전자들의 전좌 (translocation)는 각각 악성 B 세포 림프종 (lymphoma)과 관련되어 있다. *c-myc*의 전좌는 *c-myc*의 계속적인 발현을 유도하고 또한 버어킷트 림프종이라는 매우 빠르게 성장하는 B 세포 림프종을 유발한다. *bcl-2*의 전좌는 B 세포에서 프로그램된 세포사멸을 억제하여 난포 B세포 림프종 생성을 야기한다. 이런 암을 유발하는 전좌에 대해서는 21장에서 더 자세히 설명할 것이다.

Ig-유전자 발현은 T 세포에서는 억제된다_Ig-gene expression is inhibited in T cells

이미 언급한 것과 같이, T 세포 수용체 (TCR)를 암호화하는 배선 DNA는 기능을 가진 TCR 유전자를 만들기 위해 V-(D)-J 재배열을 한다. 면역글로불린과 TCR 배선유전자 DNA의 재배열은 모두

RAG1과 RAG2에 의해 매개되는 유사한 재조합과정에 의해 1회 감김 또는 2회 감김 스페이서를 지닌 재조합 신호 서열을 필요로 한다 (그림 5-7 참조). 이런 과정의 유사성에도 불구하고 Ig 유전자 재배열은 단지 B 세포에서만 일어나고 TCR 유전자 재배열은 T 세포에 제한되어 있다.

Hitoshi Sakano와 그의 동료들은 κ 사슬 3′ 엔핸서 ($3'_{\kappa}E$) 내에 있는 하나의 염기서열이 B와 T 세포에서 V_{κ}에서 J_{κ}로의 결합을 조절한다는 결과를 얻었다. 3′κ 사슬의 PU.1 결합부위라는 이 서열을 변이시켰을 경우 B세포뿐만 아니라 T 세포에서도 V_{κ}에서 J_{κ} 결합을 관찰할 수 있었다. 그들이 제안에 의하면 T 세포에서만 발현되는 어떤 단백질이 변이되지 않은 κ 사슬 엔핸서에 결합하면 일반적으로 T 세포에서 V_{κ}-J_{κ} 접합이 억제된다. 아직 T 세포에 있는 DNA 결합 단백질은 알려져 있지 않다. 유사한 과정에 의해 T 세포에서 중쇄와 λ 사슬 DNA의 재배열을 억제할 것이다.

항체 유전자들과 항체조작 기술_Antibody Genes and Antibody Engineering

마우스 단클론 항체의 특성을 활용한 방법은 임상적으로 다양하게 이용되고 있다. 그러나 마우스 단클론을 인간에게 주입하게 되면 외부 물질로 인지하여 인간 항마우스 항체 (*h*uman *a*nti*m*ouse *a*ntibody, HAMA) 반응이 유도되어 혈액 내에 존재하는 이들 항체를 빠르게 제거하게 된다. 결과적으로 이 후 주입된 항체 치료효과는 낮아진다. 혈액 내에서 마우스와 인간 항체의 결합체들은 알레르기 반응을 일으킬 수도 있다. 가끔은 콩팥과 같은 조직 내에 이런 결합체들이 존재하게 되면 아주 심각하고 때로는 생명의 위협을 가하는 반응을 유발하기도 한다. 명백하게 이런 원하지 않는 반응을 피하고 임상적용을 위해서는 인간 단클론 항체를 사용하는 것이다. 그러나 인간 단클론 항체의 생산은 여러 가지 기술적인 문제를 지니고 있고, 인간항체를 분비하는 잡종세포주 생성도 주된 도전으로 남아 있다. 이런 어려운 문제점들을 극복하기 위해 재조합 DNA 기술을 이용한 항체 조작의 다른 방법들이 개발되었다.

항체 유전자 구조와 조절에 대한 지식과 분자생물학 기술의 결합은 단일클론 항체 기술 개발자 중 한 사람인 Cesar Milstein에 의해 제창되었던 사람이 만든 항체 (man-made antibodies)생산을 가능케 했다. 현재는 마우스와 같은 한 종에서 얻은 가변부위 그리고 인간과 같은 다른 종에서 얻은 일정부위를 가진 면역글로불린 분자를 암호화하고 있는 유전자를 설계하고 만들 수 있게 됐다. 특정 항원에 특이성이 있는 항체 가변부위를 암호화하는 염기서열과 항체가 아닌 다른 단백질을 암호화하는 서열이 연결된 새로운 유전자들이 만들어 졌다. 이런 분자 하이브리드 (hybrid) 혹은 키메라 (chimeras)들은 암세포와 같은 특정 항원체에 매우 효과적으로 독소물질을 전달할 수 있다. 모든 면역글로불린 중쇄와 경쇄가변부위 유전자들을 박테리오파아지 (bacteriophages)의 라이브러리에 결합한 것은 매우 중요하고 유용한 전체 항체 레퍼토리 재구성을 가능케 했다 (다음 몇몇 절에서 항체 유전자 조작 기술들을 설명할 것이다). 결론적으로 한 종의 면역글로불린 유전자좌를 소 혹은 마우스와 같은 다른 종의 것으로 대체하므로 한 종의 동물이 유전학적으로 이식된 공여자의 유전자에 의해 암호화된 항체를 생산함으로써 면역화에 반응하는 능력을 갖게 된다.

키메라와 하이브리드 단클론 항체는 강력한 임상적 잠재력을 지니고 있다_Chimeric and hybrid monoclonal antibodies have potent clinical potential

항체를 변형하기 위한 한 가지 방법은 마우스 항체 유전자의 프로모터, 리더 그리고 가변부위 서열과 인간 항체유전자의 일정부위 엑손을 가지고 있는 재조합 DNA을 클로닝하는 것이다 (그림 5-23). 이와 같이 재조합된 유전자에 의해 암호화된 항체가 일반적으로 **키메라 항체 (chimeric antibody)**로 알려진 마우스-인간 키메라이다. 가변부위에 의해 결정되는 그것의 항원 특이성은 마우스 DNA에서 유래되었고 일정부위에 의해 결정되는 그것의 개별형은 사람 DNA에서 얻었다. 이런 카이메라 항체의 일정부위는 인간 유전자에 의해 암호화되어 있기 때문에 항체들은 작은 수의 마우스 항원 결정부위를 지니고 있어 인간에 주입했을 경우 마우스 단클론 항체보다 훨씬 낮은 면역성 (less immunogenic)을 가지게 된다 (그림 5-23a). 이런 카이메릭 인간-마우스 항체는 비-호지킨씨 (non-Hodgkin) 림프종의 B 세포 변형체를 가진 환자 치료에 사용되었다 (임상초점 참조, 140 페이지). 그러나 카이메릭 항체에는 완전한 마우스 V_H와 V_L들이 남아 있기 때문에 이들 항체는 HAMA 반응을 유도하는 마우스 Ig 서열 그대로 지니고 있다. 다행히, 원하는 항원 특이성을 가지고 있는 마우스 단클론 항체로부터 얻은 CDRs 제외 모든 서열을 인간 서열로 대체된 항체를 제작할 수 있다. 이런 **인간화된 항체 (humanized antibodies)**는 그림 5-23b에 도식화 되어 있다. 인간화된 항체들은 인간 항체의 생물학적 효과 기능을 그대로 유지하고 있고, 인간에서 보체활성 (complement activation)과 포식작용과 같은 Fc 수용체-매개 작용들 (Fc receptor-mediated processes)의 촉진에 있어 마우스 항체들보다 훨씬 효과적이다. 카이메릭 단클론 항체들은 면역독소 (immunotoxin)로서 적용이 가능하다. 예를 들면, 암 특이적 항체의 일정부위 말단 도메인에 이트리윰 (yttrium)-90과 같은 방사선 동위원소 혹은 디프테리아 독소 (diphtheria toxin)와 같은 독소를 대치 혹은 연결할 수 있다 (그림 5-23c). 이런 면역독소들은 암세포에 특이적으로 결합할 수 있는 능력을 지니고 있어 치료제로서 매우 효과적이다.

이형접합체 (heteroconjugates) 혹은 **이중 특이성 항체 (bispecific antibodies)**는 두 개의 다른 항체의 하이브리드이다 (그림 5-21d). 이들은 두 개의 다른 항체를 화학적으로 상호 연결하거나 혹은 두 개의 다른 단클론 항체를 생성하는 세포주를 결합한 잡종세포주로 만들 수 있다. 이들 두 가지 방법 모두 원하는 이중특이성을 지닌 물질을 분리하여 단일 특이성과 이중특이성을 가진 항체의 혼합물을 만든다. 두 개의 원하는 특이성을 지닌 항체를 암호

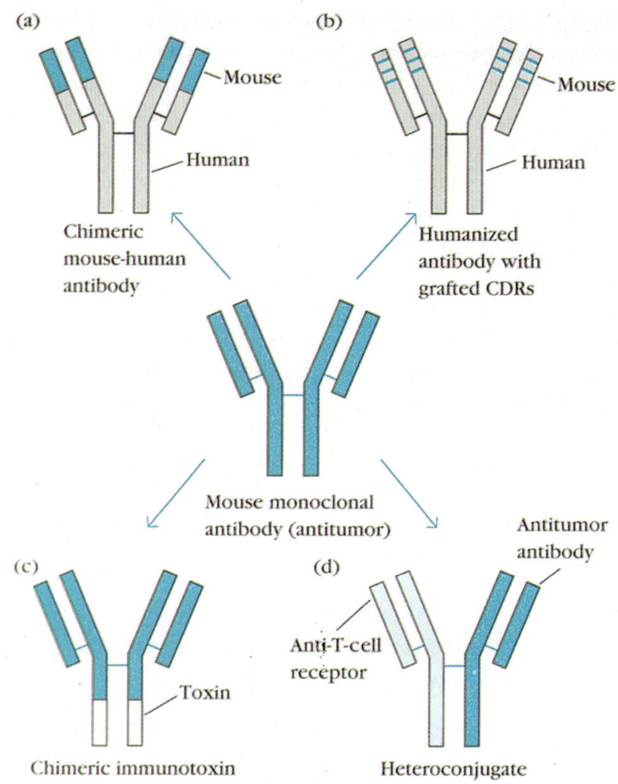

FIGURE 5-23 Antibodies engineered by recombinant DNA technology. (a) Chimeric mouse-human monoclonal antibody containing the V_H and V_L domains of a mouse monoclonal antibody (blue) and C_L and C_H domains of a human monoclonal antibody (gray). (b) A humanized monoclonal antibody containing only the CDRs of a mouse monoclonal antibody (blue bands) grafted into the framework regions of a human monoclonal antibody. (c) A chimeric monoclonal antibody in which the terminal Fc domain is replaced by toxin chains (white). (d) A heteroconjugate in which one half of the mouse antibody molecule is specific for a tumor antigen and the other half is specific for the CD3/T-cell receptor complex.

화하는 유전자를 생성하는 유전자 재조합 기술은 매우 단순하면서 정밀한 작업을 요하는 방법이다. 몇몇 이중특이성을 지닌 항체들의 절반은 암에 대한 특이성을 지니고 다른 절반은 면역세포 (NK 세포, 세포독성 T 림프구)의 표면에 있는 물질에 대한 특이성을 가지도록 제작되었다. 따라서, 이들 이중특이성 항체들은 효과세포들 (effector cell)에 의한 암세포 파괴를 촉진할 수 있다.

인간 면역글로불린 유전자좌를 가진 마우스_Mice have been engineered with human immunoglobulin loci

유전자 녹아웃 (knockout) 기술을 사용하여, 마우스 배선 중쇄 그리고 경쇄 유전자좌를 재조합할 수 있는 능력을 없앨 수 있다. 이들 녹아웃 마우스들은 더 이상 Ig를 생산하지 못하고, B 세포 발달과정은 기능을 지닌 μ 면역글로불린을 요구하기 때문에 이들 마우스들은 B 세포 또한 만들 수 없다. 그러나 B 세포를 생산하고 항체를 만들 수 있는 능력은 Ig 유전자좌 녹아웃 마우스에 기능을 지닌 마우스 배선 Ig 유전자좌를 주입하므로 회복할 수 있다. 일부 연구자들은 인간 H와 L 배선 Ig 유전자좌 일부를 녹아웃 마우스에 주입했을 경우 B 세포 생성뿐만 아니라 인간 항체 생성을 실험적으로 보였다. 그러나, 전체 배선 Ig 유전자좌는 매우 큰 DNA이고 (인간 H 유전자좌는 1.5 Mb이고 인간 λ는 1 Mb) 기술적인 어려움은 전체 인간 H와 L 유전자좌를 마우스에 주입하기가 힘들게 했다. 단지 유전자좌의 일부 조각들만 주입할 수 있었고, 결과적으로 이런 크고 복잡한 유전자좌의 모든 요소들을 발현될 수 없었다. 이런 문제를 해결할 수 있는 새로운 접근방법이 일본 Kirin 제약회사에서 일하는 Isao Ishida와 그의 동료 연구자들에 의해 탄생하였다. 그들은 전체 인간 중쇄와 l 유전자좌를 가진 인간 인공염색체 (human artificial chromosome, HAC) 생산에 성공했다. 그 후 그들은 HAC를 마우스 H와 L 녹아웃 마우스에서 얻은 배아 줄기세포 (embryonic stem cell)에 주입하였고, 이들 HAC-형질전환 세포들을 항원 특이적 인간 항체를 생성하는 형질전환 마우스생산에 사용하였다 (그림 5-24). 이런 HAC-형질전환 마우스에 인간 혈청 알부민으로 면역반응 유도는 항인간 혈청 알부민 인간항체생성을 가능케 했다.

마우스에 인간 배선 Ig 유전자좌를 이식하는 기술뿐만 아니라 이 방법의 또 하나의 강점은 이들 완전한 인간 항체들이 세포 융합으로 생성된 항체분비 잡종세포주에서 유도된 마우스 B 세포에 생산된다는 것이다. 따라서 이런 방법은 원하는 항원 특이성을 지닌 인간 단클론 항체를 생성하는 여러 문제점을 해결책일 수 있다. HAC 접근법의 또 다른 장점은 마우스가 아닌 다른 종에 완전한 인간 면역글로불인 유전자좌를 도입가능하다는 것이다. 최근 HAC 형질전환 소가 인간 폴리클론 항체를 생산할 수 있음을 보여주었다. 소는 매우 많은 양의 혈액을 가지고 있기에 그들 혈청확보는 많은 양의 인간 폴리클론 항체생산을 가능케 한다. 4장의 임상초점에서 언급된 것과 같이, 인간 폴리클론 항체는 질병 예방과 치료에 매우 중요한 역할을 하므로 인간이 아닌 다른 개체에서 저비용과 과량생산 방법 개발은 생의학의 최고 관심사로 여겨진다.

파아지 디스플레이 라이브러리는 면역반응 없이 단클론 항체유도를 가능케 한다_Phage display libraries allow the derivation of monoclonal antibodies without immunization

또 다른 방법은 잡종세포 기술 없이 단클론 항체 생산을 가능하게 한다. B 세포군들로부터 항체들의 재조합된 V_H와 V_L 도메인 유전자 단편들을 분리 할 수 있다. 이들은 크고 다양한 V_H와 V_L유전자들의 라이브러리로 B 세포군에 존재하는 재조합된 V 유전자 레퍼토리이다. 그리고 이들 V_H와 V_L 유전자들은 중간 펩티드 링커 서열로 서로 연결하게 되면 단일 사슬 조각 가변 단위들 (single chain fragment variable (scFv) units)이라는 폴리펩티드들을 암호화하는 유전자 집단을 생산할 수 있다 (그림 5-25a). 각각의 scFv는 하나의 V_H 도메인은 V_L 와 한 쌍을 이루어 최소 항원결합부위를 형성하

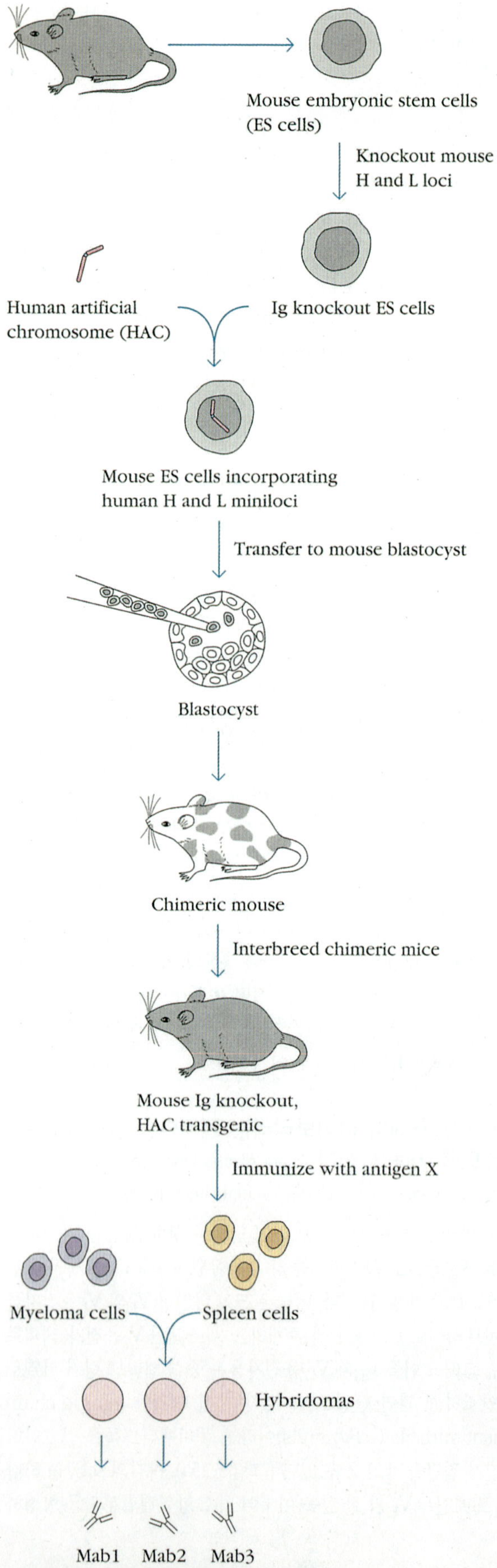

FIGURE 5-24 Human antibody from mice bearing a human artificial chromosome (HAC) that includes entire human heavy- and light-chain loci. A human artificial chromosome bearing the entire unrearranged human heavy-chain and λ light-chain loci was introduced into mouse embryonic stem (ES) cells in which the mouse heavy-chain and κ and λ light-chain loci had been knocked out. The modified ES cells were introduced into blastocysts, which were transferred to surrogate mothers and allowed to generate chimeric mice. Interbreeding of the chimeric mice produced mice that made human antibodies but not mouse Ig. Immunization of these mice allowed the generation of antigen-specific antiserum that contained only human antibodies or the generation of hybridomas that secreted antigen-specific human monoclonal antibodies.

게 된다. scFv들이 파아지 라이브러리 생산에 사용되면, 하나의 V_L 유전자가 어떤 하나의 V_L 유전자와 결합하므로 엄청 다양한 항체특이성을 만들 수 있다; 즉 10^{11} 이상의 파아지 라이브러리 생성이 가능하다. 이런 다양성은 인간이 지니고 있는 레퍼토리와 견줄만하고, 이런 라이브러리는 모든 영역의 항원에 특이적으로 결합할 수 있는 항체를 가지고 있다.

이런 scFv 유전자 라이브러리는 **파아지 디스플레이 기술(phage display technology)**이라는 방법으로 더욱 동력화되었다(그림 5-25b). 파아지 (박테리오파아지의 줄인 말)는 하나의 게놈과 단백질 코트로 구성된 박테리아 바이러스이다. 유전공학 기술로 scFv를 암호화하는 유전자와 파아지 표면에 발현되는 코트 단백질 유전자와 서로 연결한다. 유전적으로 변형된 파아지는 표면에 scFv (V_H와 V_L 도메인들이 하나의 펩타이드로 연결됨)를 나타내는 변형된 코트 단백질을 생성하게 된다. 매우 큰 scFv 유전자 다양성 (10^6-10^9 다른 항체 결합부위)은 파아지에 나타나므로 하나의 파아지 디스플레이 라이브러리를 생성하게 된다.

파아지들은 대장균 (*E. coli*)에서 증식된다. 그리고 자손 파아지 (progeny phage)는 고정된 항원과 라이브러리와 반응에 의한 특이적인 결합으로 선택된다. 항원에 결합치 않는 파아지들은 씻어버리고 항원에 특이적으로 결합하는 scFv를 가진 파아지만 남는다. 하지만 여전히 일부 파아지들은 비특이적으로 항원에 결합된다. 이들 비특이적으로 결합되는 파아지를 제거하고 결합되는 파아지를 더욱 농축하기 위해 앞서 얻은 항원 특이적 파아지를 다시 대장균에 감염시켜 선택과정을 몇 번 반복하면 10^9 중 하나인 항원 특이적 파아지를 분리할 수 있다.

원하는 결합부위를 지닌 파아지가 분리되면, 유전공학 기술을 이용하여 파아지 게놈으로부터 V_L와 V_H를 암호화하는 유전자들을 얻어, 면역글로불린 중쇄와 경쇄의 일정부위를 암호화하는 유전자와 연결할 수 있다. 이렇게 조작된 중쇄와 경쇄 유전자를 세포에서 발현하면 특정 항원에 대항하는 하나의 단클론 항체를 생산하게 된다. 즉, 이는 면역반응 없이 그리고 잡종세포 기술도 없이 유용한 항체생상을 가능케 한다. 더욱이, 파아지 라이브러리가 V_H와 V_L를 얻기 위해 인간 B세포로부터 생성되었고 이들 조각들을 인간 H와 L 일정부위와 연결되었다면, 생성된 항체는 완전히 인간화되어 있다. 실제 이런 기술은 항염증성 사이토카인 TNF-α에 대항하는 인간 단클론 항체생산을 가능케 했고, 이 항체는 FDA 인정을 받고 현재 류마티스 관절염 치료제로 임상적으로 사용되고 있다.

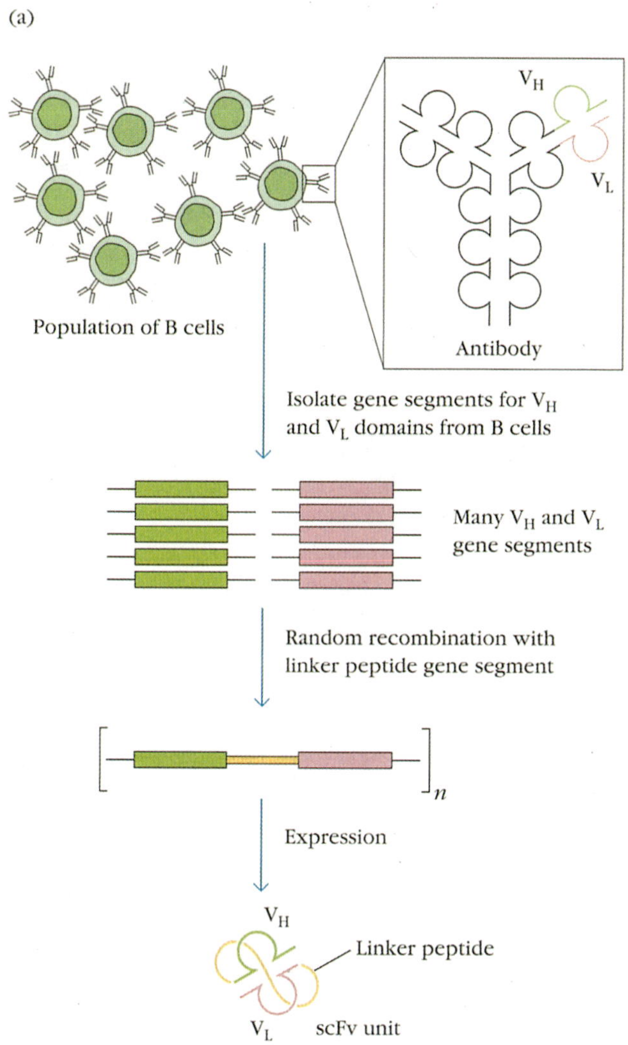

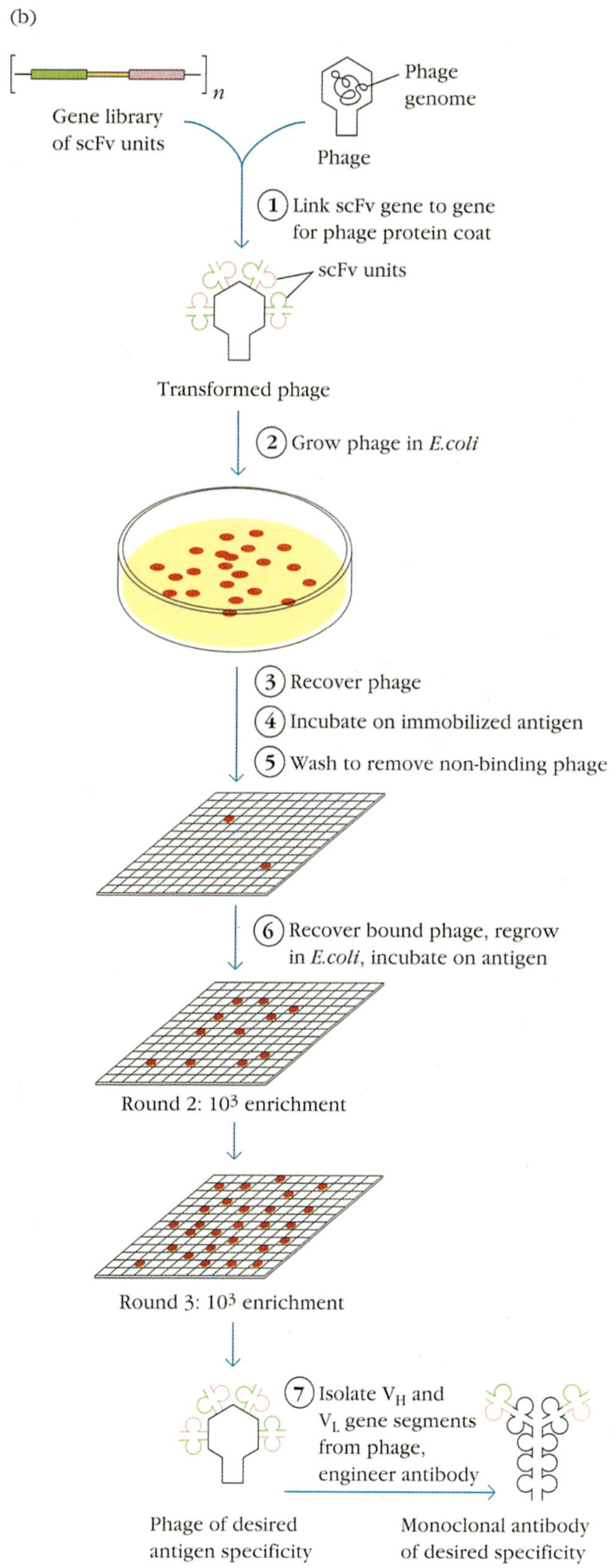

FIGURE 5-25 Generation of phage libraries containing antibody binding sites. (a) Derivation of scFv library. (b) The scFv library is cloned into phages that are used to infect *E. coli*. Growth of the phage-infected bacteria generates a phage library that is screened on antigen-coated plates for the presence of phage that bind to the desired antigen. Repeated cycles of binding-elution-regrowth results in the enrichment of the phage isolates for antigen specificity. Clones of antigen-specific phage can be isolated and the techniques of recombinant DNA technology used to graft the genes for V_H and V_L domains from selected phage onto the constant-region scaffolding of an antibody to engineer a monoclonal antibody of the desired antigen specificity. *[Adapted from J. Marks, 2004, Monoclonal antibodies from display libraries, in* Molecular Biology of B Cells, *T. Honjo, F. Alt, and M. Neuberger, eds., Elsevier, Amsterdam.]*

임상초점

유전공학적으로 조작된 항체를 이용한 비호지킨씨 림프종과 다른 질병의 치료_Therapy for Non-Hodgkin's Lymphoma and Other Diseases by Genetically Engineered Antibodies

림프종 (lymphomas)은 암세포가 림프조직에서 발생한 암을 총칭한다. 림프종에는 크게 두 가지 유형이 존재한다: 호지킨씨 림프종과 비-호지킨씨 림프종. 영국 외과의사인 Tomas Hodgkin에 의해 명명된 호지킨씨 림프종은 일반적이지 않다. 이 림프종은 현미경 없이 일했던 초기 병리학자들에게 특별한 선물이었다. 그들은 몇몇 환자들에서 같은 증세를 발견했고 1832년에 이 질환에 대한 해부학적 해석이 최초로 이루어 졌다. 이 림프종을 가지고 있다고 의심되는 Hodgkin 환자의 많은 조직들이 영국 런던에 위치한 Guy's 병원의 Gordon 박물관 (Gordon Museum of Guy's Hospital)에 저장되어 있었기 때문에 몇 세대 이후 그의 진단의 정확성을 판단할 수 있게 되었다. Hodgkin는 훌륭했다. 이런 보존된 조직들의 연구도 그가 약 60% 정도 옳았음을 확인할 수 있었다. 이는 그 시대의 기술을 고려하면 매우 놀라운 성과이다. 실제 대부분의 림프종은 비-호지킨씨 유형이고 약 10개 다른 유형들이 존재한다. 이들 중 B 세포 림프종은 상당히 중요한 부분을 차지하고 있다.

지금까지 몇 년 동안 림프종의 주요 치료는 방사선, 화학치료 혹은 둘을 복합한 방법이었다. 이들 치료는 생존율을 높이므로 많은 환자에게 도움을 주었지만 치료 후 재발이 일반적이고 많은 환자들이 부작용을 경험한다. 이런 부작용은 이들 치료의 예고된 결과이다. 왜냐하면 이들 치료제는 암세포 뿐만 아니라 여러 다른 종류의 세포들도 죽이거나 심각한 손상을 초래하기 때문이다. 암치료제 개발에서 중요하게 고려해야 할 사항 중 하나는 일반 세포에는 영향 없이 암세포에만 특이적으로 반응하는 치료제 개발이다. 만약 암세포가 암세포 특이적인 항원을 지니고 있다면 이런 항원들은 면역 시스템의 목표물이 될 수 있다. 불행히도 아주 작은 수의 이들 물질들이 알려져 있다. 그러나 많은 수의 항원은 암이 시작된 세포 종류에 제한되어 있고 암세포에 특이적으로 발현하는 것으로 알려져 있다.

많은 세포계열 특이적 항원들이 B 세포와 B 림프종에서 밝혀져 있다. 이들 중에는 B 세포를 보증하는 면역글로불린 그리고 세포막에 결합한 인산화 단백질인 CD20 등이 있다. CD20은 B 림프종에 존재하고 항체와 결합되었을 경우 발현이 감소되거나 세포내로 들어가거나 하지 않기 때문에 항체를 이용한 면역 치료제 개발에 아주 적절하다. 실제 몇 년 전에 CD20에 반응하는 마우스 단클론 항체들이 분리되었고 이들 중 하나는 B 림프종 면역치료제 개발에 사용되었다. 이런 방법은 방사성과 화학치료제를 대체하거나 보조하는 방향으로 진행하고 있다. 이런 항암용 항체 개발은 새로운 치료제를 제작하기 위해 면역학적인 측면과 분자생물학의 접목을 요하는 중요한 연구 분야이다.

원래 항-CD20 항체는 γ 중쇄와 κ 경쇄를 가진 마우스 단클론 항체였다. 이 항체의 중쇄와 경쇄 가변부위 DNA 염기서열을 PCR로 증폭한 다음 인간 $\gamma 1$ 중쇄의 CDR 유전자를 마우스 중쇄의 것과 교환하여 키메라 유전자를 제작하였다. 유사한 방법으로 마우스 κ CDR 부위들을 인간 κ 유전자에 결합시켰다. 생성된 키메라 유전자들은 동물세포에서 높은 농도로 발현될 수 있게 특정 벡타에 삽입되었다. 이들 두 개의 제작된 벡타를 적절한 세포주에 전이하였을 경우 인간 가변부위의 뼈대부위와 일정부위와 마우스 CDR 부위들이 서로 결합된 키메라 항체를 생산하게 된다. 정제한 후 항체의 생물학적 활성을 먼저 실험실에서 확인하였고 다음 영장류 같은 동물모델에서 검정하였다. 초기 결과들은 상당히 좋았다. 이식된 인간 일정부위는 인간 B 림프구 세포의 항체-의존적 세포매개성 세포독성 (antibody-dependent cell-mediated cytotoxicity, ADCC) 혹은 보체 매개성 세포용해 (complement-mediated lysis) 등과 같은 효과 기능을 나타냈다. 더구나 원숭이에게 매주 항체의 주입은 말초혈관, 림프노드 (lymph node) 그리고 심지어 골수 (bone marrow)로부터 빠르고 지속적으로 B세포를 제거하였다. 항-CD20 항체의 주입을 중지했을 경우 전구세포로부터 새로운 B 세포의 분화는 B 세포의 전체수를 회복하여 정상적인 수치로 유지하게 했다. 이런 결과들은 면역학적으로 활성을 지닌 키메라 항체가 생체 내에서 다른 세포에 영향 없이 B 림프종을 포함한 모든 B 세포들을 제거할 수 있을 거라는 희망을 주었다. 따라서 사람 환자에게 항체를 적용하게 되었다.

화학요법과 방사선 치료 후 재발되었던 B 세포 림프종을 가진 환자들을 대상으로 인체 임상실험을 시작하였다. 이런 시도들은 세 가지 중요한 문제들을 제기 하였다: 효율, 안정성 그리고 면역성. 모든 환자들이 항-CD20 항체를 이용한 치료에 반응하지는 않았다. 단지 약 50% 환자들만 완전한 혹은 부분적 완화를 보였다. 따라서 효율은 인정받았다. 왜냐하면 이 정도의 효율은 세포독성 치료제나 방사선을 이용한 기존의 방법에 의한 치료율과 유사하였기 때문이다-이것은 진정한 대체치료 방법으로 사용 가능하다. 메스꺼움, 저혈압 그리고 호흡곤란 같은 부작용들이 일부 환자에서 나타났다 (일반적으로 치료 시작 후 곧 혹은 치료 기간 동안). 이들의 대부분은 생명에 위험을 줄 정도로 심각하지 않았다. 결과적으로 키메라 항-CD20 항체를 이용한 치료는 안전해 보인다. 이들 항체를 받은 환자들에 대해, 마우스 Ig에 대한 인간 항체 (human anti-mice-Ig antibodies, HAMA), 그리고 키메라 항체에 대한 인간 항체 (human anti-chimeric antibodies, HACA) 반응이 나타나는가를 조사하였지만 관찰할 수 없었다. 따라서 이런 항체는 면역성을 지니고 있지 않았다. 이들 결과는 원하지 않는 면역반응을 피하고 최소화할 수 있도록 항체가 유전적으로 제작되었다는 것을 이야기 해주고 있다. 마우스 항체를 인간화하는 또 다른 이유는 인간에 주입된 마우스 항체의 반감기 (1-2 시간)가 3 주 정도의 반감기를 가진 인간 혹은 인간화된 항체와 비교했을 때 매우 짧다는 것이다.

항체 제작은 매년 180,000 이상의 미국 여성에서 발병되는 유방암과 같은 다른 질환치료제 개발에 공헌하고 있다. 모든 유방암 환자의 1/4 이상이 HER2 (human epidermal factor receptor 2)라는 성장인자 수용체를 과다 발현하는 암을 지니고 있다. HER2를 과다 발현하는 많은 암들은 빠르게 자라고 이 단백질을 정상적으로 발현하는 암보다 더 강한 치료를 요한다. 유전공학 방법을 이용하여 CDR 부위만 제외하고 인간 단백질에 근원을 둔 키메라 항-HER2 단클론 항체가 만들어 졌다. 특별히 중쇄와 경쇄 CDR 부위에 대한 DNA 서열은 항-HER2 단클론 항체를 암호화하고 있는 마우스 유전자로부터 얻었다. 앞서 언급한 항-CD20와 같이 마우스의 각 CDR 유전자 절편들은 대응하는 인간 IgG1 중쇄와 κ 경쇄 CDR 유전자로 대치하였다. 이렇게 만들어진 항체를 화학치료제와 병행하여 사용하면 전이된 유방암에 효과적이다. 화학적 치료제를 사용했던 환자들에서 나타나는 효과를 화학적인 방법과 제작된 항-HER2 항체를 동시에 사용한 환자들과 비교하였다. 항-HER2와 화학적 요법을 동시에 사용했을 경우 암 진행속도가 확연히 줄어들었고 많은 환자에게서 효과를 보였고 또한 높은 일년-생존률 (one-year survival rate)을 나타냈다. Herceptin이라 명명된 이 제작된 단클론 항체 치료 방법은 유방암 치료의 표준이 되었다.

제작된 그리고 일반적인 단클론 항체 개발은 제약업체에서 가장 각광받는 분야 중 하나이다. 아래 표는 인간 질병치료를 위해 미국 식품의약청 (FDA)에서 승인을 받은 단클론 항체들을 나타내고 있다. 더 많은 제품들이 여러 개발과 검증 단계에 있다.

Some monoclonal antibodies in clinical use

Monoclonal antibody [mAB] (product name)	Nature of antibody	Target (antibody specificity)	Treatment for
Muromonab-CD3 (Orthoclone OKT3)	Mouse mAB	T cells (CD3, a T-cell antigen)	Acute rejection of liver, heart, and kidney transplants
Abciximab (ReoPro)	Human-mouse chimeric	Clotting receptor of platelets (GP IIb/IIIa)	Blood clotting during angioplasty and other cardiac procedures
Daclizumab (Zenapax)	Humanized mAB	Activated T cells (IL-2 receptor alpha subunit)	Acute rejection of kidney transplants
Inflixibmab (Remicade)	Human-mouse chimeric	Tumor necrosis factor (TNF), a mediator of inflammation (TNF)	Rheumatoid arthritis and Crohn's disease
Palivizumab (Synagis)	Humanized mAB	Respiratory syncytial virus (RSV) (F protein, a component of RSV)	RSV infection in children, particularly infants
Gemtuzumab (Mylotarg)	Humanized mAB	Many cells of the myeloid lineage (CD33, an adhesion molecule)	Acute myeloid leukemia (AML)
Alemtuzumab (Campath)	Humanized mAB	Many types of leukocytes (CD52 a cell surface antigen)	B-cell chronic lymphocytic leukemia
Trastuzumab (Herceptin)	Humanized mAB	An epidermal growth factor receptor (HER2 receptor)	HER2-receptor-positive advanced breast cancers
Rituximab (Rituxan)	Human-mouse chimeric	B cells (CD20, a B-cell surface antigen)	Relapsed or refractory non-Hodgkins lymphoma
Ibritumomab (Zevalin)	Mouse mAB	B cells (CD20, a B-cell surface antigen)	Relapsed or refractory non-Hodgkins lymphoma

SOURCE: Adapted from P. Carter. 2001, Improving the efficacy of antibody-based cancer therapies, *Nature Reviews/Cancer* 1:118.

요 약

- 면역글로불린 κ와 λ 경쇄와 중쇄는 세 개의 분리되어 있는 다중 유전자 패밀리에 의해 암호화되어 있고 각각은 수많은 유전자 단편들을 가지고 있으며 다른 염색체상에 위치하고 있다.
- 기능을 지닌 경쇄와 중쇄 유전자들은 배선 DNA 내에 있는 가변부위 유전자 단편들의 무작위적인 재배열로 생성된다.
- V(D)J 접합은 재조합 활동성 유전자인 RAG1과 RAG2 또한 다른 효소와 단백질의 작용을 요구한다. 단편들의 접합은 각 V, D, J 유전자단편들 가장자리의 보존된 DNA 서열인 재조합 신호 염기서열 (RSS)에 의해 지시되어 진다.
- 각 재조합 신호 염기 서열은 하나의 보존된 7합체 (heptamer)와 하나의 보존된 9합체 (nonamer) 그리고 12-bp (1회 감김) 혹은 23-bp (2회 감김) 스페이서 둘 중 하나를 지니고 있다. 재조합 과정동안 1회 감김 스페이서를 가진 유전자단편은 2회 감김 스페이서를 가진 단편들하고만 접합하게 된다. 이는 적절한 V_L-J_L 그리고 V_H-D_H-J_H 접합을 이루게 한다.
- 면역글로불린 유전자 재배열은 순서에 따라 일어난다. 먼저 중쇄 유전자 재배열이 일어나고 다음 경쇄 유전자들이 조합된다. 대립유전자 배제는 단지 하나의 염색체에 있는 면역글로불린 DNA의 기능적 재배열 과정의 결과이며, 이는 하나의 성장한 B 세포가 하나의 항원 특이성을 지닌 면역글로불린을 발현하게 하는데 필요하다.
- 가능한 항체 결합 부위가 10^{10} 이상인 항체 다양성의 주요 근본적인 기작은 수많은 V, J, 그리고 D 배선 유전자단편들의 무작위 접합, 중쇄와 경쇄의 무작위적인 결합, 접합부위 유연성, P-첨가, N-첨가 그리고 체성 변이들이다. 그러나 새와 반추동물과 같은 일부 종에서는 체성 다양화 과정들이 1차적 다양성을 제공하는 주된 기전이다.
- 면역반응 유도 후 체성 과변이가 면역 유도 항원에 대항하는 증가된 친화력을 지닌 항체 생산을 위한 주된 요소이다.
- 성장한 B 세포에 항원 자극 후 클래스 전환은 같은 항원 특이성을 가지는 다른 종류의 항체 (IgG, IgA, 그리고 IgE)들을 생성하게 한다.
- 활성화-유도 시티딘 탈아미노효소 (activation-induced cytidine deaminase, AID)가 체성 과변이, 유전자 변환 그리고 클래스 전환을 위한 필수 요소이다.
- 면역글로불린 중쇄 유전자 1차 전사체의 차별된 형태의 RNA 공정은 성장한 B 세포에서는 세포막 결합 항체, 형질세포에서는 분비되는 항체를 생성하도록 한다. 또한 성장한 B 세포가 IgG와 IgD를 동시에 발현하게 한다.
- 면역글로불린 유전자들의 전사는 두 종류의 DNA 조절 염기서열에 의해 조절된다: 프로모터 (promoters), 엔핸서 (enhancers).
- 면역글로불린 유전자의 분자생물학적 지식의 축적은 연구와 치료를 위한 항체 제작을 가능하게 했다. 이런 방법들에는 키메라 항체, Ig-유전자들의 파아지를 이용한 라이브러리, 전체 인간 면역글로불린 유전자좌를 마우스 그리고 소에 주입하여 인간 항체 생성 등이 있다.

References

Dreyer, W. J., and J. C. Bennett. 1965. The molecular basis of antibody formation. *Proceedings of the National Academy of Sciences U.S.A.* **54:**864.

Eichmann, K. 2005. *Köhler's Invention.* Birkhäuser, Boston.

Flajnik, M. F. 2002. Comparative analyses of immunoglobulin genes: Surprises and portents. *Nature Reviews Immunology* **2:**688.

Fugmann, S. D., et al. 2000. The RAG proteins and V(D)J recombination: Complexes, ends and transposition. *Annual Review of Immunology* **18:**495.

Hozumi, N., and S. Tonegawa. 1976. Evidence for somatic rearrangement of immunoglobulin genes coding for variable and constant regions. *Proceedings of the National Academy of Sciences U.S.A.* **73:**3628.

Hudson, P. J., and C. Souriau. 2003. Engineered antibodies. *Nature Medicine* **9:**129.

Maizels, N., and M. D. Scharff. 2004. Molecular mechanism of hypermutation. In *Molecular Biology of B Cells.* T. Honjo, F. Alt, and M. Neuberger, eds. Elsevier, Amsterdam.

Maloney, D. G., et al. 1997. IDEC-C2B8 (Rituximab) anti-CD20 monoclonal antibody therapy in patients with relapsed low-grade non-Hodgkin's lymphoma. *Blood* **90:**2188.

Marks, J. D. 2004. Monoclonal antibodies from display libraries. In *Molecular Biology of B Cells.* T. Honjo, F. W. Alt, and M. S. Neuberger, eds. Elsevier, Amsterdam.

Matsuda, F., et al. 1998. The complete nucleotide sequence of the human immunoglobulin heavy chain variable region locus. *Journal of Experimental Medicine* **188:**2151.

Max, E. E. 2004. Immunoglobulins: molecular genetics. In *Fundamental Immunology,* 5th ed., W. E. Paul, ed. Lippincott-Raven, Philadelphia.

Mostoslavsky, R., F. W. Alt, and K. Rajewsky. 2004. The lingering enigma of the allelic exclusion mechanism. *Cell* **118:**539.

Muramatsu, M., et al. 2000. Class switch recombination and hypermutation require activation-induced cytidine deaminase (AID), a potential RNA editing enzyme. *Cell* **102:**553.

Oettinger, M. A., et al. 1990. *RAG-1* and *RAG-2,* adjacent genes that synergistically activate V(D)J recombination. *Science* **248:**1517.

Tonegawa, S. 1983. Somatic generation of antibody diversity. *Nature* **302:**575.

Useful Web Sites

http://www.clinicaltrials.gov/

This site furnishes updated information about federally and privately supported clinical trials using human volunteers. It gives information about the purpose, guidelines for recruitment of participants, locations, and phone numbers for more details. Detailed information on scores of clinical trials involving monoclonal antibodies can be found at this site.

http://www.google.com

Select Google Groups, a free online community and discussion group service that offers a comprehensive archive of Usenet postings on many topics. At the Google Group site, typing in *antibody* or *phage display* delivers many sites with useful information on antibody engineering.

http://imgt.cines.fr/

The IMGT site contains a collection of databases of genes relevant to the immune system. The IMGT/LIGM database houses sequences belonging to the immunoglobulin superfamily and of T-cell antigen receptor sequences.

학습문제

임상초점문제 임상초점 단원은 임상적 사용을 위해 승인된 단클론 항체들을 도표로 나타내고 있다. Rituxan과 Zevalin는 비-호지킨씨 림프종 치료에 사용되고 있다. 둘은 B 세포 표면 항원인 CD20을 표적물질로 사용한다. Zevalin은 방사성 동위원소들 (β를 방출하는 yttrium-90 혹은 높은 에너지를 가진 γ를 방출하는 indium-111)이 화학적으로 결합된 변형체이다. 이는 단클론 항체가 결합하는 세포들에게 방사성 에너지를 가하므로 사멸 시킨다. 초기 실험들에서 방사성 동위 원소의 결합이 없는 Zevalin은 효과적인 치료제 역할을 하지 못함을 나타냈다. 반면 인간화된 단클론 항체인 Rituxan은 방사성 동위 원소 결합 없이도 효과적으로 작용했다. 더구나 방사성 동위원소가 결합된 Rituxan은 너무나 많은 독성을 보였다. 같은 양의 방사성 동위원소를 가진 Zevalin은 유독성이 적었다. 이 결과들을 설명하라(힌트: 방사성 동위원소가 체내에 오래 남아 있을 수 록 우리의 몸은 더 많은 양의 방사성을 흡수하게 된다).

1. 아래 각 서술이 참인지 거짓인지를 표시하라. 만약 거짓이라고 생각하면 그 이유를 설명하라.
   a. $V_κ$ 유전자단편들은 가끔씩 $C_λ$ 유전자 절편들과 접합을 한다.
   b. IgD로의 전환을 제외하고 면역글로불린 클래스 전환은 DNA 재조합으로 이루어진다.
   c. 분리된 엑손들은 각 세포막에 결합된 면역글로불린의 세포막 관통부위를 암호화하고 있다.
   d. 비록 각 B 세포는 면역글로불린 중쇄와 경쇄들을 암호화하는 두 개의 대립유전자 (alleles)를 지니지만 단지 한 개의 대립유전자만 발현된다.
   e. 1차 전사체들 (primary transcripts)은 인트론을 제거되고, 캡형성되고 폴리-A 꼬리 부착함으로써 기능을 가진 mRNA로 가공된다.
   f. 1차 전사물은 DNA의 암호화 가닥(coding strand)의 상보적인 RNA이고 이는 인트론과 엑손 모두를 포함하고 있다.
2. 중쇄 유전자 재조합 과정에서 왜 하나의 V_H 단편이 하나의 J_H단편과 직접적으로 결합할 수 없는가를 설명하라.
3. 단지 유전자단편들의 조합에 의한 접합과 중쇄와 경쇄들의 결합만 고려한다면 500 V_L과 4 J_L 유전자단편들, 300 V_H, 15 D_H 그리고 4J_H 단편들을 가지고 있는 배선 DNA으로부터 만들어 질수 있는 각기 다른 항체 분자는 몇 개 인가?
4. 아래에 언급된 완전치 못한 각 문장에 대해 그 문장을 바르고 완전하게 할 수 있는 문구를 선택하라. 하나 이상이 정답일 수 있다.
   a. 면역글로불린 유전자단편들의 재조합은 아래 무엇에 관계한다.
      (1) Ig 다양성을 증가시킨다.
      (2) 하나의 완전한 Ig 암호화 서열을 회합한다.
      (3) B 세포 성숙기간 동안 암호화정보의 변화를 초래한다.
      (4) 항체에 대한 면역글로불린의 친화력을 증가시킨다.
      (5) 위의 모든 것에 관련이 있다.
   b. 면역글로불린 유전자의 체성 변이는 다음 무엇을 설명하는가?
      (1) 대립유전자 배제
      (2) IgM에서 IgG로의 클래스 전환
      (3) 친화력 증진
      (4) 위의 모든 것
      (5) 위의 모든 내용은 포함하지 않음
   c. Ig 유전자에서 체성 변이가 일어날 확률은 다음 어떤 기간 동안 가장 높은가?
      (1) Pre-B 세포에서 성장한 B 세포로 분화단계
      (2) Pre-T세포에서 성장한 T 세포로 분화 단계
      (3) 기억 B 세포 생성 단계
      (4) 형질세포로부터 항체 분비 단계
      (5) 위의 내용 중 어떤 것도 해당하지 않음
   d. κ와 λ 경쇄 유전자들은
      (1) 같은 염색체상에 존재한다.
      (2) 단지 한 종류의 중쇄 유전자와 결합되어 있다.
      (3) 같은 B 세포에 의해 발현된다.
      (4) 위의 내용 모두가 해당한다.
      (5) 위의 내용 모두가 해당하지 않는다.
   e. 면역글로불린들 중 조합에 의한 다양성 생성은 다음 중 어떤 것들을 필요로 하는가?
      (1) mRNA 스플라이싱
      (2) DNA 재조합
      (3) 조합 신호 염기서열
      (4) 일회 감김/2회 감김 결합법칙
      (5) 전환 부위
   f. 하나의 B 세포는 다음의 결과로 면역력을 얻게 된다.
      (1) 배선 DNA에서 가변부위 중쇄 유전자단편들의 생산적인 재배열을 가진 후
      (2) 배선 DNA에서 가변부위 중쇄와 경쇄 유전자들의 생산적인 재배열을 가진 후
      (3) 클래스 전환 후
      (4) 친화력 성숙 후
      (5) B 세포에 있는 수용체에 T_H 사이토카인들의 결합 후
   g. 면역글로불린들이 세포막에 결합되거나 혹은 분비되는 형태로 합성되게 하는 기전은?
      (1) 대립 유전자 배제
      (2) 공동우성 발현 (codominant expression)
      (3) 클래스 전환
      (4) 1회 감김/2회 감김 접합 법칙
      (5) 서로 다른 RNA 공정

5. 면역글로불린 중쇄와 경쇄의 세 개의 극가변부위들 (complementarity-determining regions)은 어떤 기전에 의해 생성되는가? 왜 세 번째 극가변부위 (CDR3)는 다른 두 개의 극가변부위 (CDR1과 CDR2)보다 더 다양한가?

6. $\gamma_2 \lambda_2$를 가진 IgG를 분비하는 골수종 (myeloma) 세포주를 가지고 있다. 이 세포주에 존재하는 중쇄와 경쇄들은 대립유전자 1 (allele 1)로부터 유도된 유전자에 의해 암호화되어 있다. 아래에 있는 유전자들 각각이 이 세포주에서 일어날 수 있는 형태들을 다음 심볼을 사용해 표시하시오: G = 배선 형태; R = 생산적으로 재배열된 형태; NP= 비생산적으로 재배열된 형태. 각 경우에서 선택한 이유를 설명하라.
   a. 중쇄 대립인자 1
   b. 중쇄 대립인자 2
   c. κ-사슬 대립유전자 1
   d. κ-사슬 대립유전자 2
   e. λ-사슬 대립유전자 1
   f. λ-사슬 대립유전자 2

7. 만약 두 개 중쇄 대립유전자 모두가 비생산적인 재배열을 한 B 세포 림프종이 있다면 그 림프종 경쇄 DNA의 재배열은 무엇인가? 이유는?

8. 아래에 언급된 각 클래스 전환들이 일어나면 (예) 혹은 일어나지 않으면 (아니오)로 표시하라.
   a. IgM to IgD
   b. IgM to IgA
   c. IgE to IgG
   d. IgA to IgG
   e. IgM to IgG

9. 면역글로불린 중쇄 유전자 절편들의 재배열동안 일어나는 N-뉴클레오티드 첨가의 장점 하나와 단점 하나를 언급하라.

10. 항원이 부착된 많은 항체 분자들의 X-선 결정학 분석들은 중쇄와 경쇄의 CDR3 부위가 항원결정기와 결합함을 나타냈다. 더욱이 염기서열분석은 CDR3의 다양성은 CDR1 혹은 CDR2 것보다 훨씬 크다고 말한다. 어떤 기작들이 CDR3에 보다 큰 다양성을 제공할 수 있는가?

11. 발달과정에 있는 B 세포가 하나의 기능을 지닌 면역글로불린 경쇄 유전자를 생성할 수 있는 기회는 얼마인가?

12. 아래 용어들을 (a-h) 아래에 있는 서술 (1-11)과 연결하라. 각 서술은 한 번, 한번 이상, 혹은 전혀 사용되지 않을 수도 있고; 일부 용어에는 하나 이상의 서술 내용들이 적용될 수 있다.

   (용어)
   a. ___________ RAG1 과 RAG2
   b. ___________ 이중가닥 절단 복구(DSBR) 효소들
   c. ___________ 부호화 접합
   d. ___________ RSSs
   e. ___________ P-뉴클레오티드
   f. ___________ N-뉴클레오티드
   g. ___________ 프로모터
   h. ___________ 엔핸서

   (서술)
   (1) 재배열 동안 형성된 면역글로불린 유전자 절편들의 접합
   (2) 항체 중쇄 다양성의 근원
   (3) DNA 조절 염기서열
   (4) V, D, 그리고 J 절편들의 인접부위에 위치하고 유전자 재조합을 유도하는 보존된 DNA 염기서열
   (5) 발달과정에 있는 B 세포에서 발현되는 효소
   (6) 성숙 B 세포에서 발현되는 효소
   (7) 면역글로불린 유전자들의 각 리더 절편 인접한 뉴클레오티드 서열로 RNA 중합효소가 결합한다
   (8) Ig-유전자 재배열 과정에서 헤어핀 중간물의 DNA 분해효소에 의한 절단산물
   (9) SCID 마우스에서 결함이 있는 효소
   (10) 배선 DNA에 비해 재배열된 면역글로불린 유전자의 전사 속도를 크게 증가시키는 뉴클레오티드 서열
   (11) TdT 효소에 의해 첨가되는 뉴클레오티드

13. 많은 B 세포 림프종들은 그들의 형질 세포막에 표면 면역글로불린을 발현한다. 이 림프종 항체를 분리할 수 있고 매우 높은 친화력과 특이성을 지닌 마우스 단클론 항이디오타입 항체를 만들 수 있다. 이 마우스 단클론 항체를 환자에게 적용하기 위해서는 어떤 과정을 거쳐야 하는가? 일단 만들어진다면 이런 종류의 제작된 항체가 림프종 환자들에게 일반적으로 유용한가를 서술하라.

14. 다음 활성화들 각각이 DNA와 RNA 둘 중 어떤 레벨에서 결정되는지를 답하라.
   a. 세포막 vs 분비 항체
   b. IgM vs IgD
   c. V-J 접합
   d. IgA vs IgE
   e. V-D-J 접합

15. 알레르기에 민감한 사람은 IgE 항체 생성을 촉진 하는 유전적 성향을 기초로 한 유전적 특성 때문이다. 그러나 한 개인에게 있어 알레르기성을 보이는 항원은 유전되지 않는다. 그렇다면 항체의 특이성이 어떻게 결정되는가를 기초로 하여, 이런 명백히 대립된 의견을 설명하라.

Interactive Study

www.whfreeman.com/kuby

SELF-TEST
Review of Key Terms

chapter 6장

항원-항체 상호작용: 원리와 응용

Antigen-Antibody Interactions: Principles and Applications

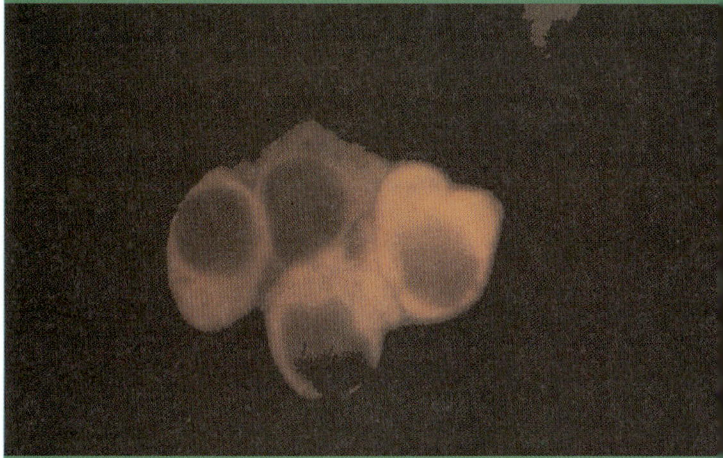

Fluorescent antibody staining reveals intracellular immunoglobulin. [H.A.Schreuder et al., 1997, Nature 386:196; courtesy H. Schreuder, Hoechst Marion Roussel.]

- 항원-항체 상호작용의 강도
- 교차반응
- 표면 플라스몬 공명 (surface plasmon resonance, SPR)
- 침강반응
- 응집반응
- 방사면역분석법
- 효소결합면역흡착분석법
- 웨스턴 블로팅
- 면역침강
- 면역형광
- 유동 세포계수법과 형광
- 항원-항체 반응의 대안
- 면역 전자현미경법

항원-항체 상호작용은, 효소-기질의 상호작용과 유사한, 두 분자사이의 결합 (association)인데, 중요한 차이로서는 항원이나 항체에 있어서 비가역적인 화학적 변화가 나타나지 않는다는 것이다. 항체와 항원사이의 결합은 항원의 항원 결정 부위 즉, 항원 결정기와 항체 분자의 가변 부위 (V_H / V_L) 도메인, 특히 극가변 부위, 또는 상보성 결정부위 (CDRs) 사이의 다양한 비공유 상호작용을 포함한다. 항원-항체 상호작용의 정교한 특이성은 여러 가지 면역학적 분석법의 발전을 가져왔다. 면역학적 분석은 항체나 항원의 존재를 발견하는 데 이용될 수도 있다. 면역학적 분석은 질병을 진단하고, 체액성 면역반응의 정도를 추적 조사하고, 생물학적으로나 의학적으로 관심있는 분자들을 확인하는 데 있어서 아주 중요한 역할을 해왔다. 이러한 분석법들은 그 속도와 민감도에 있어서 다르다; 즉, 어떤 분석은 정성적이고, 다른 분석은 정량적이다. 본 장에서는, 항원-항체 상호작용의 성질에 대하여 검토하고, 이 상호작용을 측정하거나 탐색하는 것에 관한 다양한 면역학적 분석에 대해 조사하였다.

항원-항체 상호작용의 강도_Strength of Antigen-Antibody Interactions

항원-항체 (Ag-Ab) 결합의 기초를 형성하는 비공유 상호작용은 수소 결합, 이온 결합, 소수성 상호작용, 그리고 반 데르 발스 상호작용 등을 포함한다 (그림 6-1). 이들 상호작용들은 각각 약하기 때문에 (공유 결합에 비하여), 강한 항원-항체 상호작용을 형성하기 위해서는 다수의 비공유 상호작용들이 필요하다. 더군나, 이러한 비공유 상호작용은 아주 짧은 거리에 걸쳐서 일어난다, 일반적으로 약 1×10^{-7} mm (1 angstrom, Å); 따라서, 강한 항원-항체 상호작용은 항원과 항체 사이의 아주 가까운 접합 부위에 의존한다. 그러한 접합 부위들은 항원과 항체 사이의 고도의 상보성을 필요로 하는 데, 이는 항원-항체 상호작용의 특성인 정교한 특이성을 나타내는 데 필요하다.

항체 친화력은 결합력의 정량적 측정값이다_Antibody affinity is a quantitative measure of binding strength

항체의 단일 항원 결합 부위와 단일 항원결정기 (에피토프) 사이의 비공유 상호작용들의 총체적인 강도가 항원결정기에 대한 항체의 **친화력 (affinity)**이다. 친화력이 낮은 항체는 항원과 약하게 결합하

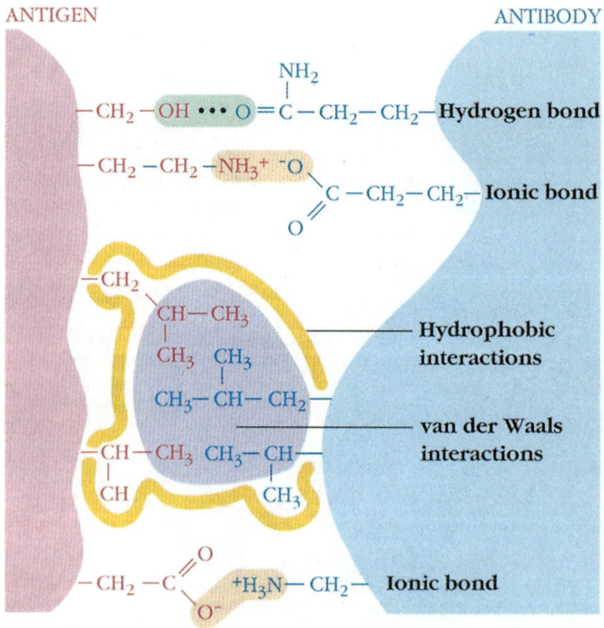

FIGURE 6-1 **The interaction between an antibody and an antigen depends on four types of noncovalent forces: (1) hydrogen bonds, in which a hydrogen atom is shared between two electronegative atoms; (2) ionic bonds between oppositely charged residues; (3) hydrophobic interactions, in which water forces hydrophobic groups together; and (4) van der Waals interactions between the outer electron clouds of two or more atoms.** In an aqueous environment, noncovalent interactions are extremely weak and depend on close complementarity of the shapes of antibody and antigen.

며 쉽게 해리되는 경향이 있으나, 반면에 친화력이 높은 항체는 항원과 좀 더 강하게 결합하며, 결합이 오래 동안 유지된다. 항체 (Ab)의 결합 부위와 1 가 항원 (Ag)의 결합은 다음과 같은 반응식으로 나타낼 수 있다.

$$\text{항원} + \text{항체} \underset{k_{-1}}{\overset{k_1}{\rightleftharpoons}} \text{항원-항체}$$

여기서 k_1은 정 반응(결합)의 속도상수이고 k_1은 역반응 (해리)의 속도 상수이다. k_1 / k_{-1}의 비는 결합 상수 K_a (즉, $k_1 / k_{-1} = K_a$)로서, 친화력의 측정치이다.

K_a는 위 반응에 대한 평형 상수이기 때문에, 평형상태에서 존재하는 결합된 항원-항체 복합체와 결합하지 않은 항원과 항체의 몰 농도비로 계산할 수 있다. 즉,

$$K_a = \frac{[\text{항원-항체}]}{[\text{항체}][\text{항원}]}$$

K_a 값은 항원-항체 복합체들에 따라 변화하며, k_1 (단위: liters/mole/second <L/mol/s>)과 k_{-1} (단위: 1/second <1/s>)의 값에 의존한다. 작은 합텐의 경우, 정 반응의 속도 상수는 극도로 높아질 수 있다; 일부의 경우에서 k_1은 확산이 제한된 반응에서의 이론적인 상한 값 (10^9 L/mol/s)에 근접하는 4×10^8 L/mol/s까지 커질 수 있다. 그러나 좀 더 큰 단백질 항원의 경우, k_1은 10^5 L/mol/s의 범위 내에서 더 작은 값을 갖는다.

결합된 항원이 항체의 결합 부위를 이탈하는 비율 (즉, 해리 속도 상수 k_{-1})은 항원에 대한 항체의 친화력을 결정짓는 주요 인자이다. 표 6-1은 몇몇 항원-항체 반응의 결합상수 K_a를 결정하는 데 있어서 k_{-1}의 역할을 설명하고 있다. 예를 들어, DNP-L-라이신계의 k_1은 플루오레신계의 k_1의 1/5이나, DNP-L-라이신계의 플루오레신계의 200배이다; 결과적으로, 플루오레신계에서 항 플루오레신 항체의 친화력 K_a는 항 DNP 항체의 친화력보다 약 1,000배 더 높다. 친화력이 낮은 항원-항체 복합체의 K_a는 10^4에서 10^5 L/mol이다; 친화력이 높은 복합체의 K_a 값은 10^{11} L/mol까지 가능하다.

몇 가지 이유에서 항원-항체 복합체의 해리는 흥미롭다:

$$\text{항원-항체} \rightleftharpoons \text{항체} + \text{항원}$$

이러한 해리반응의 평형상수, **K_d, 해리상수 (dissociation constant)**는 K_a의 역수이다:

$$K_d = \frac{[\text{항체}][\text{항원}]}{[\text{항체-항원}]} = 1/K_a$$

또한 그것은 항원-항체 복합체의 안정도에 대한 양적 지표이다; 매우 안정된 복합체의 K_d 값은 매우 낮고, 덜 안정된 복합체는 K_d 값이 높다. 비록 K_d가 친화력 상수가 아니지만, 그 친화력 상수, K_a는 다

TABLE 6-1 Forward and reverse rate constants (k_1 and k_{-1}) and association and dissociation constants (K_a and K_d) for three ligand-antibody interactions

Antibody	Ligand	k_1	k_{-1}	K_a	K_d
Anti-DNP	ε-DNP-L-lysine	8×10^7	1	1×10^8	1×10^{-8}
Anti-fluorescein	Fluorescein	4×10^8	5×10^{-3}	1×10^{11}	1×10^{-11}
Anti-bovine serum albumin (BSA)	Dansyl-BSA	3×10^5	2×10^{-3}	1.7×10^8	5.9×10^{-9}

SOURCE: Adapted from H. N. Eisen, 1990, *Immunology*, 3rd ed., Harper & Row, Publishers.

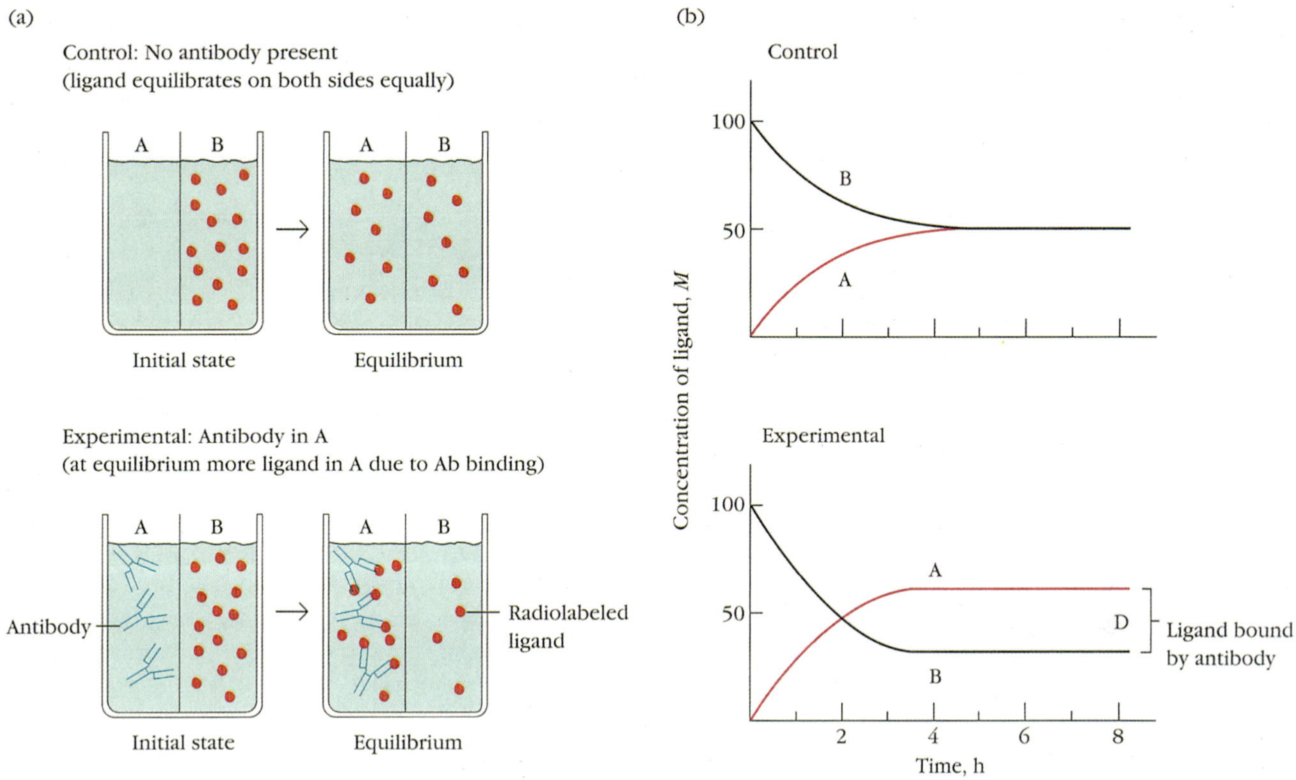

FIGURE 6-2 Determination of antibody affinity by equilibrium dialysis. (a) The dialysis chamber contains two compartments (A and B) separated by a semipermeable membrane. Antibody is added to one compartment and a radiolabeled ligand to another. At equilibrium, the concentration of radioactivity in both compartments is measured. (b) Plot of concentration of ligand in each compartment with time. At equilibrium, the difference in the concentration of radioactive ligand in the two compartments represents the amount of ligand bound to antibody.

음 식에 준하여 K_d로부터 쉽게 계산할 수 있다: $K_a = 1/K_d$.

친화력 상수 K_a는 평형 투석이나 여러 가지 새로운 방법 등을 통해 결정되어질 수 있다. 평형 투석은 다른 방법들이 측정한 많은 표준에 대한 지표로 남아 있기 때문에 여기에 실었다. 이 과정에서는 반투과성 막에 의해 나누어진 두 개의 같은 구역으로 구성된 투석기가 사용된다. 항원이 한 쪽에 자리 잡고, 반투과성 막을 통과할 수 있을 만큼 충분히 작은 방사능으로 표지된 리간드가 다른 쪽에 자리 잡는다 (그림 6-2). 적당한 리간드에는 합텐, 올리고당, 및 올리고 펩티드가 포함된다. 항체가 없을 경우, B 쪽에 가해진 리간드는 막의 양쪽에서 평형에 도달할 것이다 (그림 6-2a). 그러나 항체 존재 하에 표지된 리간드의 일부가 평형 상태에서 항체와 결합할 것이다. 용기의 항체 쪽은 리간드를 잡고 있으나, 결합하지 않은 리간드는 양쪽 다 똑같이 분포할 것이다. 따라서 리간드의 실제적인 농도는 항체를 포함하는 쪽이 더 클 것이다 (그림 6-2b). 양 쪽에서의 리간드 농도 차이는 항체와 결합한 리간드의 농도 (즉, 항원-항체 복합체의 농도)를 나타낸다. 항체의 친화력이 높을수록, 더 많은 리간드가 결합한다.

평형 투석 용기에서 항체의 전체 농도를 알기 때문에, 평형 방정식을 다음과 같이 쓸 수 있다:

$$K_a = [\text{항체-항원}] / [\text{항체}][\text{항원}] = \frac{r}{c(n-r)}$$

여기서 r은 전체 항체 농도에 대한 결합 리간드 농도의 비율이고, c는 자유 리간드의 농도이며, n은 항체 분자당 결합 부위의 개수이다. 이 식을 재배열하면 **스캐처드 방정식 (Scatchard equation):**

$$\frac{r}{c} = K_a n - K_a r$$

r과 c의 값은, 항체의 농도는 일정하게 하고 리간드의 농도 만을 변화시켜 평형 투석을 반복함으로써 얻어질 수 있다. K_a가 상수라면, 다시 말해 투석 용기 안의 모든 항체가 리간드에 대하여 똑같은 친화력을 갖는다면, r/c에 대한 r의 스캐처드 좌표 (Scatchard plot)는 기울기가 $-K_a$인 직선을 그릴 것이다 (그림 6-3a). 결합하지 않은 리간드의 농도 c가 증가함에 따라, r/c는 0에 근접할 것이고, r은 항체 분자당 결합 부위의 개수를 의미하는 **결합가 (valency)**, n에

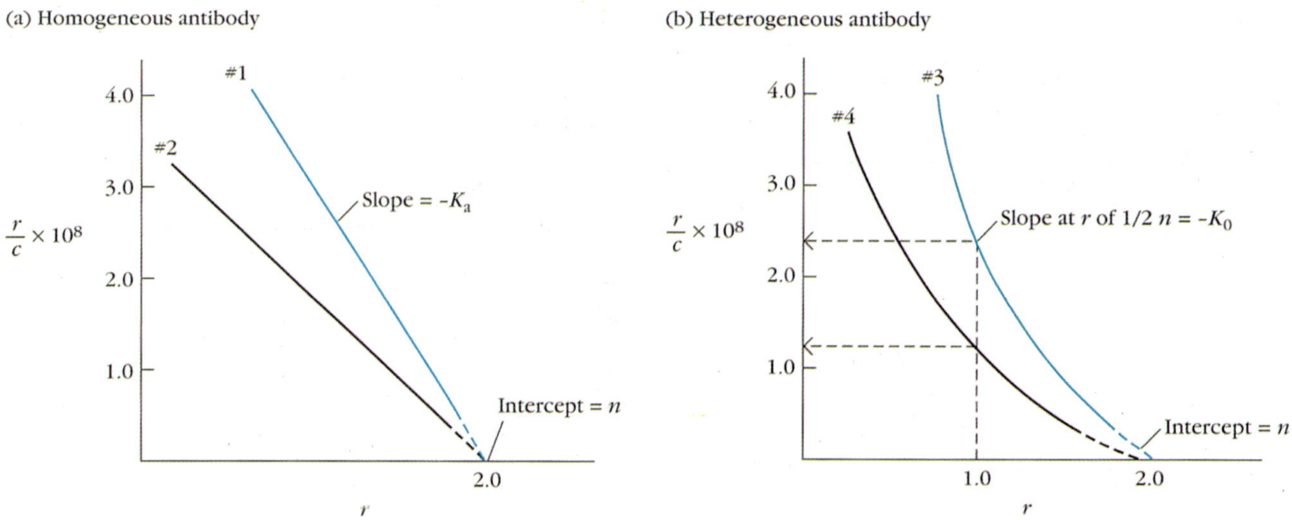

FIGURE 6-3 Scatchard plots are based on repeated equilibrium dialyses with a constant concentration of antibody and varying concentration of ligand. In these plots, r equals moles of bound ligand/mole antibody and c is the concentration of free ligand. From a Scatchard plot, both the equilibrium constant (K_a) and the number of binding sites per antibody molecule (n), or its valency, can be obtained. (a) If all antibodies have the same affinity, then a Scatchard plot yields a straight line with a slope of $-K_a$. The x intercept is n, the valency of the antibody, which is 2 for IgG and other divalent Igs. For IgM, which is pentameric, $n = 10$, and for dimeric IgA, $n = 4$. In this graph, antibody #1 has a higher affinity than antibody #2. (b) If the antibody preparation is polyclonal and has a range of affinities, a Scatchard plot yields a curved line whose slope is constantly changing. The average affinity constant K_0 can be calculated by determining the value of K_a when half of the binding sites are occupied (i.e., when $r = 1$ in this example). In this graph, antiserum #3 has a higher affinity ($K_0 = 2.4 \times 10^8$) than antiserum #4 ($K_0 = 1.25 \times 10^8$). Note that the curves shown in (a) and (b) are for divalent antibodies such as IgG.

가까워질 것이다.

대부분의 항체 표본들은 다클론이고, 일정 범위 내의 친화력을 갖는 항체들로 이루어진 이종 혼합물이 존재하기 때문에 K_a는 상수가 아니다. 이종 항체의 스케처드 좌표는 이들 이종성을 반영하며, 기울기가 지속적으로 변화하는 곡선을 그리게 된다 (그림 6-3b). 이러한 형태의 스케처드 좌표에서 항체 결합 부위의 절반이 채워졌을 때의 K_a 값을 구함으로써, 평균 친화력 상수 K_0을 결정할 수 있다. 이것은 항체 결합 부위의 절반이 채워진 점에서 곡선의 기울기를 구하면 간편하다.

항체의 결합력은 다수 결합 부위들의 친화력이 통합된 것이다_Antibody avidity incorporates affinity of multiple binding sites

하나의 결합 부위에서의 친화력이 항원-항체 상호작용의 실제 강도를 항상 반영하는 것은 아니다. 반복되는 다수 (multiple)의 반복되는 항원 결정부위를 지니고 있는 복합 항원과 다수 결합부위를 지니고 있는 항체를 섞었을 때, 한 부위에서 일어나는 항체분자와 항원분자 사이의 상호작용은 두 번째 부위에서의 두 분자사이의 반응 확률을 증가시킬 것이다. 다가 항체와 항원사이의 이와 같은 다수 (multiple)의 상호작용들의 강도를 **결합력 (avidity)**이라고 한다. 이 결합력은 생물계 내의 어떤 항체의 결합 능력 (예를 들면, 바이러스나 세균세포의 항원 결정부위와 항체 간의 반응)을 정량하는데 있어서 친화력보다 더 좋은 측정치이다. **결합력 (avidity)**은 온전한 항체 (intact antibody)와 온전한 항원사이의 반응에 대한 평형상수, K_{eq} 이다; 친화력 (affinity)은 항체의 각각의 결합부위와 항원사이의 반응에 대한 평형상수이다. 이상적인 조건하에서, 결합력은 하나의 항체가 지니고 있는 개개의 결합부위들의 친화력의 결과여야 한다. 두 개의 결합부위를 지니고 있는 어떤 IgG 분자의 경우, 이상적인 조건하에서의 결합력 (avidity)은:

$$\text{결합력} = K_a \times K_a = (K_a)^2 = K_{eq} = \frac{[\text{항체-항원}]}{[\text{항체}][\text{항원}]}$$

이 방정식은 결합력의 이론적인 최대값을 제시한다; 실제적인 결합력은 항상 친화력들의 산물보다도 그 크기가 몇 차수 더 낮다. 그 차이는 우선적으로 항체-항원 결합의 결합구조 (geometry) 때문이다. 하나의 항원의 단일 항원결정기와 접촉하고 있는 하나의 항체의 결합부위는 가장 잘 맞도록 최적으로 배치될 것이지만, 반면에 표적 항원상의 다수의 항원결정기들에 대한 결합은 다소 부자연스런 결합구조를 요구할 수도 있으며 결합을 위한 상호작용이 최적상태가 덜 될 수도 있다. 이와 같은 이론적 최대값의 결합력을 달성하는데 있어서의 장벽에도 불구하고, 결합력은 친화력보다 더 크다. 그래서 높은 결합력은 낮은 친화력을 종종 보완할 수 있게 된다. 예를 들면, 분비성 5합체 IgM은 종종 IgG보다 낮은 친화력을 지니지만, IgM의 더 높은 **결합가 (valency)**에 기인하는 높은 결합력에 의해 IgM은 항원과 효율적으로 결합할 수 있게 된다. 실제, 세균이나 그 외 다른 병원체들의 표면에서 발견되는 항원들처럼, 다수의 밀접하게 위치한 반복적인 항원결정기들을 지닌 항원의 경우는, 더 낮은 친화력의 결합부위를 지닌 IgM이 더 높은 친화력의 결합부위를 지니고 있는 IgG 보다도 더 견고하게 결합하게 된다.

교차반응_Cross-Reactivity

항원-항체 반응은 상당히 기질 특이적이지만, 일부의 경우에 어느 항원에 의해 유도된 항체는 무관한 항원과 교차반응을 할 수 있다. 그러한 교차반응은 서로 다른 두 항원이 정확히 일치하거나 아주 유사한 항원 결정기를 공유할 때 일어난다. 후자의 경우, 교차반응하는 항원 결정기에 대한 항체의 친화력이 원래의 항원 결정기에 대한 항체의 친화력보다 일반적으로 작다.

교차반응은 종종 유사한 올리고당류 잔기들을 함유하고 있는 다당류 항원 사이에서 관찰된다. 예를 들면, ABO 혈액형 항원은 적혈구에 표현되는 당단백질이다. 이들 표면 단백질에 붙어있는 당질의 말단 잔기에서 나타나는 미묘한 차이가 A와 B 혈액형 항원을 구별해 준다. 이들 항원 중에 어느 하나라도 결핍되면 그 결핍된 항원에 대한 혈청 항체를 갖게 된다. 그 항체는 적혈구 항원에 노출됨으로써 유도되는 것이 아니고, 장내 상주균에 존재하는 교차반응하는 미생물의 항원에 노출됨으로써 유도된다. 이러한 미생물 항원은 유사한 혈액형 항원없이 개체들의 적혈구에 항체의 형성을 유도한다 (이러한 항원을 가진 개체에서, 상보적인 항체들은 자기 항원결정기를 인지한 항체들이 제거되는 시기인 발생기 동안에 제거되기도 한다). 혈액형 항체는 비록 미생물 항원에 의해 유도될지라도, 외부 적혈구의 유사한 올리고당류와 교차반응을 일으킬 수 있다. 이는 혈액형 검사의 기초를 제공해 주고, 수혈할 때 적합한 혈액형의 필요성도 설명해 준다. A형 개체는 B에 대한 항체를; B형 개체는 A에 대한 항체를; 그리고 O형 개체는 A에 대한 항체와 B에 대한 항체를 갖는다 (표 6-2).

TABLE 6-2 ABO blood types

Blood type	Antigens on RBCs	Serum antibodies
A	A	Anti-B
B	B	Anti-A
AB	A and B	Neither
O	Neither	Anti-A and anti-B

수많은 바이러스와 세균들은 정상적인 숙주 세포 성분과 정확히 일치하거나 유사한 항원 결정 부위를 갖고 있다. 몇몇 경우에 이들 미생물 항원은 조직 파괴적인 자가 면역 반응을 초래하면서 숙주 세포 성분과 교차반응하는 항체를 유도하는 것으로 입증되었다. 예를 들어, 균주 *Streptococcus pyogenes* 는 M 항원이라 불리는 세포벽 단백질을 발현한다. 연쇄구균 M 항원에 대하여 생산된 항체는 몇몇 심근, 골격근 단백질과 교차반응하는 것으로 입증되었으며, 연쇄구균 감염에 따른 심장과 신장의 손상과 관련되어져 왔다. 자가면역 질환의 발생에서 다른 교차반응 항원들의 역할은 16장에서 고찰될 것이다.

일부 백신도 교차반응을 나타낸다. 가령, 우두를 일으키는 우두 바이러스나 천연두의 원인이 되는 병원체인 variola 바이러스는 교차반응 항원 결정기를 발현한다. 이 교차반응은 1장에 언급된, 천연두에 대한 면역을 유도하기 위해 우두 바이러스를 이용한 Jenner 방법의 기초가 되었다.

표면 플라스몬 공명_Surface plasmon resonance, SPR

항체 친화력을 측정하는 평형 투석법 (equilibrium dialysis methods)이 1990년대 중반부터 **표면 플라스몬 공명 (surface plasmon reso-nance, SPR)**로 바뀌어 왔는데, 훨씬 더 민감하고, 편리하며 신속하다 (그림 6-4a). 친화상수 측정에 더하여, SPR은 항원-항체 반응속도를 측정할 수 있고, 또한 항체 농도를 측정하는데에도 적용될 수 있다. SPR은 항원으로 코팅된 센서가 항체와 결합할 때 그 표면에 나타나는 반사율 성질의 변화를 측정하는 원리로 작동한다. 비록 SPR의 기초가 되는 물리학은 다소 복잡하며 본 장의 끝에 수록된 참고문헌 (Rich와 Myszka, 2003)과 Web site를 참고함으로써 가장 잘 탐색되겠지만, 그 방법은 간단하면서 독창적이다. 편광선이 프리즘을 통해 얇은 금 필름 (그 반대편 표면은 항원으로 코팅된)으로 비추어진 다음, 표면에서 반사되어 집광센서 (light-collecting sensor)로 향한다. 그러나 독특한 각도에서 일부 입사광이 금 층에 흡수되고, 그 에너지의 일부가 표면 플라스몬 (surface plasmon)이라는 **전하 파동 (charge wave)**으로 변형된다. 반사광 밀도의 급격한 감소가 **공명각 (resonant angle)**이라는 각도에서 측정된다. 이 각도는 광선의 색, 금속 필름의 두께 및 전도도, 그리고 금 층 표면에 밀착된 재질의 광학적 성질에 의해 결정된다. SPR 법은 이러한 요소들의 마지막을 이용한다: 칩에 부착되어 있는 항원에 대한 항체의 결합은 공명각도에 있어서 검출이 가능한 변화를 일으킬 수 있는 충분히 강한 영향을 미치게 된다. 그 변화는 결합된 항체의 수에 비례하는 것으로 나타났다. 항원-항체 반응이 일어나는 동안, 공명각의 변화율을 측정함으로서 항원-항체 반응의 정도를 결정할 수 있다 (그림 6-4b). 조작상에 있어서는, 항원이 코팅된 칩 위에 이미 알려진 농도의 항체용액을 흘려보내는 방식으로 진행한다. 하나의 SPR 실험 동안에, 시간에 대하여 측정된 공명각 변화의 도표를 **감지그래프 (sensorgram)**라고 부른다. 항원-항체 반응이 진행되는 동안에, 감지그래프 (sensorgram) 도표는 모든 결합 부위가

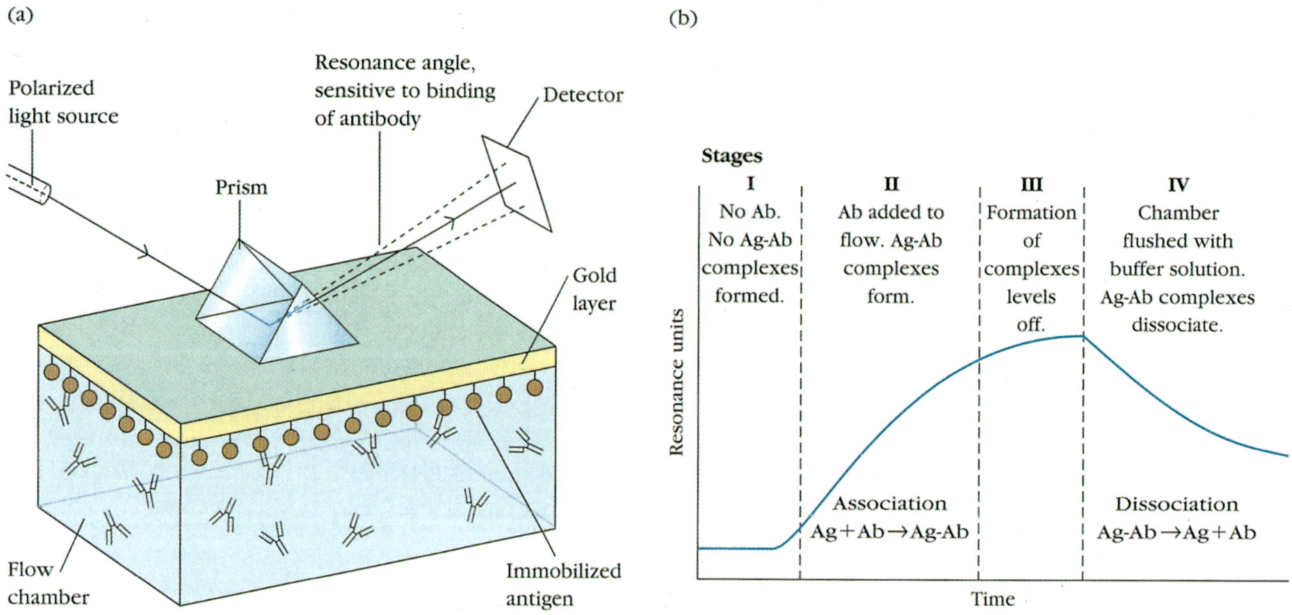

FIGURE 6-4 Surface plasmon resonance (SPR). (a) A buffer solution containing antibody is passed through a flow chamber, one wall of which contains a layer of immobilized antigen. As explained in the text, formation of antigen-antibody complexes on this layer causes a change in the resonant angle of a beam of polarized light against the back face of the layer. A sensitive detector records changes in the resonant angle as antigen-antibody complexes form. (b) Interpretation of a sensorgram. There are four stages in the plot of the detector response (expressed as resonance units, which represent a change of 0.0001 degree in the resonance angle) versus time. Stage I: Buffer is passed through the flow chamber. No Ag-Ab complexes are present, establishing a baseline. Stage II: Antibody is introduced into the flow and Ag-Ab complexes form. The ascending slope of this curve is proportional to the forward rate of the reaction. Stage III: The curve plateaus when all sites that can be bound at the prevailing antibody concentration are filled. The height of the plateau is directly proportional to the antibody concentration. Stage IV: The flow cell is flushed with buffer containing no antibody and the Ag-Ab complexes dissociate. The rate of dissociation is proportional to the slope of the dissociation curve. The ratio of the slopes, ascending over descending, equals $k_1/k_2 = k_a$.

주어진 농도의 항체와 반응할 수 있을 때 까지 상승한다. 그 지점을 지나면, 감지그래프 (sensorgram)는 정점을 이룬다. 이러한 측정자료는 반응속도 상수인 k_1을 측정하는데 사용될 수 있다:

$$\text{항체} + \text{항원} \xrightarrow[k_1]{} \text{항체-항원}$$

일단 정점에 도달하게 되면, 항체가 없는 용액을 용기를 통해 흘려보낼 수 있다. 이러한 조건 하에서, 항원-항체 복합체가 분해되므로 해리상수 k_2의 측정이 가능하다. 친화 상수 $ka = k_1/k_2$ 이므로, k_1과 k_2를 측정하면 친화 상수 k_a 를 측정할 수 있다.

표면 플라스몬 공명 (SPR)은 또한 시료 내의 항체의 농도를 측정하는데도 사용될 수 있다. 칩 상에 형성된 항원-항체 복합체의 양은 감지 그래프 (sensorgram)의 높이로 나타나며, 이 값은 용기를 통해 흐르는 용액속에 함유된 항체의 양에 직접적으로 비례한다. 기준자료와 비교하면, 항체농도가 결정될 수 있다.

SPR은 항체 집단의 에피토프 특이성을 규명하는데 사용될 수 있다_SPR can be used to characterize the epitope specificities of collections of antibodies

SPR은 항체의 친화성이나 농도를 측정하는 이상의 용도를 가지고 있다. 하나의 항체가 HIV 피막의 피막 단백질인 gp120와 같은 하나의 항체에 대한 서로 다른 두 가지의 단클론 항체들이 있다고 가정해 보자. 이 항체들은 이와 같은 주요 단백질에 존재하는 동일한 항원결정기에 결합할까? 혹은 서로 다른 항원결정기에 결합할까? SPR은 이러한 질문에 답할 수 있는 강력한 접근법을 제공한다. 하나의 항원 상에 존재하는 서로 다른 항원결정기들에 결합하는 항체들을 용기에 차례로 첨가했을 때 특징적인 감지 그래프 도표를 얻게 된다 (그림 6-5a). 동일한 항원결정기에 결합하는 항체들은 결합부위를 두고 서로 경쟁하여, 서로가 각각의 결합을 방해하므로 그림 6-5b의 도표와 같이 나타난다.

이러한 방법에 변화를 주어서, 화학합성법이나 적절한 효소가수분해법을 사용하여 특정 항원 유래의 항원 분절의 세트를 만들고, 이러한 분절들 각각을 칩 상에 고정할 수 있다. 항원 분절들이 원래의 항원과 동일한 3차원적인 구조를 지니고 있다고 가정하면, 이를 통해 항체의 반응성들을 결정할 수 있으며, 본래의 항원분자 내의 항원결정기들의 위치를 분리해 낼 수 있는, 즉 **에피토프 지도작성 (epitope mapping)**이라고 알려진 방법이 가능하다.

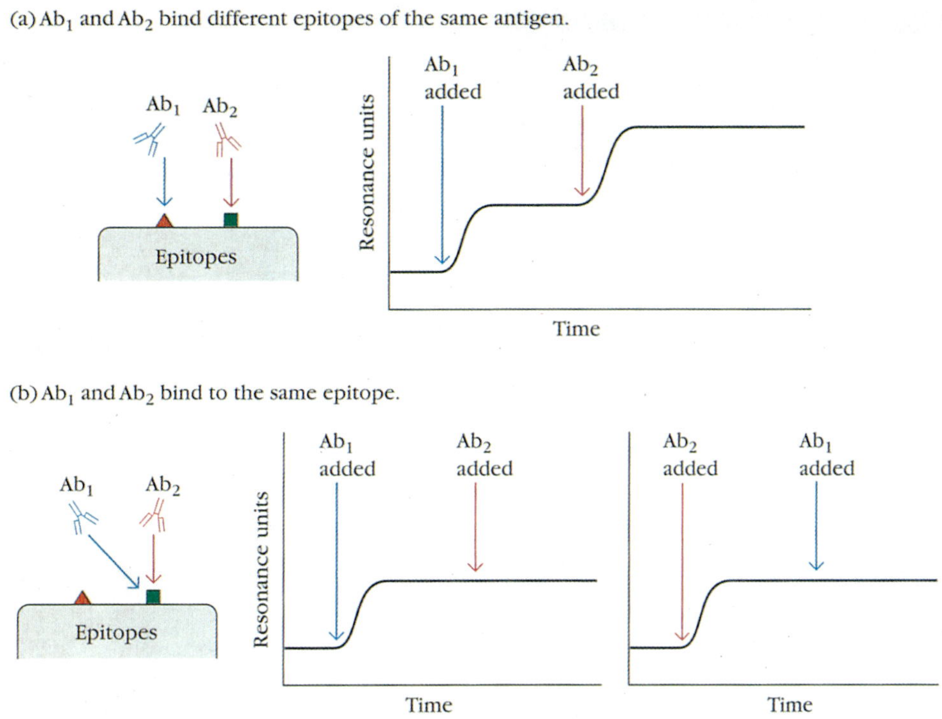

FIGURE 6-5 SPR can be used to determine if different antibodies bind to the same or different epitopes. (a) Ab_1 and Ab_2 recognize different epitopes of the antigen. Initial injection of Ab_1 causes a rise from baseline to a plateau; subsequent addition of Ab_2 causes a rise to a second, higher plateau. This indicates that Ab_1 and Ab_2 react with different epitopes on the antigen, for example, two spatially distinct regions of a protein. (b) Ab_1 and Ab_2 recognize the same epitope of the antigen. In the first sensorgram, addition of Ab_1 reveals a response, and subsequent injection of Ab_2 generates no additional response. In the second sensorgram, addition of Ab_2 first reveals a response, but subsequent addition of Ab_1 generates no additional response. This pattern indicates that Ab_1 and Ab_2 bind competitively, both recognizing the same epitope on the antigen; binding of one blocks subsequent binding of the other.

침강 반응_Precipitation Reactions

수용액에서 상호작용하는 항체와 가용성 항원은 결국 가시적 침전물을 만드는 격자 (lattice)를 형성한다. 가용성 항원을 응집시키는 항체들을 **침강소 (precipitins)**라고 한다. 가용성 항원-항체 복합체는 몇 분 만에 형성될 지라도, 가시적 침전물의 형성은 천천히 일어나기 때문에 완결되는 데에는 하루나 이틀 정도가 걸린다. 항원-항체 격자의 형성은 항체와 항원 모두의 결합가 (valency)에 의해 결정된다.

- 항체는 반드시 2가 (bivalent)이어야만 한다; 침전은 1가의 Fab 분절에 의해서는 형성되지 않는다.
- 항원은 반드시 2가 (bivalent) 또는 다가 (multivalent)이어야만 한다; 즉 적어도 2개의 동일한 항원결정기를 가지거나 다클론 항혈청에 존재하는 각기 다른 항체와 반응할 다른 항원결정기들을 가져야만 한다.

비록 침강반응의 다양한 변형 (modifications)이 한때는 면역학에 이용되는 분석의 주된 유형이었지만, 이러한 방법들은 훨씬 더 민감하고 아주 소량의 항원 또는 항체만을 이용하여 훨씬 신속한 방법들로 대체되었다. 또한, 이러한 현대적 분석방법은 침전물을 생성하는 항원-항체 반응에만 국한되어 있지는 않다. 표 6-3은 여러 가지 면역분석법의 *민감도* 또는 검출 가능한 최소 항체량을 비교한 것을 보여준다.

겔 내의 침강 반응은 가시적인 침강선을 만든다_Precipitation reactions in gels yield visible precipitin lines

면역침전물은 용액뿐만 아니라 한천 기질 (agar matrix) 내에서도 형성될 수 있다. 항원과 항체가 한천에서 서로를 향해 확산되거나 항체가 한천 내에 합체되고 항원이 항체가 포함된 기질 내로 확산되면 가시적인 침강선이 형성된다. 용액 내에서의 침강반응처럼, 가시적인 침강이 **등가영역 (equivalence region)**에서는 일어나는 반면에, 가시적인 침전이 항체 혹은 항원이 초과로 존재하는 영역에서는 가시적인 침강이 형성되지 않는다. *면역확산반응 (immunodiffusion reaction)*의 두 가지 유형들은 항체나 항원의 상대적인 농도를 구하거나, 항원을 비교하거나, 또는 어떤 항원의 상대적인 순도를 결정하는 데 이용할 수 있다. 이들은 **방사상 면역확산 (Mancini 법)**과 **이중 면역확산 (Ouchterlony 법)**이다; 이들 모두는 한천

TABLE 6-3 Sensitivity of various immunoassays

Assay	Sensitivity* (µg antibody/ml)
Precipitation reaction in fluids	20–200
Precipitation reactions in gels	
Mancini radial immunodiffusion	10–50
Ouchterlony double immunodiffusion	20–200
Immunoelectrophoresis	20–200
Rocket electrophoresis	2
Agglutination reactions	
Direct	0.3
Passive agglutination	0.006–0.06
Agglutination inhibition	0.006–0.06
Radioimmunoassay (RIA)	0.0006–0.006
Enzyme-linked immunosorbent assay (ELISA)	~0.0001–0.01
ELISA using chemiluminescence	~0.00001–0.01†
Immunofluorescence	1.0
Flow cytometry	0.006–0.06

*The sensitivity depends on the affinity of the antibody used for the assay as well as the epitope density and distribution on the antigen.
†Note that the sensitivity of chemiluminescence-based ELISA assays can be made to match that of RIA.

SOURCE: Updated and adapted from N. R. Rose et al., eds., 1997, *Manual of Clinical Laboratory Immunology,* 5th ed., American Society for Microbiology, Washington, DC.

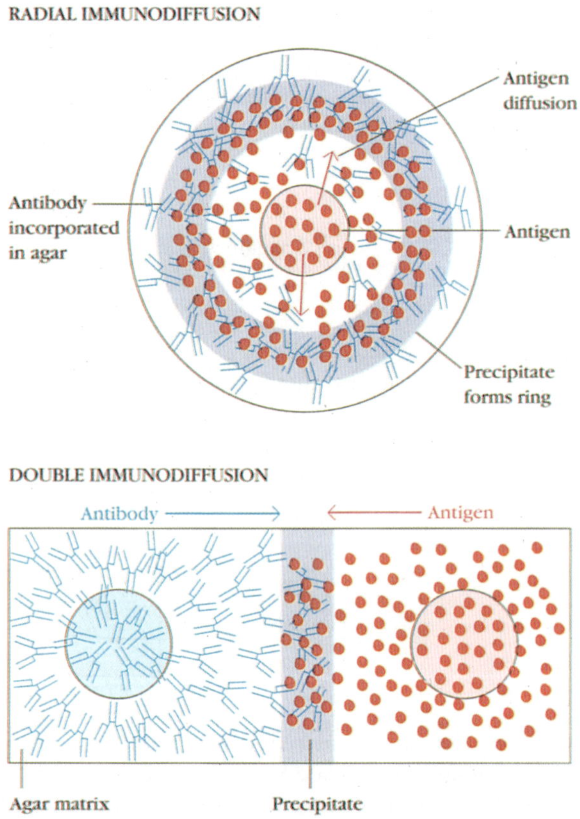

FIGURE 6-6 Diagrammatic representation of radial immunodiffusion (Mancini method) and double immunodiffusion (Ouchterlony method) in a gel. In both cases, large insoluble complexes form in the agar in the zone of equivalence, visible as lines of precipitation (purple regions). Only the antigen (red) diffuses in radial immunodiffusion, whereas both the antibody (blue) and antigen (red) diffuse in double immunodiffusion.

에서와 같은 반고체 배지에서 실행된다. 방사상 면역확산은 항원 시료를 홈 (well)에 놓아두게 되면, 항혈청의 적합한 희석액을 따라 한천에서 확산되어진다. 항원이 한천 내부로 확산됨에 따라, 등가영역이 형성되며 침강의 환, 즉 **침전소 환 (precipitin ring)**이 홈 주변에 나타난다 (그림 6-6, 위 구획). 침강 환의 범위는 항원 농도에 비례한다. 침강 환의 범위를 표준 곡선 (주어진 항원 농도의 침강 범위를 측정해서 얻은)과 비교해 봄으로써 항원 시료의 농도를 구할 수 있다. 이중 면역확산 (Ouchterlony 법)에서는 항원과 항체가 홈으로부터 서로를 향하여 방사상으로 확산되어져 농도 경사 (gradient)를 이룬다. 등가 (equivalence)에 도달함에 따라, 침강의 가시적 선인 침강소 선이 형성된다 (그림 6-6, 아래 구획).

면역전기영동은 전기영동과 이중 면역확산을 합체시킨 것이다_Immunoelectrophoresis combines electrophoresis and double immunodiffusion

면역전기영동 (immunoelectrophoresis)은 항원 혼합물을 먼저 전하로 항원성분을 분리한다. 그런 다음 홈 (troughs)을 전기장의 방향과 나란하게 한천 겔 내에 파고, 그리고 항혈청을 홈에 첨가한다. 그 때, 항체와 항원은 서로를 향하여 확산되고, 적합한 비율로 만나는 곳에서 침강선을 만들어낸다 (그림 6-7). 면역전기영동은 임상 실험실에서 항혈청 단백질 유, 무를 알아내기 위해 쓰인다. 혈청 표본을 전기영동하고, 각각의 혈청 성분은 주어진 단백질 또는 면역글로불린 클래스에 특이적인 항혈청으로 동정한다. 이 방법은 환자가 어떤 면역결핍성 질환의 특성인 하나 혹은 그 이상의 특정 면역글로불린 개별형을 비정상적인 낮은 농도로 생산하는지 여부를 조사하는데 유용한다. 또한 환자가 알부민, 면역글로불린 또는 트란스페린 (transferrin)과 같은 몇몇 혈청 단백질을 과잉 생산하는 지도 알 수 있다. 예를 들면, 다발성 골수종 환자의 혈청에서 나타나는 면역전기영동 패턴은 골수종 단백질의 많은 양에 의해 심하게 일그러진 호가 보인다. 이것은 골수종 단백질이 단클론 Ig로서 균일한 전하를 띠기 때문이다. 면역전기영동은 높은 항체 농도 (수 백 µg/ml보다 큰)를 상대적으로만 추적하는 정성적 방법이기 때문에, 그 실용성은 면역결핍 상태와 면역증식 장애와 같이 정상에서의 이탈이 현저한 경우에만 정량적으로 이상 상태를 검출을 할 수 있다.

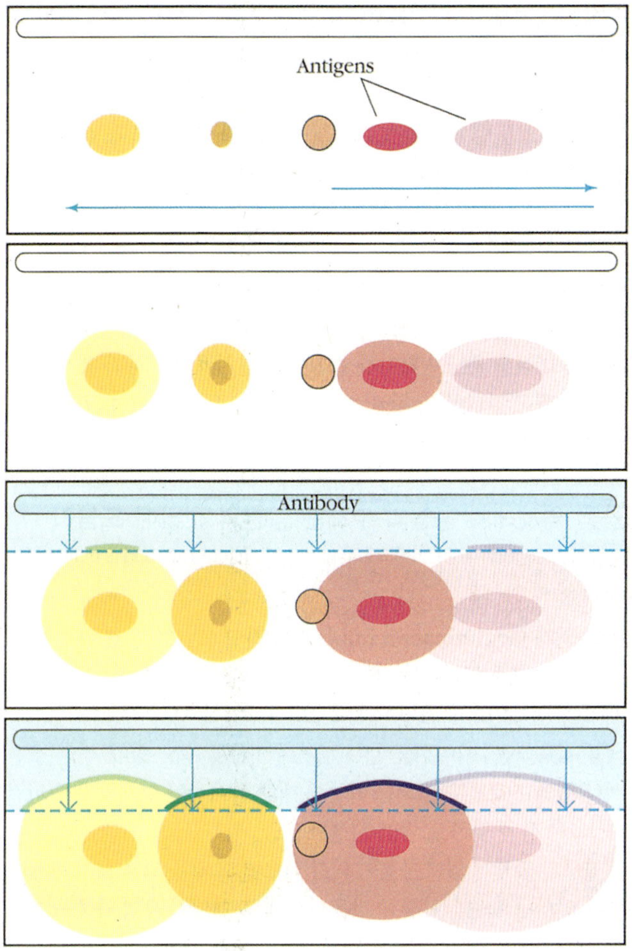

FIGURE 6-7 Immunoelectrophoresis of an antigen mixture. An antigen preparation (orange) is first electrophoresed, which separates the component antigens on the basis of charge. Antiserum (blue) is then added to troughs on one or both sides of the separated antigens and allowed to diffuse; in time, lines of precipitation (colored arcs) form where specific antibody and antigen interact.

이와 관련된 정량적 방법인 로켓 전기영동은 항원 양 (level)의 측정이 가능하다. **로켓 전기영동 (rocket electrophoresis)**은 음전하를 띠는 항원을 항체를 함유한 겔에서 전기영동한다. 항원과 항체 사이에서 형성된 침전물은 로켓 모양을 나타내고, 그 길이는 홈 안의 항원 농도에 비례한다. 로켓 전기영동의 한 가지 한계는 한천 기질 내에서 전기영동의 이동을 위해, 항원이 음전하를 띠어야 한다는 것이다. 일부 단백질 예를 들어, 면역글로불린은 로켓 전기영동에 의한 정량적 분석을 위해 충분한 전하를 띠지 않는다; 또한 동시에 혼합물 안에 있는 몇몇 항원들의 양을 측정하는 것도 불가능하다.

응집 반응_Agglutination Reactions

항체와 개개의 항원 간의 상호작용은 **응집 (agglutination)**이라고 불리는 가시적인 덩어리를 만든다. 그러한 반응을 일으키는 항체를 **응집소 (agglutinins)**라고 한다. 응집반응은 그 원리 면에서 침강반응과 유사하다; 응집 반응은 다가 항원과의 교차 결합에 의존한다. 항체의 초과가 침강 반응를 억제하듯이, 응집 반응도 억제할 수 있다; 이 억제를 **전지대 효과 (prozone effect)**라 한다. 전지대 효과는 많은 유형의 면역학적 분석법에서 나타나기 때문에, 이 현상의 기초를 이해하는 것은 중요하다.

몇 가지 기전이 전지대 효과를 초래할 수 있다. 우선, 항체의 농도가 높은 곳에서는 항체 결합부위의 수가 항원 결정기의 수를 압도적으로 초과할 것이다. 따라서 대부분의 항체는 항원과 다가적 결합보다는 일가적 결합을 한다. 일가적으로 결합한 항체는 한 항원을 다른 항원과 교차결합시킬 수 없다. 전지대 효과는 다양한 항체 (또는 항원) 농도에서 측정을 시행함으로써 쉽게 조사될 수 있다. 최적 항체 농도로 희석시킴에 따라, 많은 양의 응집을 볼 수 있거나, 사용된 분석에 따른 매개변수가 측정된다. 다클론 항체를 이용할 때, 전지대 효과는 다른 원인에 의해서 일어날 수도 있다. 항혈청은 항원과 결합하는 항체를 높은 농도로 함유할 수도 있지만, 응집을 일으키지는 않는다; **불완전 항체 (incomplete antibodies)**라고 불리는 이러한 항체들은 흔히 IgG 클래스이다. IgG의 농도가 높은 곳에서 불완전 항체는 대부분의 항원 부위를 차지하여 좋은 응집소인 IgM의 접근을 막는다. 이 효과는 응집하는 단클론 항체에서는 볼 수 없다. 불완전 항체의 응집 활성이 부족한 것은 경첩 부위에서의 유연성이 제한적이기 때문일 지도 모르지만, 항체가 둘 또는 그 이상의 과립형 항원상에 있는 항원 결정기의 최적 교차결합에 요구되는 각도를 가정한다는 것은 어렵다. 대신에, 항원결정기 분포밀도나 개개 항원의 깊은 주머니 (deep pockets) 속에 있는 일부 항원 결정기의 위치는 이들 항원 결정기에 대한 특이적 항체가 특정 개개 항원들과 응집하는 것을 어렵게 한다. 실현 가능하려면, 이들 두 문제에 대한 한계를 나타내지 않는 항원의 다른 항원 결정기와 반응을 시도하여 보는 것이 좋을 것이다.

혈구응집은 혈액형 검사에 이용된다_Hemagglutination is used in blood typing

응집반응 (그림 6-8)은 일상적으로 적혈구 (RBCs) 유형을 조사하는데 사용된다. 매년 수천만 번씩 수행되는 혈액형 검사법으로서의 이

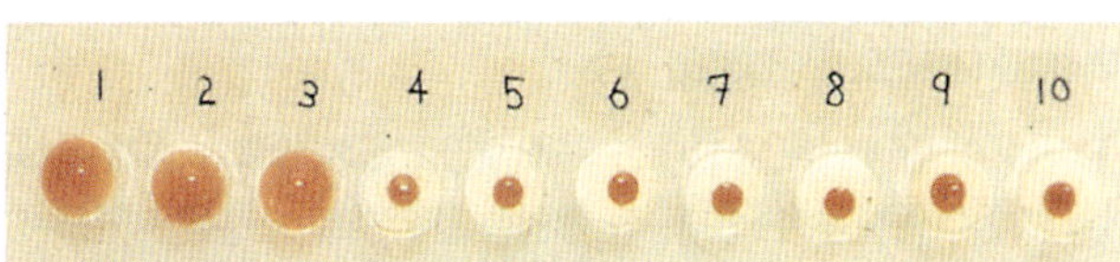

FIGURE 6-8 Demonstration of hemagglutination using antibodies against sheep red blood cells (SRBCs). The control tube (10) contains only SRBCs, which settle into a solid "button." The experimental tubes 1–9 contain a constant number of SRBCs plus serial twofold dilutions of anti-SRBC serum. The spread pattern in the experimental series indicates positive hemagglutination through tube 3. *[Louisiana State University Medical Center/MIP. Courtesy of Harriet C. W. Thompson.]*

러한 응집반응은 전 세계적으로 가장 빈번하게 사용되는 면역학적 분석법들 중의 하나이다. ABO 항원에 대한 검사에 있어서, 적혈구는 슬라이드 상에서 A 혹은 B 혈액형 항원에 대한 항혈청과 섞이게 된다. 만약 적혈구 상에 그 항원이 존재하면, 그들은 슬라이드 상에 가시적인 덩어리를 형성하면서 응집한다. 부수적인 검사로서, 공혈자의 혈액 내에 ABO 항원들에 대해 반응하는 항체들이 존재하는지가 조사된다. 만약 공혈자의 혈액 내에 자신의 ABO 항원들에 대한 항체가 존재하지 않는다면, 적혈구세포와 항체에 대한 측정이 일치하는 것이며 적혈구의 유형 결정이 정확하다는 것이 증명된다. 만약 결과가 일치하지 않으며 응집분석이 공혈자가 자신의 ABO 항원들에 대해 반응하는 항체들을 지니고 있는 것을 나타내면, 이는 분석과정에 문제 (세포 혹은 항체분석이 부정확한)가 있거나 또는 공혈자가, 자가면역질환 (16장 참조)을 의미하는, 자기 (self)에 대해 반응하는 항체들을 생성하고 있다는 것이다. 재차 분석에서도 불일치 결과를 초래하는 시료들은 수혈에 사용하지 않는다.

세균 응집은 감염을 진단하는데 이용된다_Bacterial agglutination is used to diagnose infection

세균성 감염은 종종 세균 세포 위의 표면 항원에 대해 특이적인 혈청 항체의 생산을 유도한다. 그러한 항체의 존재는 세균 응집 반응에 의해 알아낼 수 있다. 세균에 감염된 것으로 생각되는 환자의 혈청을 그 세균이 첨가된 일련의 시험관에 연속적으로 희석한다. 가시적 응집을 보이는 시험관에는 그 환자의 혈청 항체 역가를 반영한다. 응집소 역가는 양성의 응집 반응을 일으키는 최대 혈청 희석도의 역수로서 정의된다. 예를 들어, 만약 혈청이 1/640의 희석된 것에서 응집을 보이는 반면에 1/1280의 희석된 것에서 응집되지 않는다면, 그 환자 혈청의 응집 역가는 640이다. 몇 가지 경우의 혈청은 1/50,000까지 희석될 수 있으며, 여전히 세균의 응집세균의 응집을 보인다.

항혈청의 응집소 역가는 세균성 감염을 진단하는 데 이용될 수 있다. 예를 들면, 장티푸스 환자의 *Salmonella typhi* (장티프스 균)에 대한 응집 역가는 상당한 증가를 나타낸다. 응집 반응은 세균 형을 조사하는 방법도 제공해 준다. 예를 들어, *Salmonella* 균의 다른 종들은 항혈청 형과의 응집 반응에 의하여 구별될 수 있다.

수동 응집은 가용성 항원에 유용하다_Passive agglutination is useful with soluble antigens

응집 반응의 민감도와 단순함은 수동 혈구응집의 방법에 의해 용해성 항원까지 확장될 수 있다. 이 방법은 항원으로 코팅한 적혈구세포를 수용성 항원과 혼합시켜 준비한다. 탄닌산 또는 크롬염화물로 처리한다. 이것은 세포표면에 항원 흡착을 촉진시킨다. 항체를 포함한 혈청은 미량역가 판 (microtiter plate)홈 속으로 연속적으로 희석하고, 항원을 입힌 적혈구는 각 홈에 첨가한다; 응집은 그림 6-7의 응집 반응에서 보이는 그 패턴과 같이, 홈의 밑바닥 위에 응집된 적혈구의 특징적인 확산 패턴의 크기에 의해 평가되어진다 (그림 6-8 참조).

최근, 응집 반응의 기질로 적혈구에서 라텍스 비드와 같은 합성 입자로 변화하였다. 항원이 한번 라텍스 비드와 연결되면, 그 항원은 즉시 사용되거나 다음에 사용되기 위해 저장된다. 합성 비드의 사용은 항상성, 균일성, 그리고 안정성 등의 장점을 제공한다. 더 나아가, 합성 비드를 사용하는 응집 반응은 보통 비드와 검사 시료가 섞이는 3~5 분 이내에 빠르게 읽힐 수 있어 적혈구를 사용하든 혹은 편리하고 적용 용도가 다양한 합성 비드를 사용하든지 간에 응집 반응은 실행이 간단하고, 비싼 기구를 필요로 하지 않으며, 또한 미량의 항체 (ng/ml 만큼 낮은 농도)도 검출이 가능하다.

응집 억제에서 응집의 부재는 항원의 진단에 도움이 된다_In agglutination inhibition, absence of agglutination is diagnostic of antigen

응집 억제 (agglutination inhibition)라고 불리는 응집 반응의 변형은 소량의 항원에 대해 상당히 민감한 분석을 제공한다. 응집 억제 측정은 개인이 코카인이나 헤로인과 같은 불법적 약물의 특정 형태를 복용하는 지 여부를 알아내는 데 이용할 수도 있다. 우선 소변이나 혈액 시료를 의심되는 약물에 대해 특이적인 항체와 반응시킨다. 그런 다음 약물로 덮인 적혈구 (또는 다른 미립자)가 첨가된다. 적혈구가 항체에 의해 응집이 되지 않으면, 그것은 그 시료가 항체에 의해 인식된 항원을 포함한 것을 나타내고, 개인이 불법 약물을 이용하는 것을 암시한다. 한 가지 문제점은 일부 합법적인 약물들이 불법 약물들과 유사한 화학적 구조를 갖고 있어서, 이들 합법적인 약물이 잘못된 양성 반응을 초래하여 항체와 교차반응할 수도 있다. 따라서 양성 반응을 비면역학적 방법으로 확인해야 한다.

응집 억제 측정은 임상 검사실에서 개인이 적혈구의 응집을 일으키는 바이러스의 특정 형태에 노출이 됐는지의 여부를 알아내기 위해 널리 이용된다. 개인의 혈청이 특이한 항 바이러스 항체를 포함할 경우에는 바이러스에 결합하여 바이러스에 의한 혈구응집을 방해할 것이다. 이 방법은 풍진에 관한 여성의 면역 상태를 검사하기 위해 결혼전 검사에서 일반적으로 이용된다. 풍진 혈구응집의 억제를 보이는 마지막 혈청 희석의 역수는 그 혈청의 역가이다. 10 (1:10 희석)보다 큰 역가는 여성이 풍진에 대해 면역성이 있음을 나타내는 반면에, 10보다 작은 역가는 면역이 결핍되어 있음과 풍진백신으로 예방접종을 할 필요성이 있음을 나타낸다.

방사면역분석법_Radioimmunoassay

항원이나 항체를 검출하는 가장 정교한 기술 중의 하나가 **방사면역분석법 (RIA)**이다. 이 기술은 1960 년에 두 내분비학자 S.A.

Berson과 Rosalyn Yalow가 당뇨병 환자의 인슐린-항인슐린 복합체의 양을 알아내기 위해 처음 개발하였다. 그들의 기술은 몇몇 회의론에 부딪히기도 했으나, 곧 0.001 μg/ml 이하의 농도에서 호르몬, 혈청 단백질, 약물과 비타민 등을 측정하는 데 있어서 그 기술의 가치를 증명했다. Berson이 타계하고 몇 년 후인 1977년 Yalow가 노벨상을 수상함으로서 그 기술의 유의성이 인정되었다.

RIA의 원리는 방사능 동위원소를 써서 표지된 항원과 표지되지 않은 항원의 고친화적인 항체에 대한 길항적 결합을 수반한다. 표지된 항원은 항체의 항원 결합 부위가 포화된 농도에서 항체와 혼합된다. 그 때 미지 농도의 표지되지 않은 항체의 시료가 점진적으로 더 많은 양이 첨가된다. 그 항체는 표지되지 않은 항원으로부터 표지된 항원을 구별하지 않는다. 따라서 그 두 종류의 항원은 항체의 한 결합부위에 대해 경쟁한다. 표지되지 않은 항원의 농도가 증가함에 따라, 더 많은 표지된 항원들이 결합 부위로부터 제거될 것이다. 시료 존재 하에 특이 항체에 결합된 방사능 표지 항원의 감소는 시료에 존재하는 항원의 양을 결정하기 위하여 측정된다.

항원은 일반적으로 ^{125}I와 같이 γ를 방출하는 동위원소로 표지되나, 삼중수소 (^{3}H)와 같이 β를 방출하는 동위원소도 표지로서 일상적으로 사용된다. 방사능 표지 항원은 측정 혼합물의 일부이다; 그 시료는 아마도 표지하지 않은 항원을 함유하는 혈청이나 다른 체액들과 같은 복잡한 혼합물이다. RIA의 첫 단계는 측정 혼합물 안에 있는 고정 양의 방사능 항원 (Ag^*)의 50% ~ 70%를 결합하는 데 요구되는 항체의 양을 결정하는 것이다. Ag^*에 대한 항체의 비는 표지된 항원에 의해 제시되는 항원 결정기의 수가 항체 결합 부위의 총 개수를 항상 초과한다는 확실히 하기위해 선택되었다. 결과적으로, 표본 혼합물에 첨가된 표지되지 않은 항원은 항체의 제한적인 공급을 놓고 방사능 표지 항원과 경쟁하게 된다. 심지어 표지된 항원과 항체의 측정 혼합물에 첨가된 소량의 표지하지 않은 항원은 결합된 방사능 항원의 양에 있어서 감소를 초래할 것이며, 이 감소는 첨가된 비표지 항원의 양에 비례할 것이다. 결합된 표지 항원의 양을 추적하려면, 결합하지 않은 항원 (항체에 결합하지 않은 항원)으로부터 결합된 표지 항원을 분리하기 위해 항원-항체 복합체가 침강되고, 침전물의 방사능이 측정된다. 알고 있는 농도의 비표지 항원 시료를 이용하여 (시험 시료 대신에), 표준 곡선이 산출될 수 있고, 이 그래프로부터 시험 혼합물에 들어 있는 항원의 양을 정확히 결정할 수 있다.

RIA에서 결합하지 않는 항원으로부터 결합 항원을 분리하기 위해 몇몇 방법들이 개발되었다. 한 방법은 항원-항체 복합체를 항-개별형 2차 항혈청으로 침강시키는 것을 포함한다. 예를 들면, 만약 항원-항체 복합체가 토끼 IgG 항체를 함유하면, 염소의 토끼 IgG에 대한 항체가 토끼 IgG와 결합하고 복합체를 침전시킨다. 다른 방법은 황색포도구균 (*Staphylococcus aureus*)의 단백질 A가 IgG에 대해 높은 친화력을 갖는다는 사실을 이용한다. 만약 항원-항체 복합체가 IgG 항체를 포함한다면, 그 복합체는 포르말린으로 사멸시킨 *S. aureus* 와 혼합함으로써 침강될 수 있다. 이러한 방법을 통해 복합체가 제거되고 나면, 상층액에 남아 있는 결합하지 않은 표지 항원의 양은 방사선 계수기 (radiation counter)에서 측정할 수 있다; 추가된 표지 항원의 총량에서 결합하지 않은 표지 항원의 양을 빼면 결합한 표지 항원의 양이 된다.

다양한 고체상 RIA는 결합하지 않은 항원으로부터 항원-항체 복합체를 더 쉽게 분리하도록 개발되어 왔다. 몇몇 경우에, 항체는 세파로오스 (Sepharose) 비드에 공유적으로 교차결합한다. 비드에 결합한 방사능 표지 항원의 양은 비드가 원심분리되고 세척된 후 측정할 수 있다. 대신, 항체는 폴리스티렌 (polystyrene)이나 폴리염화비닐 (polyvinyl hloride, PVC) 홈에 고정될 수 있고 상층액 안에 있는 결합하지 않은 표지 항원의 양은 방사선 계수기에서 측정될 수 있다. 또 다른 접근에서, 항체는 미량역가 판 (microtiter plates) 홈의 벽에 고정되고 결합된 항원의 양이 결정된다. 이 방법이 소량의 시료 만을 필요로 하고, 작은 96-홈 미량역가 판 (3 × 5 카드 보다 약간 큰)에서 실행될 수 있기 때문에, 수많은 표본에서 특정한 항원의 농도를 알아내는 데 아주 적합하다. 예를 들면, 미량 역가판RIA는 B 형 간염 바이러스의 존재를 검색하기 위해 널리 이용되어 왔다 (그림 6-9). 공혈자 혈액의 RIA 검색은 수혈자가 B 형 간염에 전염될 확률을 현저하게 감소시킨다.

효소결합면역흡착분석법_Enzyme-Linked Immunosorbent Assay

일반적으로 **ELISA** (또는 EIA)로 알려진 효소결합면역흡착분석법은 원리 면에서 RIA와 유사하지만, 방사능 표지보다는 오히려 효소를 이용한다. 발색되는 반응 산물을 생성시키기 위해, 항체에 흡착된 효소를 무색의 기질과 반응시킨다. 그러한 기질을 **색소 기질 (chromogenic substrate)**이라고 한다. 알칼리성 인산가수분해효소 (alkaline phosphatase), 겨자무 과산화효소 (horseradish peroxidase)와 β 갈락토시다아제 (β-galactosidase) 등을 포함한 수 많은 효소가 ELISA에 이용된다. 이 분석법은 RIA의 민감도에 접근하고, 더 안전하고 비용이 적게 드는 장점을 갖고 있다.

ELISA에는 다수의 변경된 방법이 있다_There are numerous variants of ELISA

ELISA의 여러 변형이 항원이나 항체의 정성적 또는 정량적 검색이 가능하도록 개발되었다. ELISA의 각 유형은 항체나 항원의 존재를 검색하기 위해 정성적으로 이용될 수 있다. 대신, 알려진 농도의 항체나 항원을 기초로 하는 표준 곡선이 준비되면, 표준 곡선으로부터 미지의 시료 농도를 알아낼 수 있다.

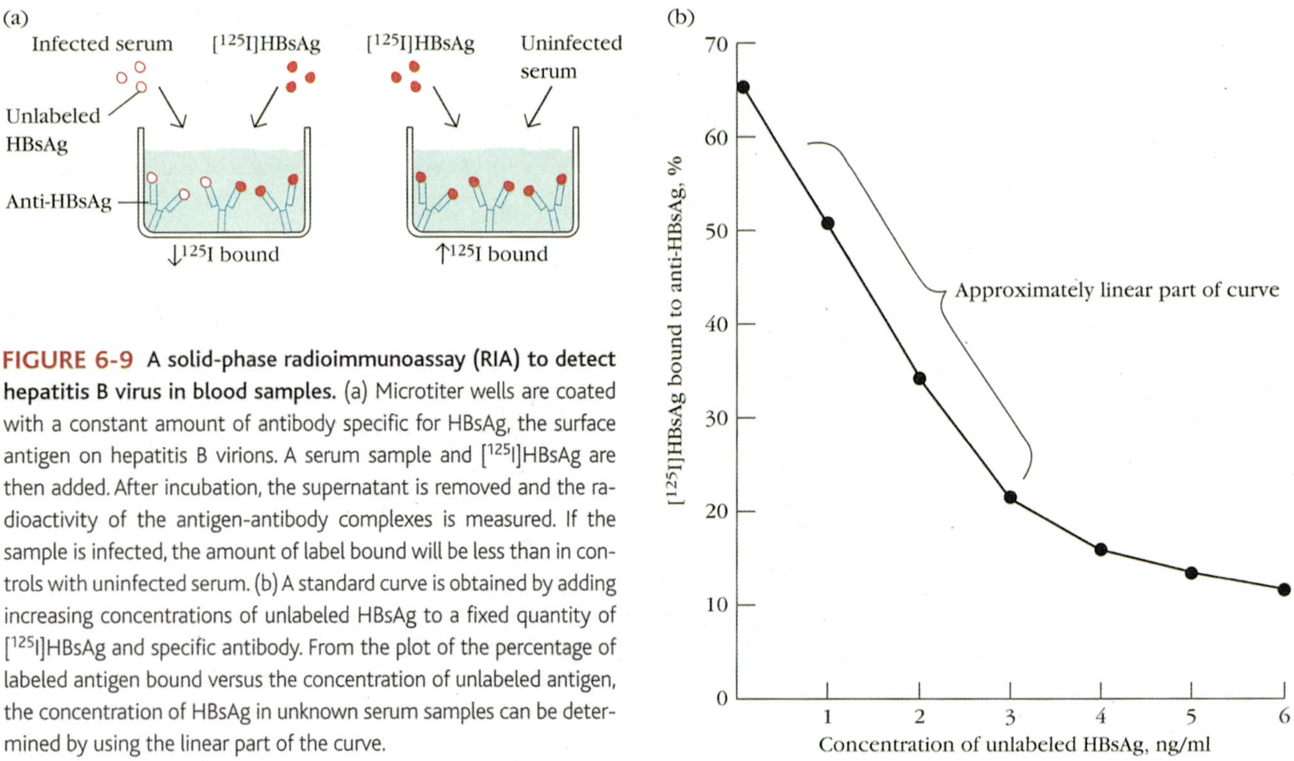

FIGURE 6-9 A solid-phase radioimmunoassay (RIA) to detect hepatitis B virus in blood samples. (a) Microtiter wells are coated with a constant amount of antibody specific for HBsAg, the surface antigen on hepatitis B virions. A serum sample and [^{125}I]HBsAg are then added. After incubation, the supernatant is removed and the radioactivity of the antigen-antibody complexes is measured. If the sample is infected, the amount of label bound will be less than in controls with uninfected serum. (b) A standard curve is obtained by adding increasing concentrations of unlabeled HBsAg to a fixed quantity of [^{125}I]HBsAg and specific antibody. From the plot of the percentage of labeled antigen bound versus the concentration of unlabeled antigen, the concentration of HBsAg in unknown serum samples can be determined by using the linear part of the curve.

간접적 ELISA_INDIRECT ELISA

간접적 ELISA로 항체를 검출하거나 정량적으로 결정할 수 있다 (그림 6-10a). 1 차 항체 (Ab_1)를 포함하는 혈청이나 다른 시료들은 항원을 부착시킨 미량역가판 홈에 첨가되고, 홈에 붙은 항원과 반응하게 된다. 모든 결합하지 않은 Ab_1을 씻어낸 후, 항원에 결합된 항체의 존재는, 1차 항체에 결합하는 효소흡착 2차 항개별형 항체 (Ab_2)를 첨가해 줌으로써 검색할 수 있다. 이어서 모든 결합하지 않은 Ab_2을 세척하고, 그 효소에 대한 기질을 첨가한다. 형성되는 발색된 반응생성물의 양은 특별한 미량역가 판-판독 분광광도계에 의해 측정되며, 이것은 96-홈을 지닌 판의 모든 홈의 흡광도를 몇 초만에 측정할 수 있다.

간접적 ELISA는 AIDS의 원인인 사람 면역결핍 바이러스 (HIV)에 대한 혈청 항체의 존재를 검색하기 위하여 우선 선택되는 방법이다. 이 분석에서, HIV의 재조합형 외피와 중심 단백질은 고체상 항원으로 미량역가 판 홈에 흡착되어진다. HIV에 감염된 사람은 바이러스성 단백질 상에 있는 항원결정기에 대한 혈청 항체를 생산할 것이다. 일반적으로, HIV에 대한 혈청 항체는 간접적 ELISA에 의해 감염 6 주 내에 검출될 수 있다.

샌드위치 ELISA_SANDWICH ELISA

항원은 샌드위치 ELISA에 의해 검색 또는 측정이 가능하다 (그림 6-10b). 이 기법에서, 항체가 (항원보다 오히려) 미량역가 판 홈에 고정된다. 항원을 포함한 시료가 첨가되고 고정된 항체와 반응하도록 한다. 홈을 세척한 후, 항원의 다른 항원 결정기에 대해 특이적인 2 차 효소-접합 항체가 첨가되고, 결합된 항원과 반응하게 한다. 세척으로 모든 결합하지 않은 2차 항체를 제거한 후, 기질을 첨가하여 발색되는 반응 생성물을 측정한다.

경쟁적 ELISA_COMPETITIVE ELISA

항원의 양을 측정하는 또 다른 변법은 경쟁적 ELISA이다 (그림 6-10c). 이 기술에서는 항체를 우선 항원이 포함된 시료와 함께 용액 내에서 반응시킨다. 이어서 형성된 항원-항체 혼합물을 항원이 코팅된 미량역가 판 홈에 첨가한다. 시료 내에 더 많은 항원이 존재할수록, 결합하지 않은 항체가 더 적게 항원이 코팅된 홈에 결합할 것이다. 1차 항체의 개별형에 대해 특이적인 효소-흡착 2차 항체 (Ab_2)를 첨가하는 것은 간접적 ELISA에서처럼 홈에 결합된 1차 항체의 양을 결정하는데 이용될 수 있다. 그러나 경쟁적 분석에서는, 처음 시료 내에 존재하는 항원의 농도가 높을수록, 흡광도가 낮아지게 된다.

화학발광_CHEMILUMINESCENCE

특정 화학 반응 동안 화학발광에 의해 생산된 빛의 측정은 ELISA 측정에서의 흡광도 측정에 대해 편리하고 아주 민감한 대안을 제공한다. 화학발광을 이용하는 ELISA의 버전들에서, 발광 (luxogenic, light-generating) 기질은 보통 ELISA 반응의 색소 기질을 대신한다. 예를 들어, H_2O_2와 겨자무 과산화효소 (horseradish peroxidase, HRP)에 의해 화합물 루미놀 (luminol)이 산화되면 빛이 발생한다:

$$\text{Ab-HRP} + \text{Ag} \longrightarrow \text{Ab-HRP-Ag} \xrightarrow{\text{luminol} + H_2O_2} \text{light}$$

발광 측정보다 화학발광 분석의 장점은 민감도의 향상이다. 일반적

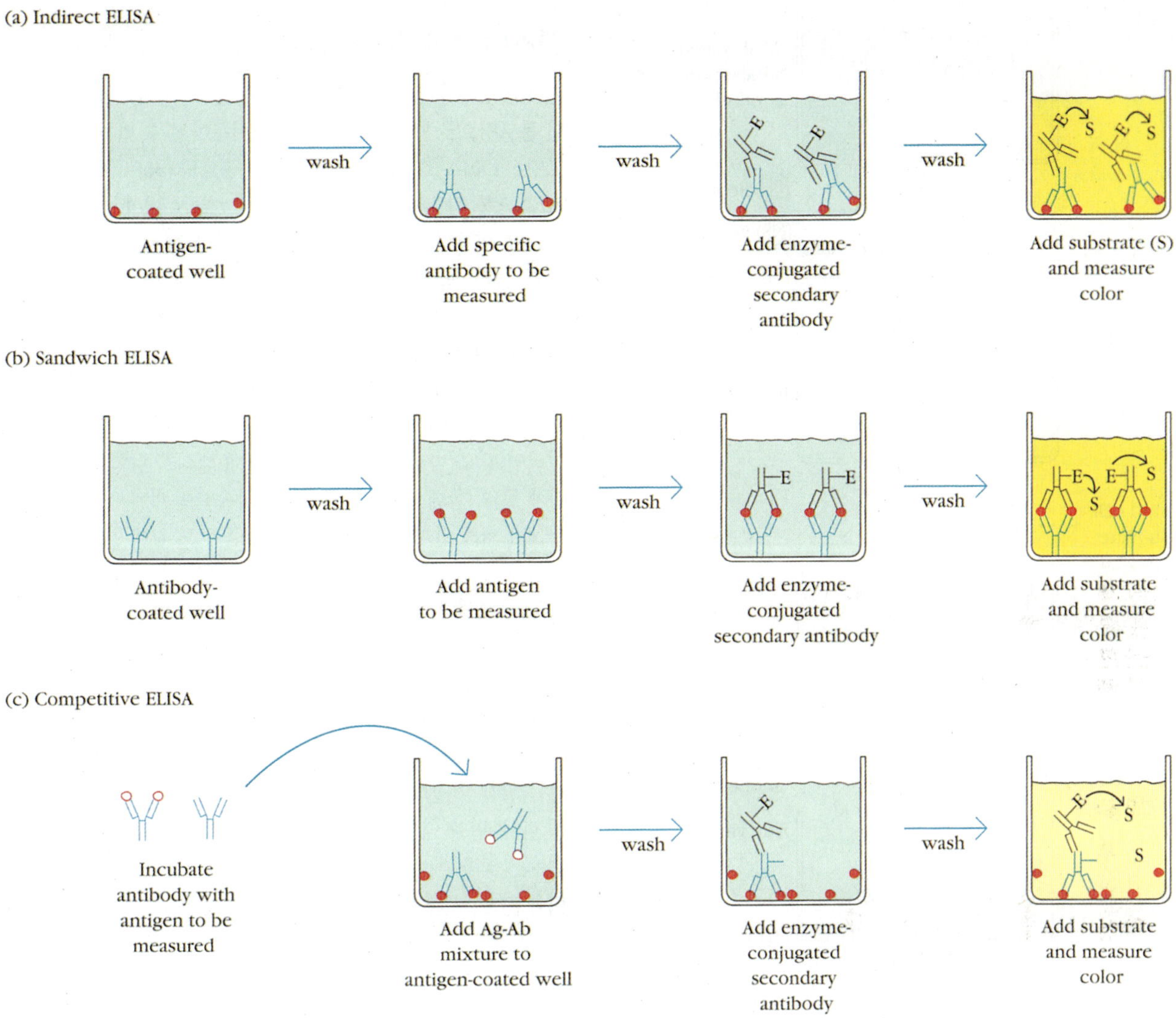

FIGURE 6-10 Variations in the enzyme-linked immunosorbent assay (ELISA) technique allow determination of antibody or antigen. Each assay can be used qualitatively or quantitatively by comparison with standard curves prepared with known concentrations of antibody or antigen. Antibody can be determined with an indirect ELISA (a), whereas antigen can be determined with a sandwich ELISA (b) or competitive ELISA (c). In the competitive ELISA, which is an inhibition-type assay, the concentration of antigen is inversely proportional to the color produced.

으로, 검출 한계는 발색에서 발광 기질로 교체함으로써 최소 10 배 증가되며, 촉진제의 첨가에 따라, 200 배 이상 증가된다. 실제로, 이상적인 조건에서는 5×10^{-18} moles (5 attomoles) 만큼 적은 양의 표적 항원이 검색된다.

ELISPOT 분식법_ELISPOT ASSAY

ELISA 측정의 변형인 ELISPOT 분석은 주어진 항원 특이 항체를 위한 항원에 특이한 항체를 생산하는 개체군 안에 있는 세포의 수를 정량적으로 결정할 수 있도록 해준다 (그림 6-11). 이 측정에서, 판(plate)은 관심있는 항체에 의해 인식되는 항원 (포획 항원, capture antigen) 또는 그 생산량을 분석하고자 하는 항원에 대해 특이적인 항체가 코팅되어 있다. 연구 대상인 세포 집단의 현탁액을 항체가 코팅된 판에 첨가하고 배양한다. 세포들이 판의 표면에 가라앉고, 세포로부터 분비되는 분자들은 포획 항체 (capture antibody)와 반응하여 분비세포들 주변에 결합하게 되므로, 분석하고자 하는 분자를 생성하는 각 세포들 둘레에 항원-항체 복합체의 환 (ring)을 만들게 된다. 이어서 판을 세척하고 그 분비된 항원에 특이적이고 혹은 그 분비된 항체의 종 (예; 염소 항-토끼)에 특이적이고 효소가 부착된 항체를 첨가하여 결합하게 한다. 적절한 발색 기질 또는 화학발광을 일으키는 기질을 첨가하여 측정을 계속하면, 각각의 항체 또는 항원-생산 세포들의 위치를 색깔이나 발광되는 빛의 점 (spot)으로 확인하게 된다.

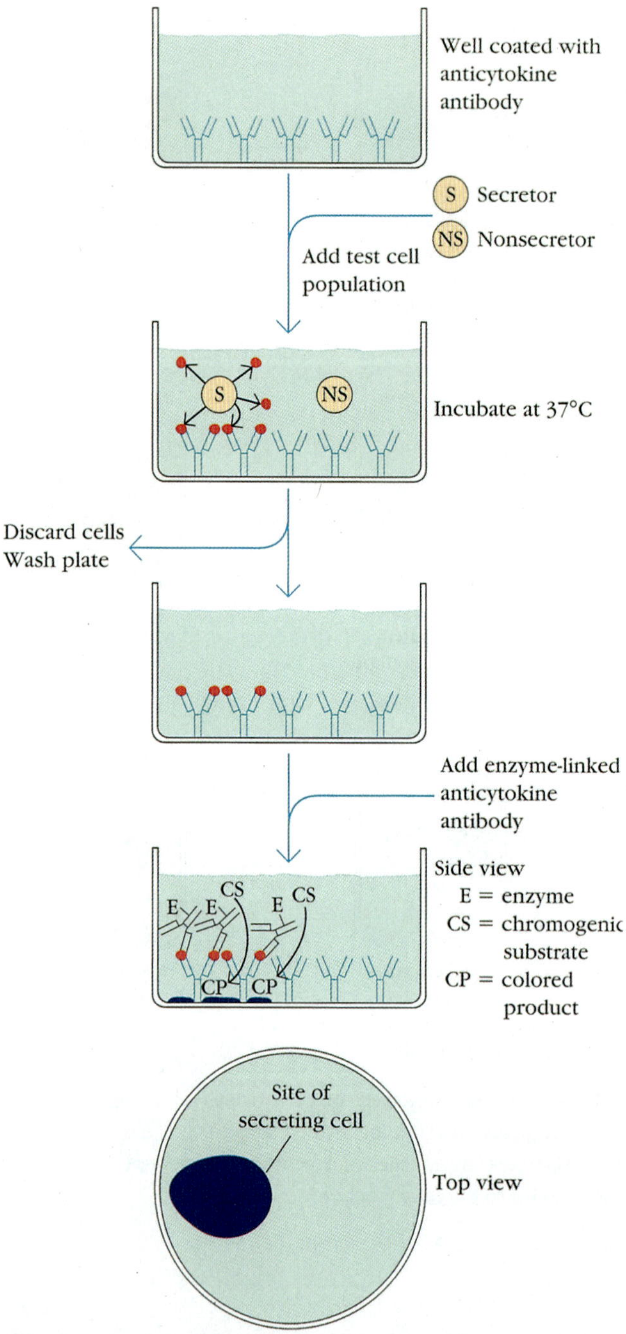

FIGURE 6-11 In the ELISPOT assay, a well is coated with antibody against the antigen of interest, a cytokine in this example, and then a suspension of a cell population thought to contain some members synthesizing and secreting the cytokine is layered onto the bottom of thr well and incubated. Most of the cytokine molecules secreted by a particular cell react with nearby well-bound antibodies. After the incubation period, the well is washed and an enzyme-labeled anticytokine antibody is added. After washing away unbound antibody, a chromogenic substrate that forms an insoluble colored product is added. The colored product (purple) precipitates and forms a spot only on the areas of the well where cytokine-secreting cells were deposited. By counting the number of colored spots, it is possible to determine how many cytokine-secreting cells were present in the added cell suspension.

웨스턴 블로팅_Western Blotting

단백질의 복잡한 혼합물에서 특이한 단백질을 동정하는 것은 **웨스턴 블로팅**으로 알려진 기술에 의해 이루어질 수 있는 데, 웨스턴 블로팅은 DNA 조각을 검출하는 서던 블로팅 (Southern blotting)과 mRNA를 검출하는 노던 블로팅 (Northern blotting)과의 유사성 때문에 이름 붙여진 것이다. 웨스턴 블롯에서, 단백질 혼합물은 **SDS-폴리아크릴아미드 겔 (SDS-polyacrylamide gel)**에서 전기영동 (SDS-PAGE)으로 분리된다. SDS-PAGE는 해리제 (dissociating agent)인 sodium dodecyl sulfate (SDS)를 주입한 끈적한 겔이다 (그림 6-12). 겔속의 단백질 띠는 전기영동에 의해 나일론 막으로 전기전달되고, 각각의 단백질 띠는 관심있는 단백질에 대해 특이적인 항체 (방사능 표지 항체, 효소-흡착 다클론 항체, 또는 단클론 항체 등)와 함께 니트로셀룰로오스 막을 반응시켜서 동정되게 된다. 항체에 의해 인지된 단백질을 포함하는 밴드 위에 형성된 항원-항체 복합체는 다양한 방법으로 볼 수 있다. 만약 관심있는 단백질이 방사능 항체에 의해 결합되어 있다면, 밴드 위의 그것의 위치는 X선 필름에 그 막을 노출시켜서 알 수 있다. 이 과정을 방사선 자동사진법 (autoradiography)이라고 한다. 그러나 가장 일반적으로 사용되는 검색 과정은 단백질에 대한 효소결합 항체를 이용한다. 효소-항체 접합체가 결합한 뒤, 상당히 유색이고 불용성인 생성물을 생산하는 발색 기질의 첨가는 표적 항원의 위치에 유색의 띠가 나타나게 한다. 만약 적합한 촉진 인자와 함께 화학발광 합성물이 항원 부위에서 빛을 생산하기 위해 이용된다면, 관심있는 단백질의 부위는 더욱 더 높은 민감도로 결정될 수 있다.

웨스턴 블로팅은 혼합물에서 특이 항체를 동정할 수도 있다. 이 경우에 잘 밝혀진 분자량의 알려진 항원은 SDS-PAGE으로 분리한 다음 니트로셀룰로오스 상에 전기전달시킨다. 이어서 알려진 항원의 분리된 띠들은 이들 항원의 하나 혹은 그 이상에 대해 특이적인 항체를 함유하고 있는 것으로 추측되는 시료들을 이용해 면밀히 검사한다. 그 시료 안에 있는 항체들의 종에 대해 특이적인 방사능 표지 혹은 효소-흡착 2차 항체를 이용하여 항체와 띠의 반응을 검색할 수 있다. 이 과정의 가장 널리 이용되는 응용은 HIV 확증 검사로서, 그 검사에서 웨스턴 블로팅을 이용해 환자가 바이러스 단백질의 하나 혹은 그 이상과 반응하는 항체를 갖고 있는 지 여부를 판별할 수 있다.

면역침강_Immunoprecipitation

면역침강 기술의 장점은 관심있는 항원을 분리하여 더 측정하도록 해주는 것이다. 주어진 세포 또는 조직형 내 특정 항원의 존재를 민감하게 측정할 수도 있다. 세포 또는 조직을 분쇄하여 만든 추출물을 침강시킬 항원-항체 복합체를 형성하기 위하여 관심있는 항원에 대한 항체와 혼합한다. 그러나 만약 항원 농도가 낮다면 (주로 세포와 조직 추출물의 경우에), 항원-항체 복합체가 침전물로 모이는 데는 몇 시간, 심지어는 며칠이 소요될 수도 있으며, 형성된 소량의 면역 침전물을 분리하는 것이 어렵다.

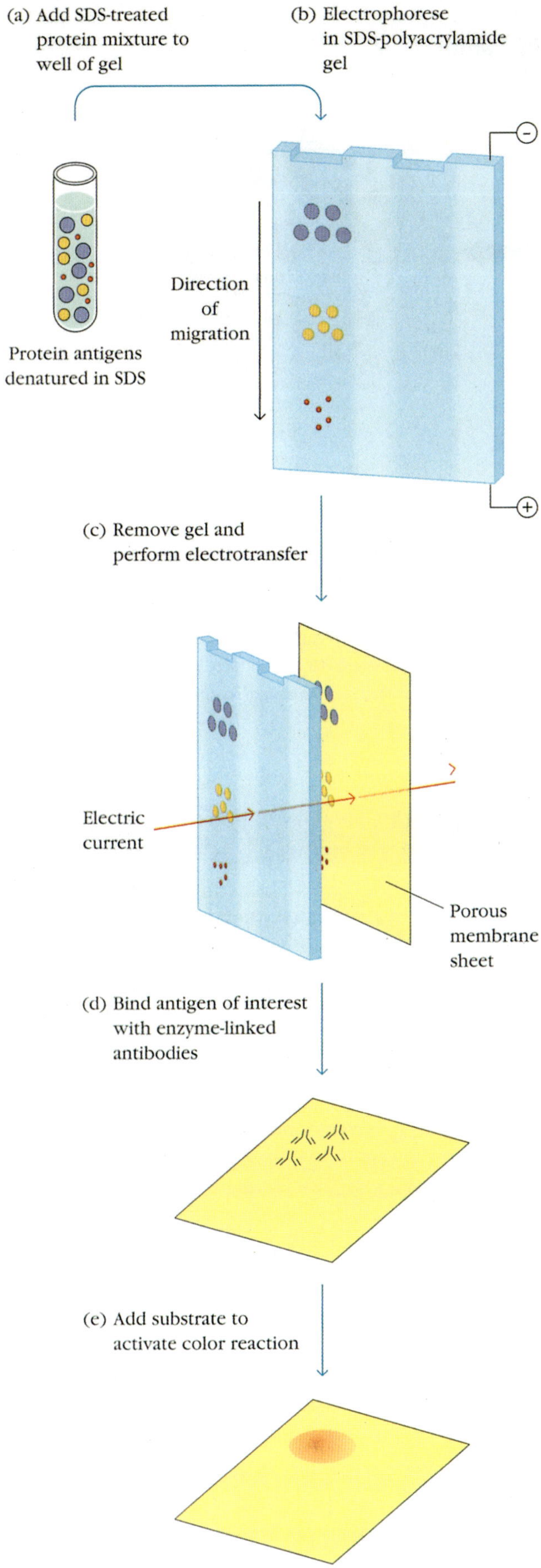

FIGURE 6-12 In Western blotting, a protein mixture is (a) treated with SDS, a strong denaturing detergent, (b) then separated by electrophoresis in an SDS polyacrylamide gel (SDS-PAGE), which separates the components according to their molecular weight; lower-molecular-weight components migrate farther than higher-molecular-weight ones. (c) The gel is removed from the apparatus and applied to a protein-binding sheet of nitrocellulose or nylon, and the proteins in the gel are transferred to the sheet by the passage of an electric current. (d) Addition of enzyme-linked antibodies detects the antigen of interest, and (e) the position of the antibodies is visualized by means of an ELISA reaction that generates a highly colored insoluble product that is deposited at the site of the reaction. Alternatively, a chemiluminescent ELISA can be used to generate light that is readily detected by exposure of the blot to a piece of photographic film.

이러한 한계를 피하는 몇 가지 방법이 있다. 그 중 한 방법은 원심분리기에 의해 항원-항체 복합체가 모이도록 합성 비드와 같은 고체 지지대에 항체를 부착시키는 것이다. 또 다른 방법은, 1차 항체에 대해 특이적인 2차 항체를 첨가하여 항원-항체 복합체를 결합시키는 것이다. 만약 2차 항체가 비드에 부착된다면, 그 면역 복합체는 원심분리에 의해 모아질 수 있다. 이 과정의 특히 독창적인 변형은 2 차 항체와 자기 비드의 결합을 포함한다. 2차 항체가 1차 항체에 결합한 뒤, 튜브의 측면에 자석을 갖다 대면 침강이 모인다 (그림 6-13).

생합성 방사능 동위원소 표지와 항체 결합에서 쓰일 때, 면역침강은 또한 특정 항원이 실제로 세포나 조직에 의해 합성되는 지 여부를 결정하는 데 이용될 수도 있다. 하나 혹은 그 이상의 방사능 표지 아미노산을 함유하는 세포 배양기에서 세포를 성장시킴으로써 관심있는 세포로부터 합성된 단백질을 방사능으로 표지할 수 있다. 일반적으로, 이러한 용도로 사용되는 아미노산은 류신, 시스테인, 혹은 메치오닌과 같이 대사에 의한 수식에 가장 저항성이 높은 것들이다. 방사능 배지에서 배양한 후, 세포들을 용해시키고 여기에다 관심있는 항원에 대해 특이적인 1차 항체를 가하여 처리한다. 항원-항체 복합체는 면역침강으로 회수하고, 단백질 내로 병합되지 못한 방사능-표지 아미노산과 다른 불순물들이 제거되도록 세척한 다음 분석한다. 그 복합체는, 합성된 단백질의 양을 정량적으로 분석하기 위하여, **섬광 계수기 (scintillation counter)**를 사용하여 계수한다. 항원-항체 복합체를 좀 더 분석하기 위해서는 때때로 항원-항체 복합체를 통상 SDS와 열을 처리하는 방법으로 와해시키는데, 따라서 면역침강된 항원 단백질의 존재유무는 그 관심있는 항원의 예상 분자량을 조사함으로써 확인할 수 있다. 이는 와해된 항원-항체 복합체를 SDS-PAGE로 분리한 다음, 겔 상에서 방사능-표지 항원의 위치를 결정하기 위한 방사선 자동사진법 (autoradiography)을 수행함으로서 확인할 수 있다.

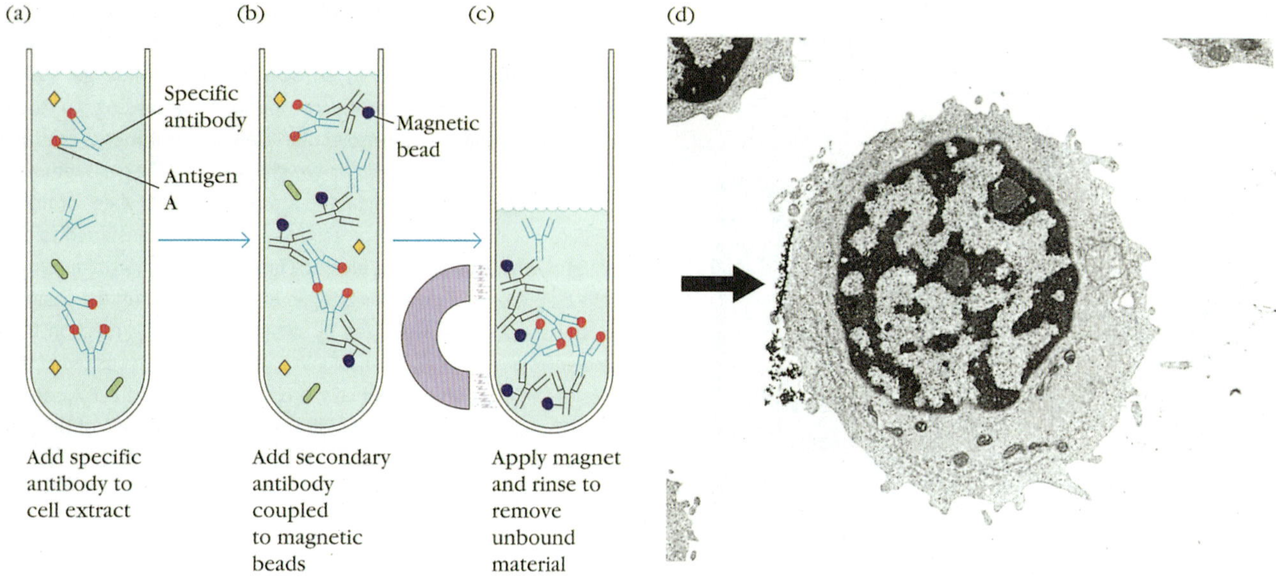

FIGURE 6-13 Immunoprecipitates can be collected using magnetic beads coupled to a secondary antibody. (a) Treatment of a cell extract containing antigen A (red) with a mouse anti-A antibody (blue) results in the formation of antigen-antibody complexes. (b) Addition of magnetic beads to which a rabbit antimouse antibody is linked binds the antigen-antibody complexes (and any unreacted mouse Ig). (c) Placing a magnet against the side of the tube allows the rapid collection of the antigen-antibody complexes. After rinsing to remove any unbound material, the antigen-antibody complexes can be dissociated and the antigen studied. (d) An electron micrograph showing a cell with magnetic beads attached to its surface via antibodies. *[Part d, P. Groscurth, Institute of Anatomy, University of Zurich-Irchel.]*

면역형광_Immunofluorescence

1994년, Albert Coons는 형광성이 있는 분자로 항체를 표지할 수 있음을 보였다. 형광 분자는 한 파장 (자극)의 빛을 흡수하고, 다른 한 파장(방출)의 빛을 방출한다. 만약 항체 분자들이 **형광 염료 (fluorescent dye)** 또는 **형광색소 (fluorchrome)**로 표지될 경우, 이들 **형광 표지 항체 (fluorescently labeled antibodies, FA)**를 함유하는 면역 복합체는 적당한 파장의 빛에 의해 자극되었을 때 유색의 빛을 방출함으로써 검색되어질 수 있다. 세포나 조직 단면의 항원에 결합된 항체 분자는 유사하게 가시화될 수 있다. 방출된 빛은 UV 광원을 갖춘 형광현미경으로 관찰할 수 있다. **면역형광 (immunofluorescence)**으로 알려진 이 기술에서, 플루오레신과 로다민 같은 형광 합성물이 일반적으로 사용되나, 피코에리트린(phycoerythrin)과 같은 다른 고형광 물질들도 일상적으로 사용된다. 이는 조류에서 얻은, 색깔이 짙고 형광성이 높은 색소이다. 이들 분자는 항체의 특이성에 영향을 주지 않고도 항체 분자의 Fc 부위에 결합될 수 있다. 아래의 각 형광 색소들은 한 파장에서 빛을 흡수하고 더 긴 파장에서 빛을 방출한다:

- **플루오레신 (fluorescein),** 면역형광 과정에서 가장 널리 사용되는 유기 염료로 파란색 빛 (490 nm)을 흡수하고, 짙은 황록색 형광 (517 nm)을 방출한다.
- **로다민 (rhodamine),** 또 다른 유기 염료로, 황록색 범위 (515 nm)를 흡수하고 짙은 적색 형광 (546 nm)을 방출한다. 플루오레신보다 더 긴 파장에서 형광을 방출하기 때문에, 2-색 면역형광 측정에 이용될 수 있다. 하나의 결정인자에 대해 특이적인 항체는 플루오레신으로 표지되고, 다른 항원을 인지하는 항체는 플루오레신으로 표지된다. 플루오레신-표지 항체의 위치는 그것의 황록색으로 인해 로다민-표지 항체가 결합한 곳에서 방출되는 적색과 구별하기 쉽게 눈에 보이게 될 것이다. 예를 들면, 플루오레신을 항체에 결합시키고 로다민을 또 다른 항체에 결합시킴으로써 같은 세포에서 두 개의 다른 세포막 항원을 동시에 보이게 할 수 있다.
- **피코에리트린 (phycoerythrin),** 빛의 효과적인 흡수 염료 (플루오레신보다 30 배까지)이고, 적색 형광이 훌륭한 방출 염료라는 점에서 면역형광을 위한 표지로 널리 이용된다.

세포막 분자나 조직 단면의 형광-항체 염색은 직접적 또는 간접적일 수 있다 (그림 6-14). **직접염색 (direct staining)**의 경우, 특이 항체 (1차 항체)는 플루오레신과 직접적으로 결합한다; **간접염색 (indirect staining)**의 경우, 1차 항체는 표지되어 있지 않고 부가적인 형광색소-표지 시약과 함께 검출된다. 많은 시약이 간접 염색을 위해 개발되어 왔다. 가장 일반적인 것은 또 다른 종의 항체에 대한 하나의 종에서 만든 형광색소 표지 2차 항체로 플루오레신-표지 염소 항-마우스 면역 글로불린이 그 예이다.

간접 면역형광 염색은 직접 염색에 대해 두 가지의 장점을 갖는다. 우선, 1차 항체가 형광색소와 결합할 필요가 없다는 것이다. 1차 항체의 공급이 종종 제한요인이기 때문에, 간접적인 방법은 결합 반

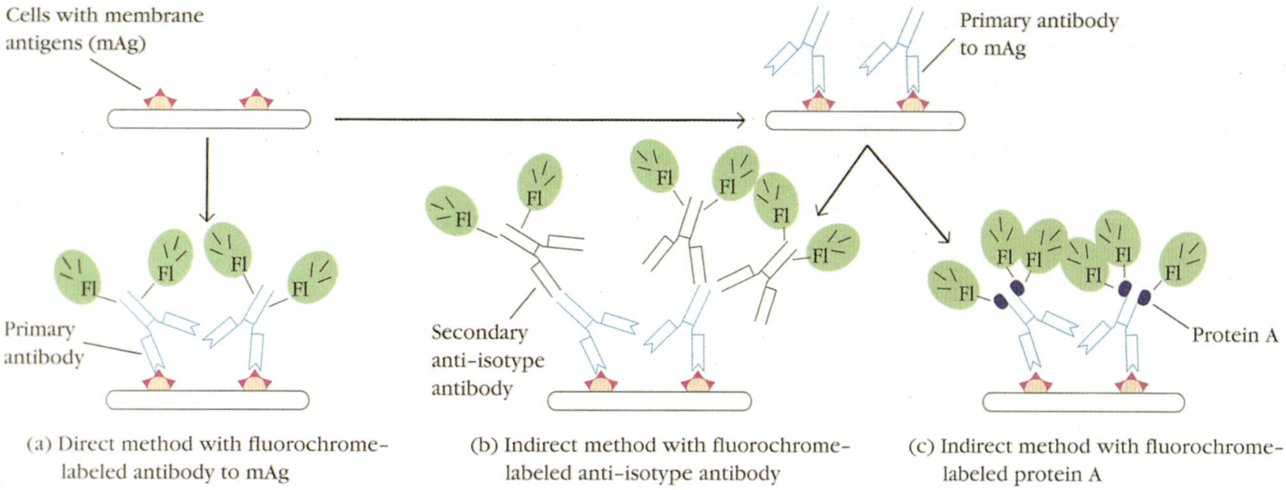

(d)

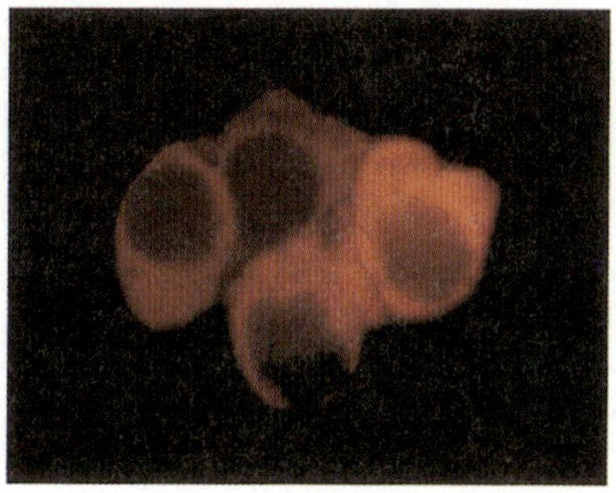

FIGURE 6-14 Direct and indirect immunofluorescence staining of membrane antigen (mAg). Cells are affixed to a microscope slide. In the direct method (a), cells are stained with anti-mAg antibody that is labeled with a fluorochrome (Fl). In the indirect methods (b and c), cells are first incubated with unlabeled anti-mAg antibody and then stained with a fluorochrome-labeled secondary reagent that binds to the primary antibody. Cells are viewed under a fluorescence microscope to see if they have been stained. (d) In this micrograph, antibody molecules bearing μ heavy chains are detected by indirect staining of cells with rhodamine-conjugated second antibody. *[Part d, H. A. Schreuder et al., 1997,* Nature ***386:***196*, courtesy H. Schreuder, Hoechst Marion Roussel.]*

응에서 자주 발생하는 항체의 손실을 피할 수 있다. 둘째로, 간접적인 방법은 염색의 민감도를 증가시킨다. 이는 각각의 1차 항체 분자의 위치에서 방출되는 빛의 양이 증가함에 따라, 형광 색소 시약의 다수 분자들이 각 1차 항체 분자에 결합하기 때문이다.

면역형광은 림프구의 수많은 아집단, 그 중에서도 특히 $CD4^+$와 $CD8^+$ T 세포 아집단을 동정하는 데 응용되어 왔다. 그 기술은 세균 종들의 동정, 자가면역 질환에서의 항원-항체 복합체 검색, 조직에서의 보체성분 검색, 그리고 세포내 자신의 위치 (in situ)에서 염색된 호르몬들과 다른 세포 생산물들의 세포 내 위치 규명 등에도 적합하다. 실제로, 형광 항체 기술의 주된 응용은 조직 박편이나 세포 내부 구획에서 항원의 존재하는 위치를 확인하는 것이다. 표적 항원의 실제 위치에 대한 지도를 작성하는데 이용될 수 있기 때문에, 형광현미경은 조직과 기관의 분자적 구조를 그들의 총체적인 해부학적 구조와 연계시키기 위한 강력한 도구이다.

유동 세포계수법과 형광_Flow Cytometry and Fluorescence

서술한 형광 항체 기술들은 대단히 가치있는 정성적 도구들이지만, 정량적 자료를 제공하진 않는다. 이 결점은, 형광 항체로 염색된 세포의 측정과 분리를 자동화하기 위해 고안된 **유동 세포계수기 (flow cytometer)**를 개발함으로써 개선되었다. 유동 세포계수기는 현탁액 안에 있는 단일 정상 세포들을 계수하기위해 레이저 광선과 빛 검출기를 사용한다 (그림 6-15). 세포가 레이저 광선을 지날 때마다, 빛은 검출기로부터 굴절되고, 이러한 레이저 신호의 방해가 기록되게 된다. 세포 표면 항원에 결합된 형광표지 항체를 갖고 있는 세포들은, 레이저에 의해 흥분되고 빛을 방출하며, 방출된 빛은 레이저 광선에 직각으로 위치한 2차 검출기 시스템에 의해 기록된다. 가장 단순한 형식의 기계장치는 세포가 레이저 광선을 지날 때 각각의 세포를 세고, 세포가 방출한 형광의 세기를 기록한다; 부착된 컴퓨터는 세로 좌표에는 세포 수를, 가로 좌표에서는 그들의 형광 강도를 나타내는 도표를 산출해 낸다. 좀 더 복잡한 버전의 기계장치는 세포의 개체군을 그들의 형광 윤곽에 따라 각기 다른 곳에 분류해 낼 수 있다. 어느 세포군 또한 얼마나 많은 세포군이 형광표지 항체에 결합하는 지를 알아내기 위해 기계를 이용하는 것을 *분석 (analysis)*이라고 한다; 다른 양상의 반응성을 나타내는 세포를 각기 다른 용기에 모으기 위해 기계를 사용하는 것을 *세포 분류 (cell sorting)*라고 부른다.

유동 세포계수기는 임상과 연구 문제점에 다양한 응용성을 갖는다. 일반적인 임상적 이용은 혈액 표본의 백혈구의 종류와 숫자를 결정하기 위한 것이다. 형광표지 항체로 적절히 처리하고, 유동 세포계수법을 실행하면 아래의 정보를 얻어낼 수 있다;

- *얼마나 많은 세포들이 표지 항원을 절대 수치로서, 또한 광선을 지나가는 세포들의 백분율로서 발현하는가.* 예를 들어, 모든 T 세포에 존재하는 항원에 대해 특이적인 형광 항체를 이용한다면,

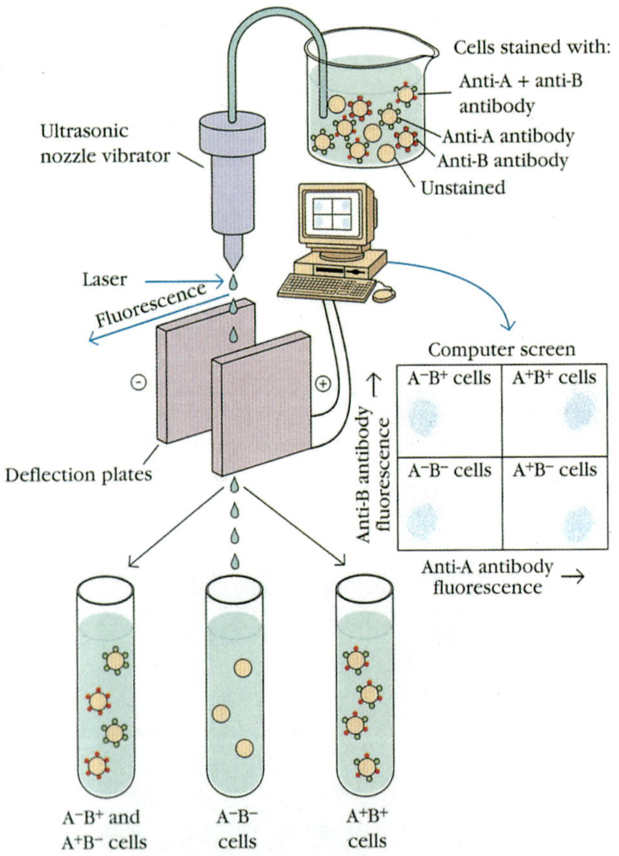

FIGURE 6-15 Separation of fluorochrome-labeled cells with the flow cytometer. In the example shown, a mixed cell population is stained with two antibodies, one specific for surface antigen A and the other specific for surface antigen B. The anti-A antibodies are labeled with fluorescein (green) and the anti-B antibodies with rhodamine (red). The stained cells are loaded into the sample chamber of the cytometer. The cells are expelled, one at a time, from a small vibrating nozzle that generates microdroplets, each containing no more than a single cell. As it leaves the nozzle, each droplet receives a small electric charge, and the computer that controls the flow cytometer can detect exactly when a drop generated by the nozzle passes through the beam of laser light that excites the fluorochrome. The intensity of the fluorescence emitted by each droplet that contains a cell is monitored by a detector and displayed on a computer screen. Because the computer tracks the position of each droplet, it is possible to determine when a particular droplet will arrive between the deflection plates. By applying a momentary charge to the deflection plates when a droplet is passing between them, it is possible to deflect the path of a particular droplet into one or another collecting vessel. This allows the sorting of a population of cells into subpopulations having different profiles of surface markers.

In the computer display, each dot represents a cell. Cells that fall into the lower left-hand panel have background levels of fluorescence and are judged not to have reacted with either antibody anti-A or anti-B. Those that appear in the upper-left panel reacted with anti-B but not anti-A, and those in the lower-right panel reacted with anti-A but not anti-B. The upper-right panel contains cells that react with both anti-A and anti-B. In the example shown here, the A^-B^-—and the A^+B^+— subpopulations have each been sorted into a separate tube. Staining with anti-A and anti-B fluorescent antibodies allows four subpopulations to be distinguished: A^-B^-, A^+B^+, A^-B^+, and A^+B^-.

총 백혈구 세포군 내의 T 세포 백분율을 결정할 수 있을 것이다. 이어서, 유동 세포계수기의 세포 분류 기능을 이용하여, 백혈구 세포군의 T 세포 분획을 분리할 수 있을 것이다.

- *하나의 시료 세포집단에 있어서, 형광강도에 의해 결정되는 항원의 밀도에 근거한 세포들의 분포.* 따라서 항원을 소유한 세포군 내에서의 항원 밀도의 분포를 측정할 수 있다. 이는 같은 형의 세포가 분화 상태나 생리적 상태에 따라 다른 양의 항원을 발현할 수도 있기 때문에, 이는 이 장치의 강력한 특징이다.
- *세포의 크기.* 이에 대한 정보는 연구 대상인 세포군 내의 세포들이 빛을 산란시키는 특성을 분석함으로써 얻게 된다.

유동 세포계수법은 두 개 혹은 심지어 세 개의 다른 형광 항체로 표지된 세포 군들을 측정하는 것도 가능하게 한다. 예를 들어, 만약 혈액 표본이 T 세포에 특이적인 플루오레신-표지 항체와 반응하고 B 세포에 특이적인 피코에리트린-표지 항체와도 반응한다면, B 세포와 T 세포의 비율은 단일 측정으로 동시에 결정되어 질 수 있다. 그러한 "2-색" 측정의 수많은 변형이 일상적으로 실행되어지고, "3-색" 실험이 일반적이다. 적절한 소프트웨어의 도움을 받은, 고도로 정교한 버전의 유식 세포측정기는 심지어 "5-색" 분석까지 수행할 수 있다.

유동 세포계수법은 오늘날 면역학과 세포 생물학에서 중요한 위치를 차지하고 있으며, 또한 없어서는 안 될 임상도구가 되었다. 수많은 의료원에서 유식 세포측정기는 백혈병 (임상초점 참조)의 검색과 분류를 위한 필수 도구 중의 하나이다. 백혈병 치료의 선택은 관련된 세포 유형에 상당히 의존하여 종양 세포의 정밀한 확인을 임상 시술의 필수 부분이 되게 하였다. 마찬가지로 AIDS의 중요한 예후지표인 T 세포 아집단의 빠른 측정은 일상적으로 유식 세포측정에 의해 행해진다. 이 과정에서, CD4와 CD8 항원을 지니는 주요 T 세포 아집단에 대한, 표지된 단클론 항체는 환자의 혈액 내에서 CD4와 CD8 항원의 비율을 측정하는 데 이용된다. CD4 T 세포의 수가 특정 수준 아래로 떨어지면, 그 환자는 기회 감염에 대해 상당히 위험하다.

항원-항체 반응의 대안_Alternative to Antigen-Antibody Reactions

숙주 항체에 대항하는 방어로써, 일부 세균은 IgG의 Fc 부위에 높은 친화력 (K_a~10^8)으로 결합하는 단백질들을 만드는 능력을 진화시켜 왔다. 그러한 분자들 중의 하나로서 알려진 **단백질 A (protein A)는**, 황색 포도구균 (*Staphylococcus aureus*) 일부 균주의 세포벽에서 발견되고, 또 다른 하나인 **단백질 G (protein G)는** C 형과 G 형 연쇄구균 (Streptococcus)의 세포벽에서 나타난다. 단백질 A와 단백질 G 유전자에 대한 클론을 제작하여 둘의 잡종을 만들어서, **단백질 A/G (protein A/G)**로 알려진 재조합 단백질을 만들 수 있다. 재조합 단백질은 단백질 A와 G의 가장 좋은 특징의 일부를 결합한 것이다. 이러한 분자들을 수많은 다른 종들로부터 IgG를 결합시키기 때문에 유용하다. 그래서, 재조합 단백질은 형광색소, 방사능 또는 바이오틴으로 표지될 수 있고, ELISA, RIA, 또는 유동 세포계수법이나 형광현미경

임상초점

유동 세포계수법과 백혈병 검사_Flow Cytometry and Leukemia Typing

백혈병은 조혈 세포조혈 세포의 비정상적 클론의 억제되지 않은 증식이다. 전형적으로, 백혈병 세포는 조절 신호에 대해 미약하게 반응하거나 부적절하게 반응하며, 분화에 있어서 이상 패턴을 나타내거나 심지어는 분화하지 않는다. 더군다나, 그것들은 종종 정상 림프와 골수 세포의 성장을 억제한다. 백혈병은 모든 조혈 계의 어떤 성숙 단계에서라도 나타날 수 있다. 림프성 백혈병은 림프계 세포의 많은 특성을 나타낸다; 또 다른 주요 집단인 골수성 백혈병은 골수계의 구성원들의 특성을 갖는다. 계통(lineage)과는 별개로, 많은 백혈병은 급성 또는 만성으로 분류될 수 있다. 몇몇 예로, 가장 일반적인 어린이 백혈병인 급성 림프성 백혈병(ALL); 아이들보다는 어른에게서 더 자주 나타나는 급성 골수성 백혈병 (AML); 그리고 아이들에게서는 드물지만 서방세계 (Western world)에서 가장 일반적인 형태의 성인 백혈병인 만성 림프성 백혈병 (CLL) 등이 있다. 네 번째 유형으로 만성 골수성 백혈병 (CML)이 있는 데, 이는 아이들보다 나이든 성인에게 더 자주 나타난다.

백혈병의 진단은 두 가지 소견의 기초 위에서 이루어진다. 하나는 혈류 내의 비정상 세포를 검색하는 것이고, 또 하나는 골수에서의 비정상 세포를 관찰하는 것이다. 임상적인 경험에 비추어 봤을 때, 환자에게 가장 적당한 치료를 고안하기 위해서는 어떤 유형의 백혈병이 나타나고 있는지 알아야 한다. 이 점에 관해, 두 가지 중요한 질문이 있다. (1) 비정상 세포의 계통(lineage)은 무엇인가? (2) 그것의 성숙 단계는 무엇인가? 세포 형태학과 염색 특성의 세포학적 검사, 면역형 검사, 그리고 일부의 경우 유전자 재배열의 분석 등을 포함한 다양한 접근 방법들은 이러한 질문에 답할 때 유용하다. 이들 접근 방법 중 가장 강력한 것 중의 하나가 면역형 검사로, 이는 백혈병 세포에 의해 나타나는 선택된 세포 표면 표지의 윤곽을 결정하는 것이다. 아직 백혈병 특이적인 항원이 발견되지 않았지만, 발현된 표면 항원의 윤곽은 종종 세포 계를 확립시킬 수 있고, 때때로 백혈병 세포 집단에서 나타나는 성숙 단계를 결정하는 데 도움을 주기도 한다. 예를 들면, 표면 면역글로불린 (Ig)을 나타내는 비정상 세포는 B 세포 계에 할당되어 질 것이고, 그것의 성숙 단계는 성숙한 B 세포의 성숙 단계일 것이다. 반면에 표면 면역글로불린 (Ig)없이 세포질 μ 중쇄를 지닌 세포는 B-계 백혈병 세포이지만, 성숙 단계는 B 전구(pre-B) 세포이다. 면역형 검사를 위한 가장 효과적이고 정교한 기술은 유동 세포계수법과 단클론 항체를 이용한다. 조혈 세포의 다양한 유형과 아형 (subtype)에서 발견되어지는 항원의 각 점수에 대해 특이적인 단클론 항체들을 이용하면, 항원 발현 패턴을 동정할 수 있다. 그 패턴은 세포 계통, 성숙 단계, 그리고 수많은 서로 다른 유형의 백혈병에 특징적이다. 대부분의 암센터는 유동 세포계수기를 갖추고 있는 데, 이것으로 종양세포 집단 상의 표면 표지의 유용한 윤곽 을 제공하는 데 필요한 다변수 분석을 행하고 해석할 수 있다. 면역-표현형의 유동 세포계측은 다음과 같은 것을 결정하게 해 준다.

- 진단의 확인
- 명확한 판단이 없을 때, 형태학이나 세포 화학적 염색의 패턴을 기초로 진단할 수 있다.
- 완화 (remission) 기간 동안 백혈병의 재발을 확인하는데 도움을 줄 수 있는 이상 항원 면모 (aberrant antigen profiles)의 동정,
- 질병 경과 (the course of the disease)에 대한 향상된 예측.

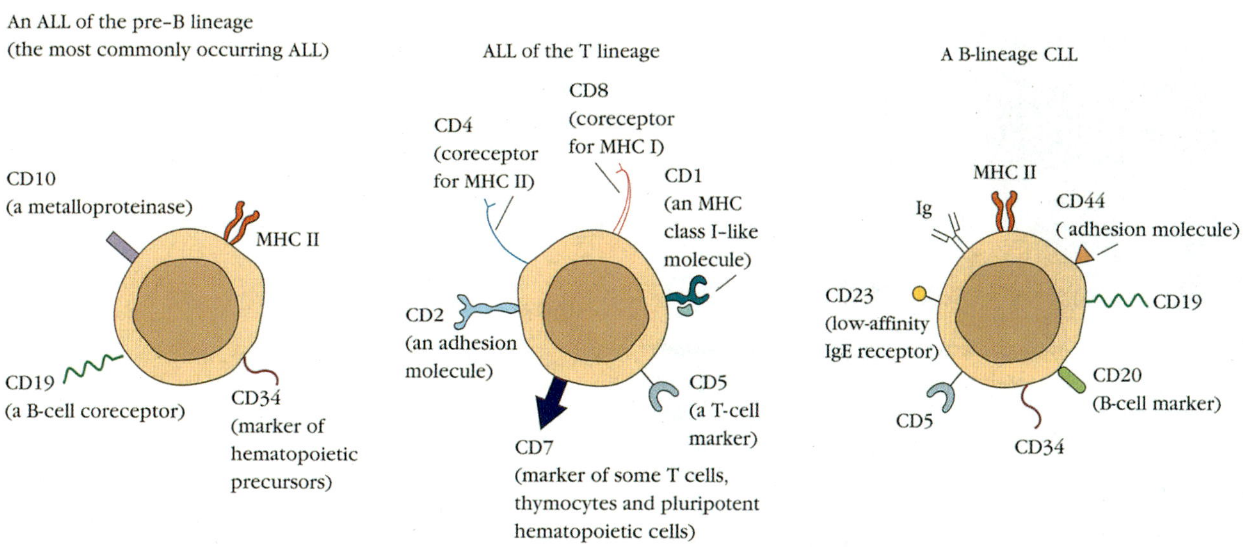

법과 같은 형광기반 측정을 할 때 형성되는 항원-항체 복합체 내의 IgG 분자를 검색하는 데 이용된다. 이들 세균성 IgG 결합 단백질들은 IgG의 분리를 위한 친화성 컬럼을 만드는 데 이용될 수도 있다.

계란 흰자는 지방합성에 필수적인 비타민, 바이오틴과 결합하는 아비딘이라고 하는 단백질을 포함하고 있다. 아비딘은 둥지를 빼앗고 훔친 계란을 먹는 약탈 설치류 동물에 대항하기 위한 방어로서 진화되어 왔다고 믿어진다. 아비딘과 바이오틴간의 결합은 아주 특이적이며, 알려진 그 어떤 항원-항체 반응보다도 더 높은 친화력 (K_a ~10^{15})을 갖는다. *Streptomyces avidinii*에 의해 만들어지는 **스트렙타비딘 (streptavidin)**이라 불리는 세균성 단백질은 비슷하게 높은 친화력과 특이성을 갖는다. 이들 단백질과 바이오틴의 상호작용이 나타내는 엄청난 친화력과 정교한 특이성은 많은 면역학적 실험에서 널리 이용된다. 1차 또는 2차 항체는 바이오틴으로 표지하고 표적 항원과 반응하게 두며, 그 후 비결합 항체는 세척하여 제거한다. 이어서, 효소, 형광색소, 또는 방사능 표지로 결합된 스트렙타비딘 또는 아비딘은 결합한 항체를 검출하기 위해 이용된다.

면역 전자현미경법_Immuoelectron Microscopy

항체의 정교한 특이성은 항체를 면역 전자현미경법 (immunoelectron microscopy)에 의해 특이한 세포 내부 조직 구성 성분을 시각화하는데 사용될 수 있는 강력한 도구로 만들어 준다. 이 기술에서, 고밀도 전자 표지는 직접 염색을 위해 특이 항체의 Fc 부분에 부착시키거나, 간접 염색을 위해 항-면역글로불린 시약에 부착시킨다. *페리틴 (ferritin)*과 *금콜로이드 (colloidal gold)*를 비롯한 여러 전자-고밀도 표지 (electron-dense labels)가 이용되어 왔다. 왜냐하면 전자-고밀도 표지가 전자를 흡수하기 때문에, 작은 흑점으로 전자 현미경을 통해 관찰될 수 있다. 면역 금 표지의 경우에, 각기 다른 항체들이 각기 다른 크기의 금 미립자와 결합될 수 있어서, 항체에 부착된 **전자-고밀도 금 미립자 (electron-dense gold particles)**의 각기 다른 크기에 의해서 세포 내 각각의 항원을 동정할 수 있도록 해준다 (그림 6-16).

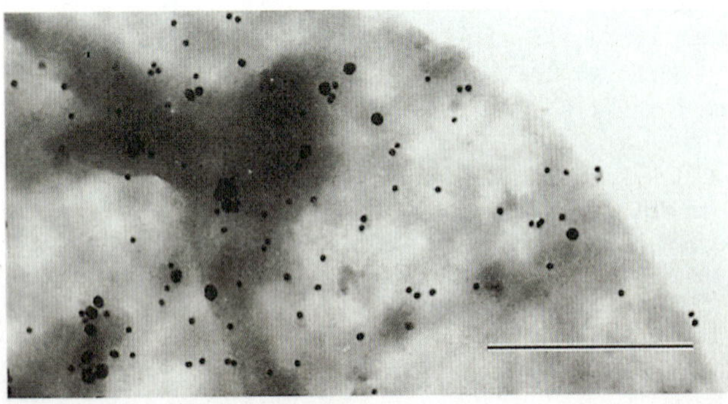

FIGURE 6-16 An immunoelectronmicrograph of the surface of a B-cell lymphoma was stained with two antibodies: one against class II MHC molecules labeled with 30-nm gold particles and another against MHC class I molecules labeled with 15-nm gold particles. The density of class I molecules exceeds that of class II on this cell. Bar = 500 nm. *[From A. Jenei et al., 1997, PNAS 94:7269–7274; courtesy of A. Jenei and S. Damjanovich, University Medical School of Debrecen, Hungary.]*

요 약

- 항원-항체 반응은 네 가지 유형의 비공유 상호작용에 의존한다: 수소결합, 이온결합, 소수성 상호작용, 및 반 데르 발스 (van der Waals) 상호작용.
- 스캐처드 측정에 의해 결정되는 친화력 상수는 항원의 에피토프와 항체의 단일 결합 부위 사이에 일어나는 상호 작용력의 정량적인 측정이 가능하도록 한다. 결합력은 여러 부위에서 다가 항체 분자와 다가의 항원 분자 간에 일어나는 상호작용의 종합적인 반응력을 반영한다.
- 표면 플라스몬 공명 (surface plasmon resonance, SPR)로 항원-항체 상호작용의 친화성과 동태 (kinetics)의 특성 규명이 가능하다.
- 용해성 항원과 침강 항체를 액체나 한천 배지에서 상호작용시키면 항원-항체 침전물을 형성한다. 면역전기영동이라고 불리는 기술을 이용하여, 전기영동은 한천 안의 침전과 결합될 수 있다.
- 개개의 항원과 응집성 항체 (응집소) 간의 상호작용은 가시적인 덩어리 혹은 응집을 생성하는데, 이는 간편하고, 신속하며, 민감한 면역분석법들의 기초를 이루고 있다.
- 방사면역분석법 (RIA)은 방사능으로 표지된 항원이나 항체를 활용하는 매우 민감하고 정량적인 방법이다.
- 효소결합면역흡착분석법 (ELISA)은 발색 반응 생성물을 생성하는 효소-기질 반응에 의존한다. 발색 반응 대신에 화학발광을 이용하는 ELISA 측정은 이용 가능한 면역분석법들 중 가장 민감한 방법이다.
- 웨스턴 블로팅에서, 단백질 혼합물은 전기영동에 의해 분리된다; 이어서 그 단백질 밴드들은 전기전달에 의해 니트로셀룰로오스상으로 전달되고, 표지된 항체나 표지된 항원에 의해 확인된다.
- 형광 분자들로 표지된 항체들을 이용하는 형광 현미경 검사법은 세포 안이나 세포 표면의 항원을 가시화하기 위해 이용될 수 있다.
- 유동 세포계수법 (flow cytometry)은 한 개 혹은 그 이상의 형광항체로 표지된 세포군을 정량적 분석하고 분류하기 위한 대단히 강력한 기술을 제공한다.

References

Bierer, B., et al. 2005. *Current Protocols in Immunology.* Wiley, New York.

Harlow, E., and D. Lane. 1999. *Using Antibodies: A Laboratory Manual.* Cold Spring Harbor Laboratory Press, Cold Spring Harbor, NY.

Herzenberg, L. A., ed. 1996. *Weir's Handbook of Experimental Immunology,* 5th ed. Oxford, Blackwell Scientific Publications.

Malmqvist, M. 1993. Surface plasmon resonance for detection and measurement of antibody-antigen affinity and kinetics. *Current Opinion in Immunology* **5**:282.

Rich, R. L., and D. G. Myszka. 2003. Spying on HIV with SPR. *Trends in Microbology* 11:124.

Rose, N. R., et al. 1997. *Manual of Clinical Laboratory Immunology.* American Society of Microbiology, Washington, DC.

Wild, D., ed. 2005. *The Immunoassay Handbook,* 3rd ed. Elsevier, Amsterdam.

Useful Web Sites

http://pathlabsofark.com/flowcyttests.html

Explore the Pathology Laboratories of Arkansas to see what kinds of samples are taken from patients and what markers are used to evaluate lymphocyte populations by flow cytometry.

http://jcsmr.anu.edu.au/facslab/protocol.html

At the highly informative Australian Flow Cytometry Group Web site, one can find a carefully detailed and illustrated guide to the interpretation of flow cytometric analyses of clinical samples.

http://www.rockefeller.edu/spectroscopy/instruments_spr.php

Excellent definition of the units of response expressed in surface plasmon resonance.

학습문제

임상초점문제 백혈병을 포함한 백혈구 아집단의 검색과 측정을 위한 유식세포측정 분석법은 보통 단클론 항체를 이용한다. 왜일까?

1. 다음 서술이 참인지 거짓인지 표시하고, 만약 거짓이라고 생각되면 그 이유를 설명하라.
   a. 간접 면역형광이 직접 면역형광보다 더 민감한 기술이다.
   b. 대부분의 항원은 다클론 반응을 유도한다.
   c. 항-SRBC 항체의 파파인 분해물은 양의 적혈구 (SRBCs)와 응집할 수 있다.
   d. 항-SRBC 항체의 파파인 분해물은 SRBCs와 응집할 수 있다.
   e. 간접 면역형광은 비표지 항체인 Fab 분절을 1차 비표지 항체로 사용함으로써 행해질 수 있다.
   f. 침강이 발생하려면, 항원과 항체 모두 다가 (multivalent)이어야 한다.
   g. 유동 세포계수법에 의한 세포 집단의 분석은 여러 서로 다른 세포 형을 갖는 세포 군의 항원 윤곽과 크기 분포 모두에 대한 정보를 동시에 제공할 수 있다.
   h. 색소를 이용한 ELISA보다 화학발광을 이용한 ELISA가 더 민감하고, 침강실험이 응집 실험보다 더 민감하다.
   i. 웨스턴 블로팅과 면역침강 측정은 세포나 조직 내의 단백질의 양을 측정하는 데 있어서 유용한 정량적 측정이다.
   j. 항체 A와 항체 B 모두 항원 결정기 C와 반응한다고 가정하자. 또한 항체 A의 K_a가 항체 B의 K_a의 5 배라고 가정하자. 항체 A와 항원 결정기 C의 일가 (monovalent) 반응력은 다중 복제한 항원 결정기 C를 갖는 항원에 대한 항체 B의 결합력보다 항상 클 것이다.

2. 정상적인 소 태아 혈청으로부터 순수한 BSA를 얻었다. 이 BSA 시료에 다른 혈청 단백질이 남아 있는 지 결정하기 위해서는, 면역전기 영동을 이용해야 한다.
   a. BSA 시료의 불순물을 검색하기 위해서 필요한 항혈청을 준비하기 위해 어떤 항원을 이용하겠는가?
   b. BSA 시료가 순수하다고 가정하고 다음과 같이, (a) 안에 당신이 준비한 항혈청을 함유하고 있는 홈통 (trough) 위쪽의 홈에는 소혈청을 넣고, 아래쪽 홈에는 BSA 시료를 넣어 분석이 행해졌을 경우, 당신이 기대하는 면역 전기영동 패턴을 그려 보아라.

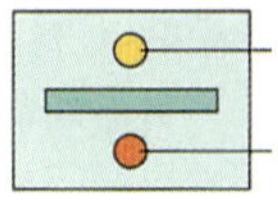

3. 합텐-전달체 접합체들이 들어 있는 네 개의 병 (A, B, C, D)의 표지가 우연히 지워졌다. 그러나 각각의 병은 (1) 합텐 1-전달체 1 (H1-C1), (2) 합텐 1-전달체 2 (H1-C2), (3) 합텐 2 -전달체 1 (H2-C1), 또는 (4) 합텐 2-전달체 2 (H2-C2) 중 하나를 함유하고 있다는 것을 알고 있다. 전달체 1은 분자량이 60,000 dalton이고, 전달체 2는 120,000 dalton이 넘는다. 항-H1 항체와 항-H2 항체, 그리고 100,000 dalton의 분자량 표지가 주어졌다고 가정하자. 웨스턴 블로팅을 이용하여 각 병의 내용물을 검출하고 1, 2, 3, 4로부터 기대되는 웨스턴 블롯을 보여라. 또한 각각의 블롯을 얻기 위해 어떤 항체 또는 항체 화합물들을 사용했는지도 밝혀라.

4. 적은 농도 (250 nanograms/ml)의 합텐은 다음 중 어떠한 분석으로 검출 가능한가;
   (a) ELISA (발색제의)
   (b) Ouchterlony 법
   (c) 방사면역측정법 (RIA)
   (d) 형광 현미경법
   (e) 유동 세포계수법
   (f) 면역 침강
   (g) 면역전자 현미경법
   (h) ELISPOT 분석
   (I) 화학발광 ELISA

5. 개별 형을 모르는 골수종 단백질 X와 개별 형을 모두 알고 있는 여러 다른 골수종 단백질이 있다 (예, IgG, IgM, IgA와 IgE).
   a. 골수종 단백질 X의 개별 형을 알아내기 위해 이용될 수 있는 개별 형에 특이적인 항체들은 어떻게 만들 수 있을까?
   b. 일반 혈청 안에 있는 골수종 단백질 X의 양을 측정하기 위해 어떻게 이러한 항 개별 형 항체를 이용하겠는가?

6. 아래에 나열된 각 항원 또는 각 항체에 대해, 적당한 분석방법과 필요한 실험시약을 나타내라. 분석법의 민감도와 각 단백질의 기대되는 농도를 고려하라.
   a. 혈청 내 IgG
   b. 혈청 내 인슐린
   c. 혈청 내 IgE

d. 사구체의 기저막 상의 보체성분 C3
e. 혈청 내 혈액형 A 항원에 대한 항 A 항체
f. 햄버거에 말고기의 오염
g. 하감 (chancre; 성병)으로부터 얻은 표본 (smear) 내 매독 나선균

7. 다음 중 항원-항체 복합체의 형성에 참여하지 않는 것은?
   a. 소수성 결합
   b. 공유 결합
   c. 정전기 상호작용
   d. 수소결합
   e. 반 데르 발스 힘

8. 항체 친화력과 항체 결합력의 차이를 설명하라. 항체의 이러한 성질 중 어떠한 것이 세균 침입에 대한 체액성 면역에 기여하는 항체의 능력을 더 잘 반영하는가?

9. 약 10^{-7} M 농도의 혈액 내에서 발생하는 호르몬에 대한 정밀한 면역분석을 개발하고 싶다. 당신은 세 가지 다른 항혈청 중 하나를 선택할 수 있고, 호르몬에 대한 그 친화력은 평형 투석에 의해 결정된다. 그 결과가 Scatchard 좌표에 나타나 있다.

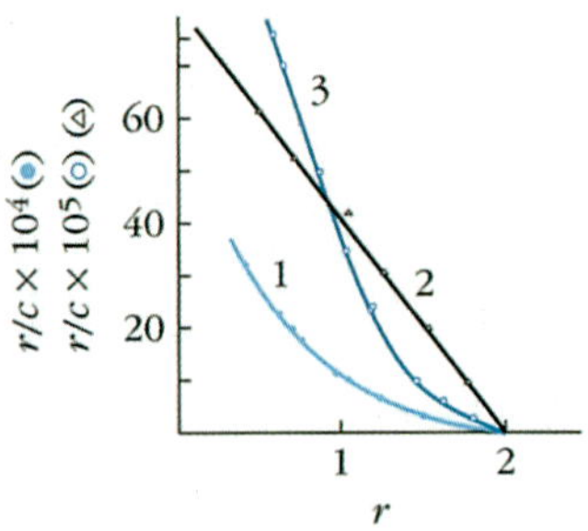

   a. 각 항혈청에 있어서 K_0 값은?
   b. 각 항체들의 결합가는?
   c. 어떤 항혈청이 단일클론 항체가 될 것인가?
   d. 측정에 어떤 항혈청을 사용하겠는가? 이유는?

10. 면역학 실험을 준비하면서, 교사는 양의 적혈구 (SRBCs)에 대한 항체 IgG를 정제했고, 일부 항체들은 Fab, Fc, $F(ab.)_2$ 분절로 분해되었다. 각각의 프레파라트를 각각의 시험관에 놓고, 그 시험관들을 수용성 펜으로 표시한 다음, 얼음통에 넣었다. 교사가 수업 끝에 돌아왔을 때, 표지들은 희미해지고 알아 볼 수 없었다. 그 공개 실험수업을 구출하기 위해 교사는 그 시험관들을 1, 2, 3, 4로 다시 표지하고 실험을 계속 진행해 나갔다. 아래에 나타낸 테스트 결과를 토대로, 어느 프레파라트가 각각의 시험관에 들어있는지를 나타내고 어떻게 그 내용을 동정하였는지를 설명하라.
   a. 시험관 1은 보체가 존재할 때 SRBCs와 응집했으나 그것들을 용해하지는 않았다.
   b. 시험관 2는 보체가 존재할 때 SRBCs와 응집하지 않거나 그것들을 용해한다. 그러나 전체 항-SRBC의 첨가 전에 이들 시료를 SRBCs에 첨가하면 그것이 전체 항-SRBC 항혈청에 의해 세포의 응집을 방해한다.
   c. 시험관 3은 보체가 존재할 때 SRBCs와 응집했고, 또한 그 세포들을 용해했다.
   d. 시험관 4는 응집하지 않았거나 SRBCs를 용해하였고, 온전한 항-SRBCs 항혈청에 의해 SRBCs의 응집을 억제하지 않았다.

11. 1 번 식을 고려하여 2 번식에 나타낸 스캐처드 방정식의 형식을 유도하라.
   1. S + L = SL
   2. $B/F = K_a([S]_t - B)$
   여기에서 S = 항체 결합 부위들; [S] = 항체 결합 부위들의 몰 농도; L = 리간드 (1가 항원); [L] = 리간드의 몰 농도; SL = 부위-리간드 복합체; [SL] = 부위-리간드 복합체의 몰 농도; B는 [SL]을 대신하고 F는 [L]을 대신한다. 힌트; 2 번식에 나타나 있는 반응에 대한 "중량 반응 (mass action)의 법칙"을 적는 것으로 시작하는 것이 도움이 될 것이다.

12. 여름동안 임상검사실에서 학비 대여금을 갚기 위하여 일자리를 가졌다. 환자의 혈청 내 한타바이러스 항체를 검색하기 위하여 설계된 키트를 주문하였으나, 사용 설명서가 없이 시약 A, B 등으로 표시된 시약병만 도착했다. 몇몇 환자가 한타바이러스에 잠재적으로 노출되었고, 이 키트를 사용하여 실제 환자가 노출되었는지 사용할 필요가 있다.
   a. 다음 중 어느 것이 이러한 검사를 시행하는데 필요한 시약으로 키트에 포함되어야 하는가?
      1. 양성 대조 가용성 항원
      2. 한타바이러스에 대한 1차 항체
      3. 기질
      4. 효소가 표지된 1차 항체에 대한 2차 항체
      5. 효소가 표지된 바이러스에 대한 2차 항체
      6. 항원 처리 판
   b. 키트를 사용하여 세 명의 환자에 대한 결과를 얻었다 (아래 표 P1-P3). 환자 혈청의 역가 (세 명의 환자 각각에 대한 역가를 나타내라)는 무엇인가? 있다면, 이들 환자 중 누가 노출되었는가?

13. 높은 감염율로 수많은 사람을 감염시킬 가능성이 있는 신종 독감 균주

For use with Question 12

Blank	− Control	+ Control		1:1	1:10	1:100	1:1000	1:10,000	1:100,000
0.001	0.103	0.857	P1	1.002	0.562	0.352	0.202	0.096	0.005
0.006	0.056	0.952	P2	0.002	0.005	0.008	0.002	0.004	0.001
0.005	0.096	0.903	P3	0.568	0.203	0.086	0.079	0.082	0.045

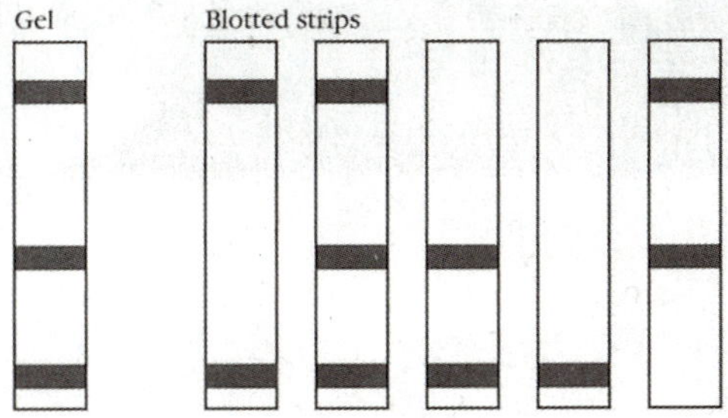

가 발견되었다. 광범위-확산 감염의 심각성을 평가하기 위하여, 일반 시민들이 그 독감항원들과 교차 반응하는 항체들을 이미 발현하고 있는지 시험한다. 먼저, SDS-PAGE 겔에 독감 균주에서 추출한 가용화된 표면 항원을 전기영동하고, 이어서 한 레인을 CBB로 염색한다 (위 그림의 왼쪽). 나머지 레인은 니트로셀룰로오스에 전기전달시킨 후, 잘라서 각 레인을 웨스턴 블로팅을 위한 1차 항체로서 정상인 혈청으로 반응시킨다. 실험결과는 그림에서 보는 바와 같다. 이러한 실험 결과로부터, 새로운 독감 균주에 기인하는 만연된 보건 위기를 예측할 수 있겠는가?

14. 연구 자문이 알츠하이머 질환을 일으키는 데 중요한 새로운 수용체를 개발하였다. 실험실 다른 연구원이 이 수용체의 클론을 제작하고 다음 연구를 위해 세포 유전자를 주입시켰다. 주입된 세포가 발현하지 않는 세포는 골라내고, 고발현 세포군을 선택하기 위하여 세포분류 (cell sorting)를 하는 것이 과제다. 수용체에 대한 토끼 항체, 비주입 세포에 부착하는 대조군의 마우스 항체, 플루오레신 (fluorescein)으로 표지된 마우스 항체에 대한 면양 항체와 로다민 (rhodamine)이 표지된 토끼항체에 대한 말항체가 사용 가능하다.
   a. FACS 실험을 어떻게 구성할 것인지 설명하시오.
   b. x축에 플루오레신 량과 y축에 로다민 량으로 예상되는 결과의 대표적인 FACS 도표를 그리시오.

15. 표준 샌드위치 ELISA에 대한 ELISPOT 사용의 장점은 무엇인가? 두 방법의 유사점과 차이점은 무엇인가?

데이터의 분석 Kanayama 등 (*J. Immunology* 169:6865, 2002)은 유전자이식 마우스 (transgenic mouse, QM mouse)를 제작하였는데, 이 마우스는 주요 B 세포 수용체 (마우스 내의 모든 B 세포들 중 80%에 존재하는)가 V_H 17.2.25에 의해 암호화되는 중쇄와 λ_1 혹은 λ_2 경쇄로 이루어져 있다. 그 항원 수용체는 합텐, 4-hydroxy-3 nitrophenylacetyl (NP)에 특이적이다. 이들 연구자들은 표에 나타나 있는 경쟁적 저해 분석법 (competitive inhibition assays)을 이용하여 다른 NP-관련 합텐들에 대한 이러한 B 세포들의 상대적인 친화력을 측정하였다 (IC_{50} = 방사능으로 표지된 NP의 결합을 50% 경쟁하는데 필요한 농도). 또한 QM 마우스의 발바닥에 pNP-CGG (닭 글로불린)로 면역시키고 여러 시간 간격으로 채혈하였다 (그래프). 제시된 정보와 이 교재에서 익힌 바를 근거로 다음 질문에 답하라.

a. 참 또는 거짓: 이러한 이디오타입 (항원 수용체)은 NP 합텐에 특이적이다; 따라서 Ig 수용체는, 다른 NP-관련 합텐들과 비교하여 볼 때, NP에 대해 항상 가장 높은 친화력을 나타낸다. 이유를 설명하라.

b. 면역조치에 대한 반응으로 클래스 전환 (class switching)이 일어나는가? 답에 대한 이유를 설명하라.

DNP ligand		IC_{50} (M)
NIP	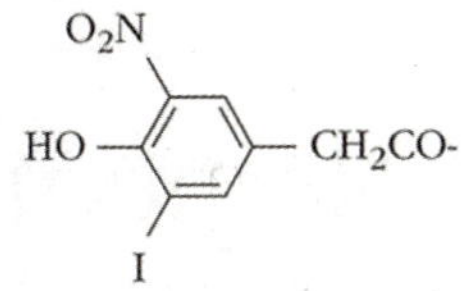	2×10^{-5} (15)
NP	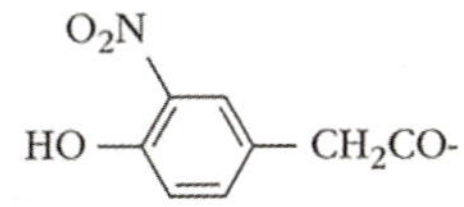	3×10^{-4} (1)
mNP	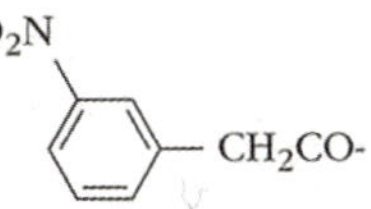	3×10^{-4} (1)
pNP	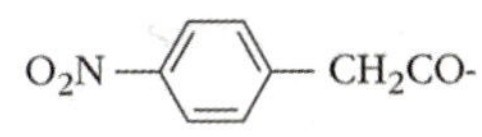	6×10^{-3} (0.05)
HP	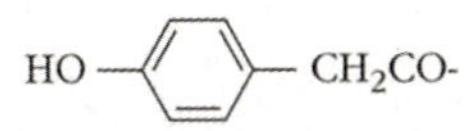	No inhibition

c. b 그래프의 결과에 기여하는 두 가지 과정은 무엇인가?

d. 이 연구에서 조사된 QM 마우스의 B 세포에는 λ 경쇄가 발현되었다. λ 경쇄를 지닌 항체의 생산으로 이어지는 B 세포 분화 중 pre-B 세포 단계에서 일어나는 현상들에 대해 어떻게 생각하는가?

e. 암호화하는 V_H 17.2.25에 의해 암호화되는 중쇄와 λ_1 경쇄를 지닌 IgM을 발현하는 B 세포는 V_H 17.2.25에 의해 암호화되는 중쇄와 λ_1 경쇄를 지닌 IgG를 발현하는 B 세포와 동일한 이디오타입을 갖는가?

(a) Anti-IgG response to pNP over time

(b) Relative affinity of anti-pNP antibody response over time

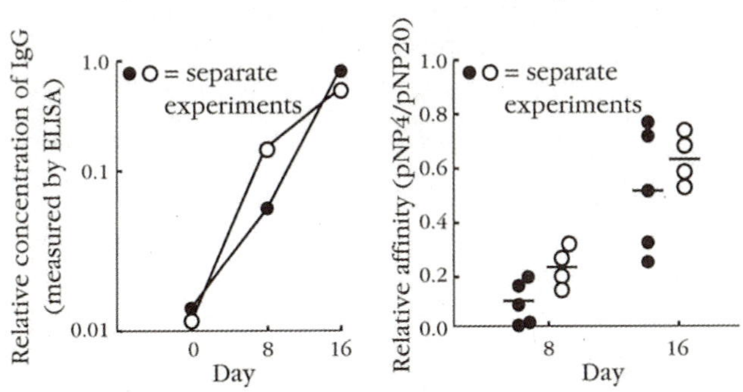

Interactive Study
www.whfreeman.com/kuby

SELF-TEST
Review of Key Terms

ANIMATION
hCG Pregnancy Test(ELISA)

chapter 7 장

보체계

The Complement System

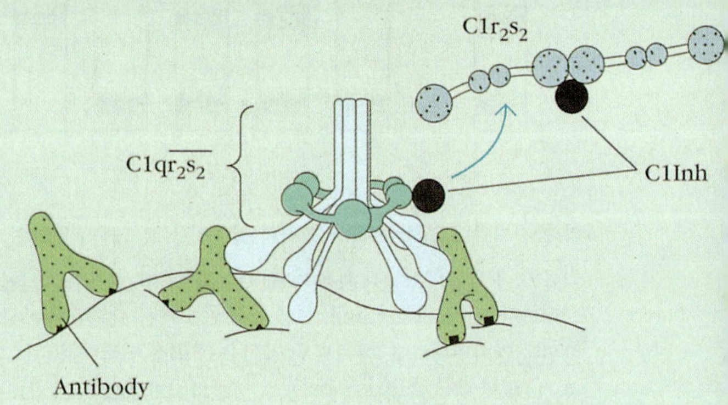

Initiation of the classical complement pathway by antibody binding to a call membrane and its inhibition by C1 inhibitor.

- 보체의 기능
- 보체의 구성요소
- 보체의 활성화
- 보체계의 조절
- 보체활성화의 생물학적 결과
- 보체 결핍증

보체계 (complement system)는 면역계의 체액성 부문의 주요 효과기 (effector)이다. 보체에 관한 연구는 1980년대에 파리의 파스퇴르 연구소의 Jules Bordet가 콜레라 병원균 (*Vibrio cholerae*)에 대한 양의 항혈청이 그 세균을 용해시키고, 항혈청을 열처리했을 경우에는 그 용균 활성이 파괴되는 현상을 관찰함으로써 시작되었다. 놀랍게도, 콜레라균에 대한 항체가 함유되지 않아서 그 자체로는 살균 효과가 없는 양의 혈청을 열처리된 항혈청에 가하면 그 용균능력이 회복되는 것으로 나타났다. Bordet는 이 결과들을 바탕으로 용균활성에는 두 가지 서로 다른 물질의 존재가 필수적임을 추론하였다: 첫째, 열처리 과정에서 손상되지 않는 특정 세균에 대한 항체, 그리고 둘째, 용균 활성에 직접적으로 기여하며 열에 민감한 성분이 바로 그것이다. Bordet는 또한 이와 같은 용균 활성을 검출하기 위한 간편한 시험법을 개발하였는데, 이는 항체로 둘러싸인 적혈구의 용해 **(용혈현상; hemolysis)**를 손쉽게 검출할 수 있는 점을 이용한 것이었다. 베를린의 Paul Ehrlich은 별도로 유사한 실험을 수행하고 *보체 (complement)*라는 용어를 창안하고, "항체의 작용을 완성하는 혈청 중의 활성"이라고 정의하였다. 이후 세월이 지나면서, 보체의 용해작용은 복합적인 단백질 군의 상호작용의 결과인 것으로 밝혀졌다. 나아가서, 보체 활성화의 결과가 미치는 범위가 원래 관찰된 항체-매개 세포 용해를 훨씬 넘어서며 보체가 내재면역 및 획득면역 모두에서 중심적인 역할을 한다는 사실이 밝혀졌다.

보체활성의 중요한 측면은 내재면역계에서의 보체가 차지하는 위치이다. 보체의 발견 및 대부분의 초기 연구가 항체 결합 후의 보체활성에 관련되어 있음에도 불구하고, 이 체계의 주된 역할은 항체 특이성에 근거하기보다는 병원체-연관 분자패턴 (pathogen-associated molecular pattern; PAMP)의 인식에 근거한 병원체의 인식과 파괴이다. 보체 연쇄반응의 활성화는 정상 혈청에서 순환하는 몇 가지 단백질에 의해 개시될 수 있다. 이 분자들을 **급성기 단백질 (acute phase proteins)**이라고 하는데, 패턴 인식능력을 가지고 있으며 염증 중 그 농도에 변화가 일어난다. 따라서 보체계의 모든 다양한 작용은 원래 Bordet가 밝혔듯이 항체에 의해서뿐만 아니라, 내재면역의 구성성분에 의해서도 촉발될 수 있다.

본 장에는 보체 시스템을 이루는 구성 성분들과 3대 주요 경로를 통한 보체 활성화, 보체계의 조절, 다양한 보체 성분들의 효과 기능, 그리고 보체 성분의 결핍에 따른 임상적 결과들에 대하여 기술한다. 임상초점에서는 보체 활성을 조절하는 단백질들에 결함이 있을 경우의 임상적인 결과에 관하여 기술한다.

보체의 기능_The Functions of Complement

보체에 관한 연구는 확장되어 각종 가용성 및 세포-결합 단백질들을 포함하게 되었다. 보체계의 생물학적인 활성은 내재 및 적응면역에 공히 영향을 미치며, 항체-매개 용균이나 용혈현상을 훨씬 넘어서는 영향을 미친다. 보체 활성화 경로에 관련된 단백질들의 구조적인 비교분석에 의하면, 이 보체계는 가장 초보적인 내재면역계 만을 보유한 무척추 생물에 그 근원을 둔 것으로 보인다. 적응면역계의 구성

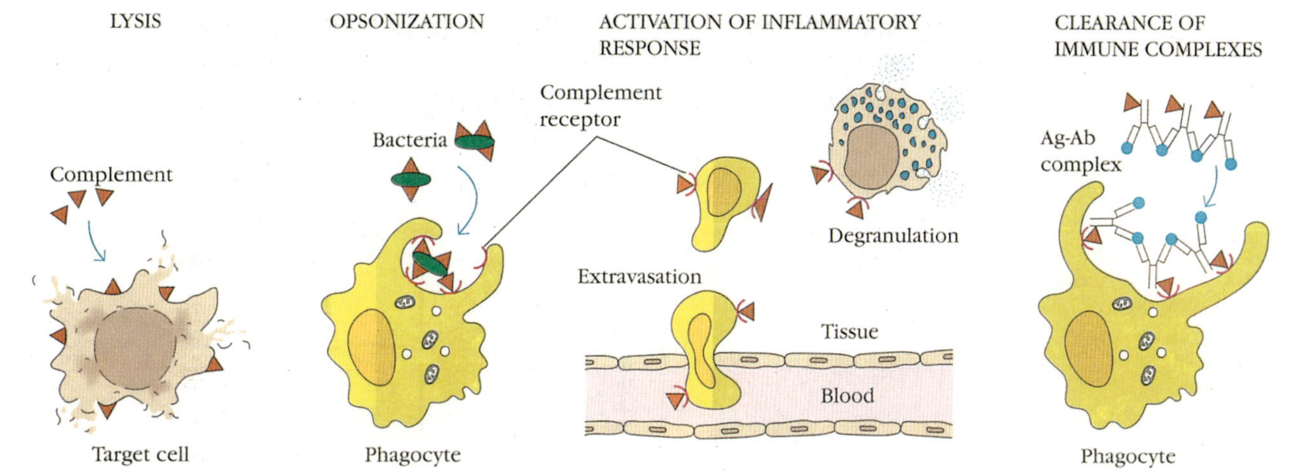

FIGURE 7-1 The multiple activities of the complement system. Serum complement proteins and membrane-bound complement receptors partake in a number of immune activities: lysis of foreign cells by antibody-dependent or antibody-independent pathways; opsonization or uptake of particulate antigens, including bacteria, by phagocytes; activation of inflammatory responses; and clearance of circulating immune complexes by cells in the liver and spleen. Soluble complement proteins are schematically indicated by a triangle and receptors by a semicircle; no attempt is made to differentiate among individual components of the complement system here.

요소들이 결여된 원시적 다세포 생물은 보체계와 관련된 단백질들을 보유하고 있다. 이와는 대조적으로, 세포 수용체와 보체 단백질들과의 상호 작용이 B 세포의 활성들을 지휘할 수 있는데, 이는 보체계가 고도로 발달한 적응면역계에서도 중요한 역할을 하고 있음을 나타낸다. 이와 같이 척추동물에 있어서, 보체계는 내재 및 적응면역에 걸쳐 있으면서 각각에 다양한 방식으로 기여하고 있다.

처음으로 활성화가 일어나면, 각종 보체 성분들이 고도로 통제된 연쇄반응 형태로 상호작용하여, 다음의 사항을 포함한 일련의 기본적인 기능들을 수행 한다 (그림 7-1):

- 세포, 세균 및 바이러스의 파괴
- 특정 항원의 포식작용을 촉진시키는 옵소닌화 (opsonization)
- 면역계 세포들 상에 존재하는 특이적인 보체 수용체에 대한 결합, 세포의 특정 기능 촉발, 염증, 그리고 면역조절분자들의 분비
- 순환계로부터 면역복합체를 제거하여 비장 및 간으로 보내는 면역소거 (immune clearance)

보체의 구성 요소_The Complement Components

보체계을 이루는 단백질 및 당단백질들은 주로 간세포에서 생합성되며, 상당량은 혈액 내 단구세포, 조직 내 대식세포, 그리고 위장관 및 비뇨생식기로의 상피세포에서도 생성된다. 이 보체 성분들은 혈청 글로불린 분획의 5% (중량비)를 차지한다. 대부분은 혈청 중에서 *선구효소 (proenzymes)* 혹은 *효소원 (zymogens)*의 형태로 순환하고 있는데, 이들은 단백질 분해효소적 절단에 의하여 억제적인 단편이 제거되어 활성부위가 노출되기 전까지는 불활성의 상태로 존재한다. 보체 반응 단계는 효소 연쇄반응으로 개시된다.

보체 구성성분들은 보통 숫자 (C1-C9), 문자기호 (예: factor D) 또는 일반명 (예: homologous restriction factor) 등으로 표기된다. 보체 성분의 활성화의 결과로서 생성된 펩티드 분절들은 소문자로 표시된다. 대부분의 경우, 보체 성분의 절단에 의해 생성되는 것 중, 더 작은 분절은 "a"로, 더 큰 분절은 "b"로 각각 표기한다 (예: C3a, C3b; C2의 경우는 예외: C2a가 더 큰 분절). 큰 분절들은 활성화 부위 근처에 있는 표적물에 결합하고, 작은 분절들은 확산해 나가서 특정 수용체에 결합함으로써 국소적인 염증반응을 개시할 수 있다. 보체 성분의 분절들은 상호작용하여 기능적인 복합체를 형성한다. 효소활성을 함유한 이러한 복합체들은 그 숫자나 문자기호에 윗줄을 그려서 표기한다 (예: $C\overline{4b2a}$, $C\overline{3bBb}$).

보체의 활성화_Complement Activation

그림 7-2에 보체활성화 경로의 개요가 나타나 있다. C5b의 형성으로 귀결되는 초기 단계는, **고전경로 (classical pathway)**, **대체경로 (alternative pathway)**, 또는 **렉틴경로 (lectin pathway)**의 세 가지 경로를 통하여 일어날 수 있다. 막-공격 복합체 (membrane-attack complex; MAC)의 형성으로 이어지는 후반 단계들은 위의 세 가지 경로에서 모두 동일하다.

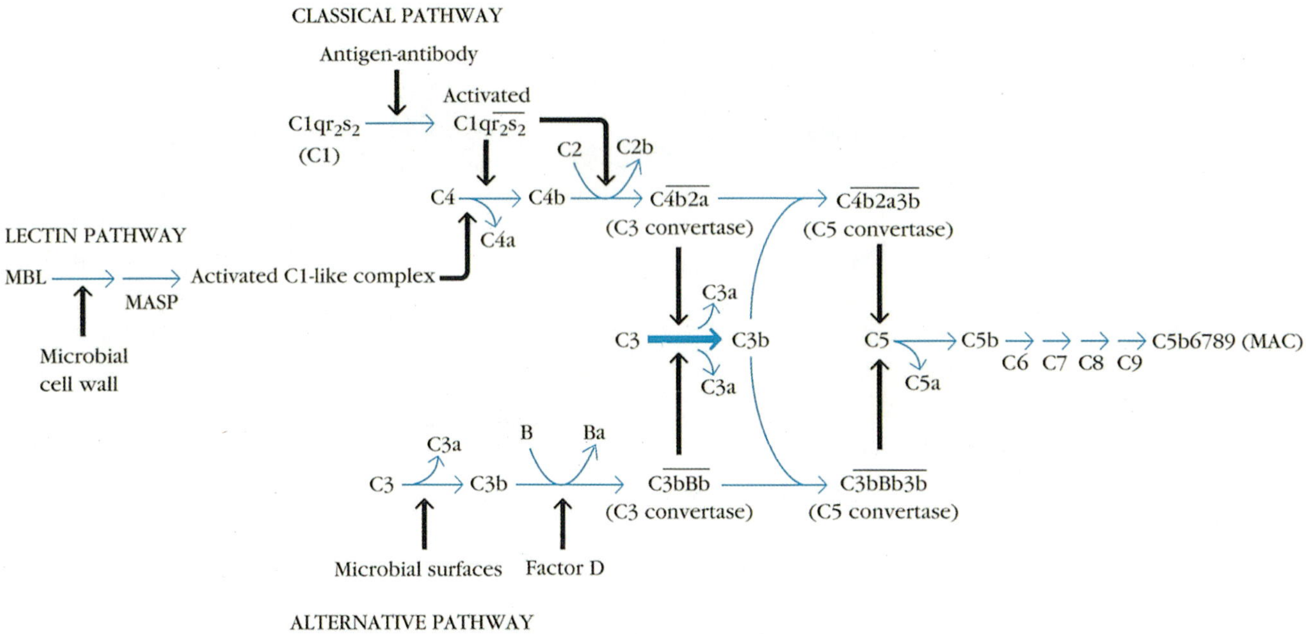

FIGURE 7-2 Overview of the complement activation pathways. The classical pathway is initiated when C1 binds to antigen-antibody complexes. The alternative pathway is initiated by binding of spontaneously generated C3b to activating surfaces such as microbial cell walls. The lectin pathway is initiated by binding of the serum protein MBL to the surface of a pathogen. All three pathways generate C3 and C5 convertases and bound C5b, which is converted into a membrane-attack complex (MAC) by a common sequence of terminal reactions.

고전경로는 항원–항체 결합으로 개시된다_The classical pathway begins with antigen-antibody binding

고전경로를 통한 보체의 활성화는 보통 가용성 항원과 항체의 복합체 (면역복합체, immune complexes)가 형성되거나 또는 세균과 같은 적절한 목표물의 표면상의 불용성 항원에 항체가 결합하는 것을 기점으로 개시된다. IgM과 일부 IgG 서브클래스 (IgG1, IgG2 및 IgG3) 등의 항체는 고전경로를 통하여 보체를 활성화시킬 수 있다. 활성화의 초기 단계에서는 C1, C2, C3 및 C4가 참여하는데, 이들 성분은 혈청 중에 불활성 상태로서 존재하고 있다. 이들 성분의 명칭은 각 성분의 기능적 역할이 알려지기 이전 발견된 순서로 주어진 관계로, 명칭 중의 숫자가 각 성분 간의 반응 순서와 항상 일치하는 것은 아니다.

항원-항체 복합체의 형성은 IgM 분자의 Fc 부위에 입체형태적인 변화를 초래하여 보체계의 C1 성분에의 결합부위를 노출시키게 한다. 혈청 중의 C1은 1 분자의 C1q와 C1r 및 C1s 각 2 분자로 이루어진 고분자 복합체인데 이는 칼슘 이온 (Ca^{2+})에 의해 안정화되어 **$C1qr_2s_2$ 복합체**의 형태로 결합되어 있다. C1q 분자는 총 18개의 폴리펩티드 사슬로 구성되어 있는데 이들은 세 가닥씩 서로 회합하여 6개의 콜라겐-유사 삼중나선형 축을 형성하고 그 말단 부위들은 항체 분자의 C_H2 도메인에 노출되어 있는 C1q 결합부위에 결합하게 된다 (그림 7-3). 각각의 C1r 및 C1s 단량체는 촉매 도메인과 상호작용 도메인을 가지고 있는데, 이중 후자는 C1q와의 또는 서로 간의 상호 작용을 촉진시킨다.

C1-항체 사이의 안정적인 상호작용이 일어나기 위해서는, 각 C1 분자가 C1q의 구형 말단을 통하여 최소한 2개의 Fc 부위에 결합하여야 한다. 목표물의 표면상에 있는 항원에 오량체인 IgM이 결합할 때는 소위 **"꺾쇠 형상 (staple configuration)"**을 취하는데, 이 구조에서는 최소한 3개의 C1q 결합 부위가 노출되게 된다. 그러나 순환 중인 IgM 분자는 C1q 결합 부위가 노출되지 않는 평면적인 구조로 존재하고 있어서 (그림 7-4) 보체 연쇄반응을 활성화시킬 수 없다. 이와는 대조적으로 IgG 분자는 Fc의 C_H2 영역 내에 오직 1개의 C1q 결합 부위를 보유하고 있으므로, 2 분자의 IgG가 목표물의 표면상에서 서로 30~40 nm 이내에 존재하여 C1q에 대한 결합부위를 제공해 줄 때에만 C1q와의 확고한 결합이 일어날 수 있다. 이러한 차이점이 적혈구 표면에 결합된 단 1개의 IgM이 보체의 고전경로를 활성화할 수 있으며 적혈구를 용해하는데 비하여, C1q에의 결합을 유도하기 위하여 2 개의 IgG가 세포 표면에서 서로 충분히 가까이 존재하려면 약 1000 분자의 IgG가 필요하다는 관찰결과를 설명해준다.

고전 활성화 경로의 중간체들이 그림 7-5에 도식적으로 나타나 있다. Fc에 C1q가 결합하면 C1r의 입체구조에 변화를 유도하여 C1r이 활성형 세린계 단백질분해효소인 $C\overline{1r}$로 변환되는데, 이는 다시 $C\overline{1s}$를 가수분해하여 유사한 활성형 효소인 $C\overline{1s}$로 변환시킨다. $C\overline{1s}$ 효소는 C4와 C2를 기질로 한다. C4 성분은 α, β 및 γ의 3개 펩티드 사슬로 이루어진 당단백질이다. $C\overline{1s}$가 C4의 α 사슬의 아미노 말단으로부터 작은 분절인 C4a를 가수분해로 잘라내어 큰 분절

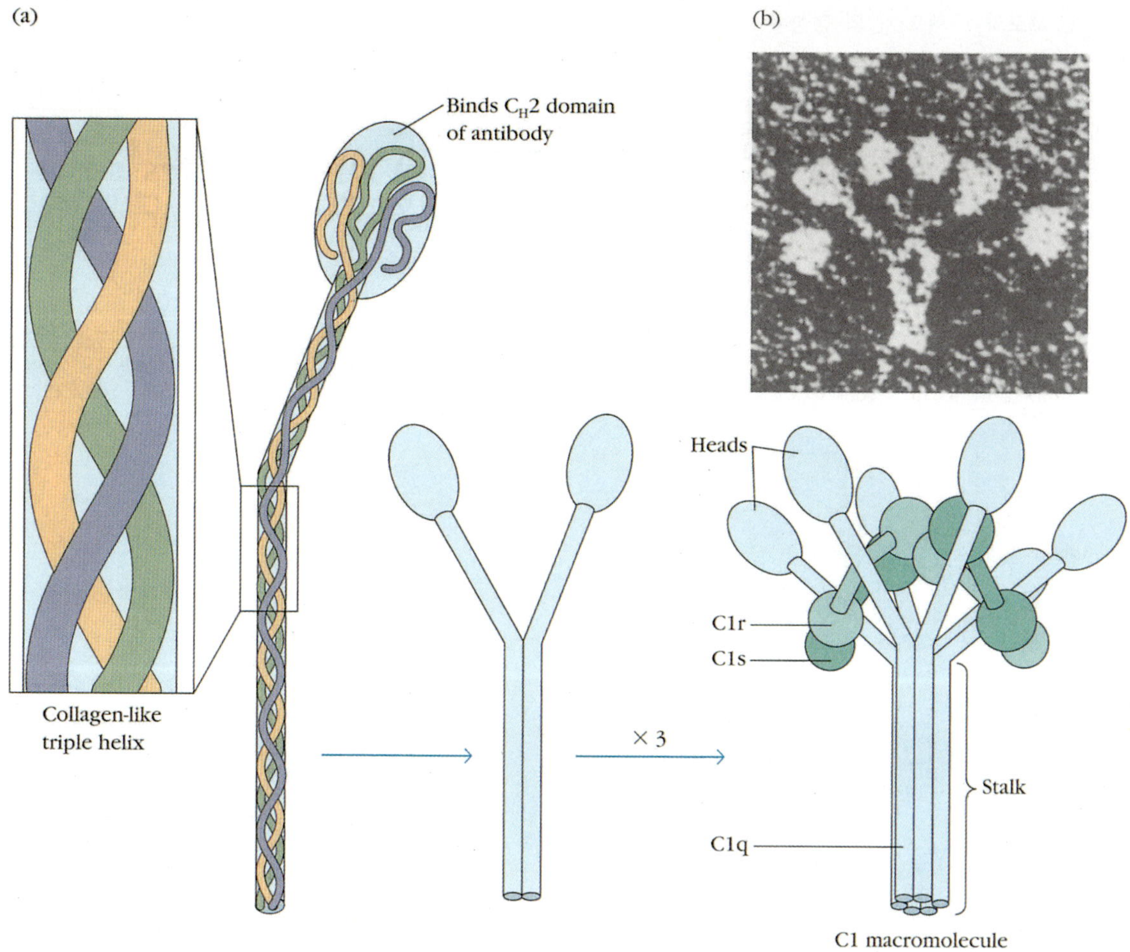

FIGURE 7-3 Structure of the C1 macromolecular complex. (a) C1q molecule consists of 18 polypeptide chains in six collagen-like triple helices, each of which contains one A, B, and C chain, shown as blue, green, and red respectively. The head group of each triplet contains elements of all three chains. In the C1 macromolecule, C1q interacts with two molecules each of C1r and C1s. Each C1r and C1s monomer contains a catalytic domain with enzymatic activity and an interaction domain that facilitates binding with C1q or with each other. (b) Electron micrograph of C1q molecule showing stalk and six globular heads. *[Inset electron micrograph from H. R. Knobel et al., 1975,* European Journal of Immunology ***5****:78.]*

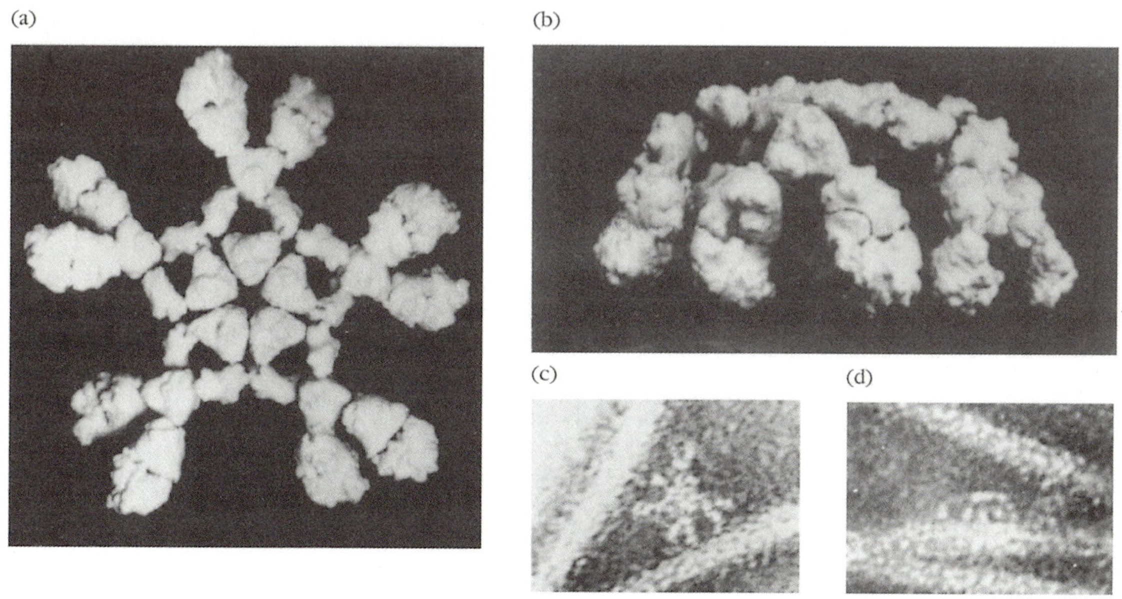

FIGURE 7-4 Models of pentameric IgM in planar form (a) and "staple" form (b). Several C1q-binding sites in the Fc region are accessible in the staple form, whereas none are exposed in the planar form. Electron micrographs of IgM antiflagellum antibody bound to flagella, showing the planar form (c) and staple form (d). *[From A. Feinstein et al., 1981,* Monographs in Allergy, ***17****:28, and 1981,* Annals of the New York Academy of Sciences ***190****:1104.]*

OVERVIEW FIGURE 7-5: Schematic Diagram of Intermediates in the Classical Pathway of Complement Activation

① C1q binds antigen-bound antibody. C1r activates autocatalytically and activates the second C1r; both activate C1s.

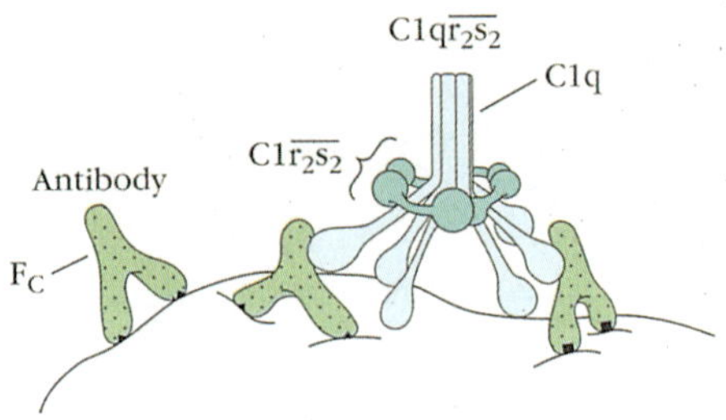

② C1s cleaves C4 and C2. Cleaving C4 exposes the binding site for C2. C4 binds the surface near C1 and C2 binds C4, forming C3 convertase.

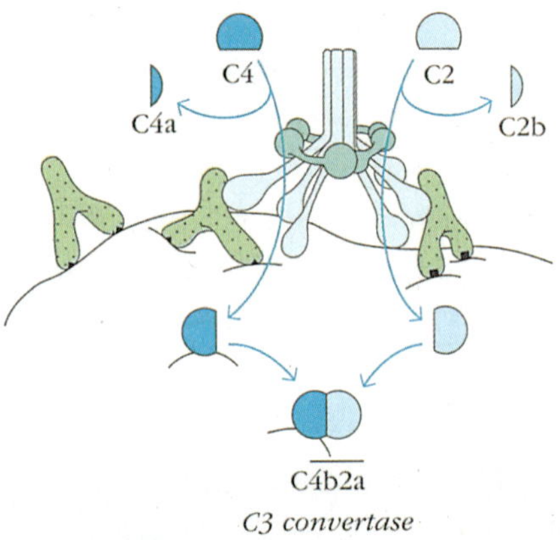

③ C3 convertase hydrolyzes many C3 molecules. Some combine with C3 convertase to form C5 convertase.

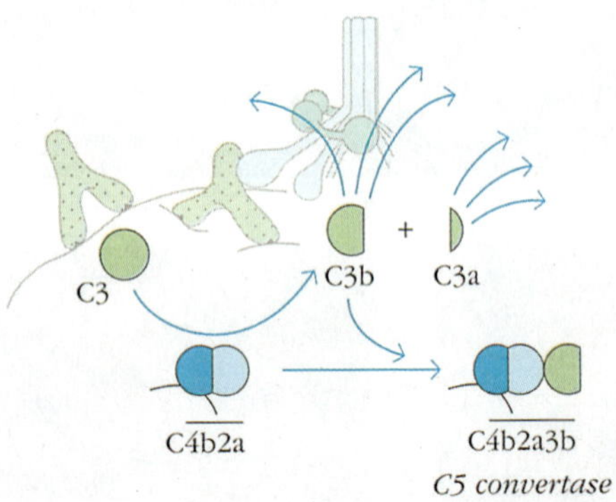

④ The C3b component of C5 convertase binds C5, permitting $\overline{C4b2a}$ to cleave C5.

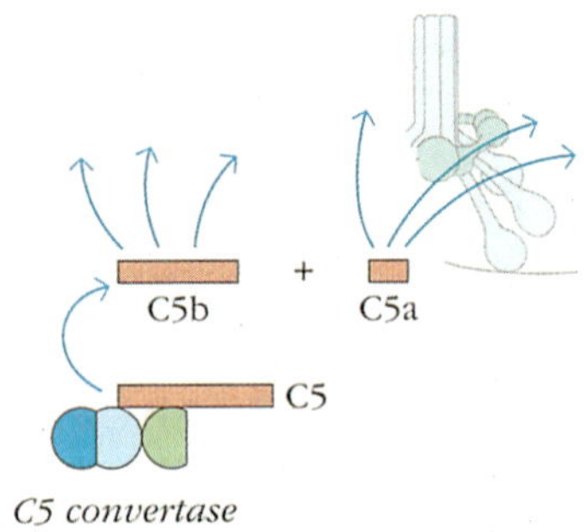

⑤ C5b binds C6, initiating the formation of the membrane-attack complex.

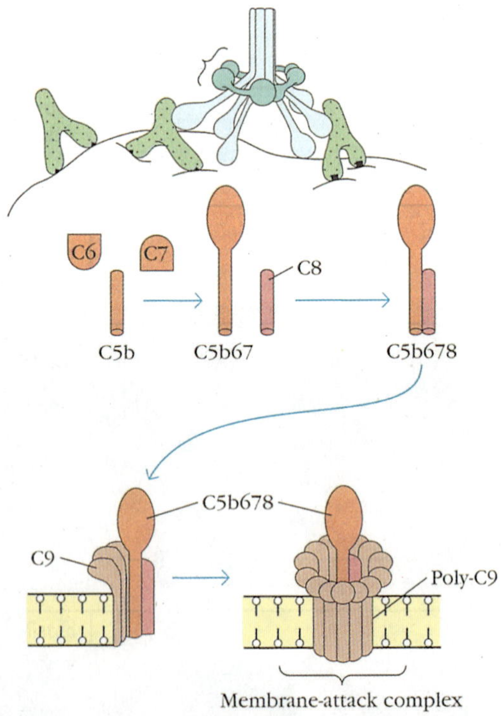

The completed membrane-attack complex (MAC, bottom right) forms a large pore in the membrane.

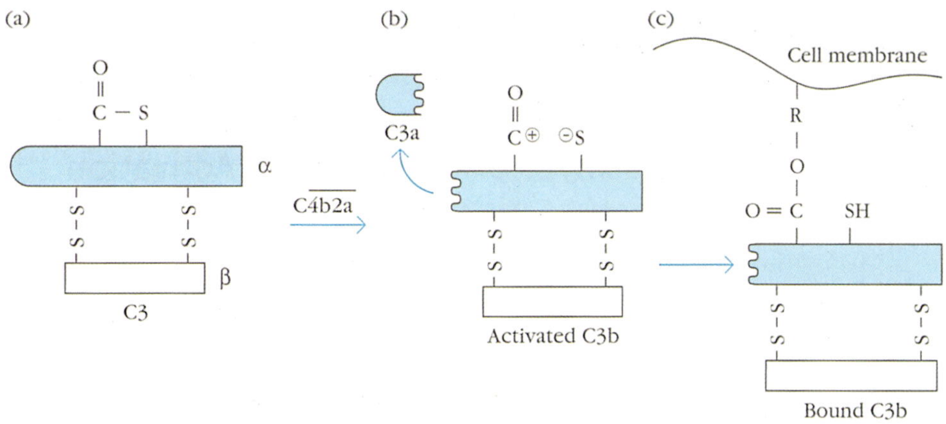

FIGURE 7-6 **Hydrolysis of C3 by C3 convertase $\overline{C4b2a}$.** (a) Native C3. (b) Activated C3 showing site of cleavage by $\overline{C4b2a}$, resulting in production of the C3a and C3b fragments. (c) A labile internal thioester bond in C3 is activated as C3b is formed, allowing the C3b fragment to bind to free hydroxyl or amino groups (R) on a cell membrane. Bound C3b exhibits various biological activities, including binding of C5 and binding to C3b receptors on phagocytic cells.

인 C4b 상의 결합부위를 노출시킬 때 C4가 활성화된다. C4b 분절이 C1 근처의 표적물 표면에 결합하고 나면, 이때 C2 선구효소가 C4b 상에 노출된 결합부위에 부착되고, 이곳에서 C2가 인근의 $\overline{C\bar{1}s}$에 의하여 분해된다; 작은 분절인 C2b는 확산하여 사라진다. 이 결과 생성되는 $\overline{C4b2a}$ 복합체는, C3를 활성형으로 변환시킨다 하여 **C3 전환효소 (C3 convertase)**라고 명명되었다. C4의 분해물 중 작은 분절인 C4a는 **아나필락시스 독소 (anaphylatoxin)** 또는 염증반응 중개자의 일종인데, 이 성분은 보체 연쇄반응에는 직접 참여하지 않는다; C4, C3 및 C5의 작은 분절들이 포함된 아나필락시스 독소에 대하여는 아래에 설명되어 있다.

천연 C3 성분은 α 및 β 두개의 폴리펩티드 사슬로 구성되어있다. C3 전환효소에 의하여 짧은 C3a 분절이 α 사슬의 아미노말단으로부터 절단되면 C3b가 남게 된다 (그림 7-6). 한 분자의 C3 전환효소는 약 200개 이상의 C3b 분자를 생성하여 이 단계에서 막대한 신호 증폭을 초래하게 된다. C3b 중 일부는 $\overline{C4b2a}$에 결합하여 **C5 전환효소 (C5 convertase)**라고도 불리는 3분자의 복합체인 $\overline{C4b2a3b}$를 형성한다. 이 복합체 성분 중 C3b는 C5에 결합하여 그 구조를 변환시킴으로써 $\overline{C4b2a}$ 성분이 C5를 분해시킬 수 있도록 하는데, 이때 분해의 산물로서 생성되는 C5a는 확산되어 사라지고, C5b는 C6에 부착하여 나중에 설명할 소위 막-공격 복합체의 순차적 형성의 개시를 유도한다. C3 전환효소 활성에 의해 생성된 C3b 중 일부는 $\overline{C4b2a}$와 결합하지 않고 대신 확산되어 나가서 면역복합체 및 불용성 항원 표면에 도포되어, 옵소닌 또는 포식작용 촉진제로서 작용하게 된다. C3b는 또한 세포막에 직접 결합하기도 한다.

대체경로는 항체-비의존적이다_The alternative pathway is antibody-independent

대체경로는 고전경로의 그것과 유사한 활성 산물들을 생성하지만, 그 경로의 개시에 항원-항체 복합체의 존재를 필요로 하지 않는다. 따라서 항체를 필요로 하지 않으므로, 대체경로는 내재면역계의 한 구성성분으로 볼 수 있다. 이 보체 활성화경로는 4 종의 혈청 단백질, 즉 C3, factor B, factor D, 및 프로페르딘 (properdin) 등의 작용을 수반한다. 대체경로를 통한 보체 활성화는 대부분의 경우, 숙주에 대해 이종(異種)인 세포표면 성분들 (표 7-1)에 의해서 촉발된다.

TABLE 7-1 Initiators of the alternative pathway of complement activation

PATHOGENS AND PARTICLES OF MICROBIAL ORIGIN
Many strains of gram-negative bacteria
Lipopolysaccharides from gram-negative bacteria
Many strains of gram-positive bacteria
Teichoic acid from gram-positive cell walls
Fungal and yeast cell walls (zymosan)
Some viruses and virus-infected cells
Some tumor cells (Raji)
Parasites (trypanosomes)
NONPATHOGENS
Human IgG, IgA, and IgE in complexes
Rabbit and guinea pig IgG in complexes
Cobra venom factor
Heterologous erythrocytes (rabbit, mouse, chicken)
Anionic polymers (dextran sulfate)
Pure carbohydrates (agarose, inulin)

SOURCE: Adapted from M. K. Pangburn, 1986, in *Immunobiology of the Complement System*, G. Ross, ed., Academic Press, Orlando.

OVERVIEW FIGURE 7-7: Schematic Diagram of Intermediates in the Formation of Bound C5b by the Alternative Pathway of Complement Activation

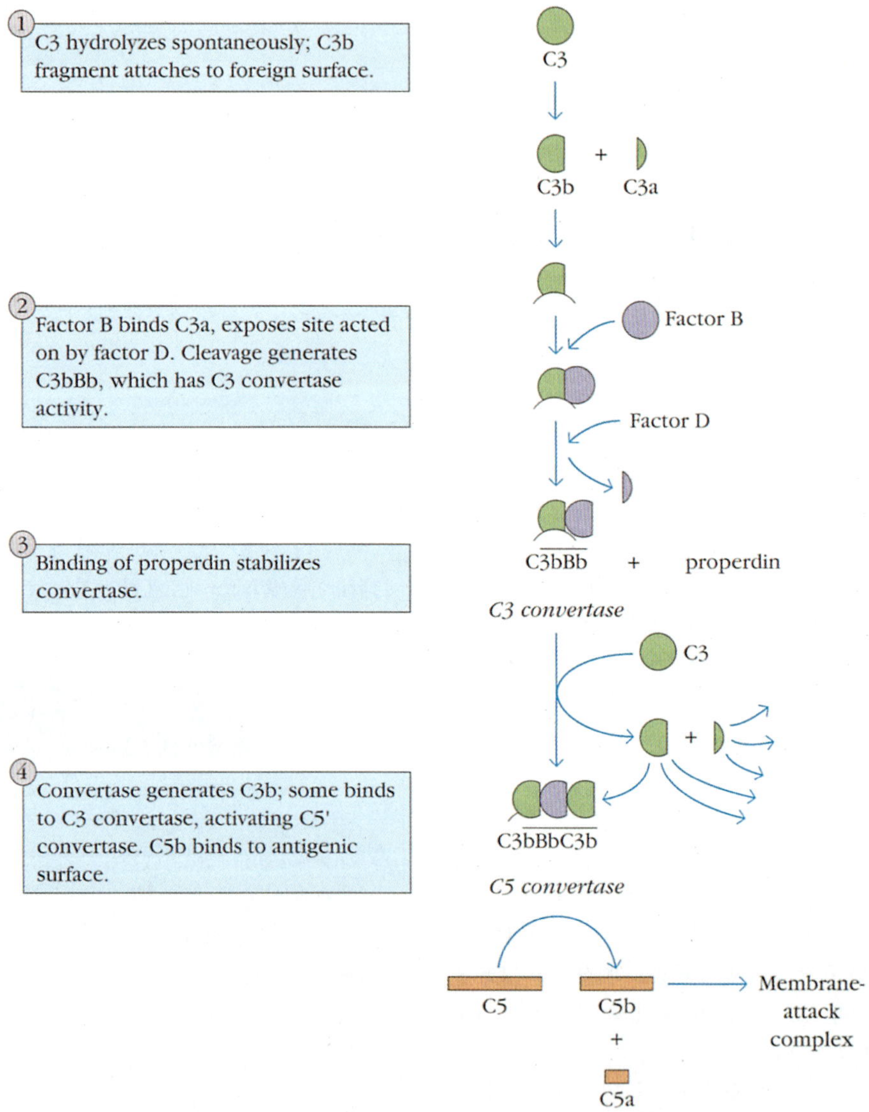

The C3bBb complex is stabilized by binding of properdin. Conversion of bound C5b to the membrane-attack complex occurs by the same sequence of reactions as in the classical pathway (see Figure 7-5).

예를 들면, 그람 양성 및 음성 세균은 모두 대체경로를 활성화시킬 수 있는 세포벽 성분을 함유하고 있다. 대체 경로에서 C5b가 생성되기까지의 중간체들이 그림 7-7에 도식적으로 명시되어 있다.

고전경로에서는 C3가 C3 전환효소 활성에 의해 C3a와 C3b로 신속히 분해된다. 대체경로에서는 불안정한 황화에스테르 (thioester) 결합을 함유하고 있는 혈청 C3가 자발적으로 서서히 분해되어 C3a와 C3b를 생성하게 된다. C3b 성분은 외래성의 표면 항원 (예를 들어, 세균이나 바이러스 입자의 표면의 항원)이나 심지어는 숙주세포에 까지도 직접 결합할 수 있다 (그림 7-6c 참조). 대부분의 표유동물 세포의 각종 막(膜)에는 다량의 시알산 (sialic acid)이 함유되어 있는데, 이는 숙주세포 표면에 결합한 C3b 분자의 신속한 불활성화에 기여한다; 결과적으로, 이와 같은 C3b의 숙주세포에의 결합이 그 세포막에서의 좀 더 진전된 반응으로까지 이어지는 것은 드물다. 다수의 외래 항원의 표면 (예를 들어, 세균 및 효모의 세포벽, 특정 바이러스의 피막 등)에는 오직 미량의 시알산만 함유되어 있기 때문에, 이들 표면에 결합된 C3b는 오랜 기간 동안 그 활성이 유지된 채로 남아있게 된다. 이러한 외래 항원 표면에 존재하는 C3b는, 또 다른 혈청 단백질인 factor B와 결합하여 Mg^{2+}에 의하여 안정화되는 복합체를 형성할 수 있다. Factor B는 C3b와 결합함으로써 그 특정 부위가 노출되어, 효소활성이 있는 혈청단백질인 factor D의 기질로서의 역할을 하게 된다. Factor D는 C3b에 결합된 factor B를 분해하여 $\overline{\text{C3bBb}}$를 형성하고, 이때 생성된 작은 분절인 Ba는 확산되어 유리된다. $\overline{\text{C3bBb}}$ 복합체는 C3 전환효소 활성을 갖고 있어서 고전 경로의 $\overline{\text{C4b2a}}$와 유사하다. $\overline{\text{C3bBb}}$의 C3 전환효소 활성은 혈청 단백질 프로페르딘이 결합하지 않는 한, 제한적인 반감기를 가지고 있다.

대체경로에서 생성된 $\overline{\text{C3bBb}}$는 가수분해 되지 않은 C3를 활성화하여 더욱 많은 C3b를 자가촉매적으로 생성할 수 있다. 그 결과로서, 초기 단계들은 반복되고 증폭되어, 5분 이내에 2×10^6 분자의 C3b가 항원 표면에 축적될 수 있다. $\overline{\text{C3bBb}}$의 C3 전환효소 활성은 $\overline{\text{C3bBb3b}}$ 복합체를 생성하는데, 이 복합체는 C5 전환효소 활성을 보인다는 점에서 고전경로의 $\overline{\text{C4b2a3b}}$ 복합체와 유사하다. 비 효소적인 C3b 성분은 C5에 결합하고, 이어서 Bb 성분은 결합된 C5를 가수분해하여 C5a 및 C5b를 생성한다 (그림 7-7); 이중 후자가 항원 표면에 결합하고, 이로써 용해과정의 마지막 단계를 개시한다.

렉틴경로는 미생물 표면에 결합하는 숙주 단백질로 개시된다_The lectin pathway originates with host proteins binding microbial surfaces

렉틴 (lectin)은 특정한 탄수화물을 목표로 인식하고 결합하는 단백질들의 총칭이다. 보체를 활성화하는 렉틴이 주로 만노오즈 잔기에 결합하므로, 일부 면역학자들은 이를 MBLectin 경로 또는 만난-결합 렉틴 경로 (mannan-binding lectin pathway)로 명명하기도 한다. 렉틴경로의 활성화는, 대체경로와 마찬가지로, 항체에 의존하지 않는다. 그러나 그 작용기전은 다소간 고전경로의 그것과 유사한데, 왜냐하면 반응이 개시된 후, C4 및 C2의 작용을 통하여 활성화된 보체 단백질들을 생성하기 때문이다 (그림 7-2 참조).

렉틴경로는, *Salmonella*, *Listeria*, 및 *Neisseria* 속 과 같은 세균과 *Cryptococcus neoformans* 및 *Candida albicans* 등의 진균, 그리고 HIV-1 및 **호흡기 합포체 바이러스 (respiratory syncytial virus)**를 포함하는 일부 바이러스 등 미생물 표면의 당단백질 또는 기타 탄수화물 중 만노오즈 잔기에 만노오즈 결합성 렉틴 (MBL)이 결합함으로써 활성화된다. 인체 세포는 보통 MBL이 인식하는 당 그룹을 둘러싸는 시알산 잔기를 보유하고 있어서 그 결합에의 표적물이 되지 않는다.

MBL은 콜렉틴 (collectin) 패밀리의 일원으로서 급성기 단백질의 일종이며, 염증반응 기간 중 그 농도가 증가된다. 보체 경로에서의 MBL의 역할은 C1q의 그것과 유사한데, 이 둘은 구조적으로도 유사성을 보인다 (그림 7-3). MBL이 세포 혹은 병원미생물의 표면에 결합하고 나면, MBL-관련 세린계 단백질 분해효소인 MASP-1 및 MASP-2가 MBL에 결합하게 된다. 이와 같이 형성된 활성 복합체는 C4 및 C2를 분해하고 활성화시킨다. MASP-1 및 MASP-2 단백질은 C1r 및 C1s와 각각 그 구조와 활성에 있어서 유사성을 가진다. 이와 같이 특정 항체와의 결합이 없이 C2-C4 성분을 활성화하여 C5 전환효소를 생성하는 수단은, 대체경로에 비교될 정도의 중요한 내재성 방어기전이라고 볼 수 있는데, C1 단백질을 제외한 고전경로의 구성성분들을 이용하는 것이 특징이다.

3 가지 보체 경로는 막-공격 복합체 형성단계를 공유한다_The three complement pathways converge at the membrane-attack complex

보체경로의 최종 단계는 C5b, C6, C7, C8 및 C9 의 성분들을 수반하는데, 이들은 순차적으로 상호작용하여 소위 **막-공격 복합체 (membrane-attack complex, MAC)**라고 불리는 고분자 구조를 형성하게 된다. 이 복합체는 표적세포의 세포막에 커다란 통로를 생성하여 세포막을 관통하여 이온과 저분자 물질들이 자유로이 확산되어 통행하도록 해준다.

고전경로, 대체경로 또는 렉틴경로 활성화는 궁극적인 결과로서 활성 C5 전환효소를 생성하게 된다. 이 효소는 α 및 β의 두 단백질 사슬로 이루어진 C5를 분해한다. C5가 전환효소의 비효소적인 C3b 성분에 결합하고 나면, α-사슬의 아미노 말단이 분해된다. 이는 작은 C5a 분절과 큰 C5b 분절을 생성하게 되는데, C5a는 확산되어 없어지고 C5b는 표적세포의 표면에 결합함으로써, 뒤이은 막-공격 복합체 성분들의 결합부위를 제공해준다 (그림 7-5, 단계 5 참조). C5b는 대단히 불안정하여 C6와 결합하여 안정화되지 않으면 신속히 불활성화 된다.

이 시점까지는, 모든 보체반응이 생체막의 친수성 표면 또는 액상 내에 형성된 면역복합체 상에 국한하여 일어난다. C5b6가 C7에 결합하면, 그 결과로서 생성되는 C5b67 복합체에 소위 친수성-양친성 구조적 전환이 일어나서 소수성 지역이 노출되게 되는데, 이 지역이

(a)

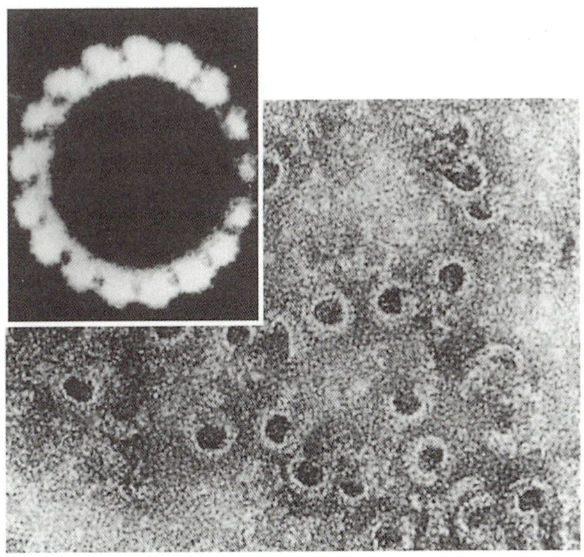

(b)

FIGURE 7-8 (a) Photomicrograph of poly-C9 complex formed by in vitro polymerization of C9 and (b) complement-induced lesions on the membrane of a red blood cell. These lesions result from formation of membrane-attack complexes. *[Part a from E. R. Podack, 1986, in* Immunobiology of the Complement System, *G. Ross, ed., Academic Press, Orlando; part b from J. Humphrey and R. Dourmashkin, 1969,* Advances in Immunology *11:75.]*

바로 생체막 인지질의 결합부위로서 작용하게 된다. 만약 보체반응이 표적세포의 막 위에서 일어났다면, C5b67 복합체는 그 소수성 결합부위에 힘입어 인지질 이중층에 삽입이 가능하게 된다. 그러나 만일 보체반응이 면역복합체 또는 기타 비세포성 표면에서 일어났다면, 소수성 결합부위가 있더라도 C5b67 복합체가 목표물 어디엔가 부착하지 못하고 유리되게 된다. 이렇게 유리된 C5b67 복합체는 인근 세포의 막에 삽입될 수 있으며, 이 결과로 소위 "무고한-구경꾼" 용해 (innocent-bystander lysis) 현상을 초래하게 된다. 보통의 경우에는 특정 조절 단백질들이 이러한 현상의 발생을 방지해 주지만, 특정 질병의 경우에는 위와 같은 "무고한-구경꾼" 용해에 의해 세포나 조직에 손상이 초래되기도 한다. 조절단백질 결핍으로 인한 용혈성 질환의 예가 <임상초점> 항에 설명되어 있으며, 면역복합체가 조직손상을 초래하는 자가면역 질환의 예는 15장에서 다루어질 예정이다.

C8이 막에 결합된 C5b67 복합체에 결합하게 되면, C8의 입체구조에 변화가 일어나며 소수성 부위가 노출되어 막과 상호작용을 하게 된다. C5b678 복합체는 생체막에 직경 10 Å짜리 작은 구멍을 생성하는데; 이는 적혈구의 분해는 초래하지만, 핵을 가진 세포의 파괴는 유도하지 못한다. MAC 형성에 있어서 최종 단계에서는, 퍼포린-유사성 분자인 C9이 C5b678 복합체에 결합하고 중합체화 된다. 단위 C5b678 복합체 당 약 10~17개의 C9 분자가 결합하여 중합체화 될 수 있다. 중합체화 과정 도중, C9 분자들 역시 친수성-양친성 구조적 전환이 일어나서, 막에 삽입 가능하게 된다. 완성된 MAC은 기능적 구경 약 70~100 Å의 원통형 모양이고 poly-C9 복합체가 단일 C5b678 복합체를 둘러싼 형태로 구성되어 있다 (그림 7-8). 이온과 저분자 물질들이 MAC의 중앙통로를 지나서 세포 안팎으로 자유롭게 확산되어 통행이 가능하게 되므로, 세포는 그 삼투안정성을 유지하지 못하고 따라서 물의 유입과 전해질 소실로 말미암아 죽게 된다. 3가지 보체 활성화 경로의 연쇄적 경과 과정은 그림 7-9에 요약되어 있다.

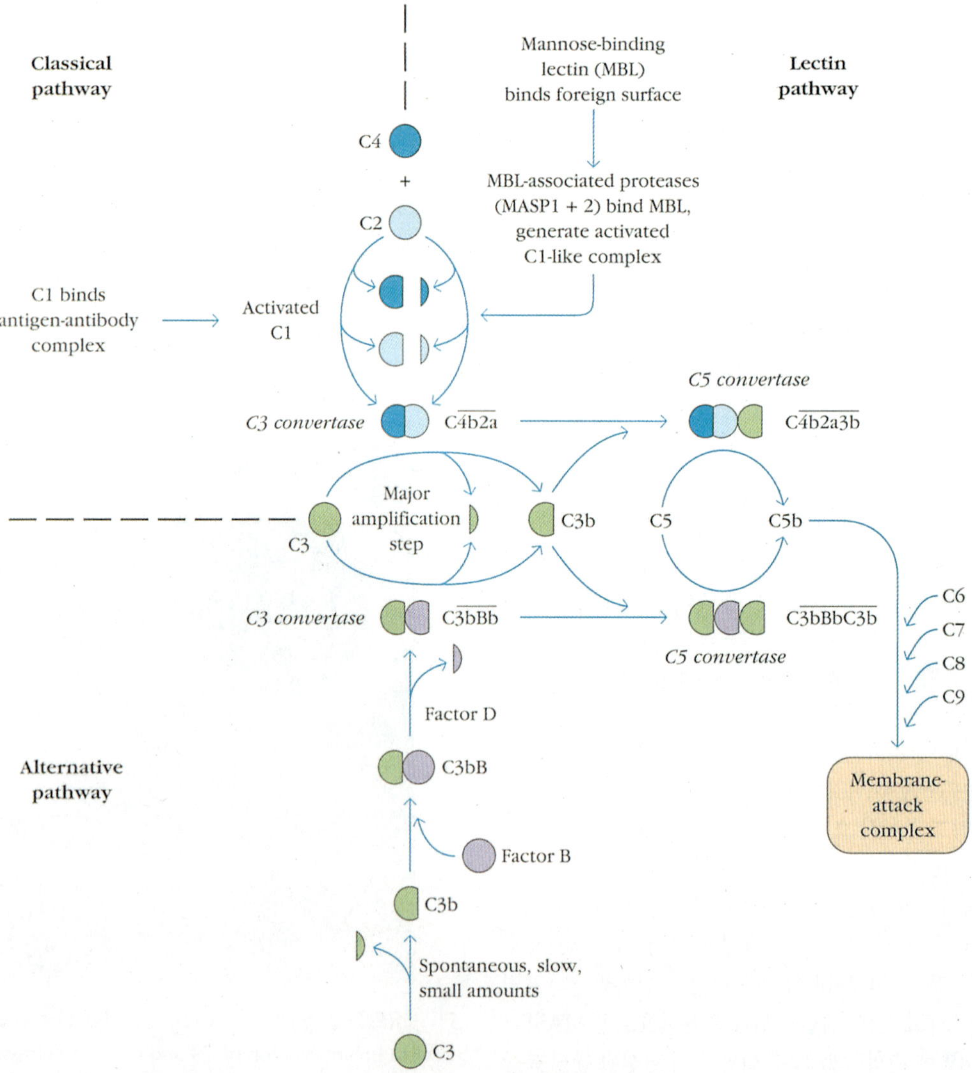

FIGURE 7-9 Summary of the three pathways of complement activation showing initiation via either the classical mode, which begins with C1 binding antigen-antibody complex, or by the alternative or lectin modes, which are antibody-independent. All pathways convert C3 to its active form, C3b, which participates in formation of a C5 convertase. With the formation of C5b, all three pathways converge to form the membrane-attack complex.

보체 시스템의 조절_Regulation of the Complement System

보체시스템의 다수 성분들이 외래성 세포나 미생물뿐만 아니라, 숙주 세포까지도 공격할 수 있는 관계로, 보체 활성을 지정된 표적에게만 국한시킬 수 있는 일련의 조절 기작이 발달되어 있다. 모든 보체 경로에 있어서 공통인 수동적인 조절기전은, 그 자체로서는 고도로 불안정하여 타 성분과의 반응으로 안정화되지 않으면 자발적으로 불활성화 되는 구성 성분을 포함하는 것이다. 예를 들면, 대체경로에서 발생한 C3 전환효소 활성은 프로페르딘과의 반응에 의해 안정화되지 않는 한, 단 5분의 활성 반감기를 가진다. 보체 활성의 능동적인 조절은 다양한 보체 성분들을 불활성화 시키는 일련의 조절 단백질들에 의해 수행된다 (표 7-2). 예를 들면, 당단백질인 C1-저해제 (C1Inh)는 C1r2s2와 복합체를 형성, C1q로부터 해리되게 함으로써, 이어지는 C4나 C2의 활성화를 저해하게 된다 (그림 7-10a(1)).

고전경로, 렉틴경로, 및 대체경로에서의 C3 전환효소에 의한 반응은 보체활성화 단계에서 가장 주된 증폭단계로서, 수많은 C3b 분자를 생성하게 된다. 이와 같이 생성된 C3b는 인접 세포에 결합할 잠재적 능력을 가지고 있어서, 막-공격 복합체 (MAC)의 형성을 유도함으로써 건강한 세포를 파괴할 수 있다. C3b는 $\overline{C4b2a}$ 또는 $\overline{C3bBb}$ 전환효소 효소들로부터 40 nm 가량 확산되어 나갈 때쯤이면 이미 자발적으로 가수 분해되어 목표 부위에 결합하는 능력이 제거되므로, 정상 숙주세포에 대한 손상이 최소화 된다. C3b에 의한 정상세포의 잠정적인 손상은 고전경로와 대체경로에서의 C3 전환효소 활성을 조절하는 일련의 단백질에 의하여 더욱 제약을 받는다. 이 조절 단백질들은 모두 짧은 일치 반복 (SCR)이라고 불리는 약 60개 잔기의, 반복적인 아미노산 서열을 함유하고 있다. 이 단백질들은 모두 보체활성화조절 유전자군 (RCA)으로 알려진, 인간 1번 염색체상의 단일 유전자좌에서 발현된다.

고전경로 및 렉틴경로에 있어서는, 3개의 구조적으로 상이한 RCA 단백질들이 C3 전환효소의 조립을 저해 한다 (그림 7-10a(2)). 이러한 조절단백질들에는, 가용성 C4b-결합 단백질 (C4b-binding

TABLE 7-2 Proteins that regulate the complement system

Protein	Type of protein	Pathway affected	Immunologic function
C1 inhibitor (C1Inh)	Soluble	Classical	Serine protease inhibitor: causes $C1r_2s_2$ to dissociate from C1q
C4b-binding protein (C4bBP)*	Soluble	Classical and lectin	Blocks formation of C3 convertase by binding C4b; cofactor for cleavage of C4b by factor I
Factor H*	Soluble	Alternative	Blocks formation of C3 convertase by binding C3b; cofactor for cleavage of C3b by factor I
Complement receptor type 1 (CR1 or CD35)* Membrane-cofactor protein (MCP or CD46)*	Membrane bound	Classical, alternative, and lectin	Block formation of C3 convertase by binding C4b or C3b; cofactor for factor I–catalyzed cleavage of C4b or C3b
Decay-accelerating factor (DAF or CD55)*	Membrane bound	Classical, alternative, and lectin	Accelerates dissociation of $\overline{C4b2a}$ and $\overline{C3bBb}$ (classical and alternative C3 convertases)
Factor I	Soluble	Classical, alternative, and lectin	Serine protease: cleaves C4b or C3b using C4bBP, CR1, factor H, DAE, or MCP as cofactor
S protein	Soluble	Terminal	Binds soluble C5b67 and prevents its insertion into cell membrane
Homologous restriction factor (HRF), also called membrane inhibitor of reactive lysis (MIRL or CD59)*	Membrane bound	Terminal	Bind to C5b678 on autologous cells, blocking binding of C9
Anaphylatoxin inactivator	Soluble	Effector	Inactivates anaphylatoxin activity of C3a, C4a, and C5a by carboxypeptidase N-catalyzed removal of C-terminal Arg

*An RCA (regulator of complement activation) protein. In humans, all RCA proteins are encoded on chromosome 1 and contain short consensus repeats.

OVERVIEW FIGURE 7-10: Regulation of the Complement System by Regulatory Proteins

Regulation of the Complement System

(a) Before assembly of convertase activity

(1) C1 inhibitor (C1Inh) binds $C1r_2s_2$, causing dissociation from C1q.

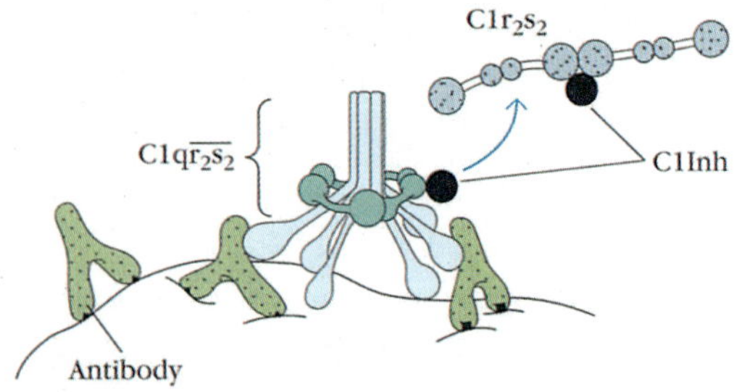

(2) Association of C4b and C2a is blocked by binding C4b-binding protein (C4bBP), complement receptor type I, or membrane cofactor protein (MCP).

(3) Inhibitor-bound C4b is cleaved by factor I.

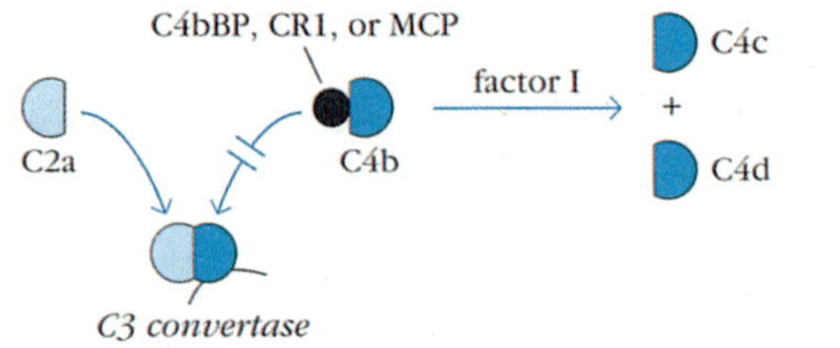

(4) In alternative pathway, CR1, MCP, or factor H prevents binding of C3b and factor B.

(5) Inhibitor-bound C3b is cleaved by factor I.

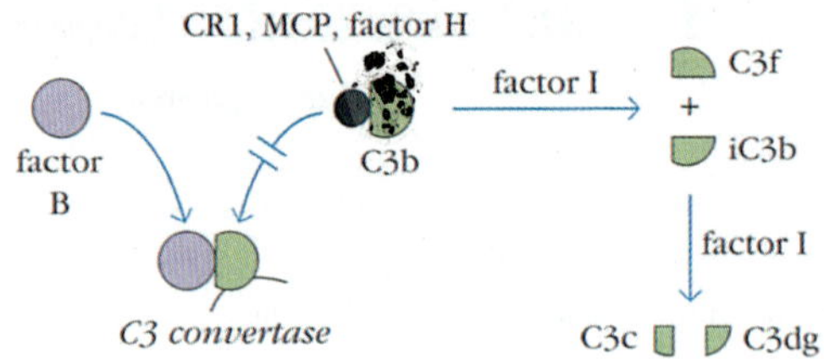

(b) After assembly of convertase

C3 convertases are dissociated by C4bBP, CR1, factor H, and decay-accelerating factor (DAF).

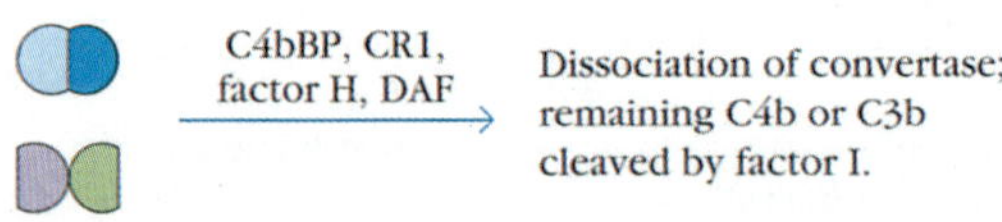

(c) Regulation at assembly of membrane-attack complex (MAC)

(1) S protein prevents insertion of C5b67 MAC component into the membrane.

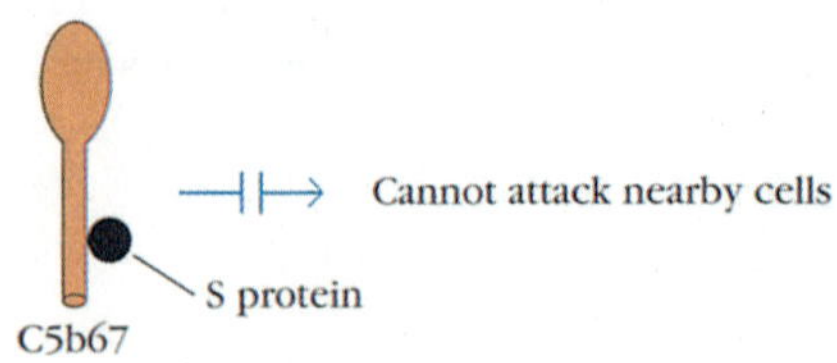

(2) Homologous restriction factor (HRF) or membrane inhibitor of reactive lysis (MIRL or CD59) bind C5b678, preventing assembly of poly-C9 and blocking formation of MAC.

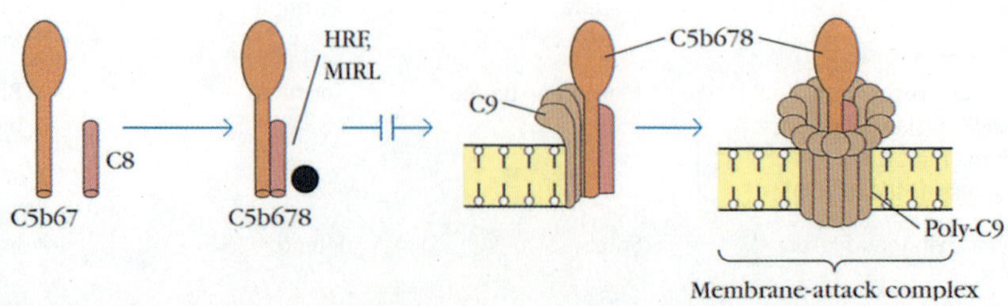

These proteins (shown in black) act at various points in the complement cascade.

protein, C4bBP) 및 2개의 막결합 단백질, 보체수용체 타입 1 (complement receptor type 1, CR1)과 막 보조인자 단백질 (MCP) 등이 있다. 이들 각 조절단백질들은 C4b에 결합하여 C4가 C2a와 결합하는 것을 저해한다. 일단 C4bBP, CR1, 또는 MCP가 C4b에 결합하고 나면, 또 다른 조절단백질인 factor I이 C4b를 분해시켜서, 결합된 상태의 C4d와 수용성 C4c를 생성한다 (그림 7-10a(3)). 한편 대체경로에서는, 이와 유사한 조절과정을 거쳐 C3 전환효소인 $\overline{C3bBb}$의 조립이 저해된다. 즉, 이 경우에는 CR1, MCP 또는 조절인자 factor H가 C3b에 결합하여 C3b가 factor B와 결합하는 것을 저해한다 (그림 7-10a(4)). 일단 CR1, MCP 또는 factor H가 C3b에 결합하고 나면, factor I가 C3b를 분해시켜서, 결합된 상태의 iC3b 분절과 수용성 C3f 분절을 생성한다. iC3b는 factor I에 의해 더욱 분해되어, C3c를 유리시키고 C3g는 막에 결합된 상태로 남게 된다 (그림 7-10a(5)). 세포 표면에 부착된 C4b와 C3b의 조절에 관련된 분자수준의 과정은 그림 7-11에 설명되어 있다.

이미 언급된 C4bBP, CR1, 및 factor H 등을 포함한 몇몇 RCA 단백질들은 이미 조립된 C3 전환효소에 작용하여 해리시키기도 한다. 이 외에도, 당인지질 막단백질에 공유결합적으로 결합되어있는 분해가속인자 (decay-accelerating factor; DAF 또는 CD55)는 C3 전환효소를 해리시킬 수 있는 능력이 있다. DAF 결핍의 결과에 관하여는 <임상초점> 난에 기술되어있다. 이들 각 RCA 단백질은, 세포부착 성분 (C4b 또는 C3b)으로부터 효소활성 성분 (C2a 또는 Bb)을 유리시킴으로써 C3 전환효소의 붕괴를 가속화시킨다. 일단 C3 전환효소의 해리가 개시되면, factor I이 잔존하는 막결합 C4b 또는 C3b를 분해하여 전환효소를 비가역적으로 불활성화 시킨다 (그림 7-10b).

조절단백질들은 역시 막-공격 복합체 (MAC) 수준에서도 작동한다. C5b67 복합체의 잠정적인 방출은 정상 세포에 무고한 구경꾼 용해의 위험을 초래하게 된다. 일련의 혈청단백질들은 유리된 C5b67에 결합하여 인접세포의 막에 삽입되는 것을 방지함으로써 이러한 위협을 상쇄하는 작용을 하게 된다. 혈청단백질인 S 단백질은 C5b67에 결합함으로써 친수성으로의 전환을 유도하여 인접세포의 막으로의 C5b67의 삽입을 방지하게 된다 (그림 7-10c(1)).

보체가 매개하는 세포의 용해는, 그 보체 성분이 용해 대상인 세포와는 다른 종류의 세포 유래일 경우 더욱 효과적이다. 이 같은 현상은 MAC의 형성을 저해하는 막 단백질에 의존한다. 이 단백질은 여러 종류의 세포막에 존재하는데, *상동 제한인자 (homologous restriction factor, HRF)* 또는 *반응성 용해 막억제인자 (membrane inhibitor of reactive lysis, MIRL 또는 CD59)*이다. CD59는 C8에 결합함으로써 폴리-C9의 조립과 그의 세포막에의 삽입을 방해하여,

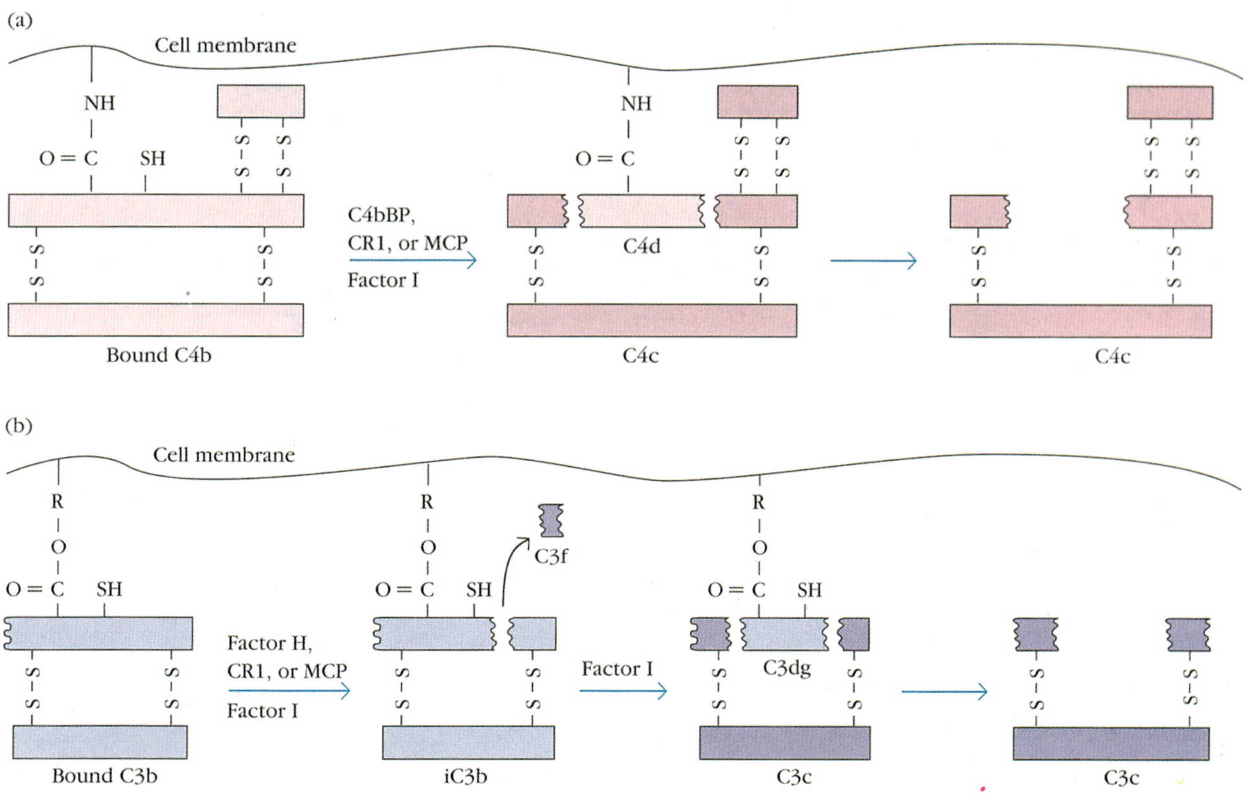

FIGURE 7-11 Inactivation of bound C4b and C3b by regulatory proteins of the complement system. (a) In the classical pathway, C4bBP (C4b-binding protein), CR1 (complement receptor type 1), or MCP (membrane cofactor protein) bind to C4b and act as cofactors for factor I–mediated cleavage of C4b. (b) In the alternative pathway, factor H, CR1, or MCP bind to C3b and act as cofactors for factor I–mediated cleavage of C3b. Free diffusible fragments are shown in dark shades; membrane-bound components in light shades.

보체가 매개하는 비특이적 세포용해로부터 세포들을 보호 한다 (그림 7-10c(2)). 그러나 이 같은 저해작용은 보체 성분이 표적세포와 동일한 종(species)에서 유래되었을 경우에만 일어난다. 이 같은 이유로, CD59는 소위 <'상동제한 (homologous restriction)'을 보인다> 라고 말해지며, 이는 그 명칭 (HRF)에도 잘 나타나 있다.

보체 활성화의 생물학적 결과_Biological Consequences of Complement Activation

보체는 체액성 면역반응을 증폭하고 침입해 들어오는 미생물을 파괴하는 방어기전으로 체액성 면역반응을 전환함으로써 체액성 면역의 중요한 매개역할을 수행한다. 막-공격 복합체 (MAC)는 세포의 용해를 매개하는 반면에, 기타의 보체 구성성분들 또는 그 분해산물들은 염증반응, 항원의 옵소닌화, 바이러스의 중화 및 면역복합체의 소거 등에 관여하고 있다 (표 7-3).

보체시스템의 다양한 생물학적 활성은 보체성분 분절의 보체 수용체에의 결합을 전제로 하는데, 이 보체 수용체들은 다양한 세포에 의해 발현된다. 나아가 일부 보체 수용체들은 생물학적 활성이 있는 보체 성분과 결합하여 불활성형으로 분해함으로써, 보체활성의 조절에 있어서 중요한 역할을 수행하기도 한다. 보체 수용체들과, 다양한 보체 성분 및 그 가수분해 산물이 포함된 주된 리간드들은 표 7-4에 나열되어 있다.

막-공격 복합체는 다양한 세포를 용해시킬 수 있다_The membrane-attack complex can lyse a broad spectrum of cells

보체활성화의 결과로서 생성된 막-공격 복합체 (MAC)는 그람 음성 세균, 기생충, 바이러스, 적혈구 및 기타 핵을 가진 세포들을 용해시킬 수 있다. 대체경로 및 렉틴경로의 활성화는 보통 초기 항원-항체 상호작용 없이 일어날 수 있는 관계로, 이들 경로는 감염성 미생물에 대한 중요한 내재면역 방어기전으로서의 역할을 수행한다. 초기 항원-항체 상호작용이 필수적인 고전경로는, 위의 비특이적인 내재 방어계를 좀 더 특이적인 방어기전으로 보완하고 있다. 고전경로의 일부 경우에서는 활성화에 요구되는 항체가, 도처에 있는 미생물들의 공통적인 성분에 대하여 생성된 자연적 항체로서 공급되기도 한다.

바이러스 감염에 대비한 숙주의 방어계에 있어서 세포성 면역의 중요성에 관하여는 이후 장에서 다루어질 예정이다. 그렇지만, 항체와 보체는 바이러스에 대한 숙주방어에 있어서 역할을 담당하고 있고, 종종 급성감염에 있어서 바이러스의 확산을 저지하거나 재감염을 방지하는 등의 필수적인 역할을 수행하기도 한다. 거의 모든 외피 함유 바이러스는 보체의 매개에 의해 용해되기 쉽다. 바이러스의 외피는 대부분이 감염된 숙주세포의 세포막으로부터 유래한 것이어서, MAC에 의한 구멍 형성에 약하다. 보체가 매개하는 용해에 감수성이 있는 병원성 바이러스에는 헤르페스 바이러스, 홍역 및 볼거리를 일으키는 오르토믹소 바이러스, 독감 바이러스를 포함하는 파라믹소 바이러스 및 레트로바이러스 등이 있다.

보체계는 일반적으로 그람 음성 세균의 용해에 매우 효과적이다 (그림 7-12). 그러나 일부 그람 음성 세균과 대부분의 그람 양성 세균들은 보체가 매개하는 세포 손상을 회피하는 기전을 보유하고 있다 (표 7-5). 예를 들면, 일부 그람 음성 세균들은 그 병원성과 상관이 있는, 보체 매개의 세포 용해에의 저항성을 보인다. 즉, 대장균 및 살모넬라 세균의 경우 보체에 대한 저항성이 매끄러운 콜로니의 표현형과 밀접한 관련이 있는데, 이는 세포벽의 LPS 성분에 긴 다당체 측쇄의 존재에 기인한 것이다. 보체에 대한 저항성을 가진 균주에 있

TABLE 7-3 Summary of biological effects mediated by complement products

Effect	Complement product mediating*
Cell lysis	C5b–9, the membrane-attack complex (MAC)
Inflammatory response	
Degranulation of mast cells and basophils†	C3a,C4a, and C5a (anaphylatoxins)
Degranulation of eosinophils	C3a, **C5a**
Extravasation and chemotaxis of leukocytes at inflammatory site	C3a, **C5a**, C5b67
Aggregation of platelets	C3a, C5a
Inhibition of monocyte/macrophage migration and induction of their spreading	Bb
Release of neutrophils from bone marrow	C3c
Release of hydrolytic enzymes from neutrophils	C5a
Increased expression of complement receptors type 1 and 3 (CR1 and CR3) on neutrophils	C5a
Opsonization of particulate antigens, increasing their phagocytosis	**C3b**, C4b, iC3b
Viral neutralization	C3b, C5b–9 (MAC)
Solubilization and clearance of immune complexes	C3b

*Boldfaced component is most important in mediating indicated effect.

†Degranulation leads to release of histamine and other mediators that induce contraction of smooth muscle and increased permeability of vessels.

TABLE 7-4 Complement-binding receptors			
Receptor	Major ligands	Activity	Cellular distribution
CR1 (CD35)	C3b, C4b	Blocks formation of C3 convertase; binds immune complexes to cells	Erythrocytes, neutrophils, monocytes, macrophages, eosinophils, follicular dendritic cells, B cells, some T cells
CR2 (CD21)	C3d, C3dg,* iC3b	Part of B-cell coreceptor; binds Epstein-Barr virus	B cells, follicular dendritic cells, some T cells
CR3 (CD11b/18) CR4 (CD11c/18)	iC3b	Bind cell adhesion molecules on neutrophils, facilitating their extravasation; bind immune complexes, enhancing their phagocytosis	Monocytes, macrophages, neutrophils, natural killer cells, some T cells
C3a/C4a receptor	C3a, C4a	Induces degranulation of mast cells and basophils	Mast cells, basophils, granulocytes
C5a receptor	C5a	Induces degranulation of mast cells and basophils	Mast cells, basophils, granulocytes, monocytes, macrophages, platelets, endothelial cells

*Cleavage of C3dg by serum proteases generates C3d and C3g.

어서, 세포벽의 LPS 함량의 증가가 MAC의 세균 세포막에의 삽입을 저해하여 MAC이 세포막에 구멍을 형성하는 대신 세균세포로부터 유리될 것이라는 견해가 제시된 바 있다. 보체저항성을 가진 임균 (*Neisseria gonorrheae*)은 인간에 있어 확산형 임균감염증의 원인이 되는 것으로 나타났다. 저항성 임균의 균주가 MAC과의 비공유결합적인 상호작용을 통해 균체의 외막에의 MAC의 삽입을 저해한다는 일부 실험적 증거가 제시되었다. 이와 같은 저항성 그람 음성 세균의 예는 예외적인 것으로서 대부분의 그람 음성 세균은 보체가 매개하는 용해작용에 민감하다.

그람 양성 세균은 대체적으로 보체에 의한 세포 용해에 저항성을 보이는데, 이는 세포벽 내 두터운 펩티도글리칸 층이 세포막에의 MAC의 삽입을 저해하기 때문이다. 폐렴 구균 (*Streptococcus pneumoniae*)과 같은 협막 함유 세균의 세포막 표면에서도 보체의 활성화가 일어날 수는 있으나, 협막은 세포막 상에 축적된 C3b와 포

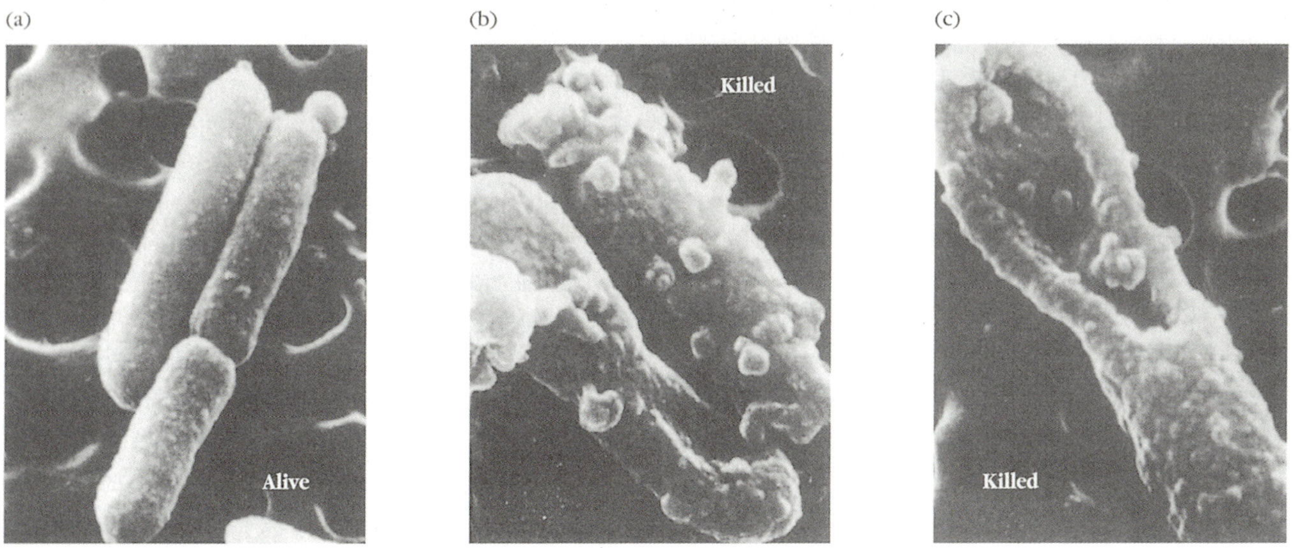

FIGURE 7-12 **Scanning electron micrographs of *E. coli* showing (a) intact cells and (b, c) cells killed by complement-mediated lysis.** Note membrane blebbing on lysed cells. *[From R. D. Schreiber et al., 1979,* Journal of Experimental Medicine ***149****:870.]*

TABLE 7-5 Microbial evasion of complement-mediated damage

Microbial component	Mechanism of evasion	Examples
	GRAM-NEGATIVE BACTERIA	
Long polysaccharide chains in cell wall LPS*	Side chains prevent insertion of MAC into bacterial membrane*	Resistant strains of *E. coli* and *Salmonella*
Outer membrane protein	MAC interacts with membrane protein and fails to insert into bacterial membrane	Resistant strains of *Neisseria gonorrhoeae*
Elastase	Anaphylatoxins C3a and C5a are inactivated by microbial elastase	*Pseudomonas aeruginosa*
	GRAM-POSITIVE BACTERIA	
Peptidoglycan layer of cell wall	Insertion of MAC into bacterial membrane is prevented by thick layer of peptidoglycan	*Streptococcus*
Bacterial capsule	Capsule provides physical barrier between C3b deposited on bacterial membrane and CR1 on phagocytic cells*	*Streptococcus pneumoniae*
	OTHER MICROBES	
Proteins that mimic complement regulatory proteins	Protein present in various bacteria, viruses, fungi, and protozoans inhibit the complement cascade	Vaccinia virus, herpes simplex, Epstein-Barr virus, *Trypanosoma cruzi*, Candida *albicans*

*LPS = lipopolysaccharide; MAC = membrane-attack complex; CR1 = complement receptor type 1.

식세포 상의 CR1 간의 상호작용을 저해한다. 일부 세균은 C3a와 C5a를 불활성화시키는 엘라스타아제 (elastase)를 보유하고 있어서, 이러한 분해산물들의 염증반응 유도를 방지한다. 이상과 같은 보체 회피 기전 외에도, 다수의 세균, 바이러스, 진균 및 원충들은 그들 세포 표면에서의 보체 연쇄반응을 저해하는 단백질들을 가지고 있어서, C4bBP, CR1, 및 CD55 (DAF) 등의 정상적인 보체 조절단백질의 효과를 모방하고 있다.

핵을 가진 세포가 용해되기 위해서는 복수의 MAC이 형성되어야만 하지만, 적혈구의 경우는 단 1개의 MAC 형성으로 세포를 용해시킬 수 있다. 대부분의 암세포를 비롯한 다수의 핵을 가진 세포들은 MAC 복합체를 세포내이입 시킬 수 있다. 만약 복합체가 충분히 신속하게 제거된다면, 세포는 손상을 회복하고 그 삼투안정성을 복구할 수 있다. 이와 같은 효과의 불행한 결과를 든다면, 잠정적인 항암 무기를 제공할 수 있는 종양세포항원에 특이적인 항체로서 촉발된 보체-매개 용해 현상이, MAC의 세포내 이입에 의해 무력화된다는 점이라 하겠다 (21장 참조).

보체 구성요소의 분해산물은 염증을 매개한다_Cleavage products of complement components mediate inflammation

보체 연쇄반응은 보통 세포 용해에 있어서의 역할에 그 관심의 초점이 맞추어져 있지만, 똑같이 중요한 기능들이 보체 활성화 과정 중에 이루어진다. MAC의 형성 과정 중에 생성되는 여러 가지 작은 분절들 또한 매우 중요하다; 이 펩티드들은 효과적인 염증반응의 유도에 있어서 결정적인 역할을 하고 있다 (표 7-3 참조). 보체 성분의 분해의 결과로서 생성된 작은 분절들로서 **아나필락시스 독소 (anaphylatoxins)**라고 명명된 C3a, C4a 및 C5a는 비만세포 및 혈중 호염구 표면의 수용체에 결합하여 탈과립을 유도함으로써, 히스타민 및 기타 약리학적 활성 물질들을 유리시킨다. 이들 아나필락시스 독소는 또한 평활근 수축 및 혈관투과성의 증가를 초래한다. 이리하여 보체의 활성화는, 항체와 포식세포를 함유하는 체액을 항원 침투 부위로 유입시키게 된다. 이들 고도의 활성을 가진 아나필락시스 독소는 혈청 단백분해효소인 **카르복시펩티다아제 N**에 의해 조절되는데, 이 효소는 기질의 C 말단으로부터 Arg 잔기를 절단하여, 소위 **'des-Arg 형'**을 생성한다. C3a 및 C4a의 des-Arg 형은 완전히 불활

임상초점

발작성 야간 혈색소뇨증: 보체용해 조절시스템의 결함_Paroxymal Nocturnal Hemoglobinuria: A Defect in Regulation of Complement Lysis

보체성분의 결핍으로 인한 공통적인 증상에는, 증대된 세균감염 위험과, 면역복합체의 소거 불능과 관련된 전신 홍반 루프스 (SLE) 등이 포함된다. 보체활성을 조절하는 단백질의 결핍은 이에 상응하는 심각한 질환을 초래할 수 있다. 그 한 예가 발작성 야간 혈색소뇨증 (paroxymal nocturnal hemoglobinuria, PNH)으로서, 그 증상으로는 증대된 적혈구 파괴성 (fragility)으로 인한 만성 용혈성 빈혈, 범혈구감소증 (pancytopenia) 및 정맥혈전 (venous thrombosis) 등이 있다. PNH라는 명칭은 뇨중의 헤모글로빈의 존재 검출로부터 유래하였는데, 특히 아침 기상 후 첫 소변에서 가장 많이 검출된다. PNH의 원인은 세포표면 단백질 생합성의 전반적인 결함에 의한 것인데, 이로 인해 두 개의 보체조절 인자인 DAF (CD55) 및 MIRL (CD59)의 발현에 영향을 미친다.

CD55 및 CD59는 세포표면 단백질로서, 보체-매개 세포용해의 저해제들이나, 각각 그 과정의 서로 다른 단계에서 작용한다. CD55는 고전경로, 대체경로, 및 렉틴경로에서의 C3 전환효소의 해리 및 불활성화를 초래함으로써 세포파괴를 저해 한다 (그림 7-10b 참조). CD59는 경로 상의 좀 더 후반 단계에서 작용하는데, C5b678 복합체에 결합하여 C9과의 결합을 방해함으로써 표적세포를 파괴하는 구멍 형성을 방지하게 된다. 두 단백질 모두 적혈구 및 일련의 조혈세포의 표면에 발현된다. 이 단백질들이 결핍되면, 숙주세포의 보체활성의 세포용해작용에 대하여 숙주세포들이 매우 민감해지게 된다. CD55 및 CD59 결핍의 임상적 결과로서의 PNH는 평균생존기간이 10~15년인 만성질환이다. PNH 환자의 가장 주된 사망 원인은 간정맥에 영향을 주는 정맥혈전과 진행성 골수기능상실 (progressive bone-marrow failure)이다.

이와 같이 드물지만 매우 심각한 질환에 대해서 뚜렷하게 떠오르는 한 가지 의문은, 2개의 서로 다른 단백질이 그 병변에 관련되어 있다는 사실이다. 각 단백질의 유전적 결함이 동시에 발생하는 확률은 PNH 증례 발생 10만 건 당 1건 이하로 매우 드물다. 사실 PNH에서는 각 단백질의 유전자에 이상이 있는 것이 아니고, 대신 이 단백질들이 막에 결합할 수 있도록 해주는 펩티드 앵커의 번역후 변환 과정에 결함이 있는 것으로 나타났다. 대부분의 세포표면 단백질의 경우, 세포막의 지질층을 관통하는 소수성 부위를 함유하지만, 일부 단백질들은 그 아미노산 잔기들에 결합된 당지질 앵커 (GPI; glycosylphosphatidylinositol)에 의해 막에 연결되어 있다. 만약 GPI 앵커의 형성이 저해되면, 이 같은 방식으로 막에 부착되는 CD55 및 CD59와 같은 단백질들은 세포표면에 존재하기 어렵게 된다.

PNH에서 확인된 유전적 결함은, GPI 앵커를 형성하는 초기 효소 경로에 있으며, 바로 '*pig-a* (phosphatidylinositol glycan complementation class A)' 유전자에 있다. PNH 환자 유래의 세포에 정상적인 *pig-a* 유전자를 트랜스펙션시켰을 때, 숙주 보체 용해에 대한 세포의 저항성이 회복되었다. PNH 환자 집단에서의 *pig-a* 유전자 염기서열 분석은 이 X-염색체 연관 유전자에서의 서로 다른 다수의 결함을 밝혀냈는데, 이는 이 결함이 유전적으로보다는 체세포적으로 유래했음을 가리키는 것이다. 이 결함은 무수한 세포에 영향을 미치기 때문에, 유전자 치료법에 의한 질환의 치료는 실용적인 선택이 되기 힘들다.

PNH 치료에 있어서, C5를 표적으로 하여 보체 연쇄반응의 최종 단계와 막-공격 복합체의 형성을 저해하는 인체화 단일클론항체 (4장 참조)를 사용한 최근의 개가가 보고되었다. 상품명 Eculizumab인 이 항체를 환자에 주입한 후 용혈에 의한 적혈구의 소실에 대하여 모니터하였다. 12주에 걸친 Eculizumab 치료 기간 동안 극적인 개선 효과가 환자에서 관찰되었다 (임상초점 그림 1 참조).

이상과 같은 PNH에 관련된 특징들은, 보체계가 숙주를 위한 강력한 방어 기전임과 동시에 한편으로는 위험한 것이기도 하다는 사실을 강조하고 있다. 따라서 침입자를 용해시키기 위해 생성되고 활성화된 보체 복합체들로부터 숙주세포를 보호하기 위한 복잡한 조절시스템이 요구된다.

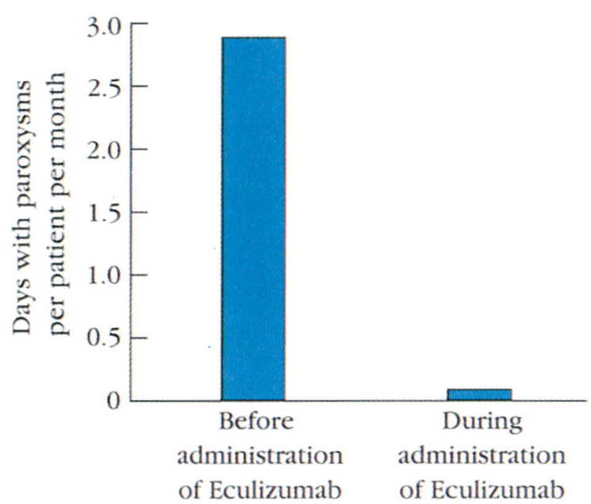

Treatment of PNH patients with Eculizumab relieves hemoglobinuria. The number of days with paroxysm (onset of attack) per patient per month in the month prior to treatment (left bar) and for a 12-week period of treatment with Eculizumab (right bar) is shown. *[From Hillmen, P., et al. 2004.* New England Journal of Medicine **350**:*6, 552–59.]*

성인 반면, C5a의 des-Arg 형은 약간의 화학주성 활성과 평활근 수축능력을 지니고 있다.

C3a, C5a 및 C5b67은 각각 단구세포 및 중성구가 혈관 내피세포에 부착하고 혈관외 유출과정으로 모세혈관의 내피를 횡단하여 조직 내 보체활성화 부위를 향하여 이동하도록 유도할 수 있다. 이 중에서도 C5a는 가장 강력하여, 피코몰 농도에서도 그 효과를 나타낸다. 보체의 백혈구의 화학주성에 있어서의 역할에 관하여는 14장에 좀 더 논의된다.

C3b 및 C4b의 결합은 옵소닌화를 촉진한다_C3b and C4b binding facilitates opsonization

C4b 및 iC3b 또한 옵소닌화 능력을 가지고는 있으나, C3b는 보체 시스템의 주된 옵소닌 (opsonin)이다. C3 활성화에 따른 증폭은 면역복합체 및 불용성 항원 표면에 C3b가 도포되는 결과를 초래한다. 포식세포를 비롯한 몇몇 종류의 세포들은 C3b, C4b, 또는 iC3b에 각각 결합하는 보체수용체 (CR1, CR3, 및 CR4)를 발현한다 (표 7-4 참조). C3b로 코팅된 항원은 CR1을 지니고 있는 세포에 결합한다. 만일 이 세포가 식세포 (예를 들어, 중성구, 단구세포, 또는 대식세포)이라면, 포식작용이 증진된다 (그림 7-13). 아나필락시스 독소 C5a를 비롯한 다양한 물질들에 의한 식세포의 활성화는, 식세포 표면의 CR1의 개수를 휴지기 상태의 대식세포가 지닌 5,000개에서 활성화 상태의 대식세포가 지닌 50,000개로 증가시켜 C3b로 도포된 항원에 대한 포식활성을 크게 촉진하는 것으로 알려졌다.

최근의 연구에 의하면, 보체성분의 분절 중의 하나인 C3b는 단백질 항원과 결합할 경우, 면역보강제 (adjuvant)로서의 역할을 하는 것으로 알려졌다. C3b는 항원을 직접 식세포로 인도하여 항원처리의 개시를 증강하고 특정 항체의 생산을 가속화 시킨다.

보체는 바이러스 감염성을 중화시키기도 한다 _Complement system also neutralizes viral infectivity

대부분의 바이러스는, 그 바이러스의 구조단백질의 반복적 서브유닛에 대한 항체와 결합하면 고전경로에 의한 보체계 활성화에 적합한 불용성 면역복합체를 형성하게 된다. 일부 바이러스들 (예: 레트로바이러스, 엡스타인-바 바이러스, 뉴캐슬병 바이러스, 및 풍진바이러스)은 대체경로 및 렉틴경로를 활성화할 수 있으며, 심지어는 항체 없이 고전경로를 활성화시킬 수도 있다.

보체계가 바이러스의 중화를 매개하는 데는 여러 가지 기전이 있다. 단순히 커다란 바이러스의 회합체를 형성하는 것만으로도 어느 정도의 바이러스 중화 효과를 달성할 수 있다. 왜냐하면 이러한 회합체는 감염성 바이러스 입자들의 순 개체수를 감소시키기 때문이다. 바이러스 회합체의 형성에 항체가 일정 역할을 수행하기는 하지만, 바이러스 1 입자당 최소 2 분자의 항체의 존재 하에 C3b 성분이 회합체의 형성을 촉진한다는 연구 결과가 알려져 있다. 예를 들면, 항체로 코팅된 폴리오마 바이러스는 활성화된 C3를 함유하는 혈청을 가하면 중화된다.

항체 또는 보체 성분이 바이러스 표면에 결합하면 전자현미경으로 관찰이 가능한 두터운 단백질 코팅을 형성하게 된다 (그림 7-14). 이 코팅은 감수성 숙주세포에의 부착을 저해함으로써 바이러스의 감염성을 중화시킨다. 항체와 보체가 바이러스 입자 표면에 집적되면, Fc 수용체나 제1형 보체수용체 (CR1)를 함유한 세포에의 바이러스의 결합 또한 촉진시키게 된다. 이 세포가 포식세포일 경우에는 바이러스의 세포와의 결합 직후, 포식작용에 이어 세포내로 섭취된 바이러스 입자의 파괴가 이어진다. 마지막으로 보체는 전부는 아니더라도 거의 모든 피막형 바이러스를 효과적으로 용해하여 외피의 분절화 및 뉴클레오캡시드의 분해를 초래한다.

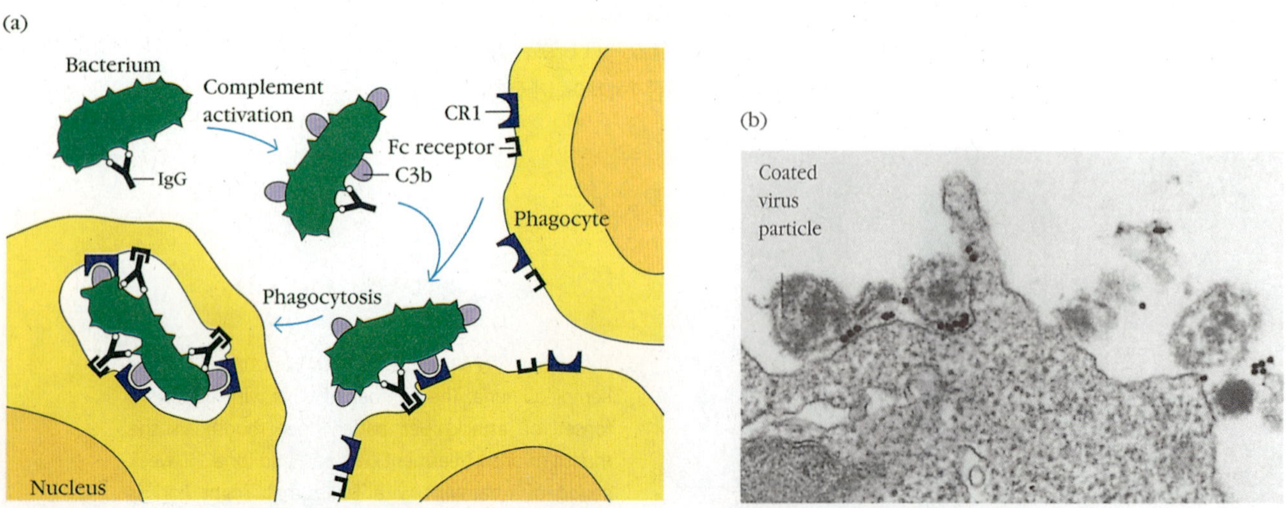

FIGURE 7-13 (a) Schematic representation of the roles of C3b and antibody in opsonization. (b) Electron micrograph of Epstein-Barr virus coated with antibody and C3b and bound to the Fc and C3b receptor (CR1) on a B lymphocyte. *[Part b from N. R. Cooper and G. R. Nemerow, 1986, in* Immunobiology of the Complement System, *G. Ross, ed., Academic Press, Orlando.]*

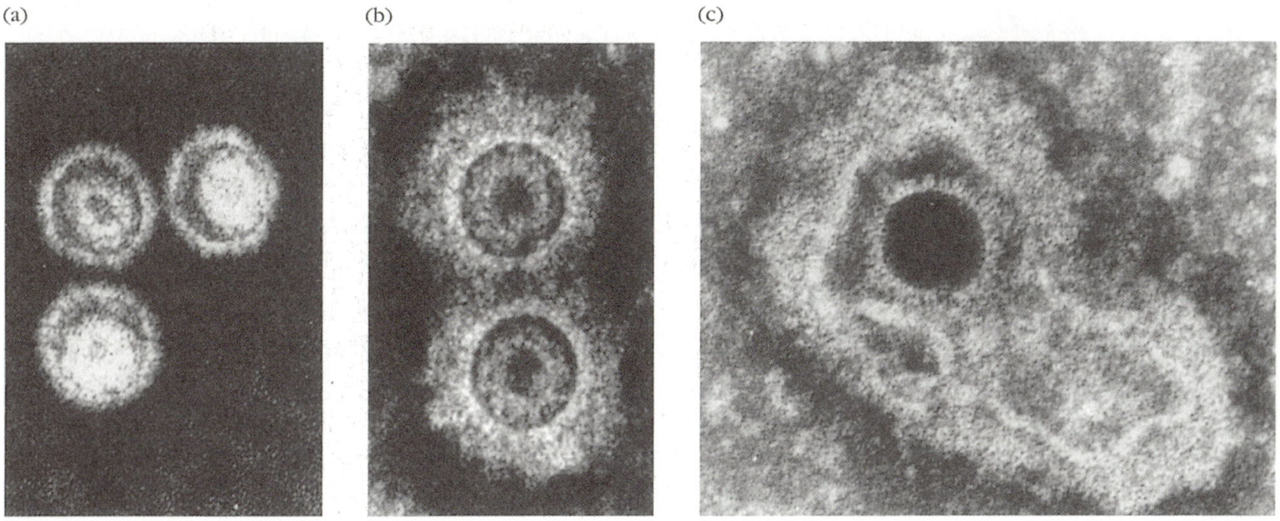

FIGURE 7-14 Electron micrographs of negatively stained preparations of Epstein-Barr virus. (a) Control without antibody. (b) Antibody-coated particles. (c) Particles coated with antibody and complement. *[From N. R. Cooper and G. R. Nemerow, 1986, in* Immunobiology of the Complement System, *G. Ross, ed., Academic Press, Orlando.]*

바이러스는 보체 활성을 회피하기 위한 몇 가지 서로 다른 전략들을 개발하였다. 이는 3가지 다른 범주로 분류된다.

1. *항원-항체 복합체로의 보체 결합의 방해.* 이 회피 전략은 Fc 수용체 활성을 가진 바이러스 단백을 합성하는 헤르페스 바이러스가 이용한다; 이 단백질이 비특이적 면역글로불린에 결합하면 항바이러스 항체의 결합이 차단된다.
2. *포유동물 보체 조절 단백질의 모방.* 우두 바이러스(vaccinia virus)는 C4b 및 C3b에 결합하는 단백질을 생산하여 그 활성을 저해하며, 나아가서 저해인자 I의 보조인자로서 작용한다.
3. *세포 유래 보체 조절물질의 바이러스 입자 내로의 도입.* 사람 백혈병 바이러스 (human leukemia virus, HTLV-1)는 바이러스 피막에 상당한 농도의 시알산을 도입함으로써 바이러스를 포유동물 세포의 특성으로 가장한다.

보체계는 순환계로부터 면역복합체를 소거한다_Complement system clears immune complexes from circulation

면역복합체의 소거에 있어서의 보체의 중요성은 자가면역 질환인 전신홍반루프스 (systemic lupus erythematosus, SLE) 환자의 예에서 잘 관찰된다. 이 환자들은 다량의 면역복합체를 생산함으로써, 보체가 매개하는 세포파괴와 제 II 형 및 III 형 과민반응의 유도 (15장 참조)로 인한 조직 손상에 시달리게 된다. 비록 SLE 환자에 있어서의 조직 손상에 보체가 주된 역할을 하지만, C1, C2, C4, 및 CR1이 결핍되어 있는 개인이 결국 SLE 환자의 소인을 가지게 된다는 모순적인 연구 결과도 있는 실정이다. 실제로 C4 성분이 완전히 결핍되어 있는 개인의 90%가 SLE로 발전한다. 보체결핍증은 면역복합체의 효과적인 가용화와 소거를 저해한다고 여겨지고 있다; 그 결과로 면역복합체가 오래 살아남아, 문제를 일으키는 그 결핍을 지니고 있는 바로 그 보체계에 의한 조직 손상으로 이어 진다.

가용성 면역복합체에 C3b가 도포되면, 이 복합체의 적혈구 표면의 CR1과의 결합이 촉진되는 것으로 추정된다. 비록 적혈구는 과립백혈구 상의 CR1 개수 (세포 당 ~5×10^4개)에 비해 적은 숫자의 CR1 (세포 당 ~5×10^2개)을 발현하고는 있지만, 보통 백혈구 1 개당 약 1,000개의 적혈구가 존재 한다. 따라서 적혈구 상의 CR1은 혈중 CR1의 90%를 차지하고 있다. 이러한 이유로 적혈구는 C3b로 코팅된 면역복합체와의 결합 및 이들 면역복합체를 간과 비장으로 운반하는데 있어서 중요한 역할을 수행한다. 이들 장기 내에서 면역복합체는 적혈구로부터 유리된 후 포식됨으로써, 조직 내에 침착되는 것이 방지된다 (그림 7-15). SLE 환자에서는 C1, C2, 및 C4의 결핍이 각각 면역복합체 표면의 C3b 농도의 저하를 가져오며, 따라서 이들 복합체의 소거를 저해하게 된다. SLE 환자의 적혈구 상에 감소된 농도로 발현된 CR1 역시 면역복합체와의 적절한 결합 및 소거를 방해하는 것으로 보인다.

보체 결핍증_Complement Deficiencies

각각의 보체 성분에 해당되는 유전적인 결핍증이 잘 알려져 왔다. 고전경로에 있어서의 초기 보체 성분 (C1q, C1r, C1s, C4 및 C2) 중 어느 것이라도 동형접합성으로 결핍되면, 유사한 증세로 나타나는데, 특히 SLE, 사구체신염 (glomerulonephritis), 및 혈관염 (vasculitis) 등의 면역복합체 질환 (제 II 형 과민반응)의 현저한 증가가 두드러진다. 이러한 결핍증은 C3b의 생성에 있어서의 경로 초기의 보체 성분들의 중요성과, 면역복합체의 가용화 및 소거에 있어서의 C3b의 중요성을 부각시켜주고 있다. 이 같은 보체결핍 환자들

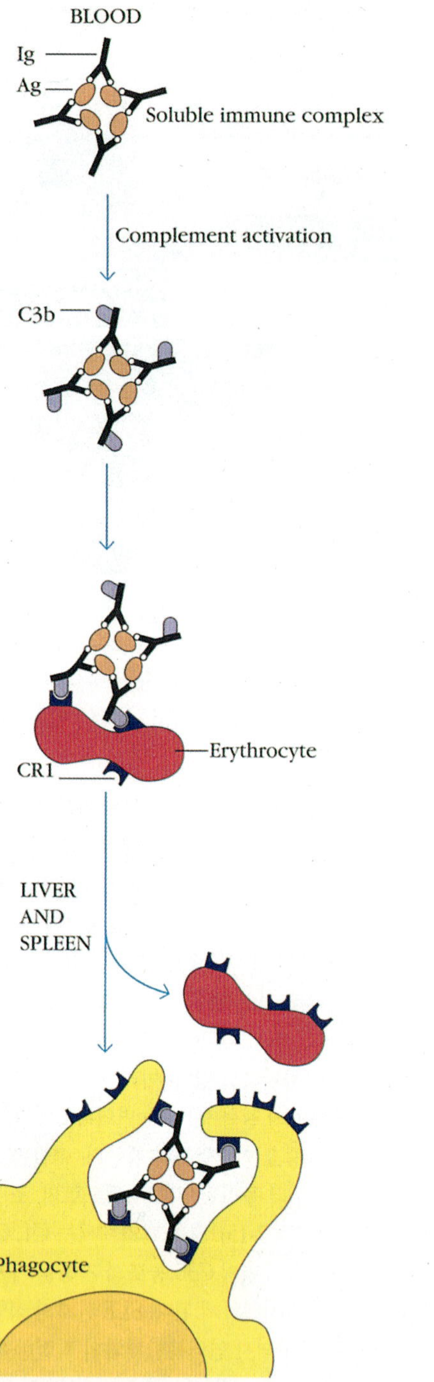

FIGURE 7-15 Clearance of circulating immune complexes by reaction with receptors for complement products on erythrocytes and removal of these complexes by receptors on macrophages in the liver and spleen. Because erythrocytes have fewer receptors than macrophages, the latter can strip the complexes from the erythrocytes as they pass through the liver or spleen. Deficiency in this process can lead to renal damage due to accumulation of immune complexes.

은 앞의 면역복합체 질환들 외에도 연쇄구균이나 포도상구균 등의 화농성 세균에 의한 반복적인 감염증에 시달리기도 한다. 이들은 그람 양성 세균이어서 MAC의 용해 효과에 저항성이 있다. 그럼에도 불구하고, 초기 보체 성분들은 보통 국소적인 염증반응과 세균에 대한 옵소닌화를 통하여 반복적인 감염증을 방지하고 있다. 대체경로의 초기 성분인 factor D 및 프로페르딘의 결핍은, 면역복합체 질환보다는 *Neisseria* 감염과 관련이 깊은 것으로 보인다.

C3 결핍증 환자들은 그 임상적 증상이 가장 심한 편인데, 이는 C5 활성화와 MAC 형성에 있어서의 C3의 중심적 역할을 반영하는 것이다. C3 결핍증상으로 처음 확인된 환자는 빈번한 중증 세균 감염증으로 고통받는 소아였는데, 초기에는 **무감마글로불린혈증(agammaglobulinemia)**으로 진단되기도 하였다. 임상적 검사를 통하여 혈중 면역글로불린의 농도가 정상임이 밝혀진 후에야 C3 결핍에 의한 결과임을 발견하게 되었다. 이 임상례는 체액면역반응을 효과적인 방어기전으로 변환시킴에 있어서의 보체시스템의 중요한 역할을 강조해 주는 사례이다. 대부분의 C3 결핍증 환자들은 반복적인 세균감염증을 보이며 면역복합체 질환을 앓을 수도 있다.

인구 집단 내에서 C4의 농도는 상당한 다양성을 보이며, 저 농도의 C4를 가진 개인은 자가면역 질환의 발생이 높아질 수 있다. C4를 부호화하는 유전자는 주조직적합성 유전자좌 안에 위치하며(8장 참조), C4 유전자의 개수는 개인 별로 2~7개로 다양하다. 최근의 연구에 의하면, 유전적으로 결정된 저 농도의 C4가 증가된 SLE 위험과 관련이 깊은 것으로 나타났다.

MAC 관련 보체성분의 동형접합성 결핍환자는 *Neisseria* 속 세균에 의한 반복적인 뇌수막염 및 임질 감염을 초래한다. 정상인에서는, 이들 그람 음성 세균은 보통 보체 매개의 용해에 약하며, C3b의 옵소닌화 활성에 의해 제거된다. MAC 결핍증 환자들에서 면역복합체 질환의 발생률은 드문데, 이는 그들이 면역복합체를 소거하기에 충분한 C3b를 생산하고 있다는 것을 뜻한다. 흥미롭게도 C9 결핍증의 경우 아무런 임상적 증세가 초래되지 않는데, 이는 보체가 매개하는 세포 용해에 항상 MAC 구성요소의 전부가 필요하지는 않다는 사실을 암시한다.

보체 조절단백질의 선천적인 결핍증 역시 보고된 바 있다. C1 저해제 (C1 inhibitor; C1 Inh)는 C1에 의한 C4 및 C2의 활성화를 방해함으로써 고전경로의 활성화를 조절한다. C1 Inh의 결핍은 약 1,000 대 1의 빈도로 나타나는 상염색체 우성 변이의 결과이다. 이 결핍은 **'유전성 혈관부종 (hereditary angioedema)'**라고 불리는 증상으로 나타나는데 임상적으로는 국소적인 조직부종으로 나타나며, 흔히 외상성 상해에 뒤이어 일어나지만, 때때로 그 원인이 불분명한 경우가 있다. 이 부종은 피하조직 또는 장관 내에서 발생하여 복통을 야기하거나, 상기도에서 일어나 치명적인 기도의 폐색을 초래하기도 한다.

보체성분의 동형접합성 유전자결핍의 인간과 실험동물에 관한 연구는, 면역계에 있어서의 보체성분 각각의 역할에 관한 주된 정보를 제공해왔다. 이러한 연구에 의한 발견들은, 특정 보체성분 유전자의 발현을 없앤 소위 '녹아우트 (knock-out)' 마우스들을 이용한 연구에 의해 크게 뒷받침되었다. 이러한 실험동물에서의 *in vivo* 보체 활성에 관한 연구에 의하여 보체단백질들의 복잡한 체계의 정밀한 분석과 각 보체단백질의 정확한 생물학적인 역할의 지정이 가능해졌다.

요 약

- 보체계는 혈청단백질로 이루어져 있으며, 이들 중 다수는 불활성 상태로 존재한다.
- 보체 활성화는 고전경로, 대체경로, 또는 렉틴경로에 의해 일어나며 이들 각 경로는 서로 다르게 개시된다.
- 이들 세 가지 경로는 세포용해를 초래하는 분자복합체를 생성하기 위해 일련의 공통적인 과정에서 수렴한다.
- 고전경로는 세포 표적에 결합한 항체에 의해 개시된다; IgM 및 특정 IgG 서브클래스들이 이 경로를 활성화한다.
- 대체경로 및 렉틴경로의 활성화는 항체-비의존적이다. 이 경로들은 보체 단백질과 미생물 표면분자들과의 반응에 의해 개시된다.
- 세포용해에 있어서의 핵심적 역할 외에도, 보체계는 세균의 옵소닌화, 염증반응의 활성화, 또한 면역복합체의 소거를 매개한다.
- 보체 단백질 및 단백질 분절들과 면역세포 표면 수용체 간의 상호작용에 의해 내재면역과 적응면역 모두가 조절된다.
- 숙주자신에 손상을 입히는 능력 때문에 보체계는 복잡한 능동적 및 능동적 조절기전들을 필요로 한다.
- 선천적 보체 결핍의 임상적 증상은 감염에 대한 감수성 증가에서 면역복합체에 의한 조직 손상에 이르기까지 다양하다.

References

Carroll, M. C. 2004. The complement system in regulation of adaptive immunity. *Nature Immunology* **5:**981.

Davis, A. E., III. 2005. The pathophysiology of hereditary angioedema. *Clinical Immunology* **114:**3.

Favoreel, H. W., et al. 2003. Virus complement evasion strategies. *Journal of General Virology* **84:**1.

Hillmen, P., et al. 2004. Effect of Eculizumab on hemolysis and transfusion requirements in patients with paroxysmal nocturnal hemoglobinuria. *New England Journal of Medicine* **350:**552.

Holmskov, U., S. Thiel, and J. C. Jensenius. 2003. Collectins and ficolins: Humoral lectins of the innate immune defense. *Annual Review of Immunology* **21:**547.

Kishore, U., et al. 2004. C1q and tumor necrosis factor superfamily: Modularity and versatility. *Trends in Immunology* **25:**551.

Lindahl, G., U. Sjobring, and E. Johnsson. 2000. Human complement regulators: A major target for pathogenic microorganisms. *Current Opinion in Immunology* **12:**44.

Manderson, A. P., M. Botto, and M. J. Walport. 2004. The role of complement in the development of systemic lupus erythematosus. *Annual Review of Immunology* **22:**431.

Matsumoto, M., et al. 1997. Abrogation of the alternative complement pathway by targeted deletion of murine factor B. *Proceedings of the National Academy of Sciences U.S.A.* **94:**8720.

Muller-Eberhard, H. J. 1988. Molecular organization and function of the complement system. *Annual Review of Biochemistry* **57:**321.

Nonaka, M., and F. Yohizaki. 2004. Primitive complement system of invertebrates. *Immunological Reviews* **198:**203.

Rautemaa, R., and S. Meri. 1999. Complement-resistance mechanisms of bacteria. *Microbes and Infection/Institut Pasteur* **1:**785.

Sloand, E. M., et al. 1998. Correction of the PNH defect by GPI-anchored protein transfer. *Blood* **92:**4439.

Turner, M. W. 2003. The role of mannose-binding lectin in health and disease. *Molecular Immunology* **40:**423.

Wen, L., J. P. Atkinson, and P. C. Gicias. 2004. Clinical and laboratory evaluation of complement deficiency. *Journal of Allergy and Clinical Immunology* **113:**585.

Yu, C. Y., and C. C. Whitacre. 2004. Sex, MHC and complement C4 in autoimmune diseases. *Trends in Immunology* **25:**694.

Zarkadis, I. K., D. Mastellos, and J. D. Lambris. 2001. Phylogenetic aspects of the complement system. *Developmental and Comparative Immunology* **25:**745.

Useful Web Sites

http://www.complement-genetics.uni-mainz.de/

The Complement Genetics Homepage from the University of Mainz gives chromosomal locations and information on genetic deficiencies of complement proteins.

http://www.google.com

A clever graphic representation of the basic assay for complement activity using red blood cell lysis, from D. Fix at the University of Southern Illinois, Carbondale.

학습문제

임상초점문제 PNH와 같은 보체 조절인자와 관련된 보체질환이 왜 보체성분 자체의 결핍보다 더욱 심각한 결과를 초래하는가에 대하여 설명하라.

1. 다음 각 서술이 참인지 거짓인지 표시하라. 만일 거짓이라고 생각하면 그 이유를 설명하라.
   a. 단 1 개의 IgM 분자만 결합해도 고전경로의 C1q 성분을 활성화시킬 수 있다.
   b. C3a 및 C3b는 C3의 분절들이다.
   c. 보체성분 C4 및 C2는 혈장 중에 기능적으로 불활성인 선구효소의 형태로 존재한다.
   d. 핵을 가진 세포는 적혈구보다 보체가 매개하는 세포용해에 더 저항성을 보이는 경향이 있다.
   e. 피막형 바이러스는 보체에 의해 용해되지 않는데, 그 이유는 피막이 막-공격 복합체 (MAC)에 의한 구멍 형성에 대해 저항성이 있기 때문이다.
   f. C4 성분이 결핍인 사람은 면역복합체를 소거하기 힘들다.

2. 왜 혈청 중 IgM이 그 자체로서는 보체를 활성화시킬 수 없는지를 설명하라.

3. Factor B를 제외한 모든 보체 성분에 대한 유전적 결핍증들이 환자들의 예에서 확인되었다. 특히 중증은 C3 결핍증으로 인해 초래된다, 다음의 각 경우에 있어서의 C3 결핍의 결과를 기술하라.
   a. 고전 경로 및 대체 경로의 활성화
   b. 면역복합체의 소거
   c. 감염성 세균의 포식작용
   d. 감염성 세균 유래의 항원성 펩티드 제시

4. 보체 시스템의 4대 주요 기능에 대하여 요약하라.

5. 보체 활성화는 고전경로, 대체경로, 및 렉틴경로를 통하여 일어날 수 있다.
   a. 활성화를 개시하는 물질에 있어서 세 가지 경로의 차이점은 무엇인가?
   b. 세 가지 경로에 있어서, 전반적인 활성화 단계의 어느 부분이 다르며 어느 부분이 유사한가?
   c. 이 세 가지 경로를 통한 보체활성화의 생물학적인 결과의 차이점은 무엇인가?

6. 적혈구와 같이 핵이 없는 세포는 핵을 가진 세포에 비해 보체 매개의 세포 용해에 더 민감하다.
   a. 왜 보통 사람의 적혈구는 보체에 의한 소위 <'무고한 구경꾼' 분해> 현상의 결과로서 파괴되지 않는가를 설명하라.
   b. 어떤 경우에 있어서 보체가 그 보체를 함유하는 개인 자신의 적혈구를 용해할 수 있다고 여겨지는가?

7. 아래에 열거한 보체 조절단백질들의 작용기전을 간략히 설명하라. 또한 각 단백질이 조절하는 경로의 종류를 명시하라,
   a. C1 저해제 (C1 Inh)
   b. C4b-결합 단백질 (C4bBP)
   c. 상동 제한인자 (HRF)
   d. 붕괴 가속인자 (DAF)
   e. Factor H
   f. 막 보조인자 단백질 (MCP)

8. 아래 'a-l'의 보체성분 또는 반응에 대하여 가장 잘 서술한 것을 항목 '1-13'에서 선택하여 밑줄 안에 표기하라. 단, 각 항목은 한번, 한번 이상, 또는 전혀 사용되지 않을 수도 있다.

   (보체성분/반응)

   a. ________ C3b
   b. ________ C1, C4, C2 및 C3
   c. ________ C9
   d. ________ C3, Factor B 및 Factor D
   e. ________ C1q
   f. ________ $\overline{C4b2a3b}$
   g. ________ C5b, C6, C7, C8 및 C9
   h. ________ C3 → C3a + C3b
   i. ________ C3a, C5a, 및 C5b67
   j. ________ C3a, C4a 및 C5a
   k. ________ $\overline{C4b2a}$
   l. ________ C3b + B → $\overline{C3bBb}$ + Ba

   (서술)

   (1) 활성화과정 중 주된 증폭이 일어나는 반응
   (2) 대체 경로의 초기 성분들이다.
   (3) 막공격 복합체(MAC)의 구성 요소
   (4) 옵소닌화를 매개한다.
   (5) 고전 경로의 초기 성분들이다.
   (6) 퍼포린과 같은 활성을 가지고 있다.
   (7) 항체의 Fc 부위에 결합한다.
   (8) 화학주성 활성을 가지고 있다.
   (9) C3 전환효소 활성을 가지고 있다.
   (10) 아나필락시스 독소이며 비만세포의 탈과립화를 유도한다.
   (11) C5 전환효소 활성을 가지고 있다.
   (12) Factor D가 촉매하는 반응
   (13) C1qr2s2가 촉매하는 반응

9. 당신은 다양한 보체성분을 부호화하는 유전자에 변이를 도입한 소위 녹아우트 마우스들을 제조하였다. 각각의 녹아우트 마우스는 아래 표의 상단에 나열된 각 보체성분을 발현할 수 없다. 아래 표의 좌측에 열거된 각종 보체 활성화 및 보체의 효과기 기능에의 위의 각 변이의 효과를 다음의 기호를 사용하여 표시하라: NE = 무효과(no effect), D = 과정이나 기능이 저해/저하되었으나 완전히 소실되지는 않음(decreased), A = 과정이나 기능이 완전히 소실됨 (abolished).

	Component knocked out						
	C1q	C4	C3	C5	C6	C9	Factor B
COMPLEMENT ACTIVATION							
Formation of C3 convertase in classical pathway							
Formation of C3 convertase in alternative pathway							
Formation of C5 convertase in classical pathway							
Formation of C5 convertase in alternative pathway							
EFFECTOR FUNCTIONS							
C3b-mediated opsonization							
Neutrophil chemotaxis							
Cell lysis							

Interactive Study

www.whfreeman.com/kuby

SELF-TEST
Review of Key Terms

chapter 8장

주조직적합 복합체와 항원제시

The Major Histocompatibility Complex and Antigen Presentation

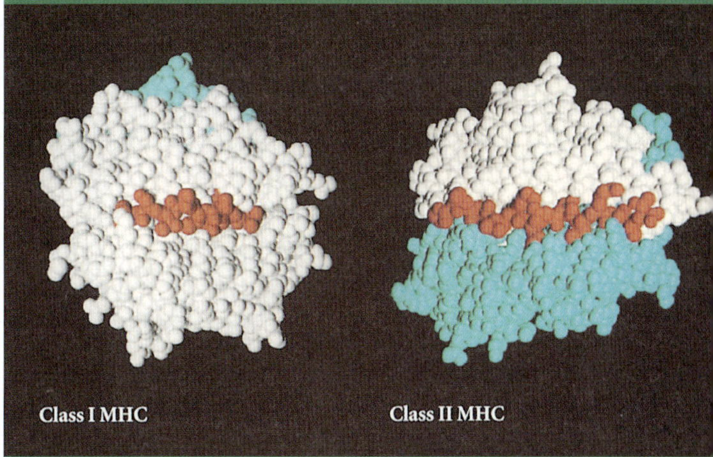

Space-filling models of class I and class II MHC molecules showing bound peptides in red. [From D. A. Vignali and J. Strominger, 1994, The Immunologist *2:112.]*

- MHC의 일반적인 구성과 유전
- MHC 분자와 유전자
- MHC 유전자의 자세한 유전자지도
- MHC 분자의 세포 발현
- MHC 발현 조절
- MHC와 질병 감수성
- MHC와 면역반응성
- T 세포의 자기-MHC 제한
- 항원제시세포의 역할
- 서로 다른 항원처리와 제시 경로의 증거
- 내인성 항원: 세포질 경로
- 외인성 항원: 세포내 이입 경로
- 외인성 항원의 교차 제시
- 비펩티드성 항원의 제시

항체와 B-세포 수용체는 항원을 바로 인식할 수 있는 반면 T-세포 수용체가 인식하는 항원은 세포 내에서 분해를 거쳐서 MHC 분자와 결합된 형태로 제시되어야 한다. 초기에 MHC는 같은 종의 다른 개체에서 이식된 조직이 그 개체의 일부로 허용 혹은 거부되는가를 결정하는 유전적 복합체로서 연구의 대상이었고 이 때문에 **주조직적합 복합체 (MHC)**라는 이름이 붙여졌다. 이후에, R. Zinkernagel 과 P. Doherty 혹은 B. Benacerraf 등의 선구적인 연구자들에 의해 MHC 분자들이 적응 면역반응 (adaptive immune response)을 결정하는데 핵심적인 역할을 하며 한 개인이 발현하는 특정 MHC 분자군에 의해 그 개체의 T_H 와 T_C-세포가 반응하는 항원의 레퍼토리가 결정된다는 것이 증명되었다. MHC는 한 개인이 감염균의 항원에 반응하는 정도를 조절하기 때문에 질병 발병성 뿐만 아니라 자가면역질환의 발생에도 영향을 끼친다. MHC는 이 밖에서도 더 많은 역할이 있는 것으로 생각되어지는데, 최근의 연구결과에 의하면 자연살해 (NK) 세포가 MHC class I 항원의 수용체를 발현하며 이들 수용체와 MHC 간의 상호작용에 의해 NK 세포의 기능이 저해 또는 활성화 된다는 것이다 (14장 참조). 이제 이들 MHC가 어떻게 작용하여 거의 모든 항원에 대해 면역반응이 발생될 수 있는지를 연구하는 것은 면역학의 주된 테마가 되었고 MHC에 대한 연구는 조직이식 분야를 넘어서서 광범위한 영역으로 확장되고 있다.

본 장에서는 MHC의 역사를 간단히 언급하고 MHC 영역에 속하는 유전자들과 단백질들의 기능을 다루고자 한다. 특정 MHC 유전자와 질병 발병성의 연관성 뿐 만 아니라 인간들 사이에 MHC 유전자의 다형성에 대해서도 언급할 것이다. 본 장에서 강조될 부분은 단백질 항원이 어떤 과정을 거쳐 펩티드-MHC 복합체를 형성 **(항원처리)**하는가 이고 이 복합체가 어떻게 세포막으로 운반되어 T-세포에 인지되기위해 전시 **(항원 제시)**되는가 이다. 또한 MHC 영역 내에서 암호화되지 않는 분자들이 특정 항원들을 제시하는데 있어서 하는 역할도 언급될 것이다.

MHC의 일반적인 구성과 유전_General Organization and Inheritance of the MHC

지금까지 연구된 모든 포유류의 종들은 MHC를 구성하는 밀접히 연결된 유전자의 군집을 가지고 있으며 이들 유전자에서 발현된 단백질들은 세포간의 인식이나 자기-비자기 구분에 관여한다. MHC는 체액성 면역반응과 세포매개성 면역반응이 일어나는데 관여한다. 이 유전자 군에 관한 연구가 시작된 계기는 이식거부반응이 지금은 **조직적합 항원 (histocompatibility antigens)**이라 불리는 세포표면 물질에 대한 면역반응에 의해 일어난다는 것이 밝혀지면서부터이다. 1930년대 중반에 Peter Gorer는 동종번식 (inbred) 마우스들을 이용하여 혈액군 항원들을 동정하였다. 그런 과정 중에 혈액세포 항원을 암호화하는 네 가지 (I에서 VI)의 유전자군이 있음을 알게 되었다. 1940년대와 1950년대에 이르러서 Gorer와 George Snell는 두 번째 유전자군에 의해 암호화된 항원들이 거부반응에 관여함을 밝혔다. Snell은 이들 유전자들을 **조직적합 (histocompatibility) 유전자**라고 불렀으며, 현재 명명하고 있는 조직적합성-2 (histocompatibility, H-2) 유전자는 Gorer의 제2 혈액군 항원 이라는 명칭을 따른 것이다. Gorer는 그의 공헌이 완전히 인정되기 전에 타계하였으나, Snell은 1980년에 노벨상을 수상하였다.

MHC는 세가지 형의 분자들을 암호화하고 있다_The MHC encodes three major classes of molecules

주조직적합 복합체 (MHC)는 인간의 6번 염색체와 마우스의 17번 염색체 상의 긴 영역의 DNA에 배열된 유전자들의 집합체이다. MHC는 인간의 경우 HLA 복합체, 마우스의 경우는 H-2 복합체로 불려진다. 비록 유전자들의 배치는 좀 다르지만 MHC 유전자들은 MHC 분자의 기능에 따라 세 가지 형으로 나눈다.

- **Class I MHC 유전자**들은 거의 모든 유핵세포의 표면에 발현되는 당단백질을 암호화한다. 이들 class I 유전자 산물들의 주요한 기능은 펩티드항원들을 T_C 세포에 제시하는 것이다.
- **Class II MHC 유전자**들은 주로 항원제시세포들에 의해 발현되는 당단백질을 암호화한다. 대식세포 (macrophage), 수지상 세포 (dendritic cell), B 세포와 같은 항원제시세포들은 처리된 항원성 펩티드를 T_H 세포에 제시한다.

OVERVIEW FIGURE 8-1: Simplified Organization of the Major Histocompatibility Complex (MHC) in the Mouse and Human

Mouse H-2 complex

Complex	H-2						
MHC class	I	II		III		I	
Region	K	IA	IE	S		D	
Gene products	H-2K	IA αβ	IE αβ	C′ proteins	TNF-α TNF-β	H-2D	H-2L*

*Not present in all haplotypes

Human HLA complex

Complex	HLA							
MHC class	II			III		I		
Region	DP	DQ	DR	C4, C2, BF		B	C	A
Gene products	DP αβ	DQ αβ	DR αβ	C′ proteins	TNF-α TNF-β	HLA-B	HLA-C	HLA-A

The MHC is referred to as the H-2 complex in mice and as the HLA complex in humans. In both species, the MHC is organized into a number of regions encoding class I (pink), class II (blue), and class III (green) gene products. The class I and II gene products shown in this figure are considered to be the classical MHC molecules. The class III gene products include complement (C′) proteins and the tumor necrosis factors (TNF-α and TNF-β).

- **Class III MHC 유전자**들은 여러 가지의 분비성 단백질 등을 암호화하고 있다. 이들 분비성 단백질들은 보체에 관여하는 구성성분이나 염증반응에 관련된 분자들을 포함한다.

Class I MHC 유전자들의 위치가 가장 먼저 밝혀졌다. 마우스의 경우 K와 D, 인간의 경우는 A, B, C 유전자좌 (gene locus)에 있으며 가장 많은 종류의 세포에서 발현된다. 이들은 고전적 (classical) class I 분자들로 불려진다. H-2 또는 HLA 복합체 안에는 이들 이외에도 다른 유전자나 유전자군들이 class I MHC 분자들을 암호화하고 있으며 이들을 비고전적 (non-classical) class I 유전자들로 부른다. 이들 비고전적 class I 유전자들의 단백질산물들은 특정 유형의 세포에서만 발현된다. 비록 이들 모두의 기능은 알려져 있지는 않지만 일부는 면역반응에서 특수한 역할을 담당한다. 일례로, 태반의 영양아층 (cytotrophoblast)에 발현되는 class I HLA-G 분자의 경우 태아의 부계항원이 외부 항원으로 인식되는 것 (이것은 부계항원이 발현되기 시작하면 발생가능하다)을 막고 모계 T_C 세포의 공격을 막는 역할에 관련되어 있다.

Class II MHC 분자의 두개의 단백질 사슬들은 마우스의 경우는 IA와 IE, 인간의 경우는 DP, DQ, DR 지역에 암호화되어 있다. 이들 용어들이 좀 혼란스러운 이유는 마우스의 D 지역은 class I MHC 분자들을 암호화하는 반면, 인간의 D (DR, DQ, DP) 지역은 class II MHC 분자들을 암호화하고 있기 때문이다! Class I 유전자좌와 마찬가지로 여분의 class II 분자들이 이 지역 안에 있고 이들은 면역반응에 특수한 기능들을 담당하고 있다.

Class I과 class II MHC 분자들은 공통적인 구조를 가지고 있고 양쪽 모두 항원 처리와 제시에 관여한다. 반대로 class I과 class II 옆에 있는 class III MHC 지역은 면역반응에 중대한 역할을 하고 있으나 class III MHC 분자들은 class I과 class II 분자들과는 다른 구조를 가지고 있다. class III 분자들에는 보체의 구성성분인 C4, C2, *BF* 유전자에 의해 암호화 되어 있는 F 인자 (7장 참조), 종양괴사인자 (TNF)를 포함하는 몇 가지 염증성 싸이토카인이 포함된다.

MHC 유전자의 대립형질은 일배체형이라고 부르는 연관된 집단의 형태로 유전된다_Allelic forms of MHC genes are inherited in linked groups called haplotypes

후에 더 자세히 기술되어 있듯이 MHC를 구성하는 유전자좌들은 고도로 **다형적 (polymorphic)**이다. 이는 즉, 집단의 각 유전자좌에 다양한 대체 유전자들, **대립유전자 (alleles)**가 있을 수 있다는 것이다. MHC 유전자좌에 있는 유전자들은 상당히 가깝게 위치하고 있다. 그 예로 H-2 복합체 내에 재조합 (recombination) 빈도 (염색체간의 교차 빈도를 뜻하는 말로 유전자간의 거리를 나타낸다; 유전자들이 멀면 멀수록 교차빈도가 높다)는 0.5% 밖에 되지 않으며 이는 200번의 유사분열동안 단 1번의 교차가 일어난다는 것을 뜻한다. 이러한 이유로 대부분의 사람들은 이들 밀접하게 연관되어 있는 유전자좌에 의해 암호화되는 대립형질들을 부모에게서 하나씩 물려받아. 두 개로 이루어진 세트로 지니고 있다. 이들 대립유전자들의 각 세트를 **일배체형 (haplotype)**이라 부른다. 이종번식 (outbred) 집단의 경우, 자손들의 MHC 유전자좌들이 대부분 이형접합체 (heterozygous)이기 때문에 부모에게서 각각 받은 두가지 MHC 형질을 발현하게 된다. 이들 형질의 발현은 *공동우성* (*codominant*)이다: 즉, 부모에게서 받은 두가지 형질이 한 세포에 모두 발현된다는 것이다. 동종번식 (inbred)으로 자란 마우스들의 경우 부모의 일배체형이 같기 때문에 각 H-2 유전자좌의 형질이 같은 동질접합체 (homozygotes)가 되는 것이다.

특정 동종번식 마우스 혈통 (strain)들은 원조 혈통으로 인정받아서 이들 혈통에서 발현되는 MHC 일배체형들은 H-2^a, H-2^{b}와 같은 임의의 이탤릭체의 어깨글자를 명명 받았다. 이러한 명칭은 각

TABLE 8-1 H-2 haplotypes of some mouse strains

Prototype strain	Other strains with the same haplotype	Haplotype	H-2 ALLELES K	IA	IE	S	D
CBA	AKR, C3H, B10.BR, C57BR	*k*	*k*	*k*	*k*	*k*	*k*
DBA/2	BALB/c, NZB, SEA, YBR	*d*	*d*	*d*	*d*	*d*	*d*
C57BL/10 (B10)	C57BL/6, C57L, C3H.SW, LP, 129	*b*	*b*	*b*	*b*	*b*	*b*
A	A/He, A/Sn, A/Wy, B10.A	*a*	*k*	*k*	*k*	*d*	*d*
B10.A (2R)*		*b2*	*k*	*k*	*k*	*d*	*b*
B10.A (3R)		*i3*	*b*	*b*	*k*	*d*	*d*
B10A. (4R)		*b4*	*k*	*k*	*b*	*b*	*b*
A.SW	B10.S, SJL	*s*	*s*	*s*	*s*	*s*	*s*
A.TL		*t1*	*s*	*k*	*k*	*k*	*d*
DBA/1	STOLI, B10.Q, BDP	*q*	*q*	*q*	*q*	*q*	*q*

*The R designates a recombinant haplotype, in this case between the H-2^a and H-2^b types. Gene contribution from the *a* strain is shown in yellow and from the *b* strain in red.

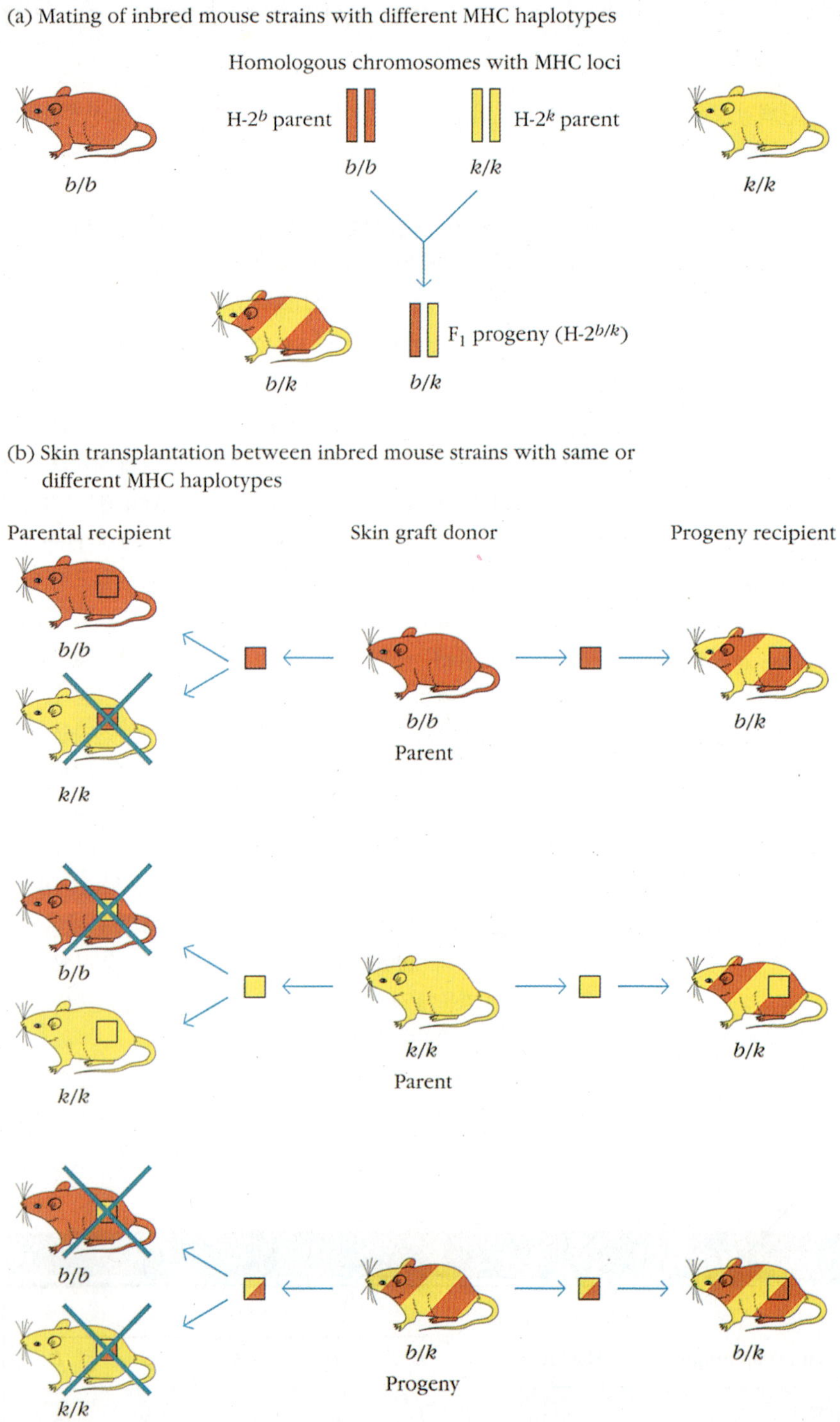

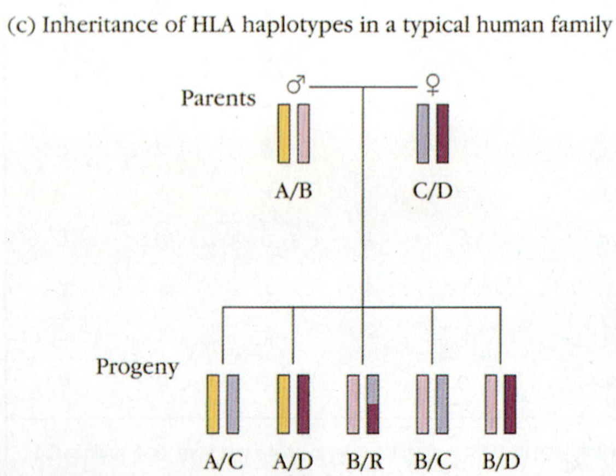

FIGURE 8-2 (a) Illustration of inheritance of MHC haplotypes in inbred mouse strains. The letters *b/b* designate a mouse homozygous for the H-2^b MHC haplotype, *k/k* homozygous for the H-2^k haplotype, and *b/k* a heterozygote. Because the MHC loci are closely linked and inherited as a set, the MHC haplotype of F$_1$ progeny from the mating of two different inbred strains can be predicted easily. (b) Acceptance or rejection of skin grafts is controlled by the MHC type of the inbred mice. The progeny of the cross between two inbred strains with different MHC haplotypes (H-2^b and H-2^k) will express both haplotypes (H-2$^{b/k}$) and will accept grafts from either parent and from one another. Neither parent strain will accept grafts from the offspring. (c) Inheritance of HLA haplotypes in a hypothetical human family. In humans, the paternal HLA haplotypes are arbitrarily designated A and B, maternal C and D. Note that a new haplotype, R (recombination), arises from recombination of maternal haplotypes. Because humans are an outbred species and there are many alleles at each HLA locus, the alleles constituting the haplotypes must be determined by typing parents and progeny. (d) The genes that make up each parental haplotype in the hypothetical family in (c) are shown along with the new haplotype (R) that arose from recombination of maternal haplotypes.

(d) A new haplotype (R) arises from recombination of maternal haplotypes

Haplotypes	HLA Alleles: A	B	C	DR	DQ	DP
A	1	7	w3	2	1	1
B	2	8	w2	3	2	2
C	3	44	w4	4	1	3
D	11	35	w1	7	3	4
R	3	44	w4	7	3	4

각의 형질을 기술할 필요없이 그 마우스 혈통이 가지고 있는 H-2 전체 세트를 일컫는다 (표 8.1). 다른 동종번식 혈통들은 경우에 따라 동일한 MHC 일배체형을 가질 수 있다. 그 예로 CBA, AKR, C3H와 같은 마우스 혈통들은 모두 같은 MHC 일배체형을 가지고 있다 (H-2^k). 그러나 이들 세 마우스 혈통들은 H-2 복합체 이외의 유전자들은 서로 다르다.

만약 다른 MHC 일배체형을 가지고 있는 두 마리의 동종번식 마우스들을 교배할 경우, F_1 세대는 부모대의 마우스들이 가졌던 일배체형을 물려받게 되어서 각 MHC 유전자좌들이 양쪽 부모의 형질들을 발현하게 된다. 예를 들어 H-2^b 마우스를 H-2^k 마우스와 교배할 경우 F_1은 양쪽 부모의 형질 세트를 물려받게되고 H-$2^{b/k}$라 불린다 (그림 8-2a). 여기서 생겨난 F_1 마우스는 세포에 양쪽 혈통의 MHC 단백질을 발현하게 되고 양쪽 혈통과 조직적합성 (histocompatibility)을 가지게 되어 양쪽 부모 혈통으로부터 이식된 조직을 받아들이게 된다 (그림 8-2b). 그러나, 양쪽 부모 혈통은 F_1 마우스로부터 이식된 조직을 받아들일 수가 없다. 그 이유는 MHC 분자의 반은 외부항원으로 인식되기 때문이다.

이형접합체인 부모로부터 HLA 일배체형이 유전되는 양상을 그림 8-2c에서 설명하고 있다. 이종번식 집단에서 각 개인은 모든 유전자좌가 일반적으로 이형접합체이다. 인간의 HLA 복합체는 고도로 다형적이며 각각의 class I과 class II 유전자에 다수의 형질이 있다. 그러나 마우스의 경우에서와 같이 MHC 유전자좌들은 가까운 거리에 연결되어 있어서 각각의 일배체형이 그대로 유전된다. 부모가 서로 다른 일배체형들을 가지고 있을 경우 (그림 8-2c), 부모로부터 같은 일배체형을 자녀들이 물려받아 서로 조직적합성을 가질 확률은 1/4 이다. 그리고 자녀 중에 아무도 부모와 조직적합성을 가지지는 못한다.

비록 가능성은 낮지만 HLA 복합체 내에서 교차에 의한 재조합은 인간 집단의 유전자좌에 다양성을 부여하는데 크게 기여하고 있다. 유전적 재조합은 새로운 형질들의 조합을 만들어내고 (그림 8-2d) 인간이 존재하게 된 이후로 많은 세대가 있어왔으므로 상당한 정도의 재조합이 가능했고 이로 인해 서로 혈연관계가 없는 두 사람이 같은 HLA 유전자 세트들을 가지는 것은 극히 드문 일이다.

동종번식 마우스 혈통들은 MHC 연구에 많은 도움이 되었다_Inbred mouse strains have aided the study of the MHC

유사유전자 혈통 (congenic strain)을 만들어 연구함으로서 마우스의 H-2 복합체를 면밀히 분석하는 것이 가능해 졌다. 동종번식 혈통들은 모든 유전자좌에 동일한 형질을 가져 **동일유전자 혈통 (syngeneic strain)**이라 부른다. 이에 반해 두 개의 마우스 혈통이 하나의 유전자좌나 지역을 제외하고 유전적으로 동일하다면 이들을 유사유전자 혈통이라고 한다. 만약 두 개의 유사유전자 혈통 사이에 어떤 표현형질이든지 차이가 있다면 이는 곧 두 혈통사이에 차이나는 그 유전자들과 연관이 있다고 할 수 있다. MHC 부위만을 제외하고 나머지는 같은 유사유전자 혈통을 얻기 위해서는 여러번의 교배, 역교배를 거치면서 MHC가 다른 혈통을 검색해야 한다. 흔히 사용되는 유사유전자 혈통인 B10.A는 B10 마우스 (H-2^b)에서 유래가 되었으나 일배체형은 H-2^a 이다. 경우에 따라 재조합 일배체형을 가진 유사유전자 혈통의 마우스가 만들어지기도 하는데 이들은 MHC 유전자 각각을 연구하거나 이들에 의해 암호화된 단백질을 연구하는데 유용하다. 그러한 예는 표 8-1에 나와 있는데, 예를 들어 B10.A (2R) 혈통의 모든 MHC 유전자가 *a* 일배체형을 가지고 있으나 D 구역은 H-2^b 일배체형에서 유래가 되었다.

MHC 단백질들의 기능에 대한 더 많은 정보는 녹아우트 (knock-out) 마우스의 개발로 가능해 졌다. 초기에 만들어진 β_2-마이크로 글로불린 (class I MHC 분자와 함께 세포표면에 발현됨)의 유전자가 결손된 녹아우트 마우스의 예를 보면, 대부분의 class I MHC 분자가 세포 표면에 발현되지 않았다. 비록 class I MHC의 발현은 없었으나 마우스는 정상으로 보였으며 생식도 가능했다. 그러나 이들 마우스들은 $CD8^+$ 세포독성 T 세포가 없었으며 감염에 대한 대응능력이 부족했고 이식된 암세포를 거부하는데 이상이 있었다. Class II 유전자를 없앨 경우 $CD4^+$ T 세포가 비장과 림프절에 없었으며 T-의존성 항원에 반응하지 않았다 (10장 참조). 면역반응에서 class I과 class II MHC의 상대적인 기능은 다음에 기술되어 있다.

MHC 분자와 유전자_MHC Molecules and Genes

Class I과 class II MHC 분자들은 세포막에 부착된 당단백질이며 구조와 기능이 서로 비슷하다. 이들 class I과 class II MHC 분자들은 분리 · 정제되어 X선 결정학을 통해 세포외부 (extracellular) 영역의 삼차원 구조가 밝혀졌다. 이들 두 가지 세포막 당단백질은 고도로 특이한 항원제시기능을 수행한다. 이들은 항원이 되는 펩티드와 안정적 복합체를 형성하여 이를 세포 표면에 전시하게 되고 이를 T 세포가 인식하는 것이다. 반면에 class III MHC 분자들은 여러 가지 다른 단백질들로 구성되어 있고 그 구조와 기능이 class I과 class II 분자들과 같지 않다. Class III MHC 분자들에는 보체 단백질이 포함된다 (7장).

Class I 분자는 당단백질의 중쇄와 작은 단백질의 경쇄로 구성된다_lass I molecules have a glycoprotein heavy chain and a small protein light chain

Class I MHC 분자들은 45 kDa의 α 사슬과 12 kDa의 **β_2-마이크로글로불린 (β_2-microglobulin)** 분자가 비공유결합에 의해 회합 (association)된 형태로 되어있다 (그림 8-3). α 사슬은 막관통 (transmembrane) 당단백질이며 그들의 유전자는 상당히 다형적이며 인간의 경우 HLA 복합체의 A, B, C 지역에, 마우스의 경우는 H-2 복합체의 K, D/L 지역에 존재한다 (그림 8-1). β_2-마이크로 글로불린의 유전자는 염기서열이 고도로 보존되어 있으며 다른 염색체상에 존재한다. 두 사슬간의 회합은 class I 분자가 세포표면에 발현되기 위해서 필수적이다. α 사슬은 소수성 (hydrophobic)의 막

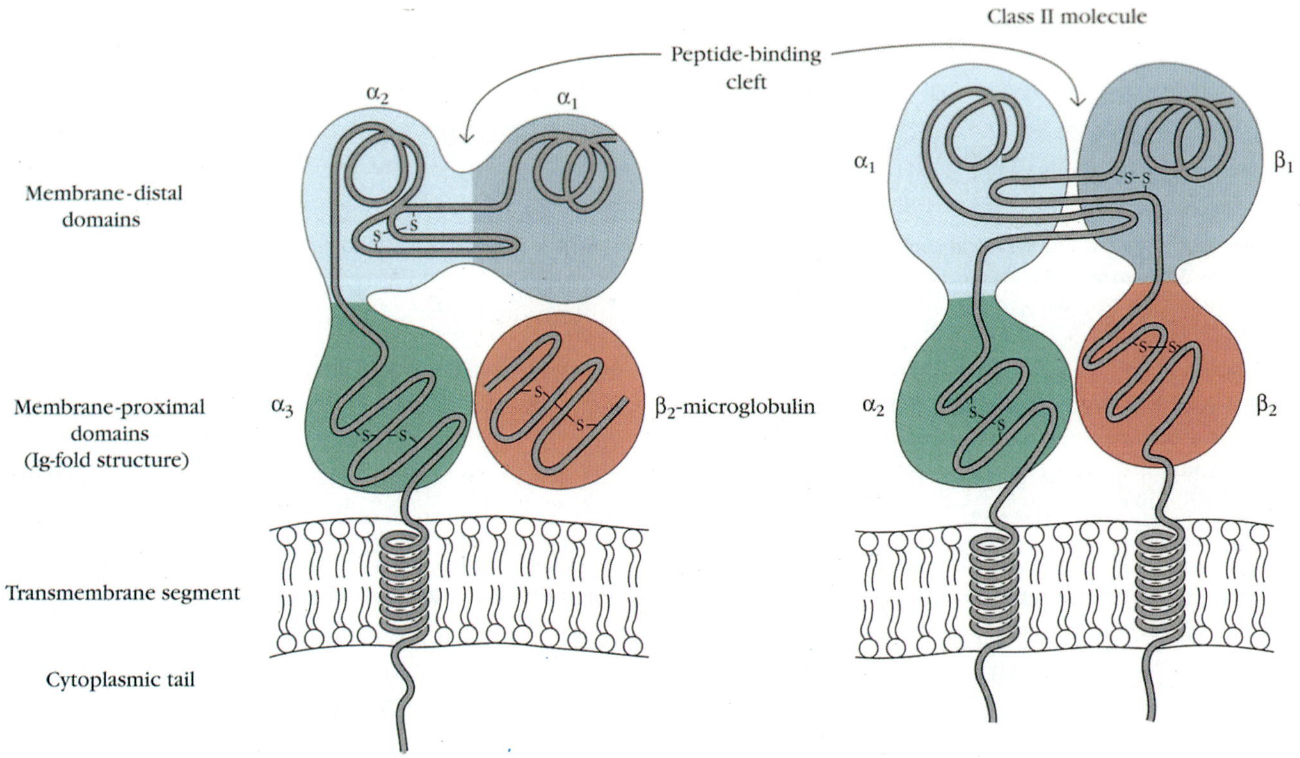

FIGURE 8-3 Schematic diagrams of a class I and a class II MHC molecule showing the external domains, transmembrane segment, and cytoplasmic tail. The peptide-binding cleft is formed by the membrane-distal domains in both class I and class II molecules. The membrane-proximal domains possess the basic immunoglobulin-fold structure; thus, class I and class II MHC molecules are classified as members of the immunoglobulin superfamily.

관통 단편과 친수성 (hydrophilic)의 세포질 꼬리 부분을 통해 세포막에 붙어있다.

구조적으로 보면 class I MHC 분자는 세 개 (α1, α2, α3, 각각 90개의 아미노산으로 구성됨)의 세포 외부 영역 (domain), 막관통 영역 (25개의 소수성 아미노산으로 구성됨)과 이를 뒤따르는 몇 개의 소수성 아미노산, 세포질 꼬리 (30개의 아미노산으로 구성됨) 부분으로 구성되어 있다. β_2-마이크로 글로불린은 그 크기와 구조면에서 α3 영역과 비슷하나 막관통 영역이 없으며 class I 당단백질과 비공유결합으로 회합되어 있다. 아미노산 서열을 비교하여보면 α3 영역, β_2-마이크로 글로불린, 면역글로불린의 일정부위 (constant region)는 유사하다. 파파인 효소는 α 사슬의 막투과 부분에서 13번째 아미노산 잔기 부위에 작용하여 α1, α2, α3, β_2-마이크로 글로불린으로 이루어진 세포외부 부분을 잘라낸다. 이 세포외부 부분을 정제하고 결정화하여 분석한 결과 이들 네 개의 영역이 두개의 쌍으로 존재함을 밝혔다: 세포막과 멀리 떨어진 α1과 α2가 한 쌍을 이루고 세포막과 가까운 위치에 α3와 β_2-마이크로 글로불린이 한 쌍을 이룬다는 것을 알 수 있었다 (그림 8-4a).

α1과 α2 영역이 쌍을 이루어 8개의 역평행 (antiparallel)의 β가닥 (strand)으로 이루어진 대 (platform)를 이루고 그 위에 두 개의 긴 α 나선이 걸쳐져 있는 형태를 만들어낸다. 이 구조는 약 25Å × 10Å × 11Å 크기의 깊은 **홈 (groove)** 또는 **틈 (cleft)**을 만들어내며 두 개의 α 나선이 양옆에 β 판 (sheet)의 β 가닥들이 바닥에 위치한다 (그림 8-4b). 이 **펩티드-결합틈**은 항원 펩티드와 결합하는 곳으로 class I MHC 분자의 윗 표면에 위치하게 되고 8~10개의 아미노산으로 이루어진 항원과 결합이 가능한 크기이다. Class I 분자들의 X선 결정학 실험에서 가장 놀라웠던 것은 그 틈 안에 작은 펩티드가 같이 결정화 되었다는 것이다. 이런 펩티드들은 실제로 처리된 항원이나 자기-펩티드들이다.

α3 영역과 β_2-마이크로 글로불린은 역평행의 β 가닥들로 이루어진 두 장의 β 주름판 (pleated sheet)으로 구성되어 있다. 이러한 구조는, 4장에서 기술된 바와 같이, 면역글로불린 도메인의 특징이며, 면역글로불린 접힘 (immunoglobulin fold)이라고 알려져 있다. α3 영역과 β_2-마이크로 글로불린은 이러한 구조적 유사성 때문에 (아미노산 서열의 유사성으로 보아 이러한 구조적 유사성은 충분히 짐작할 수 있다) 면역글로불린 슈퍼패밀리 (superfamily)의 일원들로 분류된다 (그림 4-23). α3 영역의 구조는 여러 개의 class I MHC 분자들 사이에서 아주 잘 보존되어 있으며, 이 안에는 T_C 세포에 있는 CD8 분자와 상호작용할 수 있는 아미노산 서열을 가지고 있다.

β_2-마이크로 글로불린은 α3 영역과 밀접하게 상호작용하고 있으며 α1, α2 영역의 아미노산들과도 상호작용하고 있다. β_2-마이크로

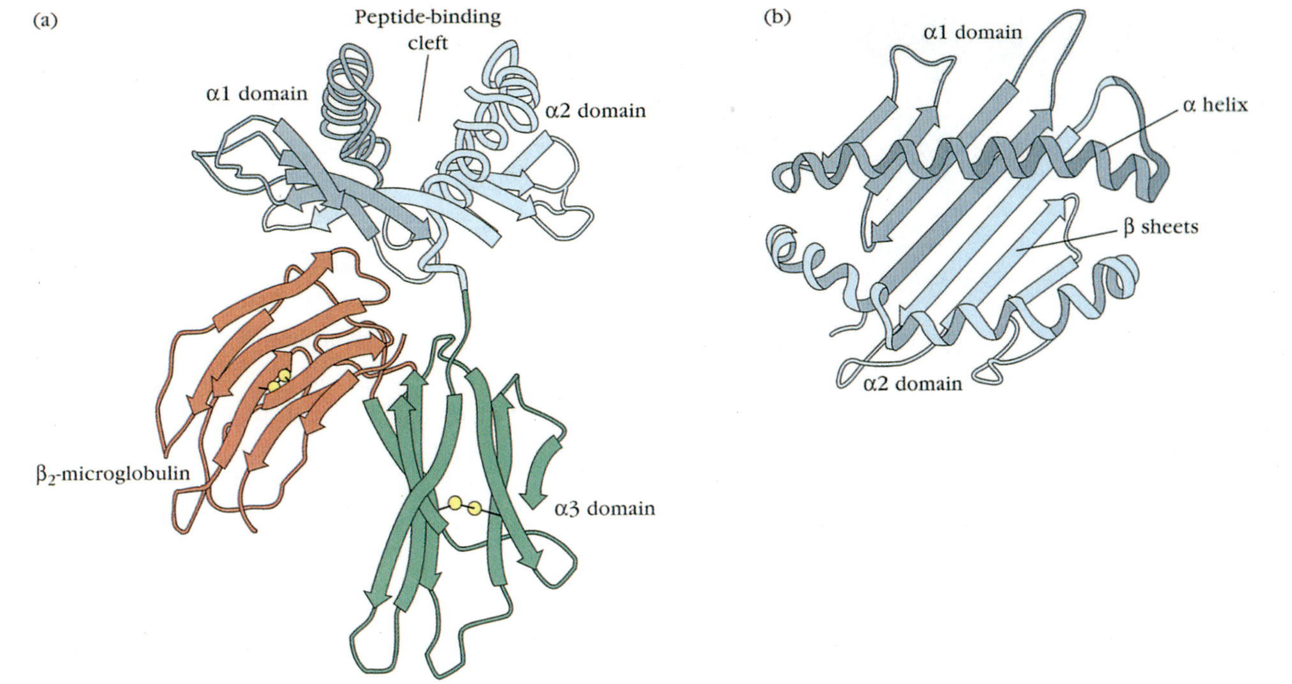

FIGURE 8-4 Representations of the three-dimensional structure of the external domains of a human class I MHC molecule based on x-ray crystallographic analysis. (a) Side view in which the β strands are depicted as thick arrows and the α helices as spiral ribbons. Disulfide bonds are shown as two interconnected spheres. The α1 and α2 domains interact to form the peptide-binding cleft. Note the immunoglobulin-fold structure of the α3 domain and β_2-microglobulin. (b) The α1 and α2 domains as viewed from the top, showing the peptide-binding cleft, consisting of a base of antiparallel β strands and sides of α helices. This cleft in class I molecules can accommodate peptides containing eight to 10 residues.

글로불린과 class I 분자의 α 사슬과의 상호작용은 class I 분자가 온전히 접힌 입체구조 (conformation)에 도달하는데 필수적이다. 뒤에 자세히 기술되어 있듯이 class I 분자의 조립은 접히는 과정 중에 있는 α 사슬과 β_2-마이크로 글로불린간의 상호작용으로부터 시작된다. 이 준안정적 (metastable)이고 비어있는 2합체 (dimer)는 적절한 펩티드와 결합하여 class I α 사슬, β_2-마이크로 글로불린, 및 펩티드로 구성된 3분자체를 형성하면서 안정화된다. 이 결과로 완성되는 분자결합체는 궁극적으로 세포 표면으로 운반되어 진다.

β_2-마이크로 글로불린이 없는 상태에서는 class I α 사슬은 세포 표면에 발현되지 못한다. 이것은 β_2-마이크로 글로불린을 합성하지 못하는 Daudi 암세포에서 밝혀졌다. 이 세포에서 class I α 사슬은 만들어지지만 세포 표면에 발현되지 못한다. 그러나, 만약 Daudi 세포에 β_2-마이크로 글로불린을 암호화하는 유전자를 트랜스펙션 할 경우 class I 분자들이 세포표면에 발현된다.

Class II 분자는 두개의 다른 당단백질 사슬을 가진다

_Class II molecules have two nonidentical glycoprotein chains

Class II MHC 분자들은 두 개의 다른 폴리펩티드 (33 kDa의 α 사슬과 28 kDa의 β 사슬) 사슬들이 비공유결합으로 회합되어 있다 (그림 8-3, 오른쪽). Class I MHC의 α 사슬처럼 class II 분자들도 세포막에 붙어있는 당단백질로서 외부 영역들, 한개의 막통과 단편, 한개의 세포질 꼬리 부분으로 되어 있다. 각각의 사슬들은 두 개의 외부 영역들을 가지고 있으며 한 개의 사슬은 α1과 α2 영역으로, 다른 한 개의 사슬은 β1과 β2 영역으로 구성되어 있다. 세포막에 가까이 위치한 α2와 β2 영역들은 class I MHC 분자의 α3/β_2-마이크로 글로불린영역들처럼 면역글로불린 접힘 구조를 가지고 있고 이런 이유로 class II 분자들도 면역글로불린 슈퍼패밀리로 분류된다. class II 분자에서 세포막과 떨어진 부분은 α1과 β1 영역들로 구성되어 있고, 처리된 항원과 결합하는 **항원-결합틈 (antigen-binding cleft)**이 있다.

X선 결정학 실험결과 class I과 class II 분자 사이에 유사점이 있음을 알 수 있는데, 이는 두개 분자를 겹쳐보면 분명히 알 수 있다 (그림 8-5). class I 분자처럼 HLA-DR 분자의 항원 결합용 틈은 8개의 역평행 β 가닥이 바닥을, 2 개의 역평행 α 나선이 양옆을 이룬다. 그러나 class II 분자들은 항원 펩티드의 끝 부분 잔기들과 결합할 수 있는 불변잔기들이 없어서 class I 분자들과 달리 양 끝이 열린 틈새를 만드는 것이 다른 점이다. 이러한 미세한 구조적 차이점에 의해 생겨나는 기능상의 결과는 앞으로 언급될 것이다.

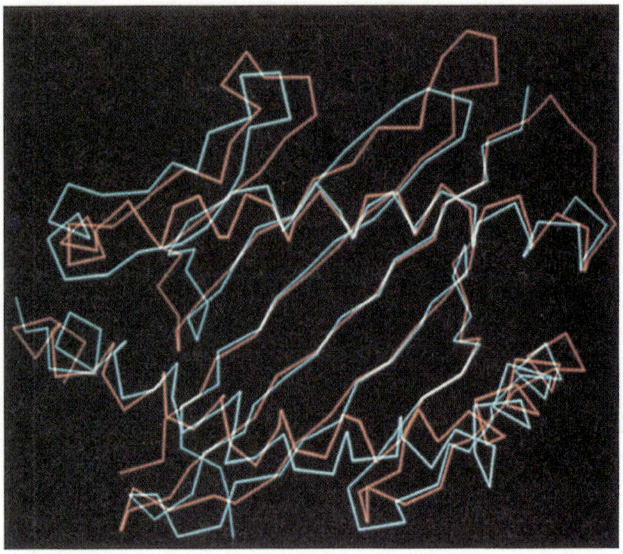

FIGURE 8-5 The membrane-distal, peptide-binding cleft of a human class II MHC molecule, HLA-DR1 (blue), superimposed over the corresponding regions of a human class I MHC molecule, HLA-A2 (red). *[From J. H. Brown et al., 1993,* Nature ***364**:33.]*

Class I과 II 유전자의 엑손/인트론의 배열은 단백질 도메인 구조를 반영한다_The exon/intron arrangement of class I and II genes reflects their domain structure

Class I과 class II 단백질의 도메인들은 별개의 엑손들에 의해 암호화되어 있다 (그림 8-6). 마우스와 인간의 class I 유전자들은 각각 5′ 선도엑손 (leader exon, 신호 펩티드를 암호화함)을 가지고 그 뒤에 class I 분자의 α 사슬을 암호화하는 다섯 개에서 여섯 개 사이의 엑손을 가지고 있다 (그림 8-6a). 신호 펩티드 (signal peptide)는 α 사슬을 소포체 (endoplasmic reticulum)에 삽입하는 역할을 하며, 번역이 끝난 뒤에는 단백질 분해효소에 의해 잘려나간다. 그 다음 세 개의 엑손은 α1, α2, α3와 같은 세포외 도메인을 암호화하고, 그 다음 엑손은 막투과 (T_m) 부분을, 그리고 마지막으로 하나 또는 두개의 3′말단 엑손들은 세포질 도메인 (C)을 암호화한다.

Class I MHC 유전자와 같이 class II 유전자들도 α와 β 사슬의 도메인 구조를 반영하는 식으로 엑손과 인트론이 배열되어 있다 (그림 8-6b). 마우스나 인간의 class II α와 β 유전자들도 선도엑손 (leader exon), α1 또는 β1 엑손, α2 또는 β2 엑손, 막투과 엑손, 그리고 하나 또는 두개의 세포질 엑손으로 되어있다.

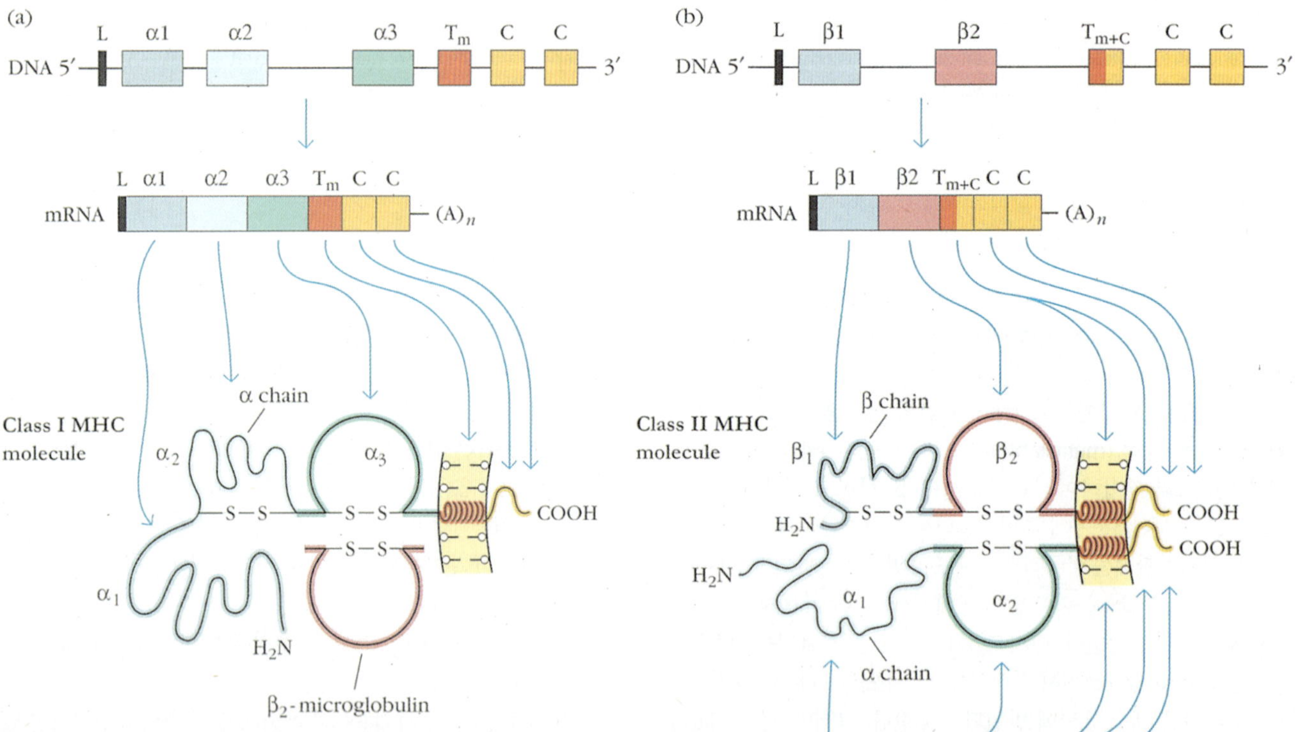

FIGURE 8-6 **Schematic diagram of (a) class I and (b) class II MHC genes, mRNA transcripts, and protein molecules.** There is correspondence between exons and the domains in the gene products; note that the mRNA transcripts are spliced to remove the intron sequences. Each exon, with the exception of the leader (L) exon, encodes a separate domain of the MHC molecule. The leader peptide is removed in a post-translational reaction before the molecule is expressed on the cell surface. The gene encoding β_2-microglobulin is located on a different chromosome. T_m = transmembrane; C = cytoplasmic.

TABLE 8-2 Peptide binding by class I and class II MHC molecules

	Class I molecules	Class II molecules
Peptide-binding domain	$\alpha 1/\alpha 2$	$\alpha 1/\beta 1$
Nature of peptide-binding cleft	Closed at both ends	Open at both ends
General size of bound peptides	8–10 amino acids	13–18 amino acids
Peptide motifs involved in binding to MHC molecule	Anchor residues at both ends of peptide; generally hydrophobic carboxyl-terminal anchor	Anchor residues distributed along the length of the peptide
Nature of bound peptide	Extended structure in which both ends interact with MHC cleft but middle arches up away from MHC molecule	Extended structure that is held at a constant elevation above the floor of MHC cleft

Class I과 II 분자는 펩티드와 결합하는 부위에 다형성을 나타낸다_Class I and II molecules exhibit polymorphism in the region that binds to peptides

인간의 경우 class I과 class II MHC 분자들에서 수백 개의 다른 변형 형질 (allelic variant)들이 밝혀졌다. 그러나, 어떤 한 개인이 발현하는 것들은 몇 개 되지 않는다. class I의 경우 6개, class II의 경우 12개까지 가능하다. 그러나 이 작은 숫자의 MHC 분자들은 많은 분량의 서로 다른 항원 펩티드들을 T 세포에 제시하여야만 다양한 항원의 침입에 대한 면역 반응이 가능하다. 그러므로 class I과 class II 분자들이 항원 펩티드와 결합하는 방법은 항체나 T-세포 수용체 (T-cell receptor)가 항원과 결합하는 것과 같은 정교한 특이성을 가질 수 없다. 그 대신 하나의 MHC 분자는 수많은 다른 펩티드와 결합할 수 있고 어떤 펩티드들은 여러 개의 다른 MHC 분자와 결합이 가능하다. 이러한 광범위한 특이성 때문에 펩티드와 MHC 분자간의 결합은 종종 "무차별적"이라고 불린다.

Class I과 class II 분자들의 펩티드와 결합하는 부위의 구조가 비슷하다는 것을 생각해보면 이들이 결합하는 펩티드들의 유형도 비슷할 것이라고 생각할 수 있다 (표 8-2). 펩티드 리간드 (ligand)들은 이들 두 가지의 MHC 분자들의 펩티드-결합 홈을 따라 펼쳐진 형태로 붙어 있다. Class I 분자의 펩티드-결합 홈은 양끝이 막혀있고 class II의 경우는 열려 있다 (그림 8-7). 이러한 차이점 때문에 class I 분자들은 주로 8~10개의 아미노산들로 구성된 펩티드와 결합하고, class II 분자들은 조금 긴 13-18 아미노산들로 구성된 펩티드도 수용이 가능하다. 또 한 가지 차이점은 class I과 결합하는 펩티드들은 N과 C 말단에 특정아미노산을 가지고 있어야 하는 반면 class II의 경우는 그런 제약이 없다. 이는 아래에 더 자세히 언급할 것이다.

MHC 분자와 펩티드간의 회합은 생리적 상태에서 상당히 안정적이다 (K_d 값이 10^{-6}~10^{-10}). 그러므로 세포표면에 발현되는 대부분의 MHC 분자들은 자기 또는 비자기 유래의 펩티드 모두와 결합이 가능하다.

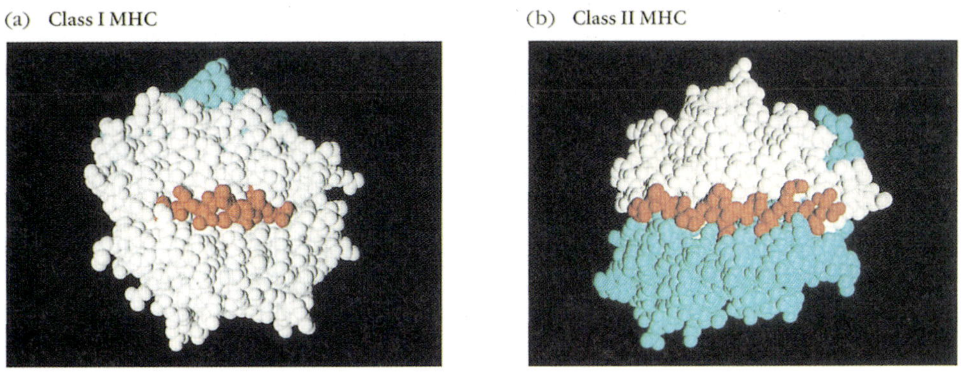

FIGURE 8-7 MHC class I and class II molecules with bound peptides. (a) Space-filling model of human class I molecule HLA-A2 (white) with peptide (red) from HIV reverse transcriptase (amino acid residues 309–317) in the binding groove. β_2-microglobulin is shown in blue. Residues above the peptide are from the $\alpha 1$ domain, those below from $\alpha 2$. (b) Space-filling model of human class II molecules HLA-DR1 with the DRα chain shown in white and the DRβ chain in blue. The peptide (red) in the binding groove is from influenza hemagglutinin (amino acid residues 306–318). *[From D. A. Vignali and J. Strominger, 1994,* The Immunologist *2:112.]*

Class I MHC와 펩티드간의 결합_Class I MHC-peptide interactoin

Class I MHC 분자는 펩티드와 결합한 후 이를 CD8$^+$ T 세포에 제시한다. 일반적으로 이들 펩티드들은 내부 유래의 세포내부 단백질이 세포질내 용액에서 분해된 것들이다. 이들 펩티드들은 세포질 내에서부터 소포체의 시스터나 (cisternae)로 운반되고 거기에서 class I MHC 분자와 결합한다. 이러한 과정은 세포질성 (cytosolic) 또는 내인성 (endogenous) 처리과정이라 불리며 앞으로 더 자세히 논의 될 것이다.

마우스의 K, D, L 형이나 인간의 A, B, C 형의 class I MHC 분자들은 각자가 특정한 세트의 펩티드와 결합한다. 게다가, 이들 각각의 변형 형질들 (예를 들어 H-2K^k 와 H-2K^d) 또한 독특한 세트의 펩티드와 결합한다. 한 유핵 세포는 각각의 class I 분자들을 약 10^5 개씩 발현하기 때문에 여러 가지 다른 펩티드들이 class I 분자들에 의해 동시에 세포표면에 제시될 것이다.

Class I MHC 분자들과 펩티드간의 결합을 연구한 실험에서 두 가지 변형 형질들에 붙어있는 펩티드들을 화학작용을 이용해 떼어내어 HPLC 질량분광계 (mass spectrometry)를 이용하여 분석해 보았다. 그 결과 2000가지 이상의 서로 다른 펩티드들이 이들 두 가지 class I MHC 분자들에서 검출되었다. 한 세포에 약 10^5개의 class I 변형 형질 들이 발현되고 있으므로 이들 2000가지의 펩티드들이 100~4000개의 빈도로 제시될 것으로 예상된다. 실험적 결과들이 증명한 바에 의하면 비록 1개의 특정 항원 펩티드-MHC 복합체가 있다하더라도 그 항원에 대해 특이성을 갖는 세포독성 T 세포가 이를 인식하고 세포를 용해 (lysis) 할 수 있다.

서로 다른 class I 분자들에서 분리한 펩티드들을 분석하여 두 가지 독특한 특성이 있음을 알아내었다: 그 길이는 8~10개 아미노산 정도이며 9개가 가장 빈도가 높다는 것과 특정 MHC 분자와의 결합을 위해서는 특정 아미노산 잔기를 가져야 한다는 것이다. 결합력을 실험해본 결과 9개로 구성된 펩티드는 그 보다 길거나 짧은 펩티드보다 100배에서 1000배 까지 높은 친화력을 가진다. 이는 9개로 구성된 펩티드의 길이가 양끝이 막힌 class I 분자의 홈에 끼어들기 가장 적합하다는 것을 뜻한다. 개개의 class I MHC 분자가 다양한 종류의 펩티드와 결합할 수 있는 이유는 이들 펩티드들의 몇 개 위치에 동일하거나 유사한 아미노산 잔기가 있기 때문이다 (그림 8-8). 이들 유사한 아미노산 잔기들이 MHC 분자의 홈에 펩티드를 고정하는 역할을 하기 때문에 이들을 **고정잔기 (anchor residue)**라 부른다. 이들 고정잔기들의 옆사슬 (side chain)들은 class I MHC 분자의 결합틈의 표면구조와 상보적이다. Class I 분자들의 결합틈 부위에 배치된 아미노산 잔기들은 다양한 대립형질의 변이형에 따라 여러 가지가 있어 이들과 상호작용하는 고정잔기들이 어떤 것들이 될지 결정한다.

지금까지 class I 분자에 결합하는 것으로 알려진 모든 펩티드들은 C 말단에 고정잔기를 가지고 있다. 이들은 일반적으로 류신이나 이소류신과 같은 소수성 잔기들이며 가끔 전하를 띤 아미노산이 보고된 경우도 있었다. C 말단의 고정잔기 외에 N 말단으로부터 두 번째 혹은 세 번째 자리에 고정잔기가 자주 발견된다 (그림 8-8). 일반적으로 적절한 길이를 가진 어떤 펩티드든지 동일한 혹은 유사한 고정잔기를 가지고 있다면 class I MHC 분자와 결합이 가능하다. 따라서 이들 고정잔기의 있고 없음에 따라 복잡한 항원에서 어떤 펩티드가 특정 MHC 분자와 결합할 수 있는 지를 예측할 수 있다.

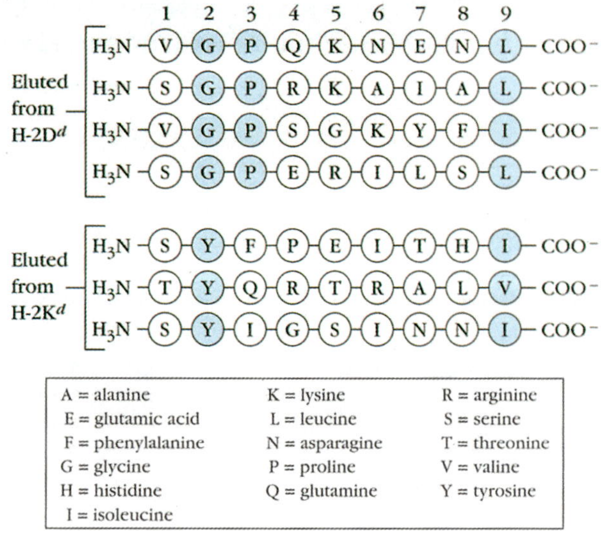

FIGURE 8-8 Examples of anchor residues (blue) in nonameric peptides eluted from two class I MHC molecules. Anchor residues that interact with the class I MHC molecule tend to be hydrophobic amino acids. *[Data from V. H. Engelhard, 1994,* Current Opinion in Immunology ***6**:13.]*

펩티드와 class I MHC의 복합체를 X선 결정학을 통해 분석한 결과 MHC 분자의 펩티드 결합 틈새 부분이 어떤 식으로 다양한 종류의 펩티드들과 상호작용 하는지 밝혀졌다. 양끝의 고정잔기들은 홈에 묻혀 있어서 펩티드를 제자리에 고정하는 역할을 한다 (그림 8-7). 이미 언급되었듯이 9 개 아미노산으로 구성된 펩티드가 가장 많으며 주된 결합부위는 N 말단으로부터 두 번째와 C 말단의 9번째 아미노산이다. 이들 고정잔기 사이의 아미노산 잔기들은 중앙이 휘어서 바닥으로부터 떨어져 있으므로(그림 8-9) 조금 길거나 짧은 펩티드들도 결합이 가능하다. MHC 분자로부터 떨어져있는 이들 아미노산 잔기들은 외부로 더 노출되어 있어 T-세포 수용체 (T-cell receptor)와 직접적으로 접촉이 가능할 것으로 예상된다.

Class II 분자와 펩티드의 결합_CLASS II-peptide interaction

Class II MHC 분자들은 항원 펩티드와 결합하여 이들을 CD4$^+$ T 세포에 제시한다. class I 분자들과 같이 class II 분자들도 다양한 펩티드와의 결합이 가능하다. 일반적으로 이들 펩티드들은 외인성 (exogenous) 단백질에서 만들어진다. 이들 외인성 단백질들은 자기 또는 비자기 단백질 모두 가능하며 세포내 이입 처리 경로 (endocytic processing pathway)를 통해 분해된다 (아래 참조). Class II 분자들과 회합하는 대부분의 펩티드들은 세포 자신의 막단백질이나 외부단백질에서 유래한다. 이때 외부단백질은 식작용

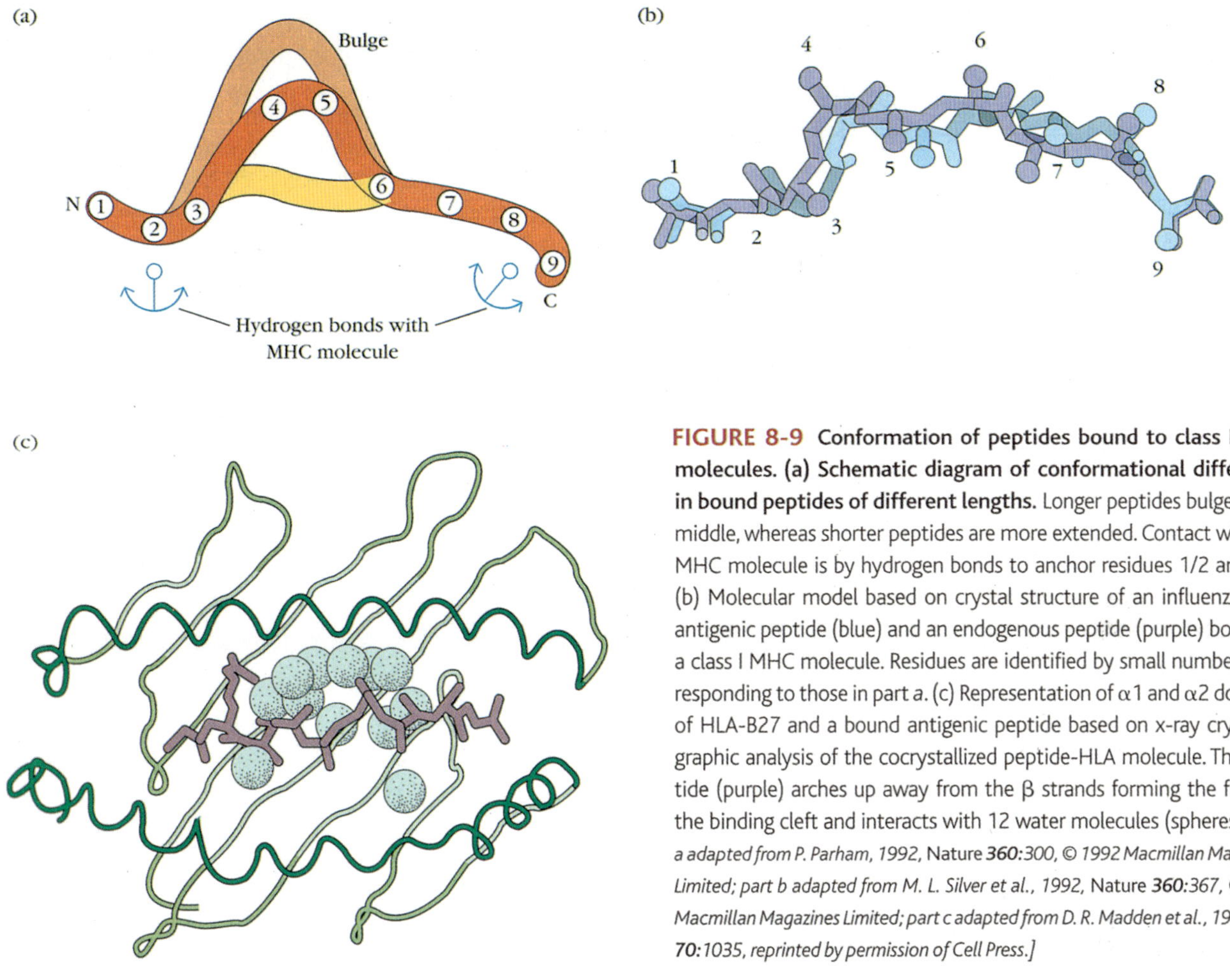

FIGURE 8-9 Conformation of peptides bound to class I MHC molecules. (a) Schematic diagram of conformational difference in bound peptides of different lengths. Longer peptides bulge in the middle, whereas shorter peptides are more extended. Contact with the MHC molecule is by hydrogen bonds to anchor residues 1/2 and 8/9. (b) Molecular model based on crystal structure of an influenza virus antigenic peptide (blue) and an endogenous peptide (purple) bound to a class I MHC molecule. Residues are identified by small numbers corresponding to those in part a. (c) Representation of α1 and α2 domains of HLA-B27 and a bound antigenic peptide based on x-ray crystallographic analysis of the cocrystallized peptide-HLA molecule. The peptide (purple) arches up away from the β strands forming the floor of the binding cleft and interacts with 12 water molecules (spheres). *[Part a adapted from P. Parham, 1992,* Nature ***360****:300, © 1992 Macmillan Magazines Limited; part b adapted from M. L. Silver et al., 1992,* Nature ***360****:367, © 1992 Macmillan Magazines Limited; part c adapted from D. R. Madden et al., 1992,* Cell ***70****:1035, reprinted by permission of Cell Press.]*

(phagocytosis) 또는 수용체-매개 세포내 이입 (receptormediated endocytosis)을 통해 세포안으로 들어와서 세포내 이입 경로 (endocytic pathway)를 거쳐 처리된 후 class II 분자와 회합한다. 자신의 막단백질이 class II MHC분자와 회합하는 예를 들면, 세포막에 결합되어 있는 class I MHC 분자가 분해되어 생겨나는 펩티드들은 종종 class II MHC 분자들에 결합한다.

Class II MHC 분자-펩티드 복합체에서 얻어낸 펩티드들은 일반적으로 13~18개의 아미노산 잔기들을 가지고 있다. 이는 class I 분자들과 주로 결합하는 9개의 펩티드보다 좀 긴 편이다. Class II 분자의 펩티드-결합틈은 양 끝이 열려 있어서 (그밀 8-7b 참조), 긴 펩티드도 결합이 가능한데 이는 마치 빵 위에 긴 핫도그를 얹어 놓은 것과 같다. Class II 분자들과 결합한 펩티드들은 전체적으로 바닥에서 일정한 거리를 유지한다. 이 또한 class I과 class II 분자에 결합하는 펩티드 사이에 서로 다른 점이다.

Class II 분자를 이용한 펩티드 결합 및 구조연구를 통해 항원 펩티드의 중앙에 있는 13개 아미노산 잔기들이 class II 분자와의 결합여부를 결정한다고 밝혀졌다. 더 긴 펩티드들도 수용이 가능하나 결합여부는 중앙의 13개 아미노산 잔기들에 의해 결정된다. 특정 class II 분자와 결합하는 펩티드들은 대부분 내부에 고정된 특징잔기들을 가지고 있으나 class I 분자에 결합하는 펩티드들과 달리 고정잔기를 가지고 있지는 않다. 그 대신 펩티드 뼈대와 class II 분자 사이의 결합은 전체 결합부위에 퍼져있는 수소결합에 의해 지탱된다. 이는 결합부위가 양 끝에 밀집되어 있는 class I 항원 펩티드와 다른 점이다. Class II 분자에 결합하는 펩티드들은 내부에 7~10개의 아미노산이 주요 접촉점으로 작용한다. 일반적으로 이 아미노산 서열은 N 말단에 방향성 (aromatic) 혹은 소수성의 잔기들이 있고 세 개의 소수성 잔기들이 중앙과 C 말단에 위치한다. 또한, class II 분자들로부터 유리된 펩티드들 중 30% 이상이 2번째 잔기에 프롤린이 있고 C-말단에 프롤린이 많은 부위가 있다.

한 종 내에서 class I과 class II 분자는 다양성을 나태내고, 한 개인에서 여러 가지 형태로 발현된다

_Class I and Class II molecules exhibit diversity within a species, and multiple forms occur in an individual

한 종에서 또 개인에서 MHC 분자들은 엄청난 다양성을 나타낸다. 이러한 변이성은 항체와 T-세포 수용체의 다양성과 일면 유사하나

MHC 분자의 다양성은 그 원인이 다르다. 항체와 T-세포 수용체는 유전자 재배열 및 재배열된 유전자의 체세포 돌연변이 등을 거치면서 만들어진다 (표 5-2 참조). 그래서 T-세포와 B-세포 수용체의 발현은 유동적이고 한 개인에서 시간에 따라 변화한다. 반면에 개인이 발현하는 MHC 분자는 고정되어 있고 시간이 지나도 변화하지 않는다. 한 종에서 MHC의 다양성은 다형성 (polymorphism, 한 종의 특정 유전자좌에 여러 개의 형질이 있음)에 기인한다. 한 개인에서 MHC 분자의 다양성은 유전자의 다형성 뿐 만 아니라 또 다른 원인에 의해 발생한다. 그것은 바로 MHC의 유전자들이 유사하거나 중복된 기능을 가진 복제 유전자 (duplicated genes)들로 구성되어 있다는 것이다. 이는 항체의 개별형 (isotype)과 유사하다. MHC 유전자들은 유사하지만 다른 구조와 기능을 가진 유전자 (예를 들어, HLA-A, -B, 및 -C와 같은)들로 구성되어 있어 **다유전자적 (polygenic)**이라고도 할 수 있다.

MHC의 각각의 유전자좌는 엄청나게 많은 수의 다른 형질들을 가지고 있어서 고등 척추동물에서 알려진 가장 다형적인 유전 복합체중에 하나이다. 이들 형질은 DNA 서열을 비교할 경우 개개인 사이에 약 5~10%의 차이를 가진다. 아미노산 서열을 비교할 경우 다른 형질 사이에 20개 까지의 아미노산에 차이가 생긴다. 이 정도의 차이는 각 형질의 독특한 구조적 특징을 만들어내기 때문에 아주 큰 차이이다. 인간의 HLA class I을 분석한 결과, 2006년 현재 약 360개의 A 형질, 660개의 B 형질, 190개의 C 형질들이 밝혀졌다. 쥐에서의 다형성도 인간의 그것과 유사하게 무수히 많다. 인간의 class II 유전자도 아주 다형적이며 어떤 경우에는 개개인 사이에 유전자의 숫자도 차이가 있다. HLA-DR의 β 사슬 유전자 (DRB)의 숫자는 일배체형에 따라 2개에서 9개 까지 다양하며 DRB 유전자는 약 480개의 형질이 보고되었다. 재미있는 것은 DRA 사슬은 아주 잘 보존되어 있어서 단지 3개의 형질만이 보고되었다. 실제 인간 MHC의 다형성은 이보다 더 클 것으로 예상되는데 그 이유는 대부분의 자료가 유럽인 중심으로 얻어졌기 때문이다. 비유럽인의 경우 사용가능한 MHC 혈청분석시약들이 맞지 않는다는 사실을 고려하면 세계적인 MHC 다형성은 훨씬 더 클 것이다. 요즈음은 MHC 유전자들의 DNA 서열을 바로 알 수 있기 때문에 더 많은 형질들이 검출될 것으로 예상된다.

이러한 거대한 다형성은 한 종안에서 MHC의 엄청난 다양성을 초래한다. 위에서 언급된 인간 HLA-A, B, C 유전자의 형질 숫자를 이용하여 우리는 이론적으로 가능한 조합을 계산할 수 있다. 360×660×190으로 곱할 경우 약 4600만 가지의 다른 class I 일배체형이 가능하다. Class II의 경우, 베타 사슬을 암호화하는 다섯 개의 유전자 (DRB 유전자 B1에서 B5)들이 각각 400, 1, 42, 13, 및 18개의 형질이 있고, DQA1과 B1은 각각 28개와 62개의 형질이 있으며, DPB1의 경우 116개의 형질이 있어서 약 8.0×10^{11}의 다양한 class II 조합이 가능하다. 각각의 일배체형은 clsas I와 class II을 모두 가지고 있기 때문에 이 숫자들을 곱하면 총 4×10^{19}의 가능한 조합을 class I와 class II 형질들이 만들어 낼 수 있다.

연관 불균형_Linkage disequilibrium

이전 단락에서 이론적으로 가능한 다양성을 계산할 때 가정한 것은 형질들이 완전히 무작위로 조합한다는 것이다. 그러나 실제의 다양성은 이보다 더 적은 것으로 알려져 있다. 그 이유는 특정 형질들의 조합은 무작위 조합으로 예상할 수 있는 빈도보다 더 많이 일어나기 때문이다. 이를 연관 불균형이라 부른다. 간략히 설명하면, 연관 불균형은 특정 형질들의 조합이 관찰되는 빈도와 각 형질의 발생 빈도로 예상되는 조합의 빈도가 다르다는 것을 나타낸다. 특정 조합의 예상빈도는 두 형질의 빈도를 곱하면 계산할 수 있다. 예를 들어, 만약 HLA-A1 형질이 인구의 16% (빈도 = 0.16)에서 발생하고 HLA-B8 형질이 인구의 9% (빈도 = 0.09)에서 발생한다고 하면 인구의 약 1.4%가 두 가지 형질을 가질 것이다 (0.16×0.09 = 0.014). 그러나, 자료에 의하면 인구의 8.8%에서 HLA-A1과 HLA-B8이 동시에 발견된다. 이런 방법으로 위의 두 class I MHC 유전자 형질 사이에 관찰되는 연관 불균형을 측정한다.

연관 불균형을 설명하기 위해 몇 가지 가설이 세워졌다. 가장 간단한 것은 인간의 초기 조상들에게 있었던 형질들이 교차를 통해 평형에 도달하기에는 그간의 세대 수가 너무 적다는 것이다. 오늘날 인간집단에서 과발생하는 일배체형은 초기 조상들에 있었던 조합을 반영한다는 것이다. 다른 해석으로는 어떤 선택적인 힘이 특정 형질들의 조합을 높은 빈도로 나타나게 한다는 것이다. 예를 들어 특정 형질들의 조합이 특정 질병에 대한 저항성을 가질 경우 선택되어 높은 빈도로 나타나게 되다. 반대로 특정 조합이 자가면역질환에 잘 걸리는 등의 나쁜 효과를 가지게 되면 선택에서 제외되어 빈도가 낮아진다는 것이다. 세 번째 가설은 교차가 특정 DNA 염기서열에서 더 잘 일어나며 유전자 사이에 교차가 잘 일어나는 지역 (hot spot)이 있고 없음에 따라 형질간의 회합의 빈도가 결정된다는 것이다. 이것을 뒷받침하는 자료는 새로운 재조합 H-2 일배체형을 만들어내는 쥐의 교배 실험에서 나왔는데 새로운 MHC 일배체형을 만들어내기 위해 쓰인 교차점이 무작위로 분포되어 있지 않았다. 대신, 같은 교차지역이 여러 개의 재조합 일배체형에서 관찰되었다. 이것은 재조합이 잘 일어나는 지역이 실제로 존재하며 이로 인해 인간집단에서 연관불균형이 일어난다는 것을 의미한다.

연관불균형에도 불구하고 거대한 다형성이 인간 MHC에 존재한다. 이러한 다형성은 재조합, 점돌연변이, 유전자 변환 (conversion) 등에 의해 발생하는데 이들 모두가 인간집단에서 MHC 다양성을 만드는데 기여한다. 형질간의 DNA 염기서열을 분석하면 개개 염기의 치환 (substitution)이 관찰되는데 이는 유전자내의 점돌연변이에 의해 생긴 것이다. 뿐만 아니라 진화적으로 잘 유지되는 지역 내에서 변화가 집중되어 있는 곳을 발견할 수 있는데 이는 유전자 변환에 의해 발생한 것임을 시사한다 (5장 참조). 이러한 개개인 MHC 유전자좌의 높은 다양성으로 인해 장기이식에서 수혜자에 적합한 MHC 형을 가진 공여자를 찾기가 어렵게 된다. 장기이식을 위한 치료에서 이러한 문제점으로 인해 야기되는 결과들은 17장에서 언급할 것이다.

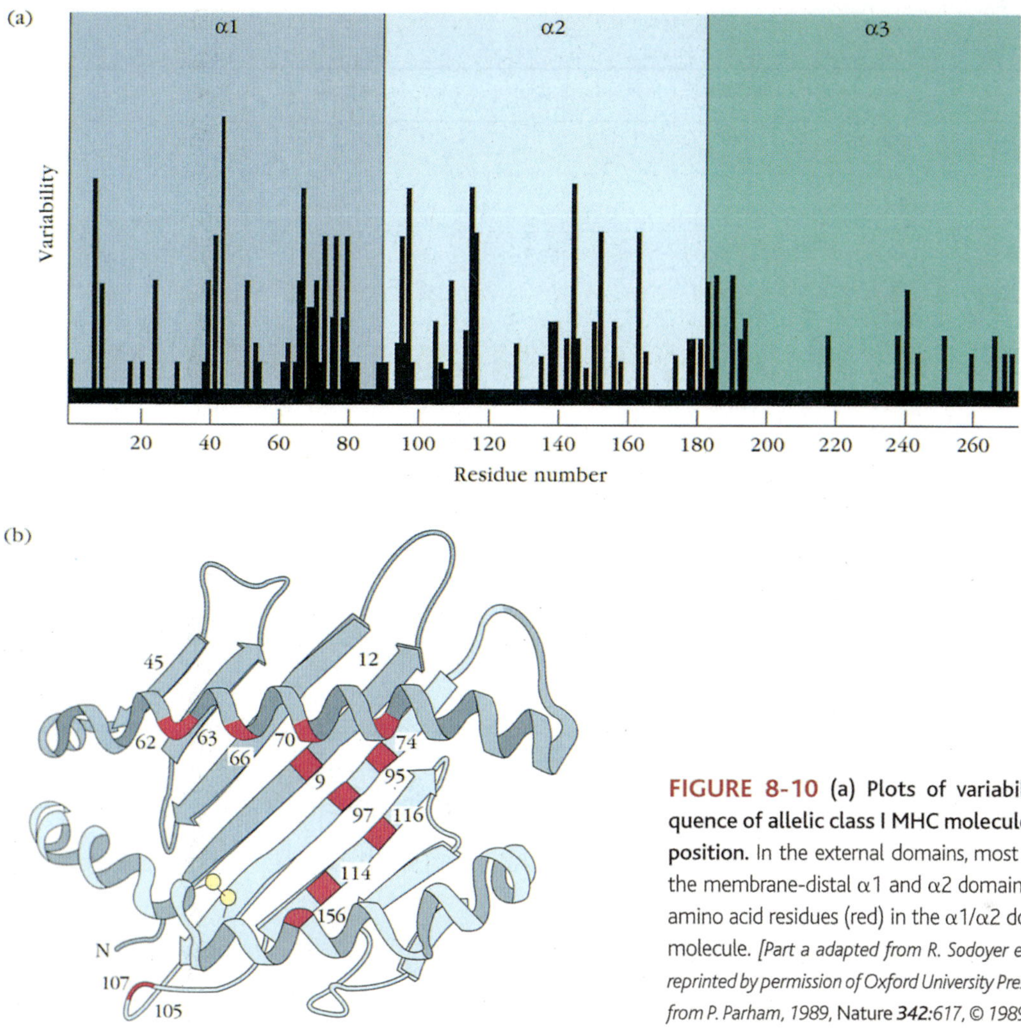

FIGURE 8-10 **(a) Plots of variability in the amino acid sequence of allelic class I MHC molecules in humans versus residue position.** In the external domains, most of the variable residues are in the membrane-distal α1 and α2 domains. (b) Location of polymorphic amino acid residues (red) in the α1/α2 domain of a human class I MHC molecule. *[Part a adapted from R. Sodoyer et al., 1984,* EMBO Journal ***3****:879, reprinted by permission of Oxford University Press; part b adapted, with permission, from P. Parham, 1989,* Nature ***342****:617, © 1989 Macmillan Magazines Limited.]*

MHC 다형성의 기능적 의미_Functional relevance of MHC polymorphism

한 종 안에서 MHC 형질들 간의 아미노산 서열의 차이는 상당히 크다. 이러한 차이는 여러 종들 간에 효소를 암호화하는 유전자가 차이가 나는 정도로 크다. 또 재미있는 것은 MHC 분자간의 서열의 변화는 단백질 전체에 골고루 무작위로 분포하는 것이 아니라 좁은 지역에 모여 있다는 것이다. 이들 지역은 class I 분자의 경우는 막에서 떨어져 있는 α1과 α2 영역에 분포되어 있다 (그림 8-10a). Class II 분자들의 α1과 β1 영역에서도 유사한 정도의 다양성이 관찰된다.

구조의 비교를 통하여, class I 및 class II 분자의 막에서 멀리 위치된 도메인의 3차원적 구조 내에 있는 다형성 잔기들의 위치를 알 수 있게 되었고 또한 이의 대립형질 간의 차이와 기능 상의 차이점을 연결시킬 수 있게 되었다 (그림 8-10b). 예를 들어, 아미노산 서열 분석결과 HLA-A2 분자에서 17개의 아미노산이 높은 다형성을 보였으며 이들 중 15개의 아미노산은, X선 결정 분석을 통해, 펩티드-결합틈에 위치함을 알 수 있었다. 다형성이 큰 아미노산 잔기들이 항원 펩티드와 결합하는 부위에 위치한다는 사실은 MHC 분자들이 특정 항원 펩티드와 결합하는 능력에 차이가 나는 이유가 바로 이들 아미노산의 차이 때문임을 시사한다.

MHC 유전자의 자세한 유전자지도_Detailed Genomic Map of MHC Genes

MHC의 유전자들은 마우스의 경우 약 2000 kb, 인간의 경우 약 4000 kb를 차지한다. 최근 완성된 인간 게놈 서열을 보면 이 부위는 유전자로 꽉 차 있으며 대부분의 기능이 알려져 있다. 현재 우리가 이해하고 있는 마우스와 인간의 MHC 유전자들의 게놈 구조가 그림 8-11에 그려져 있다.

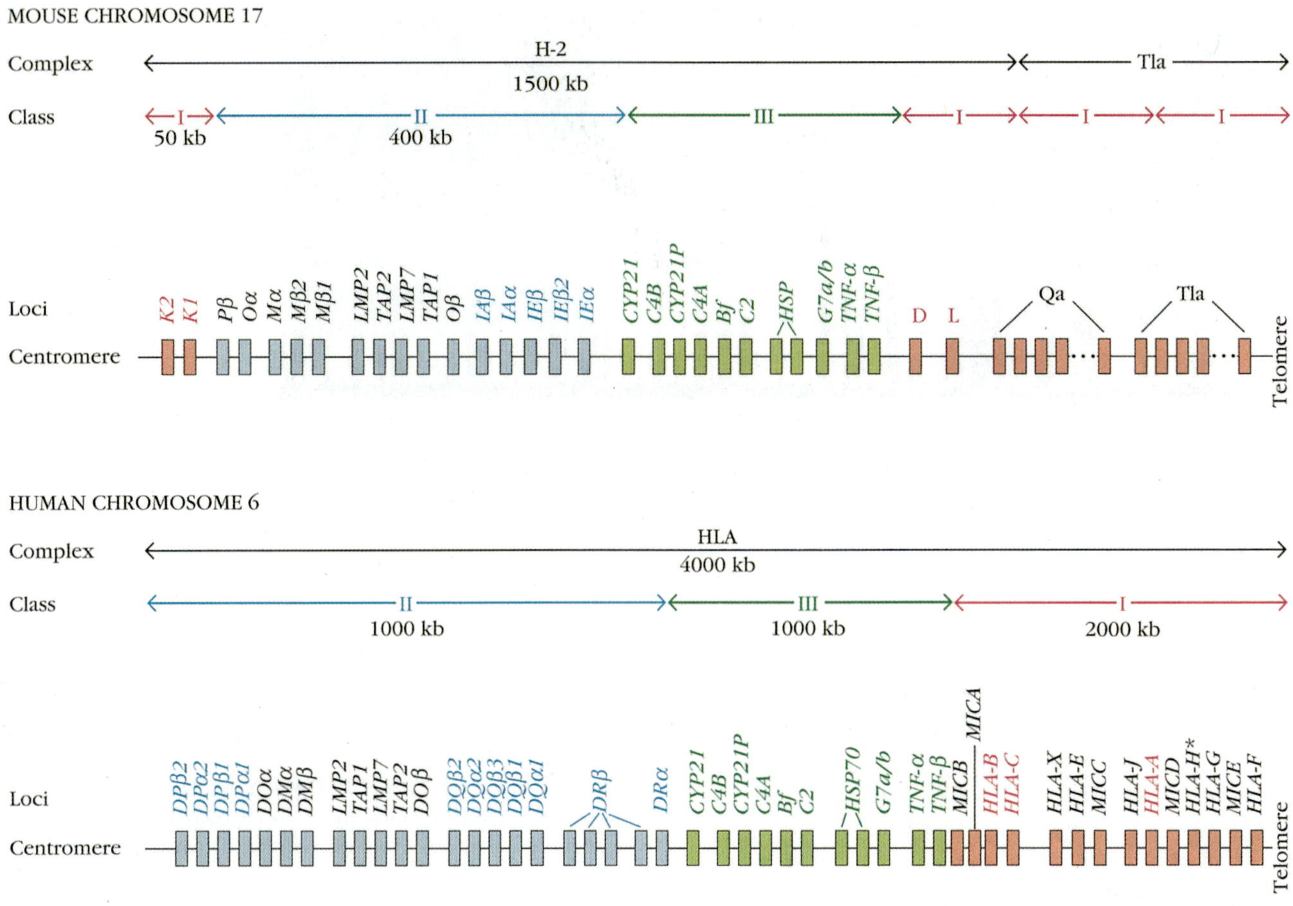

KEY

Gene	Encoded protein
C2, C4A, C4B, Bf	Complement components
CYP21, CYP21P	Steroid 21-hydroxylases
G7a/b	Valyl-tRNA synthetase
HSP	Heat-shock protein
LMP2, LMP7	Proteasome-like subunits
TAP1, TAP2	Peptide-transporter subunits
TNF-α, TNF-β	Tumor necrosis factors α and β

*Now designated HFE

FIGURE 8-11 Detailed genomic map of the mouse and human MHC, including genes encoding classical and nonclassical MHC molecules. The class I MHC genes are colored red, MHC II genes are colored blue, and genes in MHC III are colored green. Classical class I genes are labeled in red, class II genes are labeled in blue, and the nonclassical MHC genes are labeled in black. The concept of classical and nonclassical does not apply to class III. The functions for certain proteins encoded by the nonclassical class I genes are known. In the mouse, there are nonclassical genes located downstream from Tla that are not shown.

인간의 class I 지역은 HLA 복합체 안에서 염색체말단 쪽으로 2000 kb에 걸쳐 있다_The human class I region spans about 2000 kb at the telomeric end of the HLA complex

인간의 class I MHC 지역은 약 2000 kb 정도의 길이를 가지고 있으며 약 20여개의 유전자를 가지고 있다. 마우스의 경우 class I MHC 지역 중앙에 class II와 class III가 있어 class I MHC는 두개의 지역으로 나뉘어 있다. Class I 지역에 포함된 유전자들은 잘 알려진 고전적인 class I MHC 분자들을 암호화하고 있다. 인간의 경우는 HLA-A, HLA-B, 마우스의 경우는 H-2K, H-2D, H-2L 등이 있다 (H-2L 유전자는 특정 마우스 일배체형에만 존재한다). 많은 수의 비고전적 class I 유전자들이 분자 지도작성법 (molecular mapping)에 의해 동정되었는데, 이들도 마우스와 인간의 MHC에 위치하고 있다. 마우스의 경우는 비고전적 class I 유전자들은 H-2 복합체 아래쪽의 세 개 (*H-2Q*, *T*, 및 *M*) 지역들에 위치한다 (M의 경우는 그림 8-11에 표시되어 있지 않다). 인간의 경우, 비고전적 class I 유전자들은 *HLA-E*, *HLA-F*, *HLA-G*, *HFE*, *HLA-J*, 및 *HLA-X*, 뿐만 아니라 최근 알려진 *MIC* (*MICA*부터 *MICE 까지*) 등이다. 몇몇 비고전적 class I MHC 유전자들은 단백질 산물이 없는 위유전자 (pseudogene)이며 *HLA-G*와 *HFE* 같은 유전자들은 class I과 유사하여 고도로 특수한 기능을 가진 단백질 산물을 암호화하고 있다. MIC 계열의 class I 유전자는 고전적인 class I 유전자들과 비교할 경우 단지 15%-30% 정도의 서열이 같을 뿐이고 MICA로 명명된 유전자는 고도로 다형적이다. MIC 유전자의 산물들은 표피세포에서 낮은 수준의 발현을 보이고 열충격단백질의 발현처럼 다른 자극에 의해 발현이 유도된다.

비고전적 class I MHC 분자들의 기능은 대체로 알려지지 않았으나 소수의 연구결과는 이들 중 몇몇은 고전적 class I 분자들처럼 T 세포에 펩티드를 제시하는 기능을 한다고 시사한다. 한 가지 재미있는 발견은 *H-2M* 유전자의 단백질 산물은 미토콘드리아 게놈에 의해 발현되는 NADH 탈수소효소 (NADH dehydrogenase)에서 유래된 자신의 펩티드에 결합할 수 있다는 것이다. 이 펩티드는 N-말단에 포르밀 메티오닌을 가지고 있는데 이것은 주로 원핵생물 (prokaryote)에서 유래된 단백질에서 발견된다. 따라서 *H-2M* 유전자의 산물인 class I 분자는 세포내부에서 자라나는 원핵생물의 항원을 제시하는 독특한 기능을 할 수 있을 것이다. 이러한 것들 중에는 *Listeria monocytogenes*가 있는데 H-2M은 이 박테리아에서 유래된 펩티드를 제시할 수 있다.

Class II MHC 유전자들은 HLA의 동원체 쪽에 위치한다_The class II MHC genes are located at the centromeric end of HLA

Class II MHC 지역은 고전적인 class II MHC 분자의 α와 β 사슬의 유전자를 가지고 있으며 인간은 HLA-DR, DP, 및 DQ로 마우스는 H-2IA, H-2IE로 명명되었다. Class II MHC 지역을 분자 지도 작성법으로 분석하면 다수의 β 사슬 유전자가 마우스와 인간 모두에 있으며 다수의 α 사슬 유전자가 인간에 있음을 알 수 있다 (그림 8-11). 인간의 DR 지역을 예로 보면 3개 혹은 4개의 기능적인 β 사슬 유전자가 있으며 한 세포에서 이들 모두의 단백질 산물은 α 사슬과의 결합이 가능하다. 그 결과로 세포에 발현되는 항원제시 분자의 가지 수가 증가한다. 비록 인간의 DR 지역은 단지 한 개의 α 사슬을 가지고 있지만 DP와 DQ 지역은 각각 두개씩 가지고 있다.

비고전적인 class II MHC 분자들의 유전자들은 인간과 마우스 모두에게서 알려져 있다. 마우스의 경우 몇 개의 class II 유전자 (*O*α, *O*β, *M*α와 *M*β)는 제한적인 다형성을 가진 비고전적 MHC 분자를 암호화하고 발현양상은 고전적인 class II MHC 분자 (IA, IE)들과는 다르다. 인간의 경우 비고전적 유전자로 불리는 *DM*과 *DO*가 동정되었다. *DM* 유전자는 class II와 유사한 분자 (HLA-DM)를 암호화하고 있으며 class II 분자들이 항원 펩티드와 결합하는 과정을 원활하게 하는 기능이 있다. class II의 DO 분자는 흉선 (thymus)과 성숙 B 세포에서만 발현되며 class II 항원의 처리를 조절하는 기능이 있다. HLA-DM과 HLA-DO의 기능은 다음에 더 자세히 다룰 것이다.

인간의 Class III MHC 유전자들은 Class I과 Class II 사이에 있다_Human MHC class III genes are between class I and II

인간과 마우스의 class III MHC 지역은 서로 다른 다양한 종류의 유전자들을 가지고 있다 (그림 8-11). 이들 유전자들이 암호화하는 단백질은 몇몇 보체의 구성요소들, 두 개의 스테로이드 21-가수분해효소, 두 개의 열충격단백질, 그리고 두 개의 사이토카인 (TNF-α 및 TNF-β) 등이다. 이들 중 일부는 질병과 연관이 있다. 예를 들어, 스테로이드 21-가수분해효소 (steroid 21-hydroxylases)를 암호화하는 유전자의 돌연변이는 선천성 부신과형성 (congenital adrenal hyperplasia)과 연관되어 있다. 흥미롭게도 이들 연결된 class III 유전자 집단은 모든 종의 MHC 지역에 보존되어 있다.

MHC 분자의 세포 발현_Cellular Expression of MHC Molecules

일반적으로 고전적인 class I MHC 분자들은 대부분의 유핵세포에 발현되지만 발현 정도는 세포의 종류에 따라 다르다. 림프구에서 가장 높은 발현정도가 관찰되어 총 세포막단백질의 약 1%를 차지하며, 세포당 5×10^5개가 발현된다. 반면에 섬유아세포, 근육세포, 간세포와 신경세포는 발현정도가 아주 낮다. 간세포에서 발현정도가 낮아 수혜자의 T_C 세포가 이식된 간을 인지할 가능성이 줄어들게 되고, 이로 인하여 간 이식의 성공률이 높아지는 것으로 생각된다. 몇 가지 종류의 세포 (특별한 분화단계 있는 신경 세포나 정자 세포)에서는 class I MHC 분자가 전혀 발현되지 않는다.

앞에서도 언급되었듯이 특정 MHC 분자는 여러 가지 다른 펩티드와 결합할 수 있다. MHC 형질들은 공동우성이기 때문에 이형접합성 (heterozygous) 개체는 각 MHC 유전자좌의 양쪽 형질이 암호화하는 단백질을 모두 발현하게 된다. 예를 들어 한 마리의 F_1 마우스는 각각의 유핵 세포에 부모에게서 물려받은 K, D, 및 L (여섯 개의 다른 class I MHC 분자들)을 발현한다 (그림 8-12). 비슷한 상

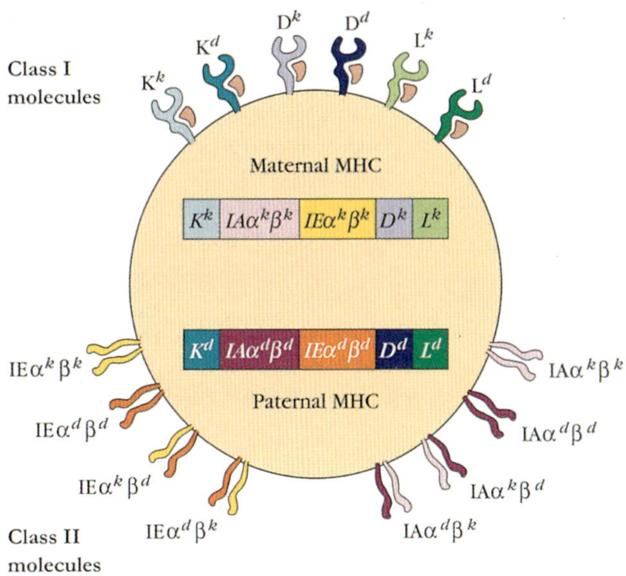

FIGURE 8-12 Diagram illustrating various MHC molecules expressed on antigen-presenting cells of a heterozygous H-$2^{k/d}$ mouse. Both the maternal and paternal MHC genes are expressed. Because the class II molecules are heterodimers, heterologous molecules containing one maternal-derived and one paternal-derived chain are produced. The β_2-microglobulin component of class I molecules (pink) is encoded by a gene on a separate chromosome and may be derived from either parent.

황이 인간에서도 발생하여 이형접합성인 사람은 각각의 유핵세포의 세포막에 부모에게서 물려받은 A, B, C 형질들 (여섯 개의 class I MHC 분자들)을 발현한다. 이러한 많은 class I MHC 분자들이 각 세포에서 발현되기 때문에 MHC 분자의 펩티드 결합 홈에 많은 수의 펩티드를 전시할 수 있다.

보통의 건강한 세포들에서 발현되는 class I 분자들은 자기 단백질의 정상적인 생성과 소멸에 의해 생겨나는 자기 펩티드를 제시할 것이다. 바이러스에 감염된 세포에서는 자기 펩티드 뿐만 아니라 바이러스의 펩티드도 제시될 것이다. 바이러스에 감염된 한 개의 세포는 세포막에 여러 가지의 class I 분자들을 가지고 있고 이들 각각은 다른 쌍의 바이러스 펩티드를 전시한다. 각각의 class I MHC 분자의 형질들은 다른 펩티드 결합 틈새를 가지고 있기 때문에 한 종의 다른 개체는 다른 세트의 바이러스 펩티드와 결합하게 된다.

Class I MHC 분자들과는 달리, class II 분자들은 대식세포, 수지상 세포, B 세포와 같은 항원제시세포에서만 항상 발현된다; 흉선 상피세포와 일부 다른 종류의 세포는 특수한 상황 하에서 일부 사이토카인을 처리할 경우 class II 분자의 발현이 유도되어 항원제시세포로 작용할 수 있다. Class II MHC를 발현하는 다양한 세포들 사이에는, 그 발현량의 현저한 차이가 관찰되었다. 어떤 경우에는 class II의 발현은 세포의 분화 정도에 따라 달라진다. 예를 들어, class II 분자들의 발현은 pre-B 세포에서는 검출되지 않으나 성숙 B 세포의 세포막에는 구성적으로 발현된다. 유사하게, 단구세포 (monocyte)와 대식세포는 항원과의 접촉에 의해 활성화 되기 전까지는 발현 수준이 낮으나 활성화 된 뒤는 발현정도가 유의하게 증가한다.

고전적인 class II MHC 분자들은 다른 유전자좌에 의해 암호화된 두개의 단백질 사슬로 구성되어 있기 때문에, 이형접합성 개체는 부모의 class II 분자 뿐 만 아니라 서로 다른 염색체에서 유래된 α와 β 사슬을 가진 분자들도 발현할 수 있다. 예를 들어 H-2^k 마우스는 IA^k 와 IE^k의 class II 분자를 발현한다. 그와 같이 H-2^d 마우스는 IA^d와 IE^d 분자를 발현한다. 이들 두 가지 일배체형을 교배해서 생겨나는 F_1 후손의 경우 부모의 네 가지 class II 분자들과 한 쪽 부모의 α 사슬과 다른 한 쪽 부모의 β 사슬을 가진 네 가지 분자들을 발현할 것이다 (그림 8-12). 인간의 MHC는 세 가지 고전적 class II 유전자 (*DP*, *DQ*, *DR*)를 가지고 있기 때문에 이형접합성인 사람은 여섯 가지 부모의 class II 분자와 양쪽 부모의 α와 β 사슬 조합을 가진 여섯 가지 분자들을 발현할 것이다. 쥐와 인간에게는 여러 개의 β 사슬 유전자가 존재하고 인간에게는 여러 개의 α 사슬 유전자가 존재하기 때문에 개체가 발현할 수 있는 class II 분자의 가지 수는 더 증가한다. 이러한 방법에 의해 생성되는 MHC 분자의 다양성은 제시될 수 있는 항원 펩티드의 숫자를 증가시키고 그래서 그 개체에게는 더 유리하다.

MHC 발현 조절_Regulation of MHC Expression

서로 다른 종류의 세포에서 MHC 유전자의 발현 차이를 조절하는 기작에 대한 연구는 아직도 시작에 불과하며 많은 것들이 연구되어야 한다. MHC 복합체의 완전한 게놈지도가 현재 작성되었으며, 이는 암호화 서열 (coding sequences)과 조절 서열 (regulatory sequences)들의 동정과 연구를 크게 앞당길 것이며 전체 시스템의 조절 기전 연구에 새로운 방향을 제시할 것이다.

Class I과 class II MHC 유전자들은 5′프로모터 서열을 가지고 있으며 여기에 서열-특이적인 전사인자 (transcription factor)들이 결합한다. 일부 MHC 유전자들의 경우는 프로모터의 특징적인 부분과 전사인자들이 밝혀졌다. MHC의 전사조절은 양성과 음성 조절인자가 작용한다. 예를 들면, **CIITA**라 불리는 **class II 전사활성인자 (class II transcriptional activator)**와 **RFX**라 불리는 또 다른 전사조절인자가 class II MHC 유전자들의 프로모터에 붙는 것이 밝혀졌다. 이들 전사조절인자에 결함이 생기면 **베어 림프구 증후군 (*bare lymphocyte syndrome*, 8장의 임상초점 참조)**의 일종을 유발한다. 이 병을 앓는 환자는 그들의 세포에 class II MHC 분자가 결여되어있다. Class II MHC 분자들이 T 세포의 성숙과 활성화에 중심적인 역할을 하기 때문에 결과적으로 환자들은 중증 면역결핍을 앓게 된다.

MHC 분자들의 발현은 여러 가지 사이토카인에 의해 조절된다. 인터페론 (α, β, γ)과 종양괴사인자 (TNF)는 세포에서 MHC 분자의 발현량을 증가시킨다. 예를 들어, 인터페론 감마 (IFN-γ)는 특정 class I MHC 유전자들의 프로모터에 결합하는 전사인자의 형성을 유도한다. 이 전사인자는 프로모터에 결합하여 유전자의 전사속도를 증가시켜 class I α 사슬과 $β_2$-마이크로 글로불린, 항원처리 및 제시에 관련된 단백질들의 발현을 증가시킨다. 또한 IFN-γ는 **class II 전사활성인자 (class II transcriptional activator, CIITA)**의 발현을 유도하여 항원제시기능이 없는 세포 (피부 케라틴 세포, 장내 상피세포, 혈관내피, 태반세포, 췌장 베타 세포 등)들을 포함한 여러 세포에서 class II MHC의 증가시킨다. 다른 사이토카인들은 다른 특정 종류의 세포에서 MHC의 발현에 영향을 미친다. 예를 들어 IL-4는 휴지 (resting) B 세포에서 class II MHC 분자들의 발현을 증가시키고 IFN-γ는 B 세포에서 class II MHC 분자의 발현을 감소시키며 코르티코이드와 프로스타글란딘은 class II 분자들의 발현을 감소시킨다.

MHC의 발현은 특정 바이러스의 감염에 의해 감소하는데, 인간 거대세포바이러스 (CMV), 간염 B 바이러스 (HBV)와 아데노바이러스 12 (Ad12) 등이 그들이다. 경우에 따라서 세포표면에 class I MHC 분자들의 발현감소가 전사인자 보다는 단백질 운반에 관여하는 성분의 감소 때문에 발생하는 경우도 있다. 인간 거대세포바이러스에 감염된 경우가 그 예로써, 바이러스 단백질이 $β_2$-마이크로글로불린에 결합하여 class I 분자의 조립과 세포막으로의 운반을 방해한다. 아데노바이러스 12가 감염될 경우는 전달체 유전자 (*TAP1*과 *TAP2*)의 전사를 현저히 감소시킨다. 앞으로 언급될 내용으로, TAP 유전자 산물들은 세포질로부터 조면소포체 (rough endoplasmic reticulum)으로의 펩티드 운반에 중요한 역할을 한다. TAP 유전자의 발현을 막음으로서 결과적으로 class I MHC 분자들이 β_2-마이크로 글로불린과의 조립이나 세포막으로의 운반을 저해한다. 어떤 방법으로든 class I MHC 분자들의 발현을 막는 것은 바이러스가 감염된 세포가 MHC-바이러스 펩티드를 제시할 가능성을 줄이고 이로 인해 CTL에 의한 세포 파괴가 어려워지므로 바이러스가 면역반응을 피할 수 있게 한다. 이번 장의 임상초점에서는 TAP의 결함이 어떻게 림프구 감소증을 유발하는지를 다룰 것이다.

MHC와 질병 감수성_MHC and Disease Susceptibility

특정 질병에 걸리는 집단은 특정 HLA 형질을 가지는 빈도가 전체 인구에서보다 더 높다. 특정 MHC 형질과 관련있는 질병들은 자가면역질환, 특정 바이러스성 질병, 보체 시스템의 장애, 몇 몇 신경장애, 몇 가지의 알레르기성 질환 등을 포함한다. HLA 형질과 특정질병의 연관성을 측정하는 방법은 그 질병에 걸린 사람들에게의 HLA 형질의 빈도와 전체 인구에서의 HLA 형질의 빈도를 비교하는 것이다. 이러한 비교는 **상대적 위험도 (relative risk, RR)**를 계산할 수 있게 한다.

$$RR = \frac{(Ag^+/Ag^-)\text{ disease group}}{(Ag^+/Ag^-)\text{ control group}}$$

상대적 위험도 값이 1 이면 그 HLA 형질은 환자군이나 전체 인구에서 같은 빈도로 존재하며 그 형질은 질병 발생의 위험을 높이지는 않는다는 것을 의미한다. 상대적 위험도가 1 보다 높은 경우 그 HLA 형질과 질병이 연관되어 있음을 의미한다. 예를 들어, HLA-B27 형질 가진 사람은 다른 HLA-B 형질을 가진 사람에 비해 강직성 척추염 (anklosing spondylitis)에 걸릴 가능성이 90배나 높다 (상대적 위험도 90). 이 질병은 척추관절의 자가 면역질환으로 연골의 파괴가 특징이다. 상대적 위험도가 상당히 높은 다른 질병들은 졸음병 (narcolepty)과 HLA-DR2 (상대적 위험도 130), 유전성 혈색증 (hereditary hemochromatosis)과 A3/B14 일배체형 (상대적 위험도 90) 등이다.

하나의 MHC 형질과 어떤 질병 사이에 연관성이 있다고 하여 그 형질의 발현이 질병을 일으킨다고 해석해서는 안 된다. 왜냐면 MHC 형질과 질병의 관계는 상당히 복합적이기 때문이다. 강직성 척추염의 경우를 예로 들면 TNF-α와 TNF-β 유전자가 이 HLA-B 유전자좌에 가까이 연결되어 있기 때문에 이 사이토카인들이 연골 조직의 파괴에 관여할 수도 있다. 유전성 혈색증 (hereditary hemochromatosis)과 A3/B14의 연관성은 HEF라는 유전자의 돌연변이 때문이다. HEF는 class I 유전자들과 연결되어 있는데, 막단백질로서 철 대사에 역할이 있다. HEF 유전자의 결핍이나 이상은 혈색증의 특징인 철 과다증을 일으킨다.

상대적 위험도 값이 낮을 때는 MHC 형질과 질병의 연관성이 약함을 알 수 있다. 이런 경우는 다수의 유전자가 질병 발병성에 영향을 끼치고 그 중 하나의 유전자가 MHC 지역에 있을 가능성이 많다. 몇 가지 자가면역 질환들이 이런 관점에서 철저히 연구되고 있는데, DR2와 연관 (상대적 위험도 5)된 다발성 경화증 (multiple sclerosis), DR4와 연관 (상대적 위험도 10)된 류마티스 관절염 (rheumatoid arthritis)등이 그 예이다. 이들 질병이 단순히 멘델의 유전법칙에 의한 MHC 형질의 유전에 따라 발생하는 것이 아니라는 것은 일란성 쌍둥이를 보면 알 수 있다. 쌍둥이의 양쪽 모두가 MHC에 의한 위험성이 증가하더라도 양쪽이 같이 질병에 걸리지는 않는다. 이것은 질병의 발병에는 MHC와 함께 다수의 유전적요인과 환경적요인이 복합적으로 작용함을 시사하며, 특히 MHC가 중요한 역할을 하기는 하나 결정적인 역할을 하지 않는 자가면역질환과 같은 질병의 경우 적용된다. 특정 MHC 형질과 질병을 연결함에 있어 또 한 가지 어려움은 앞에서 설명된 연관 불균형 때문에 발생한다. 일부 class I MHC 형질들이 class II MHC 형질들과 연관 불균형 관계에 있음으로 해서 질병 감염에 실제보다 더 크게 관여하는 것처럼 보이게 된다. 만약, 예를 들어, DR4가 한 질병의 발병에 관여한다고 할 때 DR4는 연관불균형으로 인해 A3와 같이 나타날 경우가 많다. 이런 경우 A3가 질병과 관련이 있다고 잘못 알려질 수가 있다. 현재의 향상된 게놈지도작성 기법으로 인해 MHC와 여러 가지 질병 사이의 연관성을 더 확실히 연구할 수 있고 또 다른 유전자좌의 역할도 측정해 볼 수 있다.

질병 감수성에서 MHC의 역할을 설명하는 여러 가지 가설들이 제시되었다. 앞에서도 언급하였듯이 형질에 따라 처리된 항원을 제시하는 능력이 다르므로 면역 반응성이 달라질 수도 있고 T 세포가 제시된 항원을 인지하는 능력의 차이를 가져올 수 있다. MHC 유전자의 형질에 따라서 어떤 것들은 바이러스 또는 세균의 독소의 수용체로 작용하는 것이 있을 수 있다. 15장에 설명되어지는 바와 같이, 질병의 유전적 분석을 할 때 염두에 두어야 할 것은 여러 유전자좌의 유전자들이 발병에 관여할 수 있다는 것과 이들 간의 복합적 상호작용이 발병을 촉발 할 수도 있다는 것이다.

한 종에서 MHC 다형성이 감소할 경우, 감염성 질환에 걸릴 가능성이 커진다는 연구 결과도 있다. 바이러스성 질환에 아주 잘 걸리는 치타나 펜더 같은 다른 야생 고양이들은 MHC 다형성이 적다는 것이 보고되었다. 현재의 치타 집단은 한정된 군락에서 유래되어 (그림 8-13) MHC 다양성이 사라졌을 것이라 생각된다. 한 종에서 사용가능한 MHC 형질의 총 수가 감소할 경우 이들 MHC 분자들이 결합할 수 있는 항원의 종류가 한정되어지고 치타들처럼 여러 바이러스성 질환에 대한 발병성이 높아질 것이다. 그러므로 여러 종에서 관찰된 높은 수준의 MHC 다형성은 항원을 제시하는 MHC의 종류를 많게 하는 장점이 있다. 비록 한 종의 일부 개체는 특정 병원균에 대해 면역 반응을 일으키지 않고 그것에 감염되기 쉬울 것이지만, 극도의 다형성은 최소한의 몇 개의 개체는 병원균에 반응하고 저항성을 나타낼 것이다. 이런 식으로 MHC 다형성은 넓은 범위의 감염성 질환으로부터 종을 보호한다.

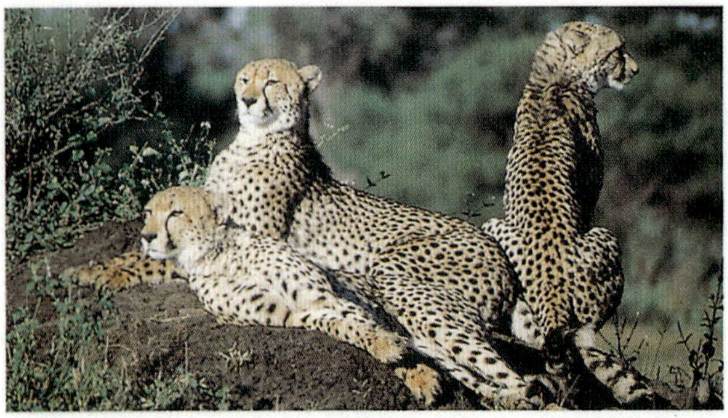

FIGURE 8-13 Cheetah female with two nearly full-grown cubs. Polymorphism in MHC genes of the cheetah is very limited, presumably because of a bottleneck in breeding that occurred in the not-too-distant past. It is assumed that all cheetahs alive today are descendants of a very small breeding pool. *[Photograph taken in the Okavango Delta, Botswana, by T. J. Kindt.]*

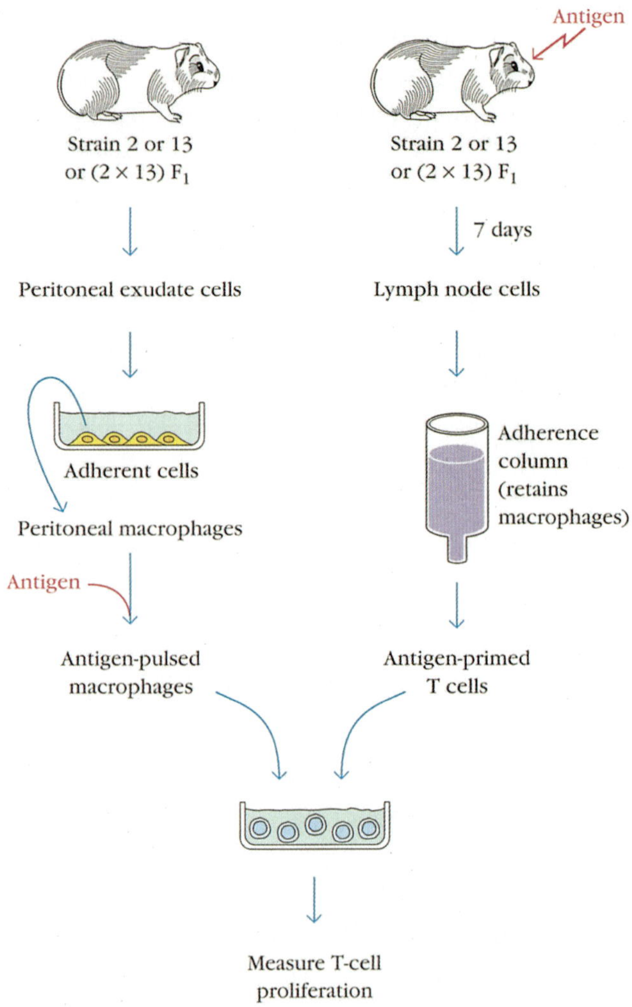

Antigen-primed T cell	Antigen-pulsed macrophages		
	Strain 2	Strain 13	(2×13) F_1
Strain 2	+	−	+
Strain 13	−	+	+
(2×13) F_1	+	+	+

FIGURE 8-14 Experimental demonstration of self-MHC restriction of T_H cells. Peritoneal exudate cells from strain 2, strain 13, or (2×13) F_1 guinea pigs were incubated in plastic petri dishes, allowing enrichment of macrophages, which are adherent cells. The peritoneal macrophages were then incubated with antigen. These "antigen-pulsed" macrophages were incubated in vitro with T cells from strain 2, strain 13, or (2×13) F_1 guinea pigs, and the degree of T-cell proliferation was assessed. The results indicated that T_H cells could proliferate only in response to antigen presented by macrophages that shared MHC alleles. *[Adapted from A. Rosenthal and E. Shevach, 1974, Journal of Experimental Medicine **138**:1194, by copyright permission of the Rockefeller University Press.]*

MHC와 면역반응성_MHC and Immune Responsiveness

초창기 Benacerraf는 기니피그에 간단한 합성항원을 접종한 실험을 이용하여 한 동물이 면역반응 (혈청 항체 생산능으로 측정)을 일으키는 능력은 MHC 일배체형에 의해 결정된다는 것을 처음으로 밝혔다. 그 후에 H. McDevitt, M. Sela와 그의 동료들은 공통유전자와 재조합 공통유전자 마우스 혈통을 만드는 실험을 이용하여 면역반응성을 조절하는 것이 바로 class II MHC 유전자들임을 밝혔다. 초기 실험에서 이러한 표현형을 결정하는 유전자들을 **면역반응 유전자 (immune response genes, *Ir*)** 라고 불렀으며, 첫머리의 *I*를 따서 마우스의 class II 분자들을 IA와 IE로 부른다. 우리는 이제 class II MHC 분자에 의해 면역반응성이 결정되는 이유는 바로 class II 분자들이 T_H 세포에 항원을 제시하는 핵심적인 역할을 하기 때문이라는 것을 알고 있다.

일배체형에 의한 면역반응성의 정도차이를 설명하기 위해 두 가지 설명이 제안되었다. *결정소-선택모델 (determinant-selection model)*에 의하면 다른 class II MHC 분자는 처리된 항원에 결합하는 능력이 다르다는 것이다. 이에 대응하는 *레퍼토리-결함 모델 (holes-in-the-repertoire model)*에 의하면 T-세포 중에 자기 항원과 닮은 항원을 감지할 수 있는 T-세포 수용체를 가진 것는 흉선에서 분화할 동안 소멸된다는 것이다. 항원에 대한 T 세포의 반응은 T 세포 수용체, 항원 펩티드, MHC 분자를 포함하는 삼 분자 복합체 (9장에 자세히 논의되어 있음)에서 결정되기 때문에 두 가지 모델 모두 옳다고 할 수 있다. 즉, 항원 펩티드를 제시할 수 있는 MHC 분자의 결여 또는 특정 펩티드와 MHC 복합체를 감지할 수 있는 T 세포 수용체의 결여 두 가지 모두가 면역반응의 결여를 초래할 수 있으므로 관찰된 MHC 일배체형과 외부항원에 대한 면역반응성의 정도차이를 설명할 수 있다는 것이다.

T 세포의 자기-MHC 제한_Self-MHC Restriction of T Cells

1970년대에 일련의 실험들에 의해 MHC와 면역반응의 연관성에 대해 더 많은 것이 밝혀졌다. 이들 연구들은 $CD4^+$, $CD8^+$ T 세포들이 자기-MHC 분자에 의해 제시된 항원만을 인식할 수 있다는 것을 증명하였으며 이를 **자기-MHC 제한 (self-MHC restriction)**이라 부른다. A. Rosenthal 과 E. Shevach 는 T_H 세포의 항원 특이적 증식은 T 세포와 같은 MHC 일배체형을 가진 대식 세포에 의해 제시된 항원에 반응할 경우에만 일어난다는 것을 보여 주었다. 기니피그 계통 (strain) 2의 대식세포를 항원과 함께 배양하면 대식세포는 항원을 처리하여 세포 표면에 제시하게 된다. 이 대식세포를 같은 계통 (계통-2), 다른 계통 (계통-13) 또는 (2×13) F_1 동물들에서 얻은 T 세포와 혼합하고 T 세포의 증식을 측정하였다.

이 실험 결과 계통-2의 대식세포는 계통-2의 T 세포와 F_1의 T 세포는 증식하도록 하였지만 계통-13의 T 세포는 증식 시키지 못했다 (그림 8-14). 마찬가지로 계통-13의 대식세포에 항원을 처리하고 실험에 사용하였을 경우에는 계통-13과 F_1의 T 세포는 증식 시켰지만 계통-2의 T 세포는 증식 시키지 못하였다. 그 후, H-2 복합체의 특정 부위만 서로 다른 유사유전자혈통 (congenic) 마우스와 재조합 유사유전자혈통 마우스에서 대식세포와 T세포를 얻어 사용하였다. 이 실험에서 $CD4^+$ T_H 세포는 같은 class II MHC 형질을 공유하는 대식세포에 항원을 처리한 경우에만 활성화와 증식이 일어남이 증명되었다. 따라서 $CD4^+$ T_H 세포에 의한 항원 인식은 *class II MHC*에 의해 제한되어 진다.

1974년에 R. Zinkernagel과 P. Doherty는 $CD8^+$ T 세포의 자기-MHC 제한을 증명하였다. 그들은 실험에서, 마우스에 림프구성 맥락수막염 (lymphocytic choriomeningitis, LCM) 바이러스를 주사하여 면역반응이 일어나게 하였다. 며칠 후, 비장 세포(바이러스에 특이한 T_C 세포가 포함되어 있다)를 분리 해서 같은 LCM이 감염된 표적 세포(일배체형이 같은 것 또는 다른 것 사용)와 배양하였다 (그림 8-15). 실험결과 T_C 세포는 표적 세포 중에서 바이러스에 감염되었고 동일유전자형의 (syngeneic) 것들만 죽인다는 것을 발견하였다. 그 후 공통유전자 마우스와 재조합공통유전자 마우스를 이용한 연구에서 T_C 세포와 바이러스 감염 표적 세포가 MHC의 K 또는 D 부위에 의해 암호화되는 class I 분자를 공유해야만 반응이 일어남을 보여 주었다. 따라서 $CD8^+$ T_C 세포에 의한 항원 *인식은 class I MHC에 의해 제한*된다. Doherty와 Zinkernagel은 세포매개성 면역에서 MHC의 역할을 이해하는데 기여한 공로로 노벨상을 수상했다.

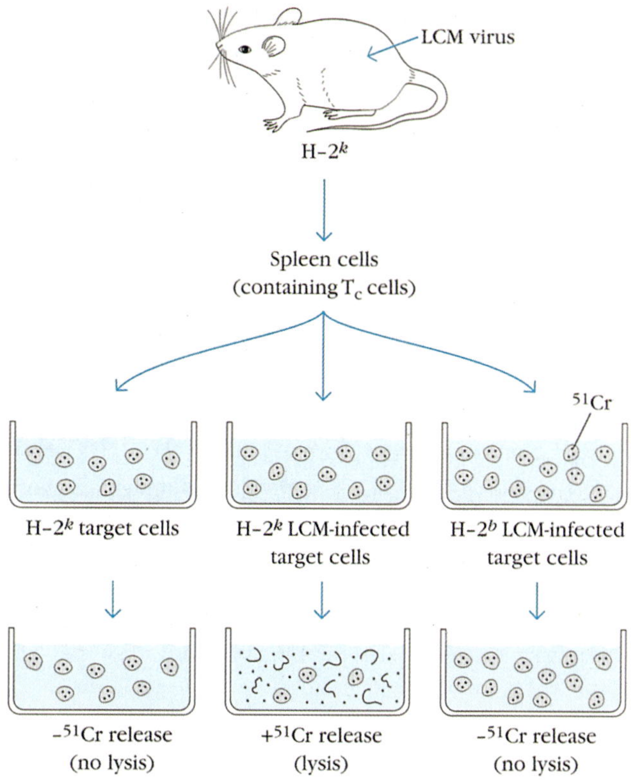

FIGURE 8-15 Classic experiment of Zinkernagel and Doherty demonstrating that antigen recognition by T_C cells exhibits MHC restriction. H-2^k mice were primed with the lymphocytic choriomeningitis (LCM) virus to induce cytotoxic T lymphocytes (CTLs) specific for the virus. Spleen cells from this LCM-primed mouse were then added to target cells of different H-2 haplotypes that were intracellularly labeled with ^{51}Cr (black dots) and either infected or not with the LCM virus. CTL-mediated killing of the target cells, as measured by the release of ^{51}Cr into the culture supernatant, occurred only if the target cells were infected with LCM and had the same MHC haplotype as the CTLs. *[Adapted from P. C. Doherty and R. M. Zinkernagel, 1975,* Journal of Experimental Medicine *141:502.]*

항원제시세포의 역할_Role of Antigen-Presenting Cells

1959년에 이미 면역학자들은 T 세포와 B 세포가 다른 기작에 의해 항원을 인식한다는 자료들을 보여 주었다. 1980년대까지 면역체계의 세포는 고유형태 (native form)로 있는 전체 단백질을 인지한다고 믿었다. 하지만 P. G. H. Gell과 B. Benacerraf에 의한 실험에서 1차의 항체 반응과 세포매개성 반응은 고유형태의 단백질에 의해 유도되는 반면, 2차 항체 반응 (B 세포에 의해 매개되는)은 고유구조 항원에 의해서 유도되며, 2차 세포매개성 반응은 고유형태 뿐만 아니라 변성된 구조의 항원에 의해서도 유도됨을 밝혔다. 이러한 발견은 흥미로운 수수께끼로만 여겨졌을 뿐, 80년대 초까지 항원제시의 역할은 완전히 무시되었다.

T 세포가 인식하는 항원은 처리과정을 거쳐야 한다_
Processing of antigen is required for recognition by T cells

K. Ziegler과 E.R. Unanue에 의해 얻은 결론은 B 세포와 T 세포에 의한 항원 인식이 기본적으로 비슷하다는 이전의 정설과 반대되는 것이었다. 박테리아 단백질 항원에 의한 T_H 세포의 활성 실험에서 (그림 8-16) 항원제시세포를 파라포름알데하이드로 처리한 뒤 항원을 처리하면 T_H 세포의 활성이 일어나지 않음을 발견하였다. 하지만 만약 항원제시세포가 먼저 항원을 분해한 다음 1~3 시간 후에 파라포름알데하이드로 고정하면 T_H 세포 활성이 일어났다. 1~3시간 동안 항원제시세포는 항원을 처리하여 T 세포를 활성화할 수 있는 형태로 세포막으로 제시하는 것이다.

R. P. Shimonkevitz는 이후 실험에서 만약 항원제시세포를 고유형태 항원 대신 항원 펩티드를 넣어주면 내재화 (internalization)와 처리과정이 필요없다는 것을 보여준다 (그림 8-16c). 이 실험에서는 항원제시세포에 글루타르알데하이드 (파라포름알데하이드와 같이 세포를 고정하고 세포막을 불투과성으로 만드는 역할을 하는 화학물질)를 처리한 후 효소로 분해한 난알부민과 고유 난알부민을 넣어 배양하였다. 분해된 난알부민은 글루타르알데하이드로 고정된 항원제시세포에 결합하여 난알부민-특이적 T_H 세포를 활성시키는 반면, 고유 난알부민은 그렇지 못하였다. 이 결과는 항원처리 과정은 단백질을 펩티드로 분해하여 난알부민-특이적 T_H 세포에 의해 인식될 수 있도록 한다는 것을 시사한다.

동시에 A. Townsend와 그 동료들은 T_C 세포에 의해 인식되는 인플루엔자 바이러스의 단백질을 동정하기 시작했다. 그들은 예상과는 달리 기질 (matrix)과 뉴클레오캡시드 단백질과 같은 바이러스의 내부 단백질이 노출된 외피 단백질보다 T_C 세포에 의해 더 잘 인식됨을 발견하였다. 더구나, T_C 세포가 인플루엔자 단백질의 짧은 선형 펩티드를 인식한다는 사실을 발견하였다. 실제로 in vitro 상에서 감염되지 않은 표적 세포에 인플루엔자 내부 단백질에 해당하는 합성 펩티드를 처리했을 때 이 세포는 T_C 세포에 의해 인식되어 용해되었다 (용해 정도는 인플루엔자 바이러스에 감염된 표적 세포를 사용할 경우와 다르지 않았다). 이러한 사실들은 그림 8-16에

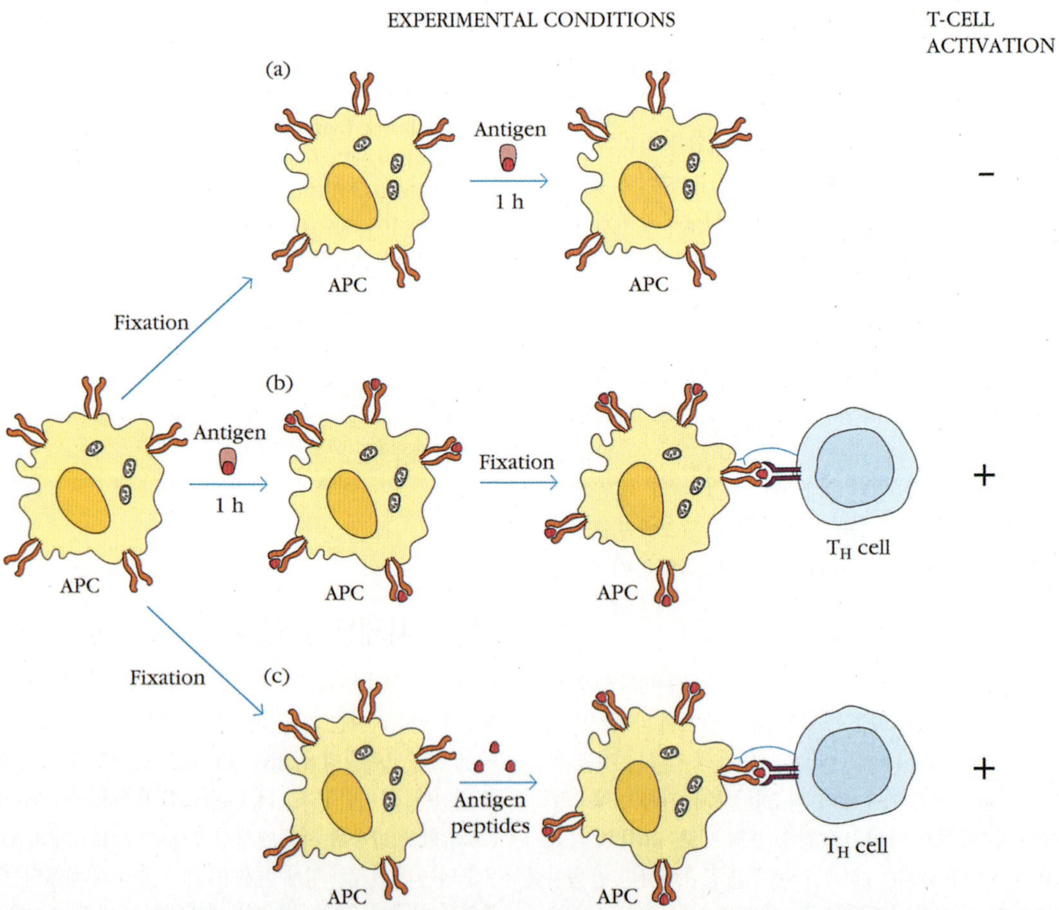

FIGURE 8-16 Experimental demonstration that antigen processing is necessary for T_H-cell activation. (a) When antigen-presenting cells (APCs) are fixed before exposure to antigen, they are unable to activate T_H cells. (b) In contrast, APCs fixed at least 1 hour after antigen exposure can activate T_H cells. (This simplified figure does not show costimulatory molecules needed for T-cell activation.) (c) When APCs are fixed before antigen exposure and incubated with peptide digests of the antigen (rather than native antigen), they also can activate T_H cells. T_H-cell activation is determined by measuring a specific T_H-cell response (e.g., cytokine secretion).

서 보여주는 바와 같이 항원처리가 단백질을 펩티드로 분해하는 대사과정이고, 이렇게 분해된 펩티드들은 class I 또는 class II MHC 분자와 함께 세포막에 제시될 수 있음을 의미한다.

대부분의 세포는 class I MHC를 이용하여 항원을 제시한다; class II MHC를 이용한 항원제시는 항원제시세포에 한정된다_Most cells can present antigen with class I MHC; presentation with class II MHC is restricted to APCs

Class I 또는 class II MHC 분자를 발현하는 모든 세포가 T 세포에게 펩티드를 제시할 수 있기 때문에 엄격히 말하면 이들 모두 항원제시세포라 할 수 있다. 하지만 관례에 의해서 class I와 결합된 펩티드를 세포막에 전시하여 $CD8^+$ T_C 세포에게 인식되는 세포를 **표적세포 (target cells)**라 하고; class II MHC 분자와 결합된 펩티드를 $CD4^+$ T_H 세포에게 제시할 수 있는 세포를 **항원제시세포 (antigen-presenting cells)**라 부른다. 이 관례는 본 교재 전체에 적용된다. 한 가지 언급할 것은, 경우에 따라서 항원제시세포도 class I MHC를 이용하여 항원제시를 할 수 있다는 것이다.

여러 가지의 세포가 항원제시세포로서 기능을 할 수 있다. 이들의 특징은 class II MHC 분자를 발현할 수 있으며 공동자극신호를 전달한다는 것이다. 세 가지 세포 형태가 전문 항원제시세포로 분류된다: 수지상세포, 대식세포, B 림프구. 이들은 항원 섭취 기전, class II MHC 분자의 본질적인 발현여부, 공동자극활성 등의 관점에서 서로 다르다.

- 수지상세포는 가장 효율적인 항원제시세포다. 이들은 class II MHC 분자를 항상 높은 수준으로 발현하고 있으며 공동자극활성이 있기 때문에 미경험 T_H 세포를 활성화시킨다.
- 대식세포는 항원을 포식작용을 통해 포식하여야만 활성화되며 이후 class II MHC와 세포막 공동자극분자 (예를 들어 B7과 같은)를 발현할 수 있다.
- B 세포는 class II MHC 분자를 항상 발현하지만 공동자극분자를 발현하기 전에 활성화 되어야 한다.

*비전문 항원제시세포 (nonprofessional antigen presenting cells)*로 분류되어진 몇 가지 다른 유형의 세포들은 공동자극분자나 class II MHC 분자의 발현을 유도할 수 있다 (표 8-3). 이들은 대부분 염증반응이 지속 될 때 잠깐이나마 항원제시 기능을 한다.

TABLE 8-3 Antigen-presenting cells

Professional antigen-presenting cells	Nonprofessional antigen-presenting cells	
Dendritic cells (several types)	Fibroblasts (skin)	Thymic epithelial cells
Macrophages	Glial cells (brain)	Thyroid epithelial cells
B cells	Pancreatic beta cells	Vascular endothelial cells

핵을 가진 거의 모든 세포는 class I MHC 분자를 발현하기 때문에 핵을 가지고 있다면 어떤 세포든지 T_C 세포에게 내인성 항원을 제시하는 표적 세포로서의 기능을 할 수 있다. 대부분의 경우 표적세포는 바이러스나 세포 속 미생물에 의해 감염된 세포이다. 하지만 암세포, 노화 체세포, 또는 이식된 동종 세포도 표적세포로 작용할 수 있다.

서로 다른 항원처리와 제시 경로의 증거_Evidence for Different Antigen-Processing and Presentation Pathways

면역계는 세포내부 또는 세포외부 항원을 제거하기 위하여 다른 경로를 사용한다. 일반적으로 내인성 항원 (세포 안에서 생성되는)은 *세포질 경로 (cytosolic pathway)*를 통해 처리되고 class I MHC 분자와 함께 세포막에 제시된다; 세포내 이입 (endocytosis)에 의해 확보된 외인성 항원은 *세포내 이입 경로 (endocytic pathway)*로 처리되고 class II MHC 분자와 함께 세포막에 제시된다 (그림 8-17).

L. A. Morrison과 T. J. Braciale에 의해 행해진 실험은 class I 과 class II MHC 분자에 의해 제시된 항원 펩티드는 서로 다른 처리 경로에서 유래되었음을 확실히 증명하였다. 그들은 두 가지 T_C 세포주 (하나는 class I MHC 분자와 결합하는 인플루엔자 바이러스 항원을 인식하고 다른 하나는 class II MHC 분자와 결합하는 같은 항원을 인식한다)를 사용하여 이들 두 가지 처리과정의 일반적인 특성을 규명하였다.

- Class I에 의한 항원제시는 바이러스 단백질의 합성이 필요하다. 그 증거로는 표적 세포가 살아있는 바이러스에 의해 감염되어야 한다는 것과 단백질 합성 저해제 (에머틴, emertine)에 의해 class I의 항원제시가 저해된다는 것이다.
- Class II에 의한 제시는 살아있는 바이러스는 물론 복제가 불능화된 바이러스에 의해서도 일어났다. 단백질 합성 저해제는 아무런 영향이 없었다. 이는 class II에 의한 제시는 새로운 단백질의 합성이 필요없다는 것을 말한다.
- Class II에 의한 제시는 클로로퀸 (chloroquine)이라는 세포내 이입 과정을 막는 약제에 의해서 저해가 되었으나 class I에 의한 제시는 그렇지 않았다.

이러한 결과들은 외인성 (exogenous) 항원과 내인성 (endogenous) 항원의 처리과정이 다름을 나타내고, class II MHC분자는 외인성 항원과 class I MHC 분자는 내인성 항원과 회합하는 경향 (완벽한 규칙은 아니다)이 있음을 뜻한다. 바이러스 항원이 class I MHC 분자와 회합하기 위해서는 인플루엔자 바이러스의 복제가 필요하고 표적 세포 내에서 바이러스 단백질이 합성되어야한다. Class II MHC의 경우는 그렇지 않다. 이러한 결과들은 class I과 class II MHC 분자에 의해 제시되는 펩티드들은 세포내에서 서로 다른 곳을 거쳐 운반됨을 시사한다. Class I MHC 분자는 세포내에서 합성되고 세포질에서 분해된 펩티드와 결합하며 class II MHC 분자는 세포외부에서 유래된 항원을 세포이입을 통한 분해과정을

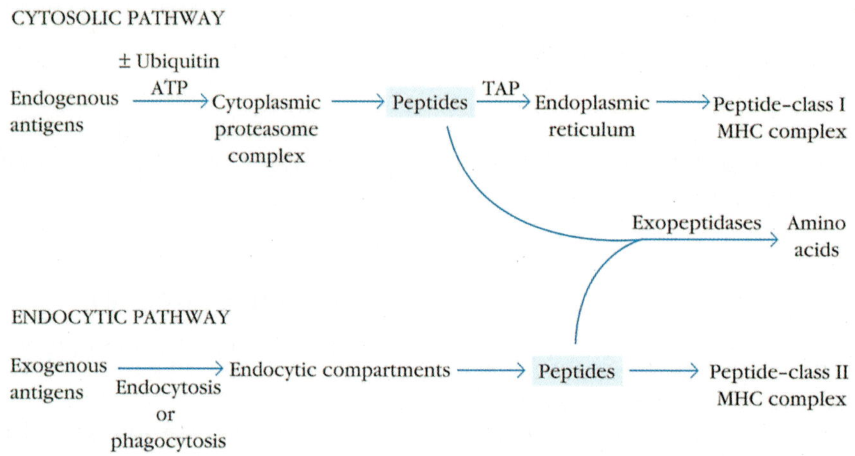

FIGURE 8-17 Overview of cytosolic and endocytic pathways for processing antigen. The proteasome complex contains enzymes that cleave peptide bonds, converting proteins into peptides. The antigenic peptides from proteasome cleavage and those from endocytic compartments associate with class I or class II MHC molecules, and the peptide-MHC complexes are then transported to the cell membrane. TAP (*transporter associated with antigen processing*) transports the peptides to the endoplasmic reticulum. It should be noted that the ultimate fate of most peptides in the cell is neither of these pathways but rather to be degraded completely into amino acids.

거쳐 생성된 펩티드와 결합한다는 것이다. 다음 두 단원에서 이 두 가지 경로를 자세하게 설명한다.

내인성 항원: 세포질 경로_Endogenous Antigens: The Cytosolic Pathway

진핵 세포에서 단백질 량은 정밀하게 조절된다. 모든 단백질은 지속적인 생성과 소멸을 거치며 일반적으로 반감기라는 용어를 사용하여 분해되기 까지 걸리는 시간을 표시한다. 몇몇 단백질들은 (예를 들어, 전사조절 인자, cyclins, 대사조절 효소) 매우 짧은 반감기를 가지고 있다. 변형, 잘못 접힌 혹은 비정상적인 단백질은 빠르게 분해된다. DRiPs (defective ribosomal products)라고 불리는 이들 단백질들은 잘못 만들어져서 빠르게 분해되는 단백질의 큰 부분을 차지한다. 세포내 단백질들은 약 2일의 평균 반감기를 가지는데 많은 것들이 10분 안에 분해된다. 정상적인 혹은 비정상적인 단백질들의 계속적인 생성과 소멸은 세포 안에 분해산물들의 범람을 초래한다. 이들의 대부분은 아미노산으로 분해되나 일부는 펩티드 상태로 세포질에 남게 된다. 면역 시스템은 이들을 검색하여 이들 중 일부

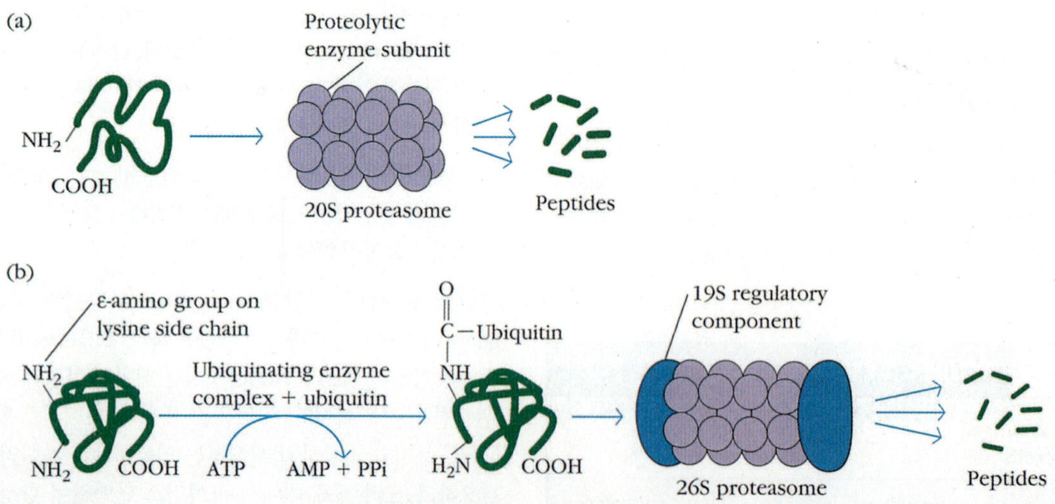

FIGURE 8-18 Cytosolic proteolytic system for degradation of intracellular proteins. (a) Degradation of misfolded proteins and defective ribosomal products occurs within the central channel of the proteasome, generating a variety of peptides. The 20S proteasome is a large cylindrical particle whose subunits catalyze cleavage of peptide bonds. (b) Intact proteins to be degraded are covalently linked to a small protein called ubiquitin. In the ubiquitination reaction, which requires ATP, an enzyme complex links several ubiquitin molecules to the ε-amino group of a lysine residue near the amino terminus of the protein. Ubiquitinated proteins are destined to be degraded by the 26S proteasome, consisting of the 20S proteasome and a 19S regulatory component that can attach at either end of the 20S unit.

를 class I MHC 분자들과 회합한 상태로 세포 표면에 전시한다. 내인성 항원이 분해되어 class I MHC 분자와 회합하여 전시되는 기작은 세포내 단백질이 거치는 그것과 유사한 기작을 이용하지만 어떻게 특정 펩티드가 선정되는지는 아직 확실치 않다.

제시되는 펩티드는 프로테아솜이라 불리는 단백질분해 효소 복합체에 의해 만들어진다_Peptides for presentation are generated by protease complexes called proteasomes

세포내 단백질은 모든 세포에 존재하는 **프로테아솜 (proteasome)**이라 부르는 세포질내 단백질 분해체계에 의해 짧은 펩티드로 분해된다 (그림 8-18a). 프로테아솜은 크기가 20S이며 14개의 구성단위 (subunit)로 구성되어 있다. 이들은 원통 모양의 대칭형 환을 만들며 일부 구성단위들은 단백질 분해능을 가지고 있다. 프로테아솜으로의 유입은 양 끝의 좁은 틈을 통해 일어난다.

분해될 단백질들은 *유비퀴틴 (ubiquitin)*이라는 작은 단백질이 붙게 된다 (그림 8-18b). 유비퀴틴-단백질 결합체는 20S의 프로테아솜과 19S의 조절 부위가 결합된 다기능성 단백질분해 복합체에 의해 분해된다. 26S 크기의 이 복합체는 펩티드 결합을 끊어주며 이때 ATP의 분해가 필요하다 (그림 8-18b). 유비퀴틴-단백질 복합체의 분해는 프로테아솜의 중앙 통로 안에서 일어난다.

실험 증거에 의하면 면역체계는 class I MHC 분자와 함께 제시할 작은 펩티드를 생산하기 위해 앞에 기술된 일반적인 단백질 분해 경로를 이용한다. 면역세포에는 일반적인 20S 프로테아솜 이외에도 같은 크기의 특수한 프로테아솜이 하나 더 있다. 이 **면역프로테아솜 (immunopretesome)**은 인터페론 감마나 종양괴사인자 알파에 의해 발현되며 바이러스에 감염된 세포에서 발견되기 때문에 바이러스 항원을 처리하여 class I MHC에 의해 제시 되도록 할 것으로 예상된다. 면역프로테아솜은 일반적인 프로테아솜보다 더 빠르게 소멸되는데 이는 아마도 단백질 분해 정도가 너무 심하면 바이러스가 감염된 세포를 죽이는 것보다 더 심각한 문제가 발생하기 때문일 것이다. 자가면역질환은 면역프로테아솜이 증가한 세포에서 자기 단백질의 처리가 증가하여 발생하는 것일 가능성도 있다.

펩티드는 세포질에서 조면소포체로 운반된다_Peptides are transported from the cytosol to the rough endoplasmic reticulum

펩티드 수송 (MHC 분자로 펩티드를 전달하는 과정)이 세포질 처리 경로에 관여한다는 통찰은 class I MHC 분자에 의한 항원제시에 결점을 지닌 세포주를 이용하여 얻어졌다. 이런 변이 세포주 중에 하나인 **RMA-S 세포주**는 세포막에 class I MHC 분자를 정상의 약 5% 정도 발현한다. 비록 RMA-S 세포는 class I α 사슬과 β_2-마이크로글로불린을 정상 수준으로 합성하지만, class I MHC의 발현은 거의 없다. RMA-S 세포의 문제를 밝히는 실마리는 Townsend와 그 동료들에 의해 밝혀졌는데, 이들은 세포에 펩티드를 '먹일' 경우 세포 표면의 class I MHC 분자의 양이 정상으로 회복된다는 사실을 발견하였다. 이들은 펩티드가 class I α 사슬 과 β_2-마이크로 글로불린 사이의 상호작용을 안정화하는데 필요한 것일지도 모른다고 제안했다. 미리 분해된 펩티드를 배양액을 통해 세포에 공급함으로써 세포막에서 class I MHC 분자의 발현이 회복된다는 것은 RMA-S 세포주가 펩티드 운송에 결함을 가지고 있음을 시사한다.

뒤이은 실험에서 RMA-S 세포주의 결함은 바로 세포질에서 class I MHC 분자가 합성되는 조면소포체까지 펩티드를 운반하는 단백질에 있음을 알게 되었다. RMA-S 세포주에 정상적인 수송단백질의 유전자를 트랜스펙션할 경우 class I 분자의 세포표면 발현이 정상화 되었다. **TAP (transporter associated with antigen processing)**으로 불리는 이 수송단백질은 **TAP1**과 **TAP2**로 구성된 막-횡단 이형 이합체 (membrane-spanning heterodimer)이다

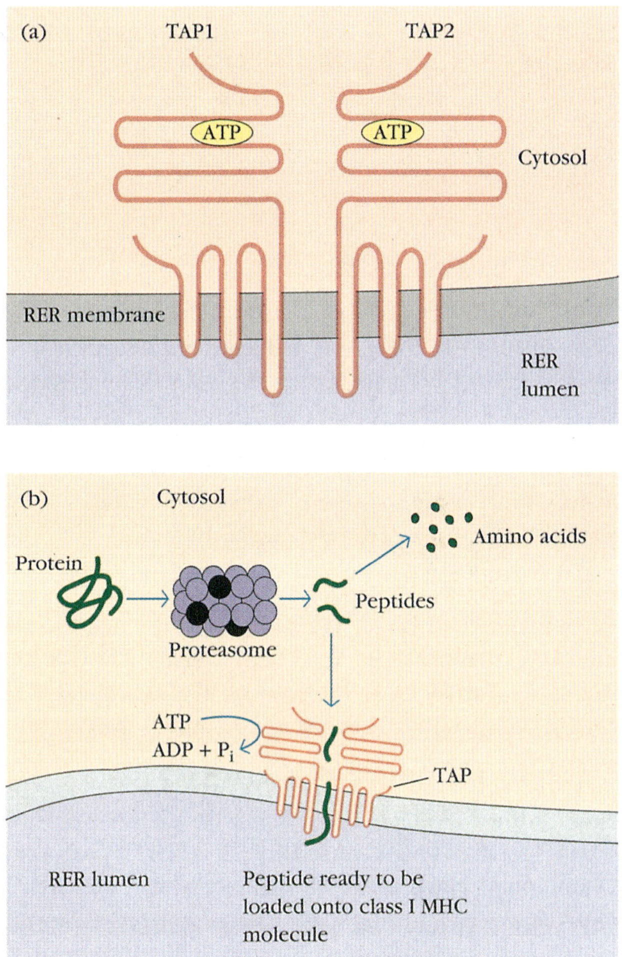

FIGURE 8-19 **TAP (transporter associated with antigen processing).** (a) Schematic diagram of TAP, a heterodimer anchored in the membrane of the rough endoplasmic reticulum (RER). The two chains are encoded by *TAP1* and *TAP2*. The cytosolic domain in each TAP subunit contains an ATP-binding site, and peptide transport depends on the hydrolysis of ATP. (b) In the cytosol, association of LMP2, LMP7, and LMP10 (black spheres) with a proteasome changes its catalytic specificity to favor production of peptides that bind to class I MHC molecules. These peptides are translocated by TAP into the RER lumen, where, in a process mediated by several other proteins, they will associate with class I MHC molecules.

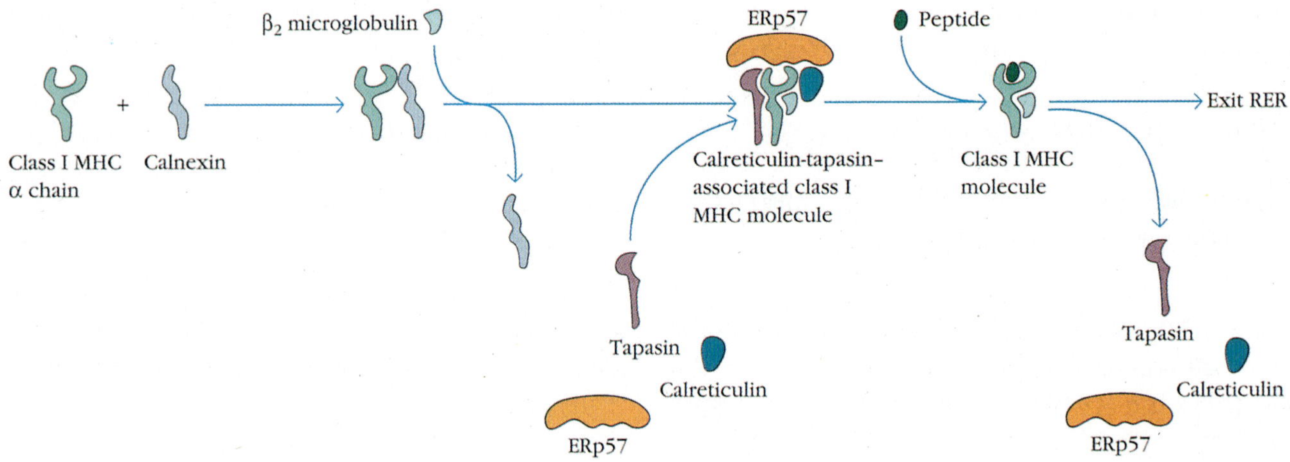

FIGURE 8-20 Assembly and stabilization of class I MHC molecules. Within the RER membrane, a newly synthesized class I α chain associates with calnexin, a molecular chaperone, until β_2-microglobulin binds to the α chain. Subsequent binding to β_2-microglobulin releases calnexin and allows binding to the chaperonin calreticulin and to tapasin, which is associated with the peptide transporter TAP. This association promotes binding of an antigenic peptide, which stabilizes the class I molecule–peptide complex, allowing its release from the RER.

(그림 8-19a), 다수의 막관통 단편 (transmembrane segments) 외에도 TAP1과 TAP2 단백질은 각각 조면소포체의 내강으로 돌출되는 도메인과 세포질로 돌출되는 ATP 결합 도메인을 가지고 있다. TAP1과 TAP2는 ATP-결합 카셋트 단백질계에 포함되는데 이들은 주로 세균을 포함한 많은 세포의 막에서 발견되며 ATP-의존적으로 아미노산, 당, 이온과 펩티드의 수송을 담당한다.

프로테아솜에 의해 세포질에서 생성되는 펩티드는 TAP에 의해 조면소포체로 이동되며, 이때 ATP의 가수분해를 필요로 한다 (그림 8-19a). TAP은 8~16개 아미노산으로 구성된 펩티드와 친화력이 높다. 조면소포체에서 펩티드는 Class I MHC 분자와 결합하기 적당한 9개 아미노산의 길이로 잘리는데, 이는 ER에 존재하는 아미노펩티다아제, **ERAP (aminopeptidase present in ER)** 등의 분해효소에 의해 이루어진다. 게다가 TAP는 C-말단에 소수성 또는 염기성 아미노산을 가진 펩티드를 선호하는데, 그 이유는 이들이 class I MHC 분자와 결합할 때 고정잔기로 작용하기 때문이다. 따라서 TAP는 class I MHC 분자와 상호 작용하는 펩티드를 수송하기에 적합하도록 최적화 되어 있다.

TAP1과 TAP2 유전자는 Class II MHC 부위 내의 LMP2와 LMP7 유전자와 인접해 있고 (그림 8-11) 인간집단 내에는 이들 유전자의 다른 형질들이 발견된다. TAP의 결함은 면역결핍과 자가면역 등을 동반한 질병으로 이어질 수 있다 (임상초점 참조).

Class I MHC와 펩티드의 조합은 샤페론 분자의 도움을 받는다_Peptides assemble with Class I MHC aided by chaperone molecules

다른 단백질들처럼 class I MHC 분자의 α 사슬과 β_2-마이크로글로불린 성분은 조면소포체의 폴리솜에서 합성된다. 이들을 안정된 class I MHC 분자 복합체로 조합하여 조면소포체를 떠나게 하기 위해서는 class I 분자의 결합 홈에 펩티드가 있어야만 가능하다. 조합과정은 여러 단계를 거치며 **샤페론 분자 (molecular chaperones)**가 폴리펩티드의 적절한 접힘을 촉진한다. Class I MHC 조합에 관여하는 첫 번째 샤페론 분자는 소포체의 막단백질인 **칼넥신 (calnexin)**이다. 칼넥신은 유리 (free) 상태의 class I α 사슬와 결합하고 잘 접히도록 도와준다. β_2-마이크로 글로불린이 α 사슬에 결합할 때, 칼넥신은 해리되고 class I 분자는 샤페론의 하나인 **칼레티큘린 (calreticulin)** 및 **타파신 (tapasin)**과 결합한다. 타파신 (TAP 결합단백질)이 TAP을 class I 분자 주위에 가져가고 class I 분자가 항원 펩티드를 얻게 해준다 (그림 8-20). 타파신은 네 개의 구성단위를 가진 중합체로 존재할 것이나 여기서는 간략하게 단량체로 표시되었다. 효소활성을 가진 ERp57이라 불리는 단백질이 타파신과 이황화결합을, 칼레티큘린과는 비공유결합을 만들어 이들 간의 결합을 안정화 시키며 이후 펩티드를 얻은 MHC α 사슬과 β_2-마이크로 글로불린이 해리되게 하여준다. TAP 단백질은 (그림 8-19b) 펩티드가 조면소포체의 내강 환경에 노출되기 전에 class I 분자와 결합하도록 도와주는 역할을 한다.

소포체의 단백분해효소들은 class I MHC 분자들과 결합하지 않은 펩티드들을 분해한다. 앞에서 언급된 ERAP1은 소포체의 N-말단으로부터 펩티드를 분해하여 class I 분자와 결합하기에 적절한 크기가 되도록 한다. ERAP1은 8개 아미노산 이하의 펩티드와는 친화력이 낮다. 다른 소포체 단백분해효소인 ERAP2는 어떤 길이의 펩티드도 분해할 수 있어 class I MHC 분자들과 결합하기에 짧은 것들을 제거한다. ERAP 활성은 또한 class I 분자들과 결합하지 않

임상초점

TAP의 결핍이 다양한 스펙트럼의 질병을 일으킨다_Deficiency in Transporters Associated with Antigen Processing (TAPs) Leads to a Diverse Disease Spectrum

베어 림프구 증후군 (bare lymphocyte syndrome) 또는 BLS 라고 알려진 질병은 비교적 드물게 발병하며 20년 전에 발견되었다. BLS 환자의 림프구는 정상보다 낮은 수준의 MHC 분자를 발현하지만 어떤 경우는 전혀 발현하지 않는다. 제 1형 BLS에서는 MHC class I 분자에 결함이 있고 제 2형 BLS에서는 class II MHC 분자의 발현에 결함이 있다. BLS 발병원인을 분석해 보면 class I MHC 분자가 자가 면역질환의 억제 뿐 만 아니라 병원체에 대한 방어에 중요한 역할을 함을 알 수 있다.

MHC 유전자 전사에 결함이 있는 경우가 몇몇 제 2형 BLS에서 발견되고 있지만 많은 경우에 근본 원인은 아직 밝혀지지 않고 있다. 최근의 한 연구에 의하면 TAP1 또는 TAP2 유전자의 결함이 있는 제 1형 BLS 환자들이 발견되었다. TAP 결핍의 증상은 이 환자 그룹에서 모두 발견되었고 특징적인 병증상이 나타났다. 이번 8장에 언급되었듯이 TAP 단백질은 class I 분자에 펩티드를 실어주는 역할을 하며 이 과정은 class I MHC 분자가 세포표면에 발현되는데 꼭 필요하다. TAP에 결함이 있는 사람들에서 class I 분자는 정상인에 비해 크게 낮은 수준으로 발현된다. 이 질병은 다른 세포에도 문제를 초래하는데 자연살해 세포와 γδ T 세포 수가 증가하고 $CD8^+$ αβ T 세포 수가 감소한다. 앞으로 볼 것이지만 이 질병의 증상들은 면역반응에 관련된 특정 세포 수의 증감으로 비교적 잘 설명할 수 있다.

TAP 결함이 있는 사람은 유년기에 상기도(upper respiratory track)에 잦은 세균 감염을 겪게 되고, 20대에 들어서는 폐에 만성적 감염이 일어난다. 어린 환자에 흔한 **후비루 증후군** (post-nasal-drip syndrome)은 성장한 후 세균에 의한 폐의 감염으로 이어지는 것으로 생각되었다. 주목할 만한 것은 T 세포와 관련된 면역 결핍에 공통적으로 나타나는 바이러스 감염이 일어나지 않는다는 것이다 (20장 참조). 기관지 확장증(brobchiectasis)이 종종 일어나고 재감염은 치명적인 폐 손상을 일으킬 수 있다. 결함의 가장 큰 특징은 사지와 얼굴 가운데에 피부괴사로 인한 병변이 나타나는 것이다. 이러한 병변은 궤양으로 이어지고 형태의 변형을 유발한다. 피부 병변은 아마도 활성화된 자연살해 세포와 γδ T세포 때문일 것이다; 여러 환자의 피부로터 자연살해 세포가 분리되었다는 것은 이러한 가능성을 뒷받침한다. 보통 자연살해 세포의 활성은 살해세포-저해수용체(killer-cell-inhibitory receptors, KIRs)에 의해 제한을 받는데 이것은 class I 분자들과 상호 작용을 하여 자연살해 세포에 음성적인 신호를 전달한다(14장 참조). TAP 결함에 의한 BLS 환자들에서 class I MHC 분자의 결손은 자연살해 세포의 과도한 활성을 일으킬 것이다. 자연살해 세포의 활성화는 바이러스 감염이 생기지 않는 이유도 설명해 준다: 자연살해 세포와 γδ T세포는 바이러스 감염을 막아주는 역할을 한다.

BLS 환자의 특징인 폐 감염의 가장 효과적인 치료는 항생제를 이용하는 것과 정맥으로 면역글로불린 항체를 주사하는 것이다. 피부 질환의 발생을 막기 위해 세포독성 시약이나 스테로이드 치료와 같은 면역 억제제 처방법을 시도하는 것은 병변의 악화를 일으킬 수 있기 때문에 금기시 된다. TAP 프로모터 부위의 돌연변이로 인해 TAP유전자의 발현이 없는 경우가 몇몇 환자에서 관찰되었다. 이들에게는 유전자 치료가 가능하지만 class I 분자의 발현이 너무나 광범위하여 어떤 세포를 치료해야 모든 증상을 완화할 수 있을지는 분명하지 않다.

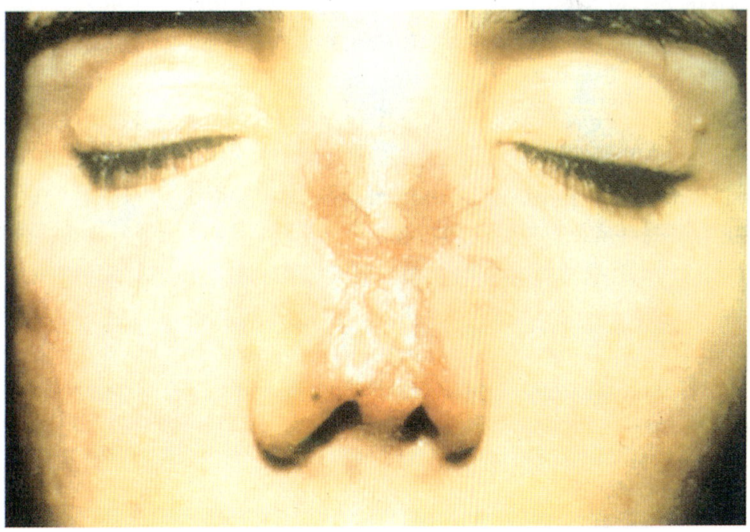

Necrotizing granulomatous lesions in the midface of a patient with TAP-deficiency syndrome. TAP deficiency leads to a condition with symptoms characteristic of autoimmunity, such as the skin lesions that appear on the extremities and the midface, as well as immunodeficiency that causes chronic sinusitis, leading to recurrent lung infection. *[From S. D. Gadola et al., 1999,* Lancet ***354:****1598, and 2000,* Clinical and Experimental Immunology ***121:****173.]*

은 유리 펩티드를 분해하여 소포체 내에서 class I과 결합력이 떨어지는 것들을 제거한다. 펩티드 결합의 결과로 class I 분자는 안정화되어 칼레티쿨린, 타파신, ERp57 복합체에서 떨어져 나와서 조면소포체를 떠나 골지 복합체를 거쳐 세포표면으로 나가게 된다.

외인성 항원: 세포내 이입 경로_Exogenous Antigens: The Endocytic Pathway

항원제시세포가 항원을 세포내로 내재화시키는 (internalize) 방법은 포식작용이나 세포내 이입 또는 두 가지 방법 모두를 사용한다. 대식세포와 수지상세포는 두 가지 방법을 모두 쓰지만 대부분의 다른 항원제시세포는 포식작용 능력이 약하여 세포내 이입 (수용체-매개 세포이입이나 음세포 작용) 만을 사용한다. 예를 들어 B 세포는 항원 특이적인 세포막 항체를 이용해 수용체 매개 세포이입을 아주 효과적으로 잘 일으킨다.

펩티드는 세포내 이입 소체에 있는 내재화된 분자로부터 생성된다_Peptides are generated from internalized molecules in endocytic vesicles

일단 항원이 내재화되면, 세포내 이입 처리과정을 수행하는 구획에서 펩티드로 분해된다. 그림 8-16에 있는 실험은 내재화된 항원이 세포이입 경로를 거쳐 class II MHC 분자-펩티드의 복합체로 세포 표면에 나타나기까지 1~3시간이 걸린다는 것을 증명한다. 세포내 처리과정의 경로는 산성도가 증가하면서 3개의 구획으로 구별되어 진다: 초기 엔도솜 (pH 6.0~6.5); 후기 엔도솜 혹은 엔도리소솜 (pH 5.0~6.0); 리소솜 (pH 4.5~5.0). 내재화된 항원은 초기 엔도솜에서 후기 엔도솜 쪽으로 이동하고 리소솜으로 최종 이동하면서 각 단계마다 낮은 pH와 가수분해 효소의 영향을 받게 된다 (그림 8-21). 예를 들어 리소솜은 단백질 분해효소, 핵산분해효소, 글라이코시다아제, 리파아제, 포스포리파아제, 포스파타아제와 같은 약 40 여종의 산-의존성 가수분해 효소를 가지고 있다. 세포이입 경로를 거치는 동안 항원은 class II MHC 분자와 결합할 수 있도록 약 13~18개 잔기의 펩티드로 분해된다. 가수분해효소는 pH가 낮은 산성조건에서 최적 활성을 나타내므로, 항원처리과정은 pH를 증가시키는 화학적인 약제 (예, 클로로퀸) 뿐만 아니라 단백질 분해 억제제 (예, leupeptin)에 의해서도 억제되어 진다.

내재화된 항원이 하나의 세포내 구획에서 다음 단계로 이동하는 기전은 확실하게 증명되지 않았다. 초기의 엔도솜은 세포표면에서 내부로 이동하면서 후기 엔도솜, 최종적으로 리소솜으로 되는 것이 제안되었다. 대안으로는, 작은 운반 소포체 (transport vesicles)가 한 구획에서 다음 구획으로 항원을 이동시킬 수도 있다. 궁극적으로는 세포이입 구조물 전체 또는 그 일부가 세포표면으로 돌아와서 세포막에 융합하게 되며, 이러한 방식으로 세포표면 수용체는 다시 순환하게 되는 것이다.

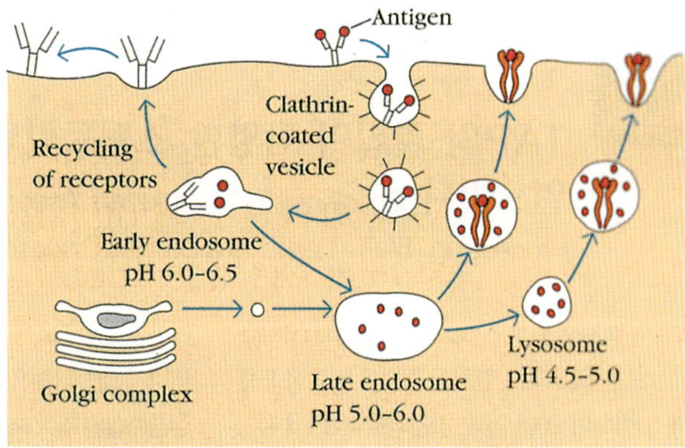

FIGURE 8-21 Generation of antigenic peptides in the endocytic processing pathway. Internalized exogenous antigen moves through several acidic compartments, in which it is degraded into peptides that ultimately associate with class II MHC molecules transported in vesicles from the Golgi complex. The cell shown here is a B cell, which internalizes antigen by receptor-mediated endocytosis, with the membrane-bound antibody functioning as an antigen-specific receptor.

불변사슬은 class II MHC 분자가 세포이입 소체로 수송되도록 도와준다_The invariant chain guides transport of class II MHC molecules to endocytic vesicles

항원 제시 세포가 class I MHC 분자와 class II MHC 분자를 모두 발현하므로, class I MHC 분자와 결합하는 항원 펩티드가 class II MHC 분자에 결합하는 것을 막아주는 방법이 필요하다. Class II MHC 분자는 조면소포체에서 만들어지는데, 우선 **불변사슬 (invariant chain, Ii, CD74)**이라 불리는 단백질이 3합체 (trimer)를 형성하고 이것이 3쌍의 class II MHC 분자의 α, β 사슬과 결합한다. 불변 사슬은 class II MHC 분자의 **펩티드 결합틈 (peptide-binding cleft)**에 결합하여 Class II MHC 분자가 조면소포체 안에 있을 동안 내인성 펩티드가 결합하는 것을 막는다 (그림 8-22a). 또한 불변사슬은 다른 기능도 수행하는데, class II MHC 분자 α와 β 사슬의 접힘, class II 분자의 조면소포체로부터의 방출, 그리고 트랜스-골지 망상조직으로부터 세포내 이입 처리 경로 쪽으로 class II MHC 분자를 이동시키는데 관여한다.

Class II MHC 분자의 세포내 이동에 있어서 불변사슬의 역할은 class II MHC 분자와 불변 사슬을 암호화하는 유전자가 결핍된 세포를 이용한 형질전이 실험에서 증명되었다. Class II MHC 분자의 유전자만을 형질전이시킨 세포를 면역형광법으로 분석하면 class II MHC 분자가 골지체에서 확인된데 반해, class II MHC 분자와 불변사슬을 동시에 트랜스펙션시킨 세포에는 세포내 이입 경로의 세포질 소체 구조 내에서 class II MHC 분자를 확인할 수 있었다. 불

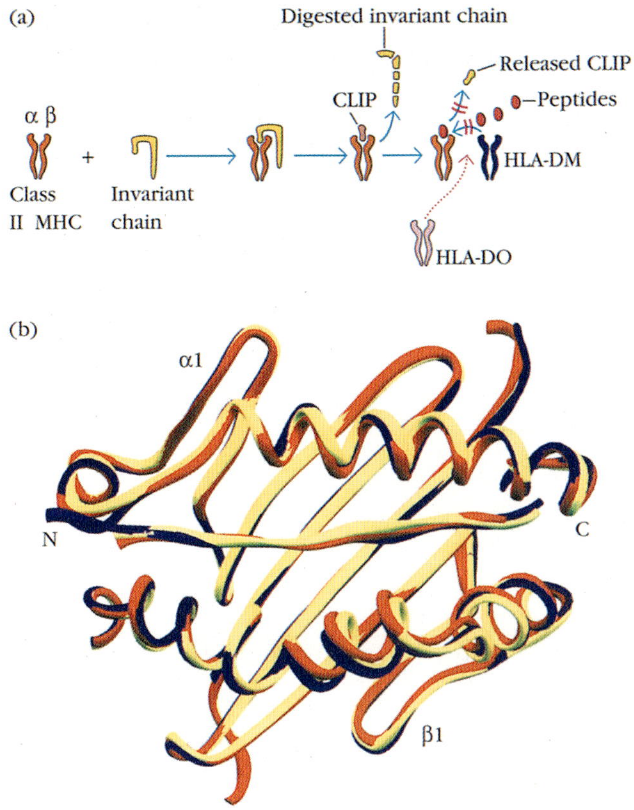

FIGURE 8-22 **(a) Assembly of class II MHC molecules.** Within the rough endoplasmic reticulum, a newly synthesized class II MHC molecule binds an invariant chain. The bound invariant chain prevents premature binding of peptides to the class II molecule and helps to direct the complex to endocytic compartments containing peptides derived from exogenous antigens. Digestion of the invariant chain leaves CLIP, a small fragment remaining in the binding groove of the class II MHC molecule. HLA-DM, a nonclassical MHC class II molecule expressed within endosomal compartments, mediates exchange of antigenic peptides for CLIP. The nonclassical class II molecule HLA-DO may act as a negative regulator of class II antigen processing by binding to HLA-DM and inhibiting its role in the dissociation of CLIP from class II molecules. (b) Comparison of three-dimensional structures showing the binding groove of HLA class II molecules (α1 and β1) containing different antigenic peptides or CLIP. The red lines show DR4 complexed with collagen II peptide, yellow lines are DR1 with influenza hemagglutinin peptide, and blue lines are DR3 associated with CLIP. (N indicates the amino terminus and C the carboxyl terminus of the peptides.) No major differences in the structures of the class II molecules or in the conformation of the bound peptides are seen. This comparison shows that CLIP binds the class II molecule in a manner identical to that of antigenic peptides. *[Part b from Dessen et al., 1997,* Immunity *7:473–481; courtesy of Don Wiley, Harvard University.]*

변사슬은 그 세포질 꼬리에 **선별신호 (sorting signal)**를 가지고 있어, class II MHC 분자가 트랜스-골지 망상조직으로부터 세포내 이입 구획 (endocytic compartments)으로 이동하는 것을 지시한다.

CLIP과 치환되면서 펩티드가 class II MHC 분자와 결합한다_Peptides assemble with class II MHC molecules by displacing CLIP

최근의 연구에 의하면 대부분의 class II MHC 분자-불변사슬 복합체가 그것이 만들어지는 조면소포체로부터 나와서, 골지 복합체와 트랜스-골지 망상조직을 통과하게 되며, 그 후, 세포이입 경로 (초기 엔도솜으로부터 후기 엔도솜까지, 그리고 마침내 리소솜)를 통해 이동한다고 밝혀졌다. 일련의 구획을 통과할 동안 단백질 분해활성이 점점 증가하기 때문에 불변사슬은 차츰 분해되고 최종적으로 *CLIP (class II-associated invariant chain peptide)*이라 불리는 불변사슬의 작은 부분이 남아 class II MHC 분자와 결합되어 있다. CLIP은 물리적으로 class II MHC 분자의 펩티드 결합 부위를 차지하고 있으며 미성숙한 항원 펩티드와의 결합을 막는 것으로 추측된다 (그림 8-22a).

HLA-DM이라 불리는 비고전적인 class II MHC 분자는 CLIP이 항원 펩티드로 치환되도록 도와준다 (그림 8-22a 참조). 다른 class II MHC 분자처럼 HLA-DM은 α와 β 사슬의 이형 이합체 구조로 되어 있으나 다른 class II MHC 분자와 다른 점은 HLA-DM은 다형성이 존재하지 않으며, 세포막에 존재하지 않고 엔도솜 구획 안에서 주로 발견된다는 것이다. 사람의 경우에는 주조직적합 복합체 안의 TAP와 LMP 유전자 근처에 DMα와 DMβ의 유전자가 위치하고 있으며 DM은 고전적 class II MHC 분자가 발현되는 세포에서 발현되는 것으로 알려져 있다.

다른 펩티드가 잘 결합하도록 CLIP의 치환을 촉진시키는 HLA-DM과 class II MHC 분자-CLIP 복합체 사이의 반응은 HLA-DO의 존재에 의해 장애를 받게 된다. HLA-DO는 HLA-DM과 결합하여 그 치환반응의 효율성을 떨어뜨리는데, HLA-DO는 HLA-DM과 같이 비고전적이며, 비다형적인 class II MHC 분자로서 다른 종의 MHC에서도 찾아볼 수 있다. HLA-DO는 HLA-DM과 다르게 오직 B 세포와 흉선에서만 발현되고, 다른 종류의 class II MHC 분자와 다른 차이점은 HLA-DO의 발현은 IFN-γ에 의해 유도되지 않는다는 점이다. 또 다른 점은 다른 모든 class II MHC 분자의 α와 β 쌍이 인접하여 존재하는데 반해 HLA-DO의 α와 β 사슬을 암호화하는 유전자들은 서로 가까이에 위치하지 않는다는 점이다 (그림 8-11 참조).

HLA-DM이 발현되지 않아서 항원처리에 있어서 결함이 있는 세포로부터 HLA-DR3-CLIP의 복합체를 분리하였다. HLA-DR3-CLIP과 항원 펩티드와 결합한 다른 DR 분자를 겹쳐놓고 보면 CLIP은 마치 항원 펩티드처럼 class II MHC 분자와 안정한 결합을 이루고 있었다 (그림 8-22b). 이와 같이 안정된 복합체가 HLA-DM 결손 세포에서 발견되었다는 것은 HLA-DM이 CLIP을 치환하는데 필요하다는 가설을 더욱 확실히 해준다.

비록 HLA-DM의 활성을 확실하게 조절한다 할지라도 HLA-DO의 정확한 역할은 불분명하다. 하나의 가능성은 HLA-DO는 B 세포 내에서 class II MHC 분자가 항원 펩티드와 결합할 때, 펩티드 선택에 영향을 미치는 것으로 보여진다. 이들 세포에서 DO는 DM

과 복합체를 형성하며, 이는 엔도솜 구획에서도 계속된다. 높은 산성 조건은 DM과 DO의 결합을 약화시키며 DO가 존재함에도 불구하고 항원 펩티드와의 결합 가능성을 높혀 준다. 이러한 pH 의존성 상호작용으로 인해 B 세포는, 다른 항원제시세포들과 보다 더 우선적으로, 리소솜 구획으로부터 class II MHC 분자에 결합할 펩티드를 얻게된다.

Class I MHC 분자와 마찬가지로 class II MHC 분자 역시 펩티드와의 결합에서 안정한 구조를 유지해야 한다. 일단 펩티드가 결합하면 펩티드-class II MHC 분자의 복합체는 세포막으로 수송되는데 세포막의 중성 pH는 복합체를 압축되고 안정한 형태로 유지시킨다. 펩티드는 이 압축된 구조내에서 class II MHC 분자와 아주 강하게 결합하며 보통의 생리적인 조건에서는 다른 펩티드와 교체될 가능성이 거의 없다.

그림 8-23에서 지금까지 언급한 **내인성 경로 (endogenous**

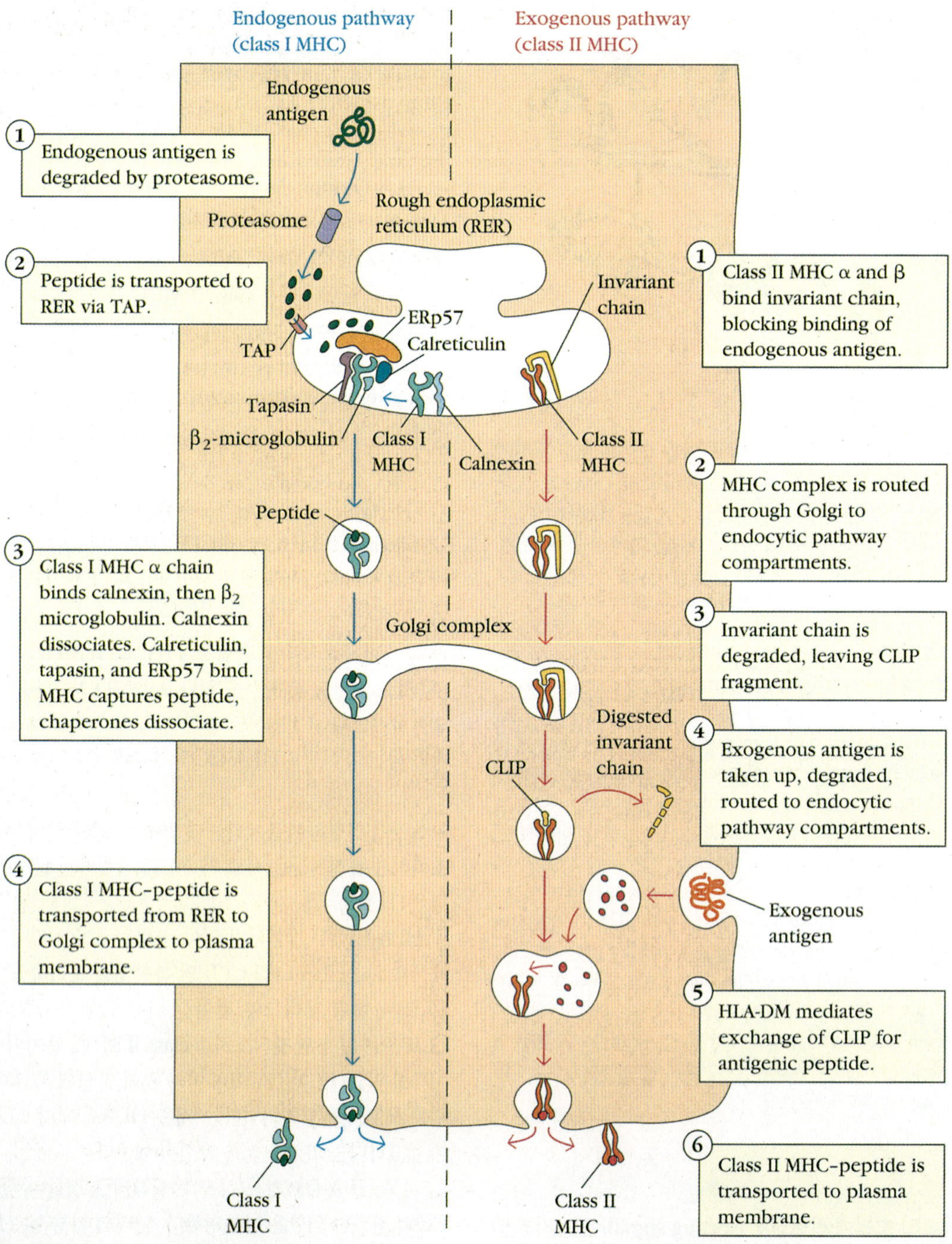

FIGURE 8-23 Separate antigen-presenting pathways are utilized for endogenous (green) and exogenous (red) antigens. The mode of antigen entry into cells and the site of antigen processing determine whether antigenic peptides associate with class I MHC molecules in the rough endoplasmic reticulum or with class II molecules in endocytic compartments.

pathway, 왼쪽)와 **외인성 경로** (**exogenous pathway**, 오른쪽)를 비교하였다. 항원성 펩티드가 class I과 결합할지 또는 class II와 결합할지는 세포에 들어가는 방법 (외인성 혹은 내인성)과 처리되는 위치에 의해 결정된다. 그러나 이러한 분류가 절대적인 것은 아니며, 일부 항원제시세포에서는 외인성 단백질이 class I에 의해 제시될 수도 있는 경우, 즉 **교차제시** (**cross-presentation**)라고 불리는 과정도 볼 것이다.

외인성 항원의 교차제시_Cross-presentation of Exogenous Antigens

어떤 경우에는, 외인성 항원이 class I MHC와의 결합을 통해 세포독성 T 세포에 제시될 수도 있다. 이는 Michale Beven에 의해 처음 보고 되었으며 최근에는 Peter Cresswell에 의해 자세히 알게 되었는데, 교차제시가 일어나기 위해서는 내재화된 항원이 보통의 외인성 경로를 거쳐 class II MHC에 의해 제시되지 않고 대신 class I 펩티드와 결합하는 내인성 경로와 만나야 한다. 이들 펩티드는 class I

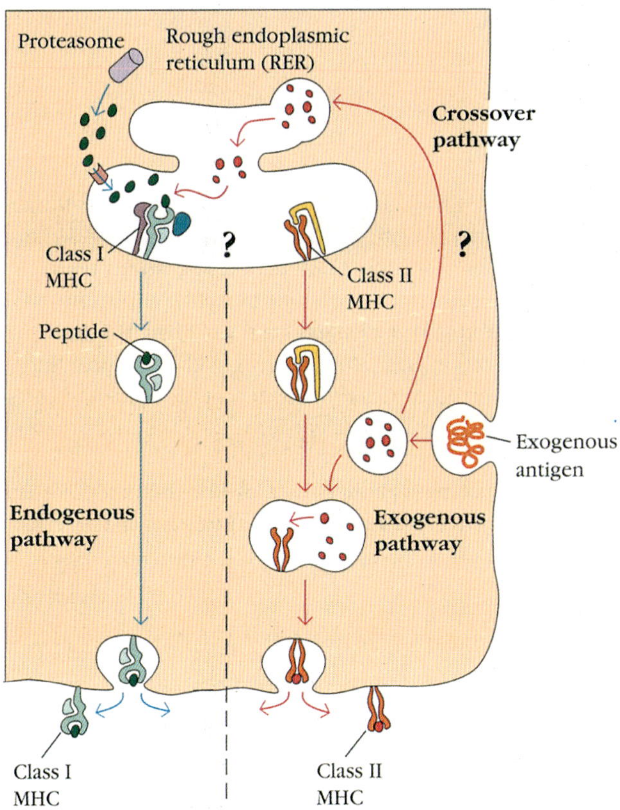

FIGURE 8-24 Hypothetical mechanism for cross-presentation of exogenous antigen by MHC class I molecules. This process occurs only in certain antigen-presenting cells and allows MHC class I binding of antigens that are acquired by phagocytic or endocytic mechanisms. The antigen may be internalized by any pathway and is processed to produce peptides suitable for class I binding. Question marks indicate uncertain routing in the pathway to class I MHC peptide loading.

MHC 분자에 의해 제시 (**교차제시, cross-presentation**) 된다. 이는 외인성 항원이 엔도솜에서 class I 분자와 만나 class I에 실려 있는 펩티드 (이는 소포체에서 이미 class I과 결합한 내인성 항원이다)를 교체한다고 하면 설명이 가능하다. 다른 가능성은 외인성 펩티드가 소포체로 운반되어 class I 분자와 만나는 경우이다. 현재로는 교차제시를 하는 항원제시세포가 내인성 항원을 제시하는 정상적인 방법에 대한 대안으로 교차제시를 사용하는지 혹은 class I MHC를 이용한 항원제시에서 교차제시만을 하는 것인지는 알 수 없다. 그림 8-24는 교차제시의 가상적인 경로를 보여준다; 항원이 어떻게 외인성 경로에서 시작하여 내인성 경로와 교차하는지는 아직 정확하게 알려지지 않았다.

수지상세포에서는 교차제시가 확실히 일어나지만 다른 항원제시세포에서는 교차제시가 일어날 수 있는지는 확실치 않다(초기 연구에 의하면 대식세포도 교차제시가 가능할 수 있다). 14장에서 언급되어 있듯이 수지상세포가 교차제시를 할 수 있다는 것은 몸에 상당한 이득이다. 왜냐하면 수지상세포가 바이러스를 잡아먹고 그 항원을 처리하여 교차제시를 하면 바이러스가 퍼지기 전에 바이러스에 감염된 세포를 공격할 수 있는 CTL을 만들어 낼 수 있기 때문이다.

비록 수지상세포는 바이러스 감염에 사용되는 특정 수용체들을 가지고 있지는 않지만, 많은 여러 가지 바이러스들을 처리하고 항원제시 할 수 있다. 아마도 교차제시에 대해 남아있는 가장 중요한 질문은 언제 그리고 세포 어디에서 잘 알려진 이들 두 가지 경로가 만나서 외인성 항원이 내인성 항원처럼 제시가 되는가 하는 것이다. 이것은 활발한 연구 분야이며 머지 않아 답을 얻을 수 있을 것이다.

비펩티드성 항원의 제시_Presentation of Nonpeptide Antigens

지금까지 논의는 MHC class I 및 class II 분자에 의한 펩티드 항원의 처리와 제시에 국한되었다. 단백질 이외의 항원도 T 세포에 의해 인식될 수 있음은 잘 알려져 있으며, 1980년대에 감염균 유래의 비단백질성 항원에 의해 T 세포 증식이 유도된다는 보고가 있다. 또한 최근에는 *Mycobacterium tuberculosis*와 같은 박테리아 유래의 당지질 항원과 결합하는 $\gamma\delta$ TCR가 보고되기도 하였다.

CD1 계열의 분자들은 β_2-마이크로 글로불린과 결합을 하며 그 일반적인 구조는 class I MHC 분자와 유사하다. 인간 CD1 분자는 5개의 유전자 (*CD1A-E;* 단백질 산물 CD1a-e를 암호화함)가 있으며 이들은 MHC에 위치하는 것이 아니라 1 번 염색체에 위치해 있다 (그림 8-25a). 이들 유전자는 염기서열의 유사성에 따라 두 가지 그룹으로 나뉜다. 첫 번째 그룹은 *CD1A ,B, C* 및 *E*이며 *CD1D*는 두 번째 그룹에 속한다. 현재까지 연구된 모든 포유류는, 비록 숫자는 다양하지만, CD1 유전자를 가지고 있다. 설치류는 두 번째 그룹의 CD1유전자만을 가지고 있는데 반해 토끼는 인간과 마찬가지로, 첫 번째 그룹과 두 번째 그룹의 유전자를 포함하는, 5개의 유전자로 구성이 되어있다. CD1과 일반적인 class I 분자의 염기서열의 유사성

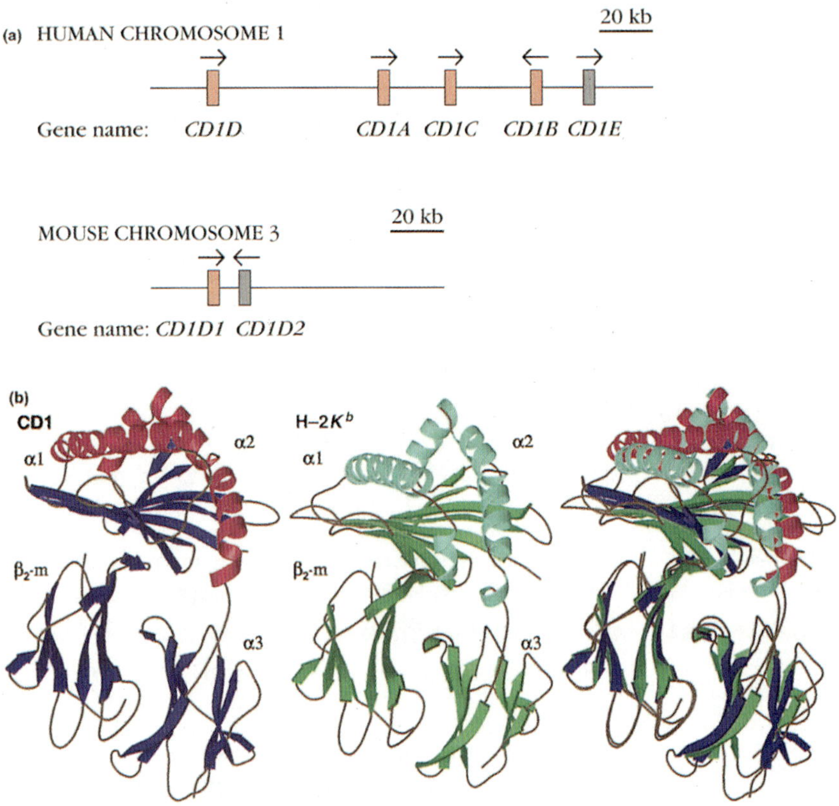

FIGURE 8-25 The *CD1* family of genes and structure of a CD1 molecule. (a) The genes encoding the CD1 family of molecules in human (top) and mouse (bottom). The genes are separated into two groups based on sequence identity: *CD1A, B, C,* and *E* are group 1, *CD1D* genes are group 2. The products of the pink genes have been characterized; functions have yet to be identified for products of gray genes. (b) Comparison of the crystal structures of mouse nonclassical CD1 and classical class I molecule H-2K^b. Note the differences in the antigen-binding grooves. *[Part b reprinted from* Trends in Immunology *(formerly* Immunology Today*), vol. 19, S. A. Porcelli and R. L. Modlin, The CD1 family of lipid antigen presenting molecules, pp. 362–68, 1998, with permission from Elsevier Science.]*

은 class I 분자들 간의 유사성보다는 상당히 낮다. 마우스의 CD1와 class I MHC 분자 H-2K^b의 3차원 구조를 비교해 보면 CD1 분자의 항원 결합틈이 전형적인 class I 분자보다 더 깊고 넓다 (그림 8-25b).

CD1 분자의 발현은 아형 (subset)에 따라 발현 양상이 다르다; *CD1D1*유전자는 주로 비전문 항원제시세포와 특정한 B-세포 아형에 의해 발현되어진다. 마우스의 CD1d1은 T 세포, B 세포, 수지상세포 및 간세포 그리고 몇몇 상피세포 등에서 보다 광범위하게 발현된다. *CD1A, B*와 C의 유전자는 미성숙한 흉선세포와 수지상세포와 같은 전문 항원제시세포들에서 발현된다. *CD1C* 유전자의 발현은 B 세포에서 볼 수 있으나 *CD1A*와 *CD1B*는 B 세포에서 발현되지 않는다. *CD1* 유전자는 GM-CSF 또는 IL-3과 같은 특정 사이토카인에 의해 유도된다. CD1 분자의 세포내 이동 형태는 각기 다르다. 예를 들어 CD1a는 주로 초기 엔도솜 또는 세포 표면에서 발견되며 CD1b와 CD1d는 후기 엔도솜에서 발견되며 CD1c는 세포이입 경로의 전반에 걸쳐 발견된다.

특정 CD1 분자들은 외부 항원 없이도 T 세포에 의해 인식되며 이때 자기제한이 일어남이 증명되었다. CD1분자에 의해 제시되는 항원을 조사한 결과 *M. tuberculosis* 세포벽의 지질 구성요소 (mycolic acid)인 것으로 밝혀졌다. 계속된 CD1의 항원제시에 대한 연구에서 *Mycobacterium leprae* 유래의 당지질 성분 (lipoarabinomannan)도 제시될 수 있는 것으로 밝혀졌다. CD1의 항원제시 경로를 연구해 본 결과, class I에 의한 항원제시에 관여하는 분자들이 관여하지 않는, 독특한 제 3의 경로를 이용한다는 것을 알게 되었다. 예를 들면, CD1은 TAP이 결손된 세포에서도 항원을 제시할 수 있다. 최근 데이터를 보면 CD1 분자들의 이동 경로는 서로 다른데, CD1a는 표면이나 재순환하는 세포이입 구획에서 발견되며 CD1b와 CD1d는 리소솜 구획에서 발견된다. CD1의 경로가 어떻게 class I, II의 경로와 상호 보완 또는 교차하는지는 아직 명확하지 않다. 처음에는 CD1을 인식하는 T 세포는 γδ TCR을 발현하며 CD4 과 CD8이 없는 세포이거나 CD1에만 작용하는 TCR α 사슬을 가진 세포들로 생각되었으나 최근의 연구들에 따르면 더 많은 종류의 T 세포들이 CD1을 인식할 수 있다. 또한 자연살해 T 세포들 역시 자가항원 (autologous antigens) 뿐만 아니라 세균의 글리코스핑고리피드 (glycosphingolipids)를 제시하는 CD1d 분자를 인식할 수 있는데, 이는 특정 박테리아에 대한 내재면역반응 (innate immune response)에 CD1이 관여함을 시사한다. 이것에 관해서는 14장에 언급되어 있다.

요 약

- 주조직적합 복합체 (MHC)는 T 세포들에 항원을 제시하는 class I 과 II 분자들과 다양한 기능을 가진 class III 분자들을 암호화 한다.
- MHC 유전자군은 밀접히 연결되어 있으며 부모로부터 하나의 단위로 유전된다; 이러한 연관된 군들을 일배체형들이라고 부른다.
- MHC 유전자들은 각 유전자에 대해 많은 수의 대립형질들이 존재한다는 점에서 다형적 (polymorphic)이며, 그리고 다수의 다양한 MHC 유전자들이 존재하는 점에서 다유전적 (polygenic)이다.
- Class I MHC 분자들은 거대한 하나의 당단백질 사슬과 그리고 1개의 도메인을 지닌 단백질인 β_2-마이크로글로불린으로 구성되어 있다.
- Class II MHC 분자들은 서로 떨어져 있는 MHC 유전자들에 의해 암호화되는 두개의 당단백질들 (α및 β 사슬)의 비공유 결합으로 구성되어 있다.
- Class I 분자들은 대부분의 유핵 세포들에서 발현된다; class II 분자들은 B 세포들, 대식세포들, 수지상세포들에 제한되어 발현된다.
- 인간 및 마우스 MHC의 상세한 유전자지도는 프로테아솜과 수송체들을 포함하여 항원처리에 관여하는 유전자들의 존재를 보여준다.
- MHC 형질들은 면역 반응성 및 항원제시능에 영향을 미칠 뿐만 아니라 많은 질병에 대한 감수성에도 영향을 미친다.
- 일반적으로 class I 분자는 처리된 내인성 항원을 $CD8^+$ T_C 세포에 class II 분자는 처리된 외인성 항원을 $CD4^+$ T_H 세포에 제시한다.
- 내인성 항원은 프로테아좀에 의해 세포질에서 펩티드로 분해가 되며 조면소포체내에서 class I MHC 분자와 결합하여 세포막에서 $CD8^+$ T_C 세포에 전시된다.
- 외인성 항원은 내재화되고, 산성을 띠는 세포내 이입 구획에서 분해되며, 이어서 class II 분자와 결합하여 세포막에서 $CD4^+T_H$ 세포에 전시된다.
- 펩티드가 class II 분자에 결합하는 것은 비고전적 MHC분자 HLA-DM이 촉매작용을 하여 결합 홈의 불변사슬조각을 교체하는 과정과 연관이 있다.
- 몇몇 세포에서 외인성 펩티드 항원은 파고솜을 거치면서 class I 제시 경로로 들어가게 되는데 이를 교차제시 (cross-presentation)라 부른다.
- 세균으로부터 유래된 비단백질성 (지질이나 당지질) 항원의 제시는 class I MHC 분자와 유사한 CD1 분자에 의해 이루어진다.

References

Ackerman, A. L., and P. Cresswell. 2004. Cellular mechanisms governing cross-presentation of exogenous antigens. *Nature Immunology* **5**:678.

Brigl, M., and M. B. Brenner. 2004. CD1: Antigen presentation and T cell function. *Annual Review of Immunology* **22**:817.

Brode, S., and P. A. Macary. 2004. Cross-presentation: Dendritic cells and macrophages bite off more than they can chew! *Immunology* **112**:345.

Brown, J. H., et al. 1993. Three-dimensional structure of the human class II histocompatibility antigen HLA-DR1. *Nature* **364**:33.

Doherty, P. C., and R. M. Zinkernagel. 1975. H-2 compatibility is required for T-cell mediated lysis of target cells infected with lymphocytic choriomeningitis virus. *Journal of Experimental Medicine* **141**:502.

Fahrer, A. M., et al. 2001. A genomic view of immunology. *Nature* **409**:836.

International Human Genome Sequencing Consortium. 2001. Initial sequencing and analysis of the human genome. *Nature* **409**:860.

Gadola, S. D., et al. 2000. TAP deficiency syndrome. *Clinical and Experimental Immunology* **121**:173.

Horton, R., et al. 2004. Gene map of the extended human MHC. *Nature Reviews Genetics* **5**:1038.

Kelley, J., et al. 2005. Comparative genomics of major histocompatibility complexes. *Immunogenetics* **56**:683.

Madden, D. R. 1995. The three-dimensional structure of peptide-MHC complexes. *Annual Review of Immunology* **13**:587.

Margulies, D. 1999. The major histocompatibility complex. In *Fundamental Immunology,* 4th ed. W. E. Paul, ed. Lippincott-Raven, Philadelphia.

Parham, P. 1999. Virtual reality in the MHC. *Immunological Reviews* **167**:5.

Rock, K. L., et al. 2004. Post-proteosomal antigen processing for major histocompatibility complex class I presentation. *Nature Immunology* **5**:670.

Rothenberg, B. E., and J. R. Voland. 1996. Beta 2 knockout mice develop parenchymal iron overload: A putative role for class I genes of the major histocompatibility complex in iron metabolism. *Proceedings of the National Academy of Science U.S.A.* **93**:1529.

Rouas-Freiss, N., et al. 1997. Direct evidence to support the role of HLA-G in protecting the fetus from maternal uterine natural killer cytolysis. *Proceedings of the National Academy of Science U.S.A.* **94**:11520.

Sugita, M., et al. 2004. New insights into pathways for CD1-mediated antigen presentation. *Current Opinion in Immunology* **16**:90.

Useful Web Sites

http://www.bioscience.org/

This *Bioscience* site includes a section called Databases, which lists gene knockouts. Information is available on studies of the consequences of targeted disruption of MHC molecules and other component molecules, including β_2-microglobulin and the class II invariant chain.

http://www.bshi.org.uk/
The British Society for Histocompatibility and Immunogenetics home page contains information on tissue typing and transplantation and links to worldwide sites related to the MHC.

http://www.nature.com/nrg/journal/v5/n12/poster/MHCmap
A poster with an extended gene map of the human MHC from the Horton et al. reference cited above.

http://www.ebi.ac.uk/imgt/hla/
The International ImMunoGeneTics (IMGT) database section contains links to sites with information about HLA gene structure and genetics and up-to-date listings and sequences for all HLA alleles officially recognized by the World Health Organization HLA nomenclature committee.

학습문제

임상초점문제 TAP가 결핍된 환자는 부분적인 면역결핍증상이 있을 뿐 아니라 자가면역의 증상이 나타난다. 어떻게 환자의 면역 세포에서 일어나는 부분적 면역결핍 현상을 설명할 수 있을까? 하나의 유전자 결핍이 영향을 미친다는 사실에도 불구하고 이 병에 대해서는 왜 유전자 치료를 시행하기가 어려운가?

1. 다음 각 서술이 참인지 거짓인지 표시하라. 만약 거짓이라고 생각하면 그 이유를 설명하라.
   a. β_2-마이크로 글로불린에 특이적인 항체는 세포표면에서 class I MHC K와 D 분자 모두를 탐지할 수 있다.
   b. 항원제시세포는 class I과 class II MHC 분자 모두를 세포표면에 발현한다.
   c. Class III MHC 유전자들은 막단백질을 암호화 한다.
   d. 이종번식 집단에서는 한 개인은 형제 보다는 부모 중 한 사람과 조직접합성이 있을 가능성이 더 크다.
   e. Class II 분자가 class I보다는 더 큰 항원 펩티드와 결합한다.
   f. 모든 세포는 class I 분자를 발현한다.
   g. Class I과 class II 분자에 의해 전시된 대부분의 펩티드들은 자신의 단백질에서 유래되었다.
2. BALB/c (H-2^d) 마우스와 CBA (H-2^k)마우스를 교배하였다. F_1 후손의 (a) 간 세포와 (b) 대식세포에는 어떤 MHC 분자들이 발현될 것인가?
3. Class I MHC 분자 K^b와 class II 분자 IA^b의 구조와 기능을 연구하기 위해 이들의 유전자들을 C3H (H-2^k) 혈통에서 유래된 섬유아세포 (L 세포)에 트랜스펙션하였다. L 세포는 보통 항원제시세포로 작용하지 않는다. 다음의 표에서 나열된 MHC 분자들이 L 세포의 표면에 발현될지 (+) 혹은 되지 않을지 (−)를 표시하라.

Transfected gene	MHC molecules expressed on the membrane of the transfected L cells					
	D^k	D^b	K^k	K^b	IA^k	IA^b
None						
K^b						
$IA\alpha^b$						
$IA\beta^b$						
$IA\alpha^b$ and $IA\beta^b$						

4. H-2^k 일배체형을 가진 SJL 마우스 혈통은 *IE*α 유전자좌가 삭제되어 있다.
   a. SJL 마우스의 대식세포의 세포막에 발현되는 고전적 MHC 분자들을 나열하라.
   b. 만약 H-2^s 혈통의 제2형 *IE*α와 *IE*β 유전자를 SJL 대식세포에 트랜스펙션하였다면 이 대식세포에는 어떤 고전적 MHC 분자들이 더 발현될 것인가?
5. Class I MHC 분자, class II MHC 분자, B 세포 표면 항체의 그림을 그리되 영역 (domain)을 포함한 전체적 구조가 나타나게 그리고 각 사슬, 영역, 항원 결합부위, 면역글로불린-접힘구조 등을 표시하라.
6. MHC의 특징 중에 하나는 각 유전자좌에 많은 수의 형질이 있다는 것이다.
   a. MHC 분자의 다형성이 주로 일어나는 아미노산은 어디에 위치하고 있는가? 이 지역의 중요성은 무엇인가?
   b. MHC 다형성은 어떻게 만들어졌다고 생각되어지는가?
7. 면역실험 수업에서, LCM 바이러스로 면역조치된 마우스의 비장세포들을 가지고 실험을 하였다. 두 가지 실험을 통하여 이들 세포의 항원 특이적인 활성도를 측정하였다. 첫 번째 실험에서, LCM 바이러스를 잠깐 처리한 대식세포와 함께 비장세포들을 배양하여 인터루킨 2 (IL-2)의 발현을 관찰하였다. IL-2의 발현이 증가되면 +로 표시하였다. 두 번째 실험에서, LCM이 감염된 표적세포 (LCM-infected target cells)와 비장세포를 반응시키고 표적세포의 용해 (lysis)를 관찰하였다. 용해가 관찰되면 +로 표시하였다. 일배체형이 서로 다른 대식세포와 표적 세포를 쓸 경우의 실험 결과들이 아래 표에 기록되어있다. 단, 동종 반응 (비자기 MHC에 대한 반응)이 없도록 실험이 진행되었다.
   a. 각각의 실험에서 어떤 종류의 세포가 반응 하는가?
   b. 각 실험에서 어떤 종류의 MHC 분자의 기능이 탐지되는가?
   c. 실험결과를 보고, 각각 실험에서 비장세포 반응이 특이성을 가지기 위해서는 LCM 바이러스 이외에 어떤 MHC 분자들이 필요한가를 기술하라.
   d. 비장세포가 항원특이적으로 반응하기 위해서는 MHC 분자가 필요하다는 것을 확실히 증명하기 위해서는 어떤 실험들을 더 해야 하는가?

Mouse strain used as source of macrophages and target cells	MHC haplotype of macrophages and virus-infected target cells				Response of spleen cells	
	K	IA	IE	D	IL-2 production in response to LCMV-pulsed macrophages (assay 1)	Lysis of LCMV-infected cells (assay 2)
C3H	*k*	*k*	*k*	*k*	+	–
BALB/c	*d*	*d*	*d*	*d*	–	+
(BALB/c x B10.A)F_1	*d/k*	*d/k*	*d/k*	*d/d*	+	+
A.TL	*s*	*k*	*k*	*d*	+	+
B10.A (3R)	*b*	*b*	*b*	*d*	–	+
B10.A (4R)	*k*	*k*	—	*b*	+	–

For use with Question 7

e. 아래 표에서 나열된 마우스 혈통 중에 어느 것이 면역조치된 비장세포의 출처가 되었을 것으로 생각되는가? 이유를 설명하라.

8. H-2D^b 분자에 결합하여 제시되는 홍역 바이러스의 펩티드를 감지하는 하나의 T_C 세포 클론이 있다. 또 다른 MHC 분자의 펩티드-결합틈은 H-2D^{b}와 동일하나 나머지 α1 β1 영역에 있는 몇 개의 아미노산이 다르다. 후자의 경우 홍역바이러스의 항원 펩티드를 T_C 세포에 제시할 수 있을지 예상하고 그 이유를 설명하라.

9. 인간의 적혈구 세포는 핵이 없으며 MHC 분자를 발현하지 못한다. 이것은 수혈을 위해서는 다행스런 일이다. 왜 그런가?

10. 어떤 희귀하고 아직 알려지지 않은 질병이 있다고 할 때, 사춘기 이전의 아이들에게 치명적인 이 질병이 *HLA-A99*와 *HLA-B276*이라는 가상의 형질조합이 있는 사람에게서 상대적 위험도가 200이다.
    a. *A99/B276*을 가진 사람은 모두 이 질병에 걸릴까?
    b. 이 질병을 가진 모든 사람들이 *A99/B276*을 가질까?
    c. 전체 인구에서 *A99/B276*의 빈도는 어떨까? 당신의 생각으로는 이들 각각의 형질의 빈도로 예상할 때 이들 두 형질이 같이 있을 빈도는 더 높을까 낮을까? 왜 그럴까?

11. 면역학에서 일반적으로 사용되는 항원제시 세포와 표적 세포의 차이점을 설명하라.

12. 아래의 용어를 정의하라.
    a. 자기-MHC 제한
    b. 항원처리
    c. 내인성 항원
    d. 외인성 항원

13. 다음의 용어들은 세포구성요소 또는 처리과정을 뜻한다. 항원의 처리과정에서 이들이 외인성 항원 (EX)제시에 쓰이는지 혹은 내인성 항원 (EN)제시에 쓰이는지 아니면 두 가지 모두 (B)에 쓰이는지 표시하고 각각의 기능을 설명하라.
    a. Class I MHC 분자
    b. Class II MHC 분자
    c. 불변 사슬
    d. 리소솜 유래의 가수분해효소
    e. TAP1과 TAP2 단백질
    f. 조면소포체에서 골지체로의 소포의 이동
    g. 프로테아좀
    h. 포식 작용과 세포이입
    i. 칼넥신
    j. CLIP
    k. 타파신

14. 항원제시세포는 리소자임 (lysozyme)의 46~61번 펩티드를 class II IA^k 분자와 함께 제시한다. 항원제시세포와 원래의 온전한 리소자임 또는 리소자임 46-61번 펩티드를 배양하고 CD4$^+$ T_H 세포와 섞어 주었다. T 세포의 활성에 대한 다음의 질문들에 답하시오.
    a. 단백질 제시가 억제 되도록 배양 혼합액에 클로로퀸이 첨가되더라도 펩티드는 계속 T_H 세포의 활성을 일으킨다. 왜 이런 현상이 일어나는지를 설명하라.
    b. 만약 클로로퀸의 첨가가 3시간 지연될 경우, 온전한 단백질의 제시는 저해되지 않는다. 왜 이런 현상이 일어나는지를 설명하라.

15. T_H 세포에 항원을 제시할 수 있는 세포는 전문적인 그리고 비전문적 항원제시세포 두 가지 종류로 나눠진다.
    a. 전문적인 항원제시세포의 세 가지 유형을 기술하라. 이들이 calss II MHC 분자나 공동자극분자를 지속적으로 발현하는지 혹은 활성화된 후에 발현하는지도 기술하라.
    b. 비전문적 항원제시세포의 세 가지 예를 들어보라. 또 어떤 경우에 이들이 항원제시기능을 할 가능성이 있는지 설명하라.

16. 다음의 세포들을 혼합할 경우 T_H 세포의 증식이 일어날지 혹은 CTL에 의한 표적 세포의 용해가 일어날 지 예측해보라. CD4$^+$ T_H 세포는 리소자임을 면역조치한 마우스에서 얻은 세포이고, CD8$^+$ CTL은 독감바이러스에 감염된 마우스에서 얻은 세포이다. 반응이 일어난 것은 R, 반응이 일어나지 않은 것은 NR을 적어라.

a. H-2^k T_H 세포+리소자임을 처리한 H-2^k 대식세포

b. H-2^k T_H 세포+리소자임을 처리한 H-$2^{d/k}$ 대식세포

c. H-2^k T_H 세포+리소자임을 면역주사한 쥐에서 얻은 H-2^d 대식세포

d. H-2^k CTLs+독감 바이러스가 감염된 H-2^k 대식세포

e. H-2^k CTLs+독감 바이러스가 감염된 H-2^d 대식세포

f. H-2^d CTLs+독감 바이러스가 감염된 H-$2^{d/k}$ 대식세포

17. HLA-DH와 HLA-DO는 비고전적 class II MHC 분자로 정의된다. 어떤 점에서 고전적 class II MHC 분자와 다른가? 각각은 어떻게 다른가?

18. CD1 패밀리의 분자는 최근 비펩티드 항원을 제시하는 것으로 보여졌다.

a. 비펩티드 항원의 주요 공급원은 무엇인가?

b. 왜 CD1 분자는 β_2-마이크로글로불린과 결합함에도 불구하고 MHC 패밀리의 일종으로 분류되지 않는가?

c. 고전적 class I MHC 분자에 의해 작동되어지는 경로와 CD1 경로가 다르다는 증거가 무엇인지 제시해보라.

19. TAP1/TAP2에 대한 단클론 항체를 이용하여 대식세포를 면역형광 염색한 슬라이드가 있다. 다음의 세포내 구획 중 어떤 것들이 이 항체에 의해 염색되겠는가?

a. 세포 표면

b. 소포체

c. 골지체

d. TAP1/TAP2는 대식세포에서 발현되지 않으므로 염색되는 부분이 없다

20. HLA의 확인은 장기이식을 위한 조직적합도 확인뿐만 아니라 친자확인을 위한 마커로도 이용된다. 아래 표현형질을 보았을때, 어느 사람이 실제 생물학적 아버지일 가능성이 높은가? 왜 각각의 사람이 생물학적 아버지인지 또는 아닌지를 설명하라.

	HLA-A	HLA-B	HLA-C
Offspring:	A3, 43	B54, 59	C5, 8
Biological mother:	A3, 11	B59, 78	C8, 8
Potential Father 1:	A3, 33	B54, 27	C5, 5
Potential Father 2:	A11, 43	B54, 27	C5, 6
Potential Father 3:	A11, 33	B59, 26	C6, 8

데이터의 분석 Smith와 그 동료들은 (*J. Immunology* **169:** 3105, 2002) 두 개의 펩티드가 두 개의 다른 class I MHC 동종형 (allotype)인 L^d와 L^q에 결합할 수 있는지를 조사하였다. 그들이 이용한 것은 (a) 마우스 MCMV (cytomegalovirus)의 펩티드 (아미노산 서열: YPHFMPTNL)과 (b) 합성 펩티드 tum$^-$ P91AP14~22 (아미노산 서열: TQNHRALDL)이었다. 이들 펩티드를 표적세포에 처리하기 전과 후에 세포표면에 펩티드가 없이 발현된 MHC 분자의 양을 측정하였다. 측정 대상 MHC 분자들은 L^d, L^q, 그리고 L^dW97R (L^d 분자의 97번째 아미노산인 트립토판이 아르기닌으로 바뀐 돌연변이) 이었다. 펩티드 없이 발현되어 있는 MHC의 상대적인 숫자의 감소는 그 펩티드와 MHC 간의 결합이 증가했음을 의미한다. 다음의 결과와 이 교재에서 배운 바를 바탕으로 다음의 질문에 답하라.

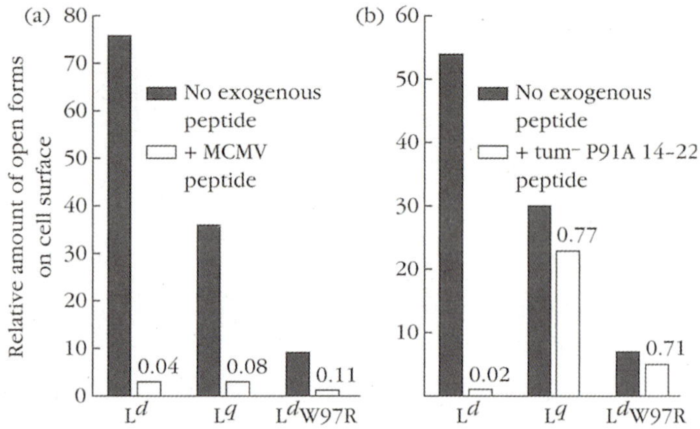

a. 세포표면에서 펩티드와 정상 class I MHC의 결합에 있어 동종형에 따른 차이가 있는가?

b. MCMV 펩티드와 L^d의 결합 또는 MCMV 펩티드와 L^dW97R의 결합이 차이가 있는가? 답에 대한 이유를 설명하라.

c. tum$^-$ P91AP14~22 펩티드와 L^d의 결합 또는 tum$^-$ P91AP14-22 펩티드와 L^dW97R의 결합이 차이가 있는가? 답에 대한 이유를 설명하라.

d. 만약 tum$^-$ P91AP14~22 펩티드에 대하여 $CD8^+$ T 세포 반응을 일으키고자 한다면 L^d를 발현하는 마우스에 면역조치를 하겠는가? 아니면 L^q를 발현하는 마우스에 면역조치를 하겠는가? 답에 대한 이유를 설명하라.

e. L^d에 의해 펩티드가 항원제시되는 상황에서 MCMV 펩티드에 대해 반응하는 T 세포와 tum$^-$ P91AP14~22 펩티드에 대해 반응하는 T 세포는 서로 다른 항원 특이성을 가지고 있다. 어떻게 다른 펩티드들이 같은 L^d에 결합하면서도 다른 항원특이성을 가진 T 세포에 항원제시를 할 수 있는지 설명하라.

Interactive Study

www.whfreeman.com/kuby

SELF-TEST
Review of Key Terms

chapter 9장

T 세포 수용체

T-Cell Receptor

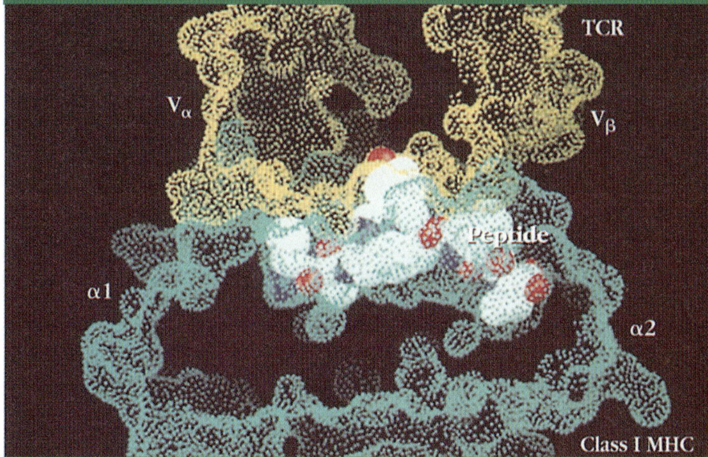

Interaction between T-cell receptor (yellow) and Class I MHC molecule (blue) presenting bound peptde (white and red). [From D. N. Garboczi et al., 1996, Nature *384: 134-141, courtesy D. C. Wiley, Harvard University.]*

- T 세포 수용체에 대한 초기 연구
- αβ 및 γδ T 세포 수용체: 구조와 역할
- TCR 유전자의 구성과 재배열
- T 세포 수용체 복합체: TCR-CD3
- T 세포 부속막 분자
- TCR-펩티드-MHC 복합체의 3차원 구조
- T 세포의 동종반응성

T 세포 반응의 항원-특이적 성질은 T 세포가 항원-특이적이며 각 클론에 한정적인 수용체를 가지고 있다는 것을 시사한다. 그러나 이러한 수용체의 성질에 대해서는 B 세포 수용체 (면역글로불린 분자)가 확인된 후에 비로소 알려졌다. T 세포 수용체 (TCR)는 B 세포 항원결합수용체와 여러 중요한 면에서 다르기 때문에, 관련된 실험적 결과들은 서로 모순적이며 단일모델 내에서 개념화하기가 쉽지 않았다. 첫 번째로, T 세포의 수용체는 세포막에 결합되어 있으며, B 세포 수용체와는 다르게 가용성 형태가 아니다; 따라서, 고전적인 생화학적 방법으로는 이것의 구조를 판단하기가 어렵고, 이것의 특성을 결정하기 위해서는 복잡한 세포내 분석법이 요구된다. 두 번째로, T 세포 수용체의 항원 결합 반응은 항원-항체 결합 반응보다 더 약하기 때문에 좀 더 민감한 분석법이 요구된다. 마지막으로, T 세포의 수용체는 항원 단독에 특이적이지 못하고, **주조직 적합 복합체 (major histocompatibility complex, MHC)**에 의해 암호화된 분자와 결합한 항원에 특이적이다. 이러한 성질 때문에 단순한 항원-결합 방식으로는 T 세포 수용체를 정제할 수 없고 수용체를 연구할 수 있도록 고안된 복잡한 실험적 장치가 필요하게 되었다.

면역학적, 생화학적 및 분자생물학적인 기술들의 조합에 의해서 이런 문제점들이 극복되었다. T 세포 특이성의 원인 분자는 α 및 β 또는 γ 및 δ 사슬로 구성된 이형 이합체이다. T 세포 수용체 유전자 패밀리의 유전자 조직 (genomic organization) 및 구성 사슬의 다양성 유발 방법은 B 세포 수용체 사슬의 유전자 조직 및 다양성 유발 방법과 유사한 것으로 알려졌다. 또한 세포막에서 T 세포 수용체는 CD3라 불리는 신호전달 복합체와 연합되어 있다. 이 신호전달 복합체의 기능은 B 세포의 Ig-α/Ig-β 복합체의 기능과 유사하다.

최근 연구결과를 통해서, α 및 β 사슬로 구성된 수용체를 지닌 세포들과 γ 및 δ 사슬로 구성된 수용체를 지닌 세포들 사이의 주요한 차이점을 알게 된 것을 비롯하여 T 세포 수용체에 관한 중요한 새로운 통찰이 이루어졌다. αβ TCR은, 항체와 같이, 높은 수준의 특이성이 특징이며 그래서 이들은 적응면역계의 **신호분자 (signature molecule)**로 간주된다. 반면에, 특정 γδ T 세포 상의 수용체는 병원체 집단의 표면에 존재하는 항원들의 클래스를 인식하는 것 같고 그래서 내재면역에 좀 더 부합되는 방식으로 작용한다.

X선 결정학을 이용해서 얻은 최근의 구조연구들에 의해, αβ TCRs이 class I 분자와 class II 분자에 의해서 제시되는 항원들과 어떻게 결합하는지에 대한 차이점들이 밝혀졌으며, γδ TCR이 천연형태 (native form)의 특정 항원들을 어떻게 인식하는지에 대한 통찰도 이루어졌다. 본 장에서는 T 세포 수용체 분자의 성질과 그들을 암호화하는 유전자에 대해서 조사할 것이며, 또한 외래항원들과 자기항원들에 대한 TCR의 인식에 관해서 논의할 것이다.

T 세포 수용체에 대한 초기 연구_Early Studies of the T-Cell Receptor

1980년대 초기에 연구자들은 T 세포 기능에 관계된 많은 것을 습득하였으나 항원과 결합한 수용체를 확인하거나 분리할 수가 없었다. T 세포와 B 세포의 인식기능 간에 매우 큰 유사점이 있기 때문에, 면역글로불린과 T 세포 수용체간의 추정되는 구조적 유사점을 이용하려는 다수의 실험이 이루어졌다. 1970년대에 발표된 보고서는 T 세포에만 관련이 있는 면역글로불린 개별형 (IgT)을 발견하고 그리고 유사 특이성으로 항체와 T 세포 수용체에 공통인 가변부위 표지 (유전자형, idiotype)를 인식하는 항혈청이 발견되었다고 주장하였다. 이 실험은 재현되지 못했으며, T 세포 수용체와 면역글로불린에는 공통 인식 원소가 없고 그리고 이것들은 전적으로 개별 유전자 계열에 의해서 암호화된다는 것이 증명되면서, 이 실험은 정확하지 않은 것으로 판명되었다. 다음 단락에서 보겠지만, T 세포 수용체의 구조, T 세포 수용체를 암호화하는 유전자, 그리고 T 세포 수용체가 항원을 인식하는 방식에 관한 질문들에 정확히 답하기 위해서, 단클론항체 생산과 분자생물학의 그 당시 발전된 기술들을 활용하는 잘 고안된 일련의 실험이 요구되었다.

고전적인 실험에 의해서 T 세포 수용체의 자기 MHC 제한이 증명되었다_Classic experiments demonstrated the self-MHC restriction of the T-cell receptor

1970년대 초기에 면역학자들은 바이러스에 감염된 표적세포에 특이적인 세포독성 T 림프구 (CTLs)를 생성할 수 있는 방법을 습득했다. 예로, 마우스가 림프구성 맥락수막염 (LCM) 바이러스에 감염되면, 마우스는 실험관 내에서 LCM-감염 표적 세포를 용해할 수 있는 CTLs를 생성한다. 그러나, 이 CTLs은 유리 LCM 바이러스 또는 바이러스 항원에 결합하지 않았다. 왜 CTLs은 면역글로불린과는 다르게 바이러스 또는 바이러스 항원에 직접적으로 결합하지 않는 것일까? 이것에 대한 해답은 1974년 R.M Zinkernagel과 P.C. Doherty의 고전적인 실험에 의해서 밝혀지기 시작했다 (그림 8-15 참조). 이 연구는 T 세포에 의한 항원 인식이 바이러스 항원 단독이 아닌 MHC 분자와 결합한 항원에 특이적임을 증명하였다 (그림 9-1 참조). T 세포는 세포막에 자기-MHC 분자가 표현될 경우에만 항원을 인식한다. *자기 MHC 제한 (self-MHC restriction)*이라 불리는 이러한 특징에 의해서 T 세포와 B 세포의 항원 인식 방법이 구분된다. 이 업적으로 1996년에 Zinkernagel와 Doherty는 노벨상을 받았다.

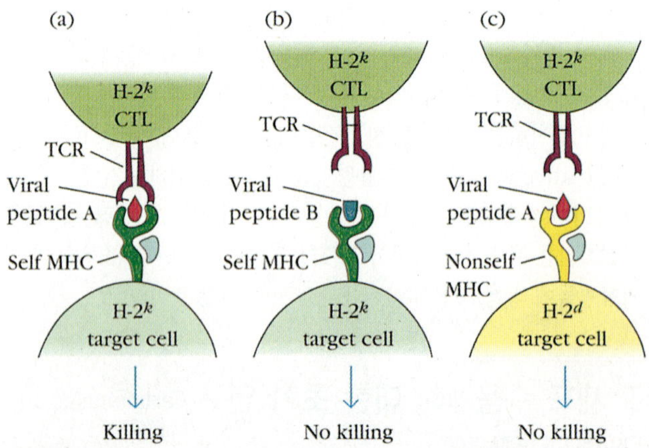

FIGURE 9-1 Self-MHC restriction of the T-cell receptor (TCR). A particular TCR is specific for both an antigenic peptide and a self-MHC molecule. In this example, the H-2^k CTL is specific for viral peptide A presented on an H-2^k target cell (a). Antigen recognition does not occur when peptide B is displayed on an H-2^k target cell (b) nor when peptide A is displayed on an H-2^d target cell (c).

T 세포 수용체의 MHC 제한을 설명하기 위해서 두 가지 모델이 제안되었다. *이중-수용체 모델 (dual-receptor model)*에는 두 개의 개별적인 수용체를 가진 T 세포가 묘사되어 있으며, 수용체 하나는 항원에 대한 것이고 다른 하나는 class I 또는 class II MHC 분자에 대한 것이다. *변형-자기 모델 (altered-self model)*에서는 단일 수용체가 외부 항원과 결합하여 생성된 자기-MHC 분자의 변형을 인식한다. J. Kappler와 P. Marrack의 놀라운 실험에 의해서, MHC 및 항원 양쪽에 대한 특이성이 단일 수용체에 귀속되어 있다는 것이 증명되면서 상기한 두 가지 모델을 지지하는 사람들 간의 수년간의 논쟁은 끝이 났다. 이후에 변형-자기 모형을 지지하는 많은 양의 구조적 및 기능적 정보가 모아졌다.

T 세포 수용체는 클론형 항체를 이용해서 분리되었다 _T-cell receptors were isolated by using clonotypic antibodies

다양한 T 세포 클론에 대한 다량의 단클론 항체를 생성하고 클론에 특이성이 있는 항체, 또는 클론형 항체를 검색하여, T 세포 수용체의 확인 및 분리가 행해졌다. T 세포 수용체가 항원과 MHC 분자 양쪽에 특이성을 보이기 때문에, 이 접근법은 클론에서 클론으로 이어지는 수용체간에는 의미 있는 구조적 차이가 있을 것이라는 가정을 내포하고 있다; 각 T 세포 클론은 단일클론 항체를 특성화하는 유전자형 표지와 유사한 항체 표지를 가지고 있을 것이다. 이 접근법을 사용하여, 1980년 초에 연구자들은 수용체를 분리하고 이것이 α와 β 사슬로 구성된 이형 이합체임을 발견하였다.

다수의 다양한 T 세포 클론의 세포막으로부터 분리된 αβ 이형 이합체를 이용하여 항혈청을 조제하였을 때, 일부 항혈청은 모든 클론의 αβ 이형 이합체에 결합하였으나, 일부는 클론에 특이성이 있었다. 이러한 발견은 면역글로불린의 중쇄 및 경쇄의 아미노산 서열에 일정 및 가변 부위가 있는 것과 같이, TCR의 α 및 β 사슬의 아미노산 서열에도 **개별형 결정기들 (isotypic determinants)** 또는 **이디오타입 결정기들 (idiotypic determinants)**을 인식하는 항체들에 의해 확인할 수 있는 일정부위 및 가변부위가 있다는 것을 시사한다. 후에, γ와 δ 사슬로 구성된 두 번째 형태의 TCR 이형 이합체가 확인되었다. 사람과 마우스에서 대부분 T 세포는 αβ 이형 이합체를 발현하지만, 일부 T 세포는 γδ 이형 이합체를 발현한다. 아래에서 논의하겠지만, αβ 또는 γδ TCR을 발현하는 T 세포의 정확한 비율은 장기 및 종에 따라 다르지만, αβ T 세포가 일반적으로 우세하다. αβ TCR을 지닌 세포들이 우세하며 또한 이들에 관한 유효한 정보들이 훨씬 더 많기 때문에, T 세포 수용체에 대한 앞으로의 논의는, γδ에 대한 특별한 언급이 없다면, 당연히 αβ를 의미한다고 여기면 될 것이다.

TCR β-사슬 유전자는 감쇄 혼성결합법을 이용하여 클론화되었다_The TCR β-chain gene was cloned by use of subtractive hybridization

TCR 유전자를 확인하고 분리하기 위해서, S. M. Hedrick과 M. M. Davis는 T_H-세포 클론에서 α및 β 사슬을 암호화하는 mRNA를 분리하고자 하였다. 수용체 mRNA가 총 세포 mRNA 중에서 일부에 해당하기 때문에, 이 일은 쉽지 않았다. 반면에, 형질세포에서는 면역글로불린이 주요 세포 분비물이며, 중쇄와 경쇄를 암호화하는 mRNA가 풍부하기 때문에 정제가 용이했다.

Hedrick과 Davis의 성공적인 계획에는 다른 막내재 단백질들(intergral membrane proteins)을 암호화하는 mRNA와 같이, TCR mRNA는 세포질 내 유리 리보좀보다는 막-결합 폴리리보좀과 관계될 것이라는 가정이 내포되어 있었다. 결국, 이들은 T_H 세포 클론에서 막-결합 폴리리보좀 mRNA를 분리하고, 역전사효소를 이용하여 ^{32}P로 표지된 cDNA 탐침 (probe)을 만들었다 (그림 9-2). 3% 정도의 림프구 mRNA가 막결합 폴리리보좀에 있기 때문에, 이 과정에서 97%의 세포 mRNA가 제거되었다.

다음 순서로 Hedrick과 David는 **DNA 감쇄 혼성결합법 (DNA subtractive hybridization)**이라 불리는 기술을 이용하여, 시료에서 T 세포와 관계가 없는 [^{32}P]cDNA를 제거하였다. 이 과정의 이론적 요지는 림프구에 발현된 98% 유전자가 B 세포 및 T 세포에 일치한다는 Davis의 앞선 실험결과에 근거를 두고 있었다. 그중 2%의 T 세포와 관련이 있는 발현 유전자에는 T 세포 수용체를 암호화하는 유전자가 포함되어 있을 것이다. 따라서 이들은 B-세포 mRNA를 T_H-세포 [^{32}P]cDNA와 결합시켜 B 세포와 T 세포 양쪽 모두에 일치하는 cDNA를 제거할 수 있었다. 이 과정에서 얻은 결합되지 않은 [^{32}P]cDNA는 T 세포 수용체를 암호화하는 mRNA를 포함한 T_H-세포 특이적인 발현 폴리리보좀 mRNA를 나타내게 된다.

혼성결합되지 않은 [^{32}P]cDNA를 클로닝하여 라이브러리를 만들고 이로부터 10개의 각기 다른 cDNA 클론을 확인하였다. T 세포에 특이성이 있는 cDNA 클론 중에서 어떤 클론이 T 세포 수용체를 나타내는지를 결정하기 위하여, 모든 탐침을 이용해서 성숙한 T 세포에서 재배열되는 유전자를 검색하였다. 이 접근법은 αβ T 세포 수용체가 일정 및 가변 부분을 가지고 있기 때문에 유전자에 B 세포의 Ig 유전자에서 관찰되어지는 DNA 재배열이 일어날 수 있을 것이라는 가정을 내포하고 있다. 두 명의 과학자가 단일한 T 세포 게놈 DNA 서열을 확인하기 위해, 10개의 [^{32}P]cDNA 탐침을 이용한 서던 분석법 (Southern-blot analysis)을 사용하여 T 세포, B 세포, 간세포 그리고 대식세포에서 DNA를 조사하였다. T 세포에서는 DNA 재배열을 시사하는 밴드가 한 개의 클론에서 나타났으나, 다른 세포에서는 나타나지 않았다. 이 cDNA 탐침으로 6개의 서로 다른 성숙한 T 세포주에서 얻은 DNA에 대해 6개의 상이한 양상이 나타나는 것을 확인할 수 있었다 (그림 9-2의 내부 그림 중에서 상위

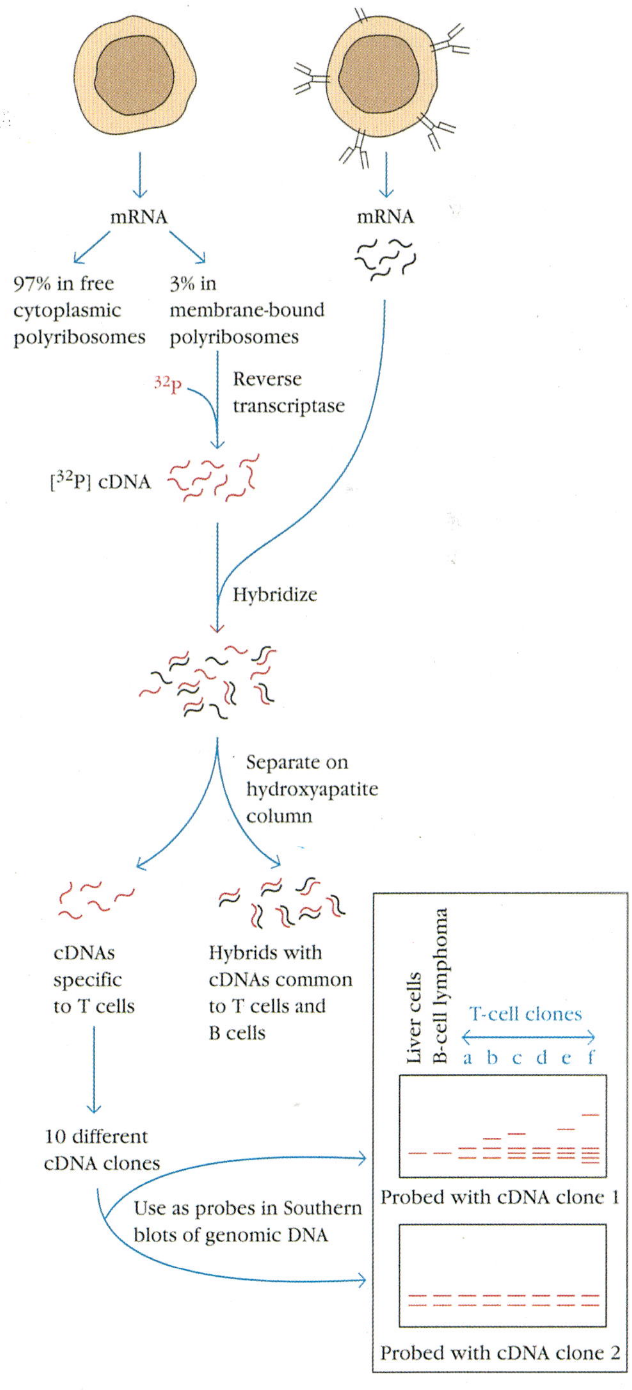

FIGURE 9-2 Production and identification of a cDNA clone encoding the T-cell receptor. The flowchart outlines the procedure used by S. M. Hedrick and M. M. Davis to obtain [^{32}P]cDNA clones corresponding to T-cell-specific mRNAs. The technique of DNA subtractive hybridization enabled them to isolate [^{32}P]cDNA unique to the T cell. The labeled T_H-cell cDNA clones were used as probes *(inset)* in Southern-blot analyses of genomic DNA from liver cells, B-lymphoma cells, and six different T_H-cell clones (a–f). Probing with cDNA clone 1 produced a distinct blot pattern for each T-cell clone, whereas probing with cDNA clone 2 did not. When it was assumed that liver cells and B cells contained unrearranged germ-line TCR DNA and that each of the T-cell clones contained different rearranged TCR genes, the results using cDNA clone 1 as the probe identified clone 1 as the T-cell receptor gene. The cDNA of clone 2 identified the gene for another T-cell membrane molecule encoded by DNA that does not undergo rearrangement. *[Based on S. Hedrick et al., 1984,* Nature **308***:149.]*

그림 참조). 이러한 상이한 양상은 재배열된 TCR 유전자를 시사한다. 이러한 결과는 TCR 유전자 재배열이 성숙한 T 세포에서만 일어난다는 것을 예측하게 한다. 6개의 T 세포주 각각이 상이한 서던 분석 양상을 보인다는 것은 T 세포주 각각에는 TCR 특이성에 있어서 예측되는 차이점이 있다는 것과 일치한다.

그림 9-2에서 서던 분석법에 의해 확인된 cDNA 클론 1은 추정되는 TCR 유전자의 모든 특징을 가지고 있다: 이것은 재배열되는 유전자 서열을 나타내고, 막결합 단백질로 발현되며 그리고 T 세포에서만 발현된다. 이 cDNA 클론은 T 세포 수용체의 β 사슬을 암호화한다. 후에, α 사슬, γ 사슬 그리고 마지막으로 δ 사슬을 암호화하는 cDNA 클론이 확인되었다. 이러한 발견으로 T 세포 수용체를 이해할 수 있는 방법이 생겼고 또한 구조 및 기능을 연구할 수 있게 되었다.

αβ 및 γδ T 세포 수용체: 구조와 역할_αβ and γδ T-Cell Receptors: Structure and Roles

αβ 및 γδ TCR 이형 이합체의 도메인 구조는 면역글로불린의 도메인 구조와 상당히 유사하다; 따라서, 이들은 면역글로불린의 슈퍼패밀리 (superfamily)로 분류되기도 한다 (그림 4-24 참조). TCR의 각 사슬은 60에서 75 아미노산 길이를 가지는 내부 사슬 S-S 결합을 포함한 두 개의 도메인을 가지고 있다. 양쪽 사슬에 있는 아미노 말단 도메인은 서열의 다양성을 보이지만, 각 사슬의 나머지 서열은 보존되어 있다. 따라서 하나의 가변부위 (V)와 하나의 일정부위 (C)를 지닌 TCR 도메인은 면역글로불린의 V와 C 도메인과 구조적으로 동일하며, TCR 분자는 Ig의 일정부위 (constant region) 보다는 세포막에 부착된 Fab 분절과 유사하다 (그림 9-3). TCR의 가변도메인에는 면역글로불린 경쇄와 중쇄에 있는 상보성 결정 부위 (CDRs)에 상응되는 세 개의 극가변부위가 있다.

일정도메인 외에도 각 TCR 사슬은 짧은 연결서열 (connecting sequence)을 지니고 있어서 그 내부의 시스테인 잔기가 이형 이합체를 구성하는 다른 사슬과 이황화 결합을 형성한다. 연결부위 다음에 21 또는 22 아미노산의 막관통 부위가 있는데, 이는 각각의 사슬을 세포막에 고정시킨다. 각 사슬의 막관통 도메인은 양전하를 띄는 아미노산 잔기를 가지고 있다는 점에서 독특하다. 아래에서 논의되겠지만, 이들 잔기는 TCR 이형 이합체의 사슬과 신호전달을 하는 CD3 복합체와의 상호작용을 증진한다. 마지막으로, 각각의 TCR 사슬은 카르복실기 말단 쪽에 5~21개 아미노산으로 구성된 짧은 세포내 꼬리를 가진다.

모든 막관통 단백질처럼 αβ 및 γδ T 세포 수용체가 불용성이기 때문에 이것을 조사하기 쉽지 않았다. 이러한 문제는 분자를 불용성으로 만드는 막-결합 서열의 번역을 차단하는 미성숙 정지 코돈들을 포함하도록 만들어진 변형된 단백질을 시험관 내에서 발현시킴으로써 해결되었다.

사람과 마우스에서 순환하는 대부분의 T 세포들은 αβ 유전자에 의해 암호화된 T 세포 수용체를 발현한다. 이들 수용체는 항원제시 세포에서 처리되어 표면에 제시된 펩티드 항원과 상호작용한다. 임

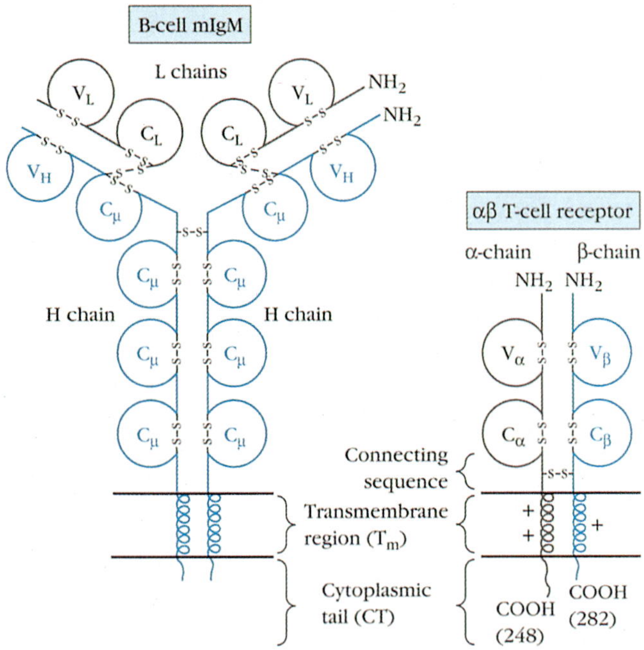

FIGURE 9-3 Schematic diagram illustrating the structural similarity between the αβ T-cell receptor and membrane-bound IgM on B cells. The TCR α and β chain each contains two domains with the immunoglobulin-fold structure. The amino-terminal domains (V_α and V_β) exhibit sequence variation and contain three hypervariable regions equivalent to the CDRs in antibodies. The sequence of the constant domains (C_α and C_β) does not vary. The two TCR chains are connected by a disulfide bond between their constant sequences; the IgM H chains are connected to each other by a disulfide bond in the hinge region of the H chain, and the L chains are connected to the H chains by disulfide links between the C termini of the L chains and the C_μ region. TCR molecules interact with CD3 via positively charged amino acid residues (indicated by +) in their transmembrane regions. Numbers indicate the length of the chains in the TCR molecule. Unlike the antibody molecule, which is bivalent, the TCR is monovalent.

의의 T 세포가 *비펩티드 항원 (nonpeptide antigens)*과 반응할 것인가 하는 문제는 CD1 계열의 유전자 산물이 당지질이나 인지질과 같은 비펩티드 항원들을 제시한다는 것이 발견되면서 용이하게 해결되었다. 최근에는 γδ 세포가 MHC 분자와 연관해서 처리되지 않거나 제시하지 않은 항원과 반응한다는 것이 알려졌다.

상이한 항원들이 인식되기 때문에 αβ 및 γδ 항원결합 부위에는 어떤 차이점이 있을 것이라 예측되었으나, 극단적인 차이점은 예측되지 않았다. 그러나 인지질항원 (phospholipid antigens)과 반응하는 γδ 수용체에 대한 3차원 구조를 보면, 기능상의 가능한 차이를 나타내어 주는, 두 수용체 유형의 전반적인 구조에는 상당한 차이점이 있다고 Tim Allison, Dave Garboczi 및 그들의 공동연구자들이 보고하였다. 그들이 연구한 수용체는 사람의 말초혈액에 가장 빈번하게 발현되는 γ와 δ 사슬의 2합체 (γ9과 δ2)였다. 분자의 표면에 있는 깊고 오목한 자리는 γδ 수용체에 특이적인 미생물 유래의 인지질을 받아들인다. 이 항원은 MHC에 의한 항원제시 없이 인식된다.

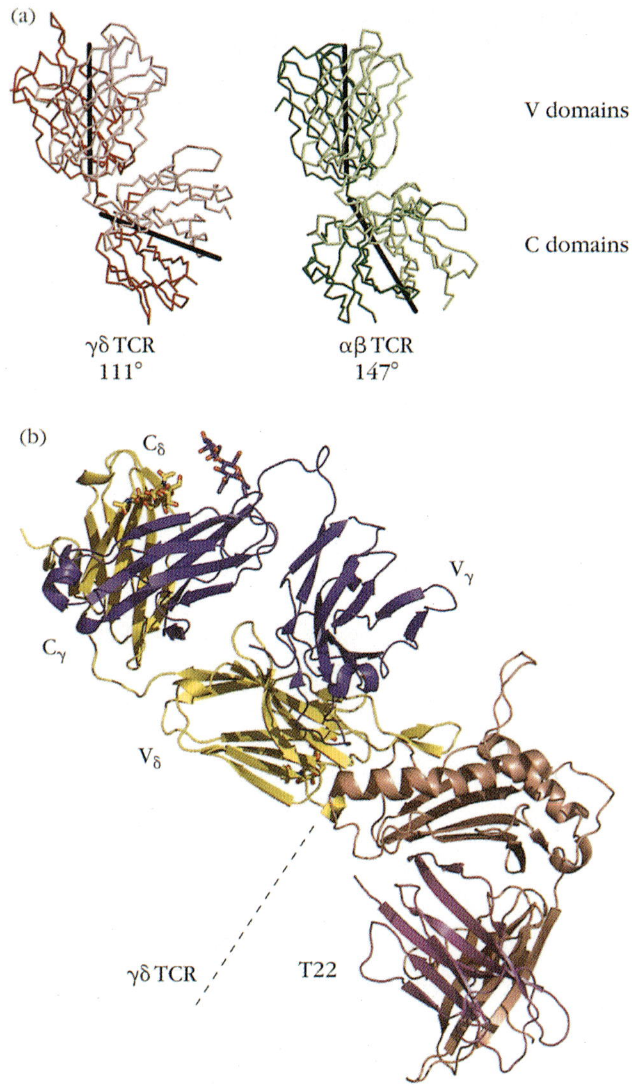

FIGURE 9-4 Comparison of crystal structures of γδ TCR and αβ TCR. (a) The human γδ molecule, showing the difference (highlighted with black lines) in the elbow angle compared to that of αβ. (b) The mouse G8 γδ TCR in complex with the nonclassical MHC molecule T22. This binding occurs independent of the peptide binding site of T22. Note how the binding involves mainly contact with CDR3 of the δ chain of the receptor. *[Part a from T. Allison et al., 2001,* Nature *411:820; part b from E. J. Adams et al., 2005,* Science *308:227.]*

가장 놀라운 구조적 특성은 V와 C 영역의 공간배치에 따라 αβ의 특성이 달라진다는 것이다. γδ 수용체에서 V와 C 영역의 장축간의 사이 각 (소위 팔꿈치 각)은 111도 이며, αβ TCR 수용체에서는 147도로 분자의 특이한 모양을 결정짓는다 (그림 9-4a). 이러한 차이가 가지는 완전한 의미는 알려지지 않았지만, 신호전달 기전 그리고 분자가 공동수용체 (coreceptor) 분자들과 상호작용하는 방식에 어떤 차이를 제공할 수도 있을 것이다.

최근에 Garcia와 공동연구자들은 T22라 명명된 비고전적인 MHC class I 분자 (nonclassical MHC class I molecule)와 함께 복합체를 이루는 마우스 γδ 수용체의 X선 결정학 구조로부터 γδ 수용체는 펩티드 항원의 존재는 필요하지 않으면서 직접적으로 T22와 결합하는 것을 알려주었다(그림 9-4b). 그들은 더 나아가서 표면 플라스몬 공명 (surface plasmon resonance, SPR, 6장 참조)을 이용하여 γδ TCR과 T22사이의 결합이 매우 강하다는 것을 밝혔다 (K_d = 0.10M). 복합체의 구조는 항원과 γδ TCR 사이의 주요한 접촉은 δ 사슬의 CDR3 루프를 필요로 한다는 것을 드러내 주었다. αβ TCR과 항원 사이의 상호작용에 있어서, CDR3는 MHC분자들에 의해 제시된 항원성 펩티드와 1차적인 접촉을 하도록 해준다; CDR1 및 CDR2 루프는 MHC분자의 보존된 표면의 특징적 구조와 상호작용한다. γδ TCR-T22 상호작용에 있어서도 CDR3은 항원과의 주요한 접촉을 하도록 해주지만, 그 접촉은 MHC 분자 내에서 제시되어 있는 펩티드와는 하지 않고, 비고전적인 MHC 분자 (T22) 그 자체의 펩티드 결합부위의 바깥쪽 부위에 접촉한다. 이와 같이 제시된 펩티드가 없는 상태에서 T22 분자를 인식하는 것은 γδ 수용체가 αβ 수용체보다는 패턴 인식 수용체들 (pattern recog-nition receptors, PRRs; 3장 참조)과 더 유사하다는 것을 시사한다.

αβ T 세포는 MHC 분자와 관련하여 처리되고 제시된 항원을 인식하는 반면에, 누적된 데이터는 γδ T 세포가 항원인식을 위해 MHC 분자-관련 처리와 제시를 필요로 하지 않는 다는 것을 알려준다. γδ T 세포들의 정확한 기능은 아직까지 알려지지 않았으며, 외래 병원균들에 대한 면역성에 있어서 그 역할과 또한 자가면역성에 있어서의 가능한 역할은 연구되어야 할 과제로 남아있다. 미생물의 클래스들에 공통적인 항원들의 인식뿐만 아니라 앞서 서술한 바와 같이 비고전적인 자기-MHC 분자들에 대한 γδ TCR의 결합능력은, 적응면역보다는 내재면역에 더 가까운 특징인 신속한 반응 역할을 시사한다.

순환하는 γδ T 세포들의 수는 αβ 수용체를 지닌 세포들에 비교하여 적으며, γδ 수용체의 V 유전자 단편은 한정된 다양성을 나타낸다. 표 9-1의 자료를 검토해보면, 대부분의 γδ 세포는 CD4와 CD8 양쪽 모두가 결핍되어 있으며, 대부분은 동일한 γδ-사슬 쌍을 발현한다. 사람에 있어서, 순환하는 γδ 세포에 우세하게 발현되는 수용체는 *M. tuberculosis*와 그 밖의 세균류 그리고 기생충에서 발견되는 하나의 미생물성 인지질 항원 인 3-포르밀-1-피로인산 (3-formyl-1-butyl pyrophosphate)을 인식한다. 자주 접하는 병원체들에 대한 이와 같은 특이성은, γδ 세포가 내재면역반응의 하나의 큰 가지로서 작용하여 특정 항원에 대해 처리단계 없이 신속하게 반응할 수 있도록 해준다는 추측을 지지해 준다. 흥미롭게도, 마우스와 연구된 다른 종들에 있어서 순환하는 γδ 세포의 특이성은 사람의 그것과는 비슷하지 않은데, 이는 γδ 반응은 특정 종이 보통 접하는 병원체들에 대항하도록 지시되어 있다는 것을 시사한다. 어떤 유형의 감염에 있어서는, 혈액 속이나 혹은 특정기관 속의 γδ T 세포들의 비율이 현저히 증가될 수도 있다. 매우 일반적인 *M. tuberculosis* 및 *Hemophilus influenzae*뿐만 아니라 말라리아 (malaria) 및 리슈마니아 (leishmania) 기생충들을 비롯하여 다양한 세균들에 의한 감염은 γδ 세포수를 증가시키는 원인이 된다. γδ 세포는 감염된 세포나 생물체들을 CTLs (그라눌리신 및 퍼퍼린; 14장 참조)와 유사한 기전

TABLE 9-1 Comparison of $\alpha\beta$ and $\gamma\delta$ T cells in peripheral blood

Feature	$\alpha\beta$ T cells	$\gamma\delta$ T cells
Proportion of $CD3^+$ cells	90–99%	1–10%
TCR V gene germ-line repertoire	Large	Small
CD4/CD8 phenotype		
$CD4^+$	~60%	<1%
$CD8^+$	~30%	~30%
$CD4^+$ $CD8^+$	<1%	<1%
$CD4^-$ $CD8^-$	<1%	~60%
MHC restriction	$CD4^+$: MHC class II	No MHC restriction
	$CD8^+$: MHC class I	
Ligands	MHC + peptide antigen	Phospholipid, intact protein

SOURCE: D. Kabelitz et al., 1999, *Springer Seminars in Immunopathology* 21 (55): 36.

을 사용하여 죽일 수 있다. $\gamma\delta$ 세포에 대한 추가적인 데이터에 의하면 $\gamma\delta$ 세포들은 루푸스 (lupus), 근육염 (myositis) 및 다발성 경화 (multiple sclerosis)을 비롯한 만성 자가면역질환에 밀접하게 관련되어 있다. 더구나, $\gamma\delta$ 세포가 다양한 사이토카인들을 분비할 수 있다는 것을 나타내는 데이터는, 병원체들이 침입한 부위에 $\alpha\beta$ T 세포를 모집하는 있어서 $\gamma\delta$ 세포들이 조절역할을 하는 것을 시사한다. 모집된 $\alpha\beta$ T 세포는 광범위한 수용체들을 아마도 전시할 것이다; 고친화력의 수용체를 지닌 세포들은 선택적으로 활성화되고 증폭되어 병원체를 처리할 것이다.

$\gamma\delta$ T 세포 기능의 역할과 기전들은 활발히 연구가 진행되는 영역이며, 많은 것들이 밝혀져야 할 상태로 남아있다. 특별히 흥미로운 것은 $\gamma\delta$ 수용체에 인식될 수 있거나 비고전적인 MHC 분자에 의해 인식되는 항원 범위의 더욱 정확한 프로필과 $\gamma\delta$ 세포가 비고전적 MHC 분자와 관련해서 항원을 인식할 수 있는지에 대한 것이다. 또한 최근의 연구들은 $\gamma\delta$ 세포들 자체가 항원제시세포 (APCs)로서의 역할을 수행할 수도 있으며, 따라서 $\gamma\delta$ 세포들의 기능적 잠재성을 대단히 확대하고 있음을 시사한다.

TCR 유전자의 구성과 재배열_Orgnization and Rearrangement of TCR Genes

$\alpha\beta$ 및 $\gamma\delta$ T 세포 수용체를 암호화하는 유전자는 T 세포 계열의 세포에서만 발현된다. 4개의 TCR 유전자 좌 (α, β, γ 및 δ)는 면역글로불린 (Ig) 유전자의 다유전자 구성과 상당히 유사한 방법으로 배선에 구성되어 있다 (그림 9-5). Ig 유전자의 경우와 같이, α-사슬과 γ-사슬 계열에서는 V와 J 단편의 재배열 그리고 β-사슬과 δ-사슬 계열에서 V, D 및 J 단편의 재배열에 의해서 기능적 TCR 유전자가 생성된다. 마우스에서 α, β 및 γ-사슬 유전자 단편은 염색체 14, 6 및 13번 염색체에 각각 위치해 있다. δ-사슬 유전자 단편은 14번 염색체의 V_α와 J_α 단편사이에 위치한다. δ-사슬 유전자 계열의 위치는 중요하다: α-사슬 유전자 단편의 생산적인 재배열은 C_δ를 제거시키며, 따

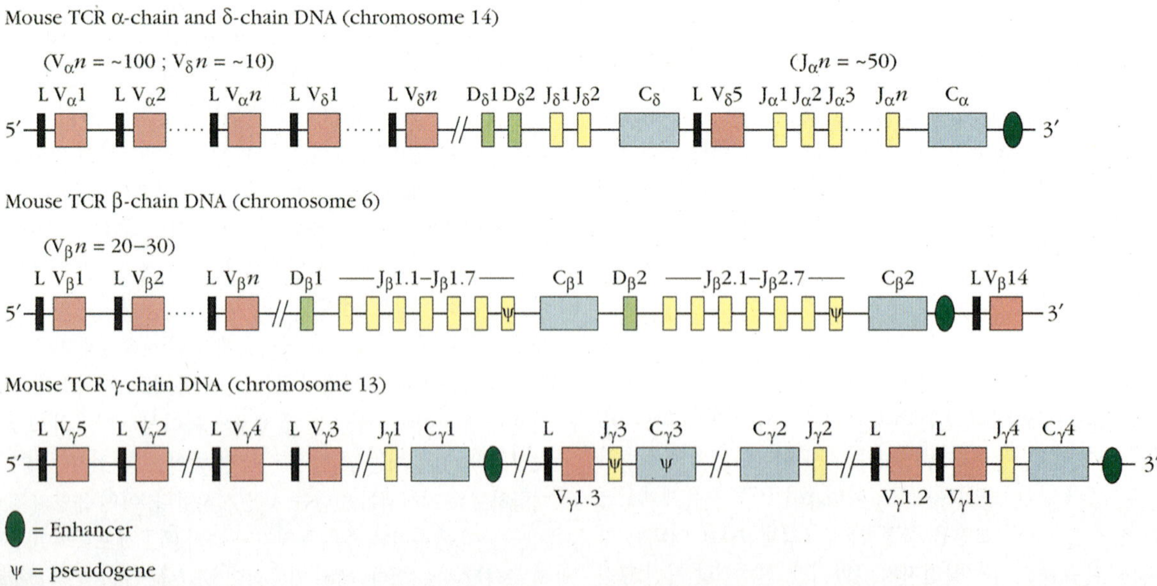

FIGURE 9-5 Germ-line organization of the mouse TCR α-, β-, γ-, and δ-chain gene segments. Each C gene segment is composed of a series of exons and introns, which are not shown. The organization of TCR gene segments in humans is similar, although the number of the various gene segments differs in some cases (see Table 9-2). The numbers of gene segments listed here are averages for different mouse strains and include pseudogenes. *[Adapted from D. Raulet, 1989,* Annual Review of Immunology *7:175, and M. Davis, 1990,* Annual Review of Biochemistry *59:475.]*

TABLE 9-2 TCR multigene families in humans

Gene	Chromosome location	NO. OF GENE SEGMENTS*			
		V	D	J	C
α Chain	14	54		61	1
δ Chain[†]	14	3	3	3	1
β Chain[‡]	7	67	2	14	2
γ Chain[§]	7	14		5	2

*Not all gene segments listed here give rise to TCR products; pseudogenes are included in this list.
[†]The δ-chain gene segments are located between the V_α and J_α segments.
[‡]There are two repeats, each containing one D_β, six or seven J_β, and one C_β.
[§]There are two repeats, each containing two or three J_γ and One C_γ.
SOURCE: Data from Immunogenetics Database, http://imgt.cines.fr.

라서 주어진 임의의 T 세포에 있어서 αβ-TCR 수용체와 함께 γδ-TCR 수용체가 발현될 수 없다. 이러한 단호한 계통에 대한 속박은 αβ와 γδ T 세포의 서로 다른 기능의 관점에서 중요하다.

마우스의 배선 DNA에는 약 80 개의 V_α와 40 개의 J_α 유전자 단편과 단일 C_α 단편이 포함되어 있다. δ-사슬 유전자 계열에는 약 10 개의 V 유전자 단편이 있으며, 비록 일부 V 단편 공유 현상이 재배열된 α-와 δ-사슬 유전자에서 관찰되지만, 이것은 V_α 유전자 단편과는 크게 구별된다. 두 개의 D_δ 및 두 개의 J_δ 유전자 단편과 한 개의 C_δ 단편이 확인되었다. β-사슬 유전자 계열에는 20-30 개의 V 유전자 단편이 있으며, 두 개의 아주 유사한 D, J 및 C 단편 반복 부위가 존재하며, 각 반복 부위는 한 개의 D_β, 6개의 J_β 그리고 한 개의 C_β로 구성되어 있다. γ-사슬 유전자 계열은 7개의 V_γ 단편과 3개의 기능적으로 상이한 J_γ-C_γ 반복 부위로 구성되어 있다. 비록 유전자 단편들의 수에 있어서는 차이가 있지만, 사람의 TCR 다중 유전자 패밀리들의 구성이 일반적으로 마우스와 유사하다 (표 9-2). 모든 경우에서 유전자 패밀리들은 그들을 비기능적으로 만드는 (위유전자; pseudogenes) 돌연변이를 지닌 구성원들을 포함하기도 한다; 이 유전자들은, 그 기능적 유전자들이 밝혀진 경우를 제외하고는, 보통 유전자 패밀리 내의 유전자의 수에 포함된다. 예로서, 위유전자는 다양성에 기여하지 않기 때문에 표 9-3에서는 기능적 유전자들만을 포함하고 있으며, 이에 반해 그림 9-5에서는 배선내의 모든 유전자를 포함하고 있다.

TCR 가변 부위 유전자는 항체 유전자의 재배열법과 유사한 방법으로 재배열한다_TCR variable-region genes rearrange in a manner similar to antibody genes

α사슬은 면역글로불린의 L 사슬과 유사하게 V, J 및 C 유전자 단편에 의해서 암호화된다. β 사슬은 면역글로불린의 H 사슬과 유사하

TABLE 9-3 Sources of possible diversity in mouse immunoglobulin and TCR genes

Mechanism of diversity	IMMUNOGLOBULINS		αβ T-CELL RECEPTOR		γδ T-CELL RECEPTOR	
	H Chain	κ Chain	α Chain	β Chain	γ Chain	δ Chain
ESTIMATED NUMBER OF FUNCTIONAL GENE SEGMENTS*						
V	101	85	79	21	7	6
D	13	0	0	2	0	2
J	4	4	38	11	3	2
POSSIBLE NUMBER OF COMBINATIONS[†]						
Combinatorial V-J and V-D-J joining	$101 \times 13 \times 4$ 5.3×10^3	85×4 3.4×10^2	79×38 3.0×10^3	$21 \times 2 \times 11$ 4.6×10^2	7×3 21	$6 \times 2 \times 2$ 24
Alternative joining of D gene segments	−	−	−	+ (some)	−	+ (often)
Junctional flexibility	+	+	+	+	+	+
N-region nucleotide addition[‡]	+	−	+	+	+	+
P-region nucleotide addition	+	+	+	+	+	+
Somatic mutation	+	+	−	−	−	−
Combinatorial association of chains	+		+		+	

*Immunoglobulin data from Table 5-2; TCR data from Baum et al., 2004, *Nucleic Acids Research* 32:D51.
[†]A plus sign (+) indicates mechanism makes a significant contribution to diversity but to an unknown extent.
A minus sign (−) indicates mechanism does not operate.
[‡]See Figure 9-8d for theoretical number of combinations generated by N-region addition.

OVERVIEW FIGURE 9-6: Example of Gene Rearrangements That Yield a Functional Gene Encoding the αβ T-Cell Receptor

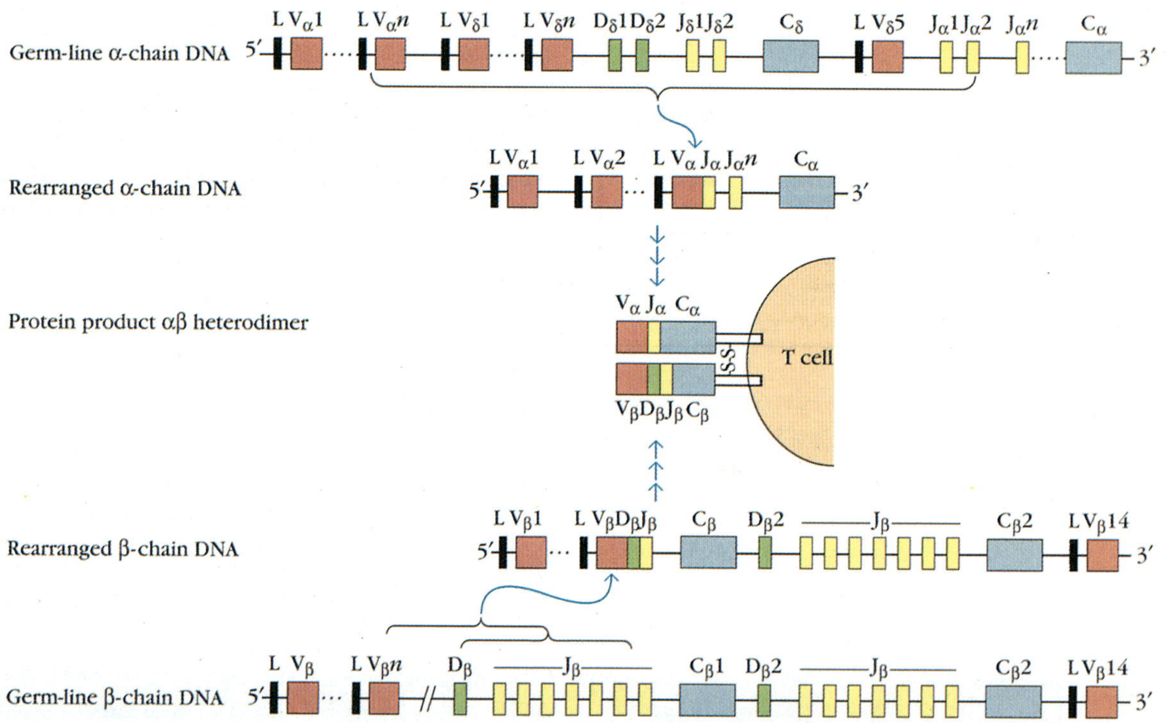

The α-chain DNA, analogous to immunoglobulin light-chain DNA, undergoes a variable-region V_α-J_α joining. The β-chain DNA, analogous to immunoglobulin heavy-chain DNA, undergoes two variable-region joinings: first D_β to J_β and then V_β to $D_\beta J_\beta$. Transcription of the rearranged genes yields primary transcripts, which are processed to give mRNAs encoding the α and β chains of the membrane-bound TCR. The leader sequence is cleaved from the nascent polypeptide chain and is not present in the finished protein. As no secreted TCR is produced, differential processing of the primary transcripts to produce membrane-bound and secreted forms does not occur. Although the β-chain DNA contains two C genes, the gene products of these two C genes exhibit no known functional differences. The C genes are composed of several exons and introns, which are not individually shown here (see Figure 9-7).

게, V, D, J 및 C 유전자 단편에 의해서 암호화된다. TCR α- 및 β-사슬 유전자 단편의 재배열로 α 사슬의 VJ 결합과 β 사슬의 VDJ 결합이 일어난다 (그림 9-6).

재배열된 TCR 유전자의 전사, RNA 생성 및 번역 후에 α와 β 사슬은 T 세포의 막에 이황화 결합된 이형 이합체로 발현된다. 막에 결합하거나 또는 분비되는 면역글로불린과는 다르게, αβ 이형 이합체는 막결합 형태로만 발현된다; 그래서, 막형과 분비형을 생성하는 구별적인 RNA의 진행과정은 필요하지 않다. TCR 일정 부위 각각에는 일정 도메인, 연결 서열, 막관통 서열 및 세포질 서열이 포함되어 있다.

상이한 효과기 기능을 가진 독특한 개별형를 암호화하는 멀티 C 유전자 단편 (multiple C gene segment)이 존재하는 면역글로불린의 중쇄를 암호화하는 배선 DNA보다, TCR α 및 β 사슬을 암호화하는 배선 DNA가 더 단순하다. TCR α-사슬 DNA는 단일 C 유전자 단편만 가지고 있다; β-사슬 DNA는 복제된 J와 C 유전자 단편을 포함한다. 이것들에 의해서 생성된 단백질에는 단지 약간의 아미노산의 차이만 있으며, 알려진 기능적 차이점은 없다.

TCR DNA 재배열 기전_Mechanism of TCR DNA rearrangement

TCR 배선 DNA가 기능적 수용체 유전자를 형성하기 위해 재배열되는 기전은 Ig-유전자 재배열 기전과 유사한 것 같다. 예로, 12-bp (1회 감김) 또는 23-bp (2회 감김)의 스페이서 (spacer) 서열을 포함하고 있는 보존된 '7합체 (heptamer)'와 '9합체 (nonamer)' **재조합 신호 서열 (RSSs)**은 TCR 배선 DNA에 있는 각 V, D 및 J 유전자 단편과 이웃해 있다(그림 5-6 참조). 모든 TCR-유전자 재배열은 Ig 유전자에서 관측되는 **1회-감김/2회-감김 결합 법칙**을 따르며, 결과적으로 재조합은 두 개의 각기 다른 형태의 RSSs 사이에서만 발생할 수 있다.

B 전구세포와 같이, T 전구세포는 재조합-활성 유전자 (RAG-1 및 RAG-2)를 발현한다. RAG-1/2 재조합 효소는 7합체와 9합체 재조합 신호를 인식하고, Ig 유전자에서 발생하는 결실 또는 역전 메커니즘과 유사한 방법으로 TCR 유전자가 재배열되는 동안에, 이것은 V-J와 V-D-J 결합을 촉매한다 (그림 5-7 참조). 면역글로불린 유전자에 대해서 5장에서 논의된 것같이, RAG-1/2는 한 개의 DNA 가닥에 있는 코딩 서열과 신호 서열사이에 닉 (새김눈)을 만들고, 과정 중 형성된 DNA 고리를 절단한다. TCR 유전자가 재배열되는 동안에, 원형이탈 (looping-out)과 결실에 의해 생성될 것으로 예상되었던 원형 절단 산물이 흉선세포 (thymocyte)에서 확인되었다 (그림 5-8 참조).

기능 T 세포 및 B 세포가 부족한 SCID 마우스에서 수행된 연구에 의하면, Ig-유전자의 재배열 기전과 TCR 유전자의 재배열 기전 상에는 어떤 유사성이 있다. 20장에 설명된 것 같이, SCID 마우스는 이중가닥 DNA 절단을 수선하는데 있어서 유전자의 결함을 가지고 있다. 이러한 결함으로, Ig DNA 또는 TCR DNA 중 하나가 재배열되는 동안에는 D와 J 유전자 단편은 결합하지 않는다 (그림 5-10 참조). 이런 발견은 동일한 이중-가닥 절단-수선 효소가 B 세포 및 T 세포의 V-D-J 재배열에 관여한다는 것을 시사한다.

B 세포와 T 세포는 가변-부위 유전자 재배열이 상당히 유사한 기전임에도 불구하고, T 세포에서는 Ig 유전자의 완전한 재배열이 일어나지 않고, B 세포에서는 TCR 유전자의 완전한 재배열이 일어나지 않는다. 재조합 효소계는 각각의 계통에서 다르게 조절하지만, B 세포와 T 세포에서 독특한 재배열하는 크로마틴이 재조합 효소로 하여금 적절한 특이 항원 유전자에 접근할 수 있게 한다. T 세포와 B 세포 양쪽에서 유전자 단편 재배열은 그 세포와 이것들의 자손에 독특한 DNA 서열을 만든다. 다수의 재배열된 유전자의 가능한 배열에 의해 생성된 이 새로운 서열은 세포 클론에 특이성이 있는 표지가 될 수 있다. 이러한 독특한 DNA 서열은 T 세포 또는 B 세포의 클론 증식과 관계된 종양인 림프계 백혈병과 림프종의 진단 및 치료에 응용될 수 있다 (9장의 임상초점 참조).

TCR 유전자의 대립유전자 배제_Allelic exclusion of TCR genes

위에서 언급된 것과 같이, δ 유전자는 α-유전자 복합체 내에 위치하고, α-사슬 재배열에 의해서 제거된다. 이러한 과정은 재배열될 α 유전자와 같은 염색체에 위치한 δ 유전자를 배제하는 비가역적 방식을 제공한다. TCR α 및 β 사슬에 대해서도 대립유전자 배제가 일어나지만, 예외도 관찰된다.

β-사슬의 J와 C 유전자 단편의 구성이 두 개의 복제된 집단 (cluster)으로 되어 있다는 것은, 만약 비생산적인 재배열이 발생되면, 흉선 세포는 두 번째 재배열을 시도할 수도 있다는 것을 의미한다. 이것은 β 사슬에 대해 생산적인 V-J재배열의 가능성을 증가시킨다. 생산적인 재배열이 한 개의 β-사슬 대립유전자에 대해 발생하면, 다른 β 대립유전자의 재배열은 억제된다.

대립유전자 배제 예외가 TCR α-사슬 유전자에서 빈번히 관찰된다. 예로, 기능적 αβ T 세포 수용체를 발현하는 T 세포 클론을 분석해보면, 다수의 클론에서 양쪽 α-사슬 대립유전자의 생산적인 재배열이 일어난 것을 알 수 있다. 더욱이, 특별한 αβ T 세포 수용체를 발현하는 미성숙 T 세포 림프종을 서브클론할 경우, 원래의 모체 클론에 발현된 것과는 구별되는 α-사슬 대립유전자를 발현하는, 그러나 원래의 모체 클론에 발현된 것과는 동일한 β-사슬 대립유전자를 발현하는 여러 서브클론이 얻어진다. 또한, 유전자 도입 마우스를 이용한 연구에 의하면 대립유전자 배제는 TCR β-사슬 유전자보다 TCR α-사슬에 덜 엄격하게 적용된다. 생산적으로 재배열될 수 있는 αβ-TCR 이식유전자 (transgene)를 가진 마우스는 내부적인 β-사슬 유전자를 재배열하지 않고, 발현하지도 않는다. 그러나 이미 재배열된 α-사슬 도입유전자를 무시하고 내부적인 α-사슬 유전자를 다양한 수준으로 발현하는 경우가 간혹 있다.

대립유전자 배제가 TCR α 사슬에 대해 완벽하지 않기 때문에, 하나이상의 α 사슬이 임의의 T 세포막에 발현되는 특이적인 경우도 있다. 두 개의 αβ T 세포 수용체를 발현하는 이 특이적인 T 세포가 어떻게 단일항원-결합 특이성을 유지할 수 있는지 의문이다. 하나의 제안에서는 하나의 T 세포가 두 개의 각기 다른 αβ T 세포 수용체를 발현하는 경우, 오직 한 개의 수용체만이 자기-MHC에 제한적이어서, 이것만이 기능적일 수 있다는 것을 시사했다.

재배열된 TCR 유전자는 V, J 및 D 유전자 단편에 의해서 조립된다_Rearranged TCR genes are assembled from V, J, and D gene segments

재배열된 TCR 유전자의 일반적인 구조는 그림 9-7에 나타나있다. 물론, T 세포 수용체의 가변 부위는 재배열된 VDJ와 VJ 서열에 의해 암호화된다. TCR 유전자에서 α 및 β V 유전자 단편들의 조합적인

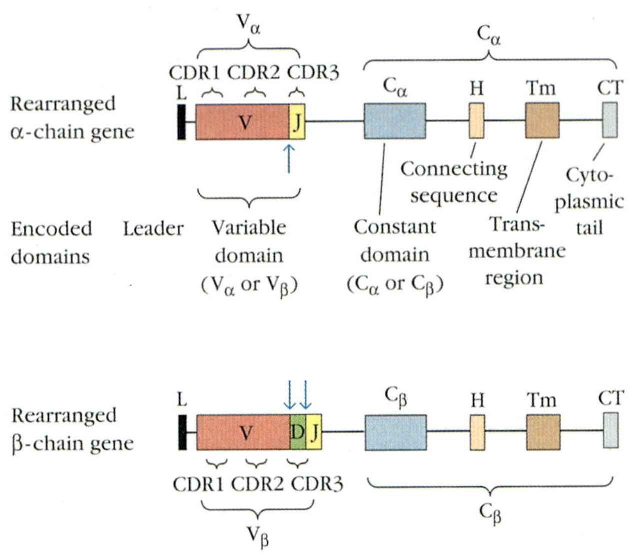

FIGURE 9-7 Schematic diagram of rearranged αβ-TCR genes showing the exons that encode the various domains of the αβ T-cell receptor and approximate position of the CDRs. Junctional diversity (vertical arrows) generates CDR3 (see Figure 9-8). The structures of the rearranged γ- and δ-chain genes are similar, although additional junctional diversity can occur in δ-chain genes.

임상초점

암세포의 표지로서 T-세포 재배열_T-Cell Rearrangements as Markers for Cancerous Cells

백혈병 및 림프종을 포함하는 T-세포 종양은 T 세포 클론 집단의 비조절성 증식에 영향을 준다. 성공적인 치료에는 빠른 진단이 필요하고, 가장 효과적인 치료를 얻기 위해서는 확실한 진단이 필요하다. 일단 치료가 시작되면, 치료 처방이 성공적인지 결정할 수 있는 신뢰할 수 있는 검사가 요구된다. 원칙적으로, T-세포 종양이 사실상 클론적이기 때문에, 독특한 T-세포 수용체 분자의 발현으로 종양적인 세포 집단을 확인하고, 그 상태를 모니터링 할 수 있다. 단일클론 항체와 함께하는 클론-특이적 TCR의 동정은 좀처럼 실용적이지 못하다. 그 이유는 특이적 TCR 분자의 관측에는 가변 영역에 적합한 특이적 항체 (항-유전자형 항체)를 끈기 있게 조제해야할 필요성이 있기 때문이다. 또한, 모든 종양이 항체가 인식 가능한 TCR 분자를 제공하지는 않는다. T 세포 클론 집단을 확인하는 다른 방법으로는 단백질 산물보다는 DNA 산물을 살펴보는 것이다. TCR 유전자의 재배열로 나타난 양상은 종양적인 T 세포에 독특한 표지를 제공한다. T 세포에서는 TCR 유전자 재배열이 분자 산물이 발현되기 전에 발생하기 때문에, 발생 초기 단계의 T 세포를 검출할 수 있다. TCR 유전자 재배열에 의해 얻어지는 독특한 유전자 단편은 간단한 분자-생물학적 기술에 의해 검출될 수 있으며 클론 T 집단에 변하지 않는 지문 (true fingerprint)을 제공할 수 있다.

TCR β 영역의 유전자 재배열에 의해 나타난 DNA 양상은 표지로서 가장 자주 사용된다. 대략 70 여개의 V_β 유전자 단편이 있으며, 이들은 두 개의 D-영역 유전자 단편 중에서 하나로 재배열될 수 있고, 이어서 14 개의 J 유전자 단편 중에서 하나로 재배열될 수 있다 (그림 9-6과 9-8 참조). V-영역 유전자 각각이 독특한 서열들과 나란히 위치해 있기 때문에, 이 과정은 재배열하고 있는 각각의 세포에 특이성이 있는 새로운 DNA 서열을 생성시킨다; 이 새로운 서열은 서던 분석 기술 또는 PCR (폴리메라아제 사슬 반응) 법으로 검출할 수 있을 것이다. TCR 유전자 β 복합체의 D, J 및 C 영역의 모든 서열이 잘 밝혀졌기 때문에, 서던 분석에 사용될 적절한 탐침 및 제한 효소의 선택에는 어려움이 없을 것이다.

림프절이 장기간 비정상적으로 비대해지는 경우, 재배열된 TCR DNA의 검출법이 하나의 진단법으로 사용될 수 있다; 이 병증 (病症)은 만성감염에 의한 염증 또는 종양성 림프구의 증식에 의한 것이다. 만약 염증이 발병원인이면, 세포는 갖가지 클론에서 유래한 것이며 이것에서 분리된 DNA는 다중 재배열에 의해 생성된 많은 수의 각기 다른 TCR 서열의 혼합일 것이다; 독특한 절편들이 검출되지는 않는다. 만약 지속적인 림프절의 비대화가 클론의 증식에 의한 것이라면, 검출할 수 있는 DNA 단편이 있을 것이다. 그 이유는 모든 종양성 세포가 모체 세포의 DNA 재배열에 의해 생성된 것과 동일한 TCR DNA 서열을 포함하고 있기 때문이다. 그렇기 때문에, 관측된 (림프절) 비대증이 종양성 T 세포 증식에 의한 것인 가하는 문제는 세포 집단에서 얻은 DNA 상에 새로운 단일 유전자 단편이 존재하는 가를 조사하여 해결할 수 있을 것이다. Ig 유전자가 TCR 유전자와 같은 방법으로 재배열하기 때문에, 독특한 DNA 양상으로 클론 B-세포 집단을 검출하기 위해서는 Ig 탐침을 사용하는 동일한 기법이 적용될 수 있다. 따라서 광범위한 림프성-세포 종양을 판별하는데 있어서 이 검출법은 가치가 있다.

비록, TCR 유전자 또는 Ig 유전자 재배열의 결과에 의해 얻어지는 어떤 독특한 DNA 단편의 검출은 클론 증식과 T 세포 또는 B 세포의 종양 가능성을 시사하지만, 그런 단편이 검출되지 않았다고 해서 림프성 세포 집단의 종양 가능성을 배제할 수 없다. 이 과정에 관여하는 세포는 상기 방법이나 탐침으로 검출할 수 있는 재배열된 TCR 유전자 또는 Ig 유전자를 포함하지 않을 수도 있다. γδ T 세포가 악성 클론에서 유래하기 때문에 β에서 음성으로 나타난다면 시료들은 δ 또는 γ 탐침에 의해 시험되어야 한다.

만약, DNA 단편 시험과 다른 진단 기준에 의해서 환자의 병이 림프성 세포 종양이라는 것이 판명되면, 그에 적합한 치료가 이루어져야한다. 환자에서 얻은 DNA 상에 종양세포에서 발견되는 독특한 서열이 있는지를 조사하여, 이

접합이 CDR1 및 CDR2를 생성시키는 반면에, 접합부위 유연성 (junctional flexibility)과 N-부위 뉴클레오티드 삽입이 CDR3를 생성시킨다. 재배열된 TCR 유전자에는 접합된 VJ 또는 VDJ 서열들 앞쪽에 짧은 선도 엑손 (leader, L, exon)이 또한 포함되어 있다. 합성된 초기의 폴리펩티드가 소포체 (endoplasmic reticulum) 내부로 들어감에 따라, 선도엑손에 의해 암호화된 아미노산들은 절단된다.

각 TCR 사슬의 일정부위는, 단백질의 구조적 도메인들 (그림 9-3 참조)에 대응되는 다중 엑손들을 지닌 (그림 9-7 참조) 하나의 C 유전자 단편에 의해서 암호화된다. C 유전자 단편에 있는 첫 번째 엑손은 상응되는 사슬의 C 도메인의 대부분을 암호화한다. 그 다음은, 연결서열 (connecting sequence)을 암호화하는 짧은 엑손이며, 그 다음의 엑손들은 막관통 부위 (transmembrane region)와 세포질 꼬리 (cytoplasmic tail)를 암호화한다.

TCR 다양성은 항체 다양성과 같지만 체성 변이가 없는 방법으로 생성된다_TCR diversity is generated like antibody diversity but without somatic mutation

Ig 배선 DNA 보다 TCR 배선 DNA 서열에 적은 수의 V 유전자 단편이 포함되어 있지만, TCR 유전자가 재배열하는 동안 작동되는 다양한 메커니즘에 의해 T 세포 수용체의 높은 다양성이 유지된다. 표

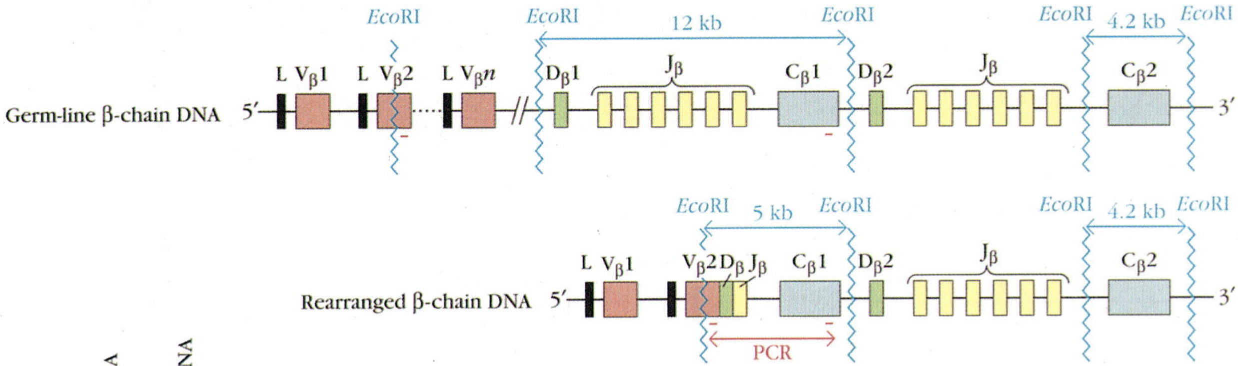

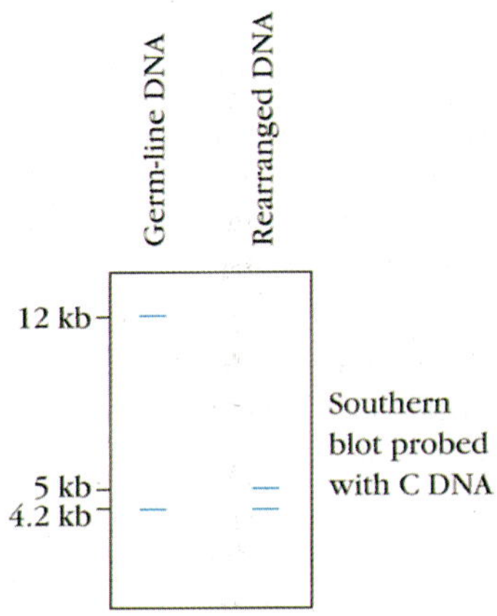

Digestion of human TCR β-chain DNA in a germ-line (nonrearranged) configuration with *Eco*RI and then probing with a C-region sequence will detect the indicated C-containing fragments by Southern blotting. When the DNA has rearranged, a 5′ restriction site will be excised. Digestion with *Eco*RI will yield a different fragment unique to the specific V_β and J_β region gene segments incorporated into the rearranged gene, as indicated in this hypothetical example. The technique used for this analysis derives from that first used by S. M. Hedrick and his coworkers to detect unique TCR β genes in a series of mouse T-cell clones (see inset to Figure 9-2). For highly sensitive detection of the rearranged TCR sequence, the polymerase chain reaction (PCR) is used. The sequence of the 5′ primer (red bar) is based on a unique sequence in the (V_β) gene segment used by the cancerous clone ($V_\beta 2$ in this example) and the 3′ primer (red bar) as a constant-region sequence. For DNA samples in which this V gene is not rearranged, the fragment will be absent because it is too large to be efficiently amplified and detected by Southern blotting.

처치의 성공 여부를 체크할 수 있다. 만약, 처치가 성공적이라면, 종양세포의 수는 감소될 것이다. 만약, 종양세포 수가 전체 T 세포 집단에 비해 1% 또는 2%로 감소하면, 서던 분석으로는 독특한 단편을 더 이상 관측할 수 없다. 이 경우, PCR과 같이 더 정밀도가 높은 기술을 사용한다. (PCR을 사용하면, 시료에 있는 특이적인 DNA 서열을 증폭하거나 이것의 다중 사본을 합성할 수 있다; 프라이머는 특이적 서열의 두 양쪽 말단에 혼합되어 DNA 합성효소가 이것을 복제할 수 있도록 한다; 상세한 것은 22장을 참조.) 재배열된 TCR DNA 일정량을 검출하기 위해서는 재배열된 V 영역에서 유래한 서열을 하나의 프라이머로 사용하고 그리고 β-사슬 C 영역에서 유래한 서열을 다른 프라이머로 사용하여 증폭하면 예측되는 크기의 재배열된 TCR DNA 단편이 얻어지며, 양적으로는 전기영동으로 검출할 수 있을 정도로 충분하다 (그림에서 적색 화살표를 참조). 최근에는, 정량적 PCR 방법이 병세 진정 상태에 있는 환자에게 적용되어 종양성 세포 수가 이 기술로 예측할 수 있는 정도의 일정 수준으로 증가할 경우 치료 재개를 판정하는데 사용된다. 따라서 T 세포의 클론 집단에서의 재배열된 DNA의 존재는 림프성-세포 종양을 진단하는데, 그리고 처치의 진행정도를 체크하는데 있어서 임상의사에게 가치 있는 도구를 제공한다.

9-3과 그림 9-8에 항체 분자와 TCR 분자간의 다양성 생성에 대한 비교를 나타낸다. Ig 경쇄- 및 중쇄-사슬 유전자에서와 같이, 가변-부위 유전자 단편의 *조합적 접합 (combinatorial joining)*으로 모든 TCR 사슬에 적용되는 많은 수의 무작위 유전자 조합이 발생된다. 예로, TCR α 사슬을 위해 마우스에서 79개의 기능적인 V_α와 38개의 J_α 유전자 단편들은 3.0×10^3 개의 가능한 VJ 병합이 생성될 수 있다. 유사하게, 21 개의 V_β, 2 개의 D_β 및 11 개의 J_β 유전자 단편에 의해, 4.6×10^2 개의 가능한 조합이 생길 수 있다. 비록 TCR V_α 및 V_β 유전자 단편의 수는 면역글로불린 V_H 및 V_α 단편보다 적지만 이런 차이는 TCR 배선 DNA에 있는 다수의 J 단편에 의해 상쇄된다. 어떤 T 세포 수용체의 항원-결합 특이성이 양쪽 사슬에 있는 가변부위에 의존한다고 가정해보고, 3×10^3 V_α 조합과 4.6×10^2 V_β 조합을 무작위로 배합하면, αβ T 세포 수용체에 요구되는 1.4×10^6 개의 가능한 조합이 생성될 수 있다. $1.4\times$ 10^6 조합은 최소의 예상 값이며, TCR V 유전자의 다양성을 생성시키는 부가적인 것은 아래에서 논의한다.

그림 9-8b에 나타난 바와 같이, TCR β-와 δ-사슬 DNA에서 1회-감김 (12-bp)와 2회-감김 (23-bp) 재조합 신호서열 (RSSs)의 위치는 Ig 중쇄-사슬 DNA의 것과는 구별된다. TCR 배선 DNA에 있는 RSSs의 재배열로, D 유전자 단편의 다른 결합이 발생할 수 있으며,

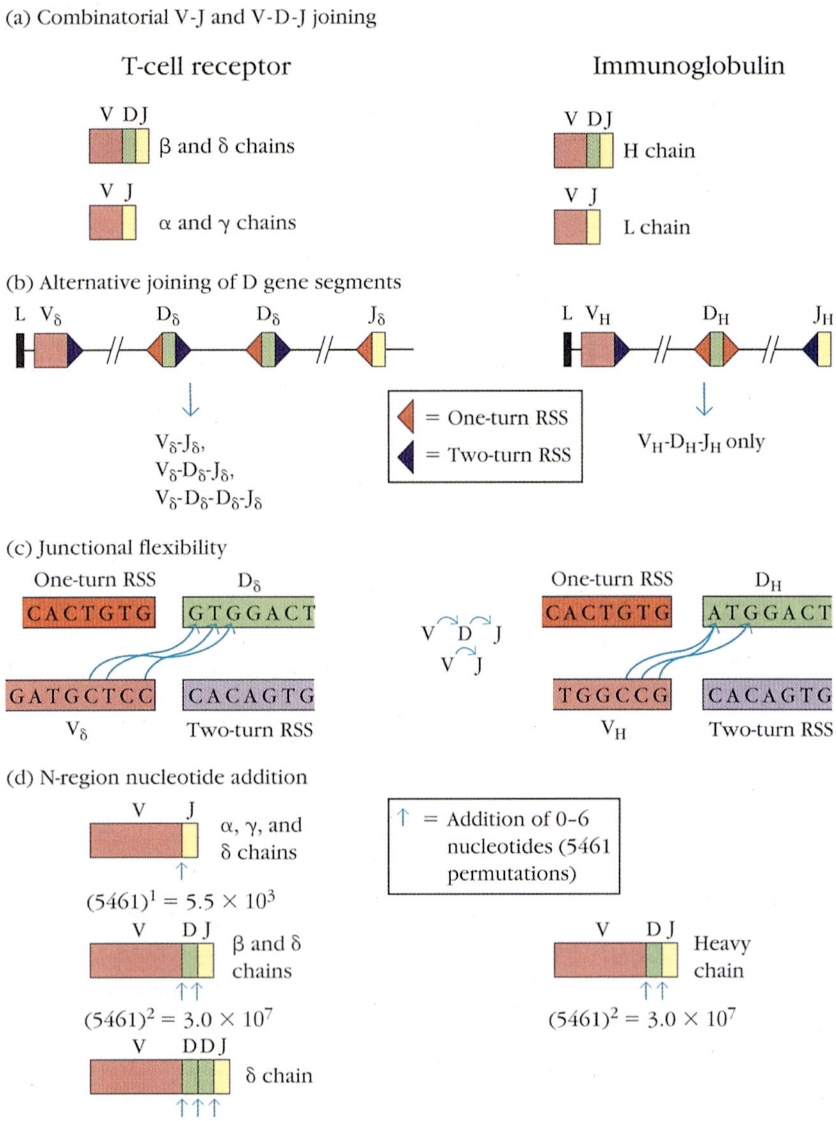

FIGURE 9-8 Comparison of mechanisms for generating diversity in TCR genes and immunoglobulin genes. In addition to the mechanisms shown, P-region nucleotide addition occurs in both TCR and Ig genes, and somatic mutation occurs in Ig genes. Combinatorial association of the expressed chains generates additional diversity among both TCR and Ig molecules.

이 경우 1회-감김/2회-감김 결합 법칙이 적용된다. 따라서 V_β 유전자 단편이 J_β 또는 D_β 유전자 단편에 직접 결합할 수 있으며, 그 결과로 $(VJ)_\beta$ 또는 $(VDJ)_\beta$ 단위가 생성된다.

δ-사슬 유전자 단편의 대체 결합에 의해서 유사한 단위가 만들어진다; 더불어, 하나의 D_δ는 다른 것과 결합할 수 있으며, 이로써 $(VDDJ)_\delta$ 그리고 인간에서는 $(VDDDJ)_\delta$를 생성한다. Ig-중쇄 DNA에서는 작동되지 않는 이 메커니즘에 의해 TCR 유전자의 많은 부가적 다양성이 생성된다.

TCR 유전자가 재배열되는 동안, 유전자 단편의 결합은 **접합 부위 유연성 (junctional flexibility)**을 보인다. Ig 유전자에서와 같이, 이 유연성은 많은 비생산적 재배열을 생성할 수 있고, 이것은 또한 각 접합 부위의 여러 대체 아미노산을 암호화하여 다양성을 증가시킬 수 있다 (그림 9-8c 참조). Ig와 TCR 유전자 양쪽에서 뉴클레오티드는 재배열되는 동안 일부 유전자 단편간의 접합 부위에 첨가되어질 것이다 (그림 5-13 참조). 엔도뉴클레아제 절단에서의 변이로 회문형 (palindromic) 뉴클레오티드가 더 첨가된다. 이러한 P-영역 뉴클레오티드 첨가는 모든 TCR 및 Ig 사슬을 부호화하는 유전자에서 발생할 수 있다. 말단 데옥시뉴크레오티딜 전이효소에 의해 촉매되는 N-영역 뉴클레오티드 첨가로 부가적인 접합 부위 다양성이 만들어진다. 면역글로불린의 경우 N-영역 뉴클레오티드 첨가는 Ig 중쇄 유전자에서만 발생하지만, TCR의 경우 모든 TCR 사슬을 암호화하는 유전자에서 N-영역 뉴클레오티드의 첨가가 발생할 수 있다. 이 기전에 의해 6 개 정도의 뉴클레오티드가 각 접합 부위에 첨가될 수 있으며, 뉴클레오티드를 무작위 선택했다고 가정할 경우 5461개의 가능한 조합이 얻어진다 (그림 9-8d 참조). 그러나 이들 조합의 일부는 TCR 사슬을 미성숙 상태로 종료 코돈 조합이 삽입되었거나 또는 생성물의 기능을 상실시키는 아미노산으로 대치되어 비생산적인 재배열을 유발한다. 하나의 TCR 유전자에 있는 각각의 접합 영역에 의해 단지 10-20 개의 아미노산만이 암호화될지라도, 수많은 다양성이 이들 영역에서 생성될 수 있다. 예측에 의하면 P-및 N-영역 뉴클레오티드 첨가와 결합 유동성의 조합 효과로 TCR 접합 영역에서만 10^{13} 개 정도의 가능한 아미노산 서열이 생성될 수 있다.

TCR에 대한 다양성이 생성되는 메커니즘은 수용체가 각기 다르게 처리된 수많은 항원을 인식하도록 하고, 또한 MHC-인식 레퍼토리를 보다 적은 수의 자기-MHC 분자에 한정시킨다. TCR DNA는 Ig DNA보다 상당히 적은 수의 V 유전자 단편을 가지고 있다 (표 9-3 참조). 연구자들의 가정에 의하면 TCR DNA에서는 적은 수의 V 유전자 단편이 MHC 분자의 α 나선 영역에 대한 친화력을 지닌 한정된 수의 CDR1과 CDR2 영역을 암호화하도록 선별된다. 이것은 흥미로운 생각이었지만, 펩티드와 CDR1 및 CDR3간의 접촉을 보이는 TCR-펩티드-MHC 복합체의 구조에 대한 최근의 자료에 의해서, 올바르지 않음이 판명되었다. 따라서 고도로 가변적인 CDR3 영역만으로는 TCR 잔기가 펩티드에 결합할지 아니면 TCR 잔기가 MHC에 결합할지 결정할 수 없다.

CDR1과 CDR2의 한정된 다양성과는 상반되게, TCR의 CDR3는 면역글로불린에서 보이는 다양성보다 더 큰 다양성을 가진다. V, D 및 J 단편의 결합에 의한 인접 다양성, 다중 D 유전자 단편의 결합 및 V-D-J 및 V-J 인접점으로 P와 N-뉴클레오티드의 도입에 의해서 CDR3의 다양성이 생성된다 (그림 9-7 참조).

Ig 유전자와 다르게, TCR 유전자는 과도한 체액성 변이를 하지 않는 것 같다. 즉, 흉선에서 T 세포가 성숙하는 동안 유전자 재배열에 의해 생성된 기능적 TCR 유전자는 성숙한 말초 T 세포 집단에서 발견되는 것과 같은 서열을 가진다. T 세포에서 체액성 변이가 없다는 것은 T 세포 특이성이 흉선 선택 (thymic selection) 후에도 변하지 않고, 결론적으로는 무작위 변이로 자기 반응적인 T 세포가 생성될 가능성이 감소된다는 것을 의미한다. 배종의 중심에서 T 세포에 있는 수용체 유전자의 체액성 변이에 대한 증거가 극소수의 실험에 의해서 제시되었으나, 이것은 예외의 경우이며 일반적인 것은 아니다.

T 세포 수용체 복합체: TCR-CD3_T-Cell Receptor Complex: TCR-CD3

4장에서 설명된 것같이, B 세포의 막결합 면역글로불린은 Ig-α/Ig-β 이형 이합체와 같은 다른 막 단백질과 결합하여 B-세포 항원 수용체를 형성한다 (그림 4-22 참조). 유사하게, T 세포 수용체는 **CD3**와 결합하여 TCR-CD3 막 복합체를 형성한다. 양쪽 경우 모두에서, 보조분자는 B 세포 또는 T 세포가 항원과 상호작용한 후에 신호전달에 참여한다; 보조분자는 항원과의 상호작용에는 영향을 주지 않는다.

T 세포 수용체가 다른 막 분자와 결합한다는 것을 시사한 첫 번째 증거는 수용체에 대한 형광항체가 CD3로 명시된 다른 막 단백질의 회합을 유발한다는 것을 보인 실험에 의해 제시되었다. J. P. Allison과 L. Lanier는 교차-결합 시약을 사용한 더 나중의 실험에서 두 사슬은 12 Å 사이에 있어야한다는 것을 증명했다. 연속된 실험에서 CD3는 αβ 이형 이합체와 근접하게 결합되어 있을 뿐만 아니라, 이것의 발현에는 αβ 및 γδ T 세포 수용체 (각 이형 이합체는 T 세포막에서 CD3와 복합체를 형성한다)의 발현이 필요하다는 것을 증명하였다. CD3 또는 TCR 사슬을 암호화하는 유전자가 상실되면 막의 전체적인 분자 복합체가 상실된다.

CD3는 결합하여 3개의 이합체를 형성하는 5 개의 변하지 않는 폴리펩티드 사슬 복합체이다: 감마와 엡실론 사슬(γε)의 이형 이합체, 델타와 엡실론 사슬 (δε)의 이형 이합체, 그리고 두 개의 제타 사슬의 동형 이합체 (ζζ) 또는 제타와 에타 사슬의 이형 이합체 (ζη) (그림 9-9a). ζ와 η 사슬은 동일한 유전자에 의해서 암호화되지만, 최초 전사 RNA 스플라이싱 (RNA splicing)에 차이가 있기 때문에 카복시 말단 끝이 다르다. 현재까지 조사된 약 90%의 CD3 복합체에는 (ζζ) 동형 이합체가 포함되어 있다; 나머지에는 (ζη) 이형 이합체가 포함되어 있다. 따라서 T 세포 수용체 복합체는 4 개의 2합체로 볼 수 있다: αβ 또는 γδ TCR 이형 이합체는 리간드-결합 특이성을 결정하고, CD3 2합체들 (γε, δε 그리고 ζζ 또는 ζη)은 T 세포 수용체의 막 발현과 신호전달에 필요하다.

CD3의 γ, δ 및 ε 사슬은 면역글로불린 슈퍼패밀리 (superfamily)의 구성원으로 각각은 면역글로불린-유사 세포외 도메인, 막관통 부위 그리고 40 개가 넘는 아미노산으로 구성된 세포질 도메인을 포함한다. ζ 사슬은 뚜렷하게 다른 구조를 가지고 있으며 9 개의 아미노산으로만 구성된 매우 짧은 외부 부위, 막관통 부위 그리고 113 개의 아미노산을 포함하고 있는 긴 세포질 꼬리가 있다. 모든 CD3 폴리펩티드 사슬의 막관통 부위는 각 TCR 사슬 막관통 부위에 있는 하나 또는 두 개의 양으로 하전된 아미노산 잔기와 상호작용할 수 있는 음으로 하전된 아스파르트산 잔기 혹은 글루탐산 잔기를 포함하고 있다. CD3 복합체의 구성과 αβ TCR과의 상호작용은 그림 9-9b에서 나타나 있다.

CD3 사슬의 세포질 꼬리는 **면역수용체 티로신 기반 활성화 모티프 (immunoreceptor tyrosine-based activation motif, ITAM)**라 부르는 모티프 (motif)를 지니고 있다. ITAM은 B-세포 수용체 복합체의 Ig-α/Ig-β 이형 이합체, 그리고 IgE 및 IgG의 Fc 수용체를 비롯한 다수의 다른 수용체들에도 발견된다. ITAM 부위는 티로신 키나아제 (tyrosine kinase)와 상호작용하고 신호전달에 있어서 중요한 역할을 하는 것으로 나타났다. CD3에서 γ, δ 및 ε 사슬은 각각 단일 ITAM 부위를 가지며, ζ 및 η 사슬은 3 개의 ITAM 부위를 지니고 있다 (그림 9-9a 참조). 신호전달에 있어서 CD3의 기능은 10장에서 더 자세히 언급한다.

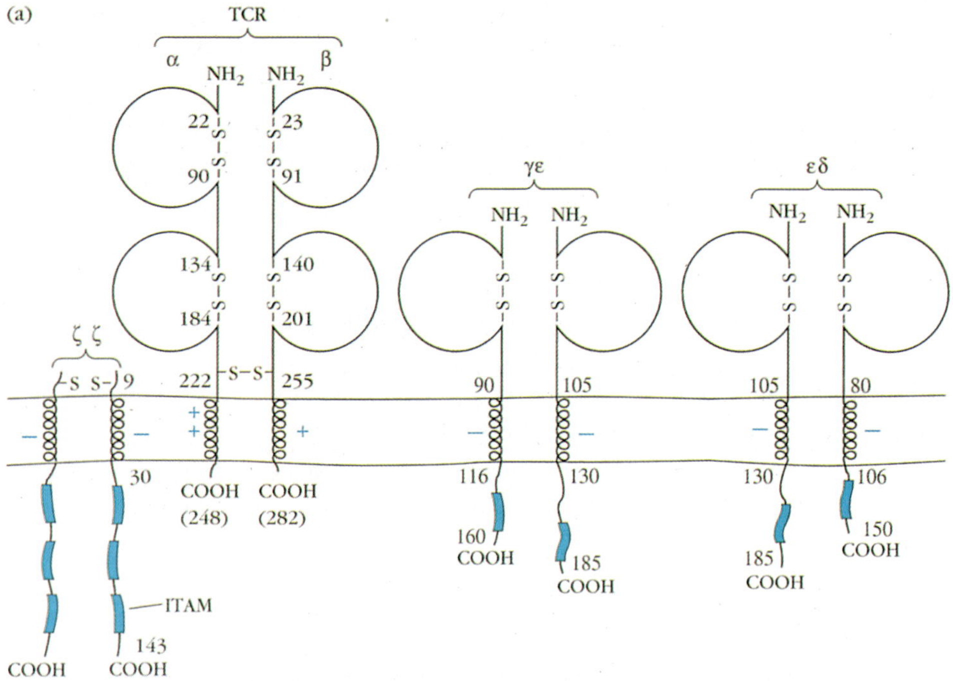

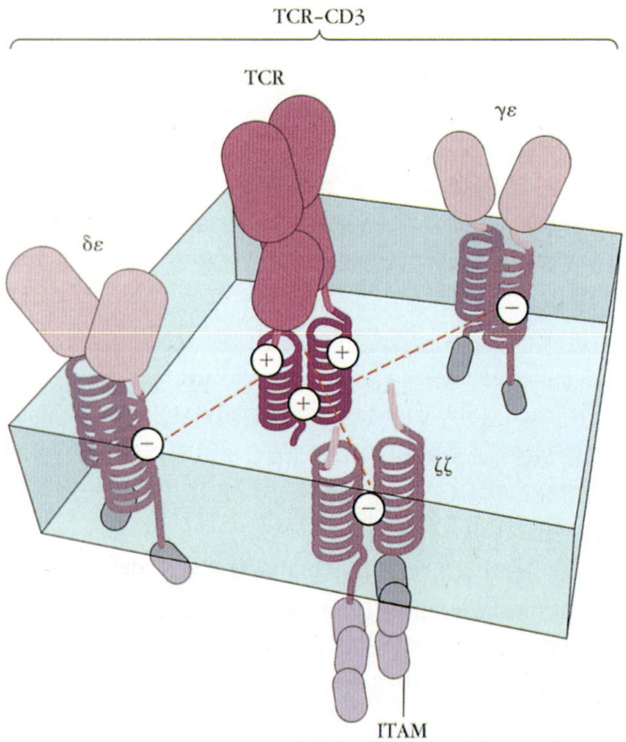

FIGURE 9-9 Schematic diagram of the TCR-CD3 complex, which constitutes the T-cell antigen-binding receptor. (a) Components of the CD3 complex include the ζζ homodimer (alternately, a ζη heterodimer) plus γε and δε heterodimers. The external domains of the γ, δ, and ε chains of CD3 consist of immunoglobulin folds, which facilitates their interaction with the T-cell receptor and each other. The long cytoplasmic tails of the CD3 chains contain a common sequence, the immunoreceptor tyrosine-based activation motif (ITAM), which functions in signal transduction; these sequences are shown as blue boxes. (b) Ionic interactions also may occur between the oppositely charged transmembrane regions in the TCR and CD3 chains. Proposed interactions between the CD3 components and the αβ TCR are shown. *[Adapted from M. E. Call and K. W. Wucherpfennig, 2004, Molecular Immunology **40:**1295.]*

T 세포 부속 막 분자_T-Cell Accessory Membrane Molecules

항원-MHC 복합체의 인식은 TCR-CD3 복합체에 의해서만 매개되며, 다양한 다른 막 분자들은 항원 인식과 T 세포 활성에 있어서 중요한 부속적 역할을 수행한다 (표 9-4). 이들 분자의 일부는 T 세포와 항원제시 세포 또는 표적 세포간의 상호작용을 강화시키고, 일부는 신호전달에서 활동하고 그리고 일부는 양쪽 모두를 수행한다.

CD4와 CD8 공동수용체는 MHC Class II 또는 Class I 분자의 보존된 영역에 결합한다_CD4 and CD8 coreceptors bind to conserved regions of MHC class II or molecules

T 세포는 CD4 또는 CD8 막 분자의 발현에 따라서 두 집단으로 나눌 수 있다. 앞장에서 논의된 것같이, $CD4^+$ T 세포는 class II MHC 분자와 결합한 항원을 인식하여 주로 보조 세포 (helper T cell)의 기능을 수행하지만, $CD8^+$ T 세포는 class I MHC 분자와 결합한 항원

TABLE 9-4 Selected T-cell accessory molecules

Name	Ligand	FUNCTION Adhesion	Signal transduction	Member of Ig superfamily
CD4	Class II MHC	+	+	+
CD8	Class I MHC	+	+	+
CD2 (LFA-2)	CD58 (LFA-3)	+	+	+
LFA-1 (CD11a/CD18)	ICAM-1 (CD54)	+	?	+/(−)
CD28	B7	?	+	+
CTLA-4	B7	?	+	−
CD45R	CD22	+	+	+
CD5	CD72	?	+	−

을 인식하여 주로 세포독성 T 세포 (cytotoxic T cell)의 기능을 수행한다. CD4는 55-kDa 단량체형 (monomeric) 막 당단백질 (glycoprotein)이며 이것은 4 개의 세포외 면역글로불린-유사 도메인 (D_1-D_4), 소수성 막관통 부위 그리고 인산화될 3 개의 세린 잔기를 포함한 긴 세포질 꼬리를 포함하고 있다 (그림 9-10). 일반적으로 CD8은 이황화 결합으로 연결된 αβ 이형 이합체 또는 αα 동형 이합체의 형태를 가진다. CD8의 α와 β 사슬 양쪽은 대략 30~38 kDa의 작은 당단백질이다. 각 사슬은 단일 세포외 면역글로불린-유사 도메인, 자루영역 (stalk region), 소수성 막관통 영역 그리고 인산화될 25-27 잔기를 포함하는 세포질 꼬리로 구성되어 있다 (그림 9-10).

펩티드-MHC 복합체 인식 능력 및 신호전달에서의 역할에 따라서 CD4와 CD8은 공동수용체로 분류된다. CD4와 CD8의 세포외 도메인은 항원-제시 세포(APC) 또는 목적 세포에 있는 MHC 분자의 보존된 영역에 결합한다. 항원 펩티드로 알려진 class I MHC 분자 HLA-A2와 CD8 αα 동형 이합체로 구성된 복합체에 대한 결정학적인 연구에 의하면 CD8은 MHC class I α2와 I α3 도메인에 접하고, 또한 β_2-미세글루빈에 일부가 접하여 class I 분자에 결합한다 (그림 9-11a). class I α3 도메인의 범위는 CD8 결합에 따라서 약간씩 변한다. 이 구조는 CD8에 결합하는 단일 MHC 분자와 일치한다; 다합체 (mutimeric) class I-CD8 복합체의 가능성에 대한 증거는 발견된바 없다. 유사한 구조적 자료에 의해 CD4가 class II 분자에 결합하는 형태라는 증거가 제시되었다. CD4와 MHC II간의 접촉에는 CD4의 막 말단 도메인이 MHC II의 α2 및 β2 도메인의 잔기에 의해 형성된 소수성 포켓과의 접촉이 포함된다 (그림 9-11b). CD4는 신호전달 그리고 class II-펩티드 복합체를 인식한 T 세포의 활성화를 촉진시킨다.

CD4와 CD8 공동수용체가 수행하는 역할 간의 차이점이 있는지는 해결되어야할 문제로 남아있다. 구조에 있어서 유사점이 있지만, class I이 고도 선택성을 가진 짧은 펩티드와 결합하는 폐쇄 홈을 가지고 있다는 점에서 펩티드가 class I과 class II 분자와 결합하는 성질이 다르다는 것을 상기하라. 아래 보이는 최근 자료에 의하면 TCR이 펩티드 MHC 복합체에 접근하는 각도가 class I과 class II에 있어서 다르다. CD4와 CD8 공동수용체가 수행하는 역할의 차이점은 결합 필요성의 차이점에 의한 것 같다. 10장에서 설명되겠지만, CD4와 CD8 분자의 결합은 T 세포에 자극 신호를 제공한다;

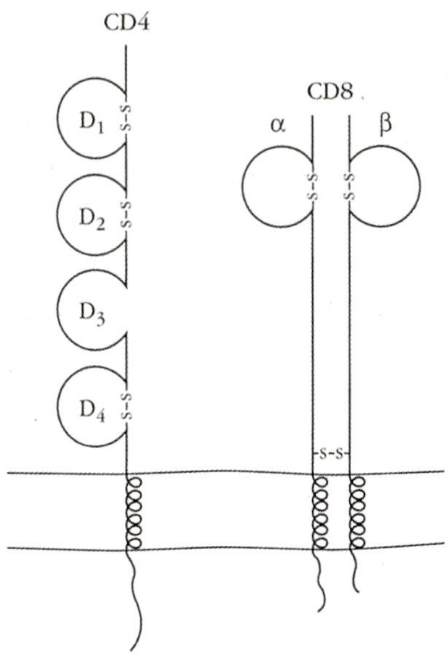

FIGURE 9-10 General structure of the CD4 and CD8 coreceptors; the Ig like domains are shown as circles. CD8 takes the form of an αβ heterodimer or an αα homodimer. The monomeric CD4 molecule contains four Ig-fold domains; each chain in the CD8 molecule contains one.

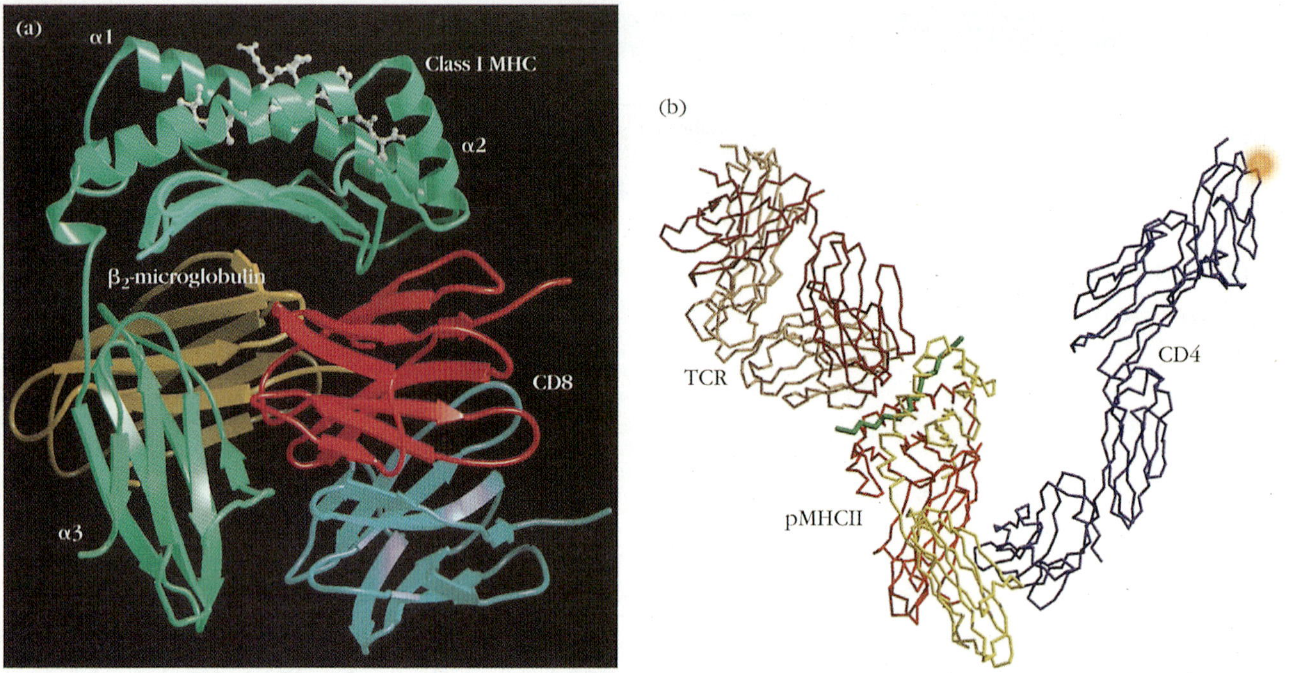

FIGURE 9-11 Interactions of coreceptors with TCR and MHC molecules. (a) Ribbon diagram showing three-dimensional structure of an HLA-A2 MHC class I molecule bound to a CD8 αα homodimer. The HLA-A2 heavy chain is shown in green, β_2-microglobulin in gold, the CD8 α1 in red, the CD8 α2 in blue, and the bound peptide in white. A flexible loop of the α3 domain (residues 223–229) is in contact with the two CD8 subunits. In this model, the right side of CD8 would be anchored in the T-cell membrane, and the lower left end of the class I MHC molecule (the α3 domain) is attached to the surface of the target cell. (b) Interaction of extracellular domain of CD4 with the class II MHC peptide complex (pMHCII). *[Part a from Gao et al., 1997,* Nature, ***387****:630; part b from Wang et al., 2001,* Proceedings of the National Academy of Sciences U.S.A., ***98*** *(19): 10799.]*

CD4와 CD8 양쪽의 신호전달 특성은 세포질 도메인을 통해서 매개된다.

펩티드와 MHC 복합체에 대한 TCR의 친화성은 공동수용체에 의해 강화되어 진다_Affinity of TCR for peptide-MHC complexs is enhanced by coreceptors

펩티드-MHC 복합체에 대한 T 세포 수용체의 친화력은 완화되었다고 볼 수 있을 정도로 낮으며 K_d 값은 10^{-4}에서 10^{-7} M 이다. 이 친화력의 세기는 일반적으로 K_d 값이 10^{-6}에서 10^{-10} M 되는 항원-항체 상호작용과 비교해보면 미약하다 (그림 9-12a). 그러나 T 세포 상호작용은 TCR이 결합하는 것에만 의존하는 것이 아니다. 세포-부착 분자세포-부착 분자는 T 세포와 항원제시 세포 또는 목적 세포간의 결합을 강화시킨다. CD2, LFA-1, CD28 및 CD45R을 포함한 여러 보조 막 분자들은 항원 제시 세포 또는 표적 세포에 있는 다른 리간드에 독립적으로 결합한다(표 9-4 및 그림 9-12b 참조). 세포-대-세포 접촉이 부착 분자에 의해 만들어지면, T 세포 수용체는 펩티드-MHC 복합체가 있는 막을 검색할 것이다. 특정한 펩티드-MHC에 의해서 T 세포가 활성화되는 동안에는 세포-부착 분자들의 막 발현이 일시적으로 증가하여 상호작용하는 세포간의 근접이 일어나고, 이것에 의해서 사이토카인 또는 세포독성 물질이 더는 효과적으로 이동할 수 있게 된다. 활성화된 직후 부착 강도는 감소하고 T 세포는 항원제시세포 또는 표적세포에서 이탈된다. CD4와 CD8과 같이 일부 다른 막 분자들도 신호전달 기능을 수행한다. 이들의 중요한 역할은 세포부착분자의 결합 부위에 대해 특이적인 단클론 항체의 T 세포 활성화를 차단할 수 있는 능력에 의해 확인되었다.

CD4의 세포외부 부위와 펩티드-class II 복합체 사이의 상호작용에 관한 최근 자료는 이들 사이의 친화력이 매우 약하다는 것을 보여주며, 또한 일부 실험에서는 결합을 증명할 수가 없었다. 이 발견은 CD4와 class II 분자가 근접함을 보여주는 증거의 대부분과는 일치하지가 않는다 (그림 9-11 참조). 이런 차이점에 대한 만족할 만한 설명이, CD4와 TCR 복합체 사이에 상호작용이 다단계로 일어남이 제안된 그림 9-13에서 나타나 있다. 이 그림은 TCR 복합체와 CD4 분자 사이의 상호작용이 신호전달분자인 $p56^{lck}$와 CD4 및 CD3 복합체의 ζζ 동형 이합체 양쪽 모두 사이의 이중적인 상호작용에 의해서 안정화됨을 보여준다. 이는 더 나아가서 신호전달에 관련된 분자들을 모집하는 것이 T 세포막 상의 CD4의 주요한 역할이라는 것을 시사한다.

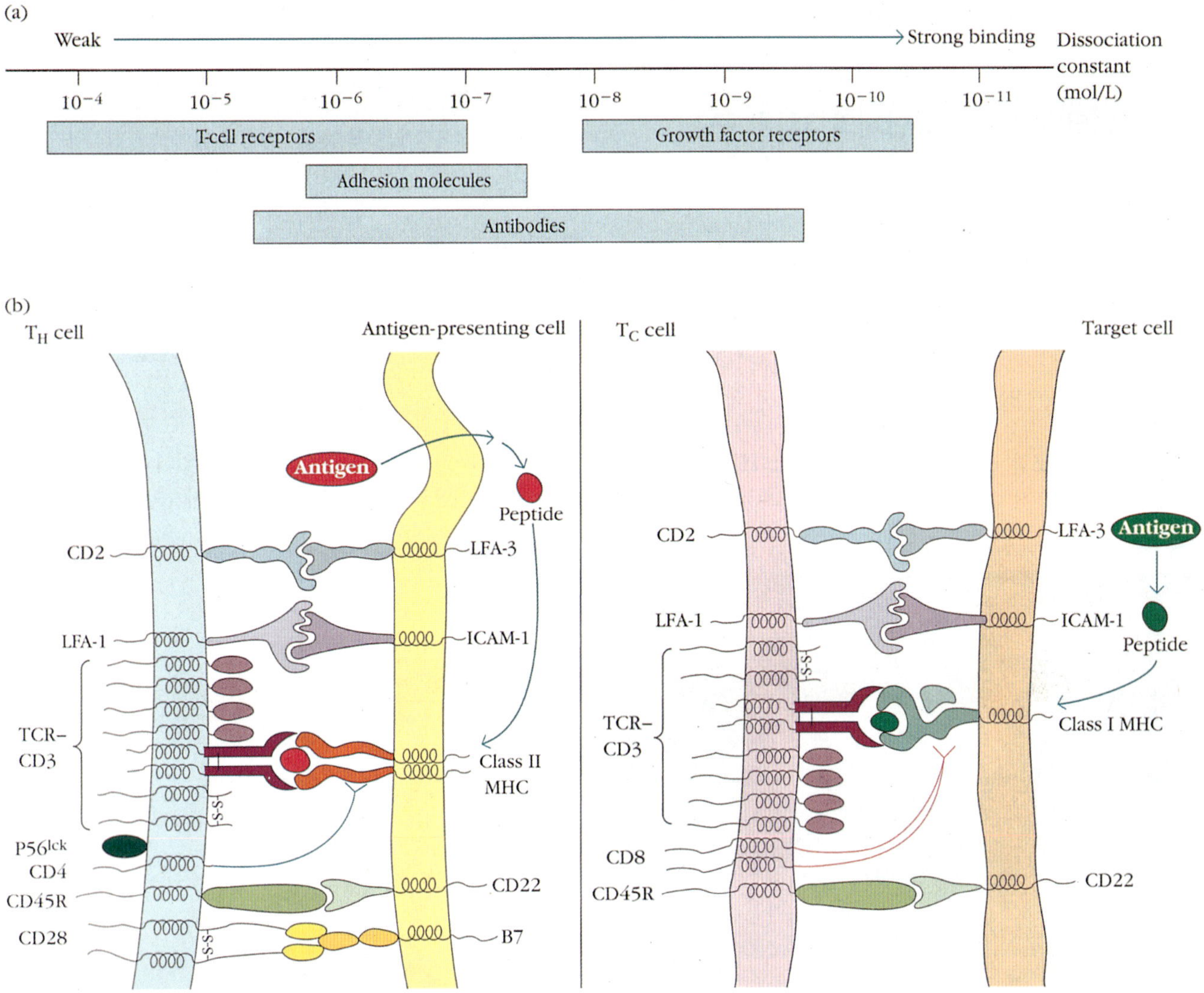

FIGURE 9-12 Role of coreceptors in TCR binding affinity. (a) Dissociation constants for various biologic systems. (b) Schematic diagram of the interactions between the T-cell receptor and the peptide-MHC complex and of various accessory molecules with their ligands on an antigen-presenting cell *(left)* or target cell *(right)*. Binding of the coreceptors CD4 and CD8 and the other accessory molecules to their ligands strengthens the bond between the interacting cells and/or facilitates the signal transduction that leads to activation of the T cell.

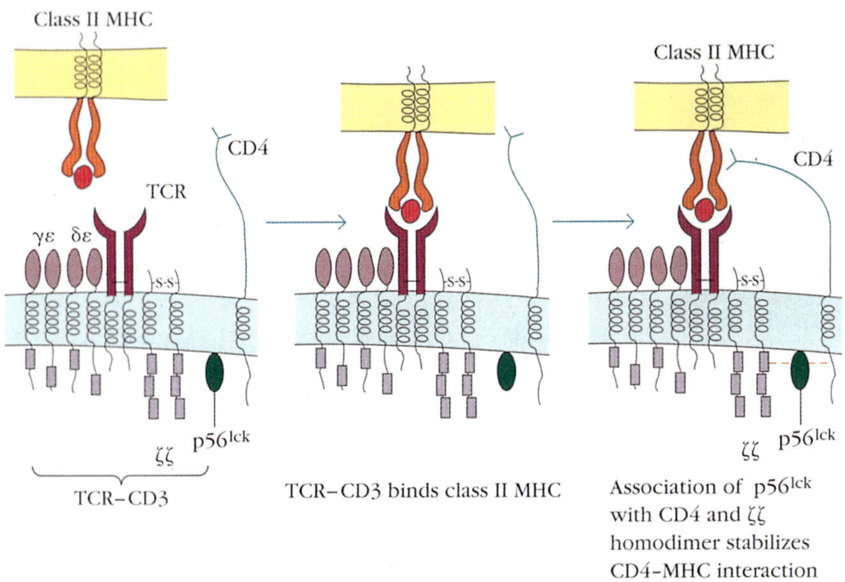

FIGURE 9-13 The role of CD4 in stabilizing the interaction between T cell and APC is significantly enhanced by a two-point contact involving not only the extracellular portions of CD4 and class II MHC molecules (see Figure 9-11) but also the intracellular interaction of CD4 and the associated signal transduction molecule $p56^{lck}$ with the zeta chain of the CD3 complex. *[Adapted from Davis et al., 2003,* Nature Immunology ***4****:217.]*

TCR-펩티드-MHC 복합체의 3차원 구조_ Three-Dimensional Structures of TCR-Peptide-MHC Complexes

T 세포 수용체와 MHC 분자가 결합된 항원간의 상호작용은 체액성 및 세포성 수용체 양쪽 모두에 중요하다. 이 상호작용의 분자 구성 요소들은 펩티드-MHC class I 및 class II 복합체에 결합한 TCR 분자의 X-선 결정학에 의해 상세히 기술되었다. 이러한 세분자 복합체의 3차원구조는 Dave Garboczi, Don Wiley, 및 그 동료들에 의해 처음으로 보고되었다. 이 원본 구조는 TCR α 그리고 β 사슬과 HLA-A2 분자를 포함하며, 사람의 레트로바이러스 HTLV-1으로부터 나온 항원펩티드가 결합되어 있는 모습이다. class I 또는 class II 중에서 어느 한 개와 복합체를 형성한 TCR를 비교해 보면 TCR이 MHC-펩티드 복합체와 접촉하는 방법에 있어서 차이점이 있다는 것을 알 수 있다. 상대적으로 간단하고 아마도 처리과정이 필요하지 않거나 결합된 펩티드의 MHC 분자에 독립적으로 항체에 결합되어 있는 γδ 수용체의 TCR 구조가 자료에 새롭게 첨가되었다 (그림 9-4).

X선 분석에 의하면, αβ TCR-펩티드-MHC 복합체는 한 개의 MHC 분자와 결합한 한 개의 TCR 분자와 펩티드로 구성되어 있다. TCR은 TCR 가변 도메인을 통해서 MHC 분자와 접촉한다 (그림 9-14a 및 9-14b). 위쪽에서 결합 펩티드와 MHC 분자를 보면, TCR은 MHC 분자의 맞은편에 사선으로 위치해 있어 펩티드의 긴 몸체와 관계있게 된다 (그림 9-14c). TCR α 및 β 사슬의 CDR3 루프는펩

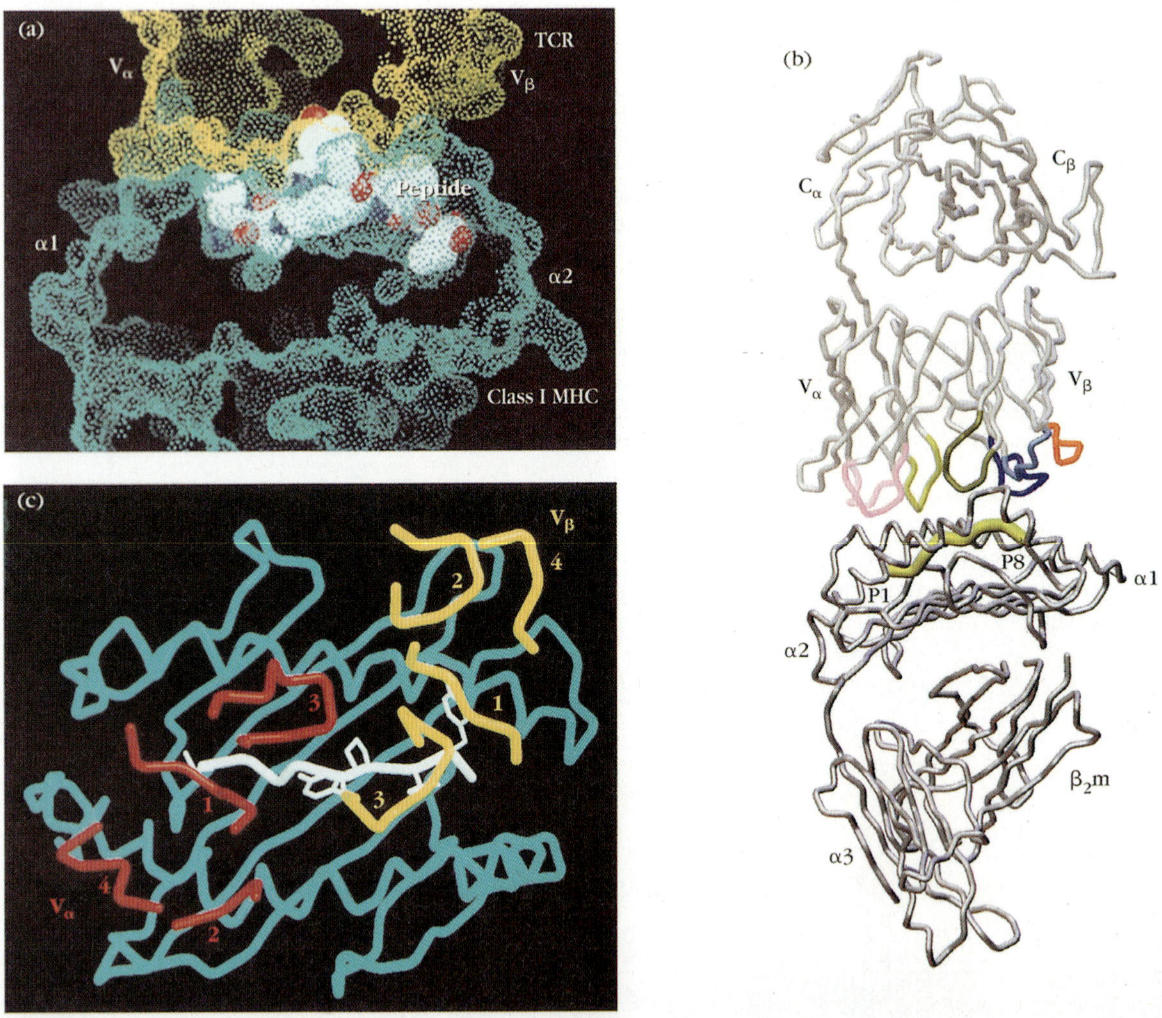

FIGURE 9-14 Three-dimensional structures for the TCR-MHC-peptide complex. (a) Model showing the interaction between the human TCR (top, yellow) and the HLA-A2 class I MHC molecule (bottom, blue) with bound HTLV-I Tax peptide (white and red). (b) Backbone tube diagram of the ternary complex of mouse TCR bound to the class I MHC H-$2K^b$ molecule and peptide (green tube numbered P1–P8). CDR1 and 2 of the TCR α-chain variable domain (V_α) are colored pink; CDR 1 and 2 of the β-chain variable domain (V_β) are blue, and the CDR3s of both chains are green. The HV4 of the β chain is orange. (c) The MHC molecule viewed from above, that is, from the top of part a, with the hypervariable loops (1–4) of the human TCR α (red) and β (yellow) variable chains superimposed on the Tax peptide (white) and the α1 and α2 domains of the HLA-A2 MHC class I molecule (blue). *[Parts a and c from D. N. Garboczi et al., 1996,* Nature ***384:****134–41, courtesy of D. C. Wiley, Harvard University; part b from C. Garcia et al., 1996,* Science ***274:****209, courtesy of C. Garcia, Stanford University.]*

티드 마주치고 TCR α 사슬의 CDR1 루프는 펩티드 N-말단에 있는 반면, α 사슬의 CDR1 루프는 펩티드의 C-말단에 있다. CDR2 환상선들은 MHC 분자와 접촉되어 있다; CDR2α는 α2 도메인 α 나선 위에 그리고 CDR2β는 α1 도메인 알파 나선 위에 있다 (그림 9-14c).

면역글로불린에 대한 자료에서 예측된 것과 같이, 펩티드-MHC 복합체의 인식은 TCR 구조에 있는 가변 환상선을 통해서 일어난다. TCR α 및 TCR β 사슬 양쪽의 CDR1과 CDR3는 펩티드 및 넓은 영역의 MHC 분자와 접촉한다. 펩티드는 TCR에서보다 MHC 분자에서 더 깊이 묻혀 있고 (그림 9-14a, 9-14b), MHC 분자의 "고점 (high point)"에서 TCR의 평평한 표면을 통해서 그것과 접촉되도록 TCR 분자는 MHC 분자 맞은편에 위치한다. CDR1 영역 펩티드와 MHC 양쪽에 접촉한다는 사실은 CDR3보다는 다른 영역이 펩티드 결합에 관여하고 있다는 것을 시사한다.

TCR은 상이하게 class I과 class II 분자와 상호작용한다_TCR interact differently with class I and class II molecules

TCR-펩티드-class I 복합체의 3차원 구조에서 얻은 결론에 의거하여 TCR과 class II 복합체와의 상호작용을 추정할 수 있을까? Ellis Reinherz와 그의 연구진은 마우스 class II 분자와 이것에 특이성이 있는 항원과 복합체를 형성한 TCR 분자를 분석하여 이 문제를 해결했다. class I과 class II 분자의 펩티드-결합 영역의 구조들이 유사할지라도, 8장에서 보인 바와 같이 이것들이 결합 펩티드를 받아들이는 방법에는 차이가 있다 (그림 8-7a, 8-7b 참조). TCR과 class I MHC-펩티드 및 class II (MHC)-펩티드간의 상호작용을 비교해 보면 TCR 분자가 MHC 복합체에 놓이는 각에는 의미 있는 차이점이 있다 (그림 9-15). TCR과 class II MHC간에는 더 많은 수의 접촉잔기가 있다는 것이 또한 특별하며, 이것은 알려진 바 있는 상호작용에 있어서의 더 높은 친화력과도 일치한다. 그러나 접촉점의 수에 있어서 명백한 차이점이 모든 class I과 class II 구조에서 적용될지는 밝혀질 문제로 남아 있다.

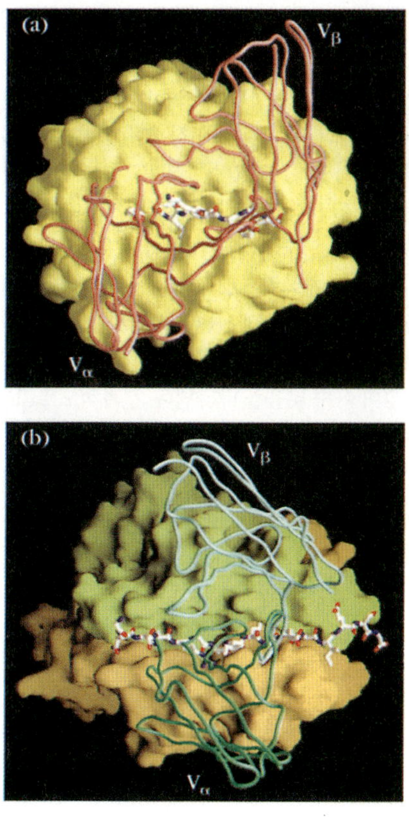

FIGURE 9-15 Comparison of the interactions between αβ TCR and (a) class I MHC–peptide, and (b) class II MHC–peptide. The TCR (wire diagram) is red in (a), blue-green in (b); the MHC molecules are shown as surface models; peptide is shown as ball and stick. *[From Reinherz et al., 1999, Science **286**:1913.]*

T 세포의 동종반응성_Alloreactivity of T Cells

전술한 단락에서는 T 세포에 항원을 제시하는데 있어서 MHC의 역할 그리고 TCR과 펩티드-MHC 복합체간의 상호작용에 초점을 두었다. 그러나 8장에서 언급한 것과 같이, MHC 분자는 외래 조직에 대한 거부반응에서의 그 역할 때문에 처음 확인되었다. 이식거부 반응은 **조직적합성 항원 (histocompatibility antigens)**으로 작용하는 MHC 분자가 T 세포에 의해 인식된 결과로서 일어난다. MHC의 극심한 다형성 때문에, 동종 내 대부분의 개체들은 독특한 세트의 MHC 분자들 혹은 조직적합성 항원들을 가지며 **동종이계 (allogeneic)**로 간주되는데, 이 용어는 같은 종 내에서 유전적으로 다른 개체를 기술하는데 사용된다 (17장 참조). 따라서 T 세포는 **동종이식편 (allografts**, 같은 종에서 얻은 이식편)과 강하게 반응하며, 그리고 MHC 분자는 *동종항원 (alloantigens)*으로 간주된다. 일반적으로, $CD4^+$ T 세포는 class II 동종항원에 대해 동종반응성을 나타내며, $CD8^+$ T 세포는 class I 동종항원과 반응한다.

T 세포의 동종반응성은 두 가지 이유 때문에 복잡하다. 첫 번째로, T 세포가 동종이계 조직적합성 항원 단독에 반응할 수 있다는 것은 T 세포가 외래항원 + 자기-MHC 분자에만 반응할 수 있다는 것을 시사하는 모든 증거와 상반되는 듯했다. 그러나 동종이계 이식편 (allogeneic grafts)에 반응하여, T 세포는 *외래 (비자기, nonself)* MHC 분자를 직접적으로 인식한다. T 세포가 동종이계 MHC 분자와 반응하기 때문에 제기된 두 번째 문제는 동종반응성 T 세포의 빈도가 매우 높다는 것이다. 모든 T 세포의 1~5%가 주어진 동종항원에 반응하는데, 이는 임의의 특정 외래항원 펩티드 + 자기-MHC 분자와 반응하는 정상적인 T 세포의 빈도보다 높다. 동종반응성 T 세포의 높은 빈도는 클론 선택의 기본 개념과 상반되어 보인다. 만약 20 개 중에서 한 개의 T 세포가 주어진 동종항원과 반응하고 그리고 만약 마우스에서 100개 정도의 독특한 H-2 일배체형 (haplotype)이 있다고 가정하면, 자기-MHC 분자가 제시하는 외래 항원들은 고사하고 모든 독특한 H-2 동종항원들을 취급하기 위한 특정한 T 세포 특이성들이 충분하지 않게 된다.

동종반응성 T 세포의 높은 빈도에 대한 한 가지 가능한 생물학적으로 만족할만한 설명은, 외래항원 펩티드 + 자기-MHC 분자에 특이성이 있는 특정 T 세포 수용체가 임의의 동종이계 MHC 분자와도 **교차반응 (cross-react)**할 수 있다는 것이다. 바꾸어 말하면, 만약 동종이계 MHC 분자 + 동종이계 펩티드가 처리된 외래 펩티드 + 자기-MHC 분자와 구조적으로 닮았다면, 동일한 T 세포 수용체는 펩티드-MHC 복합체 양쪽 모드를 인식할 수도 있다. 동종이계 세포가 세포 당 10^5 개의 class I MHC 분자를 발현하기 때문에, 저친화력 교차반응성 수용체를 가진 T 세포는 막 동종항원의 높은 밀도에 의해서 결합이 가능해진다. 한편, 외래항원은 항원제시세포 또는 변형된 자기세포의 막표면에서 class I 혹은 class II MHC 분자와 회합한 채로 드문드문 제시되어, 오직 고친화력 수용체를 지닌 T 세포들만 이에 대해 반응하게 된다.

동종반응성 TCR의 결합기전에 관련된 정보가 옥타펩티드 (octapeptide)를 지닌 동종이계 class I 분자와 복합체를 형성한 마우스 TCR의 구조를 결정하였던 J-B. Reiser와 그 동료들에 의해 확보되었다. 이 분석으로 자기-class I MHC 복합체에 결합한 TCR에 대해 보고된 구조들과 구조가 유사하다는 것이 밝혀졌으며, 이 연구자들은 동종이계 인식은 자기-MHC 항원의 인식과 다르지 않다는 결론을 내렸다.

외래 MHC의 실질적인 인식은, T 세포가 외래 세포표면의 동종 MHC 분자들 (allogeneic MHC molecules)을 마치 자기 MHC 분자들 (self-MHC molecules)인 것처럼 인식하는 직접적인 방식이거나, 혹은 자기 APC에 의해 동종 MHC 분자들이 처리되고 그 단편들이 자기 MHC 분자들에 결합되어 제시된 후에 인식하는 간접적인 방식으로 일어날 수 있다 (그림 9-16). 이와 같은 두 가지를 선택할 수 있는 상황은 숙주 T 세포에 의해 인식 가능한 많은 수의 조합을 만들어 낼 수 있게 한다. 간접적 모델의 경우, 외래 MHC 분자들내에 들어있는 펩티드들에 대한 *음성선택 (negative selection)*의 부재가 동종반응성 T 세포들이 높은 빈도로 생성되는데 기여할 수 있다. 이 조건은, 동종 MHC 분자들의 노출된 부위들의 구조적 차이점들과 연계되어, 동종반응성 현상을 설명하는 것 같다. 대단히 많은 수의 동종반응성 세포들에 대한 설명은, 외래 MHC 분자 + 외래 MHC 분자들이 항원제시를 위해 처리되는 그 시기에 이미 이들 MHC 분자들에 결합되어있던 잠재적 펩티드 항원들에 의해 제공되는 대단히 많은 수의 잠재적인 항원들에서 찾을 수 있다.

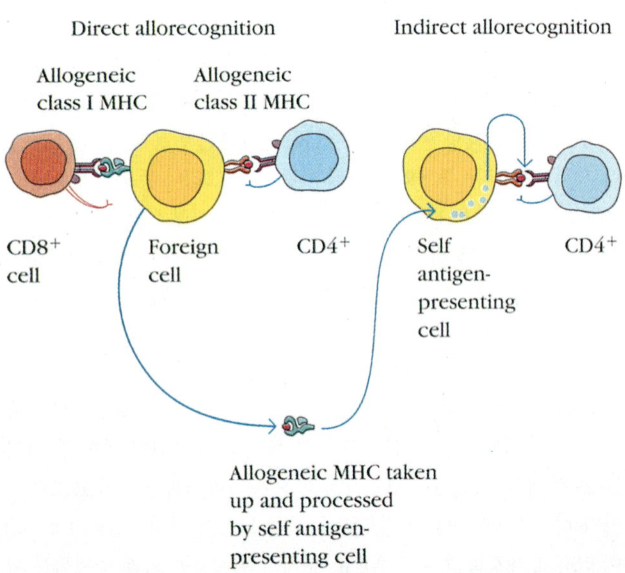

FIGURE 9-16 Alloreactivity of T cells may result from direct or indirect recognition of alloantigens. In the direct model, the nonself MHC molecule is recognized in its intact native form. Indirect recognition would result from peptides derived from the processed MHC molecule presented in the context of self-MHC molecules. *[Adapted from A. Whitelegg and L. D. Barber, 2004,* Tissue Antigens *63:101.]*

또한 동종반응은 자가반응성 (autoreactivity)과 자가면역질환의 병인에 대하여 우리가 이해하도록 해주는 결과와 함께, TCR의 교차반응 (cross-reactivity) 또는 무차별적인 결합 (promiscuity)에 대한 일반적인 질문을 통찰하는데 기여할 수도 있다. TCR 교차반응의 정도를 측정하기 위해 고안된 세밀한 연구에서, Garcia와 그 동료들은 **데카펩티드 라이브러리 (decapeptide library)**를 개발하였는데, 그 데카펩티드의 10 아미노산 잔기들의 각 위치마다 20개의 아미노산들로 치환되어 있었다. 이러한 조합의 라이브러리를, 마우스 class II MHC 분자에 결합된 수초염기성단백질 (myelin basic protein, MBP) 유래의 특정 펩티드를 인식하는 하나의 TCR을 사용하여 조사하였다. 그 복합체의 3차원적 구조가 해결되었으며, 또한 TCR과 접촉하는 잔기들은 이전에 이미 확인되었었다. 이 연구자들은, 데카펩티드 내 모든 위치에서 가능한 모든 아미노산들로 치환시켜 제조한 것을 의미하는 그 조합 라이브러리로부터 얻은 펩티드들이 MHC 분자와의 고정 (anchoring)에 관여하는 펩티드부위의 아미노산들이 치환되었을 때에는, TCR과 전혀 반응하지 못하였다는 것을 발견하였다. 더구나, 그 펩티드의 그 외 다른 부위들에서의 여러 가지 치환에 의해서는 TCR에 의한 어느 정도의 인식이 나타나는 반면에, 그 인식의 수준은 원래 항원에서 나타났던 수준에 비해 한결같이 훨씬 약하였다. TCR 결합부위와 접촉하는 것으로 알려진 부위의 치환들은 일반적으로 친화력에 가장 현저한 음성적 영향을 끼쳤는데, 이로써 이 연구자들은 TCR이 독특한 MHC-펩티드 조합들에 대해서만 높은 친화력으로 결합하는 것 같은 반면에, 그 외 모든 다른 유형의 조합들에 대해서는 훨씬 낮은 친화력으로 결합할 것이라는 결론에 도달하였다. 이는 TCR의 상호작용이 무차별적으로 일어날 위험성이 아주 낮음을 나타낸다. 결과적으로, TCR 교차반응 (TCR cross-reactivity)은 자가면역질환으로 이어지는 자기반응성 (self-reactivity)의 경우에서처럼, 아마도 예외적인 상황들에서만 생물학적으로 중요한 것 같다.

요 약

- 항체와는 달리, 대부분 T 세포 수용체는 가용성 항원과 반응하지 않는다. 대신 자기-MHC 분자에 결합되어 있는 처리된 항원과 반응한다.
- 클론형 (clonotypic) 단클론 항체에 의해 최초로 분리된 T 세포 수용체는 α와 β 사슬 또는 γ와 δ 사슬로 구성된 이형 이합체 (heterodimer)이다; 특정 γδ 수용체는 처리되지 않았으며 MHC 분자에 의해 제시되지 않은 항원을 인식한다.
- 막결합 T 세포 수용체 사슬은 가변 도메인과 일정 도메인으로 구성되어 있다. TCR 도메인은 면역글로불린 도메인과 유사하며, V 부위는 극가변 (hypervariable) 부위를 지닌다.

- TCR 배선 (germ-line) DNA는 α, β, γ 및 δ 사슬에 대응하는 다유전자 (multigene) 패밀리들로 구성되어 있다. 각 패밀리는 다중 유전자 단편 (multiple gene segments)을 포함한다.
- TCR 다양성을 생성시키는 기전은 항체 다양성을 생성시키는 기전과 일반적으로 유사하다. 그러나 체성 변이 (somatic mutation)는 면역글로불린 유전자에서는 일어나지만 TCR 유전자에서는 일어나지 않는다.
- T 세포 수용체는 신호전달에 관련된 폴리펩티드 사슬 복합체인 CD3과 밀접하게 회합되어 있다; CD3는 TCR의 표면발현에 요구된다.
- T 세포는 CD4, CD8, CD2, LFA-1, CD28 및 CD45R를 비롯한 막 분자들을 발현한다. 이들은 T 세포 기능 또는 신호전달에 있어서 부수적인 역할을 수행한다.
- TCR-항원-MHC 셋으로 이루어진 복합체 형성에는, 펩티드가 MHC 분자에 결합하는 것과 이어서 이러한 복합체에 T 세포 수용체가 결합하는 것이 필요하다.
- TCR과 MHC class I/펩티드 간의 상호작용은 TCR과 MHC class II/펩티드 간의 상호작용과는 TCR과 MHC 분자 간의 접촉점 (contact point)에 있어서 다르다.
- $\gamma\delta$ T 세포 수용체는 수식되지 않은 천연 항원 (native antigen)에 결합하는 능력과 가변부위 및 일정부위의 입체적 방향성 (orientation)의 차이에 의해 구분된다.
- 자기 MHC + 외래항원과 반응하는 것 외에, T 세포는 외래 MHC 분자와 또한 반응하여 동종이계 이식편에 대한 거부반응을 야기한다.

References

Adams, E. J., Y-H. Chien, and K. C. Garcia. 2005. Structure of a $\gamma\delta$ T cell receptor in complex with the nonclassical MHC T22. *Science* **308:**227.

Allison, T. J., et al. 2001. Structure of a human $\gamma\delta$ T-cell antigen receptor. *Nature* **411:**820.

Baum, T-P., et al. 2004. IMGT/Geneinfo: Enhancing V(D)J recombination database accessibility. *Nucleic Acids Research* **32:**D51.

Call, M. E., and K. W. Wucherpfennig. 2004. Molecular mechanisms for the assembly of the T cell receptor-CD3 complex. *Molecular Immunology* **40:**1295.

Chen, Z. W., and N. L. Letvin. 2003. Vγ2Vδ2+ T cells and antimicrobial immune responses. *Microbes and Infection* **5:**491.

Davis, S. J., et al. 2003. The nature of molecular recognition by T cells. *Nature Immunology* **4:**217.

Gao, G. F., et al. 1997. Crystal structure of the complex between human CD8$\alpha\alpha$ and HLA-A2. *Nature* **387:**630.

Garboczi, D. N., et al. 1996. Structure of the complex between human T-cell receptor, viral peptide, and HLA-A2. *Nature* **384:**134.

Garcia, K. C., et al. 1996. An $\alpha\beta$ T-cell receptor structure at 2.5 Å and its orientation in the TCR-MHC complex. *Science* **274:**209.

Garcia, K. C., et al. 1998. T-cell receptor–peptide–MHC interactions: biological lessons from structural studies. *Current Opinions in Biotechnology* **9:**338.

Hodges, E., et al. 2003. Diagnostic role of tests for T cells receptor (TCR) genes. *Journal of Clinical Pathology* **56:**1.

Kabelitz, D., et al. 2000. Antigen recognition by $\gamma\delta$ T lymphocytes. *International Archives of Allergy and Immunology* **122:**1.

Krogsgaard, M., and M. M. Davis. 2005. How T cells "see" antigen. *Nature Immunology*. **6:**239.

Maynard, J., et al. 2005. Structure of an autoimmune T-cell receptor complexed with class II peptide-MHC: insights into MHC bias and antigen specificity. *Immunity* **22:**81.

Reinherz, E., et al. 1999. The crystal structure of a T-cell receptor in complex with peptide and MHC class II. *Science* **286:**1913.

Reiser, J-B., et al. 2000. Crystal structure of a T-cell receptor bound to an allogeneic MHC molecule. *Nature Immunology* **1:**291.

Whitelegg, A., and L. D. Barber. 2003. The structural basis of T-cell recognition. *Tissue Antigens* **63:**101.

Xiong, Y., et al. 2001. T-cell receptor binding to a pMHCII ligand is kinetically distinct from and independent of CD4. *Journal of Biological Chemistry* **276:**5659.

Zinkernagel, R. M., and P. C. Doherty. 1974. Immunological surveillance against altered self-components by sensitized T lymphocytes in lymphocytic choriomeningitis. *Nature* **251:**547.

Useful Web Sites

http://imgt.cines.fr

A comprehensive database of genetic information on TCRs, MHC molecules, and immunoglobulins from the International Immunogenetics Database, University of Montpellier, France.

http://www.bioscience.org/knockout/tcrab.htm

This location presents a brief summary of the effects of TCR knockouts.

http://mif.dfci.harvard.edu/Tools/rankpep.html

This server predicts which peptides will bind to class I and class II MHC molecules based on protein sequences or sequence alignments using Position Specific Scoring Matrices (PSSMs).

학습문제

임상초점문제 림프절 비대증 (enlarged lymph node) 소견을 보이는 어떤 환자가 있으며, T-세포 림프종으로 의심된다. 그러나 α와 β TCR 유전자를 탐침으로 사용하는 조사 결과에 의하면, 생검조직에서 얻은 DNA 시료에서는 유력한 유전자 재배열에 대한 아무런 증거도 발견할 수 없었다. 림프구 종양 가능성을 배제하기 위해 다음 순서로 조사해야하는 것은 무엇인가?

1. 다음 각 서술이 참인지 거짓인지 표시하라. 만약 거짓이라고 생각하면 그 이유를 설명하라.
   a. CD4에 특이성이 있는 단클론 항체는 T 세포 수용체와 CD4를 공통침강 (coprecipitation)시킨다.
   b. 감쇄 혼성결합법 (subtractive hybridization)은 동일종에서 한 세포에 존재하지만 다른 세포에 존재하지 않는 mRNA를 검색하는데 사용할 수 있다.

c. 클론형 단클론 항체는 T 세포 수용체를 분리하는데 사용된다.
d. T 세포는 B 세포와 동일한 조의 V, D 및 J 유전자 단편을 이용하지만 다른 C 유전자 단편을 이용한다.
e. αβ TCR은 이가 (bivalent)이고 두 개의 결합 부위를 가진다.
f. 각 αβ T 세포는 단지 한 개의 β-사슬과 한 개의 α-사슬 대립유전자를 발현한다.
g. T 세포 수용체 다양성을 생성시키는 기전은 면역글로불린에서 이용된 기전과 동일하다.
h. Ig-α/Ig-β 이형 이합체와 CD3는 B-세포 수용체와 T-세포 수용체에서 각각 비슷한 기능을 수행한다.

2. 어떤 근거로 Zinkernagel과 Doherty가 T 세포 수용체 인식에는 항원과 MHC 분자 양쪽이 필요하다는 결론을 내렸는가?

3. αβ T 세포 수용체의 기본 구조를 그리고 막-결합 면역글로불린의 기본 구조와 비교하라.

4. T 세포 수용체를 포함한 여러 막 분자는 항원 인식과 T 세포 활성에 관여한다. 다음에 언급되는 T 세포 막 분자의 성질과 구별되는 기능을 기술하라. (a) CD3 (b) CD4와 CD8 (c) CD2.

5. 아래 열거된 각 성질이 T 세포 수용체 (TCR)에, B 세포 면역글로불린 (Ig)에 또는 양쪽 (TCR/Ig) 모두에 적용되는지 표시하라.

a. ________ 는/은 CD3와 관련이 있다.
b. ________ 는/은 단가 (monovalent)이다.
c. ________ 는/은 막결합과 분비된 형태로 존재한다.
d. ________ 는/은 면역글로불린 겹 구조의 도메인을 포함한다.
e. ________ 는/은 MHC에 제한되어 있다.
f. ________ 는/은 유전자 절편의 부정확한 결합에 의해 생성된 다양성을 보인다.
g. ________ 는/은 체성 변이 (somatic mutation)에 의해 생성된 다양성을 보인다.

6. TCR 유전자 확인과 클론에 있어서 주요 문제점은 T 세포에서 TCR mRNA의 수준이 낮다는 것이다.

a. 이런 문제를 극복하기 위해서, Hedrick과 Davis는 3 가지의 중요한 가정을 만들었다. 이 가정들은 정확한 것으로 판명되었다. 가정 각각을 서술하고 그리고 어떻게 이 가정이 T 세포 수용체를 암호화하는 유전자 확인을 용이하게 했는지 서술하라.
b. 예를 들어, Hedrick과 Davis가 IL-4를 암호화하는 유전자를 확인하려 했다고 가정하자. 이들은 3 개의 가정을 어떻게 변화시키겠는가?

7. Hedrick과 Davis의 감쇄 혼성결합법을 사용하여 T 세포 수용체를 암호화하는 cDNA 클론을 분리했다. 당신이 여러 유전자 산물을 암호화하는 cDNA를 분리하기 위해 이 기술을 사용하고자 하고 혼성결합에 필요한 cDNA 또는 mRNA의 원천으로 사용될 다양한 형태 세포의 클론을 가지고 있다. 다음표의 왼쪽 칸에 열거된 각 유전자 산물에 가장 적절한 것을 선택하라. cDNA와 mRNA 원천 클론은 다음 형태 세포에서 얻었다: T_H1 세포주 (A); T_H2 세포주 (B); T_C 세포주 (C); 대식세포 (D); IgA-분비 골수성 세포 (E); IgG-분비 골수종 세포 (F); 골수성 전구 세포 (G); 그리고 B 세포주 (H). 한 개 이상의 세포 형태가 어떤 경우에는 정확할 수 있다.

Gene product	cDNA source	mRNA source
IL-2		
CD8		
J chain		
IL-1		
CD3		

8. 다음 표의 왼쪽 칸에 열거된 것은 각각 동종번식 혈통에서 얻은 마우스들로 LCM 바이러스에 감염되었다. LCM 바이러스에 감염된 마우스에서 유래한 비장 세포가 표의 위쪽 줄에 열거된 혈통에서 얻은 LCM-감염 ^{51}Cr-표지된 목적 세포를 용해시킬 수 있는 지를 조사하였다. ^{51}Cr이 표지된 세포에서 유출될 것인지 판단하여, (+) 또는 (-)로 표시하라.

Source of spleen cells from LCM-infected mice	Release of ^{51}Cr from LCM-infected target cells			
	B10.D2 (H-2^d)	B10 (H-2^b)	B10.BR (H-2^k)	(BALB/c × B10) F_1 (H-2$^{b/d}$)
B10.D2 (H-2^d)				
B10 (H-2^b)				
BALB/c (H-2^d)				
BALB/b (H-2^b)				

9. γδ T 세포 수용체는 구조적이고 기능적인 매개변수 양쪽 면에서 αβ와 구별된다. 이들 매개변수가 서로 얼마나 유사한지 그리고 B-세포 항원 수용체와 어떻게 다른가를 기술하라.

10. T 세포는 매우 높은 비율이 동종반응성이다. 어떻게 20개의 T 세포들 중에서 한 개의 비율정도로 높은 비율의 T 세포들이 동종이식편 (allografts)에 반응할 수 있는지 설명하라.

11. 비밀스럽고 은둔적인 성격의 연구원이 항원과 복합체를 이룬 TCR 분자의 3차원 구조를 해석하였다. 그 연구원은 연락처를 남기지 않은 채로 갑자기 실험실에서 사라졌으나 완전한 고해상도의 구조를 남겨두었다. 당신이 TCR의 유형을 결정하기 위해서 이 구조의 어떤 특성은 조사해 보겠는가? 만약 하나의 TCR 유형이 확인되었다면, 항원과 항원제시 MHC 분자에 관한 정보들은 어떻게 획득할 수 있겠는가?

12. TCR α 사슬이 녹아우트된 유전자를 지닌 마우스가 CD3 ζ 사슬이 녹아우트된 마우스에 비해 더 잘 성장한다. 왜 그런지 설명하라.

13. αβ TCR 과 BCR의 다양성을 생산하는 작용기전을 비교하여라. 당신의 답에 있는 각 수용체의 양쪽 서브유닛 (subunits)에 대해 논평하라.

Interactive Study
www.whfreeman.com/kuby

SELF-TEST
Review of Key Terms

chapter **10장**

T 세포 성숙, 활성화 및 분화

T-Cell Maturation, Activation, and Differentiation

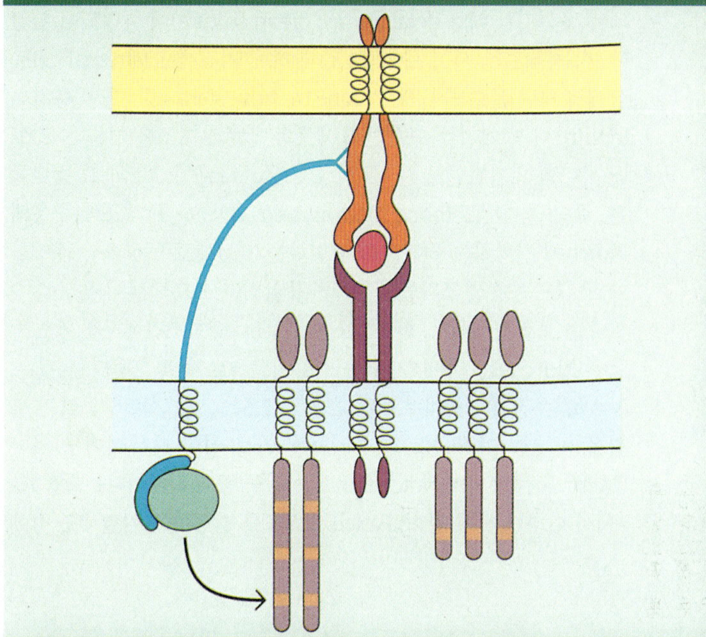

Engagement of TCR by peptide-MHC initiates signal transduction.

- T 세포 성숙과 흉선
- T 세포 레퍼토리를 위한 흉선 선택
- T 세포 활성화
- T 세포 분화
- 세포 사멸과 T 세포집단

대부분의 T 세포들에 의한 항원 인식을 B 세포들에 의한 항원인식과 구별되게 하는 속성은 MHC 제한이다. 대부분의 경우, 흉선에서의 전구체 T 세포의 성숙과 말초에서의 성숙 T 세포의 활성화 두 가지 경우 모두 MHC 분자의 참여에 의해 영향을 받는다. T 세포집단의 잠재적인 항원에 대한 다양성은 MHC 제한성 및 비자기에 반응성인 T 세포의 성숙만을 허용하는 선택과정에 의해 감소한다. 대부분의 T 세포 성숙의 마지막 단계는 두 가지 서로 다른 분화경로를 따라 진행되는데, 이에 의해 class II MHC 제한과 class I 제한을 각각 보여주는 기능적으로 독특한 $CD4^+$와 $CD8^+$ 집단이 생성된다.

성숙된 말초 T 세포의 활성화는 T 세포 수용체 (TCR)와 MHC 분자의 펩티드결합홈에 진열된 항원펩티드간의 상호작용에 의해 시작된다. 비록 이러한 반응의 특이성은 TCR에 의해서 지배를 받지만, 이러한 반응을 위해서 공동수용체를 포함한 TCR-항원-MHC의 반응을 강화하는 다른 부수적인 세포막의 분자들의 관여 및 활성화 신호의 전달이 필요하다. 활성화는 T 세포들의 증식과 다양한 형태의 효과세포와 기억 T 세포로의 분화를 유도한다. 방대한 대다수의 흉선세포들과 말초 T 세포들이 γδ T 세포 수용체보다는 αβ T 세포 수용체를 발현하므로, 본 장에서의 T 세포 수용체에 대한 모든 언급들은 별도로 명시한 바가 없을 경우에는 αβ 수용체들을 대상으로 나타낸 것이다. 마찬가지로, 별도로 명시한 바가 없으면 T 세포들에 대한 모든 언급들은 MHC 제한을 받는 αβ 수용체를 지닌 T 세포들을 나타낸다.

T 세포 성숙과 흉선_T-cell Maturation and the Thymus

전구 T 세포들은 조혈 (hematopoiesis)의 초기 장소로부터, 마우스의 경우 임신 약 11일째에 또한 사람의 경우 임신 8, 9주 정도가 지나면 흉선으로 이동하게 된다. 골수에서의 B 세포의 성숙과 유사한 방식으로 T 세포 성숙은 배선 TCR 유전자들의 재배열 과정 및 다양한 막 표지들의 발현과정을 필요로 한다. 흉선에서, **흉선세포들 (thymocytes)**로 알려진 발달과정 중에 있는 T 세포들은 기능적으로 독특한 성숙 T 세포 소집단들을 생성하는 발달경로들을 따라 증식하고 분화한다.

2장에서 나타난 바와 같이, 흉선 (thymus)은 T 세포생물학에서 중심역할을 차지하고 있다. 모든 T 세포들의 근원이 됨은 제쳐두고, 이는 T 세포들의 다양성이 이루어지며 유효한 1차 T 세포 레퍼토리가 특별한 한 쌍의 선택과정에 의해 형성되는 곳이다. 그중 하나는 **양성 선택 (positive selection)**으로서 자기-MHC 분자들을 인식할 수 있는 TCRs을 가진 T 세포들만이 살아남게 한다. 다른 하나는 **음성 선택 (negative selection)**으로서 자기 MHC 또는 자기 MHC 분자+자기 펩티드를 너무 강하게 인식하는 T 세포들을 제거한다. 이는 자기관용을 나타내는 1차 T 세포 레퍼토리를 생성하는데 있어서 대단히 중요한 요소이다.

T 세포의 발달은 적은 수의 림프계 전구체들이 혈액에서 흉선으로 이동하여 도착함에 따라 개시되며, 흉선에서 림프계 전구체들은 증식하고 분화하며 또한 선택과정을 거치게 되어서 **성숙 T 세포**로

발달된다. 지금까지 흉선의 온전한 구조가 이러한 과정들이 일어나는데 필요한 조건이라고 믿어왔다. 초창기의 T 세포 발달에 관한 in vitro실험들은, 태아의 흉선 조각들을 in vitro에서 배양하는 기법인 태아 흉선기관 배양 (fetal thymic organ culture)에 한정되어 있었다. 이는 적절한 사이토카인의 존재 하에 기질세포 (stromal cells) 상에서 자란 골수 줄기세포 (bone marrow stem cells)을 이용하여 in vitro 에서 재현할 수 있는 B 세포의 발달과 대조를 이룬다. 2002년 하나의 획기적인 발견으로서, J. C. Zuniga-Pfluker과 그 동료들은, 골수 줄기세포 (bone marrow stem cells)를 **T 세포막 수용체 Notch**에 결합하는 리간드를 발현하는 기질세포주 상에서 배양할 때, T 세포는 흉선 조각들이 존재하지 않더라도 그 발달이 유도될 수 있다는 것을 확인했다. 회고해보면, in vitro 실험조건에서 T 세포 발달에 Notch에 의해 매개되는 신호전달경로가 필요하다는 것은, *Notch1 유전자*가 녹아우트된 초기 T 세포는 성숙되지 않는다는 발견을 비롯한 여러 경로의 증거들에 의해 이미 시사되어 있었다 (*Notch 1*은 4가지의 Notch family 일원들 중의 하나이다). 그림 10-1에서 나타난 바와 같이, Notch 리간드를 발현하는 기질세포 상에서 조혈모세포 (hematopoietic stem cells, HSCs)들이 생육하면, 이러한 다분화능 줄기세포 (multipotent stem cells)가 T 세포 계통 (lineage)으로 발달하도록 유도한다. 실제로, HSCs에 강제적으로 Notch를 발현시킨 동물의 경우, T 림프구는 생성되지만 B 림프구는 생성되지 않는다. 이 결과는, Notch라는 하나의 단백질의 발현이 B 세포가 될 잠재력을 지닌 세포를 T 세포 계통으로 발달되도록 방향을 바꿀 수 있으며 또한 Notch가 T 세포 계통으로의 발달을 특정화하는 중요한 단백질임을 알려준다.

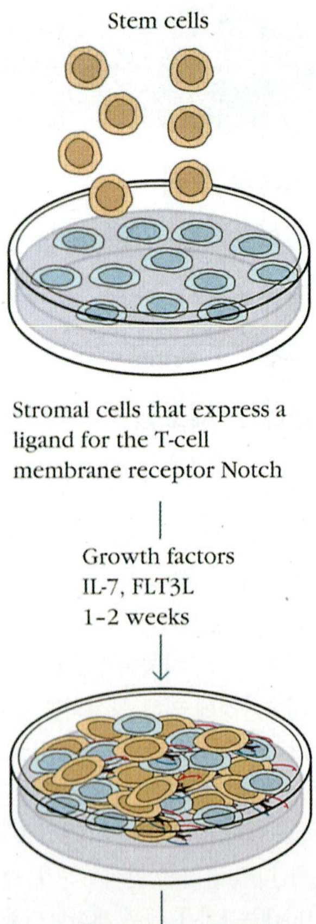

FIGURE 10-1: Development of T cells from hematopoietic stem cells on bone marrow stromal cells expressing the Notch ligand. *[Adapted from J. C. Zuniga-Pflucker, 2002,* Nature Reviews Immunology *4:67–72.]*

그림 10-2에 나타난 바와 같이, T 세포 전구체가 흉선에 도달했을 때, 이 전구체는 T 세포 수용체, CD3 복합체, 또는 공동수용체인 CD4와 CD8 등과 같은 T 세포의 **신호 표면 표지들 (signature surface markers)**를 발현하지 않는다. 실제로, 이러한 전구체 세포들은 아직 TCR 유전자가 재배열되지 않은 상태이며 재배열에 필요한 RAG-1 및 RAG-2와 같은 단백질도 발현하지 않는 상태이다. 흉선 내에 도착한 후, T 세포 전구체들은 외부 피질 (outer cortex)로 들어가서 천천히 증식하게 된다. 흉선에서 대략 3주간의 발달 과정 동안, 분화 중인 T 세포들은 세포 표면 표현형 (cell surface phenotype)의 특징적인 변화로 구별되는 일련의 변화과정을 거치게 된다. 예를 들면, 발달 초기의 흉선세포들은 감지될만한 CD4와 CD8이 결여되어 있다. 이러한 세포들은 $CD4^-CD8^-$이므로, 이들을 **이중음성 (double-negative: DN)** 세포로 부른다. 실제로, DN T 세포는 CD4와 CD8에 부가하여, 줄기세포 증식인자의 수용체인 c-Kit; 세포 부착 분자인 CD44; IL-2 수용체의 α 사슬인 CD25와 같은 세포표면 분자의 존재 유무에 따라 4개의 서브세트 (DN1~DN4)로 세분화할 수 있다. 흉선으로 들어오는 세포들, 즉 DN1 세포들은 모든 서브세트의 T 세포들을 생성할 수 있으며, 그 표현형은 $c\text{-}Kit^+$, $CD44^{high}$ 및 $CD25^-$이다. 일단 DN1 세포가 흉선 환경을 접하면, 증식을 시작하고 CD25를 발현하여, $c\text{-}Kit^+$, $CD44^{low}$, $CD25^+$로 된다. 이러한 세포들을 DN2 세포라고 부른다. 이 결정적인 DN2 단계의 발달과정 동안에, TCRγ, δ와 β 사슬의 유전자들의 재배열이 시작된다; 그러나 추측하건대 TCR α gene을 암호화하는 DNA 영역은 촘촘히 밀집되어 있으며 재조합효소에 노출되지 않기 때문에 TCR α 유전자좌는 재배열되지 않는다. 세포들이 DN3로 진행함에 따라, c-Kit와 CD44의 발현이 중단되며 TCRγ, TCRδ 및 TCRβ의 재배열이 진행된다. γδ T 세포가 되도록 정해진 세포 (성숙한 흉선세포의 작은 퍼센트, <5%)들은 DN2와 DN3 사이의 전환점에서 나누어져서, 그 표면 표현형이 별로 변하지 않은 성숙한 γδ T 세포가 된다. 마우스에 있어서, 이러한 흉선세포 소집단은 임신 14일만에 확인될 수 있으며, 임신 17에서 18일 사이에 최대 수치에 도달하였다가 그 이후부터는 출생일까지 감소한다 (그림 10-3). 대부분의 DN2 세포들은 αβ T 세포를 생성하도록 정해져 있고, DN3 표현형이 $c\text{-}kit^-$, $CD44^-$, $CD25^+$이라 추정할 경우, 이 세포들은 증식을 중단하며 또한 TCRβ의 재배열의 단백질 생성물이 이들 세포의 세포질에서 검출된다. 새로 합성된 β 사슬은 pre-Tα 사슬로 알려진 33 kDa의 당단백질과 결합하고 CD3 그룹과 연합하여 **pre-T 세포 수용체 (pre-T-cell receptor, pre-TCR)**로 불리는 복합체를 형성한다 (그림 10-4). 주목할 것은, T 세포 발달 과정의 바로 이 단계에서 Notch 단

OVERVIEW FIGURE 10-2: Development of T Cells in the Mouse

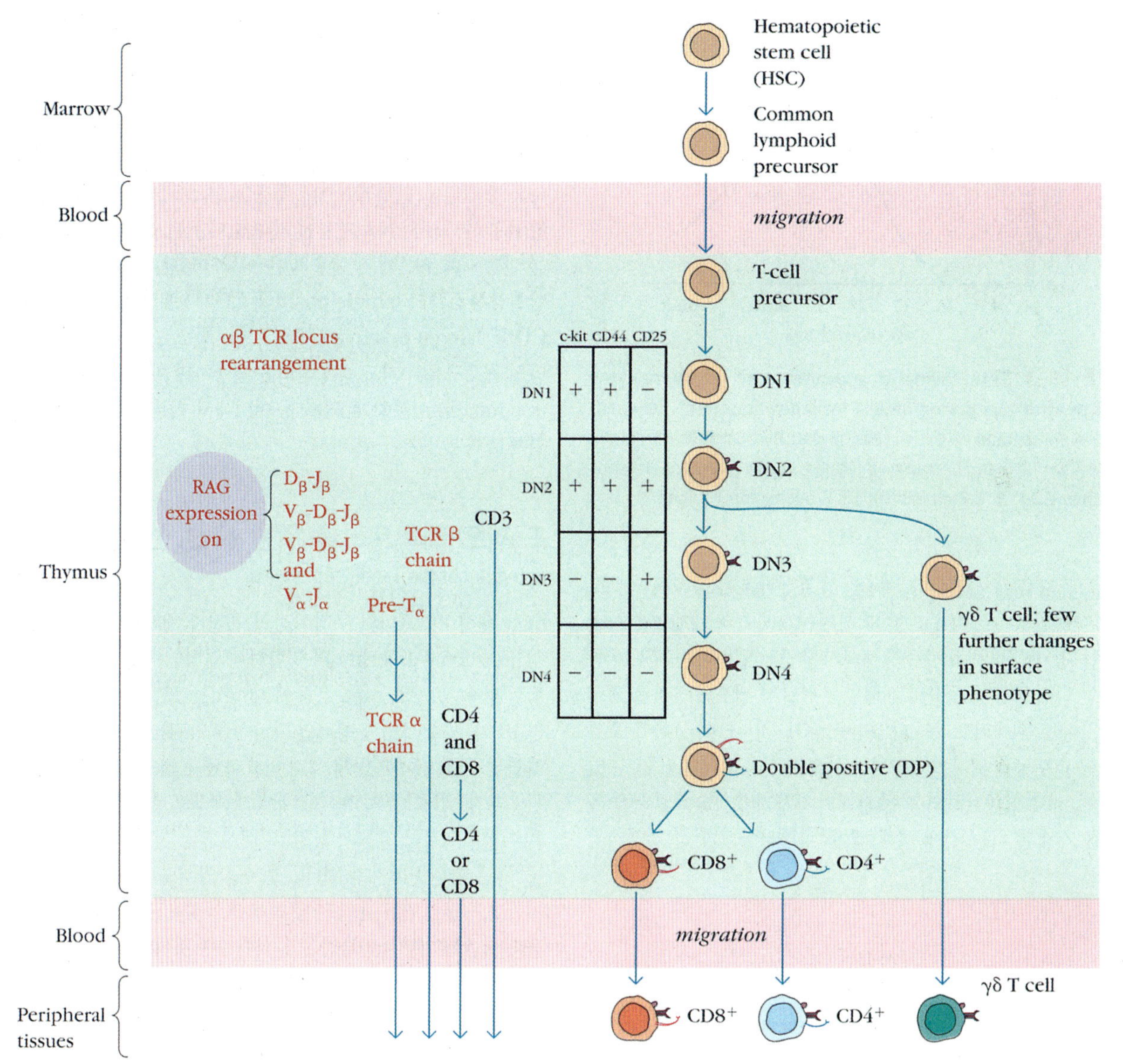

T-cell precursors arrive at the thymus from bone marrow via the bloodstream, undergo development to mature T cells, and are exported to the periphery, where they can undergo antigen-induced activation and differentiation into effector cells and memory cells. Each stage of development is characterized by stage-specific intracellular events and the display of distinctive cell surface markers.

백질이 매우 중요한 역할을 한다는 것이다; Notch를 발현하지 않는 세포는 이 단계 이후의 성숙과정을 진행하지 못하게 된다.

pre-TCR의 형성에 의해서 다음과 같은 여러 결과를 초래하는 하나의 신호전달경로가 활성화 된다.

- 세포가 생산적인 TCR β 사슬의 재배열을 만들어 내고 신호를 주어서 증식 및 성숙이 더 진행되게 함을 나타낸다.
- TCR β 사슬 유전자들의 재배열이 더 진행되는 것을 억제하는 결과로 대립 유전자 배제 (allelic exclusion)가 초래된다.
- 세포에서 TCR α 사슬의 재배열이 허용되도록 한다.
- $CD4^{+}8^{+}$ 이중양성 상태로의 발달과정을 유도한다.

β 사슬의 재배열이 완료된 후, DN3 세포들은 DN4 세포들로 빠르게 진행되며, CD25의 수준이 감소하며, 공동수용체인 CD4와 CD8가 발현된다. 이러한 **이중양성 (double-positive: DP)**단계는 빠르게 증식이 일어나는 시기이다. 그러나 TCR α 사슬의 재배열이

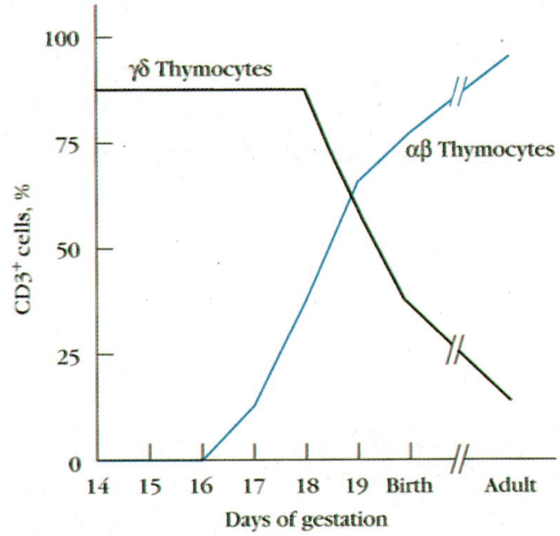

FIGURE 10-3 Time course of appearance of γδ thymocytes and αβ thymocytes during mouse fetal development. The graph shows the percentage of $CD3^+$ cells in the thymus that are double negative ($CD4^-8^-$) and bear the γδ T-cell receptor (black) or are double positive ($CD4^+8^+$) and bear the αβ T-cell receptor (blue).

아직 일어나지 않은 시기이다. 이중양성 흉선세포가 증식을 멈추고 RAG-2 단백질의 수준이 증가할 때 까지는 α 사슬의 재배열은 시작되지 않는다. 이와 같이 α 사슬의 재배열에 앞서 일어나는 세포의 증식 단계는 단일 TCR β 사슬의 재배열이 완료된 세포의 클론을 생성하여서 T 세포의 레퍼토리의 다양성을 증가시킨다. 이 클론에 포함된 각각의 세포들은 뒤이어 다양한 α 사슬 유전자를 재배열 할 수 있기 때문에, 세포가 증식하기 전에 본래의 세포가 β 사슬과 α 사슬 유전자좌를 재배열 하는 것에 비해 훨씬 더 다양한 집단을 생성시킬

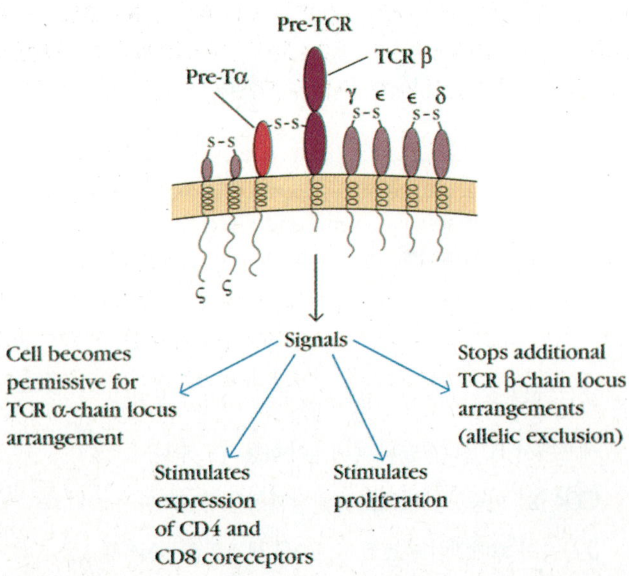

FIGURE 10-4 Structure and activity of the pre-T-cell receptor (pre-TCR). Binding of ligands yet to be identified to the pre-TCR generates intracellular signals that induce a variety of processes.

수 있다. 마우스에 있어서, TCR α 사슬 유전자는 임신 후 16 혹은 17일까지는 발현되지 않으며; CD3과 αβ T 세포 수용체를 동시에 발현하는 이중양성 세포는 임신 17일째부터 나타나기 시작하여 출생 때에 가장 많이 나타난다 (그림 10-3 참조). 온전한 TCR을 가지게 됨으로써 DP 흉선세포는 엄격한 양성 및 음성선택을 진행할 수 있게 된다.

T 세포 발달은 숙주에게 매우 소비적인 과정이다. 모든 흉선세포의 약 98% 정도가 성숙되지 않는다 – 이들은 생산적인 TCR 유전자의 재배열에 실패하였거나 혹은 흉선 선택에서 살아남는데 실패하여 흉선 내에서 세포자살에 의해 죽게 된다. αβ TCR-CD3 복합체를 발현하며 흉선의 선택을 받은 이중양성 흉선세포들은 미성숙된 **단일양성 $CD4^+$ (single-positive $CD4^+$)** 흉선세포 또는 **단일양성 $CD8^+$ (single-positive $CD8^+$)** 흉선세포로 발달된다. 이들 단일양성 세포들은 추가로 음성선택을 진행하며 피질 (cortex)에서 수질 (medulla)로 이동하게 되는데, 여기에서 이들은 흉선으로 부터 순환계로 빠져 나가게 된다.

T 세포 레퍼토리를 위한 흉선 선택_Thymic selection of the T-cell repertoire

TCR 배선 DNA내의 무작위적인 유전자 재배열이 접합부위 다양성 (junctional diversity)과 연합하여 엄청난 수의 TCR 레퍼토리를 생성할 수 있는데, αβ 수용체에 대해서는 10^{15}, γδ 수용체에 대해서는 10^{18}을 넘어서는 잠정적인 다양성을 가지는 것으로 평가된다. 재배열된 TCR 유전자들에 의해 암호화된 유전자 생성물들은 외래항원+자기-MHC 분자의 복합체에 대해 고유한 친화력이 없다; 그들은 이론적으로는 가용성 항원 (외래성 혹은 자기), 자기-MHC 분자들, 혹은 항원+비자기-MHC 분자를 인식할 수 있어야 한다. 그렇지만 성숙한 T 세포들의 가장 독특한 특성은 오직 자기-MHC 분자들과 결합된 외부항원들만을 인식한다는 것이다.

언급하였듯이, 흉선세포들은 흉선 내에서 두 가지의 선택과정을 겪는다:

- 자기-MHC 분자들과 결합할 수 있는 수용체를 가진 흉선세포들에 대한 양성 선택의 결과 **MHC 제한**이 형성된다. 양성 선택에 실패한 세포들은 흉선 내에서 세포자살에 의해 제거된다.
- 단독의 자기-MHC 분자들 또는 자기-MHC에 의해 제시되는 자기항원에 대해 강한 친화력을 나타내는 수용체를 가진 흉선세포들은 음성 선택에 의해 제거되어지는 결과 **자기관용**이 형성된다.

이 두가지 과정은 자기 MHC에 제한적이고 자기관용적인 성숙한 T 세포들을 생성하는데 필요하다. 이미 언급한 바와 같이, 약 98% 혹은 그 이상의 흉선세포가 흉선내에서 세포자살에 의해서 죽는다. 높은 치사율의 대부분은 외래 항원+자기 MHC 분자들을 특이적으로 인식하지 못하는 수용체들을 지녔기 때문에 양성적인 선택에 실패한 흉선세포들이 제거됨을 반영하는 것으로 보인다.

T 세포 생성에서의 선택에 대한 흉선의 역할에 대한 초기의 증거는 R. M. Zinkernagel과 그의 연구원들에 의해서 수행된 키메라 마

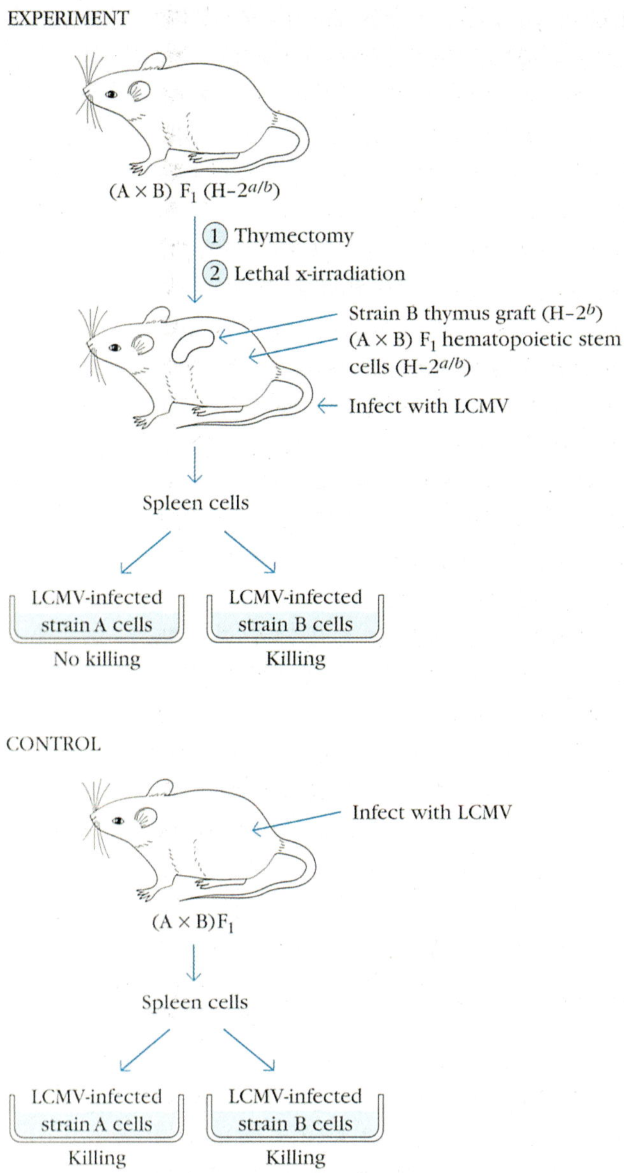

FIGURE 10-5 Experimental demonstration that the thymus selects for maturation only those T cells whose T-cell receptors recognize antigen presented on target cells with the haplotype of the thymus. Thymectomized and lethally irradiated (A × B) F_1 mice were grafted with a strain-B thymus and reconstituted with (A × B) F_1 bone marrow cells. After infection with LCMV, the CTL cells were assayed for their ability to kill ^{51}Cr-labeled strain A or strain B target cells infected with LCMV. Only strain B target cells were lysed, suggesting that the H-2^b grafted thymus had selected for maturation only those T cells that could recognize antigen combined with H-2^b MHC molecules.

우스 실험에서 얻어졌다 (그림 10-4). 이들 연구자들은 흉선적출과 방사선 조사를 행한 (A×B) F_1 마우스들에게 B 타입의 흉선을 이식하였고, 그 후에 F_1 골수세포들을 정맥주사로 주입하여 동물의 면역계를 재구성 시켰다. 이식되는 흉선에 어떠한 성숙 T 세포들도 포함되지 않도록 하기 위해서 이식 전에 X선을 조사하였다. 이러한 실험에서 (A×B) F_1 골수 이식체 유래의 T 세포 전구체들은 그 기질세포들 상에 단지 B-일배체형 MHC 분자들만을 발현하는 흉선내에서 성숙하게 된다. 이들 (A×B) F_1 T 세포들이 흉선의 일배체형에 대해 MHC 제한이 될까? 이 질문에 답하기 위해, 키메라 마우스를 LCM 바이러스로 감염시키고 이어서 미성숙 T 세포들이 계통 A 또는 계통 B 마우스 유래의 LCM 바이러스에 감염된 표적세포들을 살해할 수 있는 능력이 있는지를 테스트하였다. 그림 10-4에서 보는 바와 같이, 키메라 마우스의 T_C 세포들을 계통 A 혹은 계통 B 마우스로부터의 LCM 바이러스에 감염된 표적세포들을 대상으로 테스트 했을 때, 이들은 오로지 계통 B 마우스 유래의 LCM-감염 표적세포들만 용해시킬 수 있었다. 이들 마우스는 이식된 흉선과 동일한 MHC 일배체형, 즉 B를 가지고 있다. 따라서 T 세포들이 발달되는 흉선의 MHC 일배체형이 그들의 MHC 제한MHC 제한을 결정한다.

상피세포들, 대식세포들과 수지상세포들을 포함하는 흉선기질세포흉선기질세포들은 양성 및 음성 선택에 있어서 중요한 역할들을 수행한다. 이러한 세포들은 class I MHC 분자들을 발현하며, 또한 class II MHC 분자들을 높은 수준으로 나타낼 수 있다. TCR-CD3 복합체를 발현하는 미성숙 흉선세포들과 흉선 기질세포들의 집단들과의 상호작용의 결과, 현재 집중적으로 연구 중인 기전들에 의한 양성 및 음성 선택이 일어난다. 우선, 각 선택 과정의 세부내용들을 조사하고 이어서 이들 과정들의 작동에 대한 통찰력을 제공하는 몇몇 실험들에 대해 공부할 것이다.

양성선택은 MHC 제한을 확인한다_Positive selection ensures MHC restriction

양성 선택양성 선택은 흉선의 피질 부위에서 일어나며 미성숙 흉선세포들의 피질 상피세포들과의 상호작용을 포함한다 (그림 10-5). 세포-세포간의 접촉 부위들에서 흉선세포들 상의 T 세포 수용체들이 피질세포 (cortical cells)상의 MHC 분자들과 결집체 (cluster)를 형성하는 경향이 있음이 그 증거이다. 일부 연구자들은 이러한 상호작용들이 미성숙 흉선세포들에게 자신들의 세포 자살을 방지하는 방어신호를 받을 수 있도록 한다고 제안을 하였다; MHC 분자들과 결합을 할 수 없는 수용체들을 가진 세포들은 흉선 상피세포들과 상호작용이 일어나지 않으며 결과적으로 방어신호를 받을 수 없어서, 세포자살에 의해 죽게 된다.

양성 선택 동안, 유전자의 재배열과 수식에 필요한 RAG-1, RAG-2 및 TdT 단백질들은 지속적으로 표현된다. 그러므로 주어진 β 사슬을 발현하는 어느 클론에 있어서의 미성숙 흉선세포들 각각은 다양한 TCR α 사슬 유전자들을 재배열하는 기회를 가지며, 그리고 생성되어진 TCRs는 이어서 자기-MHC 인식을 위하여 선택되어진다. 단지 자기-MHC 분자를 인식하는 αβ TCR 이형 이합체를 가진 이러한 세포들만이 살아남기 위해 선택되어 진다. 결과적으로, 클론의 구성원들 가운데 αβ TCR 사슬들에 하나 이상의 조합이 존재하는 것은 중요하다. 왜냐하면, 이것이 양성선택의 테스트를 통과할 확률을 증가시키기 때문이다. 자기-MHC를 인식할 수 있는 αβ TCR가 생성되도록 α 사슬이 재배열된 세포는 살아 남는다; 이 과정에 실패한 클론의 구성원들은 모두 3, 4일 이내에 세포자살에 의해 죽게 될 것이다.

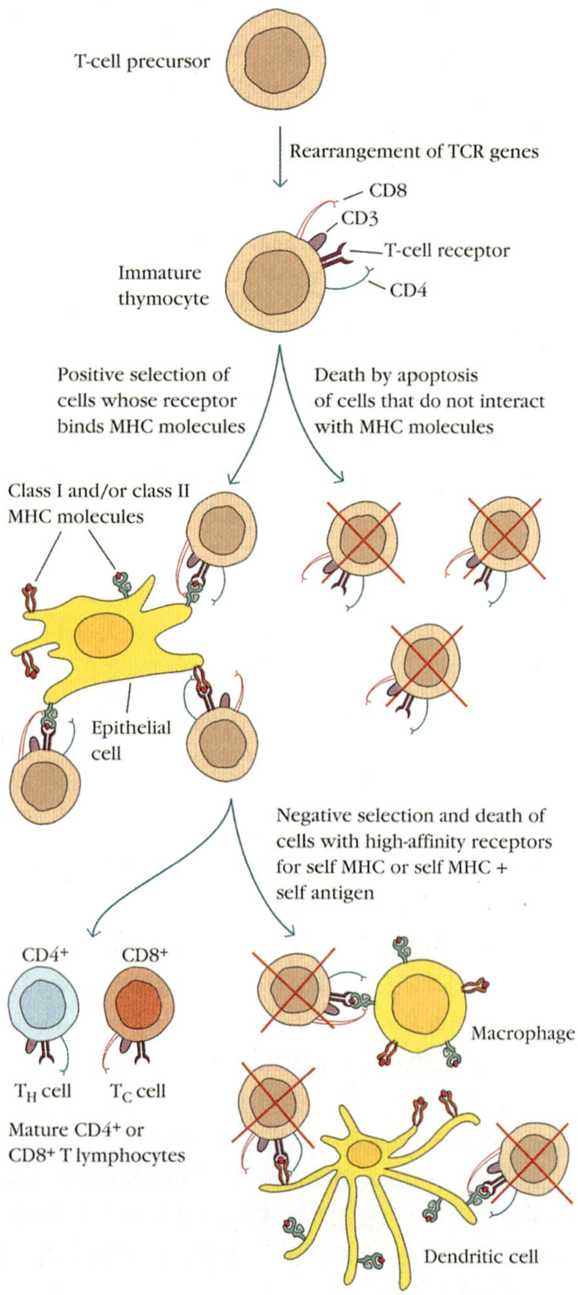

FIGURE 10-6 Positive and negative selection of thymocytes in the thymus. Thymic selection involves thymic stromal cells (epithelial cells, dendritic cells, and macrophages) and results in mature T cells that are both self-MHC restricted and self-tolerant.

음성선택은 자기관용을 확인한다_Negative selection ensures self-tolerance

양성 선택에서 살아남은 MHC가 제한된 흉선세포들은, 자기-MHC 분자들에 의해 제시되는 자기항원에 대한 저친화성 수용체들 (low-affinity receptors)을 발현하는 세포들과 고친화성 수용체들 (high-affinity receptors)을 발현하는 세포들을 포함한다. 후자의 흉선세포들은 흉선 기질세포들과의 상호작용에 의해서 음성 선택을 겪는다. 음성 선택 동안, class I 및 class II MHC 분자들을 지닌 수지상세포들과 대식세포들은 자기항원+자기-MHC 분자들 혹은 단독의 자기-MHC 분자들에 대한 고친화성 수용체들을 가진 흉선세포들과 상호 작용한다 (그림 10-5 참조). 그러나 그 과정에 대한 정확한 세부내용들은 아직 알려져 있지 않다. 음성 선택을 경험한 세포들은 세포자살에 의해 사멸되는 것으로 관찰된다. 그러므로 흉선에서 만나게 되는 자가 항원들에 대한 관용은 이런 항원들에 반응하는 T 세포들을 제거함으로써 성취된다.

양성 및 음성 선택의 필수요소들을 규명한 실험_Experiments revealed the essential elements of positive and negative selection

흉선세포들이 class I 또는 II 분자들에 결합하는 것이 흉선에서의 양성 선택에 필요하다는 것을 뒷받침하는 직접적인 증거는 기능적인 class I 혹은 II 분자를 생성할 수 없는 녹아우트 마우스를 이용한 실험연구를 통해 얻어졌다 (표 10-1). Class I-결손 마우스는 정상적으로 분포하는 이중음성, 이중양성 및 $CD4^+$ 흉선세포들은 가졌지만, 그러나 $CD8^+$ 흉선세포들을 생성하는 데는 실패하였다. Class II-결손 마우스는 이중 음성, 이중 양성 및 $CD8^+$ 흉선세포들은 가졌지만, $CD4^+$ 흉선세포들은 가지지 않았다. 놀랍지는 않지만, 이러한 class II-결손 마우스의 림프절에는 $CD4^+$ T 세포들이 존재하지 않았다. 그러므로 class I 또는 II MHC 분자들의 부재가 $CD8^+$ 또는 $CD4^+$ T 세포들의 양성 선택을 각각 차단한다.

유전자이식 마우스를 이용한 후속실험들이 MHC 분자들과의 상호작용이 양성 선택에서 역할을 담당한다는 부가적인 증거를 제공하였다. 이러한 실험들에서, 인플루엔자 항원+$H\text{-}2^k$ class I MHC 분자들에 특이적인 $CD8^+$ T-세포 클론 유래의 재배열 된 αβ-TCR 유전자들을 두개의 다른, 즉 하나는 $H\text{-}2^k$ 일배체형이고 다른 하나는 $H\text{-}2^d$ 일배체형인, 마우스 종들의 수정된 난자들에 주입시켰다 (그림 10-6). 수용체 이식유전자들은 이미 재배열되어졌으므로, 다른 TCR-유전자 재배열들은 유전자이식 마우스 내에서 억제되었다; 따라서 유전자이식 마우스 내 흉선세포들의 높은 비율이 이식유전자에 의해 암호화되는 T 세포 수용체를 발현하였다. TCR 이식유전자

TABLE 10-1 Effect of class I or II MHC deficiency on thymocyte populations*

Cell type	Control mice	KNOCKOUT MICE Class I deficient	KNOCKOUT MICE Class II deficient
$CD4^-CD8^-$	+	+	+
$CD4^+CD8^+$	+	+	+
$CD4^+$	+	+	−
$CD8^+$	+	−	+

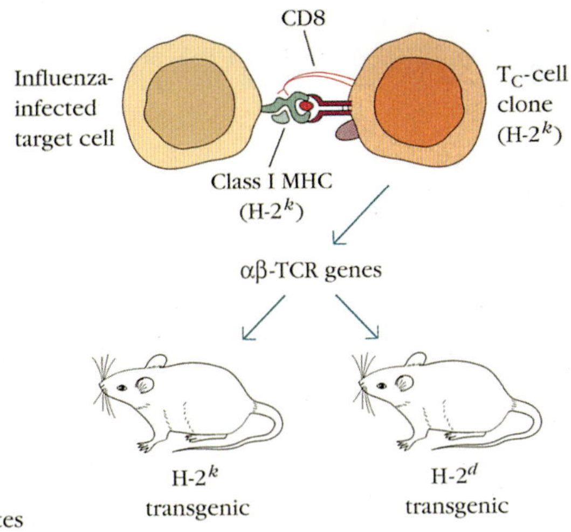

Thymocytes in transgenics	$H-2^k$ transgenic	$H-2^d$ transgenic
$TCR^+/CD4^+8^+$	+	+
$TCR^+/CD8^+$	+	–

FIGURE 10-7 Effect of host haplotype on T-cell maturation in mice carrying transgenes encoding an $H-2^b$ class I–restricted T-cell receptor specific for influenza virus. The presence of the rearranged TCR transgenes suppressed other gene rearrangements in the transgenics; therefore, most of the thymocytes in the transgenics expressed the αβ T-cell receptor encoded by the transgene. Immature double-positive thymocytes matured into $CD8^+$ T cells only in transgenics with the haplotype ($H-2^k$) corresponding to the MHC restriction of the TCR transgene.

를 발현하는 흉선세포들은 $H-2^k$ class I MHC 일배체형 (즉, 이식유전자 수용체를 제한하는 일배체형)을 지닌 형질전환 마우스들에서만 $CD8^+$ T 세포들로 성숙되는 것으로 나타났다. 다른 MHC 일배체형 ($H-2^d$)을 지닌 형질전환 마우스들에서는 이식유전자를 발현하는 미성숙, 이중 양성 흉선세포들은 존재하였지만, 이들은 $CD8^+$ T 세포들로 성숙하는데 실패하였다. 이러한 발견들은 미성숙 흉선세포들 표면의 T 세포 수용체들과 자기-MHC 분자들간의 상호작용이 양성 선택에 필수적임을 확증하였다. $H-2^d$ 유전자이식 마우스의 경우와 같이 자기-MHC 분자들의 부재 시에는, 양성 선택 및 뒤이은 성숙이 일어나지 않는다.

자기 항원+MHC 분자들에 반응하는 흉선세포들의 제거에 대한 증거는 다수의 실험계들에서 얻어진다. 한 실험계에서는, class I D^b MHC 분자+H-Y 항원에 특이적인 αβ TCR 이식유전자를 지닌 유전자이식 마우스 내에서 흉선세포의 성숙을 분석하였는데, 이때 H-Y항원은 Y 염색체에 의해 암호화되는 소형 단백질이므로 수컷 마우스에서만 자기분자 (self-molecule)이다. 이 실험에서, 유전자이식 마우스의 MHC 일배체형은 이식유전자에 의해 암호화된 수용체의 MHC 제한과 동일한 $H-2^b$이다. 그러므로 암컷 및 수컷 유전자이식 마우스 내에서의 흉선세포들의 선택에 있어서 차이점은 H-Y 항원H-Y 항원의 유무와 관계있을 것이다.

유전자이식 마우스내의 흉선세포들 분석을 통해, 암컷 마우스들은 H-Y에 특이적인 TCR 이식유전자를 발현하는 흉선세포들을 가지는 반면 수컷 마우스들은 그렇지 않음이 드러났다 (그림 10-7). 바꾸어 말하면, H-Y에 반응하는 흉선세포들은 수컷 마우스 내에서 자기 반응적이었으며 (self-reactive) 제거되었다. 그러나 H-Y 항원을 발현하지 않았던 암컷 내에서는, 이러한 흉선세포들은 자기 반응적이지 않았으며 그래서 제거되지 않았다. 이러한 수컷 유전자이식 마우스의 흉선세포들을 H-Y항원을 발현하는 항원제시세포들과 함께 in vitro에서 배양을 하였을 때, 흉선세포들에서 세포자살이 관찰되었는데, 이는 음성 선택의 놀라운 한 예를 제시한다.

흉선 선택과 관련된 몇몇 핵심적인 문제는 여전히 풀리지 않고 있다_Some central issues in thymic selection remain unresolved

성숙 $CD4^+$와 $CD8^+$ T 세포들의 발달과정에 대해서 대단히 많은 부분을 알게 되었지만, 몇 가지 미스테리는 여전히 존재한다. 그 중 가장 현저한 것은 한 패러독스이다: 만약 양성 선택이 자기-MHC 분자들에 반응하는 흉선세포들만 살아남게 하고 음성 선택이 자기-MHC 분자에 반응성인 흉선세포들을 제거한다면, 어떤 T 세포들도 성숙이 허용되지 않을 것이다. 이것이 T 세포 발달의 실제 결과가 아니므로, 그러므로 이러한 두 가지의 MHC-의존 과정들에 의해 MHC 제한 T 세포들의 전체 레퍼토리가 제거되는 것을 방지하기 위해 다른 요소들이 작동한다.

태아 흉선기관 배양 (fetal thymic organ culture, FTOC)에서 얻어진 실험적 증거가 이 퍼즐을 해결하는데 도움이 되었다. 이 실험에서는 임신한지 16일된 마우스에서 흉선 소엽들을 취하여 배양한다. 이시기에, 소엽들은 주로 $CD4^-8^-$ 흉선세포들로 구성되어 있다. 이러한 미성숙 이중 음성 흉선세포들이 기관배양계 내에서 발달과정을 계속하므로, 흉선 선택은 유익한 실험 범위가 허용되는 조건들에서 연구될 수 있다. 단백질 수송체인 TAP-1의 녹아우트 마우스가 특별히 이용되었다. TAP-1이 없을 경우, 흉선 세포들 상에 낮은 수준의 MHC class I이 발현되고, $CD8^+$ 흉선세포들의 발달이 차단된다. 그러나 외부 펩티드들이 이러한 기관배양에 첨가되어질 때, 비로소 펩티드를 가진 class I MHC 분자들이 흉선의 세포들 표면에 나타나며, $CD8^+$ T 세포들의 발달이 재개된다. 다양한 펩티드 혼합물이 첨가될 경우가 한 가지 펩티드를 첨가했을 때보다 $CD8^+$ T 세포들의 복원 정도가 훨씬 크다. 이 결과는 펩티드의 역할이 안정적인 MHC 발현을 단순히 지지할 뿐 아니라 선택과정에도 관여하는 것을 나타낸다.

두 가지의 경쟁적인 가설이 MHC-의존적인 양성 및 음성 선택의 패러독스를 설명하려고 시도되고 있다. **결합력 가설 (avidity hypothesis)**은 음성적 및 양성 선택을 하는 흉선세포들이, TCR과 MHC-펩티드간의 상호간 결합력에 의해 지시되는 신호로서, 받게 되는 신호들의 강도에 있어서의 차이가 그 결과를 결정한다고 주장한다. **감별신호 가설 (differential-signaling hypothesis)**은 동일 신호의 강도 차이보다는 서로 다른 신호들에 의해 선택의 결과들을 지시된다고 주장한다.

결합력 가설은 LCM 바이러스 펩티드-MHC 복합체를 인식하

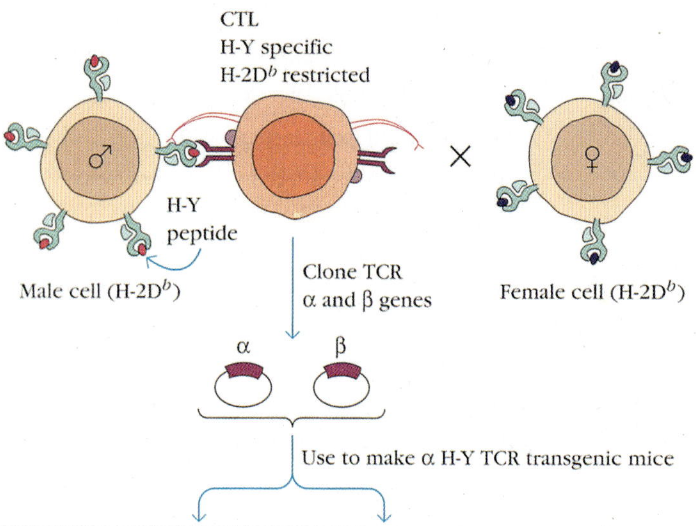

	Male H-2D^b	Female H-2D^b
H-Y expression	+	−
Thymocytes		
CD4$^-$8$^-$	++	+
CD4$^+$8$^+$	+	++
CD4$^+$	+	+
CD8$^+$	−	++

FIGURE 10-8 Experimental demonstration that negative selection of thymocytes requires both self antigen and self MHC. In this experiment, H-2^b male and female transgenics were prepared carrying TCR transgenes specific for H-Y antigen plus the D^b molecule. This antigen is expressed only in males. FACS analysis of thymocytes from the transgenics showed that mature CD8$^+$ T cells expressing the transgene were absent in the male mice but present in the female mice, suggesting that thymocytes reactive with a self antigen (in this case, H-Y antigen in the male mice) are deleted during thymic selection. *[Adapted from H. von Boehmer and P. Kisielow, 1990, Science* ***248****:1370.]*

는 αβ TCR로 형질전환된 TAP-1 녹아우트 마우스로서 조사되었다. 이 마우스들은 태아 흉선기관배양을 준비하는데 이용되었다(그림 10-8). TCR-MHC 상호작용의 결합력은 다양한 농도들의 펩티드 사용에 의해 달라졌다. 낮은 펩티드 농도들에서는, MHC 분자들은 펩티드와 거의 결합하지 않았고, TCR-MHC 상호작용의 결합력도 낮았다. 펩티드 농도들이 높아짐에 따라, 나타나는 펩티드-MHC 복합체들의 수는 증가되었고, 결합력도 증가하였다. 이 실험에서, 펩티드를 첨가하지 않았을 때는 매우 적은 수의 CD8$^+$ T 세포들이 나타났지만, 관련된 펩티드의 경우는 낮은 농도들에서도 이식유전자 유래의 TCR 수용체를 가진 CD8$^+$ T 세포들이 상당한 숫자로 나타났다. 펩티드 농도들을 최적 범위로 증가시키면 최대 수의 CD8$^+$ T 세포가 생성되었다. 그러나 더 높은 펩티드 농도에서는 생성되는 CD8$^+$ T 세포들의 수는 급격히 감소하였다. 이러한 실험의 결과들은, 동일한 펩티드-MHC 조합에 의해 생성되는 신호들에 의해 양성 및 음성 선택이 달성될 수 있음을 보여준다. 신호가 없는 (펩티드가 없는) 경우는 양성 선택에 실패를 한다. 약한 신호 (낮은 수준의 펩티드)는 양성 선택을 유도한다. 그러나 너무 강한 신호 (높은 수준의 펩티드)는 음성 선택을 초래한다.

감별신호 모델은 하나의 T 세포가 양성 선택을 진행하는지 아니면 음성 선택을 진행하는지를 결정하는데 있어서 대안적인 설명을 제공한다. 이 모델은 양적인 것이라기보다는 질적인 것이며, 이 모델은 TCR에 의해 전달되는 신호의 강도 보다는 오히려 신호의 성질을 강조한다. 이 모델의 핵심은, 일부 MHC-펩티드 복합체들은 약하거나 부분적인 활성화 신호만을 전달 할 수 있는데 반해 다른 복합체들은 완전한 신호를 전달할 수 있다는 발견에 있다. 이 모델에서 양성 선택은 약하거나 부분적인 신호를 그 수용체들에게 전달하는 MHC-펩티드 복합체들을 발달 중인 흉선세포의 TCRs이 만났을 때 일어나며, 그리고 음성 선택은 그 신호가 완전할 때 일어난다. 현 시점에서 결합력 가설과 감별신호 가설 중 어느 하나를 결정하는 것은 불가능하다; 양쪽 모두 실험적으로 지지되고 있다. 몇몇 경우들에서는 이러한 기전들 중 한쪽이 다른 쪽이 완전히 배제된 상태에서 작동하는 것 같다. 흉선 내에서 일어나는 세포상호작용들의 모든 결과들을 설명하는 단일 기전은 없으며 한 가지 이상의 기전들이 중요한 역할을 수행하는 것도 가능하다. 이 문제들을 완벽히 이해하기 위해서 더 많은 연구가 필요하다.

공동수용체인 CD8의 다양한 수준의 발현 또한 흉선 내의 선택에 영향을 미친다. CD8의 발현이 정상수준보다 두 배 정도 인위적으로 높여진 한 실험에서, 흉선내의 성숙 CD8$^+$의 농도는 정상 수준의 CD8을 세포표면에 지닌 대조구 마우스에서의 농도의 13분의 1로 나타났다. T 세포들의 class I MHC 분자들과의 상호작용이

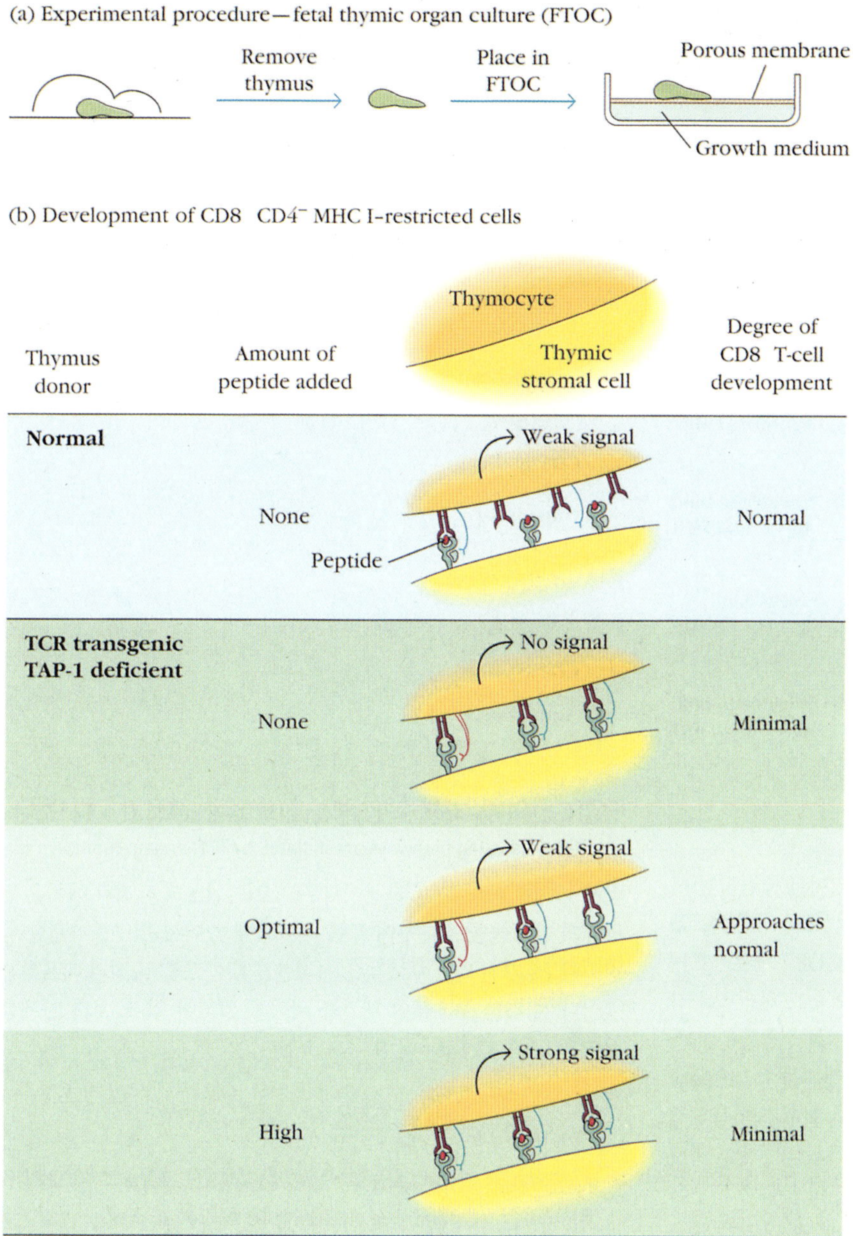

FIGURE 10-9 Role of peptides in selection. Thymuses harvested before their thymocyte populations have undergone positive and negative selection allow study of the development and selection of single positive ($CD4^+CD8^-$ and $CD4^-CD8^+$) T cells. (a) Outline of the experimental procedure for in vitro fetal thymic organ culture (FTOC). (b) The development and selection of $CD8^+CD4^-$ class I–restricted T cells depends on TCR peptide–MHC I interactions. TAP-1 knockout mice are unable to form peptide-MHC complexes unless peptide is added. The mice used in this study were transgenic for the α and β chains of a TCR that recognizes the added peptide bound to MHC I molecules of the TAP-1 knockout/TCR transgenic mice. Varying the amount of added peptide revealed that low concentrations of peptide, producing low avidity of binding, resulted in positive selection and nearly normal levels of $CD4^-CD8^+$ cells. High concentrations of peptide, producing high avidity of binding to the TCR, caused negative selection, and few $CD4^-CD8^+$ T cells appeared. *[Adapted from P. G. Ashton Rickardt et al., 1994, Cell* ***25****:651.]*

CD8의 참여에 의해 강화되기 때문에, 아마도 CD8의 증가된 발현이 class I 분자들에 대한 흉선세포들의 결합력을 증가시켜 음성 선택이 더 많이 일어나게 하는 것 같다.

흉선 선택에 있어서 또 다른 중요한 의문은 어떻게 이중 양성 흉선세포들이 $CD4^+8^-$ 또는 $CD4^-8^+$ T 세포들로 전환되도록 지시되는가에 대한 것이다. $CD4^-8^+$ 흉선세포들의 선택은 class I MHC-제한 $CD8^+$ T 세포들과 class II MHC-제한 $CD4^+$ T 세포들을 생기게 한다. 이중 양성 전구체의 형질전환으로 두 가지의 서로 다른 단일 양성 계통들 중 어느 한쪽이 생성된다고 설명하기 위해 두 가지의 모델이 제시되었다 (그림 10-9). **지시모델 (instructive model)**에서는 TCR, $CD8^+$ 또는$CD4^+$ 공동수용체들과 class I 또는 class II MHC 분자들 사이의 복합적인 상호작용들이 세포들의 $CD8^+$ 또는 $CD4^+$ 단일 양성 세포들로의 분화를 각각 지시한다고 추정한다. 이 모델에서는 class II MHC-특이 TCR이 CD4 공동수용체와 함께 유도하는 신호와는 다른 별개의 신호를 class I MHC-특이 TCR이 CD8 공동수용체와 함께 생성한다고 예측한다. **확률모델 (stochastic model)**은 TCR의 특이성과는 무관하게 CD4 또는 CD8의 발현이 무작위로 중지된다고 제안한다. TCR과 잔존하는 공동수용체가 동일한 class의 MHC 분자를 인식하는 흉선세포들만이 성숙될 것이다. 현재로서는, 어느 한 모델을 선택하는 것은 불가능하다.

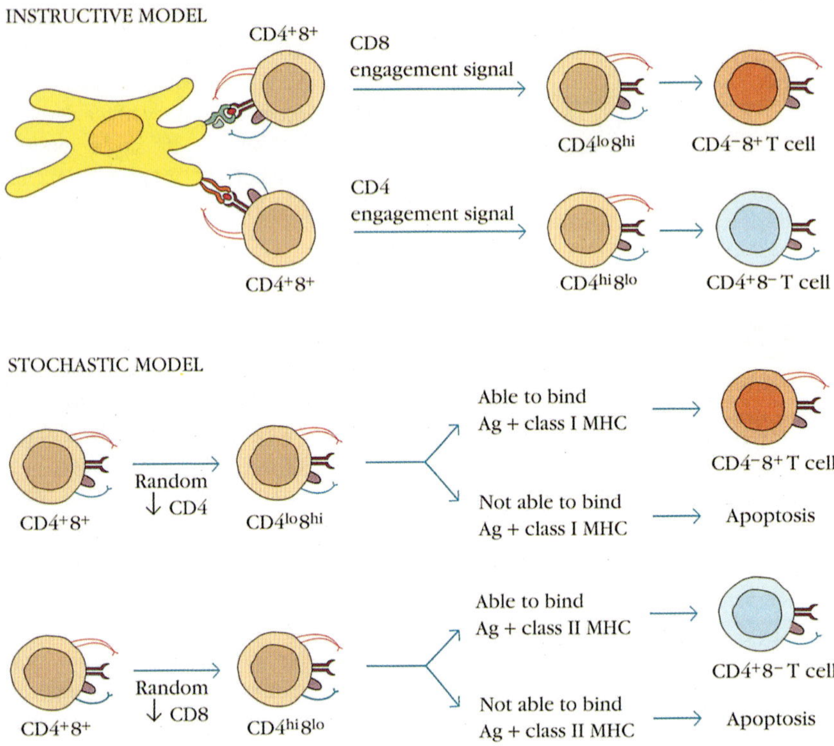

FIGURE 10-10 Proposed models for the role of the CD4 and CD8 coreceptors in thymic selection of double-positive thymocytes leading to single-positive T cells. According to the instructive model, interaction of one coreceptor with MHC molecules on stromal cells results in down-regulation of the other coreceptor. According to the stochastic model, down-regulation of CD4 or CD8 is a random process.

T 세포 활성화_T-Cell Activation

체액성 및 세포 매개성 면역반응을 생성하는데 있어서 중심적인 사건은 세포들의 활성화와 클론확장이다. T 세포 활성화는 TCR-CD3 복합체와 항원제시세포의 표면 상의 class I ($CD8^+$ 세포) 또는 class II (CD 4^+ 세포) MHC 분자에 결합된 항원펩티드 간의 상호작용에 의해 시작된다. 이 상호작용과 그에 의한 활성화 신호들은 또한 T 세포 및 항원제시세포 표면의 다양한 **부속 막분자들 (accessory membrane molecules)**을 필요로 한다. T 세포와 항원간의 상호작용은 세포주기로의 진입을 유도하는 연쇄적인 생화학 사건들이 개시되게 하여, 증식 및 기억세포들 또는 효과세포들로의 분화가 이루어지게 한다. 항원과의 상호작용에 의해 발현되는 다수의 유전자 산물들은 항원인식 후 얼마나 시간적으로 신속히 검출될 수 있는지에 따라 세 가지 범주들 중의 하나로 구분될 수 있다 (표 10-2)

- *즉각적인 유전자들 (immediate genes)*, 항원인지 후 30분 이내에 발현되는 c-Fos, c-Myc, c-Jun, NFAT, 및 NF-κB 등을 포함하는 여러 전사인자들을 암호화함
- *초기 유전자들 (early genes)*, 항원인지 후 1~2시간 내에 발현되는 IL-2, IL-2R (IL-2 수용체), IL-3, IL-6, IFN-γ, 및 여러 가지 기타 단백질들을 암호화함
- *후기 유전자들 (late genes)*, 항원인지 후 2일 이후에 발현되며 여러 가지 부착 분자들을 암호화함

이러한 심오한 변화들은 TCR과 MHC-펩티드복합체와의 접촉에 활성화되는 신호전달 경로들의 결과이다. 세포 신호전달의 몇몇 기본적 전략들에 대한 개관은 T 세포들의 특이적 신호전달경로를 이해하는데 유익한 배경이 될 것이다.

TCR 관여에 의해 복합적인 신호전달 경로가 개시된다 _Multiple signaling pathways are initiated by TCR engagement

앞서 논의한 바와 같이, 환경에서부터 오는 신호의 감지와 해석은 면역계의 세포들을 비롯하여 모든 세포들에 있어서 필수불가결한 특징이다. 몇 가지 일반 주제들은 이러한 중대한 통합 과정의 대표하는 것이다. 이러한 주제들이 개관을 위해 나열되어 있다; 보다 자세한 설명은 1장의 그림 1-6에 잘 나타나 있다.

- *신호전달은 신호와 그 신호에 적합한 수용체 사이의 상호작용에 의해 시작된다.*
- *다수의 신호전달 경로는 그 신호에 의해 유도되는, 그 경로의 일부 구성인자들의 조립을 필요로 한다; 이러한 조립에는 연결단백질 (adaptor proteins)이 사용된다.*
- *신호의 수신에 의해 종종 세포내에서는, 분자나 이온과 같이 세포내에서 다른 부위로 확산 될 수 있고 세포의 신진 대사에 변화를 줄 수 있는 "2차 전달자 (second messenger)"가 만들어진다.*
- *단백질 키나아제와 단백질 포스파타아제는 활성화되거나 저해된다.*
- *신호는 효소 연쇄 반응에 의해 증폭된다.*

T 세포 수용체에 의한 항원 인지와 유전자 활성화 사이를 연결하는 사건들은 다수의 이러한 주제들을 반영하고 있다. T 세포 활성화의 개시에 있어서 중요한 요소는 TCR이 항원제시세포 상의 MHC-펩티드 복합체를 인지하는 것이다. 이 사건은 세포막의 내부표면에서부터 시작되어 핵으로 전달되는 일련의 세포내 사건들을 촉매하는데, 그 결과로서 세포 주기와/또는 T 세포 분화를 추진시키는 유전자들이 전사된다.

9장에서 서술한 바와 같이, TCR은 대부분 세포외부의 리간드와 결합하는 단위, 세포내부의 뛰어난 신호전달 단위, CD3 복합체, 및

TABLE 10-2 Time course of gene expression by T_H cells following interaction with antigen

Gene product	Function	Time mRNA expression begins	Location	Ratio of activated to nonactivated cells
		IMMEDIATE		
c-Fos	Proto-oncogene; nuclear-binding protein	15 min	Nucleus	>100
c-Jun	Cellular oncogene; transcription factor	15–20 min	Nucleus	?
NFAT	Transcription factor	20 min	Nucleus	50
c-Myc	Cellular oncogene	30 min	Nucleus	20
NF-κB	Transcription factor	30 min	Nucleus	>10
		EARLY		
IFN-γ	Cytokine	30 min	Secreted	>100
IL-2	Cytokine	45 min	Secreted	>1000
Insulin receptor	Hormone receptor	1 h	Cell membrane	3
IL-3	Cytokine	1–2 h	Secreted	>100
TGF-β	Cytokine	<2 h	Secreted	>10
IL-2 receptor (p55)	Cytokine receptor	2 h	Cell membrane	>50
TNF-β	Cytokine	1–3 h	Secreted	>100
Cyclin	Cell cycle protein	4–6 h	Cytoplasmic	>10
IL-4	Cytokine	<6 h	Secreted	>100
IL-5	Cytokine	<6 h	Secreted	>100
IL-6	Cytokine	<6 h	Secreted	>100
c-Myb	Proto-oncogene	16 h	Nucleus	100
GM-CSF	Cytokine	20 h	Secreted	?
		LATE		
HLA-DR	Class II MHC molecule	3–5 days	Cell membrane	10
VLA-4	Adhesion molecule	4 days	Cell membrane	>100
VLA-1, VLA-2, VLA-3, VLA-5	Adhesion molecules	7–14 days	Cell membrane	>100, ?, ?, ?

SOURCE: Adapted from G. Crabtree, *Science* **243**:357.

ζ (zeta) 사슬의 동형 이합체로 구성되어 있다. 녹아우트 마우스를 이용한 실험에서는, 이러한 모든 구성요소들이 신호전달에 있어서 필수적임을 보여주었다. 항원에 의해 유도되는 T 세포의 반응은 두 단계로 인지될 수 있다; 개시와 신호 생성:

- *개시 (initiation).* 특정 항원과의 결합에 의해 T 세포 신호가 조절되고 활성화되는 것은 매우 중요하다. 휴지기 T 세포에서는, TCR 신호의 개시에 필수적인 단백질 티로신 키나아제인 $p56^{Lck}$가 TCR 복합체로 부터 격리되어 있다. 일반적으로 $p56^{Lck}$는 스핑고미엘린, 글리코스핑고리피드, 및 콜레스트롤이 풍부한 막의 미세도메인 (membrane microdomains)인 지질부교 (**lipid rafts**)에서 발견된다. MHC-펩티드와 결합을 하지 않은 상태의 TCR은 이러한 도메인으로부터 배제되어 있다. TCR이 MHC-펩티드에 결합하게 되면, 그 TCR 복합체는 지질부교 (lipid rafts)와 연합하게 되며 이어서 MHC 분자의 불변지역 (invariant regions)과 결합하는 CD4 또는 CD8 공동수용체들과 결집체를 형성하게 된다 (그림 10-11). T 세포가 휴지기에 있을 때 공동수용체의 세포질 꼬리에 회합되어 있던 티로신 키나아제 $p56^{Lck}$가 이제는 TCR 복합체의 세포질 꼬리에 가까이 운반되어져, 이곳에서 $p56^{Lck}$는 CD3의 구성 폴리펩티드인 **면역수용체 티로신-기반 활성화 모티프 (immunoreceptor tyrosine-based activation motifs, ITAMs;** 그림 9-9 참조)를 인산화 시킨다. ζ 사슬의 ITAM 부위 내 인산화된 티로신은 ZAP-70이라 불리는 또 다른 단백질 티로신 키나아제가 결합하고 활성화되는 (그림 10-11의 두 번째 단계) 도킹부위를 제공한다. ZAP-70은 몇몇 내부 신호전달기전에 연관된 매개분자

OVERVIEW FIGURE 10-11: TCR-Mediated Signaling

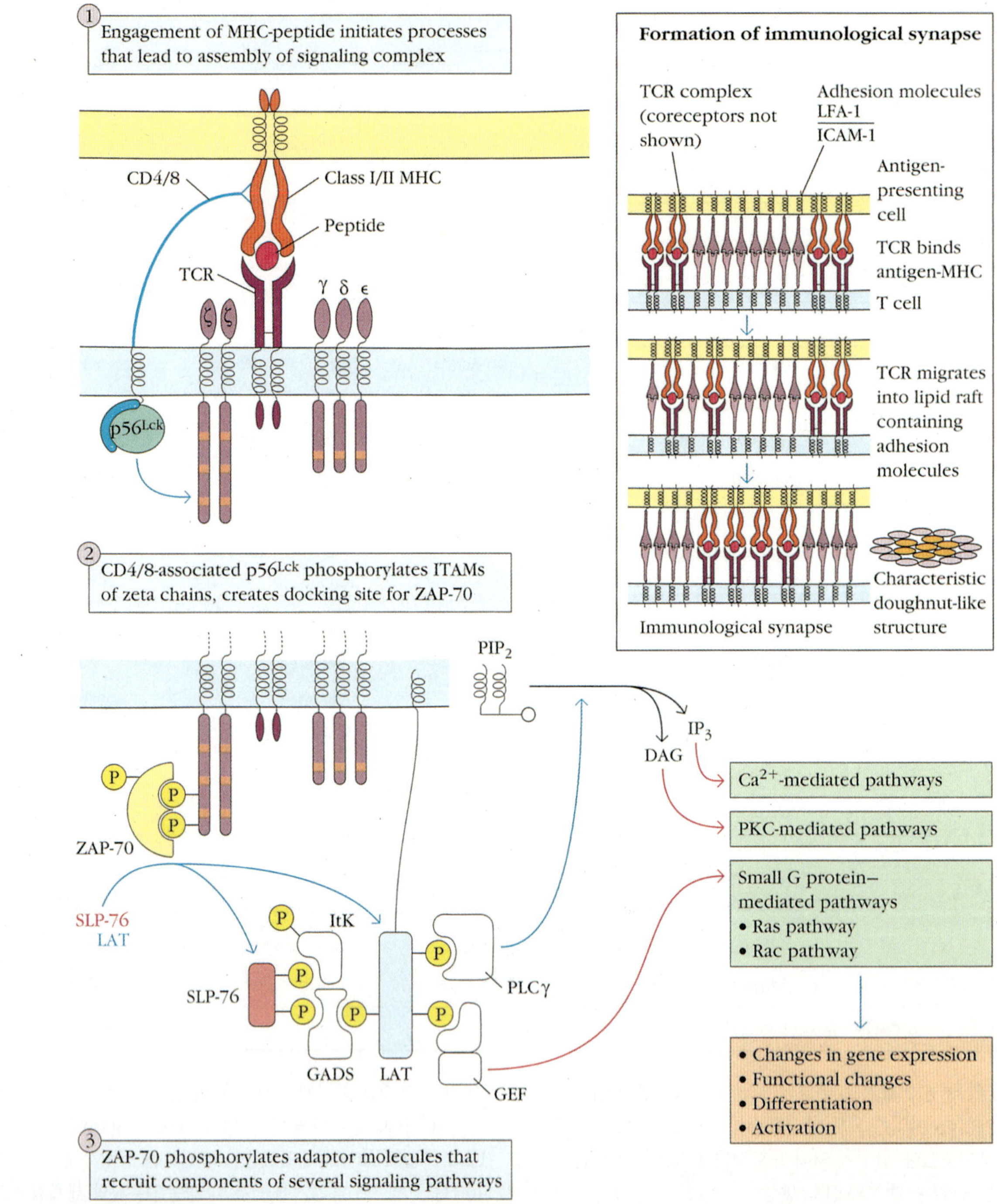

TCR engagement by peptide-MHC complexes initiates the assembly of a signaling complex. An early step is the p56^{Lck}-mediated phosphorylation of ITAMs on the zeta (ζ) chains of the TCR complex, creating docking sites to which the protein kinase ZAP-70 attaches and becomes activated by phosphorylation. A series of ZAP-70-catalyzed protein phosphorylations make possible the generation of a variety of signals. (Abbreviations: DAG = diacylglycerol; GADS = Grb2-like adaptor downstream of Shc; GEF = guanine nucleotide exchange factor; ITAM = immunoreceptor tyrosine-based activation motif; ItK = inducible T-cell kinase; IP_3 = inositol 1,4,5-triphosphate; LAT = linker of activated T cells; PIP_2 = phosphoinositol biphosphate; PLCγ = phospholipase C γ; SLP-76 = SH_2-containing leukocyte-specific protein of 76 kDa; ZAP-70 = zeta-associated protein of 70 kDa.)

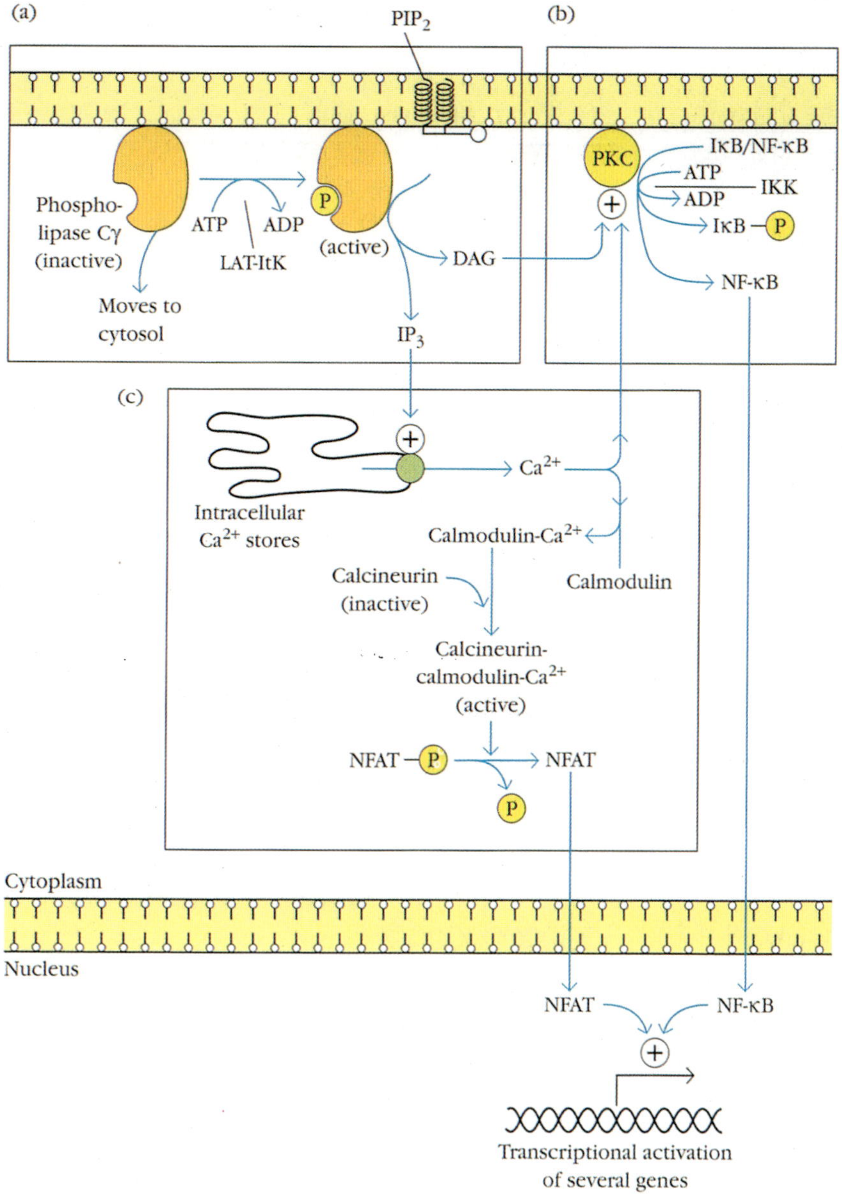

FIGURE 10-12 **Signal transduction pathways associated with T-cell activation.** (a) Phospholipase Cγ (PLCγ) is activated by phosphorylation. Active PLCγ hydrolyzes a phospholipid component of the plasma membrane to generate the second messengers, DAG and IP$_3$. (b) Protein kinase C (PKC) is activated by DAG and Ca^{2+}. Among the numerous effects of PKC is activation of IKK, which phosphorylates IkB, a cytoplasmic protein that binds the transcription factor NF-κB and prevents it from entering the nucleus. Phosphorylation of IkB releases NF-κB, which then translocates into the nucleus. (c) Ca^{2+}-dependent activation of calcineurin. Calcineurin is a Ca^{2+}/calmodulin-dependent phosphatase. IP$_3$ mediates the release of Ca^{2+} from the endoplasmic reticulum. Ca^{2+} binds the protein calmodulin, which then associates with and activates the Ca^{2+}/calmodulin-dependent phosphatase calcineurin. Active calcineurin removes a phosphate group from NFAT, which allows this transcription factor to translocate into the nucleus.

들의 모집을 위해 발판 역할을 하는 Vav-1, Shc, LAT 및 SLP-76 (세번째 단계) 등을 비롯한 여러 막-연관 연결분자들 (membrane-associated adaptor molecules)을 인산화시킨다. 이러한 기전들 중 하나는 효소인 포스포리파아제 C (phospholipase C)를 포함하는데, 이는 연결분자 (adaptor molecule)에 고정되며, 인산화에 의해 활성화되고 막 인지질을 절단하여 2차 전달자 (secondary messenger)를 생성한다. 이 경로는 또한 핵 인자 kappa B (nuclear factor kappa B) 혹은 NF-κB로 불리는 전사인자의 활성화를 초래한다. 또 다른 경로는 G 단백질을 활성화시킨다.

- *복합적인 세포내 신호의 생성.* 여러 신호전달 기전들이, 그림 10-11의 오른쪽 아래에서 나타난 바와 같이, 개시 단계에서 일어나는 반응들의 결과로서 활성화된다.

TCR 신호전달의 개시 단계의 한 가지 특징은 *면역시냅스 (immunological synapse, IS)*라고 알려진 슈퍼분자 구조 (supermolecular structure)를 형성하는 것이다. IS는 신경세포 사이에 있는 시냅스와 유사하므로 IS라고 명명되었는데, 이는 역동적이고 매우 유기적인 구조이며 T 세포와 항원제시세포 간의 접촉이 일어나는 부위에서 형성된다. TCR이 지질부교 (lipid rafts)에 삽입되는 과정이 IS 형성에 매우 중요한 특징일 것이라고 생각된다. IS의 중심 부위는 TCR/CD3 복합체와 함께 TCR 복합체와 회합된 다른 세포 내 신호전달 단백질들이 매우 풍부하게 존재하는데 반해, 중심 부위를 둘러싸고 있는 도넛-모양의 환에는 LFA-1과 같은 부착분자들이 함유되어 있다 (그림 10-11, 삽입). 비록 IS의 형성이 TCR 신호전달의 개시 단계에는 요구되지 않지만, 지속적인 T 세포 활성화에는 IS가 형성된다면 보다 더 효율적이라는 것이 알려졌다.

우리는 앞으로 몇몇 T 세포 활성화 과정에 관여되는 신호전달경로들을 고려해 볼 것이다. 그러나 전반적인 기전들은 꽤 복잡하며 다수의 세부적인 과정은 본 장에서 제시되지 않을 것이다. 본 장의 마지막 부분에 나열된 목록의 총설들은 이와 같은 매우 활발히 진행되고 있는 연구 분야에 대한 광범위한 정보를 제공해 줄 것이다.

Phospholipase Cγ_PLCγ

PLCγ는 인산화에 의해 활성화되며, 유도성 T 세포 키나아제 (inducible T cell kinase, ItK)와 회합된 막-연관 연결단백질 (membrane-associated adaptor protein)인 LAT에 결합함으로써 자신의 기질에 접근할 수 있게 된다 (그림 10-12a). PLCγ는 막의 인지질 구성성분인 포스포이노시톨 이인산 (phosphoinositol bisphosphate, PIP_2)를 가수분해하여 이노시톨 삼인산 (inositol 1, 4, 5-triphosphate, IP_3)과 디아실글리세롤 (diacyglycerol, DAG)를 생성한다. IP_3은 Ca^{2+}이 소포체로부터 신속하게 방출되도록 해주며 세포막의 칼슘 채널을 열어 준다 (그림 10-12c). DAG는 여러 다양한 표적들을 인산화시키는 다기능적 키나아제 (multifunctional kinase)인 단백질 키나아제 C를 활성화 시킨다.

Ca^{2+}

칼슘이온은 시력, 근육 수축, 및 그 외 다른 것들을 비롯하여 보통과는 다르게 광범위한 과정들에 관여하고 있다. 칼슘이온은 여러 T 세포 반응에 있어서 필수적인 요소이며, 소포체에서 분비된 칼슘이온은 매우 중요한 전사인자인 NFAT의 인산화를 궁극적으로 초래하는데, 이 인산화는 NFAT의 세포질에서 핵으로의 이동을 최고조에 이르게 한다. NFAT는 핵에서 T 세포 생육촉진 사이토카인 (T-cell-growth promoting cytokines)인 IL-2, IL-4, 및 그 외 것들의 발현에 필요한 유전자들의 전사를 도와준다.

단백질 키나아제 C_protein kinase C

PLCγ에 의한 DAG의 생산은 단백질 키나아제 C (PKC)의 활성화를 초래한다. 이 활성화에 의해 PKC는 지질부교 (lipid rafts)로 이동하게 되며, 이곳에서 PKC는 전사인자 NF-κB의 활성화로 이어지는 연쇄반응을 개시한다.

핵 인자 Kappa B (NF-κB)

핵 인자 kappa B는 면역계의 세포를 비롯한 여러 세포 유형에서 다양한 신호에 의해 유도되는 중요한 전사인자이다. 그러나 T 세포에 있어서 NF-κB의 활성화을 초래하는 신호전달경로는 독특하다. PLCγ에 의한 PKC의 활성화는 CARMA1, BCL-10 및 MALT-1를 포함하는 막-결합 단백질 복합체의 조립을 유도한다. 이 복합체는 일단 조립이 되고나면 다중단백질 효소 (multiprotein enzyme)로 알려진 IKK (inhibitor of κB kinase)의 활성화를 일으킨다. 이어서 IKK는 κB의 저해제 (inhibitor of κB, IκB)를 인산화시킨다 (그림 10-12b). IκB는 보통 NF-κB와 결합한 상태로 세포질에 존재한다. 그러나 IKK에 의해 IκB가 인산화되면, NF-κB는 해리되어 핵 내로 이동하여 유전자 전사를 활성화한다. IL-2는 NF-κB의 중요한 하류 표적이다.

Ras/MAP 키나아제 경로_The Ras/MAP kinase pathway

Ras는 여러 세포 유형에서 발견되는 신호전달 기전의 중추적인 요소이며 효모에서부터 사람에 이르기까지 진핵생물 전반에 걸쳐에 보존되어 있다. 작은 G 단백질인 Ras가 GTP에 의해 활성화되면 MAP 키나아제 경로로 알려진 단백질 키나아제의 연쇄반응이 개시되게 한다. 이 연쇄반응의 최종생성물인 MAP 키나아제 (혹은 ERK로 명명됨)의 인산화는 MAP 키나아제가 Fos의 발현에 필요한 전사인자인 ElK를 활성화시키게 해준다 (그림 10-13). 또한 MAP 키나아제에 의한 Fos의 인산화는 Fos가 Jun과 연합하여 T 세포의 활성

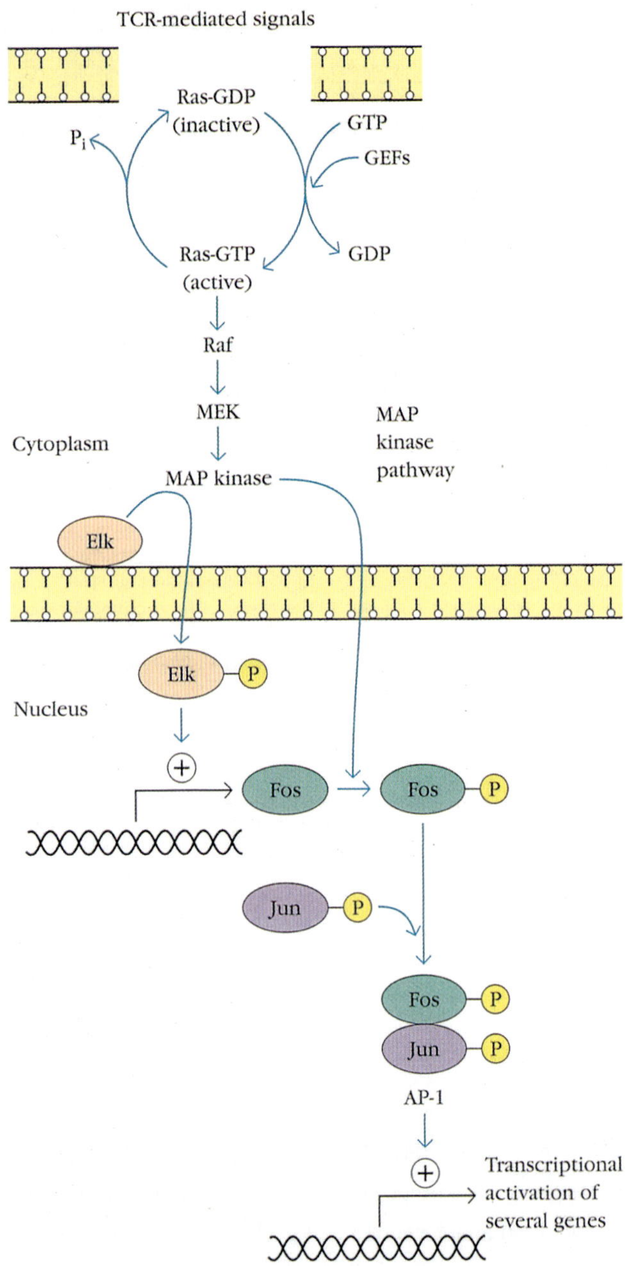

FIGURE 10-13 **Activation of the small G protein Ras.** Signals from the T-cell receptor result in activation of Ras via the action of specific guanine nucleotide exchange factors (GEFs) that catalyze the exchange of GDP for GTP. Active Ras causes a cascade of reactions that result in the increased production of the transcription factor Fos. Following their phosphorylation, Fos and Jun dimerize to yield the transcription factor AP-1. Note that all these pathways have important effects other than the specific examples shown in the figure.

화에 있어서 필수적인 전사인자인 AP-1을 형성하게 한다. 이어서 AP-1은 IL-2의 전사를 조절한다.

T 세포 활성화를 촉발하기 위해서 얼마나 많은 TCR 복합체가 관여되어야 하는가 ?_How many TCR complexes must be engaged to trigger T-cell activation?

하나의 T 세포가 활성화되기 위해서는 얼마나 많은 리간드들을 인지

해야만 하는가라는 질문에 대해서 여러 연구진들이 답을 제시하였다. 단일 세포 영상화 (single-cell imaging)에 대한 최근의 기술이 개발되기 전에는, 이러한 측정이 간접적이며 부정확한 방법들에 의해 이루어졌다. Stanford 의과대학의 Mark Davis와 그 동료들은 대단히 민감한 **두-부분 현미경시각화 기술 (two-part microscopic visualization tecnique)**를 사용하여 이 문제에 접근했다. 먼저 항원제시세포를 말단에 바이오틴 분자를 지닌 펩티드로 간단하게 처리하였다. 이어서 MHC에 결합된 펩티드의 수는 스트렙타비딘-피코에리트린 결합체 (streptavidin-phycoerythrin conjugate)를 첨가하여 측정할 수 있었는데, 이 스트렙타비딘-피코에리트린 결합체는 바이오틴화 펩티드 (biotinylated peptides)의 바이오틴에 결합하게되며 뒤이어 영상분석에 필요한 빛을 내도록 유도할 수 있는 것이다. 바이오틴화 펩티드-MHC 복합체에 특이적인 T 세포는, 세포 내의 자유 칼슘이온 (Ca^{2+})을 볼 수 있게 해주며 그래서 T 세포 활성화의 지표로도 이용되는 색소인 **fura-2**로 처리하였다. 이어서 처리된 T 세포를 항원제시세포에 가하였다. 이와 같이 대단히 민감한 기술을 사용함으로서, 이들 과학자들은 (1) 하나의 T 세포가 활성화되었다면, (2) 그 T 세포와 항원제시세포 사이의 접점에는 얼마나 많은 펩티드 분자들이 존재했는가 – 다르게 표현하면, 얼마나 많은 TCR-MHC-바이오틴화 펩티드 복합체가 형성되었던가를 결정할 수 있었다. 연구자들은 단일 펩티드만으로도 Ca^{2+}가 방출되며, $CD4^+$ T 세포의 경우 10개 정도의 적은 수의 TCR 복합체가 관여되더라도 최대치의 Ca^{2+}가 방출됨을 확인하였다. $CD8^+$ T 세포에서도 비슷한 결과를 얻을 수 있었다.

공동자극신호가 T 세포의 완전한 활성화에 요구된다_

Co-stimulatory signals are required for full T-cell activation

T 세포 활성화에는 위에서 설명한 다수의 막 분자들 간의 역동적인 상호작용이 요구되지만, 이 상호작용이 그 자체만으로는 미경험 T 세포들을 완전하게 활성화 시키는데 충분하지 않다. 미경험 T 세포들은 활성화 및 효과 세포들로의 증식을 위해 한 가지 이상의 신호를 필요로 한다:

- 신호 1, 개시신호는 항원 펩티드의 TCR-CD3 복합체와의 상호작용에 의해 생성된다.
- 신호 2, 뒤이은 항원-비특이성 공동자극신호, 즉 신호 2는 T 세포상의 CD28과 APC 상의 B7 패밀리의 구성원들 사이의 상호작용에 의해 주로 제공된다 (그림 10-14).

B7에는 두 가지 서로 연관성이 있는 형태인 B7-1 및 B7-2가 있다. 이 분자들은 면역글로불린 슈퍼패밀리에 속하며 세포외부 영역은 유사한 구조이지만 세포내부 영역은 현저히 다르다. B7 분자들은 수지상세포들 상에 구성적으로 발현되며, 활성화된 대식세포들과 활성화된 B 세포들 상에 발현이 유도된다. B7에 대한 리간드들은 CD28 및 CTLA-4 (CD152로 또한 알려진)이며, 이 두 가지 모두는 이황화 결합으로 연결된 동형 이합체로서 T 세포막 상에 발현되는데; B7처럼 면역글로불린 슈퍼패밀리에 속한다 (그림 10-14 참조). 비록 CD28과 CTLA-4가 구조적으로 유사한 당단백질들이지만, 그들은 길항적으로 작용한다. CD28을 통한 신호는 T 세포에게 **양의 공동자극신호 (positive costimulatory signal)**를 제공한다; CTLA-4를 통한 신호는 저해신호이며 T 세포의 활성화를 낮추어 준다. CD28은 휴지기 및 활성화 상태의 T 세포들 모두에 발현되지만, CTLA-4는 휴지기 T 세포들에서는 사실상 발현되지 않는다. 일반적으로 TCR의 자극을 통해 CTLA-4의 발현이 유도되며 자극의 24시간 이내에 검출이 쉽게 가능하고, 자극 후 2~3일 정도 내에 최대 수준으로 발현된다. 비록 CTLA-4의 표면 발현수준의 최고치는 CD28의 수준보다 낮지만, CD28에 비해 B7에 대한 결합력이 월등히 높으므로 CTLA-4는 B7에 대하여 CD28과 경쟁을 원할하게 한다. 흥미롭게도, CTLA-4의 발현수준은 CD28가 생성하는 공동자극신호들에 의해서 증가된다. 이는 CD28로부터 받는 촉진에 정비례하여 CTLA-4를 통한 조절성 제동력을 제공하는 역할을 한다. 림프구 활성화 및 증식의 조절에 있어서의 CTLA-4의 몇몇 중요성은 CTLA-4 녹아우트 마우스의 실험에 의해 밝혀졌다. 이러한 마우스에서 T 세포들은 대량 증식하여 림프절장애 (lymphadenopathy, 대단히 비대해진 림프절들), 비종 (splenomegaly, 비대해진 비장) 그리고 생후 3 내지 4주 만의 죽음에 이르게 된다. 분명히, CTLA-4가 관계된 저해 신호의 생성이 림프구의 항상성 유지에 중요하다.

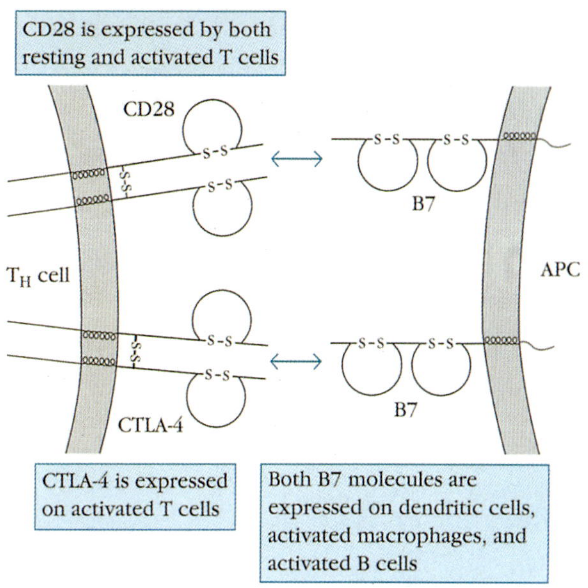

FIGURE 10-14 **T_H-cell activation requires a costimulatory signal provided by antigen-presenting cells (APCs).** Interaction of B7 family members on APCs with CD28 delivers the costimulatory signal. Engagement of the closely related CTLA-4 molecule with B7 produces an inhibitory signal. All of these molecules contain at least one immunoglobulin-like domain and thus belong to the immunoglobulin superfamily. *[Adapted from P. S. Linsley and J. A. Ledbetter, 1993,* Annual Review of Immunology *11:191.]*

공동자극신호가 결여되면 클론 아너지가 뒤이어 일어난다

_Clonal anergy ensues if a co-stimulatory signal is absent

항원 펩티드-MHC 복합체를 T_H 세포가 인식하는 결과 어떤 경우에는 펩티드-MHC 복합체에 반응하여 세포가 증식할 수 있는 능력이 없음으로 특징지어지는 **클론 아너지**라고 불리는 무반응성 상태가 초래된다. 클론확장 혹은 클론 아너지가 뒤이어 일어날지는, T_H 세포상

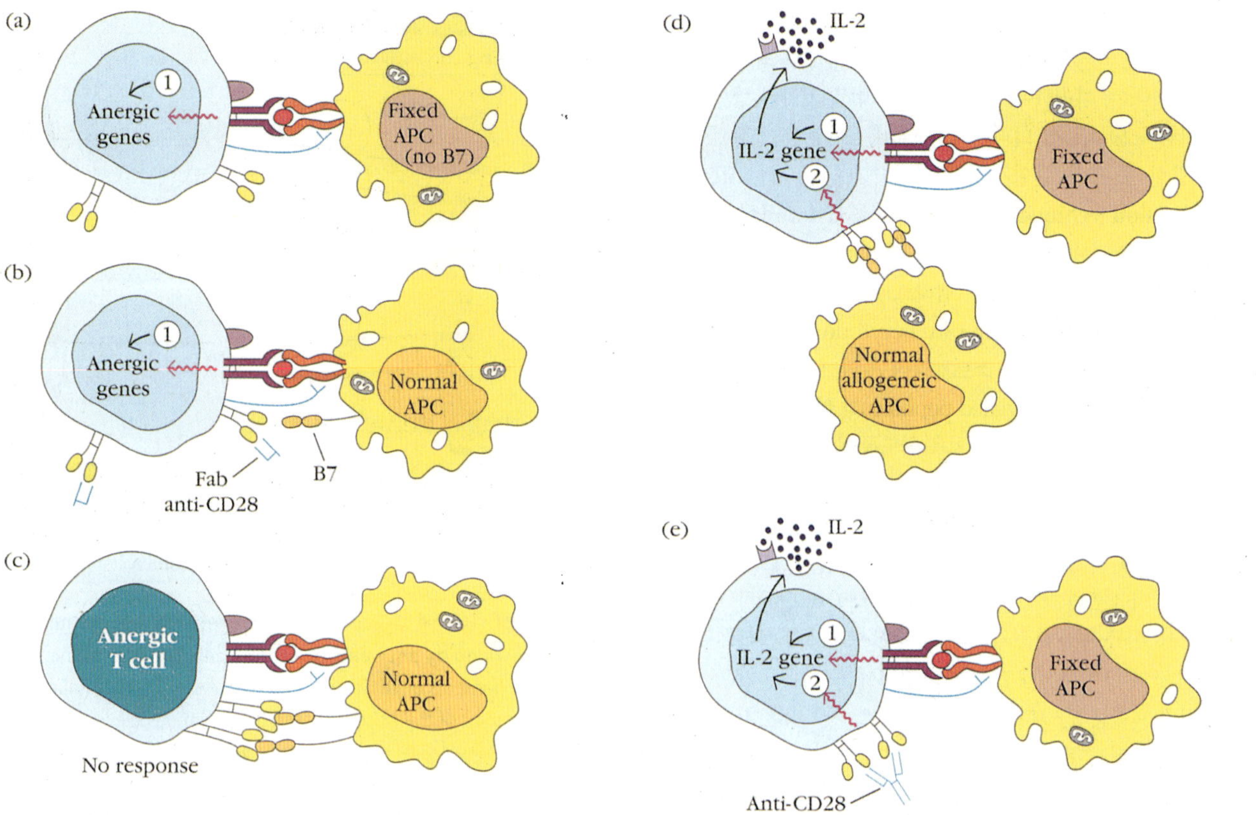

FIGURE 10-15 Experimental demonstration of clonal anergy versus clonal expansion. (a, b) Only signal 1 is generated when resting T_H cells are incubated with glutaraldehyde-fixed antigen-presenting cells (APCs) or with normal APCs in the presence of the Fab portion of anti-CD28. (c) The resulting anergic T cells cannot respond to normal APCs. (d, e) In the presence of normal allogeneic APCs or anti-CD28, both of which produce the costimulatory signal 2, T cells are activated by fixed APCs.

의 CD28과 항원제시세포상의 B7 분자간의 상호작용에 의해 생성되는 공동자극신호 (신호 2)의 유무에 의해서 결정된다. 배양세포들을 이용한 실험들에서, 만약 휴지기 T_H 세포가 TCR-매개 신호 (신호 1)를 적절한 공동자극신호가 없는 상태에서 받는다면, 이후 T_H 세포는 아너지 상태로 됨을 보여준다. 특히, 만약 휴지기의 T_H 세포들을 B7을 발현하지 않는 글루타르알데히드에 고정된 APCs와 함께 배양을 한다면 (그림 10-15a), 고정된 APCs는 펩티드들을 class II MHC 분자들과 함께 제시할 수 있으므로 그래서 신호 1은 제공할 수 있지만, 필요한 공동자극신호 2는 보낼 수가 없다. 공동자극신호가 없는 경우, 특히 IL-2와 같은 사이토카인이 최소한으로 생산된다. 또한 아너지는 CD28과 B7의 결합을 방해하는 항-CD28 항체의 Fab 부분이 존재하는 조건에서 T_H 세포들을 정상 APCs와 함께 배양할 경우에도 유도될 수 있다 (그림 10-15b).

두 가지의 서로 다른 대조 실험들이, 적절한 펩티드-MHC 복합체들을 지닌 채로 고정된 APCs가 T 세포 수용체들에 의해 매개되는 유효신호를 전달할 수 있음을 증명한다. 한 실험에서는, T 세포들의 TCR에 인식되는 펩티드-MHC 복합체들을 지닌 채로 고정된 APCs 및 B7을 발현하는 정상 APCs 양쪽 모두를 T 세포들과 함께 배양한다 (그림 10-15d). 고정된 APCs는 T 세포들의 TCRs와 관계하고, 정상 APCs 표면의 B7분자들은 T 세포들 상의 CD28과 결합한다. 그래서 이들 T 세포들은 두 가지 신호들을 모두 받아서 활성화를 진행한다. 고정된 APCs와 T 세포들의 혼합물에 항-CD28 이가항체를 첨가하면 CD28와의 결합을 통해 T 세포들에게 효과적인 공동자극신호를 또한 제공할 수 있다 (그림 10-15e).

$CD4^+$와 $CD8^+$ T 세포 모두 아너지화 될 수 있다는데 대한 충분한 증거가 있지만, 대부분의 아너지에 대한 연구는 $CD4^+$ T_H 세포에서 행하여졌다. 하나의 T 세포는 다양한 방식으로 아너지화 될 수 있다. 공동자극신호 (신호 2)가 결여되어 있을 경우외에도, 신호 1과 신호 2를 받았던 세포에 나타나는 CTLA-4는 공동자극신호를 차단할 수 있으며 기능적으로 아너지를 초래할 수 있다. 비록 아너지의 존재에 대해서는 확정적이지만, 그 무반응성 상태를 조절하는 자세한 생화학적 기전은 잘 이해되지 않았다. 그러나 지난 몇 년간 마이크로어레이 분석 (22장 참조)을 이용한 실험계의 덕택으로, 프로테아솜에 의한 분해를 위해 TCR 신호전달 기전의 중요한 요소들을 표적으로 하는 유비퀴틴 연결효소 (ubiquitin ligases)를 위시하여, 아너지 T 세포의 몇몇 중요한 분자적 구성원들을 밝혀냈다.

슈퍼항원은 TCR과 MHC II에 동시에 결합함으로써 T 세포 활성화를 유도한다_Superantigens induce T-cell activation by binding the TCR and MHC II stimultaneously

슈퍼항원들은 T 세포 수용체의 V_β 영역 (V_β domain)과 class II MHC 분자의 α 사슬에 동시에 결합하는 바이러스성 또는 세균성 단백질들이다. 외인성 및 내인성 슈퍼항원들이 모두 규명되어 있다. 어느 유형의 슈퍼항원이든 이들에 의한 T 세포 수용체와 class II

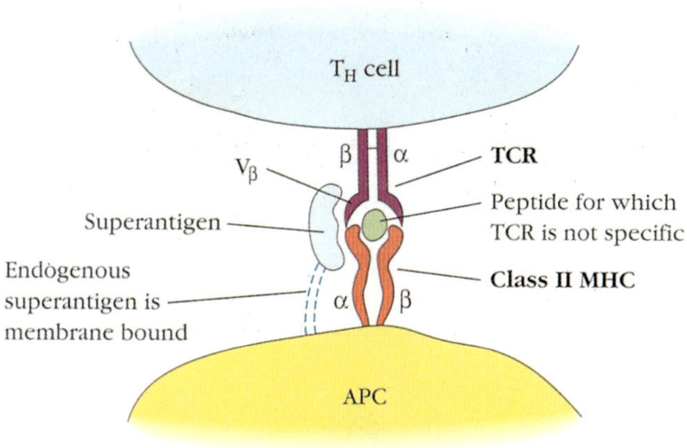

FIGURE 10-16 Superantigen-mediated cross-linkage of T-cell receptor and class II MHC molecules. A superantigen binds to all TCRs bearing a particular V_β sequence regardless of their antigenic specificity. Exogenous superantigens are soluble secreted bacterial proteins, including various exotoxins. Endogenous superantigens are membrane-embedded proteins produced by certain viruses; they include Mls antigens encoded by mouse mammary tumor virus.

MHC 분자간의 교차결합은 T 세포의 활성화와 증식을 유도하는 활성화 신호를 생성한다 (그림 10-16).

외인성 슈퍼항원 (exogenous superantigens)은 세균류에 의해 분비되는 가용성 단백질들이다. 이들 중에는 포도상 구균 장독소 (staphylococcal enterotoxins), 독성 쇽 증후군 독소 (toxic-shock-syndrome toxin), 박탈성 피부염 독소 (exfoliative-dermatitis toxin) 등과 같은 그람 양성균에 의해서 분비되는 다양한 **외독소 (exotoxins)**들이 있다. 이러한 외인성 슈퍼항원들 각각은 T 세포 수용체들 (표 10-3)의 특정 V_β 부위에 결합하며 TCR을 class II MHC 분자에 교차결합시킨다.

내인성 슈퍼항원 (endogenous superantgens)은 특정 동물세포들을 감염시키는 바이러스들에 의해 암호화되는 세포막성 단백질들이다. 한 그룹은 마우스 유방암 바이러스 (MTV)에 의해서 암호화되는데, 근친교배계의특정 마우스의 DNA내로 삽입될 수 있다; 삽입된 후, 레트로바이러스성 단백질들이 감염된 세포들의 막에 발현된다. 이러한 바이러스성 단백질들은 **부 림프구 자극 결정기 (minor lymphocyte stimulating, MIs, determinants)**로 불리며, T 세포 수용체들의 특정 V_β 부위와 결합하고 TCR을 class II MHC 분자에 교차결합시킨다. 다양한 MTV 균주들 유래의 네 가지의 Mls 슈퍼항원들이 각각 규명되었다.

슈퍼항원들은 **TCR 항원 결합틈 (TCR antigen-binding cleft)**의 외부에 결합하므로, 특정 V_β 배열을 발현하는 어떤 T 세포라도 상응하는 슈퍼항원에 의해서 활성화될 것이다. 그리하여 활성화는 다클론적으로 일어나며, 전체 T_H 집단의 상당한 비율에 (5%도 드문 경우가 아님) 영향을 줄 수 있다. 슈퍼항원의 교차결합에 뒤이은 대량의 활성화는 T_H 세포의 사이토카인의 과다 생산을 초래하고 전신적인 독성으로 이어진다. 포도상 구균 장독소들에 의한 식중독과 독성 쇽 증후군 독소에 의해 유도되는 독성 쇽은 슈퍼항원들에 의해 유도되는 사이토카인 과다생산의 결과들에 대한 두 가지의 예가 된다.

슈퍼항원들은 또한 흉선에서의 T 세포 성숙에 영향을 끼칠 수 있다. 흉선에서의 성숙과정 중 흉선내부에 존재하는 슈퍼항원은 그 슈퍼항원의 특이성에 상응하는 TCR V_β 영역을 지닌 모든 흉선세포들의 음성선택을 유도할 것이다. 이와 같은 대량적인 제거는 외인성 혹은 내인성 슈퍼항원들에 의해서 유도될 수 있으며, 슈퍼항원들의 표적이 되는 V_β 영역을 함유한 수용체들을 지닌 모든 T 세포들이 없어지는 특징을 나타낸다.

TABLE 10-3 Exogenous superantigens and their V_β specificity

Superantigen	Disease[*]	V_β SPECIFICITY	
		Mouse	Human
Staphylococcal enterotoxins			
SEA	Food poisoning	1, 3, 10, 11, 12, 17	nd
SEB	Food poisoning	3, 8.1, 8.2, 8.3	3, 12, 14, 15, 17, 20
SEC1	Food poisoning	7, 8.2, 8.3, 11	12
SEC2	Food poisoning	8.2, 10	12, 13, 14, 15, 17, 20
SEC3	Food poisoning	7, 8.2	5, 12
SED	Food poisoning	3, 7, 8.3, 11, 17	5, 12
SEE	Food poisoning	11, 15, 17	5.1, 6.1–6.3, 8, 18
Toxic shock syndrome toxin (TSST1)	Toxic shock syndrome	15, 16	2
Exfoliative dermatitis toxin (ExFT)	Scalded skin syndrome	10, 11, 15	2
Mycoplasma arthritidis supernatant (MAS)	Arthritis, shock	6, 8.1–8.3	nd
Streptococcal pyrogenic exotoxins (SPE-A, B, C, D)	Rheumatic fever, shock	nd	nd

[*]Disease results from infection by bacteria that produce the indicated superantigens.

T 세포 분화_T-Cell Differentiation

CD4$^+$ 및 CD8$^+$ T 세포들은 흉선을 떠나서, 세포주기의 G_0 상태에 있는 휴지기 세포들로서 순환계로 들어간다. 말초에는 CD4$^+$ T 세포들이 CD8$^+$ T 세포들에 비해 두 배 정도 더 많이 존재한다. 항원을 만난 적이 없는 T 세포들 (미경험 T 세포들, naive T cells)는 압축된 염색질, 매우 적은 세포질, 매우 적은 전사활성 등에 의해 특징지어 진다. 미경험 T 세포들은 계속 혈관계와 림프계 사이를 재순환한다. 이 재순환 과정 중, 미경험 T 세포들은 림프절과 같은 2차 림프조직들에 머문다. 만약 미경험 T 세포가 림프절에서 항원을 만나지 못하면, 유출 림프관을 통해 빠져나오게 되며 마침내 흉관 (thoracic duct)을 통해 혈액과 합쳐지게 된다. 각 미경험 T 세포는 매 12~24시간마다 혈액에서 림프절로 그리고 혈액으로 재순환되는 것으로 추정된다. 대략 10^5개의 미경험 T 세포들 중에 단지 하나만이 어떤 주어진 항원에 대해 특이성이 있으므로, 이러한 대규모의 재순환을 통해 미경험 T 세포가 적절한 항원을 만나게 될 기회들이 증가된다.

활성화된 T 세포가 효과 및 기억 T 림프구를 생성한다 _Activated T cells generate effector and memory T cells

미경험 T 세포가 적절한 항원제시세포 혹은 표적세포상의 항원-MHC 복합체를 인식할 경우, T 세포는 활성화되어 1차 반응을 개시하게 된다. 활성화 후 48시간이 되면, 미경험 T 세포는 아세포 (blast cell)로 커져서 세포분열 주기를 반복적으로 진행하기 시작한다. 앞에서 언급한 바와 같이, 활성화는 TCR 복합체의 관여에 의한 신호와 CD28-B7 상호작용에 의해 유도되는 공동자극신호에 의해 이루어진다 (그림 10-16 참조). 이러한 신호들은 T 세포가 세포주기의 G_1 기로 진입하는 것을 촉발하며, 동시에 IL-2 및 이에 강한 결합을 할 수 있는 고친화성 IL-2 수용체의 α 사슬의 유전자 전사를 유도한다. 또한 공동자극신호는 IL-2 mRNA의 반감기를 증가시킨다. IL-2 mRNA의 안정화와 함께 IL-2 전사의 증가는 활성화된 T 세포들에서의 IL-2 생성을 100배정도 증가시킨다. IL-2의 분비 및 뒤이은 고친화성 IL-2 수용체와의 결합은 활성화된 미경험 T 세포가 증식하고 분화하도록 유도한다 (그림 10-17). 이러한 방식으로 활성화된 T 세포들은 매일 2~3번씩 4~5일 동안 분열하여, 자손세포들로 이루어진 거대한 클론을 형성하고 기억 또는 효과 T 세포 집단들로 분화하게 된다.

여러 가지 효과 T 세포들이 사이토카인의 분비 및 B-세포 보조 (활성화된 CD4$^+$ T_H 세포들), 그리고 세포독성 살해 활성 (CD8$^+$ CTLs)과 같은 전문적인 기능을 수행한다. CTL 세포들의 생성과 활성에 대해서는 14장에서 자세히 소개되어 있다. 효과세포들은 미경험 및 기억세포들이 항원에 의해 활성화된 후에 생성된다. 효과세포들은 수일에서 수주 정도에 이르는 짧은 수명을 지닌 세포들이다. 효과 및 미경험 세포 집단들은 서로 다른 세포막분자들을 발현하며, 이에 따라 서로 다른 순환양상이 나타난다.

12장에서 더 자세히 설명한 바와 같이, CD4$^+$ 효과 T 세포들은 그 분비하는 사이토카인 항목의 차이에 의해 구별되는 두 가지의 소집단들을 이루고 있다. 그 중 하나는 **T_H1 아집단 (T_H1 subset)**이라 불리며, IL-2, IFN-γ 및 TNF-β를 분비한다. T_H1 아집단은 지연된 형태의 과민성 반응이나 세포독성 T 림프구의 활성화와 같은 전형적인 세포매개성 기능을 담당한다. 다른 아집단은 **T_H2 아집단**으로 불리며, IL-4, IL-5, IL-6 및 IL-10을 분비한다. 이 아집단은 B 세포 활성화의 보조자로서 훨씬 효과적으로 작용한다.

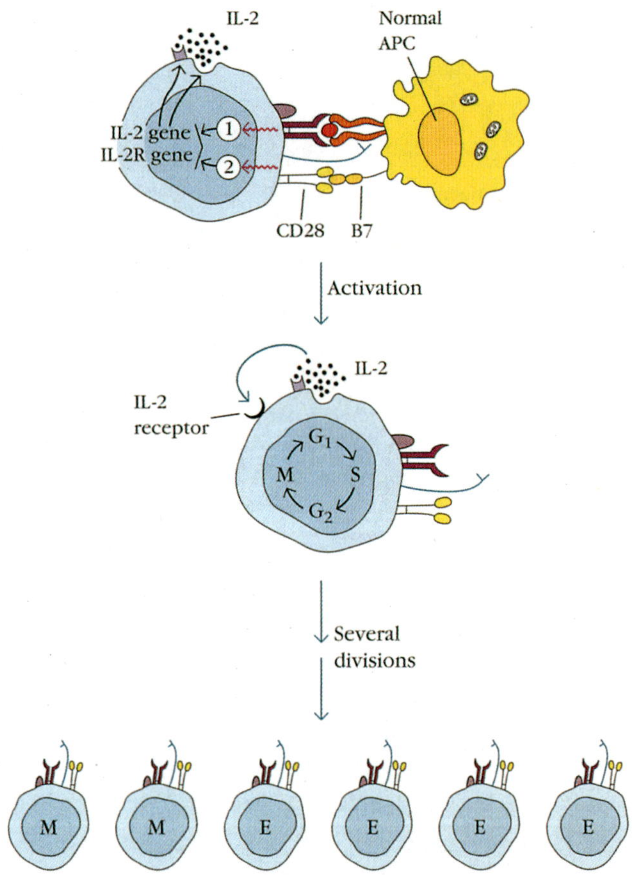

FIGURE 10-17 Activation of a T_H cell by both signal 1 and costimulatory signal 2 up-regulates expression of IL-2 and the high-affinity IL-2 receptor, leading to the entry of the T cell into the cell cycle and several rounds of proliferation. Some of the cells differentiate into effector cells, others into memory cells.

기억 T 세포 집단은 효과세포들 및 미경험 T 세포들 양쪽 모두에서, 이들 세포들이 항원과 접촉한 후에 생성된다. 기억 T 세포들은 항원에 의해 생성되고, 일반적으로 오랜 기간 동안 생존할 수 있으며, 재차 동일한 항원을 만날 경우 더 강력한 활성으로 반응하여 **2차 반응**을 일으키는 **휴지기세포 (quiescent cells)**들이다. 효과 T 세포들의 집단이 감소된 후에도 긴 기간 동안 기억 T 세포들의 확장된 집단이 남아 있는 것으로 보인다. 일반적으로, 기억 T 세포들은 효과 T 세포들과 동일한 세포표면 표식들을 다수 발현한다; 경험세포들을 완벽하게 확인시켜주는 세포표면 표지들은 없다.

대부분 기억 T 세포들은 미경험 T 세포들처럼 세포주기의 G_0 단계에 있는 휴지기 세포들이지만, 활성화를 위한 요구조건들이 미경험 T 세포들에 비해 덜 엄격한 것으로 보인다. 예로서, T_H 세포들은 오직 수지상세포들에 의해서만 활성화되는 반면, 기억 T_H 세포들은 대식세포들, 수지상세포들 그리고 B 세포들에 의해서도 활성화 될 수 있다. 기억 T 세포들에는 다수의 부착분자들이 높은 수준으로 발현되어 이러한 세포들이 넓은 범위의 다양한 항원제시세포들에 부착하는 것을 가능하게 하는 것으로 생각된다. 또한 기억 세포들은 무경험 혹은 효과 T 세포들과는 다른 재순환 과정을 보여준다.

$CD4^+CD25^+$ T 세포 소집단은 면역반응을 억제하는 조절을 한다_A $CD4^+CD25^+$ subpopulation of T cells negatively regulates immune responses

연구자들이 1970년대 초기동안 면역반응을 억제할 수 있는 T 세포의 집단에 대해 처음으로 서술하였다. 이러한 세포들은 억제 T 세포(suppressor T cells, T_s)로 명명되었고 $CD8^+$ T 세포로 믿어졌다. 그러나 관찰된 억제작용에 대한 세포 및 분자생물학적인 원리는 불명확한 상태였으며, 결과적으로 $CD8^+$ 억제 T 세포의 존재에 대한 강한 의심이 일게 되었다. 최근 연구는 면역반응을 억제하는 T 세포들이 정말 존재한다는 것을 보여주었다. 예상과는 달리, 이러한 세포들은 $CD8^+$ T 세포들이 아니라 $CD4^+$ T 세포들로 밝혀졌다. $CD4^+$ $CD25^+$ T 세포 집단들 중에는 다른 T 세포 집단들의 증식을 in vitro에서 억제 할 수 있는 조절 T 세포들이 있다. $CD4^+CD25^+$ 집단을 구성하는 세포들이 실험적으로 유도된 내장 염증질병, 실험적 알레르기성 뇌척수염, 자가면역 당뇨병과 같은 자가면역 질환의 진전을 저해함이 동물실험에서 나타났다. 이러한 조절세포들에 의한 억제는 T 세포 수용체를 통한 활성화에 의존하기 때문에 항원 특이적이다. 억제세포들과 그들의 표적세포들 사이에 세포접촉이 필요하다. 만약 이러한 조절세포들이 항원에 의해서 활성화 되지만 투과성 장벽에 의해서 그들의 표적들과 분리되어 존재한다면, 억제현상은 일어나지 않게 된다. 특별히 면역 반응을 억제 할 수 있는 조절 T 세포들의 존재는 임상적인 의미들을 가진다. 백신접종에 의해 유도되는 조절 T 세포들을 제거 또는 억제하는 것은 일반적인 백신들에 대한 면역반응을 강화할 수 있을 것이다. 이러한 관점에서, 어떤 연구자들은 종양항원에 대한 면역반응을 억제하는 T 세포를 제거한다면 항종양 면역을 향상시킬 수 있을 것이라고 제안하였다. 반대로, 조절 T 세포 집단의 억제작용을 증가시키는 것은 알레르기와 자가면역질환의 치료에 유익하다. 또한 조절 T 세포 집단의 활성을 증가시키는 방법은 기관 및 조직이식에 대한 거부반응을 억제하는데 유익할 것이다. 이러한 억제세포 집단에 대해 진전되는 앞으로의 연구는, $CD4^+$ $CD25^+$ T 세포 집단의 구성원들에 의한 면역반응의 조절기전을 통찰하는데 크게 일조를 할 것이다. 또한 이러한 세포집단들의 활성을 증감시켜, 원하지 않는 면역반응을 줄이고 원하는 면역반응을 향상시키는 방법을 개발하기 위한 집중적인 노력이 예상된다.

항원제시세포들은 특징적인 공동자극의 성질을 가진다 _Antigen-presenting cells have characteristic costimulatory properties

전문 항원제시세포들 (수지상세포들, 대식세포들, B 세포들)만이 증식 및 분화로 이어지는 T 세포들의 완전한 활성화에 필요한 항원을 class II MHC 분자들과 함께 제시할 수 있으며 공동자극 신호공동자극 신호를 전달 할 수 있다. 항원제시세포들 표면의 중요한 공동

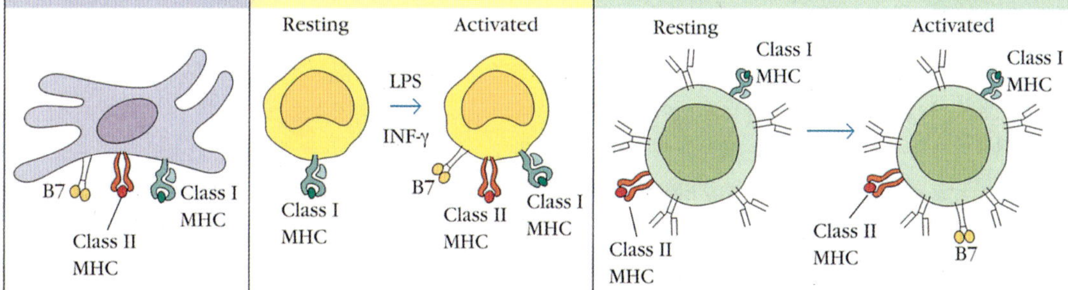

	Dendritic cell	Macrophage (Resting)	Macrophage (Activated)	B lymphocyte (Resting)	B lymphocyte (Activated)
Antigen uptake	Endocytosis phagocytosis (by Langerhans cells)	Phagocytosis	Phagocytosis	Receptor-mediated endocytosis	Receptor-mediated endocytosis
Class II MHC expression	Constitutive (+++)	Inducible (−)	Inducible (++)	Constitutive (++)	Constitutive (+++)
Costimulatory activity	Constitutive B7 (+++)	Inducible B7 (−)	Inducible B7 (++)	Inducible B7 (−)	Inducible B7 (++)
T-cell activation	Naive T cells Effector T cells Memory T cells	(−)	Effector T cells Memory T cells	Effector T cells Memory T cells	Naive T cells Effector T cells Memory T cells

FIGURE 10-18 **Differences in the properties of professional antigen-presenting cells affect their ability to present antigen and induce T-cell activation.** Note that activation of effector and memory T cells does not require the costimulatory B7 molecule.

자극분자들은 당단백질인 B7-1, B7-2이다 (그림 10-14 참조). 전문 항원제시세포들은 항원을 드러내는 방법 및 공동자극 신호를 전달하는 능력도 각각 다르다 (그림 10-18).

수지상세포들은 구성적으로 높은 수준으로 class I과 II MHC 분자들뿐만 아니라 B7-1, B7-2 분자들을 발현한다. 이런 이유 때문에 미경험, 기억, 효과 T 세포들을 강력하게 활성화시킨다. 이에 반해, 다른 전문 항원제시세포들은 그 세포막상에 공동자극 B7 분자들을 발현하기 위해 활성화되어야 한다; 결과적으로 휴지기의 대식세포들은 미경험 T 세포들을 활성화할 수 없으며, 기억 및 효과 T 세포들을 활성화하는 정도도 미미하다. 대식세포는 세균에 대한 포식작용에 의해 활성화될 수 있으며, 혹은 LPS와 같은 세균의 생성물 또는 T_H1세포 유래의 사이토카인인 IFN-γ에 의해서 활성화 될 수 있다. 활성화 된 대식세포는 자신의 class II MHC 분자들과 공동자극 B7 분자들의 발현을 증가시킨다. 이렇게 활성화된 대식세포들은 기억 및 효과 T 세포들을 활성화시키지만, 미경험 T 세포들을 활성화시킬 수 있는 정도는 상대적으로 제일 약하다.

B 세포들 또한 T 세포 활성화에 있어서 항원제시세포들로서 기여한다. 휴지기 B 세포들은 class II MHC 분자들은 발현하지만 공동자극 B7분자들의 발현은 하지 못하는 상태이다. 결과적으로, 휴지기 B 세포들은 효과 및 기억 T 세포 집단들은 활성화시킬 수 있지만, 미경험 T 세포들을 활성화 시킬 수 없다. 활성화되었을 때, B 세포들은 자신의 class II MHC 분자들의 발현을 증가시키고 B7 발현을 시작한다. 이러한 활성화된 B 세포들은 기억 및 효과 T 세포 집단들뿐만 아니라 미경험 T 세포들도 활성화시킬 수 있다.

세포사멸과 T 세포집단_Cell Death and T-Cell Populations

세포사멸은 모든 다세포 생물체들의 발생에 있어서 중요한 하나의 특성이다. 태아기간 동안 이러한 현상은 모양과 형태를 만들기 위해서 불필요한 부분을 제거하여 형상을 만들고 다듬는 데에 필요하다. 이는 또한 T 및 B 세포 집단들을 항원에 의한 폭발적인 증식 후 적정 수준으로 되돌아오게 하는 즉, 림프구 항상성에 있어서도 중대한 특성이다. 세포자살은 또한 음성 선택 동안 자가 반응성 흉선세포들을 제거하는데 있어서, 그리고 발달 중에 자기를 인식할 수 없는 (양성 선택의 진행에 실패한) T 세포들을 제거하는데 있어서 중대한 역할을 한다.

비록 세포자살의 유도는 세포종류 마다 다른 신호에 의존하지만, 척추 및 무척추 동물들의 세포에서 실질적인 세포사멸 기전은 유사하다. T 세포를 예를 들면, 성장인자의 제거, 글루코코르티코이드의 처리 또는 TCR 신호전달 등과 같은 다양한 신호에 의해서 세포사멸이 유도된다. 이러한 신호들은 각각 특이한 경로를 거치게 되지만, 세포의 자살 실행과정은 카스파아제라는 특정 프로테아제 세트의 활성화를 필요로 한다. 이러한 프로테아제들의 작용은 *C. elegans*라는 선충류의 발생과정에 따른 세포계획사에 대한 연구들에서 최초로 밝혀졌는데, 여기에서 세포사멸은 아스파르트산 잔기에 특이적인 시스테인 프로테아제를 암호화하는 한 유전자의 활성에 전적으로 의존하는 것으로 나타났다. 우리는 현재 포유동물에서 최소한 14가지의 시스테인 프로테아제 혹은 카스파아제가 있으며 모든 세포사멸에는 이러한 분자들의 일부가 최소한 필요하다는 것을 알고 있다. 우리는 또한 체내 모든 세포가 케스파아제 단백질들을 생산한다고 알고 있는데, 이는 모든 세포가 자살을 시작하는 잠재력을 지니고 있다는 것을 의미한다.

세포는 정상적 환경에서는 세포내의 카스파아제를 비활성 상태로 유지하여 세포자살에 의한 죽음으로부터 자신을 보호한다. 그러나 적절한 사멸신호를 받게 되면, 특정 카스파아제가 단백질분해효소작용을 통해 잘려지게 됨으로 활성화되고 연이어 다른 카스파제들을 차례로 활성화시켜 **효과 카스파아제 (effector caspases)**들을 활성화시키게 된다. 이러한 효소촉매적인 연쇄반응은 세포사멸로 귀결된다. 비록 어떻게 카스파아제의 활성화에 의해 세포자살이 직접 초래되는지 잘 알려지지 않았지만, 세포가 생존하기 위해 필요로 하는 특정 단백질을 분해하는 작용을 통해 초래되는 것으로 짐작된다.

T 세포들은 두 가지의 서로 다른 경로를 통해 카스파아제를 활성화시킨다. 말초 T 세포들에 있어서 항원자극은 자극된 T 세포의 증식 및 IL-2를 포함한 몇몇 사이토카인들의 생성을 유발한다. 활성화되었을 때, T 세포들은 T 세포사멸에 관여하는 두 가지 결정적인 세포막 단백질인 Fas와 Fas 리간드 (FasL)의 발현을 증가시킨다. Fas가 자신의 리간드인 FasL와 결합하게 되면, **FADD (Fas-associated protein with death domain)**가 모집되어 Fas에 결합하게 되고, 뒤이어 케스파아제 8의 비활성 형태인 프로카스파아제 8이 모집된다. 이때 FADD와 프로카스파아제 8의 결합의 결과로서 프로카스파아제 8의 활성화 형태로의 절단이 일어난다; 연이어 카스파제 8은 세포의 사멸에 이르는 단백질 분해효소들의 연쇄반응을 개시한다.

흉선외의 부위에서, 성숙 T 세포들의 TCR-매개성 세포자살은 대부분이 Fas 경로에 의해서 매개된다. 말초 T 세포들을 반복해서 혹은 지속적으로 자극하면 그 결과로서 Fas와 FasL의 공동발현이 초래되고 이어서 세포자살에 의해 죽게 된다. Fas/FasL에 의한 T 세포의 죽음은 **활성화-유도성 세포사멸 (activation-induced cell death, AICD)**이라 불리는 활성화의 결과이며 중대한 항상성 유지 기전으로서, T 세포 집단의 크기를 조절하고 자가 항원들을 반복적으로 인식하는 T 세포들을 제거한다.

활성화된 T 세포들을 제거하는데 있어서 Fas와 FasL의 중요성은 자연적인 돌연변이로 인해 비기능성의 Fas를 지니게 된 *lpr/lpr* 마우스에 의해서 알 수 있다. 이러한 마우스들에서는 T 세포가 활성화될 때, Fas/FasL의 경로가 작동하지 않는다; T 세포들은 계속 증식하여 IL-2의 생성하고 활성화 상태를 유지하게 된다. 이러한 마우스들은 저절로 자가면역 질환에 이르게 되고, 과도한 T 세포수를 지니며, 활성화된 T 세포들의 제거실패에 의해 초래되는 결과들을 확실하게 증명한다. 또 다른 돌연변이 마우스로서, *gld/gld* 역시 유용하다. 이 마우스들은 기능성 FasL가 결여되어 있으며 *lpr/lpr* 마우스에서 발견되는 비정상적인 모습을 상당히 유사하게 나타낸다. 최근, 사람들에 있어서의 Fas 결점들이 보고되었다. 예상되듯이, 이러한 각 개인들은 자가면역 질환의 특징을 보인다 (임상초점 참조).

Fas와 FasL은 종양괴사인자 (TNF) 및 그 리간드인 TNFR (종양

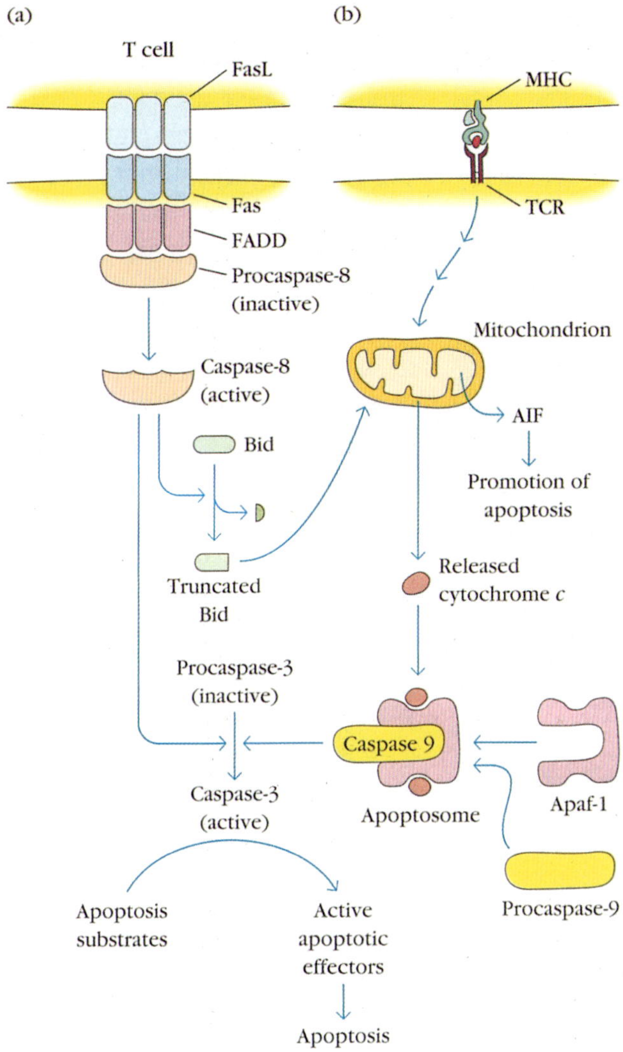

FIGURE 10-19 Two pathways to apoptosis in T cells. (a) Activated peripheral T cells are induced to express high levels of Fas and FasL. FasL induces the trimerization of Fas on a neighboring cell. FasL can also engage Fas on the same cell, resulting in a self-induced death signal. Trimerization of Fas leads to the recruitment of FADD, which leads in turn to the cleavage of associated molecules of procaspase 8 to form active caspase 8. Caspase 8 cleaves procaspase 3, producing active caspase 3, which results in the death of the cell. Caspase 8 can also cleave Bid to a truncated form that can activate the mitochondrial death pathway. (b) Other signals, such as the engagement of the TCR by peptide-MHC complexes on an APC, result in the activation of the mitochondrial death pathway. A key feature of this pathway is the release of AIF (apoptosis-inducing factor) and cytochrome *c* from the inner mitochondrial membrane into the cytosol. Cytochrome *c* interacts with Apaf-1 and subsequently with procaspase 9 to form the active apoptosome. The apoptosome initiates the cleavage of procaspase 3, producing active caspase 3, which initiates the execution phase of apoptosis by proteolysis of substances whose cleavage commits the cell to apoptosis. *[Adapted in part from S. H. Kaufmann and M. O. Hengartner, 2001, Trends in Cell Biology 11:526.]*

괴사인자 수용체)를 포함하는 하나의 수용체/리간드 패밀리에 속한 구성원들이다. Fas와 FasL처럼, 막에 결합되어 있는 TNFR은 TNF와 상호작용하여 세포사멸을 유발한다. 또한 Fas/FasL에 의한 세포사멸과 유사하게, TNF/TNFR에 의한 세포사멸도 카스파아제 8 활성화의 결과이며 뒤 이어서 케스파아제 3과 같은 효과 케스파아제들의 활성화를 일으킨다.

Fas 및 TNFR과 같은 사멸 수용체 단백질 (death receptor proteins)을 통한 세포자살에 부가적으로, T 세포들은 프로카스파아제 8을 활성화하지 않는 다른 경로들을 통해 사멸될 수 있다. 예로서 흉선에서의 음성 선택은 발달 중인 T 세포들의 세포자살사를 TCR 유래의 신호전달 경로를 통해 유발한다. 왜 TCR을 통한 어떤 신호들은 양성 선택을 유도하고 다른 신호들은 음성 선택을 유도하는지에 대해서 아직 완전히 이해하지 못하고 있지만, 신호의 강도가 중대한 역할을 한다는 것은 알고 있다. 음성 선택을 유발하는 강력한 신호는 미토콘드리아가 핵심적인 작용을 하는 하나의 세포자살 경로를 유도한다. 미토콘드리아에 의존적인 세포자살 경로들에서는, 정상적으로는 미토콘드리아 내막에 존재하는 시토크롬 c가 세포질속으로 새어나오게 된다. 시토크롬 c는 Apaf-1 (apoptotic protease-activating factor-1)으로 알려진 단백질과 결합하고 ATP-의존성 구조변화를 일으키며 올리고머를 형성한다. 올리고머 형태의 Apaf-1이 프로카스파아제 9에 결합하면 그 결과 활성을 지닌 카스파아제 9가 생성된다. **아폽토솜 (apoptosome)**이라 불리는 **cytochrome c/Apaf-1/카스파아제 9의 복합체**는 단백질분해 효소적 작용으로 프로카스파아제 3을 절단하여 활성화 상태의 카스파아제 3을 생성하게 되고, 이 카스파아제 3은 세포를 사멸시키는 연쇄반응을 개시한다 (그림 10-19 참조). 마지막으로, 미토콘드리아는 또한 세포사멸을 유도하는 **AIF (apoptosis inducing factor)**라는 또 다른 분자를 방출한다.

Fas/FasL에 의해 유도되는 세포사멸은 카스파아제의 재빠른 연쇄적인 활성화로 인해 2~4시간 내에 세포사에 도달하게 되어 순식간에 일어난다. 한편, TCR에 의한 음성 선택에서는 카스파아제들이 관여되기 이전에 미토콘드리아 막의 결함, 시토크롬 c의 유리, 아폽토솜의 형성 등을 포함하는 여러 과정들의 활성화를 필요로 한다. 결과적으로, TCR에 의해 매개되는 음성 선택에는 8~10시간정도가 소요될 수 있다.

미토콘드리아에 의해 유도되는 세포사멸 경로에서 한 가지 중요한 특징은 Bcl-2 패밀리 관련 인자들에 의한 조절작용이다. Bcl-2 및 Bcl-XL은 미토콘드리아 막에 존재한다. 이 두 단백질들은 세포자살의 강력한 저해제이며, 세포사를 어떻게 저해하는지는 명확히 알려져 있지 않지만 하나의 가설은 이들이 미토콘드리아로부터의 시토크롬 c의 방출을 제어한다는 것이다. **Bcl-2 패밀리**의 구성분자들에는 최소한 세 가지 그룹들이 있다. 그 첫째 그룹은 항 세포자살성이며 Bcl-2 및 Bcl-XL을 포함한다. 둘째와 셋째 그룹은 친 세포자살성이며, 둘째 그룹에는 Bax와 Bak이 그리고 세 번째 그룹에는 Bid와 Bim이 포함된다. 항 세포자살성 Bcl-2 패밀리 구성분자들의 발현수준이 림프구들의 세포자살을 조절하는데 중요한 역할을 한다는데 대한 명백한 증거가 있다. Bcl-2 패밀리의 구성분자들은 2합체를 형

임상초점

세포자살의 실패는 림프구 항상성에 결함을 일으킨다_Failure of Apoptosis Causes Defective Lymphocyte Homeostasis

다양한 종류의 림프구를 적정 수로 유지하는 것은 실제 면역계에 있어서 매우 중요하다. 이러한 조절에 있어서 가장 중요한 요소들 중 하나가 Fas/FasL 수용체계를 통해 매개되는 세포자살이다. 의학사에서 발췌한 다음의 내용들은 핵심적인 조절 기전이 실패하면 어떻게 되는지를 잘 보여준다.

A 환자: 현재 43세인 여성으로, 오랫동안 면역학적 불균형과 그외 병력을 가지고 있었다. 2세 때, 림프절 장애 (lymphadenopathy)와 비종 (splenomegaly) 같은 림프조직이 심각하게 비대해지는 Canale-Smith 증후군 (CSS) 진단을 받았다. 림프절에 대한 생체조직검사 (biopsy)를 통해, 다수의 다른 CSS 환자들에서도 공통적으로 나타나는 현상으로서, 림프구들의 수가 현저히 증가해 있음을 발견하였다. 그녀는 혈소판의 수가 감소되었으며 (혈소판 감소증, thrombocytopenia) 그리고 적혈구들이 용해되었으므로 그녀는 빈혈증 (용혈성 빈혈, hemolytic anemia)이 있었다. 혈소판 숫자의 감소와 적혈구용해는 이러한 자신의 구성원들과 반응하는 순환 중인 항체들의 활동 때문일 수 있었다. 그녀가 21세였을 때, 그녀의 골반림프절이 제거해야 할 정도로 심각하게 커졌다는 진단을 받았다. 그로부터 10년 후에는 복부에 비정상적으로 커진 덩어리를 생겼는데, 이는 외과적 수술에서 0.5 파운드의 림프절 덩어리로 판명되었다. 그녀는 경증의 림프절 장애 (lymphadenopathy)를 계속 지니고 있었으며, 이런 환자들에게 전형적인 증상으로, 비대해진 림프절의 림프구 집단들은 T 세포의 비율이 증가 되었다 (정상적인 T 세포들의 범위는 48%-67%인데 반해 87%의 비율을 보임). 이러한 세포들의 유동세포 계수법과 형광항체염색에 의한 조사 결과 이중 음성인 T 세포들이 정상에 비해 매우 많다는 사실이 드러났다 (임상초점 그림 1). 또한 다수의 Canale-Smith 증후군 환자들처럼, 그녀는 22세에 유방암이, 22세와 41세에 피부암이 발병했다.

B 환자: 남성으로 유아기와 소아기에 심각한 림프절 장애와 비종을 겪었으며 결국 Canale-Smith 증후군으로 진단되었다. 그는 4세에서 12세까지 코르티코스테로이드 (corticosteroids)와 면역억제제인 메르캅토퓨린 (mercaptopurines)으로 치료받았다. 이런 약제가 도움이 되어 림프조직의 비대화가 사춘기와 성년기에 완화되었다. 42세에 간암으로 사망하였다.

C 환자: B 환자의 8살 난 아들도 역시 소년 Canale-Smith 증후군을 겪었으며, 생후 7개월 때에 T 세포수의 증가와 심각한 림프절 장애를 보였다. 2세 때에는 비장이 제거해야만 될 정도로 비대화하였다. 소년의 경우도 역시 용혈성 빈혈과 혈소판 감소증을 일으켰다. 그러나 비록 소년의 T 세포수는 지속적으로 높았지만, 용혈성 빈혈과 혈소판 감소증은 면역억제와 항암요법에 사용되는 DNA 합성저해제인 methotrexate의 처방에 의해 현재까지 심각하지 않을 정도로 조절되고 있다.

이상의 예와 같이, 림프구 수의 조절 실패에 따른 심각한 결과들에 대한 인식은 림프조직이 비대해져 의학적 관심을 요하는 여러 어린이들에 대한 세밀한 연구들을 통해 이루어졌다. Canale-Smith 증후군의 각 사례를 검사한 결과, 비대해진 림프절은 둘레가 1~2 cm 정도였고, 때때로 신체의 해부학적 구조를 변형시킬 정도로 비대해짐을 알았다. 철저하게 조사한 5명의 어린이들 중 4명은 비장이 제거해야 할 정

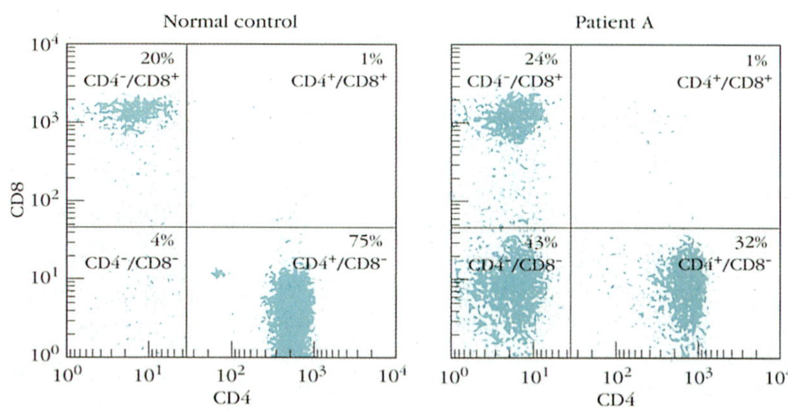

Flow-cytometric analysis of T cells in the blood of patient A and a control subject. The relative staining by an anti-CD8 antibody is shown on the *y* axis and the relative staining by an anti-CD4 antibody appears on the *x* axis. Mature T cells are either $CD4^+$ or $CD8^+$. Although almost all of the T cells in the control subject are $CD4^+$ or $CD8^+$, the CSS patient shows high numbers of double-negative T cells (43%), which express neither CD4 nor CD8. The percentage of each category of T cells is indicated in the quadrants. *[Adapted from M. D. Drappa et al., 1996,* New England Journal of Medicine ***335:1643****.]*

성하는데, 항 세포자살 분자들은 친 세포자살 분자들과 2합체를 형성함으로써 그들의 활성을 막아 세포자살을 조절하는 것 같다. 그림 10-19에서 나타난 바와 같이, Fas 경로를 통해 생성된 카스파아제 8의 촉매작용에 의한 Bid의 절단에 의해 미토콘드리아 경로가 작동되게 된다. 그러므로 Fas를 개시되는 신호들도 미토콘드리아 사멸 경로를 포함할 수 있게 된다.

림프구가 세포사멸의 신호를 전달하는 데는 여러 경로들이 있지만, 세포사에 이르는 이러한 모든 경로들은 공통적으로 카스파아제

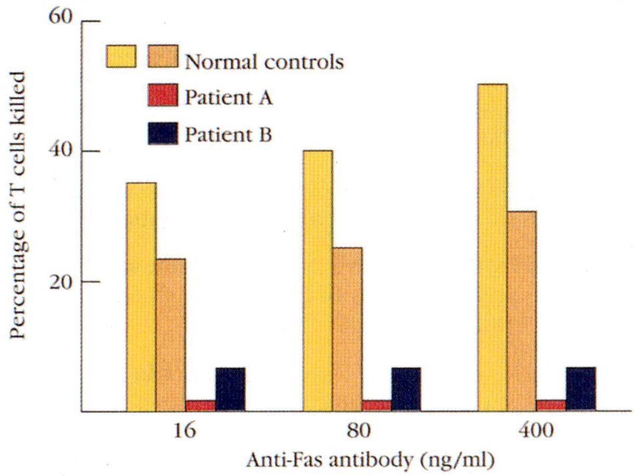

Fas-mediated killing takes place when Fas is cross-linked by FasL, its normal ligand, or by treatment with anti-Fas antibody, which artificially cross-links Fas molecules. This experiment shows the reduction in numbers of T cells after induction of apoptosis in T cells from patients and controls by cross-linking Fas with increasing amounts of an anti-Fas monoclonal antibody. T cells from the Canale-Smith patients (A and B) are resistant to Fas-mediated death. *[Adapted from M. D. Drappa et al., 1996,* New England Journal of Medicine *335:1643.]*

도로 매우 비대해져 있었다.

어떤 사람들은 심각한 만성적 고통을 당하고 다른 사람들은 산발적인 일회성 증상을 겪는 등 Canale-Smith 증후군의 임상징후는 개인마다 다르지만, 활성화된 림프구들이 Fas 매개성 세포자살을 하지 못한다는 공통적인 특징이 있다. 다수의 환자와 100명 이상의 정상인을 대상으로 한 Fas 유전자의 분리와 염기서열분석을 통해서, CSS 환자는 *fas* 유전자 좌위에 이형접합 (*fas*$^{+/-}$)을 가지고 있으며 그래서 결함이 있는 *fas* 유전자를 한쪽 가지고 있음을 알게 되었다. Fas 유전자의 돌연변이가 없는 정상대조군의 Fas 매개성 세포사멸과 CSS환자 유래의 T 세포들의 세포사멸을 비교하면, Fas-매개 사멸에 있어서 두드러진 결점을 보인다 (임상초점 그림 2). CSS 환자들에 나타나는 Fas 유전자들에 대한 현재까지의 규명결과, 이 단백질의 사멸-유도영역 (death-inducing domains)을 암호화하는 부위 내부 또는 주변에 돌연변이들이 있음이 드러났다 (임상초점 그림 3). 이런 돌연변이들의 결과, 생물학적 활성은 결여되었지만 Fas 매개 사멸 경로에 필수적인 구성원들과의 상호작용에 있어서는 여전히 정상적인 Fas 분자들과 경합하는 Fas 단백질이 생산된다. 증상이 전혀 없거나 가벼운 증상의 CSS와 관련된 다른 유형의 돌연변이들이 Fas의 세포외부 영역에서 발견되었다.

많은 연구팀들이 CSS 환자들을 대상으로 임상연구를 수행하였으며 다음과 같은 일반적인 지식을 알게 되었다:

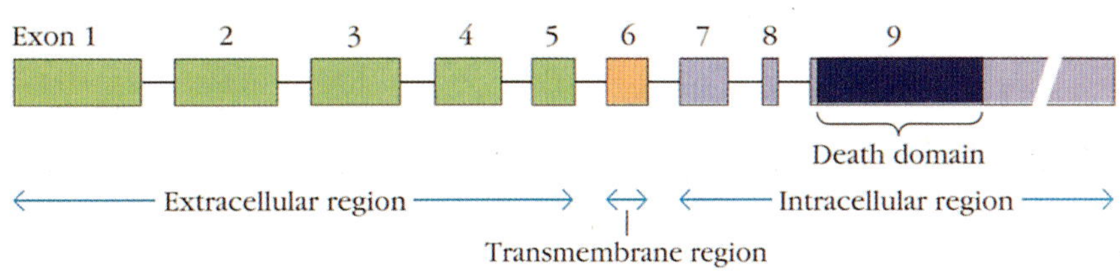

Map of *fas* locus. The *fas* gene is composed of nine exons separated by eight introns. Exons 1 through 5 encode the extracellular part of the protein, exon 6 encodes the transmembrane region, and exons 7 through 9 encode the intracellular region of the molecule. Much of exon 9 is responsible for encoding the critical death domain. *[Adapted from G. H. Fisher et al., 1995,* Cell *81:935.]*

- CSS환자의 림프조직과 혈액에서 T 세포, B 세포, 자연살해세포를 포함한 모든 림프구들의 수가 대단히 증가해 있다 (정상의 5배에서 20배 수준).
- 대부분 환자들은 하나 혹은 그 이상의 종류의 면역글로불린의 비율이 증가되었다 (hypergammaglobulinemia).
- 면역항진상태 때문에 적혈구들에 대한 자가항체들의 생산에 의한 자가면역증상이 나타나는데, 그 결과로 용혈성 빈혈 또한 항혈소판 자가항체의 활성에 따른 혈소판 수의 감소가 초래된다.

이런 발견들은 림프구 항상성에 있어서 림프구 집단들의 세포사멸에 의한 조절의 중요성을 확고히 한다. 항원에 대한 면역반응의 결과 반응하는 림프구 클론들의 수가 갑자기 극적으로 증가되며 전체 레퍼토리 중 이들 클론들의 비율이 일시적으로 왜곡되어지므로, 세포자살에 의한 사멸은 필수적이다. 세포사멸의 부재 상태에서는, 정상적인 생활 가운데에서도 림프구의 주기적인 자극이 림프구의 비율을 점진적으로 증가시키고 궁극에는 감당할 수 없는 림프구 수준을 초래한다. Canale-Smith 증후군에서 나타나듯이, 세포자살을 통한 림프구의 도태는 필수적이며 그렇지 않으면 생명을 위협하는 심각한 질병이 발생할 수 있다.

들의 활성화에 집중된다. 세포사멸의 이 부분, 즉 실행단계 (execution phase)는 척추 및 무척추 동물 모두에서 알려진 모든 세포사멸 경로들에 있어서 공통적인데, 이는 세포자살이 진핵세포의 등장과 함께 시작되었음을 설명한다.

요 약

- 골수 유래의 전구 T 세포들은 흉선으로 들어가고 그들의 TCR 유전자를 재배열한다. 대부분의 경우, 이러한 흉선세포들은 αβ

TCR 유전자들을 재배열하여 αβ T 세포가 된다. 일부 적은 비율은 γδ TCR 유전자들을 재배열하여 γδ T 세포들이 된다.

- 가장 초기의 흉선세포들은 CD4 및 CD8이 확인되지 않으므로 이중음성 세포들이라 부른다. 발달과정 동안 대부분의 이중음성 흉선세포들은 $CD4^+CD8^-$ αβ T 세포 또는 $CD4^-CD8^+$ αβ T 세포들로 발달된다.
- 흉선에서 양성선택은 자기 MHC를 인식하지 못하는 T 세포들을 제거하며 MHC 제한의 근거가 된다. 음성선택은 자기 MHC 분자들이나, 자기항원+자기 MHC 분자들에 대해 고친화력의 수용체를 지닌 흉선세포들을 제거하고 자기관용을 형성한다.
- T 세포의 활성화는 TCR-CD3 복합체와 항원제시세포 표면의 펩티드-MHC 복합체와의 결합에 의해 개시된다. 활성화에는 또한 공동수용체인 CD4 및 CD8와 같은 공동수용체들을 위시한 부속분자들의 활동이 요구된다. 다수의 다양한 세포내 신호전달 경로들이 TCR의 자극에 의해 활성화된다.
- CD4를 발현하는 T 세포들은 class II MHC 분자와 결합된 항원을 인식하며 일반적으로 T_H 세포들로서 작용한다; CD8를 발현하는 T 세포들은 class I MHC 분자와 결합된 항원을 인식하며 일반적으로 T_C 세포들로서 기능 한다.
- T 세포의 활성화에는 T 세포 수용체 및 이에 연합된 부속분자들을 통한 신호 (신호 1)이외에도 항원제시세포에 의해 제공되는 공동자극신호 (신호 2)가 필요하다. 공동자극신호는 보통 항원제시세포 막에 있는 B7 패밀리 분자들과 T_H 세포표면의 CD28 사이의 상호작용에 의해 유도된다. CD28과 밀접한 관계에 있는 CTLA-4가 B7에 의해 자극되면 T 세포의 활성화가 저해된다.
- TCR이 항원 펩티드-MHC에 의해 자극되면 활성화 또는 클론 아너지가 유도된다. 공동자극신호 (신호2)의 유무는 활성화의 결과로서 클론의 확장이 일어날 것 인가 또는 클론 아너지가 일어 날 것인가를 결정한다.
- 미경험 T 세포들은 항원과 접촉한 적이 없는 휴지기 (G_0) 세포들이다. 미경험 세포들의 활성화는 효과 T 세포들과 기억 T 세포들의 생성을 유도한다. 미경험 T 세포들보다 더 쉽게 활성화되는 기억 T 세포들은 2차 면역반응을 책임진다. 효과세포들은 수명이 짧으며, 보조자, 세포독성 또는 지연형 과민성의 기능을 수행한다.
- T 세포 레퍼토리는 흉선과 말초에서의 세포자살을 통해 구체화된다.

References

Ashton-Rickardt, P. G., et al. 1994. Evidence for a differential avidity model of T-cell selection in the thymus. *Cell* **74:**577.

Bosselut, R. 2004. CD4/CD8-lineage differentiation in the thymus: from nuclear effectors to membrane signals. *Nature Reviews Immunology* **4:**529–40.

Davis, D. M., and M. L. Dustin. 2004. What is the importance of the immunological synapse? *Trends in Immunology* **25:**323–27.

Drappa, M. D., et al. 1996. *Fas* gene mutations in the Canale-Smith syndrome, an inherited lymphoproliferative disorder associated with autoimmunity. *New England Journal of Medicine* **335:**1643.

Grakoui, A., et al. 1999. The immunological synapse: a molecular machine controlling T cell activation. *Science* **285:**221–27.

Hayday, A. 2000. γδ Cells: a right time and right place for a conserved third way of protection. *Annual Review of Immunology* **18:**1975.

Herman, A., J. W. Kappler, P. Marrack, and A. M. Pullen. 1991. Superantigens: mechanism of T-cell stimulation and role in immune responses. *Annual Review of Immunology* **9:**745.

Huang, Y., and R. L. Wange. 2004. T cell receptor signaling: beyond complex complexes. *Journal of Biological Chemistry* **279:**28827–30.

Irvine, D. J., M. A. Purbhoo, M. Krogsgaard, and M. M. Davis. 2002. Direct observation of ligand recognition by T cells. *Nature* **419:**845–49.

Macian, F. 2005. NFAT proteins: key regulators of T-cell development and function. *Nature Review of Immunology* **5:**472–84.

Myung, P. S., N. J. Boerthe, and G. A. Koretzky. 2000. Adapter proteins in lymphocyte antigen-receptor signaling. *Current Opinion in Immunology* **12:**256.

Palmer, E. 2003. Negative selection—clearing out the bad apples from the T-cell repertoire. *Nature Reviews Immunology* **3:**383–91.

Rothenberg, E. V., and T. Taghon, T. 2005. Molecular genetics of T cell development. *Annual Review of Immunology* **23:**601–49.

Rothenberg, E. V., M. A. Yui, and J. C. Telfer. 2002. T cell developmental biology. In *Fundamental Immunology,* 5th ed., W. Paul, ed. Lippincott Williams and Wilkins, Philadelphia.

Salomon, B., and J. A. Bluestone. 2001. Complexities of CD28/B7: CTLA-4 costimulatory pathways in autoimmunity and transplantation. *Annual Review of Immunology* **19:**225.

Vaishnaw, A. K., et al. 1999. The molecular basis for apoptotic defects in patients with CD95 (Fas/Apo-1) mutations. *Journal of Clinical Investigation* **103:**355.

Weil, R., and A. Israel. 2004. T-cell-receptor- and B-cell-receptor-mediated activation of NF-kappaB in lymphocytes. *Current Opinion in Immunology* **16:**374–81.

Zuniga-Pflucker, J. C. 2004. T-cell development made simple. *Nature Review of Immunology* **4:**67–72.

Useful Web Sites

http://www.ncbi.nlm.nih.gov/Omim/

The Online Mendelian Inheritance in Man Web site contains a subsite that features 10 different inherited diseases associated with defects in the TCR complex or associated proteins.

http://www.ultranet.com/~jkimball/BiologyPages/A/Apoptosis.html

http://www.ultranet.com/~jkimball/BiologyPages/B/B_and_Tcells.html

These subsites of John Kimball's Biology Pages Web site provide a clear introduction to T-cell biology and a good basic discussion of apoptosis.

http://www.bioscience.org/knockout/knochome.htm

In the Frontiers in Bioscience Database of Gene Knockouts, one can find information on the effects of knockouts of many genes involved in the development and function of T cells.

학습문제

임상초점문제 수년에 걸쳐, 치료약으로 X 물질이 소아들과 사춘기 청소년들에게 정기적으로 투여되었다. 그러나 유익한 효과들 이외에도, 이 약제는 Fas-매개 신호전달을 방해한다.

a. X 물질의 이런 부작용은 이러한 환자들에게 어떤 임상적 증후들로 나타날까?

b. 만약 부작용이 나타나는 환자로부터 얻은 백혈구를 플루오레신 (fluorescein)이 표지된 항 CD4 항체와 피코에리트린 (phycoerythrin)이 표지된 항 CD8 항체로 염색한다면, 이들 세포를 유동세포계수기로 분석할 경우 무엇이 나타날까? 건강한 사람으로부터 얻은 백혈구에 동일한 처리를 한다면 어떤 양상이 예상되어 지는가?

1. 당신은 H-Y 항원에 특이적인 T 세포 수용체를 지닌 $CD8^+$ CTL 클론 ($H\text{-}2^k$ 마우스에서 얻은)을 가지고 있다. 당신은 이 세포주에서 $\alpha\beta$ TCR 유전자들을 클로닝하고 이들을 $H\text{-}2^k$ 혹은 $H\text{-}2^d$ 일배체형을 지닌 유전자이식 마우스를 만드는데 사용하고자 한다.

a. 당신은 유전자이식 마우스에서 미성숙 흉선세포들을 성숙 $CD8^+$ 흉선세포들과 어떻게 구별할 수 있는가?

b. 아래 표에 나열된 각각의 유전자이식 마우스에 대하여, T 세포 수용체의 이식유전자를 지닌 미성숙 이중양성과 성숙 $CD8^+$ 흉선세포들을 가지는 지를 (+) 혹은 (−)로 표시하라.

c. $H\text{-}2^k$ 유전자이식 마우스에 대한 당신의 답들을 설명하라.

d. $H\text{-}2^d$ 유전자이식 마우스에 대한 당신의 답들을 설명하라.

Transgenic mouse	Immature thymocytes	Mature $CD8^+$ thymocytes
$H\text{-}2^k$ female		
$H\text{-}2^k$ male		
$H\text{-}2^d$ female		
$H\text{-}2^d$ male		

2. 사이클로스포린 A (cycloporin A)와 FK506은 장기 이식 수술을 받은 수혜자에게 투여되는 강력한 면역억제제이다. 두 약제 모두 칼시뉴린 (calcineurin)과 Ca^{2+}/칼모둘린 (calmodulin) 사이의 복합체 형성을 방해한다. 왜 이들 물질들이 T 세포에 의해 매개되는 이식거부를 억제하는지 설명하라. (힌트: 그림 10-11 참조).

3. 항원에 의한 T 세포들의 활성화는 유전자 전사를 자극하는 다양한 핵 인자들 (nuclear factors)을 방출하거나 유도한다.

a. 비활성 상태에 있는 휴지기 T 세포들의 세포질에는 활성화된 T 세포의 증식을 지원하는 어떠한 전사 인자들이 존재하는가?

b. 일단 핵에 존재하게 된다면, 이런 전사 인자들이 무엇을 할까?

4. 당신은 플루오레신으로 표지된 항 CD4와 로다민으로 표지된 항 CD8을 가지고 있다. 정상 마우스 및 RAG-1 녹아우트 마우스에서 얻은 흉선세포들과 림프절 세포들을 염색하기 위해 이런 항체들을 사용한다고 가정하자. 아래의 형식에서 당신이 예상하는 형광활성 세포분류기 (FACS)의 도면을 그려보라.

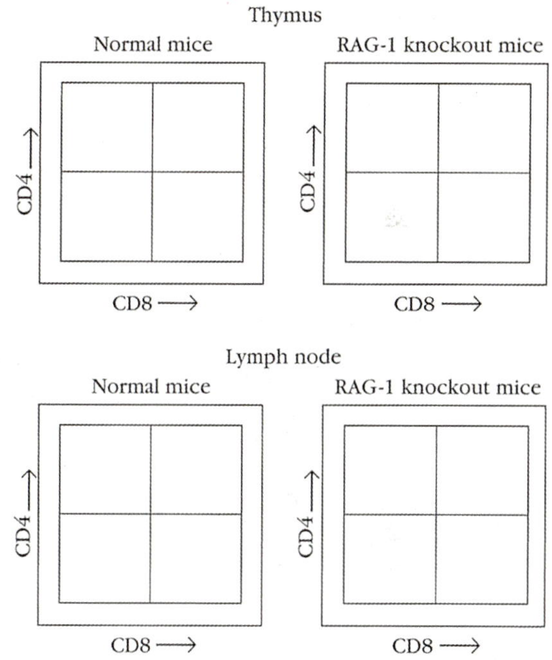

5. 양성 흉선 선택을 실험적으로 보여주기 위해, 연구자들은 class II *IE* 유전자가 결손된 정상 $H\text{-}2^b$ 마우스와 class II *IA* 유전자가 녹아우트된 $H\text{-}2^b$ 마우스로부터 얻은 흉선세포들을 분석하였다.

a. 당신이 정상 $H\text{-}2^b$ 마우스에서 얻은 항원제시 세포들의 표면에서 발견할 수 있는 MHC 분자들은 어떤 것인가?

b. 당신이 IA 녹아우트된 $H\text{-}2^b$ 마우스에서 얻은 항원제시세포들에서 발견할 수 있는 MHC 분자들은 어떤 것인가?

c. 당신은 각각의 마우스에서 $CD4^+$ T 세포, $CD8^+$ T 세포 혹은 둘 다를 발견할 수 있다고 예상하는가? 그 이유는 무엇인가?

6. Zinkernagel은 그의 고전적인 키메라 마우스 실험에서, 마우스 1에서부터 골수를 얻고 마우스 2에서 흉선세포를 얻어서, 흉선을 적출하고 치사량의 방사선을 조사한 마우스 3에 이들을 이식하였다. 이렇게 재구성된 마우스를 LCM 바이러스로 면역조치하고 그 비장을 제거했다. 이 비장세포들을 LCMV에 감염된 다양한 MHC 일배체형의 표적세포들과 함께 반응시키면서 표적세포의 용해를 조사하였다. $H\text{-}2^b$ 계통 C57BL/6 마우스와 $H\text{-}2^d$ 계통 BALB/c 마우스를 사용한 두 실험의 결과가 다음 표에 나타나 있다.

Experiment	Bone marrow donor	Thymectomized x-irradiated recipient	Lysis of LCM-infected target cells		
			$H\text{-}2^d$	$H\text{-}2^k$	$H\text{-}2^b$
A	C57BL/6 × BALB/c	C57BL/6 × BALB/c	+	−	−
B	C57BL/6 × BALB/c	C57BL/6 × BALB/c	−	−	+

a. 실험 A와 실험 B에서 흉선 공여자 계통의 일배체형은 무엇인가?

b. $H\text{-}2^b$ 표적세포들이 왜 실험 A에서는 용해되지 않고 실험 B에서는 용해되었는가?

c. $H\text{-}2^k$ 표적세포들은 왜 두 실험 모두에서 용해되지 않았는가?

7. 아래의 각 서술문 (a-k)의 빈칸을 다음의 목록 중에서 가장 적절한 용어로 채워라. 이들 용어들은 한번, 한번 이상, 혹은 전혀 사용되지 않을 수도 있다.

protein phosphatase(s)	CD8	class I MHC	CD45
protein kinase(s)	CD4	class II MHC	B7
CD28	IL-2	IL-6	CTLA-4

a. $p56^{Lck}$와 ZAP-70은 ________ 들이다.

b. ________ 는 탈인산화 효소활성을 나타내는 세포질성 영역을 지니고 있는 T 세포 막단백질이다.

c. 수지상세포들은 구성적으로 ________ 을 발현하는 반면, B 세포들은 이 세포막 분자를 발현하기 위해서 반드시 활성화되어야 한다.

d. T_H 세포의 활성화는 ________의 분비와 그 수용체의 발현을 초래하여, 증식과 분화를 일으킨다.

e. 완전한 T 세포의 활성화에 필요한 공동자극 신호는 T 세포에서 ________ 와, APS에서 ________ 의 결합에 의해 개시된다.

f. Class I MHC 분자가 결손된 녹아우트 마우스는 ________ 를 지닌 흉선세포를 생산하지 못한다.

g. 대식세포는 ________ 와 ________ 를 발현하기 위해서는 활성화되어야 한다.

h. ________ 를 가지는 T 세포는 class II MHC 분자가 결손된 녹아우트 마우스의 림프절에는 존재하지 않는다.

i. PIP_2는 ________ 에 의해 절단되어 DAG와 IP_3으로 분해된다.

j. 활성화된 T 세포에서는, DAG가 전사인자인 NF-κB를 생성하는 작용을 하는 ________ 를 활성화시킨다.

k. 항원제시세포 표면의 ________ 와 결합했을 때, ________ 은 T 세포의 활성화를 자극하고 ________ 은 T 세포의 활성화를 억제한다.

8. 마우스 흉선에서부터 얻은 세포들에 있어서 서로 다른 유형의 흉선세포들의 백분율을 간접 면역형광법을 사용하여 분석하고자 한다.

a. 당신은 먼저 염소 항-CD3 (1차 항체)로 표본을 염색하고 녹색 형광을 내는 FITC가 표지된 토끼 유래의 항-염소 Ig (2차 항체)로 염색한다. 염색된 시료의 유동 세포계수기에 의한 분석 결과는 70%의 세포들이 염색되는 것을 나타낸다. 이 결과에 근거하면, 당신의 시료 중 얼마나 많은 흉선세포들이 그 표면에 항원-결합 수용체들을 발현하고 있는가? 이들은 모두 동일한 유형의 수용체인가? 당신의 답에 대해 설명하라. 나머지 염색되지 않은 세포들은 무엇일 것 같은가?

b. 당신은 형광활성 세포분류기 (fluorescence-activated cell soter, FACS)로 $CD3^+$ 세포를 분리한 다음 재염색한다. 이 경우, 1차 항체는 햄스터 항-CD4 이고 2차 항체는 빨간색 형광을 내는 PE가 표지된 토끼 유래의 항-햄스터 Ig이다. 염색된 $CD3^+$ 세포 분석의 결과, 이들 중 80%가 염색되었다. 이 결과로부터, 얼마나 많은 T_C 세포들이 이 시료 중에 존재하는지 결정 할 수 있겠는가? 알 수 있다면 얼마나 많은 T_C 세포들이 있는가? 만약 그렇지 않다면, 존재하는 T_C세포수를 결정하기 위해 어떤 추가적인 실험을 해야 하는가?

9. TCR이 MHC-펩티드와 관계함으로서 나타나는 다수 효과들은 포르볼 에스테르 (phorbol ester)+이오노마이신 (ionomycin)의 처리에 의해 모방될 수 있다. 이오노마이신 (ionomycin)은 Ca^{2+}이온운반체 (ionophore)로서 외부의 Ca^{2+}이온이 원형질막을 가로질러 세포 안으로 들어오게 한다. 포르볼 에스테르는 DAG 유사체들이다. 왜 포르볼 에스테르 및 칼슘 이온운반체들의 처리가 TCR의 관여로 유도되는 다수의 효과들을 모방할 수 있는가?

10. 다음과 같은 유전자적 변형을 지닌 마우스에서 관찰 가능할 것으로 예상하는 세포사멸에 대한 효과들은 무엇인가? 당신의 답의 정당성을 설명하라.

a. BCL-2 유전자이식 및 이 BCL-2 단백질의 과발현 마우스

b. 카스파아제 8이 녹아우트된 마우스

c. 카스파아제 3이 녹아우트된 마우스

11. 신호전달에 관한 몇 가지 기초적인 주제들이 본 장에서 인식되고 논의되었다. 이 주제들은 무엇이었는가? T 세포 활성화의 신호 전달 과정들을 고려하고 그리고 논의 되었던 5 가지의 주제들에 대한 각각의 예를 들어 보라.

12. 인체에서 발견되는 대부분 T 세포들은 αβ TCR을 발현한다. 약 5%만의 T 세포들이 γδ TCR을 발현한다. 이러한 두 가지 종류의 세포에서 항원을 인지하는 방법의 차이에 대해 설명하라.

13. T 세포는 그 수용체로써 인지할 수 있는 항원의 제시를 받을 때에도 자극되지 못하는 경우가 있는 반면에, 그들이 인지할 수 있는 항원의 제시를 받지 않고도 활성화되어 효과세포로서 작용하는 경우가 있다. 어떻게 해서 이러한 T 세포의 활성화/활성화의 결여가 일어날 수 있는지를 설명하라. 이런 반응들을 초래하는 신호전달 과정을 비교해 보라.

Interactive Study

www.whfreeman.com/kuby

SELF-TEST
Review of Key Terms

ANIMATION
Cell Death

chapter 11장

B 세포 생성, 활성화 및 분화
B-Cell Generation, Activation, and Differentiation

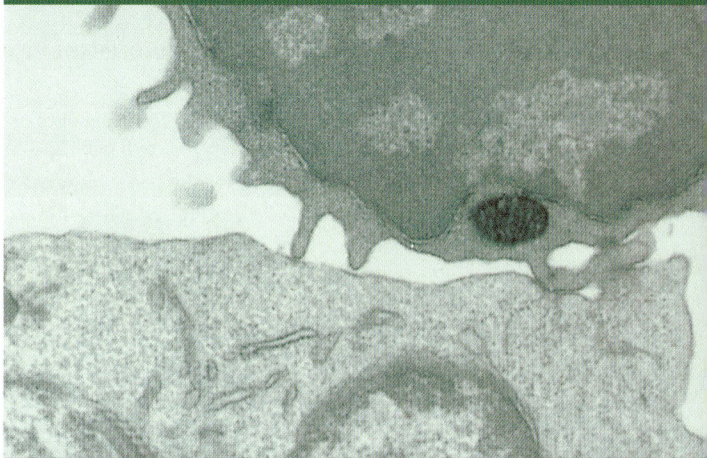

initial contact between B and T cells. [From V. M. Sanders et al., 1986, J. Immunol. 137:2395.]

- B 세포 성숙
- B 세포 활성화와 증식
- 체액성 면역반응
- 체액성 면역반응의 생체 내 유도 위치
- 배중심과 항원에 의한 B 세포 분화
- 면역 효과 반응의 조절

형질세포와 기억 B 세포를 형성하는 B 세포의 분화과정은 크게 3단계로 구분된다: 성숙한 면역적격성 B 세포의 생성 (성숙단계), 항원에 대한 반응을 통한 성숙한 B 세포의 활성화, 그리고 활성화된 B 세포의 형질세포 및 기억 B 세포로의 분화. 인간과 마우스를 비롯한 여러 척추동물들의 경우, B 세포는 골수에서 생성된다. 이 과정은 면역글로불린 유전자의 순차적인 재배열을 수반하며, 항원이 없는 상태에서 진행된다. 따라서 이 과정은 B 세포 발달 과정 중 **항원-비의존적 단계 (antigen-independent phase)**이다.

세포표면에 IgM을 가진 미성숙한 B 세포는 골수를 떠나 성숙하게 되는데, 성숙한 B세포는 세포막에 결합된 형태의 면역글로불린 (mIgM과 mIgD)을 발현하고 단일항원 특이성을 가진다. 이들 **미경험 (naive)** B 세포는 생성 후 항원을 접촉한 적이 없고, 혈액과 림프를 따라 순환하여 비장 및 림프절과 같은 2차 림프조직으로 이동된다 (2장 참조). 만약 하나의 B세포가 자신의 세포막에 존재하는 항체에 대해 특이적인 항원에 의해 활성화되면, 이 세포는 증식하고 (클론확장) 분화하여 항체를 분비하는 형질세포와 기억 B 세포의 집단을 형성하게 된다. 이러한 활성화 단계에서, **친화력 성숙 (affinity maturation)**이라는 단계를 거쳐 생산된 항체의 평균 친화력을 점진적으로 증가시키고 또한 **클래스 전환 (class switch)**이라는 단계를 통해 B 세포에 의해 생산된 항체 개별형의 전환이 (μ에서 γ, α 혹은 ε으로) 이루어진다. 말초조직에서 B 세포의 활성화와 분화는 항원을 필요로 하기 때문에 이러한 과정은 B 세포 발달과정 중 **항원-의존적 단계 (antigen-dependent phase)**에 해당한다.

일생동안 많은 B 세포가 골수에서 생산되나, 오직 이들의 일부만이 성숙하게 된다. 마우스에서, 재순환하는 전체 B 세포의 수는 약 2×10^9 정도이다. 이들 중 대부분은 미경험 (naive) B 세포로서 순환하고, 이들이 항원을 만나지 못하거나 림프조직내의 적절한 환경에서 보호받지 못할 경우 3일에서 8주정도의 반감기를 가지는 정도로 생존기간이 짧다. 면역체계가 10^{10}을 능가하는 항체의 다양성을 생산할 수 있다는 것을 고려하면, 이러한 잠정적 레퍼토리의 극히 일부분만이 순환하는 B세포의 표면 면역글로불린에 의해 나타나는 것이다.

B 세포 발생단계의 일부 측면은 이전 장들에서 이미 설명된 바 있다. 가장 초기의 B-계통 세포에서부터 시작하는 전반적인 분화경로가 이번 장에서 순서대로 설명될 것이다. 그림 11-1은 인간과 마우스에 있어서 이러한 B 세포분화의 주요 단계에 대한 개관을 나타낸다. 척추동물에서 놀랄 만큼 다양한 B 세포 분화경로 및 이에 대한 결과가 보고된 바 있고 그 중 일부가 본 장에서 서술된다.

B 세포 성숙_B-Cell Maturation

성숙 B 세포의 생성은 처음 태아에서 일어나고, 일생동안 지속된다. 출생 전에는 난황낭 (yolk sac), 태아간 (fetal liver), 그리고 태아골수가 B 세포 성숙의 주요 장소이지만 출생 후 B 세포의 성숙은 골수에서 일어난다.

OVERVIEW FIGURE 11-1: B-Cell Development

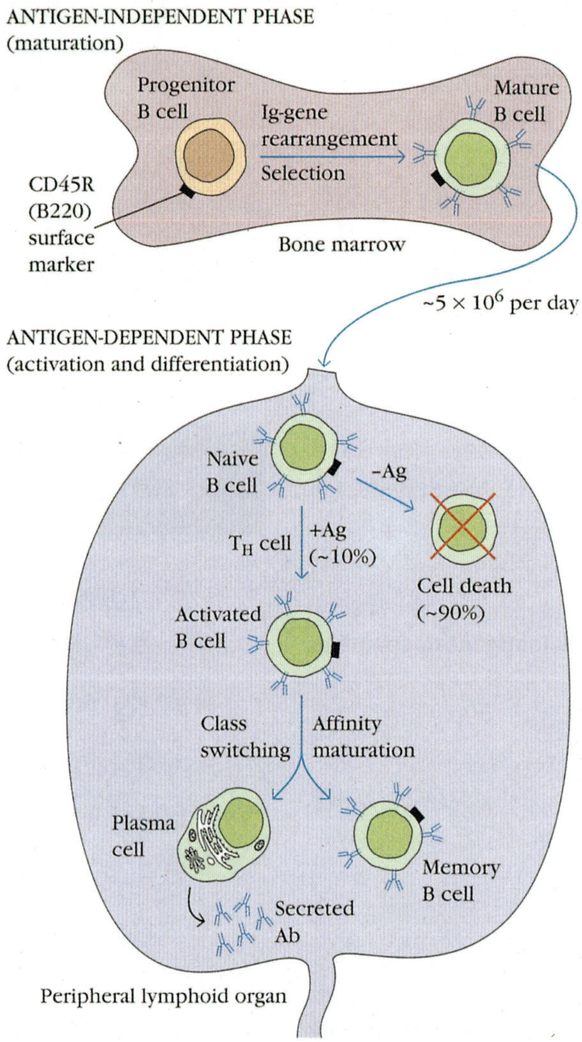

During the antigen-independent maturation phase, immature B cells expressing membrane IgM are generated in the bone marrow. These cells enter the bloodstream and develop into mature naive B cells that express both mIgM and mIgD. Only about 10% of the pool of potential B cells reaches maturity and exits the bone marrow. Naive B cells in the periphery die unless they encounter soluble protein antigen and activated T_H cells. Once activated, B cells proliferate within secondary lymphoid organs. Those bearing high-affinity mIg differentiate into plasma cells and memory B cells, which may express different isotypes because of class switching. The numbers cited in the figure refer to B-cell development in the mouse, but the overall principles apply to humans as well.

전구 B 세포는 골수에서 증식한다_Progenitor B cells proliferate in bone marrow

B 세포 발생과정은 **림프계 전구세포**가 가장 초기의 **B-계통세포(progenitor B 세포, pro-B 세포)**로 분화하면서 시작한다. 이들은 CD45R (때때로 마우스의 경우는 B220라고 명명)로 불리는 세포막 관통 티로신 탈인산화 효소를 발현한다. 전구 B 세포가 전 B 세포(precursor B 세포; pre-B 세포)로 증식 및 분화하는 데는 골수내의 기질세포가 제공하는 미세환경을 필요로 한다. 만약 pro-B세포가 골수로부터 제거되어 in vitro에서 배양되면, 기질세포가 없는 한, 보다 성숙한 B 세포 단계로 분화가 진행되지 않는다. 기질세포는 2가지 중요한 역할을 수행한다: 이들 세포는 전구 B 세포 및 전 B 세포와 직접 상호작용하며 또한 IL-7과 같은 사이토카인을 분비하여 발생과정을 지원한다.

발달과정의 가장 초기에 전구 B 세포는 골수 내에서 기질세포와

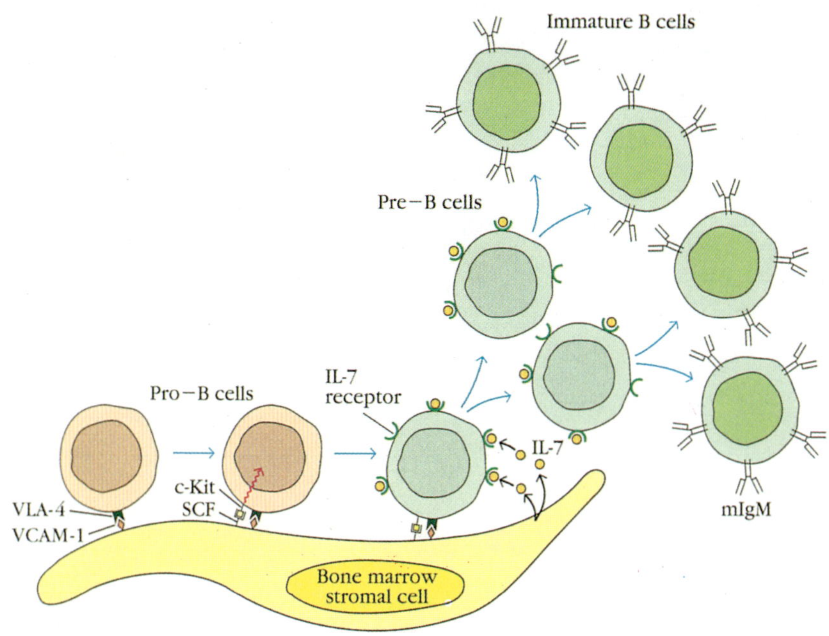

FIGURE 11-2 Bone marrow stromal cells are required for maturation of progenitor B cells into precursor B cells. Pro–B cells bind to stromal cells by means of an interaction between VCAM-1 on the stromal cell and VLA-4 on the pro–B cell. This interaction promotes the binding of c-Kit on the pro–B cell to stem cell factor (SCF) on the stromal cell, which triggers a signal, mediated by the tyrosine kinase activity of c-Kit, that stimulates the pro–B cell to express receptors for IL-7. IL-7 released from the stromal cell then binds to the IL-7 receptors, inducing the pro–B cell to mature into a pre–B cell. Proliferation and differentiation eventually produces immature B cells.

직접적인 접촉을 필요로 한다. 이러한 세포 간 접촉은 전구 B 세포에 존재하는 VLA-4와 이의 리간드인 기질세포 표면의 VCAM-1 등을 포함하는 몇 개의 세포 부착분자에 의해 매개된다 (그림 11-2). 최초 세포 간 접촉 이후 c-Kit이라고 알려진 pro-B 세포 표면의 수용체는 줄기세포 인자 (stem cell factor; SCF)라는 기질세포 표면 분자와 상호작용한다. 이러한 상호작용은 티로신 인산화효소인 c-Kit를 활성화시키고 전구 B 세포는 전 B 세포로의 분열과 분화를 시작하며 이와 동시에 IL-7에 대한 수용체를 발현하기 시작한다. 기질세포에 의해 분비되는 IL-7은 전 B 세포 표면의 IL-7 수용체에 결합하여 성숙과정을 주도하며 결국 전 B 세포 상의 부착분자의 발현억제를 유도한다. 결과적으로, 증식하는 세포는 기질세포로부터 떨어지게 된다. 이 과정에서 전 B 세포는 기질세포와 직접적 접촉을 더 이상 필요로 하지 않으나 성장과 성숙을 위해 IL-7은 지속적으로 필요하다.

면역글로불린 유전자 재배열에 의해 미성숙 B세포가 생산된다_Ig-gene rearrangement produces immature B cells

B 세포 성숙은 림프계 줄기세포의 면역글로불린 DNA의 재배열에 의존한다. 면역글로불린 유전자의 재배열 기전은 5장에서 설명된 바 있다. Pro-B 세포 단계에서 가장 처음 일어나는 일은 중쇄 D_H-대-J_H 유전자 재배열이다. 이후 V_H-대-D_HJ_H 재배열이 진행된다 (그림 11-3). 첫 번째 중쇄의 유전자 재배열이 성공적이지 않으면, V_H-D_H-J_H 재배열은 다른 염색체에서 계속된다. 중쇄의 유전자 재배열이 완성되면 세포는 이제 pre-B 세포로 분류된다. Pre-B 세포가 미성숙 B 세포로 계속 분화하기 위해서는 성공적인 경쇄 유전자의 재배열을 필요로 한다. **대립유전자 배제 (allelic exclusion)**의 원칙 때문에 오직 하나의 경쇄 개별형만이 B 세포 표면에 발현된다. 성공적인 경쇄 유전자의 재배열이 완성되면 미성숙 B 세포는 이제 해당 세포의 중쇄 VDJ 서열과 경쇄 VJ 서열에 의해 결정되는 특정 항원 특이성을 가지게 된다. 미성숙 B 세포는 세포표면에 Ig-α 및 Ig-β와 함께 mIgM (세포막 IgM)을 발현하여 항원 결합을 제대로 인지할 수 있는 B세포 수용체를 형성한다.

예상되는바와 같이, 중쇄와 경쇄 유전자 모두의 재배열에 필요한 **재조합 효소 RAG-1** 및 **RAG-2**는 pro-B와 pre-B 세포 단계에서 발현된다 (그림 11-3). D_H-J_H와 V_H-D_H-J_H 암호화 접합 (coding joints)에 N-뉴클레오티드의 추가를 촉매하는 효소인 **말단 디옥시리보뉴클레오티드 전이효소 (terminal deoxyribonucleotidyl transferase, TdT)**는 pro-B 세포 단계에서 활성을 가지며 pre-B세포 단계의 초기에서는 활성을 잃어버린다. 경쇄 유전자의 재배열이 일어나는 pre-B 세포 단계의 일부동안 TdT 효소의 발현이 소거되기 때문에 N-뉴클레오티드는 V_L-J_L 암호화조합에서는 보통 발견되지 않는다.

B 세포 발달과정 중 골수단계에서는 IgM을 가지고 있는 미성숙 B 세포의 생산이 가장 중요하다. 이 발달단계에서는 B 세포가 완전히 기능을 수행하지 못하고, B 세포 수용체 (BCR)에 의한 항원결합은 오히려 세포분열이나 분화보다는 세포사멸이나 **무반응상태 (anergy)**를 유도한다. B 세포의 완전한 성숙은 세포막에 IgD와 IgM을 동시에 발현함으로써 비로소 이루어진다. 이러한 과정은 중쇄 1차 전사체의 RNA 공정을 변화시켜 두 종류의 mRNA 생산을 가져온다. 그 하나는 세포막형 μ 사슬을 생산하는 것이고 다른 하나는 세포막형 δ 사슬을 생산하는 것이다. 비록 IgD가 성숙한 미경험 B 세포의 특징적 표지물질이긴 하나, 이의 기능은 아직 불확실하다. 그러나 면역글로불린 δ 유전자 결핍 생쥐가 정상적인 수치의 B세포를 보유하는 것으로 알려져 있기 때문에, IgD는 B세포 발생이나 항원에 대한 반응성에 꼭 필요한 것은 아니다.

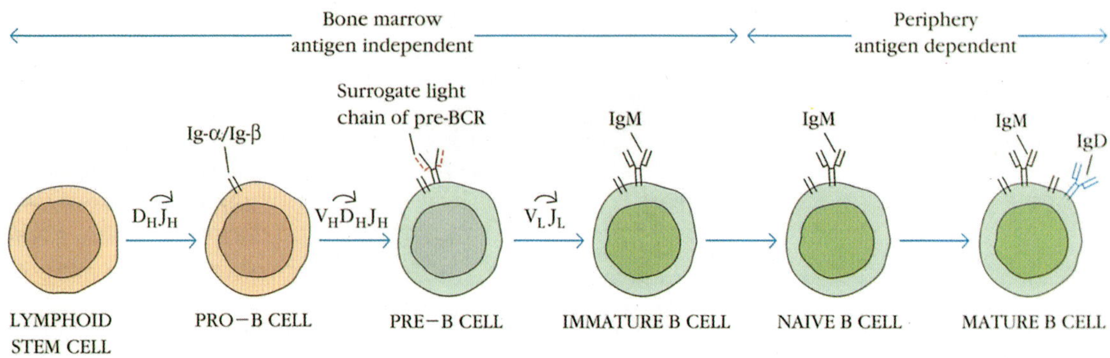

	LYMPHOID STEM CELL	PRO–B CELL	PRE–B CELL	IMMATURE B CELL	NAIVE B CELL	MATURE B CELL
H-chain genes	Germ line	D_HJ_H	$V_HD_HJ_H$ →	→	→	→
L-chain genes	Germ line	Surrogate Vpre-B and λ5 Germ-line κ and λ	Surrogate Vpre-B and λ5 Germ-line κ and λ	V_LJ_L →	→	→
RAG-1/2	–	+	+	–	–	–
TdT	–	+	–	–	–	–
Membrane Ig						
Heavy chain	–	–	μ →	→	→	μ + δ
Light chain	–	Surrogate light chain	Surrogate light chain	κ or λ →	→	→
Transcription factors	Pu.1, Ikaros, others	BSAP(Pax-5) →	→	→	→	→
		Sox-4 →	→	→		
		EBF →	→			
		E2A →	→	→	→	→
		Oct-2 →	→	→	→	→
Surface markers	c-Kit →	→				
		CD45R, CD19, HSA(CD24), Ig-α/Ig-β →	→	→	→	→
		IL-7R →	→			
		CD43	CD25	mIgM →	→	mIgD

FIGURE 11-3 Sequence of events and characteristics of the stages in B-cell maturation in the bone marrow. The pre–B cell expresses a membrane immunoglobulin consisting of a heavy (H) chain and surrogate light chains, Vpre-B and λ5. Changes in the RNA processing of heavy-chain transcripts following the pre-B-cell stage lead to synthesis of both membrane-bound IgM and IgD by mature B cells. RAG-1/2 = two enzymes encoded by recombination-activating genes; TdT = terminal deoxyribonucleotidyl transferase. A number of B-cell-associated transcription factors are important at various stages of B-cell development; some are indicated here.

Pre-B 세포 수용체는 B 세포 발생에 있어서 절대적으로 필요하다 The Pre-B-Cell Receptor Is Essential for B-Cell Development

10장에서 이미 언급된 것처럼, T세포의 발달과정 중 한 단계에서 T세포의 수용체의 β 사슬은 pre-T-α 사슬과 결합하여 pre-T세포 수용체를 형성한다 (그림 10-2). 이와 유사한 현상이 B세포 발달과정에서도 일어난다. Pre-B 세포에서, 세포막의 μ 사슬은 **대리경쇄(surrogate light chain)**와 결합하는데, 이 대리경쇄는 다음 2개의 단백질로 구성되어있다: 그 중 하나는 **Vpre-B**라고 불리는 V와 유사한 서열이며 다른 하나는 λ5라 불리는 C와 유사한 서열이다. 이들 두 단백질은 비공유결합을 통해 결합하여 경쇄와 유사한 구조를 이룬다.

세포막에 결합된 형태의 μ 중쇄와 대리경쇄의 복합물은 Ig-α/Ig-β 이형 이합체를 가진 전 B 세포에 나타나고, 이들은 전 B 세포의 수용체를 형성한다 (그림 11-4). 세포막형 μ 중쇄와 대리경쇄를 모두 발현하는 전 B 세포만이 성숙과정을 계속 진행하게 된다.

전 B 세포 수용체는 B 세포 발달과정을 지속하는데 필수적인 신호를 전달하고, 이와 동시에 전 B 세포로 하여금 다른 중쇄 대립유전자의 V_H-D_HJ_H 유전자 재배열을 막고 이로써 대립유전자 배제(allelic exclusion)를 초래한다는 추측이 있다. 정상적인 전 B 세포 수용체를 형성한 후 각 전 B 세포는 6-8 번의 세포분열을 통하여 256개 정도의 세포를 만들게 된다. 이후 이들 각 자손 전 B 세포는 서로

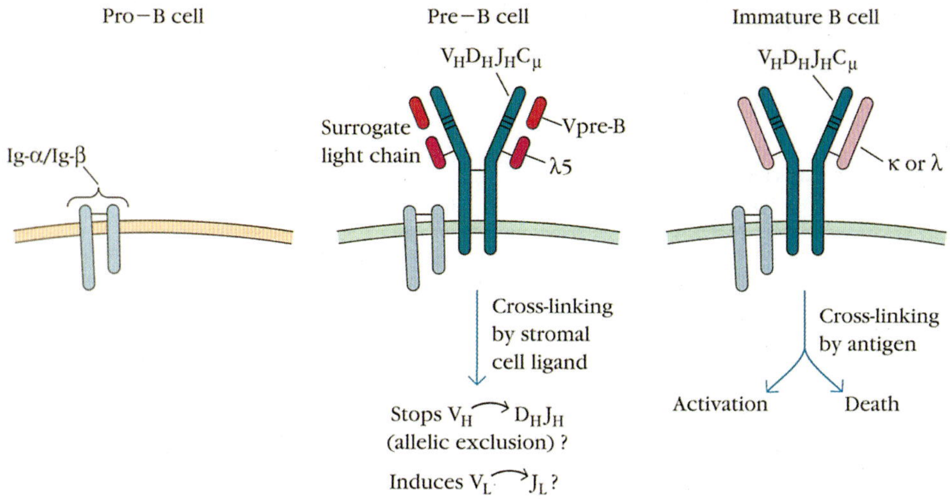

FIGURE 11-4 Schematic diagram of sequential expression of membrane immunoglobulin and surrogate light chain at different stages of B-cell differentiation in the bone marrow. The pre-B-cell receptor contains a surrogate light chain consisting of a Vpre-B polypeptide and a λ5 polypeptide, which are noncovalently associated. The immature B cell no longer expresses the surrogate light chain and instead expresses the κ or λ light chain together with the μ heavy chain.

다른 경쇄 유전자 조각을 재배열하여 항체 레퍼토리의 다양성을 전반적으로 증가시킨다.

전 B 세포 수용체가 얼마나 중요한가는 그 수용체의 λ5 단백질을 암호화하는 유전자가 결핍된 마우스에서 잘 증명되었다. 이들 마우스에서의 B 세포 발달은 전 B 세포 단계에서 멈추었으며 이는 수용체를 통해 전해지는 신호가 전 B 세포가 미성숙 B 세포 단계로 계속 분화하는데 필수적임을 시사한다.

녹아우트 마우스 실험을 통해 중요한 전사조절인자들이 발견되었다_Knockout experiments identified essential transcription factors

2장에서 언급된바와 같이, 많은 전사조절인자들은 조혈세포의 발생 과정에서 중요한 역할을 담당한다. 현재까지 그 중 10여 가지의 전사조절 인자가 B세포 발달 과정에서 중요한 역할을 수행하고 있음이 밝혀졌다. 유전자 파괴 기술에 의해 특정 전자조절인자를 결핍시킨 실험에서 그 중 다음 4개의 인자들이 B 세포 발생과정에서 특별히 중요함이 밝혀졌다 (그림 11-3); E2A, 초기 B 세포 인자 (EBF), B 세포 특이적 활성단백질 (BSAP), 그리고 Sox-4. 이러한 모든 전사조절인자들은 발생 초기에 영향을 미치며, 일부는 후기단계에서도 활성을 나타낸다. E2A 유전자가 결핍된 마우스는 RAG-1을 발현하지 못하고 D_HJ_H 재배열을 하지 못하며, 대리경쇄의 중요 요소인 λ5를 발현하지 못한다. 유사한 현상이 EBF 유전자 결핍 마우스에서도 관찰되었다. 이러한 발견은 이들 전자조절인자들이 B 세포 발달 초기 과정에서 중요한 역할을 수행함을 의미하며, 이들이 또한 B 세포 계통으로의 분화를 결정하는 초기단계에 결정적인 역할을 할 것으로 추측케 한다. 전사조절인자 BSAP를 암호화하는 ***Pax-5*** 유전자 결핍 역시 B 세포 발달과정의 초기 단계에서의 분화 억제를 초래한다. *Vpre-B*, *λ5*, *RAG-2* 프로모터, Ig 전환 부위 (switch regions), Ig 중쇄 엔핸서 (enhancer) 등과 같은 많은 B 세포 특이적 유전자의 프로모터 지역에 BSAP의 결합 위치가 나타나는데 이것은 BSAP가 B 세포 발달과정의 초기 단계를 지난 후에도 어떠한 역할이 있음을 의미한다. 이 전사조절인자는 중추신경계에서도 발현되며, 이 유전자가 없을 경우, 중뇌 발생에 심각한 결함이 발생한다. 비록 Sox-4 전사인자의 정확한 작용 위치는 알려져 있지 않으나 B 세포 활성화의 초기 단계에 필요한 것으로 생각된다.

세포표면 표지물질을 통해 발달 단계를 확인한다_Cell-surface markers identify development stages

전구세포에서 성숙 B 세포로의 발달 진행과정에서 세포표면 표지물질의 패턴 변화가 특징적으로 나타난다 (그림 11-3 참조). 전구 B 세포 단계에서 세포는 항체의 중쇄 혹은 경쇄를 전시하지 않으나, 백혈구에서 발견되는 단백질 티로신 탈인산화효소인 CD45R과 신호전달분자인 Ig-α/Ig-β를 발현하는데, Ig-α/Ig-β는 B 세포 발달 과정의 후기단계에서 세포막형 항체와 회합되게 된다. 또한 pro-B 세포는 CD19 (B 세포 공동수용체의 일부분), CD43 (leukosialin), 그리고 열안정성 항원 (HSA)으로 알려진 CD24 등을 세포 표면에 발현한다. 이 단계에서, 기질세포 (stromal cells)의 표면에 존재하는 성장 촉진 리간드 (growth-stimulating ligand)에 대한 수용체인 c-Kit가 전구 B 세포의 표면에 또한 발견된다. 전구 B 단계에서 전 B 단계로 분화해감에 따라 이들 세포는 전구 B 단계에서 존재했던 다수의 세포표면 표지물질을 동일하게 발현하지만, c-Kit와 CD43의 발현은 중단되고 IL-2 수용체의 α 사슬인 CD25를 발현하기 시작한다. 전 B 세포 수용체 (pre-BCR)의 전시는 pre-B 세포 단계의 두드러진 특징 중의 하나이다. 경쇄의 재배열 후 중쇄와 경쇄 모두를 지닌 세포표면형 면역글로불린이 나타나고, 이제 세포는 미성숙 B 세포로 분류되며 pre-BCR을 잃어버리고 CD25를 더 이상 발현하지 않게 된다. 이러한 모든 세포표면 항원 표지물질들을 인지할 수 있는 단클론항체가 개발되어 있어서, 이를 이용하여 6장에 기술된 면역조직법 및 유동 세포계수법 등의 기법을 통해 B 세포 발달의 다양한 단계를 인지하고 분리하는 것이 가능하다.

B-1 B 세포는 자가재생하는 B 세포의 한 집단이다_B-1 B cells are a self-Renewing B-cell subset

B-1 B 세포로 알려진 B 세포의 한 집단이 있는데 이들은 인간과 마우스에서 B 세포의 주 그룹인 B-2 B 세포의 전 단계에 나타난다 (나타나는 순서에 따라 B1과 B2로 분류). 인간과 마우스에서 B-1 B 세포

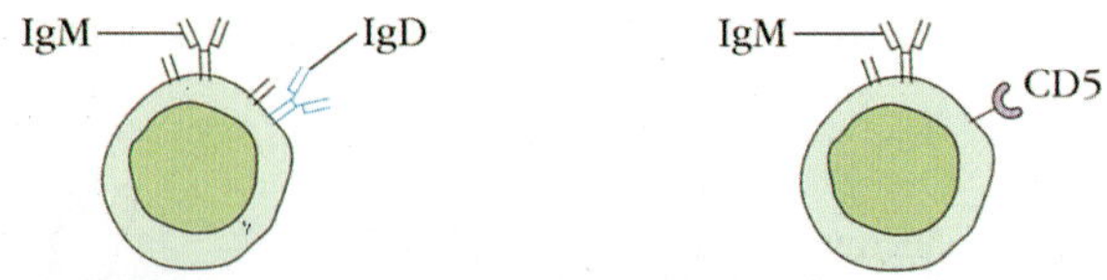

Attribute	Conventional B cells (B-2 B cells)	B-1 B cells
Major sites	Secondary lymphoid organs	Peritoneal and pleural cavities
Source of new B cells	From precursors in bone marrow	Self-renewing (division of existing B-1 cells)
V-region diversity	Highly diverse	Restricted diversity
Somatic hypermutation	Yes	No
Requirements for T-cell help	Yes	No
Isotypes produced	High levels of IgG	High levels of IgM
Response to carbohydrate antigens	Possibly	Definitely
Response to protein antigens	Definitely	Possibly
Memory	Yes	Very little or none
Surface IgD on mature B cells	Present on naive B cells	Little or none

FIGURE 11-5 Comparison of conventional B cells and B-1 B cells. Conventional B cells, the major B-cell population, are sometimes called B-2 cells because they develop after B-1 cells.

는 전체 B 세포 집단의 약 5%를 차지하고 (토끼와 소와 같은 일부 종에서는, B-1 B 세포의 여러 특징을 지니고 있는 세포가 주요 B 세포 집단을 형성함), 이들은 태아기에 줄기세포로부터 나타나며 B 세포의 신호 표지자 (signature marker)인 세포표면형 Ig를 발현한다. 그러나 대부분의 B-1 B 세포는 세포표면에 IgG가 아니라 IgM을 발현하며, IgD는 거의 발현하지 않거나 전혀 발현하지 않는다. 미경험 B-2 B 세포와 달리, B-1 B 세포 집단은 자가재생하고 미경험 B-1 B 세포를 생성할 수 있다. B-1 B 세포는 T 세포와 통상 연관되어 있는 표지자인 CD5를 발현하는 특징에 의해서도 구분된다. 그러나 CD5의 발현이 B-1 계통의 세포에 필수 불가결한 요소는 아니다. CD5는 쥐의 B-1 세포의 표면에는 나타나지 않고, 기능을 하는 CD5 유전자가 결손된 마우스도 여전히 B-1 세포를 만든다. B-2 B 세포가 주요 B 세포 집단인 인간과 마우스에서 B-1 B 세포는 림프절이나 비장과 같은 2차 림프조직에서 소수집단을 이룬다. 이들 세포는 비록 많은 림프조직에서 적은 수로 발견되지만 복강과 흉강에서는 주요 B 세포 형태이다.

자가재생 및 CD5 발현과 더불어 몇 개의 특징들이 인간과 마우스에서 B-1 B세포를 B-2 B세포와 구별 짓는다. B-1 B 세포의 V지역 레퍼토리는 B-2 세포 집단보다 훨씬 제한적이다. 또한 B-1 B 세포에 의해 생산된 항체는 B-2 세포 집단에 비해 항원에 대한 결합 친화력이 약하다. B-1 세포 집단은 단백질 항원보다 탄수화물 항원에 대해 더 잘 반응한다. 이들은 T세포 도움을 필요로 하지도 않고 기억세포로 분화하는 성향도 별로 없다. 위에서 언급한 것처럼, B-1 B 세포에서는 클래스 전환이 잘 일어나지 않으며 대부분 IgM을 발현한다. 이 세포집단은 Ig 유전자의 체성 과변이 (somatic hypermutation)도 거의 일어나지 않으며, 친화력 성숙과정도 역시 거치지 않는다. 따라서 B-1 세포에 의해 만들어진 항체는 항원에 대한 친화력이 비교적 낮다. B-1 세포에 의해 생산된 다수의 항체는 낮은 친화력에도 불구하고 다중 특이성 (multispecificity)을 지니고 있어서, 병원체에 존재하는 일부 항원들을 비롯하여 다양한 항원들에 결합할 수 있다. 면역학자들은 B-1 B 세포 집단에 의해 생산되는 다중 특이성 항체 (multispecific antibodies)가 숙주의 내재면역에 기여하는 것으로 생각하고 있다. B-1 및 B-2 세포의 특징은 그림 11-5에 요약되어 있다.

자기반응성 B 세포는 골수 내에서 선택적으로 배제된다

_Self-reactive B cells are selected against in bone marrow

마우스의 골수 내에서 약 5×10^7 B 세포가 매일 생산되나 오직 5×10^6 (약 10%)만이 실제 재순환하는 B 세포 집단 (B-cell pool)에 합류하게 된다. 이것이 의미하는 것은 매일 생산된 B 세포의 90%가 골수를 떠나지 못하고 죽는다는 것이다. 이러한 소실의 일부는 골수 내에서 자기항원에 대한 자기항체를 발현하는 미성숙 B 세포의 **음성선택 (negative selection)** 및 이에 뒤이은 제거 (**클론삭제, clonal deletion**)에 기인한다.

미성숙 B 세포의 mIgM 교차결합되는 것은 실험적으로 미성숙 B 세포를 μ 일정부위에 대한 항체를 처리함으로써 증명될 수 있는데, 이 경우 mIgM의 교차결합은 골수 내에서 이들 세포의 세포자살 (apoptosis)를 유도하는 것으로 오랫동안 알려져 왔다. 자기반응

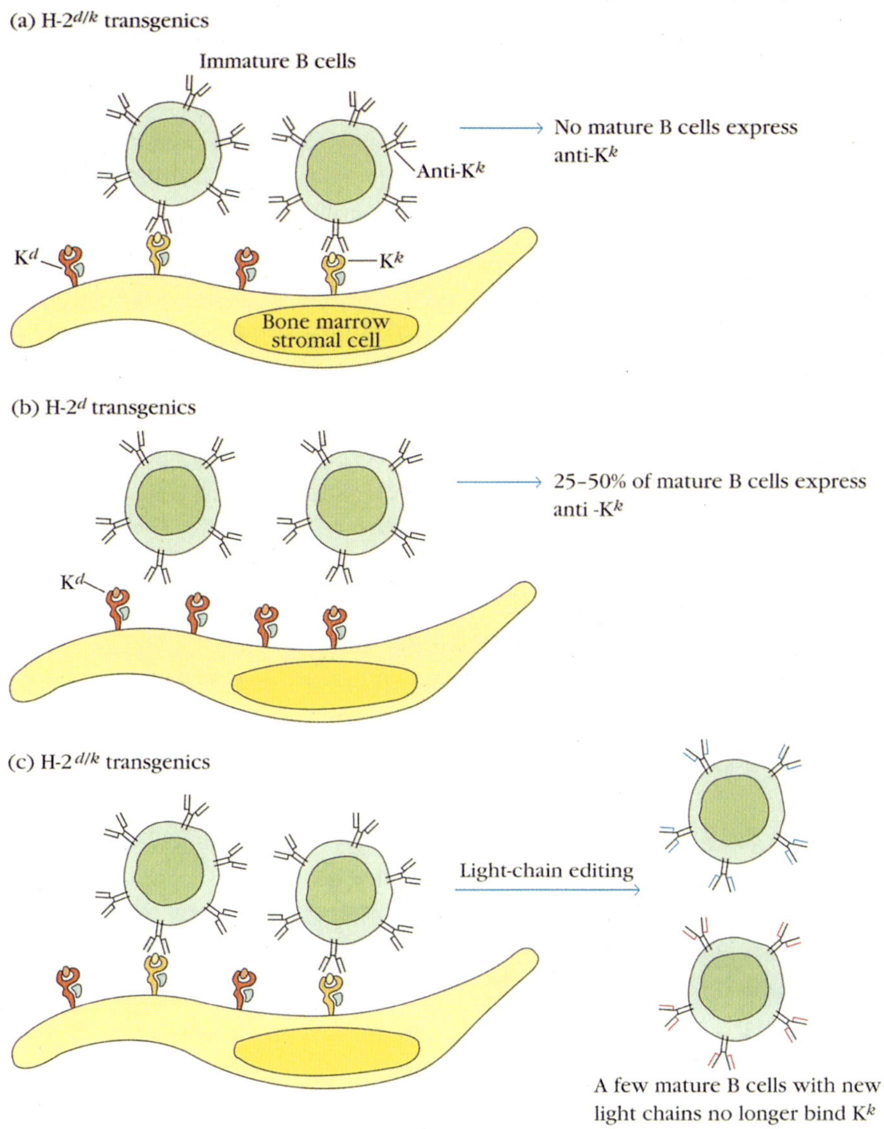

FIGURE 11-6 Experimental evidence for negative selection (clonal deletion) of self-reactive B cells during maturation in the bone marrow. The presence or absence of mature peripheral B cells expressing a transgene-encoded IgM against the H-2 class I molecule K^k was determined in H-2$^{d/k}$ mice (a) and H-2^d mice (b). In the H-2$^{d/k}$ transgenics, the immature B cells recognized the self-antigen K^k and were deleted by negative selection. In the H-2^d transgenics, the immature B cells did not bind to a self antigen and consequently went on to mature, so that 25% to 50% of the splenic B cells expressed the transgene-encoded anti-K^k as membrane Ig. More detailed analysis of the H-2$^{d/k}$ transgenics revealed a few peripheral B cells that expressed the transgene-encoded μ chain but a different light chain (c). Apparently, a few immature B cells underwent light-chain editing, so they no longer bound the K^k molecule and consequently escaped negative selection. *[Adapted from D. A. Nemazee and K. Burki, 1989,* Nature **337***:562; S. L. Tiegs et al., 1993,* Journal of Experimental Medicine *177:1009.]*

성의 mIgM을 발현하는 미성숙 B세포가 골수 내에서 자기항원에 결합할 때도 유사한 과정이 생체 내에서 일어나는 것으로 생각된다. 예를 들어, D. A. Nemazee와 K. Burki는 H-2^{d}와 H-2$^{d/k}$ 마우스에 H-2^k class I MHC인 K^k에 특이적인 IgM 항체의 중쇄와 경쇄를 암호화하는 유전자를 도입하여 유전자이식 마우스를 만들었다 (그림 11-6a, b). Class I MHC 분자는 핵을 가진 모든 세포의 표면에서 발현되기 때문에 내부 H-2^{k}와 H-2^d class I MHC 분자가 유전자이식 마우스의 골수 기질세포에 존재할 것이다. H-2^d 마우스는 K^k를 발현하지 않을 것이고, 이들 H-2^d 마우스에서 대부분의 성숙한 말초 B세포는 이식유전자에 의해 암호화되는 항 K^k 항체를 세포막형이나 세포외 분비형으로 발현하였다. 이와 반대로, K^k를 발현하는 H-2$^{d/k}$ 마우스에서는 이식유전자에 의해 암호화되는 항체를 발현하는 성

TABLE 11-1 Expression of transgene encoding IgM antibody to H-2^k class I MHC molecules

		EXPRESSION OF TRANSGENE	
Experimental animal	Number of animals tested	As membrane Ab	As secreted Ab (μg/ml)
Nontransgenics	13	(−)	<0.3
H-2^d transgenics	7	(+)	93.0
H-2$^{d/k}$ transgenics	6	(−)	<0.3

SOURCE: Adapted from D. A. Nemazee and K. Burki, 1989, *Nature* **337**:562.

숙한 말초 B세포가 발견되지 않았다 (표 11-1). 이러한 결과는 자가항체 (autoantibodies)를 세포막에 발현하는 미성숙 B 세포는 음성선택에 의해 배제됨을 시사하는데, 이는 이들 항체가 기질세포 (stromal cells)에 존재하는 자기항원 (예, H-$2^{d/k}$ 유전자이식 마우스의 K^k 분자)과 반응하기 때문이며, 결과적으로 항체의 교차결합과 미성숙 B 세포의 살상을 초래하게 된다.

자기반응성 B 세포는 경쇄 유전자 편집에 의해 살아날 수 있다_Self-reactive B cells may be rescued by editing of light-chain genes

Nemazee와 Burki에 의한 이후의 유전자이식 실험계는 미성숙 B 세포의 음성선택이 항상 이들의 즉각적인 죽음을 유도하지는 않는다는 사실을 밝혔다 (그림 11-6c). B 세포가 수용체의 경쇄 유전자를 편집하는 동안 자기반응성 세포의 성숙과정은 멈추게 된다. 이 경우, H-$2^{d/k}$ 유전자이식 마우스는 적은 수의 성숙한 B 세포를 생산하게 되는데, 이들 B 세포는 이식된 유전자에 의해 암호화되는 μ 사슬과 다른 내부 경쇄를 가지는 mIgM을 발현한다. 일부 미성숙 B 세포가 자기항원에 결합했을 때, 성숙과정을 멈추고 *RAG-1*과 *RAG-2* 유전자의 발현을 증가시켜 내부 경쇄의 DNA 재배열을 다시 진행한다는 것이다. 이러한 세포들 중 일부는 자기항원에 반응하는 항체의 경쇄를 다른 경쇄 유전자 단편에 의해 암호화되는 다른 경쇄로 교체하는데 성공한다. 결과적으로, 이러한 세포들은 이전과는 다른 경쇄를 지닌 "편집된 (edited)" mIgM을 발현할 것이다. 만약 이러한 다른 경쇄로의 교체에 의해 자기반응성이 없는 BCR이 생성된다면, 이러한 세포는 음성선택 과정을 회피하고 골수를 떠나게 된다. 최근 연구결과는 이러한 **수용체 편집 (receptor editing)**이 골수에서 발현되는 항원에 대한 면역관용 (tolerance)의 주요 기전임을 시사한다.

B 세포 활성화와 증식_B-Cell Activation and Proliferation

B 세포가 골수를 떠난 후 말초조직에서 항원을 만나서 활성화, 증식, 및 분화가 일어난다. 항원에 의한 미경험 B 세포의 활성화와 클론선택은 형질세포와 기억 B 세포의 생성으로 이어진다. 항원에 의한 활성화가 이루어지지 않을 경우, 미경험 B 세포는 말초조직에서 생존기간이 짧으며 수 주일 내에 세포자살에 의해 죽게 된다 (그림 11-1 참조).

흉선 의존 항원과 흉선 비의존 항원은 서로 다른 반응 필요조건을 갖는다_Thymus-dependent and thymus-independent antigen have different requirements for response

누드 마우스와 흉선 결핍 환자를 이용한 연구에서, 항원의 성질에 따라 항체를 생산하기 위한 B 세포 활성화 과정은 서로 다른 2가지 경로로 진행됨이 밝혀졌다. 그 하나는 T_H 세포에 의존적인 것이고, 다른 하나는 그렇지 않은 것이다. 대부분의 항원에 대한 반응은 흉선을 필요로 하지만 (**흉선-의존적 항원, thymus-dependent antigen**), 소수의 항원 (**흉선-비의존적 항원, thymus-independent antigen**)은 흉선의 부재 시에도 항체생산을 유도한다. 흉선-의존적 항원 (TD antigens)에 대한 B 세포 반응은, 단순히 T_H 세포에 의해 분비되는 사이토카인에 대한 노출이 아니라, T_H 세포와의 직접적 접촉을 요구한다. 이러한 T_H 세포와의 직접적 접촉 없이 B 세포를 활성화시킬 수 있는 항원들을 흉선-비의존적 항원 (TI antigens)이라고 한다. TI 항원은 제1형과 2형으로 구분되며, 이들은 B 세포를 서로 다른 기전으로 활성화시킨다. **지질다당류 (LPS)**를 비롯한 일부 세균 세포벽 성분들은 *제1형 흉선-비의존적 (type 1 thymus-independent, TI-1)* 항원으로서 작용한다. *제2형 흉선-비의존적 (type 2 thymus-inde-pendent, TI-2)* 항원은 폴리머 단백질 (예, 세균 플라젤린) 혹은 반복적인 다당류 단위를 포함하는 박테리아 세포벽 다당류 등과 같이 아주 반복적인 구조를 가진 물질들이다.

대부분의 TI-1 항원들은 다중클론 B 세포 활성물질 (mitogen)이다. 즉, 이들은 항원 특이성에 관계없이 B세포를 활성화시킬 수 있다. TI-1 항원이며 그람음성 세균의 세포벽 주요성분인 지질다당류 (LPS)가 T세포의 부재하에 항체생산을 유도하는 기전은 잘 알려져 있다. LPS는 B세포표면의 두 종류의 수용체와 결합하는데, 하나는 선천성 면역에 관여하는 Toll-유사 수용체 (TLR4)이며 (3장 참조), 다른 하나는 B 세포 수용체이다. B 세포 집단의 일부만이 LPS에 특이적인 B 세포 수용체 (BCR)를 가지고 있으나, TLR4는 모두 가지고 있다. LPS를 인지하는 BCR을 가진 B 세포는 두 가지 독립적인 경로에 의해 자극되어 분열하고 항 LPS 항체를 분비하는데 이 두 경로는 각각 BCR 혹은 TLR4에 의해서 시작된다. 반면 LPS를 인지하지 못하는 BCR을 가진 B 세포는 LPS와 TLR4의 상호작용에 의해 항체분비세포로 분열 및 분화하게 된다. 여러 다양한 B 세포 클론들이 LPS에 의해 활성화되어 아주 다양한 항체들을 생산하게 되는데, 이들 항체들 중의 일부는 침입한 그람음성 세균과 결합하여 이를 무력화시키는 작용을 한다.

TI-1 항원의 T 세포에 대한 비의존성은 흉선이 결핍되어 T 세포가 거의 없는 누드 마우스를 이용한 실험에서 잘 밝혀졌다. 누드 마우스를 두 그룹 (A, B)으로 나누고 그 중 한 그룹 (A)에는 정상 마우스의 T 세포를 주사한 후 두 그룹 모두 TI-1 항원으로 면역반응을 일으키면, 두 그룹의 동물에서 매우 유사한 정도의 항체생산이 관찰된다. 흉선 결핍 마우스 (athymic mice)에서의 면역반응이 T 세포의 주입에 의해 크게 향상되지 않는 것은 TI-1 항원이 실제 T 세포에 비의존적임을 의미한다.

TI-2 항원은 mIg 수용체를 광범위하게 교차결합시킴으로써 B 세포를 활성화시킨다. TI-2 항원은 3가지 중요한 면에서 TI-1 항원과 다르다. 첫 번째, 이들은 B 세포 마이토젠 (mitogens)이 아니므로 다클론 활성화물질도 아니다. 두 번째, TI-1 항원은 성숙한 B 세포와 미성숙한 B 세포를 모두 활성화시키나, TI-2 항원은 성숙한 B 세포는 활성화시키고 미성숙한 B 세포는 불활성화 시킨다. 세 번째, 비록 TI-2 항원에 대한 B 세포 반응은 T_H 세포의 직접적 관여를 필요로 하지 않으나 효율적인 B 세포 증식과 IgM 이외의 개별형으로의 클래스 전환을 위하여 T_H 세포로부터 유래한 사이토카인을 필요로 한다. 이러한 사실은 여러 가지 방법으로 T 세포가 결핍되게 만든 마우스에서 TI-2 항원의 영향을 비교함으로써 증명될 수 있다. 누드

TABLE 11-2 Properties of thymus-dependent and thymus-independent antigens

Property	TD antigens	TI antigens	
		Type 1	Type 2
Chemical nature	Soluble protein	Bacterial cell- wall components (e.g., LPS)	Polymeric protein antigens; capsular polysaccharides
Humoral response			
Isotype switching	Yes	No	Limited
Affinity maturation	Yes	No	No
Immunologic memory	Yes	No	No
Polyclonal activation	No	Yes (high doses)	No

마우스는 흉선에서 유래한 T 세포는 없으나 아마 소장에 위치한 것으로 생각되는 흉선 이외의 조직에서 유래하는 적은 수의 T 세포를 지니고 있는데, 이러한 누드 마우스에서는 TI-2 항원이 실제 B 세포 반응을 일으킬 수 있다. TI-2 항원이 부분적으로 적은 수의 T 세포에 의존성이 있음은, T 세포가 결핍된 마우스에 소수의 T 세포를 주사하여 TI-2 항원에 대한 B 세포 반응을 회복시키는 실험에서 잘 증명되었다.

흉선-비의존적 항원에 대한 체액성 면역반응은 흉선-의존적 항원에 대한 반응과 다르다 (표 11-2). TI 항원에 대한 반응은 일반적으로 미약하며, 기억세포가 형성되지 않고 IgM이 우세한 항체로 분비된다. 이는 클래스 전환이 낮은 정도로 일어났음을 의미한다. 이러한 차이점은 기억 B 세포 형성, 친화력 성숙, 그리고 클래스 전환 등에서 T_H 세포가 중요한 역할을 수행함을 의미한다.

두 가지 유형의 신호가 B 세포의 세포주기를 작동시킨다_Two types of signals drive B cells into and through the cell cycle

미경험 혹은 휴지기 B 세포는 세포주기의 G_0 단계에 있는 비분열 세포이다. 세포 활성화는 이들 휴지기의 세포가 G_1을 거쳐 DNA 복제가 일어나는 S기로 들어가게 한다. G_1에서 S기로의 전환은 세포주기에 있어서 중요한 제한점이다. 일단 세포가 S기에 도달하게 되면,

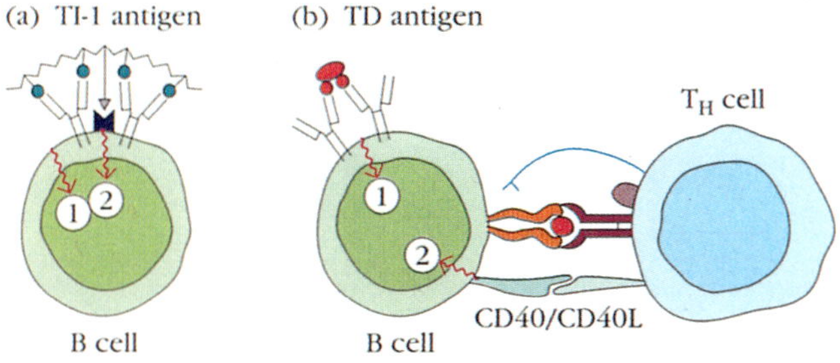

FIGURE 11-7 An effective signal for B-cell activation involves two distinct signals induced by membrane events. Binding of a type 1 thymus-independent (TI-1) antigen to a B cell provides both signals. A thymus-dependent (TD) antigen provides signal 1 by cross-linking mIg, but a separate interaction between CD40 on the B cell and CD40L on an activated T_H cell is required to generate signal 2.

G_2를 지나 유사분열 (M)로 들어가 세포주기를 끝마치게 된다. B 세포가 세포주기를 진행하도록 하기 위해서는 두 개가 서로 다른 신호가 필요한데 이를 *신호 1 및 신호 2*라고 명명한다. 이러한 신호전달 과정은 TI 및 TD 항원에 대해 서로 다른 경로로 이루어지지만, 두 경로 모두 다중역가의 항원이 mIg에 교차결합할 때 생성되는 신호를 공통적으로 필요로 한다 (그림 11-7). 일단 B 세포가 사이토카인 및 그 외 리간드 등을 포함하는 신호 1 및 신호 2에 의해 자극되면 완전히 활성화되어 기억세포 혹은 항체생산 형질세포로 분열 및 분화하게 된다.

Ig-α/Ig-β 이형 이합체가 활성화 신호 전달에 관여한다_Transduction of activating signals involves Ig-α/Ig-β heterodimers

수년 동안 면역학자들은 Ig 수용체가 항원에 결합하는 것이 어떻게 세포내 신호전달 경로를 활성화시키는지 궁금하게 여겨왔다. mIg의 모든 개별형은 아주 짧은 세포질 꼬리 (cytoplasmic tails)를 가지고 있다. B 세포 표면의 mIgM과 mIgD는 세포질내로 3개의 아미노산만이 들어가 있다. 그리고 mIgA 꼬리는 14개의 아미노산, mIgG와 mIgE 꼬리는 28개의 아미노산으로 각각 구성되어있다. 각각의 경우에서 세포질 꼬리의 길이가 너무 짧아 티로신 키나아제나 G 단백질 등과 같은 세포내의 신호전달물질과 결합하여 특정 신호를 전달하기 힘들다. 세포막형 Ig가 Ig-α/Ig-β 이형 이합체와 이황화 결합에 의해 연결되어 **B 세포 수용체 (B-cell receptor, BCR)**를 이루고 있다는 발견으로 오랫동안의 퍼즐을 풀었다. 두 개의 Ig-α/Ig-β 이형 이합체가 하나의 mIg와 결합하여 B 세포 수용체를 이룬다고 처음에는 생각되었으나, 이 후 자세한 생화학적 분석으로 오직 하나의 Ig-α/Ig-β 이형 이합체만이 하나의 mIg 분자와 결합하여 수용체 복합물질을 이룬다는 것이 밝혀졌다 (그림 11-8). 그래서 BCR은 리간드와 결합하는 면역글로불린 분자와 신호를 전달하는 Ig-α/Ig-β 이형 이합체로 나누어진다. 유사한 기능적 구분이 pre-BCR에도 적용되는데, pre-BCR은 Ig-α/Ig-β 이형 이합체와 대리경쇄와 결합된 μ 중쇄로 구성된 복합체를 통해 신호를 전달한다 (그림 11-4). Ig-α 사슬은 61개의 아미노산으로 구성된 긴 세포질 꼬리를 가지고 Ig-β 사슬의 꼬리는 48개의 아미노산으로 되어있다. Ig-α와 Ig-β 양쪽 모두의 세포질 꼬리는 **면역수용체 티로신-기반 활성화**

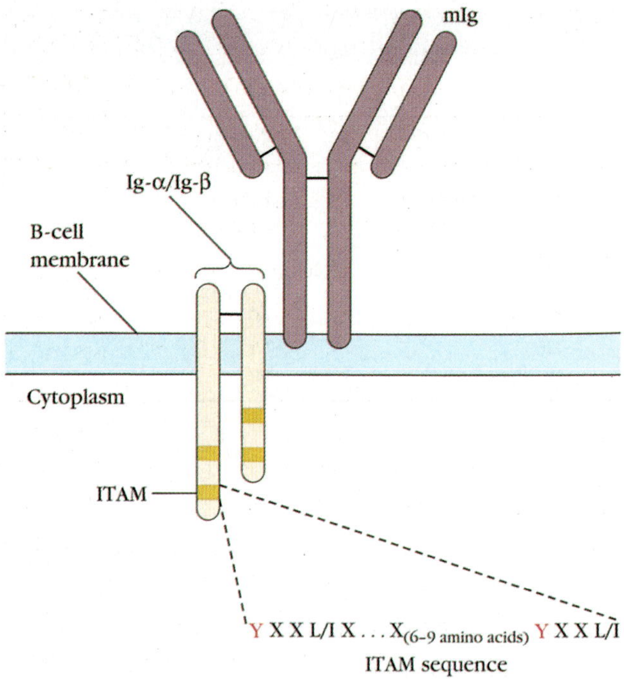

FIGURE 11-8 The B-cell receptor. The BCR is composed of a membrane immunoglobulin molecule associated with a disulfide-linked heterodimer of Ig-α and Ig-β. Antigen is recognized by the extracellular portion of the complex, and signal transduction is initiated by the cytoplasmic tails of Ig-α and Ig-β. Phosphorylation of tyrosines in the ITAMs (*i*mmunoreceptor *t*yrosine-based *a*ctivation *m*otifs) of Ig-α and Ig-β forms docking sites for the assembly of multimolecular signal transduction complexes. The highly conserved sequence motif of ITAMs is shown in the one-letter amino acid code, with tyrosines (Y) in red; L/I indicates that either leucine or isoleucine appears in that position, and X indicates any amino acid.

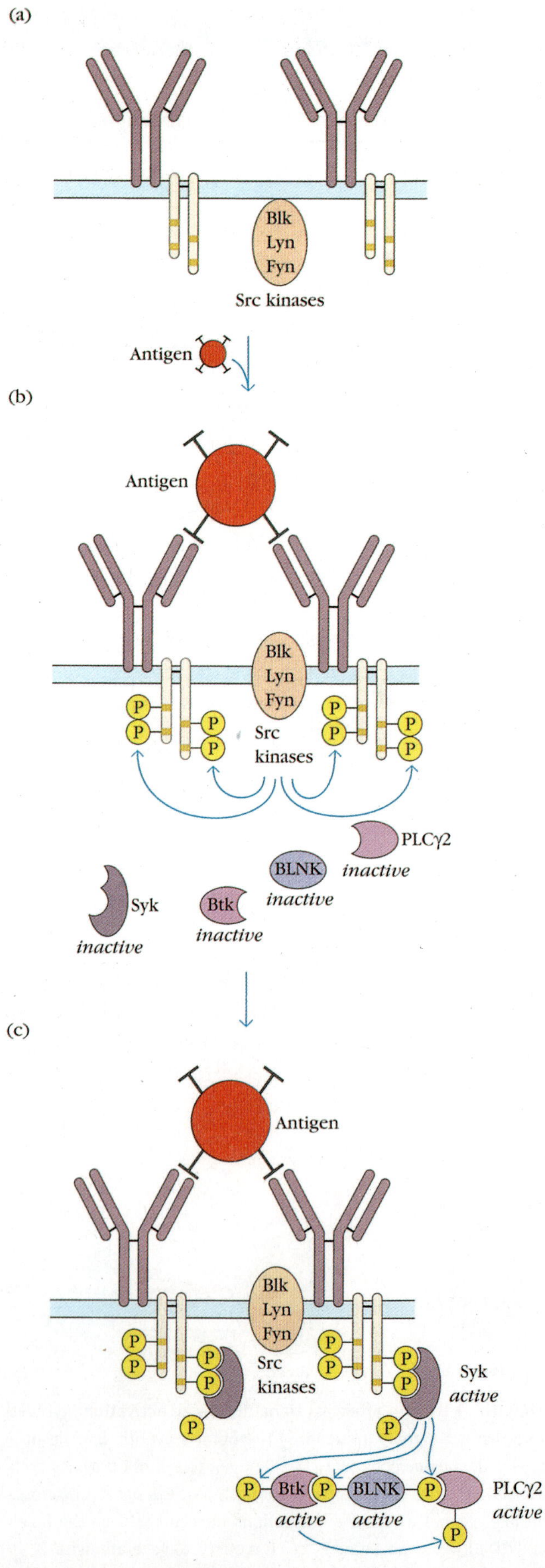

FIGURE 11-9 Initiation of signaling pathways leading to B-cell activation. (a) In resting B cells, the components required to initiate BCR signaling are inactive, and the scaffold of docking sites for the elements of the signaling complex is not yet assembled. (b) Cross-linking of BCR complexes triggers phosphorylation of the ITAMs of Ig-α and Ig-β by protein tyrosines kinases, such as the Src kinases Lyn, Blk, and Fyn. These phosphorylations create docking sites to which Syk attaches. Syk then undergoes activating phosphorylations. (c) Activated Syk then phosphorylates the adaptor protein BLNK, creating docking sites for PLCγ2 and Btk. Phosphorylation of Btk by Syk activates its protein tyrosine kinase activity, and Btk phosphorylates and activates PLCγ2, which has also docked on BLNK. Abbreviations: Btk = Bruton's tyrosine kinase; PLCγ2 = phospholipase Cγ2.

모티프 (*i*mmunoreceptor *t*yrosine-based *a*ctivation *m*otif, ITAM) (그림 11-8)이라 불려지는 18개 잔기로 구성된 모티프를 포함하고 있다. ITAM은 T 세포 수용체 복합물을 이루는 여러 분자들에도 존재한다 (그림 10-11). Ig-α/Ig-β 세포질 꼬리의 상호작용은 mIg 분자의 교차결합에 의해 생성된 자극을 효과적인 세포내 신호로 전달한다. 리간드 결합 및 신호전달의 기능을 갖는 중합체 수용체의 이러한 패턴은 특정 Ig 클래스의 Fc 부위에 대한 수용체에서도 나타난다 (IgE에 대해 Fc-εRI; IgG에 대해 Fc-γRIIA, Fc-γRIIC, Fc-γRIIIA). 이러한 수용체와 BCR 및 TCR에서 리간드의 결합이나 신호전달은 기능적으로 위치가 구분되어있다. 즉 이 복합체의 리간드 결합 부위 (BCR의 경우 mIg)는 세포 표면에 노출되어 있고, 신호전달 부위는 대부분 혹은 완전히 세포내에 존재한다. TCR의 경우에서도 마찬가지이며, 단백질 티로신 키나아제 (PTK)가 이러한 수용체의 신호전달과정에서 중심적인 역할을 수행한다. 더욱이, TCR처럼, BCR 자체는 PTK 활성이 없으나, 여러 다양한 키나아제들을 그 세포질 꼬리 주변으로 모집함으로써 이러한 활성이 생기게 된다.

B 세포 신호전달은 항원결합에 의해 매개되고 여러 신호전달 경로를 유도한다_B-cell signaling is mediated by antigen binding and induces many signal transduction pathways

항원에 의해 매개되는 BCR의 교차결합은 B 세포 활성화를 일으키는 신호전달 과정을 개시한다. 그림 11-9에서 나타난 바와 같이, 항원결합은 BCR Ig-α/Ig-β 사슬의 ITAM에 존재하는 티로신 잔기의 인산화를 초래한다. 수용체에 연합된 PTK에 의한 BCR Ig-α/Ig-β사슬의 인산화는 B 세포 활성화의 가장 초기과정 중의 하나이며, 이 후 다른 분자들이 결합할 수 있는 위치를 만드는 중요한 역할을 한다. 이러한 분자들로는 중요한 PTK인 Syk, BLNK (B-cell-linker protein)로 알려진 연결 단백질 (adaptor protein) 등이 있으며, 타 단백질들이 신호전달 복합체에 결합할 수 있도록 해준다. 일단 BLNK가 Syk에 의해 인산화되면, 브루톤 티로신 키나아제 (Bruton's tyrosine kinase, Btk)와 포스포리파아제 Cγ2 (PLCγ2) 등이 결합하게 된다. 이러한 단계는 PLC 의존적인 초기 칼슘신호 활성화와 단백질 키나아제 C (PKC) 의존적인 경로를 개시하기 위해 필수적이다. 그림 11-9에서 나타난 바와 같이, Btk와 PLCγ2가 연결 단백질인 BLNK에 결합함으로써 Btk로 하여금 PLCγ2를 인산화하여 활성화시키게 한다. 그러나 PLCγ2를 활성화시키기 위해서는 Btk가 우선 Syk에 의해 인산화 되어야만 한다. Btk와 BLNK의 결합은 Syk에 의해 인산화 될 수 있도록 충분히 가까운 위치에 존재할 수 있도록 해준다.

이러한 초기단계들에 의해 일련의 신호전달 과정이 이루어져 B 세포 활성화에 필요한 수많은 서로 다른 신호전달 연속과정을 진행하게 된다. 그림 11-10에 나타난 바와 같이, 작은 G 단백질 경로, 칼슘-매개 경로, PKC 경로, 전사조절인자인 NF-κB 활성화 경로 등이 이에 포함된다. 이런 모든 경로는 또한 T 세포 활성화에도 관여하며, B 세포와 T 세포 활성화간의 많은 유사점들이 존재하는데, 다음과 같은 것들이 포함된다.

- *수용체 소단위내 기능의 구역화:* B 세포와 T 세포의 경로는 항원 결합과 신호전달 단위로 구성된 항원 수용체로부터 시작한다. 항원결합 단위는 특이성을 제공하나, 이의 세포질 꼬리는 너무 짧아 세포질내로 신호를 전달할 수 없다. 신호전달 단위는 수용체 복합물의 신호전달 역할을 수행하며 긴 세포질 꼬리를 가지고 있다.
- *세포막형 Src 단백질 티로신 키나아제의 활성화:* 수용체에 연관된 PTKs (T 세포의 경우 Lck; B 세포의 경우 Lyn, Blk, 그리고 Fyn)는 신호전달의 초기단계 동안 인산화를 촉매한다. 이것은 기능적인 수용체 신호전달 복합체를 형성하는 데에 필수적이다.
- *단백질 티로신 키나아제 활성을 가진 거대 신호전달 복합체의 형성:* BCR과 TCR의 ITAM에 존재하는 인산화된 티로신들은 이들 수용체들에게 PTK 활성을 부여하는 분자들 (T 세포의 경우 ZAP-70, B 세포의 경우 Syk)에 대해 도킹부위를 제공한다. 연결분자 (B 세포의 경우 BLNK, T 세포의 경우 LAT 및 SLP-76)는 신호전달 복합체의 형성을 위한 발판을 제공한다.
- *다른 신호전달경로의 모집:* B 세포 및 T 세포의 활성화는 다수의 다양한 신호전달경로의 조화로운 활성을 필요로 한다. 이러한 림프구의 활성화는 단일 신호전달 경로에 의해 일어나는 결과가 아니다.
- *유전자 발현의 변화:* BCR 혹은 TCR의 관여에 의해 시작되는 신호전달 경로의 중요한 결과들 중의 하나는, 특이적 유전자의 전사를 촉진하거나 혹은 억제하는 활성을 지닌 전사조절 인자를 생성하거나 핵 내로 전위시키는 것이다.

신호전달의 실패는 면역체계에 있어서 심각한 결과를 초래한다. X-연관 무감마글로불린혈증 (X-linked agammaglobulinemia)에 대한 임상초점 (11장)은 신호전달의 결함이 B 세포 발달에 미치는 영향을 잘 설명해준다.

B 세포 공동수용체 복합체는 B 세포 반응을 촉진할 수 있고 CD22는 이를 억제할 수 있다_The B-cell-coreceptor complex can enhance B-cell responses and CD22 can inhibit them

항원 수용체를 통한 세포자극은 공동수용체를 통한 신호에 의해 유의성 있게 조절될 수 있다. CD28을 통한 공동자극은 T세포의 효과적인 양성자극의 주요한 특징이나, CTLA-4를 통한 신호전달은 T 세포 반응을 저해하는 것을 기억하라. B 세포에서는 B 세포 공동수용체로 불리는 B 세포막의 한 구성요소가 반응 촉진신호를 제공하고, CD22는 저해신호를 제공한다. B 세포 공동수용체는 3가지 단백질들, 즉 CD19, CR2 (CD21), 및 TAPA-1 (CD81)의 복합체이다 (그림 11-11). CD19는 이 복합체의 중요한 구성원인데 이는 BCR 복합체에 의해 전달되는 신호를 증가시키는 분자들이 도킹하는 부위인 긴 세포질 꼬리를 지니고 있다. CR2 구성요소는 외부 침입균을 파괴하는 중요한 기전인 보체계의 분해산물 중의 하나인 C3d에 대한 수용체이다 (7장 참조). 공동수용체의 활성화를 위한 경로에 C3d

OVERVIEW FIGURE 11-10: Some of the Many Signal-Transduction Pathways Activated by the BCR

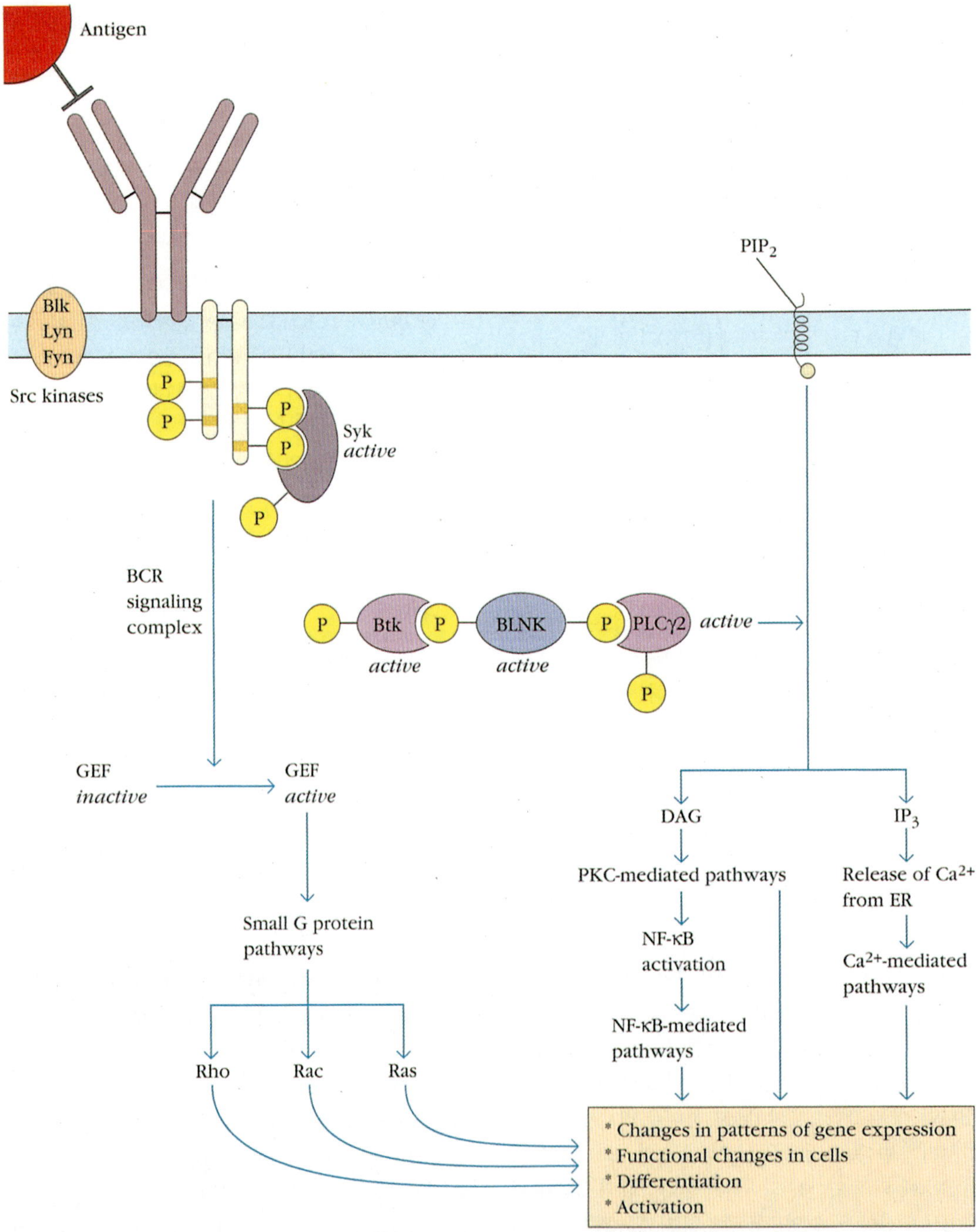

A series of phosphorylations initiated by Blk, Lyn, and Fyn lead to the generation of the BCR signaling complex. The adaptor protein BLNK facilitates the phosphorylation of PLCγ_2 by forming a complex that includes PLCγ_2 and Btk. The activation of PLCγ_2 leads to the hydrolysis of PIP_2, a membrane phospholipid, and produces the second messengers DAG and IP_3. DAG and Ca^{2+}, released by the action of IP_3, collaboratively activate protein kinase C (PKC), which induces additional signal transduction pathways, including one that produces NF-κB. The activated receptor complex also generates signals that activate small G protein pathways. The result of activating all of these diverse pathways is changes in patterns of gene expression and functional changes in the cell that lead to its activation and differentiation. BLNK = B-cell-linker protein; Blk, Btk, Lyn, Fyn, and Syk are all protein tyrosine kinases; DAG = diacylglycerol; GEFs = guanine nucleotide exchange factors; IP_3 = inositol 1,4,5-triphosphate; PKC = protein kinase C; PLCγ_2 = phospholipase Cγ_2; Rho, Rac, and Ras are all small G proteins.

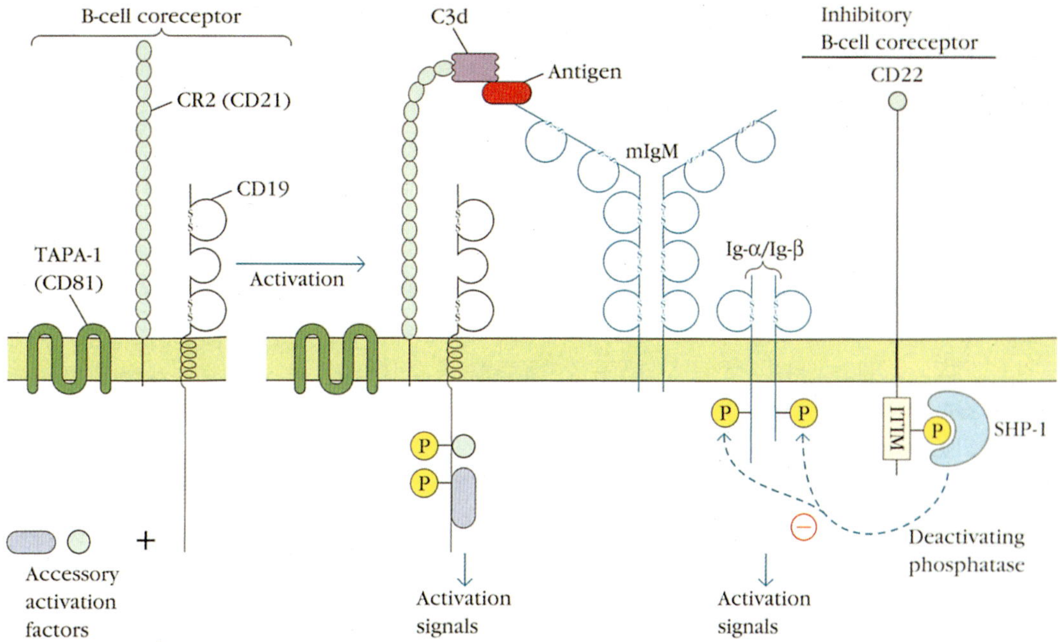

FIGURE 11-11 The B-cell coreceptor is a complex of three cell membrane molecules: TAPA-1 (CD81), CR2 (CD21), and CD19. Phosphorylation and association of the CD19 component of this complex with the BCR provides additional signals for B-cell activation. One of the mechanisms facilitating association of the stimulatory coreceptor complex with the BCR is binding of the CR2 component to complement-derived C3d that clings to antigen captured by the mIg component of the BCR. CD22 contains an ITIM (*im*munoreceptor *t*yrosine phosphate *i*nhibitory *m*otif) that contains a docking site for SHP-1, a tyrosine phosphatase that delivers negative signals by dephosphorylating tyrosines of the BCR.

가 관여함은 면역계의 다양한 부문들이 서로 간에 상호작용을 하는 것을 나타낸다. 또한 CR2는 세포막 분자 및 세포막 관통 단백질인 TAPA-1에 대한 수용체이기도 하다. 그림 11-11에 나타난 바와 같이, 공동수용체 복합체의 CR2 구성요소는 B 세포 표면의 mIg에 의해 붙잡힌, 보체가 코팅된 항원에 결합한다. 이 과정에 의해 공동수용체가 BCR에 교차결합되고 공동수용체의 CD19 구성요소가 BCR의 Ig-α/Ig-β 구성요소와 결합하도록 해준다. CD19는 긴 세포질 꼬리에 6개의 티로신 잔기를 가지고 있으며, BCR의 교차결합에 의해 매개되는 단백질 티로신 키나아제 활성의 주요 기질로 작용한다. CD19의 인산화는 자신이 단백질 티로신 키나아제인 Lyn 등을 포함하여 다수의 신호전달 분자들과 결합할 수 있도록 한다.

이러한 신호전달분자가 BCR 복합체로 운반되면 활성화 과정을 도와주며, 공동수용체 복합체는 BCR을 통해 전해지는 활성화 신호를 증폭하는 역할을 한다. 예를 들어, 한 in vitro 실험에서, 공동수용체가 관여하지 않는 경우, B 세포가 활성화되기 위해 10^4 mIgM 분자들이 결합되어야 한다. 그러나 CD19/CR2/TAPA-1 공동수용체가 BCR에 교차결합되면, 단지 10^2 mIgM 분자의 결합만으로도 B 세포 활성화가 가능하다. 또 다른 놀라운 실험결과가 B 세포 공동수용체에 의해 수행되는 중요한 역할을 강조하는데, 이 실험에서는 마우스에 변형되지 않은 리소자임이나 유전공학적으로 C3d에 연결된 닭의 리소자임을 주사했을 때, 2~3 개의 C3d를 포함하는 융합 단백질은 변형되지 않은 리소자임에 비해 1,000~10,000배 더 강하게 항-리소자임 면역반응을 일으켰다. 아마 이러한 공동수용체 현상(coreceptor phenomena)은 항원에 대한 낮은 친화력을 가진 mIg를 발현하는 미경험 B 세포가 어떻게 1차 반응에서 낮은 농도의 항원에 대해 반응할 수 있는지를 설명해주는 것 같다. 비록 초기에는 낮은 친화력이지만 이러한 반응은 궁극적으로 높은 친화력을 가진 항체를 생산하는데 중요한 역할을 한다. 이장의 후반부에 언급되는 것처럼, 항원에 대한 반응은 친화력 성숙을 유도할 수 있고, B 세포 집단의 평균 친화력을 높이는 결과를 초래한다. 마지막으로, 다음 2가지의 실험결과는 B 세포 공동수용체의 CD19 구성요소가 보체 수용체인 CR2와 독립적인 역할을 수행할 수 있음을 의미한다. 첫째, 정상 마우스에서 BCR을 항-BCR 항체와 인위적으로 교차결합시키면, B 세포 활성화에 특징적인 신호전달 경로의 일부를 자극하게 된다. 둘째, CD19 유전자가 녹아우트된 마우스의 B 세포를 항-BCR 항체로 처리하면, 대부분의 항원들에 대해 훨씬 저하된 항체반응을 보인다.

반응촉진성의 공동수용체 CD19에 대하여, 또 다른 분자인 CD22는 휴지기 B 세포에서 B 세포 수용체 구성적으로 결합해 있는데, 이는 B 세포의 활성화를 어렵게 만드는 음성신호 (negative signal)를 전달한다 (그림 11-11 참조). B 세포의 활성화는 CD22 분자의 세포질 꼬리에 존재하는 ITIM (immunoreceptor tyrosine inhibitory motif)을 인산화 시키고 이로 인해 티로신 포스파타아제가 CD22의 ITIM에 결합하여 주위 신호전달 복합체의 티로신 잔기

임상초점

X-연관 무감마 글로불린혈증: 신호전달과 B 세포 발달의 실패_X-Linked Agmmaglobulinemia: A Failure in Signal Transduction and B-Cell Development

X-연관 무감마글로불린혈증 (X-linked agammaglobulinemia)은 모든 클래스의 항체를 생산하지 못하며 유전적으로 결정되는 면역결핍 질환 (immunodeficiency disease)이다. 이 질환은 O. C. Bruton에 의해 1952년에 발견되었는데, 현재까지 임상면역학 분야의 우수한 연구 본보기로 여겨지고 있다. Bruton의 연구는 4년 동안 3번의 이하선염 (mumps)과 19번의 여러 심각한 세균감염을 경험한 한 소년을 대상으로 시작되었다. 폐렴구균이 10번의 감염 동안에 이 소년의 혈액에서 분리되었기 때문에, 폐렴구균 백신을 예방접종하여 폐렴구균에 대한 면역을 유도하기 위한 시도가 있었다. 항체 반응을 유도하려는 이러한 노력이 실패로 끝나자, Bruton은 환자가 다른 항원들에 노출되었을 경우에는 항체 반응을 일으킬 수 있는지를 조사하게 되었다. 놀랍게도, 디프테리아와 장티푸스 백신의 예방접종 역시 이 환자에서 체액성 면역반응을 일으키지 않았다. 환자 혈청의 전기영동 분석을 통해, 비록 정상치의 알부민과 이외 다른 혈청 단백질은 있으나 혈청 내의 주요 항체 분획인 감마글로불린 (gamma-globulin)은 없다는 사실이 밝혀졌다. 면역결핍이 항체의 결핍에 기인한다는 것을 밝히고, Bruton은 대담한 새로운 치료법을 시도하였다. 그는 인간 면역 혈청 글로불린을 매월 주사하였다. 그 결과, 환자는 14개월 동안 세균으로 인한 패혈증이 나타나지 않았으며, 이로써 면역결핍의 치료를 위해 면역글로불린 대체요법 (immunoglobulin replacement)의 유용성이 확립되었다.

비록 초기에는 브루톤 무감마글로불린증 (Bruton's agammaglobulinemia)이라고 불리었지만, 이 질환의 원인 유전자가 X 염색체상에 있다는 것이 밝혀진 후, 이 유전성 면역결핍 질환은 X-연관 무감마글로불린증 (X-linked agammaglobulinemia) 혹은 X-LA로 다시 명명되었다. 이 질환은 다음과 같은 임상적 특징을 갖는다.

- 이 현상이 X 염색체에 연관되어있기 때문에 거의 모든 환자는 남자이다.
- 면역결핍 징후가, 자궁 내에서 모체로부터 획득한 항체가 방어력을 나타내는 수준 이하로 떨어지는 시점인 생후 9개월 만에 나타나기도 한다.
- 높은 빈도의 *Streptococcus pneumoniae*와 *Haemophilus influenzae* 감염이 나타나고, 세균성 폐렴, 공동 (sinus) 감염, 뇌수막염, 혹은 패혈증 (septicemia) 등이 이들 환자에서 빈번히 관찰된다.
- 비록 이들 환자에서 많은 바이러스에 의한 감염은 정상인에 비해 더 심각한 편은 아니나, 장기간의 항바이러스 면역력은 보통 잘 유도되지 않는다.
- 형광현미경 또는 유동 세포계수법에 의한 분석으로 혈액 내에 성숙 B 세포가 거의 혹은 전혀 없음이 관찰된다.

세포와 분자수준에서의 이 질환에 대한 연구는 면역체계의 작동에 관한 이해를 제공하였다. 말초 조직에서 B 세포의 결핍은 X-LA 환자들이 항체를 생성하지 못함을 설명해 주었다. 골수내의 세포 집단들에 관한 연구를 통해 B 세포 결핍이 B 세포 발달과장에서의 실패에 기인됨이 밝혀졌다. 환자의 표본은 pre-B 세포에 대한 pro-B 세포의 비율이 정상인의 10배이었는데, 이는 pro-B 세포에서 pre-B 세포 단계로의 전환에 문제가 있음을 시사한다. 골수 내에 성숙 B 세포가 별로 없음은 pre-B 세포로부터 B 세포의 발생과정에 보다 심각한 장애가 있음을 나타낸다.

1990년대 초, X-LA의 원인 유전자가 클로닝되었다. 이 유전자의 정상 유전자는 단백질 티로신 키나아제를 암호화하는데, 이는 X-LA를 발견하고 그 치료법을 고안하였으며 풍부한 연구력과 통찰력을 지녔던 내과의사에게 경의를 표하기 위해 그의 이름을 따서 브루톤 티로신 키나아제 (Bruton's tyrosine kinase, Btk)로 명명되었다. 마우스를 이용한 유사한 연구에서도 Btk 유전자의 결핍은 사람에 있어서의 X-LA와 동일한 xid로 알려진 면역결핍질환을 유발하였다. Btk는 B 세포 신호전달에 중요한 역할을 담당하는 것으로 밝혀졌다. 예를 들면, B 세포 수용체의 교차결합은 Btk 촉매 도메인 내의 티로신 잔기의 인산화를 초래한다. 이는 Btk의 단백질 티로신 키나아제로서의 활성을 활성화시키고, 이어서 활성화된 Btk는 포스포리파아제 $C\gamma_2$ ($PLC\gamma_2$)를 인산화시킨다; Btk 유전자가 녹아우트된 세포의 in vitro 배양 실험에서는 $PLC\gamma_2$의 손상된 활성화가 관찰되었다. $PLC\gamma_2$는 일단 활성화되면, 세포막 인지질을 가수분해하여, 유력한 2차 신호 전달자인 IP_3와 DAG를 생성시킨다. 앞에서 언급된 바와 같이, IP_3는 세포내 Ca^{2+} 농도를 증가시키고, DAG는 단백질 키나아제 C (PKC)를 활성화시킨다. 따라서 Btk는 성숙 B 세포와 B 세포 계통의 초기 구성원들의 기능에 필수적인 세포 내 신호전달 네트워크를 활성화시키는데 중추적인 역할을 담당한다. 연구결과 Btk는 Tec 키나아제들로 알려진 PTKs 패밀리에 속하며; T 세포에서 이에 대응되는 것은 Itk임이 밝혀졌다. X-LA, xid, 및 Btk에 대한 연구를 통해 얻어진 결과들은, 임상연구가 정상 세포의 작동 기전을 이해하는데 어떻게 이용될 수 있는가를 보여주는 인상적인 예이다.

로부터 활성 인산기를 제거한다. B 세포의 활성화에 있어서 티로신 인산화가 중요한 특성임을 기억하라. CD22는 B 세포를 불활성화하는 기능이 있고 B 세포의 음성조절 역할을 수행한다. B 세포 활성화의 정도는 CD22 녹아우트 마우스에서 다소 증가되어 있고, 노화된 CD22 녹아우트 마우스는 자가면역반응의 수준이 증가되어있는데, 이는 음성조절의 중요성을 보여준다.

(a) Antigen cross-links mIg, generating signal ①, which leads to increased expression of class II MHC and co-stimulatory B7. Antigen-antibody complexes are internalized by receptor-mediated endocytosis and degraded to peptides, some of which are bound by class II MHC and presented on the membrane as peptide–MHC complexes.

(b) T_H cell recognizes antigen–class II MHC on B-cell membrane. This plus costimulatory signal activates T_H cell.

(c) 1. T_H cell begins to express CD40L.
2. Interaction of CD40 and CD40L provides signal ②.
3. B7-CD28 interactions provide costimulation to the T_H cell.

(d) 1. B cell begins to express receptors for various cytokines.
2. Binding of cytokines released from T_H cell in a directed fashion sends signals that support the progression of the B cell to DNA synthesis and to differentiation.

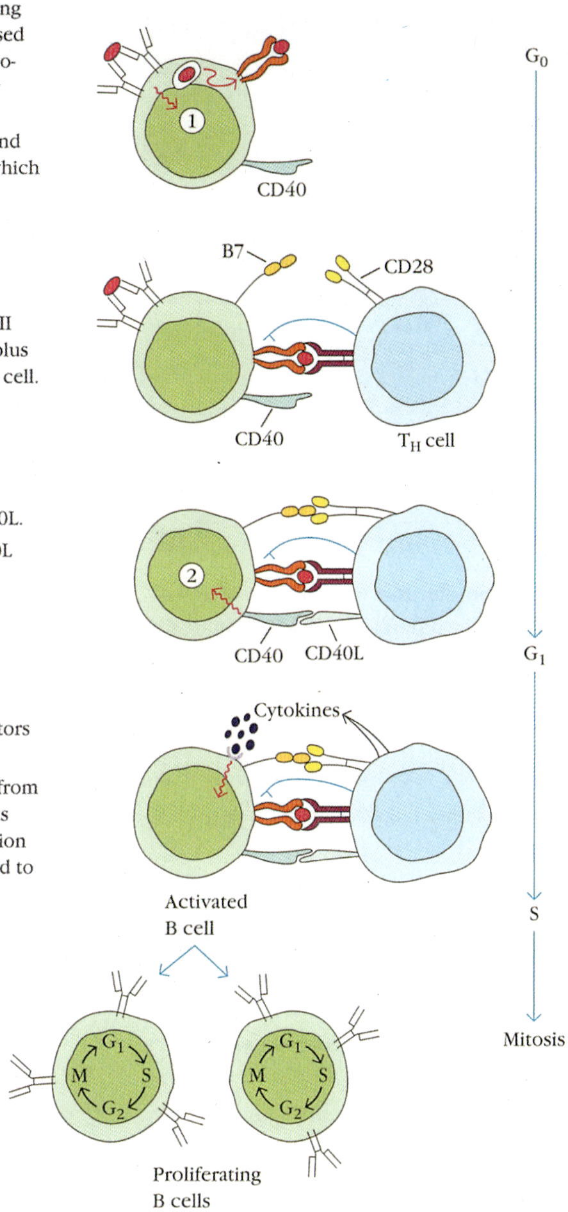

FIGURE 11-12 Sequence of events in B-cell activation by a thymus-dependent antigen. The cell cycle phase of the interacting B cell is indicated on the right.

T_H 세포는 거의 모든 B 세포 반응에서 중요한 역할을 수행한다_T_H cells play essential roles in most B-cell responses

이미 언급된 것처럼, 수용성 단백질 항원에 대한 B세포 활성화는 T_H세포의 관여를 필요로 한다. 항원이 B 세포 mIg에 대해 결합하는 그 자체는, T_H 세포 표면의 분자들과 추가적인 상호작용이 없을 경우 효과적으로 세포증식 및 분화를 유도하지 못한다. 그림 11-12는 흉선-의존적 항원에 대한 B 세포 활성화 과정의 단계적 순서를 나타낸다. 이러한 과정은 흉선-비의존적 항원에 의해 유도되는 활성화에 비해 보다 복잡하다.

T–B 세포 접합체의 형성_Formation of T-B conjugates

B 세포 표면의 mIg에 항원이 결합한 후, 항원은 수용체 매개 세포내 이입과정에 의해 세포 내부로 들어가게 되고 세포내 이입 경로에 의해 펩티드로 처리된다. 항원결합은 또한 BCR을 통한 신호전달을 개시하여 B세포로 하여금 class II MHC 분자나 공동자극 리간드 B7과 같은 많은 세포표면 물질의 발현을 증가하게 한다 (그림 11-12a, b). 이러한 세포표면 단백질들의 발현증가는 T_H 세포 활성화 과정에서 항원제시세포로서의 B세포 기능을 향상시킨다. 이러한 관점에서 B세포는 이들 B 세포를 돕는 세포를 도와주는 것으로 간주할 수 있다. 왜냐하면, 항원처리과정에서 생산된 항원 펩티드가 class II MHC 분자와 결합하고 B 세포 표면에서 T_H세포에 제시되어 이의 활성화를 유도하기 때문이다. 처리된 항원 펩티드가 class II MHC 분자와 결합하여 B 세포 표면에 나타나는 데에는 보통 항원이 세포 내부로 들어온 후 30-60분 정도가 소요된다.

B 세포는 세포막에 결합된 Ig를 통하여 항원을 특이적으로 인지하고 세포내로 받아들이기 때문에, B 세포는 대식세포나 수지상세

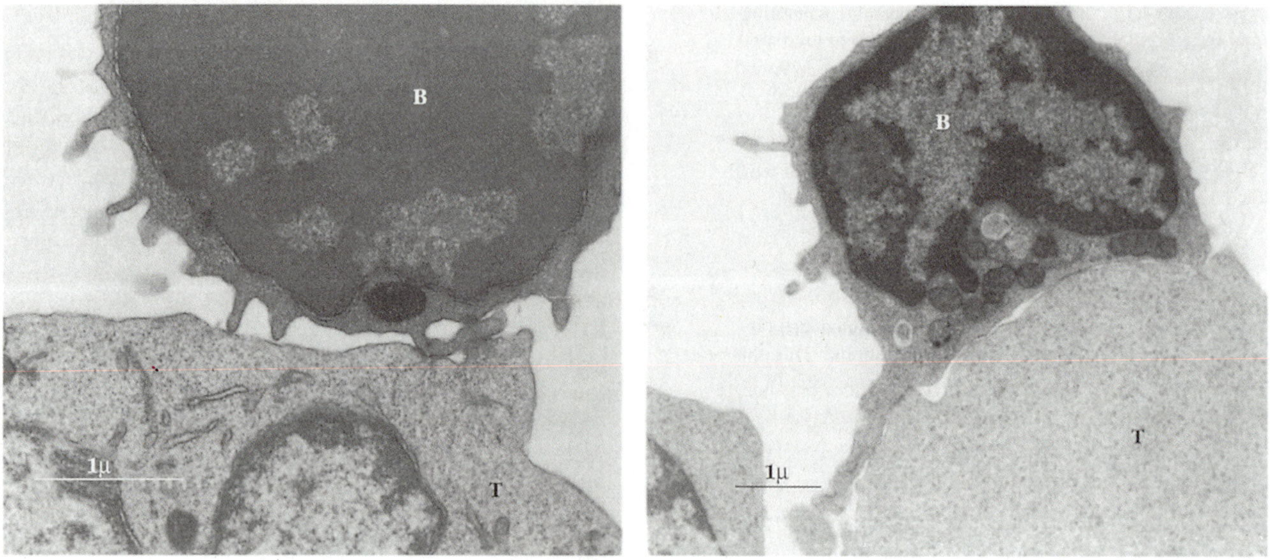

FIGURE 11-13 Transmission electron micrographs of initial contact between a T cell and B cell *(left)* and of a T-B conjugate *(right)*. Note the broad area of membrane contact between the cells after formation of the conjugate. *[From V. M. Sanders et al., 1986, Journal of Immunology **137**:2395.]*

포에 비해 100-10,000배 낮은 농도의 항원을 제시할 수 있다. 항원 농도가 높을 때, 대식세포와 수지상세포는 효과적인 항원제시세포이며, 항원의 농도가 낮아지면 B세포가 T_H세포에 대한 주요 항원제시세포 역할을 떠맡게 된다.

일단 T_H세포가 B 세포의 표면 위에서 class II MHC 분자에 의해 제시되는 처리된 항원 펩티드를 인지하면 두 세포는 T-B 접합체 (T-B conjugate)를 형성하기 위해 상호작용한다 (그림 11-13). T-B 결합체의 현미경 사진은 항원 특이적인 결합체에서 T_H 세포가 그들의 골지체와 미세소관 형성중심 (microtubular organizing center)을 B세포와의 접합점에 재구성함을 보여준다. 이러한 구조적 조정은 항원 특이적 B 세포가 있는 쪽으로 사이토카인 분비가 쉽게 되도록 도와주는 역할을 한다.

CD40/CD40리간드의 상호작용에 의해 매개되는 접촉-의존적인 도움_Contact-dependent help mediated by CD40/CD40L interaction

T-B 결합체의 형성은 방향성을 가진 T_H 세포 사이토카인 유리를 가능케 할 뿐 아니라 CD40 리간드 (CD154)의 증가를 초래한다. CD40 리간드는 B 세포 표면의 CD40과 상호작용하는 T_H 세포막 단백질의 하나로서, T 세포-의존적으로 B 세포의 활성화를 유도하기 위한 필수적인 신호를 제공한다. CD40은 세포증식을 조절하고 세포자살에 의한 계획세포사를 조절하는 세포표면 단백질들 및 가용성 단백질들의 종양괴사인자 (tumor necrosis factor, TNF) 패밀리에 속한다. CD40 리간드는 TNF 수용체 (TNFR)패밀리에 속한다. CD40 리간드와 B 세포 상의 CD40의 상호작용은 B 세포에 대해 신호 2를 제공한다. 신호 2는 mIg 교차결합에 의해 생성되는 신호 1과 더불어 B 세포를 G_1 세포주기로 들어가게 해준다 (그림 11-12c). CD40으로부터의 신호들은 많은 세포내 신호전달 경로에 의해 전해지는데, 궁극적으로 유전자발현의 변화를 가져오게 된다. 연구결과에 의하면, 비록 CD40은 인산화 효소 활성은 가지고 있지 않지만 이의 T 세포 상의 리간드와의 교차결합은 Lyn 및 Syk와 같은 단백질 티로신 키나아제의 활성화를 수반하는 것으로 나타났다. 또한 CD40의 교차결합은 포스포리파아제 C의 활성화와 그에 따른 2차 신호 전달자인 IP_3와 DAG의 생성, 그리고 다수의 전자조절 인자의 활성화를 초래한다. 최종적으로, CD40의 교차결합은 CD40가 **TNFR-연관 인자 (TNFR-associated factor, TRAF)** 패밀리의 구성원들과 상호작용을 하도록 해준다. 이러한 상호작용의 결과는 전사조절 인자인 NF-κB의 활성화이다.

몇몇 실험적 증거는 CD40/CD40리간드의 상호작용이 접촉-의존적 도움 (contact-dependent help)을 매개함을 밝혔다. B 세포 활성화에 있어서 유도성 T_H 세포막 단백질의 역할은 다음 실험에 의해 처음으로 밝혀졌다. 미경험 B 세포를 항원과 함께 활성화된 혹은 휴지기 T_H 세포 클론의 세포막과 배양했을 때, 오직 활성화된 T_H 세포의 세포막만이 B 세포 증식을 유도하였다. 이 결과는 활성화된 T_H 세포의 세포막에 존재하는 하나이상의 분자가 접촉-의존적인 도움을 제공하기 위해 B 세포상의 수용체와 결합했음을 시사한다. 더구나, 항원에 의해 자극된 B 세포를 T_H 세포 없이 항-CD40 단클론 항체로 처리했을 때, 이들 세포는 활성화되고 증식하였다. 따라서 CD40의 결합은, 이것이 CD40 항체에 의한 것이거나 CD40 리간드에 의한 것이거나 상관없이 B 세포에 신호 2를 제공하는 데에 필수적이다. 만약 적절한 사이토카인이 위에서 언급된 실험조건에 추가된다면, 그런 경우 증식하는 B 세포는 형질세포로 분화될 것이다. 이와 반대로, CD40 리간드에 대한 항체는 CD40/CD40 리간드 사이의 상호작용을 억제함으로써 B 세포 활성화를 차단하는 것으로 알려져 있다.

T_H세포 사이토카인에 의해 제공되는 신호들_Signals provided by T_H-cell cytokines

비록 B 세포가 활성화된 T_H세포의 세포막 단백질에 의해 자극되면 증식할 수는 있지만, 이들 세포는 사이토카인이 없으면 분화하지는 못한다. 이러한 발견은 세포막 접촉에 의한 신호와 사이토카인 신호 양쪽 모두가 B 세포의 증식과 분화를 유도하는 데에 필요하다는 것을 의미한다. 위에서 언급된 바와 같이 공초점현미경을 이용한 T-B 결합체의 관찰에 따르면 T_H세포와 B세포간의 항원-특이적인 상호작용은 면역시냅스를 형성하며 (그림 10-11), T_H 세포의 세포막 단백질 및 세포골격 요소들의 재배치를 유도하여 상호작용하고 있는 B세포 쪽으로 사이토카인의 방향성 있는 분비를 가능케 한다.

일단 활성화되면, B 세포는 IL-2, IL-4, IL-5 및 이외의 다양한 사이토카인들에 대한 세포막형 수용체를 발현하기 시작한다. 이러한 수용체들은 이후 상호작용하는 T_H 세포에 의해 생산된 사이토카인들에 결합하게 된다. 사이토카인과 이들의 수용체간의 상호작용에 의해 생성된 신호는 B세포의 증식을 지원하고, 형질세포나 기억세포로의 분화 및 클래스 전환, 친화력 성숙 등을 유도한다. 이들 각 과정들은 추후 다시 설명된다.

성숙한 자기반응성 B 세포는 말초에서 음성선택 될 수 있다_Mature self-reactive B cells can be negatively selected in the periphery

일부 자기항원들은 골수로 갈 수 없기 때문에, 이들 항원에 특이적인 mIgM을 발현하는 B 세포들은 앞서 설명된 골수내의 음성선택에 의해 제거될 수 없다. 그러한 성숙한 자기반응성 B 세포에 의한 자가면역반응 (autoimmune response)을 피하기 위하여, 이들 세포를 제거하거나 무반응 상태 (anergy)를 유도하는 과정이 말초 림프조직에 반드시 존재해야 한다.

C. Goodnow와 그 동료들에 의해 개발된 유전자이식 시스템은 말초에서 성숙한 B 세포의 음성선택 과정을 분명히 하는데 일조하였다. Goodnow 박사의 실험은 2 그룹의 유전자이식 마우스들을 이용하였다 (그림 11-14a). 하나의 그룹은 메탈로티오닌 프로모터 (metallothionine promoter)에 연결된 계란 흰 리소자임 (HEL) 이식 유전자를 가지고 있어, HEL 유전자의 전사가 아연의 수준에 의해 조절된다. 다른 하나의 그룹은 항HEL 항체를 코딩하는 면역글로불린의 중쇄와 경쇄 유전자를 이식 유전자로 가지고 있는 유전자이식 마우스이다. 정상 마우스에서는 HEL에 반응하는 B 세포의 확

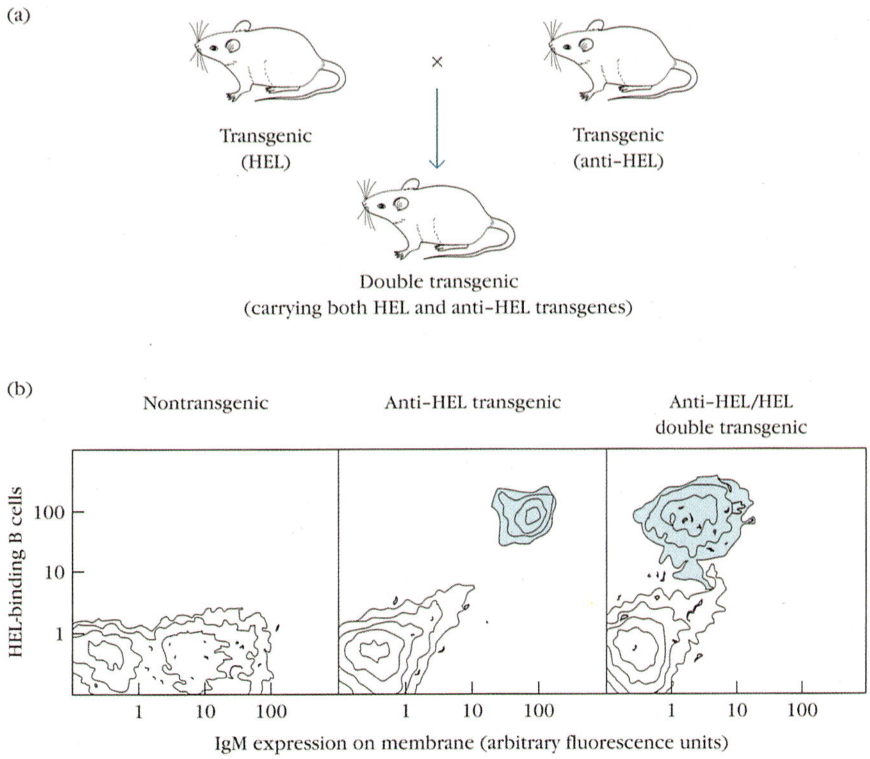

FIGURE 11-14 Goodnow's experimental system for demonstrating clonal anergy in mature peripheral B cells. (a) Production of double-transgenic mice carrying transgenes encoding HEL (hen egg-white lysozyme) and anti-HEL antibody. (b) Flow-cytometric analysis of peripheral B cells that bind HEL compared with membrane IgM levels. The number of B cells binding HEL was measured by determining how many cells bound fluorescently labeled HEL. Levels of membrane IgM were determined by incubating the cells with anti-mouse IgM antibody labeled with a fluorescent label different from that used to label HEL. Measurement of the fluorescence emitted from this label indicated the level of membrane IgM expressed by the B cells. The nontransgenics *(left)* had many B cells that expressed high levels of surface IgM but almost no B cells that bound HEL above the background level of 1. Both anti-HEL transgenics *(middle)* and anti-HEL/HEL double transgenics *(right)* had large numbers of B cells that bound HEL (blue), although the level of membrane IgM was about 20-fold lower in the double transgenics. The data in Table 11-3 indicate that the B cells expressing anti-HEL in the double transgenics cannot mount a humoral response to HEL.

TABLE 11-3 Expression of anti-HEL transgene by mature peripheral B cells in single- and double-transgenic mice

Experimental group	HEL level	Membrane anti-HEL	Anti-HEL PFC/spleen*	Anti-HEL serum titer*
Anti-HEL single transgenics	None	+	High	High
Anti-HEL/HEL double transgenics (group 1)	10^{-9} M	+	Low	Low

*Experimental animals were immunized with hen egg-white lysozyme (HEL). Several days later, hemolytic plaque assays for the number of plasma cells secreting anti-HEL antibody were performed and the serum anti-HEL titers were determined. PFC = plaque-forming cells.

SOURCE: Adapted from C. C. Goodnow, 1992, *Annual Review of Immunology* 10:489.

률이 $1/10^3$ 수준이나, 이 유전자이식 마우스에서는 재배열된 항 HEL 항체 이식유전자가 성숙한 말초 B세포의 60%-90%에서 발현된다. Goodnow 박사는 두 종류의 유전자이식 마우스들을 교배하여 HEL과 항HEL 항체 유전자가 모두 이식된 "이중-유전자이식 마우스" 자손을 얻었다. 이후 Goodnow 박사는 말초에서는 발현되나 골수에서는 발현되지 않는 HEL이 항HEL 이식유전자를 발현하는 B 세포의 발생에 어떠한 영향을 미치는지 연구하였다.

Goodnow 박사팀의 이중-유전자이식 시스템을 통해 B세포의 음성선택에 관한 몇 개의 흥미로운 발견이 이루어졌다 (표 11-3). 그는 높은 농도의 HEL (10^{-9}M)을 발현하는 이중-유전자이식 마우스가 항HEL 세포막형 항체를 가지는 성숙한 말초 B 세포를 보유하나 이들 B 세포는 기능적으로 무반응성 (anergic)임을 발견했다. 이중-유전자이식 마우스의 B 세포를 유동 세포계수법으로 분석한 결과, 많은 수의 무반응성 항-HEL 세포가 존재하였으나 이들 세포는 항-HEL 단일-유전자이식 생쥐에 비해 약 20배나 낮은 수준의 IgM을 발현하였다 (그림 11-14b). 심층 연구에 의하면 이중-유전자이식 마우스는 세포표면 IgM과 IgD 두 가지 모두 가지고 있었는데 이는 무반응성 미성숙 B 세포보다는 성숙된 B 세포에서 유도되었음을 시사한다. 이들 마우스들에게 면역반응을 일으킬만한 농도의 HEL을 주사하였을 때 항HEL 형질세포가 별로 생성되지 않았으며 혈청내 항 HEL 항체의 역가 또한 낮은 편이었다.

Class I MHC 자가항원이 오직 말초에서만 발현될 경우 어떤 일이 일어날 것인가를 연구하기 위하여 Nemazee와 Burki 박사팀은 이전에 설명된 골수 내 음성선택에 관한 실험에 사용된 유전자이식 시스템을 변경하였다 (그림 11-6a). 그들은 먼저 class I K^b 유전자를 간 특이적 프로모터에 연결하여 class I K^b 분자가 오직 간에서만 발현되는 유전자이식 마우스를 제작하였다. 그리고 B세포가 항K^b 항체를 발현하는 유전자이식 생쥐도 함께 제작하고 이 2종류의 유전자이식 생쥐들을 교배하였다 (그림 11-15a). 결과적으로 생산된 이중-유전자이식 마우스에서 항K^b mIgM을 발현하는 미성숙 B 세포는 골수에서 class I K^b 분자를 만나지 않을 것이다. 이러한 이중-형

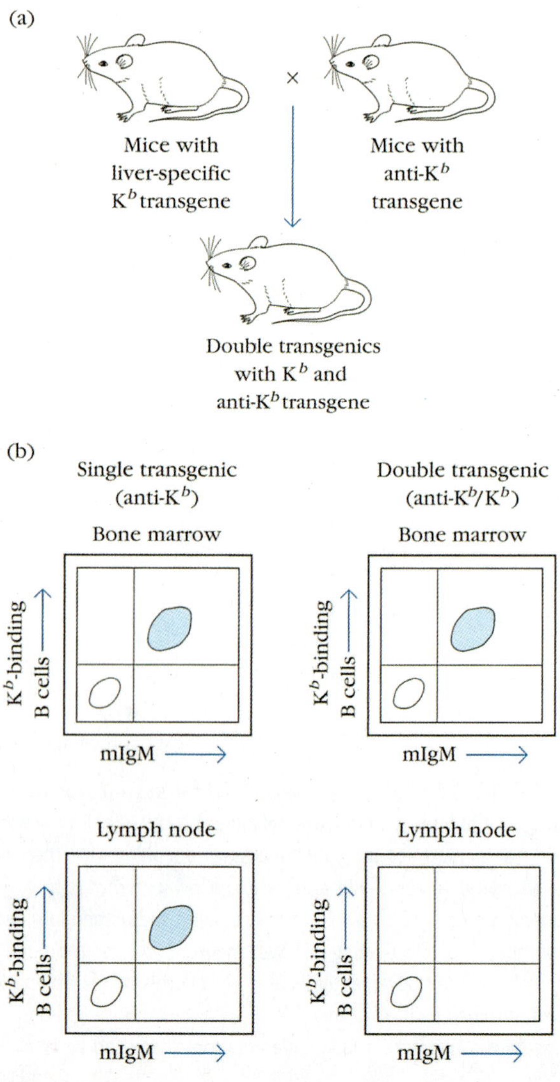

FIGURE 11-15 Experimental demonstration of clonal deletion of self-reactive mature peripheral B cells by Nemazee and Burki. (a) Production of double-transgenic mice expressing the class I K^b molecule and anti-K^b antibody. Because the K^b transgene contained a liver-specific promoter, K^b was not expressed in the bone marrow of the transgenics. (b) Flow-cytometric analysis of bone marrow and peripheral (lymph node) B cells for K^b binding versus membrane IgM (mIgM). In the double transgenics, B cells expressing anti-K^b (blue) were present in the bone marrow but were absent in the lymph nodes, indicating that mature self-reactive B cells were deleted in the periphery.

질전환 마우스의 B 세포를 유동 세포계수법으로 분석한 결과, 이식유전자에 의해 암호화되는 항K^b를 가진 미성숙 B세포가 골수에는 존재하지만 말초 림프조직에는 존재하지 않았다 (그림 11-15b). Nemazee와 Bruki의 이전 실험에서, class I MHC 자가항원 (H-2^k)은 핵을 가진 모든 세포에 발현되었으며, 이러한 class I 분자에 대한 항체 유전자를 이식유전자로 가진 미성숙 B세포는 선택적으로 배제되어 골수 내에서 제거되었다 (그림 11-6a). 그들의 두 번째 실험에서 그러나 class I 자기항원 (K^b)은 오직 간에서만 발현되었기 때문에 음성선택과 클론삭제가 말초의 성숙한 B세포 단계에서 일어난 것이다.

체액성 면역반응_The Humoral Response

본 절에서는 1차와 2차 체액성 면역반응의 차이점을 살펴보고 체액성 면역반응의 연구에 합텐-전달체 접합체 (hapten-carrier conjugate)가 어떻게 사용될 수 있는지를 알아보고자 한다.

1차와 2차 반응은 서로 상당히 다르다_Primary and secondary responses differ significantly

체액성 면역반응이 미경험 림프구의 활성화 (1차 반응) 혹은 기억 림프구의 활성화 (2차 반응)에 기인한 것인지에 따라 체액성 면역반응의 반응속도와 그 외 다른 성질들이 상당히 다르다. 양쪽 모두의 경우에서 B 림프구의 활성화는 다양한 개별형의 항체 분비를 초래한다. 이들 개별형은 특이적 효과반응을 매개하는 능력에 있어서 서로 차이점을 보인다 (표 4-4).

개체가 외부 항원과 제일 처음 접촉하게 되면 1차 체액성 면역반응이 나타난다. 1차반응은 항체를 형성하는 형질세포와 기억 B세포의 생산으로 특징 지워진다. 혈청 항체 레벨로 측정했을 때 1차반응의 반응속도는 항원의 성질, 항원 주입 경로, 보강제의 유무, 그리고 실험동물의 종이나 계통에 따라 다르다.

그러나 모든 경우에서, 항원에 대한 1차 반응은 지체 (lag)기에 의해 특징 지워지는데, 이 기간 동안 미경험 B 세포는 클론 선택, 클론 확장, 그리고 기억세포 혹은 형질세포로의 분화 등을 겪게 된다 (그림 11-16). 지체기 이후 혈청 항체 수준이 기하급수적으로 증가하여 최고점을 이루고 어느 정도 평평하게 유지되는 기간을 거쳐 감소하게 된다. 지체기의 지속시간은 항원의 성질에 따라 다양하게 나타난다. 마우스를 양적혈구 (SRBCs)와 같은 항원으로 면역반응을 유도하면 보통 4-5일의 지체기가 나타난다. 최고의 혈청 항체 수준은 7~10일 후에 도달된다. 수용성 단백질 항원에 대하여는, 지체기가 약간 더 길다. 즉, 약 일주일 정도 가게 되는데, 최고의 혈청 역가는 14일을 전후하여 나타난다. 1차 체액성 면역반응 동안 IgM이 초기에는 분비되고 이후 IgG로 점점 전환된다.

1차 반응 동안 형성된 기억 B세포는 세포분열을 멈추고 세포주기의 G_0기에 들어가게 된다. 이 세포들은 가변적인 생존기간을 갖

OVERVIEW FIGURE 11-16: Concentration and Isotype of Serum Antibody Following Primary (1°) and Secondary (2°) Immunization with Antigen

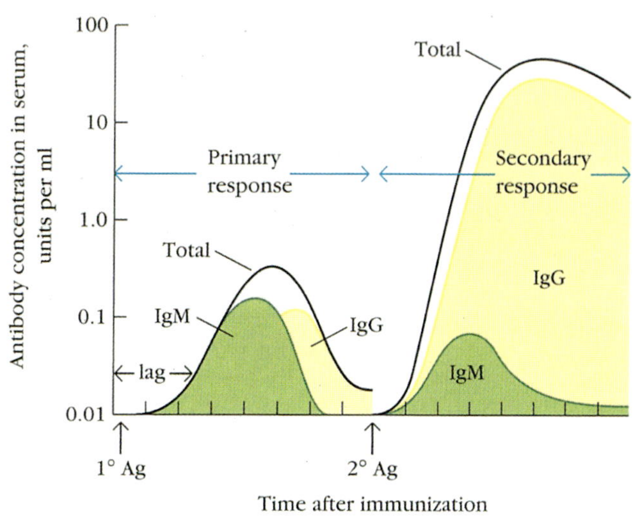

The antibody concentrations are plotted on a logarithmic scale. The time units are not specified because the kinetics differ somewhat with type of antigen, administration route, presence or absence of adjuvant, and the species or strain of animal.

TABLE 11-4 Comparison of primary and secondary antibody responses

Property	Primary response	Secondary response
Responding B cell	Naive B cell	Memory B cell
Lag period following antigen administration	Generally 4–7 days	Generally 1–3 days
Time of peak response	7–10 days	3–5 days
Magnitude of peak antibody response	Varies depending on antigen	Generally 100–1000 times higher than primary response
Isotype produced	IgM predominates early in the response	IgG predominates
Antigens	Thymus dependent and thymus independent	Thymus dependent
Antibody affinity	Lower	Higher

는데, 일부는 개체의 일생동안 존속한다. 2차 체액성 면역반응 (그림 11-14)을 일으킬 수 있는 능력은 이러한 기억 B 세포집단과 기억 T세포의 존재여부에 달려있다. 항원에 의한 기억세포의 활성화는 1차 반응과 여러 가지 관점에서 구별되는 2차 항체반응을 일으킨다 (표 11-4). 2차 반응은 보다 짧은 지체기를 갖고, 그 반응강도가 크며 오랫동안 지속된다. 2차 반응은 또한 항원에 대해 보다 높은 친화력을 가진 항체가 분비되고, IgM 이외의 개별형이 지배적으로 나타난다.

2차반응의 보다 신속한 개시와 강력한 반응력에 있어서 중요한 요소는 주어진 항원에 특이적인 기억 B 세포 집단이 동일한 미경험 B 세포 집단에 비해 훨씬 더 크다는 사실이다. 또한, 기억세포는 미경험 B 세포보다 쉽게 활성화된다. 친화력 성숙과 클래스 전환 과정들이 2차 반응에서 나타나는 높은 친화력과 다른 개별형을 생성하는 요인이다. 전반적으로 높은 친화력을 가진 항체가 보다 높은 수준으로 나타남으로써 재감염에 대한 효과적인 숙주 방어를 가능케 한다. 개별형에서의 이러한 변화는 주어진 병원균에 대해 가장 적절한 효과 기능을 가진 항체를 생산하게 한다.

생존기간이 긴 기억 B세포의 존재는 "항원의 원죄성 (original antigenic sin)"이라고 불리는 현상을 설명한다. 이 현상은 인플루엔자 백신에 대한 항체반응을 성인에서 관찰했을 때 처음 알려졌다. 관찰 결과, 어떤 한 균주의 인플루엔자 백신으로 예방접종했을 때, 그 특정 균주에 대해서 항체반응을 나타냈으며, 역설적으로, 그 개체가 유년기에 노출된 적이 있는 또 다른 인플루엔자 균주에 대해서는 보다 더 강력한 항체반응을 일으켰다. 마치 첫 항원 노출의 결과 생성된 기억세포가 면역계에 일생동안 지속되는 흔적을 남긴 것과 같은 것이다. 이 현상은 기억세포 집단의 존재에 의해 설명될 수 있다. 기억세포는 유년기에 만난 인플루엔자 균주에 의해 생성되었으며, 차후에 만난 백신 균주에 존재하는 항원결정기에 교차반응하여 활성화된 것이다. 이어서 이 과정은 과거의 바이러스 균주에 대해 더 높은 친화력을 지닌 항체로서 특징지어지는 2차 반응을 생성하게 된다.

T_H 세포는 합텐-전달체 접합체에 대한 체액성 면역반응에서 중요한 역할을 담당한다_T helper cells play a critical role in the humoral response to hapten-carrier conjugates

실험동물에 거대 단백질 분자 (전달체)에 접합된 작은 유기화합물 (합텐)을 주사하였을 때, 그 접합체는 합텐 항원결정기와 전달체 단백질의 변형되지 않은 항원결정기 모두에 대한 항체를 생산하는 체액성 면역반응을 일으키게 된다. 합텐-전달체 접합체는 면역학자들에게 체액성 면역반응에서 세포간 상호작용을 연구하기 위한 이상적인 시스템을 제공한다. 그리고 그러한 연구를 통해 체액성 면역반응의 생성은 T_H 세포와 B 세포 모두에 의한 항원인지를 필요로 하며, 이때 각 세포는 동일 항원의 서로 다른 항원결정기를 인지한다는 것이 증명되었다. 다양한 합텐-접합체 결합물들이 면역학 연구에 사용되어왔다 (표 11-5).

합텐-전달체 접합체를 통해 얻은 가장 초기의 발견 중의 하나는 합텐에 대한 체액성 면역반응을 일으키기 위해서는 합텐이 거대 전

TABLE 11-5 Common hapten-carrier conjugates used in immunologic research

Hapten-carrier abbreviation	Hapten	Carrier protein
DNP-BGG	Dinitrophenol	Bovine gamma globulin
TNP-BSA	Trinitrophenyl	Bovine serum albumin
NIP-KLH	5-Nitrophenyl acetic acid	Keyhole limpet hemocyanin
ARS-OVA	Azophenylarsonate	Ovalbumin
LAC-HGG	Phenyllactoside	Human gamma globulin

달체 분자에 반드시 화학적으로 연결되어야만 한다는 것이다. 만약 실험동물이 합텐과 전달체에 각각 독립적으로 접종되면, 합텐에 특이적인 항체가 아주 약간 혹은 거의 생성되지 않는다. 두 번째 중요한 발견은, 합텐에 대한 2차 항체반응이 생성되기 위해서는 실험동물이 1차 접종에 사용된 동일한 합텐-전달체 접합체로 다시 접종되어야 한다는 것이다. 만약 2차 접종이 동일한 합텐이지만 다른 연관성이 없는 전달체에 접합된 것에 의해 시행되면, 2차 항합텐 반응은 일어나지 않는다. "전달체 효과"라고 불리는 이러한 현상은 실험동물을 서로 연관되지 않은 전달체로 서로 분리하여 초회 항원자극하면 극복될 수 있다.

세포 전이 시스템 (cell transfer system)을 이용한 유사한 실험은 합텐과 전달체의 접종에 의해 생성된 세포는 서로 다른 구별되는 집단임을 보였다. 이러한 연구에서 한 마우스는 DNP-BSA 접합체로 초회 항원자극 되고, 또 다른 마우스는 서로 상관성이 없고 합텐에 결합되지 않은 전달체 BGG로 초회 항원자극 되었다. 한 실험에서, 두 종류의 마우스로부터 비장세포를 분리하여 혼합하고 이들을 치사량으로 광선 조사한 동계 수혜동물에 주입하였다. 이들 마우스에 전달체 BGG에 접합된 DNP를 주사하였을 때, DNP에 대한 2차 항-합텐 반응이 일어났다 (그림 11-17a). 두 번째 실험에서는, BGG로 면역조치된 마우스로부터 비장세포를 얻고 이를 항-T세포 혈청 (항-Thy-1)과 보체를 처리하여 T 세포를 파괴하였다. 이렇게 T 세포가 결핍된 표본을 DNP-BSA로 초회 항원자극 된 비장세포들과 섞어 X선-조사된 마우스에 주입하였을 경우, DNP-BGG로 접종하여도 2차 항합텐 반응이 일어나지 않는다 (그림 11-17b). 그러나 DNP-BSA로 초회 항원자극 된 비장세포들을 항-Thy-1과 보체를 유사하게 처리하여도 DNP-BGG에 대한 2차 항-합텐반응은 영향받지 않는다 (그림 11-17c). $CD4^+$ 혹은 $CD8^+$ T 세포를 특이적으로 제거하기 위해 항혈청을 사용한 나중 실험은 $CD4^+$ T 세포집단이 전달체 효과를 결정함을 증명하였다. 이러한 실험들은 또한 합텐에 의해 초회 항원자극 된 B 세포가 합텐-전달체 접합체에 대해 반응하기 위해서는 전달체 항원결정기에 특이적인 $CD4^+$ T_H 세포가 전달체에 의해 초회 항원자극 되어야만 한다는 것을 보였다. B 세포 반응은 합텐 결정부위에 제한되는 것이 아니라 일부 B세포는 전달체의 항원결정기에도 반응한다. 그러나 항합텐 반응만을 검출하는 실험적 분석을 시행할 수 있다.

합텐-전달체 접합체에 대한 실험결과를 통해 T_H 세포와 B 세포 모두가 동일 분자의 항원 결정부위를 인지해야만 B 세포 활성화가 일어난다는 것이 밝혀졌다. 체액성 면역반응에서 이러한 T 세포와 B 세포간의 상호작용을 연관된 혹은 연결된 인지라고 한다. 합텐-전달체 접합체에 관한 실험으로부터 얻어진 결론은 일반적인 항원에 대한 체액성 면역반응에 적용되며, 이장의 앞부분에서 기술된 B 세포 활성화에 있어서 T 세포 도움의 필요성을 뒷받침한다.

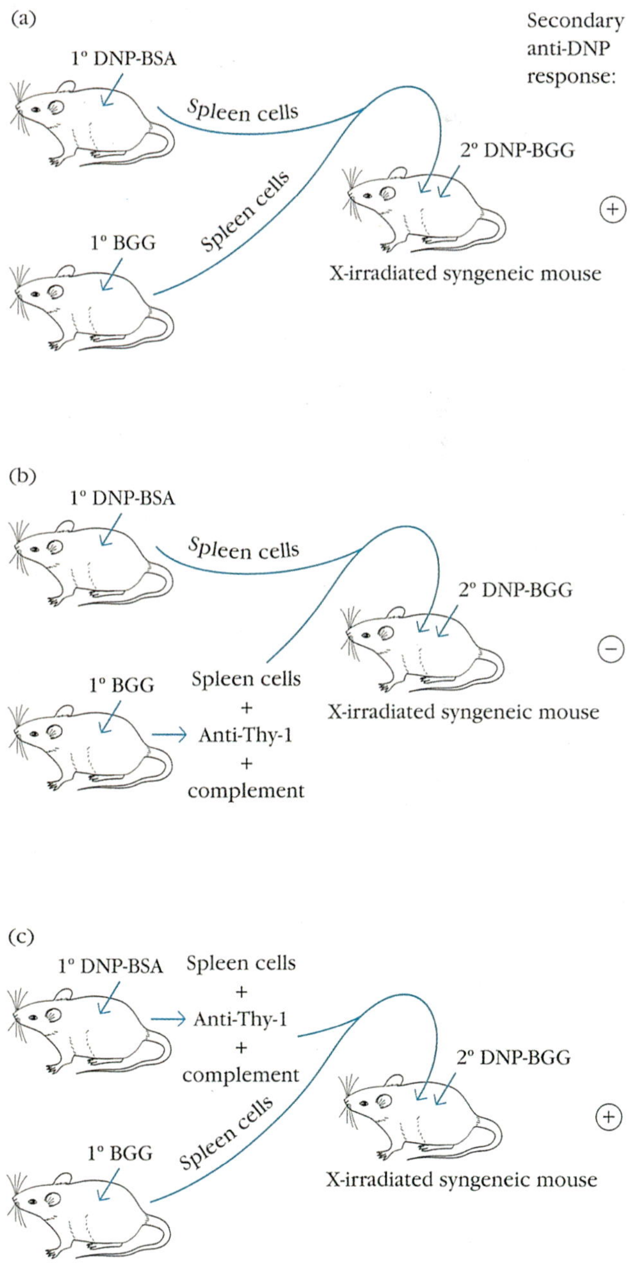

FIGURE 11-17 Cell-transfer experiments demonstrating that hapten-primed and carrier-primed cells are separate populations. (a) X-irradiated syngeneic mice reconstituted with spleen cells from both DNP-BSA–primed mice and BGG-primed mice and challenged with DNP-BGG generated a secondary anti-DNP response. (b) Removal of T cells from the BGG-primed spleen cells, by treatment with anti-Thy-1 antiserum, abolished the secondary anti-DNP response. (c) Removal of T cells from the DNP-BSA–primed spleen cells had no effect on the secondary response to DNP. These experiments show that carrier-primed cells are T cells and hapten-primed cells are B cells.

체액성 면역반응의 생체 내 유도 위치_In Vivo Sites for Induction of Humoral Responses

B세포의 생체내 활성화 및 분화는 특정 해부학적 위치에서 일어나며, 그 위치에 따라 세포간 상호작용이 일어나는데 제한적으로 작용할 수 있다. 항원이 몸속으로 들어오면 항원은 다양한 말초 림프기관들에 농축된다. 혈액에서 유래한 항원들은 비장에서 걸러지고, 림프시스템을 통과하여 조직내 공간으로부터 나온 항원들은 지역 림프절 (lymph nodes)이나 림프소절 (lymph nodules)에 의해 걸러진다. 다음 설명은 림프절내의 체액성 면역반응의 생성에 초점을 맞추고 있다.

림프절은 구심성 림프관에 의해 안으로 들어오는 항원의 90% 이상을 붙잡아 가두어 둘 수 있는 아주 효율적인 필터이다. 항원이나 항원-항체 결합물은 단독으로 혹은 항원운반세포 (예, 랑게르한스 세포 또는 수지상세포)와 대식세포에 결합되어 림프절로 들어가게 된다. 항원이 림프절의 세포구성물들 사이를 통과하여 지나가는 동안 3가지의 항원제시세포들 (부피질내의 수지상세포, 림프절 전반에 산재된 대식세포, 림프여포와 배중심에 있는 특화된 여포 수지상세포) 중 하나를 만나게 된다. 체액성 면역반응을 일으키는 항원 주입은 복잡한 과정을 거치게 되는데, 각 과정들은 림프절내의 구별된 미세환경에서 일어나게 된다 (그림 11-18). 1차와 2차 반응은 약간 다른 경로에 의해 이루어지는데 이는 대부분의 조직 항원이 2차 반응에서는 순환하는 항체와 결합된 형태로 존재하기 때문이다.

생체내 현미경관찰 기술 (22장의 2-광자현미경)의 개발로 인하여 생체조직 내에서 실시간으로 살아있는 세포를 관찰하는 것이 가능하다. 최근 연구자들은 이러한 기술을 이용하여 림프절에서 T 세포와 B 세포의 상호작용을 연구하였다. HEL로 면역조치된 마우스로부터 T 세포와 B 세포를 분리하고 이를 형광 표지한 다음, 이를 HEL로 면역조치하지 않은 마우스에 주입하였다. 이 후 세포를 수여받은 동물에 HEL을 접종하고 형광표지된 T 세포 및 B 세포의 항원과 서로에 대한 반응을 림프절에서 관찰하였다. 접종 30시간 후 관찰을 통해 항원 특이적 T 세포와 B 세포가 서로 가까이 접근하여 결합체를 형성하는 것이 밝혀졌다 (그림 11-19). 이러한 결합체는 신속히 형성되고 (1분 이내) 10분에서 1시간 혹은 그 이상 지속된다. 이에 반면, 항원을 접종하지 않은 동물로부터 얻은 T 세포와 B 세포의 결합체 지속시간은 훨씬 짧았다 (10분 이내). 림프절 내의 항원 특이적 T세포와 B세포는 림프절의 특정 위치 (B 세포는 피질, T 세포는 부피질)로 이동하고 이들 위치의 경계지역에 도달한 후 T-B 접합체를 형성하는 것이 관찰되었다.

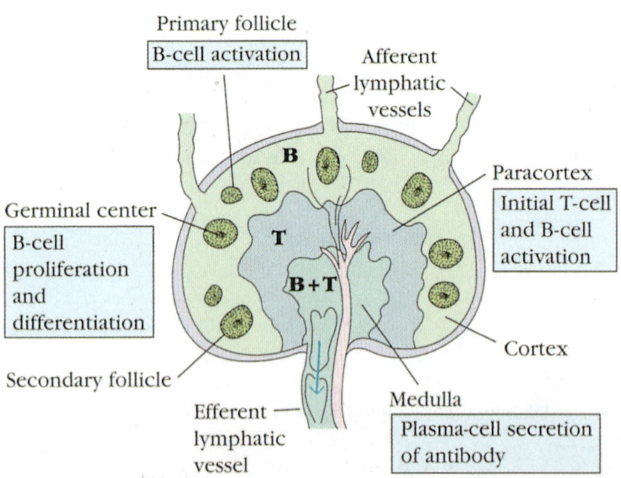

FIGURE 11-18 Schematic diagram of a peripheral lymph node showing anatomic sites at which various steps in B-cell activation, proliferation, and differentiation occur. The cortex is rich in B cells and the paracortex in T cells; both B and T cells are present in large numbers in the medulla. A secondary follicle contains the follicular mantle and a germinal center.

일단 항원에 의해 매개되는 B 세포 활성화가 일어나게 되면, 증식하는 B 세포의 작은 초점이 T 세포 풍부지역의 주변에 형성된다. 이러한 B 세포는 IgM과 IgG 개별형을 분비하는 형질세포로 분화하게 된다. 1차 반응에서 생산되는 항체의 대부분은 이러한 초점들에 있는 형질세포로부터 유래한다. 유사한 순서의 과정들이 비장 내에서도 일어나는데, 이 경우 초기 B 세포 활성화는 T 세포 풍부 지역인 PALS에서 일어난다 (그림 2-17 참조).

림프절 내에 초점이 형성되고 2-3일 후 몇 개의 활성화된 B 세포는 T_H 세포와 함께 이 초점으로부터 1차 여포로 옮겨가는 것으로 생각된다. 이러한 여포는 이후 2차 여포로 변형되어 B 세포, 활성화된 T_H 세포, 그리고 여포 수지상세포가 서로 상호작용하기에 적절한 미세환경을 제공한다. 비록 여포 수지상세포는 골수에서 유래한 수지상세포와 가지모양의 형태학적 특징을 공유하지만, 이들 세포는 골수에서 유래하지 않으며, class II MHC 분자를 발현하지 않고, 항원을 $CD4^+$ T 세포에 제시하지 않는다. 여포 수지상세포는 긴 연장구조를 가지고 있으며, 이를 따라 Fc 수용체와 보체 수용체가 나열되어있다. 이러한 수용체들은 여포 수지상세포들이 오랫동안 심지어 수개월간 세포 표면 위에 항원-항체 접합체를 보유하고 제시할 수 있게 해준다. 활성화된 B 세포는, 일부 활성화된 T_H 세포와 함께, 2차 여포의 중심으로 이동하여 배중심을 형성한다.

배중심과 항원에 의한 B 세포 분화_Germinal Centers and Antigen-Induced B-Cell Differentiation

배중심 (germinal centers)은 최초 흉선-의존적 항원에 노출된 후 7~10일내에 생기게 된다. 배중심에서는 3가지의 중요한 B 세포 분화과정; 즉, 친화력 성숙, 클래스 전환, 그리고 형질세포와 기억세포의 형성이 일어난다. 친화력 성숙과 기억세포 형성은 배중심을 필요로 한다. 그러나 일부 클래스 전환과 형질세포 형성은 배중심 외에서도 일어난다. 배중심 형성의 첫 단계 동안 활성화된 B 세포는 세포증식을 왕성하게 한다. 중심아세포 (centroblasts)로 알려져 있는 이와 같은 증식상태의 B 세포들은 인간 배중심에서 명확히 구분되는 암대 (dark zone)에 나타나게 된다 (그림 11-20). 중심아세포는 큰

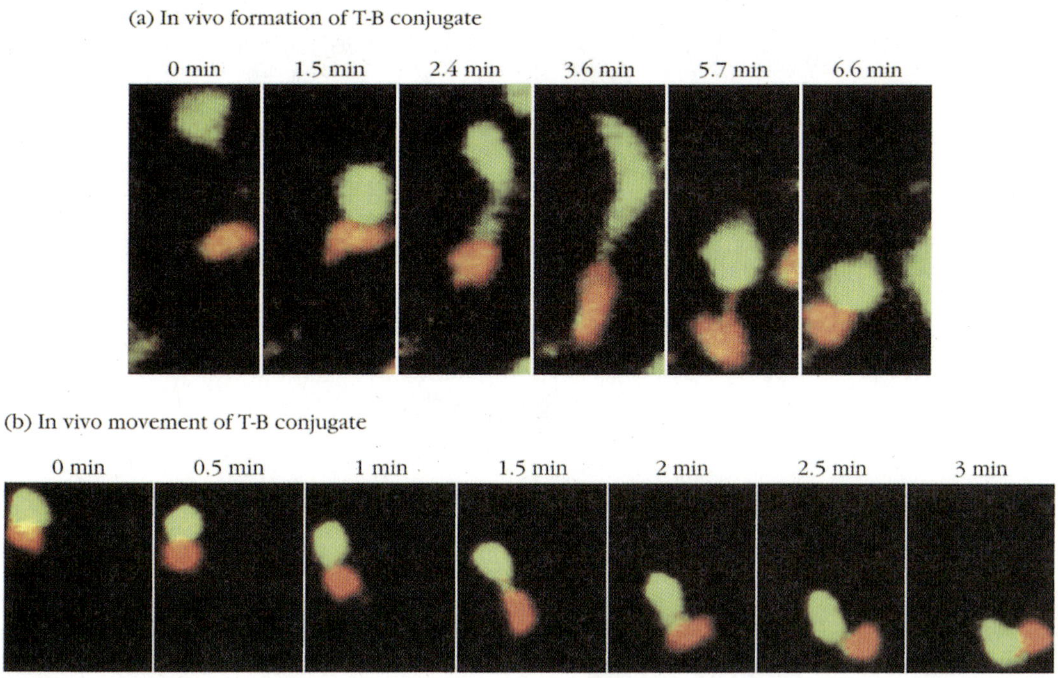

FIGURE 11-19 In vivo dynamics of the interaction between antigen-engaged B cell and helper T cell. (a) Two-photon microscopy was used to observe the encounter of living T_H cells (green) and B cells (red) inside a lymph node. A T-B cell conjugate forms within a minute and remains intact for several minutes thereafter. (b) Observation of live T-B conjugates within a lymph node shows that they are not static but motile. In most observations the B-cell member of the conjugate leads the migration. *[From T. Okada et al., 2005, Public Library of Science Biology **3**:1047.]*

크기와 확장된 세포질, 확산된 염색질, 그리고 세포 표면형 Ig가 없거나 혹은 거의 없는 특징을 가지고 있다. 중심아세포는 궁극적으로 중심세포 (centrocytes)를 생성하는데 이들 중심세포는 작고, 분열하지 않으며 세포막형 Ig를 발현하는 B 세포이다. 중심세포는 암대로부터 명대 (light zone)로 알려진 여포 수지상세포를 포함하는 지역으로 움직이게 된다. 명대에서 일부 중심세포는 여포 수지상세포의 표면에 항원-항체 결합체의 형태로 존재하는 항원과 접촉한다.

친화력 성숙은 반복된 돌연변이와 선택의 결과이다 _Affinity maturation is the result of repeated mutation and selection

체액성 면역반응의 과정동안 생산되는 항체의 평균 친화력은 친화력 성숙의 과정을 통해 현저히 증가한다. 5장에서 간단히 소개되었던 친화력 성숙 현상은 H. N. Eisen과 G. W. Siskind가 토끼를 합텐-전달체 결합체인 DNP-BGG로 접종했을 때 처음 발견되었다. 항원에 반응하여 생산된 혈청내 항DNP 항체의 친화력은 예방접종 후 2, 5, 그리고 8주 후에 각각 측정되었다. 항-DNP 항체의 평균 친화력은 2주에서부터 8주까지 약 140배 증가하였다. 이후 실험들을 통해 친화력 성숙이 주로 **체성 과변이 (somatic hypermutation)**의 결과임이 증명되었다.

체성 과변이의 역할_The role of somatic hypermutation

면역반응이 일어나는 동안 항체 유전자를 조사해보면, 감염에 반응하는 Ig 유전자의 광범위한 돌연변이가 배중심내에 있는 B세포에서 일어난다. 배중심이 체성 과변이가 일어나는 장소라는 직접적 증거는 G. Kelsoe와 그의 동료들의 연구로부터 오게 되었다. 이들 연구자들은 배중심에서 분리된 B 세포에서 일어나는 돌연변이의 빈도와 배중심 외부의 강한 B 세포 활성화가 일어나는 장소로부터 분리된 B 세포의 돌연변이 빈도를 비교하였다. 이를 위하여, 그들은 닭 감마글로불린을 전달체로 결합된 합텐 4-hydroxy-3-nitrophenylacetyl (NP)을 실험동물에 주사하고 이로부터 비장조직을 준비하였다. 이러한 시스템은 이 합텐에 대한 초기 반응이 특정 중쇄 유전자 재배열과 κ 경쇄에 의해 주도되기 때문에 연구에 편리하다 (마우스에서는 항체의 95% 이상이 κ 경쇄를 가진다). 결과적으로, 이 항체의 이디오타입에 대한 항체들은 반응에 참여하는 B 세포들을 쉽게 구분하는데 사용될 수 있다. 이디오타입에 대한 항체들과 면역조직염색법을 이용하여 연구자들은 항원이 접종된 실험동물의 비장으로부터 준비된 조직편에 존재하는 배중심과 배중심 이외의 B 세포 활성화 초점에서 항-NP 항체를 가지는 B 세포를 찾아낼 수 있었다. 이들은 또한 미세절개술에 의해 이러한 B 세포들을 조직으로부터 분리해낼 수 있었고, 각 개별 세포로부터 면역글로불린 유전자를 PCR로

OVERVIEW FIGURE 11-20: Cellular Events within Germinal Centers

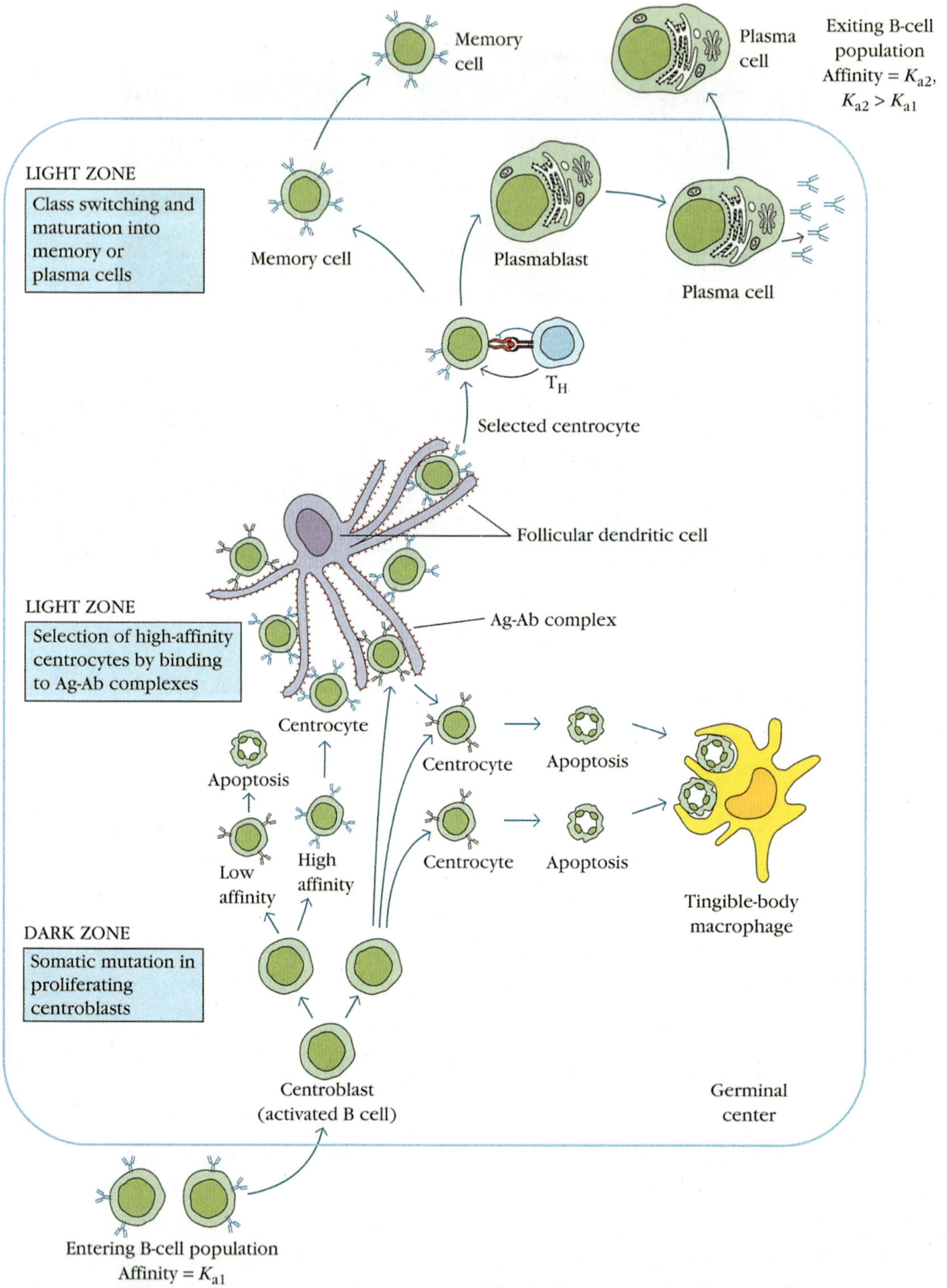

Antigen-stimulated B cells migrate into germinal centers, where they reduce expression of surface Ig and undergo rapid cell division and mutation of rearranged immunoglobulin V-region genes within the dark zone. Subsequently, division stops and the B cells migrate to the light zone and increase their expression of surface Ig. At this stage they are called centrocytes. Within the light zone centrocytes must interact with follicular dendritic cells and T helper cells to survive. Follicular dendritic cells bind antigen-antibody complexes along their long extensions, and the centrocytes must compete with one another to bind antigen. B cells bearing high-affinity membrane immunoglobulin (antibodies shown in blue) are most likely to compete successfully. Those that fail this antigen-mediated selection (antibodies shown in black) die by apoptosis. B cells that pass antigen selection and receive a second survival signal from T_H cells differentiate into either memory B cells or antibody-secreting plasma cells. The encounter with T_H cells may also induce class switching. A major outcome of the germinal center is to generate higher-affinity B cells (K_{a2}) from lower-affinity B cells (K_{a1}).

증폭하여 클로닝하고 면역글로불린 유전자의 염기서열을 결정하였다. 배중심에서 분리된 활성화된 B 세포의 면역글로불린 유전자에서는 많은 돌연변이가 발견되었으나, 배중심이 아닌 초점의 활성화된 B 세포의 유전자에서는 돌연변이가 별로 발견되지 않았다. 여러 배중심 B 세포들을 수집하여 돌연변이 된 유전자의 염기서열을 분석해 본 결과, 많은 세포들에서 동일한 전구세포로부터 유래한 공통적인 자손세포라고 하기에 충분할 정도의 염기서열 유사성을 가지고 있었다. 염기서열의 심층분석을 통해 연구자들은 계통도를 완성하였는데, 이를 통해 전구세포의 **점진적 체성 과변이 (progressive somatic hypermutation)**에 의해 자손세포가 생겨났음을 알 수가 있었다.

재배열된 면역글로불린 유전자에 대한 점 돌연변이, 유전자 삭제 및 추가 등은 특정 위치에 집중적으로 발생한다. 그림 11-21은 이러한 대부분의 돌연변이가 재배열된 면역글로불린 유전자 V(D)J 단편 중 약 0.5 kb 5′ 방향에서 약 1.5 kb 3′ 방향 부근에서 일어남을 보여준다. 비록 돌연변이 과정은 V 부위의 모든 곳에 돌연변이를 생기게 하지만, 항원에 의한 선택과정이 3개의 상보성 결정부위 (CDRs)에 대부분의 돌연변이가 일어난 면역글로불린 유전자를 결국 생기게 하는 것이다. 체성 돌연변이 과정 동안 돌연변이 확률은 약 10^{-3}/염기쌍/분열인 것으로 추정되고 있는데, 이는 인간이나 마우스의 세포에서 다른 유전자에 대한 정상적 돌연변이 확률보다 백만배나 높은 것이다. 중쇄와 경쇄의 V(D)J 유전자 단편의 전체 길이가 약 700 bp 정도 되기 때문에, 이러한 비율의 돌연변이라는 것은 매 2회의 세포분열마다 중심아세포 (centroblast)의 중쇄 혹은 경쇄의 가변부위에서 하나의 돌연변이가 일어남을 의미한다. 체성 과변이의 극히 높은 비율과 정확한 위치는 면역체계의 독특한 특징이다. 5장에서 언급된 바 있는 **AID (activation-induced cytidine deaminase)** 효소는 이러한 체성 돌연변이 과정의 분자기전 중 중요한 부분에 해당한다. 그러나 돌연변이가 어떻게 재배열된 면역글로불린 유전자의 가변부위에 집중되는지에 관한 의문 등 이러한 독특한 과정의 분자기전을 정확히 밝히는 것은 면역학 분야에서 큰 도전으로 남아있다.

체성 돌연변이가 무작위로 일어나기 때문에 소수의 세포만이 이 과정에 의해서 보다 높은 친화력의 수용체를 가지게 되고, 많은 세포들은 특정 항원에 대해 별로 변하지 않은 혹은 보다 낮아진 친화력의 수용체를 가진다. 그러므로 높은 친화력을 가진 세포집단을 형성하기 위해서는 선택과정이 필요하다. 배중심이 바로 이러한 선택과정이 일어나는 장소이다. 항원에 대해 높은 친화력의 수용체를 가진 B 세포들은 양성적으로 선택되어 배중심을 떠나는 것으로 생각된다. 한편, 낮은 친화력의 세포들은 음성선택을 받게 되어 배중심에서 죽게 된다.

선택과정의 역할_The role of selection

중쇄와 경쇄 가변부위 유전자의 체성 돌연변이는, 배중심의 암대 (dark zone)에서 중심아세포가 증식할 때 일어난다. 선택과정은 명대 (light zone)에서 위치하며 분열하지 않는 중심세포 집단 가운데서 일어난다. 선택과정에 영향을 미치는 가장 중요한 요인은 중심세포 표면 Ig 분자가 여포 수지상세포 (FDCs) 표면의 항원을 인지하여 결합하는 능력이다. FDCs의 표면이 Fc수용체와 보체 수용체로 풍부하게 덮혀있기 때문에, 항체와 결합한 항원이나 보체 활성화 과정에서 생성된 C3조각에 결합된 항원은 (7장 참조) 항체와 C3를 매개로 하여 FDCs에 결합할 수 있다. 중심세포의 세포막 Ig가 FDC에 결합된 항원과 결합하고 다시 교차결합되면 이 중심세포는 생존에 꼭 필요한 신호를 받게 된다. 그러한 신호를 받지 못한 중심세포는 죽는다. 그러나 중심세포들은 FDCs에 존재하는 작은 양의 항원에 대해 서로 경쟁해야한다. 항원의 양이 제한적이기 때문에 보다 높은 친화력의 수용체를 가진 중심세포가 낮은 친화력 세포에 비해 항원

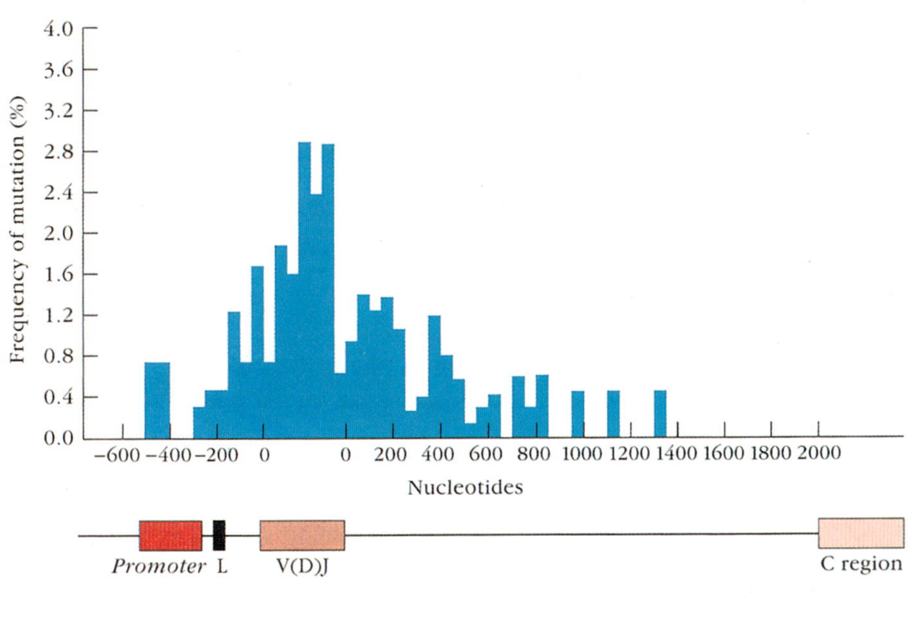

FIGURE 11-21 The frequency of somatic hypermutation decreases with the distance from the rearranged V(D)J gene. Experimental measurement of the mutation frequency shows that few if any mutations are seen upstream of the promoter of the rearranged gene. Mutations do not extend into the portion of the gene encoding the constant region because there are no mutations at positions more than about 1.5 kb 3′ of the rearranged gene. *[Adapted from P. Gearhart, in* Fundamental Immunology, *3rd ed., 1993, Lippincott Williams and Wilkins, Philadelphia, p. 877.]*

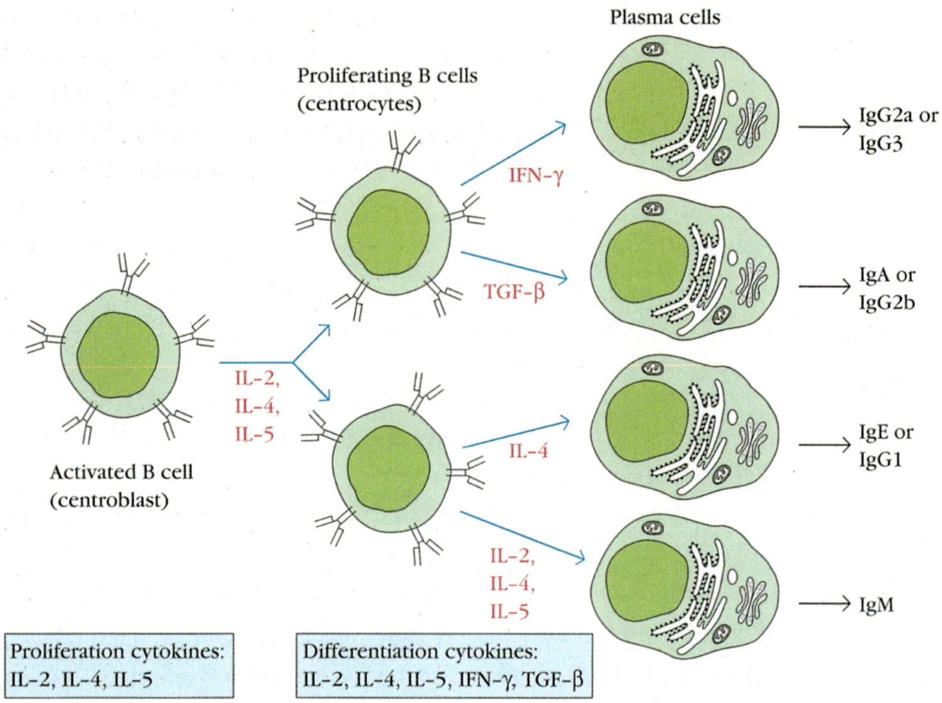

FIGURE 11-22 The interactions of numerous cytokines with B cells generate signals required for proliferation and class switching during the differentiation of B cells into plasma cells. Binding of the proliferation cytokines, which are released by activated T_H cells, provides the signal needed for proliferation of activated B cells. Similar or identical effects may be mediated by cytokines beyond the ones shown. Class switching in the response to thymus-dependent antigens also requires the CD40/CD40L interaction, which is not shown here.

에 결합할 확률이 높다 (그림 11-20 참조).

항원결합이 중심세포 생존에 필요하기는 하지만, 이는 충분하지는 않다. 중심세포는 생존하기 위하여 $CD4^+$ T_H세포와의 상호작용에 의해 주어지는 신호를 함께 받아야만 한다. 이러한 상호작용에 필요불가결한 특징 중 하나는 B 세포 (중심세포) 표면의 CD40와 보조T 세포의 CD40L간의 결합이다. B 세포의 class II MHC 분자 위의 처리된 항원이 T_H 세포의 TCR과 상호작용 하는 것 또한 필요하다. 중심세포가 T_H 세포와의 상호작용이나 항원-세포막형 Ig 신호를 받지 못하면 배중심에서 세포자살을 통해 제거된다. 사실, 배중심의 놀라운 특징 중의 하나는 여기서 일어나는 세포자살에 의한 광범위한 세포사이다. 이러한 사실은, 림프조직에서 포식작용을 통해 세포를 제거하는 특별한 유형의 대식세포인 **가염소체 대식세포 (tingible-body macrophage)**내에 세포자살의 징후인 응축된 염색질 절편이 존재하는 것에 의해 분명히 알 수 있다.

클래스 전환_Class switching

항체는 두 개의 중요한 활성을 나타낸다: V_H와 V_L 도메인에 의해 결정되는 항원에 대한 특이적 결합과 중쇄 불변부위의 개별형에 의해 결정되는 다양한 생물학적 효과기능. 5장에서 기술된 바와 같이, 클래스 전환 과정을 통해 V_H 도메인은 모든 개별형의 불변부위와 결합할 수 있게 된다. 이 과정을 통해 항체의 특이성은 변하지 않으나 항체의 생물학적 효과 활성은 다양하게 바뀔 수 있다. 많은 사이토카인들이, IgM을 가진 세포들이 클래스 전환을 할 때, 어떤 Ig 클래스로 전환될 지에 대해 영향을 미친다 (그림 11-22). 앞서 언급된 것처럼, 흉선-의존적 항원에 대한 체액성 면역반응은 IgM 외의 개별형으로 광범위하게 클래스 전환되는 특징을 가지나, 흉선-비의존적 항원에 대한 항체반응은 IgM에 의해 주도된다. 흉선-의존적 항원의 경우, B세포의 CD40와 T_H세포의 CD40L간의 세포막 상호작용이 클래스 전환이 일어나는데 필수적이다. CD40/CD40L간의 상호작용의 중요성은 면역결핍질환인 **X-연관 과다 IgM 중후군 (X-linked hyper-IgM syndrome)**에서 잘 설명된다 (20장 참조). 이 질환에서 T_H 세포는 CD40L을 발현하지 못하며, 이 질환의 환자는 IgM 외의 개별형을 생산하지 못한다. 이러한 환자들은 기억세포 집단을 생성하지 못하고, 배중심을 형성하지 못하며, 또한 이들의 항체는 체성 과변이를 겪지 않는다.

기억 B 세포와 형질 세포는 배중심에서 생산된다_Memory B cells and plasma cells are generated in germinal centers

여포 수지상세포 표면의 항원에 대해 높은 친화력을 가진 B 세포가 배중심에서 선택된 후, 일부 B 세포는 형질세포로 다른 일부는 기억 B 세포로 분화하게 된다 (그림 11-20). 배중심이 형질세포 형성의 중요한 위치이지만, 이러한 Ig-분비 세포들은 다른 장소에서도 형성된

TABLE 11-6 Comparison of naive and memory B cells

Property	Naive B cell	Memory B cell
Membrane markers		
Immunoglobulin	IgM, IgD	IgM, IgD(?), IgG, IgA, IgE
Complement receptor	Low	High
Anatomic location	Spleen	Bone marrow, lymph node, spleen
Life span	Short-lived	May be long-lived
Recirculation	Yes	Yes
Receptor affinity	Lower average affinity	Higher average affinity due to affinity maturation*
Adhesion molecules	Low ICAM-1	High ICAM-1

*Affinity maturation results from somatic mutation during proliferation of centroblasts and subsequent antigen selection of centrocytes bearing high-affinity mIg.

다. 형질세포는 일반적으로 세포막에 결합된 형태의 면역글로불린을 검출될 정도의 수준으로 가지고 있지 않지만, 그 대신 높은 수준의 분비되는 항체를 생산한다 (1,000개의 Ig 분자/세포/초). 성숙 B 세포가 형질세포로 분화하기 위해서는, 세포막형보다는 분비형의 중쇄가 합성될 수 있게 RNA 공정에서의 변화가 요구된다. 또한, 중쇄와 경쇄 유전자의 전사율이 미분화 B 세포에서 보다 형질세포에서 월등히 높다. 몇몇 연구자들은 형질세포에서의 증가된 전사율은 면역글로불린 엔핸서에 결합하는 전사조절인자가 높은 수준으로 생합성되기 때문이라고 제안했다. 또한 비록 중쇄와 경쇄 두 유전자가 서로 다른 염색체에 존재하지만, 어떤 기전이 이들의 전사의 증가를 조정해야만 한다.

위에서 언급된바와 같이, 배중심의 명대 (light zone)에서 선택과정을 살아남은 B 세포는 기억세포로도 분화한다. 미경험 B 세포와 기억 B 세포의 특성이 표 11-6에 요약되어있다. 세포막에 결합된 면역글로불린 외에는 미경험 B 세포와 기억 B 세포를 구분할만한 세포막 분자들이 별로 발견되지 않았다. 미경험 B 세포는 오직 IgM과 IgD만을 발현하고, 기억 B 세포는 클래스 전환의 결과로 IgG, IgA, 그리고 IgE 등 추가적인 개별형을 발현한다.

면역 효과 반응의 조절_Regulation of the Immune Effector Response

면역체계가 항원을 만나게 되면 면역반응을 일으키거나 면역관용이라 불리는 무반응상태로 들어가게 된다. 면역 혹은 관용은 둘 모두 항원에 반응하는 T 세포나 B 세포에 의한 항원의 특이적 인식에 의한 것이며, 신중히 조절되어야만 한다. 왜냐하면, 자기항원에 대한 면역반응이나 잠재적 병원균에 대한 관용반응과 같은 부적절한 반응은 심각한 혹은 치명적인 결과를 초래할 수 있기 때문이다.

면역반응의 조절은 체액성 및 세포매개성 면역반응의 두 부문 (branch)에서 모두 일어난다. 항원이 들어올 때마다 중요한 조절 결정이 내려져 면역체계의 어떠한 부문이 활성화되어야 하는지, 반응의 강도, 지속시간 등이 결정된다. 12장은 면역반응의 조절에서 사이토카인의 중요성을 기술한다. 사이토카인과 더불어 다른 조절기전 또한 중요한 면역조절 역할을 수행할 것으로 추측된다. 이러한 조절과정을 보다 잘 이해하게 되면, 유익한 반응은 선택적으로 향상시키고 유해한 반응은 억제시켜, 면역반응을 인위적으로 조절하는 것이 가능할 것이다.

서로 다른 항원들은 서로 경쟁할 수 있다_Different antigens can compete with each other

한 동물의 면역학적 이력은 면역반응의 질과 양을 결정한다. 미경험 동물은 항원 초회자극된 동물과는 매우 다르게 항원에 대해 반응한다. 항원에 대한 이전 노출은 그 항원에 대해 관용반응을 불러일으킬 수도 있고, 기억세포의 형성을 초래할 수도 있다. 어떤 경우에는, 경쟁 항원의 존재가 이와 관계없는 항원에 대한 면역반응을 조절할 수 있다. 이러한 항원 경쟁 (antigenic competition) 현상은 시험항원으로 접종하기 하루나 이틀 전 경쟁항원을 마우스에 미리 주사하여 관찰할 수 있다. 예를 들어, 말 적혈구에 대한 반응은 양 적혈구를 미리 주사함으로써 현저히 줄어들고, 그 반대도 마찬가지이다 (표 11-7). 비록 항원 경쟁이 잘 정립된 현상이지만 이의 분자 및 세포수준의 근거는 잘 밝혀지지 않았다.

항체의 존재가 항원에 대한 반응을 억제할 수 있다_The presence of antibody can suppress the response to antigen

많은 생화학적 반응물과 마찬가지로 항체 역시 그 자신의 생산에 대해 되먹임 억제작용 (feedback inhibition)을 한다. 항체매개 억제효과 때문에 일부 백신들은 (예, 홍역, 이하선염 백신) 1세 미만의 유아에 주사하지 않는다. 태아가 태반을 통해 어머니로부터 받은 IgG의 수준은 생후 6개월 동안 높게 유지된다. 만약 이러한 어머니 유래

TABLE 11-7 Antigenic competition between sheep and horse RBCs

IMMUNIZING ANTIGEN		HEMOLYTIC PLAQUE ASSAY (DAY 8)	
Ag1 (day 0)	Ag2 (day 3)	Test Ag	PFC/10^6* spleen cells
None	HRBC	HRBC	205
SRBC	HRBC	HRBC	13
None	SRBC	SRBC	626
HRBC	SRBC	SRBC	78

*PFC = plaque-forming cells.

의 항체가 여전히 존재하는 동안 홍역이나 이하선염 백신을 유아에 주사하게 되면, 체액성 면역반응이 낮게 나타나고 기억세포 형성이 제대로 되지 않아 오랫동안 지속되는 면역을 형성할 수가 없다. 비슷하게, 실험동물에 특정 항원을 접종하고, 이 후 며칠 후 혹은 바로 직전에 동일 항원에 대해 미리 형성된 항체를 주사하게 되면 그 항원에 대한 면역반응은 100배 가량 줄어든다.

항체매개 억제 현상에 대한 두 가지의 설명이 가능하다. 첫째 설명은 순환하는 항체가 항원에 반응해야 할 B 세포와 항원에 대해 서로 경쟁하여 B 세포의 클론확장을 저해하는 것이고, 두 번째 설명은 항원-항체 복합물이 B 세포 표면의 Fc 수용체에 결합하여 B 세포 수용체 복합체에 의한 신호전달을 저해하는 것이다.

항체 반응이 진행됨에 따라, 항체 되먹임 작용은 반응을 억제하게 된다. 점점 많이 분비된 IgG 분자들이 항원-항체 복합물을 형성하게 됨으로써 이러한 복합물의 Ig 부분은 B 세포막의 Fcγ 수용체에 결합하고, 복합물의 항원 부분은 B 세포 수용체의 Ig에 결합하게 된다. 이러한 교차결합은 Fcγ 수용체를 활성화된 B 세포 수용체 복합체 가까이 가져오게 함으로써 Fcγ 수용체의 세포질 꼬리에 결합된 포스파타아제가 BCR 복합체 내에서 B 세포 활성화를 유지하는데 필요한 부위의 탈인산화를 유도한다. 결과적으로, B 세포의 활성은 항원에 결합된 IgG 양이 증가함에 따라 점진적으로 억제된다. 수동적으로 주사된 항체와 항원 반응성 B 세포간의 이러한 경쟁에 대한 실험적 증거로, 친화력이 높은 항-DNP 항체에 비해 저친화력 항-DNP 항체는 동일 수준의 저해 효과를 얻기 위해 10배 이상의 많은 양이 필요하다는 것이다. 또한, 수동적으로 주사된 항체와 항원 반응성 B세포간의 항원에 대한 경쟁은 B세포 반응을 높은 친화력 항체 생산 쪽으로 몰아간다. 오직 고친화력 항원 반응성 세포만이 남아있는 항원에 대해 수동적으로 주사된 항체와 성공적으로 경쟁할 수 있다.

요 약

- B 세포는 골수에서 발생하고, 말초조직에서 항원에 의한 활성화와 분화가 일어난다. 활성화된 B 세포는 항체를 분비하는 형질세포나 기억 B 세포로 분화할 수 있다.
- B 세포 발생과정에서 순차적인 Ig 유전자 재배열은 pro-B 세포를 단독 항원 특이성을 가진 mIgM을 발현하는 미성숙 B 세포로 변환시킨다. 이후의 발생과정에서 성숙한 미경험 B 세포는 mIgM과 mIgD를 모두 발현하게 된다.
- 자기반응성 BCR이 골수내에서 발현되게 되면, 자기반응성 미성숙 B세포의 음성선택이 일어난다. 선택된 세포는 세포자살에 의해 제거되거나 비자기반응성 mIg를 만들기 위해 수용체 편집을 거치게 된다. 말초조직에서 접촉하는 자기항원에 반응하는 B 세포는 무반응성 (anergic)을 나타내게 된다.
- 말초조직에서 성숙한 B 세포의 항원에 의한 활성화와 분화는 항체반응을 일으킨다. 단백질 및 이외 대부분의 다른 항원에 대한 항체반응은 T_H세포를 필요로 한다. 이것을 흉선의존적 (TD) 반응이라고 한다. 일부 세균 세포벽 물질 (예, LPS)이나 반복적 항원결정기들을 가지는 중합체 분자와 같은 항원에 대한 반응은 T_H 세포를 필요로 하지 않으며 흉선비의존적 (TI) 항원이라고 한다.
- B 세포 활성화는 B 세포 수용체의 결합에 의해 시작되는 신호전달 과정의 결과이며, 결국 특이적 유전자발현의 변화 등을 포함하여 세포내 많은 변화를 가져오게 된다.
- B 세포와 T 세포의 활성화는 다음과 같은 많은 유사점을 공유한다: 수용체 소단위내에 기능의 구역화; 세포막 단백질 티로신 키나아제에 의한 활성화; 단백질 티로신 키나아제 활성을 갖는 거대 신호전달 복합체의 조립; 여러 신호전달 경로의 모집
- B 세포 공동수용체는 mIg의 교차결합에 의해 생성되는 활성화 신호를 높일 수 있다. 이러한 현상은 낮은 농도의 항원에 대한 1차 반응에서 특별히 중요하다.
- 세포막에 결합된 CD22분자는 B 세포 활성화의 음성조절자 (negative regulator) 역할을 할 수 있다. CD22의 세포질 꼬리에 존재하는 **면역수용체 티로신 인산 저해 모티프 (immunoreceptor tyrosine phosphate inhibitory motif, ITIM)**에 결합된 단백질 티로신 포스파타아제는, 활성화된 단백질 티로신 키나아제에 의해 첨가된 인산기를 제거하여 BCR 신호전달 복합체를 불활성화 시킨다.
- TD 항원에 의한 활성화는 B 세포의 CD40와 활성화된 T_H세포 표면의 CD40L간의 상호작용에 의해 제공되는 접촉성 도움을 필요로 한다. CD40/CD40L 사이의 상호작용은 B 세포의 생존, 배중심 형성, 기억세포 집단의 생성, 및 체성 과변이를 위해 필수적인 역할을 한다.

- 1차와 2차 면역반응의 성질은 서로 다르다. 1차 반응은 긴 지체기 기간을 가지고, IgM이 제일 먼저 형성되는 항체 클래스이며 이후 서서히 다른 클래스로 전환된다. 2차 반응은 짧은 지체기 기간을 가지며 반응이 오래 지속되고, 2차 반응에서는 IgM보다는 대부분 IgG나 이외의 다른 개별형이 생산되고, 생산된 항체의 평균 친화력은 더 높다.
- TD 항원에 노출된 후 1~2주내에, 배중심이 형성된다. 배중심은 재배열된 면역글로불린 유전자의 체성 과변이가 일어나는 장소이다. 또한 배중심은 친화력 성숙, 기억 B세포 형성, 클래스 전환 그리고 형질세포 형성의 장소이기도 하다.
- 체액성 면역반응은 항체 되먹임작용에 의해 저해될 수 있다. 항체 되먹임과정에서, B 세포표면의 Fcγ 수용체에 항원-항체 복합체가 결합하여 BCR 신호전달을 억제한다.

References

Berek, C. 1999. Affinity maturation. In *Fundamental Immunology,* 4th ed. W. E. Paul, ed. Lippincott-Raven, Philadelphia and New York.

Berland, R., and H. H. Wortis. 2002. Origins and functions of B-1 cells with notes on the role of CD5. *Annual Review of Immunology* **20:**253.

Bromburg, J. S. 2004. The beginnings of T-B collaboration. *Journal of Immunology* **173:**7.

Bruton, O. C. 1952. Agammaglobulinemia. *Pediatrics* **9:**722.

Burrows, P. D., et al. 2004. The development of human B lymphocytes. In *Molecular Biology of B Cells.* T. Honjo, F. W. Alt, and M. Neuberger, eds. Elsevier Academic Press, Amsterdam.

Dal Porto, J. M., et al. 2004. B cell antigen receptor signaling 101. *Molecular Immunology* **41:**599.

Jacob, J., G. Kelsoe, K. Rajewsky, and U. Weiss. 1991. Intraclonal generation of antibody mutants in germinal centres. *Nature* **354:**389.

Manis, J. P., M. Tian, and F. W. Alt. 2002. Mechanism and control of class-switch recombination. *Trends in Immunology* **23:**31.

Matthias, P. and A. G. Rolink, A. G. 2005. Transcriptional networks in developing and mature B cells. *Nature Reviews Immunology* **5:**497.

Matsuuchi, L., and M. R. Gold. 2001. New views of BCR structure and organization. *Current Opinion in Immunology* **13:**270.

Melchers, F., and A. Rolink. 1999. B-lymphocyte development and biology. In *Fundamental Immunology,* 4th ed. W. E. Paul, ed. Lippincott-Raven, Philadelphia and New York.

Meffre, E., R. Casellas, and M. C. Nussenzweig. 2000. Antibody regulation of B-cell development. *Nature Immunology* **1:**379.

Nitschke, L., and D. T. Fearon. 2004. Regulation of antigen receptor signaling by the co-receptors, CD19 and CD22. In *Molecular Biology of B Cells.* T. Honjo, F. W. Alt, and M. Neuberger, eds. Elsevier Academic Press, Amsterdam.

Okada, T., et al. 2005. Antigen-engaged B cells undergo chemotaxis toward the T zone and form motile conjugates with helper T cells. *Public Library of Science Biology* **3:**1047.

Papavasiliou, F. N., and D. G. Schatz. 2002. Somatic hypermutation of immunoglobulin genes: merging mechanisms for genetic diversity. *Cell* **109:**S35.

Useful Web Sites

http://www.ncbi.nlm.nih.gov/Omim/

http://www.ncbi.nlm.nih.gov/htbinpost/Omim/getmim

The Online Mendelian Inheritance in Man Web site contains a subsite that lists more than a dozen different inherited diseases associated with B-cell defects.

http://www.bioscience.org/knockout/knochome.htm

The Frontiers in Bioscience Database of Gene Knockouts features information on the effects of knockouts of many genes important to the development and function of B cells.

http://stke.sciencemag.org/

An excellent and comprehensive offering from *Science,* covering signal transduction pathways. The database includes articles, reviews, and experimental protocols.

학습문제

임상초점문제 X-연관 무감마글로불린혈증 (X-linked agammaglobulinemia) 환자는 다양한 병원균에 대한 감염의 위험성을 가지고 있다. 당신이 이러한 무감마글로불린혈증 환자들을 치료하기 위해서 잘 정제된 3종류의 인간 면역글로불린 (HuIg)을 가지고 있다고 가정 해보라. 3가지 종류의 인간 Ig 모두 동일하게 병원성 물질이 포함되어 있지 않고, 수혜자에게 동일한 정도로 관용반응 한다. 그러나 각 면역글로불린을 준비하기 위해 혈액을 채취한 공여자의 수는 아주 다르다: 즉, A는 100명, B는 1,000명, C는 60,000명. 당신은 어떤 것을 선택할 것이며 당신의 선택에 대한 근거는 무엇인가?

1. 다음 B세포 성숙에 대한 각 설명들이 참인지 거짓인지 표시하라. 만약 거짓이라고 생각하면 이유를 설명하라.
   a. 중쇄 V_H-D_H-J_H 유전자 재배열은 pre-B 세포 단계에서 시작한다.
   b. 미성숙 B 세포는 세포막형 IgM과 IgD를 발현한다.
   c. 말단 디옥시리보뉴클레오티드 전달효소 (TdT)는 pre-B 세포 단계에서 활성을 가진다.
   d. 대리 경쇄는 pre-B 세포에서 발현된다.
   e. 자가반응성의 B 세포는 다른 경쇄를 발현함으로써 음성선택으로부터 살아날 수 있다.

f. Pre-B세포가 미성숙 B 세포로 분화하기 위하여 골수 내의 기질세포와 직접 상호작용 해야한다.

g. 매일 생산되는 B 세포의 대부분은 결코 성숙 B 세포로 분화하여 골수를 떠나지 못한다.

2. 플루오레신 (F1)으로 표지된 μ 중쇄에 대한 항체와 로다민 (Rh)으로 표지된 δ 중쇄에 대한 항체가 있다. 만약 세포막 및 세포질내 염색이 가능하다고 가정할 경우, 다음 B세포 성숙단계에서 형광 표지된 항체에 대한 염색 패턴을 기술하라: (a) 전구 B 세포 (pro-B 세포); (b) 전 B 세포 (pre-B 세포); (c) 미성숙 B 세포; (d) 성숙 B 세포; (e) 클래스 전환이 일어나기 전 형질세포

3. B세포 공동수용체 복합물의 일반적 구조와 기능을 설명하라.

4. B 세포 클론 무반응성 (clonal anergy)을 입증하는 Goodnow의 실험에서 두 종류의 유전자이식 마우스들이 비교되었다: 즉, 계란 흰 리소자임 (HEL)에 대한 항체 유전자가 이식된 단일 유전자이식 마우스와 항-HEL 항체 이식유전자와 아연에 의해 활성화되는 메탈로티오닌 프로모터에 연결된 HEL 이식유전자를 모두 가지는 이중 유전자이식 마우스이다.

a. 단일 및 이중 유전자이식 마우스 모두에서, B 세포의 60%-90%는 항-HEL 세포막형 항체를 발현했다. 그 이유는 무엇인가?

b. 이러한 B 세포의 세포막형 항체가 HEL에 특이적인가를 어떻게 증명할 수 있는가? 그리고, 이 항체의 개별형을 어떻게 결정할 수 있는가?

c. 왜 HEL 유전자이식 마우스를 만드는데 메탈로티오닌 프로모터가 사용되었는가?

d. 이중 유전자이식 마우스에서 T_H세포가 아닌 B 세포가 무반응성을 가지게 되었다는 것을 증명하기 위한 실험을 고안해 보라.

5. (a) 수용성 단백질 항원과 (b) 세균의 LPS에 의한 B 세포 활성화와 증식에 필요한 적격신호와 진행신호에 대해 설명하라.

6. 아래 각 서술의 빈칸을 다음 목록에 있는 가장 적절한 용어로 골라 채워라. 용어들은 한번 이상 사용될 수도 있고 한번도 사용되지 않을 수도 있다.

암대 (dark zone),	중심아세포,	기억 B 세포,
명대 (light zone),	중심세포,	형질모세포,
부피질 (paracortex),	여포 수지상세포,	T_H 세포,
피질 (cortex),	수질 (medulla)	

a. 대부분의 중심세포는 ________ 에서 세포자살에 의해 죽는다.

b. 흉선-의존적 항원에 의한 미경험 B 세포의 초기 활성화는 림프절의 ________ 내에서 일어난다.

c. ________ 는 배중심의 ________ 에 위치한 급속히 분열하는 B세포이다.

d. 높은 친화력의 mIg를 발현하는 ________ 는 명대 (light zone)의 ________ 에 의해 잡힌 항원과 상호작용한다.

e. 클래스 전환은 ________ 에서 일어나며, B 세포와 ________ 간의 직접적 접촉을 필요로 한다.

f. 골수내에 존재하는 자기항원에 특이적인 mIg를 발현하는 중심세포는 ________ 에서 음성선택된다.

g. 림프절에서 형질세포는 주로 2차 여포의 ________ 에서 발견된다.

h. 증식하는 ________ 에서 일어나는 체성 과변이는 친화력 성숙에 필수적이다.

7. 흉선-의존적 (TD) 항원에 대한 B 세포의 활성화와 분화는 T_H 세포를 필요로 하지만, 흉선-비의존적 (TI) 항원에 대한 B 세포 반응은 그렇지 않다.

a. TD, TI-1 그리고 TI-2의 구조적 차이점과 이들에 대한 체액성 면역반응의 특징을 설명하라.

b. mIg에 어떤 종류의 항원이 결합하면 B 세포 활성화를 위해 효과적인 적격신호를 제공하는가?

8. B세포 활성화 신호는 발생과정에 영향을 미치기 위해서 세포 내부로 전해져야만 한다. 그러나 B세포상의 모든 mIg 개별형의 세포질 꼬리는 너무 짧아 신호전달 기능을 수행할 수 없다.

a. 미경험 B 세포는 항원을 통한 mIg 교차결합에 의해 생성된 신호를 어떻게 전달하는가?

b. 항원에 의한 B 세포 활성화와 분화에서 신호전달의 일반적인 결과는 무엇인가?

9. Nemazee와 Burki는 그들의 실험에서, class I MHC 분자인 K^b 이식유전자를 간 특이적 프로모터하에 가진 유전자이식 마우스를 항K^b 항체 이식유전자를 가진 유전자이식 마우스와 교배하였다. 결과적으로 생긴 이중 유전자이식 마우스에서, K^b에 결합하는 B 세포는 골수에서는 발견되었으나 림프절에서는 발견되지 않았다. 이와 반대로, 항K^b 단독 유전자이식 마우스는 골수와 림프절 모두에서 K^b에 결합하는 B 세포를 가지고 있었다.

a. 이식유전자를 받은 마우스의 일배체형 (haplotype)은 H-2^b인가 아니면 다른 일배체형인가?

b. 왜 간 특이적 프로모터에 연결된 K^b 이식유전자가 이러한 실험에 사용되었는가?

c. 이러한 실험결과는 자가항원에 대한 B세포 관용에 관해 어떠한 사실을 시사하는가?

10. 다음 각 서술이 참인지 거짓인지 표시하고, 만약 거짓이라고 생각하면 이유를 설명하라.

a. 사이토카인은 면역체계의 어떤 부문 (branch)이 활성화될지를 조절할 수 있다.

b. 합텐-전달체 결합체를 접종하면 합텐과 전달체 모두의 항원결정기에 대한 항체가 생산된다.

c. 단일 형질세포에 의해 분비되는 모든 항체는 동일한 이디오타입과 개별형을 갖는다.

d. 마우스를 HRBC로 접종하고 하루 후에 다시 SRBC를 주사하면, SRBC에 대한 항체반응은 SRBC만을 접종한 대조군에 비해 훨씬 높을 것이다.

11. 4 마리의 마우스들이 아래 (a-d)에 열거된 조건하에서 항원으로 면역조치되었다. 각 경우에서 혈청 항체가 높은 친화력을 가질지 아니면 낮은 친화력을 가질지, 또한 이들 항체가 대부분 IgM인지 IgG인지를 표시하라.

a. 낮은 항원 투여량 (dose)에 대한 1차 반응

b. 낮은 항원 투여량에 대한 2차 반응

c. 높은 항원 투여량에 대한 1차 반응

d. 높은 항원 투여량에 대한 2차 반응

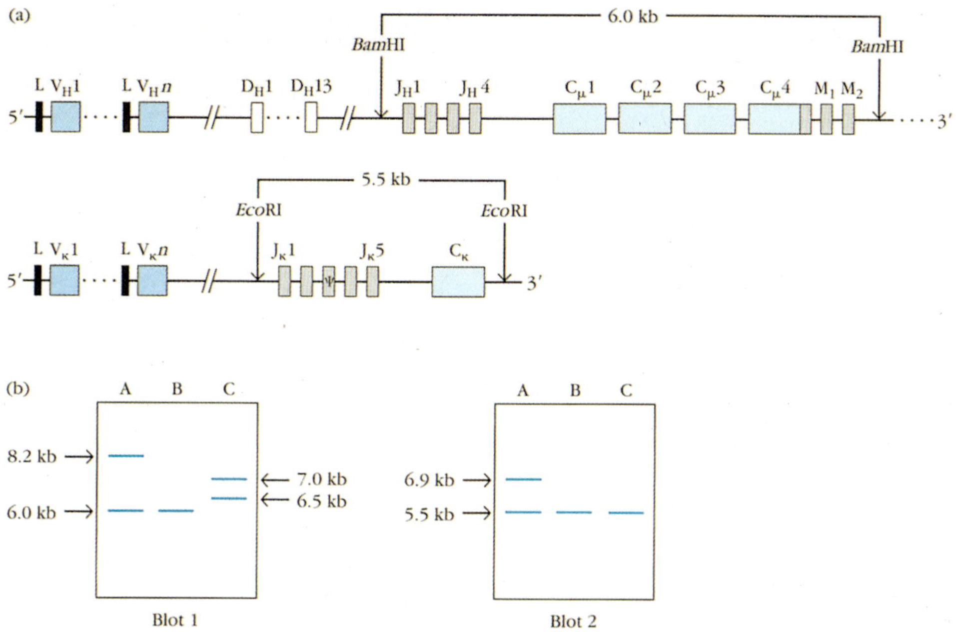

For use with Question 12

12. 다음 3가지를 대상으로부터 DNA를 분리하였다: 간세포, pre-B 림프종 세포, IgM 분비 골수종 세포. 각 DNA 표본은 제한효소인 *Bam*HI과 *Eco*RI으로 각각 따로 처리하였다. 이들 제한효소는 아래 그림의 (a) 부분에 나타난 것처럼 배선 중쇄와 κ 경쇄 DNA를 절단한다. 제한효소로 처리된 표본들은 서던 블로팅에 의해 분석되었는데, 이때 *Bam*HI 처리된 경우 (blot #1)는 방사능표지된 $C_\mu1$ 탐침을 사용하고, *Eco*RI 처리된 경우 (blot #2)는 방사능 표지된 C_κ 탐침을 사용하였다. 블롯 패턴은 그림의 (b) 부분에 나타나 있다. 이러한 결과를 근거로 어떤 (A, B, 혹은 C로 표시된) DNA 표본이 (a) 간 세포, (b) pre-B 림프종세포, (c) IgM 분비 골수종세포로부터 각각 분리되었는가? 그리고 그 이유는 무엇인가?

13. 다음 각 서술이 참인지 거짓인지 표시하고, 만약 거짓이라고 생각하면 이유를 설명하라.
    a. CD21은 보체 수용체이며 또한 B 세포 수용체 복합체의 구성 성분이기도 하다.
    b. BCR 복합체를 통한 신호전달은 AP-1이 세포질로 이동하도록 한다.
    c. 항원에 대한 반복적 노출이 강한 면역반응을 일으키기 때문에 추가접종 (booster shot)이 필요하다.
    d. TI 항원에 대해서는 IgA가 생산된다.
    e. B 세포는 흉선에서 효과 세포로 성숙한다.
    f. 형질세포가 많은 양의 항체를 분비하여 항체에 결합하지 않은 자유로운 항원 (free antigen)이 거의 존재하지 않는다면, BCR이 더 이상 자극되지 않기 때문에 세포는 항체분비를 멈추게 된다.
    g. TI-1 항원은 LPS와 같이 높은 농도에서 여러 클론의 B 세포를 비특이적으로 활성화할 수 있는 물질이다.

14. 다음 각 서술에 대해 괄호 안을 적절한 용어로 채워 완성하라.
    a. X-연관 hyper-IgM 증후군은 T 세포의 CD40L의 결함으로 인하여 ________ 을(를) 차단하여 B 세포에 영향을 미친다.
    b. 사이토카인 ________ 은(는) B 세포가 IgE로 클래스 전환하게 한다.
    c. Pre-BCR의 대리경쇄는 ________ 와 ________ 로 구성되어 있다.
    d. 성숙한 ________ 은(는) 대량의 수용성 IgG를 생산한다.

Interactive Study

www.whfreeman.com/kuby

SELF-TEST
Review of Key Terms

ANIMATION
Signal Transduction

chapter 12장

사이토카인

Cytokines

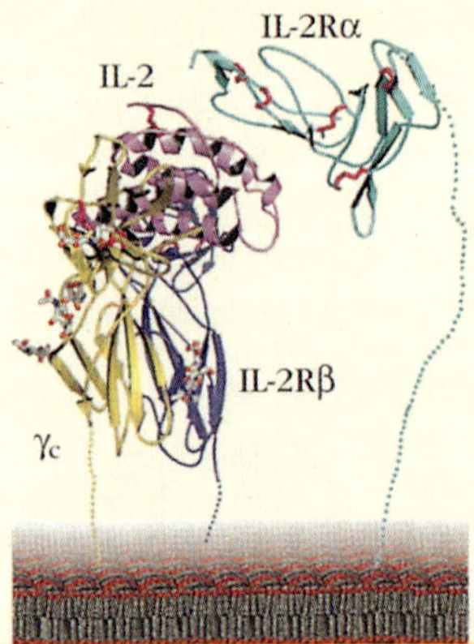

IL-2 Receptor with Bound IL-2 Ligand. [From X. Wang, M. Rickert, and K. C. Garcia, 2005, Science 310:1159.]

- 사이토카인의 특성
- 사이토카인 수용체
- 사이토카인 길항체
- T_H1과 T_H2 서브세트에 의한 사이토카인의 분비
- 사이토카인과 관련된 질병
- 사이토카인에 근간을 둔 치료법
- 조혈에서의 사이토카인

효과적인 면역반응은 림프세포, 염증세포 그리고 조혈세포에 의해 이루어진다. 이들 세포들 사이의 복잡한 상호작용은 세포간의 대화에 관여하는 **사이토카인 (cytokine)**이란 일련의 단백질 그룹에 의해 일어난다 (*cyto-*, "세포"; *kinein*, "옮기다"란 의미의 그리스어). 사이토카인은 분자량이 작은 조절 단백질 또는 당단백질로 체내에서 백혈구나 기타 다양한 세포들이 수많은 자극에 반응할 때 분비된다. 이런 단백질들은 면역 효과세포의 발달을 조절하는데 도움을 주는 한편 어떤 사이토카인은 자신을 분비한 세포에 대해 직접적인 효과 기능을 지니기도 한다.

*사이토카인*이란 용어는 이전에는 림프구에서 분비되어 **림포카인 (lymphokine)**이란 물질로 알려진 사이토카인과 이전에는 단핵구나 대식세포에서 분비되어 **모노카인 (monokine)**으로 알려진 물질을 포함한다. 현재도 이 두 용어는 사용되고 있지만 잘못된 것인데, 왜냐하면 많은 림포카인과 모노카인의 분비가 이 용어가 나타내는 것처럼 림프구나 단핵구에만 국한된 것이 아니고 다양한 세포 종류나 유형으로 확장되어 이루어지고 있기 때문이다. 이런 이유로 *사이토카인*이란 포괄적인 용어가 보다 선호된다.

많은 사이토카인들이 **인터루킨 (interleukin)**으로 불리는데, 이 명칭이 의미하는 것은 이들이 어떤 백혈구에 의해 분비되어 다른 백혈구에 작용한다는 것이다. 현재 IL-1에서 IL-29까지의 인터루킨이 기술되어져 있다. 새로운 사이토카인들이 더 많이 발견되어질 것이기에 인터루킨 그룹도 더 많아 질 것으로 추측된다. 어떤 사이토카인은 종양괴사인자와 인터페론과 같이 관용명으로 잘 알려져 있지만, 최근에 기술된 인터페론으로 인터페론 λ 패밀리의 일원들은 IL의 명칭을 갖기도 한다. 사이토카인의 또 다른 하위그룹으로 **케모카인 (chemokine)**이 있는데, 이는 화학주성 (chemotaxis)과 다른 측면의 백혈구 행동에 영향을 주는 저분자량의 사이토카인 집단이다. 이 분자들은 염증반응에 중요한 역할을 담당하는데 3장에서 소개되었고 다음 13장에서 보다 자세히 다룰 것이다.

이 장은 사이토카인의 생물학적 활성, 사이토카인과 그 수용체의 구조, 사이토카인 수용체에 의한 신호전달, 어떤 질병의 병인론에 있어서 사이토카인 이상 (cytokine abnormalities)의 역할, 그리고 사이토카인 또는 그 수용체의 치료적 사용에 대하여 초점을 맞추었다. 염증반응에 있어 사이토카인의 중요한 역할에 대해서는 13장에서 서술고자 한다.

사이토카인의 특성_Properties of Cytokines

사이토카인은 표적세포 막에 있는 특정 수용체와 결합하여 궁극적으로는 표적세포의 유전자 발현을 변경시키는 신호전달 경로를 자극한다 (그림 12-1a). 표적세포의 특정 사이토카인에 대한 민감도는 특정 막 수용체의 존재 여부에 의해 결정된다. 아래에서 볼 수 있는 바와 같이 사이토카인 수용체는 여러 개의 서로 다른 사슬로 이루어져 있으며 그리고 주어진 사이토카인은 세포표면에 있는 이들 사슬의 구성요소와 여러 가지 조합의 결합을 이룰 수 있다. 이들 사슬과의 조합은 사이토카인과 결합하는 친화력에 차이를 보이며 또한 결합 후에 신호전달 경로를 시발하는 능력에 있어서도 차이를 보인다. 일반적으로, 사이토카인과 완전하게 조립된 그 수용체는 서로 간에 높은 친화력을 나타내어 세포내 신호를 전달한다. 사이토카인과 최적의 수용체간의 해리상수는 10^{-10}~10^{-12} M 범위이다. 이들의 높은 친화력 때문에 사이토카인은 피코몰 농도에서 생물학적 효과를 나타낼 수 있다.

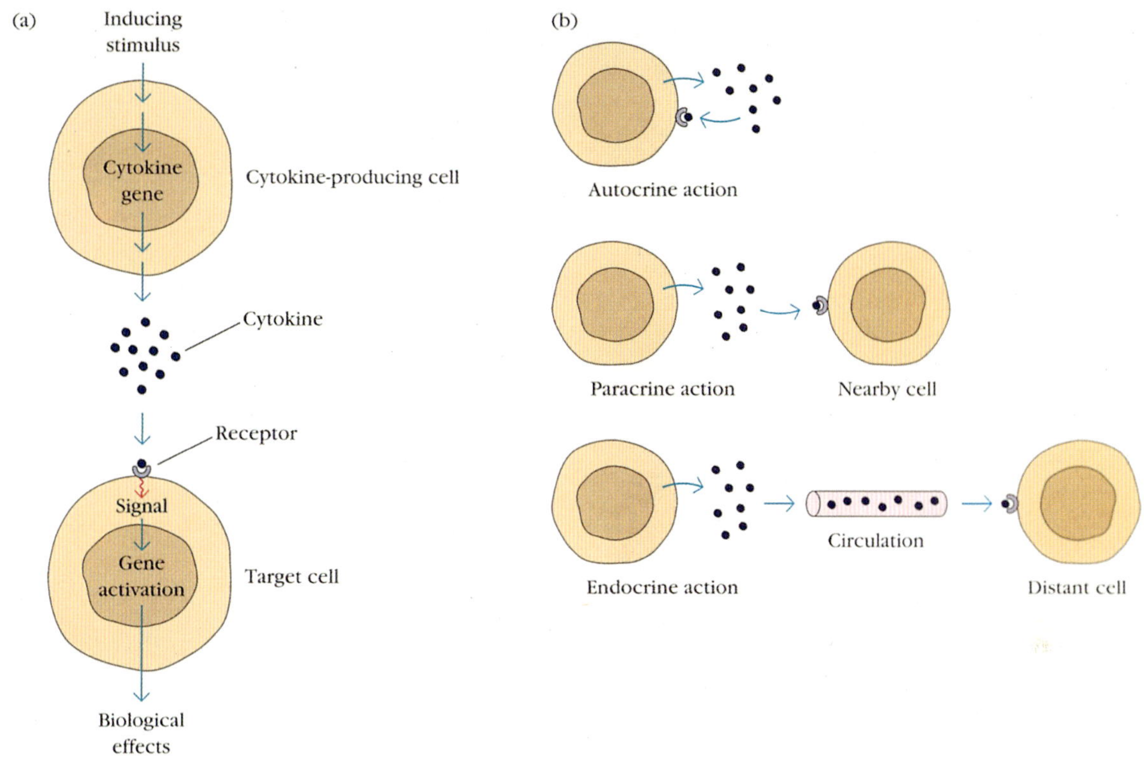

FIGURE 12-1 **(a) Overview of the induction and function of cytokines.** (b) Most cytokines exhibit autocrine and/or paracrine action; fewer exhibit endocrine action.

어떤 특정 사이토카인은 자신을 분비한 세포막에 있는 수용체와 결합할 수 있는데, 이를 **자가분비 (autocrine)** 작용이라 한다. 그리고 분비세포의 인접한 곳에 있는 표적세포 수용체와 결합하기도 하는데, 이를 **측분비 (paracrine)** 작용이라 하며, 한편 몸에서 아주 멀리 떨어져 있는 부위의 표적세포에 결합하는 **내분비 (endocrine)** 작용을 하기도 한다 (그림 12-1b). 사이토카인은 다양한 세포에서 활성, 증식 및 분화를 자극하거나 억압하는 한편 항체나 다른 사이토카인의 분비를 조절함으로서 면역반응의 강도나 수명을 조절한다. 다음에 기술하겠지만, 주어진 사이토카인은 일반적으로 반응하는 표적세포에 결합하여 사이토카인 수용체의 발현을 증가시키거나 또는 다른 사이토카인의 분비를 자극함으로써 연이어서 다른 표적세포에 영향을 준다. 그러므로 항원에 의해 활성화된 비록 소수의 림프구에 의해 분비된 사이토카인이라 할지라도 면역반응에 관련된 수많은 세포의 활성에 영향을 줄 수 있다. 예를 들면, 활성화된 T_H 세포가 만든 사이토카인은 B 세포, T_C 세포, NK (자연살해) 세포, 대식세포, 과립백혈구 그리고 조혈모세포의 활성에 영향을 주어 상호 작용하는 전체 세포망을 활성화시킨다.

사이토카인은 다면발현성 (pleiotropy), 중복성 (redundancy), 상승작용성 (synergy), 길항작용성 (antagonism) 그리고 캐스케이드 유도성 (cascade induction)의 특성을 나타내며, 이로서 이들이 세포활성을 조화롭게 상호작용하도록 조절한다 (그림 12-2). 주어진 사이토카인이 서로 다른 표적세포에 서로 다른 생물학적 효과를 갖는 것을 다면발현성이라 한다. 두개 또는 그 이상의 사이토카인이 유사한 기능을 지니고 있을 때 이를 중복이라 하고, 이런 중복성으로 인해 어떤 특정 활성이 단 하나의 사이토카인에 의한 것이라고 보기 어렵게 한다. 사이토카인의 상승작용성은 세포활성에 대한 두 개의 사이토카인의 연합 효과가 각각의 사이토카인의 개별 효과의 합보다 클 경우를 말한다. 어떤 경우에는 사이토카인이 길항작용성을 나타내는데, 하나의 사이토카인 효과가 다른 사이토카인의 효과를 억제하거나 상쇄시키는 것을 말한다. 캐스케이드 유도성은 표적세포에 하나의 사이토카인의 작용이 표적세포로 하여금 하나 또는 그 이상의 다른 사이토카인을 생산하도록 유도하는 것으로, 차례로 계속하여 다른 표적세포로 하여금 다른 사이토카인을 생산하도록 유도하는 것이다.

사이토카인은 호르몬과 성장인자와 많은 성질을 공유하기 때문에 이들 세 가지 매개체들을 확실히 구별하는 것은 그리 쉽지 않다. 이 세 가지 모두는 가용성 인자로 분비되어 피코몰 농도에서 표적세포의 수용체에 결합함으로써 각자의 생물학적 기능을 나타낸다. 그러나 이들의 일반적인 양상의 차이가 이들을 서로 갈라놓는다. 예를 들면, 세 조절자들은 발현의 양상에서 차이를 보인다. 성장인자는 계속 생산되는 경향을 보이지만, 사이토카인과 호르몬은 특정 자극에 반응하여 분비되며 수 시간에서 수일 정도의 짧은 수명을 지닌다. 일반적으로 긴 범위에 걸쳐 내분비의 양식으로 작용하는 호르몬과는 달리, 대부분의 사이토카인은 자가분비 또는 측분비의 양식으로 짧은 거리에서 작용한다. 게다가 대부분의 호르몬은 특정 분비선에서 만들어지고 하나 또는 약간의 표적세포에만 유일하게 작용하는 경향이 있다. 이와 대조적으로 사이토카인은 다양한 세포에 의해 만들어지고 또한 결합한다.

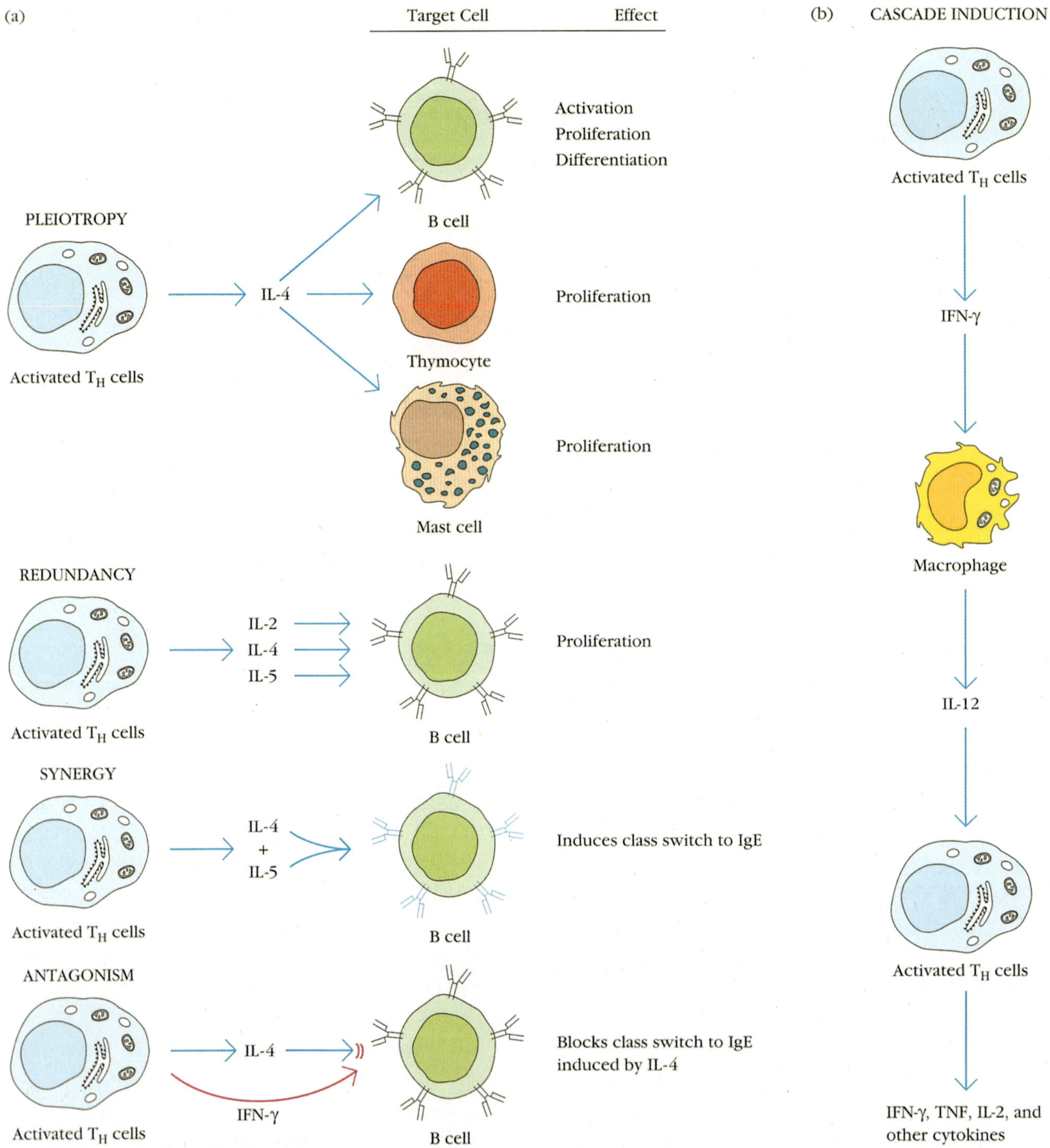

FIGURE 12-2 Cytokine attributes of (a) pleiotropy, redundancy, synergy (synergism), antagonism, and (b) cascade induction.

림프구의 실험관내 배양에서 얻은 상등액에 유전적 조성이 다른 숙주의 림프구를 포함한 면역계 세포를 증식, 분화 및 성숙을 조절할 수 있는 용해성 인자가 포함되어 있다는 것이 밝혀짐으로써 사이토카인의 작용이 1960년대 중반에 처음으로 알려졌다. 곧이어 배양 림프구에 의한 이들 인자의 생산이 항원이나 혹은 비특이적 분열촉진물질에 의한 활성 유도에 의한 것이라고 밝혀졌다. 사이토카인의 생화학적 분리와 정제는 매우 어려웠는데, 이는 사이토카인이 배양 상등액 내에 아주 낮은 농도로 존재하고 또한 개개의 사이토카인을 분석할 수 있는 잘 정의된 방법이 없었기 때문이다. 1970년대와 1980년대 동안에 유전자 클로닝 기술의 발전과 더불어 커다란 진전이 이루어져 클론된 유전자로부터 단백질을 발현시킴으로 순수한 사이토카인을 생산할 수 있게 되었다. 특정 사이토카인이 있어야만 자랄 수 있는 세포주의 발견으로 연구자들은 처음으로 간단한 분석 시스템을 갖게 되었다. 보다 중요한 사이토카인 각각에 대한 특이적인 단클론항체의 개발은 이들 각각에 대한 신속하고 정량적인 면역 분석법을 가능하게 하였다 (그림 12-3). 여기에서 서술하는 ELISA

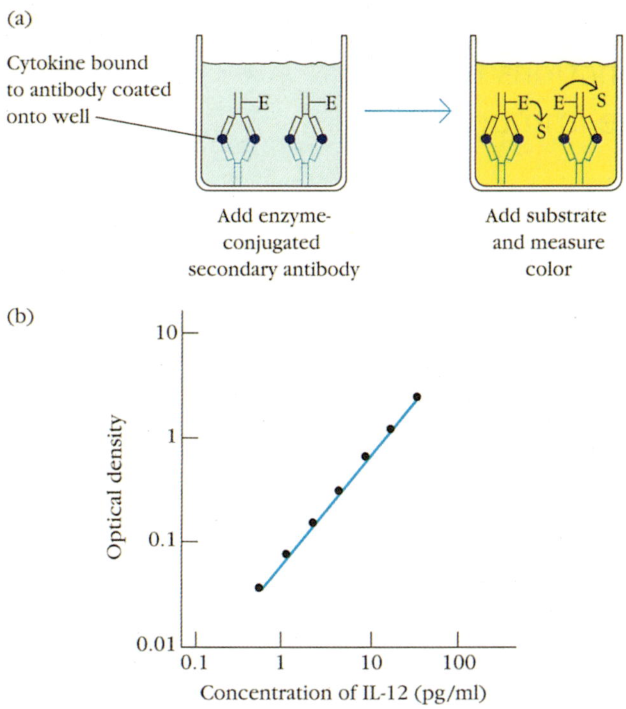

FIGURE 12-3 ELISA assay of a cytokine. (a) The sample containing the cytokine of interest is captured by specific antibody (blue) coated onto wells of a microtiter plate. A second specific antibody (blue), conjugated to an enzyme (E) such as horseradish peroxidase, forms a sandwich with the captured cytokine, immobilizing the enzyme in the microtiter well. A chromogenic substrate (S) is added, and the enzyme generates a color whose intensity is proportional to the amount of cytokine bound to the captured antibody. The optical density of this color produced by the unknown is compared with values on an appropriately determined standard curve. (b) The standard curve shown here is for human interleukin-12 (IL-12). It is clear that this assay is sufficiently sensitive to detect as little as 1 picogram of IL-12. *[Part b courtesy of R&D Systems.]*

와 더불어 특정 항사이토카인 항체가 FACS 분석에 의해 세포내 염색에 사용되고 ELISPOT 분석에서는 세포에 의해 집단내로 분비되는 특정 사이토카인을 측정할 수 있다 (그림 6-11 참조).

사이토카인은 네 가지 패밀리에 속한다_Cytokines belong to four families

최근 몇 년 사이에 새로운 사이토카인과 새로운 수용체에 관한 데이터가 폭발적으로 증가함을 알 수 있다. 연구자들은 이 분야에서 사이토카인들의 여러 미묘한 많은 특성과 복합 다단한 활성과 상호작용을 발견함으로써 정보의 축적을 계속 이어갈 것이다. 그러나 강조할 중요한 점은 분자들의 기재가 길어지고, 모든 것들이 공통의 성질을 나누고 있고, 거의 대부분 최근에 기재된 사이토카인들도 다른 것들과 제휴하여 작용한다는 것이다. 유전체 분석의 발전으로 다양한 성질을 공유하는 단백질의 유전체를 찾는 것이 가능해졌다. 그러므로 이전에는 2개 밖에 밝히지 못했던 IL-1 그룹에 7개의 일원들이 있다는 것을 발견하였다. 면역 기능에 관한 이들의 정확한 관련성은 향후 더 밝혀야 할 것으로 남아있지만 이들은 본 논의의 범위를 넘어서 있다. 본 장의 목적은 사이토카인을 총 망라한 리스트를 제공하는 것이 아니라 새로운 사이토카인이 발견될 때 적용할 수 있는 일반 원칙을 제공하는데 있다.

다양한 사이토카인을 암호화하는 유전자가 클론된 뒤에 정제된 산물을 충분히 얻을 수 있어 구조와 기능을 상세하게 연구할 수 있게 되었다. 이 연구는 공통적인 특징을 보여주었다. 일반적으로 사이토카인의 분자량은 30 kDa보다 작다. 구조 연구를 통해 현재 알려진 바에 따르면 사이토카인은 조혈소 (hematopoietin) 패밀리, 인터페론 (interferon) 패밀리, 케모카인 (chemokine) 패밀리 또는 종양괴사인자 (tumor necrosis factor) 패밀리에 해당하는 4 그룹 중의 하나에 속한다.

조혈소 패밀리에 속한 두 일원들인 IL-2와 IL-4의 구조를 그림 12-4가 보여준다. 이들의 아미노산 서열은 상당히 다르지만, 이들 모

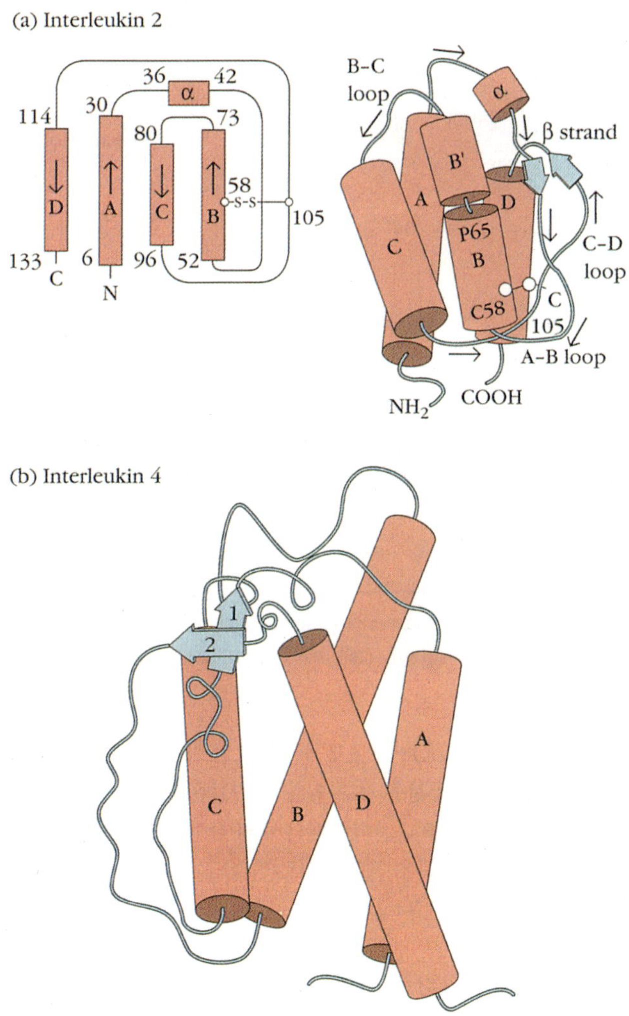

FIGURE 12-4 Several representations of structures in the hematopoietin family. (a) *Left:* Topographical representation of the primary structure of IL-2 showing α-helical regions (α and A–D) and connecting chains of the molecule. *Right:* Proposed three-dimensional model of IL-2. (b) Ribbon model of IL-4 deduced from x-ray crystallographic analysis of the molecule. In *a* and *b* the α helices are shown in red and the β sheets in blue. The structures of other cytokines belonging to the hematopoietin family are thought to be generally similar. *[Part b from J. L. Boulay and W. E. Paul, 1993, Current Biology **3**:573.]*

OVERVIEW FIGURE 12-5: Cytokine Functions in Innate and Adaptive Immunity

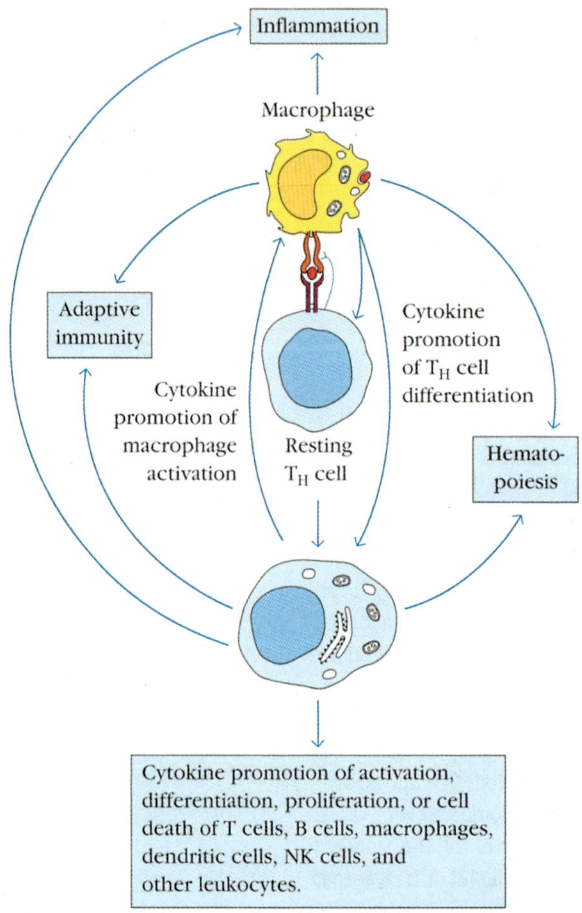

Interaction of antigen with macrophages and the subsequent activation of resting T_H cells leads to release of numerous cytokines (blue arrows), generating a complex network of interacting cells in the immune response.

두 상당한 정도의 α-나선구조로 되어있고 β-병풍구조는 거의 없거나 약간 있다는 공통점을 갖고 있다. 분자들은 4개의 α-나선 부위(A-D)로, 첫째와 둘째 나선이 셋째와 넷째 나선과 거의 서로 평행으로 위치하며 각 나선구조 간은 고리로 연결되어 있는 공통적인 폴리펩티드 접힘 구조를 지니고 있다.

사이토카인은 다양한 생물학적 기능을 지닌다_Cytokines have numerous biological functions

다양한 세포들이 사이토카인을 분비하지만 주된 생산자는 T_H 세포, 수지상세포와 대식세포이다. 이들 세포가 분비하는 사이토카인은 상호작용하는 세포들의 모든 네트워크를 활성화한다 (그림 12-5). 사이토카인이 참여하는 수많은 생리 반응 중에서 세포성 및 체액성 면역반응의 발달, 염증반응의 유도, 조혈의 조절, 세포의 증식과 분화의 조절, 그리고 상처의 치유 등이 있다. 특정 항원에 대한 면역반응은 사이토카인의 생성을 포함함에도 불구하고, 사이토카인은 항원에 비특이적으로 작용한다는 사실을 기억하는 것이 중요하다. 즉 사이토카인이 마주치는 어떠한 세포도 적당한 수용체만 있으면 영향을 주어 이들이 반응하도록 하는 생리 상태에 있게 한다.

사이토카인의 활성을 지닌 단백질의 수가 모두 합쳐 200개를 넘고 있지만, 새로운 것을 찾고자하는 연구는 계속 진행되고 있다. 표 12-1은 보통 쉽게 접하는 사이토카인의 활성을 요약하고, 이들을 기능적으로 묶어 도표화 한 것이다. 보다 자세한 사이토카인의 목록은 부록 II에서 볼 수 있다. 여기에 제시된 대부분의 기능은 재조합 사이토카인을 개별적으로 실험관내 시스템에서 생리적 농도가 아닌 상태에서 반응하여 얻어진 효과를 분석하여 제시한 것이라는 것을 유념하여야 한다. 그러나 생체 내에서 사이토카인이 홀로 작용하는 것은 비록 있다하더라도 아주 드물다. 반면에 표적세포는 사이토카인이 혼합된 환경에 노출되어 이들의 상승 또는 길항적인 결합 효과로

TABLE 12-1 Functional groups of selected cytokines*

Cytokine†	Secreted by‡	Targets and effects
SOME CYTOKINES OF INNATE IMMUNITY		
Interleukin 1 (IL-1)	Monocytes, macrophages, endothelial cells, epithelial cells	Vasculature (inflammation); hypothalamus (fever); liver (induction of acute phase proteins)
Tumor necrosis factor-α (TNF-α)	Macrophages	Vasculature (inflammation); liver (induction of acute phase proteins); loss of muscle, body fat (cachexia); induction of death in many cell types; neutrophil activation
Interleukin 12 (IL-12)	Macrophages, dendritic cells	NK cells; influences adaptive immunity (promotes T_H1 subset)
Interleukin 6 (IL-6)	Macrophages, endothelial cells	Liver (induces acute phase proteins); influences adaptive immunity (proliferation and antibody secretion of B cell lineage)
Interferon α (IFN-α) (this is a family of molecules)	Macrophages	Induces an antiviral state in most nucleated cells; increases MHC class I expression; activates NK cells
Interferon β (IFN-β)	Fibroblasts	Induces an antiviral state in most nucleated cells; increases MHC class I expression; activates NK cells
SOME CYTOKINES OF ADAPTIVE IMMUNITY		
Interleukin 2 (IL-2)	T cells	T-cell proliferation; can promote AICD. NK cell activation and proliferation; B-cell proliferation
Interleukin 4 (IL-4)	T_H2 cells, mast cells	Promotes T_H2 differentiation; isotype switch to IgE
Interleukin 5 (IL-5)	T_H2 cells	Eosinophil activation and generation
Transforming growth factor β (TGF-β)	T cells, macrophages, other cell types	Inhibits T-cell proliferation and effector functions; inhibits B-cell proliferation; promotes isotype switch to IgA; inhibits macrophages
Interferon γ (IFN-γ)	T_H1 cells, $CD8^+$ cells, NK cells	Activates macrophages; increases expression MHC class I and class II molecules; increases antigen presentation

*Many cytokines play roles in more than one functional category.
†Only the major cell types providing cytokines for the indicated activity are listed; other cell types may also have the capacity to synthesize the given cytokine.
‡Also note that activated cells generally secrete greater amounts of cytokine than unactivated cells.

아주 다른 결과를 보일 수 있다. 더욱이 사이토카인은 종종 다른 사이토카인의 합성을 유도하여 그 결과 캐스케이드 활성을 일으키기도 한다.

사이토카인의 비특이성은 면역계에 갖추어져 있는 특이성과 대치되는 듯 보인다. 그렇다면 면역반응 동안 비특이적 사이토카인이 비특이적 양상으로 세포를 활성화하는 것을 막는 것은 무엇인가? 특이성이 유지되는 한 가지 방법은, 세포에 있는 사이토카인 수용체의 발현을 신중하게 조절하는 것이다. 종종 사이토카인 수용체가 어떤 세포에 발현되는 경우 그 세포가 항원과 상호작용을 한 후에만 비로소 발현이 되는데, 이를 통해 사이토카인 반응이 항원에 의해 활성화된 림프구에 한정될 수 있다. 특이성을 유지하는 또 다른 하나의 방법은 사이토카인의 분비가 사이토카인-생산 세포와 표적세포 사이에 직접적인 상호작용이 있을 때에만 개시되고 따라서 사이토카인의 효과적인 농도가 작용하는 표적 주위에서만 유지되게 해주는 것이다. 사이토카인의 주된 생산자인 T_H 세포의 경우, 대식세포, 수지상세포, 또는 B 림프구와 같은 적절한 항원제시세포(APC) 상에 항원-MHC 복합체를 T 세포 수용체가 인식할 때 세포간에 밀접한 상호작용이 생긴다. 사이토카인은 이렇게 상호작용을 하는 세포 간의 경계에서 분비되며, 표적 APC에 영향을 줄 수 있을 만큼 충분한 국소 농도에 이르지만 멀리 떨어져 있는 세포에는 영향을 줄 수 없는 농도이다. 더욱이 사이토카인이 분비된 혈액 내에서나 세포외 체액에서 사이토카인의 반감기는 매우 짧아, 단지 제한된 시간 동안만 작용할 수 있기에 아주 짧은 거리 내에서만 영향을 발휘한다.

사이토카인 수용체_Cytokine Receptors

앞에서 언급한 바와 같이, 사이토카인이 생물학적 효과를 나타내기 위해서는 우선 반응할 표적세포 막에 발현된 특정 수용체와 결합하여야만 한다. 많은 종류의 세포가 이들 수용체를 발현하기에 사이토카인의 작용에 민감하다. 사이토카인 수용체의 생화학적 특성은 반응하는 세포의 막에 수용체의 양이 매우 적기 때문에 처음에는 매우 낮은 속도로 진행된다. 사이토카인 자체와 더불어 사이토카인 수용체를 암호화하는 유전자의 클로닝은 이들 수용체의 인식과 특성의 이해에 빠른 진보를 가져왔다.

사이토카인 수용체는 다섯 패밀리로 분류된다_Cytokine receptors fall within five families

다양한 사이토카인에 대한 수용체는 아주 다양한 구조를 지니고 있지만 거의 모두 다섯 패밀리의 수용체 단백질 중의 하나에 속한다(그림 12-6).

- 면역글로불린 슈퍼패밀리 수용체
- 제1형 사이토카인 수용체 패밀리 (조혈소 수용체 패밀리로도 알려져 있음)
- 제2형 사이토카인 수용체 패밀리 (인터페론 수용체 패밀리로도 알려져 있음)
- TNF 수용체 패밀리
- 케모카인 수용체 패밀리

면역글로불린 슈퍼패밀리에는 IL-1 수용체가 속해 있다. IL-1의 두 가지 형태인 IL-1α와 IL-1β는 잘 밝혀져 있다. 이 두 단백질은 약 30%의 서열만이 동일하지만 모두 동일 수용체에 결합하여 같은 반응을 매개하는 등 기능면에서는 같은 것처럼 보인다. IL-1의 두 가지 서로 다른 수용체가 알려져 있지만, 이들 모두는 Ig 슈퍼패밀리이다. 제1형 IL-1R은 대부분의 세포형에서 발현되지만, 제2형 IL-1R은 B 세포에 한정되어 있다. 제2형 수용체에 IL-1의 결합은 전형적인 IL-1의 반응을 일으키지 않는데 이는 제2형 IL-1R이 IL-1을 제거하는 유인물이라는 것을 의미하며 이로서 IL-1이 제1형 수용체에 결합하는 것이 방해된다. 우리는 앞서 3장에서 Toll-유사 수용체 (Toll-like receptor)를 소개받을 때, IL-1의 제1형 수용체를 접하였다. TLR들의 세포질 내 도메인인 TIR 또는 Toll/IL-1 수용체는 IL-1R과 비견할 수 있는 부위에서 동일하다 (그림 3-10 참조). IL-1은 감염에서 주된 역할을 하므로 친감염성 사이토카인으로 명명한다. IL-1과 관련된 IL-18은 동일 수용체 패밀리를 사용하며 동일한 기능을 갖는다.

면역 및 조혈계에 작용하는 대다수 사이토카인-결합 수용체는 제1형 사이토카인 수용체 패밀리에 속하는데, 이를 또한 조혈소 수용체 패밀리라고 부르기도 한다. 이 수용체 패밀리의 일원들은 세포외 도메인에 4개의 위치에서 보존된 시스테인 (CCCC) 잔기와 트립토판-세린-(비지정 아미노산)-트립토판-세린 (WSXWS, X는 비지정 아미노산) 잔기를 지닌 아미노산 서열 모티프를 지니고 있다. 조혈소로 분류된 모든 사이토카인의 수용체는 제1형 사이토카인 수용체 패밀리에 속한다. IL-2와 약 13개의 다른 인터루킨들과 또 다른

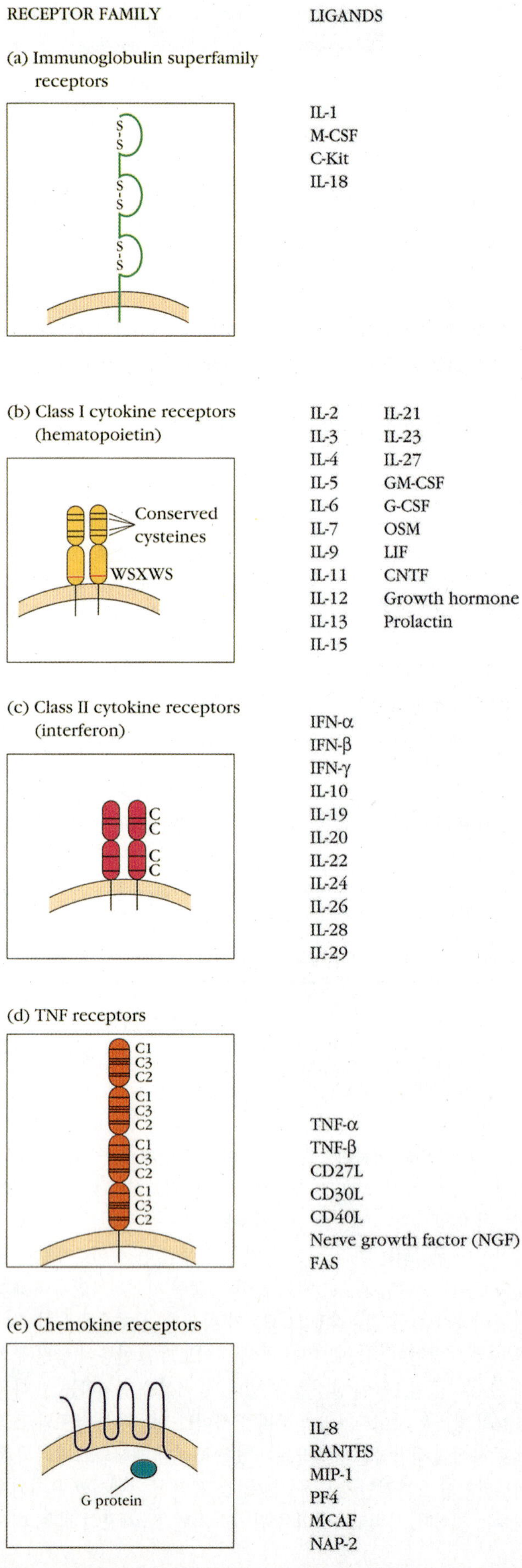

FIGURE 12-6 Schematic diagrams showing the structural features that define the four types of receptor proteins to which most cytokines bind. The receptors for most of the interleukins belong to the class I cytokine receptor family. C refers to conserved cysteine.

여러 개의 콜로니-자극인자들과 성장호르몬들이 이 패밀리의 수용체와 결합한다. 제1형 군 대부분의 수용체에 대한 구조 데이터가 모두 알려져 있는데 최근에 기술된 IL-27R은 예외적으로 하나의 사슬은 이 패밀리의 다른 수용체와 동일하지만 다른 한 사슬은 아직 확인되지 않았다.

제2형 사이토카인 수용체 (종종 인터페론 수용체 패밀리라 불림)는 보존된 CCCC 모티프를 지니고 있지만 제1형 사이토카인 수용체에 있는 WSXWS 모티프를 지니고 있지 않다. 처음에는 오직 인터페론 α, β 그리고 γ만이 이들 수용체의 리간드로 생각하였었다. 그러나 최근의 연구가 보여주는 바에 의하면 이 패밀리는 12개의 수용체 사슬로 구성되어 있고 이들과 적어도 27개의 서로 다른 사이토카인들이 결합하는데 이에는 6개의 IL-10 패밀리, 17개의 제1형 인터페론, 1개의 제2형 인터페론, 그리고 3개의 최근에 기술된 인터페론 λ 패밀리가 있고, 여기에 IL-28a, IL-28b, 및 IL-29가 덧붙여진다.

대부분의 제1형 및 제2형 사이토카인 수용체 패밀리에 공통적인 또 하나의 특징은 다수의 서브유닛으로 되어 있는 것으로, 하나의 서브유닛은 특정 사이토카인 분자에 결합하는 한편 다른 하나의 서브유닛은 신호전달을 매개하는 것이다. 그러나 이 두 가지 기능이 하나 또는 다른 하나의 서브유닛에 국한된 것은 아니라는 사실을 항상 유념하라. 현재까지 연구된 모든 경우에서 제1형 및 제2형 사이토카인 수용체의 역할은 수용체의 세포질 쪽 도메인에 밀착 결합되어 있는 단백질 티로신 키나아제의 작용을 통해 수용체에 티로신 인산화를 유도하는 것이다.

케모카인 수용체는 구조적으로 다른 사이토카인 수용체와 구별되는데 13장에서 기술될 것이다.

제1형 사이토카인 수용체의 서브패밀리는 같은 신호전달 서브유닛을 지니고 있다_Subfamilies of class I cytokine receptors have signaling subunits in common

몇몇 제1형 사이토카인 수용체의 서브패밀리에서 서브패밀리 안의 모든 수용체가 동일한 신호전달 서브유닛을 지니고 있다는 것이 밝혀졌다. 그림 12-7은 GM-CSF, IL-2, 그리고 IL-6의 세 가지 서브패밀리를 모식적으로 나타낸 것이다.

수용체 중에서 신호전달 서브유닛의 공유는 사이토카인에 의해 나타나는 중복성과 길항작용성을 설명해 준다. GM-CSF 수용체 서브패밀리에는 IL-3, IL-5 그리고 GM-CSF에 대한 수용체가 포함된다 (그림 12-7a 참조). 이들 사이토카인 각각은 특정 사이토카인에 선택적인 수용체 단백질인 2합체 수용체 중의 α 서브유닛에 낮은

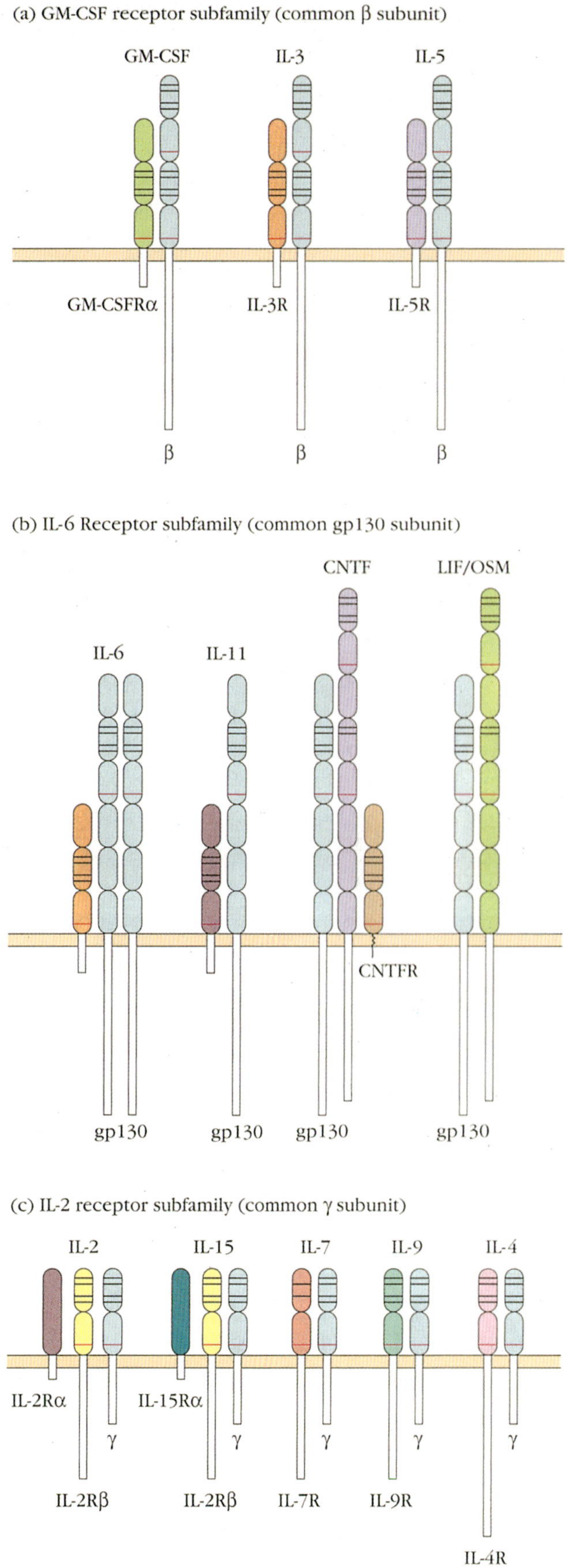

FIGURE 12-7 Schematic diagrams of three subfamilies of class I cytokine receptors. All members of a subfamily have a common signal-transducing subunit (blue) but a unique cytokine-specific subunit. In addition to the conserved cysteines (double black lines) and WSXWS motifs (red lines) that characterize class I cytokine receptors, immunoglobulin-like domains are present in some of these receptors. CNTF = ciliary neurotrophic factor; LIF/OSM = leukemia inhibitory factor/oncostatin. *[Adapted from K. Sugamura et al., 1996,* Annual Review of Immunology *14:179.]*

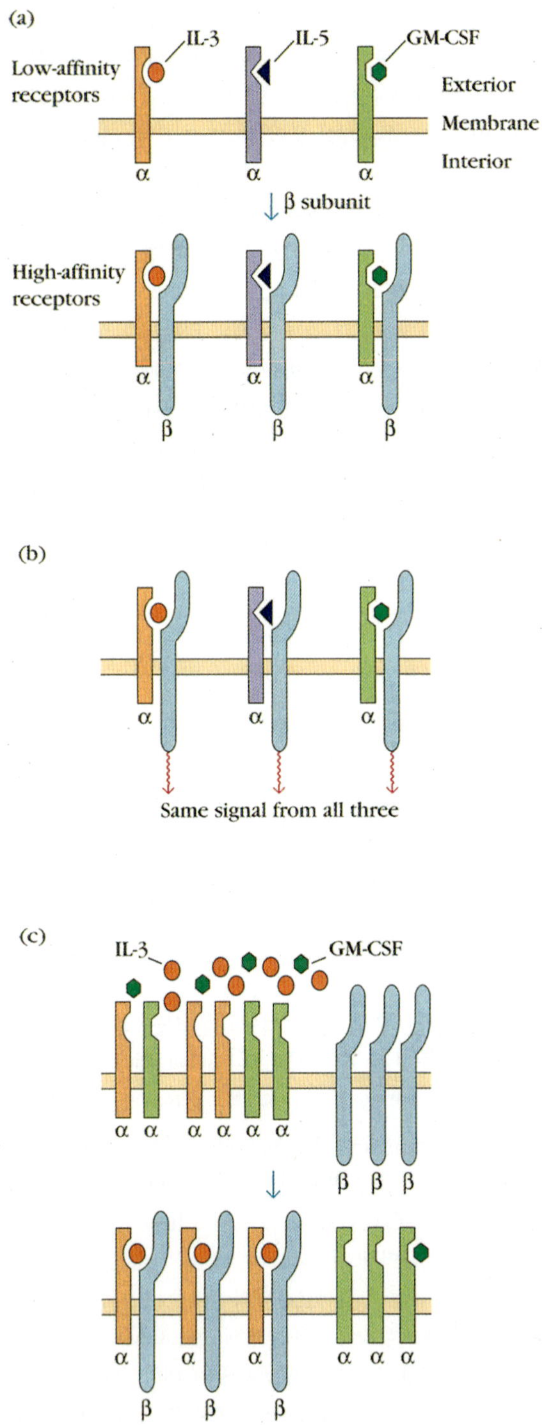

FIGURE 12-8 Interactions between cytokine-specific subunits and a common signal-transducing subunit of cytokine receptors. (a) Schematic diagram of the low-affinity and high-affinity receptors for IL-3, IL-5, and GM-CSF. The cytokine-specific subunits exhibit low-affinity binding and cannot transduce an activation signal. Noncovalent association of each subunit with a common β subunit yields a high-affinity dimeric receptor that can transduce a signal across the membrane. (b) Association of cytokine-specific subunits with a common signaling unit, the β subunit, allows the generation of identical signals by the different cytokine receptors shown. (c) Competition of ligand-binding chains of different receptors for a common subunit can produce antagonistic effects between cytokines. Here binding of IL-3 by α subunits of the IL-3 receptor allows them to outcompete α chains of the GM-CSF receptor for β subunits. *[Part a adapted from T. Kishimoto et al., 1992, Science **258**:593.]*

친화력으로 결합한다. 이 세 개의 낮은 친화력 서브유닛 모두는 공통인 신호전달 β 서브유닛과 비공유적으로 결합할 수 있다. 그 결과 이루어진 두 가닥 수용체는 사이토카인에 대한 친화력을 증가시킬 뿐 아니라 사이토카인과 결합하고 난 후에 세포막을 통해 신호를 전달할 수 있다 (그림 12-8a). 흥미롭게도 IL-3, IL-5와 GM-CSF는 중복성을 보여준다. IL-3와 GM-CSF는 모두 조혈모세포나 전구세포에 작용하고, 단핵세포를 활성화시키며, 거핵세포의 분화를 유도한다. 그리고 이들 세 가지 사이토카인 모두는 호산구의 증식과 히스타민의 분비와 함께 호염기구의 탈과립을 유도한다.

IL-3, IL-5와 GM-CSF의 수용체가 공통으로 신호전달 β 서브유닛을 갖고 있기 때문에 이들 사이토카인 각각은 동일한 활성 신호를 전달할 것으로 기대되며, 이 때문에 이들의 생물학적 효과 중에 중복성을 보여준다(그림 12-8b). 실제로 세 가지 사이토카인 모두는 동일한 형태의 단백질 인산화를 유도하기에 IL-3와 GM-CSF는 길항작용을 나타낸다. 즉 IL-3의 결합이 GM-CSF에 의해 억제되고, 역으로 GM-CSF의 결합은 IL-3에 의해 억제된다. 이들의 길항성은 2합체 수용체 중 사이토카인에 선택적인 α 서브유닛과 결합이 가능한 제한된 수의 β 서브유닛에 대한 경쟁에 기인한다 (그림 12-8c).

유사한 경우가 IL-6, IL-11, 백혈병 저해인자 (leukemia inhibitory factor, LIF), 온코스태틴 M (oncostatin M, OSM) 그리고 섬모성 향신경인자 (ciliary neurotrophic factor, CNTF)를 포함한 IL-6 수용체 서브패밀리에서도 보인다 (그림 12-7b 참조). 이 경우 신호전달을 하는 공통 서브유닛은 gp130으로 하나 또는 두개의 서로 다른 사이토카인 특이적인 서브유닛과 결합한다. LIF와 OSM은 구조적 특징을 공유하고 있으며 이들은 모두 동일한 α 서브유닛과 결합한다. 예견한 바와 같이, 이 서브패밀리 내의 수용체와 결합하는 사이토카인은 서로 중복되는 생물학적 활성을 나타낸다. 즉, IL-6, OSM 및 LIF는 간에서 간세포가 급성기 단백질의 합성을 유도하고, 골수성 백혈병 세포를 대식세포로 분화하게 한다. 또한 IL-6, LIF와 CNTF는 신경발달에 영향을 미치며, IL-6, IL-11 및 OSM은 거핵세포의 성숙과 혈소판 생산을 자극한다. IL-6 서브패밀리의 모든 수용체에서 gp130의 존재는 공통 신호전달 경로를 설명해 줄 뿐 아니라 사이토카인들 간에 제한된 수의 gp130분자와 결합 경쟁을 보여준다.

세 번째 신호전달을 하는 서브유닛은 IL-2 수용체 서브패밀리로서 IL-2, IL-4, IL-7, IL-9, IL-15, 그리고 IL-21이 포함된다(그림 12-7c 참조). IL-2와 IL-15 수용체는 이형 세 가닥으로 되어있는데, 사이토카인에 특이적인 α 사슬과 신호전달과 관련된 β와 γ의 두 사슬로 되어 있다. IL-2 수용체에서 γ 사슬이 신호전달을 하는 서브유닛으로 작용하는데, 이는 모두 두 가닥을 지닌 같은 서브패밀리의 다른 수용체들에서도 그러하다. 최근에 선천적인 **X-연관 중증복합면역**

결핍증 (X-linked severe combined immunodeficiency, XSCID)이 X 염색체에 있는 γ사슬 유전자의 결함에 의해 생긴 결과라는 보고가 나왔다. 이 질환에서 볼 수 있는 면역결핍은 T 세포와 NK 세포 활성의 손상을 포함하고 있어 IL-2 서브패밀리 수용체에 의해 매개되는 모든 사이토카인의 기능상실에 의해 기인한 것이다. SCID의 변이체로 T 세포는 손상되었는데 NK 세포는 정상인 경우가 있는데 이는 IL-7 수용체에서의 유전적 결합에 의해 일어난 것이다 (SCID에 관한 자세한 내용은 20장 참조).

IL-2R은 가장 잘 연구된 사이토카인 수용체이다_IL-2R is the most thoroughly studied cytokine receptor

T 세포의 클론 증식에서 IL-2와 그 수용체가 중심 역할을 하기 때문에 철저히 연구되었다. 앞 절에서 언급한 바와 같이, 완전한 세 가닥 수용체는 α, β, γ사슬의 뚜렷한 3개의 서브유닛으로 되어 있다. β와 γ사슬은 제1형 사이토카인 수용체 패밀리에 속하며 제1형의 특징인 CCCC와 WSXWS 모티프를 지니고 있는 반면에, α 사슬은 아주 다른 구조를 하고 있으며 또한 이 사슬은 이 수용체 패밀리의 일원들은 지니고 있지 않다 (그림 12-7c 참조).

IL-2 수용체는 IL-2에 대해 세 가지 형태로 서로 다른 친화력을 보이는데, 즉 낮은 친화력인 한 가닥 IL-2Rα, 중간의 친화력인 두 가닥 IL-2Rβγ 그리고 높은 친화력인 세 가닥 IL-2Rαβγ가 있다 (그림 12-9a). 최근의 X선 결정 구조로 IL-2 수용체의 높은 친화력인 세 가닥 형과 IL-2 분자 사이의 결합부위를 조사하여 보았더니 β와 γ사슬 사이에 형성된 포켓 내에 IL-2가 결합되어 있었다 (그림 12-9b). α 사슬이 존재할 때 IL-2 리간드와 중요한 부가적인 접촉으로 세 가닥에 의한 결합으로 보다 높은 친화력을 갖게 된다. IL-2가 β와 γ사

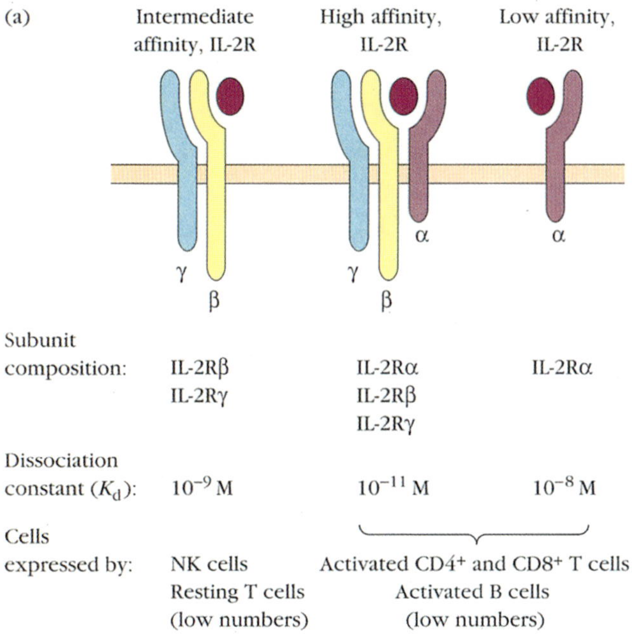

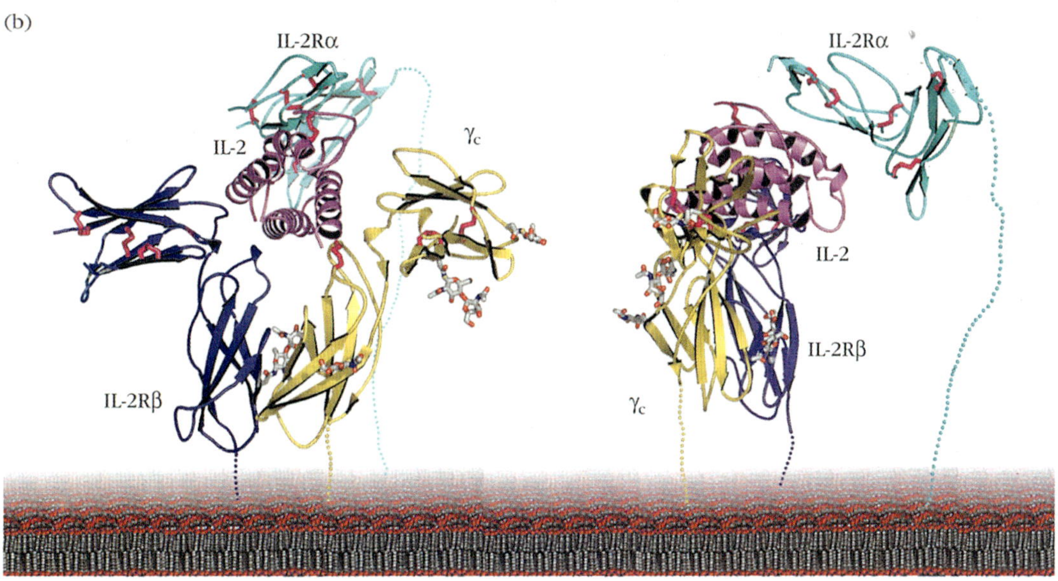

FIGURE 12-9 Comparison of the three forms of the IL-2 receptor. (a) Schematic of the three forms of the receptor and listing of dissociation constants and properties for each. Signal transduction is mediated by the β and γ chains, but all three chains are required for high-affinity binding of IL-2. (b) Three-dimensional structure of the three-chain form of the IL-2 receptor with bound IL-2 (views rotated by 90°). Note that the α chain completes the pocket to which IL-2 binds, accounting for the higher affinity of the trimeric form. *[From X. Wang, M. Rickert, and K. C. Garcia, 2005, Science **310**:1159.]*

슬만을 지닌 수용체와 결합하면 중간 친화력인 상태가 되며 또한 이런 상태의 수용체는 신호전달을 할 수 있다.

IL-2Rα 사슬은 활성화된 T 세포에서만 발현되기 때문에, 이를 종종 TAC (T-세포 활성화, T-cell activation) 항원 또는 CD25라 부른다. 앞에서 우리는 CD25를 T 세포 성숙의 표면 마커로 다룬 사실을 상기하라 (그림 10-2 참조). 55-kDa α 사슬과 결합하는 단클론항체 (항-TAC 혹은 항-CD25)는 종종 세포에 있는 IL-2Rα를 식별하는데 사용된다. 성숙된 T 세포에서 CD25가 고빈도로 존재한다는 것은 일반적으로 이 세포가 활성화 단계에 있다는 것을 말하는데 이는 이미 2장에서 논의하였고 16장에서 보다 자세히 설명할 것이다. 그리고 이는 동시에 T_{reg} 서브세트 (CD25를 높은 빈도로 지닌 $CD4^+$ 세포)의 세포들이 존재한다는 것을 보여준다. IL-3 수용체의 이 세 가지 사슬들의 발현은 서로 다른 종류의 세포에 따라 차이가 있다. 즉 γ사슬은 대부분의 림프계 세포에서 일상적으로 발현되지만, α와 β 사슬의 발현은 보다 제한적으로, 항원이 휴지상태의 림프구를 활성화하고 난 후에 비로소 현저하게 증가된다. 이 같은 제한된 발현은 오직 항원에 의해 활성화된 $CD4^+$와 $CD8^+$ T 세포들만이 높은 친화력의 IL-2 수용체를 발현할 것이고 그리고 IL-2의 생리적 농도에 반응하여 증식할 것이라는 것을 확실하게 하여준다. 활성화된 T 세포는 약 5천개의 높은 친화력의 수용체와 그보다 10배나 많은 낮은 친화력의 수용체를 발현한다. NK 세포는 β와 γ 서브유닛을 일상적으로 발현하므로 IL-2와의 결합에 있어 중간정도의 친화력을 지니며 IL-2에 의해 활성화된다.

사이토카인 수용체는 신호를 개시한다_Cytokine receptors initiate signaling

중요한 사이토카인 수용체 중의 어떤 것은 제1형과 제2형 패밀리에서 벗어나 있지만 대부분은 이 두 가지 패밀리 내에 포함되어 있다. 언급한 바와 같이 제1형과 제2형 사이토카인 수용체에는 신호전달 모티프가 없다 (예를 들면, 내재된 티로신 키나아제 도메인과 같은). 이미 초기의 관찰에서 사이토카인이 이들 수용체 중의 하나와 상호작용을 할 때 일어나는 첫 결과 중의 하나는 일련의 단백질 티로신 인산화라는 것이 제시되었다. 이런 결과는 처음에는 당혹스러운 것이었지만, 인터페론 γ (IFN-γ)가 제2형 패밀리의 일원인 자신의 수용체와 결합할 때 생기는 분자적 사건의 연구로부터 통합 모델을 끌어냄으로서 설명되었다.

IFN-γ는 원래 세포가 다양한 종류의 바이러스 복제를 차단하거나 억제하도록 유도하는 능력을 지니고 있다는 것 때문에 발견되었다. 항바이러스 활성은 IFN-α나 IFN-β도 가지고 있는 성상이다. 그러나 이들 인터페론과는 달리, IFN-γ는 단핵 식세포의 조절, B-세포의 특정 IgG 클래스 전환, T_H-세포 서브세트 (subset)의 발달을 지원하거나 억제하는 것을 포함한 수많은 면역조절과정에 중심적인 역할을 한다. IFN-γ와 그 수용체와의 상호작용으로 알게 된 주요 신호경로에 대한 발견은 전부는 아니지만 대부분 제1형과 제2형 사이토카인 수용체를 통한 신호전달을 이해하게 하고 이는 다음과 같은 단계를 거쳐 통합신호전달 모델의 근간을 이루었다 (그림 12-10).

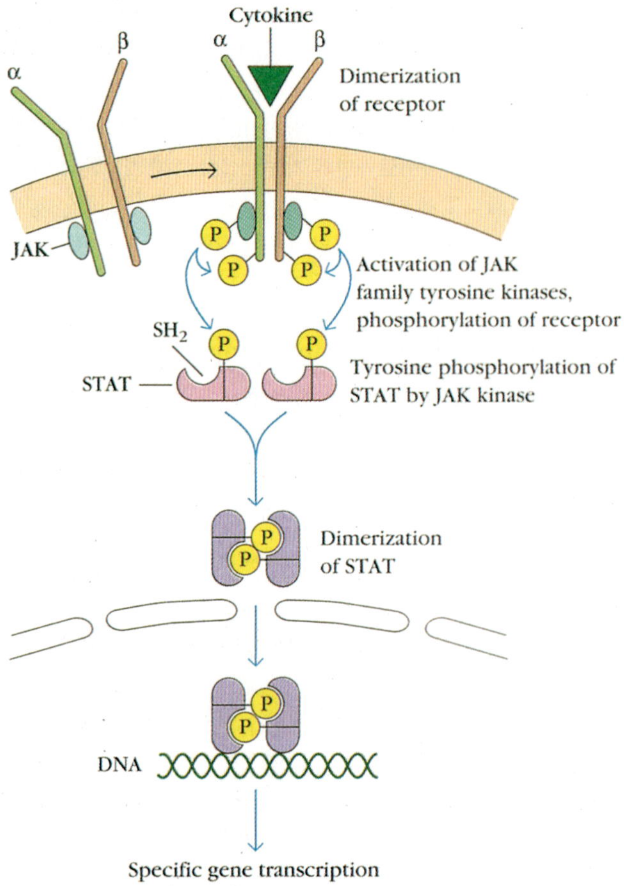

FIGURE 12-10 General model of signal transduction mediated by most class I and class II cytokine receptors. Binding of a cytokine induces dimerization of the receptor subunits, which leads to the activation of receptor subunit–associated JAK tyrosine kinases by reciprocal phosphorylation. Subsequently, the activated JAKs phosphorylate various tyrosine residues, resulting in the creation of docking sites for STATs on the receptor and the activation of the one or more STAT transcription factors. The phosphorylated STATs dimerize and translocate to the nucleus, where they activate transcription of specific genes.

- *사이토카인 수용체는 별개의 서브유닛으로 구성되어 있는데,* 한 사슬은 사이토카인의 결합과 신호전달에 필요하고 다른 사슬은 신호전달에는 필요하나 결합에는 종종 부수적인 역할만 한다.
- *서로 다른 비활성 단백질 티로신 키나아제가 수용체의 서로 다른 서브유닛과 연관되어 있다.* 수용체의 α 사슬은 새로운 단백질 티로신 키나아제 패밀리인 **야누스 키나아제 (Janus kinase, JAK)*** 패밀리와 회합이 된다. JAK과 수용체 서브유닛 간의 연

* 고대 로마의 야누스신은 두 얼굴을 지녔다. 야누스 패밀리에 속한 키나아제들은 두 개의 기능 부위를 지니고 있다. 사이토카인 수용체 서브유닛과 회합할 수 있는 결합부위와, 활성화되었을 때, 단백질 티로신 키나아제 활성을 나타내는 활성부위를 지니고 있다. 여러 다양한 단백질 키나아제들의 발견에 식상한 생화학자들은 JAK을 단지 여러 단백질 키나아제들 중의 한 가지로 간주한다.

합은 자발적이며 사이토카인의 결합을 요구하지 않는다. 그러나 사이토카인이 없을 때 JAK은 단백질 티로신 키나아제의 활성을 잃는다.

- *사이토카인 결합은 별도의 두개 사이토카인 수용체 서브유닛의 결합과 수용체와 회합된 JAK의 활성을 유도한다.* 수용체의 리간드-결합사슬의 연관을 초래하는 제2형 사이토카인 수용체와 결합하는 IFN-γ의 능력은 그림 12-11에서 보는 바와 같이 X-선 결정학 연구를 통해 직접적으로 제시되었다.
- *활성화된 JAK은 사이토카인 수용체 서브유닛의 특정 티로신 잔기를 인산화 함으로써 STAT 전사인자의 도킹 (docking) 부위를 만들어낸다.* 일단 수용체와 연관된 JAK이 활성화되면, 이 복합체의 수용체 서브유닛 내의 특정 티로신을 인산화한다. 전사인자 패밀리의 일원인 **STAT (신호전달자 및 전사활성인자, signal transducers and activators of transcription)**는 이들 인산화된 티로신 잔기와 결합한다. 특정 STAT들이 다양한 종류의 사이토카인의 신호 경로에서 중요한 역할을 한다 (표 12-2). 수용체 서브유닛에 대한 STATs의 결합은, JAK에 의한 수용체 서브유닛 상의 특정 티로신의 인산화로 형성되는 도킹부위에 대한 STAT 상의 SH_2 도메인의 접합에 의해 매개된다.

TABLE 12-2 STAT and JAK interaction with selected cytokine receptors during signal transduction

Cytokine receptor	JAK	STAT
IFN-γ	JAK1 and JAK2	Stat1
IFN-α/β	JAK1 and Tyk-2*	Stat2
IL-2	JAK1 and JAK3	Stat5
IL-3	JAK2	Stat5
IL-4	JAK1 and JAK3	Stat6
IL-6	JAK1 (and sometimes others)	Stat3
IL-10	JAK1 and Tyk-2	Stat3
IL-12	JAK2 and Tyk-2	Stat4

*Despite its name, Tyk-2 is also a Janus kinase.

SOURCE: Adapted from E. A. Bach, M. Aguet, and R. D. Schreiber, 1997, *Annual Review of Immunology* 15:563.

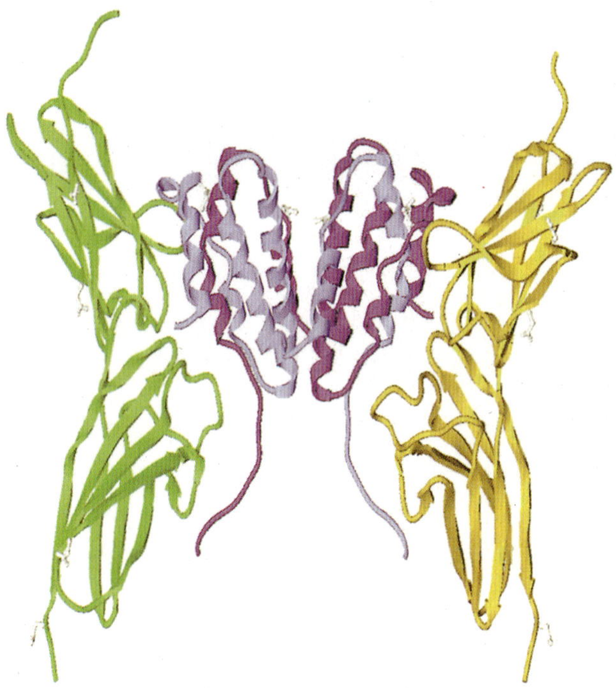

FIGURE 12-11 The complex between IFN-γ and the ligand-binding chains of its receptor. This model is based on the x-ray crystallographic analysis of a crystalline complex of interferon-γ (dark and light purple) bound to ligand-binding α chains of the receptor (green and yellow). Note that IFN-γ is shown in its native dimeric form; each member of the dimer engages the α chain of an IFN-γ receptor, thereby bringing about receptor dimerization and signal transduction. *[From M. R. Walter et al., 1995,* Nature *376:230, courtesy M. Walter, University of Alabama.]*

- *JAK을 매개한 인산화가 일어난 후에 STAT 전사인자는 세포막의 수용체 도킹 부위에서 핵으로 이동하여 이곳에서 특정 유전자의 전사를 시작한다.* 수용체 서브유닛에 결합되는 사이에 STAT는 JAK에 의한 주된 티로신 부위에 인산화가 촉매된다. 후에 수용체 서브유닛으로부터 STAT의 분리와 2합체화가 이루어진다. STAT 2합체는 핵으로 이동하여 프로모터 부위에 적절한 조절서열을 갖는 유전자의 발현을 유도한다.

IFN-γ외에도 다수의 다른 제1형 및 제2형 리간드가 수용체의 2합체화를 유발한다. 사이토카인 특이성의 중요한 요소는 사이토카인과 수용체 사이의 정교한 경합 특이성으로부터 찾을 수 있다. 사이토카인 특이성의 다른 한 양상은 개개의 독특한 사이토카인 (또는 중복성의 사이토카인 그룹)이 주어진 세포형에서 어떤 특이한 유전자군의 전사를 유도하는 것이다; 그 결과 생긴 유전자 산물은 다시 그 사이토카인의 특이한 다른 여러 가지 효과를 매개한다. 사이토카인의 특이적인 효과는 세 가지 요인으로 추적할 수 있다. 첫째, 특정 사이토카인 수용체가 JAK-STAT 경로를 시작한다. 둘째, 활성화된 STAT의 전사 활동은 특이적인데, 왜냐하면 특정 STAT 동형 이합체나 이형 이합체가 어떤 서열 모티프만을 인식하고 그러므로 그 어떤 유전자의 프로모터와만 상호작용을 할 수 있기 때문이다. 셋째, 어떤 특정 세포 형에서만 발현되는 표적 유전자만이 그런 세포 종류 내에서만 활성화될 수 있다. 즉 어떤 주어진 세포 형에서 하나의 특정 STAT의 가능한 표적 유전자의 서브세트만이 발현하도록 허용된다. 예를 들면, IL-4은 T 세포에서는 일단의 유전자 세트가 유도되고, B 세포에서는 다른 유전자 세트가, 그리고 호산구에서는 제3의 유전자 세트가 유도된다.

IL-1은 JAK-STAT 경로를 통해 신호를 전달하지 않고 IL-1 수용체-관련 키나아제 또는 IRAK이라 명명하는 키나아제를 이용한다는 것을 언급할 필요가 있다. IRAK 단백질은 또한 신호전달에서 TLR에 의해 이용된다 (그림 3-14 참조).

사이토카인 길항체_Cytokine Antagonists

사이토카인의 생물학적 활성을 저해하는 수많은 단백질들이 보고되었다. 이런 단백질은 다음 두 방식 중의 하나로 작용한다. 즉, 이들이 사이토카인 수용체에 직접 결합하지만 세포를 활성화시키지는 못하거나, 또는 사이토카인과 직접 결합하여 그 활성을 방해하는 것이다. 가장 잘 알려진 저해제는 IL-1 수용체 길항체 (IL-Ra)로, IL-1 수용체에 결합하지만 활성은 갖지 않는다. IL-1 수용체에 IL-1Ra의 결합은 IL-1α와 IL-1β 모두의 결합을 막는데 이로써 길항적 특성을 나타낸다. IL-1Ra의 생산이 염증반응의 강도를 조절하는데 역할을 할 것이라고 생각하였다. 이것은 클론되었고 현재 만성 염증 질환의 가능한 치료제로 조사되고 있다.

사이토카인 저해제는 혈액과 체액에서 볼 수 있다. 이런 수용성 길항체는 사이토카인 수용체의 세포외부 도메인의 효소적 절단에 의해 생긴다. 발견된 수용성 사이토카인 수용체 중에는 IL-2, -4, -6, -7; IFN-γ, -α; TNF-β; 그리고 LIF가 있다. 이들 중 만성 T-세포 활성 때 방출되는 수용성 IL-2 수용체 (sIL-2R)가 가장 잘 알려져 있다. α-서브유닛의 아미노 말단 쪽 192개의 아미노산을 지닌 절편은 단백질 분해 절단으로 얻어지는데, 45-kDa의 용해성 IL-2 수용체라 한다. 떨어져 나온 이 수용체는 IL-2와 결합할 수 있고 막에 결합된 IL-2 수용체와 상호작용을 하는 것을 방해한다. sIL-2R의 존재는 만성 T-세포 활성의 임상적 표지로 사용되어졌고, 자가면역, 이식거부, AIDS를 포함한 많은 질병에서 관찰되고 있다.

어떤 바이러스는 사이토카인의 작용을 억제시키는 발전된 전략을 지니고 있다. 미생물 병원체에 의한 항 사이토카인 전략들의 진화는 효과적인 항 미생물 면역반응들을 조직화하고 촉진하는 사이토카인의 중요성을 보여주는 생물학적 증거이다. 바이러스에 의해 사용되는 다양한 항 사이토카인 전략 중에는 다음과 같은 것이 있다.

- 사이토카인 동족체 (homologs)
- 가용성 사이토카인-결합 단백질
- 사이토카인 수용체의 동족체
- 세포 내 신호전달의 간섭
- 사이토카인 분비의 간섭
- 숙주세포로 사이토카인 저해제의 도입

TABLE 12-3 Viral mimics of cytokines and cytokine receptors

Virus	Products
Leporipoxvirus (a myxoma virus)	Soluble IFN-γ receptor
Several poxviruses	Soluble IFN-γ receptor
Vaccinia, smallpox virus	Soluble IL-1β receptor
Epstein-Barr	IL-10 homolog
Human herpesvirus-8	IL-6 homolog; also homologs of the chemokines MIP-I and MIP-II
Cytomegalovirus	Three different chemokine receptor homologs, one of which binds three different soluble chemokines (RANTES, MCP-1, and MIP-1α)

엡스타인-바 바이러스 (EBV)는 IL-10 수용체에 결합하는 세포성 IL-10과 같은 IL-10-유사분자 (viral IL-10, vIL-10)를 생산하여 바이러스와 같은 수많은 세포 내부의 기생생물들을 대항하는데 효과적인 T_H1-형 세포 매개의 반응 (다음 절 참조)을 억제한다. 바이러스가 생산하는 사이토카인과 유사한 분자는 바이러스로 하여금 병원체의 생존에 도움을 주는 방식으로 면역반응을 교묘하게 조작하도록 한다. 이것은 바이러스들이 숙주 면역의 강력한 장벽을 넘기 위해 지속적인 투쟁에서 얻어진 흥미롭고도 강력한 변형이다. 또한 EBV는 IL-1의 숙주 길항체인 IL-1Ra의 유도물질을 만든다. 천연두바이러스 (poxvirus)는 수용성 TNF-결합 단백질과 수용성 IL-1-결합 단백질을 만들 수 있다고 알려졌다. TNF와 IL-1은 모두 염증반응에서 넓은 활성 스펙트럼을 보여주는데, 이러한 수용성 사이토카인-결합 단백질들은 사이토카인의 염증 효과를 막거나 감소시켜, 이것에 의해 바이러스가 생존할 수 있도록 도움을 준다. 표 12-3은 사이토카인과 그들의 활동을 억압하는 여러 가지 바이러스 산물들의 목록이다.

T_H1과 T_H2 서브세트에 의한 사이토카인의 분비_Cytokine Secretion by T_H1 and T_H2 Subsets

특정 병원체에 대한 면역반응은 숙주로부터 질병 매개체나 그 독성 산물을 적절하게 제거할 수 있는 효과기의 기능을 갖는 적절한 세트를 유도해야 한다. 예를 들면, 수용성인 세균독소의 중화는 항체를, 반면에 세포 내의 바이러스나 세균 세포에 대한 반응은 세포-매개성 세포독성이나 지연성 과민반응을 필요로 한다. 면역반응 유형의 결정소인 T_H-세포 서브세트 중에서 사이토카인 분비 유형의 차이는 특정 항원의 공격으로 만들어진다는 많은 증거들이 있다.

$CD4^+T_H$ 세포는 분비된 사이토카인을 통해 이들의 보조자의 기능 대부분을 수행하는데, 자가분비 방식으로 자신을 생산한 세포에 작용할 뿐 아니라 측분비 경로를 통해 인근의 다른 세포의 반응을 조절한다. $CD8^+$CTL 역시 사이토카인을 분비하지만, 이들이 분비하는 사이토카인의 종류는 $CD4^+$ T_H 세포가 분비하는 것보다는 훨씬 더 제한적이다. 10장에서 간략히 논의한 바와 같이, T_H1과 T_H 2로 명명된 두 가지 $CD4^+T_H$-세포 서브세트는 이들이 분비하는 사이토카인에 따라 시험관내에서 서로 구별할 수 있다. IL-3와 GM-CSF는 이 두 서브세트가 모두 분비하지만, 다른 사이토카인은 서로 다르게 분비한다 (표 12-4). T_H1과 T_H2 세포는 다음과 같은 기능적 차이에 의해 특징지어진다.

- T_H1 서브세트는 수많은 세포-매개성 면역 기능, 예를 들면, 지연성 과민증과 T_C 세포의 활성화와 그리고 옵소닌을 항진하는 IgG 항체, 예를 들면, 식세포의 고친화력의 F_C 수용체와 결합하고 보체계와 상호 작용하는 항체의 생산을 책임지고 있다. 이 서브세트는 또한 심한 염증과 조직 손상의 증진과 관련되어 있다.
- T_H2 서브세트는 호산구의 활성과 분화를 자극하고, B 세포를 보조하며, 그리고 IgM, IgE 및 보체-비활성형 IgG 동형을 상당히 많이 생산하도록 한다. T_H2 서브세트는 또한 알레르기 반응을 돕는다.

TABLE 12-4 Cytokine secretion and principal functions of mouse T_H1 and T_H2 subsets

	T_H1	T_H2
CYTOKINE SECRETION		
IL-2	+	–
IFN-γ	++	–
TNF-β	++	–
GM-CSF	++	+
IL-3	++	++
IL-4	–	++
IL-5	–	++
IL-10	–	++
IL-13	–	++
FUNCTIONS		
Help for total antibody production	+	++
Help for IgE production	–	++
Help for IgG2a production	++	+
Eosinophil and mast-cell production	–	++
Macrophage activation	++	–
Delayed-type hypersensitivity	++	–
T_C-cell activation	++	–

SOURCE: Adapted from F. Powrie and R. L. Coffman, 1993, *Immunology Today* 14:270.

T_H1과 T_H2 세포가 분비하는 사이토카인의 차이는 두 서브세트의 생물학적 기능이 서로 다름을 나타낸다. T_H1 서브세트에 속한 사이토카인인 IFN-γ는 대식세포를 활성화하고, 대식세포의 항미생물 활성을 증가하도록 자극하고, class II MHC의 양을 상향조절하며, T_H 세포가 T_H1 서브세트로 분화하도록 유도하는 IL-12와 같은 사이토카인을 분비한다. T_H1 세포가 분비한 IFN-γ는 또한 식세포작용과 보체의 고정을 도와주는 IgG 클래스 (마우스의 경우 IgG2a)로 항체 클래스 전환을 유도한다. TNF-β와 IFN-γ는 염증반응을 매개하는 사이토카인인데, 한편 이들의 분비는 지연성 과민반응 (15장)과 같은 염증 현상에 T_H1 세포가 기여함을 보여주는 것이다. T_H1 세포는 $CD8^+$ 전구체로부터 완전한 세포독성을 지닌 T_C 세포의 분화를 촉진시키는 사이토카인인 IL-2와 IFN-γ를 생산한다. 이런 종류의 사이토카인 생산은 T_H1 서브세트가 바이러스 감염과 세포내 병원체의 대응에 적합하도록 해준다. 마지막으로, IFN-γ는 T_H2 집단의 확장을 저해한다.

T_H2 서브세트 세포가 분비하는 IL-4와 IL-5는 IgE의 생산을 유도하고 연충 (회충) 감염에 대해 호산구가 공격하는 것을 돕는다. IL-4는 보체 경로를 활성화하지 않는 IgG (예를 들면, 마우스의 IgG1)를 생성하는 클래스 전환을 증진한다. IL-4는 또한 B 세포가 IgM에서 IgE로 전환하는 정도를 증가시킨다. IgE 생산의 이런 효과는 IL-5에 의한 호산구의 분화 및 활성과 맞물려지는데, 왜냐하면 호산구들은 IgE와 결합하는 Fcε 수용체를 많이 제공하고 있기 때문이다. 전형적으로, 회충 감염은 T_H2 반응을 유도하고 항-회충 IgE 항체를 만든다. 회충과 결합한 항체는 호산구의 Fc 수용체와 결합하여 회충과 호산구 사이의 항원 특이적 연결을 형성한다. 회충에 대한 호산구의 공격은 Fcε-결합 IgE의 교차결합에 의해 유발된다. IgE는 이런 유익한 역할과 함께, 또한 알레르기의 원인이 되는 Ig 클래스이기도 하다. 마지막으로, IL-4와 IL-10은 T_H1 세포 집단의 확장을 저해한다.

원래 T_H1과 T_H2 서브세트는 클론된 T-세포주의 시험관 내 장기 배양에 의해 확인되었기 때문에, 어떤 연구자들은 생체 내에서도 이렇게 존재하는지에 대하여 의구심을 가졌다. 대신에 이들은 이런 서브세트가 단일 계통으로 서로 다른 성숙 단계를 나타낸 것이라고 제안하였다. 또한 초창기에 사람에서 둘 중의 어떤 서브세트도 찾지 못했던 까닭에 몇몇 연구자들은 보조 T 세포의 T_H1과 T_H2 및 다른 서브세트가 사람에는 생기지 않는다고 믿었다. 그러나 계속된 연구가 이런 견해를 수정하게 하였다. 많은 생체 내 실험 시스템에서, T 세포 집단이 T_H1이나 혹은 T_H2 표현형으로 전부 이행되는 것은 종종 만성 감염이나 알레르기의 신호이다. 그러므로 이런 반응 단계에 있지 않는 건강한 사람을 이용한 실험에서 확실한 T_H1이나 T_H2 서브세트를 찾는 것은 어려웠다. 유전자 이식 마우스를 이용한 실험은 T_H1과 T_H2 세포가 독자적으로 생긴다는 것을 분명히 보여주었다. 더욱이, 만성 감염성 질병이나 만성 알레르기 증상을 지닌 사람에서 분리한 T 세포에는 T_H1이나 T_H2 집단이 있음을 증명할 수 있었다. 또한 중요하게 강조하고 싶은 것은 많은 보조 T 세포가 T_H1이나 혹은 T_H2의 어떤 면모도 보여주지 않는 것이다. 즉, 각각의 세포는 T_H 세포집단에서 현저한 이질성을 보여준다.

현재 생쥐와 사람 모두에서, 생체 내 면역반응의 결과를 T_H1 또는 T_H2 유사 활성의 상대적 수준에 의해 크게 영향을 받는다는 수많은 연구보고가 있다. 전형적으로, T_H1 사이토카인의 수준은 세포내 병원체에 대한 반응에서 보다 높고, T_H2 사이토카인의 수준은 알레르기 질환과 연충 감염에서 보다 더 높다.

T_H1과 T_H2 서브세트의 발달은 사이토카인 환경에 의해 결정된다_The development of T_H1 and T_H2 subsets is determined by the cytokine environment

항원에 자극된 T_H 세포의 분화에서 사이토카인의 환경은 서브세트의 발달을 결정한다 (그림 12-12). 특히, IL-4는 T_H2 반응의 발달에 필수적이고, IFN-γ와 IL-12 및 IL-18 모두는 T_H1 세포의 발달 생리학에서 중요하다. T_H1의 발달은 IFN-γ에 결정적으로 의존하는데, IFN-γ는 대식세포와 수지상세포에 의한 IL-12 생산의 상향-조절과, 활성화된 T 세포에서 IL-12 수용체 β 사슬의 상향-조절 발현으로 일어나는 IL-12 수용체의 활성을 포함한 많은 변화를 유도한다. 면역반응이 일어날 때 IFN-γ는 T 세포의 자극에 의해 생성되는 한편 활성화된 NK 세포에서도 만들어진다. T_H1 분화의 주요 매개자 중의 하나인 IL-12의 출처는 세포 내 세균이나 LPS와 같은 세균 산물, 또는 약간의 세포내 기생충에 의해 활성화되는 대식세포나 수지상 세포이다. 그러나 다른 사이토카인인 IL-18은 증식과 발달중이거나 또는 완전 분화된 모든 T_H1 세포와 NK 세포에 의한 IFN-γ의 생산을 증진시킨다. 그래서 사이토카인의 조절 네트워크는 T_H1 세포의 발생을 양성적으로 제어한다. 이런 사이토카인과 이들의 수용체 각각이 수행하는 결정적인 역할은 사이토카인이나 그 수용체를 제거시킨 일련의 실험을 통해 증명되었다. 이 생쥐들은 T_H1 세포의 집단을 만들지 못하였다.

최근에 IL-12 패밀리의 두개의 새로운 사이토카인이 발견되었는데, T_H1 세포 발달에 중요하고도 밀접한 관계를 지닌 IL-23과 IL-27이다. IL-23은 IL-12와 한쪽 사슬이 공통이고 (IL-12 p40), 이형 이합체인 IL-27의 두 사슬은 IL-12의 것과 연관된다. IL-23과 IL-27은 모두 IL-12와 기능을 같이 하며; 모두 T_H1 서브세트의 분화에 관여하는데, 전통적으로 IL-12에 해당된다고 여기는 어떤 활성은 IL-23 독자적이거나 IL-12와 같이 이룬 결과일 수도 있다.

T_H1 세포가 IL-12와 IFN-γ를 요구하는 것과 마찬가지로 T_H2 세포의 생성은 IL-4에 절대적으로 의존한다. 면역 반응의 초기에 미경험 보조 T 세포에 IL-4의 노출은 T_H2로 분화되게 한다. 사실 T_H 세포를 T_H2 세포로 전환하는데 IL-4의 영향은 매우 크다. T_H2 발달은 IL-4가 비록 역치 값으로 주어졌더라도, IL-12가 주어졌을 때의 T_H1의 발달보다 훨씬 잘 이루어진다. T_H2 발달에서 IL-4로부터 나오는 신호의 결정적인 역할은 IL-4를 암호화하는 유전자를 제거시켰더니 이런 T 세포 서브세트의 발달이 억제된다는 관찰에서 보여준다. IL-4의 중심 역할을 보여주는 또 다른 증거는 IL-4 신호전달 경로를 차단한 실험에서 나왔다. 다른 많은 사이토카인에서와 같이, IL-4는 JAK과 STAT 단백질이 포함된 경로를 사용한다. IL-4에 의해 신호전달에서 활성화되는 것이 바로 Stat6 전사인자이다. 따라서 Stat6

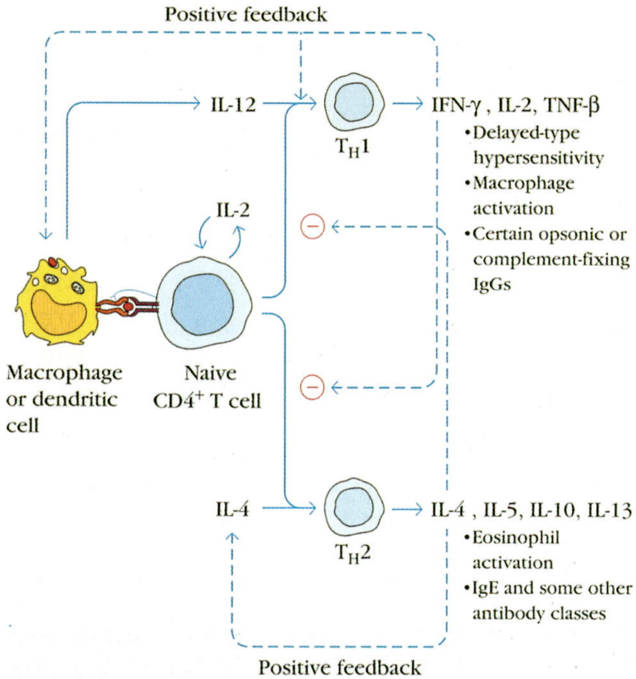

FIGURE 12-12 Cytokine-mediated generation and cross-regulation of T_H subsets. An antigen-activated naive CD4+ T cell produces IL-2 and proliferates. If it proliferates in an IL-12 dominated environment, it generates a population of T_H1 cells that secretes a characteristic profile of cytokines, including IFN-γ. A positive feedback loop is established when IFN-γ secreted by the expanding T_H1 population stimulates dendritic cells or macrophages to produce more IL-12. If the environment is dominated by IL-4, a T_H2 population emerges and secretes a profile of cytokines that promotes eosinophil activation and the synthesis of certain antibody classes. Key cytokines produced by each subset positively regulate the subset that produces it and negatively regulate the other subset. *[Adapted from J. Rengarajan, S. Szabo, and L. Glimcher, 2000,* Immunology Today *21:479.]*

유전자가 파괴된 마우스 (Stat6 녹아우트 마우스)에서 IL-4에 의한 과정들은 크게 저해되었거나 또는 없다. Stat6 녹아우트 마우스가 T_H2 세포를 거의 가지고 있지 않다는 관찰은 이런 서브세트의 분화에 IL-4가 중요하다는 것을 확인해 준다. 유사한 양상으로 IFN-γ에 의해 활성화되는 Stat1의 파괴는 T_H1 세포의 발달을 간섭한다.

사이토카인의 면모는 교차-조절로 이루어진다_Cytokine profiles are cross-regulated

T_H1과 T_H2 서브세트가 만드는 결정적인 사이토카인은 서브세트의 발달에 두 가지 특정 효과를 지닌다. 첫째, 사이토카인은 자신을 만드는 서브세트의 성장을 증진시킨다. 둘째, 이들은 상대 서브세트의 발달과 활성을 억제하는데 이런 효과를 *교차-조절 (cross-regulation)*이라 한다 (그림 12-12 참조). 예를 들면, IFN-γ (T_H1 서브세트가 분비)는 우선적으로 T_H2 서브세트의 증식을 억제하고, IL-4와 IL-10 (T_H2 서브세트가 분비)은 T_H1 분화에 결정적인 사이토카인의 하나이며 대식세포와 수지상세포가 만드는 IL-12의 분비를 하향 조절한다. 마찬가지로 이 사이토카인은 T_H 서브세트 외에도 표적세포에 상반되는 영향을 미친다. T_H1과 T_H2 서브세트가 가장 철저하게 연구된 생쥐에서, T_H1 서브세트가 분비하는 IFN-γ는 B 세포로 하여금 IgG2a 생산은 촉진시키지만, IgG1과 IgE의 생산은 억제한다. 반면에 T_H2 서브세트가 분비하는 IL-4는 IgG1과 IgE의 생산은 증진시키고, IgG2a의 생산은 억제한다. 그러므로 서로 다른 항체 프로필은 T_H1 또는 T_H2 반응의 결과이다. 교차-조절 현상은 종종 항체 생산과 세포-매개 면역이 상반된 관계에 있다는 것을 설명한다. 즉, 항체 생산이 많을 때는 세포-매개 면역이 낮고 그리고 그 역도 성립한다. 더군다나, IL-4와 IFN-γ가 다른 T 세포 서브세트의 분화를 지시하는 사이토카인에 덜 반응하도록 하는 T 세포 서브세트의 일원을 만든다는 것을 보여주는 최근의 연구가 있다. 따라서 IL-4는 T_H 세포가 T_H1로 발달하는 분화경로로 들어가게 하는 사이토카인 신호에 덜 민감하도록 함으로써 T_H2 세포의 발달을 높인다. 반면에, 아래에서 설명하겠지만, IFN-γ는 T_H1 세포의 분화와 활성을 촉진시키는 주된 조절분자의 발현을 상향 조절한다.

세 번째 $CD4^+$ T-세포 서브세트는 T-세포 반응을 관리 조절하게 하고 자가면역 T-세포의 활성을 제한할 수 있다. 이런 서브세트의 T 세포들을 T_{reg} 세포라 하는데, IL-4, IL-10, TGF-β를 발현하고 그리고 표적 T 세포와 접촉하여 억압효과를 나타낸다. T_{reg} 세포로 이르게 하는 발달 경로에 대한 자세한 것을 연구하는 것이 최신 과제이다.

최근 연구는 한 서브세트가 자신의 확장과 발달을 촉진하는 한편, 반대되는 서브세트의 발달을 억제하는 것이 사이토카인이 매개하는 교차-조절의 분자적 근간임을 보여주고 있다. 두개의 전사인자인 T-Bet과 GATA-3가 서브세트의 운명과 교차-조절을 결정하는데 주된 요인이다. T-Bet의 발현은 세포가 T_H1로 분화하게 하고 T_H2 경로로의 분화를 억제한다. GATA-3의 발현은 정반대로 일어나는데, 미성숙 T 세포가 T_H1 세포로 분화되는 것은 억제하고 T_H2 세포로 발달하는 것은 촉진한다. 그림 12-13은 T-Bet과 GATA-3의 발현이 IFN-γ와 IL-4에 의해 결정된다는 것을 보여준다. IFN-γ의 존재 하에서, T 세포는 T-Bet의 발현은 상향 조절 그리고 GATA-3의 발현은 하향 조절한다. 이 IFN-γ 수용체/Stat1-의존 과정은 T_H1 세포의 특징적인 사이토카인인 IFN-γ와 그리고 T_H1 서브세트의 전형적인 사이토카인의 생성으로 사이토카인의 프로필이 바뀐다. 한편 IL-4 수용체와 Stat6가 포함된 과정에서는 IL-4가 세포로 하여금 IL-4와 다른 T_H2 사이토카인을 생성하도록 유도한다. 다른 연구에서는 T-Bet의 상향 조절로 GATA-3의 발현이 억제되는 것을 보여주었다. 마찬가지로, GATA-3의 발현은 T-Bet의 발현을 하향 조절한다. 결과적으로, 이러한 전사인자 중의 하나를 유도하는 사이토카인의 신호는 다른 것을 억압하는 일련의 연속된 사건을 가동하게 한다. 세포내 수준에서 T_H1 경로로 가는 T 세포의 분화는 T_H2 특징의 발달을 방해하고 그 역도 이루어진다.

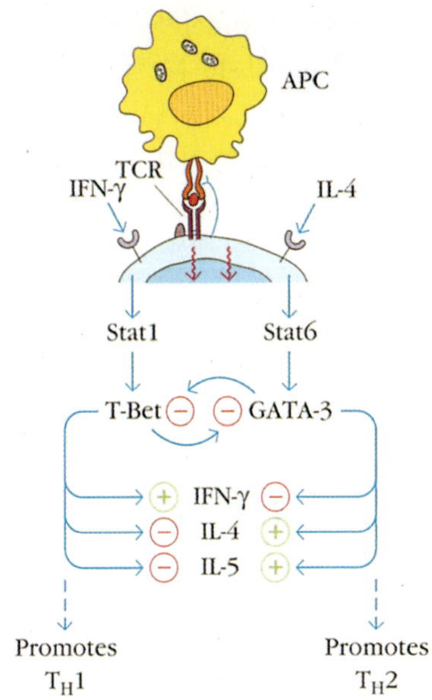

FIGURE 12-13 Cross-regulation at the intracellular level. Signals through the TCR and cytokine receptors determine whether the cell will produce the T_H1-promoting transcription factor, T-Bet, or the T_H2-promoting transcription factor, GATA-3. Experimental evidence supports a model in which exposure of cells bearing receptors for IFN-γ to IFN-γ induces the formation of T-Bet, which up-regulates the synthesis of IFN-γ and represses the expression of GATA-3. Exposure of IL-4 R–bearing cells to IL-4 induces the formation of GATA-3, which up-regulates the synthesis of IL-4 and IL-5 but represses the expression of T-Bet. *[Adapted from J. Rengarajan, S. Szabo, and L. Glimcher, 2000,* Immunology Today *21:479.]*

T_H2 세포에서 분비된 IL-10에 의한 T_H1 세포의 교차-조절은 T_H1 세포를 직접 저해하지 않는다. 대신에 IL-10은 단핵구나 대식세포에 작용하여, T_H1 서브세트를 활성화시키는 이들의 능력을 방

해한다. 이 같은 간섭은 이런 항원제시 세포에 class II MHC 분자들의 발현을 하향 조절하게 하는 IL-10의 능력으로부터 나온다고 생각된다. IL-10은 단핵구와 대식세포 계통에서 강력한 면역억제 효과를 갖는데, 병원체의 파괴에 관여하는 산화질소나 항세균 대사산물의 생산이 억제되고, 또한 다양한 염증 매개물질, 예를 들면, IL-1, IL-6, IL-8, GM-CSF, G-CSF, TNF-γ의 생산이 억제된다. 대식세포에 대한 이 같은 억제 효과는 T_H1 활성화의 생물학적 효과를 보다 더 많이 감소시킨다.

T_H1과 T_H2의 균형이 질병의 결과를 결정한다_The T_H1/T_H2 balance determines disease outcomes

일부 질병의 진행은 T_H1 과 T_H2 서브세트 사이의 균형에 의존하는 듯하다. 사람에서, 이런 현상이 잘 연구된 예는 나병인데, 대식세포의 포식소체 (phagosome) 내에서 살아남을 수 있는 세포내 병원체인 나병균 (*Mycobacterium leprae*)에 의해 생긴다. 나병은 한 가지 임상 실체에 의한 것이 아니고, 이 질병은 오히려 임상반응의 스펙트럼에서 볼 때 양 끝에 해당하는 두 가지 주된 질환의 형태인 결핵나병과 나종나병으로 나타난다. **결핵나병 (tuberculoid leprosy)**에서 세포매개성 면역반응으로 대부분의 마이코박테리아는 죽고 오직 소수의 생물체만이 조직에 남아 육아종 (granuloma)을 형성한다. 비록 피부와 말초신경이 손상되었지만 결핵나병은 서서히 진행되고 환자는 일반적으로 살아남는다. 한편 이와는 달리, **나종나병 (lepromatous leprosy)**에서는 세포매개성 면역반응은 억제되고 대신에 체액성 면역인 항체가 형성되는데 때로는 높은 양의 면역글로불린을 지닌 고감마글로불린혈증이 생긴다. 마이코박테리아는 대식세포에서 널리 전파되어 종종 조직 그램당 10^{10}개 정도로 많은 수에 이르기도 한다. 나종나병은 심각한 신경 및 조직 손상과 함께 골과 연골로 감염이 퍼져 진행된다.

결핵나병 또는 나종나병으로 진전되는지는 T_H1과 T_H2 세포의 균형에 의한다 (그림 12-14). 결핵나병은 지연성 과민 면역반응과 높은 농도의 IL-2, IFN-γ와 TNF-β로 구성된 사이토카인의 면모를 지닌 T_H1형 반응으로 특징된다. 나종나병은 높은 농도의 IL-4, IL-5 및 IL-10을 지닌 T_H2 형 면역반응이다. 이와 같은 사이토카인의 면모는 나종나병에서 세포-매개 면역성은 감소되고 혈청 항체의 생산이 증가되었음을 설명해 준다.

AIDS에서도 역시 T_H 서브세트 활성의 변화에 대한 증거를 볼 수 있다. 이 질병의 초기에는 T_H1의 활성이 높지만 AIDS가 진행됨에 따라 T_H1과 유사한 반응에서 T_H2와 유사한 반응으로 전환된다고 말하는 학자들이 있다. 게다가, 어떤 병원체는 T_H 서브세트의 활성에 영향을 줄 수 있다. 예를 들면, 엡스타인-바 바이러스는 IL-10과 유사한 작용을 지닌 vIL-10을 만드는데, vIL-10은 사람 IL-10과 동위체라 하여 붙여진 이름이다. 이와 같이 세포성 IL-10과 같은 바이러스 유사물 (mimic)은 교차조절에 의해 T_H1 작용을 억제하는 듯하다. 어떤 연구자들은 vIL-10이 엡스타인-바 바이러스 (Epstein-Barr virus)에 대한 세포-매개 면역반응을 감소시켜 바이러스가 살아가는데 이점을 제공한다고 추정한다.

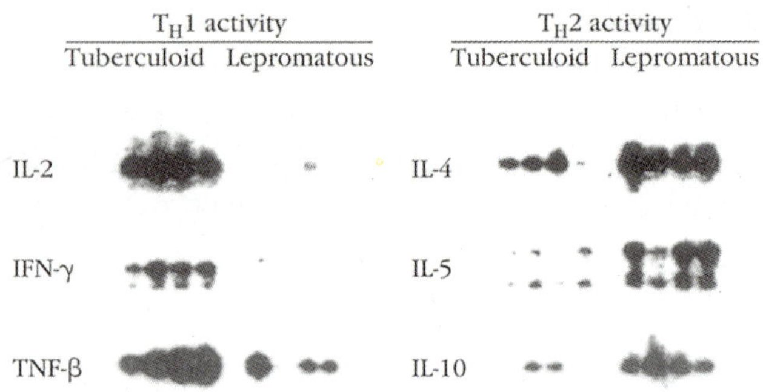

FIGURE 12-14 Correlation between type of leprosy and relative T_H1 or T_H2 activity. Messenger RNA isolated from lesions from tuberculoid and lepromatous leprosy patients was analyzed by Southern blotting using the cytokine probes indicated. Cytokines produced by T_H1 cells predominate in the tuberculoid patients, whereas cytokines produced by T_H2 cells predominate in the lepromatous patients. *[From P. A. Sieling and R. L. Modlin, 1994,* Immunobiology *191:378.]*

사이토카인과 관련된 질병_Cytokine-Related Diseases

사이토카인과 사이토카인 수용체의 발현을 제어하는 복잡한 조절 네트워크에서의 결함은 수많은 질병과 관련된다. 사이토카인과 그 수용체, 또는 수용체와 사이토카인 간의 상호작용에 의해 나타나는 신호전달에 포함된 분자들에서의 유전적 결함은 20장에서 서술하게 될 중증복합면역결핍증 (severe combined immunodeficiency, SCID)과 같은 면역결핍이 되게 한다. 사이토카인 네트워크에서의 다른 결함은 어떤 특정 병원체에 대한 방어를 할 수 없게 한다. 예를 들면, IFN-γ 수용체에 대해 결함을 지닌 사람은 정상인들에서는 거의 일어나지 않는 마이코박테리아 (mycobacterium)에 감염되기 쉽다. 사이토카인 활성의 유전적 결함에 뿌리를 둔 질병 이외에도 사이토카인 또는 사이토카인 수용체가 과발현 또는 저발현 됨으로써 생기는 질병 상태도 많이 있다. 이들 질병의 몇몇 예를 아래에 기술하며, 뒤이어 사이토카인 활성으로 생길 수 있는 손상을 막기 위한 대처로 치료법이 제시될 것이다.

패혈 쇼크는 흔하며 치사 가능하다_Septic shock is common and potentially lethal

항생제가 광범위하게 사용되고 있음에도 불구하고, 세균 감염은 **패혈 쇼크 (septic shock)**를 일으키는 주된 원인으로 남아 있는데, 이 패혈 쇼크는 대장균 (*E. coli*), 폐렴막대균 (*Klebsiella pneumoniae*), 녹농균 (*Pseudomonas aeruginosa*), 장내세균 (*Enterobacter aerogenes*), 그리고 수막염균 (*Neisseria meningitidis*)과 같은 그램-음성 세균이 감염된 후 수 시간 내에 일어날 수 있다. 세균성 패혈 쇼크의 증상은 혈압 강하, 열, 설사 그리고 여러 장기에 걸친 혈액응고를 포함하며 종종 치명적이다.

세균성 패혈 쇼크는 세균 세포벽의 **내독소 (endotoxin)**가 수지상세포나 대식세포에 있는 TLR과 결합하여 패혈 쇼크를 일으킬 정도로 IL-1과 TNF-α를 과잉 분비하기 때문에 일어난다. 예를 들면, 한 연구에서 수막염에서 회복된 사람보다 수막염으로 죽은 환자에서 TNF-α의 수치가 더 높게 나타났다. 게다가, 그람음성 세균의 감염이 없는 생쥐에 재조합 TNF-α를 주입하였을 때 세균성 패혈 쇼크와 유사한 증상을 보여주었다. 단클론항체나 길항제를 처리하여 TNF-α나 IL-1의 활성을 중화시킴으로서 세균 감염에 의해 일어날 수 있는 치명적인 쇼크로부터 보호할 수 있을 것이란 희망을 보여준 다양한 연구가 있다. 한 연구에서 TNF-α에 대한 단클론항체가 내독소에 의한 쇼크로부터 동물을 살려냈다. 다른 연구에서는 재조합 IL-1 수용체 길항체 (IL-1Ra)를 주사하면 IL-1이 IL-1 수용체에 결합하는 것을 방해하여, 치사율이 약 3배 정도 감소되는 결과를 보여주었다. 그러나 TNF-α의 중화가 모든 경우에 패혈 쇼크의 진행을 반전하지는 않지만 TNF-α에 대한 항체가 병증이 많이 진행된 환자에게는 적어도 도움은 된다. 패혈 쇼크 환자를 시간을 두고 관찰한 사이토카인 프로필에 관한 최근 연구들은 이와 같은 패러독스를 풀어줄 광명이 되고 있다.

세균성 패혈 쇼크는 세균 감염 뿐 아니라 외상, 상해, 허혈 (기관이나 조직에 생긴 빈혈), 그리고 어떤 암에 의해 생기는 **패혈증 (sepsis)**이란 일반적 표제로 나타내는 상태 중의 하나이다. 패혈증은 미국 병원의 중환자실에서 일어나는 사망하는 요인 중 가장 흔한 예이며, 미국 전체 사망자의 9.3%에 해당한다. 선진국에서 사망 요인 중 세 번째에 속한다. 원인이야 어떻든 패혈증은 공통적으로 TNF-α나 IL-1β와 같은 친-염증성 사이토카인 (proinflammatory cytokines)을 과다하게 생산한다. 이런 사이토카인의 불균형은 종종 아주 비정상적인 체온과 호흡율 그리고 높은 백혈구 수를 지니게 하며 뒤이어 모세혈관 누수, 조직 손상과 치명적인 기관 기능부전에까지 이르게 한다.

TNF-α나 IL-1의 증가는 초기 패혈증에서 아주 빠르게 일어나므로 이런 사이토카인을 중화시키는 것이 과정 초기에는 아주 유용하다. 동물실험은 초기 개입으로 패혈증을 막을 수 있는 것을 보여준다. 그러나 패혈증 개시 후 약 24시간 만에 TNF-α나 IL-1의 양은 급속히 감소하고 다른 요인들이 보다 중요해진다. 후기 단계에 결정적인 사이토카인은 IL-6, MIF 그리고 IL-8이다. 패혈증은 치밀한 연구가 필요한 분야이고 세균성 패혈 쇼크나 다른 형태의 패혈증에 포함된 과정을 명확히 아는 것이 이 주된 치명적인 질병의 치료법을 마련하는데 기여할 것으로 본다.

세균성 독성쇼크는 슈퍼항원에 의해 일어난다_ Bacterial toxic shock is caused by superantigens

미생물의 어떤 변종은 **슈퍼항원 (superantigen)**으로 작용하는 독소를 생산한다. 10장에서 설명한 바와 같이 슈퍼항원은 class II MHC 분자와 그리고 T 세포 수용체의 V_β 도메인과 동시에 결합하여 특정 V_β 도메인을 지닌 모든 T 세포를 활성화한다 (그림 10-16 참조). 이들의 독특한 결합능력 때문에 슈퍼항원은 항원특이성에 관계없이 많은 수의 T 세포를 활성화할 수 있다.

T 세포의 0.01% 보다 적은 수가 어떤 주어진 일상적인 항원과 반응하는데 반하여 5% 혹은 그 이상의 T 세포는 어떤 주어진 슈퍼항원과 반응할 수 있다. 특정 슈퍼항원에 반응하는 T 세포의 비율이 높은 것은 배선 (germ line)으로부터 전해진 TCR V_β 유전자의 수가 한정된 것에 기인한다. 예를 들면, 마우스는 약 20개의 V_β 유전자를 갖고 있다. 각각의 V_β 유전자가 같은 빈도로 발현된다고 가정하면, 각각의 항원은 20개의 T 세포 중 1개, 즉 전체 T 세포 집단 중 5%와 상호 작용할 것으로 기대된다.

세균성 슈퍼항원이 세균성 독성 쇼크나 식중독과 같은 여러 질병을 일으키는 요인으로 지목되어왔다. 이런 세균성 항원 중에는 여러 가지 장독소 (enterotoxin), 표피탈락독소 (exfoliating toxins), 그리고 황색포도상구균 (*Staphylococcus aureus*)에 의한 독성쇼크증후군 독소 (TSST1)와 화농성 연쇄상구균 (*Streptococcus pyrogenes*)에 의한 발열외독소, 또한 관절염 마이코플라스마 상등액 (*Mycoplasma arthritidias* supernatant, MAS)이 포함된다. 이러한 슈퍼항원에 의해 활성화된 많은 T 세포들이 사이토카인들을 과다하게 생산한다. 예를 들면, 독성쇼크증후군 독소는 아주 많은 양의 TNF-α와 IL-1을 만들게 한다. 세균성 패혈 쇼크에서처럼 이같이 높아진 농도의 사이토카인은 고열, 광범위한 혈액응고, 그리고 쇼크와 같은 전신 반응들을 유발할 수 있다.

사이토카인의 활성은 림프성 및 골수성 암과 관련된다 _Cytokine activity is implicated in lymphoid and myeloid cancers

사이토카인 또는 그 수용체의 비정상적인 생산은 어떤 종류의 암과 관련이 있다. 예를 들면, IL-6은 심장 점액종 (myxoma, 양성 심장종양) 세포, 골수종 (myeloma)과 형질세포종 (plasmacytoma) 세포, 그리고 경부암 및 방광암 세포에서 비정상적으로 다량 분비된다. 골수종과 형질세포종에서 IL-6은 세포 증식을 자극하는데 자가분비의 방식으로 작동하는 듯하다. IL-6 단클론항체를 골수종 세포의 시험관 배양에 넣어주면 이들의 성장이 억제된다. 반면에, IL-6를 다량 분비하도록 형질전환시킨 마우스에서는 **형질세포증가증 (plasmacytosis)**라고 불리는 다량의 치명적인 형질세포 증식이 일어난다. 비록 이 형질세포들이 해롭지 않다하더라도, 형질세포의 증식률이 높은 것은 아마도 암으로 될 가능성이 높은 것이다.

샤가스병은 기생충에 의해 일어난다_Chagas's disease is caused by a parasite

원충인 크루스파동편모충 (*Trypanosoma cruzi*)은 극심한 면역억제의 특징을 가진 샤가스병을 매개한다. 면역 억제를 매개하는 *T. cruzi*의 능력은 이들이 있거나 또는 없는 말초혈액 세포를 배양하여 이들의 면역반응성을 평가함으로써 관찰할 수 있다. 항원, 분열촉진 물질, 또는 항-CD3 단클론항체는 일반적으로 말초 T 세포를 활성화할 수 있지만 *T. cruzi*의 존재 하에서 T 세포는 이들 어떤 것에 의해서도 활성화되지 못한다. 이와 같은 림프구의 결함은 IL-2 수용체의 55 kDa α 서브유닛 (CD25)의 발현이 극도로 감소되어 나타난 것이다. 앞에서 언급하였듯이, IL-2 수용체의 높은 친화성은 α, β, γ 서브유닛을 포함한다. α 서브유닛은 사이토카인 결합에 특이적이다 (그림 12-9 참조). T 세포와 *T. cruzi*를 함께 배양한 다음, α 서브유닛에 결합하는 형광물질 플루오레신 (fluorecein)이 표지된 항-CD25를 처리하면, α 서브유닛 수준에서 90% 감소를 보였다.

*T. cruzi*가 α 서브유닛의 발현을 억제하는 기전은 아직 잘 모르지만, 림프구와 *T. cruzi* 사이의 접촉을 막는 필터를 통과하여 억제가 이루어질 수 있다. 이 발견은 어떤 확산하는 요소가 억제를 매개한다는 것을 암시한다. 이 같은 요소가 분리되면, 백혈병과 자가면역 질환에 활성화된 T 세포 수준을 조절하기 위한 수많은 임상적용이 이루어질 것이다.

사이토카인에 근간을 둔 치료법_Cytokine-Based Therapies

DNA 재조합기술로 생산하여 정제한 사이토카인, 사이토카인에 대한 단클론항체, 그리고 사이토카인의 가용성 수용체를 활용할 수 있다는 상황은 면역반응을 조절하기 위한 특이적인 임상치료의 전망을 밝게 하고 있다. 몇몇 사이토카인에 근거를 둔 치료법, 특히 인터페론 (322쪽의 임상초점 참조)과 GM-CSF와 같은 콜로니 자극인자 (colony-stimulating factor), TNF 활성 저해제는 어떤 질병의 치료용으로 유용하다는 것이 증명되었다. 그러나 사이토카인에 근거를 둔 치료법은 매우 큰 가능성에도 불구하고 모든 적용에서 성공적이지 못했다. 위에서 언급한 TNF-α 저해제의 사용은 패혈증의 치료에 보편적으로 사용하는 처방이 되지 못하는데 이는 패혈증이 단지 TNF-α에 의해서만 매개되지 않기 때문이다. 반면에 수용성 TNF-α 수용체 (Enbrel)와 TNF-α에 대한 단클론항체 (Remicade 및 Humira)는 백만 명 이상의 류머티즘 관절염 (Rheumatoid arthritis) 환자에 사용되고 있다. 이들 항-TNF-α 약제는 친-염증 사이토카인 캐스케이드와 그 결과 생기는 염증반응을 경감시킨다. 류머티즘 관절염으로 고생하는 환자에게 이 약제는 아픔과 경직성 그리고 관절의 부기를 멈추게 하고, 치유를 증진시키며 조직 손상을 회복하게 한다. 그러나 이 치료는 감소된 사이토카인 활성으로 인해 특히 결핵과 폐렴과 같은 감염의 위험을 증가시킨다. TNF-α 저해제의 장기사용자에게는 림프종의 위험 역시 증가한다.

사이토카인을 임상에 안전하고 일상적으로 사용하는 데에는 많은 문제가 뒤따른다. 이들 중 하나는 임상적으로 유용한 시간동안 효과적인 농도를 유지토록 하는 것이다. 면역반응 동안 작용세포가 표적세포 주변에 충분히 높은 농도로 사이토카인을 유지시키는데 반하여, 임상치료용으로 사이토카인을 제공하여 국소적으로 한 부위에 충분한 농도를 유지토록 하는 것은 매우 어렵다. 게다가 사이토카인은 반감기가 아주 짧으므로 지속적인 투여가 필요하다. 예를 들면, 재조합 인간형 IL-2는 정맥 주사할 때 반감기가 7~10분 정도뿐이다. 마지막으로, 사이토카인은 강력한 생물학적 반응조정자로

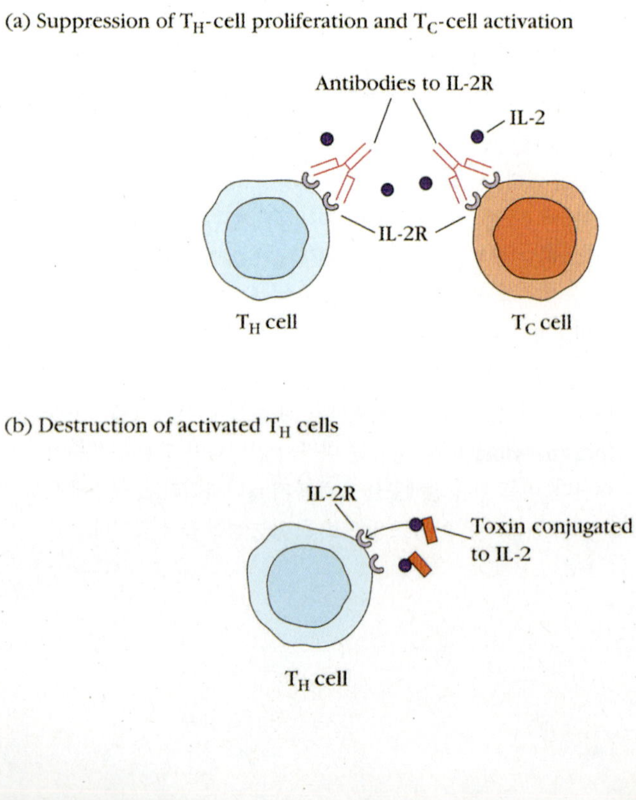

FIGURE 12-15 Experimental cytokine-related therapeutic agents offer the prospect of selectively modulating the immune response. (a) The anti-IL-2R monoclonal antibody binds to the cytokine receptor (IL-2R) on the cell surface, thereby preventing interaction of the cytokine with its receptor. (b) Conjugation of a toxin with a cytokine results in destruction of cells expressing the cytokine receptor.

서 예기치 못한 그리고 원하지 않는 부작용을 일으킬 수 있다. 예를 들면, 재조합 IL-2의 부작용은 발열, 오한, 설사, 체중증가와 같은 미미한 것으로부터 빈혈, 혈소판 감소증, 쇼크, 호흡장애, 혼수상태와 같은 심각한 것이 있다. 이러한 장애에도 불구하고 재조합 IL-2 (Proleukin)에 대한 여러 국가간 공동 임상실험에서 AIDS 환자에서 $CD4^+$ T 세포의 레벨이 회복된다는 성공적인 예비결과를 보여주었다 (20장 참조). 항-레트로바이러스 약제를 받고 있는 환자에게 동시에 사이토카인을 하루에 두 번씩 5일간 8주마다 피하주사를 하였다. 항-레트로바이러스 치료법만 받고 있은 환자에 비하여 IL-2를 병용 투여를 받은 환자에서 장기간 동안 $CD4^+$ T 세포의 레벨이 증가되어 있었다. IL-2 투여 그룹에서 항바이러스 활성을 갖는 $CD8^+$ 세포 서브세트도 증가되어 있었지만 HIV-감염세포에 대한 세포독성은 보이지 않았다. 이 치료법에서 IL-2 투여의 부작용은 대부분 감기증세와 주사자리가 아픈 정도의 아주 미미하였다.

사이토카인을 임상에 사용하는 또 다른 시도는 사이토카인 수용체의 방해물과 사이토카인 유사물 그리고 사이토카인과 독소의 결합물을 사용하는 것 등이다. 예를 들면, 활성화된 T_H 세포의 증식이나 T_C 세포의 활성화는 고-친화력의 IL-2 수용체의 α-서브유닛에 결합하는 단클론항체인 항-CD25에 의해 억제될 수 있다 (그림 12-15a). 항-CD의 투여가 쥐의 심장이식 생존율을 증가시켰다. 또한 항-CD25는 사람 레트로바이러스 HTLV-1의 감염의 결과 T-세포 집단의 증식으로 비정상적으로 IL-2Ra가 과량 발현되는 특징을 지닌 성인 T-세포 백혈병에도 사용된다. IL-2 수용체와 결합을 하는 능력은 지니고 있지만 생물학적 활성이 없는 IL-2 유사물에서도 유사한 결과가 얻어졌다 (그림 12-15a 참조). 이런 유사물은 클론된 IL-2 유전자를 부위-유도 돌연변이유발로 만들 수 있다. 마지막으로 사이토카인을 여러 가지 독소, 예를 들면 디프테리아 독소의 β-사슬과 결합시켜 동물에 주입하면 신장과 심장이식의 거부현상이 감소되는 것을 보았다. IL-2를 포함한 이와 같은 결합물은 활성화된 T_H 세포와 선택적으로 결합하여 사멸시킨다 (그림 12-15b).

임상의학에서 사이토카인 사용에 대한 기대는 상당하므로, 특히 염증, 암 치료, 그리고 기관이식 동안에 면역반응의 조절, 감염증, 알레르기와 같은 분야에서 안전하고 효과적인 사이토카인 관련 전략을 개발하고자 하는 노력이 계속되고 있다.

조혈에서의 사이토카인_Cytokines in Hematopoiesis

호주와 이스라엘에서의 초기 연구로 적혈구와 백혈구의 성장과 분화를 도와주는 용액인자가 있다는 것이 밝혀졌다. 처음으로 성상이 밝혀진 용액인자는 빈혈환자의 오줌에서 분리해 낸 적혈구생성인자 (erythropoietin)로, 적혈구의 발달에 도움을 준다는 것이 밝혀졌다. 계속하여 다수의 사이토카인이 조혈에 중요한 역할을 한다는

TABLE 12-5 Hematopoietic cytokines

Hematopoietic growth factor	Sites of production	Main functions
Erythropoietin	Kidney, liver	Erythrocyte production
G-CSF	Endothelial cells, fibroblasts, macrophages	Neutrophil production
Thrombopoietin	Liver, kidney	Platelet production
M-CSF	Fibroblasts, endothelial cells, macrophages	Macrophage and osteoclast production
SCF/*c-kit* ligand	Bone marrow stromal cells, constitutively	Stem cell, progenitor cells survival/division; mast cell differentiation
Flt-3 ligand	Fibroblasts, endothelial cells	Early progenitor cell expansion; pre–B cells
GM-CSF	T cells (T_H1 and T_H2), macrophages, mast cells	Macrophage, granulocyte production; dendritic cell maturation and activation
IL-3	T cells (T_H1 and T_H2), macrophages	Stem cells and myeloid progenitor cell growth; mast cells
IL-5	Activated helper, T cells—T_H2 response only	Eosinophil production; murine B-cell growth
IL-6	Activated T cells, monocytes, fibroblasts, endothelial cells	Progenitor-cell stimulation; platelet production; immunoglobulin production in B cells
IL-7	Bone marrow and lymphoid stromal cells	T-cell survival
IL-11	Bone marrow stromal cells and IL-1-stimulated fibroblasts	Growth factor for megakaryocytes

G-CSF, granulocyte colony–stimulating factor; GM-CSF, granulocyte-macrophage colony-stimulating factor; IL, interleukin; M-CSF, macrophage colony–stimulating factor; SCF, stem cell factor. Adapted from D. Thomas and A. Lopez, 2001, *Encyclopedia of Life Sciences:* Haematopoietic growth factors, Nature Publishing Group.

임상초점

인터페론 치료_Therapy with InterferonsTherapy with Interferons

인터페론은 항바이러스의 활성을 지닌 특별한 단백질 군으로 약 50년전에 발견되었다. 계속된 연구에서 인터페론은 다른 효과, 즉 세포분화를 유도하고, 몇몇 세포형에서는 증식을 억제하며, 혈관형성을 억제하고, 그리고 다양한 여러 면역조절 역할을 수행하는 능력을 보여주었다. 면역계에서 이들의 효과는 중요하고 인상적이다. 인터페론은 클래스 I과 클래스 II MHC 분자의 발현이 증가하도록 유도하며, NK 세포의 활성을 증대시킨다. 증가된 클래스 I 발현은 대부분이 T_C 집단인 $CD8^+$ 세포에 항원 제시를 증대한다. 이 증가된 항원 제시는 항원-제시 세포에 세포독성 T 세포 집단을 유도하는데 더 효율적으로 만들뿐만 아니라 T_C 세포가 공격하는데 보다 좋은 표적세포가 되게 한다. 많은 세포형에서 클래스 I MHC 발현을 상향-조절하는 것 외에 IFN-γ는 대식세포나 수지상세포와 같은 항원-제시 세포에 클래스 II MHC 발현을 증가시킨다. 이는 이들이 T_H 세포에 보다 좋은 항원제시자가 되게 한다. IFN-γ는 또한 대식세포의 활성에 강력한 유도자이며 염증반응의 일반적인 촉진자이기도 하다. 인터페론의 세 가지 형인 IFN-α, IFN-β, 그리고 IFN-γ를 암호화하는 유전자들이 클론되어 생물공학 산업이 이들을 다량 제조할 수 있게 되어 실제 임상에 사용할 수 있게 되었다. 각각의 인터페론 형태가 사용되는 몇 가지 임상 사례를 보면 다음과 같다:

- IFN-α(상표명 로페론-A 및 인트론 A로도 알려진)는 C형 간염과 B형 간염을 치료하는데 사용되고 있다. 또한 서로 다른 여러 가지 암 치료에 적용 여부를 찾고 있다. 모양세포성 백혈병 (hairy-cell leukemia, 이 세포의 표면은 가는 털 모양의 세포질 돌기를 지니고 있기 때문)으로 알려진 B-세포 백혈병은 IFN-α에 잘 반응한다. 만성 골수백혈병은 과다한 과립구를 지닌 것으로 특징되는 질병인데, 초기에는 서서히 진행되는 만성기로 시작하여 점차 빠르게 변화되어 일반적으로 치료도 잘 되지 않는 폭발기로 끝난다. IFN-α는 이 백혈병의 만성기에 효과적인 치료제이고 (70% 반응율을 보임), 일부 연구에서 20%에 가까운 환자들은 완전한 완화상태로 되었다. **카포시육종 (Kaposi's sarcoma)**은 미국의 AIDS 환자에서 가장 많이 나타나는 암으로 IFN-α 치료에 반응을 보이는데 이 약으로 치료를 받는 환자에서 보다 긴 생존과 보다 적게 감염되는 경향을 보여주는 보고들이 있다. 위에서 언급한 대부분의 효과는 IFN-α를 단독 사용한 임상연구에서 얻어진 결과이지만 C형 간염 치료에서와 같이 리바비린 (ribavirin)과 같은 항바이러스성 약제와 병용사용이 일반화되고 있다. IFN-α의 클리어란스 시간은 폴리에틸렌 글리콜 (PEG)과 같이 사용함으로써 증가시킬 수 있고 이런 형태를 pegylated 인터페론 또는 페가시스 (Pegasys)라 하며 현재 빈번하게 사용되고 있다.
- IFN-β는 다발성 경화증 (MS)의 효과적인 임상치료에 기여한 최초의 약으로 알려졌다. 중추신경계 (CNS)의 신경에서 탈미에린화 (demyelination)되는 이 자가면역 신경질환의 1차 표적은 젊은이들이다. 진행성 신경 기능장애의 결과는 유의한 것으로 많은 경우에 심한 불구를 가져온다. 이 질병은 비 진행기간과 재발기간과 교체되는 관해기간의 특징을 보인다. IFN-β로 치료하면 관해의 기간을 길게 하고 재발의 고통을 감소시킨다. 더욱이 치료를 받는 환자와 받지 않는 환자의 CNS의 손상에 대한 자기공명영상 연구는 치료받지 않는 환자보다는 IFN-β로 치료받는 환자의 그룹에서 MS에 의한 손상이 보다 경미하다는 것을 보여주었다.
- 성공률에서 다양한 차이를 보이고 있지만 IFN-γ는 비-호지킨림프종 (non-Hodgkin's lymphoma), 피부 T 세포림프종 그리고 다발골수종과 같은 다양한 악성 종양의 치료에 사용된다. 임상에서 보다 성공적인 IFN-γ의 적용은 유전성 면역결핍증인 만성 육아종증 (CGD; 20장 참조)의 치료제로 사용하는 것이다. CGD의 증상은 침입한 미생물을 죽이는 식세포의 능력에 심각한 장애를 보이는 것으로, CGD 환자는 다수의 세균 (*황색포도상구균*, *클렙시엘라*, *녹농균*, 등)과 아스*페르질루스*와 *칸디다*와 같은 곰팡이에 의한 재감염에 시달린다. 인터페론 치료 이전에는 이 질병에 대한 표준 치료법은 감염을 막기 위한 시도로 항생제를 다량 투여하는 것과 농양을 수술로 빼내는 것이었다. 미생물 살균 산화물 (H_2O_2, superoxide 등)의 생성 실패가 CGD의 근간이 되며, IFN-γ의 투여가 이 결함을 유의할 정도로 바꾼다. CGD 환자에 대한 IFN-γ의 치료는 감염의 빈도를 크게 낮춘다. 동시에 줄어든 감염은 심하지 않고 환자가 병원에서 보내는 평균 기간은 감소된다.
- IFN-γ는 또한 뼈가 과다 성장하여 그 결과 장님이나 귀머거리가 되게 함으로써 생명을 위협하는 선천적 장애인 골화석증 (osteo-

것이 밝혀졌다 (표 12-5). 조혈과정에서 사이토카인은 전구세포로 하여금 특정 계통의 세포가 되도록 유도하는 발달신호로 작용한다. 그림 12-16에서는 적혈구생성인자의 존재 하에서 골수 전구세포가 적혈구로 생성되어가는 경로를 보여준다. 한편 IL-3, GM-CSF, IL-1 그리고 IL-6를 포함한 사이토카인 그룹의 적당한 농도가 단핵구, 중성구 및 기타 골수성 전구세포를 생성하게 하는 분화 경로로 들어가게 한다. 면역반응에서 백혈구의 참여는 때때로 사멸과 제거로 이어진다. 그러나 적응 및 내재 면역 반응 모두 백혈구의 생산을 자극하

petrosis)의 치료에 효과적이라고 알려져 있다. 이 질병에 의해 생기는 또 다른 문제는 골의 증대로 골수가 차지하는 공간이 감소하고 그 결과 적혈구 수의 감소로 빈혈이 되는 조혈작용에서의 감소이다. 백혈구 생성의 감소는 감염의 민감도를 증가시킨다.

임상진료에 인터페론을 다른 치료제와 병용 투여하여 얻어지는 효과가 보다 많이 알려질수록 인터페론의 사용은 확장될 것이다. 다른 사이토카인과 마찬가지로 인터페론은 강력한 생물학적 반응의 조절자임에도 불구하고, 운이 좋게도, 인터페론 사용에 수반하는 부작용은 아주 작다. 전형적인 부작용으로는 독감과 유사한 증상인 두통, 발열, 오한 그리고 피로와 같은 것이다. 이런 증상은 아세트아미노펜(타이레놀)으로 간단히 조절되며 계속적인 치료 시에는 그 증상의 감도가 적어진다. 인터페론의 독성은 일반적으로 심하지 않지만, 빈혈과 혈소판 및 백혈구 수의 감소와 같은 위험한 증상이 알려져 있다.

Cytokine-based therapies in clinical use

Agent	Nature of agent	Clinical application
Enbrel	Chimeric TNF-receptor/IgG constant region	Rheumatoid arthritis
Remicade or Humira	Monoclonal antibody against TNF-α receptor	Rheumatoid arthritis Crohn's disease
Roferon	Interferon α-2a*	Hepatitis B Hairy-cell leukemia Kaposi's sarcoma
Intron A	Interferon α-2b	Hepatitis C[†] Melanoma
Betaseron	Interferon β–1b	Multiple sclerosis
Avonex	Interferon β–1a	Multiple sclerosis
Actimmune	Interferon γ–1β	Chronic granulomatous disease (CGD) Osteopetrosis
Neupogen	G-CSF (hematopoietic cytokine)	Stimulates production of neutrophils Reduction of infection in cancer patients treated with chemotherapy, AIDS patients
Leukine	GM-CSF (hematopoietic cytokine)	Stimulates production of myeloid cells after bone marrow transplantation
Neumega or Neulasta	Interleukin-11 (IL-11), a hematopoietic cytokine	Stimulates production of platelets
Epogen	Erythopoietin (hematopoietic cytokine)	Stimulates red-blood-cell production

*Interferon α-2a is also licensed for veterinary use to combat feline leukemia.

[†]Normally used in combination with an antiviral drug (ribavirin) for hepatitis C treatment.

고 지원하는 사이토카인을 만든다. 그림 12-16은 많은 사이토카인이 조혈생성에 참여하는 단계를 보여준다. 호중구 (G-CSF), 골수성세포 (GM-CSF), 혈소판 (IL-11). 그리고 적혈구 (에리트로포이에틴)의 생성을 촉진하는 조혈소 사이토카인은 모두 임상에서 사용되고 있으나, 많은 경우에 유전적인 결함이나 항암 화학요법의 결과 생기는 면역결핍인 환자를 위한 보조적인 치료법으로 사용되고 있다 (임상초점 참조).

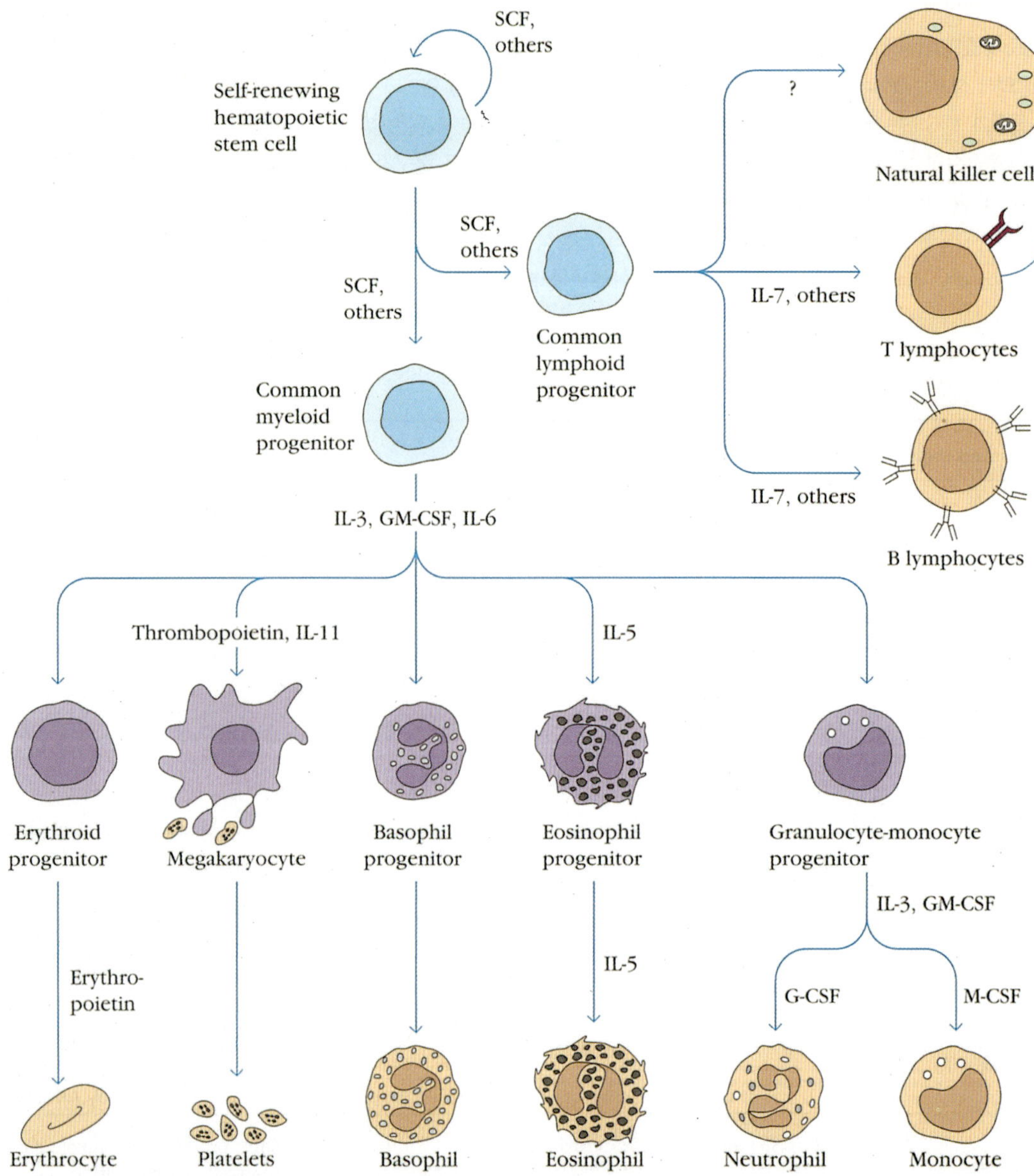

FIGURE 12-16 Hematopoietic cytokines and hematopoiesis. A variety of cytokines are involved in supporting the growth and directing the differentiation of hematopoietic cells. Note that additional factors may be required for some of the developmental pathways shown in the diagram.

요 약

- 사이토카인은 다양한 종류의 세포에서 만들어 분비하는 저분자량의 단백질이다. 사이토카인은 면역, 염증 및 조혈계에 속한 세포와 관련하여 세포 상호작용의 유도와 조절에 주된 역할을 한다.
- 사이토카인의 생물학적 활성은 다면발현성, 중복성, 상승작용성, 길항작용성 그리고 어떤 경우엔 캐스케이드 유도성으로 나타난다.
- 200개가 넘는 서로 다른 사이토카인들 중에서, 대부분은 조혈소, 인터페론, 케모카인, 또는 종양괴사인자 패밀리 중의 하나에 속한다.
- 사이토카인은 사이토카인 수용체와 결합함으로써 작용하는데, 그 종류는 면역글로불린 슈퍼패밀리 수용체, 제1형 및 제2형 사이토카인 수용체, TNF 수용체 패밀리의 일원, 그리고 케모카인 수용체로 분류된다.
- 사이토카인은 자신과 대응하는 수용체를 발현하는 세포에만 작용한다. 특정 사이토카인은 세포의 사이토카인 수용체 면모의 조절에 의해 특정세포에만 작용한다.
- 제1형 및 2형 사이토카인 수용체의 사이토카인-유도에 의한 다중체 형성은 JAK/STAT 신호전달 경로를 활성화한다
- 어떤 사이토카인의 존재 하에서 T_H 세포의 항원 자극은 T_H1과 T_H2로 알려진 보조 T 세포의 서브세트를 이루게 할 수 있다. 각 서

브세트는 사이토카인 분비의 성상과 서로 다른 면모를 나타낸다.

- T_H1 세포의 사이토카인 면모는 세포내 병원체를 제거하기 위하여 식세포, CTL과 NK 세포를 집합시키는 것을 포함한 면역반응을 지원한다. T_H2 세포는 특정 면역글로불린 아형의 생산과 IgE 매개의 면역반응을 지원하는 사이토카인을 만든다.
- 사이토카인과 사이토카인 수용체에 기반을 둔 치료요법은 임상단계에 들어가 있다.

References

Abbas, A., K. M. Murphy, and A. Sher. 1996. Functional diversity of helper T lymphocytes. *Nature* **383:**787.

Bach, E. A., M. Aguet, and R. D. Schreiber. 1998. The IFN-γ receptor: a paradigm for cytokine receptor signaling. *Annual Review of Immunology* **15:**563.

Darnell, J. E., Jr. 1997. STATs and gene regulation. *Science* **5332:** 1630–35.

Feldman, M., and L. Steinman. 2005. Design of effective immunotherapy for human autoimmunity. *Nature* **435:**612.

Fitzgerald, K. A., et al. 2001. *The Cytokine Facts Book*, 2nd ed. Academic Press, New York.

Flynn, J. L., and J. Chan. 2001. Immunology of tuberculosis. *Annual Review of Immunology* **19:**93–129.

Gadina, M., et al. 2001. Signaling by type I and II cytokine receptors: ten years after. *Current Opinion in Immunology* **3:**363–73.

Jaeckel, E., et al. 2001. Treatment of acute hepatitis C with interferon α-2b. *New England Journal of Medicine* **345:**1452–57.

Johnson, D. C., and G. McFadden. 2002. Viral immune evasion. In *Immunology of Infectious Diseases.* S. H. E. Kaufman, A. Sher, and R. Ahmed, eds. ASM Press, Washington, p. 357.

Kotenko, S. V., and J. A. Langer. 2004. Full house: 12 receptors for 27 cytokines. *International Immunopharmacology* **4:**593.

Kovanem, P. E., and W. J. Leonard. 2004. Cytokines and immunodeficiency diseases: critical roles of the γc-dependent cytokines interleukins 2, 4, 7, 9, 15, and 21, and their signaling pathways. *Immunological Reviews* **202:**67.

Mossman, T. R., et al. 1986. Two types of murine helper T cell clone. I. Definition according to profiles of lymphokine activities and secreted proteins. *Journal of Immunology* **136:**2348.

Pestka, S., C. D. Krause, and M. R. Walter. 2004. Interferons, interferon-like cytokines and their receptors. *Immunological Reviews* **202:**8–32.

Szabo, S. J., et al. 2000. A novel transcription factor, T-bet, directs T_H1 lineage commitment. *Cell* **100:**655–69.

Szabo, Susanne J., Brandon M. Sullivan, Stanford L. Peng, and Laurie H. Glimcher. 2003. Molecular mechanisms regulating T_H1 immune responses. *Annual Review of Immunology* **21:**713.

Ulloa, L., and K. J. Tracey. 2005. The "cytokine profile": a code for sepsis. *Trends in Molecular Medicine* **11:**56.

Vandenbroeck, K., et al. 2004. Inhibiting cytokines of the interleukin-12 family: recent advances and novel challenges. *Journal of Pharmacy and Pharmacology* **56:**145.

Walter, M. R., et al. 1995. Crystal structure of a complex between interferon-γ and its soluble high-affinity receptor. *Nature* **376:**230.

Wang, X., Rickert, M., and K. C. Garcia. 2005. Structure of the quaternary complex of interleukin-2 with its α, β, and γc receptors. *Science* **310:**1159.

Useful Web Sites

http://www.rndsystems.com/

The cytokine minireviews found at R&D Systems' Web site provide extensive, detailed, well-referenced, and often strikingly illustrated reviews of many cytokines and their receptors.

http://www.ncbi.nlm.nih.gov:80/LocusLink/index.html

Entrez Gene provides access to sequence and descriptive information about genetic loci of cytokines and other proteins. It also references papers discussing the basic biology (function and structure) of the gene or protein of interest.

학습문제

임상초점문제 사이토카인은 강력한 약으로 제공되어 질 수 있지만 환자에게 사용 시 부작용으로 유해할 수 있다. 액티뮨 (Actimmune), 로페론 (Roferon), 그리고 인터페론 베타가 만드는 부작용으로는 어떤 것이 있는가? (힌트: 제조사의 웹 사이트를 보면 그들 제품의 부작용에 대한 상세한 정보가 종종 제공된다.)

1. 다음 각 문장들이 각각 참인지 거짓인지 표시하라. 만약 거짓이라고 생각한다면 그 이유를 설명하라.
   a. 고친화력의 IL-2 수용체는 2개의 막관통 단백질로 되어 있다.
   b. 항-TAC 단클론항체는 T 세포에 있는 IL-1 수용체를 인식한다.
   c. 모든 사이토카인 결합 수용체는 2개 또는 3개의 서브유닛으로 되어 있다.
   d. IL-2수용체의 β 서브유닛의 발현은 T 세포 활성의 표시이다.
   e. 어떤 사이토카인 수용체는 신호전달에 작용하는 티로신 키나아제의 활성을 지닌 도메인을 갖고 있다.
   f. 제1형 사이토카인 (조혈소) 수용체의 각 서브패밀리의 모든 일원들은 공통의 신호전달 서브유닛을 갖는다.
2. 말초 림프기관에 있는 하나의 T 세포가 IL-2를 분비하였을 때, 주위에 있는 모든 T 세포 또는 그들 중의 어떤 것만 IL-2에 반응하여 증식할 것인가? 이유를 설명하라.
3. 사이토카인, 성장인자 그리고 호르몬의 유사점과 차이점을 간략히 설명하라.

4. IL-2 수용체의 어떤 서브유닛이 다음과 같은 세포 형에서 발현될 것인가를 밝혀라.
   a. ______ 휴지 T 세포
   b. ______ 활성 T 세포
   c. ______ 활성 T 세포 + 사이클로스포린 A
   d. ______ 휴지 T_C 세포
   e. ______ CTL
   f. ______ NK 세포

5. 슈퍼항원은 여러 가지 질병에 관련되어 있고 연구의 도구로 사용되고 있다.
   a. 슈퍼항원의 어떤 성질이 일반적인 항원과 다르게 구별되는가?
   b. 어떤 메커니즘에 의해 세균의 슈퍼항원이 식중독과 독성쇼크 증후군과 관련된 증상을 일으킨다고 생각하는가?
   c. 슈퍼항원의 활성이 MHC 제한을 나타내는가?

6. IL-3, IL-5 및 GM-CSF는 그 효과에 있어 상당한 중복성을 나타낸다. 이런 사이토카인과 작용하는 수용체의 어떤 구조적 특징으로 이러한 중복성을 설명할 수 있는가?

7. 두 가지 T_H 세포 서브세트의 존재와 이들이 분비하는 사이토카인의 종류가 다름을 나타내는 상당한 증거가 있다.
   a. T_H1 서브세트에 의해 매개되는 면역반응은 어떤 유형인가? 어떤 유형의 항원이 T_H1-매개의 면역반응을 유도하는가?
   b. T_H2 서브세트에 의해 매개되는 면역반응은 어떤 유형인가? 어떤 유형의 항원이 T_H2-매개의 면역반응을 유도하는가?

8. 다음 각 문장들이 각각 참인지 거짓인지 표시하라. 만약 거짓이라고 생각한다면 그 이유를 설명하라.
   a. IL-6는 바이러스 감염이 있은 후의 면역반응을 차단하는 급성기 단백질을 간에서 생성하도록 자극한다.
   b. 사이토카인은 극히 소량으로 발현되나 아주 강력하게 작용하므로 이들은 이를 분비되는 세포에 인접되어 있는 세포에서만 작용할 수 있다.
   c. 세포가 사이토카인에 반응할지의 여부는 수용체의 어떤 서브유닛이 발현되느냐와 세포 표면에 수용체의 발현 정도에 의존한다.
   d. T_H1 세포는 골수에서 호산구와 비만세포의 생산을 증가시키는 사이토카인을 분비한다.
   e. IL-4는 T_0 세포가 T_H1 세포로 분화하는 억제한다.
   f. T 세포의 활성화는 IL-1과 T 세포의 표면에 있는 그 수용체의 분비를 야기한다.

9. 아래 그림은 사람 혈액세포를 유동 세포계수기로 분석한 결과를 나타낸 것이다. y 축은 세포들을 FITC를 결합한 토끼 항-인간 IL-2 수용체 α 서브유닛으로 염색한 것이고, x 축은 PE를 결합한 마우스 항-IL-2 수용체 γ 서브유닛으로 염색한 결과를 나타낸 것이다. 사분면 모양 중에서 어떤 것이 가장 높은 친화력 수용체를 나타내는 세포들인가?

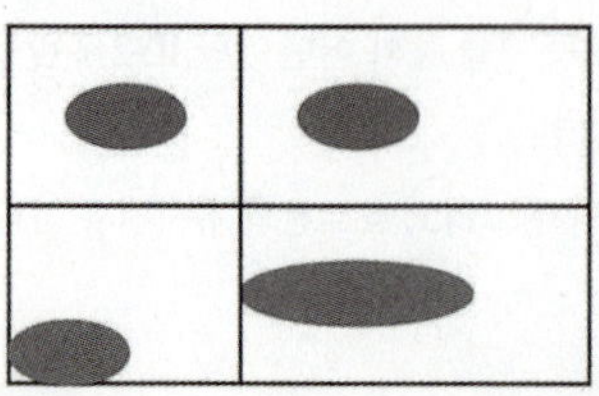

10. 다음의 사이토카인 각각에 대해 이들의 생산 결과 나타나는 효과를 서로 짝지어라.

사이토카인	*효과*
a. IL-1	1. 대식세포의 활성화
b. IL-4	2. 맥관계(vasculature)의 부착성을 증진
c. IL-7	3. T_H1의 발달을 촉진
d. IL-5	4. T_H2의 발달을 촉진
e. 에리트로포이에틴	5. 호산구의 생산
f. IFN-γ	6. 적혈구 (RBC)의 생산
g. IL-25	7. 급성기 단백질의 유도
	8. IgE로 개별형 전환
	9. 림프구의 발달

11. 다음 각 문장의 빈칸을 채우시오.
   a. 사이토카인 ______ 은(는) B 세포로 하여금 IgE로 개별형 전환을 하도록 유도한다.
   b. ______ 은(는) 화학주성을 일으키는 사이토카인이다.
   c. 수용체에 결합하는 케모카인에 의해 시작되는 신호전달 캐스케이드는 ______ 을(를) 포함한다.
   d. ______ 은 (는) 조혈과정 동안 림프구의 발달에 중요하다.
   e. 만약 세포가 IL-2 수용체(IL-2R)의 세 가지 서브유닛 모두를 발현하고 있다면, 이는 GM-CSF의 ______ 농도에 반응할 것이다.
   f. ______은(는) 바이러스 (반드시 막으로 둘러싸인 바이러스일 필요는 없음)가 감염된 사람에서 증가될 것으로 예상할 수 있는 사이토카인이다.

12. T_H1의 설명으로 옳지 않은 것은 다음 중에서 어떤 것인가?
   a. 이들은 지연형 과민반응에 포함된다.
   b. 이들은 T_C 세포를 활성화한다.
   c. 이들은 염증을 증가시킨다.
   d. 이들은 IgE로 개별형 전환을 증가시킴으로 알레르기 반응을 증가시킨다.

13. IFN-γ의 설명으로 옳은 것은 다음 중에서 어떤 것인가?
   a. 이는 T_C 세포의 분화를 증가시킨다.
   b. 이는 대식세포의 항미생물 작용을 증진하게 한다.
   c. 이는 T_0 세포가 T_H2 세포로 분화하는 것을 억제한다.
   d. 이는 B 세포로 하여금 옵소닌화에 최적인 IgG 서브타입을 만드는 것을 도와준다.

Interactive Study

www.whfreeman.com/kuby

SELF-TEST
Review of Key Terms

chapter 13장

백혈구 활성화와 이동

Leukocyte Activation and Migration

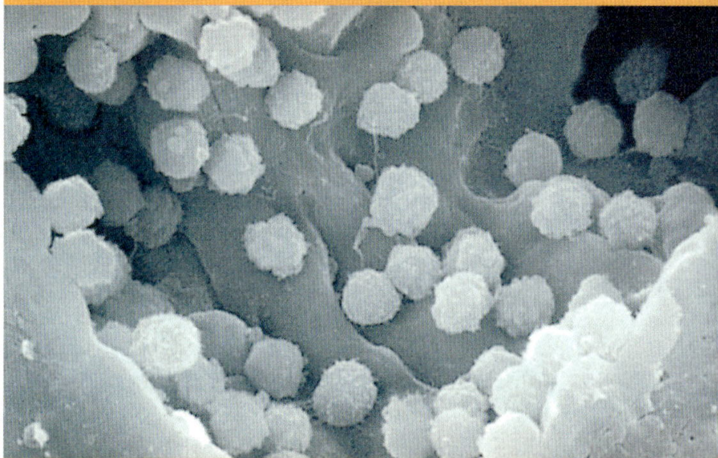

initial contact between B and T cells. [From V. M. Sanders et al., 1986, J. Immunol. 137:2395.]

- 세포부착분자
- 케모카인
- 백혈구의 혈관외 유출-다단계 패러다임
- 림프구의 재순환
- 림프구의 혈관외 유출
- 염증의 기타 매개체들
- 염증반응 과정
- 항염증 치료제

침입자들에 의해 우리의 신체가 감염될 때, 면역세포들은 방어를 위해 반격한다. 내재면역계의 세포들은 장기간의 보호를 해주는 적응면역에 앞선 초기 방어를 개시하기 위해 감염 장소에 제일 먼저 도착한다. 백혈구는 순환계를 따라 이동하면서 끊임없이 우리의 신체를 감시한다. 감염이 탐지될 때, 세포들은 혈관을 빠져나와 감염 장소로 이동한다.

염증은 국소적인 상해 또는 다른 외상에 반응하여 발생하는 복잡한 과정이다; 3장에서 언급한 것처럼 염증의 특징으로는 열이 나며, 상처부위가 부어오르며, 통증을 동반하고, 상처부위가 붉게 변한다. 염증반응에는 여러 종류의 면역계 세포들과 다수의 매개체들이 관여된다. **염증반응 (inflammatory response)**의 개시와 조절은 백혈구 집단의 제어된 이동이 없으면 불가능하다. 10장 및 11장에서는 백혈구가 항원에 반응하여 어떻게 활성화되는지를 논의하였다. 본 장에서는 백혈구 이동에서 중요한 역할을 하는 분자들과 과정들, 염증 관련의 다양한 분자들, 염증반응을 동반하는 특징적인 생리적인 변화들에 대해 다루고 있다.

세포부착분자_Cell-Adhesion Molecules

우리 신체의 조직들은 세포 간의 분자적 상호작용에 의해 유지되어 진다. 면역계는 세포들이 신체의 한 부위에서 다른 부위로 이동할 수 있다는 점에서 독특하다. 우리 몸의 조직을 유지시키는 분자인 **세포부착분자 (cell adhesion molecules, CAMs)**는 백혈구가 조직세포와 상호작용을 하는데 동일하게 이용될 수 있다.

혈관의 내피조직은 혈액 내 분자들과 백혈구들이 조직 내로 이동하는 것을 조절하는, 중요한 '문지기 (gate-keeper)'로서의 역할을 한다. 순환하고 있는 백혈구가 손상된 조직이나 말초 림프 기관으로 이동하기 위해서는 혈관의 벽을 구성하고 있는 내피 세포층에 부착되고 그 내피세포 사이를 **혈관외 유출 (extravasation)**이라는 과정을 통해 통과하여야 한다. 내피세포는 백혈구에 특이적인 세포부착분자 (CAMs)를 발현한다. 일부 이러한 막단백질들은 구성적으로 발현되지만, 다른 종류들은 염증반응이 일어나는 동안에 국소적으로 생산되는 사이토카인의 농도에 반응하여 발현된다. 재순환되고 있는 림프구, 단구세포, 과립구는 혈관의 내피조직 (endothelium)상의 CAMs와 결합할 수 있는 수용체를 가지고 있으며, 이는 이러한 세포들이 조직 내로 혈관외 유출 할 수 있게 된다.

혈관 내피세포에 백혈구가 부착되게 하는 이러한 역할에 더하여, 백혈구 상의 CAMs는 면역관련 세포들 간의 기능적 상호작용의 강도를 증가시키는 역할도 한다. 다양한 부착분자들이 T_H 세포와 항원제시세포, T_H 세포와 B 세포, 그리고 CTLs와 표적세포들 사이의 상호작용에 기여하는 것으로 나타났다. 내피세포 및 백혈구에 발현되는 다수의 CAMs가 클로닝되었으며 그 특징이 규명되어 혈관외 유출 과정에 대한 새로운 정보를 제공해 주고 있다. 대부분의 이러한 CAMs는 4개의 단백질패밀리에 속하는데, 이들은 셀렉틴 패밀리 (selectin family), 뮤신-유사패밀리 (mucin-like family), 인테그린 패밀리 (integrin family), 면역글로불린 슈퍼패밀리 (immunoglobulin superfamily)이다 (그림 13-1).

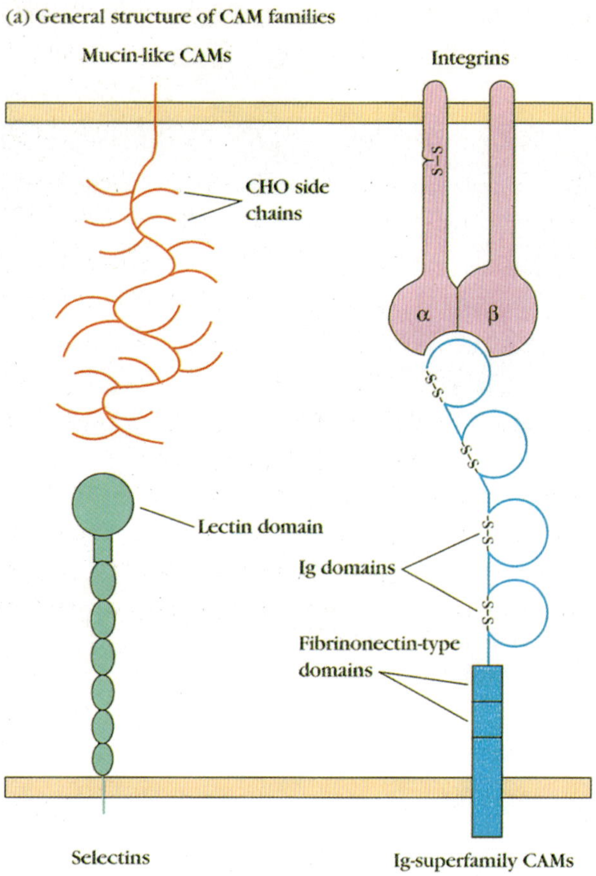

(b) Selected CAMs belonging to each family

Mucin-like CAMs:	Selectins:
GlyCAM-1	L-selectin
CD34	P-selectin
PSGL-1	E-selectin
MAdCAM-1	
Ig-superfamily CAMs:	**Integrins:**
ICAM-1, -2, -3	α4β1 (VLA-4, LPAM-2)
VCAM-1	α4β7 (LPAM-1)
LFA-2 (CD2)	α6β1 (VLA-6)
LFA-3 (CD58)	αLβ2 (LFA-1)
MAdCAM-1	αMβ2 (Mac-1)
	αXβ2 (CR4, p150/95)

FIGURE 13-1 Schematic diagrams depicting the general structures of the four families of cell adhesion molecules (a) and a list of representative molecules in each family (b). The lectin domain in selectins interacts primarily with carbohydrate (CHO) moieties on mucin-like molecules. Both component chains in integrin molecules contribute to the binding site, which interacts with an Ig domain in CAMs belonging to the Ig superfamily. MAdCAM-1 contains both mucin-like and Ig-like domains and can bind to both selectins and integrins.

셀렉틴 (SELECTINS) 막 당단백질들의 셀렉틴 패밀리는 세포외 렉틴-유사 도메인 (extracellular lectin-like domain)을 가지고 있으며, 이를 통해 특정 탄수화물기에 결합하는 것이 가능하다. 셀렉틴은, 종종 뮤신-유사 분자들에 연결되어 있고, 시알릴-루이스 (sialyl-Lewis^x)라고 부르는 시알산화 탄수화물 부분과 주로 결합한다. 셀렉틴 패밀리는 L-, E- 및 P-셀렉틴이라는 세 분자들을 포함하고 있는데, 이들은 각각 CD62L, CD62E, CD62P라고 명명하기도 한다. 대부분의 순환하는 백혈구는 L-셀렉틴을 발현하며, E-셀렉틴과 P-셀렉틴은 혈관 내피세포에서 염증반응이 일어날 동안 발현된다. P-셀렉틴은 내피세포 내에 과립형태로 존재하는 바이벨-팔라드 소체 (Weibel-Palade bodies) 내에 저장된다. 내피세포가 활성화되면, 과립은 원형질막과 융합하게 되어 그 결과 세포표면에 P-셀렉틴을 발현하게 된다. E-셀렉틴의 발현에는 새로운 단백질 합성이 필요하고 내피가 **친염증성 사이토카인 (proinflammatory cytokines)**에 자극된 후에 일어난다. 셀렉틴 분자는 백혈구가 혈관 내피세포에 최초로 부착되는데 관여한다.

뮤신 (MUCINS) **뮤신 (mucins)**은 세린과 트레오닌이 풍부한 단백질의 한 집단이며 글리코실화가 많이 되어 있다. 이들의 연장된 구조는 셀렉틴에 대한 결합 부위가 되는 시알릴-루이스 및 황산화 탄수화물 부분이 제시되도록 해 준다. 예를 들어, 백혈구 상의 L-셀렉틴 (CD62L)은 내피세포의 CD34 및 GlyCAM-1과 결합한다. 중성구의 표면에 나타나는 또 다른 뮤신-유사 분자 (PSGL-1)는 염증이 생긴 내피조직에서 발현되는 E-와 P-셀렉틴과 상호작용한다.

인테그린 (INTEGRINS) 인테그린은 세포표면에서 α와 β 사슬이 비공유적인 방식으로 결합하고 있는 이형 이합체 단백질이다. 대부분의 인테그린은 세포외부 기질분자와 결합하며 몸 전체에 걸쳐서 세포기질의 상호작용을 제공한다. 공통 구성단위의 조성에 따라 분류되는 일부 서브패밀리는 세포표면 부착분자들에 결합하며 세포간의 상호작용에 관여한다. 백혈구는 다른 세포유형에서 발현되는 몇몇 인테그린 뿐만 아니라 β2-인테그린 (또는 CD18-인테그린)으로 알려진 인테그린의 특이적인 서브패밀리를 발현한다. β2 (CD18) 구성단위를 지닌 인테그린들은 염증반응과 관련된 단백질들 뿐만 아니라 Ig 수퍼패밀리의 구성원들과도 결합한다 (표 13-1). 주어진 세포유형에서 발현되는 인테그린의 조합에 의해, 이러한 세포들이 혈관 내피조직의 표면에서 발현되는 다양한 CAMs에 결합하게 한다. 후에 언급되겠지만, 몇몇 인테그린은 리간드에 고친화력으로 결합하기 위해서 그전에 활성화가 되어야하는 것도 있다. 또한 세포표면상에서 인테그린의 밀집은 역시 효과적인 결합의 가능성을 증가시키고, 백혈구 이동에 있어서 역할을 담당한다. 백혈구의 혈관외 유출에서 인테그린 분자의 중요성은 **백혈구 부착 결핍증 (leukocyte adhesion deficiency, LAD)** 제1형에 의해 증명할 수 있는데, 이는 본 장의 후반부에서 설명하게 될 **상염색체 열성 질환 (autosomal recessive disease)**이다 (13장 임상초점 참조). 계속적인 세균감염과 상처 회복이 있어서의 결함이 이 질환의 특징이다. 유사한 결핍증상이 셀렉틴의 발현이 약화된 사람에게서 나타나는데, 이는 LAD 제2형으로 알려져 있다.

TABLE 13-1 Some interactions between cell adhesion molecules implicated in leukocyte extravasation*

Receptor on cells	Expression	Ligands	Extravasation step†
PSGL-1	Neutrophils	P-selectin (CD62P), Sialyl-Lewis^x	Rolling/tethering
L-selectin (CD62L)	Leukocytes	GlyCAM-1, CD34, MAdCAM-1	Rolling/tethering
CD11a/CD18 (αLβ2, LFA-1)	Leukocytes	ICAM-1, 2	Tight adhesion
CD11b/CD18 (Mac-1)	Monocytes, neutrophils, macrophages	ICAM-1, iC3b, fibrinogen	Tight adhesion
CD49d/CD29 (α4β1, VLA-4)	Lymphocytes, monocytes	VCAM-1, fibronectin	Tight adhesion
α4β7	Lymphocytes	VCAM-1, MAdCAM-1, Fibronectin	Adhesion

*Most endothelial and leukocyte CAMs belong to four groups of proteins, as shown in Figure 13-1. In general, molecules in the integrin family bind to Ig-superfamily CAMs and molecules in the selectin family bind to mucin-like CAMs.
†See Figures 13-3a and 13-8 for an illustration of steps in the extravasation process.

IG-수퍼패밀리 세포간 부착분자 (IG-superfamily CAMs, ICAMs) 몇몇 부착 분자들은 다양한 개수의 면역글로불린-유사 도메인을 지니고 있으므로 면역글로불린 슈퍼패밀리로 분류된다. 혈관 내피세포에서 발현되며 다양한 인테그린과 결합하는 ICAM-1 (CD54), ICAM-2 (CD102), ICAM-3 (CD50), 및 VCAM (CD106)이 여기에 포함된다. MAdCAM-1이라고 하는 아주 흥미로운 세포 부착 분자는 면역글로불린-유사 도메인과 뮤신-유사 도메인을 모두 지니고 있다. 이 분자는 점막의 내피조직 (mucosal endothelium)에서 발현되며 백혈구가 점막 속으로 들어가는 것을 지시해 준다. MAdCAM-1은 면역글로불린-유사 도메인에 의해 인테그린 α4β7 (LPAM)에 결합하며 뮤신-유사 도메인에 의해 L-셀렉틴 (CD62L)에 결합한다. 혈소판-내피 세포 부착 분자-1 (platelet-endothelial cell adhesion molecules-1, PECAM-1, CD31)은 중성구, 단구세포 및 T 림프구 서브세트 등과 같은 백혈구의 표면과 내피세포의 **연접복합체 (junctional complex)** 내에서 발견된다. 이것은 동형 *결합 (homotyping binding)* 즉, 한 세포의 PECAM-1 분자와 다른 세포의 PECAM-1 분자의 결합을 나타낸다. 연접 세포 부착 분자-1 (junctional cell adhesion molecule-1, JAM-1, CD321)은 역시 내피 연접복합체 내에 위치한다. JAM-1은 JAM-1과 상호작용할 수 있고, 내피 횡단이동 (transendothelial migration)에 있어서 역할을 담당하기 위해 CD11a/CD18과 상호작용할 수도 있다. Ig-수퍼패밀리 구성원들 가운데 동형 결합적 부착 (homotyping adhesion)은 신경세포 상의 L1과 NCAM과 같이 다른 세포 유형들 가운데에서도 찾을 수 있다.

케모카인_Chemokines

케모카인 (chemokines)은 90에서 130개의 아미노산을 가진 저분자 폴리펩티드 집단이다. 이들은 여러 유형의 백혈구 집단 및 아집단의 부착, 화학주성, 그리고 활성화를 선택적으로 조절한다. 결과적으로, 케모카인은 백혈구의 소통에 대한 주요 조절인자들이다. 일부 케모카인들은 주로 염증 반응에 관여를 하며, 다른 종류의 케모카인들은 구성적으로 발현되며 항상성 유지 또는 발달에 중요한 역할을 한다. '하우스키핑' 케모카인들은 림프 기관과 림프조직, 혹은 피부와 같은 림프조직이 아닌 부위에서 생산되는데, 거기에서 이러한 케모카인들은, 조혈과정에 의해 새로 생성되고 골수로 부터 이동해 오는 백혈구의 적절한 행선지를 지정하는 것과 같은, 림프구의 정상적인 소통을 지시한다. 흉선은 케모카인을 구성적으로 발현하며, 정상적인 B 림프구의 생성도 적절한 케모카인의 발현에 의존하고 있다.

케모카인에 의해 매개되는 효과들은 면역계에만 한정되어 있지 않다. 케모카인 CXCL12 (또는 SDF-1이라고도 명명함)이나 이에 상응하는 수용체가 결손된 마우스 (표 13-2)의 경우는, 뇌와 심장의 발달에 있어서 심한 결함이 나타났다. 케모카인 패밀리 중 몇몇 종류들은 혈관 신생 (angiogenesis)과 상처 회복을 조절하는 역할을 한다고 알려졌다.

염증 케모카인 (inflammatory cytokines)은 일반적으로 감염에 대한 반응으로 유도된다. 병원체와의 접촉 또는 TNF-α와 같은 친염증 사이토카인 (proinflammatory cytokines)의 작용으로 인해 염증이 진행되고 있는 부위에서 염증 사이토카인의 발현이 증가된다. 케모카인은 혈관 내피세포에 백혈구의 부착을 유도하여 백혈구가 다양한 조직 부위로 이동하게 한다. 조직 안으로 이동한 후에, 백혈구는 고농도로 존재하는 케모카인쪽으로 이동하게 되며, 이로 인해 염증부위로 포식세포와 효과 림프구들이 모이게 된다. 케모카인에 의해서 조직화되는 백혈구의 감염부위에서의 회합은, 감염에 대하여 적절하게 초점이 맞추어진 반응을 일으키는데 중요한 역할을 한다.

케모카인 패밀리는 최소한 43개로 구성되어 있는데, 이는 전사과정 중 일어나는 대체적 RNA 스플라이싱 경로, 번역 후 공정, 그리고 동형 (isoforms)에 의해 생겨나는 추가적인 변형 등을 포함한다 (표 13-2 참조). 케모카인은 4개의 보존된 시스테인 잔기를 가지고 있으며 4개의 변하지 않는 시스테인 잔기 중 2개의 잔기의 위치를 기준으로 분류를 하면, 대부분의 케모카인들은 2개의 독특한 아집단들 (sub groups) 중의 하나에 속하게 된다.

- C-C 아집단 케모카인 : 보존된 시스테인이 근접해있는 경우
- C-X-C 아집단 케모카인 : 보존된 시스테인이 다른 아미노산 (X)에 의해 떨어져 있을 경우

TABLE 13-2 Human chemokines and their receptors*

Chemokine receptors	Chemokines bound by receptor
	CXC SUBGROUP
CXCR1	IL-8 (CXCL 8), GCP-2 (CXCL6)
CXCR2	IL-8 (CXCL8), Gro-α (CXCL1), Gro-β (CXCL2), Gro-γ (CXCL3), NAP-2 (CXCL7), ENA-78 (CXCL5)
CXCR3	IP-10 (CXCL10), Mig (CXCL9), I-TAC (CXCL11)
CXCR3b	PF4 (CXCL4), IP-10 (CXCL10), Mig (CXCL9), I-TAC
CXCR4 (CXCL11)	SDF-1 (CXCL12)
CXCR5	BCA-1 (CXCL13)
CXCR6	CXCL16-transmembrane cytokine
	CC SUBGROUP
CCR1	MIP-1α (CCL3), RANTES (CCL5), MCP-2 (CCL8) MCP3(CCL7), MRP2 (mCCL9), MCP4 (hCCL13), HCCL1 (CCL14), HCC2, (hCCL15), HCC4 (CCL16), MPIF1 (hCCL23)
CCR2	MCP-1 (CCL2), MCP-2 (CCL8), MCP-3 (CCL7), MCP4 (hCCL13), MCP5 (mCCL12), HCC4 (CC16)
CCR3	Eotaxin (CCL11), RANTES (CCL5), MCP-2 (CCL8), MCP-3 (CCL7), MCP-4 (hCCL13), Eotaxin-2 (hCCL24), HCC2 (hCCL15), Eotaxin-3 (hCCL26), MEC (CCL28)
CCR4	TARC (CCL17), MDC (CCL22)
CCR5	MIP-1α (CCL3), RANTES (CCL5), MIP-1β (CCL4), MCP2 (CCL8), Eotaxin (CCL11), HCCI (CCL14), HCC4 (CCL16)
CCR6	MIP3α (LARC, CCL20)
CCR7	ELC (MIP3β, CCL19), SLC (CCL21)
CCR8	1-309 (CCL1)
CCR9	TECK (CCL25)
CCR10	CTAK (CCL27), MEC (CCL28)
	BOTH CC AND CXC SUBGROUPS
DARC (the Duffy antigen of RBCs)	Binds to a number of CC and CXC chemokines
	C SUBGROUP
XCR1	Lymphotactin (XCL1), SCM1b (hXCL2)
	CX3C SUBGROUP
CX3CR1	Fractalkine-transmembrane chemokine (CX3CL1)

*This table lists most known chemokine receptors but not all chemokines. The full names for a number of the chemokines abbreviated in the table are as follows: ELC (Ebl1 ligand chemokine); ENA-78 (epithelial-cell-derived neutrophil-activating protein); GCP-2 (granulocyte chemotactic protein 2); Gro-α, -β, -γ (growth-related oncogene α, β, γ); MCP-1, -2, -3, or -4 (monocyte chemoattractant protein 1, 2, 3, or 4); Mig (monokine induced by interferon γ); MIP-1α, -1β, or -5 (macrophage inflammatory protein 1α, 1β, or 5); NAP-2 (neutrophil-activating protein 2); RANTES (regulated on activation, normal T-cell expressed and secreted); TARC (thymus-and activation-regulated chemokine).

SOURCE: Adapted from Nelson and Krensky, 1998, *Current Opinion Immunology* **10**:265; Baggiolini, 1998, *Nature* **392**: 565; and Cyster, 2005, *Annual Review of Immunology* **23**: 127.

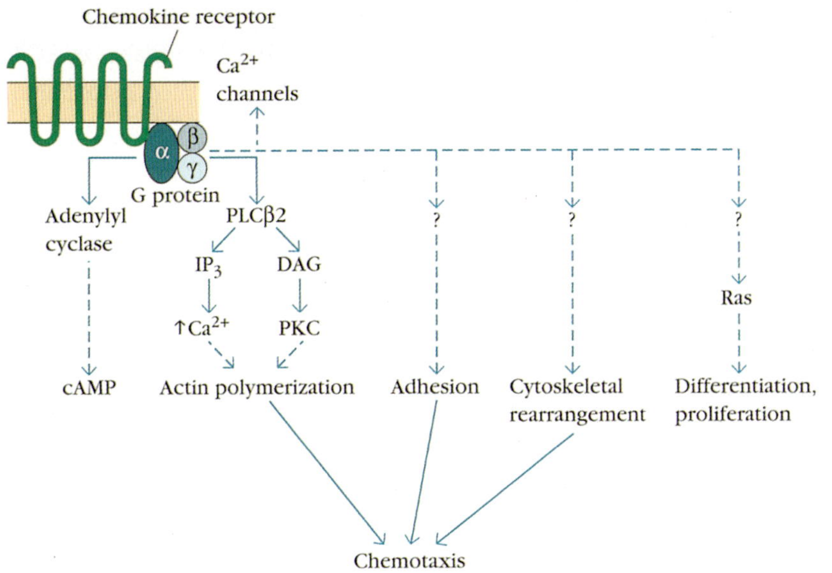

FIGURE 13-2 Chemokines signal through receptors coupled with heterotrimeric large G proteins. Binding of a chemokine to its receptor activates many signal transduction pathways, resulting in a variety of modifications in the physiology of the target cell. If the signal transduction pathway is not known or is incompletely worked out, dashed lines and question marks are used here to represent probable pathways. *[Adapted from Premack et al., 1996,* Nature Medicine *2:1174, and Rot and von Adrian, 2004,* Annual Review of Immunology *22:891.]*

여기에 속하지 않는 예외들로서는, 보존된 시스테인들 사이에 3개의 아미노산을 지니고 있는 CX3CL1, 그리고 4개의 보존된 시스테인들 중 2개가 결손되어 있는 XCL1 및 XCL2 등이 있다.

케모카인의 작용은 세포막을 일곱 번 관통하는 폴리펩티드 사슬을 지닌 수용체에 의해 매개된다. 수용체는 G-프로테인-연관 수용체 패밀리 (G-protein-linked family of receptors)의 일원이고, 그들이 결합하는 케모카인 유형에 따라 그룹화된다. CC 수용체 (CC receptors, CCRs)는 CC 케모카인을 인식하고, CXC 수용체 (CXC receptors, CXCRs)는 CXC 케모카인을 인식한다. 사이토카인의 경우 처럼, 케모카인들과 그들의 수용체들 사이의 결합은 강하고 (K_d>10^{-9}) 또한 특이성도 높다. 그러나 표 13-2가 보여주듯이 대부분의 수용체들은 한 가지 이상의 케모카인과 결합을 한다. 예를 들어, CXCR2는 최소 6개의 서로 다른 케모카인을 인식하며 많은 수의 케모카인이 한 개 이상의 수용체와 결합을 할 수 있다. 수용체가 정확하게 맞는 케모카인과 결합을 하게 되면 이형 삼량체인 큰 G 단백질 (large G proteins)을 활성화시켜 cAMP, IP_3, Ca^{2+}와 같은 강력한 2차 신호 전달자를 생산하는 신호전달과정을 시작하며, 작은 G 단백질 (small G proteins)을 활성화 한다 (그림 13-2). 케모카인에 의해 활성화되는 이러한 신호전달 경로에 의해 극적인 변화가 생긴다. 백혈구에 적절한 케모카인이 첨가될 경우, 몇 초 이내로 백혈구는 형태의 변화가 빠르고 심하게 일어나며, 백혈구 인테그린들의 활성화에 의해 내피 세포벽에 대해 더 강한 부착성을 가지게 되며, 그리고 식세포들 내에 살균성 산소 종들이 생성되게 하며, 뿐만 아니라 중성구와 대식세포로부터 단백질분해효소의 방출, 호염구에서 히스타민의 방출, 또한 호산구에서 세포독성 단백질의 방출을 포함한 과립성 내용물이 방출되게 한다.

케모카인-수용체 발현의 양상이 백혈구의 활성을 조정한다_Chemokine-recepter profiles mediate leukocyte activity

인체 백혈구의 주요 집단들 중에서 중성구는 CXCR-1, -2 및 -4를 발현하고, 호산구는 CCR1과 CCR3을 발현한다 (그림 13-3). 비록 휴지기의 미경험 T 세포는 CCR7을 표면에 지니고 있지만, CCR-1, -4, -5, -8, 및 CXCR3 등을 지니고 있으며 그 외 다른 수용체도 지닐 가능성이 있는 활성화된 T 세포의 경우에는 CCR7을 발현하지 않는

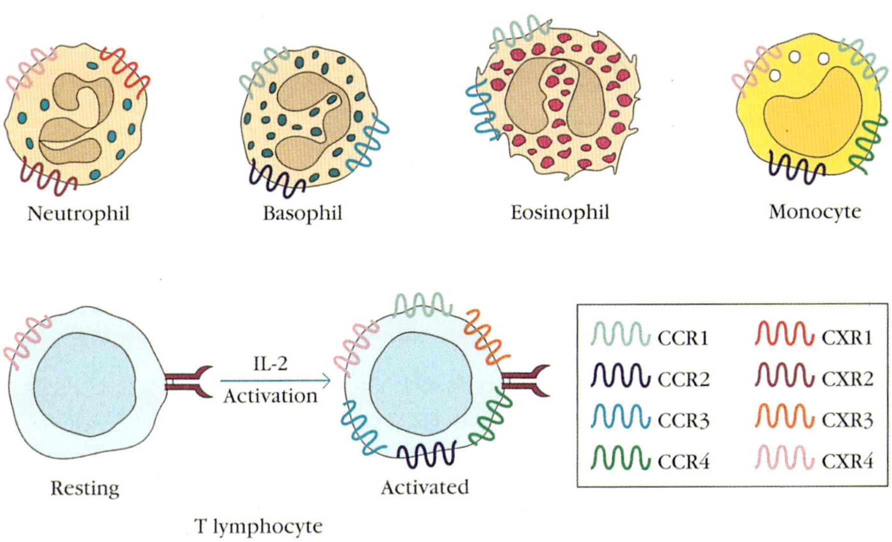

FIGURE 13-3 Patterns of expression of some principal chemokine receptors on different classes of human leukocytes. So far, the greatest variety of chemokine receptors has been observed on activated T lymphocytes. *[Adapted from M. Baggiolini, 1998,* Nature *392:565.]*

다. 분명히, 세포는 케모카인을 인식할 수 있는 수용체를 지니고 있을 때에만 그 케모카인에 반응할 수 있다. 따라서 백혈구의 수용체 발현양상의 차이점은, 백혈구가 향하는 조직 및 부위에서 생성되는 독특한 케모카인의 양상과 함께, 다양한 백혈구 집단들의 활성을 차별적으로 조절하는데 필요한 풍부한 기회를 제공한다. 실제로, 케모카인 수용체의 발현 양상의 차이가 백혈구 집단 내에서 나타난다. T_H 세포의 서브세트인 T_H1과 T_H2는 이들의 사이토카인의 생산에 있어서의 서로 다른 양상에 의해 구별될 수 있다. 또한 이러한 서브세트들은 서로 다른 케모카인 수용체들을 발현한다. T_H2 세포는 CCR4와 CCR8을 발현하고, T_H1 세포에서는 발현되지 않는 다수의 수용체들을 발현한다. 한편, T_H1 세포는 CCR1, CCR5, 및 CXCR3를 발현하는 반면에, 대부분의 T_H2 세포는 이들을 발현하지 않는다.

백혈구의 혈관외 유출–다단계 패러다임

Leukocyte Extravasation-The Multistep Paradigm

염증반응이 진행되면서 다양한 사이토카인과 다른 염증 매개인자들이 국소부위의 혈관에 작용하여 내피의 세포부착분자 (CAMs)의 발현이 증가되도록 유도한다. 이렇게 되면 혈관 내피조직이 '활성화' 또는 **염증화 (inflamed)**되었다고 한다. 이어서 백혈구는 조직 속으로 혈관외 유출되고, 감염장소로 이동한다. 이러한 과정이 이루어지기 위해서는, 중성구가 염증이 발생한 내피조직를 인식하여만 하고 또한 혈류에 휩쓸려 가지 않을 정도로 충분히 강하게 부착되어야만 한다. 이렇게 부착된 중성구는 이후 내피층을 관통하여 하부의 조직 속으로 이동하여야만 한다.

중성구 혈관외 유출 (leukocyte extravasation)은 4단계로 나눌 수 있다: (1) 셀렉틴에 의해 매개되는, 구르기 (rolling), (2) 화학주성인자의 자극에 의한 활성화 (activation), (3) Ig-패밀리 구성원들에 결합하는 인테그린에 의해 매개되는, 정지와 부착 (arrest and adhesion), (4) 내피횡단 이동 (transendothelial migration) (그림 13-4). 첫 번째 단계에서는, 중성구가 셀렉틴-탄수화물간의 저친화력 상호작용을 통해 내피조직에 느슨하게 결합을 한다. 염증반응 동안에는, 사이토카인과 다른 매개인자들이 염증이 일어난 국소 내피조직에 작용하여 셀렉틴 패밀리의 세포부착분자들의 발현을 유도한다. 이들 E-셀렉틴 및 P-셀렉틴 분자들은 중성구의 막에 있는 뮤신-유사 세포부착분자와 결합하거나 시알릴-루이스 (sialyl-Lewis^x)라고 부르는 시알산화 락토사미노글리칸 (sialylated lactosaminoglycan)과 결합 한다. 이러한 상호작용은 중성구를 내피 세포에 일시적으로 결속시키지만, 순환하는 혈액에 의해 중성구는 해리된다. 이어서 다른 내피세포 표면의 셀렉틴 분자가 다시 중성구를 결속시키는데; 이러한 과정이 반복되므로 중성구가 내피조직을 따라 빙글빙글 굴러가게 된다. 이러한 결합의 유형을 *구르기 (rolling)*라고 한다.

구르기 과정은 내피조직의 표면에 제시되는 케모카인과 백혈구 표면의 수용체 간의 상호작용이 일어날 수 있도록 백혈구의 혈관 내의 속도를 충분히 늦추어 준다 (표 13-2 참조). 내피조직에서 발현되는 다양한 케모카인과 백혈구 표면상의 케모카인 수용체의 레퍼토리에 의해서, 감염 부위에 모집되는 백혈구들의 특이성의 정도가 결정된다. 백혈구 표면의 케모카인 수용체에 케모카인이 결합함으로써 유도되는 신호전달과정들에 의해, 백혈구 표면의 인테그린의 입체구조의 변화와 밀집화 (clustering)가 초래된다. 이러한 과정이 세포를 내피조직에 좀 더 강하게 부착되게 해주고, 혈류에 의해 운반될 가능성을 낮춘다. 이어서 백혈구는, 내피장벽 (endothelial barrier)의 온전한 상태에는 손상을 주지 않으면서, 두 개의 인접한 내피세포 사이를 비집고 들어간다. 이 과정은 백혈구의 혈소판-내피-세포부착분자-1 (platelet-endothelial-cell adhesion molecule-1, PECAM-1, CD31)과 내피조직의 PECAM-1간의 동형결합 (homotypic binding)에 의해 일어난다. PECAM-1은 정상적으로 내피연접 (endothelial junction) 내에서 동형의 상호작용을 하는 모습으로 나타난다. 따라서 백혈구의 PECAM-1이 내피조직의 PECAM-1에 결합할 때, 연접의 온전한 상태가 유지된다. 또한 백혈구 상의 CD11a/CD18는 내피의 밀착연접 (tight junction)내에 위치한 또 다른 부착분자인 JAM-1에 결합하여, 혈류로부터 백혈구가 빠져나가는 것을 매개한다. 다른 인테그린들이 기저막 (basement membrane)과 세포외 기질 (extracellular matrix)내의 기질 단백질들 (matrix proteins)에 결합하는 것은, 백혈구가 화학유인제 (chemoattractant)의 농도구배에 따라 감염부위로 이동하도록 해준다.

중성구의 혈관외 유출 (NEUTROPHIL EXTRAVASATION) 중성

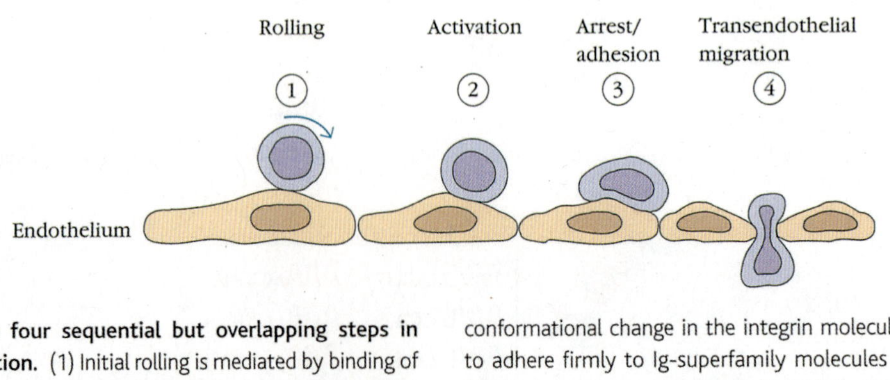

FIGURE 13-4 The four sequential but overlapping steps in leukocyte extravasation. (1) Initial rolling is mediated by binding of selectin molecules to sialylated carbohydrate moieties on mucin-like CAMs. (2) Chemokines then bind to G-protein–linked receptors on the leukocyte, triggering an activating signal. This signal induces a conformational change in the integrin molecules (3), enabling them to adhere firmly to Ig-superfamily molecules on the endothelium. (4) Leukocytes traverse the tight endothelial junction and subsequently migrate into the underlying tissue.

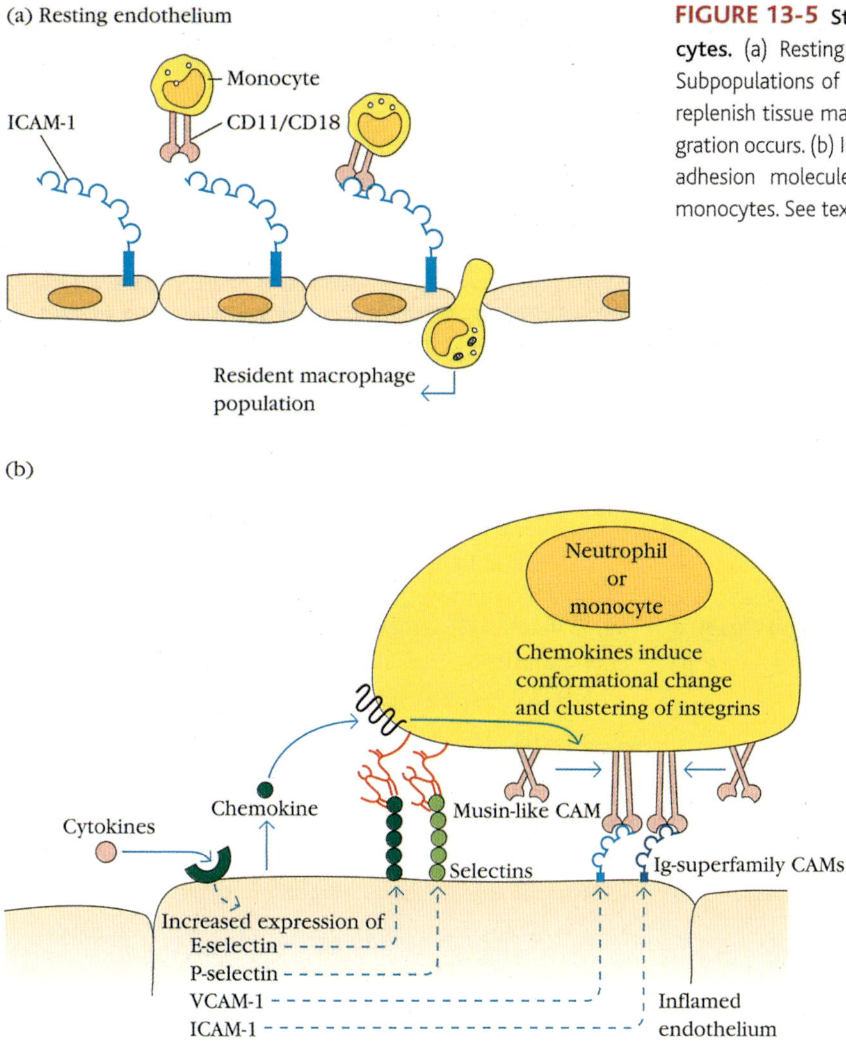

FIGURE 13-5 Steps in extravasation of neutrophils and monocytes. (a) Resting endothelium displays few adhesion molecules. Subpopulations of monocytes can bind via CD11/CD18 to ICAM to replenish tissue macrophage population. Little if any neutrophil emigration occurs. (b) Inflamed endothelium increases the level of several adhesion molecules, allowing transmigration of neutrophils and monocytes. See text for details.

구는 일반적으로 염증이 일어난 내피조직에 가장 먼저 결합하여 조직 속으로 혈관외 유출되는 세포 유형이다. 중성구는 휴지기 상태이며 비염증 상태인 내피조직에는 결합하지 않으며 또한 감염이 되지 않았을 때에는 휴지기의 내피조직의 표면에 E-셀렉틴과 P-셀렉틴이 발현되지 않기 때문에 혈류로 부터 빠져나가지 못한다 (그림 14-5a). 내피세포가 염증화될 때, P-셀렉틴이 바이벨-팔라드 소체 (Weibel-Palade bodies)에서 방출되고 내피세포 표면에 존재하게 되어서 중성구와 결합할 수 있게 된다. 중성구는 염증화된 내피 (inflamed endothelium)상에서의 구르기를 매개하기 위해 L-셀렉틴과 뮤신-유사 PSGL-1을 발현한다. 중성구는 구르기를 하면서 다양한 화학유인제들 (chemoattractants)에 의해 활성화된다; 이러한 화학유인제에는 내피세포 표면에 영구적인 형태 또는 염증 반응에 관련된 세포에 의해 국소적으로 분비되는 형태 등이 있다. 활성화 과정에 관여하는 두 종류의 케모카인으로 인터루킨-8 (IL-8)과 **대식세포 염증단백질 (macrophage inflammatory protein-1β, MIP-1β)**이 있다. 이러한 화학유인제들이 중성구의 막에 존재하는 수용체에 결합하면, 수용체와 회합되어있는 G 단백질에 의해 매개되는 활성화 신호를 촉발한다. 이 신호는 중성구의 막에 있는 인테그린 분자의 입체구조의 변화를 유도하며, 이로 인해 내피조직에 있는 Ig-슈퍼패밀리 부착 분자 (ICAMs)와의 친화력이 증가된다. 중성구는 CD11a/CD18과 CD11b/CD18 (LFA-1 및 MAC-1)을 발현하는데, 이들은 중성구가 케모카인에 의해 자극될 때, 활성이 있고 또한 좀 더 부착력이 있는 입체구조로 전환된다. 휴지기의 내피는 ICAM-1 (CD54)을 낮은 수준으로 발현하는데, 이들은 새로운 Ig-수퍼패밀리 구성원들의 시간-소모적인 생합성을 요구하지 않으면서, 활성화된 CD11a/CD18 및 CD11b/CD18과의 부착을 도와준다.

연이어, 중성구는 혈관의 벽을 관통하여 조직 속으로 이동한다. 추가적인 화학유인제들의 농도구배가 중성구를 감염부위로 안내한다. 보체의 분해산물인 C5a, N 포밀 펩티드를 함유한 세균성 펩티드, 그리고 류코트리엔은 중성구 표면의 특이적인 수용체에 결합하여, 이러한 세포들의 직접적인 이동과 활성화에 기여한다.

단구세포의 혈관외 유출 (MONOCYTE EXTRAVASATION) 말초혈액 유래의 단구세포는 중성구보다 훨씬 뒤에 감염부위로 이동한다. 이것은 감염화 내피에서 VCAM-1 (CD106)과 ICAM-1 (CD54)의 발현을 증가시키는데 소요되는 시간 때문이다 (그림 13-5b). 인체의 휴지기 내피조직은 인테그린 α4β1 (CD49d/CD29, VLA-4)의 리간드인 VCAM-1을 거의 혹은 전혀 발현하지 않는다.

단구세포의 아집단 (subpopulation)은 조직 내에 상주하는 대식세포와 수지상세포의 집단을 보충하기 위해서 염증화되지 않은 조직으로, CD11/CD18-ICAM-의존적 상호작용을 통하여, 낮은 비율로 이동한다. 케모카인 CXCL14가 이러한 단구세포의 구성적인 이동을 용이하게 해주는 것으로 생각된다. 일단 ICAM-1과 VCAM-1 발현이 세포 표면에서 증가되면, 말초 혈액 단구세포는 좀 더 효율적으로 부착하며 염증화된 조직으로 이동한다. 구르기는 L-셀렉틴 (CD62L)에 의해 매개되고, 인테그린은 단구세포-특이적인 화학유인제들, 특히 단구세포-화학유인 단백질-1 (monocyte-chemoattractant protein-1, MCP-1, CCL2)에 의해 활성화된다. 중성구의 경우와 같이, 단구세포의 내피횡단 이동 (transendothelial migration) 은 PECAM-1과 PECAM-1간의 상호작용에 의해 매개되는데, JAMs를 비롯한 추가적인 상호작용에 의해 매개될 가능성도 있다.

단구세포는 세균성 펩티드 절편과 보체의 분절과 같은 화학유인제들에 의해 감염부위로 안내된다. CR3를 비롯한 보체 절편들에 결합하기 위해, 단구세포에 발현되는 수용체들에는 CR3과 CR4가 포함되는데 CR3는 CD11b/CD18 (αMβ2, MAC-1)로, 그리고 CR4는 CD11c/CD18 (αXβ2, p150.95)로 구성되어 있다. 따라서 보체 수용체는 단구세포가 감염부위를 목표로 이동하는데 기여한다. 목표 조직 내에서, 단구세포는 대식세포로 분화할 수 있으며, 3장에서 서술한 바와 같이 조직 내에서 활성화된다.

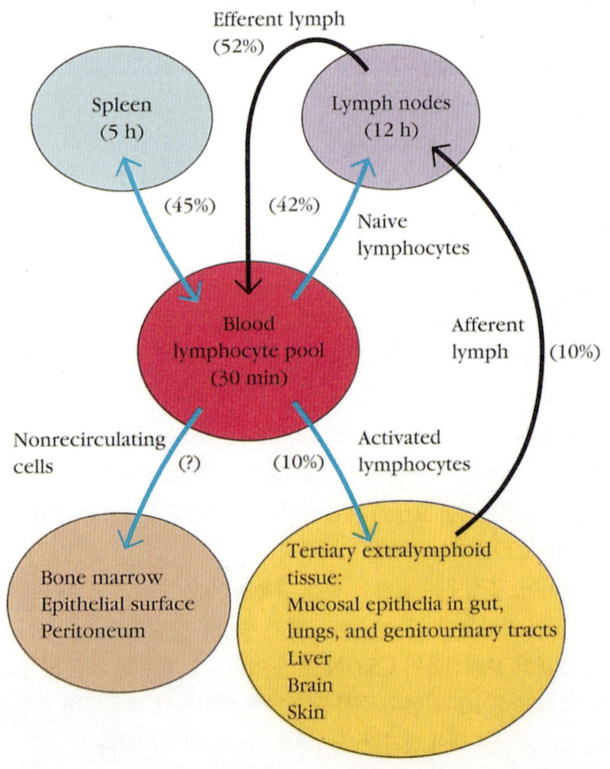

FIGURE 13-6 Lymphocyte recirculation routes. The percentage of the lymphocyte pool that circulates to various sites and the average transit times in the major sites are indicated. Lymphocytes migrate from the blood into lymph nodes through specialized areas in postcapillary venules called high-endothelial venules (HEVs). Although most lymphocytes circulate, some sites appear to contain lymphocytes that do not. *[Adapted from A. Ager, 1994, Trends in Cell Biology **4**:326.]*

림프구의 재순환_Lymphocyte Recirculation

다른 백혈구들과는 다르게, 림프구는 혈관과 림프관을 통하여 다양한 림프 기관으로 끊임없이 이동하면서 재순환된다 (그림 13-6). 대략 30분간 혈관을 통과한 후 림프구의 45%는 혈액에서 비장으로 이동되며 그곳에서 약 5시간 동안 머문다. 이와 비슷한 수 (42%)의 림프구는 혈관에서 다양한 말초 림프절로 이동하여 약 12시간 동안 머문다. 작은 수 (10%)의 림프구만이 모세관을 따라 늘어선 내피세포들 사이를 가로질러 3차 면역조직으로 이동을 한다. 이러한 조직은, 만약 있다면, 매우 적은 수의 림프계 세포들을 지니고 있지만, 염증반응이 일어나면 다른 곳에서부터의 림프계 세포의 도입이 촉발된다. 면역학적으로 가장 활발한 3차 면역조직은 피부, 그리고 위장, 폐, 및 비뇨생식기의 다양한 점막 상피조직과 같은 외부환경과 마주치는 곳이다.

림프구의 연속적인 재순환과정은 최대한으로 많은 수의 림프구들이 항원과 접촉하도록 해준다. 한 개의 림프구는 매일 1~2회 정도 혈액에서 조직 및 림프로 이동하였다가 다시 돌아오는 순환을 한다. 10^5개의 림프구 중 1개의 림프구만이 특정 항원을 인지하며, 짧은 시간 안에 특정 면역 반응을 일어나게 하기 위해서는 많은 수의 T 세포와 B 세포가 주어진 항원제시세포에 있는 항원과 결합을 해야 할 것으로 보여 진다. 주어진 항원이 존재할 때 그 항원과 접촉하도록 되어있는 작은 비율의 림프구가, 실제로 항원이 존재할 때 이와 접촉할 가능성은 림프구들의 광범위한 재순환에 의해 증가된다. 이러한 접촉이 일어날 가능성은 항원제시세포와 림프구들의 순환을 조절, 조직화, 및 지시하는 인자들에 의해서도 크게 증가될 수 있다.

림프구의 혈관외 유출_Lymphocyte Extravasation

림프구의 다양한 종류들은 염증부위와 2차 림프 기관으로 조절된 혈관외유출을 하는 것으로 나타났다. 그렇기 때문에 림프구의 재순환은 조심스럽게 조절되어 각기 다른 조직으로 B 세포와 T 세포의 개체수를 정확하게 보충해 주어야 한다. 중성구의 혈관외유출과 같이 림프구의 혈관외유출 역시 다수의 세포 부착 분자와의 상호작용이 필요하다 (표 13-1 참조). 전반적인 과정은 중성구 혈관외 유출 과정과 유사하며 접촉 (contact)과 구르기 (rolling), 활성화 (activation), 정지와 부착 (arrest and adhesion) 그리고 마지막으로 내피횡단 이동의 4단계 과정은 동일하다.

고내피 세정맥은 림프구 혈관외 유출 부위이다_High-endothelial venules are sites of lymphocyte extravasation

다양한 림프기관들의 **후모세관 정맥 (postcapillary venules)**에 있는 혈관 내피조직의 일부 지역은 볼록하고 입방형의 구조를 가진 특별한 세포들로 구성되어 있으며 이러한 부위를 **고내피 세정맥**

(a)

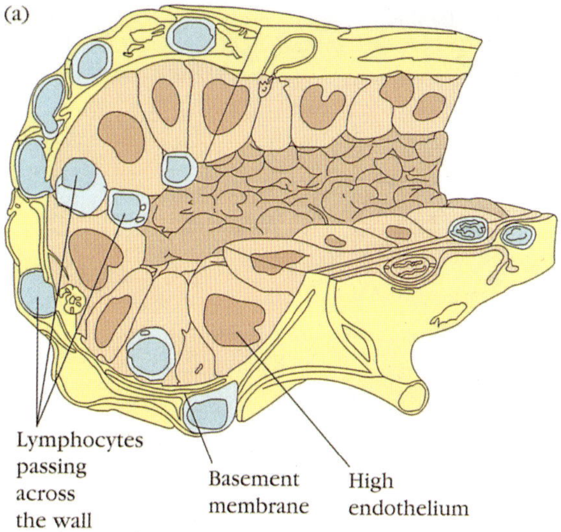

(b)

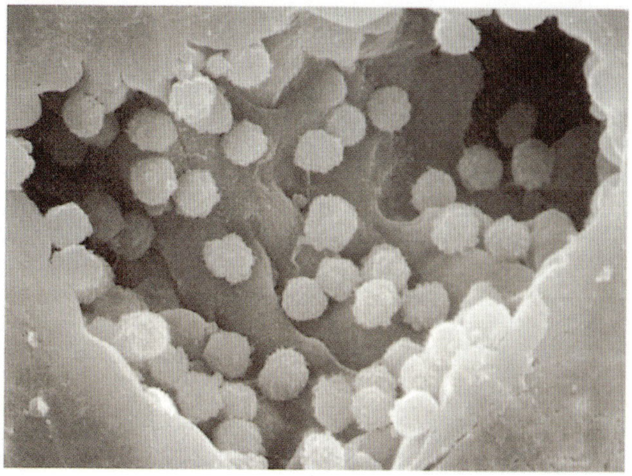

(c)

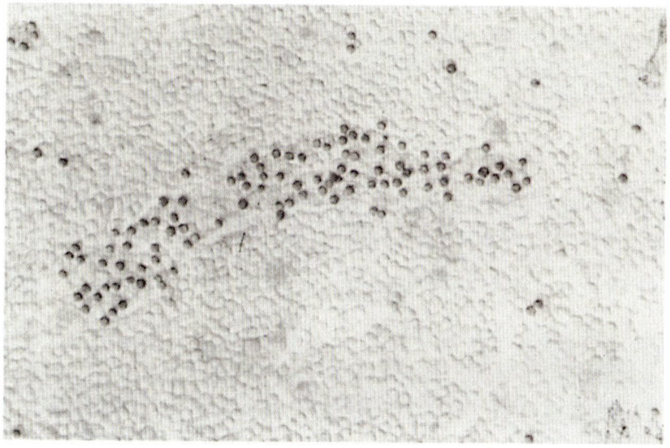

FIGURE 13-7 **(a) Schematic cross-sectional diagram of a lymph node postcapillary venule with high endothelium.** Lymphocytes are shown in various stages of attachment to the HEV and in migration across the wall into the cortex of the node. (b) Scanning electron micrograph showing numerous lymphocytes bound to the surface of a high-endothelial venule. (c) Micrograph of frozen sections of lymphoid tissue. Some 85% of the lymphocytes (darkly stained) are bound to HEVs (in cross section), which constitute only 1% to 2% of the total area of the tissue section. *[Part a adapted from A. O. Anderson and N. D. Anderson, 1981, in* Cellular Functions in Immunity and Inflammation, *J. J. Oppenheim et al., eds., Elsevier North-Holland; part b from S. D. Rosen and L. M. Stoolman, 1987,* Vertebrate Lectins, *Van Nostrand Reinhold; part c from S. D. Rosen, 1989,* Current Opinion in Cell Biology *1:913.]*

(high-endothelial venules) 또는 **HEVs**라고 한다 (그림 13-7a, b). 이들의 세포들은 다른 모세혈관을 구성하고 있는 평편한 내피세포와는 매우 다른 모양을 하고 있다. 비장을 제외한 각각의 2차 림프 기관들은 HEVs를 가지고 있다. 림프절, 페이에르 판 (peyer's patch) 또는 편도선의 동결절편 (frozen sections)을 백혈구와 반응시킨 후 결합이 되지 않은 세포를 세척하여 제거하였을 때, 비록 HEVs가 동결절편의 전체 면적의 1~2%만을 차지하지만 85% 이상의 결합된 세포들이 HEVs에서 부착되어 있는 것을 볼 수 있다 (그림 13-7c).

하나의 림프절에서 HEVs를 통하여 매초 최대 1.4×10^4개 정도의 림프구가 혈관외 유출되는 것으로 측정된다. 림프기관내의 HEVs의 발달과 유지는 항원 포획 (antigen capture)에 대한 반응으로 생성되는 사이토카인에 의해 영향을 받는다. 예를 들어, 무균환경에서 사육된 동물에는 HEVs가 형성되지 못한다. HEVs 유지에 있어서 림프구의 항원에 의한 활성화가 담당하는 역할은 항원이 림프절로 유입되는 것을 차단하기위해 림프절의 유입 림프맥관계 (afferent lymphatic vasculature)를 외과적으로 막음으로써 증명되었다. 짧은 시간이내에 HEVs는 손상된 기능과 평편해진 형태를 보였다.

HEVs는 다양한 세포부착분자를 발현한다. 다른 혈관 내피세포와 마찬가지로, HEVs는 셀렉틴 패밀리 (E- 및 P-selectin), 뮤신-유사 패밀리 (GlyCAM-1 및 CD34), 그리고 면역글로불린 슈퍼패밀리 (ICAM-1, ICAM-2, ICAM-3, VCAM-1 및 MAdCAM-1)의 세포 부착분자 (CAMs)를 발현한다. 조직에 특이적으로 분포하는 일부 부착분자들은, 재순환 중인 림프구들의 다양한 집단을 특정 림프기관으로 혈관외 유출시키기 때문에, **혈관 어드레신 (vascular addressins, VAs)**이라고 한다.

그림 13-8은 미경험 T 세포가 HEVs를 횡단하여 림프절로 혈관외 유출하는 과정에서의 전형적인 상호작용에 대해 묘사하고 있다. 첫 번째 단계는, 중성구의 부착에서 나타난 바와 유사하게, 일반적으로 셀렉틴-탄수화물 상호작용 (selectin-carbohydrate interaction)이다. 미경험 림프구는 HEVs에 L-셀렉틴을 통해 최초로 결합을 하는데, 이 L-셀렉틴은 이에 상응하는 CD34 혹은 GlyCAM-1과 같은 **뮤신-유사 혈관 어드레신 (mucin-like vascular addressin)**을 발현하는 특정조직에 미경험 림프구를 안내하는 귀소 수용체 (homing receptor)로서 역할을 한다. 림프구의 구르기는 중성구의 구르기보다는 현저하지 않다. 비록 최초의 셀렉틴과 탄수화물 사이의 상호작용은 약한 결합이지만, 후모세관 세정맥 (postcapillary venule)에서의 느린 혈류 속도 특히, HEVs 지역에서의 낮은 혈류 속도는 결합된 림프구가 혈류에 의해서 분리될 가능성을 낮추어 준다.

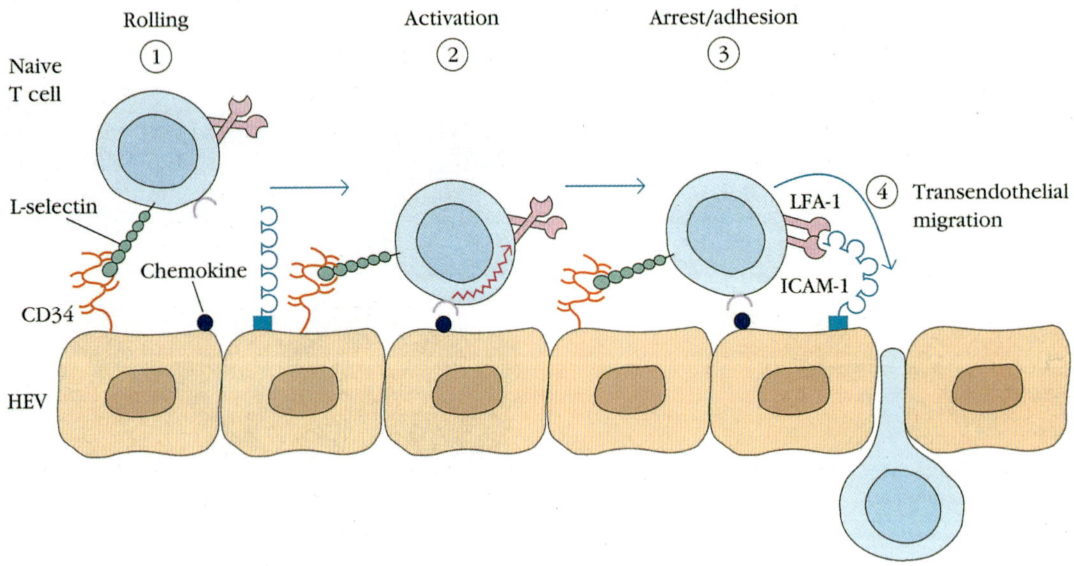

FIGURE 13-8 Steps in extravasation of a naive T cell through a high-endothelial venule into a lymph node. Extravasation of lymphocytes includes the same basic steps as neutrophil extravasation, but some of the cell adhesion molecules differ. Activation of the integrin LFA-1, induced by chemokine binding to the lymphocyte, leads to firm adhesion followed by migration between the endothelial cells into the tissue.

두 번째 단계에서, 인테그린을 활성화시키는 자극이 내피 표면에 위치하거나 그 부위에 분비된 케모카인에 의해 매개된다. HEVs를 덮고 있는 두꺼운 당질피질 (glycocalyx)는 아마도 가용성의 화학유인제들이 HEVs에 머무르게끔 하는 역할을 할 것이다. 중성구의 혈관외 유출에서와 같이, 케모카인이 림프구에 있는 G 단백질-연결 수용체와 결합을 하게 되면 막의 인테그린 분자의 활성화를 유도한다. 일단 활성화가 되면 인테그린 분자들은 Ig-슈퍼패밀리 부착 분자들 (예로서, ICAM-1)과 결합을 하여 림프구들이 내피조직에 단단히 부착할 수 있게 된다. 마지막 단계에 포함된 내피횡단 이동 (transendothelial migration)의 분자적 기전은 접합부 부착분자 (junctional adhesion molecules)인 PECAM-1 (CD31)과 JAM-1 (CD321)을 필요로 하는 것으로 생각된다.

림프구 귀소는 수용체의 발현 양상과 신호에 의해 유도된다_Lymphocyte homing is directed by receptor profiles and signals

일반적인 림프구의 혈관외 유출 과정은 중성구의 혈관외유출 과정과 유사하다. 이 두 과정의 차이점은 림프구들의 다양한 서브세트들이 다양한 조직 속으로 차별적으로 이동한다는 점이다. 이런 이동을 **소통 (trafficking)** 또는 **귀소 (homing)**이라고 한다.

림프구 서브세트들의 다양한 소통 방식들은 부착분자와 케모카인 사이의 독특한 상호 조합에 의해 매개된다; 림프구의 다양한 집단들이 특정 림프조직 및 염증조직으로 순환되는 것을 지시해주는 수용체들을 **귀소수용체 (homing receptors)**라고 한다.

미경험 림프구는 2차 림프 조직으로 재순환한다_Naive lymphocytes recirculate to secondary lymphoid tissue

미경험 림프구는 활성화되어 효과세포로 되기 전에는 면역반응에 관여할 수 없다. 이러한 미경험 림프구의 활성화는 2차 림프조직 내의 특별한 미세환경에서 일어난다 (예를 들면, 말초 림프절, 페이에르 판, 비장, 및 편도선). 이러한 미세환경에서 수지상 세포가 항원을 포획하여 미경험 림프구에게 제공하여 활성화를 시킨다. 미경험 림프구는 특별히 선호하는 2차 림프조직이 없으며, 대신에 몸 전체의 2차 림프조직을 구별없이 순환한다.

미경험 림프구가 HEVs에 최초로 부착되는 것은 보통 귀소수용체인 L-셀렉틴이 HEVs 상에 존재하는 GlyCAM-1 및 CD34와 같은 부착분자들에 결합하는 것에 의해 매개된다 (그림 13-8a). 최근, CD11a/CD18 (LFA-1, αLβ2) 및 CD49d/CD18 (VLA-4, α4β1) 역시 저친화력의 구조로서 (활성화에 앞서) 구르기를 매개하는 것으로 나타났다. 케모카인 CCL21, CCL10, 및 CXCL12는 CD11a/CD18 (LFA-1) 및 CD49d/CD18 (VLA-4)를 고친화력 구조로 전환하고 또한 무리를 이루게 함 (clustering)으로써, 미경험 T 세포가 HEV에 견고하게 부착되는 것을 촉진한다. 이러한 케모카인에 더하여, CXCL13은 미경험 B 세포 상의 인테그린을 활성화한다. 다른 케모카인들도 림프구 소집단들이 림프절 내의 그들의 지역에 끌어 모으고 있다. 미경험 세포의 소통 패턴은 이들 세포들이 혈액 유래 혹은 조직 유래의 항원을 포획하는 것을 주 기능으로 하는 2차 림프 조직을 끊임없이 순환하도록 디자인되어 있다.

일단 미경험 림프구가 2차 림프조직 내에 잡힌 항원과 만나게 되면, 그들은 활성화가 되고 림프아세포로 커지게 된다. 활성화는 대략 48시간 정도 걸리며, 이 시간 동안 아세포는 2차 림프조직의 부피질 영역 (paracortical regions)에서 남아있게 된다. **폐쇄기 (shutdown phase)**라고 부르는 이 시기에는 항원-특이적인 림프구가 순환계에서 감지되지 않는다 (그림 13-9). 폐쇄기 동안에 미경험

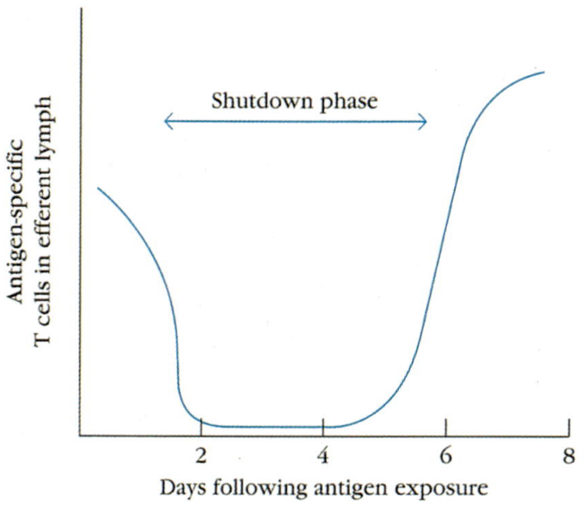

FIGURE 13-9 T-cell activation in the paracortical region of a lymph node results in the brief loss of lymphocyte recirculation. During this shutdown phase, antigen-specific T cells cannot be detected leaving the node in the efferent lymph.

세포들은 신속한 증식과 분화를 진행한다. 이러한 과정 동안에 생겨나는 효과세포와 기억세포는 림프조직을 빠져나와 순환을 시작한다 (11장 참조).

효과 림프구와 기억 림프구는 다른 소통패턴을 지니고 있다_Effector and memory lymphocytes adopt different trafficking patterns

효과와 기억 림프구의 소통 패턴은 미경험 림프구의 것과는 다르다. 효과세포는 염증화된 혈관 내피조직을 인식하고 또한 염증반응 동안에 생성되는 화학유인제분자 (chemoattractant molecules)를 인식함으로써 감염 부위에 귀소하려는 경향이 있다. 한편, 기억 림프구는 처음 항원을 접촉하였던 조직 유형에 특이적으로 귀소한다. 이는 아마도 기억림프구가 인식하는 항원과 차후에 접촉할 가능성이 가장 높은 조직으로 귀소할 것이라는 것을 보장해 주는 것 같다.

효과세포와 기억세포는 염증부위에 그리고 3차 림프외 조직 (피부 및 점막 상피와 같은) 상에 존재하는 리간드들과 상호작용 하는 LFA-1과 같은 세포부착분자들을 증가된 수준으로 발현하여, 효과세포와 기억세포들이 이러한 부위들에 들어가도록 해준다. 감염화된 내피조직은 기억세포와 효과세포 표면에 높은 수준으로 발현된 수용체에 결합하는, E-셀렉틴과 P-셀렉틴 그리고 Ig-슈퍼패밀리 분자인 VCAM-1와 ICAM-1과 같은 다수의 부착분자들을 발현한다.

미경험 림프구와는 달리, 기억 및 효과세포 집단의 서브세트들은 조직에 선택적으로 귀소하는 행동을 한다. 이러한 조직 선택성은 기억세포나 효과세포의 표면에 발현되는 케모카인 수용체의 레퍼토리와 내피조직 상에 나타나는 케모카인에 의해서 결정된다. 더구나, 일부 조직은 효과세포의 서브세트를 선택하는 것을 돕는 독특한 세트의 부착분자들을 전시한다. 예를 들어, 기억/효과세포들 중 점막에 귀소하는 서브세트 (mucosal homing subsets)는 인테그린들인 α4β7 (LPAM-1)과 CD11a/CD18 (LFA-1, αLβ2)를 높은 수준으로 지니고 있는데, 이를 통해 **장내 프로프리아층 세정맥 (intestinal lamina propria venules)**상에 존재하는 MAdCAM과 다양한 ICAMs에 결합한다 (그림 13-10a). 그러나 이 세포들은 2차 림프조직 속으로 들어가는 것을 촉진하는 L-셀렉틴을 낮은 수준으로 발현하기 때문에 2차 림프조직으로의 이동은 회피한다. 대신에, 이러한 세포들은 소장 (small intestine)에 있는 케모카인 CCL25에 결합하는 케모카인수용체 CCR9를 발현한다. IgA를 분비하는 B 세포는 CCL25와 CCL28에 의해 장조직 속으로 모인다. 효과/기억세포들의 또 다른 서브세트는 피부에 우선적으로 귀소된다. 이러한 서브세트는 또한 L-셀렉틴은 낮은 수준으로 발현하지만, 피부의 표피 세정맥 (dermal venules)상에 있는 E-셀렉틴과 ICAMs와 결합하는 피부 림프구 항원 (cutaneous lymphocyte antigen, CLA)과 LFA-1는 높은 수준으로 전시하고 있다 (그림 13-10b). CCL17, CCL27, 및 CCL1은 이러한 T 세포들의 모집을 도와준다. 비록 L-셀렉틴을 낮은 수준으로 발현하는 효과세포와 기억세포들은 HEVs를 통하여

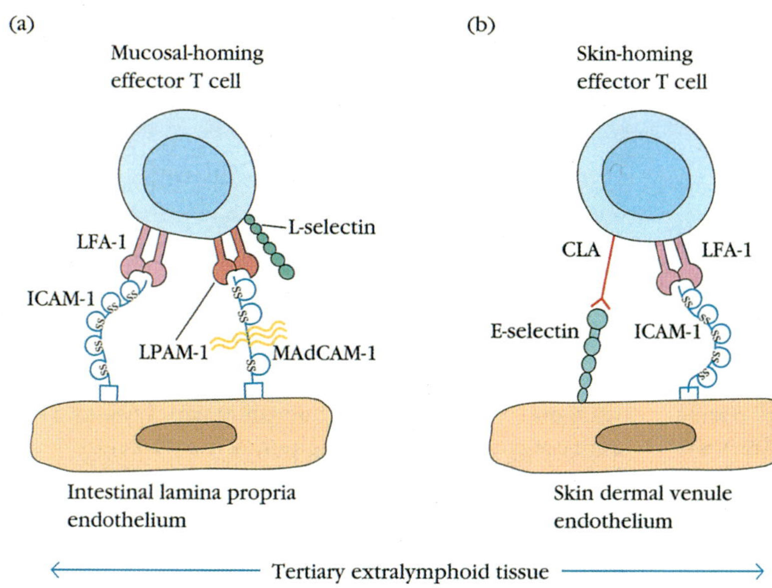

FIGURE 13-10 Examples of homing receptors and vascular addressins involved in selective trafficking of naive and effector T cells. Various subsets of effector T cells express high levels of particular homing receptors that allow them to home to endothelium in particular tertiary extralymphoid tissues. The initial interactions in homing of effector T cells to (a) mucosal and (b) skin sites are illustrated.

말초 림프절로 귀소하지는 않지만, 유입 림프관을 통해 말초 림프절로 들어갈 수 있다.

염증의 기타 매개체들_Other Mediators of Inflammation

케모카인들에 더하여, 내재 및 획득면역계의 세포들에서 방출되는 다양한 종류의 기타 매개체들이 염증반응의 특이적인 부분을 촉발하거나 향상시킨다. 이들 매개체들은 조직 비만세포, 혈액내 혈소판, 그리고 중성구, 단구세포/대식세포, 호산구, 호염구와 림프구들을 비롯한 다양한 백혈구에서 방출된다. 이러한 근원에 더하여, 혈장도 4가지의 서로 연계되어있는 매개체-생산계를 보유하고 있는데, **키닌계 (kinin system)**, **응고계 (clotting system)**, **섬유소 분해계 (fibrinolytic system)** 및 **보체계 (complement system)**가 그것이다. 첫 번째에서 세 번째 생산계의 경우는 공통적인 중간생성물로서 하게만 인자 (Hageman factor: X II 인자)를 가진다(그림 13-11). 조직손상이 발생할 경우, 이러한 4가지 생산계는 활성화되어 다수의 염증 매개체들을 생산하는 그물 같은 상호작용 공정을 진행한다.

키닌계는 조직손상에 의해 활성화된다_The kinin system is activated by tissue injury

키닌계는 조직손상에 뒤이어서 하게만 인자 (XII 인자)라고 부르는 혈장응고인자 (plasma clotting factor)가 활성화되었을 때 시작되는 효소 연쇄반응이다. 이어서 활성화된 하게만 인자는 칼리크레인 전구체 (prekallikrein)를 활성화시켜 칼리크레인 (kallikrein)을 생성하는데, 이 칼리크레인은 키니노젠 (kininogen)을 절단하여 **브라디키닌 (bradykinin)**을 생성한다 (그림 13-11 참조). 이 유력한 펩티드는 혈관의 투과성을 증가시키고, **혈관확장 (vasodilation)**을 일으키며, 통증을 유발하고, 또한 평활근의 수축을 촉발한다. 칼리크레인은 또한 보체계의 구성원인 C5를 C5a와 C5b로 절단함으로서 보체계에도 직접 작용한다.

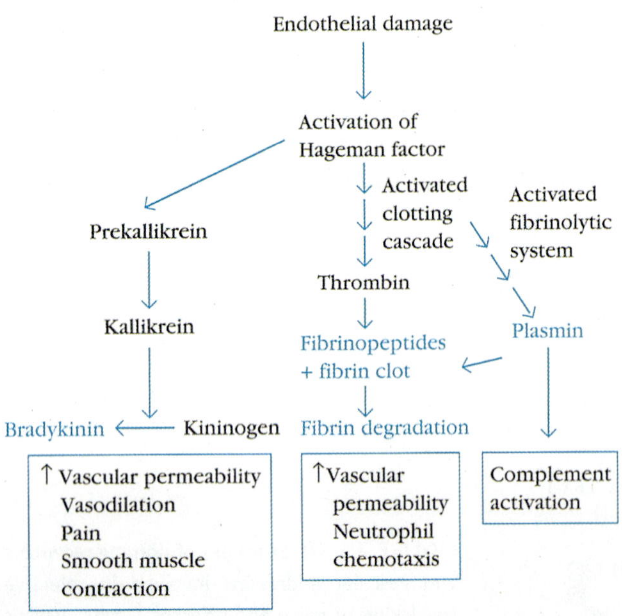

FIGURE 13-11 Tissue damage induces formation of plasma enzyme mediators by the kinin system, the clotting system, and the fibrinolytic system. These mediators cause vascular changes, among the earliest signs of inflammation, and various other effects. Plasmin not only degrades fibrin clots but also activates the classical complement pathway.

응고계는 섬유소-유도 염증 매개체를 생산한다_The clotting system yields fibrin-generated mediators of inflammation

혈관에 발생하는 손상에 의해 촉발되는 또 다른 효소 연쇄반응은 다량의 트롬빈 (thrombin)을 생성한다. 또한 염증반응의 개시는 활성화된 단구세포로부터 방출되는 조직인자 (tissue factor)에 수반되는, P-셀렉틴과 PSGL-1 사이의 상호작용을 통하여 응고계를 촉발한다. 트롬빈은 조직액 또는 혈장에 들어있는 가용성 섬유소원 (fibrinogen)에 작용하여 **섬유소 (fibrin)** 및 **피브리노펩티드 (fibrinopeptides)**의 불용성 가닥들을 생성한다. 불용성의 섬유소 가닥이 서로 교차되면 **응괴 (clot)**를 형성하는데, 이 응괴는 감염이 전개되는 것을 차단하는 역할을 한다. 응고계는 조직손상 직후에 출혈을 막고 혈류 속에 침입한 병원체가 퍼지는 것을 막기 위해서 매우 신속하게 유발된다. 피브리노펩티드는 염증반응의 매개체로 작용하여, 혈관의 투과성과 중성구의 화학주성을 증가시킨다. 활성화된 혈소판은 CD40L을 방출하여 **친염증성 사이토카인** IL-6과 IL-8의 생성을 증가시키고 부착분자들의 발현도 증가시킨다. 인테그린 CD11b/CD18 (MAC-1)은 응고계의 두 가지 구성원들인 X 인자 (factor X)와 섬유소원 (fibrinogen)과 결합한다. X 인자가 CD11b/CD18에 결합하면 X 인자의 활성이 증가되며 따라서 응고가 촉진한다.

섬유소 분해계는 플라스민 유도-염증 매개체들을 생성한다_The fibrinolytic system yields plasmin-generated mediators of inflammation

손상된 조직에서 섬유소 응괴를 제거하는 것은 섬유소 분해계에 의해 이루어진다. 이 경로의 최종 산물은 플라스미노겐 (plasminogen)의 활성화된 형태인 **플라스민 (plasmin)**이라는 효소이다. 유로키나아제-유형의 플라스미노겐 활성인자 (urokinase-type plaminogen activator, uPA) 및 그 수용체인 u-PAR도 또한 내피조직과 세포외기질에 백혈구가 결합하는데 관여하는 것 같다. 유력한 단백질분해효소인 플라스민은 섬유소 응괴를 분해하여서 중성구에 대해 화학주성을 나타내는 분해산물을 생성한다. 플라스민은 또한 보체의 고전경로를 활성화하는 작용을 통해 염증반응에 기여한다.

보체계는 아나필락시스 독소를 생산한다_The complement system produces anaphylatoxins

고전경로와 대체경로 모두는 보체계의 활성화를 통하여, 염증반응의 중요한 매개체들로서 작용하는 다수의 보체분해산물들을 생성한다 (7장 참조). **아나필락시스 독소 (anaphylatoxins, C3a 및 C5a)**가 비만세포의 막에 있는 수용체와 결합하면 히스타민과 그 외 약리학적인 활성을 지닌 매개체들을 방출하는 **탈과립 (degranu-**

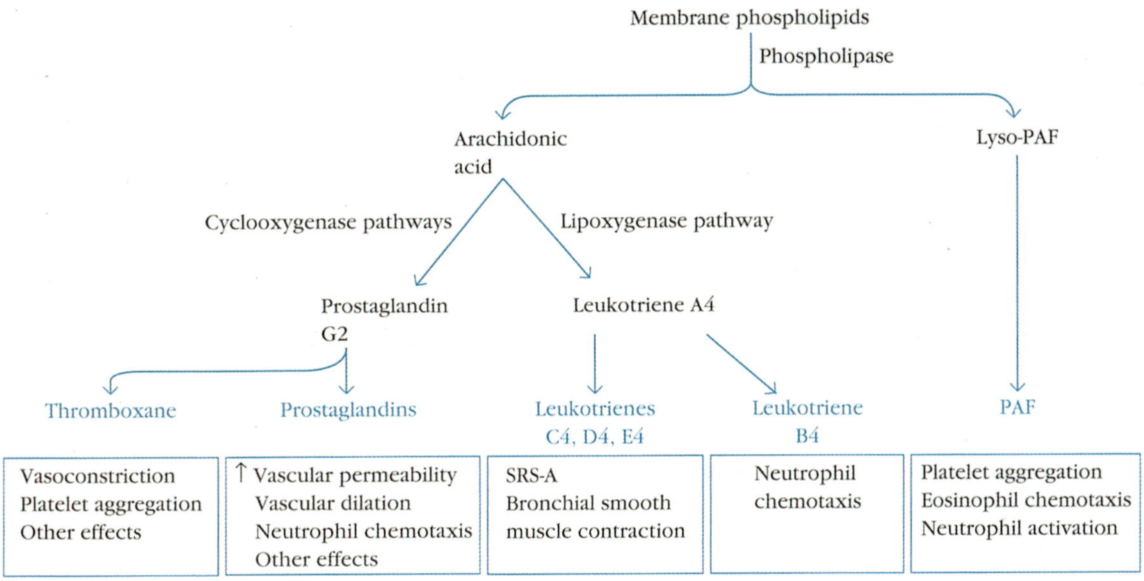

FIGURE 13-12 The breakdown of membrane phospholipids generates important mediators of inflammation, including thromboxane, prostaglandins, leukotrienes, and platelet-activating factor (PAF).

lation)을 유도한다. 이러한 매개인자들은 평활근 수축을 유도하고 혈관 투과성을 증가시킨다. C3a, C5a 및 C5b67은 함께 작용하여서 단구세포와 중성구가 혈관 내피세포에 부착되는 것과, 모세혈관의 내피층을 관통하여 혈관외 유출되는 것과, 그리고 조직 내의 보체활성화가 일어난 부위로 이동하는 것을 유도한다. 따라서 보체계의 활성화는 항원이 침입한 부위로 항체와 식세포를 지니고 있는 체액이 유입되게 한다.

일부 지질은 염증 매개체로 작용한다_Some lipid acts as inflammatory mediators

막의 교란에 뒤이어서 몇몇 세포 유형들 (예를 들면, 대식세포, 단구세포, 중성구 및 비만 세포)의 막에 존재하는 인지질은 **아라키돈산 (arachidonic acid)과 전 혈소판 활성인자 (lyso-platelet activating factor, lyso-PAF)**로 분해된다 (그림 13-12). 이어서 전 혈소판 활성인자는 혈소판 활성 인자 (platelet-activating factor, PAF)로 전환되어 혈소판을 활성화시키며, 호산구의 화학주성 그리고 중성구와 호산구의 활성화와 탈과립을 비롯한 다수의 염증효과들을 나타낸다.

사이클로옥시게나제 경로에 의한 아라키돈산의 대사는 **프로스타글란딘 (prostaglandins)**과 **트롬복세인 (thromboxanes)**을 생산한다. 상이한 프로스타글란딘들이 상이한 세포들에서 생성된다: 단구세포와 대식세포는 대량의 PGE2와 PGF2를; 중성구는 적당량의 PGE2를; 비만세포는 PGD2를 생성한다. 프로스타글란딘은 증가된 혈관 투과성, 증가된 혈관 확장 (vascular dilation), 그리고 중성구 화학주성의 유도를 비롯하여 다양한 생리적 효과들을 지니고 있다. 트롬복세인은 혈소판의 응집 (aggregation)과 혈관의 수축을 일으킨다.

아라키돈산은 리폭시게나제 경로를 이용하여 4 종류의 **루코트리엔들 (leukotrienes)** 즉, LTB4, LTC4, LTD4 그리고 LTE4를 생성한다. 세가지 루코트리엔 LTC4, LTD4, LTE4는 **아나필락시스의 저속반응물질 (SRS-A)**이라고 불리는 물질 (이 물질은 평활근을 수축시키는 역할을 한다)을 만든다. LTB4는 중성구의 유력한 화학유인제이다. 루코트리엔은 단구세포, 대식세포와 비만 세포를 비롯한 다양한 세포들에서 생산된다.

일부 사이토카인들은 중요한 염증 매개체들이다_Some cytokines are important inflammatory mediators

다수의 사이토카인들이 급성 혹은 만성염증반응의 발달에 중요한 역할을 한다. IL-1, IL-6, TNF-α, IL-12 그리고 다수의 케모카인들은

TABLE 13-3 Redundant and pleiotropic effects of IL-1, TNF-α, and IL-6

Effect	IL-1	TNF-α	IL-6
Pyrogenic (fever inducing)	+	+	+
Synthesis of acute-phase proteins by liver	+	+	+
Increased vascular permeability	+	+	+
Increased adhesion molecules on vascular endothelium	+	+	−
Fibroblast proliferation	+	+	−
Platelet production	+	−	+
Chemokine induction (e.g., IL-8)	+	+	−
Induction of IL-6	+	+	−
T-cell activation	+	+	+
B-cell activation	+	+	+
Increased immunoglobulin synthesis	−	−	+

중복성 (redundant) 및 다면발현성 (pleotropic)의 효과들을 통하여 염증반응에 함께 기여한다. IL-1, IL-6과 TNF-α에 의해 매개되는 효과들의 일부를 표 13-3에 나열하였다. 또한 INF-γ도 급성염증반응의 후반에 작용하며 그리고 대식세포를 끌어들이고 활성화함으로써 만성염증반응에 중요한 기여를 하는 방식으로, 염증반응에 기여하고 있다. IL-12는 친-염증성 T_H1 서브세트의 분화를 유도한다. 이러한 급성 및 만성염증의 발달에 있어서 몇몇 이러한 염증성 사이토카인들의 역할에 대해서는 다음 단락에서 더 자세히 서술될 것이다.

염증반응 과정_The Inflammatory Process

염증은 감염과 조직손상과 같은 다양한 자극들에 대한 생리적 반응이다. 대체로, 급성염증은 빠르게 발병되며 짧은 기간 동안 지속된다. 급성염증에는 일반적으로 **급성기 반응 (acute-phase response)** 이라고 알려진 전신성 반응이 수반되는데, 급성기 반응은 혈장 단백질들의 수준이 급격히 변화되는 특징이 있다. 일부 질환에 있어서는, 지속적인 면역 활성화 때문에, 병리적 결과를 종종 일으키는 만성염증을 초래할 수 있다.

중성구는 염증의 초기에 중요한 역할을 한다_Neutrophils play an early and important role in inflammation

염증반응의 초기에, 조직으로 침윤되는 대표적인 세포 유형이 중성구이다. 염증반응이 시작된 후 첫 6시간 이내에 중성구의 침윤이 최고조에 달하며, 이런 중성구의 요구에 부합하기 위해 새로운 중성구들이 골수에서 대량 생산된다. 정상 성인의 경우, 매일 10^{10}개 정도의 중성구를 생성하지만, 급성염증의 기간 동안에는 중성구의 생성이 10배 정도 만큼 증가한다.

중성구는 골수를 떠나서 혈액을 따라 순환한다. 급성염증의 매개체들에 대한 반응으로, 혈관 내피 세포들은 E- 및 P-셀렉틴의 발현이 증가된다. 트롬빈 (thrombin)과 히스타민 (histamine)은 P-셀렉틴의 발현 증가를 유도하며; IL-1 또는 TNF-α와 같은 사이토킨들은 E-셀렉틴의 발현 증가를 유도한다. 순환하는 중성구들은 PSGL-1 또는 테트라사카라이드 시알릴 루이스 (tetrasaccharides siayly Lewis^a)와 시알릭 루이스 (sialyl Lewis^x)와 같은 뮤신들을 발현하며, 이렇게 발현된 뮤신은 E- 및 P-셀렉틴과 결합한다.

앞에서 서술한 바와 같이, 이러한 결합은 혈관 내피조직에 중성구가 부착되거나 속박되게 해주어서, 중성구가 혈액이 흐르는 방향으로 굴러갈 수 있도록 한다. 이 시기 동안에, IL-8 또는 다른 화학유인제들과 같은 케모카인들이 중성구에 작용을 하여, 인테그린 부착 분자의 구조적 변화를 유발하는 G-단백질-매개 활성화 신호를 촉발하고 그 결과 중성구의 부착과 뒤이은 내피횡단 이동을 초래한다 (그림 13-5참조).

일단 조직 속에서는, 활성화된 중성구 또한 화학유인제의 수용체를 증가된 수준으로 발현하는데, 결과적으로 화학유인제의 농도가 증가하는 방향으로 이동하게 된다. 중성구의 화학주성을 유도하는 염증매개체들 중에는 몇몇 케모카인들, 보체 분해산물들 (C3a, C5a 및 C5b67), 피브리노펩티드, 프로스타글란딘 및 루코트리엔 뿐만 아니라 포르밀 메치오닐 펩티드 (formyl methionyl peptides)와 같이 미생물에서 방출된 일부 분자들이 있다. 활성화된 중성구는 항체에 대한 Fc 수용체와 보체의 수용체를 증가된 수준으로 발현하므로, 이러한 세포들은 항체 또는 보체에 의해 코팅된 병원균에 더 효율적으로 결합할 수 있게 되어 그 결과 포식작용을 증진시킨다.

활성화 신호는 **활성산소 중간물질 (reactive oxygen intermediates)**과 **활성질소 중간물질 (reactive nitrogen intermediates)** 을 생산하는 **호흡돌발 (respiratory burst)**에 이르는 대사 경로를 자극한다 (3장 참조). 이러한 반응성 대사산물들의 일부의 방출과 중성구의 1차 및 2차 과립으로부터 매개체들 (단백질 분해효소, 포스포리파아제, 엘라스타아제, 콜라겐 분해효소)의 방출은 다양한 병원균을 죽이는데 있어서 중요한 역할을 한다. 이러한 물질들은 또한 염증반응으로 인한 조직손상에도 기여한다. 죽은 세포들과 미생물들이 체액 및 다양한 단백질들과 함께 축적되어서, 고름 (pus)이라고 알려진 것을 만든다.

염증반응은 국소적이거나 전신적이다_Inflammatory response may be localized or systemic

감염이나 조직손상에 뒤이어 일어나는 염증반응은 조직손상을 받은 부위에만 국한시키는 역할을 통해서 초기 방어를 한다. 3장에서 요약된 바와 같이, 급성염증반응에는 국소적인 반응과 전신적인 반응 모두가 포함된다.

국소염증반응_Localized inflammatory response

2000년 전에 이미 기술되었던 국소적인 급성염증반응의 대표적 특징은 부종 (swelling, *tumor*), 발적 (redness, *rubor*), 열 (heat, *calor*), 통증 (pain, *dolar*) 그리고 기능의 상실이다. 조직손상 후 몇 분 이내에 혈관의 직경이 증가되며 (혈관확장, vasodilation), 그 결과 손상부위 내의 혈액의 양은 증가하지만 혈류 속도는 감소하게 된다. 증가된 혈액량에 의해 조직에는 열이 나게 되며 발적이 일어난다. 또한 혈관의 투과성도 증가하여 혈관, 특히 모세관 세정맥에서 액체성분이 새어나오게 된다. 이로 인해 조직내부에는 액체가 축적되며 (부종, edema), 간혹 백혈구도 혈관외 유출되어 조직 내로 들어오게 되어서, 그 부위의 부종과 발적에 기여한다. 혈관에서부터 액체성분이 누출될 경우, 키닌계, 응고계, 그리고 섬유소 분해계가 활성화된다 (그림 13-11 참조). 국소염증반응의 초기에 일어나는 혈관의 변화들 중 다수는, 혈관확장과 혈관투과성의 증가를 유도하는 브라디키닌 (bradykinin) 및 피브리노펩티드 (fibrinopeptides)와 같은 혈장 효소 매개체들 (plasma enzyme mediators)에 의해 직접 유도된다. 몇몇 혈관 변화들은, 비만세포의 탈과립에 의한 히스타민을 방출을 유도하는 보체 아나필락시스 독소 (C3a 및 C5a)의 간접적 영향에 의해 일어난다. 히스타민은 염증을 일으키는 유력한 매개체이며, 혈관 확장과 평활근의 수축을 일으킨다. 프로스타글란딘들 (prostaglandins) 역시 급성염증반응에 있어서 혈관확장과 혈관 투과성 증가에 기여한다.

이러한 혈관 변화가 일어난 후 수 시간 내에 중성구는 내피세포에 부착하고 혈액으로부터 빠져 나와서 조직 속으로 이동한다 (그림

OVERVIEW FIGURE 13-13: Cells and Mediators Involved in a Local Acute Inflammatory Response

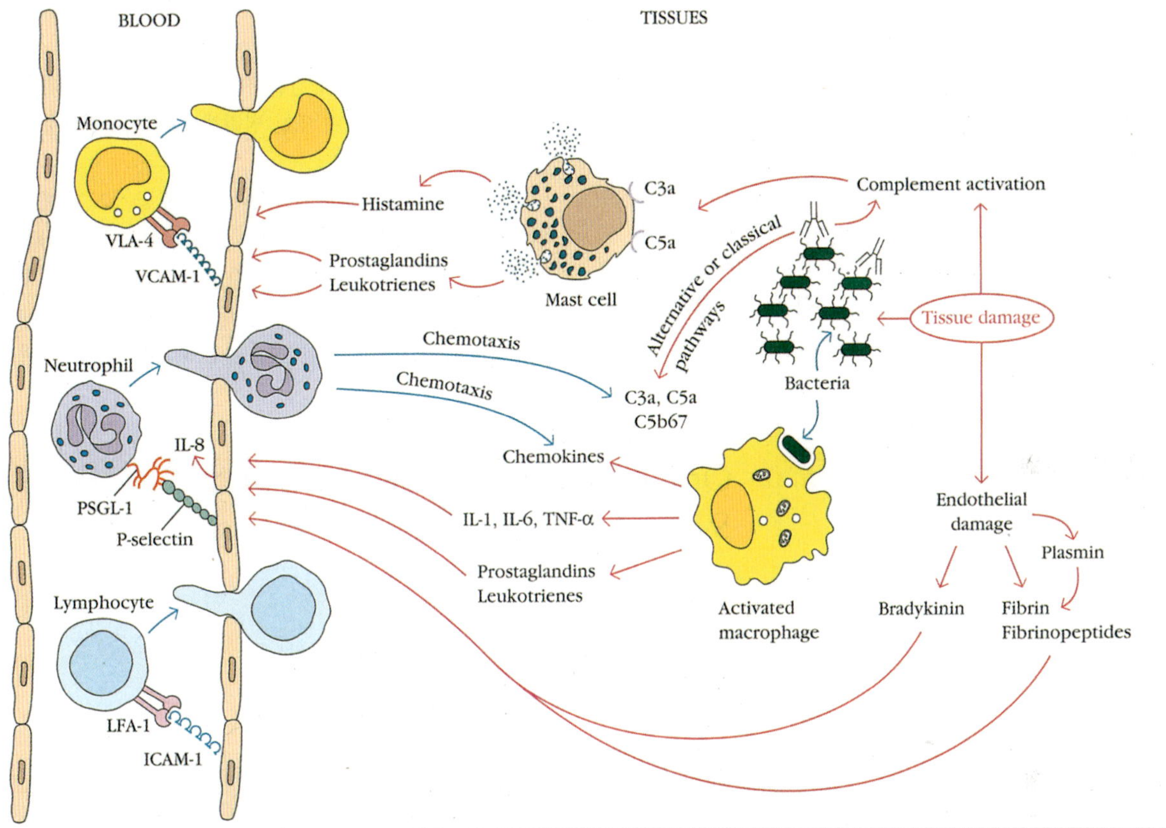

Tissue damage leads to the formation of complement products that act as opsonins, anaphylatoxins, and chemotactic agents. Bradykinin and fibrinopeptides induced by endothelial damage mediate vascular changes. Neutrophils generally are the first leukocytes to migrate into the tissue, followed by monocytes and lymphocytes. Only some of the interactions involved in the extravasation of leukocytes are depicted.

13-13). 이들 중성구는 조직 내부로 침입한 병원균을 포식작용으로 제거하며 염증반응에 기여하는 매개체들을 방출한다. 이들 매개체들 중에는 염증부위로 대식세포를 끌어들이는 케모카인들인, 대식세포 염증 단백질들 (MIP-1α와 MIP-1β)이 포함되어 있다. 대식세포는 염증반응이 시작된 후 약 5~6시간 만에 염증부위로 도달한다. 이들 대식세포들은 활성화된 상태의 세포들로서, 식세포 작용이 증가되어 있으며 또한 염증반응에 관여하는 매개체들과 사이토카인들을 증가된 수준으로 방출한다.

활성화된 조직 대식세포는 3가지의 사이토카인 (IL-1, IL-6, TNF-α)을 생성한다. 이들 3가지 사이토카인들은 급성염증반응에서 나타나는 여러 국소적 및 전신적인 변화들을 유도한다 (표 13-3 참조). 이들 3가지 사이토카인들은 국소적으로 작용하여, 혈액응고와 혈관 투과성 증가를 유도한다. TNF-α와 IL-1 양쪽 모두는 혈관 내피세포 상에 부착분자들의 발현증가를 유도한다. 예를 들어, TNF-α는 중성구 상의 부착분자와 선택적으로 결합하는 내피 부착분자인 E-셀렉틴의 발현을 자극한다. IL-1은 림프구와 단구세포 상의 인테그린에 결합하는 ICAM-1과 VCAM-1의 발현 증가를 유도한다. 혈관 내에 순환하는 중성구, 단구세포, 및 림프구는 혈관벽에 존재하는 이러한 부착분자들을 인식하고, 부착하고, 그리고 뒤이어 혈관벽을 관통하여 조직 속으로 들어간다. IL-1과 TNF-α는 또한 대식세포와 내피세포에 작용하여 케모카인들의 생산을 유도하는데, 이 케모카인들은 혈관 내피세포에 대한 중성구의 부착력을 증가시키고 또한 유력한 화학주성인자들 (chemotactic factors)로 작용하여 중성구의 유입에 기여한다. 또한 INF-γ와 TNF-α는 대식세포와 중성구를 활성화시켜서, 포식활성의 증가와 조직 내부로 용해효소의 방출 증가를 촉진한다.

국소 급성염증반응은 면역계의 명백한 개입이 없이도 일어날 수 있다. 그러나 종종 염증부위에 방출되어 있는 케모카인들이 면역계

세포가 혈관 내피세포에 부착하는 것과 혈관 벽을 관통하여 조직 속으로 이동하는 것을 촉진한다. 그 결과로서 백혈구, 중성구, 단구세포, 호산구, 호염구, 그리고 비만 세포들이 조직손상 부위로 유입되는데, 그 곳에서 이러한 세포들은 항원의 소거와 조직의 치유에 참여한다.

국소 급성염증반응의 기간과 강도는 조직손상을 제어하고 또한 치유에 필요한 조직-수선 기전을 돕기 위해 정교하게 조절되어야 한다. TGF-β는 염증반응이 과도하게 일어나지 않도록 조절하는 중요한 역할을 한다. 또한 TGF-β는 섬유아세포의 증식과 축적, 그리고 조직을 적절히 수선하는데 필요한 세포외 기질의 침착 (deposition)을 촉진시킨다.

분명히 백혈구의 부착 과정은 염증반응에서 매우 중요하다. 백혈구가 적절하게 부착하는 것을 실패하면, 백혈구 부착 결핍증 (임상 초점 참조)에서 나타난 바와 같이 질병을 초래할 수 있다.

전신 급성기 반응 Systemic acute-phase response

국소 염증반응은 **급성기 반응 (acute-phase response)**이라고 알려진 전신반응 (systemic response)을 동반한다 (그림 13-14). 이 반응은 발열, ACTH과 하이드로코르티손 (hydrocortisone)과 같은 호르몬 합성의 증가, 백혈구 생성의 증가 (**백혈구 증가증, leukocytosis**), 그리고 간에서의 다수의 **급성기 단백질들 (acute-phase proteins)**의 생산 등의 특징을 지니고 있다. 체온의 증가는 여러 병원균의 증식을 억제하며 또한 병원체에 대한 면역반응을 향상시키는 것으로 나타난다.

C-반응 단백질 (c-reactive protein)은 급성기 단백질의 대표적인 단백질로서 급성기 반응 동안에는 혈청 내 농도가 1000배 증가한다. C-반응 단백질은 5개의 동일한 폴리펩티드가 비공유 결합으로 연결되어 있다. C-반응 단백질은 매우 다양한 미생물들에 결합하며 보체를 활성화 시키는 결과, 옵소닌 C3b를 미생물의 표면에 침착시

OVERVIEW FIGURE 13-14: Organs and Mediators Involved in a Systemic Acute-Phase Response

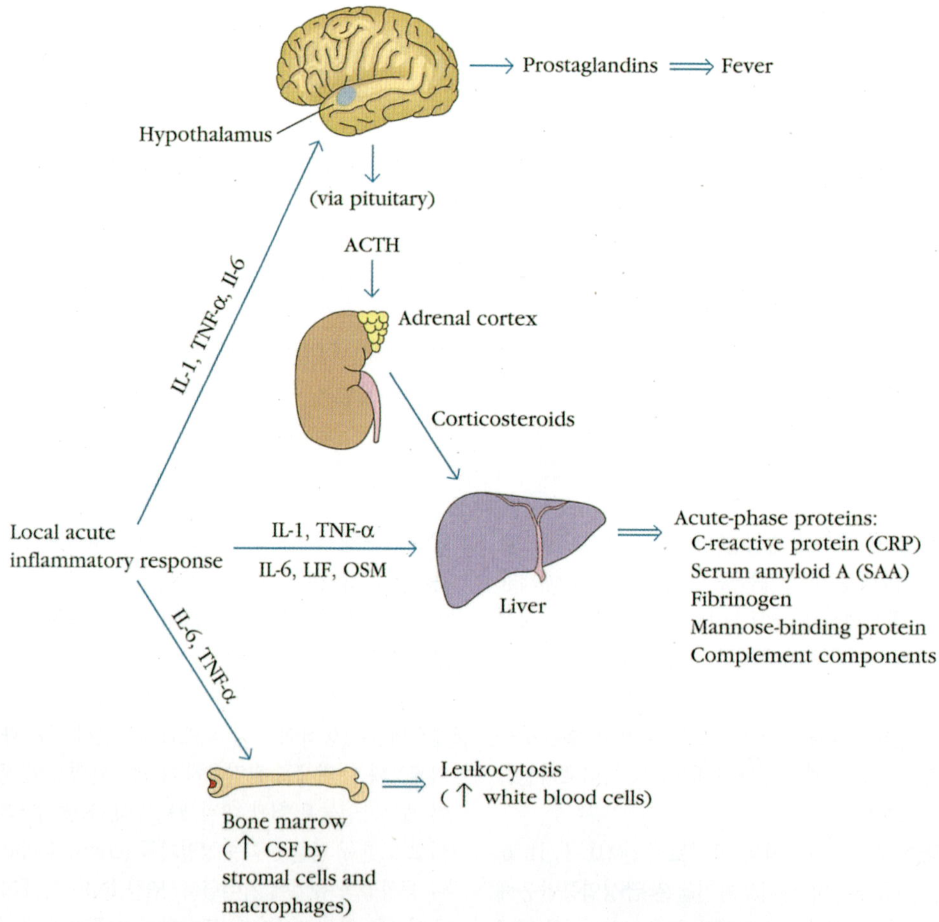

IL-1, IL-6, and TNF-α, which are produced by activate macrophages at the site of inflammation, are particularly important in mediating acute-phase effects. LIF = leukemia inhibitory factor; OSM = oncostatin M.

임상초점

인체와 반추동물에 있어서의 백혈구 부착분자 결핍증_Leukocyte-Adhesion Deficiency (LAD) in Humans and Cattle

면역계는 효과반응의 구성성분들을 조립하고, 이러한 재원들을 감염 부위에 집중시키기 위해 염증반응을 이용한다. 염증반응은 혈관확장, 혈관투과성 증가, 혈장 단백질의 누출, 그리고 염증세포들의 모집 등을 포함하는 복합적인 반응이다. 이 때 염증부위로의 관련 백혈구의 유입을 유도하는 화학 주성물질이 가장 중요한 요소인데 여기에 해당하는 케모카인으로는 IL-8, **단구세포 화학유인 단백질 1 (MCP-1)과 대식세포 염증단백질 (MIP-1)**, 그리고 보체 고정(complement fixation) 동안에 생성되는 C5a와 같은 펩티드 분절 등이 알려져 있다.

화학유인제들이 혈류를 따라 지나가는 백혈구들에게 신호를 주어서 혈관 표면에, 견고하게 부착되게 하면, 백혈구 세포들은 내피세포들 사이를 비집고 관통하여 주변의 조직 속으로 들어간다. 일단 이러한 혈관외 유출된 백혈구들이 화학유인제의 농도구배에 의해서 염증반응의 부위로 안내되면, 이 염증반응에 참여자들이 된다. 이때 부착과 혈관외 유출에 주요한 부착성 상호작용에 있어서 핵심요소는 이동하는 백혈구 상에 발현되는 이형 이합체인 인테그린 분자들이다. 다수의 인테그린들이 알려져 있으며, 이들 중에는 LFA-1 (CD11a와 CD18로 구성); Mac-1 (CD11과 CD18로 구성, CR3이라고도 함); p150/95 (CD11과 CD18로 구성, CR4라고도 함) 등이 있다. 백혈구가 적절한 케모카인이나 다른 화학유인제를 만나게 되면, 백혈구의 막 인테그린 분자들이 형태적 변화를 일으켜서 약하게 부착할 수 있던 상태에서 견고하게 부착할 수 있는 상태로 전환된다.

1979년 영국 의학 잡지중 하나인 Lancet 지에 "탯줄 탈리의 지연, 광범위한 태아감염, 중성구 이동의 결함"이라는 제목의 연구논문이 발표되었다. 이 논문은 **희귀성 상염색체 열성 질환 (rare autosomal recessive disease)**에 의해 고통을 받는 환자들에 대하여 수년간에 걸쳐 기술한 여러 연구보고서들 중 첫 연구보고였는데, 이 질환의 첫 징후는 배꼽의 염증 (omphalitis), 즉 탯줄의 배꼽 주변의 팽창과 발적인 경우가 빈번하다. 비록 정상 대조구에 비해 바이러스 감염에 대한 감수성은 높지 않지만, 이 환자들은 재발성이며 만성적인 세균감염에 의해 고통을 받고 고름이 있을 것으로 예상되는 부위에 고름이 생성되지 않았다. 이 환자들은 과립구들이 결핍되어 있지 않으며 실제로는 순환하는 과립구들의 수가 일반적으로 대단히 증가해 있으므로, 이와 같은 관찰은 상당히 놀라운 것이다. 이들 환자들을 면역학적 조사의 결과, Ig 수준은 정상치였으며 거의 정상의 B-, T-, NK 세포 기능을 지니고 있었다. 그러나 조직손상에 반응하는 백혈구의 이동을 조사를 통해 이러한 환자들의 질병의 근원이 밝혀졌다.

백혈구 이동을 측정하는 한 가지 방법은 팔의 조그만 부위에 상처를 내고 덮개유리(coverslip)을 덮은 후 상처 부위로의 백혈구 이동을 덮개유리에 묻어나는 백혈구의 수치로써 확인하는 방법이다. 즉 일련의 덮개유리를 일정한 시간간격으로 상처부위에 덮은 후 수 시간 후에 덮개유리에 확인되는 백혈구의 수를 측정하는 것인데, 통상 2시간 간격으로 8시간 동안 4번 정도를 측정한다. 이러한 방법으로 얻은 덮개유리들을 현미경으로 관찰하면 백혈구들이 덮개유리에 이동하였는지를 밝힐 수 있다. 건강한 정상인의 경우에는 조직손상에 대한 면역계의 반응으로 백혈구들이 상처부위로 이동하므로, 덮개유리에서 백혈구의 확인이 가능하다. 그러나 여기에서 언급하고 있는 환자들의 경우는 덮개유리에서 백혈구가 대부분 관찰되지 않는다. 이러한 환자들의 백혈구들을 조사한 결과, 여러 인테그린들의 필수적인 구성원인 CD18의 결핍이 밝혀졌다. 백혈구 이동에 있어서 중요한 요소는 인테그린-매개 세포부착이며, 이러한 환자들의 경우에는 백혈구들이 염증부위로 부착-의존적인 이동을 할 능력이 없어서 고통을 받는 것으로 밝혀졌다. 따라서 이런 증상을 **백혈구-부착 분자 결핍증 (leukocyte-adhesion dificiency, LAD)**라고 명명하였다.

이러한 환자들에 있어서 미생물 감염은 항생제로써 치료가능하나 재발이 일어난다. 뿐만 아니라 여러 병원성 미생물들의 항생제 내성균주들이 존재하므로, LAD 환자들은 이와 같은 다모클레스의 미생물 검 아래에서, 언제 생명을 지탱해주는 항생제 실이 끊어질지를 알지 못하는 상태로, 살아야 한다. 그러나 적절한 골수 기증자를 찾게 된다면 (거의 대부분 가까운 친척임), 치료할 수 있는 전략이 있다. LAD 환자의 조혈계를 세포독성 약제를 처리하여 파괴시킨 다음, 골수이식을 시술한다. 만약 성공적이라면, 이러한 시술에 의해 환자는 정상수준의 기능성 인테그린을 발현하고 완전한 수준의 이동능력을 갖춘 백혈구들을 지니게 된다.

이 질병은 사람에서만 한정되지 않는다. **소 백혈구 부착 분자 결핍증 (bovine leukocyte adhesion deficiency, BLAD)**과 같은 놀랍도록 유사한 질병이 소에서 일어난다. BLAD 질환의 원인은, 사람의 LAD 환자의 경우와 마찬가지로, 기능적인 인테그린 소단위의 결핍인 것으로 알려져 있다. 일부 젖소들의 집단에서의 차이점은; 이 질병의 발병율이 사람에게는 매우 낮은데 반해 소의 경우에는 경제적인 피해를 줄 정도의 고빈도로 발생한다는 것이다. 이는 젖소의 집단에 매우 흔한 동종교배 (inbreeding)의 결과이다. 일반적으로, 젖소는 매우 소수의 수소들로부터 취한 정액으로 인공수정에 의해 새끼를 낳는다. 이러한 시술 때문에, 1980년대에는 20마리의 젖소 중 거의 1마리가 이형접합형의 BLAD 유전자형을 지닌 한 마리의 홀스타인 수소의 유래가 되었다. 이러한 열성유전형질의 비율이 종마로 사용한 수소에 의해 높아지면, 젖소집단에 있어서의 BLAD 발병율이 현저하게 높아진다. 1990년대 초반에도 몇몇 낙농국가들에서는 젖소의 BLAD 발생율이 10% 정도 까지 높게 나타났다. 소의 CD18 유전자가 클로닝되었으며, 이 유전자의 변형된 형태들을 검출하기 위한 DNA 중합연쇄반응 (PCR)-근거한 분석기술을 디자인 할 수 있게 되었다. 현재는 종마용 수소와 인공 수정되는 암소의 BLAD 대립형질을 통상적으로 조사하는 것이 가능하게 되었다. 그 결과, 이 유전자의 결손 및 변이를 지니고 있는 수소들이 확인되었고 동종교배의 풀에서 제외되었다. 이를 통해 새로운 BLAD 발생 빈도를 현저하게 줄일 수 있게 되었으며, 뿐만 아니라 젖소 집단에 있어서의 BLAD 대립형질의 전체 빈도를 현저히 줄일 수 있게 되었다.

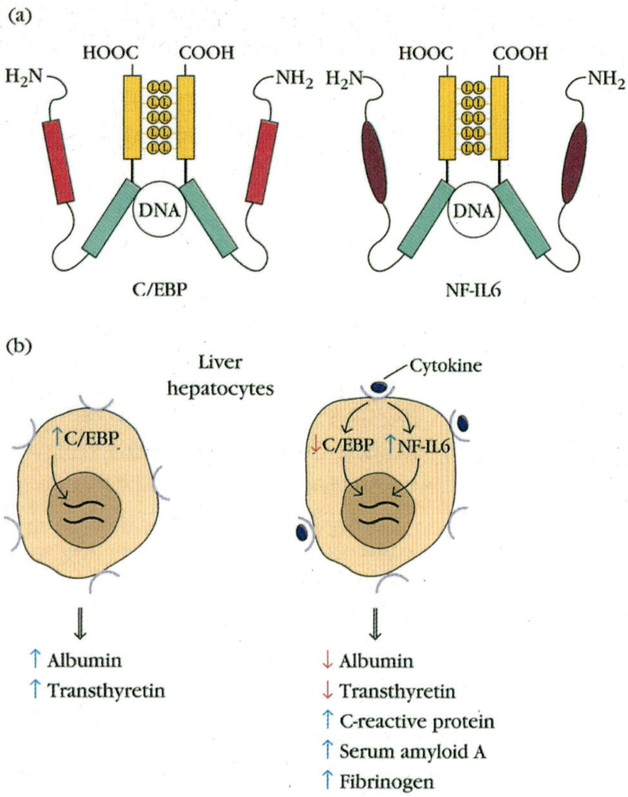

FIGURE 13-15 Comparison of the structure and function of C/EBP and NF-IL6. (a) Both transcription factors are dimeric proteins containing a leucine-zipper domain (orange) and a basic DNA-binding domain (blue). (b) C/EBP is expressed constitutively in liver hepatocytes and promotes transcription of albumin and transthyretin genes. During an inflammatory response, binding of IL-1, IL-6, TNF-α, LIF, or OSM to receptors on liver hepatocytes induces production of NF-IL6, which promotes transcription of the genes encoding various acute-phase proteins. Concurrently, C/EBP levels decrease and the levels of albumin and transthyretin consequently decrease.

킨다. 이어서 C3b 수용체를 발현하는 식세포는 C3b로 코팅된 미생물들에 대해 쉽게 포식작용을 일으킨다.

여러 가지 전신 급성기 반응의 효과들은 IL-1, TNF-α, 그리고 IL-6의 통합적인 작용에 기인한다 (그림 13-14 참조). 이러한 사이토카인들 각각은 시상하부 (hypothalamus)에 작용하여 열 반응을 유도한다. 급성기 염증반응이 시작된 후 12~24시간 이내에 증가된 수준의 IL-1, TNF-α 및 IL-6 (뿐만 아니라 백혈병억제인자, LIF와 온코스타틴 M, OSM)은 간세포로부터 급성기 단백질들의 생산을 유도한다. TNF-α는 또한 혈관 내피세포와 대식세포에 작용하며 콜로니자극인자들 (M-CSF, G-CSF, 및 GM-CSF)의 분비를 유도한다. 이러한 CSF들은 조혈을 촉진하고, 그 결과 감염에 대항하는데 필요한 백혈구들의 수를 일시적으로 증가시킨다.

간에 의한 급성기 단백질 생산을 유도하는 5가지의 사이토카인들 (IL-1, TNF-α, IL-6, LIF 및 OSM)의 능력에서 나타나는 중복성 (redundancy)은, 이들 각 사이토카인이 그 수용체에 작용한 후에, **NF-IL6**라는 공통적인 전사인자가 유도되기 때문이다. 클로닝된 NF-IL6의 아미노산 서열을 분석한 결과, 간-특이적인 전사인자인 **C/EBP**와 그 서열이 높은 수준으로 일치한다는 것이 밝혀졌다 (그림 13-15a). NF-IL6과 C/EBP 양쪽 모두는 류신-지퍼 도메인과 기본적인 DNA-결합 도메인을 지니고 있으며, 또한 이 두 단백질은 다양한 간 단백질들을 암호화하는 유전자들의 프로모터 또는 엔핸서 내의 동일한 염기서열에 결합한다. 알부민과 트랜스사이레틴 (transthyretin)의 생산을 촉진하는 C/EBP는 간세포에 의해 구성적으로 발현이 된다. 염증반응이 진행되고 사이토카인들이 간세포 표면상의 각각의 수용체들에 결합하면, NF-IL6의 발현은 증가하고 C/EBP의 발현은 감소한다 (그림 13-15b). 이러한 두 단백질들의 서로 반비례적인 관계가, 염증반응 동안 급성기 단백질들의 혈청 내 농도는 증가되는 반면 알부민과 트랜스사이레틴과 같은 단백질들의 혈청 내 수준은 감소되는 것을 설명해 준다.

만성염증은 항원이 계속 존재할 때 발달된다_Chronic inflammation develops when antigen persists

일부 미생물들은, 예를 들면 포식작용에 저항할 수 있게 해주는 세포벽 성분을 가짐으로써, 면역계에 의한 소거작용을 회피할 수 있다. 이러한 미생물은 종종 만성염증반응을 유도하여서, 심각한 조직 손상을 초래한다. 만성염증은 또한 자기항원들 (self antigens)이 계속적으로 T 세포를 활성화하는 다수의 자가면역질환들에도 일어난다. 끝으로, 만성염증은 또한 조직손상 그리고 여러 유형의 암과 관련된 쇠약 (wasting)에도 기여한다.

대식세포의 축적과 활성화는 만성염증의 특징이다. 만성적으로 활성화된 대식세포로부터 방출된 사이토카인들은 또한 섬유아세포의 증식과 콜라겐의 생산을 촉진한다. 만성염증 부위에는 일종의 반흔조직 (scar tissue)이 **섬유증 (fibrosis)**이라고 부르는 과정을 통해 발달되는데, 섬유증은 정상적인 조직 기능이 억제될 수 있는 상처치유의 과정이다. 만성염증은 또한 육아종의 형성으로 이어질 수 있는데, 육아종은 종양 같은 덩어리로 가운데에는 활성화된 대식세포가 있고 그 주위를 활성화된 림프구들이 둘러싸고 있다. 육아종의 중앙에는 활성화된 대식세포가 융합되어 **다핵성 거대 세포 (multinucleated giant cells)**가 형성된다. 이들 거대세포들은 보통 커다란 변형된 대식세포로 둘러싸여 있는데, 이 세포들은 상피세포를 닮았기 때문에 **상피조직세포 (epitheloid cells)**라고 한다.

만성염증에서 IFN-γ와 TNF-α의 역할_Roles of IFN-γ and TFN-α in chronic inflammation

특히, IFN-γ와 TNF-α와 같은 두 가지의 사이토카인들이 만성염증의 발달에 있어서 중요한 역할을 한다. T_H1 세포, 자연살해세포, 그리고 T_C 세포는 IFN-γ를 방출하는 반면, 활성화된 대식세포는 TNF-α를 분비한다.

당단백질들의 인터페론 패밀리에 속하는 IFN-α와 IFN-β는 바이러스에 의해 감염된 세포에서 분비되며 이웃한 세포들이 바이러스에 감염되지 않도록 보호한다. 어떤 인터페론을 생산할 것인가는 감염된 세포의 유형에 따라 달라진다. INF-α는 백혈구에 의해 생성된다;

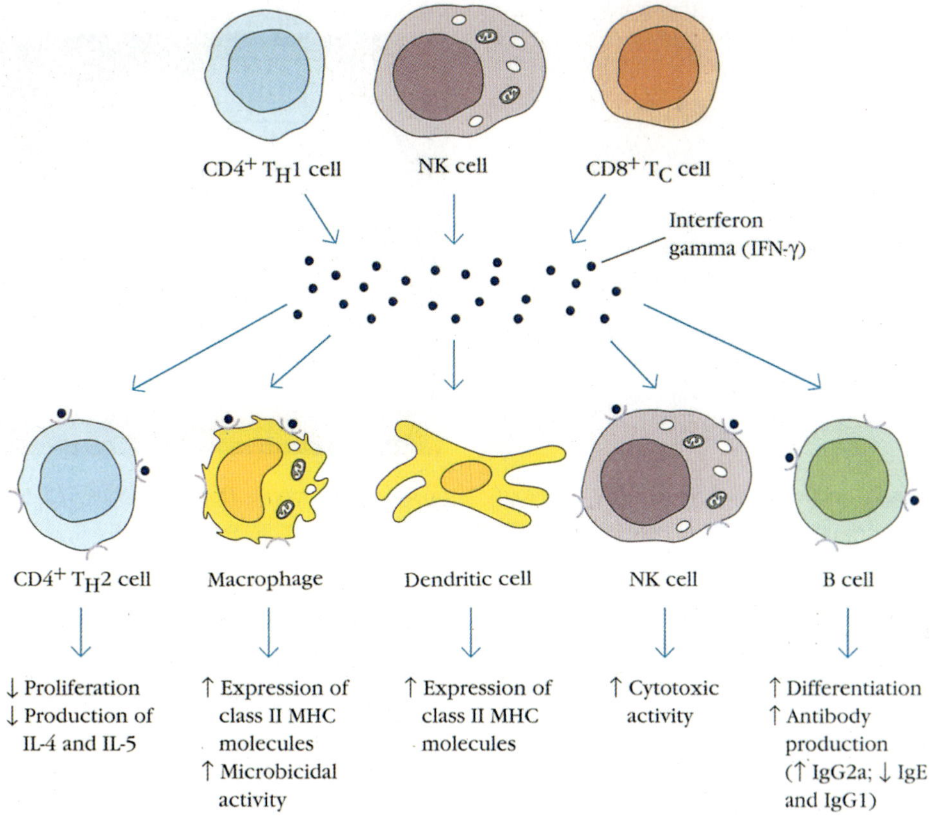

FIGURE 13-16 Summary of pleiotropic activity of interferon gamma (IFN-γ). The activation of macrophages induced by IFN-γ plays a critical role in chronic inflammation. This cytokine is secreted by T_H1 cells, NK cells, and T_C cells and acts on numerous cell types. *[Adapted from Research News, 1993, Science **259**:1693.]*

섬유아세포 인터페론이라고 종종 불리는 IFN-β는 주로 섬유아세포에 의해 만들어진다. IFN-γ는 T 세포와 자연살해세포에 의해서만 만들어진다. 그러나 IFN-γ는 IFN-α나 IFN-β와는 달리 다수의 다면발현성 활성 (pleiotropic activity)을 가지고 있고 또한 염증반응에 기여한다 (그림 13-16). IFN-γ의 가장 놀라운 효과들 중의 하나는 대식세포를 활성화시킬 수 있는 능력이다. 활성화된 대식세포는 class II MHC 분자를 발현하고, 사이토카인 생산을 증가시키고, 그리고 증가된 살균활성을 나타내므로, 따라서 활성화된 대식세포는 항원제시와 내재성 미생물 병원체의 살균에 있어서 더 효과적으로 된다. 그러나 만성염증반응에 있어서 다수의 활성화된 대식세포들은 다양한 가수분해효소들과 활성 산소종 및 활성 질소종을 방출하여, 주변 조직에 손상을 입히는 요인이 된다.

활성화된 대식세포에 의해 분비되는 주요한 사이토카인들 중 하나는 TNF-α이다. 이 사이토카인의 활성은 세기의 전환점 때에 외과의사 William Coley에 의해서 최초로 관찰되었다. 그는 암환자가 특정 세균에 감염되었을 때 종양이 괴사되었다고 기록하였다. 암 치료법을 찾고자 하는 희망으로, Coley는 다양한 세균 배양액으로부터 상등액을 암 환자에게 투여하기 시작했다. **"Coley's toxins"**이라고 부르는 이러한 배양 상등액은 종양의 출혈괴사를 유도하였으나, 여러 바람직하지 못한 부작용들을 일으켰다. 수십 년 후, Coley's toxin의 활성성분은 세균 세포벽의 구성원인 **지질다당류 (내독소, endotoxin)**임이 밝혀졌다. 이런 내독소는 그 자체로는 종양의 괴사를 유도하지 않지만, 그러나 그 대신에 대식세포가 TNF-α를 생산하도록 유도한다. 이 사이토카인은 일부 종양세포들에 대해서는 직접적인 세포독성효과를 나타내지만, 정상세포에 대해서는 그렇지 않다 (그림 13-17a). 그러나 암 치료를 위해 TNF-α를 사용하는 면역학적 치료법은 실망을 주고 있다.

몇몇 실험적 증거가 TNF-α는 만성염증의 특징인 **조직의 쇠약 (tissue wasting)**에도 상당히 기여한다는 것을 나타내고 있다. 예를 들어, TNF-α 이식 유전자를 지닌 마우스는 매우 쇠약해진다 (그림 13-17b). A. Cerami와 그 동료들의 연구에서 토끼가 **트리파노소마**에 감염된 후 2개월 이내에 몸무게의 거의 절반 가량이 감소되는 것을 관찰했다. 이들은 대식세포 유래의 특정인자가 심각한 체중감소의 원인이라는 것을 발견하고, 이 인자를 **카케틴 (cachetin)**이라고 명명하였다. TNF-α와 카케틴 유전자들의 클로닝 결과 이들이 같은 단백질임이 밝혀졌다.

IFN-γ에 의한 대식세포의 활성화는 TNF-α 유전자의 전사를 촉진시키고 TFN-α mRNA의 안정성을 증가시킨다. 이 두 가지 효과에 의해 TNF-α 생산이 증가된다. TNF-α는 IFN-γ와 상승적으로 작용하여 만성염증반응을 개시한다. 이 두 사이토카인들은 단독보다 함께 작용할 때에 ICAM-1, E-셀렉틴 및 class I MHC 분자를 훨씬 더 크게 증가시킨다. **세포 간 부착분자**들의 증가는 만성염증반응 부

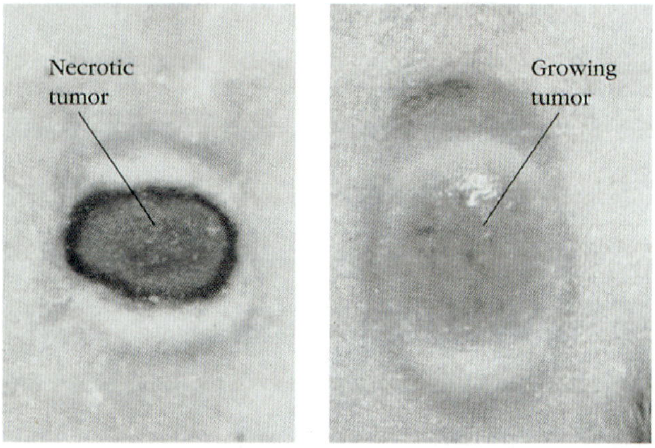

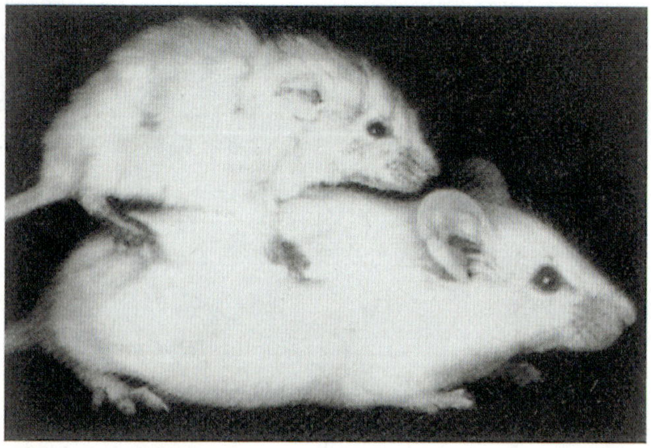

FIGURE 13-17 Biological activities of TNF-α. (a) A cancerous tumor in a mouse injected with endotoxin *(left)* shows hemorrhagic necrosis, unlike a tumor in an untreated mouse *(right)*. Endotoxin induces the production of TNF-α, which then acts to destroy the tumor. (b) Transgenic mouse *(top)* bearing a TNF-α transgene becomes anorectic and severely wasted. Normal mouse is shown on the bottom. *[Part a from L. J. Old, 1988,* Scientific American ***258****:59; part b from B. Beutler, 1993,* Hospital Practice *(April 15):45.]*

위에 많은 수의 세포들이 모집되는 것을 조장한다.

HEV-유사 구조가 만성염증 질환에서 나타난다_HEV-like structures appear in chronic inflammatory disease

최근 연구들은 염증이 발생한 3차 림프계외의 부위에 맥관계 (vasculature)를 따라 고내피 세정맥 (HEVs)을 닮은 불룩한 내피세포들의 지역이 있음을 시사하고 있다. 이러한 HEV-유사 부위는 림프구들이 염증화된 조직 속으로 혈관외 유출되는 부위에서 나타나고, 정상 HEVs 표면에 빈번하게 전시되는 몇몇 뮤신들 (예를 들어, Gly-CAM-1, MAdCAM-1 및 CD34)을 발현한다. 만성염증에 연관되어 있는 몇몇 사이토카인들 중에서, 특히 IFN-γ와 TNF-α는 맥관계를 따라 HEV-유사 지역을 유도하는데 있어서 역할을 담당하는 것 같다.

TABLE 13-4 Chronic inflammatory diseases associated with HEV-like vasculature

Disease	Affected organ	Plump endothelium	Mucin-like CAMs on endothelium*
Crohn's disease	Gut	+	+
Diabetes mellitus	Pancreas	+	+
Graves' disease	Thyroid	+	+
Hashimoto's thyroiditis	Thyroid	+	+
Rheumatoid arthritis	Synovium	+	+
Ulcerative colitis	Gut	+	+

*Includes GlyCAM-1, MAdCAM-1, and CD34.

SOURCE: Adapted from J. P. Girard and T. A. Springer, 1995, *Immunology. Today* 16:449.

이러한 HEV-유사 부위는 사람의 류마티스성 관절염, 크론씨병, 궤양성 대장염, 그레이브씨병, 하시모토씨 갑상선염, 및 당뇨병 (표 13-4)을 비롯한 다수의 만성염증질환에서 관찰되었다. 이러한 HEV-유사 맥관계 (HEV-like vasculature)의 발달은 만성염증에 기여하는 백혈구들이 대규모로 유입되는 것을 촉진하는 것 같다. 이러한 관찰은, 만성염증 질환을 치료하기 위한 한 가지 효과적인 접근이 HEV-유사 지역의 발달을 조절하는 것임을 시사한다.

항염증 치료제_Anti-Inflammatory Agents

비록 효과적인 염증반응의 전개가 신체의 방어에 매우 중요한 역할을 수행할 수 있지만, 이 반응이 때로는 유해할 수도 있다. 알레르기, 자가면역질환, 미생물 감염, 장기이식 및 화상 등은 만성염증반응을 개시할 수도 있다. 장기간에 걸친 염증반응과 그에 따른 복잡한 문제들을 줄이기 위한 다양한 치료 방안들이 사용가능하다.

항체요법은 백혈구 혈관외 유출을 억제한다_Antibody therapies reduce leukocyte extravasation

백혈구의 혈관외 유출은 염증반응의 필수적인 부분이기 때문에, 이 과정을 방해하는 것은 염증반응의 완화책이 된다. 이론적으로, 백혈구의 혈관외 유출은 항체로 다양한 부착분자들의 활성을 차단함으로써 줄일 수 있다. 예를 들면, 동물모델에서, 인테그린 LFA-1의 항체가 염증조직에 중성구가 축적되는 것을 줄이기 위해 사용되었다. ICAM-1에 대한 항체 역시, 동물모델에서, 화상과 관련된 조직괴사와 신장이식 거부반응을 낮추기 위해 사용되어서 일부 성공을 거두었다. 이러한 부착분자들에 특이적인 항체를 활용한 연구결과는, 사람 신장이식 환자에 대한 임상실험에 이들 두 가지 항체의 조합 (항-ICAM-1 및 항-LFA-1)이 사용되는 것을 조장하였다. LFA-1과 ICAM-1 양쪽 모두를 차단하는데 실패할 경우 거부반응이 초래되므로, 이들 부착인자에 대한 항체의 조합이 사용되어야 했었다. 임상실험은, 재발성 다발성경화증 (relapsing multiple sclerosis), 크론씨병 (Crohn's disease), 그리고 류마티스성 관절염 (rheumatoid arthritis) 환자들은 VLA-4 (CD49d)의 인테그린 α4 소단위를 차단하는 항체들로 치료할 때 명백한 차도를 보여주었으며, 아울러 LFA-1 (CD11a)의 인테그린 αL 소단위를 차단하는 항체들로 치료할 때 극심한 건선 (severe psoriasis)이 완화될 수 있다는 것을 보여주었다. 그러나 면역계에서 이러한 인테그린들의 역할은 백혈구의 혈관외 유출 이상으로 확장되어 있으며, 따라서 이들 활성이 차단되었을 때 나타나는 잇점과 위험에 대한 관심이 높아지고 있다. 일부 이러한 항체들에 의해 VLA-4 (VD49d/CD29)가 결합되면, T_H1 유형의 반응이 초래되어, T_H1 유형의 세포들이 이미 지배적으로 작용하고 있는 질환에서는 바람직한 결과가 초래되지 않는다. 또 다른 임상실험에서, 다발성경화증 혹은 크론씨병을 치료하기 위해 항-α4 항체들을 투여받은 세 명의 환자들의 경우는 바이러스-연관 백혈구 뇌질환 (leukoencephalophathy)을 일으켰는데, 이는 면역세포들이 신경계로 이동하는 것이 감소되어 바이러스가 퍼지는 것이 가능했기 때문인 것으로 추측된다. 부착분자들을 차단하는 것이 광범위하게 적용되기에 앞서, 부착분자 기능의 방해와 관련된 여러 부작용들에 대해 반드시 심도있게 이해해야 할 것이다.

코르티코스테로이드는 강력한 항염증 약제이다_Corticosteroids are powerful anti-inflammatory drugs

코르티코스테로이드는 콜레스테롤 유도체들로서, 프레디니손, 프레디니솔론 및 메틸프레디니솔론 등을 포함한다. 이러한 유력한 항염증 약제들은 면역계 세포들의 숫자와 활성의 감소를 초래하는 다양한 영향을 끼친다. 이 약제들은 항염증 치료에 정식으로 사용되고 있다.

코르티코스테로이드 치료는 스테로이드-유도성 림프구 용해 혹은 임파구의 순환 패턴의 변경을 통하여서 순환되는 림프구의 수를 감소시킨다. 몇몇 종들 (예를 들어, 햄스터, 마우스, 쥐, 그리고 토끼)의 경우는 코르티코스테로이드-유도성 림프구 용해에 특히 민감하다. 이러한 동물들에 있어서는 코르티코스테로이드는 10^{-7} M과 같은 낮은 농도에서도 광범위한 림프구 용해를 일으켜서 흉선의 무게를 약 90%까지 감소시키며; 비장과 림프절의 경우에도 뚜렷하게 수축된다. 이와 같은 종들에 있어서, 미성숙 흉선세포는 코르티코스테로이드-매개 사멸에 특히 민감한 것으로 나타난다. 설치류의 경우, 코르티코스테로이드는 미성숙 흉선세포의 계획세포사를 유도하는데 반해, 성숙흉선세포는 이러한 활성에 대해 내성을 지닌다. 미성숙 흉선세포을 in vitro에서 코르티코스테로이드로 처리하면 2시간 이내에 세포자살의 특징적인 형태를 보이기 시작하며, 24시간 까지는 약 90%의 세포에서 염색질의 뉴클레오솜 단편으로의 DNA 분해가 일어난다. 코르티코스테로이드에 의한 세포자살의 유도에 관련된 단계들은 아직 확정되지 않았다. 사람, 기니피그 및 원숭이에 있어서, 코르티코스테로이드는 세포자살을 유도하지 않는데, 그러나 대신에 림프구 순환 패턴에 영향을 끼쳐서 흉선의 무게감소와 순환하는 림프구 숫자의 현저한 감소를 유발한다.

다른 스테로이드 호르몬들과 같이, 코르티코스테로이드는 지용성으로 세포막을 통과하여 세포질에 있는 수용체와 결합할 수 있다. 그 결과 형성된 수용체-호르몬 복합체가 핵 내로 이동하여 특이적인 조절 DNA 서열 (specific regulatory DNA sequences)에 결합하는데, 이를 통해 전사를 증가 혹은 감소시키는 조절을 한다. 코르티코스테로이드는 NF-κB 저해제 (I-κB)의 전사증가를 유도하는 것으로 나타났다. 세포질 내에서 I-κB가 NF-κB에 결합하면 NF-κB가 세포질에서 핵 내로 이동하는 것이 방해되며 따라서 T 세포 활성화 및 사이토카인 생산에 관련된 유전자들을 비롯한 여러 유전자들이 NF-κB에 의한 활성화되는 것이 방해된다.

코르티코스테로이드는 또한 대식세포와 중성구의 포식작용과 살해능력 모두를 감소시키는데, 이 효과가 그 항염증 작용에 기여하는 것 같다. 또한 코르티코스테로이드는 화학주성을 감소시켜서 더 적은 수의 염증세포들이 T_H 세포가 활성화되는 위치로 모여들게 한다. 코르코스테로이드가 존재할 경우, 대식세포의 class II MHC 분자의 발현과 IL-1 생산이 현저하게 감소되는데, 이러한 감소에 의해 T_H 세포 활성화가 초래되는 것으로 예상된다. 마지막으로 코르티코스네로이드 또한 염증에 참여하는 백혈구들의 리소좀 막을 안정화시켜서 염증부위에 리소좀 효소의 분비를 감소시킨다.

NSAIDs는 통증 및 염증과 싸운다_NSAIDs combat pain and inflammation

히포크라테스 시대로부터, 통증을 경감하기 위해 버드나무 껍질의 추출물이 이용되어 왔다. 그 활성 성분인 살리실산염 (salicylate)은, 아스피린 (aspirin)의 구성성분이며, 바로 **비스테로이드성 항염증 약제 (nonsteroidal anti-inflammatory drugs, NSAIDs)**들 중의 하나이다. NSAIDs는 통증과 염증의 치료를 위해 가장 빈번하게 사용되는 약물들이다. 임상적으로, NSAIDs가 급성 및 만성염증반응의 치료에 효과적으로 나타났다. 이러한 약제들이 항염증효과를 나타내는 주요 기전은 아라키돈산으로부터 프로스타글란딘과 트롬복세인을 생성하는 **사이클로옥시게나제 경로**를 억제하는 것이다. 프로스타글란딘 생성의 감소는 염증반응에서 나타나는 혈관의 투과성 및 중성구 화학주성의 증가를 제한하게 된다. 그림 13-18에서 나타난 바와 같이, 사이클로옥시게나제 경로는 사이클로옥시게나제 1과 사이클로옥시게나제 2 (Cox-1과 Cox-2)의 두 가지 효소에 의해 매개된다.

비록 아스피린, 타이레놀 (Tyrenol), 이부푸로펜 (ibupropen), 나프락센 (Naproxen) 및 그 외 다른 약제들과 같은 NSAIDs 약제는 관절염 (arthritis), 염좌 (sprains), 조직손상 (tissue injury), 그리고 요통 (back pain) 등과 같은 다양한 질환들의 치료에 상용되지만, 불쾌감 (unease), 복부통증 (abdominal pain), 그리고 심할 경우는 위 또는 상부 위장관의 출혈이나 천공을 비롯한 위장에 발생하는 부작용들 때문에 그 사용 기간이 제한된다. NSAIDs의 작용기전에 대한 조사를 통해 여러 가지 NSAIDs의 이로운 영향과 해로운 영향에 대한 근거가 제시되었다. 연구들에 따르면, 대부분의 NSAIDs가 Cox-1과 Cox-2 모두를 억제하지만, Cox-2의 억제능이 NSAIDs의 항염증 효과의 원인이 되는 것으로 나타났다. 한편, 이

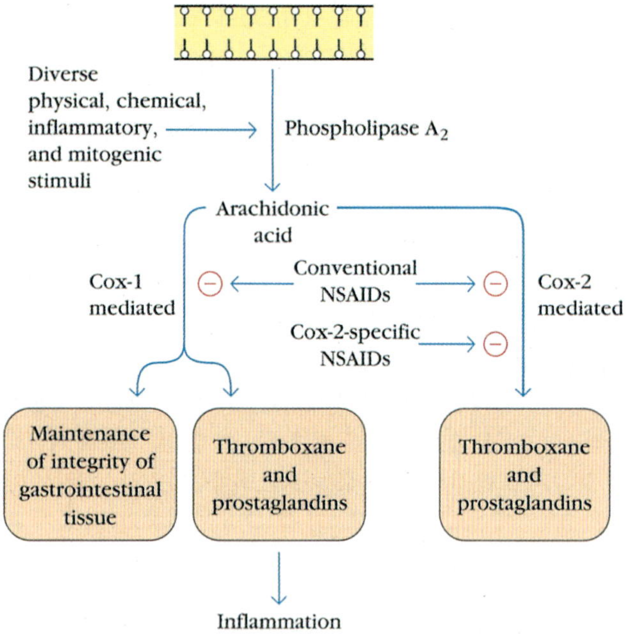

FIGURE 13-18 Inhibition of cyclooxygenase 1 and 2 by NSAIDs. A variety of agents trigger the release of arachidonic acid from the cell membrane by the action of phospholipase A_2. The subsequent action of Cox-1 and Cox-2 initiates the conversion of arachidonic acid to a variety of lipid mediators of inflammation and many other processes. Many NSAIDs inhibit both enzymatic pathways, but those with greater specificity for the Cox-2 arm produce anti-inflammatory effects with fewer side effects. *[Adapted from G. A. FitzGerald and C. N. Patrono, 2001,* New England Journal of Medicine ***345****:433.]*

러한 약제들에 의한 Cox-1의 억제는 위장관 (GI tract)에 손상을 일으키지만, 항염증의 이익은 별로 없다. 따라서 이와 같은 인식은 Cox-1에는 별 영향을 미치지 않지만 Cox-2를 특이적으로 억제하는 새로운 세대의 NSAIDs의 디자인과 개발로 이어지게 되었다. 이와 같이 매우 선택적인 약제들의 작용은 그림 13-18에서 나타난 바와 같다.

비록 이러한 새로운 약제들은 원래 위장에 대한 부작용의 위험이 있는 환자들을 대상으로 한 것이지만, 더 광범위하게 사용되고 있다. Cox-2에 특이적인 새로운 저해제를 사용한 환자들에 대한 임상 결과는, 심장마비 및 뇌졸중을 비롯하여 용인할 수 없는 심혈관계의 부작용 등이 증가되는 것을 보여주었다. 위장에 대한 부작용의 경향이 있는 환자들을 대상으로 하였던, Cox-2 저해제인, Vioxx는 증가한 심혈관계 문제점들에 대한 염려로 인해 2004년 Merck 사에 의해 자발적으로 시장에서 회수되었다. 현재 Cox-2에 특이적인 저해제들은 2차 혹은 3차적인 약제로서만 그 사용이 추천되고 있다.

요 약

- 림프구들은 혈관, 림프, 림프기관과 3차 림프조직 사이를 끊임없이 순환함으로써, 특정항원을 인식하는 적은 수의 림프구 (10^5 세포 당 1개)가 외부에서 들어온 그 항원을 인식하는 확률을 최대화 한다.
- 염증화된 조직이나 림프기관 속으로 백혈구가 이동하기 위해서는 혈관 내피조직표면의 세포부착 분자 (CAMs)와 순환하는 백혈구 상의 세포부착분자들 (CAMs) 사이의 상호작용을 필요로 한다.
- 대부분의 세포부착분자들은 셀렉틴 패밀리, 뮤신-유사 패밀리, 인테그린 패밀리, 혹은 Ig-슈퍼패밀리와 같은 4가지의 단백질패밀리들 중 하나에 속한다. 셀렉틴들은 뮤신-유사 CAMs과 상호작용하는데, 이들 각 패밀리의 구성원들은 백혈구와 내피세포 모두에서 발현된다. 백혈구 상에 발현되는 인테그린들은 내피세포 상에 발현되는 Ig-슈퍼패밀리 CAMs과 상호작용한다.
- 중성구와 백혈구의 혈관외 유출은 구르기, 활성화, 정지와 부착, 내피횡단 이동의 4 단계로 이루어진다. 이때 혈액에서 염증부위로 최초로 이동하는 면역세포는 중성구이다.
- 중성구와 달리, 다양한 림프구 집단들은 다양한 조직으로 차별화된 혈관외 유출을 일으킨다. 림프구 표면의 귀소수용체는 림프기관의 고내피 세정맥 (HEVs)상에 그리고 3차 면역계외 조직 (tertiary extralymphoid tissues)의 내피조직 상에 존재하는, **혈관 어드레신**이라 불리는, 조직-특이적인 부착분자와 상호작용한다.
- 미경험 림프구들은 고내피 세정맥 (HEVs)을 관통하는 혈관외 유출을 통하여 2차 림프기관에 귀소하는 반면에, 효과 림프구들은 선택적으로 염증화된 혈관내피 (inflamed vascular endothelium)에 귀소한다.
- 염증반응은 조직손상과 감염과 같은 다양한 자극들에 대한 생리적인 반응이다. 급성염증반응은 국소적 효과와 전신적 효과 모두가 일어난다. 조직 및 혈관내피의 손상에 의해 혈관확장 및 혈관투과성의 증가를 초래하는 혈장 효소 매개체들 (plasma enzyme mediators)의 생성이 유도될 때, 국소염증반응이 개시된다.
- 염증반응에는 몇 가지 유형의 매개체들이 역할을 담당하고 있다. 케모카인들은 백혈구 혈관외 유출 동안에 화학유인제 및 활성화 분자로서 작용한다. 혈장 효소 매개체들 (plasma enzyme mediators)에는 혈관투과성을 증가시키는 브라디키닌과 피브리노펩티드; 섬유소 응괴 (fibrin clots)를 화학주성물질들로 분해하며 보체를 활성화하는 단백질분해효소인 플라스민; 아나필락시스 독소, 옵소닌, 그리고 중성구와 단구세포에 대한 화학주성분자로서 작용하는 다양한 보체생성물들이 포함된다. 지질성 염증매개체들에는 트롬복세인, 프로스타글란딘, 류코트리엔, 그리고 혈소판 활성인자들이 포함된다. IL-1, IL-6 및 TNF-α와 같은 3가지 사이토카인들은 급성염증반응의 여러 국소적 및 전신적 특징들을 매개한다.
- 조직 대식세포의 활성화와 비만세포의 탈과립은 수많은 염증매개체들을 방출하게 되는데, 이들 중 일부는 열, 백혈구증다증 (leukocytosis), 그리고 코르티코스테로이드 및 급성기 단백질들의 생산을 비롯한 급성기 반응을 유도한다.
- 알레르기, 자가면역질환, 미생물감염, 장기이식 및 화상 등에 만성염증반응이 동반될 수도 있다. 코르티코스테로이드와 다양한 비스테로이드성 항염증 약제들 (NSAIDs)을 이용한 치료법이 통증과 염증의 치료를 위해 가장 빈번하게 사용된다.

References

Butcher, E., and L. J. Picker. 1996. Lymphocyte homing and homeostasis. *Science* **272:**60.

Cyster, J. G. 2005. Chemokines, sphingosine-1-phosphate, and cell migration in secondary lymphoid organs. *Annual Review of Immunology* **23:**127.

FitzGerald, G. A., and C. Patrono. 2002. The coxibs, selective inhibitors of cyclooxygenase-2. *New England Journal of Medicine* **345:**433.

Gabay, C., and I. Kushner. 1999. Acute-phase proteins and other systemic responses to inflammation. *New England Journal of Medicine* **340:**448.

González-Amaro, R., M. Mittelbrunn, and F. Sánchez-Madrid. 2005. Therapeutic anti-integrin (α4 and αL) monoclonal antibodies: two-edged swords? *Immunology* **116:**289.

Imhof, B. A., and M. Aurrand-Lions. 2004. Adhesion mechanisms regulating the migration of monocytes. *Nature Reviews Immunology* **4:**432.

Kim, C. H. 2005. The greater chemotactic network for lymphocyte trafficking: chemokines and beyond. *Current Opinion in Hematology* **12:**298.

Kuijpers, T. W., et al. 1997. Leukocyte adhesion deficiency type 1 (LAD-1)/variant: a novel immunodeficiency syndrome characterized by dysfunctional beta2 integrins. *Journal of Clinical Investigation* **100:**1725.

Kunkel, E. J., and E. C. Butcher. 2002. Chemokines and the tissue-specific migration of lymphocytes. *Immunity* **16:**1.

Pribila, J. T., A. C. Quale, K. L. Mueller, and Y. Shimizu. 2004. Integrins and T cell-mediated immunity. *Annual Review of Immunology* **22:**157.

Rosen, S. D. 2004. Ligands for L-selectin: homing, inflammation, and beyond. *Annual Review of Immunology* **22:**129.

Shuster, D. E., et al. 1992. Identification and prevalence of a genetic defect that causes leukocyte adhesion deficiency in Holstein cattle. *Proceedings of the National Academy of Sciences U.S.A.* **89:**9225.

Springer, T. A. 1994. Traffic signals for lymphocyte recirculation and leukocyte emigration: the multistep paradigm. *Cell* **76:**301.

Steel, D. M., and A. S. Whitehead. 1994. The major acute phase reactants: C-reactive protein, serum amyloid P component and serum amyloid A protein. *Immunology Today* **15:**81.

Stein, J. V., and C. Nombela-Arrieta. 2005. Chemokine control of lymphocyte trafficking: a general review. *Immunology* **116:**1.

Useful Web Sites

http://cytokine.rndsystems.com

The Cytokine Mini-Reviews Section of the R&D Systems site contains extensive, detailed, and well-illustrated reviews of many chemokines and chemokine receptors.

http://www.ncbi.nlm.nih.gov/Omim/

Online Mendelian Inheritance in Man is a catalog of human genes and genetic disorders. It contains pictures of and references to many diseases, including LAD.

학습문제

임상초점문제 왜 CD18의 결함이 세균감염에 대한 취약성을 증가시키는가? 세포이동의 세포생물학적인 면을 가능한 자세하게 설명하라.

1. 다음 각 서술이 참인지 거짓인지 표시하라. 만약 거짓이라고 생각한다면 이유를 설명하라.
   a. 케모카인들은 림프구에 대해서는 화학유인제들이지만 다른 백혈구들에 대해서는 그렇지 않다.
   b. β2-(CD18)을 지니고 있는 인테그린은 백혈구와 내피세포 모두의 표면에 발현된다.
   c. 백혈구의 혈관외 유출은 세포부착분자들 사이의 복합적 상호작용을 필요로 한다.
   d. 대부분 2차 림프기관은 고내피 세정맥 (HEVs)을 포함한다.
   e. 뮤신 유사-세포부착분자는 셀렉틴과 상호작용한다.
   f. 급성염증반응은 감염이나 조직손상 부위에 단지 국소적인 효과만을 나타낸다.
   g. MAdCAM-1은 L-셀렉틴 그리고 몇몇 인테그린들과 결합하는 내피부착분자이다.
   h. 육아종 (granuloma)의 형성은 국소염증의 공통적인 증상이다.
2. 여러 염증 매개체들은 광범위 조직들의 표면에 ICAMs의 발현을 유도한다. 이러한 유도가 면역세포의 정착에 어떠한 영향을 끼칠 수 있는가?
3. 비록 중성구와 림프구의 혈관외 유출은 몇몇 차이점들에 의해 그 과정이 구별되지만, 이들 과정들은 대개 유사한 기전에 의해 일어난다.
   a. 백혈구 혈관외 유출에 있어서의 4가지 기본단계들을 순서대로 나열하라.
   b. 중성구는 어느 부위에서 혈관외 유출이 가장 잘 일어나는가? 그 이유는 무엇인가?
   c. 다양한 림프구 소집단들은 서로 다른 조직 속으로 선택적으로 이동하는데, 이러한 과정을 귀소 (또는 소통)이라고 한다. 림프구의 귀소를 허용하는 3가지 유형의 분자들의 역할을 설명하라.
4. 활성화된 대식세포들에 의해 분비되는 어떤 3가지 사이토카인들이 급성염증반응에 연관된 전신 및 국소 효과를 매개하는데 있어서 주요한 역할을 담당하는가?
5. 효과적인 염증반응에는 다양한 비림프계 백혈구들의 분화와 증식이 필요하다. 어떻게 조직손상 혹은 국소감염에 의해 골수에서 조혈이 유도되는지 설명하라
6. 아래에 나열된 각각의 쌍의 분자들은, 염증부위에서 중성구 혈관외 유출의 첫 번째, 두 번째, 세 번째, 네 번째 단계 동안에 어느 단계에서 상호작용하는지 표시하라. 상호작용을 하지 않는 분자들은 'N'으로 표시하라.
   a. ________ 케모카인과 L-셀렉틴
   b. ________ E-셀렉틴과 뮤신-유사 CAM
   c. ________ IL-8과 E-셀렉틴
   d. ________ Ig-수퍼패밀리 CAM과 인테그린
   e. ________ ICAM과 케모카인
   f. ________ 케모카인과 G-단백질-연결 수용체

g. ___________ ICAM과 인테그린

7. 만성염증반응 동안에, INF-γ와 TNF-α의 주요 효과를 논의하라.

8. 다섯 가지 사이토카인들 (IL-1, IL-6, TNF-α, LIF와 OSM)은 간세포에서 C-반응 단백질과 다른 급성기 단백질들의 생산을 유도한다. 어떻게 서로 다른 사이토카인들이 간세포에 대해 동일한 영향을 끼칠 수 있는지를 간단히 설명하라.

9. 각 염증반응 관련된 용어들에 (a~h) 대해 아래 나열된 설명 중 적당한 것을 선택하라. 각각의 설명은 한번, 한번 이상, 또는 전혀 사용되지 않을 수도 있다; 일부 용어들에는 하나 이상의 서술이 적용될 수도 있다.

(용어)

a. ___________ 3차 림프계외 조직 (tertiary extralymphoid tissue)
b. ___________ P-와 -E 셀렉틴
c. ___________ 프로스타글란딘
d. ___________ 비스테로이드성 항염증 약제
e. ___________ ICAM-1, -2, -3
f. ___________ MAdCAM
g. ___________ 브라디키닌
h. ___________ 염증화된 내피조직

(설명)

(1) 시알 탄수화물 부분과 결합한다.
(2) 사이클로옥시게나제 경로를 저해한다.
(3) NF-κB 저해제의 발현을 유도한다.
(4) Ig 도메인과 뮤신-유사 도메인 모두를 가지고 있다.
(5) 후모세관 세정맥 (postcapillary venules)에서 발견되는 혈관 내피 영역
(6) 염증화된 내피조직에 의해 발현되다.
(7) 만성염증에서 HEV-유사 맥관계를 나타낸다.
(8) CAM의 Ig-슈퍼패밀리에 속한다.
(9) CAMs의 증가된 발현을 나타낸다.
(10) 열을 발생시키고 혈관 투과성을 증가시킨다.
(11) 열을 발생시킨다.

10. 다음의 부착분자들이 결핍된 녹아웃 마우스에서 면역계가 기능적으로 어떠한 결과를 나타낼지를 예상해보라.
a. MAdCAM-1
b. L-셀렉틴
c. β2 인테그린 소단위

11. 화학주성은 면역세포들이 특정 장소로 이동하는 한 가지 방법이다. 다음 중 어느 것이 화학유인제/케모카인 및 세포 유형에 대해 올바르게 연결되어 있는가?
a. IL-8과 같은 CXC케모카인, 중성구를 유인한다.
b. MIP-1α 같은 CC 케모카인, 단구세포를 유인한다.
c. 보체 구성물 C7이 호산구를 유인한다.
d. 보체 구성물 C5a가 단구세포와 중성구를 유인한다.

12. 백혈구부착결핍증 유형 1은 중성구가 감염에 대항하기 위해 혈류를 떠나는데 (혈관외 유출하는데) 필요한 단백질에 돌연변이가 일어난 특징이 있다. 이러한 상태의 환자는 대개 세균 감염을 물리칠 수 없기 때문에 소아 시절을 지나서 살지 못한다. 이 질환을 치료하기 위해 어떠한 방법이 시도될 수 있겠는가?

13. 혈류내에서 중성구와 단구세포 모두가 순환하고 있을 때, 왜 중성구는 단구세포 보다 먼저 감염 부위에 먼저 도착하는가?

14. 키닌계와 응고계 같은 조직손상을 치유하는 기전들은 염증반응을 증가시킨다, 이러한 키닌계와 응고계 사이의 상호작용을 서술해보라. 그러한 상호작용의 이점은 무엇인가?

데이터의 분석 Collin과 그 동료 (2004, *J. Leukoc. Biol.* 76: 961)들은 지질다당류 (LPS) 처리하여 녹아웃트 마우스 (5-*LOX*$^{-/-}$)의 장기의 기능부전을 유도하는 실험에서 5′-리폭시게나제 (5′-lipoxygenase, 5-LOX)의 역할을 조사하였다. 본 교재에서 습득한 지식과 아래 그림의 데이터를 근거로 다음 질문에 답하라.

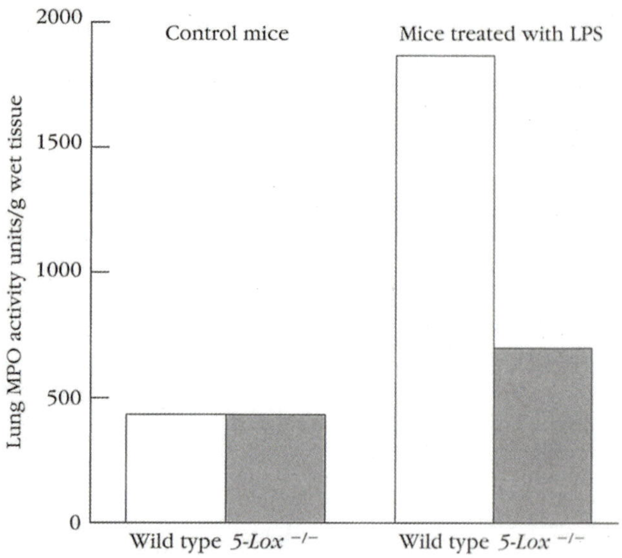

a. 연구자들은 어떤 종류의 감염을 모델로 LPS를 사용하였는가?

b. 미엘로퍼록시다아제 (myeloperoxidase, MPO)는 중성구에 의해 발현되는 효소이며 조직 내에 중성구가 존재하는 것을 분석하는데 이용된다. 연구자들은 염증세포들이 폐 (lung)로 모집되는 것을 정량하기 위해서 MPO를 측정하였다. 5′-리폭시게나아제는 염증을 증가시키는가? 혹은 감소시키는가? 당신의 답에 대한 이유를 설명하여라.

c. 5-LOX$^{-/-}$ 녹아우트 마우스에서는 어떤 화학주성인자가 가장 큰 영향을 받을 것 같은가?

d. 그림에 제시된 데이터는 이 실험계에서 다른 모집 기전들 (other recruitment mechanisms)도 활성을 나타내고 있음을 시사하는가?

Interactive Study
www.whfreeman.com/kuby

SELF-TEST
Review of Key Terms

ANIMATION
Leukocyte Extravasation

chapter 14 장

세포-매개 세포독성 반응
Cell-Mediated Cytotoxic Responses

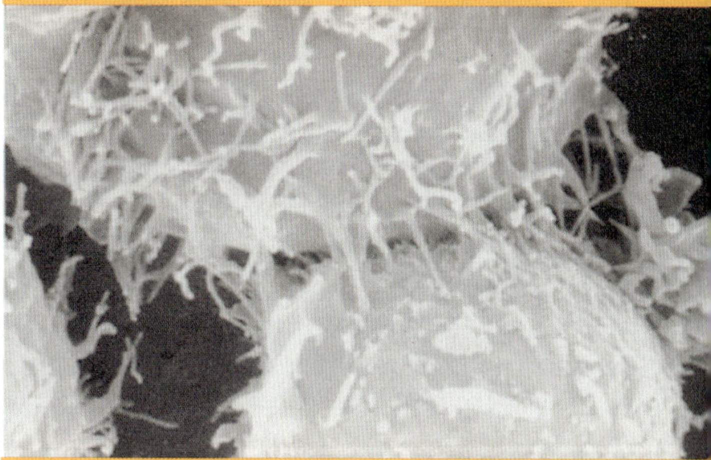

Big CTL attacks little tumor cell. [from J. D. E. Young and Z. A. Cohn, 1988. Scientific American 258(1):38.]

- 효과 반응
- 효과 T 세포의 일반적인 특성
- 세포독성 T 세포
- 자연살해 세포
- NKT 세포
- 항체-의존적 세포-매개 세포독성
- 세포-매개 세포독성의 실험적 측정

면역계의 세포성 면역과 체액성 면역부문은 숙주를 방어하는데 있어서의 역할이 다를 것으로 추측된다. 체액성 면역 부문의 효과기 (effector)는 항체들로서 세포들의 표면과 세포외 공간에 있는 항원들과 결합하고 중화할 수 있는 매우 특이적인 분자들이다. 항체가 방어하는 1차적인 영역은 세포의 외부이다. 만약 항체들이 면역의 유일한 대행자라면, 항체들을 피할 수 있는 병원체들과 세포내부의 환경에 위치하는 병원체들의 경우는 면역계를 빠져나갈 수 있게 된다. 그러나 실제로는 그렇지 않다. 세포성 면역의 주된 역할은 그 내부에 병원체를 함유한 세포들을 확인하고 제거하는 것이다. 세포성 면역은 유전적으로 변형되어 정상 세포들에서는 일반적이지 않은 항원들을 발현하는 종양세포와 같은 세포를 인식하고 제거할 수 있다.

항원-특이적 및 항원-비특이적 세포들 양쪽 모두 세포성 면역 반응에 기여할 수 있다. 특이적 세포들에는 $CD8^+$ 세포독성 T 림프구들 (T_C 세포 또는 CTLs)과 지연형 과민반응 (DTH)을 매개하는 사이토카인 분비성 $CD4^+$ T_H 세포들이 포함된다. DTH 반응들과 정교하게 조절되는 $CD4^+$ T 세포들의 역할에 대한 논의는 15장에서 수록되어 있다. 비특이적 세포들은 NK 세포들과 대식세포, 호중구, 호산구들과 같은 비림프계 세포 유형들을 포함한다. 최근, 항원-특이적 T 세포들과 항원-비특이적 NK 세포들의 양쪽 특성을 모두 지니고 있는 이전에 알지 못했던 세포 유형에 대해 관심이 집중되고 있다; 이 잡종 세포는 **NKT 세포 (NKT cells)**라 명명하였다. 비록 NKT 세포들에 대해서는 밝혀져야 할 내용들이 많이 남아있지만, 이들은 항세균성 및 항종양성 면역 양쪽 모두에 관련되어 있다.

면역의 특이적 및 비특이적 구성원들의 활성은 다양한 사이토카인들의 국소적 위치에서의 유효한 농도에 의해 좌우된다. T 세포, NK 세포, 수지상세포, 그리고 대식세포들은 세포-매개 독성을 조직하고 지원하는 사이토카인들의 가장 중요한 공급원이다. 살해기능을 수행하기 위한 세포들의 활성화에는 다양한 유형의 세포들의 협동이 필요하다. 마지막으로, 비록 체액성과 세포성 면역은 서로 독특한 특징들이 있지만, 그들이 완전히 독립적이지는 않다. 대식세포, NK 세포, 호중구 그리고 호산구들은 표적세포를 인식하고 살해하기 위해 항체를 수용체로서 사용할 수 있다. 또한, 항원-항체 복합체들에 대한 반응으로서 일어나는 보체의 활성화에 의해 생성되는 화학주성 펩티드들은 세포성 면역반응에 요구되는 세포 종류들의 집합에도 기여할 수 있다.

이전의 여러 장에서, 체액성과 세포성 면역 효과반응들에 대한 여러 가지 측면들을 서술하였다. 본 장에서는 T_C 세포, NK 세포, NKT 세포, 항체-의존성 세포-매개 세포독성 (ADCC)에 의해 매개되는 세포독성 효과기전과 세포독성의 실험적 분석법을 주로 다룬다.

효과 반응_Effector Responses

세포성 면역의 중요성은 이 체계에 결함이 있을 때 명백해진다. 흉선 없이 태어난 결과로 세포성 면역계의 T 세포 구성원이 결핍되어 있는 **디죠지증후군 (DiGeorge syndrome)**의 소아환자는, 일반적으로 세포외 세균의 감염에는 대처할 수 있으나 세포내 병원체들은 효과적으로 제거하지 못한다. 세포성 면역기능의 결핍에 의해 결과적으로 바이러스, 세포내 세균, 그리고 진균의 감염이 반복적으로 일어난다. 특히, 이러한 소아들에 있어서 세포성 면역 결함의 심각성은, 정상적인 소아들에 있어서는 극히 제한적인 생육만 가능한 백신속의 약독화 바이러스조차도, 치명적인 감염을 일으킬 수 있다는 것이다.

세포성 면역반응은 동원되는 효과세포 집단들의 차이점에 따라 두 가지의 주요 카테고리로 나눌 수 있다. 하나는 직접적인 세포독성을 가지는 효과세포들로 구성된다. 이러한 효과세포들은 표적세포들을 용해하는 세포독성 작용을 통해서 바이러스 감염 세포와 종양세포를 비롯한 외래 세포들과 변형된 자기세포들을 제거한다. 다양한 세포독성 효과세포들은 두 가지의 일반적인 카테고리로 그룹화할 수 있다: 한 그룹은 항원-특이적 세포독성 T 림프구 (CTLs), 그리고 자연살해 (NK) 세포 및 대식세포들과 같은 비특이적 세포들로 구성된다. 이러한 효과세포들이 공격하는 표적세포들은 동종세포들, 악성종양세포, 바이러스에 감염된 세포들, 그리고 열 (heat)이나 외상 (trauma)에 의해 스트레스를 받은 세포들을 포함한다. 다른 한 그룹은 지연성 과민반응을 매개하는 효과 $CD4^+$ T 세포들의 소집단이다 (15장 참조). 다음 단락에서는 효과 T 세포들의 일반적인 특징들과 또한 그들이 미경험 T 세포들과 어떻게 다른지를 개관한다.

효과 T 세포의 일반적인 특성_General Properties of Effector T Cells

세 가지 유형의 효과세포들 즉, $CD4^+$ T_H1 및 $CD4^+$ T_H2 세포, 그리고 $CD8^+$ CTLs 등은 이들을 미경험 보조 및 세포독성 T 세포들과는 구별해주는 여러 성질들을 나타낸다 (표 14-1). 특히, 효과세포들은 활성화조건이 덜 엄격하며, 세포부착 분자들의 증가된 발현, 그리고 막 부착성 및 가용성 효과분자들의 생성이 그 특징이다.

TABLE 14-1 Comparison of naive and effector T cells

Property	Naive T cells	Effector T cells
Costimulatory signal (CD28-B7 interaction)	Required for activation	Not required for activation
CD45 isoform	CD45RA	CD45RO
Cell adhesion molecules (CD2 and LFA-1)	Low	High
Trafficking patterns	HEVs* in secondary lymphoid tissue	Tertiary lymphoid tissues; inflammatory sites

*HEV = high-endothelial venules, sites in blood vessel used by lymphocytes for extravasation

T 세포들의 활성화에 요구되는 조건들은 다르다_The activation requirements of T cells differ

분화중의 다른 단계들에 위치한 T 세포들은 아마도 T-세포 수용체에 의해 매개되는 신호에 대해 다른 효율로 반응할 것이며, 결과적으로 두 번째 세트의 공동자극신호를 다른 수준으로 요구할 것이다. 이미 10장에서 언급한 바와 같이, 미경험 T 세포의 활성화와 뒤이은 이들의 세포증식 및 효과세포들로의 분화에는, TCR 복합체 및 CD4 또는 CD8 공동수용체가 외래 펩티드-MHC 분자 복합체와 상호작용할 때 전달되는 **1차 신호 (primary signal)**와 T 세포 및 항원제시세포 상의 특정 막분자들 간의 상호작용에 의해 전달되는 **공동자극신호 (costimulatory signal)** 모두가 필요하다. 이와 반대로, 항원을 경험한 효과세포들과 기억세포들 (미경험 T 세포들과는 반대임)은 TCR-매개 신호에 대해, 공동자극이 거의 없더라도, 반응할 수 있다.

미경험 및 활성화된 T 세포들의 활성화를 위한 필요조건들이 다른 점의 근원적인 기전에 대해서는 계속 연구가 수행되고 있지만, 몇몇 단서들이 발견되었다. 하나는 미경험 및 효과 T 세포들의 많은 집단들이, CD45RA 및 CD45RO로 명명되는, 다른 CD45의 동형들 (isoforms)을 표현하는데, 이들 동형들은 CD45 유전자의 RNA 전사체의 선택적 스플라이싱에 의해 생성된다. 이들 막 분자는 단백질 티로신 키나제 Lck 및 Fyn의 티로신 잔기의 탈인산화를 촉매하여 TCR 신호전달을 매개하는데, 이에 의해 키나제가 활성화되고 이어서 다음단계의 T-세포 활성화가 촉발된다 (그림 10-10, 10-11). 효과 T 세포들의 표면에 발현되는 CD45RO 동형은, 미경험 T 세포들의 표면에 발현되는 CD45RA 동형에 비해서 훨씬 더 양호하게 TCR 복합체와 그 공동수용체들인 CD4 및 CD8에 회합되어 있다. 기억 T 세포들은 양쪽 동형들을 모두 발현하지만 CD45RO가 훨씬 우세하다. 결과적으로, 효과 및 기억 T 세포들은 펩티드-MHC 복합체에 의한 TCR-매개 활성화에 더 민감하다. 그들은 또한 공동자극신호의 요구도가 덜하며, 따라서 공동자극 B7 분자가 결여된 표적세포들이나 항원제시세포들 표면에 전시된 펩티드-MHC 복합체에 대해 반응할 수 있다.

세포부착분자들은 TCR-매개 상호작용을 촉진한다_Cell-adhesion molecules facilitate TCR-mediated interactions

CD2와 인테그린 LFA-1는 T 세포의 표면의 세포부착분자들이며, 항원제시세포들 및 여러 표적세포들 표면의 LFA-3와 **세포 간 부착분자들 (intracellular cell-adhesion molecules, ICAMs)**에 각각 결합한다 (그림 9-13). 효과 T 세포들 상의 LFA-1과 CD2의 발현수준은 미경험 T 세포들에 비해 2 배에서 4배정도 더 높으며, 이를 통해 효과세포들은 ICAMs 또는 LFA-3를 낮은 수준으로 발현하는 항원제시세포들 및 다양한 표적세포들에 보다 더 효율적으로 결합할 수 있게 된다.

9장에서 보여준 바와 같이, 효과 T 세포와 항원제시세포 또는 표적세포 사이의 초기 상호작용은 비교적 약하여, 자기-MHC 분자에 의해 제시되는 특이적인 펩티드를 확인하기위해 TCR이 막 표면을 세밀히 조사하는 것이 허용된다. 만약 어떤 펩티드-MHC 복합체도 효과세포에 의해 인식되지 않으면, 그 효과세포는 APC 또는 표적세

TABLE 14-2 Effector molecules produced by effector T cells

Cell type	Soluble effectors	Membrane-bound effectors
CTL	Cytotoxins (perforins and granzymes), IFN-γ, TNF-β	Fas ligand (FASL)
T_H1	IL-2, IL-3, TNF-β, IFN-γ, GM-CSF (high)	Tumor necrosis factor β (TNF-β)
T_H2	IL-3, IL-4, IL-5, IL-6, IL-10, IL-13, GM-CSF (low)	CD40 ligand

포들로부터 분리되게 된다. 그러나 TCR에 의한 펩티드-MHC 복합체의 인식은 APC 또는 표적세포막 상의 ICAMs에 대한 LFA-1의 친화성을 증가시키는 신호를 만들어, 이러한 세포들 간의 상호작용을 연장시킨다. 예를 들면, T_H1 효과세포들은 펩티드-class II MHC 복합체들을 전시하는 대식세포들과 결합을 유지하며, T_H2 효과세포들은 펩티드-class II MHC 복합체를 전시하는 B 세포들과 결합을 유지하고, 그리고 CTL 효과세포들은 펩티드-class I MHC 복합체들을 전시하는 바이러스-감염 표적세포들에 견고하게 결합한다.

효과 T 세포들은 다양한 효과 분자들을 발현한다_Effector T cells express a variety of effector molecules

미경험 T 세포들과 달리, 효과 T 세포들은 막에 결합된 또는 가용성의 효과분자들을 발현한다 (표 14-2). 이러한 막결합 분자들은 막단백질들의 종양괴사인자 (tumor necrosis factor, TNF) 패밀리에 속하며, $CD8^+$ CTLs 상의 Fas 리간드 (FASL), T_H1 세포들 상의 TNF-β, 그리고 T_H2 세포들 상의 CD40 리간드 (CD40L 또는 CD154)를 포함한다. 또한 효과 T 세포집단들의 각각은 가용성 효과분자들의 독특한 조합을 분비한다. CTLs는 두 가지 사이토카인들 즉, IFN-γ와 TNF-β 뿐만 아니라 세포독소들 (퍼포린 및 그란자임)을 분비한다. 12장에서 설명한 바와 같이, T_H1 및 T_H2 아집단 (subset)은 대부분 서로 중복되지 않는 세트의 사이토카인들을 분비한다.

이러한 막결합 및 분비성의 분자들 각각은 효과 T 세포의 다양한 기능 발현에 있어서 중요한 역할을 담당한다. 예를 들어, Fas 리간드, 퍼포린들, 그리고 그란자임들은 CTL에 의한 표적세포의 파괴를 매개한다; 막결합 TNF-β와 가용성 IFN-γ 및 가용성 GM-CSF는 T_H1 세포들에 의한 대식세포의 활성화를 촉진시키며; 막결합 CD40 리간드와 가용성 IL-4, IL-5 및 IL-6 모두는 T_H2 세포들에 의한 B 세포의 활성화에 있어서 역할을 담당하고 있다.

세포독성 T 세포_Cytotoxic T Cells

세포독성 T 림프구 또는 CTLs는 **T 세포독성 (T_C)**세포들의 면역 활성화에 의해 생성된다. 이 효과 세포들은 용해 능력을 갖고 있으며 변형된 자신의 세포들 (예를 들어, 바이러스-감염된 세포나 종양세포)의 인식과 제거 및 이식편 거부반응 (graft rejection reactions)에 필수적이다. 일반적으로, CTLs는 $CD8^+$ 이고 따라서 class I MHC 제한을 받는다. 사실상 핵을 지닌 생체내의 모든 세포들이 class I MHC 분자를 발현하므로, CTLs은 class I MHC 분자들과 함께 CTL에 의해 인식되는 특이적인 항원을 전시하는 신체의 거의 모든 세포들을 인식하고 제거할 수 있다.

CTL-매개 면역반응은, 반응양상의 차이를 반영하여 두 단계로 나눌 수 있다. 첫 번째 단계에서는 미경험 T_C 세포들이 활성화되고 기능성의 효과 T 세포들로 분화된다. 두 번째 단계에서는, 효과 CTLs이 특이적인 표적세포 표면의 항원-class I MHC 복합체들을 인식하는데, 이는 CTLs에 의한 표적세포들의 파괴로 이어진다.

효과 CTLs는 CTL 전구체에서부터 생성된다_Effector CTLs are generated from CTL precursors

미경험 T_C 세포들은 표적세포들을 살해할 수 없으며, 따라서 기능적으로 미성숙한 상태를 의미하는 **CTL 전구체 (CTL precursor, CTL-Ps)**라고 부른다. CTL-P가 활성화된 이후에만, 세포독성 활성을 지닌 기능성 CTL로 분화될 것이다. CTL-Ps에서 CTLs로 활성화시키는 분계점은 다른 효과 T 세포들의 경우에 비해 매우 높으며, 최소한 3가지의 순차적인 신호가 필요한 것으로 보인다 (그림 14-1).

- "라이센스된" APC 표면의 펩티드-class I MHC분자 복합체를 TCR 복합체가 인식함에 따라 TCR 복합체에 의해 전달되는 항원-특이적인 신호 (라이센싱에 대해서는 아래에 설명되어 있음)
- CTL-P와 라이센스된 APC 사이의 CD28과 B7의 상호작용에 의해 전달되는 공동자극 신호
- IL-2와 고친화력 IL-2 수용체간의 상호작용에 의해 유도되는 신호, 이는 항원에 의해 활성화된 CTL-P를 효과 CTLs로 증식 및 분화시키는 역할을 함.

CTL-P의 활성화는 확실히 APC 상에 class I MHC 분자와 함께 제시되는 항원을 인식함으로써 일어나지만, 그 외 어떤 다른 요인들이 필요한지는 알려지지 않았다. APC가 **라이센싱 (*licensing*)**이라고 부르는 과정으로 선행 상호작용을 통해 CTL-Ps를 활성화시키는 능력을 반드시 먼저 획득해야 한다는 설득력이 있는 증거가 최근 등장하고 있다 (그림 14-1). 라이센싱은 APC (대부분 수지상세포들인 것 같음)와 T_H1 세포 사이의 class II MHC 분자들이 관여하는 항원 처리를 통한 상호작용에 의해 일어나는 것 같다. 라이센싱은 또한 수지상세포 상에 있는 CD40와 T_H1 세포 상의 CD40L 사이의 공동자극 상호작용 (costimulatory interaction)도 필요로 한다. 이는 수지상세포에 의해 일어나는 CTL-P의 활성화를 측정하였던 실험조건에서, 항-CD40 단클론항체가 T_H1 세포에 대하여 CD40L과 동일한 효과를 갖는다는 사실에 의해 증명되었다. 라이센싱은 또한 APC 표면의 **Toll-유사 수용체 (Toll-like receptor, TLR)**가 미생물 산물과 상호작용하는 일부 경우에도 일어나는 것 같다. 미경험 CTL-Ps로부터 CTLs이 생성되는데 있어서 T_H1 세포의 정확한 역할은 완전히 이해되지는 않았고, T_H1 세포와 CTL-P가 직접 상호작용하지는 않는 것 같다. 그러나 IL-2 및 공동자극은 미경험 CTL-Ps가 효과세포로 형질전환되는데 있어서 중요하고, 최근 데이터는 T_H1 세포가 이러한

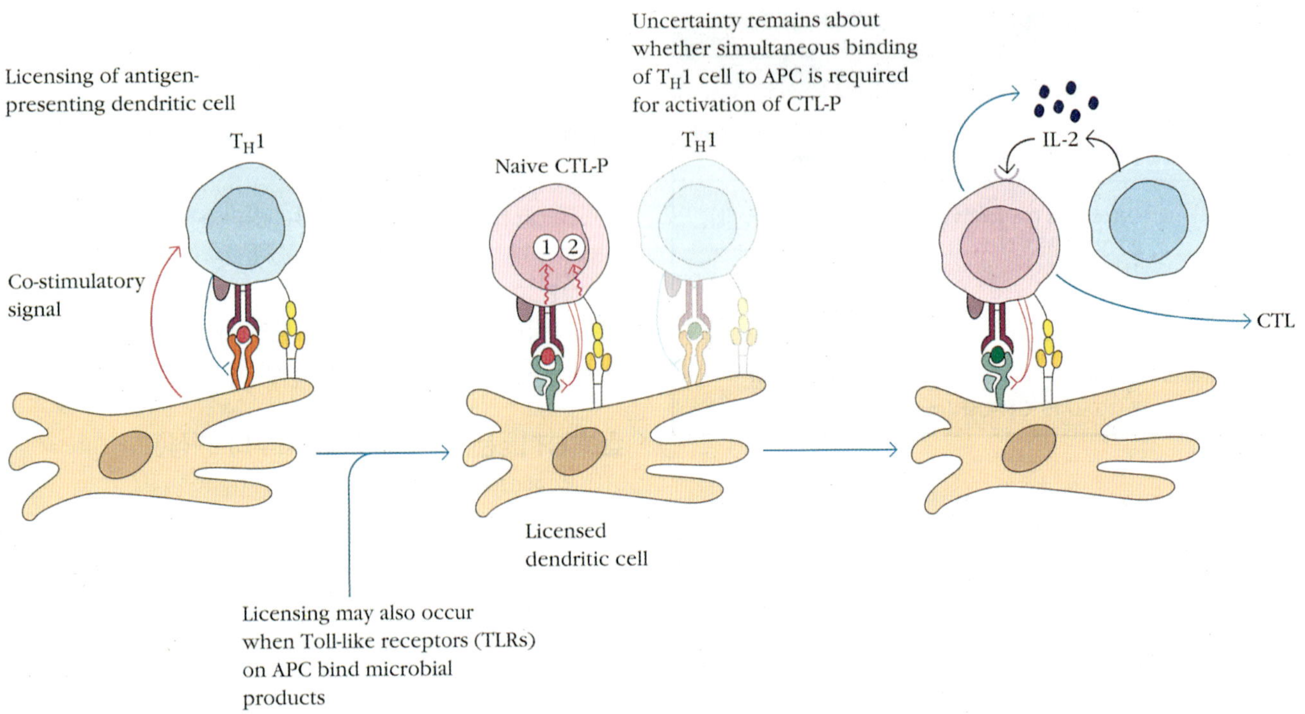

FIGURE 14-1 Generation of effector CTLs. The activation or licensing of a dendritic cell to give it the ability to activate a CTL-P may require prior or simultaneous interaction with a $CD4^+$ T_H1 cell via a class II–presented antigen and costimulation by CD40-CD40L. On interaction with antigen–class I MHC complexes and costimulator molecules on an appropriately licensed APC, CTL-Ps begin to express IL-2 receptors (IL-2R) and lesser amounts of IL-2. The CTL-Ps then become CTLs with the ability to kill target cells.

요구조건들의 준비에 필수적임을 시사한다.

일단 라이센스를 얻게 되면, 수지상세포는 class I에 의해 제시되는 항원을 통해 CTL-P와 상호작용하여 하여 CTL로 활성화되도록 영향을 미친다. 수지상세포와 두 가지 서로 다른 T 세포들과의 상호작용이, 동일한 수지상세포 상에 제시된 항원과 각 T 세포들이 동시에 상호작용하는 방식으로 반드시 동시에 일어나는지, 혹은 T_H1 세포와의 상호작용에 의해 라이센스된 수지상세포가 T_H1 세포의 분리된 후에도 일정기간 동안은 CTL-Ps를 활성화시키는 능력을 유지하는 것인지에 대해서는 아직 확실하게 알려지지 않았다. 만약 후자가 사실이라면, 그 다음에는 특이적인 T_H1 세포들이 다른 수지상세포로 라이센스를 주기 위해 이동할 수 있으며, 따라서 그 활성화 반응을 증폭하게 된다. 그림 14-1는 T_H1 세포가 수지상세포와 상호작용하고, 이어서 수지상세포는 라이센스를 얻어 CTL-Ps이 수지상세포 상의 class I-항원과 상호작용할 때 CTLs이 되도록 활성화할 수 있음을 보여준다.

T_C 세포가 활성화되어 CTL이 되기 전에, T_H1과 T_C 세포들 양쪽 모두가 항원을 인식하여야 한다는 엄격한 요구성은 세포독성 세포들의 부적절한 자기-반응성에 대항하여 안전장치를 제공해 준다. **항원 교체제시 (antigen cross-presentation)**의 현상을 다시 기억해보면 (8장 참조), 거의 대부분 수지상세포들에 한정되어 나타나며, class I과 class II MHC 분자들 모두에 의해 외인성 항원들이 제시된다. 이는 수지상세포 표면의 class I과 class II에 의해 제시되는 동일한 항원이 $CD8^+$와 $CD4^+$ 세포 모두에 의해서 동시에 인식이 되도록 해준다. 좀 더 관련된 관찰결과는, 수지상세포들이 그 특이적인 수용체들을 발현하지 않는 바이러스들을 비롯하여 다양한 바이러스들을 포획하며 또한 그들에 의해 감염될 수 있다는 것이다. 이러한 특징에 의해 수지상세포는 CTL 및 T_H1 세포들 양쪽 모두가 향하는 바이러스성 항원들의 유력한 보유자가 되며, 감염이 상당히 진행될 때 까지는 CTLs를 만나지 못하면서 조직-특이적인 감염 양상을 지니고 있는 바이러스들에 대항하여 CTL의 생산을 가능하게 한다.

$CD8^+$ T 세포에는 CTL-P로부터 CTL로 전환되기 전과 후에 명백히 식별할 수 있는 차이점들이 있다. 활성화되지 않은 CTL-Ps는 IL-2 또는 IL-2 수용체를 발현하지 않고, 증식하지 않으며, 또한 세포독성활성도 나타내지 않는다. 활성화에 의해 CTL-P는 IL-2 수용체를 발현하기 시작하며 그리고 활성화된 CTL-Ps가 효과 CTL로 증식 및 분화되는데 필요로 하는 주요 사이토카인인 IL-2를 적은 양으로 발현하기 시작한다. 미경험 세포들에 비해 활성화를 위한 요구성이 더 낮은 기억 CTL-Ps의 경우는, 활성화되기 위해 미경험 CTL-Ps 보다는 더 낮은 수준의 IL-2를 필요로 한다 (그림 14-2).

그러나 일반적으로 대부분의 활성화된 CTL-Ps는 효과 CTLs로 증식 및 분화되기 위해서는 T_H1 세포가 생산하는 추가적인 IL-2를 필요로 한다. IL-2 녹아우트 마우스의 경우, IL-2가 존재하지 않으면 CTL-매개 세포독성이 없어지는 것으로 나타났다. Class I MHC 분자-항원 복합체에 의해 CTL-P가 활성화되기 전까지 IL-2 수용체가 발현하지 않는 사실은, 오직 항원 특이적인 CTL-Ps만 클론확장이 이뤄지고, 세포독성을 획득하는 것을유리하게 한다.

항원이 제거된 후에, IL-2 수준은 감소하는데 이는 T_H1 세포와 CTLs이 세포자살에 의한 계획세포사를 진행하도록 유도한다. 이런

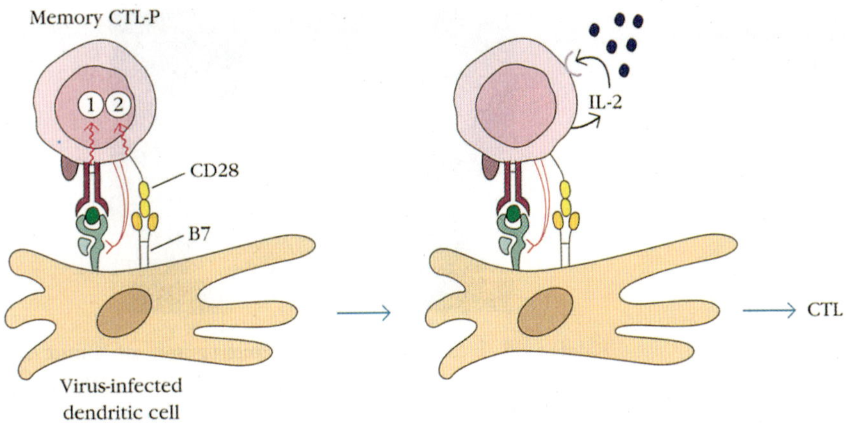

FIGURE 14-2 Proliferation of memory CTL-Ps may not require help from T_H cells. Antigen-activated memory CTL-Ps appear to secrete sufficient IL-2 to stimulate their own proliferation and differentiation into effector CTLs. They also may not require the CD28-B7 costimulatory signal for activation.

방식으로 면역반응이 빠르게 종결되고, 염증반응에 의한 비특이적 세포손상의 가능성을 줄인다.

CD8⁺ CTLs는 MHC 4합체 기법으로 탐지될 수 있다 _CD8⁺ CTLs can be tracked with MHC tetramer technology

MHC 4합체 (MHC tetramers)는 실험실에서 MHC class I 분자 4개를 특이적인 펩티드와 결합시키고 형광물질을 연결하여서 만든 복합체이다 (그림 14-3). 주어진 **MHC-4합체-펩티드 복합체 (MHC-teramer-peptide complex)**는 그 4합체를 만드는데 이용된 펩티드-MHC 복합체에 특이적인 수용체를 가진 $CD8^+$ T 세포들에만 결합할 수 있다. 따라서 어떤 특정 4합체를 T 세포들을 함유한 어떤 세포들 집단 (예를 들어, 비장 또는 림프절에서 회수된)에 첨가하면, 그 4합체에 특이적인 TCRs을 지닌 T 세포들은 형광으로 표지된다. 이어서 유동 세포계수기 (flow cytometry)를 이용하여, 세포집단에서 형광표지된 세포를 측정하는 것으로 특정 항원에 대한 특이적인 T 세포 수용체를 가진 세포의 비율을 알 수 있다. 이 매우 정교한 방법은 $CD8^+$ 세포집단에서 항원-특이적 T 세포들의 빈도가 0.1 % 만큼 낮을 때에도 이들을 감지할 수 있다.

더구나 바이러스들이나 종양관련 항원들과 같은 병원체들에 노출될 때 일어나는 반응으로서 항원-특이 $CD8^+$ T 세포들의 증가를 직접 분석하는 것이 가능하다. 관련된 적용으로서, 연구자들은 마우스를 **수포성 구내염 바이러스 (vesicular stomatitis virus, VSV)**로 감염시키고 전신에서 VSV-유래 펩티드-MHC 복합체에 대해 특이적인 $CD8^+$ 세포들의 분포를 조사하였다. 이 연구는 VSV 급성 감염 동안, VSV-특이적 $CD8^+$ 세포의 분포가 균일하지 않음을 증명하였다 (그림 14-4); 항원-특이 세포들의 큰 집단들이 림프계에만 국한되는 것이 아니라, 간이나 신장에서도 역시 발견될 수 있다.

CTLs는 두 가지 방식으로 세포를 죽인다_CTLs kill cells in two ways

CTL-매개 반응의 효과 단계는 표적세포가 살해성 공격세포에 의해 접촉되는 것을 시작으로 하는 일련의 정교하게 조절되는 사건들을 포함한다 (그림 14-5). 장기간 배양된 CTL 클론들은 이 과정에 관련되는 많은 세포막 분자들과 세포막에서의 사건들을 규명하는데 이용되어 왔다. 아래에서 설명한 바와 같이, 세포사멸을 유도하는

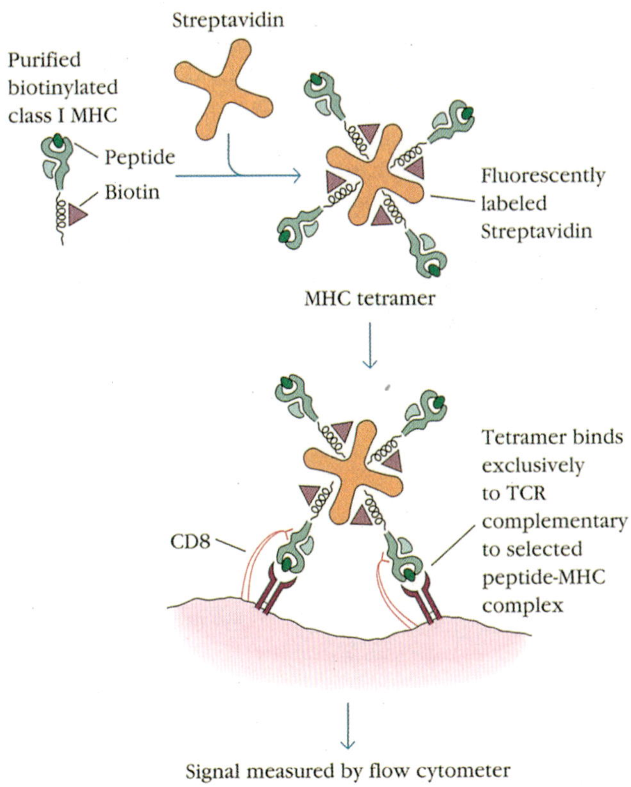

FIGURE 14-3 MHC tetramers. A homogeneous population of peptide-bound class I MHC molecules (HLA-A1 bound to an HIV-derived peptide, for example) is conjugated to biotin and mixed with fluorescently labeled Streptavidin. Four biotinylated MHC-peptide complexes bind to the high-affinity binding sites of Streptavidin to form a tetramer. Addition of the tetramer to a population of T cells results in exclusive binding of the fluorescent tetramer to those $CD8^+$ T cells with TCRs complementary to the peptide-MHC complexes of the tetramer. This results in the labeling of the subpopulation of T cells that are specific for the target antigen, making them readily detectable by flow cytometry. *[Adapted in part from P. Klenerman, V. Cerundolo, and P. R. Dunbar, 2002,* Nature Reviews Immunology *2:264.]*

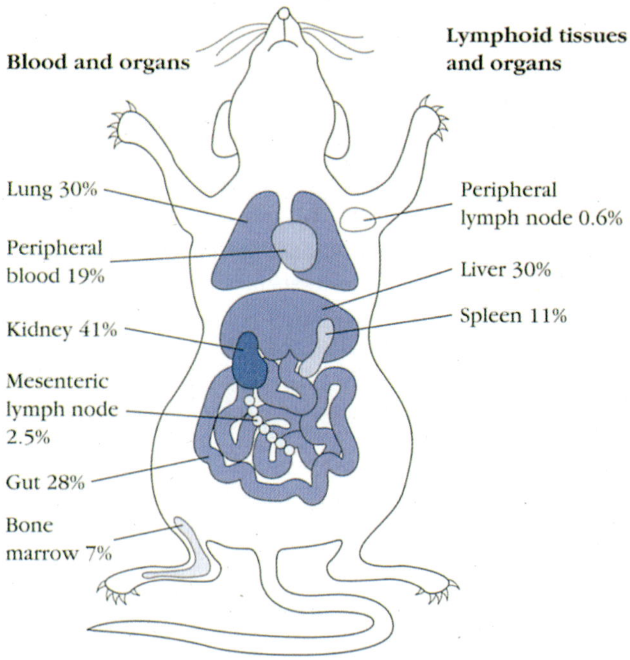

FIGURE 14-4 Localizing antigen-specific CD8$^+$ T-cell populations in vivo. Mice were infected with vesicular stomatitis virus (VSV), and during the course of the acute stage of the infection, cell populations were isolated from the tissues indicated in the figure and incubated with tetramers containing VSV-peptide–MHC complexes. Flow-cytometric analysis allowed determination of the percentages of CD8$^+$ T cells that were VSV specific in each of the populations examined. *[Adapted from P. Klenerman, V. Cerundolo, and P. R. Dunbar, 2002,* Nature Reviews Immunology ***2****:269.]*

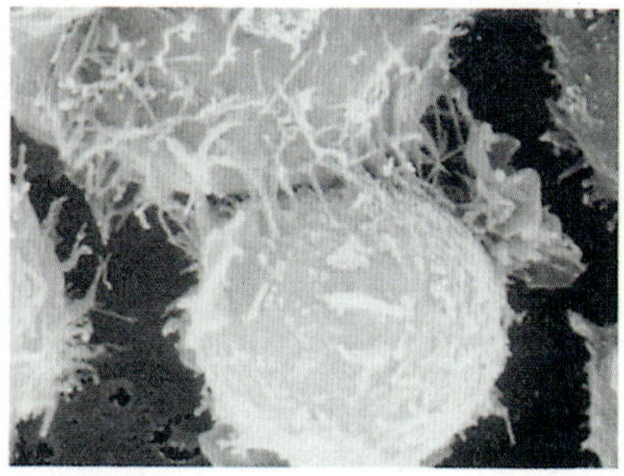

FIGURE 14-5 Scanning electron micrograph of tumor-cell attack by a CTL. The CTL (top) makes contact with a smaller tumor cell. *[From J. D. E. Young and Z. A. Cohn, 1988,* Scientific American ***258****(1):38.]*

CTLs의 능력에 영향을 주는 돌연변이들을 지닌 마우스 종을 이용한 연구를 통해 필요한 분자들을 확인하였다.

CTL-매개 사멸에서 주요한 사건들은 결합의 형성, 세포막 공격, CTL 분리와 표적세포의 파괴이다 (그림 14-6). 항원-특이적 CTLs가 적당한 표적세포와 반응될 때, 두 타입의 세포들은 상호작용하고 결합체를 형성한다. CTL-표적세포 결합체의 형성은 수분 내에 Ca^{2+}-의존적이며 에너지를 요구하는 단계로 이어지는데, 이 단계에서 CTL은 표적세포의 사멸을 위한 과정을 추진한다. 그 다음 CTL은 표적세포로부터 분리되고, 다른 표적세포와 결합한다. CTL의 분리 후 다양한 기간 내에 (몇 시간까지) 표적세포는 세포자살 (apoptosis)에 의해 사멸된다.

CTL상의 TCR-CD3 막 복합체는 표적세포의 class I MHC 분자와 결합된 항원을 인식한다. 이 항원-특이적인 인식 후에, CTL 세포막상의 인테그린 수용체 LFA-1이 표적세포막 상의 ICAMs에 결합하고, 그 결과 결합체가 형성된다. 항원-매개 CTL 활성화는 LFA-1

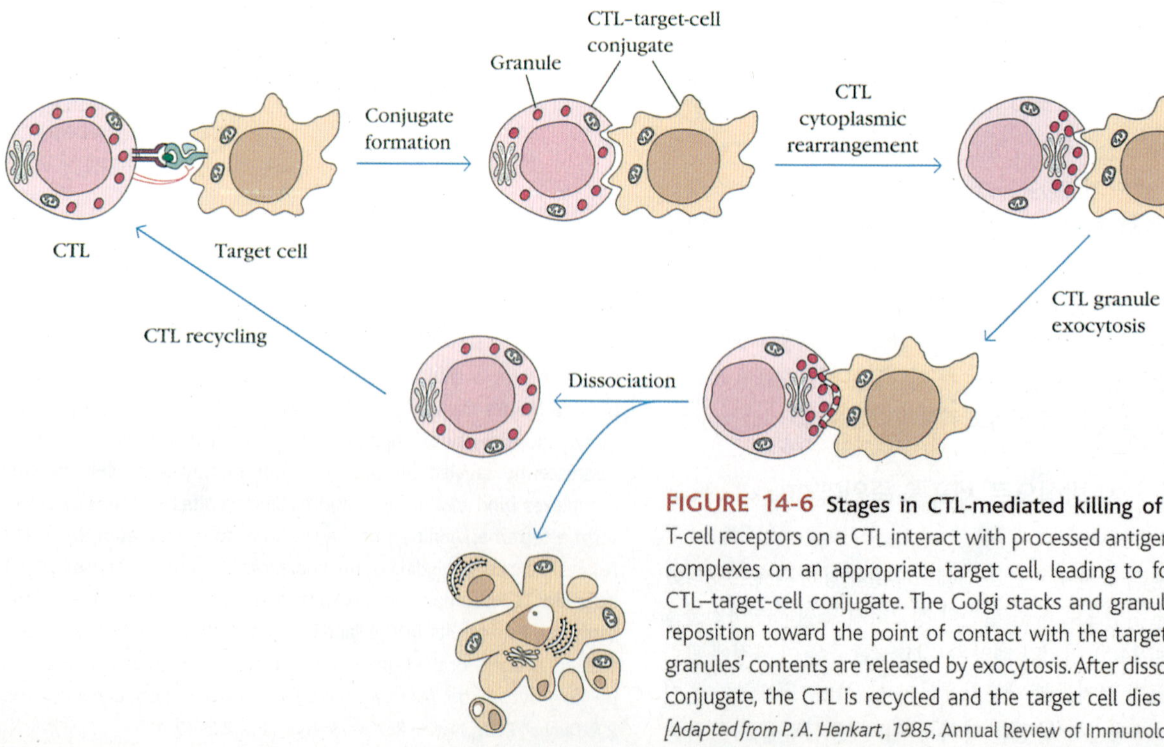

FIGURE 14-6 Stages in CTL-mediated killing of target cells. T-cell receptors on a CTL interact with processed antigen–class I MHC complexes on an appropriate target cell, leading to formation of a CTL–target-cell conjugate. The Golgi stacks and granules in the CTL reposition toward the point of contact with the target cell, and the granules' contents are released by exocytosis. After dissociation of the conjugate, the CTL is recycled and the target cell dies by apoptosis. *[Adapted from P. A. Henkart, 1985,* Annual Review of Immunology ***3****:31.]*

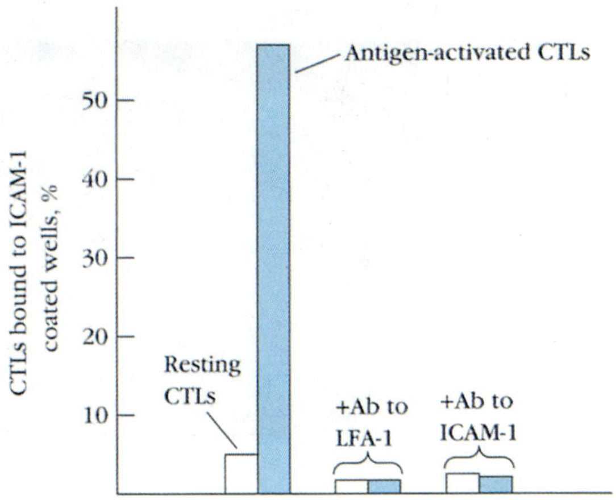

FIGURE 14-7 Effect of antigen activation on the ability of CTLs to bind to the intercellular cell adhesion molecule ICAM-1. Resting mouse CTLs were first incubated with anti-CD3 antibodies. Cross-linkage of CD3 molecules on the CTL membrane by anti-CD3 has the same activating effect as interaction with antigen–class I MHC complexes on a target cell. Adhesion was assayed by binding radiolabeled CTLs to microwells coated with ICAM-1. Antigen activation increased CTL binding to ICAM-1 more than 10-fold. The presence of excess monoclonal antibody to LFA-1 or ICAM-1 in the microwell abolished binding, demonstrating that both molecules are necessary for adhesion. *[Based on M. L. Dustin and T. A. Springer, 1989,* Nature ***341****:619.]*

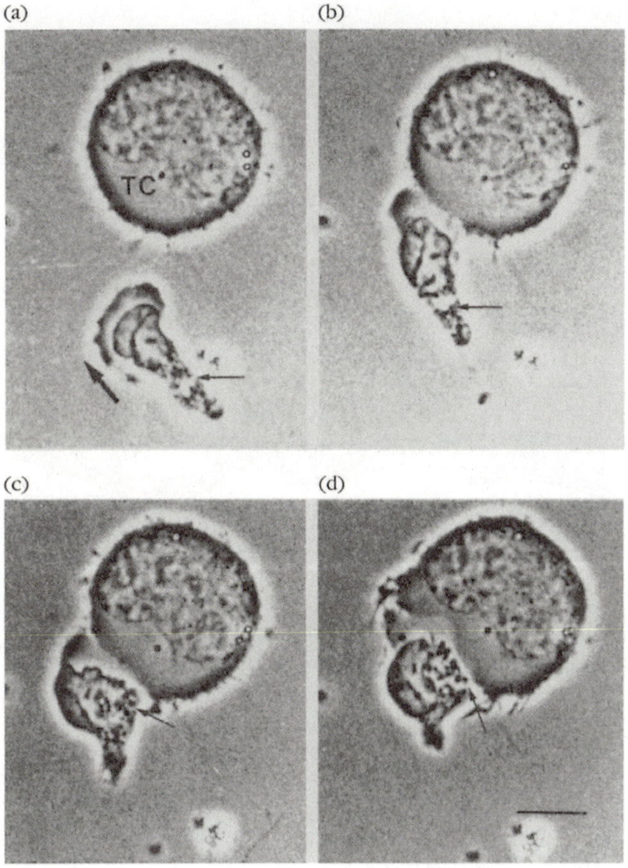

FIGURE 14-8 Formation of a conjugate between a CTL and a target cell and reorientation of CTL cytoplasmic granules as recorded by time-lapse photography. (a) A motile mouse CTL (thin arrow) approaches an appropriate target cell (TC). The thick arrow indicates direction of movement. (b) Initial contact of the CTL and target cell has occurred. (c) Within 2 minutes of initial contact, the membrane-contact region has broadened and the rearrangement of dark cytoplasmic granules within the CTL (thin arrow) is under way. (d) Further movement of dark granules toward the target cell is evident 10 minutes after initial contact. *[From J. R. Yanelli et al., 1986,* Journal of Immunology ***136****:377.]*

을 저친화력 상태에서 고친화력 상태로 전환시킨다 (그림 14-7). 이러한 현상 때문에 CTLs은 단지 class I MHC 분자와 결합체를 항원 펩티드를 제시한 적절한 표적세포에 부착하고 결합을 형성한다. LFA-1은 항원-매개 활성화 후에 오직 5~10분 동안 고친화력 상태를 유지한 다음, 저친화력 상태로 되돌아간다. 이러한 LFA-1 친화력의 전환은 표적세포로부터 CTL의 해리를 촉진하는 것 같다.

배양된 CTL 클론들의 전자현미경적 관찰에서 세포내 전자고밀도의 저장과립들 (storage granules)의 존재를 확인하였다. 세포 분획에 의해 분리된 이러한 과립들이 표적세포의 손상을 매개하는 것으로 확인되었다. 그 과립의 내용물의 분석을 통해 **퍼포린 (perforin)** 이라 불리는 구멍형성 단백질의 65 kDa 단량체들과 **그란자임** (또는 **프레그멘틴, fragmentins**)이라 불리는 여러 세린계 단백질분해효소들이 밝혀졌다. CTL-Ps에는 세포질 과립들과 퍼포린이 존재하지 않는다; 활성화에 의해, 새롭게 발현되는 퍼포린 단량체들을 함유한 세포질 과립들이 나타난다.

CTL-표적세포 결합체 형성 직후에, 골지체와 저장과립들은 CTL의 세포질 내에서 재배열되어 표적세포와 접합한 부위근처에 집중된다 (그림 14-8). 이어서 퍼포린 단량체들과 그란자임 단백질분해효소들은 **세포외배출 (exocytosis)**에 의해 과립들로부터 두 세포들 사이의 접합 공간 (junctional space) 사이로 방출되는 것으로 증거되고 있다. 퍼포린 단량체들이 표적세포 막에 접촉하면, 그들은 입체구조의 변화를 진행하여 **양친매성 도메인 (amphipathic domain)**을 노출하게 되며 이를 통해 표적세포막 내로 삽입된다; 이어서 이들 단량체들은 (Ca^{2+} 존재 시) 중합하여 내부직경이 5~20 nm인 원통형의 구멍들을 형성한다. 대단히 많은 수의 퍼포린 구멍들을 접합이 형성되는 지역의 표적세포막에서 볼 수 있다 (그림 14-9b). 흥미롭게도, 퍼포린은 보체계의 말단 구성원인 C9와 서열상의 상동성을 지니고 있으며, 이 퍼포린에 의해 생성된 세포막의 구멍들은 보체-매개 용해에서 관찰되는 구멍들과 유사하다. CTL-매개 세포살해에 있어서 퍼포린의 중요성은, 비록 바이러스에 대하여 현저한 $CD8^+$ 면역반응을 시작하더라도 림프구성 맥락뇌막염 바이러스 (lymphocytic choriomeningitis virus, LCMV)를 제거할 수 없는 특징을 지닌, 퍼포린-결손 녹아우트 마우스에 의해 증명된다.

표적세포막에서의 구멍형성은 퍼포린이 그란자임의 세포내 유입을 매개하는 한 가지 방법이다; 다른 방법은 **퍼포린-조력 경로 (perforin-assisted pathway)**이다. 다수의 표적세포들은 세포표면에 **만노오스-6-인산 수용체 (mannose-6-phosphate receptor)**로 알려진 분자를 가지고 있으며, 이는 또한 그란자임 B와 결합한다. 그란자임 B와 만노오스-6-인산 수용체 복합체는 내재화되어 소포 (vesicles) 속에 나타난다. 만노오즈-6-인산 수용체와 함께 내재화되

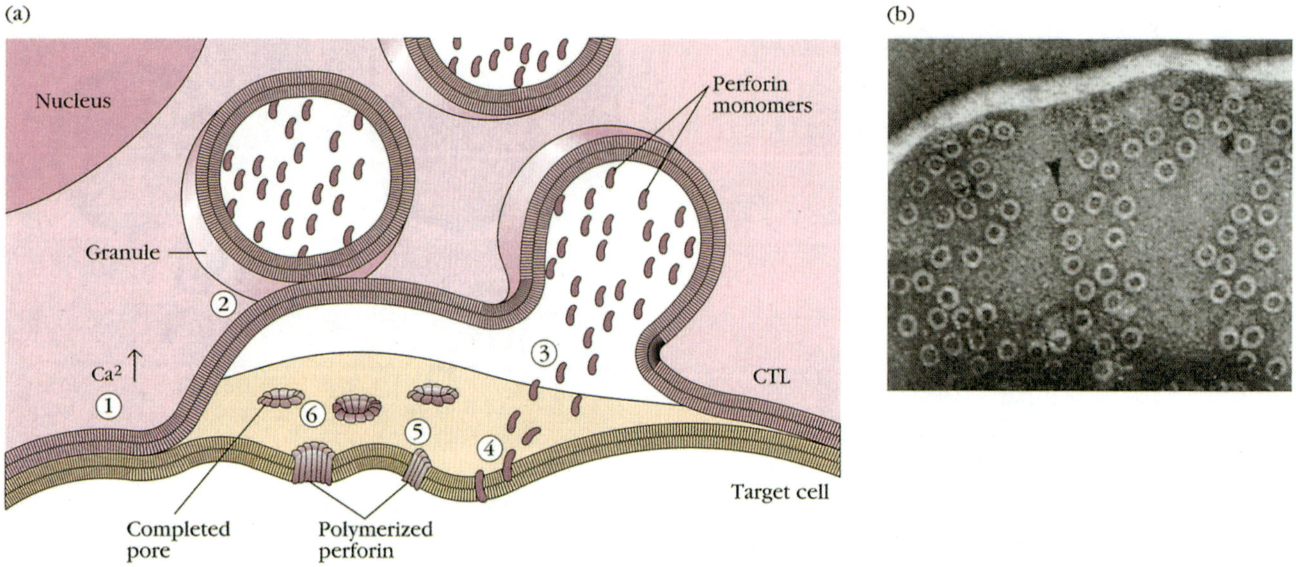

FIGURE 14-9 CTL-mediated pore formation in target-cell membrane. (a) In this model, a rise in intracellular Ca^{2+} triggered by CTL–target-cell interaction (1) induces exocytosis, in which the granules fuse with the CTL cell membrane (2) and release monomeric perforin into the small space between the two cells (3). The released perforin monomers undergo a Ca^{2+}-induced conformational change that allows them to insert into the target-cell membrane (4). In the presence of Ca^{2+}, the monomers polymerize within the membrane (5), forming cylindrical pores (6). (b) Electron micrograph of perforin pores on the surface of a rabbit erythrocyte target cell. *[Part a adapted from J. D. E. Young and Z. A. Cohn, 1988,* Scientific American ***258****(1):38; part b from E. R. Podack and G. Dennert, 1983,* Nature ***301****:442.]*

었던 퍼포린은 이어서 소포에 구멍을 형성하여 그란자임 B를 소포로부터 표적세포의 세포질로 방출되도록 한다.

일단 그란자임 B가 표적세포의 세포질로 들어가면, 그란자임 B는 표적세포의 DNA를 200 bp의 소중합체로 절단시키는 연쇄반응을 시작한다; 이 유형의 DNA 분해는 전형적인 세포자살 기전이다. 그란자임들은 단백질 분해효소들이기 때문에, 직접적으로 DNA 분해를 매개할 수 없다. 그들은 표적세포 내부의 세포자살 경로를 활성화시킨다. CTL 또는 표적세포들의 이러한 세포자살과정에는 mRNA나 단백질 합성이 요구되지 않는다. CTL과 접촉 후 5분 이내에, 표적세포는 DNA 분해를 나타내기 시작한다. 흥미롭게도, 감염된 표적세포의 바이러스 DNA는 이 처리과정 동안 분해되는 것으로 보여진다. 여기서 CTL-매개 살해는 바이러스 감염 세포뿐만 아니라, 바이러스 DNA도 파괴시키는 것으로 보인다. CTL과 접촉 후에 일어나는, 급속도의 DNA 분해는 표적세포가 파괴되기 이전의 기간 중에도 계속적인 바이러스 복제와 조립을 방지하는 것 같다.

어떤 세포독성 T 림프구 (CTL) 세포주들은 퍼포린과 그란자임이 없다. 이런 경우, 세포독성은 Fas를 통해 매개된다. 10 장에서 언급한 바와 같이, 막관통 단백질이면서 TNF-수용체 패밀리에 속하는 Fas는 종양괴사인자 패밀리의 하나인 Fas 리간드 (그림 10-19 참조)와 결합할 때 세포사멸 신호를 세포에 보낼 수 있다. CTLs 세포막의 Fas 리간드가 표적세포 표면의 Fas를 인식하게 되면 표적세포의 세포자살을 촉발하게 된다.

퍼포린과 Fas-FasL계에 의한 세포독성 T 림프구-매개 세포용해 기전은 돌연변이 마우스를 이용하여 밝혀지게 되었다. 이 실험들에서는 두 가지 타입의 돌연변이 마우스들 즉, 위에서 언급한 퍼포린 녹아우트 마우스와 *lpr*로 알려진 마우스 종이다 (그림 14-10). 동형접합형의 *lpr* 변이 마우스는 Fas를 거의 발현하지 않거나 전혀 발현하지 않으므로, 결과적으로 이러한 마우스 유래의 세포들은 Fas 리간드와 상호작용하더라도 살해될 수 없다. 정상의 $H\text{-}2^b$ 마우스 유래의 림프구들을 $H\text{-}2^k$ 마우스 유래의 사멸시킨 세포와 배양하면 항-$H\text{-}2^k$ CTLs이 생성된다. 이렇게 얻은 $H\text{-}2^b$ CTLs은 정상의 $H\text{-}2^k$ 마우스 또는 *lpr* 돌연변이가 동형접합형인 $H\text{-}2^k$ 마우스 유래의 표적세포를 살해하게 된다. 퍼포린-녹아우트 마우스 유래의 $H\text{-}2^b$ 세포들을 $H\text{-}2^k$ 마우스 유래의 사멸시킨 세포와 배양하여서 확보한 CTLs의 경우는, 야생형 표적세포들은 살해하였지만 *lpr* 돌연변이가 동형접합형으로 일어난 $H\text{-}2^k$ 마우스 유래의 표적세포는 용해를 일으키지 않는다.

이러한 연구결과들로부터 다음과 같은 해석이 가능하였다. 정상 마우스로부터 얻어진 CTLs는 퍼포린-매개 기전을 통해, 표적세포의 Fas와 CTL 세포막 상의 Fas 리간드를 필요로 하는 기전을 통해, 혹은 일부 경우에서는, 아마도, 이들 양쪽 기전들을 조합하는 방법을 통하여 표적세포를 살해할 수 있다. 이러한 CTLs은 Fas를 발현하지 않은 표적세포는 퍼포린 기전만을 이용하여 살해할 수 있다. 한편, 퍼포린-녹아우트 마우스 유래의 CTLs은 Fas-FasL 기전에 의해서만 표적세포를 살해할 수 있다. 결과적으로, 퍼포린-녹아우트 마우스 유래의 CTLs은 Fas를 가진 정상 표적세포는 살해할 수 있으나 Fas가 결손된 *lpr* 세포의 경우는 살해할 수 없다. 이들 연구자들도 그들이 관찰한 모든 CTL-매개 세포살해는 퍼포린에 의존한 살해, Fas-매개 살해, 또는 이들 두 가지 기전의 조합에 의해 일어난다고 결론지었다. 이외의 다른 기전은 확인되지 않았다.

이러한 연구결과와 다수의 다른 연구결과들은 모든 CTL-매개에 의한 표적세포들의 세포자살의 개시에는 두 가지 기전들이 관련됨을 보여 준다:

(a) Generation of CTLs

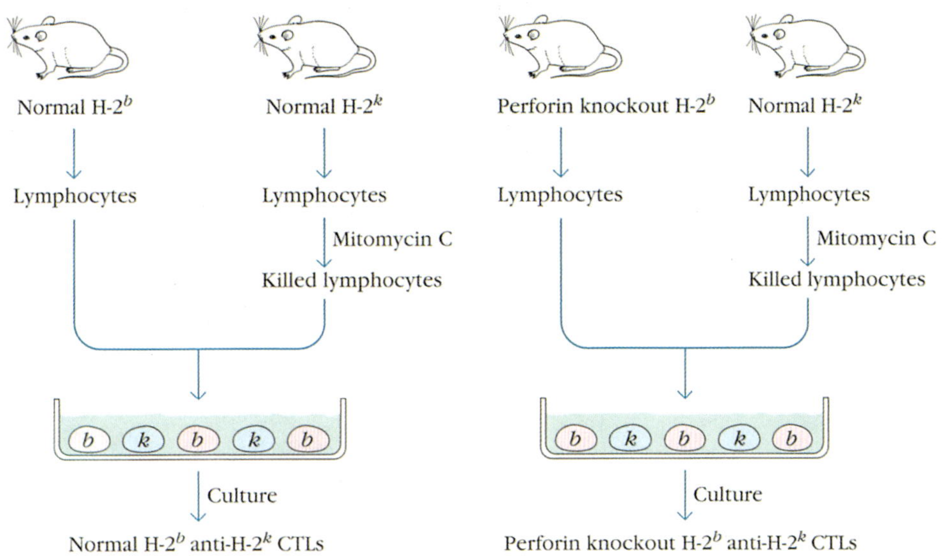

(b) Interaction of CTLs with Fas$^+$ and Fas$^-$ targets

CTLs	Target cells: Normal H-2^k	Target cells: *lpr* mutant H-2^k (no Fas)
Normal H-2^b anti-H-2^k	Killed	Killed
Perforin knockout H-2^b anti-H-2^k	Killed	Survive

FIGURE 14-10 Experimental demonstration that CTLs use Fas and perforin pathways. (a) Generation of CTLs. Lymphocytes were harvested from mice of H-2^b and H-2^k MHC haplotypes. H-2^k haplotype cells were killed by treatment with mitomycin C and cocultured with H-2^b haplotype cells to stimulate the generation of H-2^k CTLs. If the H-2^b lymphocytes were derived from normal mice, they gave rise to CTLs that had both perforin and Fas ligand. If the CTLs were raised by stimulation of lymphocytes from perforin knockout (KO) mice, they expressed Fas ligand but not perforin. (b) Interaction of CTLs with Fas$^+$ and Fas$^-$ targets. Normal H-2^b anti-H-2^k CTLs that express both Fas ligand and perforin kill normal H-2^k target cells and H-2^k *lpr* mutant cells, which do not express Fas. In contrast, H-2^b anti-H-2^k CTLs from perforin KO mice kill Fas$^+$ normal cells by engagement of Fas with Fas ligand but are unable to kill the *lpr* cells, which lack Fas.

- CTLs로부터 방출되어 표적세포들 내로 들어가는 세포독성 단백질들 (퍼포린 또는 그란자임)의 방향성 있는 전달
- CTL 표면의 막결합 Fas 리간드와 표적세포 표면의 Fas 수용체간의 상호작용

어느 개시 기전이든 신호전달 경로를 활성화시켜 마침내 표적세포가 사멸되게 한다 (그림 14-11). 세포자살에 의한 세포사멸에는 아스파르트산 (aspartic acid) 잔기를 절단하는 시스테인 단백질분해효소의 **카스파아제 패밀리 (caspase family)**가 관여한다. 이 때 카스파아제는 시스테인 (cysteine), 아스파르트산 (*asp*artate), 및 단백질분해효소 (prote*ase*) 의미를 모두 포함한다. 정상적인 상태에서는 이들 카스파제효소가 불활성의 프로카스파아제 (procaspases)로 존재하다가 활성화 형태로 전환되기 위해서는 단백질분해효소에 의한 절단이 필요하다. 현재 약 12종 이상의 카스파아제가 알려져 있으며, 각 효소들은 각각의 효소 특이성을 가지고 있다. 프로카스파아제의 절단에 의해 **활성형 개시 카스파아제 (active initiator caspase)**가 생성되면, 이는 다른 프로카스파아제들을 절단하여 그들의 단백질분해활성을 활성화하게 된다. 그 결과, 세포자살의 전형적인 특징인 체계적이고 정돈된 세포 분해가 일어난다.

CTLs은 표적세포의 카스파아제 연쇄반응을 개시하기 위해 그란자임과 Fas 리간드를 이용한다. CTL 유래의 그란자임이 표적세포 속에 들어가게 되면 **개시 카스파아제 (initiator caspase)**를 활성화하는 단백질의 분해반응들을 매개한다. 비슷하게, CTL의 Fas 리간드와 표적세포상의 Fas간의 상호작용은 표적세포 속의 개시 카스파아제를 활성화시키게 한다. Fas는 **FADD (사망 도메인을 지닌 Fas-연관 단백질, Fas-associated protein with death domain)**라 알려진 단백질과 결합하고 이어서 프로카스파제 8과도 결합하게 된다. 이러한 Fas와의 결합은 프로카스파아제 8을 카스파아제 8로 전환하고 **세포자살 카스파아제 연쇄반응 (apoptotic caspase cascade)**을 개시하게 한다. 퍼포린/그란자임 경로 및 Fas-매개 경로의 최종결과는, 표적세포 내부에 존재하는 잠복상태의 자살경로를 활성화하는 것이다. 어떤 면역학자가 적절히 제기한 바와 같이, CTLs은 표적세포를 죽이는 것이 아니라 자살하도록 설득한다.

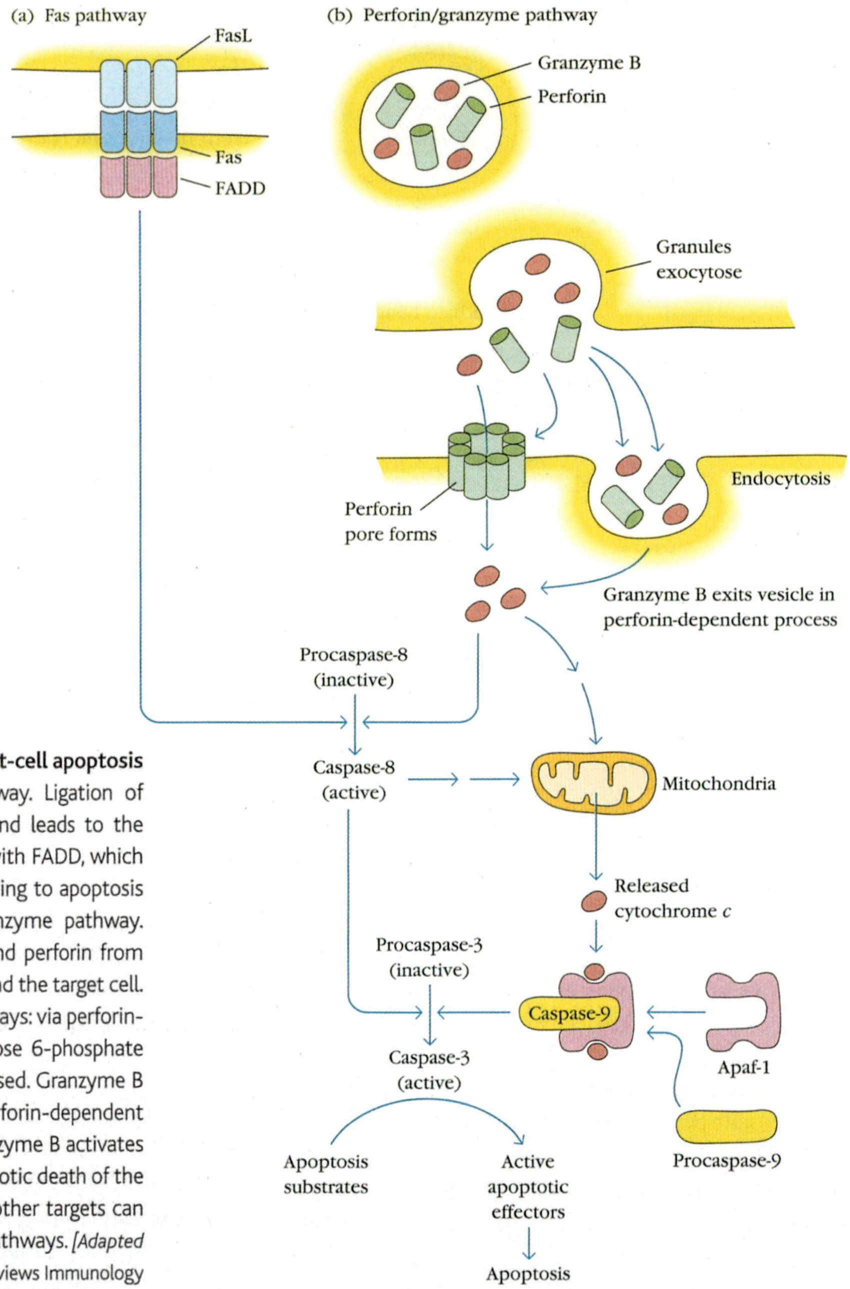

FIGURE 14-11 Two pathways of target-cell apoptosis stimulated by CTLs. (a) The Fas pathway. Ligation of trimeric Fas units by CTL-borne Fas ligand leads to the association of the death domains of Fas with FADD, which in turn results in a series of reactions leading to apoptosis of the target cell. (b) The perforin/granzyme pathway. Granule exocytosis releases granzymes and perforin from the CTL into the space between the CTL and the target cell. Granzyme B enters the target cell in two ways: via perforin-generated pores or by binding to mannose 6-phosphate receptors that are subsequently endocytosed. Granzyme B is then released into the cytoplasm in a perforin-dependent process. Cleavage of procaspase 8 by granzyme B activates a caspase cascade that results in the apoptotic death of the cell, and interaction of granzyme B with other targets can invoke mitochondrially mediated death pathways. *[Adapted from M. Barry and C. Bleackley, 2002,* Nature Reviews Immunology *2:401.]*

자연살해 세포_Natural Killer Cells

NK 세포들은 면역학자들이 종양을 지닌 마우스로부터 얻은 종양-특이 세포들의 in vitro 활성을 측정하던 중 우연히 발견되었다. 면역조치를 아니한 정상 마우스 및 관련 없는 종양을 지닌 마우스를 음성 대조구로 하였다. 연구자들이 매우 놀랍게도, 대조구들 역시 종양세포들을 용해시키는 것으로 나타났다. 이러한 비특이적인 종양세포 살해에 대한 규명을 통해 대과립 림프구들 (large granular lymphocytes) 집단에 의한 것임이 밝혀졌다. 이같은 비특이적 세포독성으로 인해 자연살해 (natural killer, NK) 세포라고 명명된 이들 세포는 재순환되는 림프구들 집단의 5~10% 비율을 차지한다. 이 세포들은 바이러스, 그 밖의 세포내 병원균, 및 종양에 대한 면역방어에 관여한다. NK 세포들은 다수의 면역학적으로 중요한 사이토카인들을 분비하기 때문에, 이들은 면역조절에 있어서 중요한 역할을 담당하며 내재면역 및 적응면역 양쪽 모두에 영향을 미친다. 특히, NK 세포들에 의한 사이토카인 IFN-γ의 생산은 대식세포의 포식작용과 살균작용을 활성화시킴으로 인해, 내재면역에 대한 대식세포들의 참여에 영향을 준다. NK 세포들에 의해 생성된 IFN-γ는, T_H-2 확장을 저해하는 효과에 의해 보조 T 세포들 집단의 T_H-1 대 T_H-2의 비율에 영향을 미칠 수 있으며, 대식세포들이나 수지상세포들의 IL-12 생성 유도를 통하여 T_H-1의 발달을 자극한다.

NK 세포들은 특정 바이러스들 및 세포내 세균들의 감염에 대한

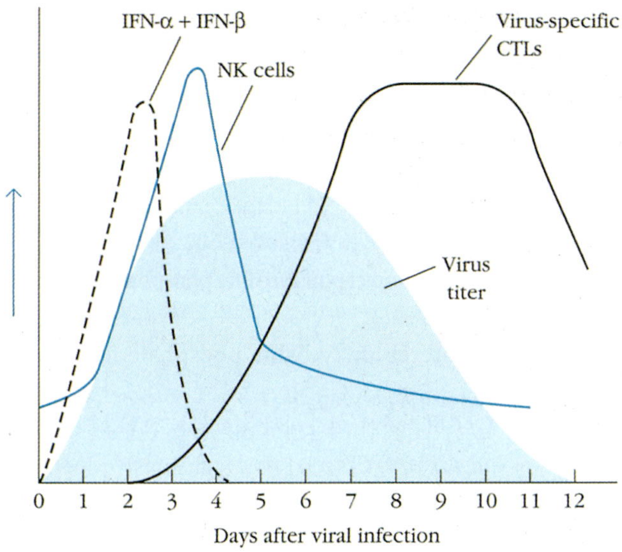

FIGURE 14-12 Time course of viral infection. IFN-α and IFN-β (dashed curve) are released from virus-infected cells soon after infection. These cytokines stimulate the NK cells, quickly leading to a rise in the NK-cell population (blue curve) from the basal level. NK cells help contain the infection during the period required for generation of CTLs (black curve). Once the CTL population reaches a peak, the virus titer (blue area) rapidly decreases.

초기반응에 관여한다. NK 활성은 IFN-α, IFN-β와 IL-12들에 의해 자극된다. 바이러스 감염의 과정 중, 이러한 사이토카인들의 수준이 급격히 증가하게 되며, 감염 후 약 3일 만에 최고에 도달하는 NK 세포들의 수적변화와 밀접하게 연관되어 있다 (그림 14-12). NK 세포들은 바이러스감염에 대한 첫 방어선으로, 감염 후 약 7일째에 일어나는 CTL-P 세포들의 활성화, 증식, 그리고 기능성 CTLs로의 분화에 요구되는 기간 동안 바이러스의 복제를 제어한다. 바이러스 감염에 대한 방어에서 NK 세포들의 중요성은 이들 세포가 완전히 결핍된 한 젊은 여성의 임상 사례에서 잘 설명된다. 이 환자의 경우 정상적인 T 및 B 세포들은 가졌으나, 심각한 수두 바이러스의 감염과 치명적인 사이토메갈로바이러스 감염으로 고통받았다.

자연살해 세포와 T 세포는 몇몇 특징들을 공유한다_NK cells and T cells share some features

NK 세포들은 골수로 부터 유래되는 림프계 세포들이며 초기 전구체가 T 세포들과 공통이지만, 그 정확한 분화계통에 대해서는 아직 연구가 되지 않았다. NK 세포들은 단구세포들 및 과립구들에서 발견되는 몇 가지 막표면 표지인자들을 뿐만 아니라 몇몇 전형적인 T 세포 표지인자들도 발현한다. 서로 다른 NK 세포들은 서로 다른 세트의 세포막 분자들을 발현한다. 이러한 이질성이 NK 세포들의 소집단들을 반영하는지 또는 그들의 활성화 또는 성숙과정에 있어서의 다른 단계를 반영하는지는 알려져 있지 않다. NK 세포들에 발현되는 세포막분자들 중에는 CD2, IL-2 수용체의 75 kDa 크기의 β-서브유니트, 그리고 IgG의 Fc 부위에 대한 수용체이며 거의 모든 NK 세포들 상에 존재하는 CD16 (또는 FcγRIII)가 있다. 항-CD16 단클론항체를 이용하여 세포를 제거하면 말초혈액으로부터 거의 모든 NK 세포 활성을 제거할 수 있다.

T 림프구들과의 몇 가지 유사점들에도 불구하고, NK 세포들은 흉선에서만 국한되어 발달되지 않는다. 즉 흉선이 결손되어 T 세포들이 거의 또는 전혀 없는 누드마우스들도 기능성의 NK 세포 집단을 가진다. T 및 B 세포들과는 달리, NK 세포들은 수용체 유전자들의 재배열을 일으키지 않는다: 이는 재조합효소 유전자들 (recombinase genes) RAG-1 또는 RAG-2 녹아우트 마우스에서도 정상적인 NK 세포들이 발달되는 발견으로 증명된다. 더구나, T 또는 B 세포들이 SCID 마우스에 발견되지 않는데 반해, 기능성의 NK 세포들 집단은 쉽게 확인된다. 적응면역능이 완전히 결여된 동물의 방어에 관여하는, NK 세포들 및 그 밖의 내재면역의 방어기전들의 능력은 그림 14-13에서 잘 나타나 있는 바와 같이 RAG-1 패밀리 녹아우트 마우스들에 의해 잘 설명된다.

NK 세포들에 의한 살해는 CTL-매개 살해와 유사하다 _Killing by NK cells is similar to CTL-mediated killing

자연살해 세포들은 CTLs이 사용하는 기전과 유사한 과정으로 종양세포들 및 바이러스 감염세포들을 살해하는 것으로 나타난다. NK 세포들은 그 표면에 FasL을 가지고 있으며 Fas를 가진 표적세포들의 사멸을 쉽게 유도한다. NK 세포들의 세포질에는 퍼포린과 그란자임 효소를 지닌 수많은 과립들이 함유되어 있다. 활성화된 후에만 과립들이 나타나는 CTLs과는 달리, NK 세포들은 구성적으로 세포독성을 나타내며 거대한 과립들을 세포질 내에 항상 가진다. 하나의 NK 세포가 하나의 표적세포에 부착한 후에, 상호작용하는 세포들의 **접합부위**로 퍼포린과 그란자임들을 방출하는 탈과립이 일어난다. NK 세포-매개 표적세포의 세포자살을 통한 살해에 있어서 퍼포린과 그란자임들의 역할은 CTL-매개 과정에서 확인된 그 역할과 유사한 것으로 믿어진다.

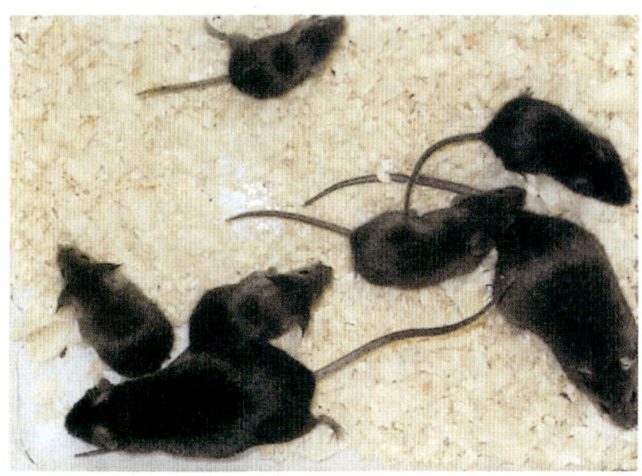

FIGURE 14-13 Family of *RAG-1* knockout mice. These mice have no adaptive immunity because they lack T and B cells. However, NK cells and other mechanisms of innate immunity provide sufficient protection against infection that, if maintained in clean conditions, these mice can reproduce and raise healthy offspring. However, they are more susceptible to infection than normal mice and have reduced life spans. *[From the laboratory of R. A. Goldsby.]*

이와 같은 유사성에도 불구하고, NK 세포들은 몇몇 중요한 점들에서 CTLs과 다르다. 첫째, NK 세포들은 항원-특이적 T 세포 수용체들 또는 CD3를 발현하지 않는다. 또한 NK 세포들에 의한 표적세포들의 인식은 MHC-제한적이지 않다; 즉 여러 경우들에서, 동계 및 동종의 종양세포들에 대해 동등한 수준의 NK 세포활성이 나타났다. 더구나, 비록 선행 항원감작 (prior priming)이 CTL의 활성을 증진시키지만, 동일 종양세포들을 두 번째 주사를 한 후에도 NK 세포의 활성은 증가되지 않는다. 바꾸어 말하면, NK 세포의 반응은 면역기억을 만들지 않는다.

NK 세포는 활성화수용체 및 저해수용체를 모두 가진다

_NK cells have both activation and inhibition receptors

NK 세포들이 항원-특이적 수용체를 발현하지 않기 때문에, NK 세포들이 변형된 자기세포들을 인식하고 정상 신체세포들로부터 이들을 구별하는 기전은 여러 해 동안 면역학자들을 곤란하게 하였다. NK 세포는 2가지의 서로 다른 카테고리의 수용체들을 이용하는 것으로 밝혀졌다: 하나는 NK 세포에 저해신호를 전달하고, 다른 하나는 활성화신호를 전달한다. 처음에는 연구자들이 NK 세포들을 활성화하고 저해하는 바로 두 가지의 수용체들이 관여한다 (소위, ***두 수용체 모델, two-receptor model***)고 생각하였다. 현재의 이론인, ***대립 신호 모델 (opposing-signals model)***은 활성화신호를 전달하는 여러 다양한 세포표면 수용체들과 다수의 다양한 저해수용체들이 있다고 생각한다. NK 세포들은 활성화신호들과 저해신호들 사이의 균형을 통하여서 건강한 세포들을 감염된 세포 또는 암세포들로부터 구별해 낸다. 부가적인 NK-활성화신호들이 인터페론 α, 인터페론 β, TNF-α, IL-12, 및 IL-15와 같은 사이토카인들을 비롯한 가용성인자들에 의해 전달될 수 있다.

NK 세포들의 수용체들은 그 구조적인 특성들을 근거로 두 가지의 범주로 즉, **렉틴-유사 수용체** 및 **면역글로불린-유사 수용체**로 나눈다. 7장에서 서술한 바와 같이, 렉틴은 특정 탄수화물에 결합하는 단백질의 한 집단이다; **렉틴-유사 NK 세포 수용체**는 그들의 구조가 렉틴집단의 단백질들과 유사하기 때문에 이와 같이 명명되었다. 이런 유사성에도 불구하고, 대부분의 렉틴-유사 NK 세포 수용체들은 탄수화물보다는 오히려 단백질에 결합한다. 두 번째 집단의 수용체들은 면역글로불린 수퍼패밀리의 구성원들로서, **살해세포 면역글로불린-유사 수용체들 (KIR)**을 포함하는데 이들은 HLA-B 또는 HLA-C 분자에 결합한다. 또한 대부분의 class I 분자들에 결합하는, ILT/LIR과 같은, 다른 **Ig-유사 저해수용체들**도 있다. 최초로 발견된 KIR 분자들이 저해수용체들이었기 때문에, KIRs를 처음에는 **살해-세포 저해 수용체**라고 불렀다. 후속 연구들에 의해서 KIR 집단과 렉틴-유사 수용체들 집단 양쪽 모두가 저해수용체들과 활성화수용체들을 포함하는 것으로 밝혀졌을 때, 이들을 **살해세포 면역글로불린-유사 수용체**라고 바꾸어 명명하였다. NK-세포 수용체 (Ig 또는 렉틴-유사)의 세포외 구조에 의해서는 그 수용체가 저해수용체인지 혹은 활성화수용체인지를 즉시 동정되지 않는데, 그 이유는 활성화 및 저해 수용체들 중에는 구조적으로 구별되는 두 집단 모두에 포함되는 것들이 있기 때문이다.

좀 더 복잡하게 언급하면, 일부 수용체들은 활성형 또는 저해형일 수 있다; 일부 NK 수용체들은, 동일한 세포외 구조들을 지니면서, 세포질 영역들은 서로 다른 세포내 도메인들을 가지고 있으므로 이에 따라 다른 신호를 전달하는 특성을 나타낸다. 예를 들면, 렉틴-유사 수용체 CD94:NKG2에는 CD94:NKG2A와 CD94:NKG2C의 두 가지 형태가 있다. 비록 이러한 두 가지 형태들은 유사한 리간드들에 결합하지만, A 형태는 포스파타아제를 모집하고 저해신호를 전달하는 반면에, C 형태는 연결분자 (adaptor molecule)와 회합하고 활성화신호를 전달한다. NK를 활성화하는 NK 수용체들의 세포내 서열은 **ITAMs (*i*mmunoreceptor *t*yrosine phosphate *a*ctivation *m*otif**, 그림 11-8 참조)이고, 반면에 저해수용체의 세포내 서열은 **ITIMs (*i*mmunoreceptor *t*yrosine phosphate *i*nhibitory *m*otif**; 그림 11-11 참조)이다. 이와 같은 동일한 리간드의 결합에 의한 수용체 반응의 이중적인 역할에서 기인하는 혼란은, CD94/NKG2 수용체의 A 형태와 C 형태가 동일한 세포 상에서 동시에 관찰되지 않는 사실로 인하여 다소 경감된다. 그러나 저해수용체와 활성화수용체들은 동일한 세포 상에 존재할 것이다. 저해신호들은 활성화신호들을 압도할 수 있어서, 정상 숙주세포들에게는 중요한 안전장치가 된다.

NK 세포들을 활성화시키는 세포 표면상의 막결합 수용체들의 정확한 성질은 아직 완전하게 밝혀지지 않았다. NK 세포표면에 존재하는 다수의 분자들을 항체로 교차결합시키면, 인위적으로 이러한 NK 세포를 활성화할 수 있지만, 그러나 이러한 잠정적인 활성화 수용체들에 대한 천연 리간드들은 알려지지 않았다.

일부 ARs 후보들은 **칼슘-의존성 탄수화물 인식 도메인**을 지니고 있기 때문에 **C-타입 렉틴 (C-type lectins)**으로 명명된, **탄수화물-결합 단백질**들의 한 클래스에 속하는 구성원들이다. 특히, NKG2D는 NK 세포 기능의 활성화를 위한 중요한 수용체로 나타났다. NKG2D는 T 세포에서 CD28에 의해 개시되는 **신호전달 연쇄반응**과 유사한 기전을 통하여 작용한다. NKG2D의 리간드들에는 사람의 경우 MIC-A, MIC-B, 그리고 ULPB 패밀리 단백질들이 포함되며, 마우스의 경우 H60, Mult 1, 및 Rae-1 패밀리 단백질들이 포함된다. NKG2D 리간드들이 DNA 손상, 혹은 감염과 같은 스트레스를 받고 있는 세포들 상에 발현되도록 종종 유도된다. NKG2D는 여러 병리적인 상태에 대한 신속한 내재면역 반응에 참여하도록 적응된 것으로 생각된다. 그러나 NGK2D는 자가면역 반응에도 기여하는 것으로 보고되었다.

렉틴들에 더하여, NK 세포 상에 존재하는 CD2 (부착분자 LFA-3의 수용체), CD244 (2B4라고도 불림, CD48의 수용체), 그리고 FcγIII 수용체인 CD16을 포함한 다른 분자들이 활성화에 관련이 있는 것 같다. 비록 CD16은 NK 세포에 의한 항체-매개 인식과 표적세포의 살해에는 관련이 있지만, 아마도 **비-항체-의존성 살해 (non-antibody-dependent killing)**에는 관련이 없는 것 같다. 이미 언급한 분자들에 더하여, NKp30, NKp44, 및 NKp46와 같은 세 가지 부가적인 단백질들이 인간 NK 세포의 활성화를 위해 중요한 역할을 하는 것으로 나타났다.

NK 세포의 활성화 수용체들의 대부분에 의해 인식되는 표적세포 리간드들은 아직 확인되지 않았으며, 확인된 일부 리간드들 조차도 **활성제** 및 **저해제**로서 애매하게 기능을 하는 것으로 나타난다. 예를 들면, 앞에서 언급한 수용체들의 CD94/NKG2A 및 C 쌍은 동일한 리간드와의 결합에 반응하여서 활성화신호 또는 저해신호를 전달할 수 있다. 가장 규명이 잘되어 있는 활성화 리간드들은 HLA에 의해 암호화되는 MIC-A와 MIC-B 분자들이다. 이들은 (비록 β_2-마이크로글로불린과 회합하지 않지만) **비-다형성 MHC class I-유사 분자들 (nonpolymorphic MHC class I-like molecules)**로서 렉틴-유사 수용체인 NKG2D에 의해 인식된다. MIC-A와 MIC-B 단백질들은 유도성이고, 감염, 열, 및 외상에 의한 스트레스를 받은 세포표면에 발현된다. 렉틴-유사 NKG2D 수용체가 이러한 스트레스-유도성 단백질들에 결합할 때, 세포독성 과립의 모집 및 사이토카인 방출을 비롯한 반응이 일어나서 표적세포가 사멸되게 한다. 다른 종류의 활성화 수용체들로서 대부분의 NK 세포들 상에 발현되는 것에는 NKp30, NKp44, 및 NKp46이 포함된다. 이러한 구조적으로 관계있는 Ig-유사 분자들은 종양세포의 살해에 관련이 있지만, 이들이 인식하는 종양세포 리간드의 정체는 알려지지 않았다.

NK-세포 저해리간드들이 활성화리간드들에 비해 더 잘 규명되어 있다. 저해신호들의 근원에 대한 단서는 종양세포들과 바이러스에 감염된 세포들의 NK 세포에 의한 살해에 관한 연구들로부터 얻어졌다. 정상세포들에 비해 마우스 종양세포들이 우선적으로 살해되는 것이 종양세포들에 있어서의 MHC 분자들 발현의 결핍과 관련되어 있다는 것이 파악되었다. 인체세포를 이용한 실험들에서, NK 세포들이, 엡스타인-바 바이러스 (Epstein-Barr virus, EBV)의 형질전환으로 인해 MHC 발현이 결핍된 B 세포주를 용해시킨다는 것이 확인되었다. 그러나 이 세포주를 인체 HLA 유전자로 트랜스펙션시켜 MHC 분자들을 높은 수준으로 발현하면, NK 세포들은 이들을 용해하는데 실패하게 된다. 이러한 발견들에 의해 NK 세포들이 MHC 발현에 이상이 생긴 세포들을 살해하기 위해 표적으로 한다는 아이디어가 생겼다. 여러 바이러스-감염 세포들 및 종양세포들이 MHC를 낮게 발현하므로, **"자기상실 모델 (missing self model)"**이라고 명명한 이 모델은 생리적으로 잘 이해되었다. 이러한 제안을 지지하는 것은, 잠재적인 표적세포들 표면의 MHC 분자들을 인식할 때 저해신호를 생성하는 NK 세포 상의 수용체들의 발견이다. NK 세포 표면의 이러한 저해수용체들이 NK 세포의 살해능, 증식, 그리고 사이토카인 방출을 방해한다.

사람의 경우, 대부분 저해수용체들은 Ig-유사 분자들이다. 예외는 렉틴-유사 저해수용체인 CD94/NKG2A인데, 이는 이황화 결합의 이형 이합체로서 두개의 당단백질들, 즉 CD94와 NKG2 패밀리의 일원으로 구성되어 있다. CD94/NKG2 수용체들은 잠재적인 표적세포들 상의 HLA-E를 인식한다. HLA-E는 만약 HLA-A, HLA-B, 또는 HLA-C로 부터 유래하는 하나의 펩티드와 결합하지 않는다면 세포표면으로 수송되지 않으므로, 세포 표면상의 HLA-E의 양은 세포내부에서의 class I MHC 생합성의 총체적 수준을 나타내는 지표가 된다. 이러한 저해 CD94/NKG2 수용체들은 HLA-E 표면을 인식하고 NK세포 내부로 저해신호를 보낼 수 있는데, 그 결과는 잠재적 표적세포들이 적절한 수준으로 class I 을 발현한다면 그 표적세포들의 살해가 저해되는 것이다.

상당한 다양성을 보이고 있는 KIR 저해수용체들은 보통 특정 HLA 유전자좌의 다형성 산물들 중에서 어느 한 가지에 대하여 또는 한정된 수의 관계있는 HLA 분자들에 대하여 특이적이다. 대립유전자배제의 특성을 지닌 B 세포의 항체 및 T 세포의 TCRs의 경우와는 달리, NK 세포들은 단일 KIR를 발현하도록 제한되어 있지 않고, 몇몇을 발현하는 것 같은데 이들 각각은 서로 다른 MHC 분자 또는 밀접하게 관계있는 MHC 분자들의 한 세트에 대해서 특이적이다. 예를 들어, 하나의 CD94/NKG2 수용체 및 6 가지의 서로 다른 KIR 수용체들을 발현하는 인체 NK 세포들의 각 클론들이 발견되었다.

저해수용체들의 신호들은 활성화수용체들로 부터의 신호들을 방해할 수 있기 때문에, CD94/NKG2 또는 KIR 유형에 관계없이 저해수용체로부터 전달되는 음성신호는 NK 세포들에 의한 표적세포들의 용해를 차단 할 수 있다. 따라서 변형되지 않은 MHC class I 분자들을 정상 수준으로 발현하는 세포들은 모든 양상의 NK 세포-매개-살해를 피하게 된다. 놀랍게도, KIR 패밀리는 대단히 빠르게 발전한 것으로 보인다. 기능적인 KIR 수용체들은 영장류 계통에서는 발견되지만, 설치류에서는 존재하지 않는다. 마우스들은 KIRs의 기능 즉, 건강한 세포 표면의 MHC class I 분자와의 결합을 통하여 NK 세포들을 저해하는 기능을 수행하기 위해서 다른 하나의 수용체 패밀리인 렉틴-유사 Ly49 패밀리를 이용한다. 기능적인 Ly49 수용체들은 사람에게는 존재하지 않는다.

NK 세포들에 대한 연구들로부터 얻어진 NK 세포의 조절에 관한 **대립신호모델**에 있어서 (그림 14-14), 활성화수용체들은 표적이 된 암세포, 바이러스-감염된 세포, 또는 다른 스트레스를 받은 세포의 표면상의 리간드들 (대부분 아직 알려지지 않았음)과 결합한다. 활성화수용체들이 이러한 결정기들을 인식하면 NK 세포가 표적세포를 살해하는 신호를 준다. 살해신호들은 저해수용체들로 부터의 신호에 의해 무효화될 수 있다. 이미 살펴본 바와 같이, 이러한 저해

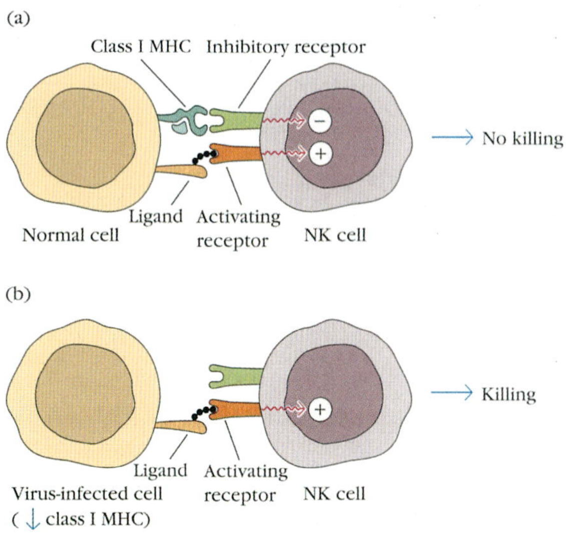

FIGURE 14-14 Opposing-signals model of how cytotoxic activity of NK cells is restricted to altered self cells. An activating receptor on NK cells interacts with its ligand on normal and altered self cells, inducing an activation signal that results in killing. However, engagement of inhibitory NK-cell receptors such as inhibitory KIRs and CD94/NKG2 by class I MHC molecules delivers an inhibition signal that counteracts the activation signal. Expression of class I molecules on normal cells thus prevents their destruction by NK cells. Because class I expression is often decreased on altered self cells, the killing signal predominates, leading to their destruction.

임상초점
MHC-KIR 유전자 조합은 건강에 영향을 준다_MHC-KIR Gene Combinations Influence Health

NK 세포들은 내재면역의 중요한 구성원이다: 이들은 바이러스 감염, 스트레스, 또는 종양 세포로의 형질전환에 의해 변형된 숙주세포들을 살해한다. 더구나, 활성화된 NK 세포들은 적응면역반응을 증진시키는 사이토카인들을 발현한다. NK 세포는 두 가지 유형의 수용체를 통해 작용한다: 활성화수용체는 이상형으로 인식된 세포의 살해를 개시하도록 하며, 저해수용체는 class I MHC 분자들과 같은 특정 숙주세포 표면표지를 인식할 때 NK의 살해기능을 중단시킨다. 이런 대립되는 활성들 사이의 균형은 숙주의 생명 유지에 있어서 대단히 중요한다. 활성화기능이 결핍되면, 암, 바이러스 감염, 그리고 손상된, 비기능성 세포들의 축적이 초래될 수 있다. 저해활성에 있어서의 결함은, 정상 숙주세포의 살해로 이어질 수 있다. 이러한 활성을 매개하는 NK 세포 수용체들은 렉틴-유사 수용체들 및 살해세포 면역글로불린-유사 수용체들 (KIRs)와 같은 두 개의 구조적 패밀리로 나누어진다. 이들 구조적 그룹 양쪽 모두는 활성화수용체와 저해수용체를 포함하고 있다.

렉틴-유사 수용체들은 매우 보존적이며 하나의 종 (species) 내에서 다양성이 별로 나타나지 않는 반면에, NK 수용체의 KIR 패밀리는 매우 다양한 단백질들의 그룹이다. KIRs는 사람의 19번 염색체 상의 백혈구 수용체 복합체 (leukocyte receptor complex)라 부르는 영역에 의해 암호화된다. 특정 일배체형 내에 존재하는 KIR 유전자들의 수는 9~14개이며, 개개의 KIR 유전자들은 그들 자체가 다형성이다. 백인들의 가장 공통적인 KIR A 일배체형이 그림에 나타나있는데, 9개의 암호화되는 단백질들이 기능에 의해 확인되었다. 이 KIR 일배체형 내에 2개의 활성화수용체와 4개의 저해수용체가 있는 것을 주목하라.

비록 대부분의 활성화수용체들에 대한 리간드들은 발견되지 않았지만, 저해수용체들의 리간드들은 알려져 있다. 대부분은 class I MHC 분자의 대립형질들에 해당한다. 만약 특정 KIR 분자들은 그들 자체가 하나의 인구집단 내에서 다양하며 또한 그들이 매우 다양한 MHC 복합체 내에서 암호화되는 단백질들을 인식 (8장 참조) 한다고 가정하면, 흥미로운 유전적 문제가 생기게 된다: MHC 유전자들과 KIR 유전자들이 각각 독립적으로 분리 (segregation)되므로, MHC 및 KIR 유전자들의 일부 조합에 의해서는 필요한 MHC-암호화 저해 리간드들이 숙주 내에서 결핍되는 결과가 초래되어, NK 세포의 활성화를 저해하는데 있어서의 결함으로 이어질까?

이런 가능성은 다수의 연구들에서 조사되었는데, 이들 연구에서 특정 KIR-MHC 조합들은 질병의 진행에 영향을 주며 또한 빈번한 자연유산이나 자간전증 (preeclampsia; 상태에 대한 일반 용어는 임신중독이다; 이는 임신기간 동안의 위험한 고혈압과 체액 정체 (fluid retention)의 특징이 있다) 등과 같은 생식상의

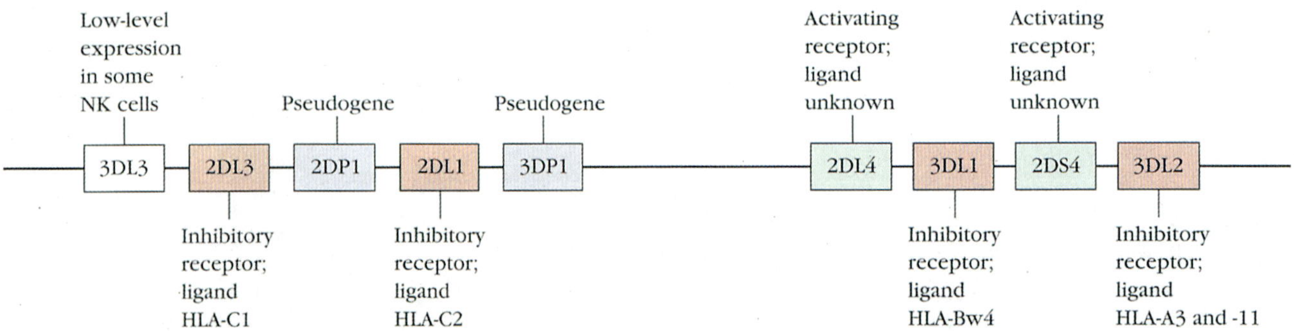

Human KIR A haplotype. *[From P. Parham, 2005, Nature Reviews Immunology* ***5****:201.]*

수용체들이 잠재적인 표적세포 상에 발현되는 MHC class I의 정상적 수준을 감지할 경우, 저해수용체들은 활성화신호를 단호하게 무력화하는 신호를 보낸다. 이는 표적세포의 사멸을 방지하고 또한 NK 세포의 증식과 IFN-γ 및 TNF-α와 같은 사이토카인들의 분비 유도를 방지한다. 대립신호모델의 총체적인 결과는 정상적인 자기에 대한 중요한 지표인 MHC class I 분자를 발현하는 세포들은 보호하고, 정상 수준의 class I MHC가 결여된, 즉 자기 지표 (indicators of self)가 결여된 세포들은 살해하는 것이다.

NKT 세포_NKT Cells

앞서 논의한 바는, 적응면역의 중요한 한 구성원으로서 항원-특이적 TCR을 발현하는 CTL, 그리고 내재면역의 구성원으로서 KIR과 패턴 인식 수용체들과 유사한 KIR 및 렉틴-유사 수용체들을 지니고 있는 NK 세포들에 대한 것이다. 최근, CTL과 NK 세포 양쪽 모두에 공통적인 특성들을 지니고 있는 세 번째 유형의 세포가 확인되었다. 이 세포 유형은 그 잡종적인 성질을 반영하여 NKT 세포로 명명하였으며, 표면에 TCR 복합체를 지닌점 외는 T 림프구와 공통적인 성질이 적다. NKT 세포는, 내재반응에 공통적인 몇몇 성질들을 근거로 하여, 내재면역계의 일부로 간주되고 있다.

- 인체 NKT 세포상의 T-세포 수용체는 배선 DNA 내의 특정 유전자단편들 (각각 $V_\alpha24$-$J_\alpha18$ 및 $V_\beta11$)에 의해 암호화되는 TCRα와 TCRβ 사슬들로서 불변이다; 이러한 $\alpha\beta$ TCR 조합을 발현하는 세포들을 때때로 **iNKT**나 **불변 NKT 세포 (invariant NKT 세**

문제점들과 관련되어 있는 것이 발견되었다. 표는 다양한 유전적 조합과 관련된 좀 더 흔한 일부 상황들을 목록으로 만든 것이다. 일부 KIR-MHC 조합은 특정 감염의 진행을 늦추는 반면에, 다른 조합에 의해서는 같은 감염이 더 악화될 수 있다는 것을 주목하라. 인간 파필로마바이러스-유도 자궁경부 종양은 질병의 진행이 KIR과 MHC의 일부 조합들에 의해 증가되고 다른 조합들에 의해서는 감소되는 상황에 대한 한 예이다 (21장 임상초점 참조). 자가면역질환 상태인 제1형 당뇨병 (type 1 diabetes)과 건선성 관절염 (psoratic arthritis)은 NK 활성이 덜 저해될 것으로 예상되는 KIR-MHC 조합들을 지닌 개개인들에서 질병의 진행이 증가된 것을 보여준다.

다양한 KIR-MHC 조합들과 질병 및 생식상의 문제점들 간의 연관성에 깔려있는 기전은 심사숙고하는 단계에 머물러 있다. 예를 들어, 최근 연구에서는 KIR-MHC 조합에 의해 일어나는, NK 세포의 활성 저해 강약에 의해 특이적인 상태가 야기되는 것이 아닌지에 대해 규명하고자 시도하고 있다. 표는 일찍 밝혀진 몇몇 질병들에 대한 목록이다.

역사적으로, KIR-MHC 조합들은 일반적인 체력, 다양한 유전형의 상대적인 생식활성, 그리고 전염병 상태에서의 생존이 있어서 역할을 해왔던 것 같다. 이러한 유전자 패밀리들의 산물이 사람의 건강에 영향을 미치는 기전들을 이해함에 따라, 우리는 왜 자연의 선택이 특정 조합들을 선호했는가에 대해 배우게 될 수 있을 것이다.

Disease associations with combinations of KIR and HLA genes

Disease	KIR	HLA	Disease progression	Proposed contribution by KIRs
AIDS	*3DS1* *3DS1* homozygous	*HLA-Bw4*[Ile80] No *HLA-Bw4*[Ile80]	Decreased Increased	Less inhibition More inhibition
HCV infection	*2DL3* homozygous	*HLA-C1* homozygous	Decreased	Less inhibition
Cervical neoplasia (HPV induced)	*3DS1* No *3DS1*	*HLA-C1* homozygous and no *HLA-Bw4* *HLA-C2* and/or *HLA-Bw4*	Increased Decreased	Less inhibition More inhibition
Malignant melanoma	*2DL2* and/or *2DL3*	*HLA-C1*	Increased	More inhibition
Psoriatic arthritis	*2DS1* and/or *2DS2*	*HLA-C1* homozygous or *HLA-C2* homozygous	Increased	Less inhibition
Type 1 diabetes	*2DS2*	*HLA-C1* and no *HLA-C2*, no *HLA-Bw4*	Increased	Less inhibition
Preeclampsia	*2DL1* with fewer *2DS* (mother)	*HLA-C2* (fetus)	Increased	More inhibition

SOURCE: S. Rajagopalan and E. Long, 2005, Understanding how combinations of HLA and KIR genes influence disease. *Journal of Experimental Medicine* **201**:1025.

포)라고 부른다.

- NKT 세포 상의 TCR은 MHC-결합 펩티드를 인식하지 않지만, 그러나 오히려 비-다형성 CD1d 분자 (nonpolymorphic CD1d molecule)에 의해 당지질을 제시한다 (그림 8-25 참조).
- NKT 세포들은 기억세포를 생성하지 않는다.
- NKT 세포들은 T 림프구의 특징적인 많은 표지들을 발현하지 않지만, NK 세포들의 특징적인 표지들은 발현한다.

면역성에 있어서 NKT 세포들의 정확한 역할은 규명되지 않은 채로 남아있다. 한 가지 단서는 흉선에서 NKT 세포의 발달에 **리소좀 글리코스핑고리피드인 iGb3 (이소글로보트리헥소실세라미드)**이 요구된다는 것이다: 유사 글리코실세라미드들이 다수의 세균 종들에 존재하며 또한 이들이 NKT 세포 반응을 활성화하므로, NKT 세포들은 항세균 면역성에 관련되는 것 같다. 실험들에서 NKT 세포가 결핍된 마우스를 낮은 투여량의 *Sphingomonas* 혹은 *Ehrlichia*로 세균감염시키면 불완전한 반응이 일어나는 것으로 나타났다. 야생형 마우스에 높은 투여량의 *Sphingomonas*로 감염시키면 패혈증과 사망을 초래하지만 NKT 세포가 결핍된 마우스는 이러한 감염에도 생존하였는데, 이는 NKT 세포들은 세균성 항원에 대해 사이토카인 발현으로 반응한다는 것을 시사한다 (패혈증의 개시에 대한 친-염증 사이토카인들의 역할에 대해 12장 참조). 종양에 대한 면역성에 NKT 세포를 관련시키는 다른 데이터는 NKT 세포가 종양세포에 특이적인 지질항원을 인식하는 것을 시사한다.

항체-의존적 세포-매개 세포독성_Antibody-Dependent Cell-Mediated Cytotoxicity

세포독성의 잠재력을 지닌 다수의 세포들은 항체분자의 Fc 부위에 대한 막 수용체들을 발현한다. 항체가 표적세포들에 특이적으로 결합하면, 이러한 수용체를 지닌 세포들은 항체의 Fc 부위에 결합할 수 있으며, 따라서 표적세포에 결합할 수 있고 이어서 표적세포의 용해를 일으킨다. 비록 이러한 세포독성 세포들이 항원에 대해 비특이적이지만, 항체의 특이성에 의해 특정 표적세포에 작용하도록 지시된다. 이런 양상의 세포독성을 **항체-의존적 세포-매개 세포독성 (antibody-dependent cell-mediated cytotoxicity, ADCC)**라고 한다.

ADCC를 매개 할 수 있는 세포들 중에는 NK 세포, 대식세포, 단구세포, 중성구, 그리고 호산구들이 있다. 홍역 바이러스에 감염된 세포들의 항체-의존적 세포-매개 살해는 홍역 바이러스에 감염된 세포들을 배양하면서 대식세포들과 함께 항-홍역 항체를 첨가하면 in vitro에서 관찰될 수 있다. 유사하게, 주혈흡충 (schistosomes) 또는 혈액 흡충류 (blood fluke)와 같은 기생충들 (helminths, 연충들)의 세포-매개 살해는 유충 (침입주혈흡충, schistosomules)을 호산구들과 함께 항-침입주혈흡충 항체와 반응시키면 in vitro 상에서 관찰될 수 있다.

ADCC에 의한 표적세포 살해에는, 보체-매개 용해를 제외한, 여러 다양한 세포독성기전들이 포함되는 것 같다 (그림 14-15). 대식세포, 중성구, 또는 호산구들이 Fc 수용체를 통한 방식에 의해 하나의 표적세포에 결합할 때, 이들은 대사적으로 활성이 더 증가하게 된다; 결과로서, 이들의 세포질 리소좀 또는 과립들 내의 용해효소들의 수준이 증가하게 된다. 이러한 용해효소들이 Fc-매개 접촉부위로 방출되면 표적세포의 손상이 초래되게 된다. 또한 활성화된 단구세포, 대식세포 및 NK 세포들은 종양괴사인자 (tumor necrosis factor, TNF)를 분비하는 것으로 나타났는데, 이 TNF는 표적세포에 결합하여 세포독성효과를 나타낸다. NK 세포들 및 호산구들 양쪽 모두는 세포질 과립들내에 퍼포린을 함유하고 있으므로, 그들의 표적세포 살해 역시 CTL-매개 세포독성을 설명하는 기전과 유사한 퍼포린-매개 세포막 손상을 포함하는 것 같다.

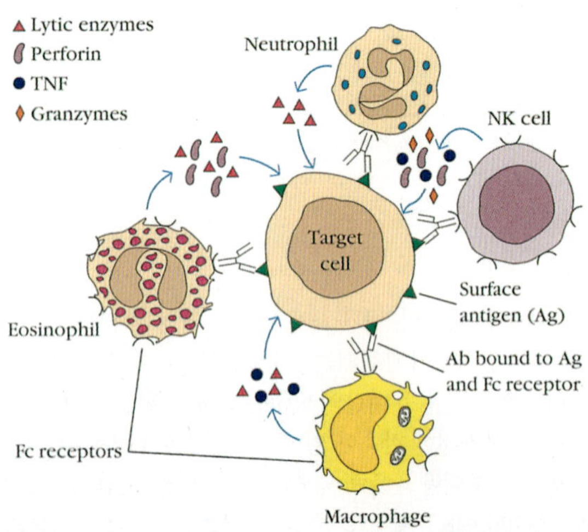

FIGURE 14-15 Antibody-dependent cell-mediated cytotoxicity (ADCC). Nonspecific cytotoxic cells are directed to specific target cells by binding to the Fc region of antibody bound to surface antigens on the target cells. Various substances (e.g., lytic enzymes, TNF, perforin, granzymes) secreted by the nonspecific cytotoxic cells then mediate target-cell destruction.

세포-매개 세포독성의 실험적 평가_Experimental Assessment of Cell-Mediated Cytotoxicity

세 가지의 실험계가 세포-매개 세포독성반응의 활성화 (activation) 및 효과단계 (effector phases)를 측정하는데 특히 유용하다.

- *혼합 림프구 반응 (mixed lymphocyte reaction, MLR)*은 세포-매개 반응에 있어서 T_H 세포 증식을 분석하는 in vitro 실험계이다.
- *세포-매개 림프구 용해 (cell-mediated lympholysis, CML)*은 효과 세포독성 기능에 대한 in vitro 분석법이다.
- *실험동물을 이용한 이식편 대 숙주 반응 (graft-versus-host reaction, GVH) 반응*은 세포-매개 독성을 연구하는 in vivo 실험계이다.

외래 세포들과 공동배양된 T 세포들은 MLR을 자극한다_Coculturing T cells with foreign cells stimulates MLR

현대 세포면역학 역사의 초기였던 1960년대 동안에, 쥐 (rat)의 림프구들을 마우스 섬유아세포들의 단층 상에서 배양하였을 때, 쥐의 림프구들이 증식하고 마우스 섬유아세포들을 파괴한다는 것이 관찰되었다. 1970년에는 **혼합 림프구 반응 (MLR)**이라고 불리는 방법으로 동종의 비장 세포들을 공동배양하면 기능성 세포독성 림프구들이 생성될 수 있음이 발견되었다. MLR에 있어서 T 림프구들은 아세포 (blast)로의 광범위하게 전환되고 증식한다. 그 증식의 정도는 배양액에 [^{3}H] 티미딘을 첨가하여 계속적인 세포분열 과정 중 DNA내로 삽입되는 표지의 양을 측정함으로써 분석할 수 있다.

MLR에 있어서 만약 어느 한쪽을 마이토마이신 C 처리 또는 치사적인 방사선 조사로써 반응하지 않도록 하지 않으면, 동종의 T 림프구들의 양 집단은 모두 증식한다 (그림 14-16). **일원 혼합 림프구 반응 (one-way MLR)**이라 불리는 후자의 실험계에서, 비반응성의 집단은 동종 외부 항원을 반응 T 세포들 (responder T cells)에게 제시하는 자극 세포들 (stimulator cells)을 제공한다. 24~48시간 이내에, 반응 T 세포들은 자극 세포들의 동종 외부항원에 반응하여 분열하기 시작하며, 72~96시간 까지는 늘어난 기능성 CTLs 집단이 생성된다. 이러한 실험계에 의해 기능성 CTLs이 전적으로 in vitro에서 생성될 수 있으며, 그 후에는 그들의 활성이 다양한 효과자 분석기법들을 통해 측정될 수 있다.

일원 혼합 림프구 반응에서 T_H 세포의 중요한 역할은 T_H 세포막 표지인 CD4에 대한 항체들의 사용에 의해 증명될 수 있다. 일원 MLR에서, 반응 T_H 세포들은 자극세포들 표면의 동종 MHC class II 분자들을 인식하며 이러한 차이들에 반응하여 증식한다. 항 CD4

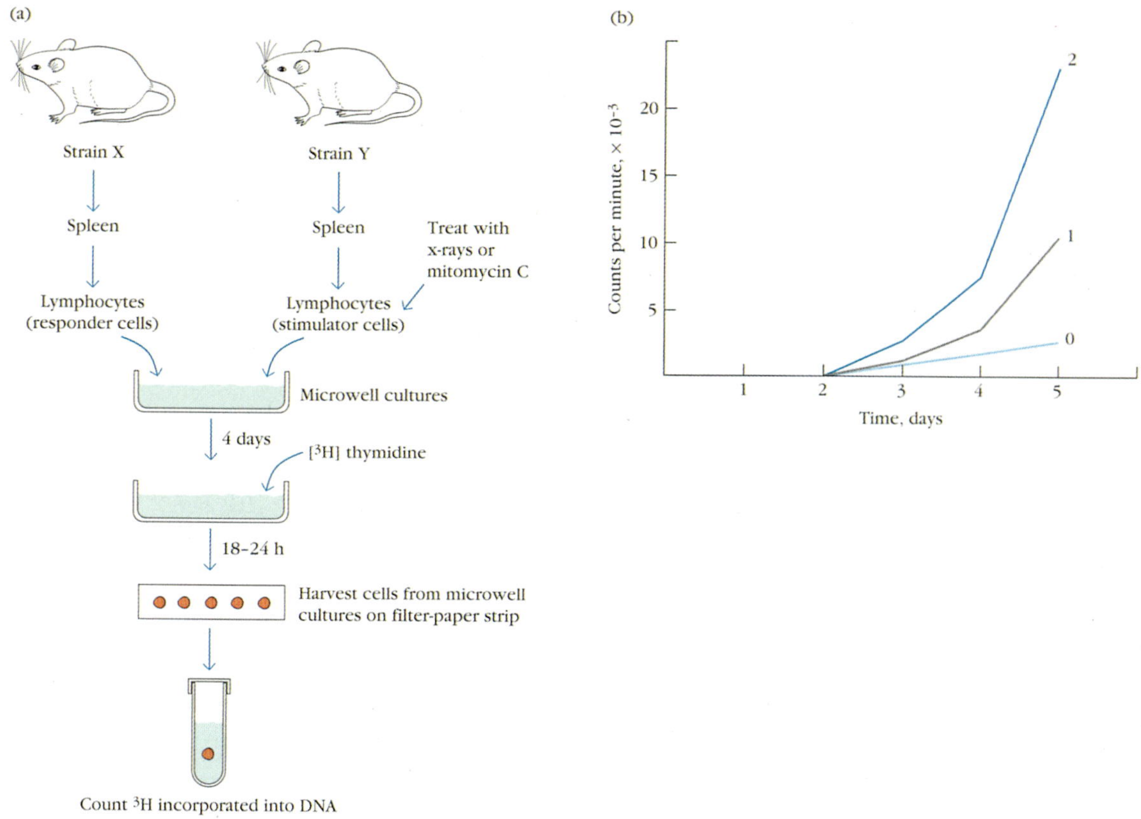

FIGURE 14-16 One-way mixed-lymphocyte reaction (MLR). (a) This assay measures the proliferation of lymphocytes from one strain (responder cells) in response to allogeneic cells that have been x-irradiated or treated with mitomycin C to prevent proliferation (stimulator cells). The amount of [^{3}H]-thymidine incorporated into the DNA is directly proportional to the extent of responder-cell proliferation. (b) The amount of [^{3}H]-thymidine uptake in a one-way MLR depends on the degree of differences in class II MHC molecules between the stimulator and responder cells. Curve 0 = no class II MHC differences; curve 1 = one class II MHC difference; curve 2 = two class II MHC differences. These results demonstrate that the greater the class II MHC differences, the greater the proliferation of responder cells.

항체와 보체를 이용하여 반응세포 집단으로부터 $CD4^+$ T_H 세포들을 제거하면 MLR이 일어나지 않으며 CTLs의 생성이 방해된다. T_H 세포들 외에도 대식세포들과 같은 부속세포들 (accessory cells) 또한 MLR의 진행에 필요하다. 자극세포 집단에서 부착세포들 (대부분이 대식세포들)이 제거될 때, MLR에서 세포증식 반응이 없어지며 기능성 CTLs도 더 이상 생성되지 않는다. 이러한 대식세포들의 기능은 MLR에 있어서 그 증식이 측정되는 MHC class II-제한 T_H 세포들을 활성화시키는 역할이다. 보조 T 세포들의 활성화가 없을 경우에는 어떤 증식도 일어나지 않는다.

CTLs 활성은 CML에 의해 증명될 수 있다_CTL activity can be demonstrated by CML

세포-매개 림프구 용해 (cell-mediated lypholysis, CML) 분석법의 개발은 CTLs에 의한 표적세포 살해의 기전을 이해하는 데 기여한 중요한 실험적 진보였다. 이 분석법에 있어서, 적절한 표적세포들은 $Na_2{}^{51}CrO_4$와 함께 배양함으로서 세포내 크롬-51 (^{51}Cr)에 의해 표지된다. ^{51}Cr은 세포내로 확산된 후, 세포질 단백질들과 결합하게 되어 세포외부로의 수동적 확산이 줄어든다. 특이적으로 활성화된 CTLs을 이와 같이 표지된 표적세포들과 1~4시간 동안 반응시킬 때, 표적세포들은 용해되고 ^{51}Cr이 분비된다. 분비된 ^{51}Cr의 양은 CTLs에 의해 파괴된 표적세포들의 수와 직접적으로 연계된다. 이 분석법을 수단으로, 동종 (allogeneic)세포들, 종양세포들, 바이러스 감염세포들, 및 화학적으로 변형된 세포들에 대한 CTLs의 특이성이 증명되었다 (그림 14-17).

CML에 관계하는 T 세포들은 항체 + 보체 용해법을 이용하여 다양한 T 세포 소집단들을 선택적으로 제거하는 방식에 의해 확인되었다. 일반적으로, CTLs의 활성은 class I MHC 제한으로 나타난다; 즉, CTLs은 동계 class I MHC 분자들과 결합한 항원을 제시되는 세포들만 죽일 수 있다. 그러나, 때때로, MHC class II-제한 $CD4^+$ T 세포들이 CTLs로서 기능하는 것으로 나타났다.

GVH 반응은 세포 매개 세포독성의 지표이다_The GVH reaction is an indication of cell-mediated cytotoxicity

GVH 반응은 면역적격성 림프구들이 면역계를 약화시킨 동종수혜자 (allogeneic recepeient) 동물에 주입되었을 때 일어난다. 공여자 (donor)와 수혜자 (recipient)가 유전적으로 동일하지 않으므로, 이

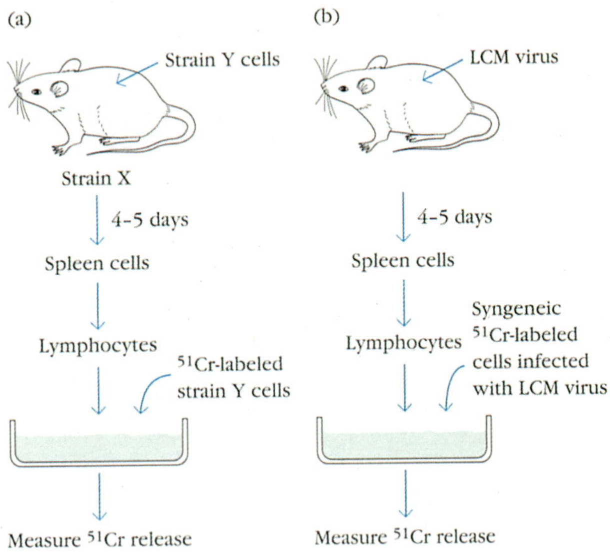

FIGURE 14-17 In vitro cell-mediated lympholysis (CML) assay. This assay can measure the activity of cytotoxic T lymphocytes (CTLs) against allogeneic cells (a) or virus-infected cells (b). In both cases the release of ^{51}Cr into the supernatant indicates the presence of CTLs that can lyse the target cells.

식된 림프구들은 숙주를 공격하기 시작하며 숙주의 약화시킨 면역 상태로 인해 이식편에 대한 거부반응이 방지된다. 인체에 있어서, GVH는 방사선에 노출되었던 환자들이나 백혈병, 면역결핍증 또는 자가면역질환 환자들에게 골수를 이식할 때 나타난다. GVH의 임상학적 증상은 설사, 피부손상 (skin lesions), 황달 (jaundice), **비종대 (spleen enlargement)** 및 사망 등이다. 피부와 위장관의 상피세포들은 종종 괴사되어, 피부 및 위장관 표피가 탈피되는 원인이 된다.

실험적으로, GVH 반응들은 면역적격성 림프구들이 동종의 신생 또는 X선 조사된 동물에게 이식될 때 일어난다. 이때 수혜자들은 특히 신생 동물들일 경우, 종종 체중 감소를 보인다. 이식된 림프구들은 일반적으로 비장을 포함한 많은 장기들로 이동되고, 그곳에서 그들은 숙주의 동종 MHC 항원에 반응해서 증식하기 시작한다. 이 증식은 숙주 세포의 유입을 유도하고, 그 결과 육안으로 확인 가능한 비장 종대 또는 **거비증 (splenomegaly)**이 일어난다. GVH 반응 정도는 다음과 같이 비장지수를 계산함으로써 측정될 수 있다.

$$\text{비장지수} = \frac{\text{실험군 비장의 무게/총 체중}}{\text{대조군 비장의 무게/총 체중}}$$

비장지수가 1.3 이상은 GVH 반응에 양성이라 간주된다. 비종대는 CD4$^+$와 CD8$^+$ T세포 양쪽 집단의 증식에서 비롯된다. 자연 살해 세포 또한 GVH 반응에서 역할을 하고 있는 것으로 보여 지고 있고, 이 세포들은 피부 손상이나 장관의 표피 손상에 일부 기여되는 것으로 보여졌다.

요 약

- 면역계의 세포매개 부문은 두 가지 유형의 항원-특이적 효과세포를 포함한다: 즉, 세포독성 T 림프구들 (CTLs)과 CD4$^+$ T 세포들이다. 미경험 T_H 및 T_C세포들에 비하여 효과세포들은 더 쉽게 활성화되고, 더 많은 양의 세포부착분자들을 발현하며, 다양한 소통양상을 나타내고, 가용성 및 세포막성 효과분자들 양쪽 모두를 생산한다.
- CTL-매개 면역반응의 첫 단계는 CTL 전구체 (CTL-Ps)라 불리는 T_C세포의 활성화와 분화를 포함한다. T_H1 세포의 관련성을 비롯한 활성화 단계의 세부사항들은 아직 알려지지 않았다.
- 항원-특이적 CD8$^+$ 집단은 MHC 4합체를 이용한 표지로 확인될 수 있고 추적될 수 있다.
- CTL-매개 면역반응의 두 번째 단계는 여러 과정을 거친다: TCR-MHC 매개에 의한 표적세포들의 인식, CTL-표적세포의 결합체들의 형성, 표적세포를 향한 CTL 세포질 과립의 재배열, 과립 방출, 표적세포막에 구멍 형성, 그리고 표적세포로부터 CTL의 해리 및 표적세포의 사멸 등이 그 과정이다.
- CTLs는 퍼포린/그란자임 경로 및 Fas/FasL 경로와 같은 두 가지 기전을 통해 세포사멸을 유도한다.
- 다양한 비특이적 (MHC-비의존적) 독성세포들 (자연살해세포, 중성구, 호산구, 그리고 대식세포들)은 표적세포들을 죽일 수 있다. 이러한 세포들의 다수는 표적세포들의 표면에 결합한 항체의 Fc 부위에 결합하고 표적세포막에 손상을 주는 용해효소, 퍼포린, 또는 TNF 등을 분비하는데, 이와 같은 과정을 **항체-의존적 세포-매개 세포독성 (ADCC)**이라 부른다.
- NK 세포는 CTLs에 의해 사용되는 기전과 유사한 기전인, 퍼포린-유도 구멍형성을 통해 종양세포 및 바이러스 감염세포의 용해를 매개한다.
- NK 세포 수용체들은 렉틴-유사 수용체들 및 Ig-유사 수용체들과 같은 두 개의 구조적 집단들로 분류된다. 활성화수용체들 혹은 저해수용체들은 양쪽 집단 모두에 포함되어 있다. NK 세포 수용체들은 리간드들과 결합하게 되면, ITAMs (활성화)이나 ITIMs (저해)를 통해 신호를 전달한다.
- 정상세포는 높은 수준으로 발현되는 class I MHC 분자에 의해 NK 세포-매개 살해작용으로부터 보호된다. NK 세포의 살해작용은 활성화수용체에 의해 생성되는 양성신호와 저해수용체로부터 생성되는 음성신호 사이의 균형에 의해 조절된다.
- NKT 세포는 T 림프구와 NK 세포들 양쪽 모두에 공통적인 특징들을 지니고 있다; 즉 이들 대부분은 하나의 불변하는 TCR과 NK 세포에 공통적인 표지들을 발현한다.

References

Behrens, G., et al. 2004. Helper T cells, dendritic cells and CTL immunity. *Immunology and Cell Biology* **82**:84.

Bossi, G., and G. M. Griffiths. 2005. CTL secretory lysosomes: biosynthesis and secretion of a harmful organelle. *Seminars in Immunology* **17**:87.

Haddad, E., et al. 1995. Treatment of Chediak-Higashi syndrome by allogeneic bone marrow transplantation: report of 10 cases. *Blood* **11**:3328.

Klenerman, P., et al. 2002. Tracking T cells with tetramers: new tales from new tools. *Nature Reviews Immunology* **2**:263.

Lekstrom-Himes, J. A., and J. I. Gallin. 2000. Advances in immunology: immunodeficiency diseases caused by defects in phagocytes. *New England Journal of Medicine* **343**:1703.

Parham, P. 2005. MHC class I molecules and KIRs in human history: health and survival. *Nature Reviews Immunology* **5**:201.

Rajagopolan, S., and E. Long. 2005. Understanding how combinations of HLA and KIR genes influence disease. *Journal of Experimental Medicine* **201**:1025.

Russell, J. H., and T. J. Ley. 2002. Lymphocyte-mediated cytotoxicity. *Annual Review of Immunology* **20**:370.

Van Kaer, L., and S. Joyce. 2005. Innate immunity: NKT cells in the spotlight. *Current Biology* **15**:R430.

Waterhouse, N. J., et al. 2004. Cytotoxic lymphocytes: instigators of dramatic target cell death. *Biochemical Pharmacology* **68**:1033.

Useful Web Sites

http://www.cellsalive.com/ctl.htm

This Cells Alive subsite has a time-lapse video of cytotoxic T lymphocytes (CTLs) recognizing, attacking, and killing a much larger influenza-infected target.

학습문제

임상조점문제 KIR과 MHC 유전자들의 한 가지 유전적 조합의 결과, 특정 유형의 관절염에 대한 감수성이 현저하게 증가되는 결과가 초래되었다. 이것이 NK 세포 활성의 활성화가 증가된 이유 때문이라고 예상하는가, 아니면 활성화가 감소된 때문이라고 예상하는가? 당뇨병에 대한 감수성의 증가도 같은 논리로써 설명될 수 있는가? 설명해 보라.

1. 다음 각 서술들이 참인지 거짓인지 표시하라. 만약 거짓이라고 생각하면 그 이유를 설명하라.
   a. 사이토카인은 면역계 (immune system)의 어느 부문 (branch)이 활성화될지를 조절할 수 있다.
   b. CTLs 및 NK 세포 양쪽 모두는 표적세포와 상호작용 후에 퍼포린을 방출한다.
   c. 미경험 CTL-Ps의 항원에 의한 활성화에는 CD28과 B7 분자의 상호작용에 의해 전달되는 공동자극신호가 필요하다.
   d. CTLs는 표적세포들을 사멸시키기 위해 단 하나의 기전을 사용한다.
   e. 특정 중요한 사이토카인들의 분비는 DTH반응에서 T 세포들에 의해 수행되는 기본적 역할이다.
2. 당신은 LFA-1에 특이적인 단클론항체를 가지고 있다. 당신은 하나의 CTL 클론과 이 클론에 특이적인 표적세포들을 사용해서, 이 항체가 존재할 때와 존재하지 않을 때에, CML 분석을 수행하고자 한다. 이러한 두 가지 분석에서 방출될 ^{51}Cr의 상대적인 양을 추정해 보라. 또한 당신의 답을 설명하라.
3. 당신은 혼합-림프구 반응 (MLR)을 관찰하기 위해서 아래 표에 나열된 계통으로부터 확보한 림프구를 동시 배양 (coculture)하기로 결정하였다. 각 경우에 있어서, 어느 림프구 집단이 증식될 것으로 예상되는지 표시하라.

Population 1	Population 2	Proliferation
C57BL/6 (H-2^b)	CBA (H-2^k)	
C57BL/6 (H-2^b)	CBA (H-2^k) Mitomycin C–treated	
C57BL/6 (H-2^b)	(CBA × C57BL/6) F1 (H-2$^{k/b}$)	
C57BL/6 (H-2^b)	C57L (H-2^b)	

4. MLR에서, [^{3}H]티미딘의 흡수는 세포증식을 분석하는데 자주 사용된다.
   a. MLR에서 어느 세포 유형이 증식하는가?
   b. 증식하는 세포의 정체를 어떻게 증명할 수 있는가?
   c. 왜 IL-2 생성이 또한 MLR에서의 세포증식을 분석하는데 사용될 수 있는지를 설명하라.
5. 아래 나열된 각 특징이 T_H 세포에 의해 나타나는지, CTLs에 의해 나타나는지 혹은 T_H와 CTLs 양쪽 모두에 의해 나타나는지, 아니면 어느 쪽에 의해서도 나타나지 않는지를 표시하라.
   a. __________ IFN-γ를 만들 수 있다.
   b. __________ IL-2를 생산할 수 있다.
   c. __________ class I MHC 제한적이다.
   d. __________ CD8을 발현한다.
   e. __________ B 세포 활성화를 위해 필요하다.
   f. __________ 표적세포에 대해 세포독성을 나타낸다.
   g. __________ MLR에서 주요 증식세포들이다.
   h. __________ CML 분석에서 효과세포이다.
   I. __________ class II MHC 제한적이다.
   j. __________ CD4를 발현한다.
   k. __________ CD3을 발현한다.
   l. __________ LFA-1에 의해 표적세포에 부착한다.
   m. __________ IL-2 수용체를 발현한다.
   n. __________ αβT 세포 수용체를 발현한다.
   o. __________ HIV의 대표적인 표적이다.
   p. __________ 수용성 항원에만 반응한다.
   q. __________ 퍼포린을 생산한다.
   r. __________ 표면에 CD40 리간드를 발현한다.
6. 여러 다른 계통의 마우스들을 LCM 바이러스로 감염시켰으며, 며칠 후

Source of primed spleen cells	^{51}Cr release from LCM-infected target cells			
	B10.D2 (H-2^d)	B10 (H-2^b)	B10.BR (H-2^k)	(BALB/c × B10) F1 (H-2$^{b/d}$)
B10.D2 (H-2^d)				
B10 (H-2^b)				
BALB/c (H-2^d)				
BALB/c × B10 (H-2$^{b/d}$)				

에 마우스들의 비장 세포들을 분리하였다. 다양한 계통으로부터 확보한 LCM에 감염된, 그리고 ^{51}Cr 표지된 표적세포들을 용해시키는 감작된 비장세포들의 능력을 분석하였다. 아래 표에서 왼쪽 칸에 나열된 비장 세포들이 표의 가로축에 나타난 표적세포들로부터 ^{51}Cr 방출을 일으키는지를 표시하라.

7. 독감 (influenza) 바이러스에 감염된 마우스가 있다. 마우스가 바이러스에 특이적 T_H와 T_C 세포들을 가지고 있는지를 어떻게 분석할 수 있는가?

8. 왜 특정 숙주 유래의 자연살해세포들은 다양한 바이러스에 감염된 여러 유형의 세포들은 살해할 수 있지만, 같은 숙주 유래의 정상세포들을 살해하지 않는지를 설명하라.

9. 다음과 같은 유전적으로 변형된 마우스들을 가정하고, 그리고 나타나 있는 각 절차의 결과를 예상해보라. 퍼포린과 Fas 리간드가 녹아우트된 H-2^d 마우스를 LCM 바이러스로 면역조치하였다. 면역조치 1주일 후에, 이 마우스들로부터 T 세포들을 분리하고, 아래와 같은 세포들에 대해 세포독성을 조사하였다.
   a. LCM-감염된 정상적인 H-2^d 마우스 유래의 표적세포
   b. 정상적인 H-2^d 마우스 유래의 표적세포
   c. 퍼포린과 Fas를 녹아우트 시킨 H-2^d 마우스 유래의 표적세포
   d. LCM-감염된 정상 H-2^d 마우스 유래의 세포
   e. 퍼포린과 Fas를 녹아우트 시킨 H-2^d 마우스 유래의 표적세포

10. 바이러스의 구성요소인 gp120에서 유래하는 펩티드에 특이적인 class I MHC-제한 T 세포들의 HIV-감염환자의 체내에서의 수준을 측정하고자 한다. 대상의 HLA 유형을 알고 있다고 가정하라. 당신은 어떤 방법으로 세포 수를 측정하고, 분석할 것인가? 당신이 할 수 있는 방법을 설명하라.

11. Fas-매개 계획세포사 (Fas-mediated programmed cell death)에 관한 아래의 서술이 참인지 혹은 거짓인지를 표시하라. 만약 거짓이라고 생각하면, 그 이유를 설명하라.
   a. 최후의 결과로서 세포의 사망이 초래된다.
   b. Fas 리간드와 그 수용체 사이의 상호작용은 표적세포 내부에서 연결단백질들의 모집을 초래한다.
   c. 카스파아제 연쇄반응은 표적세포 내부의 단백질들의 절단을 유발한다.
   d. Fas 리간드와 Fas 수용체 사이의 결합은 특정 G 단백질을 자극한다.
   e. Caspase-8은 FADD 또는 그란자임에 의해 활성화될 수 있다.
   f. FasL (Fas 리간드)는 표적세포 표면에 발현된다.

12. NK 세포들은 TCR 분자들을 발현하지 않지만, 잠재적인 표적세포 표면의 class I MHC 분자들에 결합한다.
   a. 어떻게 TCRs이 결핍되어 있는 NK 세포들이 감염된 세포들을 인식할 수 있는지를 설명하라.
   b. 표적세포를 살해하기 위해 NK 세포가 사용하는 기전은 무엇인가?
   c. 어떤 전구세포로부터 NK 세포가 생성되는가?

13. ADCC는 표적세포를 인식하는 항체의 생성에 의존한다. 만약 감염된 세포들뿐만 아니라 정상세포들 상에 발현되는 항원들에 대해서도 항체가 생성된다면 그 결과가 어떻게 될지 서술하라.

데이터의 분석 E. Jäger와 동료들은 HLA-A2를 발현하는 암 환자의 종양으로부터 하나의 항원을 분리하였다. 이 종양 항원에 대한 환자의 세포-매개성 면역반응의 특징을 조사하기 위해, 연구원들은 종양 항원으로부터 일련의 펩티드 분절들을 제작하고 이들 펩티드로 T2 세포를 감작시켰다. 이어서 연구자들은 이러한 표적들 각각에 대한 환자의 CTL 반응을 측정하였다. 본 교재에서 습득한 지식과 표에 있는 데이터에 근거하여 다음의 질문에 답하여라.

a. 이 연구자들에 의해 검출된 바와 같이, 종양 항원의 어느 항원결정기가 T 세포에 의해 인식되었는가? 당신의 답에 대한 이유를 설명하라.
b. 면역학자들은 항원제시에 있어서 가장 중요한 HLA-A2 분자 상에 작용하는 고정잔기들을 확인하였다. 만약 이러한 아미노산들이 반드시 보존되어 있다면, 어떠한 아미노산이 HLA-A2에 고정잔기로서 잘 결합할 것 같은가? 당신의 답에 대한 이유를 설명하라.
c. 이 연구자들에 의해 점검된 어떤 펩티드는 면역원성 대단히 약하다. 한 가지 설명은 면역원성이 약한 펩티드는 고정잔기로서 HLA-A2와 비효과적으로 결합한다는 것이다. 왜 일부 펩티드들은 불충분한 면역원인지를 설명는 또 다른 논리적인 가설을 제시해 보라.
d. 연구자들은 CTL 분석을 위해, T2 세포를 펩티드로 감작시켰으며 환자의 말초혈액 유래의 CTLs를 사용하였다. 어떤 HLA-A 분자가 T2 세포에 의해서 발현되는가? 당신의 답에 대한 이유를 설명하라.
e. 어떤 관점에서 펩티드 2는 보통과 다른 에피토프인가?

Peptide fragments derived from antigen isolated from tumor

Number	Peptide sequence	Position	Specific lysis*
1	SLAQDAPPLPV	108–118	0
2	SLLMWITQCFL	157–167	55
3	QLSISSCLQQL	146–156	1
4	QLQLSISSCL	144–153	1
5	LLMWITQCFL	158–167	15
6	RLTAADHRQL	136–145	5
7	FTVSGNILTI	126–135	1
8	ITQCFLPVFL	162–171	1
9	SLAQDAPPL	108–116	3
10	PLPVPGVLL	115–123	1
11	WITQCFLPV	161–169	5
12	SLLMWITQC	157–165	78
13	RLLEFYLAM	86–94	7
14	SISSCLQQL	148–156	6
15	LMWITQCFL	159–167	4
16	QLQLSISSC	144–152	1
17	CLQQLSLLM	152–160	1
18	QLSLLMWIT	155–163	84
19	NILTIRLTA	131–139	2
20	GVLLKEFTV	120–128	3
21	ILTIRLTAA	132–140	12
22	TVSGNILTI	127–135	4
23	GTGGSTGDA	7–15	9
24	ATPMEAELA	97–105	1
25	FTVSGNILT	126–134	1
26	LTAADHRQL	137–145	9

*Specific lysis is a relative measure of lytic activity.

Interactive Study

www.whfreeman.com/kuby

SELF-TEST
Review of Key Terms

chapter 15장

과민반응

Hypersensitive reactions

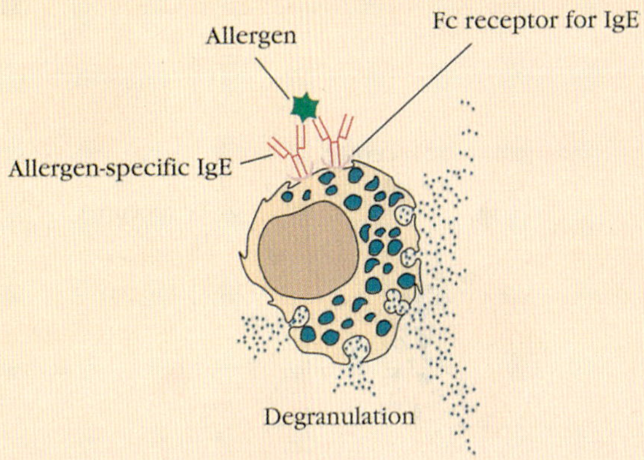

IgE-mediated or type I hypersensitivity.

- Gell과 Coombs에 의한 분류
- IgE-매개성 (제1형) 과민증
- 항체-매개성 세포독성 (제2형) 과민증
- 면역 복합체-매개성 (제3형) 과민증
- 제4형 또는 지연형 과민증

면역 반응은 일련의 효과분자 (effector molecule)들을 움직이며 이들은 앞에서 설명되었던 다양한 방법으로 항원을 제거한다. 일반적으로 이들 효과분자들은 국소적인 염증반응을 유도하여 몸체 조직의 큰 손상 없이 항원을 제거한다. 그러나 경우에 따라서는 이들 염증반응이 해로운 작용을 하여 조직손상이나 심지어는 죽음을 일으키기도 한다. 이러한 부적절하고 해로운 면역반응을 **과민증 (hypersensitivity)**이라 부른다. *과민증*이라는 단어가 비록 증가된 반응을 암시하지만, 이 면역반응이 일어날 때 언제나 반응이 증가하는 것이 아니라 대신에 항원에 대한 부적절한 면역반응에 의해 일어날 수도 있다.

면역체계가 항원의 침투에 부적절하게 반응할 수 있다는 것은 20세기 초에 알려졌다. 두 명의 프랑스 과학자 Paul Portier와 Charles Richet는 지중해 연안에서 수영하던 사람들이 Portuguese man-of-war라는 해파리에 쏘일 경우 과민하게 반응하는 이유를 조사하고 있었다. 그들은 독소 때문에 이러한 현상이 일어난다고 결론지었다. 이 반응을 없애기 위해 해파리의 독소를 분리하여 백신으로 사용하였다. 첫 실험 결과는 비참했다. 그들은 개에게 분리된 독소를 주사하고 후에 두 번째 주사를 놓았다. 항체를 만들어 두 번째 주사된 독소에 대항하는 대신 그 개들은 즉시 구토, 설사, 기절 등의 반응을 보였고 일부의 경우 사망하였다. 분명히 개들은 항원에 대해 과민하게 반응한 것이다. Portier와 Richet은 이 과민반응을 묘사하기 위해 그리스어의 *예방조처 (prophylaxis)*에 반대되는 개념의 *과민증 (anaphylaxis)*이라는 용어를 만들어 내었다. Richet은 과민증 연구에 관한 공헌을 인정받아 1913년 생리학 및 의학 부문에서 노벨상을 수상하였다.

과민반응은 체액성 혹은 세포매개성 면역반응이 일어날 때 발생할 수 있다. 우리는 현재 항체에 의해 시작되는 혹은 항원-항체 복합체에 의해 시작되는 과민반응을 **즉시형 과민증 (immediate hypersensitivity)**이라 부르는데, 그 이유는 한번 감작 (sensitize)되었던 항원에 다시 노출될 경우 수 분 내지 수 시간 안에 증상이 발생하기 때문이다. **지연형 과민증 (delayed-type hypersensitivity)** 의 경우는 노출된 뒤 수 일 후로 증상의 발생이 지연되는 것을 참작하여 이름 지어졌다. 이 장에서는 네 가지 기본적인 과민반응이 일어나는 기전과 그 결과들에 대해 알아보고자 한다.

Gell과 Coombs에 의한 분류_Gell and Coombs Classification

과민반응은 반응 중 만들어지는 면역반응의 종류와 효과 분자 (effector molecule)의 차이에 따라 구분된다. 즉발성 과민반응에서 작용하는 항체 개별형(isotype)에 따라 특정 면역 효과분자들이 유도된다. 예를 들어, IgE의 경우 비만 (mast) 세포의 탈과립 (degranulation)을 유도하여 히스타민이나 다른 생리 활성물질을 방출하게 한다. 한편, IgG와 IgM 항체의 경우는 보체를 활성화하여 과민반응을 일으킨다. 보체에 의한 반응에서 효과분자들은 막공격 복합체와 보체 분할 산물인 C3a와 C5a이다. 지연형 과민반응의 경우 효과분자는 T_H 또는 T_C 세포에 의해 방출되는 사이토카인들이다.

OVERVIEW FIGURE 15-1: The Four Types of Hypersensitive Responses

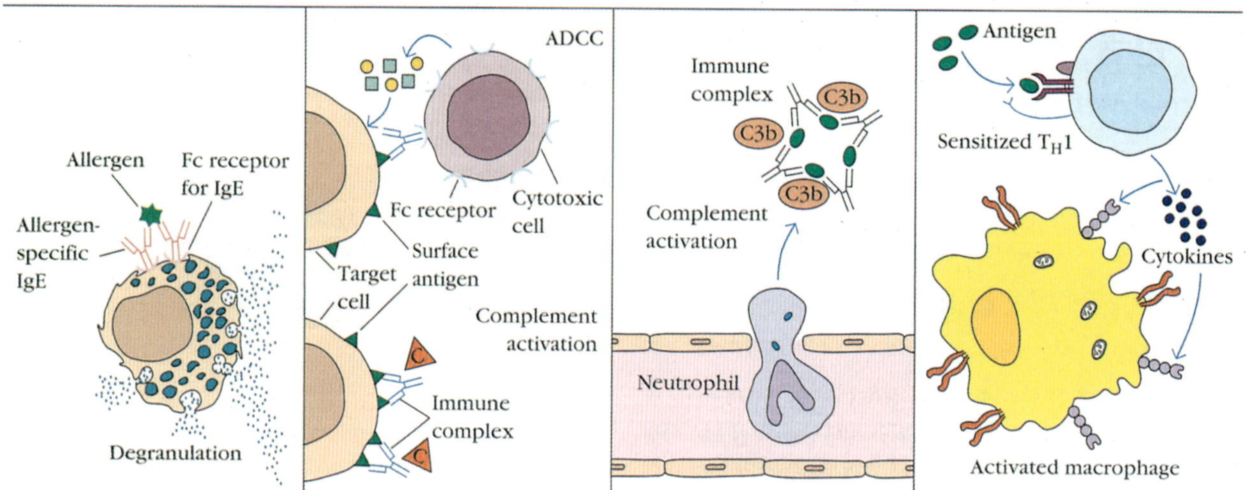

Type I	Type II	Type III	Type IV
IgE-Mediated Hypersensitivity	IgG- or IgM-Mediated Cytotoxic Hypersensitivity	Immune Complex–Mediated Hypersensitivity	Cell-Mediated Hypersensitivity
Ag induces cross-linking of IgE bound to mast cells and basophils with release of vasoactive mediators.	Ab directed against cell surface antigens meditates cell destruction via complement activation or ADCC.	Ag-Ab complexes deposited in various tissues induce complement activation and an ensuing inflammatory response mediated by massive infiltration of neutrophils.	Sensitized T_H1 cells shown above release cytokines that activate macrophages or T_C cells that mediate direct cellular damage. T_H2 cells and CTLs mediate similar responses.
Typical manifestations include systemic anaphylaxis and localized anaphylaxis such as hay fever, asthma, hives, food allergies, and eczema.	Typical manifestations include blood transfusion reactions, erythroblastosis fetalis, and autoimmune hemolytic anemia.	Typical manifestations include localized Arthus reaction and generalized reactions such as serum sickness, necrotizing vasculitis, glomerulonephritis, rheumatoid arthritis, and systemic lupus erythematosus.	Typical manifestations include contact dermatitis, tubercular lesions, and graft rejection.

여러 가지 다른 면역작용에 의해 과민반응이 일어난다는 것이 확실시되면서 P. G. H. Gell과 R. R. A. Coombs은 네 가지 유형으로 과민반응을 나누는 분류 방법을 제안하였다. 그 중 세 가지는 체액성 면역반응에 의해 일어나는 것으로 항체 또는 항원-항체 복합체가 관련되어 있다: IgE에 의한 제1형, 항체에 의한 제2형, 면역 복합체에 의한 제3형이 있다. 네 번째 유형은 세포성 면역반응에 의해 일어나며 지연형 과민반응 (DTH)이라 부른다. 각 유형별로 작용 방법, 관련 세포, 매개 분자 (mediator molecule)가 서로 다르다 (그림 15-1). Gell과 Coombs의 분류 체계는 발병에 관련된 면역기전과 다양한 과민반응에서 일어나는 조직 손상의 특징들을 인지하는데 중요한 역할을 수행하였다. 그러나 한 가지 꼭 언급할 것은 임상에서 마주치는 과민반응들은 체액성 면역반응과 세포매개성 면역반응이 복잡하게 섞여있어 이들 네 가지 유형 사이에 구분이 모호해 진다는 것이다.

IgE-매개성 (제1형) 과민증_IgE-Mediated (Type I) Hypersensitivity

제1형 과민반응은 **알레르겐 (allergens)**이라 불리는 특정 형태의 항원들에 의해 유도되며 정상적인 체액성 면역 반응의 특징을 모두 가지고 있다. 즉 알레르겐은 11장에서 보는 바와 같이 다른 가용성 (soluble) 항원들과 같은 방법으로 체액성 면역반응을 유도하여 항체를 방출하는 형질세포와 기억 세포들을 만들어낸다. 제1형 과민반응이 정상적인 체액성 면역반응과 다른 점은 알레르겐 특이적인 T_H2 세포에 의해 활성화된 형질 세포 (plasma cell)가 IgE (4장 참조)를 방출한다는 것이다. 이러한 IgE 항체는 조직의 비만 세포와 혈액의 호염구 (basophil)의 표면에 있는 **Fc 수용체 (Fc receptors)**와 높은 친화력을 가지고 결합한다; IgE가 붙어 있는 비만세포와 호염구는 감작되었다 (sensitized)고 한다. 감작된 비만세포나 호염구

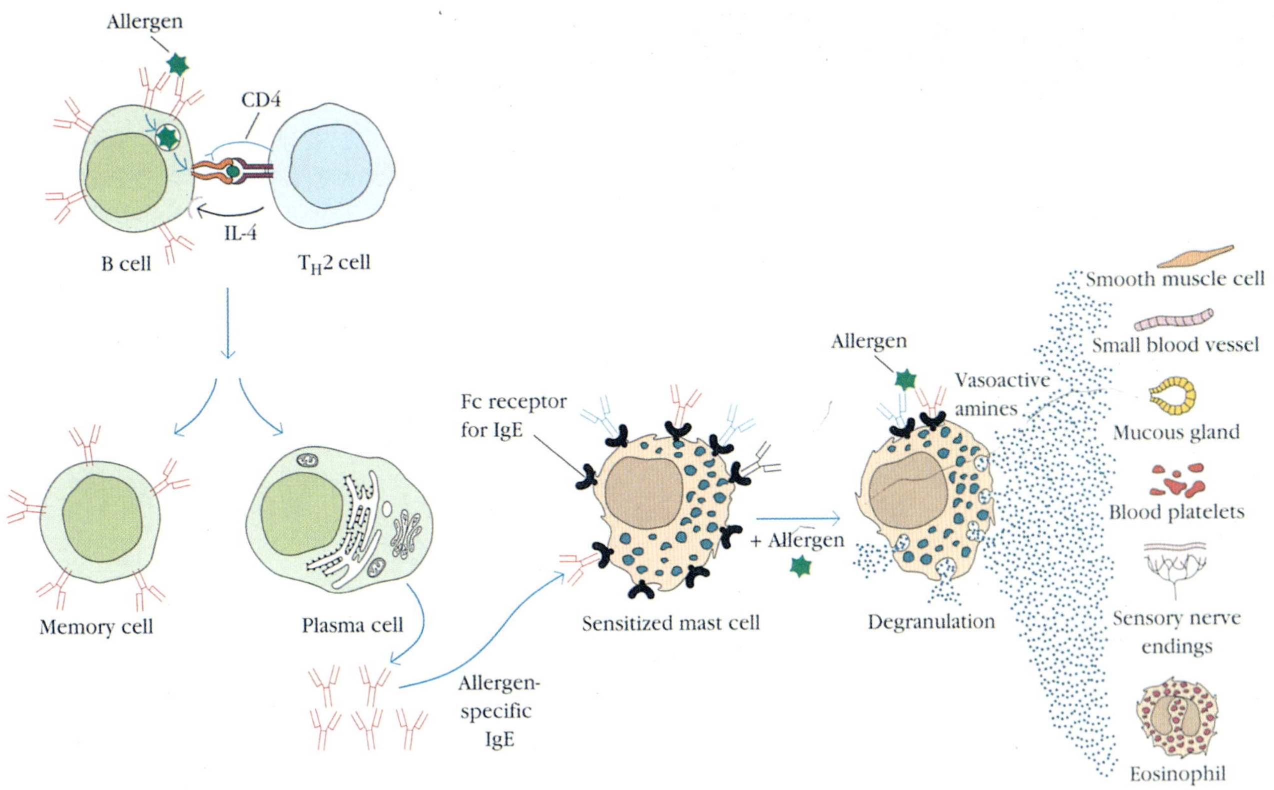

FIGURE 15-2 General mechanism underlying an immediate type I hypersensitivity reaction. Exposure to an allergen activates T_H2 cells that stimulate B cells to form IgE-secreting plasma cells. The secreted IgE molecules bind to IgE-specific Fc receptors (FcεRI) on mast cells and blood basophils. (Many molecules of IgE with various specificities can bind to the FcεRI.) Second exposure to the allergen leads to cross-linking of the bound IgE, triggering the release of pharmacologically active mediators (vasoactive amines) from mast cells and basophils. The mediators cause smooth muscle contraction, increased vascular permeability, and vasodilation.

가 차후에 동일한 알레르겐에 노출되면, 세포막에 붙어있던 IgE는 교차결합 (cross-link)되며, 그 결과 **탈과립 (degranulation)**이 유도된다 (그림 15-2). 과립으로부터 방출되어지는 약리학적 활성을 지닌 매개물질들은 주변 조직에 작용하게 된다. 이들이 일으키는 주요 작용으로는 혈관 확장과 평활근 수축 등이 있고, 매개물질들이 방출되는 정도에 따라 전신에 또는 국소적인 신체 부위에 영향이 나타난다. 현재, **알레르기 (allergy)**라는 용어는 제1형 과민증과 같은 뜻으로 쓰여지고 있다.

제1형 반응에는 여러 공통된 성분들이 관여한다_There are several common components of type I reactions

그림 15-2에서 서술되어 있듯이, 제1형 과민반응이 일어나기 위해서는 몇 가지 구성성분들이 결정적인 역할을 한다. 이번 단락에서는 이들 구성성분에 대해 우선 살펴보고 탈과립의 기전, 생물학적 활성 매개인자, 임상적 증상, 치료 방법 등에 대해 설명할 것이다.

알레르겐_Allergens

대부분의 사람들에서 IgE가 관여하는 면역반응은 기생충의 감염 (parasitic infection)에 대항해서만 일어난다. 기생충에 노출된 후 혈청의 IgE 농도가 증가하며 기생충이 성공적으로 제거될 때 까지 높은 상태를 유지한다. 그러나 일부의 사람들에게서는 **아토피 (atopy)**라고 부르는 비정상적인 상태가 생길 수 있다. 이는 선천적으로 타고나는 것으로 보통의 환경에서 마주치는 항원들에 대해 즉시형 과민반응을 일으키는 것이다. 아토피 성향을 가진 사람에게서는 IgE의 조절에 결함이 있고 이로 인해 기생충이 아닌 항원에 의해서도 부적절한 IgE 생산이 촉발되며 이로 인해 제1형 과민반응으로 인한 조직 손상이 일어난다. *알레르겐*이란 용어는 알레르기 성향을 가진 사람이 이것에 연속하여 노출되었을 때 제1형 과민반응을 일으킬 수 있는 기생충에서 유래되지 않은 항원을 지칭한다.

아토피 성향이 있는 사람에서 일어나는 비정상정인 IgE 반응은 적어도 일부는 유전적이다-가족 안에서 대물림된다. 아토피 성향이 있는 사람은 혈액에서 IgE 농도가 비정상적으로 높고 또한 혈액에서의 호산구 숫자가 정상보다 많다. 이들은 건초열, 습진, 천식과 같은 알레르기성 질환에 잘 걸린다. 연관분석을 통해 아토피성 반응의 유전적 성향을 결정하는 몇 개의 후보 유전자좌가 밝혀졌다. 그 중 하나의 유전자좌는 염색체 5q에 있으며 IL-3, IL-4, IL-5, IL-9, IL-13, GM-CSF (과립구 대식세포 집락자극인자)과 같은 여러 가지 사이토카인을 암호화하는 지역에 연결되어 있다. 염색체 11에 있는 두

TABLE 15-1 Common allergens associated with type I hypersensitivity

Proteins	Foods
Foreign serum	Nuts
Vaccines	Seafood
	Eggs
Plant pollens	Peas, beans
Rye grass	Milk
Ragweed	
Timothy grass	Insect products
Birch trees	Bee venom
	Wasp venom
Drugs	Ant venom
Penicillin	Cockroach calyx
Sulfonamides	Dust mites
Local anesthetics	
Salicylates	Mold spores
	Animal hair and dander
	Latex

번째 유전자좌는 고친화력 (high-affinity) IgE 수용체의 β 사슬을 암호화하는 지역에 가깝다. IgE 반응은 염색체 6번에 있는 MHC와도 관련이 있다. 유전적 아토피 (inherited atopy)는 원인 유전자가 다수인 질환으로 알려져 있고 다른 유전자좌들도 관련이 있을 것이다. 실제로 인간 게놈 사업에서 얻어진 정보가 쌓이면서 다른 후보 유전자들이 밝혀질 가능성이 있다.

대부분의 알레르기성 IgE 반응은 점막 표면에서 일어나며 이때 알레르겐은 주로 공기 흡입이나 음식의 섭취에 의해 몸으로 들어온다. 표 15-1에 나열된 흔한 알레르겐 중에 몇몇은 정제되어 그 특성이 밝혀졌다. 이들 알레르겐은 독보리 (ryegrass) 화분, 돼지풀 (ragweed, 개쑥갓 속의 식물) 화분, 대구 (codfish), 자작나무 (birch) 화분, 큰조아재비 (timothygrass) 화분, 벌 독, 그리고 라텍스 등이다. 이들 각각의 알레르겐은 여러 개의 알레르기 유발 성분을 가진 다항원 (multiantigenic) 체계로 되어있다. 최근, 의료인용 장갑의 라텍스가 알레르겐으로 작용하는 직업성 알레르기도 증가추세에 있다. 돼지풀은 미국에서 가장 흔한 알레르겐이며 이 책에서 앞으로 다룰 대상이다. 한 계절에 1 평방 마일당 16 톤의 돼지풀 화분이 발생한다고 보고되었다. 실제로 미국 전역이 돼지풀의 화분뿐만 아니라 그 지역 토착식물의 화분에 덮여있다. 이들 화분 입자가 공기로 흡입되면 이들의 단단한 겉껍질이 점막에서 방출되는 효소에 의해 용해되면서 알레르기성 물질들을 풀어놓는다. 돼지풀을 화학적으로 분획해 보면 여러 가지 물질들이 분리되는데, 대부분이 알레르기성 물질은 아니고 IgM 이나 IgG 반응을 유발하는 물질들이다. 다섯 개의 알레르기성 (IgE 반응을 유도할 수 있는) 분획 중에 두 개 (E와 K 분획)는 돼지풀에 민감한 사람들의 95%에서 알레르기를 유발하는 주 (major) 알레르겐이며 다른 세 개 (Ra3, Ra4, Ra5)의 분획은 부 (minor) 알레르겐이라 부르는데, 이들은 민감한 사람들의 20%-30%에서 알레르기를 유발한다.

어떤 화분 (예를 들어, 돼지풀과 같은)은 T_H2 반응을 강하게 유도하며 알레르기성향이 강하고 다른 흔한 (쐐기풀무리와 같은) 식물의 화분은 그렇지 않은 이유가 무엇일까? 한 가지 물리화학적 특성만으로 돼지풀의 높은 알레르기성 E와 K 분획과 낮은 알레르기성 Ra3, Ra4 Ra5 분획이나 알레르기성이 없는 분획 간의 차이점을 구분하기는 힘들다. 그 보다는, 알레르겐은 한 집합체로서 다양한 성질을 가지고 있는 것으로 보인다. 다른 사람의 혈청이나 달걀의 알부민을 포함하는 일부 알레르겐은 강력한 항원이다. 반면에 식물 화분과 같은 것들은 약한 항원이다. 비록 대부분의 알레르겐이 분자량 15,000~40,000 사이의 작고 가용성인 당단백질 혹은 단백질과 결합한 물질들이지만 이들 간에 공통적인 화학적 특성을 찾지는 못하였다. 알레르겐으로서의 능력은 T_H2 면역반응을 일으킬 수 있는 능력과 연관되어 있을 가능성이 가장 높고, 이는 알레르겐 자체뿐 만 아니라 복용량, 노출 경로, 보강제 (adjuvant), 가장 중요한 요인인 유전적 성향과 같은 요인들의 복잡한 상호작용에 의해 결정된다.

감작항체_ Reaginic Antibody, IgE

4장에서 설명되었듯이 알레르겐과 반응하는 인간혈청인자는 1921년 K. Prausniz와 H. Kustner에 의해 밝혀졌다. 이들은 알레르기가 없는 사람에게 알레르기 환자의 혈청을 주사하였다. 후에 같은 자리에 알레르겐을 주사하였을 때 주사부위가 붉어지고 부풀어 올랐다. P-K 반응이라 부르는 이 현상은 알레르겐 특이적으로 일어났기 때문에 감작 혹은 '피부를 고착되는' 항체가 이러한 반응을 일으킨다고 가정을 할 수는 있었으나 감작항체의 존재가 증명되기 위해서는 알레르기 반응을 일으키는 항체의 동정이 필요했다. 1960년대 중반에 K.와 T. Ishizaka에 의해 행해진 실험에 의하면, P-K 시험에서 감작항체는 아토피성 사람의 혈청에 대한 토끼의 항혈청으로는 중화가 되었으나 그 때 까지 알려진 네 가지 인간 항체 (IgA, IgG, IgM, IgD)에 대한 토끼 항혈청으로는 중화가 되지 않았다 (그림 15-2). 게다가, 토끼에 돼지풀에 민감한 사람의 혈청을 주사하였을 경우 그 토끼의 항혈청은 인간 IgG, IgA, IgM, IgD에 특이적으로 작용하는 토끼 항체를 침전으로 제거한 후에도 돼지풀 P-K 시험의 양성반응을 방해 (중화)할 수 있었다. Ishizaka들은 이들의 연구에서 돼지풀의 E 항원을 주로 사용하였기 때문에 새로운 항체 개별형 (isotype)을 IgE라고 불렀다.

정상인의 혈청 IgE 농도는 다른 항체에 비해 낮은 0.1-0.4 μg/ml이며 알레르기가 발생한 사람의 측정치는 정상의 10배까지 증가한다. 농도가 낮아서 IgE에 대한 물리화학적 연구가 어려웠기 때문에 1967년 S. G. O. Johnson과 H. Bennich가 IgE 흑색종 (melanoma)를 발견한 후에야 광범위한 화학적 분석이 가능했다. IgE는 두개의 ε 중쇄과 두개의 경쇄로 구성되어 있으며 전체 분자량은 190,000이다. IgG의 분자량 (150,000) 보다 높은 이유는 추가로 일정부위 (constant region) 영역이 하나 더 있기 때문이다 (그림 4-13). 이 추가된 영역 ($C_\varepsilon 2$)은 IgG의 경첩 (hinge) 부위를 교체하여 Fc 부위의 형태에 변형을 일으키고 이로 인해 호염구나 비만세포의 표면의 당단백질 수용체에 결합할 수 있게 한다. IgE는 다른 항체와 비교하였을 때 가변부위를 결정하는 V_H 유전자가 한정되어 있고 ε 중쇄의 체세포 돌연변이의 양상이 다르다. IgE의 V_H 레퍼토리가

TABLE 15-2 Identification of IgE based on reactivity of atopic serum in P-K test

Serum	Treatment	Allergen added	P-K reaction at skin site
Atopic	None	−	−
Atopic	None	+	+
Nonatopic	None	+	−
Atopic	Rabbit antiserum to human atopic serum*	+	−
Atopic	Rabbit antiserum to human IgM, IgG, IgA, and IgD†	+	+

*Serum from an atopic individual was injected into rabbits to produce antiserum against human atopic serum. When this antiserum was reacted with human atopic serum, it neutralized the P-K reaction.

†Serum from an atopic individual was reacted with rabbit antiserum to the known classes of human antibody (IgM, IgA, IgG, and IgD) to remove these isotypes from the atopic serum. The treated atopic serum continued to give a positive P-K reaction, indicating that a new immunoglobulin isotype was responsible for this reactivity.

SOURCE: Based on K. Ishizaka and T. Ishizaka, 1967, *Journal of Immunology* 99:1187.

비정상적인 이유는 알레르겐의 특성 때문에 특정한 것들만 걸러진 때문일 가능성이 크다. 비록 혈청에서의 IgE의 반감기가 2-3일 밖에 되지 않지만 일단 호염구와 비만세포의 수용체에 결합한 뒤에는 그 상태로 몇 주간 안정하다. 비만세포 표면에 IgE가 상존하고 있을 수 있는 이유는 알레르기 환자의 점막에서 국소적인 IgE 생산이 가능하고 IgE와 그 수용체 간의 강한 결합력 때문이다.

비만세포와 호염구_ Mast cells and Basophils

IgE가 결합하는 세포를 밝힌 실험은 인간 백혈구나 조직 세포들을 ^{125}I로 표식된 (labeled) IgE 흑색종 단백질이나 ^{125}I로 표식된 항-IgE와 같이 배양하는 실험이었다. 두 가지 모두, 방사능 사진을 보면 표식된 탐침 (probe)은 혈액의 호염구와 조직의 비만세포에 높은 친화력을 가지고 결합하였다. 호염구는 대부분의 척추동물의 혈액을 따라 순환하는 과립구이며 인간에서는 혈중 백혈구 세포의 0.5-1.0%를 차지한다. 조직에 상존하는 비만세포와 달리, 호염구는 순환하다가 조직으로 소집되는데 이는 주로 염증반응이 일어나는 부위에서 가능하다. 과립이 많은 세포질은 염기성의 염료에 염색이 되게 때문에 호염구라 부른다. 전자현미경으로 보면 돌출된 부분이 많은 핵과 소수의 미토콘드리아, 다수의 글리코겐 과립, 막으로 둘러싸인 진한 과립(약학적으로 활성이 강한 매개물질이 들어있음)이 세포질내에 흩어져 있다 (그림 2-9c 참조).

비만세포 전구체들은 골수에서 조혈과정 중에 만들어지며 혈관이 흐르는 거의 모든 말초조직으로 이동하여 그 곳에서 성숙한 세포로 분화한다. 비만세포는 결합조직 (connective tissue) 전반에서 발견되며 특히 혈관이나 림프관 근처에서 많이 발견된다. 피부나 기관지와 위장의 점막표면조직을 포함한 일부 조직에서는 높은 농도의 비만세포가 발견된다. 예를 들어 피부의 경우, mm^3 당 10,000개의 비만세포가 있다. 비만세포의 전자현미경 분석결과, 다수의 막으로 둘러싸인 과립은 세포질 전체에 흩어져 있으며 호염구의 경우처럼 약학적으로 활성이 강한 매개체를 함유하고 있다 (그림 15-3). 활성화되면 이들 매개체들이 과립으로부터 방출되면서 제1형 과민반응의 증상을 일으킨다.

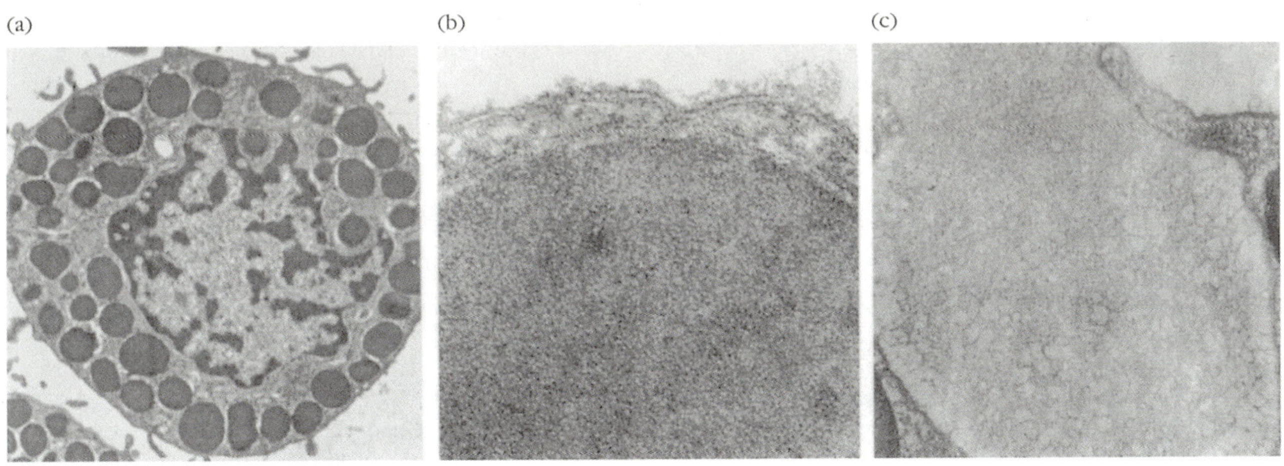

FIGURE 15-3 Mast cell. (a) Electron micrograph of a typical mast cell reveals numerous electron-dense membrane-bound granules prior to degranulation. (b) Close-up of intact granule underlying the plasma membrane of a mast cell. (c) Granule releasing its contents (toward top left) during degranulation. *[From S. Burwen and B. Satir, 1977, Journal of Cell Biology 73:662.]*

해부학적으로 다른 지역에 있는 비만세포 집단들은 그들이 포함하고 있는 알레르기 매개체의 종류와 양, 활성화자극인자 또는 사이토카인에 대한 민감도 등의 관점에서 상당히 다르다. 비만세포는 또한 상당히 다양한 사이토카인들을 방출하며 이들은 광범위한 종류의 물리적, 면역적, 병리적 과정에 영향을 미친다.

IgE에 결합하는 Fc 수용체_IgE-Binding Fc Receptors

IgE의 감작활성 (reaginic activity)은 ε 중쇄의 Fc 지역에 특이적인 수용체와 결합할 수 있는 능력에 달려있다. 두 가지의 FcεR가 알려져 있는데 친화력이 높은 FcεRI과 친화력이 낮은 FcεRII가 있다. 이들은 다른 종류의 세포에서 발현되며 IgE와의 친화력에 있어 1000배까지 차이가 난다 (표 12-1).

고 친화력 수용체 (High-affinity receptor, FcεRI) 비만세포와 호염구는 IgE와 높은 친화력 (K_d = 1-2× 10^{-9}M)을 가진 FcεRI을 지속적으로 발현한다. 높은 친화력 때문에 혈중 IgE 농도 (1× 10^{-7}M)가 낮음에도 불구하고 IgE와 결합할 수 있다. 사람의 호염구세포는 40,000에서 90,000개 정도의 높은 숫자의 FcεRI를 발현한다. 몇몇 다른 종류의 세포들도 FcεRI을 발현하는데 이들에는 호산구, 랑게르한스 세포, 단구세포, 혈소판 등이 있으며 발현 정도는 아주 낮다.

비만세포와 호염구가 발현하는 FcεRI 수용체는 네 개의 폴리펩티드로 구성되어 있다: α와 β 사슬, 이황화물 결합 (disulfide bond)으로 연결된 두개의 동일한 γ 사슬들 (그림 15-4a). β 사슬이 없는 형태의 수용체는 단구세포와 혈소판에서 발현된다. α 사슬의 외부 구역은 면역글로불린 홈 구조와 동일한 90 개의 아미노산 영역을 2 개 가지고 있어서 이를 면역글로불린 슈퍼계의 일원으로 분류한다 (그림 4-23). 하나의 FcεRI 수용체는 α 사슬에 있는 이들 두 개의 면역글로불린 영역을 이용하여 IgE 분자하나의 두 개 C_H3 영역 모두와 결합한다. 계속된 연구 결과 IgE의 C_H2 영역은 FcεRI와의 결합을 직접적 혹은 간접적으로 안정화 시킨다는 것이 밝혀졌다. β 사슬은 세포막을 네 번이나 통과하며 α 사슬을 γ 동형 이합체와 연결시키는 역할을 할 것으로 생각된다. 이황화결합으로 연결되어 있는 γ 사슬은 세포질 안으로 상당히 깊이 늘어뜨려져 있어 세포내 신호전달에 관여한다. 각 β 및 γ 사슬은 세포질 영역 안에 면역수용체 티로신 기반 활성화 모티프 (ITAM)라 불리는 보존된 서열을 가지고 있다. β 사슬은 신호전달 복합체를 만드는데 기여하며 T 세포 수용체의 ζ 사슬 (그림 10-11)이나 B 세포 표면의 항체와 붙어 있는 Ig-α/Ig-β (그림 11-7)와 유사하다. 이들 수용체의 ITAM은 단백질 티로신 인산화 효소와 상호작용하여 세포에 활성화 신호를 전달한다. 알레르겐은 세포에 부착된 IgE들을 교차결합시켜 FcεRI가 뭉치게 하고 빠

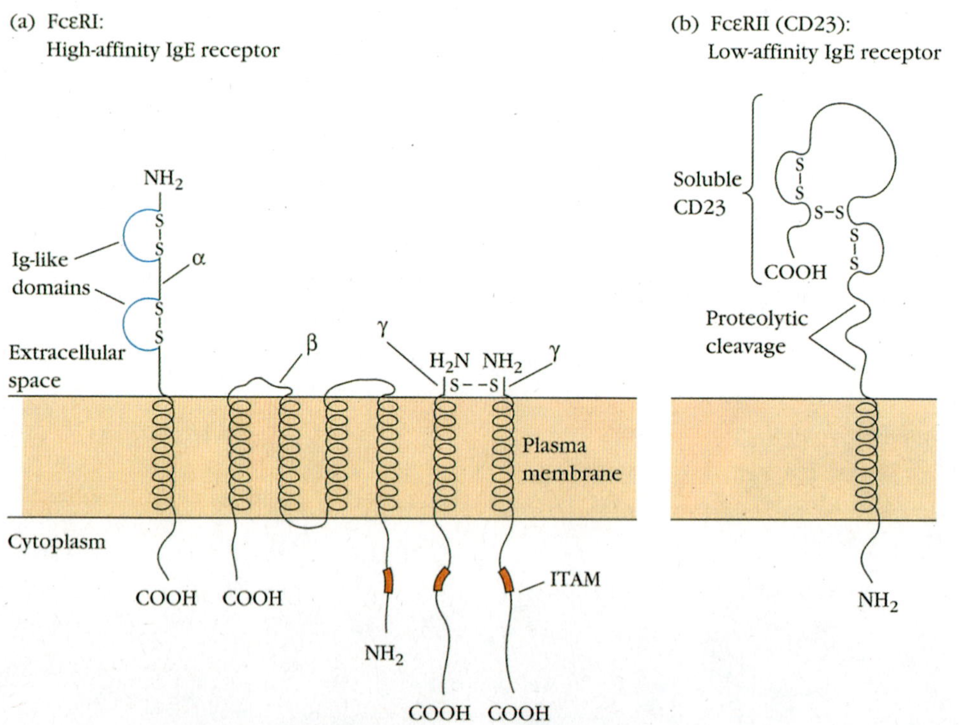

FIGURE 15-4 Schematic diagrams of the high-affinity FcεRI and low-affinity FcεRII receptors that bind the Fc region of IgE. (a) FcεRI consists of an α chain that binds IgE, a β chain that participates in signaling, and two disulfide-linked γ chains that are the most important component in signal transduction. The β and γ chains contain a cytoplasmic ITAM, a motif also present in the Ig-α/Ig-β heterodimer of the B-cell receptor and in the T-cell receptor complex. (b) The single-chain FcεRII is unusual because it is oriented in the membrane with its NH_2-terminus directed toward the cell interior and its COOH-terminus directed toward the extracellular space.

른 티로신 인산화를 유발하여 비만 세포의 탈과립을 유도한다. 과민증에서의 FcεRI의 역할은 FcεRI의 α 사슬이 결손된 마우스를 개발함으로써 확실해 졌는데, 이 마우스들의 비만세포 농도는 정상적이었으나 지역적이거나 전신적인 과민증에 저항성이 있었다.

저 친화력 수용체 (Low-affinity receptor, FcεRII) FcεRII (CD23)로 명명된 또 하나의 IgE 수용체는 IgE의 C_H3 영역과 특이적으로 결합하며 IgE에 대해 FcεRI 보다 낮은 친화력 (K_d = 1 × 10^{-6} M)을 가지고 있다 (그림 15-4b). CD23는 구조적으로 FcεRI과는 다른데 하나의 막통과 영역을 가지고 있으며 세포외부에 C-형의 렉틴 영역을 가지고 있다. 두 가지 형태의 CD23가 발견되었는데 N-말단의 세포내 영역에 약간의 차이가 있다: CD23a는 활성화된 B 세포에서 발견되며 CD23는 여러 종류의 세포에서 IL-4에 의해 발현된다. CD23는 IgE 반응의 깊이 조절에 다양한 기능이 있는 것으로 보인다. 알레르겐이 CD23에 붙어있는 IgE를 교차결합시켜 B 세포, 폐포 (alveolar) 대식세포, 호산구를 활성화시킨다는 것이 증명되었다. 단일클론항체를 이용하여 이 수용체의 작용을 막을 경우 B 세포에서의 IgE 방출이 감소하였다. 막 수용체의 자가단백질분해 (autoproteolysis)에 의해 만들어지는 가용성 FcεRII (sCD23)은 B 세포에 작용하여 IgE 생산을 증가시켰다. 재미있는 것은 아토피성 사람은 비아토피성 사람들과 비교할 경우 림파구와 대식세포 표면의 CD23 농도가 높고 혈청에서의 sCD23 농도도 높았다.

IgE 교차결합은 탈과립화를 유도한다_IgE cross-linkage initiates degranulation

비만세포와 혈중 호염구의 탈과립화를 매개하는 생화학적 현상들은 공통점이 많다. 간략히 하기 위해 이 단락에서는 비만세포의 탈과립화 방법의 전반적인 개요를 설명하고, 비만세포와 호염구 사이의 작은 차이점들은 언급하지 않기로 한다. 비록 비만세포의 탈과립은 일반적으로 세포막 IgE를 교차결합하면서 시작되지만 다른 자극들에 의해서도 시작이 가능하다. 이들 다른 자극에는 C3a, C5a와 같은 아나필락시스 독소 (anaphylatoxins), 여러 가지 약들, 그리고 심지어는 비만세포의 다른 수용체들이 포함된다. 이 단락에서는 알레르겐에 의한 세포막 IgE의 교차결합 후에 일어나는 생화학적 현상들에 초점을 둔다.

IgE에 의한 탈과립은 비만세포 또는 호염구 표면의 Fc 수용체에 붙어있는 IgE를 교차결합시키면서 일어난다. IgE가 FcεRI에 결합하는 것 자체는 이들 세포에 아무 영향이 없다. 알레르겐이 IgE와 수용체의 복합체를 교차결합하고 난 후에야 탈과립이 시작된다. 세포막 IgE를 교차결합시키지 못하는 1가 (monovalent)의 알레르겐은 탈과립을 촉발시키지 못한다는 것을 보면 교차결합의 중요성을 알 수 있다.

실험 결과들을 보면 탈과립의 필수적인 단계는 두 개나 그 이상의 FcεRI 분자 (붙어있는 IgE가 있건 없건)를 교차결합하는 것이다. 비록 교차결합은 정상적으로는 2가 (divalent)나 다가 (multivalent)의 알레르겐이 세포막에 고정된 IgE와 결합하여 달성되지만

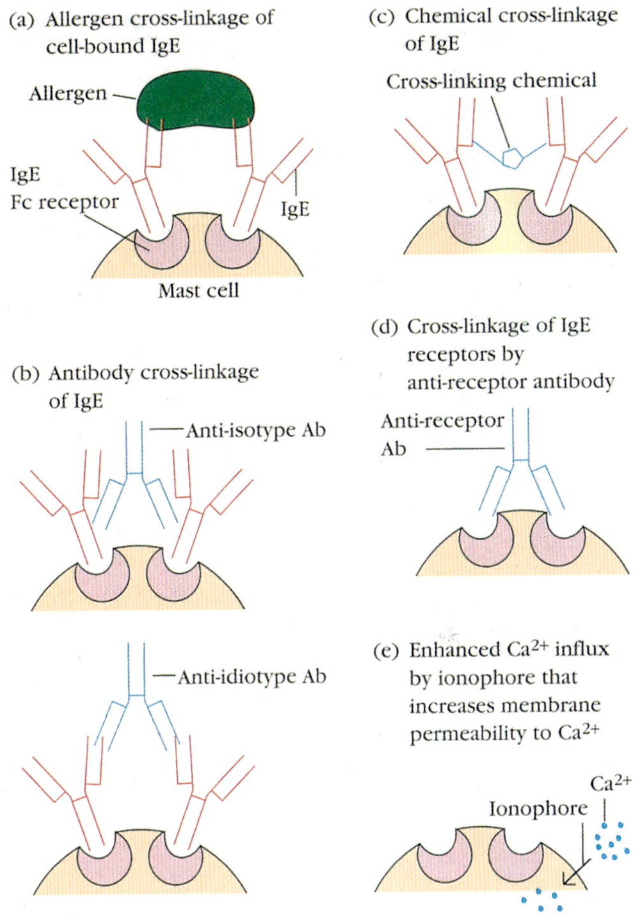

FIGURE 15-5 Schematic diagrams of mechanisms that can initiate degranulation of mast cells. Note that mechanisms (b) and (c) do not require allergen, mechanisms (d) and (e) require neither allergen nor IgE, and mechanism (e) does not even require receptor cross-linkage.

알레르겐이나 IgE 를 통하지 않고 다른 실험적 방법에 의해서도 달성되기도 한다 (그림 15-5).

세포내에서 일어나는 과정들이 비만 세포의 탈과립화를 촉발한다_Intracellular events trigger mast-cell degrenulation

비만세포의 탈과립화를 일으키는 세포내 신호전달과정은 여러 단백질 및 지질 인산화효소, 탈인산화효소 간의 협력과 세포뼈대 (cytoskeleton)의 재배치 등을 포함하는 다각적인 면모를 보인다. Src 계열의 단백질 티로신 인산화 효소인 Lyn이 FcεRI의 β 사슬의 세포내 영역에 항상 붙어 있다. FcεRI의 교차결합은 Lyn을 활성화시키고 β와 γ 사슬의 ITAM 영역의 티로신을 인산화시킨다. 이는 더 많은 인산화 반응들을 일으키는데 티로신 키나아제인 Lyn, Src, Fyn가 관련되어 있고 PLC의 인산화가 포함된다. 이러한 인산화는 IP_3 (inositol 1,4,5-triphosphate), DAG (diacylglycerol)와 같은 다수의 2차 전달자 (secondary messenger)의 생산을 유도하며 이들이 탈과립 과정을 매개한다 (그림 15-6). IP_3은 세포내 Ca^{2+}의 농도를 증가시키고 DAG는 Ca^{2+}과 함께 PKC (protein kinase C, 단

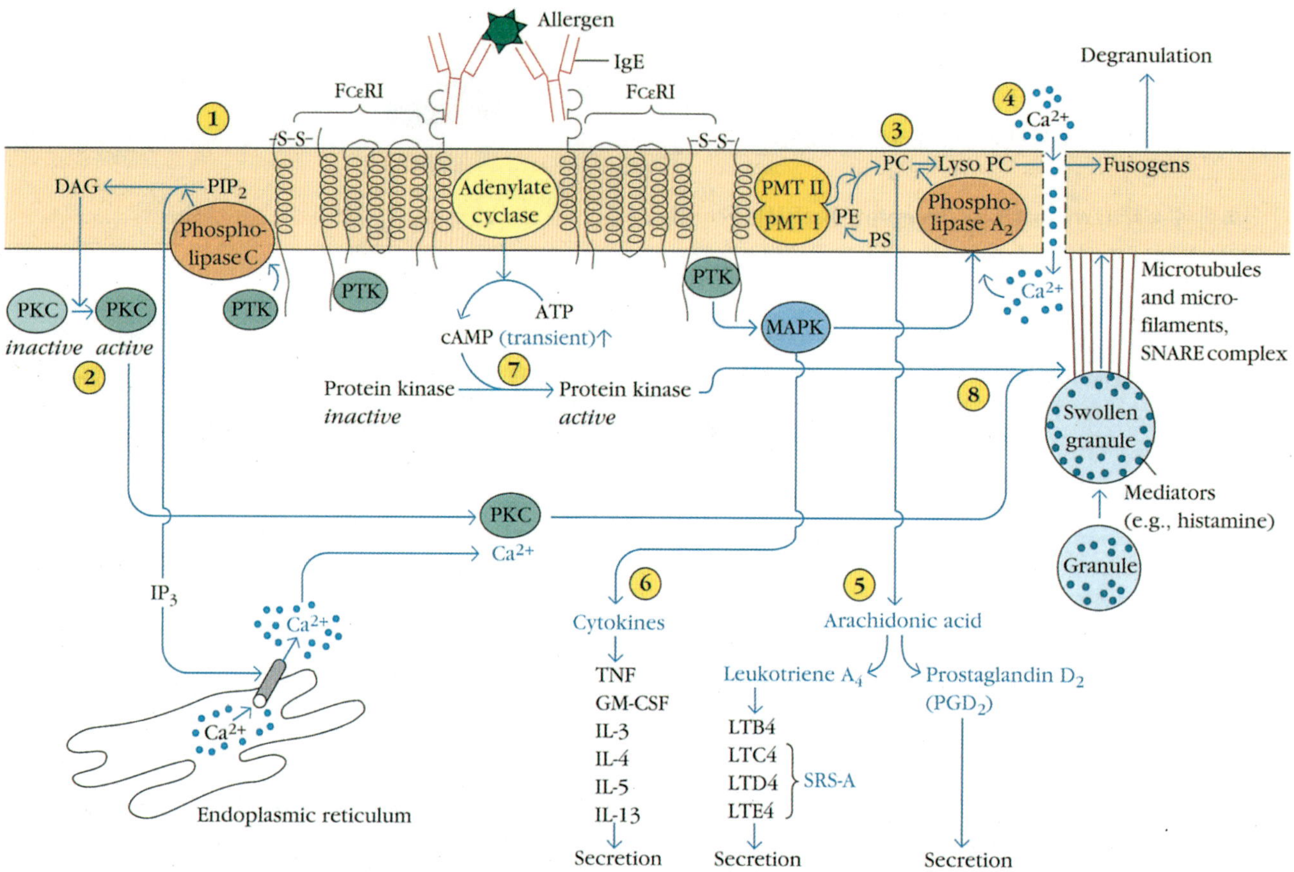

FIGURE 15-6 Diagrammatic overview of biochemical events in mast-cell activation and degranulation. Allergen cross-linkage of bound IgE results in FcεRI aggregation and activation of protein tyrosine kinase (PTK). (1) PTK then phosphorylates phospholipase C, which converts phosphatidylinositol-4,5 bisphosphate (PIP_2) into diacylglycerol (DAG) and inositol trisphosphate (IP_3). (2) DAG activates protein kinase C (PKC), which with Ca^{2+} is necessary for microtubular assembly and the fusion of the granules with the plasma membrane. IP_3 is a potent mobilizer of intracellular Ca^{2+} stores. (3) Cross-linkage of FcεRI also activates an enzyme that converts phosphatidylserine (PS) into phosphatidylethanolamine (PE). Eventually, PE is methylated to form phosphatidylcholine (PC) by the phospholipid methyl transferase enzymes I and II (PMT I and II). (4) The accumulation of PC on the exterior surface of the plasma membrane causes an increase in membrane fluidity and facilitates the formation of Ca^{2+} channels. The resulting influx of Ca^{2+} and PTK-activated mitogen-activated protein kinase (MAPK) activates phospholipase A_2, which promotes the breakdown of PC into lysophosphatidylcholine (lyso PC) and arachidonic acid. (5) Arachidonic acid is converted into potent mediators: the leukotrienes (slow-reactive substance of anaphylaxis, SRS-A) and prostaglandin D_2. (6) Activated MAPK also induces the secretion of cytokines by increasing transcription of cytokine genes. (7) FcεRI cross-linkage also activates the membrane adenylate cyclase, leading to a transient increase of cAMP within 15 seconds. A later drop in cAMP levels is mediated by protein kinase and is required for degranulation to proceed. (8) cAMP-dependent protein kinases are thought to phosphorylate the granule membrane proteins, thereby changing the permeability of the granules to water and Ca^{2+}. The consequent swelling of the granules and the formation of soluble N-ethylmaleimide attachment receptor (SNARE) protein complexes, facilitates fusion with the plasma membrane and release of the mediators.

백질 키나아제 C)를 활성화 시킨다 (그림 15-6). 세포내 Ca^{2+}의 증가와 PKC의 활성화는 탈과립으로 이어진다.(비슷한 신호전달과정이 T 세포 활성화에도 일어난다; 그림 10-12).

FcεRI를 교차결합한 후, 15초 내에 여러 가지 막 인지질들의 메틸화가 관찰되었고 막의 유동성이 증가하고 Ca^{2+} 통로가 형성되었다. Ca^{2+}의 증가는 FcεRI를 교차결합한 지 2분 안에 정점에 도달하였다 (그림 15-7). 이 증가는 세포외부 Ca^{2+}의 유입과 소포체 (endoplasmic reticulum)에 있는 세포내부 저장고에서의 방출에 의한 것이다 (그림 15-6). Ca^{2+}농도의 증가는 또한 미세소관 (microtubule)의 조립과 마이크로필라멘트 (microfilament)의 수축을 촉진하는데, 이들은 모두 과립이 세포막으로 이동하는 데 필요하다. 과립과 세포막에 분포하는 SNARE (soluble N-ethyl-maleimide attachment receptor, 가용성 N-에틸말레이마이드 접합 수용체) 단백질이 과립과 세포막의 융합 및 1차 매개자들의 방출에 관여한다. 게다가 Ca^{2+}의 증가와 MAPK (mitogen-activated protein kinase, 미토겐 활성 단백 키나제)의 활성화는 사이토카인의 생산과

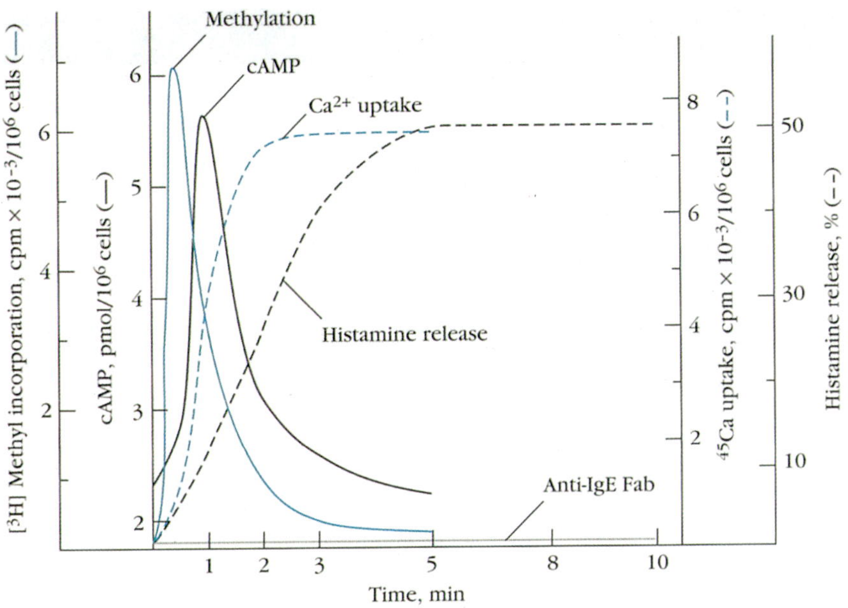

FIGURE 15-7 Kinetics of major biochemical events that follow cross-linkage of bound IgE on cultured human basophils with $F(ab')_2$ fragments of anti-IgE. Curves are shown for phospholipid methylation (solid blue), cAMP production (solid black), Ca^{2+} influx (dashed blue), and histamine release (dashed black). In control experiments with anti–IgE Fab fragments, no significant changes were observed. *[Adapted from T. Ishizaka et al., 1985, International Archives of Allergy and Applied Immunology 77:137.]*

PLA_2 (phospholipase A_2, 인지질 분해효소 A_2)의 활성화로 이어진다. PLA_2는 막 인지질들을 분해하여 아라키돈산을 생산하고 이는 다시 두 가지 강력한 지질 매개자들인 **프로스타글란딘 (prostaglandins)** 및 **루코트리엔 (leukotrienes)**으로 변환된다: (그림 15-6). 칼슘의 증가가 비만세포의 탈과립에 중요하다는 것은 이나트륨 크로모글리케이트 (크리볼린 나트륨)와 같은 칼슘의 증가를 막는 약이 알레르기의 치료에 쓰인다는 것으로 알 수 있다.

인지질의 메틸화 및 칼슘의 증가와 동시에 세포막에 붙어있는 아데닐산고리화 효소 (adenylate cyclase)의 활성이 잠시 증가한다. 이로 인해 반응산물인 고리형 아데노산 일인산 (cyclic adenosine monophosphate, cAMP)의 농도가 FcεRI를 교차결합한지 1분 안에 정점에 도달한다 (그림 15-7). cAMP의 영향은 cAMP 의존 단백질 키나제의 활성을 증가시키는데, 이들은 과립막의 단백질들을 인산화시켜 물과 칼슘에 대한 과립의 투과성을 변화시킨다 (그림 15-6). 이에 따른 과립의 팽창은 세포막과의 융합과 내용물의 방출을 조장한다. cAMP의 증가는 일시적인 것으로 이후 cAMP의 농도는 보통이하로 떨어진다 (그림 15-7). 이러한 감소는 탈과립에 필요한 것으로 생각되는데, cAMP의 농도가 일부 약에 의해 증가되면 탈과립이 중단된다. 이들 중 몇 가지들은 알레르기 증상의 치료제로도 쓰였으며 이에 관해서는 후에 언급될 것이다.

몇몇 약리학적 물질들이 제1형 반응을 매개한다_Several pharmacologic agents mediate type I reactions

제1형 과민반응의 임상적 표현은 비만세포나 호염구의 탈과립 과정에서 방출되는 매개물질의 생물학적 효과와 연관이 있다. 이들 매개물질들은 약학적으로 활성이 있으며 말초 조직뿐만 아니라 호산구 (eosinophil), 중성구 (neutrophil), T 세포, 단구세포, 혈소판 등을 포함하는 2차 효과 세포들에도 작용한다. 이들 매개물질들은, 보체가 항원-항체 반응의 증폭자 및 효과자로 작용하는 것과 같이, 말단의 효과반응을 증폭하는 역할을 한다. 기생충의 감염시에 이런 매개물질들이 만들어질 경우는 혈관확장과 혈관 투과성 증가를 포함한 방어작용을 개시한다. 이러한 현상들은 혈장과 염증세포의 유입을 유도하여 병원균을 공격한다. 다른 한 편으로 알레르겐과 같은 부적절한 항원에 의해 방출된 매개물질들은 혈관 투과성과 염증반응의 증가를 가져오는데, 이때 일어나는 해롭고 쓸모없는 결과들은 매개물질들의 이로운 효과들 보다도 훨씬 더 심각하다.

이들 매개물질들은 1차적 또는 2차적인 것으로 분류할 수 있다 (표 15-3). 1차 매개물질들은 탈과립 이전에 만들어져서 과립 안에 저장된다. 가장 중요한 1차 매개물질은 히스타민, 단백질 분해효소, 호산구 화학주성인자 (chemotatic factor), 중성구 화학주성인자, 헤파린 등이다. 2차 매개물질은 세포 활성화 이후에 합성되거나 탈과립 과정 동안 막 인지질의 분해에 의해 방출된다. 2차 매개물질에는 혈소판 활성화인자, 루코트리엔, 프로스타글란딘, 브레디키딘, 다양한 사이토카인과 키모카인들이 포함된다. 1차 매개물질과 2차 매개물질들은 서로 다른 종과 조직에서 다르게 발현되는데 이는 제1형 과민반응의 증상차이의 부분적인 원인이다. 이들 몇 매개물질들의 주요 생물학적 효능은 다음에 간략히 소개되어있다.

히스타민_Histamine

히스티딘 아미노산의 탈탄산반응 (decarboxylation)에 의해 만들어지는 히스타민은 비만세포 과립의 주요 구성성분이며 과립 무게의 약 10%를 차지한다. 히스타민은 미리 만들어져서 과립에 저장되

TABLE 15-3 Principal mediators involved in type I hypersensitivity

Mediator	Effects
	PRIMARY
Histamine, heparin	Increased vascular permeability; smooth muscle contraction
Serotonin (rodents)	Increased vascular permeability; smooth muscle contraction
Eosinophil chemotactic factor (ECF-A)	Eosinophil chemotaxis
Neutrophil chemotactic factor (NCF-A)	Neutrophil chemotaxis
Proteases (tryptase, chymase)	Bronchial mucus secretion; degradation of blood vessel basement membrane; generation of complement split products
	SECONDARY
Platelet-activating factor	Platelet aggregation and degranulation; contraction of pulmonary smooth muscles
Leukotrienes (slow reactive substance of anaphylaxis, SRS-A)	Increased vascular permeability; contraction of pulmonary smooth muscles
Prostaglandins	Vasodilation; contraction of pulmonary smooth muscles; platelet aggregation
Bradykinin	Increased vascular permeability; smooth muscle contraction
Cytokines	
IL-1 and TNF-α	Systemic anaphylaxis; increased expression of CAMs on venular endothelial cells
IL-4 and IL-13	Increased IgE production
IL-3, IL-5, IL-6, IL-10, TGF-β, and GM-CSF	Various effects (see Table 12-1)

기 때문에 비만세포가 활성화되고 수 분 안에 생물학적 효능을 발휘한다. 비만세포에서 방출된 후 히스타민은 여러 가지 표적세포에 있는 수용체들에 결합한다. H_1, H_2, H_3, H_4라고 명명된 네 가지 종류의 히스타민 수용체가 밝혀졌는데, 이들은 서로 다른 조직 분포를 가지고 있으며 히스타민이 결합할 경우 다른 효과를 나타낸다. 세로토닌은 설치류의 비만세포에서 발견되며 히스타민과 유사한 효과를 낸다.

알레르기 반응에서 히스타민의 생물학적 효과는 대부분 H_1 수용체에 결합함으로서 발생한다. 이 결합은 내장과 기관지 평활근세포의 수축, 세정맥 (venule)의 투과성 증가, 배상세포 (goblet cell)에 의한 점막 분비 증가 등을 유발한다. 히스타민과 H_2 수용체의 결합은 혈관내피세포의 수축에 의한 혈관투과성 증가와 혈관 평활근세포의 이완에 의한 혈관확장을 일으키고, 분비샘을 자극하며, 위산분비를 증가시킨다. 히스타민이 비만세포와 호염구의 H_2 수용체에 결합할 경우 탈과립이 저해되는데 이로써 히스타민은 매개물질의 방출에 음성 되먹임 (negative feedback)으로 작용한다.

루코트리엔과 프로스타글란딘_ Leukotrienes and Prostaglandins

2차 매개물질인 루코트리엔과 프로스타글란딘은 비만세포에서 탈과립과 세포막 인지질의 효소분해가 일어난 뒤, 일련의 효소작용에 의해 만들어진다 (그림 15-6). 따라서 이들 매개물질의 생물학적 효능이 나타나기 까지는 더 많은 시간이 필요하다. 그러나 이들의 효능은 히스타민보다 더 강하고 오래 지속된다. 루코트리엔은 기관지 수축, 혈관 투과성의 증가, 점막 생산의 증가를 유도한다. 프로스타글란딘 D_2는 기관지 수축을 일으킨다.

사람의 기관지와 기관 평활근세포의 수축은 초기 (30~60초 이내)에는 히스타민에 의해 매개되는 것으로 보이지만 그 후의 수축은 루코트리엔과 프로스타글란딘에 의해 매개된다. 나노몰 농도에서도 활성도가 있는 루코트리엔은 기관지 수축작용에 있어 히스타민보다 1000배나 더 강하며, 혈관투과성과 점막분비에 있어서도 더 강한 자극제로 작용한다. 루코트리엔은 천식환자에서 관찰되는 지속성 기관지경련과 점막 분비물 축적에 기여하는 것으로 생각된다.

사이토카인_ Cytokines

비만세포와 호산구에서 방출되는 사이토카인들은 제1형 반응을 더 복잡하게 만든다. 일부는 제1형 과민반응의 임상적 표현에 관여한다. 사람의 비만세포는 IL-3, IL-4, IL-5, IL-6, IL-10, IL-13, GM-CSF, TNF-α 등을 방출한다. 이들 사이토카인은 국소적인 미세환경의 변화를 유발하고 궁극적으로 중성구와 호산구 같은 염증세포들을 끌어들인다. IL-4와 IL-13은 T_H2 반응을 일으키고 이로 인해 B세포에서의 IgE 발현이 증가한다. IL-5는 호산구의 소집과 활성화에 특히 중요하다. 비만세포에서 방출되는 높은 농도의 TNF-α는 전신 과민증으로 인한 쇼크에 관여한다. (이 효능은 12장에서 언급된 세균에 의한 패혈성 쇽 (septic shock)와 독성 쇽 증후군 (toxic-shock syndrome)에서의 TNF-α의 역할과 유사하다).

제1형 반응은 전신성일 수도 있고 국소성일 수 있다

_Type I reaction can be systemic or localized

제1형 반응의 임상적 표현은 전신적인 과민증, 심한 천식 등과 같이 생명을 위협하는 상황에서부터 건초열과 습진 등과 같이 국소적인 증상을 포함한다.

전신성 과민증_Systemic Anaphylaxis

전신성 과민증은 쇽과 유사한 치명적인 상태를 자주 유발하며, 제1형 과민반응이 시작되고 수 분 안에 발생하는데, 혈액에 직접 유입된 혹은 장이나 피부로 흡수된 알레르겐이 원인이다. 이것은 Portier와 Richet이 개에 알레르기 물질을 주사하고 관찰했던 바로 그 반응이다. 전신성 과민증은 여러 가지 실험동물에서 유도될 수 있고 사람에서도 종종 관찰된다. 각 종은 특징적인 증상을 보이는데, 이는 비만세포의 분포와 이들 과립 안에 어떤 생물학적 활성 물질이 있는가를 반영한다. 전신성 과민증 연구에 쓰는 동물모델은 기니아피그이다. 과민증은 기니아피그에서 쉽게 유발되며 인간에서 관찰되는 증상과 유사하다.

기니아피그는 달걀 알부민과 같은 외부 단백질을 한번 주사함으로서 감작 (sensitization)이 가능하다. 약 2 주간의 반응기간을 거친 후 같은 동물에 정맥주사를 통해 같은 단백질을 주사한다. 1분 안에 동물은 안절부절하게 되고 호흡이 곤란해지며 혈압이 떨어진다. 이를 **과민성 쇽 (anaphylactic shock)**이라 부른다. 위내장과 방광의 평활근이 수축하면서 대변과 소변을 보게 된다. 끝으로 기관지의 수축으로 주사 2~4분 안에 질식사한다. 이러한 현상들은 반응과정에 방출되는 매개물질에 의한 전신의 혈관확장과 평활근의 수축에 의해 일어나는 것이다. 검시결과 대량의 부종, 쇽, 기관지 수축이 사망의 주원인으로 밝혀졌다.

사람에서의 전신적 과민증은 이와 비슷한 순서로 진행된다. 상당히 다양한 종류의 항원이 과민한 사람에게서 전신적 과민증을 유발한다. 이 중에는 벌, 장수말벌, 말벌 등의 독이나 개미의 침; 페니실린, 인슐린, 항독소와 같은 약; 해산물과 견과류 등이 포함된다. 만약 치료가 빠르지 못하면 이것들에 대한 반응은 치명적일 수 있다. 전신성 과민증을 치료할 수 있는 약으로 에피네프린이 사용된다. 에피네프린은 평활근을 이완시키고 혈관 투과성을 감소시켜 히스타민과 루코트리엔과 같은 매개물질에 반대되는 작용을 한다. 에피네프린은 또한 심장의 출력을 개선시켜 과민반응 동안 일어나는 혈관계의 붕괴를 막아준다. 게다가, 에피네프린은 비만세포의 cAMP 농도를 증가시켜 더 이상의 탈과립을 막는다.

국소성 과민반응/아토피_Localized Hypersensitivity Reaction/Atopy

국소성 과민반응은 특정 조직이나 장기에서 일어나며 알레르겐이 침투한 자리의 표피에 자주 일어난다. 국소적인 과민증을 나타내는 경향은 유전되며 아토피라 부른다. 선진국 인구의 적어도 20%에서 발견되는 아토피성 알레르기는 다양한 종류의 IgE에 의한 질환을 망라하며 알레르기성 비염 (건초열), 천식, 아토피성 피부염 (습진), 음식물 알레르기 등이 있다.

알레르기성 비염 (Allergic rhinitis) 건초열로 흔히 불려지는 알레르기성 비염은 가장 흔한 아토피성 질환으로 미국 인구의 10%에서 발생한다. 이 병은 공기 중의 알레르겐이 결막과 코 점막의 감작된 비만세포를 자극하고, 이에 의해 약학적으로 활성화된 매개물질들이 방출되면서 일어난다. 이들 매개물질은 지역적인 혈관확장과 모세혈관의 투과성을 증가시킨다. 증상은 결막, 코 점막, 상부 기관지에서 분비물이 흘러내리고 재채기와 기침을 포함한다.

천식 (Asthma) 천식은 또 하나의 흔한 장기 특이적인 국소적인 과민증이다. 경우에 따라 화분, 먼지, 연기, 벌레 찌꺼기, 바이러스 항원 등 공기나 혈액을 통해 번지는 알레르겐 들이 천식을 촉발하며 (알레르기성 천식), 다른 경우에는 알레르겐에 노출되지 않고 운동이나 찬 공기 등에 의해서도 발생할 수 있다(내재성 천식). 천식은 건초열처럼 비만세포의 탈과립에 의한 매개물질들의 방출에 의해 촉발되나 코의 점막에서 일어나는 대신 하부 기관지에서 발생한다. 이는 기관지 평활근의 수축을 유발하고 기관지수축으로 이어진다. 기도 부종, 점막 분비, 염증반응 등이 기관지 수축과 기도 폐색 (obstruction)을 악화시킨다. 천식환자들은 신경펩티드에 대한 수용체의 농도가 비정상적일 수 있다. 예를 들어, 천식환자들은 평활근을 수축시키는 P 물질에 대한 수용체의 발현량은 증가되어 있고 평활근을 이완시키는 혈관활성 내장 펩티드 (vasoactive intestinal peptide)에 대한 수용체의 발현량은 감소되어 있다.

대부분의 임상 의사들은 천식을 기본적으로 염증성 질환이라고 본다. 천식 반응은 초기와 후기로 나누며 (그림 15-8) 초기반응은 알레르겐 노출 후 수 분 안에 발생하며 주로 히스타민, 루코트리엔 (LTC_4), 프로스타글란딘 (PGD_2)이 관여한다. 이들 매개물질의 작용으로 기관지수축, 혈관확장, 점액의 축적 등이 일어난다. 후기반응은 몇 시간 후에 일어나며 IL-4, IL-5, IL-6, TNF-α, 호산구 화학주성인자 (ECF), 혈소판 활성화 인자(PAF)등의 매개물질들이 추가된다. 이들의 전반적인 효능은 혈관내피세포의 접합물질 발현을 증가시킬 뿐만 아니라 호산구와 중성구 등의 염증세포를 기관지 조직으로 끌어들이는 것에 있다.

중성구와 호산구는 유독 효소, 산소 라디칼, 사이토카인의 방출을 통해 심각한 조직손상을 유발한다. 이에 의해 기관지 내강이 점액, 단백질, 세포 찌꺼기에 의해 막히고, 표피가 벗겨지며, 기저막이 두꺼워지고, 액체가 고이고 (부종), 기관지 평활근의 비후가 일어난다. 점액질의 마개(plug)가 자주 만들어져서 기관지 벽에 달라붙는다. 이 점액질의 마개는 떨어진 표피세포의 부스러기, 호산구, 일부 중성구, Curschmann's 나선이라 알려진 나선모양의 기관지 조직 등을 포함한다. 천식은 미국에서 발병률이 높아지고 있으며 특히 도

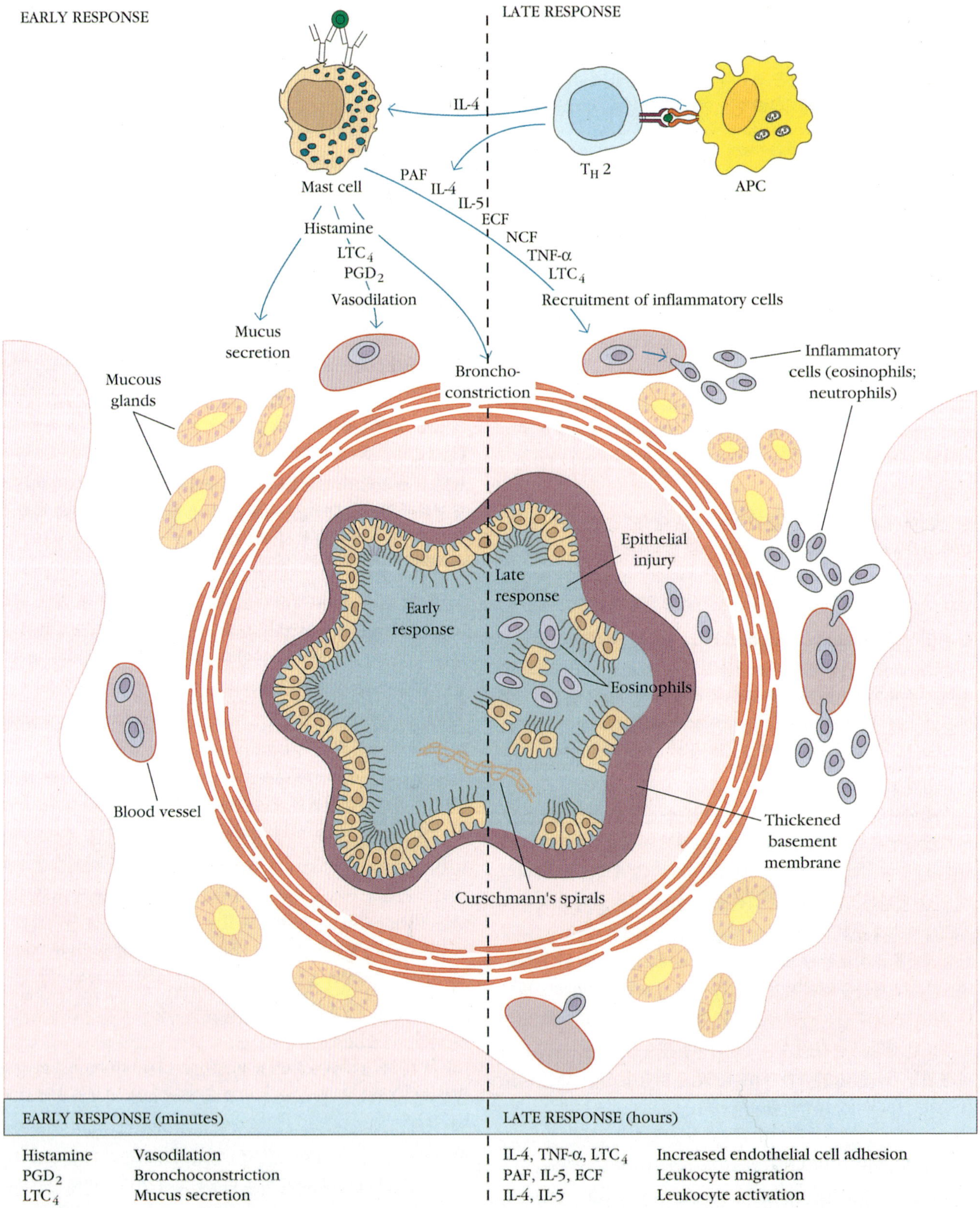

FIGURE 15-8 The early and late inflammatory responses in asthma. The immune cells involved in the early and late responses are represented at the top. The effects of various mediators on an airway, represented in cross section, are illustrated in the center.

심지 환경에서 자라는 어린이들에서 발병률이 높아지고 있다 (15장 임상초점 참조).

음식물 알레르기 (Food allergies) 여러 가지 음식물들도 알레르기성 사람에게서 국소적인 과민증을 유발할 수 있다. 상부 또는 하부 위장에서 비만세포의 IgE를 교차결합하면 지역적인 평활근 수축과 혈관확장이 유발되며 구토와 설사와 같은 증상으로 이어진다. 창자에서 비만세포의 탈과립은 점막의 투과성을 증가시키고 알레르겐이 혈액내로 유입되게 한다. 알레르겐이 어디에 쌓이는가에 따라 여러 가지 증상이 뒤따른다. 예를 들어, 어떤 사람들은 특정 음식물을 섭취한 뒤 천식이 생길 수 있다. 다른 사람들은 음식물 알레르겐이 감작된 비만세포가 있는 피부로 운반될 경우, 흔히 하이브라고 알려진 아토피성 두드러기가 생긴다. 이는 붉고 (홍반성) 부풀은 (부종성) 발진이 생기는 것으로 앞에서 언급된 부스럼과 발적확장 (wheal-and-flare) 반응 또는 P-K 반응의 일종이다.

아토피성 피부염 (Atopic dermatitis) 아토피성 피부염 (알레르기성 습진)은 피부의 염증성질환으로 아토피의 가족력과 연관된 경우가 많다. 이 질병은 어린아이에게 가장 흔하게 발생하며 갓난아기 때 자주 관찰된다. 혈청 IgE 농도가 증가할 경우가 많으며 피부 발진은 홍반성으로 고름이 차있다. 만약 세균에 의한 감염이 있다면 피부발진은 고름이 차게 된다. T_H1 세포가 관련된 지연형 과민반응과 달리, 아토피성 피부염에 의한 피부 손상은 T_H2 세포와 호산구 숫자의 증가가 특징이다.

후기반응은 국소성 염증반응을 유발한다_Late-phase reactions induce localized inflammatory reactions

제1형 과민반응이 감퇴하면서 그동안 방출되었던 매개물질들이 후기반응이라 불리는 국소적인 염증을 유발한다. 천식에서의 후기반응과 다른 점은 제1형 반응이 발생하고 4-6 시간이 지난 뒤 후기반응이 시작된다는 것이고 1-2일 동안 계속된다는 것이다. 이 반응은 중성구, 호산구, 대식세포, T_H2 세포, 호염구의 침윤 (infiltration)을 동반한다는 것이 특징이다. 이러한 지역적인 후기반응은 비만세포에서 방출된 사이토카인에 의해서 일부 진행된다. TNF-α와 IL-1은 세정맥 혈관내피세포에서의 세포부착분자의 발현을 증가시키고 이로 인해 후기반응의 특징인 중성구, 호산구, T_H2 세포의 축적을 조장한다.

호산구는 후기반응에서 중요한 작용을 하며 축적되는 세포의 약 30%를 차지한다. 초기반응에서 비만세포에 의해 방출되는 호산구 화학주성인자는 반응부위에 다수의 호산구를 유인한다. 반응부위에서 방출된 IL-3, IL-5, GM-CSF와 같은 여러 가지 사이토카인들이 이들 호산구의 증식과 분화에 기여하게 된다. 호산구는 IgG와 IgE 개별형에 맞는 Fc 수용체를 가지고 있어 항체에 싸인 알레르겐에 직접 결합할 수 있다. 항체에 싸인 항원에 결합한 호산구는 활성화과정을 거쳐 탈과립과 함께 염증 매개물질들을 방출한다 (이는 비만세포의 탈과립 과정과 유사하다). 이들 매개물질에는 루코트리엔, 주염기성 단백질, 혈소판 활성화인자, 호산구 양이온 단백질 (eosinophil cationic protein, ECP), 호산구 유래 신경독소 등이 있다. 방출된 이들 호산구 유래의 매개물질들은 기생충 감염시 보호작용을 할 것이다. 그러나 알레르겐에 대한 반응에 있어 이들 매개물질들은 후기반응에 수반되는 광범위한 조직 손상의 원인이 될 수 있다. 후기반응에서의 호산구 유입은 지속성 천식에서 일어나는 기관지 점막의 만성염증에도 기여한다.

중성구는 또 하나의 후기반응의 주요 참여자로써 염증세포의 또 다른 30%를 차지한다. 중성구는 탈과립에 의해 비만세포에서 방출되는 중성구 화학주성인자에 의해 제1형 반응 지역으로 유인된다. 더욱이 그 자리에서 방출되는 IL-8을 포함한 여러 사이토카인들이 중성구를 자극하여 중성구 과립의 내용물을 방출하게 만든다. 이들 내용물에는 용해성 효소, 혈소판 활성화인자, 루코트리엔 등이 있다.

제1형 반응은 여러 인자에 의해 조절된다_Type I responses are regulated by many factors

앞에서 언급되었듯이 항원의 분량, 항원 제시 방법, 동물의 유전형 등이 하나의 항원에 의해 유발되는 IgE 반응의 정도 (즉, 알레르기 유발 능력)를 결정한다. 사람에서는 한 가지 유전인자가 제1형 과민반응의 발병성에 영향을 미친다는 것이 밝혀졌고 앞에서도 언급되었지만 몇 개의 후보 유전자들이 발견되었다. 만약 부모 모두가 알레르기 성향이 있으면 이들의 자식이 알레르기 성향을 가질 확률이 50% 이다. 부모 중 한명이 알레르기 성향을 가질 경우 이들의 자식이 제1형 반응을 나타낼 확률은 30% 이다.

항원의 분량이 IgE 반응에 미치는 영향은 BDF1 마우스의 면역주사 시험에서 잘 나타난다. 적절한 항원을 낮은 분량으로 처리하면 지속적인 IgE 반응을 유발하지만, 높은 분량의 항원을 처리하면 일시적인 IgE 생산 후 IgG로 변환된다. 항원의 제시 방법 또한 IgE 반응에 영향을 미친다. 예를 들어, Lewis 혈통의 쥐 (rat)에 KLH (keyhole limpet hemocyanin)을 보강제인 수산화 알루미늄 겔 (aluminum hydroxide gel) 또는 *Bordetella pertussis*와 섞어서 면역주사하면 강한 IgE 반응이 일어난다. 반면에 KLH를 Freund의 완전 보강제와 섞어서 주사하면 IgG 반응이 크게 일어난다. 마우스에 선충류인 *Nippostrongylus brasiliensis* (Nb)를 감염시키면 일부 보강제를 주사했을 때와 같이 IgE 반응을 우선적으로 일으킨다. 예를 들어, Nb에 감염된 마우스는 감염되지 않은 대조군 마우스에 비해 새로운 항원에 특이적인 IgE를 더 많이 만들어 낸다.

T_H1과 T_H2 아집단 (subset)의 상대적인 수준도 제1형 과민반응의 조절에 중요하다. T_H1 세포들은 과민반응을 감소시키고 반면에 T_H2 세포들은 증가시킨다. T_H2 세포들에 의해 방출되는 사이토카인들 (IL-4, Il-5, IL-9, IL-13)은 몇 가지 방법으로 제1형 반응을

임상초점

천식의 유전학_The Genetics of Asthma

천식은 미국 인구의 거의 10%에서 발생한다. 아직 이유는 분명하지 않으나 천식의 발병률은 선진국에서 최근 대단한 증가세에 있다. 더 놀라운 것은 질병의 정도 또한 증가하는 것으로 나타난다는 것이다. 천식에 의한 치사율은 어린이에서 가장 높으며, 도심지의 아프리카계 미국인 어린이의 치사율이 가장 높다. 2003년에는 910만 명의 어린이들이 천식을 앓았고 이들 중 200명 이상이 사망하였다. 이 통계치는 매년 증가하고 있다. 사람의 생명뿐만 아니라 사회에도 높은 경제적 부담을 안겨준다. 2004년 한해 동안 천식을 치료하기 위해 미국에서 160억불 이상이 소비되었다.

천식은 흔히 기관지의 염증성질환으로 정의되어지며 특징적인 기관지의 과민성 반응을 거쳐 기도 폐색으로 인해 숨을 색색거리는 지경에 이르게 된다. 아토피성의 사람(제1형 과민반응의 성향이 강한 사람)들은 기관지의 과민성반응 및 천식에 걸리기 가장 쉬우나 모두가 그런 것은 아니고 아토피성의 사람 중 10%-30%만이 천식으로 발전한다. 천식이 유전적 성향에 의해 발생한다는 증거를 제시한 가계 연구결과에 의하면, 유전적 인자들이 아토피와 천식의 발병에 기여하는 상대적 기여도는 40%-60% 정도이다. 계속적인 연구결과 유전적 인자들도 중요하지만 환경적 인자들도 큰 역할을 한다는 것을 알게 되었다. 게다가, 천식은 여러 유전자에 의해 조절되는 복합적인 유전질환이기에 천식의 발병에는 다수의 유전적 · 환경적 요인들의 상호작용에 의해 발병이 결정된다.

어떻게 우리는 이러한 복잡한 다중유전성 질병에 관여하는 유전자들을 밝혀낼 것인가? 한 가지 접근법은 후보 유전자를 이용한 방법인데, 이것은 하나의 가설을 바탕으로 특정 유전자나 유전자군이 질병과 관련있다는 유추에서 출발한다. 하나의 유전자가 정해진 후, 그 질병과 관련성이 뚜렷한 가계를 대상으로 그 유전자의 형질의 다형성을 검사한다. 가족 구성원 중에 질병이 있고 없는 사람을 비교하면 특정 형질과 발병 사이에 상관관계를 알 수 있다. 이 접근법의 문제점은 그 질병에 관여한다고 이미 의심되어지는 유전자들이 주 연구대상이 되기 때문에 새로운 유전자를 찾기가 힘들다는 것이다.

후보 유전자 접근법을 이용한 좋은 사례는 염색체 5번의 5q31-33 지역이 천식의 발병과 연관이 있다는 것을 발견한 것이다. 후보 유전자 접근법을 이용해서 이 지역이 조사된 이유는 여기에 IL-3, -4, -5, -9, -13 뿐만 아니라 GM-CSF을 포함한 사이토카인들을 암호화하는 유전자 집단이 있기 때문이었다. IgE로의 클래스 전환을 유도하는 *IL-4*는 유력한 후보 유전자로 생각되어졌다. 몇 개 그룹의 연구자들이 서로 다른 인구집단들을 대상으로 이 지역을 조사한 결과 천식 성향과 연관된 다형성이 *IL-4* 유전자의 프로모터 부위에 있다는 것을 알아내었다. 게다가 아토피 성향과 연관된 두 개의 *IL-9* 형질을 밝혀내었다. 최근에는 위치클로닝 (positional cloning) 실험을 이용하여 천식과 연관된 3 개의

활성화한다. IL-4과 IL-13은 IgE로의 개별형 전환을 가속화하고 IgE 전용 B 세포 클론의 증식을 조절한다; IL-4와 IL-9는 비만세포의 생산을 가속화한다; IL-5와 IL-9는 호산구의 성숙, 활성화, 축적을 강화한다. 반대로 T_H1 세포는 제1형 반응을 저해하는 IFN-γ를 생산한다.

IL-4가 제1형 반응의 조절에 중추적인 역할을 한다는 것은 W. E. Paul과 동료들의 실험에 의해 증명되었다. 이들은 시험관에서 갓 성숙된 정상적인 B 세포를 세균의 내독소인 LPS (lipopolysaccharide)로 활성화하였다. 이때 이들 세포 중 단지 2%만이 세포막 IgG1을 발현하고 0.05% 만이 세포막 IgE를 발현했다. 그러나 갓 성숙된 B 세포를 LPS와 IL-4를 섞어서 처리할 경우, IgG1을 발현하는 세포는 40%~50%, IgE를 발현하는 세포는 15%-25%로 증가하였다. 생체 내에서도 IL-4가 IgE 생산을 조절하는지를 밝히기 위해 Paul은 Nb가 감염된 마우스에 무해한 항원인 TNP-KLH를 IL-4에 대한 단일클론항체와 함께 주사하였다. 이들 Nb-감염 마우스에서의 TNP-KLH에 특이적인 IgE의 생산은, IL-4에 대한 단일클론항체를 넣지 않은 대조군과 비교하였을 때, 약 1%로 줄어들었다.

IL-4가 IgE 반응에 관여한다는 다른 증거는 K. Rajewsky와 동료들이 IL-4 유전자 결손 (knockout) 마우스를 이용한 실험에서 찾을 수 있다. 이들 IL-4가 제거된 마우스는 기생충 항원에 대한 IgE 반응을 일으키지 못한다. 게다가, 아토피성향의 사람에게서 $CD4^+$ T_H2 세포의 증가와 IL-4 농도의 증가가 관찰되었다. 아토피성 사람에게서 알레르겐에 특이적인 $CD4^+$ T 세포를 분리하여 클론화하고 같은 사람에게서 분리한 B 세포에 섞어주면, 그 B 세포는 IgE를 합성한다. 반면에 아토피성향이 없는 사람에게서 분리한 $CD4^+$ T 세포는 IgE 생산을 자극하지 못하였다.

IL-4와는 반대로, IFN-γ는 IgE 생산을 감소시킨다. 이는 IL-4와 IFN-γ의 조화에 의해 IgE의 생산량이 결정됨을 시사한다 (그림 15-9). IFN-γ는 T_H1 세포에서, IL-4는 T_H2 세포에서 방출되기 때문에 이들의 상대적인 활성도가 한 개인이 알레르겐에 대해 반응하는 정도에 영향을 줄 수 있다는 것이다. 이 가설에 의하면, 아토피성향이 있는 사람들과 없는 사람들은 알레르겐에 대한 제1형 반응의 정도

유전자를 동정하였다: *ADAM33*은 기관지 평활근세포에서 발현되는 효소의 유전자이며 *PHF11*과 *DPP10*은 T_H2의 유도와 IgE 염증반응에 관련된 유전자들이다.

특정 질병과 연관된 유전자를 알아내는 다른 방법은 무작위 게놈 탐색법 (random genomic search)이다. 이 방법은 원하는 질병과 연관된 다형성을 찾기 위해 전체 게놈을 조사하는 것이다. 무작위 게놈 접근법을 이용한 연구에서 Lympany와 그 동료들은 영국의 가계들의 아토피와 염색체 11번 (더 자세히 얘기하면 11q13)의 연관성을 밝혔다. 이 지역은 고감도 IgE 수용체의 β 사슬(FcεRIβ) 근처이다. 이 결과는 상당히 흥분되는 결과인데, 우리는 이미 제1형 반응을 매개하는데 IgE가 얼마나 중요한지 알고 있기 때문이다. 이후 게놈 탐색법과 후보 유전자 탐색법을 통해 FcεRI의 β 사슬과 천식 및 아토피성 피부염의 관련성이 밝혀졌다. 그러나, 이러한 결과들은 좀 더 정밀한 연구가 요구된다. 왜냐하면 일부 연구결과들은 11q와 천식 및 아토피와의 연관성을 확증하지 못했기 때문이다.

아주 최근에 백색인종, 히스페닉, 아프리칸-미국인 등의 다양한 인종을 대상으로 대단위의 범 게놈 조사를 통해 천식 발병성향에 연결된 유전자좌를 조사하였다. 이 연구는 전 미국의 의료기관들의 공동연구로서 U.S. Collaborative Study on the Genetics of Asthma에 의해 발표되었는데, 천식과 관련된 여러 후보 유전자좌를 밝혔다. 이때 밝혀진 염색체 5번의 한 유전자좌는 이미 밝혀진 5q31-33 지역과 동일하였다. 흥미롭게도, 이 유전자좌는 백색인종의 천식과는 연관이 있었지만 히스페닉이나 아프리칸-미국인과는 연관성이 없었다. 유사하게, 몇 유전자좌는 히스페닉에서만 천식과 연관이 있었고 다른 유전자좌들은 아프리칸-미국인에서만 관련이 있었다.

또 한 가지 흥미로운 결론은 염색체 11q와 아토피의 연관성은 천식과는 상관이 없었다는 것이었다. 이것은 천식과 아토피가 다른 분자적 배경을 가짐을 뜻한다. 더 중요하게는, 아토피와 유전적 연관성을 천식과의 유전적 연관성과 혼돈하지 말아야 한다는 것을 시사한다. 전체적으로 얘기하면, 이 연구는 천식과 연관된 몇 가지 유전자를 밝혔으며 이들의 숫자와 상대적인 중요성은 인종에 따라 다르다는 것이다. 이것은 환경적 차이뿐만 아니라 유전적 차이가 미국에서 관찰되는 인종에 따른 질병의 심각성뿐만 아니라 발병성향의 차이점을 일으킨다는 것을 시사한다.

평균보다 높은 비율의 아프리칸-미국인종의 도심지 어린이들이 천식에 의한 심각한 합병증을 가진 것으로 보고되었다. 이것은 아프리칸-미국인종이 천식에 대한 유전적 성향을 가지고 있는 것은 아닌가 하는 의문점을 낳는다. 1997년 D. L. Rosenstreich와 동료들의 보고에 의하면 도심지에서 천식과 환경사이에 중요한 연관관계가 있다는 것을 밝혔다. 이 그룹은 천식의 발병에 있어 바퀴벌레에 대한 알레르기의 역할에 관해 연구하였다. 그들이 발견한 것은 바퀴벌레에 대한 알레르기와 많은 양의 바퀴벌레 알레르겐에 대한 노출이 복합작용을 일으켜 도심지 아이들의 천식 관련 질병의 빈도를 높이는데 기여한다는 것이다. 이들 결과는 또한 대도시의 공중 보건 체계의 문제점들을 지적한다. 분명히, 곤충들의 만연을 뿌리 뽑기 위한 공공기관의 조직적인 노력이 도심권에 살고 있는 이들의 건강을 되찾아 줄 것이다.

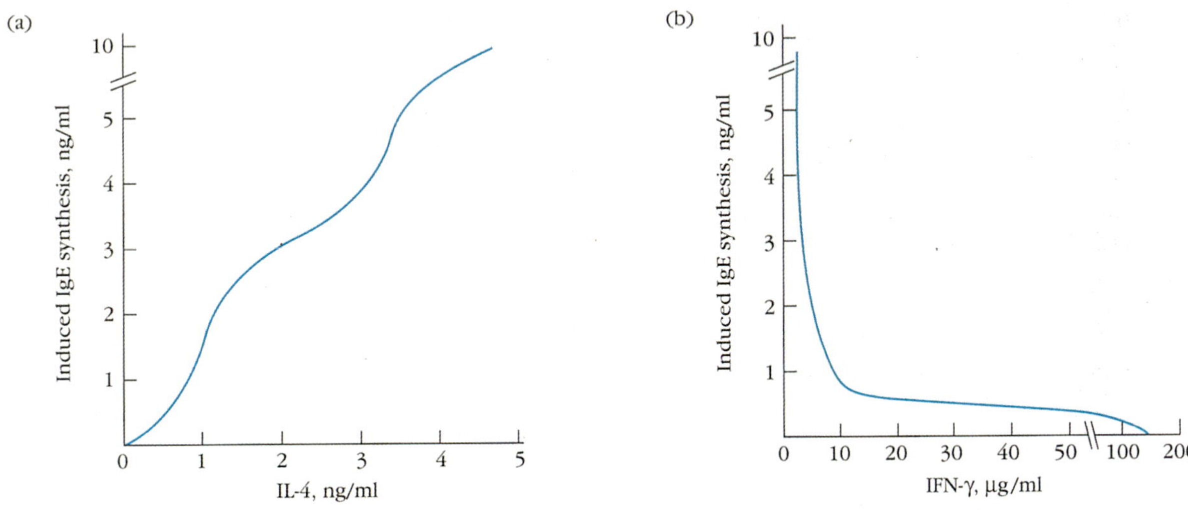

FIGURE 15-9 Effect of IL-4 and IFN-γ on in vitro production of IgE. These plots show the amount of IgE produced by plasma cells cultured in the presence of various concentrations of IL-4 (a) or IFN-(b). *[Adapted from G. Del Prete, 1988, Journal of Immunology **140**:4193.]*

가 다르다: 아토피성 사람에서는 T_H2 세포가 관여할 것이고 IgE가 생산될 것이다. 아토피성향이 없는 사람에서는 T_H1 세포가 관여할 것이고 IgM 또는 IgG가 생산될 것이다. 이러한 가설을 증명하기 위해 알레르겐에 특이적인 T 세포가 아토피성향이 있는 사람과 없는 사람에게서 클로닝되었다. 아토피성 사람에게서 클로닝된 T 세포들은 현저히 T_H2의 표현형 (IL-4 방출)을 보였고 아토피 성향이 없는 사람에게서 클로닝된 T 세포들은 현저히 T_H1의 표현형 (IFN-γ의 방출)을 보였다. 말할 필요 없이, 알레르기성향의 사람들을 치료하는 방법으로 IL-4의 발현을 감소시키는 것에 큰 관심이 쏟아지고 있다.

제1형 과민반응을 검사하기위해 몇 가지 임상방법들이 사용된다_Several clinical methods are used to detect type I hypersensitivity reactions

제1형 과민증은 주로 피부검사를 통해 검출된다. 적은 양의 가능한 알레르겐들을 피내 (intradermal)주사 또는 피부 표면 긁기를 통해 피부의 특정부위에 주입한다. 한 번에 여러 가지의 알레르겐을 팔뚝이나 등에 동시에 주입하여 검사가 가능하다. 만약 한 사람이 이들 알레르겐에 민감하다면 그 부위의 비만세포가 탈과립을 통해 히스타민과 다른 매개물질들을 방출하고 30분안에 부스럼과 발적확장을 일으킬 것이다 (그림 15-10). 피부 검사의 장점은 상대적으로 싸다는 것이고 동시에 많은 수의 알레르겐을 검사할 수 있다는 것이다. 단점은 알레르기성향이 있는 사람에게 새로운 알레르겐이 노출되어 민감하게 될 수 있다는 것과 아주 드물게 전신과민성 쇽을 유발할 수 있다는 것이다. 몇몇 사람은 후기 반응을 나타낼 수도 있는데, 이것은 검사 후 4-6 시간에 시작되어 24시간까지 유지된다. 이미 언급하였듯이 호산구는 후기 반응동안 축적되며 호산구과립의 내용물이 방출되면 후기반응 부위의 조직손상이 일어난다.

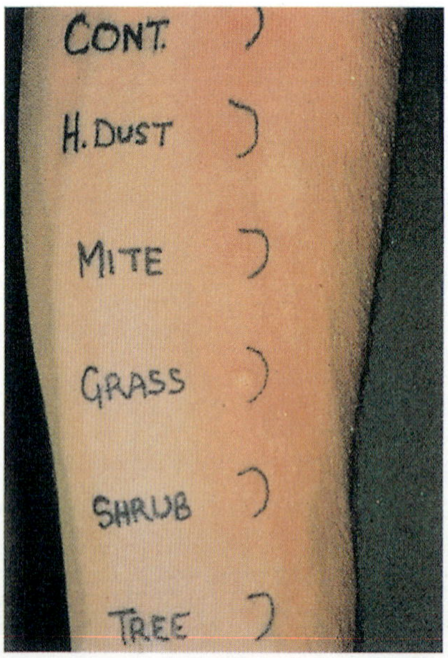

FIGURE 15-10 Skin testing by intradermal injection of allergens into the forearm. In this individual, a wheal-and-flare response developed within a few minutes at the site where grass was injected, indicating that the individual is allergic to grass. *[From L. M. Lichtenstein, 1993, Scientific American* **269***(2):117. Used with permission.]*

제1형 과민증을 검사하는 다른 방법은 **방사능 면역흡착 시험 (RIST)**을 이용하여 혈청 IgE 항체의 총량을 측정하는 것이다. 방사능면역실험에 기초한 이 방법은 고감도의 기술로 나노몰 정도의 IgE를 검출할 수 있다. 환자의 혈청을 토끼의 항-IgE 항체가 발려진 아가로즈 구슬이나 종이원반과 섞는다. 구슬이나 원반을 씻은 후 ^{125}I가 표식된 토끼의 항-IgE를 섞는다. 그 후 구슬이나 원반의 방사능을 감마 계수기 (gamma counter)로 측정한 측정치는 환자의 혈청에 있는 IgE의 농도와 비례한다 (그림 15-11a).

유사한 방사능 알레르겐 흡착 시험 (RAST)은 한 가지 알레르겐에 특이적인 IgE의 혈청 농도를 측정한다. 한 가지 알레르겐을 구슬이나 원반에 붙이고, 환자 혈청을 넣은 다음 붙지 않은 항체를 씻어낸다. 그리고 ^{125}I가 표식된 토끼의 항-IgE를 넣고 씻어준 다음, 붙어있는 방사능을 측정하여 원래의 고정된 알레르겐에 붙는 특이적인 IgE의 양을 측정한다 (그림 15-11b). 형광 분석법과 같은 새로운 분석법은 RIST와 RAST를 변형한 것으로 방사능 물질을 사용하지 않는다.

제1형 과민증은 의학적으로 조절이 가능하다_Type I hypersensitivity can be controlled medically

제1형 과민반응을 조절하는 첫 번째 방법은 당연히 알레르겐과의 접촉을 피하는 것이다. 또한 애완동물의 제거, 먼지 조절, 문제가 되는 음식을 회피 등도 제1형 반응을 없애는 방법이 될 수 있다. 공기로 호흡되는 알레르겐 (예를 들어, 화분 같은)을 제거하는 것은 물리적으로는 불가능하므로 다른 대비책을 마련하여야한다.

저감작 (hyposensitization)이라는 면역치료법은 점점 분량을 더해가는 알레르겐의 반복 주사를 이용하는 것으로 꽤 많은 숫자의 알레르기성 비염 환자들에서 제1형 반응의 심도를 줄이거나 완전히 제거하는 것으로 알려져 왔다. 이렇게 피하 (subcutaneous)주사를 통해 알레르겐을 반복 주입 시키는 것은 IgG 생산을 일으키거나 T-세포에 의한 억제 (아마도 T_H1으로의 전환과 IFN-γ 생산)를 유발하여 IgE 반응을 중단시킨다 (그림 15-12). 이때, 이들 IgG 항체는 차단 항체라고 불려진다. 그 이유는 이들이 알레르겐에 경쟁적으로 결합하고 복합체를 형성하여 포식작용에 의해 알레르겐이 제거되도록 하기 때문이다. 그 결과로 비만세포의 막에 붙어있는 IgE를 교차결합 시킬 수 있는 알레르겐이 없어지기 때문에 증상이 완화되는 것이다. 저감작 반응에서 T_{reg} 세포의 역할이 연구되어지고 있는데, 이들 세포가 알레르기 반응을 막는데 역할을 할 가능성이 있기 때문이다. 알레르겐으로부터 유래된 펩티드를 이용한 새로운 저감작법, DNA 백신, 보강제를 이용한 방법 등이 시도되고

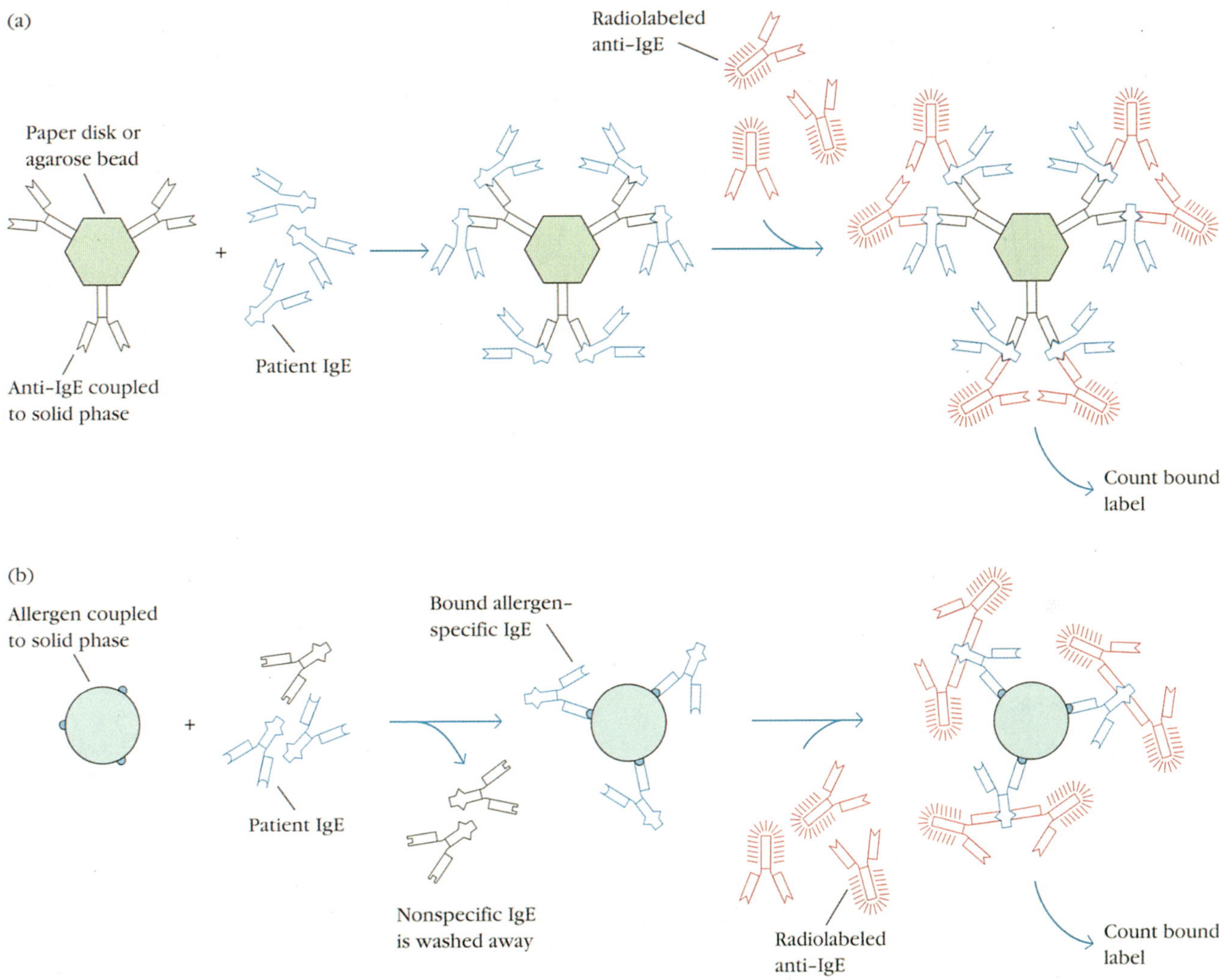

FIGURE 15-11 Procedures for assessing type I hypersensitivity. (a) Radioimmunosorbent test (RIST) can quantify nanogram amounts of total serum IgE. (b) Radioallergosorbent test (RAST) can quantify nanogram amounts of serum IgE specific for a particular allergen.

있다.

다른 종류의 면역치료는 인간화된 항-IgE 단일클론항체를 쓰는 것이다. 이들 항체는 IgE가 FcεRI에 결합되어 있지 않은 경우에만 IgE에 붙을 수 있다. 만약 이미 FcεRI와 결합된 IgE에 붙는다면 히스타민이 방출될 것이다. 사실은 이들 단일클론항체는 IgE를 발현하는 B 세포의 세포막 IgE에 붙도록 특별히 선택된 것들이다. 이들 항체는 H와 L 사슬을 암호화하는 유전자를 조작하여 인간화 시킨 것 들이다: 마우스 항체의 골격 부위를 인간 항체의 골격부위 유전자 서열로 교체하여 이로 얻어지는 마우스/인간 접합 단일클론항체는 사람의 면역체계에 의해 외부 항원으로 인식될 가능성이 낮다. 이 항체를 알레르기를 앓고 있는 사람에게 주사하면 자유로운 IgE와 결합할 수도 있고 B 세포에서의 IgE 생산을 감소시킬 수 있다. 이 방법으로 결국 혈청의 IgE 농도를 낮추고 또 이로 인해 호염구의 민감성을 둔화시킬 것이다. 이러한 면역치료법은 여러 가지 형태의 알레르기 치료에 유용하며 특히 심한 음식물 알레르기에 효과가 있다. Omalizumab은 미국에서 2003년에 허가된 알레르기성 천식 치료용 항-IgE 항체이다. 비록 이 약제가 천식환자와 비염환자에서 IgE 양을 현저히 떨어뜨렸지만 비용에 대비해서 보았을때 삶의 질을 향상시키는 효과는 미미했다.

다른 한 가지 치료법은 가용성 (soluble) 항원은 공동자극신호가 없는 상태에서 T 세포를 자극하기 때문에 무반응 (anergy) 상태를 유발한다는 것을 응용하였다 (그림 10-15). 가용성 항원은 세포내 이입 (endocytosis)으로 세포내로 유입되어, 처리되고, class II MHC 분자에 의해 제시될 수는 있으나 항원제시세포가 필요한 공동자극 리간드 (B7)의 발현을 유발하지는 못할 것이다. 현재 연구되고 있는 방법들로는 사이토카인 (IL-4와 IL-5 같은)이나 사이토카인 수용체를 막는 방법이나 이들의 발현을 막는 안티센스 올리고뉴클리오티드를 이용하는 것 등이다.

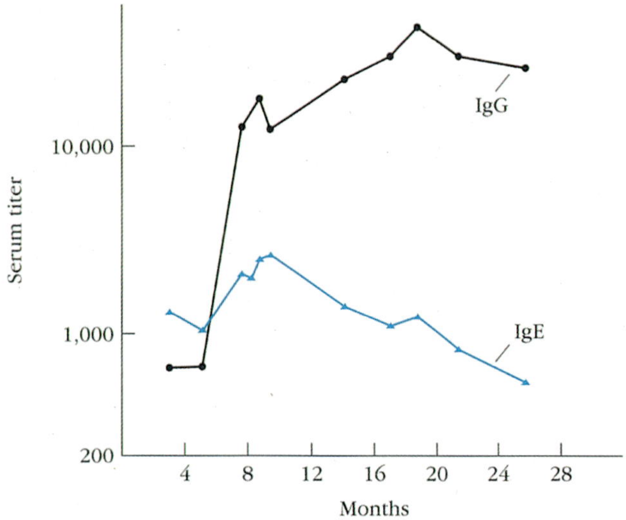

FIGURE 15-12 Hyposensitization treatment of type I allergy. Injection of ragweed antigen periodically for 2 years into a ragweed-sensitive individual induced a gradual decrease in IgE levels and a dramatic increase in IgG. Both antibodies were measured by a radioimmunoassay. *[Adapted from K. Ishizaka and T. Ishizaka, 1973, in* Asthma Physiology, Immunopharmacology and Treatment, *K. F. Austen and L. M. Lichtenstein, eds., Academic Press, London.]*

비만세포 탈과립의 방법과 제1형 반응의 매개물질에 대한 지식의 축적됨에 따라 알레르기의 약물치료가 가능해졌다. 지금까지 항히스타민제들은 알레르기성 비염증상에 가장 효과적인 약이었다. 이들 약물은 표적 세포의 히스타민 수용체에 결합하여 히스타민의 결합을 막는다. H_1 수용체는 고전적인 항히스타민제에 의해 봉쇄된다. 2세대 H_1 항히스타민제는 콜리널직 수용체와는 반응하지 않아 부작용이 적다. 새로운 알레르기 치료제들은 히스타민 보다는 류코트리엔과 프로스타글란딘의 활성을 막는다.

TABLE 15-4 Mechanism of action of some drugs used to treat type I hypersensitivity

Drug	Action
Antihistamines	Block H_1 and H_2 receptors on target cells
Cromolyn sodium	Blocks Ca^{2+} influx into mast cells
Theophylline	Prolongs high cAMP levels in mast cells by inhibiting phosphodiesterase, which cleaves cAMP to 5′-AMP*
Epinephrine (adrenaline)	Stimulates cAMP production by binding to β-adrenergic receptors on mast cells*
Cortisone	Reduces histamine levels by blocking conversion of histidine to histamine and stimulates mast-cell production of cAMP*

*Although cAMP rises transiently during mast-cell activation, degranulation is prevented if cAMP levels remain high.

몇 가지 약물은 비만세포의 활성화와 탈과립의 생화학적 과정을 저해하여 알레르기 매개물질의 방출을 막는다 (표 15-4). 이나트륨 크로모글리케이트 (크로몰린 나트륨)은 비만세포로의 칼슘의 유입을 막는다. 테오필린 (Theophylline)은 천식환자에 경구 혹은 흡입기를 통해 투여되는데 cAMP가 5′-AMP로 분해되는 과정을 촉매하는 **인산디에스테르 가수분해효소 (phosphodiesterase)**의 기능을 막는다. 이 약제에 의해 cAMP의 농도의 증가가 지속되어 탈과립을 막는다. 다수의 약물이 β-아드레날린 수용체 (β-adrenergic receptor)를 자극하여 β-아드레날린에 의한 신호전달체계를 자극한다. 앞에서 언급되었듯이, **에피네프린 (아드레날린** 이라고도 알려짐)은 과민성 쇽 상태의 환자에 흔히 투여된다. 에피네프린은 기관지 평활근과 비만세포의 β-아드레날린 수용체에 결합하여 이들 세포내부의 cAMP 농도를 증가시킨다. cAMP의 증가는 기관지근육의 이완을 촉진하고 비만세포의 탈과립을 감소시킨다. 에피네프린 투여시 관찰되는 부작용이 줄이기 위하여 선택적으로 β-아드레날린성 수용체에 결합하고 cAMP를 증가시키는 다수의 유사 에피네프린들이 개발되었다. 콜티손과 여러 가지 항염증성 약제들 또한 제1형 반응을 줄이는데 사용되어왔다.

항체-매개성 세포독성 (제2형) 과민증_Antibody-Mediated Cytotoxic (Type II) Hypersensitivity

제2형 과민반응은 항체에 의한 세포의 파괴를 수반한다. 항체는 보체를 활성화하여 외부 세포의 세포막에 동공을 만들거나 (그림 7-8) 항체 의존성 세포매개 세포독성 (ADCC)를 일으킨다. 이 과정 중에 세포독성 세포의 Fc 수용체는 대상세포에 붙어있는 항체의 Fc 부위에 결합하고 그 세포의 사멸을 조장한다 (그림 14-12). 외부 세포에 붙은 항체는 옵소닌으로도 작용하여 Fc 또는 C3b 수용체를 가진 대식세포가 항체에 둘러싸인 세포를 포식하게 한다 (그림 7-13).

이 단락에서 제2형 과민반응의 세 가지 예를 들고자 한다. 특정 자가면역질병들은 자가항체가 관여하는 제2형 반응에 의한 세포의 파괴를 수반한다. 이들 질병은 16장에 설명되어 있다.

수혈반응은 제2형 반응이다_Transfusion reactions are type II reactions

적혈구의 표면에 있는 다수의 단백질들과 당단백질들은 다른 유전자에 의해 암호화되어있고, 이들 각각은 다수의 형질을 가지고 있다. 하나의 형질에서 유래된 혈액형 항원을 가지고 있는 사람에게 다른 형질에서 유래된 혈액형 항원을 가진 피를 수혈할 경우 이를 외래성인 것으로 인식하여 항체반응을 일으킨다. 경우에 따라서는, 장에서 정상상태에 관찰되는 여러 종류의 미생물들의 유사한 항원 결정부위에 자연적으로 노출되어 이들 항체가 이미 유발되어져 있을 수도 있다. 이런 경우가 ABO 혈액형 항원에서 관찰된다 (그림 15-13a).

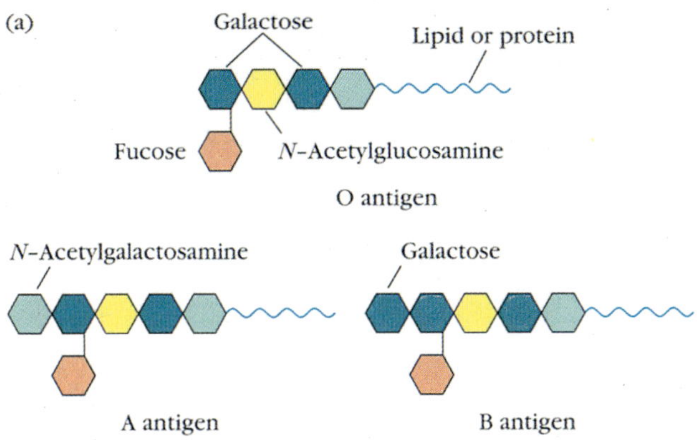

(b)

Genotype	Blood-group phenotype	Antigens on erythrocytes *(agglutinins)*	Serum antibodies *(isohemagglutinins)*
AA or AO	A	A	Anti-B
BB or BO	B	B	Anti-A
AB	AB	A and B	None
OO	O	None	Anti-A and anti-B

FIGURE 15-13 ABO blood group. (a) Structure of terminal sugars, which constitute the distinguishing epitopes, in the A, B, and O blood antigens. (b) ABO genotypes and corresponding phenotypes, agglutinins, and isohemagglutinins.

A, B, O 항원들에 대한 항체들은 동종혈구응집소 (isohemagglutinins)라 불리고, 주로 IgM 종류이다. 예를 들어 A 혈액형의 사람은 내부 미생물들에서 B와 유사한 항원결정기 (epitope)를 인식하고 이들에 대한 동종혈구응집소를 생산한다. 이 사람은 같은 미생물들이 발현하는 A와 유사한 항원결정기에는 반응하지 않는다. 그 이유는 A와 유사한 항원결정기는 자신의 것과 너무 흡사하여 이들 항원결정기에 대한 자기관용 (self-tolerance)이 필요하기 때문이다 (그림 15-13b). 만약 A형 사람에게 B형 세포를 가지는 피가 수혈되면 **수혈반응 (transfusion reaction)**이 일어나는데, 이때 항-B 동종혈구응집소를 B형 세포에 붙어 보체에 의한 용해를 통하여 파괴한다. 다른 혈액형 항원들에 대한 항체들은 반복되는 수혈에 의해서 생길 수도 있는데, 이는 이들 항원 간에 작은 형질적 차이들이 항체 생산을 자극할 수 있기 때문이다. 이들 항체는 주로 IgG 종류이다.

수혈반응의 임상적 증상은 수혈된 적혈구가 항체와 보체의 작용에 의해 혈관내부에서 대량으로 파괴되면서 시작된다. 이것은 즉시 발생하거나 혹은 지연될 수 있다. 즉시 발생하는 반응은 주로 ABO 혈액형 부적합에 연관되어 있고, 이것은 IgM 동종혈구 응집소에 의해 촉발되는 보체에 의한 용해로 이어진다. 몇 시간 안에 부유 헤모글로빈이 혈장에서 관찰되고, 이것은 콩팥에서 걸러지게 되어, 혈색소뇨증 (hemoglobinuria)의 원인이 된다. 일부 헤모글로빈은 빌리루빈으로 전환이 되는데, 이 물질은 높은 농도에서는 독성을 발휘한다. 이 때 증상은 보통 열, 오한, 구토증, 혈관 응혈 (clotting), 등 아래쪽의 통증, 소변에서의 헤모글로빈 검출 등이다. 콩팥에서의 헤모글로빈의 축적은 급성관괴사 (acute tubular necrosis)를 유발하므로, 치료를 위해서는 수혈의 즉각적 중단과 이뇨제를 이용한 소변 흐름의 유지가 필요하다.

반복되는 수혈의 경우, ABO 혈액형은 일치하지만 다른 혈액형 항원이 맞지 않을 경우 일반적으로 지연 용혈성 수혈반응 (delayed hemolytic transfusion reaction)이 발생한다. 이 반응은 간접적인 반응이므로 수혈 후 2일에서 6일 사이에 발생한다. 수혈된 혈액은 클론선택 (clonal selection)과 다양한 혈액형 막 항원 (흔히 Rh, Kidd, Kell, Duffy 등)에 대한 IgG의 생산을 유발한다. 이 반응에 가장 활발히 작용하는 개별형 (isotype)은 IgG이다. IgG는 IgM보다 보체 활성능력이 떨어지기 때문에 수혈된 혈액이 보체에 의해 용해되는 반응이 불완전하게 진행되고 수혈된 세포의 많은 수가 혈관외부 지역에서 응집 (agglutination)되고, 옵소닌화 (opsonization)되어 대식세포의 식작용에 의해 파괴된다. 이때의 증상은 열, 헤모글로빈 감소, 빌리루빈 증가, 약한 황달, 빈혈 등이다. 적혈구의 파괴가 혈관외부에서 진행되기 때문에 부유 헤모글로빈은 검출되지 않는다.

신생아 용혈성질환은 제2형 반응에 의해 일어난다

_Hemolytic diseases of the newborn is caused by type II reactions

신생아의 용혈성질환은 태아의 혈액형 항원에 대해 특이적인 어머니의 IgG 항체가 태반을 넘어서 태아의 적혈구를 파괴하여 발생한다. 그 결과는 경미, 중대 또는 치명적일 수 있다. **태아 적아구증 (erythroblastosis fetalis)**라고 불리는 신생아의 중증 용혈성질환은 Rh 항원을 발현하지 못하는 Rh^- 어머니가 잉태한 Rh^+ 태아의 혈액세포가 Rh 항원을 발현하면서 가장 흔히 발생한다. 임신 동안,

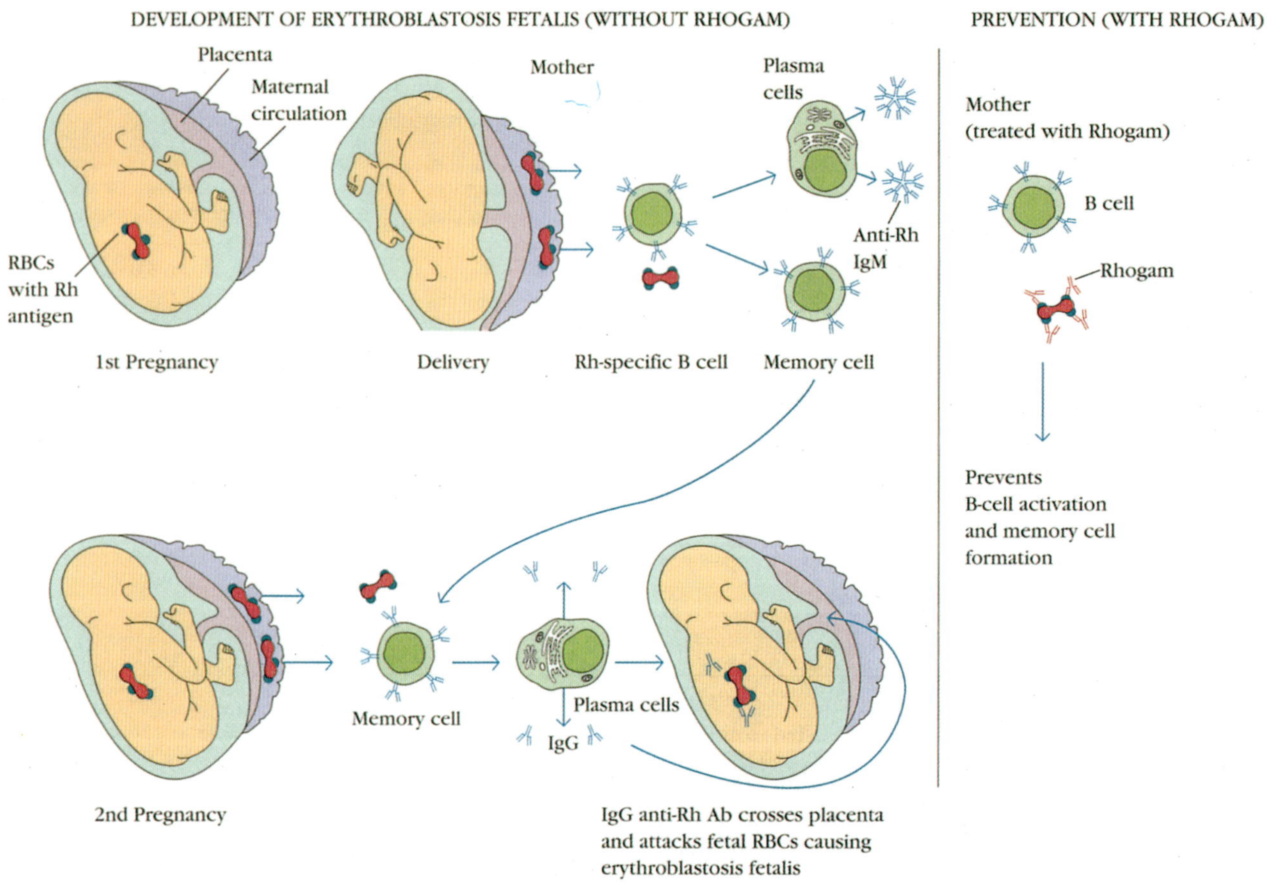

FIGURE 15-14 Development of erythroblastosis fetalis (hemolytic disease of the newborn) caused when an Rh^- mother carries an Rh^+ fetus *(left)* and effect of treatment with anti-Rh antibody, or Rhogam *(right)*.

태아의 적혈구는 영양포 (trophoblast)라는 태반의 세포층에 의해 어머니의 혈액과는 분리되어 있다. Rh^+인 태아를 첫 번째 임신할 동안, Rh^- 어머니는 그녀의 Rh 특이적 B 세포를 활성화 시킬만큼 많은 양의 태아 적혈구에 노출되지 않는다. 그러나 출산 동안 태반을 자궁벽에서 떼어낼 때 많은 양의 탯줄 혈액이 어머니의 혈액으로 유입된다. 이들 태아의 적혈구들은 Rh 특이적인 B 세포를 활성화시켜 어머니에게서 Rh 특이적 형질세포와 기억 B 세포의 생산을 초래한다. 이때 방출된 IgM 항체는 어머니의 혈액에서 Rh^+태아 적혈구세포를 제거하지만 기억세포는 남게 되어 이후 Rh^+태아를 임신할 경우 위협이 된다. 이후의 임신에서 이들 기억세포의 활성화는 항-Rh IgG 항체들의 형성을 촉진하여 이들 IgG가 태반을 통과하여 태아의 적혈구에 손상을 가져온다 (그림 15-14). 경증에서 중증의 빈혈이 태아에서 발생할 수 있고 가끔은 치명적인 결과를 가져온다. 게다가, 헤모글로빈이 빌리루빈으로 전환되면서 신생아에 더 큰 위협이 될 수 있는데 지용성인 빌리루빈은 뇌에 축적되어 뇌 손상을 가져올 수 있다.

두 번째 임신에서 Rh가 맞지 않아 발생하는 신생아의 용혈성질환은 거의 완벽하게 예방이 가능한데, 첫 출산 후 24~48 시간 안에 항-Rh 항체를 어머니에게 처리하는 것이다. **로감 (Rhogam)**이라 불리는 이들 항체는 출산 시 어머니의 혈액으로 들어간 태아의 적혈구에 결합하여 B 세포의 활성화와 이에 의한 기억세포의 생산이 일어나기 전에 태아의 적혈구를 제거해 준다. 그 후 Rh^+ 태아를 임신하더라도 로감 (Rhogm)으로 치료한 어머니는 항-Rh IgG 항체를 만들기 어렵다. 따라서 태아는 이들 항체가 태반을 통과 할 경우 발생할 수 있는 손상으로부터 보호되는 것이다.

Rh 형의 불일치에 의해 발생하는 신생아의 용혈성질환을 검출하기 위해서 임신기간 동안 정기적으로 어머니의 혈청에서 항-Rh 항체를 검사할 수 있다. 임신의 진행에 따라 이들 항체의 농도가 증가한다면 어머니가 Rh 항원에 노출되었고 점점 증가하는 양의 항체를 생산한다는 것을 의미한다. 태아 적혈구의 표면에 어머니의 IgG가 있는지는 쿰스 검사법으로 검출이 가능하다. 태아의 적혈구를 분리하여 쿰스 시약 (염소의 항-인간 IgG 항체)과 배양한다. 만약 어머니의 IgG가 태아의 적혈구에 붙어 있으면, 세포들은 쿰스 시약과 함께 응집한다.

만약 Rh가 맞지 않아 발생하는 용혈성질환이 검출되면 치료방법은 그 반응의 강도에 따라 달라진다. 반응의 정도가 강하면, 태아의 Rh^+ 적혈구를 Rh^- 세포로 바꾸는 자궁내 혈액 교환용 수혈을 실시한다. 경미한 경우는 혈액 교환용 수혈을 출생 이후에 행하는데, 주로 빌리루빈을 없애기 위한 것이다. 또한 신생아에게 낮은 정도의 UV 빛을 비추어 빌리루빈 (bilirubin)을 파괴하고 뇌 손상을 막는다. 어머니는 임신기간 동안 **혈장반출 (plasmapheresis)**에 의한 치료를 받을 수 있다. 이 과정은 세포분리기를 이용하여 어머니의 혈액을 세포와 혈장의 두 개의 분획으로 나눈다. 항-Rh 항체를 함유하는 혈장은 버려지고 세포는 알부민 용액이나 새로운 혈장에 넣어 되돌려진다.

대부분 (65%)의 신생아의 용혈성질환은 어머니와 태아간의 ABO 혈액형이 맞지 않아 발생하며 크게 문제되지는 않는다. O 형 어머니에게서 자라나는 A 또는 B형의 태아는 흔히 이 질환을 일으킨다. O 형의 어머니는 자연적인 노출 혹은 연속되는 임신에 의해 태아의 A 또는 B 혈액형 항원에 노출되기 쉽기 때문에 이들 혈액형 항원에 대해 IgG 항체를 생산할 가능성이 많다. 이러한 문제로 인해 발생되는 태아의 빈혈은 대부분 경미하며 주요 임상적 표현은 빌리루빈의 증가를 동반한 황달이다. 빈혈과 황달의 정도에 따라 혈액교환 수혈이 필요할 수도 있다. 그러나 일반적으로 정도가 경미하기 때문에 신생아를 낮은 UV 빛을 쪼여주면 빌리루빈의 파괴와 함께 뇌 손상을 피할 수 있다.

약에 의해 유발되는 용혈성빈혈은 제2형 반응이다_Drug-induced hemolytic anemia is a type II response

일부 항생제 (페니실린, 세팔로스포린, 스트렙토마이신 등)는 적혈구 막에 비특이적으로 흡착할 수 있고 이로 인해 합텐-전달체와 유사한 복합체를 형성한다. 일부 환자에서는 이런 약제-단백질 복합체가 항체의 형성을 유발하고, 이들 항체가 적혈구 표면에 흡착한 약제에 결합하여 보체에 의한 용해와 이로 인한 빈혈을 유발한다. 그 약제의 복용이 중단되면 용혈성 빈혈도 사라진다. 페니실린은 네 가지 모든 과민반응과 이에 동반된 임상적 발현을 유발할 수 있다는 것이 특이하다 (표 15-5).

TABLE 15-5 Penicillin-induced hypersensitive reactions

Type of reaction	Antibody or lymphocytes induced	Clinical manifestations
I	IgE	Urticaria, systemic anaphylaxis
II	IgM, IgG	Hemolytic anemia
III	IgG	Serum sickness, glomerulonephritis
IV	T_H1 cells	Contact dermatitis

면역 복합체-매개성 (제3형) 과민증_Immune Complex-Mediated (Type III) Hypersensitivity

항체와 항원간의 반응으로 면역 복합체가 만들어진다. 일반적으로 항원-항체간의 면역 복합체는 대식세포에 의해 제거된다 (그림 7-15). 그러나 면역 복합체의 양이 많을 경우에는 조직에 손상을 주는 제3형 과민반응으로 이어진다. 면역 복합체에 대한 반응의 정도는 몸속에서의 분포뿐만 아니라 복합체의 양에 의해 결정된다. 복합체의 형성이 항원의 침투 부위 가까이에서 일어난다면 지역적인 반응이 일어난다. 만약 복합체가 혈액에서 형성된다면, 이 복합체가 축적되는 어느 부위든 제3형 반응이 일어난다. 특히 복합체의 축적이 자주 관찰되는 장소는 혈관벽, 관절의 활액막 (synovial membrane), 콩팥의 사구체 기저막 (basement membrane), 뇌의 맥락총 (choroid plexus) 등이다. 항원-항체 복합체가 쌓이면 중성구가 그 부위로 모여들게 되고 이들 중성구의 과립 내용물들이 방출되어 부근 조직의 손상이 일어난다.

제3형 과민반응은 면역 복합체가 보체를 활성화시키고 이로 인해 일련의 면역 효과물질들이 활성화되면서 시작된다 (그림 7-2). 7장에서 설명되었듯이, C3a와 C5a 보체 분할 산물들은 아나필락시스 독소 (anaphylatoxin)로서 국소적인 비만세포 탈과립과 이에 의한 부분적 혈관 투과성의 증가를 일으킨다. C3a, C5a, C5b67은 또한 중성구(면역 복합체가 축적되는 부위에 많은 수의 중성구가 모여든다)의 화학주성인자이다. 면역복합체의 크기가 큰 경우는 혈관벽의 기저막이나 콩팥의 사구체에 쌓이지만, 작은 경우에는 기저막을 통과하여 상피아래 (subepithelium)에 쌓인다. 이로 인해 발생하는 손상의 종류는 복합체가 어디에 쌓이느냐에 달려있다. 면역복합체가 백혈구의 Fc와 보체수용체에 붙으면서 염증반응이 활성화 된다.

제3형에서 관찰되는 대부분의 조직손상은 중성구가 면역복합체를 식작용하려고 시도하는 동안 방출되는 분해효소에 의해 발생한다. C3b 보체 성분은 옵소닌으로 작용하여 면역복합체를 둘러싼다. 중성구는 C3b에 특이적으로 결합하는 Type I 보체 수용체를 통해 C3b에 둘러싸인 면역복합체에 붙게된다. 면역복합체는 기저막에 쌓이기 때문에 식작용은 일어나지 못하고 중성구가 면역복합체를 잡아먹기 위해 애쓰는 동안 분해효소가 방출된다. 보체에 의한 막공격 복합체의 형성이 계속되게 되고 이 또한 조직의 파괴에 기여한다. 게다가 보체의 활성화는 혈소판의 응집을 유발하고 이로 인한 응고인자 (clotting factor)의 방출은 미세혈전 (microthrombi)의 형성으로 이어진다.

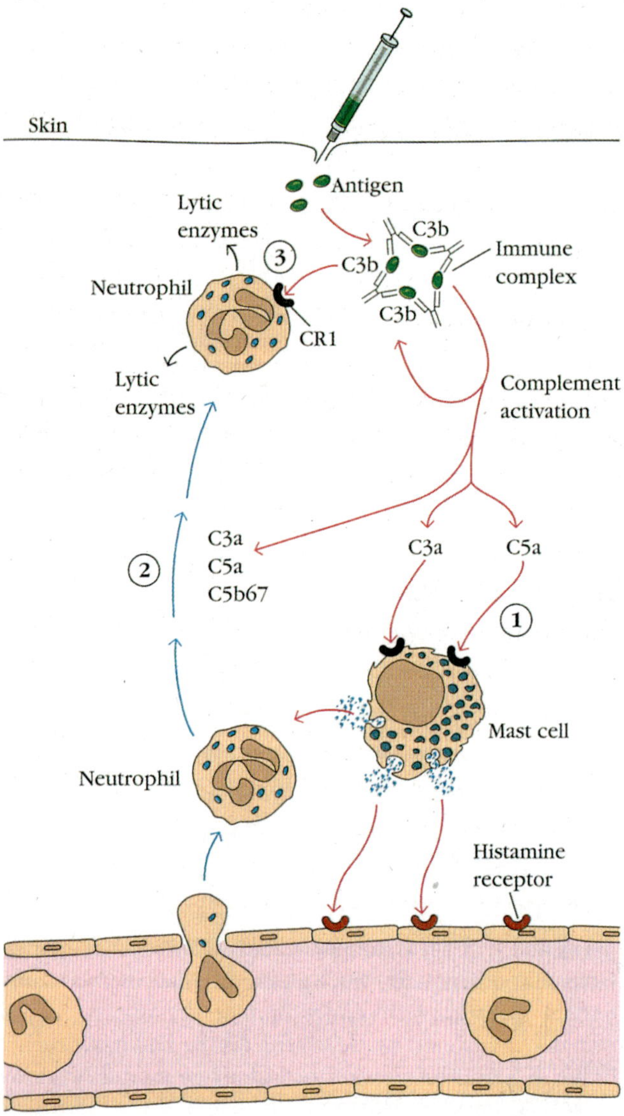

FIGURE 15-15 Development of a localized Arthus reaction (type III hypersensitivity reaction). Complement activation initiated by immune complexes (classical pathway) produces complement intermediates that (1) mediate mast-cell degranulation, (2) chemotactically attract neutrophils, and (3) stimulate release of lytic enzymes from neutrophils trying to phagocytose C_3b-coated immune complexes.

제3형 반응은 국소적으로 일어날 수 있다_Type III reactions can be localized

항원을 동물 (혈액에 이미 그 항원에 대한 항체를 높은 농도로 가지고 있는)의 피내 또는 피하로 주사하면 국소적인 면역복합체의 형성으로 이어지며, 이 면역복합체는 4~8 시간안에 급성 아르투스 (arthus) 반응을 일으킨다 (그림 15-15). 조직을 현미경으로 검사할 경우 중성구가 혈관내벽에 흡착하고 면역복합체가 모여있는 조직 부위로 이동하는 것을 볼 수있다. 반응이 진행됨에 따라 국소적인 조직과 혈관 손상으로 인해, 그 부위에 체액의 축적 (부종, edema)과 적혈구의 축적 (홍반, erythema)이 일어난다. 반응의 강도는 경미한 팽창과 붉어짐에서부터 조직괴사까지 다양하게 나타난다.

곤충에 물릴 경우 민감한 사람은 그 부위에 빠르고 지역적인 제1형 반응을 일으킨다. 4~8 시간 후에 그 부위에 부종과 홍반을 동반하는 전형적인 아르투스 반응이 자주 일어난다. 박테리아의 포자, 곰팡이, 마른 배설물의 단백질에 의해 유발되는 폐속의 아르투스 종류의 반응은 폐렴이나 기포염증 (alveolitis)을 일으킬 수 있다. 이런 반응들은 항원의 유래를 반영하는 다양한 이름들을 가지고 있다. 예를 들어 "농부의 폐 (farmer's lung)"라고 불리는 질환은 곰팡이 가득한 건초에서 호열성 (thermophilic) 방선균 (actinomycetes)을 흡입할 경우 발생하며 "비둘기 애호가의 질병 (pigeon fancier's disease)"은 마른 비둘기 배설물을 포함한 먼지를 흡입할 경우 발생한다.

제3형 반응도 전신적으로 일어날 수 있다_Type III reactions can also be generalized

다량의 항원이 혈액에 유입되어 항체와 결합할 때 면역복합체가 생겨 혈액을 따라 순환할 수 있다. 만약 항원이 훨씬 더 많다면 복합체의 크기는 작을 것이다. 이들은 쉽게 대식세포에 의해 제거되지 않기 때문에 여러 부위에서 조직을 손상시키는 제3형 반응을 일으킨다. 역사적으로 보면, 일반적인 제3형 반응은 말에서 만든 항-파상풍 또는 항-디프테리아 혈청을 주입한 사람에게서 주로 관찰되었다. 이 경우, 외부 혈청의 수혜자 (recipient)는 외부 항원에 특이적인 항체를 만들어내고 이들 항체는 외부 항원과 면역복합체를 만들어 혈액

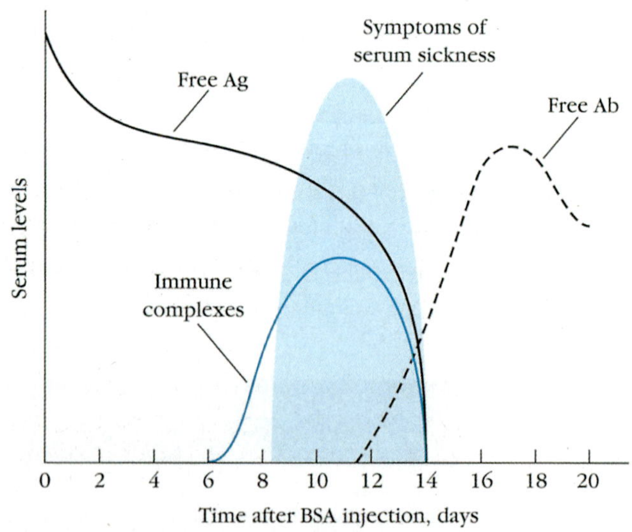

FIGURE 15-16 Correlation between formation of immune complexes and development of symptoms of serum sickness. A large dose of antigen (BSA) was injected into a rabbit at day 0. As antibody formed, it complexed with the antigen and was deposited in the kidneys, joints, and capillaries. The symptoms of serum sickness (light blue area) corresponded to the peak in immune-complex formation. As the immune complexes were cleared, free circulating antibody (dashed black curve) was detected and the symptoms of serum sickness subsided. *[Based on F. G. Germuth, Jr., 1953, Journal of Experimental Medicine* ***97:257****.]*

을 따라 순환한다. 보통은 혈청 주사 후 몇 일 또는 몇 주 만에 **혈청병 (serum sickness)**이라 불리는 복합적인 증상이 나타난다 (그림 15-6). 이들 증상에는 열, 무기력, 부종과 홍반을 동반하는 전반적인 맥관염 (발진 또는 rash라 부름), 임파종 (lymphadenopathy), 관절염 (arthritis), 경우에 따라서는 사구체신염 (glomerulonephritis) 등이 포함된다. 혈청병의 세세한 발현은 형성된 면역복합체의 전체적인 크기뿐만 아니라 양에 달려 있고, 이들 요인에 의해 어디에 면역복합체가 쌓일지가 결정된다. 위에서 언급되었듯이 쌓이는 장소는 다양하지만 일반적인 장소는 혈장이 걸러지는 조직이다. 이런 이유로 혈청병에 의해 높은 빈도의 사구체신염 (복합체가 콩팥에 쌓임), 혈관염증 (동맥에 쌓임), 관절염 (활액성 관절에 쌓임)이 발생한다. 요사이는 항생제 처리 후(약 먹은 후 발생하는 알레르기와는 다르다) 또는 백신 주사 후 혈청병이 발생하는 경우가 가장 많은데, 증상은 처음 처리 후 7~21일 만에 발생하며 후에 다시 같은 항원에 노출될 경우에는 1~3일 만에 발생한다.

1980년대를 통틀어서 단클론항체를 암과 다양한 다른 질병에 '만병통치약'으로 쓸 수 있다는 가능성은 사람들을 흥분시켰다. 그러나, 마우스에서 개발한 치료용 단일클론항체를 투여한 환자들은 외부 항체에 대한 항체를 만들기 시작했다. 이를 HAMA (human anti-mouse antibody, 사람 항-마우스 항체) 반응이라 부르는데 이 반응은 혈청병과 유사한 증상을 일으켰다. 우리는 이제 마우스 항체를 사람에게 주사하면 전반적인 제3형 반응을 일으킨다는 것과 치료용 항체는 치료목적지에 도달하기도 전에 제거된다는 것을 알고 있다. HAMA 반응을 막기 위해는 치료용 항체가 외부물질로 인식되는 것을 막아야 하는데, 현재의 치료용 항체들은 인간화과정을 거치거나 외부물질로 인식되지 않도록 유전공학적인 과정을 거친다.

혈액을 순환하는 면역복합체의 형성은 혈청병 이외에도 아래에 기술된 많은 질병의 발병에 기여한다.

- *자가면역질환 (autoimmune diseases)*
  전신성홍반성낭창 (Systemic lupus erythmatosus)
  류마티스성 관절염 (Rheumatoid arthritis)
  굿파스튜어 증후군 (Goodpasture's syndrome)
- *약제 반응 (Drug reactions)*
  페니실린과 술폰아미드 (sulfonamides)에 대한 알레르기
- *감염성 질환 (Infectious diseases)*
  스트렙토코커스에 의한 사구체신염 (Poststreptococcal glomerulonephritis)
  뇌막염 (Meningitis)
  간염 (Hepatitis)
  단구증가증 (Mononucleosis)
  말라리아 (Malaria)
  트리파노소마증 (Trypaosomiasis)

다양한 박테리아, 바이러스, 기생충 등에서 유래된 항원과 항체의 복합체는 피부발진, 관절염 증상, 사구체신염과 같은 다양한 제3형 반응을 유발한다. 예를 들어, 연쇄상 구균에 의한 사구체신염은 연쇄상 구균의 항원과 항체의 복합체가 콩팥에 쌓이면서 사구체에 손상을 가하여 발생한다. 다수의 자가면역질환도 자가 단백질, 당단백질, 심지어 DNA 등이 항체와 결합하여 면역복합체를 만들어 순환하기 때문에 발생한다. 전신성 홍반성낭창의 경우는 DNA와 항-DNA 항체 간의 복합체가 활액막에 축적되면서 관절염 증상을 일으키거나 콩팥의 기저막에 축적되면서 점진적인 콩팥 손상을 일으킨다.

제4형 또는 지연형 과민증_Type IV or Delayed-Type Hypersensitivity, DTH

활성화된 T_H 세포의 일부 소집단이 특정한 종류의 항원을 만났을 때 이들은 사이토카인을 방출하고 국소적인 염증반응을 일으킨다. **지연형 과민증 (delayed-type hypersensitivity)**이라고 불리는 이 반응은 특히 대식세포와 같은 비특이적 염증세포의 대량 유입이 특징이다. 이런 종류의 반응은 1890년 Robert Koch에 의해 처음 보고되었다. 그는 *Mycobacterium tuberculosis*에 감염된 사람에게 mycobacteria의 배양액을 걸러서 피내 주사하면 감염부위에 염증반응이 일어나는 것을 보고 이것을 "튜버쿨린 반응"이라고 불렀다. 후에 여러 가지 다른 항원도 이 반응을 일으킬 수 있다는 것이 밝혀졌고 (표 15-6) 반응의 시작이나 이에 의한 조직 손상 (과민반응)이 지연되는 특성이 있어 지연형 또는 제4형 과민반응으로 이름이 바뀌었다. 과민반응이라는 용어는 좀 잘못된 용어인데, 이 용어는 DTH 반응이 항상 해롭다는 것처럼 들리기 때문이다. 비록 일부의 경우에 DTH 반응이 상당한 조직손상을 일으키고 반응 자체가 병적인 요소가 있으나, 많은 경우에 조직손상은 한정되어 있고 세포내 병원균과 접촉성 항원에 대한 방어에 중요한 역할을 한다. 제4형 반응의 특징은 반응 시작에 걸리는 시간이 길고 제3형에서 관찰되는 중성구가 관련된 것이 아니라 대식세포가 모여든다는 것이다. 대식세포는 염증 반응 부위에 침윤하는 세포의 대부분을 차지한다.

TABLE 15-6 Intracellular pathogens and contact antigens that induce delayed-type (type IV) hypersensitivity

Intracellular bacteria	Intracellular viruses
Mycobacterium tuberculosis	Herpes simplex virus
Mycobacterium leprae	Variola (smallpox)
Listeria monocytogenes	Measles virus
Brucella abortus	
Intracellular fungi	Contact antigens
Pneumocystis carinii	Picrylchloride
Candida albicans	Hair dyes
Histoplasma capsulatum	Nickel salts
Cryptococcus neoformans	Poison ivy
Intracellular parasites	Poison oak
Leishmania sp.	

OVERVIEW FIGURE 15-17: The DTH Response

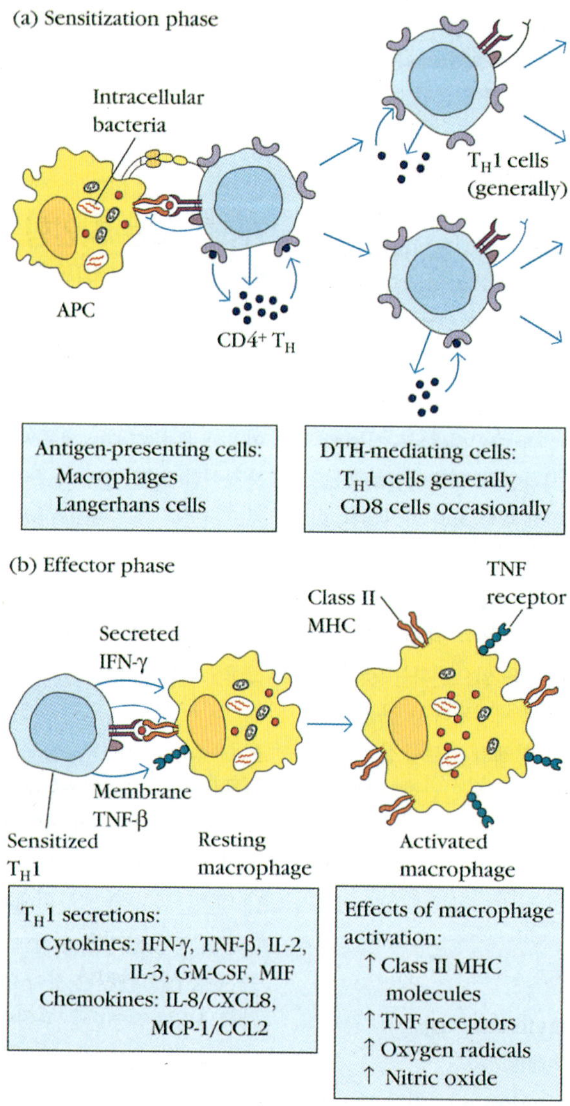

(a) In the sensitization phase after initial contact with antigen (e.g., peptides derived from intracellular bacteria), T_H cells proliferate and differentiate into T_H1 cells. Cytokines secreted by these T cells are indicated by the black balls. (b) In the effector phase after subsequent exposure of sensitized T_H1 cells to antigen, the T_H1 cells secrete a variety of cytokines and chemokines. These factors attract and activate macrophages and other nonspecific inflammatory cells. Activated macrophages are more effective in presenting antigen, thus perpetuating the DTH response, and function as the primary effector cells in this reaction.

DTH 반응은 몇 가지 단계로 이루어져 있다_There are several phases of the DTH response

DTH 반응은 항체와의 1차 접촉 후 초기 감작기 (sensitization phase)를 거치면서 형성되는데 대략 1~2 주의 시간이 걸린다. 이 기간 동안 T_H 세포는 적절한 항원제시세포의 class II MHC 분자와 함께 제시된 항원을 인식하고 활성화 되어 클론으로 증식한다 (그림 15-17a). 랑게르한스 세포와 대식세포를 포함한 다양한 항원제시세포들이 DTH 반응의 활성화에 관여하는 것으로 밝혀졌다. 랑게르한스 세포는 표피에 있는 수지상세포이다. 이 세포들은 피부를 통해 들어오는 항원을 잡아서 국소의 림프절로 운반하고 림프절에서는 항원에 특이적인 T 세포가 활성화 된다. 사람을 포함한 일부의 종에서는 혈관 내피세포가 class II MHC 분자를 발현하고 DTH 반응을 일으키는 항원제시세포의 역할을 수행한다. 일반적으로, 감작기 동안 활성화되는 T 세포는 $CD4^+$ (주로 T_H1)이지만 소수의 경우에는 $CD8^+$ 세포들도 DTH 반응을 유발할 수 있다. 활성화된 T 세포들은 이전에는 DTH 반응에 기능이 있다는 것을 표시하기 위해 T_{DTH}라 불렀다. 그러나 사실 이들은 활성화된 T_H1 세포 (또는, 소수의 경우, T_C 세포)의 일종이다.

다시 한 번 노출될 경우, 항원은 DTH 반응의 효과기 (effector phase)를 유발한다 (그림 15-17b). 효과기 동안 T_H1 세포는 다양한 사이토카인을 방출하고 이들은 활성화된 대식세포와 다른 비특이적인 염증세포들을 끌어들인다. 대부분의 경우 항원에 두 번째 노출된 이후 평균 24 시간 까지는 DTH 반응은 분명히 나타나지 않으며 48~72 시간 이후가 되어야 정점에 도달한다. 반응의 시작이 지연되는 이유는 사이토카인이 국소적인 대식세포의 유입과 이들의 활성화를 유도하는데 걸리는 시간 때문이다. 일단 DTH 반응이 시작되면 비특이적 세포들과 매개물질들 간의 복잡한 상호작용이 시작되고 이는 엄청난 증폭 효과가 있다. DTH 반응이 완전히 정점에 도달할 때 쯤 되면 반응부위의 세포 중 5%가 항원에 특이적인 T_H1 세포이며 나머지는 대식세포와 다른 비특이적 세포들이다.

대식세포는 DTH 반응의 주요 효과 세포이다. T_H1 세포에 의해 증가된 사이토카인들이 혈 중 단구세포들을 자극하여 혈관내피세포에 부착하게 하고 혈액으로부터 주변 조직으로 이동하게 한다. 이 과정 동안 단구세포는 활성화된 대식세포로 분화한다. 2장에서 설명하였듯이, 활성화된 대식세포는 높은 식작용 기능과 다양한 세포독성 매개물질들을 통해 미생물들을 죽이는 강한 기능이 있다. 게다가, 활성화된 대식세포는 높은 정도의 class II MHC 분자와 세포부착분자들을 발현하기 때문에 항원제시세포로써 더 효과적이다.

세포내에 있는 기생충과 세균은 혈액 중의 항체가 작용할 수 없다. DTH 반응에 의해 대식세포가 유입되고 활성화되면 세포내의 감염균을 없앨 수 있다. 감염부위에서 대식세포에 의한 식작용의 증가와 분해효소의 축적은 세포의 비특이적 분해를 유도하고 이로 인해 세포 안의 병원균도 죽게된다. 일반적으로 병원균들은 조직손상 없이 제거된다. 그러나 일부의 경우, 특히 항원이 쉽게 제거되지 않을 경우, DTH 반응은 계속되면서 강한 염증반응이 육아종 (granuloma) 반응을 나타낼 정도가 되면 DTH 반응 그 자체가 숙주에 파괴적일 수 있다. 육아종의 형성과정에서 대식세포들은 계속된 활성화에 의해 서로서로 흡착하게되고 상피모양을 띠면서 가끔은 융합하여 다수의 핵을 가진 거대세포가 될 수도 있다 (그림 15-18). 이들 거대세포들은 정상적인 조직의 세포를 몰아내고 그 자리에 만져서 느낄 수 있을 정도의 혹을 형성하며 높은 농도의 분해효소를 방출하여 주변 조직을 파괴한다. 이런 경우 DTH 반응은 혈관에 손상을 가하고 심한 조직의 괴사를 유발한다. *Mycobacterium tuberculosis*에 대한 반응은 DTH 반응의 양면성을 보여준다. 이 세포내 기생충에 대한 면역반응은 DTH 반응을 통해 일어나는데, 폐에서 기생하는 이들 균을 활성화된 대식세포가 둘러싸면서, 결절 (tubercle)이라고 불리는 육아종 안에 가두어 두게 된다. 그러나 종종 결핵안의 활성화된 대식세포가 방출하는 고농도의 분해효소에 의해 폐조직에 손상이 발생한다. 조직의 손상이 좋은 효과보다 훨씬 더 심각한 실제 과민적인 상태의 예들은 16장에서 다뤄질 것이다.

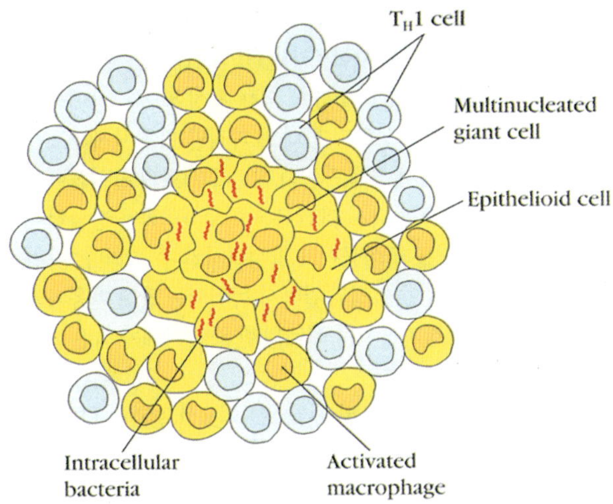

FIGURE 15-18 A prolonged DTH response can lead to formation of a granuloma, a nodule-like mass. Lytic enzymes released from activated macrophages in a granuloma can cause extensive tissue damage.

다수의 사이토카인들이 DTH 반응에 관여한다_Numerous cytokines participate in the DTH reaction

T_H1 세포에 의해 발현되는 사이토카인 중에는 감염부위로 대식세포를 끌어오고 활성화시키는 것들이 다수 있다. IL-3와 GM-CSF는 과립구-단구 세포계로의 조혈작용이 일어나게 한다. IFN-γ와 TNF-β는 대식세포에서 발현된 TNF-α와 IL-1과 함께 부근의 혈관내피세포에 작용하여 여러가지 변화를 일으키는데, 이들 변화는 결과적으로 단구세포와 다른 비특이적인 염증세포들이 혈관을 떠나 조직으로 침투하게 한다. 혈액을 따라 순환하는 중성구와 단구세포는 혈관내피세포가 발현하는 세포접합분자에 흡착하고 혈관을 통과하여 주변 조직으로 이동한다. 중성구는 반응초기에 나타나는데, 6 시간 만에 절정에 도달하고 그 이후에는 숫적으로 감소한다. 단구세포의 침윤은 항원에 노출된 후 24~48 시간 후에 일어난다.

단구세포가 조직으로 침투하여 대식세포가 되면서 MCP-1/CCL2와 같은 케모카인에 의해 DTH 반응이 일어나는 부위로 몰려들게 된다. **대식세포 이동 저해인자 (macrophage migration-inhibition factor, MIF)**라고 불리는 다른 사이토카인은 대식세포가 DTH 반응 이외의 부위로 이동하는 것을 방지한다. DTH 반응부위로 대식세포가 쌓이면서 사이토카인 (특히 T_H1 세포에 의해 발현되는 IFN-γ와 세포표면의 TNF-β)에 의해 활성화된다. 앞에서 언급되었듯이 대식세포는 활성화되면 더 효과적인 항원제시세포가 된다. 그러므로 활성화된 대식세포는 더 많은 T 세포의 활성화에 관여할 수 있고 이들 T 세포는 다시 더 많은 사이토카인들을 방출하여 훨씬 더 많은 대식세포를 끌어들이고 활성화시킨다. 그러나, 이런 무제한 계속되는 반응은 양날 검과 같아서 득이되는 방어 반응과 심한 조직의 손상으로 특징지어지는 해로운 반응 사이에는 작은 차이가 있을 뿐이다.

IFN-γ 유전자가 녹아우트된 마우스를 연구한 결과는 DTH 반응에 있어서 IFN-γ의 중요성을 증명해 주었다. BCG (Bacille Calmette Guerin)으로 알려진 *Mycobacterium bovis*의 약독화(attenuated) 균주를 이용하여 이 마우스를 감염시키면 거의 모든 마우스가 60일 이내에 죽었다. 이에 반해 야생형 (wild-type) 마우스는 살아 남았다 (그림 15-19). IFN-γ 유전자결손 마우스로부터 분리한 대식세포를 분석해 본 결과, class II MHC 분자의 발현량이 감소하였고 산화질소 (nitric oxide)와 과산화 음이온 (superoxide anion)과 같은 항 세균성 매개물질의 발현도 감소하였다.

IL-17은 DTH 반응의 강력한 매개물질로 작용하는 또 하나의 사이토카인이다. IL-17은 IFN-γ 처럼 키모카인의 발현을 증가시켜 염증부위로 단구세포와 중성구 세포를 소집한다. IL-17은 T_H 세포에 의해 생산되는데, 생산자가 T_H1인지 혹은 신생 $CD4^+$ T 세포가 별도의 계통으로 분화해서 생겨나는 T_H-17 세포인지에 대해서는 논쟁이 있다. 잠정적으로 T_H-17이라고 확인된 이 세포는 IL-23에 의해 유도 (T_H1이 IL-12에 의해 유도되는 것과 대비된다)되는데 IL-17을 포함한 특정 사이토카인들을 발현 (T_H1의 IFN-γ와 대비된다)하며 이들은 DTH 반응에서 조직손상을 일으킨다.

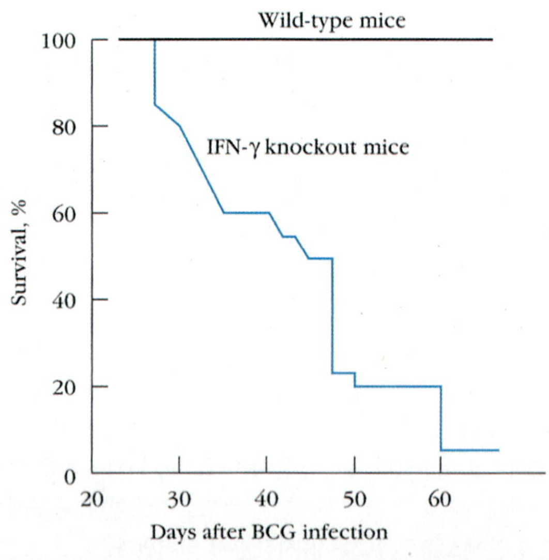

FIGURE 15-19 Experimental demonstration of the role of IFN-γ in host defense against intracellular pathogens. Knockout mice were produced by introducing a targeted mutation in the gene encoding IFN-γ. The mice were then infected with 10^7 colony-forming units of attenuated *Mycobacterium bovis* (BCG) and their survival monitored. *[Adapted from D. K. Dalton et al., 1993, Science **259**:1739.]*

DTH 반응은 피부 검사로 검출한다_The DTH reaction is detected with a skin Test

DTH 반응의 존재 여부를 측정하는 방법은 우선 동물에 항원을 피내주사하고 주사한 자리에 특징적인 피부 손상이 발생하는지를 관찰하는 것이다. 피부검사의 양성반응은 검사에 이용된 항원에 대해 감작된 T_H1 세포들이 있다는 것을 뜻한다. 예를 들어, 한 사람이 *M. tuberculosis*에 노출되었던 적이 있는지를 알기 위해 Mycobacterium의 세포벽에서 추출된 PPD라는 단백질을 피내주사한다. 그 자리에 붉고, 약간 부풀었고, 단단한 자국이 48~72 시간 사이에 생긴다면 이전에 노출된 적이 있다는 것을 뜻한다. 이러한 피부손상은 DTH 반응동안 주사부위에 세포의 격렬한 침윤 (infiltration)에 의해 발생하는 것으로, 이들 세포의 80-90%가 대식세포이다. 그러나 양성반응이 있다하여 이전에 노출된 것이 감염에 의한 것인지, 또는 면역을 위한 백신 (지구상의 일부 지역에서 행하고 있다)에 의한 것인지는 알 수 없다.

접촉성 피부염도 DTH 반응의 일종이다_Contact dermatitis Is a type of DTH response

많은 접촉성 피부염 (포름알데하이드, 트리니트로페놀, 니켈, 테레빈유, 여러 가지 화장품과 염색약의 활성인자, 옻나무, 넝쿨옻나무 등에 대한 반응을 포함한다)의 발생은 T_H1 세포에 의해 일어난다. 이들 물질의 대부분은 작은 분자들로 피부 단백질과 복합체를 만든다. 이 복합체는 피부의 항원제시세포 (예를 들어, 랑게르한스 세포)에 의해 잡아 먹혀서 처리되고 제2형 MHC 분자들에 의해 제시되어 감작된 T_H1 세포를 활성화한다. 예를 들어 옻나무에 대한 반응에서 보면, 나뭇잎의 펜타데카카테콜 (pentadecacatechol) 화합물이 피부 단백질과 복합체를 형성한다. T_H 세포가 그 부위의 항원제시세포에 의해 잘 제시된 이 복합물과 반응하면 감작된 T_H1 세포로 분화한다. 펜타데카카테콜에 재차 노출되면 T_H1 세포의 활성화를 유도하여 사이토카인의 생산을 유발한다 (그림 15-20). 방출된 사이토카인들은 약 48-72 시간 뒤에 대식세포가 그 부위로 모여들게 한다. 이들 대식세포의 활성화와 분해효소의 방출에 의해 부위가 붉어지고 농포가 생기는데 이런 반응들이 옻나무에 대한 특징적인 반응들이다.

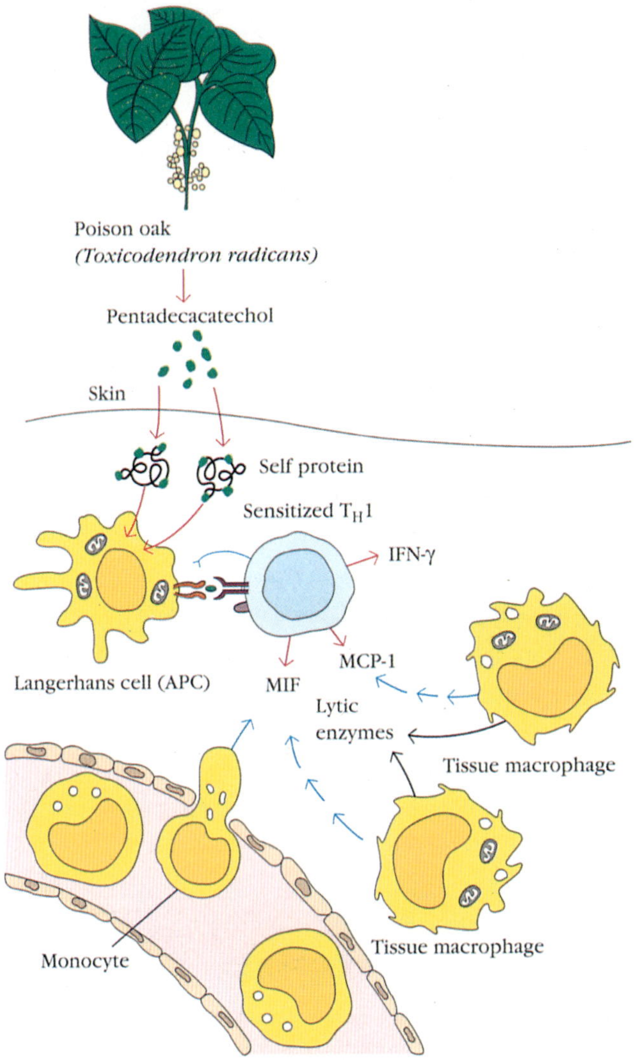

FIGURE 15-20 Development of delayed-type hypersensitivity reaction after a second exposure to poison oak. Cytokines such as IFN-γ, monocyte chemotactic protein (MCP-1), and migration-inhibition factor (MIF) released from sensitized T_H1 cells mediate this reaction. Tissue damage results from lytic enzymes released from activated macrophages.

요 약

- 과민반응은 면역계의 체액성 또는 세포성 면역 부문에서 일어나는 염증반응으로, 심각한 조직손상이나 심지어 죽음까지도 유발한다. 과민반응의 네 가지 유형들은 특징적인 효과물질과 임상적 증상을 일으킨다.
- 제1형 과민반응은 IgE 항체에 의해 일어난다. IgE의 Fc 부위는 비만세포나 혈액 호염구의 수용체에 결합한다. 이들 세포에 붙어 있는 IgE를 알레르겐으로 교차결합 시키면 탈과립과 함께 약학적으로 활성이 있는 매개물질들이 방출된다. 이들 물질의 주요 작용은 평활근의 수축과 혈관확장이다. 제1형 반응의 임상적 증상은 생명을 위협하는 전신성 과민증과 건초열과 천식 같은 국부적인 반응들이다.
- 제2형 과민반응은 항체가 세포표면의 항원결정부위와 결합하여 보체를 통한 용해나 항체 의존성 세포매개 세포독성 (ADCC)을 일으키면서 시작된다. 그 결과 세포는 손상을 받거나 죽게된다. 수혈반응이나 신생아의 용혈성 질환은 제2형 반응이다.
- 제3형 과민반응은 면역 복합체의 형성과 이에 의한 보체의 활성화로 일어난다. 보체 분열 산물들은 면역성 효과물질로 작용하여 국소적인 혈관확장을 일으키고 화학주성인자로 작용하여 중성구를 끌어들인다. 항원 침투 부위에 면역 복합체의 축적은 아르투스 반응을 일으킨다. 아르투스 반응에서는 축적된 중성구에 의해 방출되는 분해효소와 보체 막공격 복합체에 의해 국부적인 조직손상이 일어난다.
- 제4형 과민반응은 세포성 면역체계에 의해 일어난다. 감작된 T_H1 세포들이 항원에 의해 활성화되면 여러 가지 사이토카인들이 방출되고 이들은 다시 대식세포의 축적과 활성화를 일으킨다. 활성화된 대식세포는 분해효소들을 방출하게 되어 국소적인 조직손상을 일으킨다.

References

American Lung Association, Epidemiology & Statistics Unit, Research and Program Services. May 2005. Trends in asthma morbidity and mortality. http://www.lungusa.org/.

Aubry, J. P., et al. 1992. CD21 is a ligand for CD23 and regulates IgE production. *Nature* **358:**505.

Barnes, K. C., and D. G. Marsh. 1998. The genetics and complexity of allergy and asthma. *Immunology Today* **19:**325.

Borish, L. 1999. Genetics of allergy and asthma. *Annals of Allergy, Asthma, and Immunology* **82:**413.

Breiteneder, H., and O. Scheiner. 1998. Molecular and immunological characteristics of latex allergens. *International Archives of Allergy and Immunology* **116:**83.

Busse, W., and W. Neaville. 2001. Anti-immunoglobulin E for the treatment of allergic disease. *Current Opinion in Allergy and Immunology* **1:**105.

Chang, T. W. 2000. The pharmacological basis of anti-IgE therapy. *Nature Biotechnology* **18:**157.

Cohn, L., J. A. Elias, and G. L. Chupp. 2004. Asthma: mechanisms of disease persistence and progression. *Annual Review of Immunology* **22:**789.

Galli, S. J., et al. 2005. Mast cells as "tunable" effector and immunoregulatory cells: recent advances. *Annual Review of Immunology* **23:**749.

Gould, H. J., et al. 2003. The biology of IgE and the basis of allergic disease. *Annual Review of Immunology* **21:**579.

Jonkers, R. E., and J. S. van der Zee. 2005. Anti-IgE and other new immunomodulation-based therapies for allergic asthma. *Netherlands Journal of Medicine* **63:**121.

Kuhn, R., K. Rajewsky, and W. Muller. 1991. Generation and analysis of interleukin-4 deficient mice. *Science* **254:**707.

Marsh, D. G., et al. The Collaborative Study on the Genetics of Asthma (CSGA). 1997. A genome-wide search for asthma susceptibility loci in ethnically diverse populations. *Nature Genetics* **15:**389.

Nakae, S., et al. 2002. Antigen-specific T cell sensitization is impaired in IL-17-deficient mice, causing suppression of allergic cellular and humoral responses. *Immunity* **17:**375.

Novak, N., S. Kraft, and T. Bieber. 2001. IgE receptors. *Current Opinion in Immunology* **13:**721.

Oda, T., et al. 2000. Molecular cloning and characterization of a novel type of histamine receptor preferentially expressed in leukocytes. *Journal of Biological Chemistry* **275:**36781.

Ono, S. J. 2000. Molecular genetics of allergic diseases. *Annual Review of Immunology* **18:**347.

Park, H., et al. 2005. A distinct lineage of CD4 T cells regulates tissue inflammation by producing interleukin 17. *Nature Immunology* **6:**1133.

Romagnani, S. 2001. T-cell responses in allergy and asthma. *Current Opinion in Allergy and Clinical Immunology* **1:**73.

Rosenstreich, D. L., et al. 1997. The role of cockroach allergy and exposure to cockroach allergen in causing morbidity among inner-city children with asthma. *New England Journal of Medicine* **336:**1356.

Szabo, S. J., et al. 2003. Molecular mechanisms regulating T_H1 immune responses. *Annual Review of Immunology* **21:**713.

Ulrich, B., and J. Rivera. 2004. The ins and outs of IgE-dependent mast-cell exocytosis. *Trends in Immunology* **25:**266.

Van Eerdewegh, P., et al. 2002. Association of the ADAM33 gene with asthma and bronchial hyper-responsiveness. *Nature* **418:**426.

Young, R. P., et al. 1992. House dust mite sensitivity: interaction of genetics and allergen dosage. *Clinical and Experimental Allergy* **22:**205.

Useful Web Sites

http://www.niaid.nih.gov/

The National Institute of Allergy and Infectious Diseases home page. NIAID is the NIH institute that sponsors research in infectious diseases. The NIAID Web site provides a number of links to other relevant sites.

http://www.acaai.org/

A site maintained by the American College of Allergy, Asthma & Immunology. An excellent source of patient information about many allergies. This site contains many valuable links.

http://www.aaaai.org/

The American Academy of Allergy, Asthma and Immunology Web site. A good site for exploring the many aspects of asthma.

학습문제

임상초점문제 왜 IL-4와 FcεRIβ가 천식의 유전적 발병성에 관여하는 후보유전자로 적합한지를 설명하라.

1. 다음 서술이 참인지 거짓인지 표시하라. 만약 거짓이라고 생각하면 그 이유를 설명하라.
   a. *Nippostrongylus brasiliensis*에 감염된 마우스는 IgE 생산이 감소한다.
   b. IL-4는 B 세포에 의한 IgE 생산을 감소시킨다.
   c. 비만세포의 탈과립의 초기단계는 Fc 수용체의 교차결합이다.
   d. 제3형 과민증의 치료에 있어 항-히스타민은 효과적인 치료법이다.
   e. 대부분의 화분 알레르겐들은 하나의 알레르기성 구성성분을 가지고 있다.
   f. 태아는 어머니의 항체를 수동적으로 받으면서 건네 받으면서 IgE에 의한 알레르기 반응을 얻게된다.
   g. 수혈반응은 제2형 과민증의 한 형태이다.
   h. IgE는 항원이 없더라도 비만세포에 붙어 있다.
   i. 호산구와 비만세포는 모두 알레르기 반응의 주요 매개자 들이다.
   j. T_H1 세포는 골수에서 호산구와 비만세포의 생산을 증가시키는 사이토카인을 분비한다.
   k. 호산구는 천식의 후기반응에 관여한다.
   l. 부스럼과 발적확장 (wheal-and-flare) 반응은 제1형 과민증의 초기 반응의 전형적인 형태이다.
   m. 연기는 폐에 염증반응을 일으킨다.
   n. 알레르기 성향이 있는 사람에게 알레르기 치료용 주사를 하면 T_H2 반응을 증가시킬 것으로 생각된다.

2. 면역학 실험실습에서 IgE Fc 수용체(FcεRI)에 대한 항체의 전체 혹은 Fab 단편을 마우스에 피내주사하고 반응을 살폈다.
   a. 각 항체에 대한 반응을 예상하라.
   b. 마우스의 반응은 그 마우스가 알레르기가 있느냐 없느냐에 따라 달라질까?

3. 마우스에서 체취한 뱀독에 대한 항독 작용이 있는 항혈청을 한 사람에게 다량 주사할 경우 혈청병 (serum sickness)이 생길 수 있다. 어떻게 하면 최근의 기술 발달을 이용해서 사람에게 주사하여도 혈청병을 일으키지 않는 항독 혈청을 만들 수 있겠는가?

4. 아래의 반응들은 곤충에 물린 사람에게 일어나는 반응들이다. 이들 반응들이 일어나게 하는 면역기전은 무엇인가?
   a. 물린 후 1~2 분 이내에 물린 자리가 부풀고 붉어진다. 1 시간이 되면 없어진다.
   b. 6~8 시간 후, 부풀고 붉어지는 현상이 다시 일어나며 24 시간 지속된다.
   c. 72 시간 후, 조직에 염증이 생기고 조직의 괴사가 일어난다.

5. 과민 반응 제1형 부터 제4형 중 어느 반응이 다음의 특징에 부합하는가? 각각의 특징은 하나 혹은 그 이상의 과민반응에 나타날 수 있다.
   a. 세포내 감염균에 대한 방어에 중요한 역할을 한다.
   b. 페니실린에 의해 발생할 수 있다.
   c. 히스타민이 중요한 매개물질이다.
   d. 민감한 사람에서는 옻나무에 의해 유발될 수 있다.
   e. 천식의 증상으로 이어질 수 있다.
   f. 혈액형이 맞지 않는 피를 수혈 할 경우 발생한다.
   g. 전신에서 일어나는 이 반응은 에피네프린에 의해 치료된다.
   h. 민감한 사람에게서는 화분이나 특정 음식물에 의해 유도될 수 있다.
   i. ADCC에 의한 세포의 파괴를 동반한다.
   j. 임상적 발현은 로감 (Rhogam)에 의해 방지된다.
   k. 국소적인 반응은 부스럼과 발적확장이 특징이다.

6. 다음 표에서 나열된 각각의 면역 반응이 각 형의 과민반응에서 일어나는지 (+) 일어나지 않는지 (-) 표시하라.

Immunologic event	Hypersensitivity			
	Type I	Type II	Type III	Type IV
IgE-mediated degranulation of mast cells				
Lysis of antibody-coated blood cells by complement				
Tissue destruction in response to poison oak				
C3a- and C5a-mediated mast-cell degranulation				
Chemotaxis of neutrophils				
Chemotaxis of eosinophils				
Activation of macrophages by IFN-γ				
Deposition of antigen-antibody complexes on basement membranes of capillaries				
Sudden death due to vascular collapse (shock) shortly after injection or ingestion of antigen				

7. Rh^- 산모가 RH^+ 태아를 가질 경우 일어나는 제2형 과민반응에 대해 설명하시오.

8. 제3형 과민증은 면역복합체의 침착이 특징이다. 이에 의한 임상적인 증상을 기술하라.

9. 알레르겐이 비만세포의 IgE에 붙으면 IgE 수용체가 교차결합되고 탈과립으로 이어지는 신호전달이 일어난다. 다음 각각의 신호전달 체계를 보고, 왼쪽의 분자들이 생산되거나 활성화될 때 일어나는 세포의 반응(오른쪽)과 연결해 보라.

(생산 또는 활성화)	*(세포의 반응)*
a. 세포내 칼슘의 증가	1. 과립의 팽창과 세포막과의 융합
b. 아데닐산고리화 효소	2. 포스파티딜콜린 생성
c. 인지질 메틸화 효소 I, II	3. DAG와 IP_3의 생산
d. 포스포리파아제 C	4. 단백질 인산화 효소 C의 활성화
e. 단백질 티로신 인산화 효소	5. cAMP의 생성
f. 포스파티딜콜린	6. 세포막 유동성의 증가
g. DAG (diacylglycerol)	7. 포스포리파아제 C의 활성화

10. 천식의 초기와 후기 반응을 기술하라.

11. 빈 칸을 적절한 용어로 채우시오: Rh^- 산모는 Rh^+ 태아를 임신할 경우 ____________________ 을 주사한다. 만약 산모에서 항-Rh 항체가 생기면 태아에게 ____________________ 가 생길 수 있다.

데이터의 분석 Edward Mitre와 동료들 (2004, *J. Immunol.* 172 : 2439)은 장내기생충인 필라리아 감염시 호염구의 작용과 과민반응에 대해 연구하였다. 기생충 감염은 몸의 방어력에 가끔 큰 제동을 건다. 그들은 정상인군과 감염된 환자군의 혈액에서 호염구에서 방출되는 히스타민의 양을 특정하였다(a). 그들은 또한 히스타민의 방출을 유도할 수 있는 항원 (BmAg)의 양도 측정하였다 (b).

a. 감염된 환자들에서 어떤 종류의 과민반응이 나타났는가?
b. 이 과민반응을 측정하기 위해 왜 히스타민을 측정하였는가? 만약 히스타민을 측정할 적당한 방법이 없다면 BmAg의 처리 후 세포의 반응을 어떻게 측정할 수 있는가?
c. 호염구를 분석한다면 세포표면에서 어떤 개별형의 항체를 분리할 수 있겠는가?
d. (b)의 데이터를 분석하면 호염구는 항원에 대해 농도의존적으로 반응한다. 호염구 표면에서는 이러한 반응을 일으키기 위해 어떤 일들이 일어났는가? 이 반응들로 인해 세포내에서는 어떤 일들이 일어났는가?
e. 필라리아에 감염된 사람들에게서 호산구를 발견할 수 있을 것으로 예상하는가? 아닌가? 답의 이유를 설명하시오.
f. 필라리아의 감염은 체액성 반응을 일으킬 것인가? 답의 이유를 설명하시오.

g. Miter와 동료들은 방출된 IL-4의 농도와 감염된 사람의 혈청 IgE 농도가 상관관계가 있음을 알게 되었다. 어떤 종류의 T_H 세포가 이 반응에 연관되어 있겠는가? 왜 IFN-γ의 방출은 억제되었을까?

(a) Maximum amount of histamine released by basophil cells as percentage of total histamine released

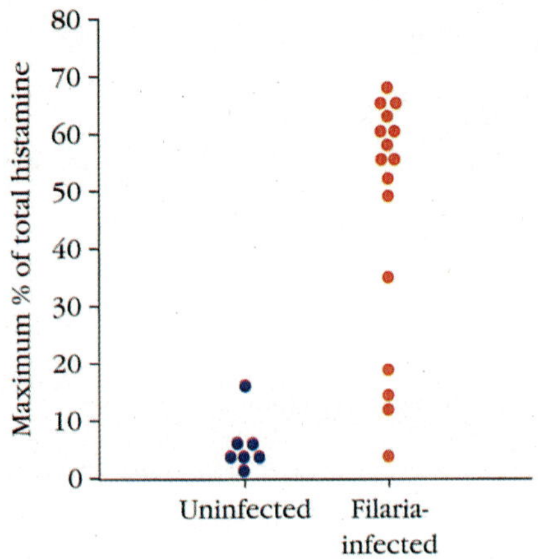

(b) Average histamine release versus dosgae of *Brugia malayi* antigen (BmAg)

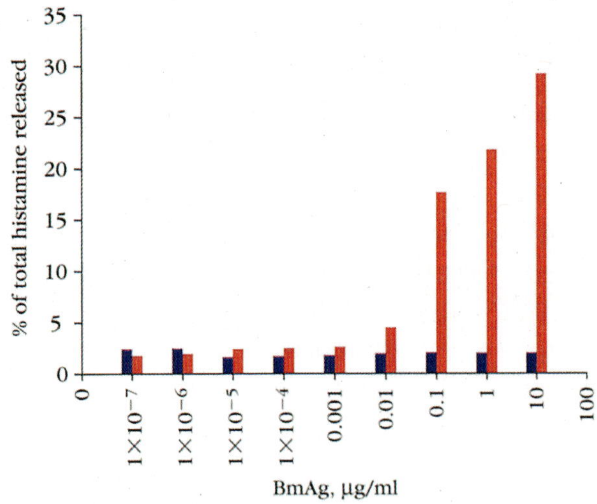

Interactive Study

www.whfreeman.com/kuby

SELF-TEST

Review OF Key Terms

chapter 16 장

관용과 자가면역
Tolerance and Autoimmunity

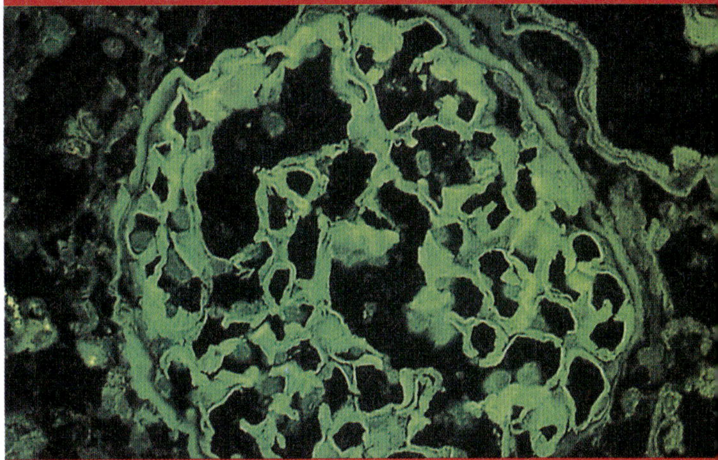

Kidney biopsy from Goodpasture's syndrome. [From Web Path, courtesy of E. C. Klatt, University of Utah.]

- 관용의 확립과 유지
- 장기 특이적 자가면역 질환
- 전신성 자가면역 질환
- 자가면역 질환 동물모델
- $CD4^{+}$T 세포, MHC 및 TCR의 자가면역 관련성에 대한 증거
- 자가면역 유도에 대해 제안된 기전
- 자가면역 질환 치료

면역계에 이상이 발생하면 면역계가 외래 항원에 반응하는 대신 자기항원 (self-antigen)을 공격할 수 있다는 사실을 Paul Ehrlich는 지난 세기 초에 발견했다. "공포의 자가독소증 (horror autotoxicus)"이라 명명된 이 상태는 류마티스 관절염, 다발성 경화, 홍반 루푸스 및 특정 형태의 당뇨병을 포함한 만성 및 급성 질병을 일으킬 수 있다. 단순히 표현하자면 이러한 질병은 숙주의 체액 및 세포성 면역계가 자기와 비자기를 구분하지 못해 발생하며 자가항체와 자기 반응성 T 세포가 자기세포를 공격하는 결과를 낳는다. 잠재적인 자기-반응성 림프구로부터 개인을 보호하는 다양한 기전이 존재하며; 이를 **관용 (tolerance)**이라고 통칭한다. **중추관용 (central tolerance)**이라 명명된 제 1차 기전에 의해 자기 항원에 대해 낮은 역치보다 더 큰 친화력을 가진 수용체를 가진 T 및 B 림프구 클론은 성숙되기 전에 제거된다. 중추관용은 골수와 흉선과 같은 1차 면역장기에서 일어난다 (그림 16-1a). 중추관용은 완벽하게 작용하지 않고 일부 자기 반응성 림프구는 2차 면역기관에 이동하기 때문에 자기 반응성 T 및 B 세포 클론은 종종 활성화되어 자기항원에 대해 체액 및 세포 매개성 면역반응을 생성한다. 림프구의 활성을 제한하는 부가적인 안전책이 존재한다. 이러한 예비 예방책은 **말초관용 (peripheral tolerance)**을 포함하며 말초 관용은 2차 면역계의 림프구를 불활성화 혹은 무반응 상태로 만든다 (그림 16-1b). 활성화된 림프구의 수명은 신호에 의해 촉발되는 세포사를 유도하는 프로그램에 의해 조절되기 때문에, 자기 반응성 림프구로부터 조직손상 가능성은 활성화된 림프구의 수명에 의해 더욱 더 제한을 받는다. 자기 성분에 대한 그러한 부적절한 면역반응은 **자가면역 (autoimmunity)**라 불린다. 자가면역 반응은 세포와 조직에 심각한 손상을 초래하여 때로는 치명적 결과를 초래할 수 있다.

어떤 경우에 자기 세포나 조직에 대한 손상은 항체에 의해 야기될 수 있고 다른 경우에는 T 세포가 주범이다. 예를 들면 가장 흔한 형태의 자가면역은 제2형 과민반응과 유사한 기전에 의한 조직손상이다. 15장에서 보여준 것처럼, 제2형 과민반응은 항체-매개 세포파괴와 관련이 있다. 자가면역 용혈성 빈혈 (autoimmune hemolytic anemia)이 이 유형에 속하는 대표적인 자가면역 질환이다. 이 질환의 경우 자가항체가 적혈구 상에 존재하는 항원을 인지하여 적혈구를 파괴시키며, 이 결과 빈혈이 발생하게 된다. 자가항체는 또한 하시모토씨 갑상선염 (Hashimoto's thyroiditis)의 주 원인이며 이 항체는 갑성선 과산화효소 (thyroid peroxidase)나 타이로글로불린 (thyroglo-bulin)과 같은 조직 특이적 항원에 반응하여 심각한 조직파괴를 초래한다. 자가항체와 관련있는 다른 자가면역 질환은 표 16-1에 열거되어 있다.

다수의 자가면역 질환의 특성은 T 세포에 의해 직접적으로 매개되는 조직파괴이다. 잘 알려진 예가 류마티스 관절염이며 이 질병에서 자기반응성 T 세포는 관절의 조직을 공격하여 관절의 팽윤 (swelling)과 조직파괴의 원인이 되는 염증반응을 초래한다. 다른 예는, 인슐린 의존적인 당뇨병 (insulin-dependent diabetes

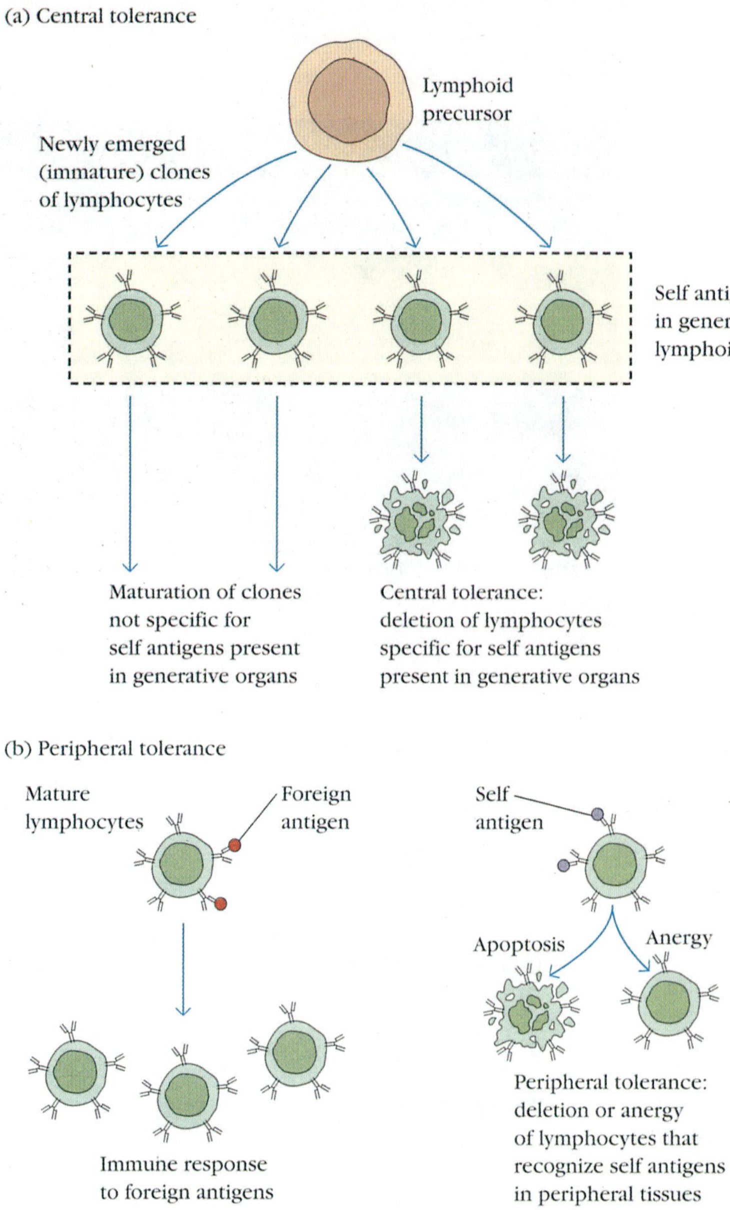

FIGURE 16-1 Central and peripheral tolerance. (a) Central tolerance is established by deletion of lymphocytes possessing receptors that react with antigens in the primary lymphoid organs: thymus for T cells and bone marrow for B cells. (b) Peripheral tolerance involves deleting or rendering anergic lymphocytes that possess receptors that react with self antigens. This process occurs in secondary lymphoid organs.

mellitus)과 다발성 경화증 (multiple sclerosis)이다 (표 16-1 참조).

본 장에서는 먼저 자기 항원에 대한 관용을 유지시킴으로써 자가면역 반응성을 제한시키는 기전에 대해 기술할 것이다. 이 기전이 실패했을 때 발생하는 사람에게 흔한 일부 자가면역 질환에 대해 기술하기로 한다. 자가면역 질환은 두 개의 광역적인 범주인 장기 특이적 자가면역 질환 (organ-specific autoimmune disease)과 전신성 자가면역 질환 (systemic autoimmune disease)으로 나눌 수 있다 (표 16-1). 그러한 자가면역 질환의 유병율은 인구의 5%-7% 정도에 이르며 종종 몸을 허약케하는 만성질환을 초래한다. 본 장에서는 자가면역과 자가면역 반응을 유도하는 다양한 기전을 연구하는데 사용되는 동물모델에 대해서도 기술하기로 한다. 마지막으로 자가면역 질환에 대한 현재의 치료방법 및 실험적인 치료방법에 대해서도 기술할 것이다.

관용의 확립과 유지_Establishment and Maintenance of Tolerance

항원에 대한 무반응 상태로 정의되는 **관용 (tolerance)**의 일반적인 주제는 면역계가 면역계에 속한 세포와 항체가 숙주의 구성분에 대한 반응을 예방하는 여러 단계의 보호책이나 자가면역 질환의 시발점에 대해 다룬다. 이러한 무반응을 매개하는 기적은 다양할 수 있다. 정상적인 상태에서 면역계가 항원을 만나면 면역반응이 일어난다. 하지만 항원이 특정한 형태로 제시되면 면역계의 관용 혹은 무반응이 발생할 수 있다 (그림 16-2). 관용을 유발하는 항원은 면역원 (immunogen)이라는 용어 대신 **관용원 (tolerogens)**이라 불린다. 면역계에 제시되는 방법에 따라 동일한 화합물도 면역원도 될 수 있고 관용원도 될 수 있다. 예를 들면, 적절한 공동자극 없이 T 세포에

TABLE 16-1 Some autoimmune diseases in humans

Disease	Self antigen	Immune response
ORGAN-SPECIFIC AUTOIMMUNE DISEASES		
Addison's disease	Adrenal cells	Auto-antibodies
Autoimmune hemolytic anemia	RBC membrane proteins	Auto-antibodies
Goodpasture's syndrome	Renal and lung basement membranes	Auto-antibodies
Graves' disease	Thyroid-stimulating hormone receptor	Auto-antibody (stimulating)
Hashimoto's thyroiditis	Thyroid proteins and cells	T_H1 cells, auto-antibodies
Idiopathic thrombocyopenia purpura	Platelet membrane proteins	Auto-antibodies
Insulin-dependent diabetes mellitus	Pancreatic beta cells	T_H1 cells, auto-antibodies
Myasthenia gravis	Acetylcholine receptors	Auto-antibody (blocking)
Myocardial infarction	Heart	Auto-antibodies
Pernicious anemia	Gastric parietal cells; intrinsic factor	Auto-antibody
Poststreptococcal glomerulonephritis	Kidney	Antigen-antibody complexes
Spontaneous infertility	Sperm	Auto-antibodies
SYSTEMIC AUTOIMMUNE DISEASES		
Ankylosing spondylitis	Vertebrae	Immune complexes
Multiple sclerosis	Brain or white matter	T_H1 cells and T_C cells, auto-antibodies
Rheumatoid arthritis	Connective tissue, IgG	Auto-antibodies, immune complexes
Scleroderma	Nuclei, heart, lungs, gastrointestinal tract, kidney	Auto-antibodies
Sjögren's syndrome	Salivary gland, liver, kidney, thyroid	Auto-antibodies
Systemic lupus erythematosus (SLE)	DNA, nuclear protein, RBC and platelet membranes	Auto-antibodies, immune complexes

제시되면 항원은 무반응 (anergy)이라 알려진 형태의 관용을 유발하지만 공동자극분자와 함께 제시되면 동일한 항원도 강력한 면역원이 될 수 있다. 특정 항원에 의해 면역계가 자극되기 보다는 오히려 관용을 유발하게끔 해주는 인자들은 다음과 같다:

- 고용량의 항원
- 숙주 내에 항원의 지속적인 존재
- 정맥 혹은 경구 투여
- 보강제의 부재
- 낮은 수준의 공동자극분자 존재

경구로 투여되는 항원은 관용을 초래하기도 하는데 비해, 피내 혹은 피하로 투여되는 항원은 면역원이 될 수 있다는 사실은 잘 알려져 있다. 관용은 항원 특이적이라는 사실에 주목할 필요가 있다. 관용으로 인한 면역반응의 불활성화는 전반적인 면역억제를 야기하지 않고 관용을 유발하는 항원에 특이적으로 면역반응을 억제한다.

모든 자기 반응성 림프구는 분화과정에서 골수와 흉선에서 제거되지만 이러한 림프구 제거되지 못하면 자가면역이 발생한다는 가설이 1960년대에는 널리 받아들여지고 있었다. 최근에 이 이론을 반박하는 다량의 실험적 증거들이 제시되고 있다. 건강한 정상인은 재순환하는 성숙된 자기 반응성 림프구를 가진다. 말초에 이러한 자기 반응성 림프구가 존재하더라도 자가면역 반응이 수반되지 않기 때문에, 정상인에게는 다른 기전을 통해 자가면역 반응이 조절될 수밖에 없을 것이다. 세포사 혹은 세포 무반응 그리고 조절 T (T_{reg}) 세포에 의한 T 세포활성의 제한 등이 관용을 유지하는 수단들이다.

중추관용은 자가반응성 T 및 B 세포의 발달을 억제한다_Central tolerance limits development of autoreactive T and B cells

관용을 유지하는 주 기전은 자기 성분에 반응할 가능성이 있는 림프구 클론을 초기 성숙단계에서 제거하는 것이다. T 세포 및 B 세포의 수용체의 다양성을 생성하는 기전을 생각해 보라. 5장과 9장에서 논의되었던 것처럼 기능을 발휘하는 TCR과 Ig를 생성하는 유전자 조합은 어떤 V 영역의 유전자가 어떤 D 혹은 J 유전자 조각과 결합하는 과정을 통해 일어난다. 이것이 의미하는 바는 자기 항원과 반응

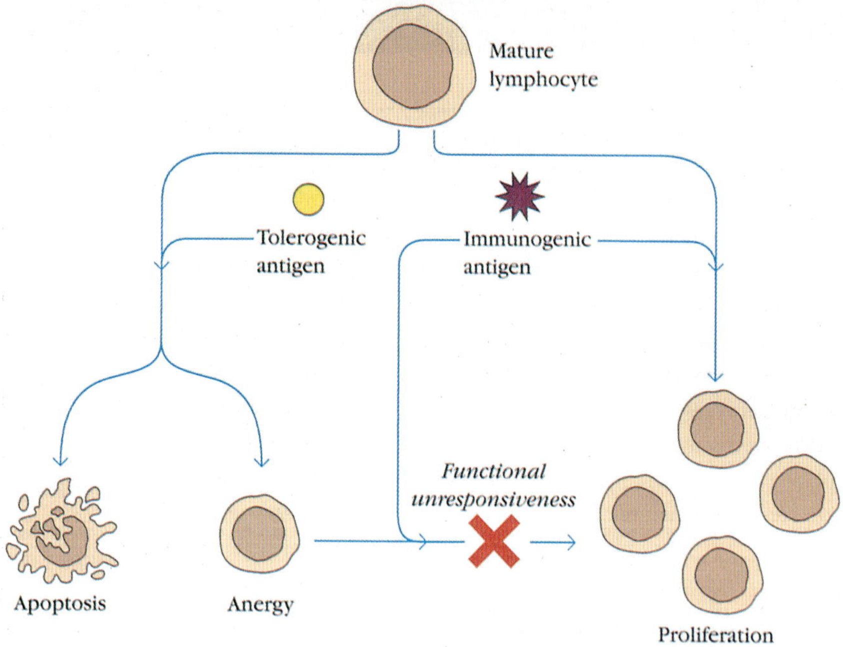

FIGURE 16-2 An antigen may be immunogenic or tolerogenic, depending on a variety of factors that include dose and avenue of exposure. Tolerogenic encounters with antigens result in either deletion of the reactive lymphocytes, usually by apoptosis, or induction of a state of anergy. Immunogenic exposure results in activation and proliferation of the reactive lymphocyte.

하는 V 영역의 생성은 이론적으로 가능하다는 것이다. 이것이 자주 일어난다면 그와 같은 TCR 혹은 Ig는 자기를 인지하고 기능을 발휘하는 성숙된 T 혹은 B 세포를 생산하게 할 수 있을 것이며 그 결과 자가면역 질환이 발생할 수 있을 것이다. 그렇지 않다면 자기와 반응하는 그러한 클론에 발현하는 수용체는 변형 혹은 편집되어 자기 항원에 대한 친화력이 질병을 일으키는 결정적인 역치 이하로 감소할 것이다. 10장과 11장에서 언급된 것처럼 소위 중심 관용과정은 골수에서 자가반응성 B 세포와 흉선에서 자기 반응성 T 세포를 제거하는데 작동한다. T 세포와 B 세포에서 중심 관용을 매개하는 정확한 기전에 대한 우리의 이해는 제한되어 있지만 B 세포와 T 세포는 음성 선택이라 알려진 발생학적으로 조절되는 과정을 겪으며, 그 결과 잠재적인 자기 반응성 TCR 혹은 Ig 수용체를 가진 세포는 세포사에 의해 제거된다.

V(D)J 재조합의 속성이 규명되고 났을 때 관용과 같은 과정에 의해 자기 반응성 T 혹은 B 세포로 분화하는 세포가 제거된다고 논리적인 가설이 제시되었다. 1991년 굿나우 (C. C. Goodnow)과 그의 동료들은 고전적인 실험을 통해 자기 항원을 만났을 때 자기 반응성 림프구가 제거되거나 불활성화된다는 사실을 증명하였다. 난백 라이소자임 (hen egg-white lysozyme; HEL) 특이적인 면역글로불린 유전자를 발현하는 형질전환 마우스에 HEL을 발현하는 형질전환 마우스를 교배하면 자손에서 분화하는 B 세포는 골수에서 HEL을 만난다 (그림 16-1a). 굿나우와 그의 동료들은 잡종1세대 마우스는 항-HEL 항체를 발현하는 B 세포가 결핍되었다는 사실을 발견하였다. 몇몇 실험실의 후속 연구 결과 자기 반응성 B 세포로 분화하는 대부분의 세포는 세포사에 의해 골수에서 제거됨이 증명되었다. 네마지 (David Nemazee)와 동료들은 더 나아가 일부 분화하는 B 세포는 **수용체 편집 (receptor editing)**이라는 과정을 겪는다는 사실을 발견하였다. 수용체 편집을 겪고있는 세포에서 항원 특이적인 (자기 반응성) V 영역은 V(D)J 재조합에 의해 다른 V 영역 유전자 조각으로 대체되도록 편집된다. (편집은 대부분 V_H 영역보다 V_L 영역에서 일어난다.) 클론 제거 혹은 세포사 외에 수용체 편집은 분화하는 B 세포의 중추관용을 결정하는 기전의 하나로 인식되고 있다. 유사한 기전에 의해 흉선에서 분화하는 T 세포 중에 자기 항원에 대해 지나치게 높은 친화력을 가진 T 세포는 주로 세포사 유도에 의해 제거된다.

말초관용은 순환하는 자가반응성 세포를 조절한다_

Peripheral tolerance regulates autoreactive cells in circulation

항-HEL 항체 형질전환 마우스를 이용한 실험결과에서 관찰된 또 다른 중요한 사실은 만약 HEL이 세포의 표면에 발현된다면 HEL은 anti-HEL Ig를 발현하는 모든 미성숙 B 세포의 클론은 제거된다는 것이다. 하지만 HEL이 분비되는 수용성 단백질로 존재하면 그러한 B 세포는 골수에서 성숙하여 골수를 빠져나가 말초에 존재하게 된다. 하지만 이러한 세포는 HEL 항원에 반응을 하지않는 무반응 상태로 존재한다. **무반응 (anergy)**이란 항원자극에 반응하지 않는 상태로 정의할 수 있다. HEL 연구와 수많은 다른 예에서 증명된 것처럼, (1) 모든 자기 항원은 음성선택이 일어나는 1차면역 장기에서 발현되지 않고, (2) 클론제거가 촉발되기 전에 자기 항원에 대한 친화력에 대한 역치가 요구되어서 일부 약한 자기반응성 클론은 제거과정에서 살아남기 때문에 중추관용은 교정과정이 아니며 모든 가능한 자기 반응성 림프구를 완전히 제거하지는 않는다.

어떤 경우에 자기 반응성 T 세포 혹은 B 세포는 흉선과 골수에서

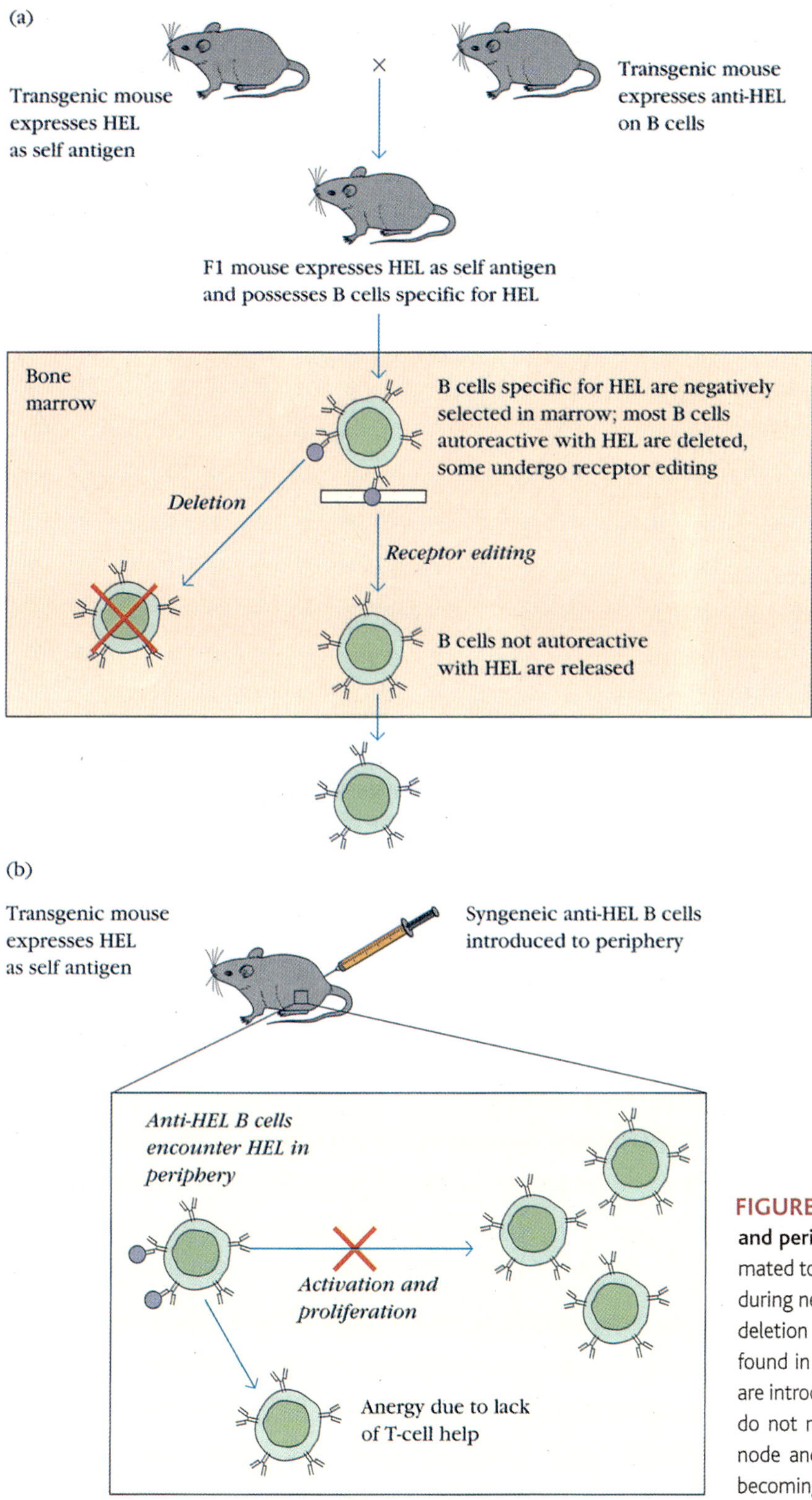

FIGURE 16-3 Experiments demonstrating central and peripheral tolerance. (a) When anti-HEL$^+$ mice are mated to HEL$^+$ mice, the B cells of F1 mice encounter HEL during negative selection in the bone marrow, followed by deletion or receptor editing. HEL-reactive B cells are not found in the periphery of these mice. (b) Anti-HEL B cells are introduced into a mouse that expresses HEL. The B cells do not migrate to lymphoid follicles in spleen or lymph node and do not differentiate into plasma cells, instead becoming anergic due to lack of T-cell help.

제거되지 않고 말초에 존재할 수 있다. **말초관용 (peri-pheral tolerance)**이라 불리는 형태의 관용은 이러한 세포들을 불활성화시킨다. 말초관용은 말초에서 자기 반응성 T 세포 혹은 B 세포의 불활성화로 정의할 수 있으며 이들 세포가 자기 항원에 반응하지 못하게 한다. 중추관용처럼 말초관용의 존재는 실험적 증명이 제시되기 이전에 예견되었다. 다시 위에서 언급한 항-HEL Ig 형질전환 및 HEL을 발현하는 마우스모델이 사용되었을 때, 말초조직에서 성숙한 항-HEL B 세포에 제시되는 HEL은 이러한 B 세포를 불활성화시키고 이러한 B 세포는 비장이나 림프절의 여포에 결코 이동하지 않는다 (그림 16-3b). B 세포가 여포/배중심에서 성숙되고 선택된 후에 항체를 분비하는 형질 세포가 된다는 사실을 기억하라. 이러한 실험에서 주목해야 할 중요한 점은 HEL을 발현하는 마우스에서 HEL을 인지하는 T 세포는 중추관용에 의해 1차면역기관에서 성숙하고 방출되기 전에 제거된다는 것이다. B 세포는 항원을 인지할 수 있지만 T 세포로부터 후속적인 도움을 받을 수 없다. 이러한 실험들이 증명한 사실은 T 세포의 도움이 없이 성숙한 B 세포가 수용성 항원을 만나면 B 세포는 무반응 상태가 되며 배중심으로 전혀 이동할 수 없다는 것이다.

T 세포 말초관용은 다양한 실험적 접근방식에 의해 증명되었으며 말초관용을 매개하는 기전에 대한 증거들이 제시되었다. 10장에서 본 것처럼 T 세포는 활성화되기 위해 TCR이 자기 MHC 분자에 제시되는 항원을 인지할 수 있어야 할 뿐 아니라 공동자극 신호도 존재하여야 한다. 제킨스 (M. K. Jenkins), 뮐러 (D. Mueller), 슈왈츠 (R. H. Schwartz)에 의한 초기 실험에 의하면 $CD4^+$ T 세포 클론은 시험관에서 TCR을 통해서만 자극을 받으면 무반응에 빠지게 된다. 그들은 이러한 무반응 상태를 기술하기 위해 클론 무반응 (clonal anergy)이라는 용어를 사용하였다. 몇몇 실험실의 후속적인 연구결과는 T 세포의 CD28과 항원제시 세포의 B7 간의 상호작용이 T 세포 활성에 필요한 공동자극신호를 제공할 수 있음을 보여주었다.

CD28/B7 신호가 T 세포 활성화에 필요한 공동자극 신호를 제공하는 사실이 이해되고 난 후에 공동자극에 대한 세심한 조사는 CTLA-4와 같은 억제성 수용체의 존재를 들어냈다. CTLA-4는 CD28과 같이 B7에 결합하지만 T 세포 활성화 신호를 제공하는 대신 T 세포 활성화를 억제한다. CTLA-4 유전자가 결실시켰을 때 관용에서 CTLA-4의 역할이 인식되었다. CTLA-4가 결실된 마우스에서 림프구는 대량 증식되며 자가면역 질환이 발생한다. 이 결과는 CTLA-4가 말초관용을 유지하는데 중요한 역할을 한다는 것을 보여주는 것이다.

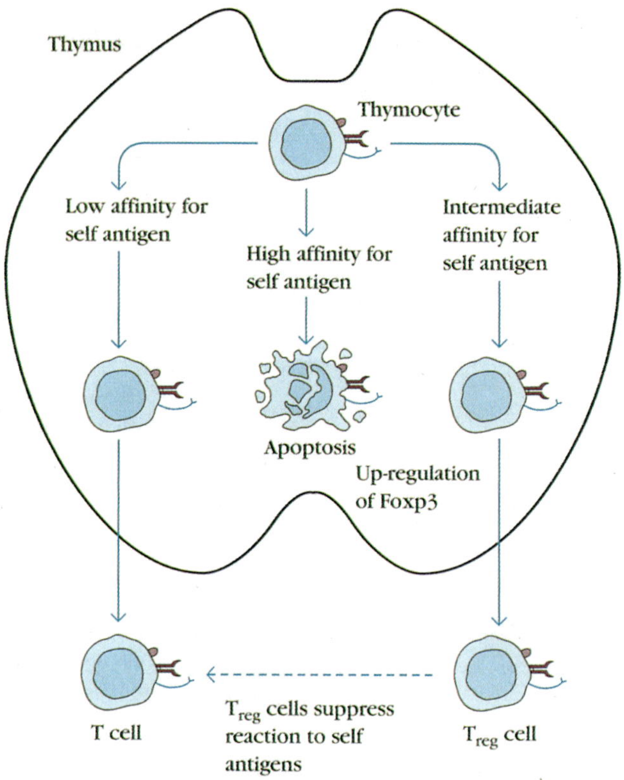

FIGURE 16-4 T regulatory (T_{reg}) cells are generated from thymocytes during negative selection in the thymus. Thymocytes with high affinity for self antigens are deleted at this stage; thymocytes with low affinity are positively selected and released. Thymocytes with intermediate affinity for antigens encountered in the thymus up-regulate the transcription factor Foxp3 and become T_{reg} cells, which serve to keep self-reactive T-cell responses in check. *[Adapted from M. Kronenberg and A. Y. Rudensky, 2005,* Nature *435:598.]*

조절 T 세포는 말초관용의 한 요소이다_Regulatory T cells are a component of peripheral tolerance

말초관용은 조절 T 세포 (regulatory T cell; T_{reg} cell)에 의해서도 유도될 수 있다. 2차 면역기관과 염증장소에 작용하여 T_{reg} 세포는 자가면역 과정을 억제하는 방향으로 조절할 수 있다. T_{reg} 세포는 IL-2R (CD25)를 높은 수준으로 발현하는 $CD4^+$ T 세포의 독특한 아종임을 기억하라. T_{reg} 세포는 흉선에서 자기 항원에 대한 중간의 친화력을 가진 TCR을 가진 T 세포의 아종에서 유래한다 (그림 16-4). 이러한 세포 중 어떤 세포들은 전사인자인 Foxp3를 발현을 증가시키며 그 후에 자기 항원에 대한 반응을 억제할 수 있는 T_{reg} 세포로 분화한다. 자가면역에 기반을 둔 당뇨병의 발생에 취약한 두 가지 종인 비비만 (nonobese diabetic; NOD) 당뇨병 마우스와 BB 백서 (자발적으로 발생하는 제1형 당뇨병의 최초 동물모델인 BioBreeding rats)를 이용한 초기 실험에서 T_{reg} 세포는 면역반응을 억제할 수 있는 능력이 있음이 입증되었다. NOD 마우스와 BB 백서가 조직적합성이 일치된 정상적인 $CD4^+$ T 세포를 주입 받으면 당뇨병의 발생이 연기된다. 이러한 동물모델에서 당뇨병을 억제하는 $CD4^+$ T 세포의 아종은 CD25를 발현하는 세포임 후속 연구에 의해 규명되었다. T_{reg} 세포가 면역반응을 억제하는 기전은 연구가 집중되고 있지만 한 가지 분명한 사실은 억제는 최소한 IL-10과 TGFβ와 같은 사이토카인 분비에 의해 조절된다.

세포사는 중추관용과 말초관용 모두를 유지하는데 중요한 역할을 한다. 이것에 대한 증거는 사망 수용체인 Fas나 Fas 리간드 (FasL)에 자연적으로 돌연변이가 생긴 마우스는 전신성 자가면역질환이 발생한다는 사실이다. 10장에서 논의한 것처럼 활성화된 T 세포에서 Fas와 FasL의 발현은 증가한다. B 세포와 T 세포 모두에서 FasL가 Fas에 결합하면 활성화 유도 세포사 (activation-induced cell death; AICD)에 의해 급격한 세포사가 유도된다. Fas (*lpr/lpr*) 혹은 FasL (*gld/gld*) 유전자가 불활성화된 돌연변이를 가진 마우스에서 AICD 경로가 촉발되지 않아서 생의 초기에 자가면역 질환이 발생한다.

항원 격리는 자기 항원을 보호하는 수단이다_Antigen sequestration is a means to protect self antigens

위에서 기술한 중추관용과 말초관용에 대한 다양한 기전 외에 자기 반응성을 회피하는 효과적인 수단이 정상적인 환경에서 항원이 그 항원에 반응하는 림프구를 만나지 않도록 항원을 격리하거나 분획하는 것이다. 만약 항원이 면역 세포에 노출되지 않으면 림프구가 항원에 반응할 가능성은 존재하지 않는다. 하지만 격리의 결과는 항원이 분화하는 림프구와 만나지 않기 때문에 격리된 항원에 대한 관용이 발생되지 않는다. 만약 면역세포와 격리된 항원 사이의 장벽이 항원의 접종, 상처에 의해 제거되거나 화합물을 사용에 의해 항원이 림프구에 접근하여 반응을 유발하며 그 항원은 전에 면역계에 노출된 적이 없기 때문에 이물질로 인지될 것이다. 예를 들면 혈액-뇌 장벽이 제거되면 중추신경의 성분에 대한 면역반응이 발생한다.

관용의 실패 결과 자가면역이 발생한다_Failure of tolerance leads to autoimmunity

간단히 표현하면 자가면역 질환은 숙주가 자기 반응성 림프구의 활성으로부터 자신을 보호하는 관용 과정이 작동하지 않았기 때문에 발생한다. 관용이 자가면역 질환을 예방하도록 활동하는 것은 명료하다. 이것이 사실이라는 확증적인 증거는 관용을 억제하는 돌연변이가 자연적으로 발생하면 자가면역이 발생한다는 것이다. Fas, FasL와 자가면역과의 연관은 사람에서 희귀한 형태의 유전질병인 자가면역 림프증식 복합증 (autoimmune lymphoproliferative syndrome; ALPS)이 Fas에 돌연변이가 생겨 발생한다는 사실에 의해서는 입증된다. *lpr/lpr* 마우스에서 관찰되는 것과 유사하게 ALPS 환자는 다수의 장기에 영향을 주는 심한 자가면역 질환을 가진다.

자가면역 다내분비질환-칸디다증-외배엽성이형성 (autoimmune polyendocrinopathy-candidiasis-ecodermal dystrophy; APECED)이라 불리는 사람의 자가면역 질환은 하나의 상염색체의 유전자좌의 돌연변이에 의해 발생하며 열성유전되는 것으로 알려져 왔기 때문에 몇 년 동안 연구되어 왔다. APECED는 사람에서 멘델유전법칙을 따르는 유일한 자가면역질환이기 때문에 유전학자에게 자가면역의 유전적인 요소를 규명하는데 뛰어난 모델이었다. APECED의 특성은 다양한 자가면역 다내분비질환, 만성 점액피부 칸디다증과 외배엽성이형성이다. APECED의 원인이 되는 유전자는 전통적인 위치 클론닝 방식 (유전자의 위치를 발견한 다음 기능이 결정됨)에 의해 두 독립된 연구그룹에 의해 최근에 분리되었다. APECED 유전자는 AIRE라는 새로운 단백질을 암호화한다. AIRE는 주로 흉선, 췌장과 갑성선 피질에 발현되며 흉선 피질 상피세포에서 말초조직 자기 항원의 발현을 조절한다. 이 사실은 명백히 AIRE와 중추관용의 발생 사이의 연관성에 대한 증거이다. 최근 AIRE 결핍 마우스가 제작되었다. APECED 환자와 같이 AIRE 결핍 마우스는 다 장기 자가면역 질환의 발생에 매우 취약하다. AIRE가 흉선에서 자기 항원의 발현을 조절하는 기전은 잘 알려져 있지 않으며 집중연구가 진행되는 분야이다.

또 다른 인간 자가면역 질환인 면역조절부전, 다내분비질환, 장질환, X-연관복합증 (immune dysregulation, polyendocrinopathy, enteropathy, X-linked syndrome; IPEX)은 관용에 대한 이해를 높이는데 기여했다. IPEX는 치명적인 질환으로서 scurfy라는 자연발생적인 마우스의 돌연변이와 유사한 특성을 가진다. IPEX 환자와 *scurfy* 마우스의 유전분석 결과에 의하면 이 두 질환을 야기하는 유전자의 위치는 Foxp3 유전자의 위치와 일치한다. Foxp2는 $CD4^+/CD25^+$ 조절 T 세포의 형성에 필요한 것으로 알려진 전사인자이다. Foxp3의 돌연변이는 생의 초기에 여러 장기에 발생하는 자가면역 질환이다. 그러므로 APECED와 *scurgy*는 T_{reg} 세포가 면역반응을 조절하지 못해서 발생할 가능성이 높다.

인간의 자가면역 질환의 유전적 기초는 광범위한 조사대상이며 대부분의 경우 다수의 유전자가 관여하는 것으로 생각되기 때문에 정확한 결함을 구분하는 일은 대단히 어렵다. 다음 장에서는 병리적인 기전에 의해 분류되는 보다 흔한 자가면역 질환에 대해 기술하기도 한다.

장기 특이적 자가면역 질환_Organ-Specific Autoimmune Diseases

장기 특이적인 자가면역 질환에서 면역반응은 하나의 장기나 선 (gland) 특이적인 항원에 대해 발생하기 때문에 질병 증상들은 주로 그 장기에 국한된다. 표적장기 (target organ)의 세포는 체액성 혹은 세포매개 효과기전에 의해 직접적으로 손상을 입을 수 있다. 다른 한편 자가항체는 표적장기의 정상적인 기능을 과도하게 자극하거나 억제할 수도 있다.

일부 자가면역 질환은 직접적인 세포 손상에 의해 매개된다_Some autoimmune diseases are mediated by direct cellular damage

직접적인 세포손상과 관련된 자가면역 질환은 림프구나 항체가 세포막 항원 (cell membrane antigen)에 결합하여 관련 장기의 세포를 용해시키거나 염증반응을 초래하기 때문에 발생한다. 손상된 세포조직은 점차 결합조직 (connetive tissue)에 의해 대체되며 (상처조직으로 남음) 장기의 기능도 서서히 감소한다. 본 단락에서는 이러한 유형의 자가면역 질환에 대해 기술하기로 한다.

하시모토씨 갑상선염_Hashimoto's Thyroiditis

중년의 여성에게 가장 흔히 발견되는 하시모토씨 갑성선염 환자는 갑상선 항원 특이적인 자가항체와 T_H1 세포를 생산한다. 동반하는 과민성반응 특성은 림프구, 포식세포 (macrophage)와 형질세포 (plasma cell)가 갑상선에 심하게 침윤하여 림프구 여포 (lymphocytic follicle)와 배중심 (germinal center)을 형성하는 것이다 (그림 16-5). 염증반응의 후속적인 결과는 갑상선종 (goiter)이라 불리는 눈에 띄게 비대해진 갑상선이며 이는 갑상선저하증 (hypothyroidism)의 생리적 반응에 해당된다 (갑상선 호르몬 생산의 감

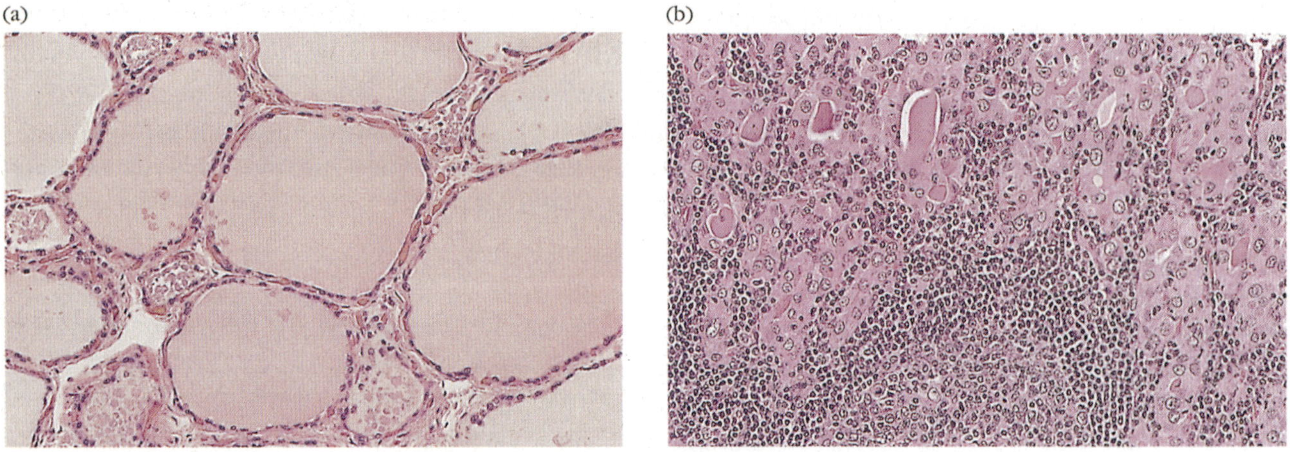

FIGURE 16-5 Photomicrographs of (a) normal thyroid gland showing a follicle lined by cuboidal follicular epithelial cells and (b) gland in Hashimoto's thyroiditis showing intense lymphocyte infiltration. *[From Web Path, courtesy of E. C. Klatt, University of Utah.]*

소). 갑상선저하증은 다수의 갑성선 단백질에 대해 형성된 항체에 의해 야기되며 대표적인 갑상선 항원은 요오드의 흡수에 관여하는 갑상선 과산화효소 (thyroid peroxidase)와 타이로글로불린 (thyroglobulin)이다. 이러한 단백질에 자가항체가 결합하면 요오드의 흡수를 방해해서 갑상선저하증이 발생한다.

자가면역 빈혈증_Autoimmune Anemia

자가면역 빈혈증은 악성빈혈 (perni-cious anemia), 자가면역 용혈성 빈혈 (autoimmune hemolytic anemia)과 약물유발성 용혈성 빈혈 (drug-induced hemolytic anemia)을 포함한다. 악성빈혈은 위벽세포 (gastric parietal cell) 상에 존재하는 세포막단백질인 내재성 인자 (intrinsic factor)에 대한 자가항체에 의해 유도된다. 내재성 인자는 소장 (small intestine)으로부터 비타민 B_{12}의 흡수를 촉진한다. 내재성 인자에 자가항체가 결합하면 내재성 인자에 의해 매개되는 비타민 B_{12}의 흡수가 억제된다. 적절한 조혈세포 형성과정에 필요한 비타민 B_{12}가 충분히 인체에 존재하지 않으면, 기능을 발휘할 수 있는 성숙된 적혈구의 수가 정상치를 밑돌게 된다. 비타민 B_{12}를 주입하면 비타민 B_{12} 흡수에 대한 결함을 보충할 수 있기 때문에 악성빈혈에 대한 치료는 가능하다.

자가면역 용혈성 빈혈을 가진 사람은 적혈구 항원에 대한 자가항체를 생산한다. 이 항체는 적혈구에 대해 보체-매개 용해 (complement-mediated lysis), 항체매개 옵소닌화 혹은 포식작용 (antibody-mediated opsonization or phagocytosis)을 촉발한다. 페니실린 (penicillin)이나 항-고혈압 치료제 (anti-hypertensive agent)인 메틸도파 (methyldopa)와 같은 약물은 적혈구와 상호작용하여 적혈구를 항원화시킬 수 있는데 이로 인해 약물유도 자가면역 빈혈이 발생할 수 있다. 자가면역 용혈성 빈혈의 면역진단은 일반적으로 쿰스검사법 (Cooms test)을 사용한다. 항-인간 IgG 항혈청을 적혈구에 반응시키면, 적혈구가 항혈청에 의해 응집된다. 이 경우 IgG 자가항체가 적혈구 상에 존재한다고 결론내릴 수 있다.

굿파스튜어 증후군_Goodpasture's Syndrome

굿파스튜어 증후군 의 경우, 기저막 (basement membrane) 항원 특이적인 자가항체가 신장 세뇨관 (kidney glomerulus)이나 폐의 폐포 (alveolus)의 기저막에 결합한다. 그 결과 보체활성화에 의한 직접적인 세포의 손상과 보체 분해산물의 축적에 의해 매개되는 염증반응이 뒤 따른다. 세뇨관과 폐포 기저막의 손상은 점진적인 신장 손상과 폐출혈 증상으로 연결되며 이 증상이 시작된 지 몇 개월 이내에 사망에 이를 수도 있다. 굿파스튜어 증후군 환자의 생체조직을 형광물질로 표식된 항 IgG나 항 C3b 항체로 염색하면 IgG나 C3b가 기저막을 따라 일렬로 축척되어 있는 것을 볼 수 있다 (그림 16-6).

인슐린 의존성 당뇨병_Isulin-Dependent Diabetes Mellitus, IDDM

0.2% 인구에 발병하는 인슐린 의존성 당뇨병은 췌장이 자가면역 공격을 받아 발생한다. 췌장 전역에 흩어져 존재하는 랑게르한스섬 (islet of Langerhans)이라 불리는 구형의 세포송이에 위치한 인슐

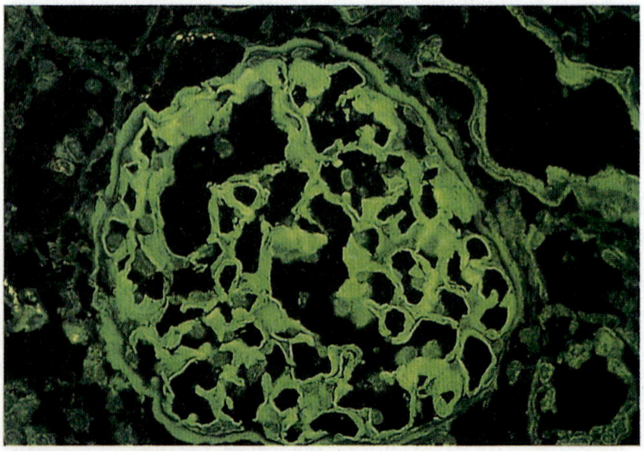

FIGURE 16-6 Fluorescent anti-IgG staining of a kidney biopsy from a patient with Goodpasture's syndrome reveals linear deposits of auto-antibody along the basement membrane. *[From Web Path, courtesy of E. C. Klatt, University of Utah.]*

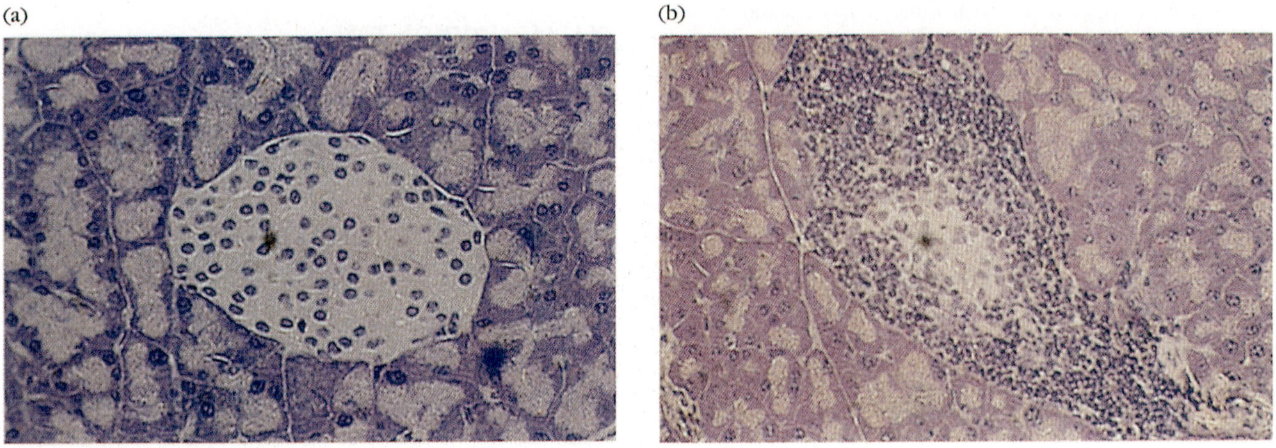

FIGURE 16-7 Photomicrographs of an islet of Langerhans in (a) pancreas from a normal mouse and (b) pancreas from a mouse with a disease resembling insulin-dependent diabetes mellitus. Note the lymphocyte infiltration into the islet (insulitis) in (b). *[From M. A. Atkinson and N. K. Maclaren, 1990, Scientific American **263(1)**:62.]*

린 분비 세포인 베타세포 (beta cell)가 공격의 대상이다. 자가면역 공격은 베타세포를 파괴한다. 그 결과 인슐린의 생산이 감소되고 결국 혈중 포도당의 농도가 증가하게 된다. 베타세포를 파괴하는데 있어서 몇 가지 요소가 중요하다. 첫째, 활성화된 CTL이 랑게르한스섬 안으로 이동하여 인슐린을 생산하는 세포를 공격하기 시작한다. 이 반응에서 IFN-γ, TNF-α, IL-1 등의 사이토카인이 국소적으로 생산된다. 자가항체 생산 또한 IDDM 발병에 관여하는 요소가 될 수 있다. 종종 인슐린염 (insulitis)이라 총칭되는 CTL의 침윤과 포식세포의 활성화 (그림 16-7)가 발생하며 뒤이어 사이토카인의 분비와 자가항체가 출현한다. 그 결과, 세포매개성 지연형 과민증이 발생한다. 후속적인 베타세포 파괴는 지연형 과민증 과정에서 분비되는 사이토카인과 활성화된 포식세포에 의해 분비되는 용해성 효소 (lytic enzyme)에 의해 매개되는 것으로 생각된다. 베타세포에 대한 자가항체도 항체와 보체에 의한 세포용해 (antibody-plus-complement lysis) 혹은 항체의존성 세포매개 세포독성 (antibody-dependent cell-mediated cytotoxicity)을 촉진함으로써 세포파괴에 공헌하는 것으로 생각된다.

랑게르한스섬 베타세포의 파괴에 의해 발생하는 포도당 대사의 이상은 키토아시도시스 (ketoacidosis), 뇨의 증가와 같은 심각한 대사 문제를 초래한다. 이 질병의 말기에는 혈액공급의 상실로 인한 사지의 괴저 (gangrene)의 원인이 되는 동맥경화성 혈관병소 (atherosclerotic vascular lesion), 신부전증 (renal failure), 소경 (blindness) 등의 증상이 종종 나타난다. 만약 치료받지 못하면 사망에 이를 수 있다. 당뇨병의 가장 보편적인 치료는 인슐린을 매일 투여하는 것이다. 이 방법은 질병을 조절하는데 매우 도움이 된다. 하지만 간헐적인 투여는 대사적으로 조절되는 지속적이고 통제된 인슐린의 분비와 같지 않기 때문에 주기적인 인슐린 투여는 당뇨병에 의해 초래된 문제들을 전적으로 경감시키지는 못한다. 또 다른 치료를 까다롭게 하는 당뇨병의 특징은 이 질병의 발병이 진행됨에도 불구하고 여러 해 동안 발견되지 않을 수 있기 때문에 치료가 시작되기 전에 이미 췌장조직이 회복 불능인 상태로 파괴될 수 있다는 것이다. 순수 분리한 췌도세포 이식에 대한 기술의 향상은 IDDM의 치료에 대한 전망을 밝게 해 주고 있다.

일부 자가면역 질환은 자극성 혹은 억제성 자가항체에 의해 매개된다_Some autoimmune diseases are mediated by stimulating or blocking auto-antibodies

일부 자가면역 질환에서 항체는 정상적인 호르몬 수용체의 리간드 (호르몬)가 존재하는 환경에서 호르몬 수용체와 결합하여 비정상적인 활성을 자극하는 작동제 (agonist)로 작용한다. 이 경우 대개 매개체의 과도한 생산 또는 세포성장의 증가를 수반한다. 역으로 자가항체가 길항제 (antagonist)로 작용하여 호르몬 수용체에 결합하면 이 수용체의 기능은 억제된다. 이 경우 일반적으로 매개체의 분비에 손상이 일어나고 영향 받은 장기는 점진적으로 위축된다.

그레이브씨병_Graves' Disease

갑상선 호르몬 (thyroid hormone)의 생산은 뇌하수체(pituitary gland)에서 생산되는 갑상선자극 호르몬 (thyroid-stimulating hormone)에 의해 정교하게 조절된다. 갑상선자극 호르몬이 갑상선세포에 있는 수용체 (receptor)에 결합하면 아데닐산 사이클레이스 (adelylate cyclase)를 활성화시키고 타이록신 (thyroxine)과 삼옥화타이로닌 (triiodothyronine)이라는 두 갑상선호르몬의 합성을 유발한다. 그레브씨병 환자의 경우는 갑상선자극 호르몬수용체에 결합하는 자가항체가 생산되고 이 항체는 아데닐산 사이클레이스를 활성화시켜 갑상선호르몬의 생산을 유발한다. 다시 말하면 이들 자가항체는 갑상선자극 호르몬의 정상적인 활성을 모방한다. 하지만 갑상선자극 호르몬과 달리 자가항체의 생산은 조절되지 않는다. 그 결과 그들은 갑상선을 과도하게 자극하게 된다. 이러한 이유로 이들 자가항체는 '장기간 작용하는 갑상선자극 항체 (long-acting thyroid-stimulating antibodies)'라 명명되고 있다 (그림 16-8).

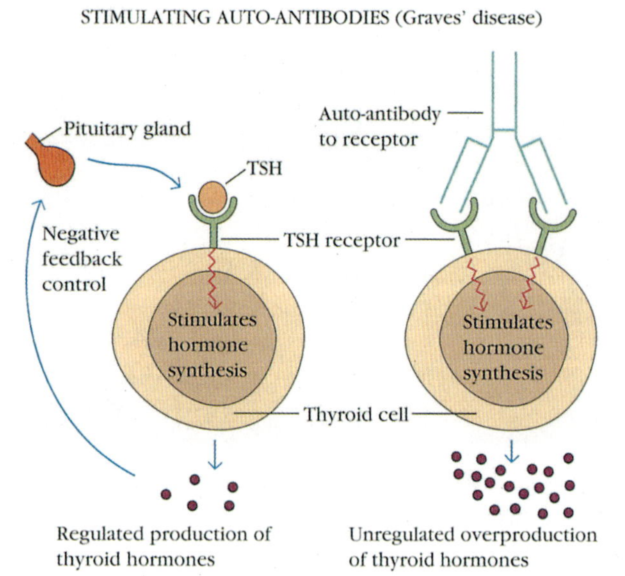

FIGURE 16-8 In Graves' disease, binding of auto-antibodies to the receptor for thyroid-stimulating hormone (TSH) induces unregulated activation of the thyroid, leading to overproduction of the thyroid hormones (burgundy dots).

중증 근무력증_Myasthenia Gravis

중증 근무력증은 억제성 항체에 의해 매개되는 자가면역 질환의 전형이다. 근무력증 환자는 운동신경원 종판 (motor end-plate)의 아세틸콜린 수용체 (acetylcholine receptor)에 결합하는 자가항체를 생산한다. 이 항체는 아세틸콜린이 그의 수용체에 결합하는 것을 억제하며 보체매개 세포용해를 유도한다. 그 결과 골격근이 점진적으로 약화된다 (그림 16-9). 결국 자가항체는 아세틸콜린 수용체를 가진 세포를 파괴하게 된다. 이 질환의 초기 증상은 축 처진 눈꺼풀과 입모서리를 오므리지 못해 생기는 으르렁 거리는 표정 등이다. 치료하지 않으면 점진적인 골격근의 약화로 몸의 움직임 뿐 아니라 섭취 행동에도 심각한 장애가 초래된다. 하지만 적절한 치료를 받으면 이 질병을 가진 환자는 매우 양호한 건강상태를 유지하며 정상적인 생활을 영위할 수 있다.

전신성 자가면역 질환_Systemic Autoimmune Diseases

전신성 자가면역 질환의 경우 면역반응이 광범위한 표적항원 (target antigen)을 대상으로 일어나고 이들 질병은 다수의 장기와 조직에서 발생한다. 이들 질병에서는 면역조절기능의 전반적인 결함으로 인해 과반응성 T 세포와 B 세포가 생성된다. 세포매개 면역반응과 자가항체 혹은 면역복합체에 의한 조직손상은 광범위하게 일어난다.

전신성 홍반루푸스는 다수의 조직을 공격한다_Systemic lupus erythematosus attacks many tissues

전신성 자가면역 질환의 가장 대표적인 질병은 **전신성 홍반루푸스 (systemic lupus erythematosus; SLE)**이다. 이 질병은 20-40살의 여성에게 주로 발생한다. 여자 대 남자 환자의 비율은 10:1에 이른다. SLE는 열 (fever), 쇠약 (weakness), 관절염 (arthritis), 피부발진 (skin rash), 늑막염 (pleurisy), 신부전증 (renal dysfunction) 등에 의해 특징 지워진다 (그림 16-10). SLE는 이유는 알려지지 않았지만 코카서스계 보다 라틴계 및 아프리카계 미국인에게 발병율이 높다. SLE 환자는 DNA, 히스톤, 적혈구, 혈소판, 백혈구, 응고인자 (clotting factor)와 같은 광범위한 조직항원에 대한 항체를 생산한다. 자가항체와 그에 대한 항원 간의 상호작용은 다양한 증상을 초래한다. 예를 들면, 적혈구와 혈소판 특이적인 자가항체는 보체매개 세포용해에 의해 각각 용해성 빈혈 (hemolytic anemia)과 혈소판 감소증 (thrombocytopenia)을 일으킨다. 다양한 핵항원에 대한 자가항체의 면역복합체가 소혈관의 벽을 따라서 축적되면 제3형 과민반응이 발생한다. 이러한 면역복합체는 보체계를 활성화시키고, 혈관벽에 손상을 가하는 막공격 복합체 (membrane-attack complex)와 보체 분해산물을 생산하여 혈관염과 사구체신염을 유발한다.

증상이 심한 SLE 환자의 경우 과도한 보체 활성으로 인해 혈중에 정상인보다 3-4배 높은 수치의 보체분해산물인 C3a와 C5a가 생

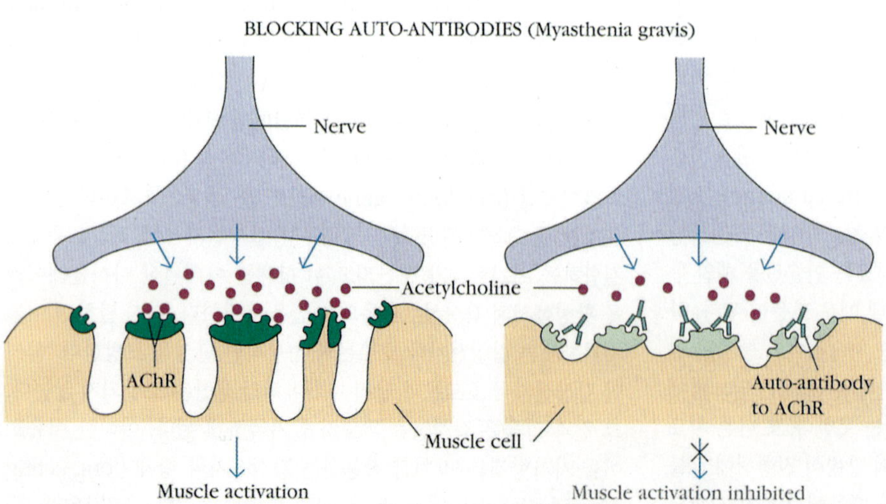

FIGURE 16-9 In myasthenia gravis, binding of auto-antibodies to the acetylcholine receptor (AChR; *right*) blocks the normal binding of acetylcholine (burgundy dots) and subsequent muscle activation (*left*). In addition, the anti-AChR auto-antibody activates complement, which damages the muscle end plate; the number of acetylcholine receptors declines as the disease progresses.

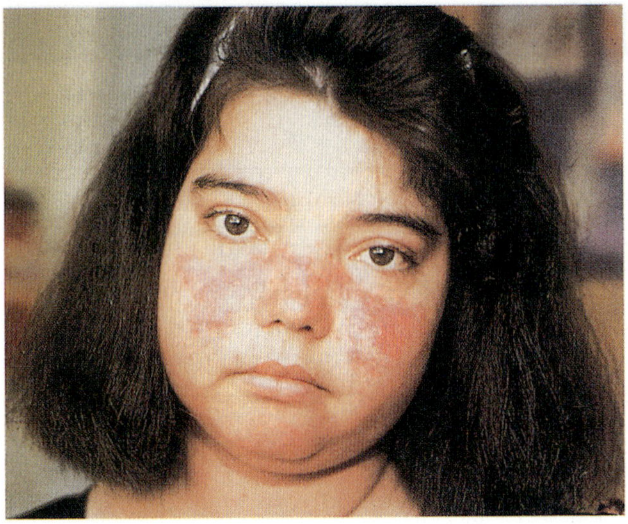

FIGURE 16-10 Characteristic "butterfly" rash over the cheeks of a girl with systemic lupus erythematosus. *[From L. Steinman, 1993, Scientific American 269(3):80.]*

산된다. C5a는 중성구의 제3형 보체수용체 (type 3 complement receptor, CR3)의 발현을 증가시켜 중성구가 혈관 내피세포에 응집하고 접착하는 것을 촉진시킨다. 중성구가 소혈관에 접착하면 순환하는 중성구의 수가 감소하며 (중성구감소증) 다양한 소혈관폐색이 발생한다 (혈관염). 이러한 혈관폐색은 광범위한 조직손상으로 이어진다.

SLE의 진단은 이중 혹은 단일나선 DNA, 핵단백질, 히스톤, 인 RNA (nucleolar RNA) 등에 작용하는 특징적인 항-핵 항체에 초점을 맞추고 있다. SLE 환자의 혈청을 사용한 간접 면역형광 염색법 (indirect immunofluorescent staining)은 다양한 특징적인 핵염색 양상을 보여준다.

다발성 경화는 중추 신경조직을 공격한다_Mutiple sclerosis attacks the central nervous system

서구에서 **다발성 경화 (multiple sclerosis; MS)**는 질병으로 인한 신경 폐질 (neurologic disability)의 가장 흔한 원인이 된다. 사지의 무감각과 같은 미약한 증상 혹은 마비나 시력상실과 같은 심한 증상이 존재할 수 있다. MS를 가진 사람의 대부분은 20-40세 사이에 분포한다. MS 환자는 자기 반응성 T 세포를 가지고 있는데 이 T 세포는 신경섬유의 수초(myelin sheath)를 따라 염증병소 (inflammatory lesions)를 형성하는데 관여한다. MS가 활발히 진행 중인 환자의 뇌척수액은 활성화된 T 세포를 함유하고 있으며 이 T 세포는 뇌 조직으로 침윤하고 특징적인 염증병소를 형성하여 수초 (myelin)를 파괴한다. 수초는 신경섬유를 고립시키는 역할을 하기 때문에 수초의 파괴는 수많은 신경기능부전으로 연결된다.

역학연구 결과에 의하면 MS는 북반구와 흥미롭게도 미국에서 가장 흔하다. 37도 선 이북에 살고 있는 인구는 10만 명 당 100-140명의 유병율을 보여주는 반면 37도 선 이남에 사는 인구는 10만 명 당 57-75 명의 유병율을 보여준다. 37도 선 이남에 살던 사람이 15세 이전에 37도 선 이북으로 이사하면 질병에 걸릴 새로운 위험성을 가진다. 이러한 도발적인 데이터는 MS에 걸릴 위험성은 환경요인에 의해 결정될 수 있음을 암시한다. 하지만 유전적 영향도 중요하기 때문에 환경적 요인이 전부가 될 수는 없다. 미국에서 보통 사람이 MS에 걸린 확률은 1000명 당 1명이지만 MS를 가진 사람의 자녀나 형제와 같은 가까운 친척이 MS에 걸린 확률은 50~100명 당 1명이다. MS를 가진 사람의 일란성 쌍둥이는 3명 당 1명의 확률로 이 질병에 걸릴 수 있다. 이러한 데이터는 이 질병의 유전적 관련성에 대한 강력한 증거가 된다. 그리고 본 장의 '임상초점'에서 서술하는 것처럼 MS는 남자보다 여자에서 2-3배 높은 확률로 발병한다.

MS는 다른 자가면역질환처럼 그 원인이 잘 규명되지 않고 있다. 하지만 특정 바이러스에 의한 감염이 MS 소인이 된다는 간접적 증거들은 존재한다. 어떤 바이러스는 탈수질병 (demyelinating disease)의 원인인 것은 확실하다. 그러므로 바이러스 감염이 MS에 중요한 역할을 할 수 있다는 것은 추측 가능하다. 하지만 현재 특정 바이러스 감염과 MS 발병 사이의 연관성에 대한 결정적인 증거는 제시되지 않고 있다.

류마티스 관절염은 관절을 공격한다_Rheumatoid arthritis attacks joints

류마티스 관절염 (rheumatoid arthritis)은 흔히 발견되는 자가면역 질환으로 40~60대 여성에게 가장 높은 빈도로 발생한다. 류마티스 관절염은 혈액, 심혈관, 호흡계에도 이상을 나타내지만 주요한 증상은 관절의 만성염증이다. 류마티스 관절염 환자는 많은 경우 IgG의 Fc 영역에 있는 결정기와 반응하는 **류마티스 인자 (rheumatoid factor)**라는 일군의 자가항체를 생산한다. 고전적인 류마티스 인자는 이러한 반응성을 가진 IgM 항체이다. 이들 자가항체는 정상적으로 순환하는 IgG에 결합하여 IgM-IgG 복합체를 형성하여 관절에 침착한다. 이 면역복합체는 보체 다단계 반응 (complement cascade)을 활성화시켜 관절의 만성염증으로 이어지는 제3형 과민증을 유도한다.

자가면역 질환 동물모델_Animal Models for Autoimmune Diseases

자가면역질환의 동물모델은 자가면역에 대한 기전, 사람의 자가면역에 대한 이해, 잠재적인 치료법에 대한 가치 있는 통찰력을 제공하는데 공헌하고 있다. 자가면역은 특정 동물의 근교계에서 자발적으로 발생하며, 실험적 조작에 의해서도 질병을 유도할 수 있다 (표 16-2).

TABLE 16-2 Experimental animal models of autoimmune diseases

Animal model	Possible human disease counterpart	Inducing antigen	Disease transferred by T cells
SPONTANEOUS AUTOIMMUNE DISEASES			
Nonobese diabetic (NOD) mouse	Insulin-dependent diabetes mellitus (IDDM)	Unknown	Yes
(NZB × NZW) F_1 mouse	Systemic lupus erythematosus (SLE)	Unknown	Yes
Obese-strain chicken	Hashimoto's thyroiditis	Thyroglobulin	Yes
EXPERIMENTALLY INDUCED AUTOIMMUNE DISEASES*			
Experimental autoimmune myasthenia gravis (EAMG)	Myasthenia gravis	Acetylcholine receptor	Yes
Experimental autoimmune encephalomyelitis (EAE)	Multiple sclerosis (MS)	Myelin basic protein (MBP); proteolipid protein (PLP)	Yes
Autoimmune arthritis (AA)	Rheumatoid arthritis	*M. tuberculosis* (proteoglycans)	Yes
Experimental autoimmune thyroiditis (EAT)	Hashimoto's thyroiditis	Thyroglobulin	Yes

*These diseases can be induced by injecting appropriate animals with the indicated antigen in complete Freund's adjuvant. Except for autoimmune arthritis, the antigens used correspond to the self antigens associated with the human disease counterpart. Rheumatoid arthritis involves reaction to proteoglycans, which are self antigens associated with connective tissue.

자가면역은 동물에서 자발적으로 발생할 수 있다

Autoimmunity can develop spontaneously in animals

동물에서 자발적으로 발생하는 다수의 자가면역 질환은 중요한 임상 및 병리적인 특성에서 사람의 자가면역 질환과 유사성을 가지고 있다. 특히 근교계 마우스 종은 자가면역 발생과 관련된 면역결함을 규명하기 위한 가치 있는 모델이다.

뉴질랜드 흑색 (New Zealand Black; NZB) 마우스와 뉴질랜드 백색 (New Zealand White; NZW) 마우스와의 잡종 1세대 (F_1 hybrid) 마우스에서는 SLE와 매우 유사한 자가면역 질환이 발생한다. NZB 마우스의 경우, 생후 2-4개월 사이에 자가면역 용혈성 빈혈이 자발적으로 발생한다. 이 시기에 적혈구, 핵단백질, DNA, T 세포에 대한 항체를 포함하여 다양한 자가항체가 생성된다. NZB와 NZW 잡종 1세대 [(NZB×NZW)F_1] 마우스의 신장에는 면역복합체가 축적되는데, 그 결과 발생하는 사구체 신염으로 인해 이 마우스는 생후 18개월에 이르면 사망한다. 사람의 SLE처럼 (NZB×NZW)F_1 마우스는 자가면역 발생율이 암컷에서 높다.

급속하고 심각한 형태의 SLE는 MRL/*lpr*/*lpr*이라는 종의 마우스에서 발생한다. 이 마우스는 결함이 있는 *fas* 유전자로 확인된 *lpr* 유전자에 대해 동형접합이다. Fas 단백질은 시스테인을 다량 함유한 막수용체의 일종인 TNF 수용체에 속한 세포표면에 발현하는 단백질이다 (그림 12-6d). 정상적인 Fas 단백질이 그의 리간드와 상호작용하면 Fas를 발현하는 세포에서 세포사에 이르는 신호가 전달된다. 이 기전은 일부 CTL이 표적세포를 파괴하는데 작용한다. Fas는 과활성화된 말초 $CD4^+$ T 세포의 세포사에도 필수적인 것으로 알려져 있다. 정상 상태에서 성숙된 말초 T 세포는 활성화되면 Fas와 그의 리간드를 모두 발현한다. Fas를 가진 세포가 Fas 리간드를 발현하는 활성화된 이웃 세포와 접촉하면 Fas를 가진 세포의 세포사가 유도된다. Fas 리간드는 동일한 세포 상의 Fas에 결합하여 세포사를 유도할 수도 있다. Fas가 존재하지 않으면 성숙된 말초 T 세포는 활성화되더라도 죽지 않고 계속 분열하여 사이토카인을 분비한다. 이 결과 림프절과 비장은 눈에 띄게 비대해 진다. *lpr* 마우스와 유사한 *fas* 발현의 이상은 사람에게서도 발견되며 심각한 결과를 초래한다. 하지만 사람에서 *fas* 발현과 SLE 사이에 연결고리는 존재하지 않는다. 이는 *lpr* 마우스가 진정한 SLE의 모델이 아님을 암시한다.

또 다른 중요한 동물모델은 사람의 인슐린 의존성 당뇨병 (insulin-dependent diabetes mellitus: IDDM)과 유사한 형태의 당뇨병을 자발적으로 일으키는 비비만 당뇨병 (nonobese diabetic: NOD) 마우스이다. 사람의 당뇨병처럼 NOD 마우스의 당뇨병은 췌장도로 림프구가 침윤함으로써 시작된다. 또한 사람의 IDDM처럼 NOD 마우스에서 MHC 대립유전자와 당뇨병 발생 사이에 강한 연관성이 존재한다. 당뇨병 마우스로부터 분리한 T 세포는 비당뇨병 마우스로 당뇨병을 전달할 수 있다는 사실이 실험적으로 증명되었다. 예를 들면, 정상적인 마우스의 면역계를 치사량의 X-선으로 조사하여 파괴한 다음 NOD 마우스의 골수로 재구성하면 그 마우스에서 당뇨병이 발생한다. 역으로, 아직 건강한 NOD 마우스의 면역계를 X-선 조사로 파괴한 다음 정상적인 마우스의 골수로 재구성하면 그 마우스에서 당뇨병은 발생하지 않는다. 다양한 연구결과에 의하면, NOD 마우스에서 $CD4^+$ T 세포가 당뇨병 발병에 결정적인 역할을 하며, 최근의 증거는 당뇨병 발생에 T_H1 아집단의 관련성을 보여주고 있다.

여러 개의 다른 자발성 자가면역 질환이 동물에서 발견되어 유사한 사람 질병의 동물모델로 사용되고 있다. 이 중에 비만종 (*Obese-strain*) 닭이 있는데 이들은 하시모토씨 갑상선염에서 볼 수 있는 것처럼 타이로글로불린에 대해 체액성 및 세포매개 반응성을 보여주고 있다.

동물에서 실험적으로 자가면역을 유도할 수 있다_Autoimmunity can be induced experimentally in animals

사람의 자가면역 질환과 유사한 자가면역 이상은 동물에서 실험적으로 유도할 수 있다 (표 16-2). 1973년에 실험적으로 유도된 최초의 동물모델 중 하나가 전기뱀장어에서 분리한 아세틸콜린 수용체를 토끼에 면역시키는 과정에서 우연히 발견되었다. 면역 후 오래 지나지 않아 중증근무력에 나타나는 것과 유사한 근육위축이 토끼에서 발생하였다. 아세틸콜린 수용체에 대한 항체가 시냅스에서 아세틸콜린에 의한 근육의 자극을 억제하기 때문에 이 실험적 자가면역 근무력증 (experimental autoimmune myasthenia gravis: EAMG)이 발생한다는 사실이 증명되었다. 1년이 지나지 않아 아세틸콜린 수용체에 대한 항체가 사람의 중증 근무력증의 원인이라는 발견으로 이 동물모델의 가치가 입증되었다.

실험적 자가면역 뇌척수염 (experimental autoimmune encephalomyelitis, EAE)은 자가면역에 대한 이해를 지대하게 증진시킨 또 다른 동물모델이다. 이것은 자가면역 질환 동물모델 중 가장 연구가 잘된 모델이기도 하다. EAE는 T 세포에 의해서만 매개되며 마이엘린 염기성단백질 (myelin basic protein; MBP)이나 프로테오리피드 단백질 (proteolipid protein; PLP)을 프로인드의 완전보강제 (Freund's complete adjuvant)에 섞어 면역시키면 다양한 동물에서 발생한다 (그림 16-11). 면역 후 2-3주 내에 중추신경의 수초에 세포침윤이 발생하고 탈수질과 마비현상이 뒤따른다. 면역시킨 동물의 대부분은 사망하고 일부는 약한 증세를 보이며 또 다른 일부에는 사람에서 발견되는 재발과 완화를 반복하는 만성의 MS와 유사한 형태의 질병이 발생한다. 회복한 동물은 나중에 MBP와 보강제를 투여 받아도 발병에 대한 저항성을 가진다.

EAE 마우스 모델은 사람의 MS 치료법을 검증하는 체계를 제공하고 있다. 예를 들면 MBP나 PLP 특이적인 T 세포 클론이 말초에서 발견되기 때문에 이러한 클론은 흉선에서 음성선택을 회피한 것으로 간주된다. 최근의 동물실험에서 MBP를 경구로 투여하면 항원 특이적인 말초 T 세포클론에 자기관용이 발생할 수 있다는 사실이 제시되었다. 이러한 연구는 MS 환자의 임상실험을 위한 길을 개척한 것이 된다.

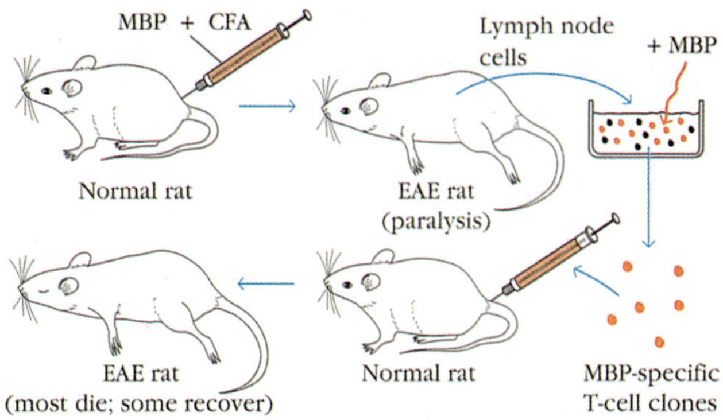

FIGURE 16-11 Experimental autoimmune encephalomyelitis (EAE) can be induced in rats by injecting them with myelin basic protein (MBP) in complete Freud's adjuvant (CFA). MBP-specific T-cell clones can be generated by culturing lymph node cells from EAE rats with MBP. When these T cells are injected into normal animals, most develop EAE and die, although a few recover.

실험적 자가면역 갑상선염 (experimental autoimmune thyroiditis; EAT)은 타이로글로불린을 Freund의 완전보강제에 섞어 면역을 유도하면 많은 동물에서 유도된다. 타이로글로불린에 특이적인 체액성 항체와 T_H1 세포가 생성되어 갑상선 염증을 유발한다. EAT는 하시모토씨 갑상선염과 가장 유사하다. 자기항원으로 면역을 유도하여 생기는 EAE나 EAT와 반대로 자가면역 관절염 (autoimmune arthritis)은 쥐 (rat)를 *Mycobacterium tuberculosis*와 Freund의 완전 보강제를 섞어 면역시키면 유도된다. 이 동물에서 사람의 류마티스 관절염과 유사한 특징을 가진 관절염이 발생된다.

$CD4^+$ T 세포, MHC 및 TCR의 자가면역 관련성에 대한 증거_Evidence Implicating the $CD4^+$ T Cell, MHC, and TCR in Autoimmunity

자가면역 질환의 특징인 자기항원에 대한 부적절한 반응은 체액성 혹은 세포매개성 면역반응과 관련 있다. 사람의 자가면역 질환에 내재된 결함을 확인하기는 어렵지만, 다양한 동물모델에서 면역결함을 발견하는 것은 보다 성공적이다. 각 동물모델에서 $CD4^+$ T 세포가 자가면역 질환의 주요한 매개자임이 제시되고 있다. 예를 들면 마우스에서 EAE는 면역 시 사용한 항원 특이적인 $CD4^+$ T_H1 세포에 의해 발생한다는 강력한 증거가 존재한다. EAE는 MBP나 PLP로 면역시킨 동물의 T 세포나 T 세포 클론을 통해 다른 동물로 질병을 전달할 수 있다. 항-CD4 항체를 동물에 처리함으로서 질병을 예방할 수 있다는 사실도 입증되었다. 이러한 데이터는 EAE 발병과정에서 CD4의 관련성에 대한 설득력 있는 증거가 된다.

T 세포의 항원 인지는 TCR, MHC, 항원유래 펩티드의 삼분자 복

합체가 관여한다 (그림 9-14). 따라서 자가면역에 걸리기 쉬운 사람은 자기항원에 결합할 수 있는 MHC와 TCR을 가지고 있어야 한다.

일부 동물모델에서 $CD4^+$ T 세포와 T_H1/T_H2 균형이 자가면역에 중요한 역할을 한다_$CD4^+$ T cells and T_H1/T_H2 balance plays an important role in autoimmunity in some animal models

자가면역 질환 동물로부터 분리한 림프구를 다양한 T 세포성장인자 존재 하에서 다양한 자기항원으로 항원 특이적 자가면역 클론의 증식을 유도하도록 배양하면 표 16-2에 나와 있는 모든 동물모델로부터 자가면역 T 세포 클론을 얻을 수 있다. 예를 들면 EAE 쥐의 림프절 세포를 MBP과 함께 시험관에서 배양하면 활성화된 T 세포 클론이 출현한다. MBP 특이적인 T 세포 클론의 수를 충분히 확보하여 정상적인 동종의 마우스에 정맥 주사하여 주입하면 그 세포들은 혈액-뇌 방벽 (blood-brain barrier)을 통과하여 탈수질 (demyelination)을 촉발한다. 이 경우 EAE는 5일 이내에 매우 급속히 발병한다 (그림 16-11 참조).

유사한 실험절차를 사용하여 EAT나 자가면역 관절염 동물로부터 타이로글로불린이나 *M. tuberculosis* 특이적인 T 세포 클론을 분리할 수 있다. 이러한 클론을 조사해보면 그들은 CD4라는 세포막 표지인자를 가지고 있다. 다수의 자가면역 동물모델에서 항-CD4 항체를 사용하여 $CD4^+$ T 세포 집단을 제거하면 질병을 반전시키는 것이 가능하다. 예를 들면 항-CD4 단클론항체를 매주 주사하면 $(NZB \times NZW)F_1$ 마우스나 EAE를 가진 마우스로부터 자가면역 질환증상을 완전히 제거할 수 있다.

장기 특이적인 자가면역 질환의 대다수는 자기반응성 $CD4^+$ T 세포에 의해 발생한다. 이 세포에 대한 분석 결과 T_H1/T_H2 균형이 자가면역 발병여부에 영향을 준다는 사실이 밝혀졌다. T_H1 세포는 자가면역 발병에 관여하며 많은 경우 T_H2는 질병유도를 억제하고 발병된 질병의 진행도 억제한다. 예를 들면 EAE 질병의 절정기에 신경조직에서 T_H1 사이토카인 (IL-2, TNF-α, IFN-γ)이 존재한다는 사실이 면역조직학적 연구에 의해 규명되었다. 게다가 그림 16-11에 묘사된 것처럼 EAE를 가진 동물로부터 생성된 MBP 특이적인 $CD4^+$ T 세포 클론은 T_H1과 T_H2 클론으로 분리할 수 있다. 실험적 사실에 의하면 T_H1 클론만 정상적인 마우스에 EAE를 전달할 수 있고 T_H2 클론은 정상적인 마우스에 EAE를 전달하지 못할 뿐 아니라 MBP와 보강제에 의해 유도된 EAE로부터 마우스를 보호할 수 있다.

EAE 발병과정에 대한 다양한 사이토카인 혹은 사이토카인 억제제의 역할을 평가하는 실험의 결과에 의하면 T_H1과 T_H2 세포는 자가면역에서 서로 다른 역할을 수행한다. MBP와 보강제로 마우스를 면역시킬 때 IL-4를 주사하면 EAE의 발생은 억제되지만 IL-12를 주사하면 EAE 발병이 촉진되는 상반된 효과가 나타난다. 12장에서 언급한 것처럼 IL-4는 T_H2 세포의 발달을 촉진하며 IFN-γ는 IL-12와 같은 다른 사이토카인과 함께 T_H1 세포의 발달을 촉진한다 (그림 12-12 참조). 그러므로 EAE 발병에서 관찰된 IL-4와 IL-12의 효과는 자가면역 발생에서 T_H1 세포의 역할과 일치한다.

자가면역은 MHC 혹은 특정 T 세포수용체와 연관성을 가진다_Autoimmunity can be associated with the MHC or with particular T-cell receptors

8장에서 상세하게 다루었던 문제인 특정 MHC 대립유전자와 자가면역 감수성 간의 상관성은 몇 가지 형태의 연구에 의해 입증되었다. HLA 대립유전자와 자가면역 간의 가장 강한 상관관계는 척추관절의 염증질환인 강직성 척추염 (ankylosing spondylitis)에서 찾을 수 있다. *HLA-B27*을 가진 사람은 다른 *HLA-B* 대립유전자를 가진 사람에 비해 90배 높은 강직성 척추염 발병율을 가지고 있다. 하지만 MHC 대립유전자와 자가면역질환 발병 간의 관계는 복잡하기 때문에 특정 MHC 대립유전자의 발현이 이 질병의 직접적인 원인이 된다고 해석할 수는 없다. 흥미롭게도 다른 자가면역 질환과 달리 강직성 척추염은 환자의 90%가 남자이다.

특정 V_α와 V_β 영역을 가진 T 세포 수용체의 존재도 EAE와 EAE에 해당하는 사람의 질병인 다발성 경화를 포함한 다수의 자가면역 질환과 연관성을 가지고 있다. 한 접근방식은 뇌척추염을 유발하는 다양한 MBP 펩티드 특이적인 T 세포를 클로닝하여 그들의 T 세포 수용체를 분석하는 것이다. 예를 들면 class II IA^uMHC 분자에 결합하는 MBP 아미노 말단의 아세틸화된 9개 아미노산으로 구성된 펩티드로 T 세포를 배양하는 방법으로 PL/J 마우스로부터 T 세포 클론을 얻었다. 이러한 클론의 T 세포 수용체를 분석한 결과 V_α와 V_β 영역에 대한 제한된 레퍼토리가 존재함이 밝혀졌는데, 클론의 100%가 V_α 4.3을 발현하였으며 80%는 V_β 8.2를 발현하는 것으로 확인되었다. 사람의 자가면역 질환에서 제한된 TCR 발현에 대한 증거는 다발성 경화와 근무력증에 대해서도 존재한다. 이러한 자가면역 T 세포 클론에서 TCR 가변부위(variable region) 유전자의 편향적 발현은 하나의 항원 결정기가 소수의 병인성 T 세포의 확장을 유도한다는 사실을 제시하는 것이다.

자가면역유도에 대해 제안된 기전_Proposed Mechanisms dor Induction of Autoimmunity

T 세포에 의해 매개되는 자가면역 질환 생성을 설명하는 다양한 기전들이 제시되고 있다 (그림 16-12). 이들 기전 각각에 대한 증거는 존재하며 자가면역은 단일 사건보다는 다수의 다양한 사건들로부터 파생될 가능성이 높다.

게다가 다수의 자가면역 질환에 대한 감수성은 남성, 여성 사이에 차이가 있다. 앞에서 기술한 것처럼 하시모토씨 갑상선염, 전신성 홍반루푸스, 다발성 경화, 류마티스 관절염, 경피증 (scleroderma)은 여성에게 편향된 질병들이다. 이러한 편향적 감수성을

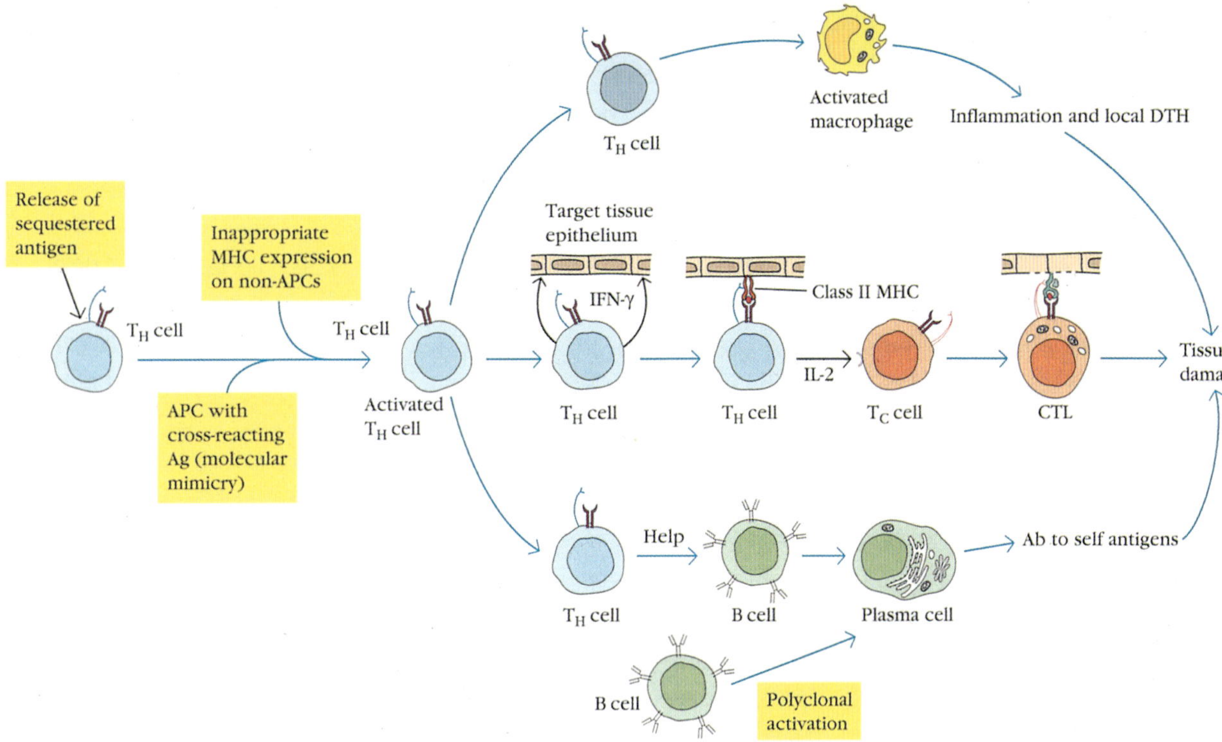

FIGURE 16-12 Proposed mechanisms for inducing autoimmune responses. Normal thymic selection appears to generate some self-reactive T_H cells; abnormalities in this process may generate even more self-reactive T_H cells. Activation of these self-reactive T cells in various ways, as well as polyclonal activation of B cells, is thought to induce an autoimmune response, in this case resulting in tissue damage. In all likelihood, several mechanisms are involved in each autoimmune disease. *[Adapted from V. Kumar et al., 1989,* Annual Review of Immunology *7:657.]*

설명하기위해 제안된 요소 (예, 성별간의 호르몬 차이와 임신 중 모체의 순환계에 존재하는 태아세포의 잠재적 영향)에 대해서는 '임상초점'에서 논의될 것이다.

격리된 항원의 방출이 자가면역 질환을 유도할 수 있다
_Release of sequestered antigens can induce autoimmune disease

10장에서 논의한 것처럼 미성숙 흉선세포가 자기항원에 노출되면 자기반응성 흉선세포가 클론삭제 (clonal deletion)에 의해 제거되기 때문에 T 세포에서 자기관용이 유도된다. 순환계로부터 격리되어 흉선에서 분화하는 T 세포에 의해 접촉할 기회가 없는 조직항원은 자기관용을 유도하지 않을 것이다. 그와 같은 정상적으로 격리된 항원이 그 후에 성숙된 T 세포에 노출되면 그들은 T 세포를 활성화시킬 것이다.

마이엘린염기성 단백질 (MBP)은 정상 상태에서는 면역계로부터 격리되는 항원의 전형적인 예이다 (이 경우 혈액-뇌 장벽에 의해 격리됨). EAE 모델에서 면역노출을 극대화시키는 조건에서 보강제와 함께 MBP가 직접 동물에 투여된다. 이러한 유형의 동물모델에서 면역계는 비생리적인 조건 하에서 격리된 자기항원에 노출된다. 하지만 사고, 바이러스 혹은 박테리아 감염에 따른 조직손상으로 인해 격리된 항원이 순환계로 방출될 수 있다. 몇 개의 조직항원이 이 범주에 속한다. 예를 들면 정자는 발생단계의 후기에 출현하는데 순환계로부터 격리되어 있다. 하지만 정관절제 후에 일부 정자항원은 순환계로 방출되어 자가항체 형성을 유도할 수 있다. 유사한 맥락에서 눈 손상 후에 렌즈 단백질의 방출과 심근경색 후에 심근항원의 방출은 때로 자가항체 형성으로 연결된다.

동물모델에서 격리된 항원을 직접 흉선 내로 주입하면 조직 특이적인 자가면역 질환의 발달이 반전될 수 있다. 예를 들면, 췌장도 베타세포를 흉선 내로 주입하면 NOD 마우스에서 자가면역 발생이 예방된다. 또한 MBP를 흉선 내로 직접 주입하면 EAE 감수성 쥐에서 EAE 발생이 억제된다. 이러한 실험에서, 흉선에 존재하지 않은 자기항원을 미성숙 T 세포에 노출시키면 항원에 대한 관용이 유도된다.

임상초점

여성은 왜 남성보다 자가면역 질환에 감수성이 높은가? 자가면역 질환에서 성차이

_Why Are Women More Susceptible Than Men to Autoimmunity? Gender Differences in Autoimmune Disease

미국 내에서 자가면역 질환을 가지고 있는 900만 인구 중에 670만 명이 여성이다. 이러한 자가면역의 경향은 일부 질환에서 더욱 현저한다. 예를 들면, 다발성 경화나 류마티스 관절염 같은 질병으로 고통 받는 남여 비율은 남성 1명에 여성 2-3명 꼴이며 전신성 홍반루푸스에 걸린 사람의 남녀비율은 1대 9이다. 하지만 일부 질환에서 (예를 들면, 다발성 경화) 질병의 정도는 여성보다 남성에서 심각하기 때문에 이러한 통계는 모든 것을 말하여주지는 않는다. 여성이 자가면역 질환에 감수성이 높다는 사실은 몇 년 동안 주목받아 왔지만 그 높은 위험율에 대한 원인은 완전히 밝혀지지 않고 있다. 여기서 위의 현상에 대한 설명의 일부를 되짚어 볼 것이다.

비록 가능성은 낮지만 사람과 마우스 모두 면역반응에서 성별 차이가 있다는 증거가 상당히 존재한다. 면역화 실험 결과에 따르면 남자 (수컷)보다 여자 (암컷)에서 높은 역가의 항체가 생산된다. 일반적으로 여자 (암컷)에서 보다 강력한 면역반응이 일어난다. 사람에서 특히 젊은 여성에서 이 현상은 뚜렷이 나타난다. 여성은 남성보다 높은 수준의 $CD4^+$ T 세포와 유의성 있게 높은 수준의 혈청 IgM을 가지는 경향이 있다.

성 차이를 연구하기 쉬운 마우스의 면역반응에서 성 차이를 보고한 논문은 방대하다. 암컷 마우스는 수컷 마우스보다 T_H1 반응을 보다 쉽게 일으키며, 감염에 있어서 호염증성 T_H1 반응이 숙주에게 이로우므로, 감염에 대한 저항성이 높다. 수포성구내염 바이러스 (vesicular stomatitis virus; VSV), 단순포진 바이러스 (herpes simplex virus; HSV), 타일러 마우스 뇌염 바이러스 (Theiler's murine encephalomyelitis virus: TMEV)와 같은 바이러스 감염이 좋은 예이다. 이들 바이러스의 제거는 T_H1 반응에 의해 촉진된다. 그러나 일부 경우에 친염증성 반응은 해로울 수 있다. 예를 들면 림프구성 맥락수막염 바이러스 (lymphatic choriomeningitis virus: LCMV)에 대한 T_H1반응은 보다 심한 질병 정도와 유의한 병리와 높은 상관관계를 가지고 있다. 그러므로 암컷 마우스는 보다 쉽게 LCMV에 감염된다. 거세된 마우스는 암컷과 같이 행동하며 거세되지 않은 수컷 동복자 (littermate)보다 쉽게 감염된다는 사실에서 성이 LCMV 감염에 중요하다는 사실을 알 수 있다.

성이 일정한 역할을 하는 또 다른 질병은 면역 심근염 (immune myocarditis)의 원인인 B-3형 콕사키바이러스 (coxsakievirus type B-3; CVB-3)에 의한 감염이다. 수컷 마우스는 암컷보다 이 질병에 대한 감수성이 월등히 높다. CVB-3은 수컷에서 T_H1 반응을 주로 일으키지만 앞에서 기술한 상황과 달리 암컷은 TH2 반응을 일으켜 CVB-3에 의한 질병으로부터 보호받는다. 테스토스테론 (testosterone)을 주사하면 암컷은 이 질병에 감수성을 가지게 된다. 게다가 에스트라디올 (estradiol)을 주사하면 수컷은 이 바이러스에 저항성을 갖게 된다.

이러한 성 차이는 어디서 유래하는가? 앞서 인용한 것처럼 에스트라디올이나 테스토스테론이 CVB-3에 의한 감염의 결과를 변화시킬 수 있다는 증거는 성호르몬이 결정적인 역할을 함을 의미한다. 사람에서 에스트로젠 (estrogen) 자체는 RA나 MS의 발병에 중요한 역할을 하는 것 같지 않지만 SLE에서 중요하다는 간접적인 증거는 존재한다. 에스트로젠이 SLE 감수성 마우스에서 자가항체 생산을 촉발할 수 있으며 이러한 효과는 항-에스트로젠 화합물에 의해 조절될 수 있다는 데이터가 이를 뒷받침한다. 그러한 데이타는 에스트로젠이 최소한 마우스에서 SLE와 유사한 자가면역을 유발할 수 있음을 의미한다. 더구나 테스토스테론과 같은 안드로젠 (androgen)은 일부 자가면역 질환에서 중요한 역할을 수행한다. 암컷 NOD 마우스는 자발적 당뇨병에 훨씬 높은 감수성을 가지며 거세는 수컷 NOD 마우스의 감수성을 유의하게 증가시킨다. 암컷 SJL 마우스는 MS 유사 질병인 EAE에 높은 감수성을 보여준다. 이것은 테스토스테론이 일부 자가면역 반응을 호전시키는데 효과적이어서 MS, 당뇨병, SLE, 쇼그렌 증후군 (Sjogren's syndrome)과 같은 자가면역 질환에 보호 효과가 있음을 의미한다.

성 스테로이드 (sex steroid)가 면역반응에

분자 모방이 자가면역질환 발병에 관여한다_Molecular mimicry may contribute to autoimmune disease

미생물 혹은 바이러스가 자가면역에서 일정 역할을 수행한다는 개념은 몇 가지 이유에서 매우 흥미롭다. 이주민들은 그들이 이주한 지역의 풍토병에 걸리며 집단 이동이 빈번해 지면 자가면역의 발생이 현저히 증가한다는 사실은 널리 알려져 있다. 수많은 바이러스와 박테리아가 숙주세포의 정상적인 구성성분과 동일하거나 유사한 항원 결정기를 가진다는 사실과 위의 사실에 기초하여, Michael Oldstone은 병원균이 특정한 자기 구성성분과 3차 구조나 1차 서열에서 유사한 영역을 가진 단백질을 발현할 수 있다는 가설을 제시하였다. 그러한 분자모방은 매우 다양한 생물에서 발견된다 (표 16-3). 한 연구에서 11종의 바이러스에 특이적으로 반응하는 600 개의 서로 다른 단클론항체가 정상적인 조직항원에 대해 반응성을 자지는지 조사하였다. 조사한 항체의 3% 이상이 정상적인 조직에 결합 영향을 미치는 이유는 무엇인가? 이유는 잘 밝혀지지 않았지만 인체를 순환하는 이러한 호르몬은 유전자 발현 양상을 변화시킴으로서 면역반응을 변화시킬 가능성이 높다. 높은 친지질 그룹 (lipophilic group)을 가진 화합물로서 성 스테로이드는 세포막을 투과하여 세포질 수용체에 결합함으로서 기능을 발휘한다. 각 호르몬은 고유한 수용체를 가지고 있으며 호르몬이 그의 수용체에 결합하면 유전자 발현을 촉진하거나 일부 경우 억제한다. 호르몬/수용체 복합체가 특정 DNA 서열에 결합하는 것이 그 기전이다. 그리하여 에스트로젠은 세포 내로 들어가서 에스트로젠 수용체에 결합하고 에스트로젠 수용체가 특정 DNA 서열에 결합하도록 유도한다. 이 결과 전사조절이 이루어진다. 그러므로 호르몬 수용체를 가진 세포에서 성호르몬은 유전자 발현을 조절할 수 있고 성 스테로이드는 그들의 수용체를 통해 면역계에서 중요한 역할을 수행할 수 있다. 면역계의 다양한 세포가 호르몬 수용체를 가지고 있는지 현재 알려지지 않고 있다. 성 호르몬이 어떻게 면역반응을 매개하는지 이해하기 위해 우리는 어떤 세포가 어떤 호르몬 수용체를 발현하는지 명확하게 이해할 필요가 있다.

면역반응에 대한 호르몬 효과는 스테로이드 성 호르몬에 국한된 것 같지 않다. 남자보다 여자에서 보다 높은 수준으로 발현하는 호르몬인 프로락틴 (prolactin)은 에스트로젠, 프로제스테론 (progesterone), 테스토스테론을 포함한 친지질 성 스테로이드 계열은 아니다. 하지만 프로락틴의 분비 (뇌하수체전엽에서 분비됨)는 에스트로젠에 의해 촉발된다. 이러한 이유로 월등히 높은 수준의 프로락틴이 임신 중에 관찰된다. 뇌하수체 전엽을 제거한 마우스에서 알 수 있듯이 프로락틴은 면역반응에 심각한 영향을 미친다: 뇌하수체 전엽을 제거하면 심한 면역억제를 유도하며 만약 외부에서 프로락틴을 주사할 경우 이 현상은 완전히 반전된다. 사람의 말초 T 세포와 B 세포에 프로락틴 수용체가 존재한다는 사실은 이 호르몬이 면역반응을 조절하는데 있어서 중요한 역할을 할 가능성에 대한 증거가 된다. 사실 일부 증거는 프로락틴이 T_H1이 우세한 면역반응 쪽으로 세포를 이끄는 경향이 있음을 보여준다.

임신을 통해 성이 면역반응을 조절하는데 어떤 역할을 수행하는지에 알 수 있다. 임신 중에 산모는 외래항원에 대해 정상적인 면역반응을 일으키지만 일종의 외래 이식편인 태아에 대해 관용적이어 한다. 이러한 이유로 여성의 면역계는 임신 중에 중요한 변화를 경험한다. 여성은 정상 상태에서 T_H2 반응보다 T_H1과 유사한 반응 일으키는 경향이 있음을 기억하라. 하지만 임신 중에 여성은 T_H2와 유사한 반응을 일으킨다. 임신과 연관된 성 스테로이드는 항염증 환경을 촉진하는 것으로 생각된다. 이 점에서 강력한 항체매개 요소를 가지는 SLE와 같은 T_H2와 유사한 반응에 의해 증진되는 질병은 임신 중에 악화될 수 있다. 반면 RA나 MS와 같은 염증반응과 관계있는 질병은 임신 중인 여자에서 때로 개선된다.

임신의 또 다른 효과는 산모의 순환계에 태아세포가 존재한다는 것이다. 태아세포가 산모의 순환계에 수십 년간 지속적으로 존재한다는 것은 잘 알려진 사실이다. 그러므로 이러한 장기간 생존하는 태아세포가 자가면역 발생에서 중요한 역할을 할 수 있을 것이다. 더 나아가 임신 중 세포의 교환은 양방향으로 진행 된다 (산모의 세포 또한 태아의 순환계에 출현한다). 이 사실에 기초하여 일부 사람은 남자의 순환계에 산모의 세포가 존재하는 것이 자가면역 질환에 공헌하는 요소일 것이라고 추측한다.

요약하면, 여자와 남자는 면역반응을 일으키는 능력에 주요한 차이를 보이고 있다. 여자가 보다 강력한 면역반응 일으키며 이 반응은 T_H1과 유사한 경향을 보이고 있다. 에스트로젠이 면역조절 기능을 가지고 있다고 보고된다. 부분적으로 이것은 이 호르몬이 그의 수용체를 통해 특정 유전자 발현을 조절하는 능력을 가지기 때문이다. 더 나아가 자가면역 발생율은 남자보다 여자에서 월등히 높다. 이러한 사실에 기초하여 여자에서 T_H1과 유사한 반응을 일으키는 경향이 자가면역 감수성 차이를 부분적으로 설명할 수 있다는 설득력 있는 가설이 제시되었다. 이러한 형태의 반응은 호염증성이기 때문에 자가면역 발생을 증진시킬 것이다. T_H1 반응에 대한 편향성은 남자와 여자 사이에 성 스테로이드 차이에 기인하는지 아닌지 확실치 않지만 향후 몇 년 내에 이 생각을 검증할 실험이 활발히 수행될 것이다.

출처: 이 '임상초점'에 논의된 데이터는 국립다발성경화협의회(National Multiple Sclerosis Society)에서 자가면역에 대한 문제점을 논의하기 위해 조직한 '성, MS 및 자가면역에 대한 과제팀 (The Task Force on Gender, MS, and Autoimmunity)'이 *Science*에 보내 편지에서 발췌한 것이다 (C. C. Whitacre, S. C. Reingold, and P. A. O'Looney, 1999, *Science* **283**:1277).

하였다. 이것은 분자모방이 매우 흔한 현상일 수 있다는 사실을 제시하는 것이다.

분자모방은 자가면역 발병의 한 기전으로 제안되었다. 이 유형의 자가면역 반응 중 가장 잘 알려진 예가 광견병 후 뇌염 (post-rabies encephalitis)이다. 이 질병은 한 때 광견병 백신을 맞은 사람에게 발생했다. 광견병 바이러스는 과거에 토끼 뇌세포에서 배양되었기 때문에 백신을 준비하는 과정에서 토끼의 뇌세포에서 유래한 항원이 광견병 백신에 포함되었다. 백신을 맞은 사람에게 토끼의 뇌세포항원은 항체형성과 T 세포활성화를 유도한다. 이 결과 생성된 항체와 T 세포는 백신을 맞은 사람의 뇌세포와 교차반응하여 뇌염을 일으킨다. 교차반응하는 항체는 연쇄상구균 (*Streptococcus*) 감염 후에 종종 발생하는 류마티스 열 (rheumatic fever)에서 심장손상의 원인이 된다고 생각된다. 이 경우 항체는 연쇄상구균항원 특이적이며 심근과 교차반응한다.

TABLE 16-3 Molecular mimicry between proteins of infectious organisms and human host proteins

Protein*	Sequence†
Human cytomegalovirus IE2 HLA-DR molecule	79 PDPLGRPDED 60 VTELGRPDAE
Poliovirus VP2 Acetylcholine receptor	70 STTKESRGTT 176 TVIKESRGTK
Papilloma virus E2 Insulin receptor	76 SLHLESLKDS 66 VYGLESLKDL
Rabies virus glycoprotein Insulin receptor	147 TKESLVIIS 764 NKESLVISE
Klebsiella pneumoniae nitrogenase HLA-B27 molecule	186 SRQTDREDE 70 KAQTDREDL
Adenovirus 12 E1B α-Gliadin	384 LRRGMFRPSQCN 206 LGQGSFRPSQQN
Human immunodeficiency virus p24 Human IgG constant region	160 GVETTTPS 466 GVETTTPS
Measles virus P3 Corticotropin	13 LECIRALK 18 LECIRACK
Measles virus P3 Myelin basic protein	31 EISDNLGQE 61 EISFKLGQE

*In each pair, the human protein is listed second. The proteins in each pair have been shown to exhibit immunologic cross-reactivity.

†Amino acids are indicated by a single-letter code. Identical residues are shown in blue. Numbers indicate amino acid position in the intact protein.

SOURCE: Adapted from M. B. A. Oldstone, 1987, *Cell* 50:819.

MBP와 바이러스 펩티드 사이의 모방에 대한 증거가 존재한다_There is evidence for mimicry between MBP and viral peptides

뇌척수염을 유발하는 MBP 펩티드가 알려졌기 때문에 그들이 다른 생물에서 유래한 단백질로부터 모방되는 정도를 조사하는 것은 가능하다. 예를 들면, 한 MBP 펩티드 (아미노산 잔기 61-69)는 홍역바이러스 (measles virus)의 P3 단백질의 펩티드와 높은 동질성을 가지고 있다 (표 16-3 참조). 한 연구에서 또 다른 뇌척수염 유발 MBP 펩티드 (66-75)의 서열과 알려진 많은 수의 바이러스 단백질의 서열을 비교하였다. 컴퓨터 분석결과에 의하면 이 MBP 펩티드는 인플루엔자(influenza), 폴리오마 (polioma), 아데노바이러스 (adenovirus), 라우스육종 (Rouse sarcoma), 아벨선 류키미아 (Abelson leukemia), 회백수염 (poliomyelitis), 엡스타인바 (Epstein Bar), B형 간염 (hepatitis B) 바이러스를 포함한 다수의 동물 바이러스에서 유래한 수많은 단백질의 아미노산 서열과 동질성을 가지고 있다.

B형 간염바이러스의 중합효소 (polymerase enzyme)에서 유래한 펩티드는 놀랍게도 뇌척수염 유발 MBP 펩티드와 60% 동질성을 가지고 있다. 분자모방이 자가면역을 유도한다는 가설을 검증하기 위해 토끼를 B형 간염바이러스 펩티드로 면역시켰다. 이 펩티드는 MBP와 교차반응하는 항체 형성과 T 세포 증식을 모두 유도하였다. 게다가 면역된 토끼의 중추신경조직에서 EAE의 특징인 세포침윤이 나타났다.

이러한 발견들은 마이엘린염기성 단백질과 같은 격리된 자기 구성성분을 모방하는 항원 결정기를 발현하는 특정 바이러스의 감염이 그 구성성분에 대한 자가면역을 유발할 수 있다는 사실을 제시하는 것이다. 이러한 유형의 자가면역에 대한 감수성은 개인의 MHC 일배체형 (haplotype)에 영향을 받는 것 같다. 이것은 특정 class I 및 class II MHC 분자가 다른 MHC 분자에 비해 T 세포 활성화를 위해 동일한 펩티드를 보다 효과적으로 제시할 수 있기 때문이다.

또 다른 분자모방에 대한 매우 흥미로운 예는 포진성 각막염 (herpes stromal keratinitis; HSK)에서 찾을 수 있다. 연구자들은 제1형 단순포진바이러스 (herpes simplex virus type 1; HSV-1)의 감염이 자가면역 유사질병인 포진성각막염 (특정 바이러스 단백질 특이적인 T 세포가 각막조직을 공격하여 소경을 야기시킴)을 유도한다는 사실을 보여주었다. HSV-1의 특정 항원 결정기가 질병의 원인이 되며 이 항원 결정기가 결여된 바이러스는 HSK를 일으키지 않는다는 사실도 명확히 제시되었다. 이 데이터는 특정 자가면역 질환의 발병에서 분자모방이 강력한 역할을 한다는 증거이다.

Class II MHC 분자의 부적절한 발현이 자가반응 T 세포를 감작시킬 수 있다_Inappropriate expression of class II MHC molecules can sensitize autreactive T cells

인슐린의존성 당뇨병을 앓는 사람의 췌장 베타세포는 높은 수준의 class I 및 class II MHC 분자를 발현하는 반면 건강한 사람의 베타세포는 낮은 수준의 class I MHC만 발현하고 class II MHC 분자는 발현하지 않는다. 유사하게 그레이브씨 병을 앓는 사람의 갑상선 포상세포 (thyroid acinar cell)는 세포 표면에 class II MHC 분자를 발현하는 것으로 밝혀졌다. 정상적인 상태에서 항원제시 세포에만 발현되는 class II MHC 분자가 베타세포나 갑상선 세포에서 비정상적으로 발현하면, 이들 세포에서 유래한 펩티드가 T_H 세포를 감작시켜 B 세포 혹은 T_C 세포의 활성화 또는 자기항원에 대한 T_H1 세포의 감작을 허용하게 한다.

특정 물질이 class II MHC 분자가 발현되지 않아야 할 일부세포들에 있어서 그 발현을 유도할 수 있다는 증거가 제시되고 있다. 예를 들면, T 세포 미토겐인 식물성 적혈구응집소 (phytohemagglutinin)는 갑상선 세포에서 class II MHC 분자의 발현을 유도하는 것으로 밝혀졌다. 시험관 연구에서 IFN-γ 또한 췌장 베타세포, 장 상피세포, 흑색종 세포와 갑상선 포상세포를 포함한 매우 다양한 세포에서 class II MHC 발현을 증가시킨다. 장기의 손상 혹은 바이러스 감염이 국소적 염증반응을 유도하여 관련된 장기에서 IFN-γ의 농도를 증가시킨다는 가설이 제시되었다. 만약 IFN-γ가 비 항원제시 세포에서 class II MHC 분자의 발현을 유도하면 비정상적인 TH 세포의 활성화가 뒤따르며 그 결과 자가면역이 발생할 수 있다. 질병이 진행 중인 전신성 홍반루푸스 환자는 질병이 진행 중이 아닌 환자보다 높은 역가의 IFN-γ를 가지고 있다. 이 결과는 이들 환자에서

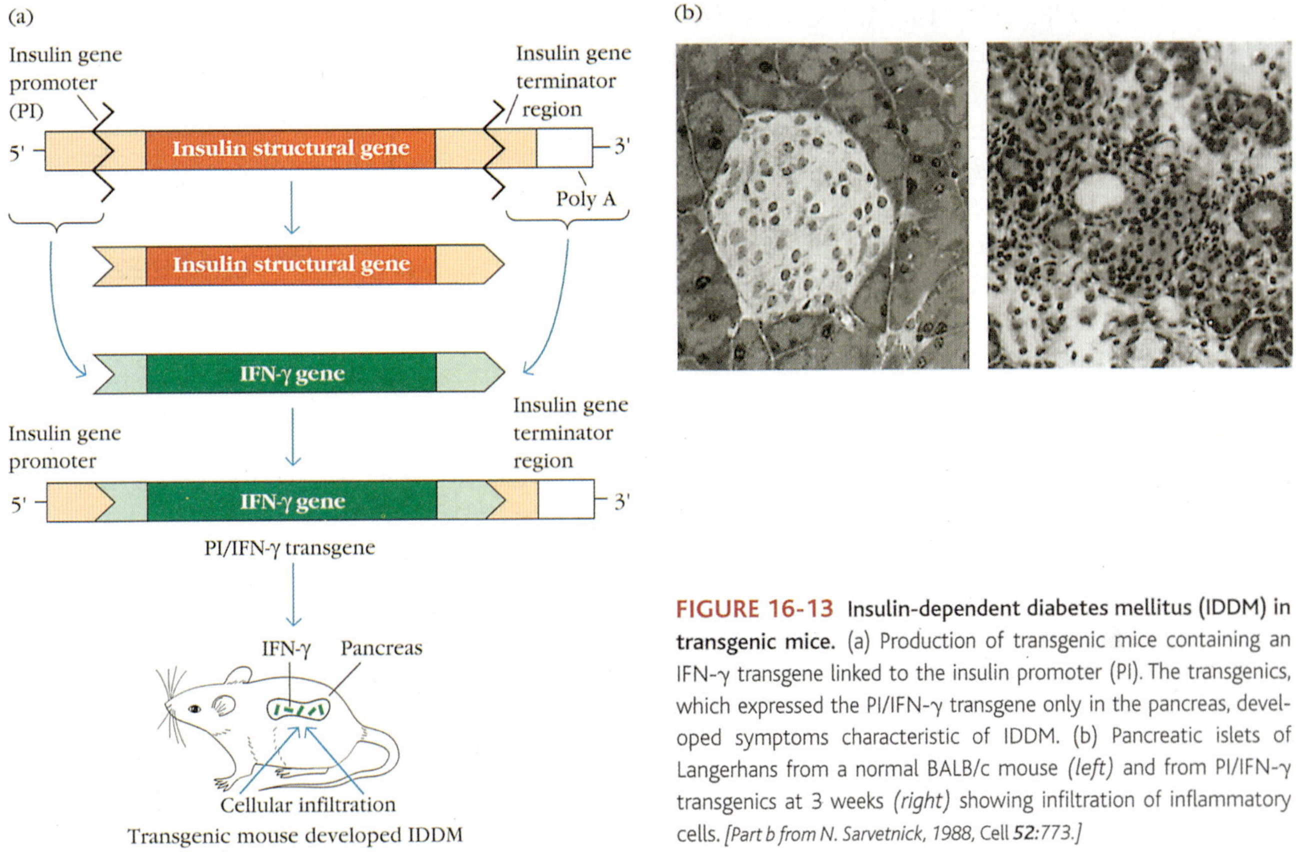

FIGURE 16-13 Insulin-dependent diabetes mellitus (IDDM) in transgenic mice. (a) Production of transgenic mice containing an IFN-γ transgene linked to the insulin promoter (PI). The transgenics, which expressed the PI/IFN-γ transgene only in the pancreas, developed symptoms characteristic of IDDM. (b) Pancreatic islets of Langerhans from a normal BALB/c mouse *(left)* and from PI/IFN-γ transgenics at 3 weeks *(right)* showing infiltration of inflammatory cells. *[Part b from N. Sarvetnick, 1988, Cell **52**:773.]*

IFN-γ의 증가가 비정상적인 class II MHC 발현을 증가시켜 다양한 자기항원에 대한 T 세포의 활성화를 유도한다는 사실을 반증하는 것이다.

흥미로운 유전자이식 마우스 실험 시스템을 이용하여 자가면역에서 IFN-γ와 비정상적인 class II MHC 발현과의 관련성이 입증되었다. 이 실험 시스템에서 IFN-γ가 췌장 베타세포에서 분비되도록 IFN-γ 유전자가 인슐린 프로모터에 지배받도록 유전자를 조작하였다. IFN-γ는 class II MHC 발현을 증가시키기 때문에 이 형질전환 마우스의 췌장 베타세포는 class II MHC를 발현하였다. 자가면역 NOD 마우스나 인슐린 의존성 당뇨병 환자에서 볼 수 있는 림프구와 염증세포의 침윤 소견을 보이는 당뇨병이 이 마우스에서 발생하였다.

췌장 베타세포에서 class II MHC의 비정상적인 발현이 이러한 유전자이식 마우스에서 자가면역 반응과 연관성을 가지지만 다른 인자들 또한 특정 역할을 수행할 수 있다. 예를 들면, IFN-γ는 IL-1과 TNF를 포함한 다른 몇몇 사이토카인의 생산을 유도한다. 그러므로 이 유전자이식 시스템에서 자가면역의 발생을 위해 자기반응성 T 세포를 활성화시키는 IL-1과 같은 공동자극신호와 함께 췌장 베타세포에서 class II MHC 분자에 의한 항원제시가 필수불가결할 것이다. IL-1, IFN-γ 및 TNF가 사람의 베타세포의 분비 기능을 직접 손상시킬 수 있다는 증거도 존재한다.

다클론 B 세포 활성화가 자가면역 질환으로 연계될 수 있다_Polyclonal B-cell activation can lead to autoimmune disease

수많은 바이러스와 박테리아는 비특이적으로 B 세포의 다클론 활성화를 유도할 수 있다. 그람음성 박테리아 (Gram-negative bacteria), 사이토메갈로바이러스 (cytomegalovirus), 엡스타인바 바이러스 (Epstein-Bar virus: EVB)는 모두 T_H 세포가 없는 조건에서 IgM을 발현하는 수많은 B 세포 클론의 증식을 유도하는 것으로 알려져 있다. 만약 자기항원에 반응하는 B 세포가 이 기전에 의해 활성화되면 자가항체가 출현할 수 있다. 예를 들면, EBV에 의해 발생하는 **전염성 단핵세포증 (infectious monocucleosis)**에서 T 세포와 B 세포에 반응하는 항체, 류마티스 인자, 항-핵 항체를 포함한 다양한 항체가 생산된다. 유사하게 전신성 홍반루푸스 환자의 림프구는 배양 시 다량의 IgM을 생산한다. 이것은 이들이 다클론적으로 활성화되어 있음을 의미한다. 많은 AIDS 환자들도 비특이적인 항체와 적혈구와 혈소판에 대한 자가항체를 높은 수준으로 가지고 있다. 이 환자들은 종종 EBV나 사이토메갈로바이러스와 같은 서로 다른 종류의 바이러스에 이중 감염되어 있는데 이 바이러스들은 자가항체 생산을 촉발하는 B 세포 다클론 활성화를 유도한다.

자가면역질환 치료_Treatment of Autoimmune Diseases

자가면역질환의 이상적인 치료는 자가면역 반응만 감소시키고 나머지 면역계는 전혀 손상을 주지 않는 것이다. 아직 이러한 치료는 불가능하다.

현재의 자가면역 치료는 치료라기보다는 환자의 생활이 가능할 정도로만 증상을 완화시키는 수준에 머물고 있다. 면역억제제(예를 들면 코티코스테로이드, 아자싸이오프린과 사이클로포스퍼마이드)는 림프구의 증식을 억제하기 위한 목적으로 투여된다. 이 약들은 면역반응을 전반적으로 억제함으로서 자가면역 반응을 완화시킬 수 있다. 하지만 전반적인 면역반응의 저하로 인해 환자들은 감염과 암 발생의 위험에 노출된다. 보다 효과적인 치료방법은 자가면역을 치료하기 위해 **사이클로스포린 A (cyclosporin A)**나 FK506을 처방하는 것이다. 이 약제들은 T 세포 수용체에 의해 매개되는 신호전달을 억제한다. 따라서 비활성화된 T 세포는 영향을 미치지 않고 항원에 의해 활성화된 T 세포의 활성만 억제한다.

일부 중증 근무력증 환자에서 좋은 결과를 보여준 또 다른 치료방법은 흉선을 제거하는 것이다. 이 질병을 가진 환자는 종종 흉선 이상 (예를 들면, 흉선비대나 흉선종)을 가지고 있기 때문에 성인에서 흉선절제는 이 질병의 증상을 완화시키는 효과를 나타낸다. 그레이브씨 병, 근무력증, 전신성 홍반루푸스 환자는 **혈장반출법 (plasmapheresis)**을 통해 단기적인 치료효과를 거둘 수 있다. 혈장반출법에서 혈장은 연속흐름 원심분리 (continuous-flow centrifugation)에 의해 환자의 혈액으로부터 제거된다. 그리고 혈액세포는 적절한 배지에 재현탁하여 다시 환자에게 주입된다. 혈장반출법은 항원-항체 복합체를 혈장과 함께 제거하기 때문에 이들이 관여하는 자가면역 질환 환자에게 도움이 된다. 이 복합체의 제거는 비록 일시적이지만 단기적인 증세의 완화를 유도한다.

사람의 자가면역 질환치료에서 부딪치는 문제들_

Treatment of human autoimmune disease poses special challenges

자가면역 동물모델을 사용한 연구에서 자가면역의 진전을 중지시키는 것이 가능하다는 것이 입증된다. 단클론항체는 일부 동물모델에서 자가면역 질환을 치료하는데 성공적으로 사용되고 있다. 예를 들면 CD4 세포막분자에 대한 단클론항체를 많은 양으로 매주 주사하면 (NZB×NZW)F_1 마우스는 높은 비율로 자가면역 루푸스 유사증상으로부터 회복될 수 있다 (그림 16-14). 유사한 결과가 NOD 마우스에서도 관찰되는데, 이 경우 항-CD4 단클론항체의 처리는 림프구의 침윤과 당뇨증상을 사라지게 한다.

항-CD4 단클론항체는 특이성에 관계없이 모든 T_H 세포를 억제하거나 제거하기 때문에 그들은 수혜자의 면역반응 전반을 손상시킬 수 있다. 이런 저런 이유로 모델계에서 적용되는 치료방법은 사람의 질병을 치료하는데 거의 성공을 거두지 못했다. 치료법이 작동하는 질병의 단계를 확인하는 것이 질병치료에 있어서 중요한 제한 요소이다. 유도성 항원을 주입하여 자가면역을 유발하는 동물모델이나 질병의 발병단계를 예측할 수 있는 유전자 결함에 의한 동물모델에서 질병의 초기에 발생하는 현상을 발견하는 것은 가능하다. 이러한 초기단계에 질병을 억제하는 조치를 취하면 질병을 진전을 억제하는 것은 가능하며 질병과정에 대한 통찰력을 얻는 것도 가능하다. 이와 대조적으로 사람의 자가면역 질환은 대개 손상이 많이 진행된 상태에서 징후가 발견되며 이 경우 질병을 억제하려는 조치가 더 이상 작동하지 않는다. 예를 들면 당뇨병 진단은 고혈당량 수치

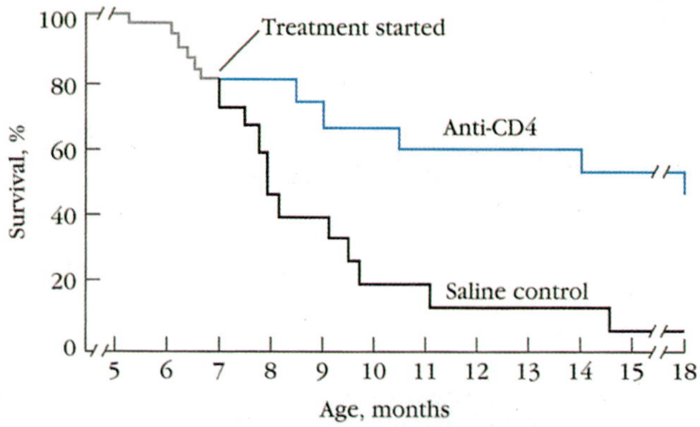

FIGURE 16-14 Weekly injections of anti-CD4 monoclonal antibody into (NZB × NZW) F_1 mice exhibiting autoimmune lupus-like symptoms significantly increased their survival rate. *[Adapted from D. Wofsy, 1988,* Progress in Allergy ***45:**106.]*

나 뚜렷한 인슐린의 부족과 같은 문제점이 명확해지는 시점에서나 가능하다. 당뇨병의 초기는 무증상이며 무자각적이어서 치료할 기회를 놓치는 것이 일반적이다.

또 다른 문제는 동물모델에서 사람의 반응을 완벽하게 예측할 수 없다는 것이다. 비록 항-CD4 항체는 동물모델에서 MS와 관절염을 성공적으로 치료하지만 이 치료법에 대한 임상실험은 아직까지 성공적이지 않다. 위에서 제기된 문제 뿐 아니라 이러한 실패에 대한 이유는 항-CD4 항체가 $CD4^+/CD25^+$조절 T 세포가 자가면역 활성을 조절하는 것을 방해하는 것을 포함한다.

염증은 자가면역치료의 표적이다_Inflammation is atarget for treatment of autoimminity

만성 염증은 치명적인 자가면역의 주요 특성이다. 따라서 호염증 과정은 치료의 대상이 된다. 염증은 사이토카인 분비와 백혈구의 침윤과 같은 몇 단계를 가지고 있음을 상기하라. 염증 장소로 세포가 침윤되는 과정은 백혈구가 혈관벽에 부착함으로써 (인테그린 단백질에 의해 매개) 발생하는 일혈이 필요하다 (3장 참조). α4β1 인테그린 차단제는 MS를 치료하는데 가능성을 보여주었지만 일부 임상환자에서 치료할 수 없는 감염이 발생해서 중간에 임상시험이 중지되었다. TNF-α 차단제는 위험율 대비 효능으로 치료제로 사용가능하다. 엔브렐, 레미케이드, 휴미라는 TNF-α를 표적으로 한 약제로소 류마티스 관절염, 경피증, 크론병, 강직성 척수염에 널리 사용되고 있다. 염증을 감소시키거나 예방하려는 다른 우수한 전략들이 연구되고 있다. IL-1 수용체 길항제, IL-6 수용체 대한 항체, IL-15 항체는 류마티스 관절염 치료제로 승인을 받았다.

콜레스테롤 수치를 낮추기 위해 수백만 명이 사용하는 스타틴 계열의 약제는 급성기 단백질이자 염증표식자인 C 반응 단백질의 수준을 낮추는 것으로 밝혀졌다 (3장 임상초점 참조). 류마티스 관절

염과 MS 치료를 위한 스타틴의 초기 임상시험 결과는 고무적이다. 임상시험 중인 약제의 95%가 승인과정에서 탈락하는 것을 감안하면 이미 사람에게 사용되고 안전성이 검증된 약제를 사용하는 것은 대단한 장점이다.

자가면역 치료를 위한 고려되고 있는 또 다른 약제는 B 세포 표식인자인 CD20에 결합하여 B 세포를 죽이는 단클론항체인 리투산이다. 리투산은 이미 B 세포 비호진킨 림포마 치료제로 승인을 획득하였다. 항체는 MS, 류마티스 관절염, SLE와 같은 특정 자가면역 질환에서 주요한 역할을 하기 때문에 B 세포를 제거하는 것은 득이 많을 것이다. 이들 질환에 대한 리투산의 효용성은 검증 중이며 예비결과는 류마티스 관절염을 통제하는데 성공적임을 보여주었다.

활성화된 T 세포는 가능한 치료표적이다_Activated T cells are a possible therapeutic target

자가면역에 면역억제제를 사용하는 치료법의 주요한 단점은 이 약제가 전반적으로 면역력을 낮춤으로서 숙주를 감염에 취약하게 한다는 것이다. 이러한 단점을 극복하는 한 방법은 자가면역에 관여하는 T_H 세포, 즉 항원에 의해 활성화된 T_H 세포만 제거하는 것이다. IL-2에 높은 결합력을 가진 IL-2 수용체 (IL-2R)는 항원에 의해 활성화된 T 세포에 발현되기 때문에, 위의 문제를 해결하기 위해 연구자들은 IL-2R 알파사슬에 대한 단클론항체를 사용해 왔다. IL-2R 알파사슬 (CD25)은 자가면역 T 세포에서 높은 수준으로 발현하기 때문에 알파사슬에 대한 단클론항체(항-CD25)는 자기 반응성 T 세포를 선택적으로 억제할 것이다. 이러한 접근방식은 항-CD25 존재 유무 하에 MBP 특이적으로 활성화된 T 세포가 주입된 성체 쥐에서 검증되었다. 모든 대조군 쥐는 EAE로 죽었으나 항-CD25를 주사한 쥐는 9마리 중 6마리가 증상을 전혀 나타내지 않았으며 다른 3 마리는 미약한 증상을 보였다. 이 치료법에 대한 잠재적인 단점은 IL-2R를 높은 수준으로 발현하는 조절 T 세포에 대한 잠재적인 부정적 영향이다.

다수의 동물모델에 있어서 자가면역 질환과 특정한 TCR 사슬과의 연관성은 연구자들로 하여금 특정 TCR에 대한 단클론항체를 이용한 봉쇄가 치료효과가 있는지를 조사하게 하였다. PL/J 마우스에 $V_\beta8.2$ T 세포 수용체 특이적인 항체를 주사하면 MBP와 보강제에 의해 유도되는 EAE를 예방하였다. 더욱더 고무적이게도 $V_\beta8.2$ 단클론항체가 EAE 증상을 보이는 마우스에서 그 증상을 반전시킬 수 있었고 (그림 16-15), 이들 동물은 장기간 완화된 증상을 보여주었다. 사람의 자가면역 질환의 치료제로서 항-TCR 단클론항체의 사용은 분명히 높은 가능성을 보여주고 있다.

유사한 맥락으로, 일부 자가면역 질환에서 MHC 분자의 발현증가 혹은 부적절한 발현에 대한 증거와 다양한 MHC 대립유전자와 자가면역의 연관성에 비추어 보면 적절한 MHC에 대한 단클론항체는 자가면역 발병을 억제할 수 있을 것이다. 게다가 항원제시 세포는 수많은 다른 class II MHC 분자를 발현하기 때문에 자가면역과 관련된 MHC 분자만 선택적으로 억제하고 다른 MHC 분자를

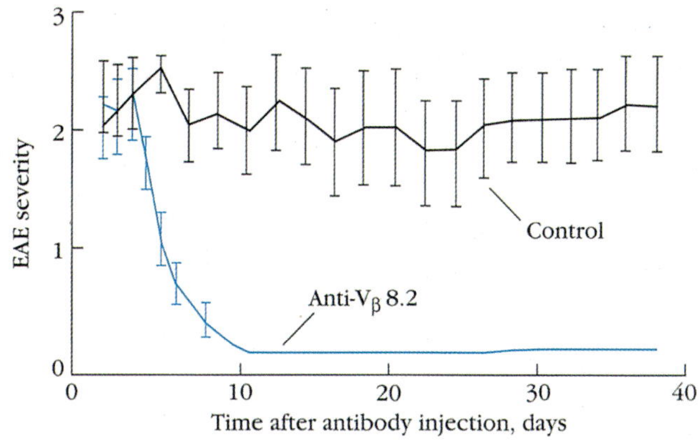

FIGURE 16-15 Injection of monoclonal antibody to the V_β 8.2 T-cell receptor into PL/J mice exhibiting EAE symptoms produced nearly complete remission of symptoms. EAE was induced by injecting mice with MBP-specific T-cell clones. EAE severity scale: 3 = total paralysis of lower limbs; 2 = partial paralysis of lower limbs; 1 = limb tail; 0 = normal (no symptoms). *[Adapted from H. Acha-Orbea et al., 1989,* Annual Review of Immunology *7:371.]*

억제하지 않은 것은 이론적으로 가능하다. 한 연구결과에 의하면 MBP를 주사하기 전에 class II MHC 분자에 대한 단클론항체를 마우스에 주사하면 EAE 발병이 억제된다. 만약 MBP 주사 이후에 그 항체를 주사하면 EAE 발병은 지체되지만 예방되지는 않는다. 비인간 영장류에서 HLA-DR과 HLA-DQ에 대한 단클론항체는 EAE를 반전시킬 수 있다.

경구용 항원은 면역 관용을 유도할 수 있다_Oral antigens can induce tolerance

항원이 경구로 투여되면 관용이라는 면역 무반응 상태가 유도된다. 예를 들면, 본 장의 전반부에서 언급한 것처럼 MBP를 섭취한 마우스는 나중에 MBP를 주사해도 EAE가 발생하지 않는다. 이 발견에 기초하여 이중맹의 예비검사 (double-blind pilot trial)가 실시되었다. 30명의 다발성경화 환자를 대상으로 한 그룹은 가약 (placebo)을 다른 그룹은 300 밀리그람의 우수초 (bovine myelin)를 1년 동안 매일 섭취하게 하였다. 이 연구결과에 의하면, MBP 특이적인 T 세포는 수초 섭취군에서 감소하였으며 여성 환자에게 해당되지 않지만 남성 환자는, 비록 통계적 유의성에 미치지는 못하지만, 질병 증상이 감소하였다. 마우스에서 경구 관용 유도 결과는 고무적이지만 사람으로부터 얻은 데이터는 긍정적인 것 같지 않다. 하지만 임상실험은 초기단계이고 지금까지 사용된 펩티드는 가장 효과적인 것이 선택되지 않았을 수도 있고 투여량도 적절하지 않았을 수 있다. 동물모델에 보여준 가능성 때문에 이 접근방식에 대한 더 많은 임상실험이 실시될 전망이다.

요 약

- 면역계의 주요한 일은 자기와 비자기를 구분하는 일이다. 이 일이 실패하면 숙주의 세포나 장기에 면역공격이 발생하며 자가면역 질환이 시작된다.
- 관용이라는 불리는 자기반응성을 억제하는 기전은 몇 단계에서 작동한다. 중추관용은 자기 반응성 T 혹은 B 림프구를 제거하는데 관여하고 말초관용은 초기 스크리닝 과정에 살아남은 자기 반응성 림프구를 불활성화시킨다.
- 사람의 자가면역 질환은 장기 특이적인 질병과 전신성 질병으로 구분된다. 장기 특이적인 질병은 주로 하나의 장기나 선 (gland)에 발생하는 자가면역 반응과 관련이 있다. 전신성 질병은 광범위한 조직이 표적이다.
- 자가면역 질환을 위한 동물모델은 자발적으로 발생하는 것과 실험적으로 유도하는 것이 있다. 자발적 자가면역 질환은 유전적 결함에 의해 발생하며 실험동물모델로 보강제 존재하에 자기항원을 동물에 면역시켜 유도한다.
- 실험적 자가면역 동물모델을 이용한 연구 결과에 의하면 자가면역 발생은 $CD4^+$ T_H 세포가 핵심적인 역할을 한다. 정상적인 동물에 자가면역 질환을 유도할 수 있는 자기면역 T 세포 클론을 분리하는 것은 가능하다. 실험동물의 MHC 일배체형은 다양한 자가항원을 TH 세포에 제시하는 능력을 결정한다.
- T_H1과 T_H2의 상대적 숫자는 자가면역의 발병을 결정하는데 중심적인 역할을 한다. T_H1 세포는 자가면역 발달을 촉진하는 반면 T_H2 세포는 자가면역 질환의 발달과 진전을 억제한다.
- 자가면역의 유도에 대한 다양한 기전이 제시되고 있다. 격리된 항원의 방출, 분자모방, 부적절한 class II MHC 발현 (경우에 따라 IFN-γ에 의해 촉진됨), 다클론 B 세포 활성화 등이 그 예이다. 이러한 개개의 기전에 대한 증거가 존재하는 것으로 미루어 자가면역 반응에 이르는 경로가 다수 존재함을 알 수 있다.
- 현재 사용되는 자가면역질환의 치료법은 면역억제제를 사용한 치료, 흉선제거, 면역복합체가 관련된 질병의 경우에 사용되는 혈장반출법 등이다. TNF-α 차단제는 류마티스 관절염, 크론병, 경피증을 치료하는데 성공적으로 사용되고 있다.

References

Anderson, M. S., et al. 2005. The cellular mechanism of Aire control of T cell tolerance. *Immunity* **23:**227.

Benoist, C., and D. Matis. 2001. Autoimmunity provoked by infection: how good is the case for T cell epitope mimicry? *Nature Immunology* **2:**797.

Feldman, M., and L. Steinman. 2005. Design of effective immunotherapy for human autoimmunity. *Nature* **435:**612.

Goodnow, C. C., et al. 2005. Cellular and genetic mechanisms of self tolerance and autoimmunity. *Nature* **435:**590.

Hafler, D. A., et al. 2005. Multiple sclerosis. *Immunological Reviews* **204:**208.

Hausmann, S., and K. W. Wucherpfennig. 1997. Activation of autoreactive T cells by peptides from human pathogens. *Current Opinion in Immunology* **9:**831.

Hogquist, K. A., T. A. Baldwin, and S. C. Jameson. 2005. Central tolerance: learning self-control in the thymus. *Nature Reviews Immunology* **5:**772.

Horwitz, M. S., et al. 1998. Diabetes induced by Coxsackie virus: initiation by bystander damage and not molecular mimicry. *Nature Medicine* **4:**781.

Jacobi, A. M., and B. Diamond. 2005. Balancing diversity and tolerance: lessons from patients with systemic lupus erythematosus. *Journal of Experimental Medicine* **202:**341.

Levin, M. C., et al. 2002. Autoimmunity due to molecular mimicry as a cause of neurological disease. *Nature Medicine* **8:**509.

Liblau, R. S., S. M. Singer, and H. O. McDevitt. 1995. T_H1 and T_H2 $CD4^+$ T cells in the pathogenesis of organ-specific autoimmune diseases. *Immunology Today* **16:**34.

Lockshin, M. D. 1998. Why women? *Journal of the American Medical Women's Association* **53:**4.

Mathis, D. 2005. *Lymphocyte Tolerance: Central Is Central.* Harvey Lectures, Series 99. Wiley-Liss, Hoboken, NJ, p. 95.

O'Garra, A., L. Steinman, and K. Gijbels. 1997. $CD4^+$ T-cell subsets in autoimmunity. *Current Opinion in Immunology* **9:**872.

Paust, S., and H. Cantor. 2005. Regulatory T cells and autoimmune disease. *Immunological Reviews* **204:**195.

Rioux, J. D., and A. K. Abbas. 2005. Paths to understanding the genetic basis of autoimmune disease. *Nature* **435:**584.

Sakaguchi, S. 2004. Naturally arising CD4+ regulatory T cells for immunologic self-tolerance and negative control of immune responses. *Annual Review of Immunology* **22:**531.

Silverstein, A. M., and N. R. Rose. 1997. On the mystique of the immunological self. *Immunological Reviews* **159:**197.

Streilein, J. W., M. R. Dana, and B. R. Ksander. 1997. Immunity causing blindness: five different paths to herpes stromal keratitis. *Immunology Today* **18:**443.

Vyse, T. J., and B. L. Kotzin. 1998. Genetic susceptibility to systemic lupus erythematosus. *Annual Review of Immunology* **16:**261.

Weiner, H. L., et al. 1993. Double-blind pilot trial of oral tolerization with myelin antigens in multiple sclerosis. *Science* **259:**1321.

Wucherpfennig, K. W. 2001. Mechanisms for the induction of autoimmunity by infectious agents. *Journal of Clinical Investigation* **108:**1097.

Zhao, Z-S, et al. 1998. Molecular mimicry by herpes simplex virus type-1: autoimmune disease after viral infection. *Science* **279:**1344.

Useful Web Sites

http://www.lupus.org/index.html

The site for the Lupus Foundation of America contains valuable information for patients and family members as well as current information about research in this area.

http://www.nih.gov/niams/

Home page for the National Institute for Arthritis and Musculoskeletal and Skin Diseases. This site contains links to other arthritis sites.

http://www.niddk.nih.gov/

Home page for the National Institute for Diabetes and Digestive and Kidney Diseases. This site contains an exhaustive list of links to other diabetes health-related sites.

학습문제

임상조점문제 여자가 남자보다 자가면역 질환에 대한 감수성이 높은 가능한 이유를 들면?

1. 모든 자기반응성 림프구가 흉선과 골수에서 제거되지 않는 이유를 설명하라. 살아남은 자기 반응성 림프구가 숙주에게 손상을 끼치지 않도록 하는 방법은 무엇인가?

2. 관용이 면역계의 정상적인 기능에 중요한 이유는?

3. B 세포 관용에서 수용체 편집의 중요성은 무엇인가?

4. 다음 각 자가면역 질환 (a-l) 중에 아래 기록된 특징 (1-12)에 가장 잘 부합하는 것을 선택하라.

질환

a. ________ 실험 자가면역 뇌염
b. ________ 굿파스튜어 증후군
c. ________ 그레이브씨병
d. ________ 전신성 홍반루푸스
e. ________ 인슐린 의존성 당뇨병
f. ________ 류마티스 관절염
g. ________ 하시모토씨 갑상선염
h. ________ 실험적 자가면역 근무력증
i. ________ 근무력증
j. ________ 악성빈혈
k. ________ 다발성 경화
l. ________ 자가면역 용혈성 빈혈

특징

(1) B_{12} 흡수를 저해하는 내성인자에 대한 자가항체
(2) 아세틸콜린 수용체에 대한 자가항체
(3) 갑상선 항원에 대한 T_H1 면역반응
(4) 적혈구 항원에 대한 자가항체
(5) 수초(마이엘린)에 대한 T 세포 반응
(6) 마이엘린염기성 단백질과 프로인드 완전보강제를 주사하여 유도
(7) IgG에 대한 자가항체
(8) 기저막에 대한 자가항체
(9) DNA와 DNA 결합 단백질에 대한 자가항체
(10) 갑상선자극 호르몬 수용체에 대한 자가항체
(11) 아세틸콜린 수용체를 주사하여 유도
(12) 췌장 베타세포에 대한 T_H1 반응

5. 실험 자가면역 뇌염 (EAE)은 자가면역 질환에 대해 유용한 동물모델임이 입증되었다.
   a. 이 동물모델이 어떻게 만들어지는지 기술하라.
   b. EAE로부터 회복한 동물이 그렇지 못한 동물에 비해 차이점은?
   c. 이 동물모델을 이용해서 자가면역 발생에서 T 세포의 역할을 어떻게 규명할 수 있었나?

6. 분자모방은 자가면역의 발생을 설명하기위해 제안된 한 기전이다. 마이엘린 염기성 단백질에 의한 EAE 유도가 어떻게 자가면역에서 분자모방을 이해하는데 공헌하였나?

7. 국소적 바이러스 감염이 장기 특이적인 자가면역 질환을 발생시키는 기전을 3개 이상 기술하면?

8. 인슐린 프로모터에 연결된 IFN-γ 유전자를 발현하는 유전자이식 마우스는 당뇨병을 일으킨다.
   a. 왜 인슐린 프로모터를 사용하였는가?
   b. 이 마우스에서 당뇨병이 자가면역 반응에 의해 발생하는 손상결과라는 증거는?
   c. 이 시스템에서 MHC 발현에 대한 비정상적인 점은?
   d. 이 시스템이 어떻게 췌장에 국소적인 바이러스 감염에 의해 초래되는 사건들을 모방하는가?

9. 다양한 동물모델을 치료하기위해 단클론항체가 사용된다. 어떤 단클론항체가 사용되며 이러한 접근방식의 근거는?

10. 다음 서술이 참인지 거짓인지 표시하라. 만약 거짓이라고 생각하면 그 이유를 설명하라.
   a. T_H1 세포는 자가면역 발생과 연관이 있다.
   b. IL-12의 주사는 마이엘린 염기성 단백질과 보강제에 의한 EAE 유도를 예방할 수 있다.
   c. *HLA B27* 대립유전자의 존재는 척추에 영향을 주는 자가면역 질환인 강직성 척추염의 진단에 사용될 수 있다.
   d. 악성빈혈을 가진 사람은 내성성 인자에 대한 항체를 생산한다.
   e. Fas를 암호화하는 유전자의 결함은 세포자살 (apoptosis)에 의한 계획 세포사 (programmed cell death)를 유도한다.

11. 다음 각 자가면역 질환 (a-d)에 대해 어떤 치료법 (1-5)이 적절한지 표시하라.

질환

a. 하시모토씨 갑상선염
b. 전신성 홍반루푸스
c. 그레이브씨병
d. 근무력증

치료

1. 사이클로스포린 A
2. 흉선제거
3. 혈장반출법
4. 신장이식
5. 갑상선 호르몬

12. 7장에서 논의한 것처럼 보체구성분인 C1q, C1r, C1s, C4 혹은 C2의 결핍은 전신성 홍반루푸스의 발생에 기여할 수 있다. 하지만 SLE 환자는 과도한 보체활성을 보여준다. 어떻게 이 두 발견이 사실일 수 있을까?

13. 다음 중 자가면역 발생에 대한 기전의 예는? 각 가능성에 대해 예를 제시하라.
    a. 다클론 B 세포 활성
    b. 조직 손상
    c. 바이러스 감염
    d. TCR 분자의 발현 증가
    e. Class II MHC 발현 증가

14. 아래 그림은 자가면역 질환에 대한 환자를 검증하는 이중면역확산법(아우치테르로니 법)을 모식도로 나타낸 것이다. 중앙의 공간에는 핵항원 (뉴클레오솜과 스플리스오솜)의 혼합용액이 차 있다. 환자의 혈장은 여러 농도로 희석하여 바깥 공간(희석농도는 공간 안에 표기)에 놓아 두었다. 양의 대조군 (마우스 항-사람 히스톤)은 한 공간에 위치하며 음의 대조군 (정상적인 사람의 혈장)은 또 다른 공간에 위치시켰다.

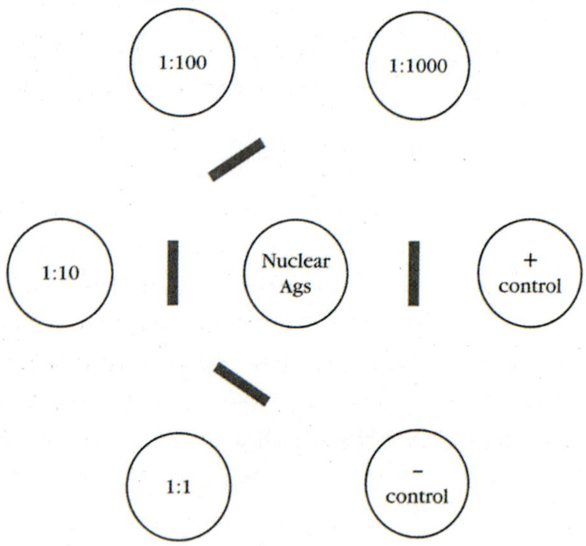

a. 이 검사법에 기초하여 다음 문장 중 이 환자에 대한 사실인 것은?
   1. 당신의 혈장에 있는 핵단백질에 반응하는 항체를 발현하는 것은 정상이기 때문에 환자는 정상이다.
   2. 환자는 아마도 남자이며 굿파스튜어 증후군을 앓고 있다.
   3. 환자는 심한 알러지를 앓고 있다.
   4. 환자는 SLE를 앓고 있으며 여성 가능성이 높다.

b. 이 환자의 역가는?

c. 다음 중 위의 그림에 나타난 발견을 증명하기 위해 수행할 실험은?
   1. 핵 항원으로 부착된 플레이트를 사용한 직접적인 ELISA
   2. 조직절편 혹은 투과된 사람의 세포를 이용한 면역형광법
   3. 겔 상에 분리한 핵단백질과 1차 항체로 혈장을 이용한 웨스턴 블럿

Interactive Study

www.whfreeman.com/kuby

SELF-TEST
Review OF Key Terms

chapter 17장

이식면역학

Transplantation Immunology

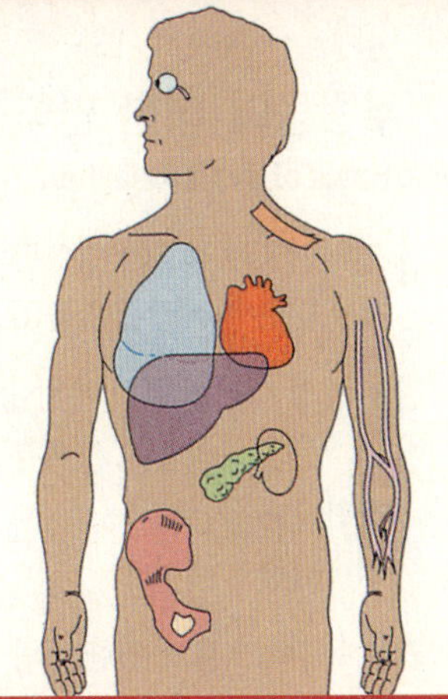

Transplantations routinely performed in clinical practice.

- 이식거부반응에 대한 면역학적 기초
- 이식거부반응의 임상적 증상
- 전반적 면역억제 치료법
- 특이적 면역억제 치료법
- 동종이식편에 대한 면역관용
- 임상이식

면역학에서 사용되는 이식이라는 용어는 세포, 조직 혹은 장기를 한 장소로부터 다른 장소로 전달하는 행위를 지칭한다. 많은 수의 질병이 건강한 장기, 조직 혹은 세포(이식편)를 한 사람(공여자)으로부터 이식편이 필요한 사람 (수혜자)에 이식함으로써 치료될 수 있다. 손쉬운 장기의 재이식을 가능하게 한 외과수술의 발달로 성공적인 이식을 위한 장벽 하나가 무너졌지만 다른 문제들은 여전히 남아 있다. 그 중 하나가 이식할 장기의 부족이다. 장기는 사고 희생자와 때로는 살아있는 공여자에 의해 제공되지만 이용 가능한 장기보다 이식을 필요로 하는 환자가 더 많다. 공여 장기 부족의 심각성은 2006년 4월 시점에 미국에서 91,700명으로 추정되는 환자가 장기이식 대기자 명단에 올라 있다는 사실에 반영되고 있다. 대기자 명단의 대다수 (~70%)는 신장을 필요로 한다. 현재 신장에 대한 대기 기간은 평균 800일에 이른다. 이식장기의 부족도 심각한 문제지만 이식이 일상적인 치료로 정착하는데 가장 큰 장애는 면역계이다. 면역계는 외래에서 유래한 물질의 공격으로부터 자신을 보호하는 정교하고 효과적인 기전을 발달시켜오고 있는데 이와 똑같은 기전으로 인해 수혜자와 유전적으로 동일하지 않은 사람의 이식편에 대한 거부반응이 발생한다.

Alex Carrel는 최초의 이식에 대한 체계적인 연구 결과를 1908년에 보고하였다. 그는 9마리 고양이에게 순환적으로 두 신장을 서로 교환하였다. 다른 고양이로부터 신장을 제공받은 일부 고양이는 25일까지 소변을 배출하였다. 모든 고양이는 결국 사망하였지만 이 실험은 이식된 장기가 수혜자에서 정상적인 기능을 수행할 수 있다는 사실을 보여주었다. 1935년 한 러시아 외과의사에 의해 시도된 최초의 인간 신장이식은 공여자와 수혜자 사이의 혈액형 불일치로 인해 실패하였다. 혈액형 불일치로 인해 신장에 대한 즉각적인 거부반응이 일어났으며 환자는 신장기능이 확립되기 전에 사망했다. 여기서 경험한 초급성 거부반응 (hyperacute rejection)이라 칭하는 급성 면역반응은 항체에 의해 매개되며 여기에 대해서는 본 장에서 다루기로 한다. 최초의 성공적인 신장이식은 1954년 보스톤에서 시술되었으며 일란성 쌍둥이 사이에 이식이 행해졌다. 오늘날 신장, 췌장, 심장, 폐, 골수 및 각막 이식이 계속 증가하는 빈도와 성공률을 가지고 일란성 쌍둥이가 아닌 사람 사이에 행해지고 있다.

다양한 면역억제제는 이식편의 생존률을 높이는데 기여하고 있다. 면역억제제는 이식편에 대한 면역공격을 완화시키도록 개발된 약제나 특정 항체를 포함하며 이 약제의 대다수는 전반적인 면역억제 기능을 가지고 있어서 장기 사용은 몸에 해롭다. 다른 면역반응을 억제하지 않고 이식편 특이적인 관용을 유발하는 새로운 방법이 개발되고 있으며 이 방법은 숙주의 면역을 손상시키지 않고 이식편을 보다 장기간 생존케 하는 가능성을 보여주고 있다. 본 장에서는 이식거부 반응의 기전, 이식편 생존율을 증가시키는데 사용되는 치료법, 임상수단으로서 이식에 대한 현 상태에 대해 기술할 것이다. '임상초점'에서는 환자에게 필요한 장기의 부족을 피해갈 수 있는 비인간에서 유래한 장기 (이종장기)의 사용에 대해 검토할 것이다.

이식편 거부반응에 대한 면역학적 기초_

Immunologic Basis of Graft Rejection

이식편에 대한 면역반응의 정도는 이식편의 유형에 따라 다양하다. 다음 용어들은 서로 다른 이식편 유형을 표기하기위해 사용된다.

- **자기이식편**은 동일인의 신체 한 부위에서 다른 부위로 전달되는 자기조직이다. 화상환자의 건강한 피부를 화상을 입은 부위에 이식하거나 건강한 혈관을 막힌 관상동맥에 대체하는 경우가 자주 사용되는 자기이식편의 예이다.
- **동계이식편**은 유전적으로 동일한 사람 사이에 이식되는 조직이다. 마우스의 근친교배계에서 동계이식은 한 마우스에서 다른 동계의 마우스 사이에 행해지는 것이다. 사람에서 동계이식은 유전적으로 동일한 일란성 쌍둥이 사이에 행해질 수 있다.
- **동종이식편**은 동종 내의 유전적으로 서로 다른 사람으로부터 이식되는 조직이다. 마우스에서 동종이식은 한 종에서 다른 종으로 조직을 이식하는 것이다. 사람의 경우 일란성 쌍둥이가 아닌 사람 사이에 이식되는 장기가 동종이식편이 된다.
- **이종이식편**은 서로 다른 종 (예를 들면, 비비로부터 사람에게 심장이식) 간에 이식되는 조직이다. 기부 장기가 절대적으로 부족하기 때문에 사람을 위한 장기 제공 목적으로 동물을 사육하는 것은 심각하게 고려될 사항이다.

자기이식편과 동계이식편은 이식편과 숙주 사이에 유전적 동질성 때문에 거부반응을 일으키지 않는다 (그림 17-1a). 동종이식편은 숙주와 유전적으로 다르기 때문에 면역계에 의해 외래항원으로 인식되어 거부반응이 일어난다. 의심할 여지없이 이종이식편은 가장 큰 유전적 차이를 보여주기 때문에 강력한 이식거부반응이 일어난다.

동종이식 거부반응은 특이성과 기억력을 가지고 있다_

Allograft rejection displays specificity and memory

동종이식편의 거부 속도는 관여 조직에 따라 다양하다. 일반적으로 피부이식편은 신장이나 심장과 같은 조직에 비해 신속하게 거부반응을 일으킨다. 이러한 시간 차이에도 불구하고 이식 거부로 대표되는 면역반응은 항시 특이성과 기억력이라는 특성을 보여준다. 만약 근친교배계 A 마우스가 근친교배계 B 마우스의 피부를 이식 받으면 1차 거부반응 (first-set rejection)이라 알려진 최초의 거부반응이 일어난다 (그림 17-1b). 3일-7일 사이에 피부에 먼저 혈관이 재생성된다. 반응이 진행될수록 혈관이 생성된 피부는 림프구, 단핵구, 중성구 및 다른 염증세포에 의해 침윤된다. 7일~10일 경에 혈관생성 정도는 감소하며 10일 경에 2차 조직괴사가 일어나고 12일~14일 경에 완전한 거부반응이 일어난다.

근친교배계 B 이식편을 이미 이식받은 근친교배계 A 마우스에 재차 이식할 때 면역학적 기억력은 쉽게 설명된다. 이 경우 이식편 거부 반응은 보다 빨리 일어나는데, 완전한 이식거부 반응은 5-6일 내에 일어난다. 이러한 2차 반응은 2차 거부반응 (second-set rejection)이라 명명된다. 관련이 없는 근친교배계 C의 이식편을 근친교배계 B의 두 번째 이식과 동시에 이식하면 2차 거부반응의 특이성은 설명될 수 있다. 근친교배계 C 이식편은 1차 이식거부 반응의 속도로 일어나지만 근친교배계 B의 이식편 거부반응은 2차 이식 거부 반응 방식으로 일어난다.

T 세포가 동종이식 거부반응에 결정적인 역할을 한다_

T cells play a key role in allograft rejection

1950년 초, Avrion Mitchison은 입양면역전달 실험에서 혈청 항체가 아니라 림프구가 동종이식편에 대한 면역을 전달한다는 사실을 보여주었다. 후속 연구에서 동종이식거부 반응에서 T 세포의 관련성이 입증되었다. 예를 들면, 흉선이 존재하지 않아 온전한 기능을 가진 T 세포가 결핍된 누드 마우스는 동종이식거부 반응을 일으키지 않는다. 이 마우스는 심지어 이종이식거부 반응도 일으키지 않는다. 동종이식편으로 초회 항원자극 (priming)을 받은 마우스에서 유래한 T 세포는 초회 항원자극을 시키지 않은 동계 수혜자에게 2차 이식거부 반응을 전달할 수 있다는 사실 (초회 항원자극에 사용한 동종 조직을 이식받는 한)이 다른 연구에서 증명되었다 (그림 17-2).

동종이식 거부반응에 관련된 T 세포 아집단 (subpopulation) 분석 결과는 $CD4^+$와 $CD8^+$ 세포가 모두 관여하는 것으로 밝혀졌다. 한 연구에서 마우스에서 T 세포의 한 유형 혹은 두 유형 모두를 제거하고 이식거부반응 속도를 측정하였다. 그림 17-3에 나와 있는 것처럼 $CD8^+$ T 세포집단을 제거하면 이식편의 생존에는 전혀 영향을 미치지 않고 이식편은 대조구와 같은 속도로 거부반응이 일어났다 (15일). $CD4^+$ T 세포집단을 제거하면 이식편의 생존을 15일에서 30일로 증가시켰다. 하지만 $CD4^+$와 $CD8^+$ T 세포를 모두 제거하면 이식편의 장기생존 (60일까지)을 유도했다. 이 연구는 $CD4^+$와 $CD8^+$ T 세포가 모두 거부반응에 참여하며 두 아집단 간의 협동이 보다 현저한 이식거부반응을 유도함을 암시한다. 이 데이터는 사람의 신장 이식편에 침윤하는 T 세포의 CD4 및 CD8 발현을 조사한 최근 연구결과와 일치한다. RNA 발현에 대한 연구는 급성과 만성 거부반응 시 존재하는 T 세포에 CD4와 CD8이 모두 과발현됨을 보여준다. 침윤하는 T 세포에서 IL-4가 아니라 IFN-γ의 발현이 증가하는 것으로 보아 T_H1가 침윤하는 주요한 세포이다.

면역자극 능력과 관용 유도에 있어서 역할 때문에 이식편에 대한 거부반응과 관용에 있어서 수지상세포의 역할은 지대한 관심의 대상이다. 8장에서 논의한 바와 같이 수지상세포는 교차제시 과정을 통해 외래 항원을 class I MHC 분자에 결합된 형태로 제시할 수 있

OVERVIEW FIGURE 17-1: Schematic Diagrams of the Process of Graft Acceptance and Rejection

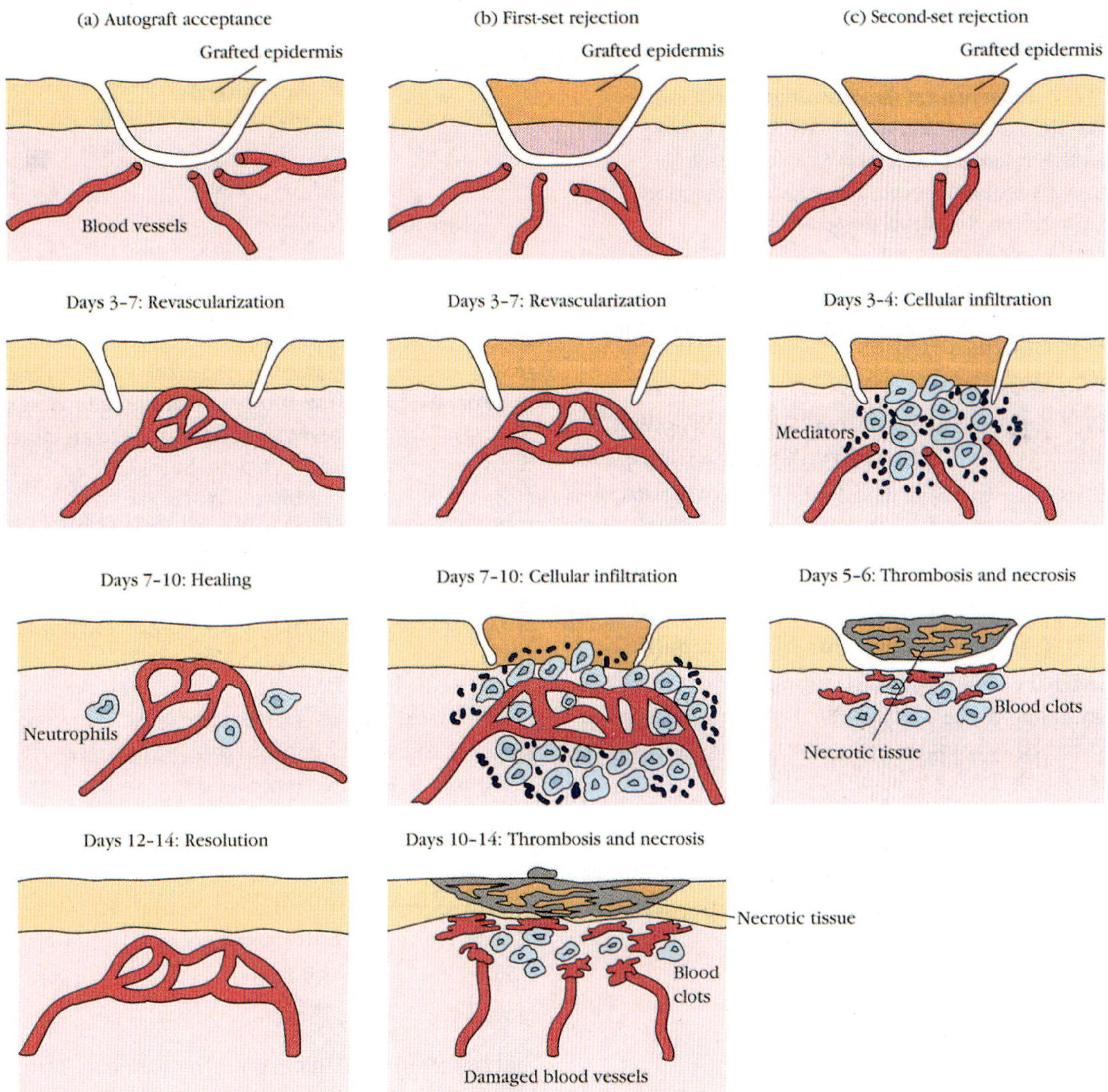

(a) Acceptance of an autograft is completed within 12 to 14 days. (b) First-set rejection of an allograft begins 7 to 10 days after grafting, with full rejection occurring by 10 to 14 days. (c) Second-set rejection of an allograft begins within 3 to 4 days, with full rejection by 5 to 6 days. The cellular infiltrate that invades an allograft (b, c) contains lymphocytes, phagocytes, and other inflammatory cells.

다. 이것은 CD8$^+$ T 세포가 거부반응의 일환으로서 동종항원을 인지하는 과정이다. 마우스 실험에서 수지상 세포를 억제하면 항원제시과정이 방해되기 때문에 이식편이 받아들여지는데 도움이 된다. 다른 한편, 공여자 수지상세포를 전처리하면 관용이 촉진되고 심장과 췌장 이식이 받아들여지는 기간이 연장된다.

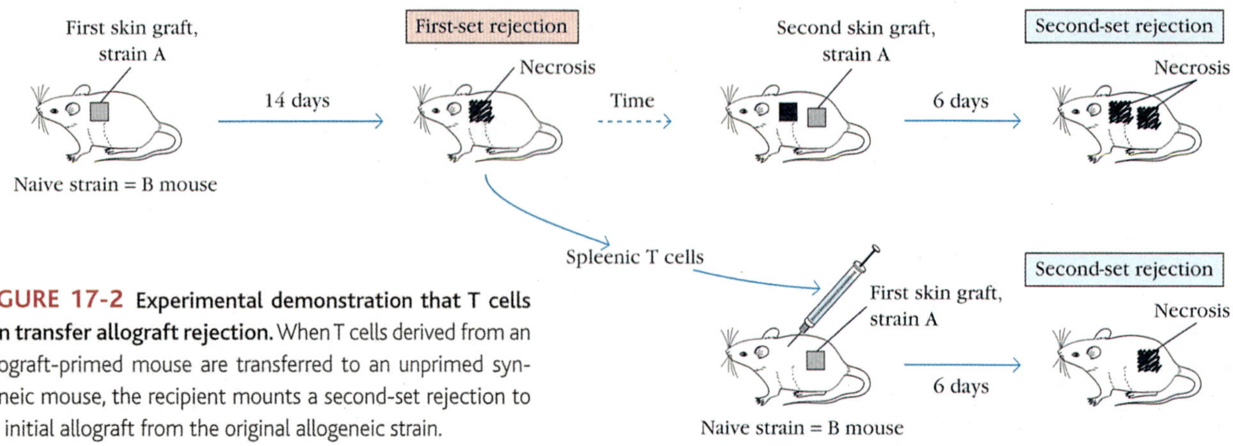

FIGURE 17-2 Experimental demonstration that T cells can transfer allograft rejection. When T cells derived from an allograft-primed mouse are transferred to an unprimed syngeneic mouse, the recipient mounts a second-set rejection to an initial allograft from the original allogeneic strain.

유사한 항원 프로필이 동종 이식편 수용을 촉진시킨다_Similar antigenic profiles foster allograft acceptance

항원성이 유사한 조직은 **조직적합성이 있다 (histocompatible)**고 한다. 그러한 조직은 조직거부에 이르는 면역반응을 유도하지 않는다. 심한 항원성 차이를 보이는 조직은 *조직부적합성 (histoincompatible)*이 높아서 조직거부에 이르는 면역반응을 유도한다. 조직적합성을 결정하는 다양한 항원은 40개 이상의 다른 유전자좌에서 암호화되지만 가장 강력한 동종이식편거부 반응을 책임지고 있는 유전자좌는 **주 조직적합 복합체 (major histocompatibility complex; MHC)** 내에 위치한다. MHC (마우스에서 H-2 복합체라 불리며 사람에서 HLA 복합체라 불림)의 구성은 8장에 기술되어있다 (그림 8-1). MHC 유전자좌는 밀접하게 연관되어있기 때문에 대개 양쪽 부모로부터 온전한 세트 (일배체형 (haplotype)이라 불림)로 유전된다.

마우스의 근친교배계 내에서 모든 동물은 각 MHC 유전자좌에서 동형접합이다 (homozygous). 예를 들면 일배체형이 *b*와 *k*인 근친교배계 마우스를 교배하면 모든 1세대 자손은 각 부모로부터 하나의 일배체형을 물러 받는다 (그림 8-2a). 이러한 자손은 *b/k* 유형의 MHC를 가지며 양쪽 부모의 이식편을 수용할 수 있다. 하지만 양쪽 부모 근친교배계는 모두 1세대 자손의 일배체형의 하나가 결여되기 때문에 1세대 자손의 이식편을 수용하지 못한다. 원교계 집단의 MHC 유전은 보다 복잡하다. 왜냐하면 각 MHC 유전자좌에 나타나는 높은 다형성 (poly-morphism)으로 인해 대부분의 유전자좌에 대해 이형접합 (heterozygosity)이 될 확률이 높기 때문이다. 부모가 1개 이상의 일배체형을 공유하지 않으면 원교계 간의 교배에서 두 자손이 동일한 MHC 일배체형을 물려받을 확률은 단지 25%이다 (그림 8-2c 참조). 부모로부터 자식에게 이식한 경우 공여자와 수혜자 간에는 항상 하나의 동일한 일배체형을 가지지만 다른 부모로부터 물려받은 또 다른 일배체형은 거의 예외 없이 일치하지 않는다.

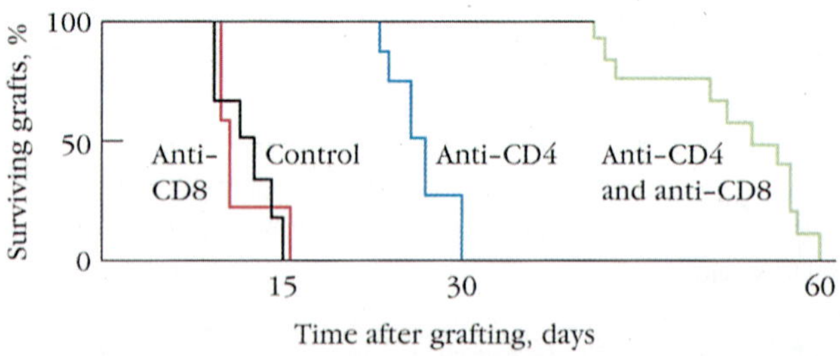

FIGURE 17-3 The role of CD4$^+$ and CD8$^+$ T cells in allograft rejection is demonstrated by the curves showing survival times of skin grafts between mice mismatched at the MHC. Animals in which the CD8$^+$ T cells were removed by treatment with an anti-CD8 monoclonal antibody (red) showed little difference from untreated control mice (black). Treatment with monoclonal anti-CD4 (blue) improved graft survival significantly, and treatment with both anti-CD4 and anti-CD8 antibody prolonged graft survival most dramatically (green). *[Adapted from S. P. Cobbold et al., 1986,* Nature *323:165.]*

이식편 공여자와 수혜자 간의 적혈구 및 MHC 항원 타이핑_Graft donors and recipients are typed for RBC and MHC antigens

혈액형과 주 조직적합성 항원이 이식거부 반응의 가장 강력한 요인이기 때문에 잠재적인 공여자와 수혜자를 선별하기위해, 이러한 항원을 확인하는 다양한 조직검사법이 개발되었다. 처음에는 공여자와 수혜자의 ABO 혈액형에 대한 적합성을 선별한다. 혈액형 항원은 적혈구, 상피세포와 내피세포에 발현된다. 이식된 조직에 존재하는 이들 항원에 대해 생산되는 수혜자 항체는 항체매개성 보체용해 (antibody-mediated complement lysis)에 의해 부적합한 공여자 세포의 용해를 유도할 것이다.

잠재적인 공여자와 수혜자에 대한 HLA 검사는 미세세포독성 검사 (microcytotoxicity test)에 의해 이루어진다 (그림 17-4a, b). 잠재적인 공여자와 수혜자의 백혈구 세포를 미량역가 측정판 (microtiter plate)의 홈에 분배한 다음, 다양한 class I과 class II MHC 대립인자 특이적인 항체를 서로 다른 홈에 첨가한다. 배양 후에 보체를 각 홈에 첨가한 다음 다양한 염색액 (예를 들면 트립판 블루나 이오신 Y)의 흡수나 배제에 의해 세포독성을 평가한다. 만약

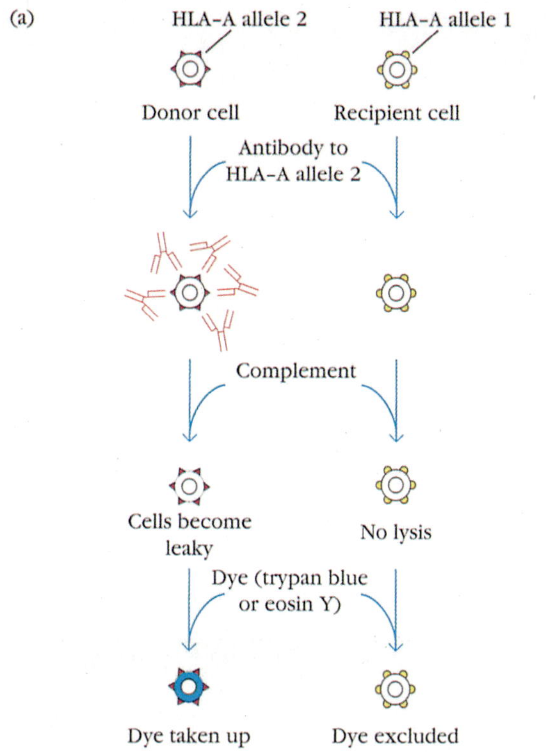

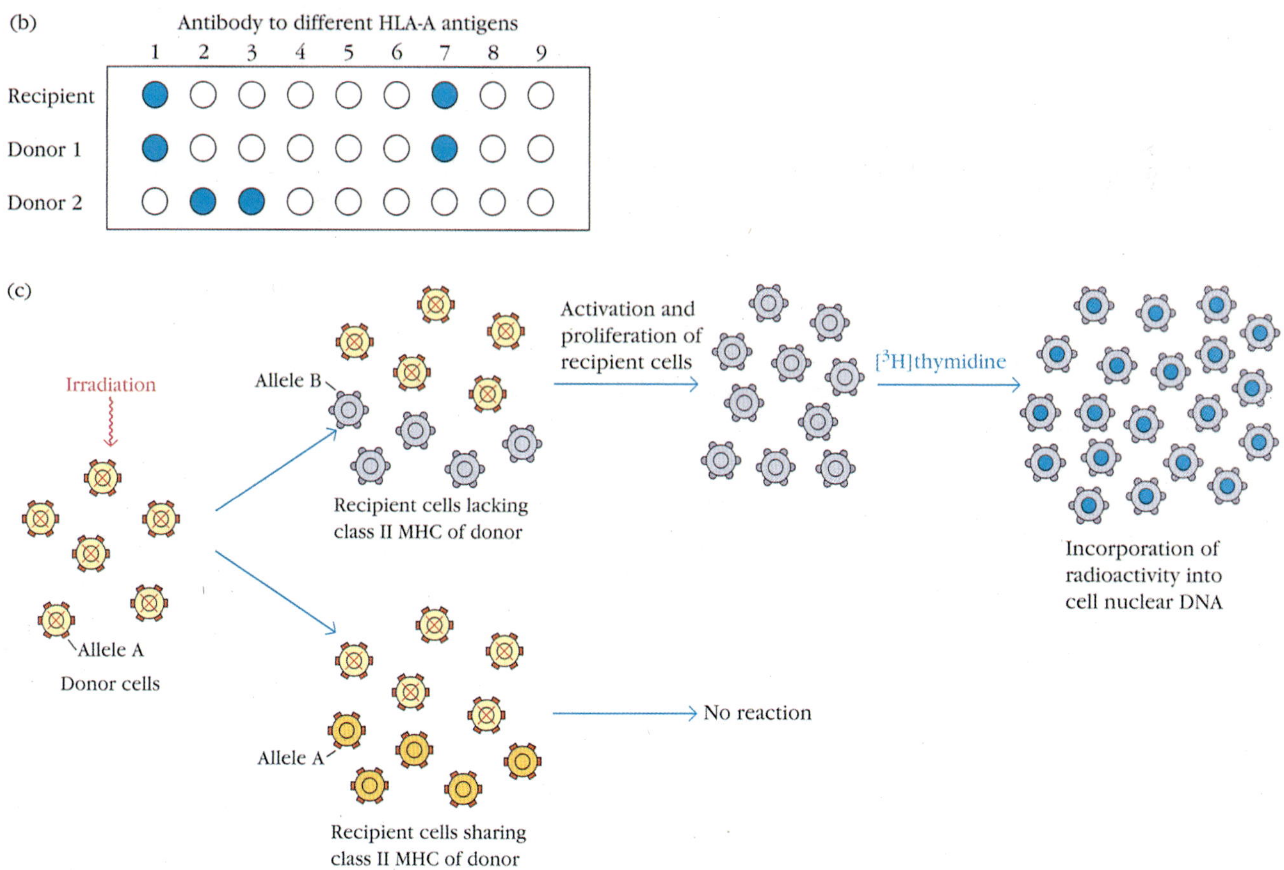

FIGURE 17-4 Typing procedures for HLA antigens. (a, b) HLA typing by microcytotoxicity. (a) White blood cells from potential donors and the recipient are added to separate wells of a microtiter plate. The example depicts the reaction of donor and recipient cells with a single antibody directed against an HLA-A antigen. The reaction sequence shows that if the antigen is present on the lymphocytes, addition of complement will cause them to become porous and unable to exclude the added dye. (b) Because cells express numerous HLA antigens, they are tested separately with a battery of antibodies specific for various HLA-A antigens. Here donor 1 shares HLA-A antigens recognized by antisera in wells 1 and 7 with the recipient, whereas donor 2 has none of the HLA-A antigens in common with the recipient. (c) Mixed lymphocyte reaction to determine identity of class II HLA antigens between a potential donor and recipient. Lymphocytes from the donor are irradiated or treated with mitomycin C to prevent cell division and then added to cells from the recipient. If the class II antigens on the two cell populations are different, the recipient cells will divide rapidly and take up large quantities of radioactive nucleotides into the newly synthesized nuclear DNA. The amount of radioactive nucleotide uptake is roughly proportional to the MHC class II differences between the donor and recipient lymphocytes.

백혈구 세포가 특정 단클론 항체 특이적인 MHC 대립인자를 발현하면 그 세포는 보체 첨가제에 의해 용해가 되며 이렇게 죽은 세포들은 트립판 블루와 같은 염색액을 흡수할 것이다. 항체매개 미세독성에 근거한 HLA 검사에서 다양한 MHC 대립인자의 존재여부가 가려질 수 있다.

비록 HLA가 완전히 일치하는 공여자가 없더라도 이식은 성공할 수 있다. 이 상황에서는 일원 림프구혼합 반 (one-way mixed-lymphocyte reaction: MLR)이 잠재적인 공여자와 수혜자 사이의 class II MHC 적합성 정도를 정량화하는데 사용될 수 있다 (그림 17-4c). X선을 조사하거나 마이토마이신 C (mito-mycin C)를 처리한 잠재적인 공여자 림프구가 자극세포 (stimulator cell)의 역할을 하고 수혜자 T 세포는 반응세포 (responder cell) 역할을 한다. 수혜자 T 세포의 활성화를 의미하는 세포증식은 삼중수소 티미딘([^{3}H] thymidine)이 세포 DNA에 삽입되는 정도에 의해 측정된다. Class II MHC 차이가 클수록 MLR 측정에서 삼중수소 티미딘의 삽입은 증가되는 것으로 관찰될 것이다. 수혜자 림프구의 강력한 세포증식은 이식편 생존에 대한 부정적인 예측이 된다. 미세세포독성 검사에 비해 MLR의 장점은 잠재적인 이식편의 class II MHC 항원에 대해 반응하여 생성되는 T_H 세포의 활성화 정도에 대한 보다 우수한 표지가 된다는 것이다. MLR의 단점은 이 실험을 수행하는데 며칠이 소요된다는 것이다. 만약 잠재적인 공여자가 사체라면 장기를 사체로부터 제거하여 즉각 사용해야하기 때문에 MLR의 결과를 기다리는 것은 불가능하다. 이 경우 몇 시간에 끝낼 수 있는 미세세포독성 검사에 의존할 수밖에 없다.

동종이식편의 수용여부에 대한 MHC 적합성의 중요성은 신장 이식 수혜자로부터 수집한 데이터에 의해 검증되었다. 그림 17-5의 데이터는 신장 이식편의 생존은 공여자-수혜자 사이에 class II HLA의 일치에 주로 의존한다는 사실을 보여주고 있다. class I HLA 항원의 적합성 혹은 부적합성은 class II HLA 항원에 대한 부적합성이 존재하지 않는 한 이식편의 생존에 덜 영향을 미친다. 한 개 혹은 두 개의 class I HLA 유전자좌의 차이가 존재하는 신장 이식편의 2년 생존율은 90%이지만 class II에 차이가 있는 신장 이식편의 동일 기간 생존률은 70%에 지나지 않는다. 부적합성의 수가 증가할수록 수혜자는 매우 낮은 1년 생존율을 보여준다. 아래에서 기술하는 것처럼 HLA 적합성은 신장과 골수 이식편에는 가장 중요한 요소이지만, 간과 심장 이식편은 보다 많은 부적합성 하에서도 생존할 수 있다.

HLA의 일치의 중요성은 최근 유럽신장이식 환자에 대한 조사에서도 확인된 바 있다. 새로운 데이터에 의하면 36개월 생존율은 1966~1970 사이에 비해 1996~2000년 사이의 환자군에서 거의 90%에 육박하는 것으로 나타났다. 그 증가의 주 원인 보다 나은 면역억제 처방에 기인한다. 최근에 이식받은 환자들은 HLA 일치정도가 높은 환자의 장기를 제공받는 장점을 가지고 있다. HLA의 일치가 수혜자에서 5-10% 생존율 증가 외에서 피부암이나 다른 부작용이 감소하는 효과도 발생한다. 중요하게도 만약 이식이 어떤 이유에서 실패하고 또 다른 이식이 필요한 경우 HLA가 일치한 장기를 받은 환자가 선호된다. 이것은 이 환자들이 후속 이식편의 거부반응에 중요한 역할을 하는 HLA에 대한 항체를 가지고 있지 않기 때문이다.

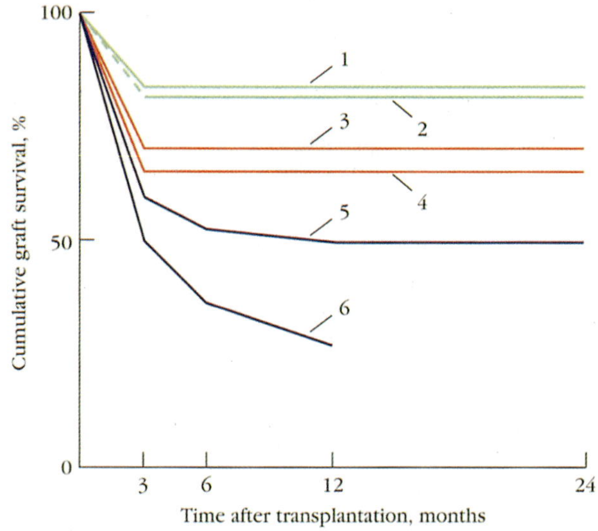

Curve no.	HLA mismatches (no.) Class I	Class II
1	0	0
2	1 or 2	0
3	3 or 4	0
4	0	1 or 2
5	1 or 2	1 or 2
6	3 or 4	1 or 2

FIGURE 17-5 The effect of HLA class I and class II antigen matching on survival of kidney grafts. Mismatching of one or two class I (HLA-A or HLA-B) antigens has little effect on graft survival. A single class II difference (line 4) has the same effect as three or four differences in class I antigens (line 3). When both class I and class II antigens are mismatched, rejection is accelerated. *[Adapted from T. Moen et al., 1980,* New England Journal of Medicine ***303**:850.]*

자연살해 세포 (natural killer cell: NK cell)의 살해억제 수용체 (killer-inhibitory receptor: KIR)에 대한 현재의 이해에 따르면 KIR 분자가 인지하는 class I MHC 항원이 존재하지 않은 외래 세포는 자연살해 세포의 살해 대상이 된다 (14장 참조). 수혜자 자연살해 세포의 KIR이 인지하는 class I MHC 분자가 공여 세포에 존재하지 않으면 골수이식 실험에서 골수 이식편의 거부반응이 관찰된다. 고형장기에 대한 class I MHC 부적합성의 효과는 덜 현저하다.

공여자와 수혜자의 MHC 동일성이 조직 수용여부을 결정하는 유일한 요소는 아니다. 유전적으로 다른 사람 사이에 조직이 이식되었을 때 MHC 항원이 일치하더라도 다양한 **부 조직적합성 유전자좌 (minor histocompatibility loci)**의 차이로 인해 이식된 조직에 대한 거부반응이 일어날 수 있다. 9장에서 기술한 것처럼 주 조직적합성 항원은 *동종반응능 (alloreactivity)*이라는 현상에 의해 T_H나 T_C 세포에 의해 직접 인지된다. 이와 대조적으로 부 조직적합성 항원은 자기 MHC 분자에 의해 제시될 때만 인지된다. 부 조직적합성에 의해 유도되는 조직거부 반응은 대개 주 조직적합성에 의해 유도되는 조직거부 반응보다 강도가 약하다. 하지만 이러한 부 조직적합성 차이는 종종 조직이식거부 반응의 원인이 된다. 이러한 이유로 HLA가 일치하는 사람 사이에 성공적인 이식을 위해 어느 정도의 면역억제가 요구된다.

세포매개성 이식편 거부반응은 두 단계로 발생한다_

Cell-mediated graft rejection occurs in two stages

이식편 세포에 발현하는 동종항원 (주로 MHC 분자임)에 반응하는 세포매개성 면역반응이 이식편 거부반응의 주 원인이 된다. 지연성 과민반응과 세포매개성 세포독성 반응 모두가 관여한다. 이식편 거부반응의 과정은 두 단계로 나눌 수 있다: (1) 이식편의 동종항원에 반응하여 수혜자의 항원 특이적 림프구가 증식하는 감작기 (sensitization stage)와 (2) 이식편에 대한 면역파괴가 발생하는 효과기 (effector stage).

감작기_Sensitization Stage

감작기 동안 $CD4^+$와 $CD8^+$ T 세포는 외래 이식편 세포 상에 발현하는 동종항원을 인지하고 반응하여 증식한다. 주 및 부 조직적합 동종항원 모두가 인지될 수 있다. 몇 개의 부 조직적합 항원 차이에 대한 복합 반응은 매우 격렬할 수 있지만 일반적으로 부 조직적합 항원에 대한 반응은 미약하다. 주 조직적합 항원에 대한 반응은 공여자 MHC 분자와 MHC 분자의 홈에 결합해 있는 펩티드 리간드가 모두 관여한다. 동종의 class I MHC 분자 홈에 존재하는 펩티드는 동종항원 세포 내부에서 합성되는 단백질로부터 유래한다. 동종의 class II MHC 분자의 홈에 존재하는 펩티드는 일반적으로 동종의 항원제시 세포에 의해 세포내 이입과정에 의해 흡입되고 가공된 단백질이다.

숙주의 T_H 세포는 적절한 항원 리간드-MHC 분자 복합체를 발현하고 필요한 공동자극분자 신호를 전달하는 항원제시 세포 (antigen-presenting cell; APC)와 상호작용하면 활성화된다. 조직에 따라 이식편 내에 존재하는 서로 다른 세포집단이 APC로 기능을 할 수 있다. 수지상 세포는 대부분의 조직에 발견되고 class II MHC 분자를 높은 수준으로 상시 발현하기 때문에 이식편에서 주요한 APC로 기능을 수행한다. 숙주 유래의 APC도 이식편 내로 이동할 수 있으며 외래 동종항원 (주 조직 및 부 조직적합 항원)을 세포내로 이입하여 가공된 펩티드 형태로 자기 MHC 분자와 함께 동종항원을 제시한다. 위에서 언급한 것처럼, 수지상 세포에 의한 교차제시의 특성은 세포 내로 흡입된 항원이 class I MHC에 결합하여 $CD8^+$ T 세포에 제시할 수 있다는 것이다 (따라서 이 세포는 동종이식편에 반응할 수 있다).

일부 장기 및 조직 이식편 (예를 들면, 신장, 흉선 및 췌장도 이식편)에서 일군의 공여자 APC가 이식편으로부터 지역 림프절로 이동한다. 이러한 APC는 수지상 세포이며 높은 수준의 class II MHC 분자를 발현하고 (정상적인 수준의 class I MHC 분자도 발현함) 뇌를 제외한 포유류 조직에 광범위하게 존재한다. 이러한 APC는 공여자 이식편의 동종 MHC 항원을 발현하기 때문에 그들은 외래 항원으로 인지되어 림프절에서 T 림프구의 활성화를 유도할 수 있다. 일부 실험적 상황에서 이러한 공여자 APC는 그들의 세포표면에 발현하는 항원에 대해 특이적인 TCR을 가진 수혜자의 흉선 T 세포군을 제거함으로서 공여자의 항원 대한 면역관용을 유도할 수 있다. 이식 전에 공여자의 혈액수혈이 이루어지면 이식편이 받아지는데 도움이 된다는 데이터는 공여 세포가 수혜자 세포에 노출되면 면역관용이 유도된다는 개념과 일치한다. 키메라 숙주를 창출하기 위해 공여자 세포를 사용함으로서 관용을 유도한다는 개념은 다양한 동물모델에서 연구되었으나 여러 이유로 사람의 이식에서는 아직 발견되지 않았다.

APC로 기능을 하는 공여자 수지상 세포가 면역자극에 관여하는 유일한 세포는 아니다. 사실 그들은 피부이식에서 어떠한 역할도 수행하지 않는다. 면역계에 동종항원을 제시하는데 관련된 다른 유형의 세포는 랑거한스 세포와 혈관내피 세포이다. 이 두 세포 모두 class I과 class II MHC 항원을 발현한다.

숙주의 T 세포가 이식편의 세포 상에 발현하는 동종항원을 인지하면 강력한 세포증식이 일어난다. 이러한 증식은 시험관에서 림프구혼합 반응 (mixed-lymphocyte reaction)에서 확인할 수 있다 (그림 17-4c). 동종이식편에서 유래한 수지상 세포와 혈관내피 세포는 숙주의 T 세포증식을 유도한다. 증식하는 주요 세포는 $CD4^+$ T 세포이다. 이 세포는 공여세포의 class II 동종항원을 직접 인지하거나 수혜자의 항원제시 세포에 의해 제시된 동종항원 펩티드를 인지한다. 이렇게 증폭된 활성화된 T_H 세포군은 동종이식거부 반응의 다양한 효과기전을 유도하는데 중추적인 역할을 수행한다. 9장에서 논의한 것처럼, 상대적으로 높은 비율의 T 세포가 동종항원에 반응한다.

효과기_Effector Stage

다양한 효과기전이 동종이식거부 반응에 관여한다 (그림 17-6). 가장 보편적인 것이 지연성 과민반응과 CTL 매개 세포독성이 관여하는 세포매개 반응이며 덜 보편적인 기전이 항원과 보체에 의한 용해와 항체 의존적 세포매개 세포독성 (antibody-dependent cell-mediated cytotoxicity; ADCC)이다. 세포매개 반응에 관여하는 이식거부 반응의 가장 큰 특징은 T 세포와 포식세포의 이식편 내로 유입이다. 많은 경우 그러한 침윤은 T_{DTH} 세포에 의해 생산되는 사

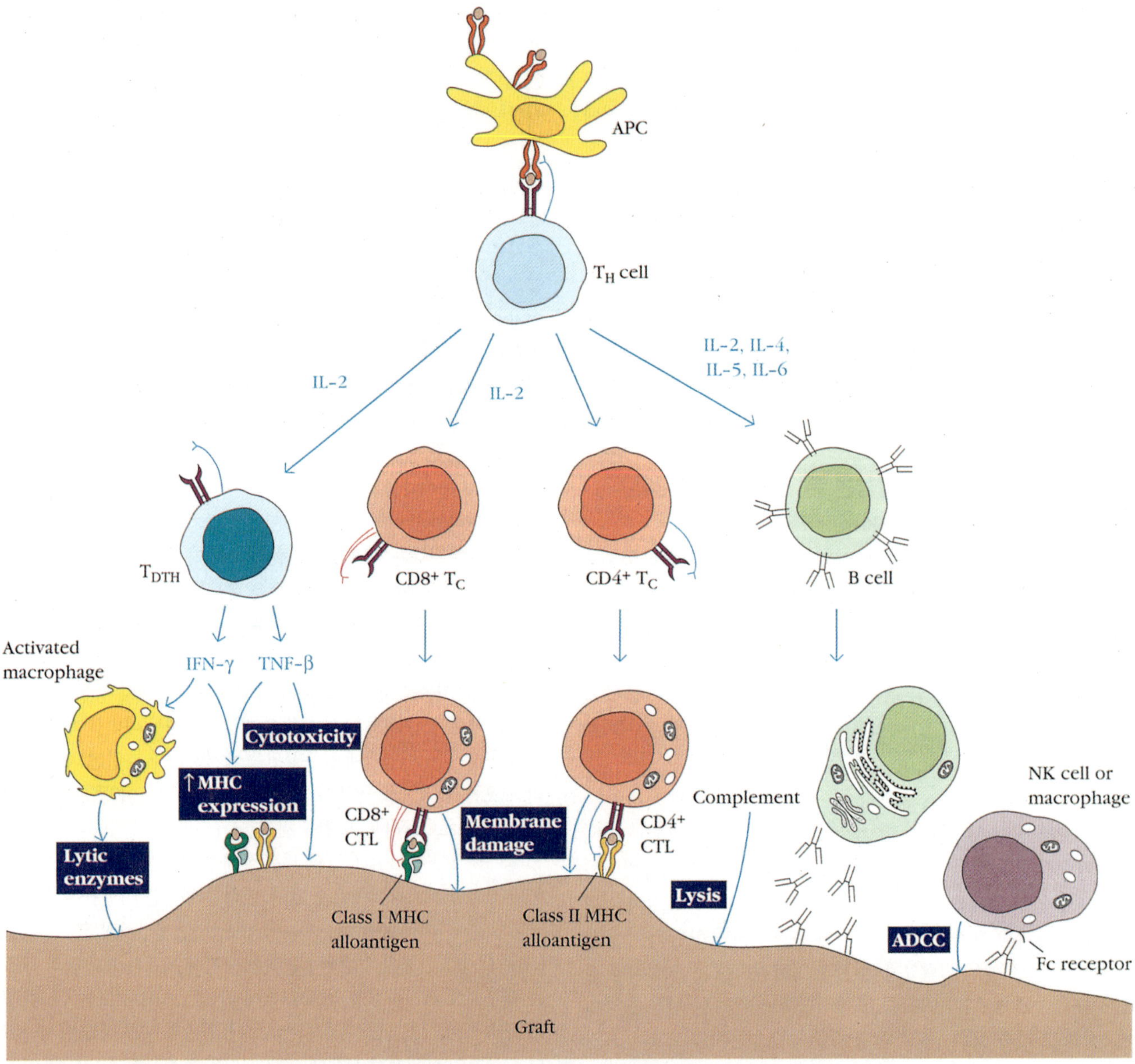

FIGURE 17-6 Effector mechanisms (purple blocks) involved in allograft rejection. The generation or activity of various effector cells depends directly or indirectly on cytokines (blue) secreted by activated T_H cells. ADCC = antibody-dependent cell-mediated cytotoxicity.

이토카인이 포식세포의 침윤을 촉진시키는 지연성 과민반응 (그림 14-15)에서 볼 수 있는 것과 조직학적으로 유사하다. 숙주의 $CD8^+$ T 세포가 이식편 상의 class I 외래 동종항원을 인식하면 CTL 매개 세포사멸에 의해 공여세포를 살해한다 (그림 9-16).

이러한 효과기전 모두에서 T_H 세포에 의해 분비되는 사이토카인이 중추적인 역할을 한다 (그림 17-6). 예를 들면 IL-2, IFN-γ 및 TNF-β는 이식거부 반응의 중요한 매개체들이다. IL-2는 T 세포 증식을 촉진하며 효과 CTL의 생성에 필수적이다 (그림 14-1). IFN-γ는 포식세포가 이식편으로 유입되는 것과 파괴력이 높은 세포로 활성화되는 것을 촉진함으로서 DTH 반응의 발생에 중추적인 역할을 수행한다. TNF-β는 이식편의 세포에 직접적인 세포독성 효과를 가진다. 다수의 사이토카인이 이식편 세포에 class I 혹은 class II MHC 분자의 발현을 유도함으로서 이식거부 반응을 촉진한다. 인터페론 (α, β 및 γ), TNF-α 및 TNF-β는 모두 class I MHC 발현을 증가시키며 IFN-γ는 class II MHC 발현도 증가시킨다. 이식거부 반응이 진행되는 동안 이러한 사이토카인의 발현수준은 증가하며 이식편 내의 다양한 유형의 세포가 class I 혹은 class II MHC 분자를 발현하도록 유도한다. 예를 들면, 쥐의 동종심장 이식편에서 수지상세포가 처음에 class II MHC 분자를 발현하는 유일한 세포이다. 하지만 동종이식편 거부반응이 시작되면 이식편에서 국지적으로 생산된 IFN-γ가 혈관내피 세포와 심근 세포가 class II MHC 분자를 발현하도록 유도한다. 이 결과 이들 세포들은 CTL의 공격대상이 된다.

이식편에 대한 사이토카인의 효과를 완전히 기술하기 위해서는 외래 조직에 대한 관용을 촉진하는 사이토카인에 대한 언급이 필요하다. IL-2와 IL-15는 호염증성으로서 이식편 거부에 관여하지만 IL-2는 복합적 효과를 가진다. IL-2는 효과 T 세포의 팽창을 유도하여 이식거부 반응을 촉진할 뿐 아니라 효과 세포가 세포사에 의해 제거되도록 자극하는 역할과 조절 T 세포를 증식시키는 역할도 한다. IL-10과 TGF-β는 조절 T 세포의 기능을 매개함으로써 관용을 촉진한다.

이식편 거부반응의 임상증상_Clinical Manifestations of Graft Rejection

이식편 거부반응은 이식된 조직 혹은 장기의 유형, 관련된 면역반응에 따라 다양한 시간 별 경과과정을 밟는다. 초급성 거부반응은 이식 후 24시간 이내에, 급성 거부반응은 이식 후 몇 주 내에 일어나고, 만성 거부반응은 이식 후 수개월에서 수년 사이에 일어난다.

기존에 존재하는 수혜자 항체가 초급성 거부반응을 매개한다_Preexisting recipient antibodies mediate hyperacute rejection

드문 경우, 이식된 조직에 혈관이 생성되기 전에 이식편이 급속히 거부당할 수 있다. 이러한 초급성 반응은 이미 존재하고 있는 이식편 항원 특이적인 숙주의 혈장 항체에 의해 유도된다. 형성된 항원-항체 복합체는 보체계를 활성화시켜 이식된 조직에 심한 호중구 침윤을 유도한다. 후속의 염증반응은 미세혈관에 대량의 혈액응고를 유도하고 이식편의 혈관 형성을 차단한다 (그림 17-7).

기존에 존재하는 동종 MHC 항원 특이적인 항체의 존재를 설명할 수 있는 몇 개의 기전이 제시되었다. 반복적인 혈액 수혈을 받은 수혜자는 때로 수혈된 혈액에 존재하는 백혈구 상에 발현하는 MHC 항원에 대한 항체를 높은 수준으로 생산한다. 만약 이러한 MHC 항원의 일부가 나중에 이식받은 이식편 상에 존재하는 항원과 일치하면 이 항원에 대한 항체가 이식편과 반응하여 초급성 거부반응을 일으킨다. 반복적으로 임신한 여성은 아버지로부터 유래한

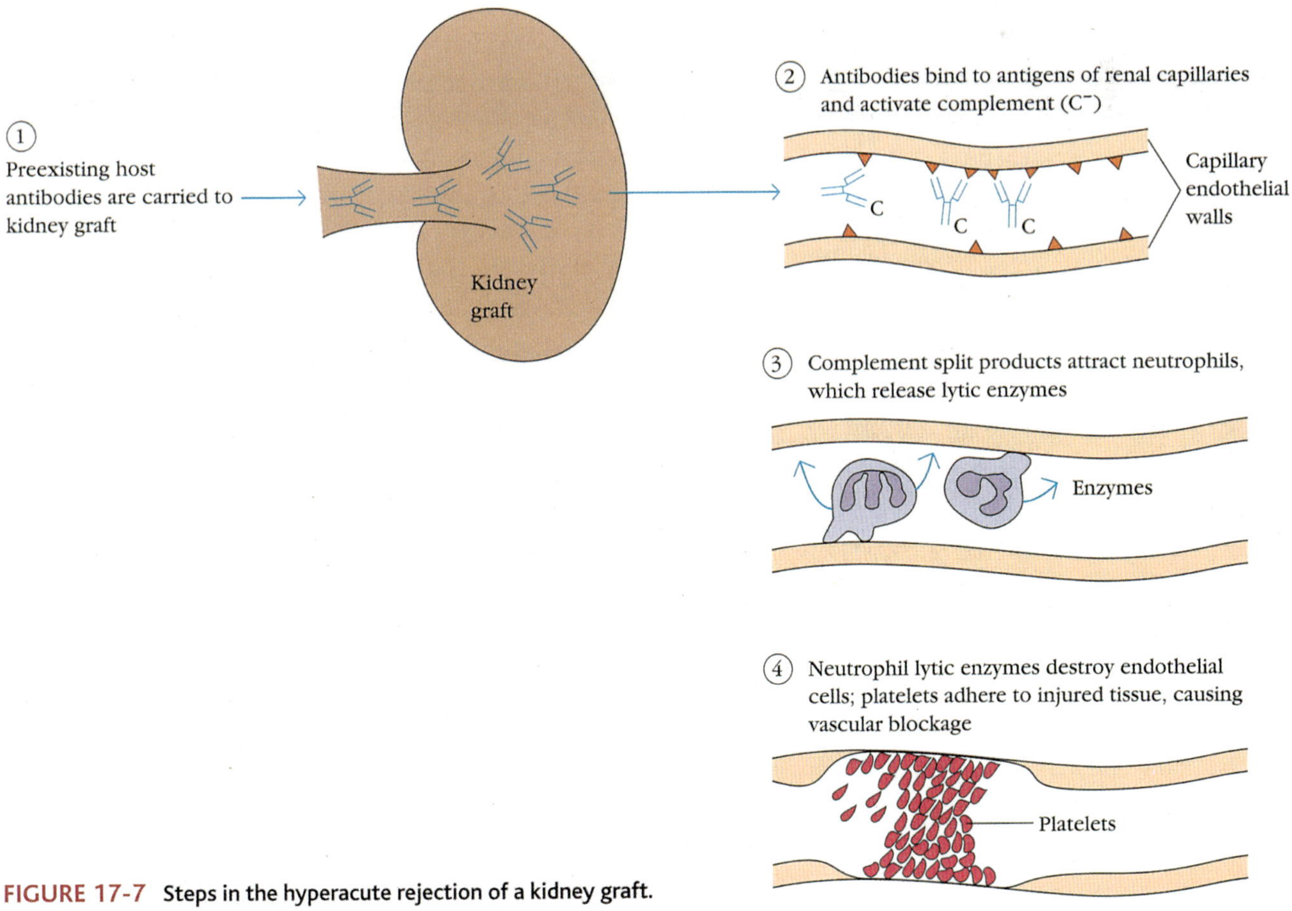

FIGURE 17-7 Steps in the hyperacute rejection of a kidney graft.

태아의 동종항원에 노출되기 때문에 이러한 항원에 대한 항체가 생산될 수 있다. 마지막으로, 과거에 이식받은 사람은 그 이식편의 동종 MHC 항원에 대한 항체를 높은 수준으로 생산할 수 있다.

초급성 이식편거부 반응에 관여하는 기존의 항체는 이식편에 존재하는 혈액형 항원에 대해 특이적일 수 있다. 만약 조직검사와 ABO 혈액형 검사가 이식 전에 행해지면 기존에 존재하는 이러한 항체를 발견할 수 있기 때문에 초급성 거부반응을 초래할 수 있는 이식을 회피할 수 있다. 수혜 종에 존재하지 않는 공여 종의 세포항원에 대한 항체 때문에 이종이식편은 종종 초급성 거부반응을 일으킨다. 다음 쪽의 '임상초점'에 이러한 항원에 대해 논의할 것이다.

기존에 존재하는 항체에 의해 매개되는 초급성 거부반응 외에 *가속화된 거부반응 (accelerated rejection)*이라 불리는 형태의 거부반응이 존재한다. 이 반응은 자주 발견되는 형태는 아니며 이식 후에 곧바로 생산되는 항체에 기인한다.

급성 거부반응은 T 세포 반응에 의해 매개된다_Acute rejection is mediated by T-cell response

세포매개 동종이식편 거부반응은 이식 후 10일 경에 이식편에 대한 급성 거부반응 형태로 나타난다 (그림 17-1b). 조직병리학적 검사에 의하면 포식세포와 림프구의 대량 침윤이 조직이 파괴되는 곳에 발견된다. 이 현상은 급성 거부반응에 T_H 세포의 활성화와 증식이 관여함을 의미한다. 급성 이식거부반응은 앞에서 기술한 기전에 의해 실행된다 (그림 17-6).

만성 거부반응은 이식 후 수개월에서 수년 사이에 발생한다_Chronic rejection occurs months or years post-transplant

만성 이식 거부반응은 초급성 거부반응이 완화된 후 수개월 혹은 수년이 지나서 발생한다. 수혜자에 의한 체액성 및 세포매개성 반응 모두가 만성 거부반응의 기전에 관여한다. 아래에서 기술하는 것처럼 면역억제제의 사용과 수혜자와 공여자 간의 최적의 적합성을 찾을 수 있게 하는 조직검사법의 적용으로 동종이식편의 1년 생존율은 급격히 증가하였다. 반면, 장기간 생존에 있어서는 거의 진전이 이루어지지 않고 있다. 1975년 이후 신장 이식편의 거부반응에 대한 데이터는 이식편의 1년 생존율이 40%에서 80% 이상 증가한 것을 보여준다. 그러나 동일 기간에 장기간 생존은 약간 증가하였다: 1975년 통계와 별 차이 없이 이식된 신장의 약 50%가 이식 후 10년에도 정상적인 기능을 발휘하고 있는 것으로 나타났다. 만성 거부반응은 면역억제제로 치료하기는 어렵고 또 다른 이식을 필요로 한다.

전반적 면역억제 치료법_General Immunosuppressive Therapy

동종이식의 경우 이식편이 생존하려면 어느 정도 면역억제가 필요하다. 개발된 대부분의 면역억제 치료법은 비특이적이라는 단점을 가지고 있다. 다시 말하면 그들은 모든 항원에 대한 반응을 전반적으로 억제하는 것이지 동종이식편 특이적 면역반응을 억제하는 것은 아니다. 결과적으로 수혜자는 감염될 위험성에 노출된다. 그 외에 다수의 면역억제 방법은 활성화된 림프구의 증식을 완화시키려는 목적을 가지고 있다. 하지만 급속히 분열하는 비면역성 세포 (예를 들면, 장의 상피세포와 골수의 조혈모세포)도 영향을 받기 때문에 심각한 (심지어 생명을 위협하는) 복합증이 발생할 수 있다. 장기간 면역억제 치료를 받은 환자는 암, 고혈압, 대사성 골질환에 걸릴 가능성이 높다.

세포분열 저해제는 T 세포 증식을 억제한다_Mitotic inhibitors thwart T-cell proliferation

1959년 Robert Schwartz와 William Dameshek에 의해 동물모델에서 6-머캅토퓨린 (6-mercaptopurine)을 처리하면 면역반응을 억제할 수 있다는 사실이 발표되었다. 그 후 Joseph Murray와 동료들은 사람 이식에 사용하기 위해 6-머캅토퓨린의 유사화합물을 스크리닝하여 코티코스테로이드와 혼용하면 이식편의 생존을 급격히 증가시키는 약제인 아자싸이오프린 (azathioprine)을 발견하였다. 1991년 Murray는 의학의 발전에 이바지한 공로로 노벨상을 수상했으며 이 약제의 개발자인 Gertrude Elion과 George Hitchings는 1987년에 노벨상을 수상했다.

이식편의 동종항원에 반응하는 T 세포의 증식을 완화시킬 목적으로 강력한 세포분열 저해제인 아자싸이오프린 (Imuran)이 투여된다. 아자싸이오프린은 세포주기의 S기에 있는 세포에 작용하여 아데닌산 (adenylic acid)과 구아닌산 (guanylic acid)이라는 퓨린 (purine)의 전구물질인 이노신산(inosinic acid)의 합성을 억제한다. 아자싸이오프린 존재 하에서 B 세포와 T 세포의 증식은 감소한다. MLR, CML, 피부검사와 같은 기능적 면역검사법은 림프구의 증식이 아자싸이오프린 처리에 의해 유의하게 감소하며 T 세포 수의 전반적인 감소를 보여준다.

다른 면역억제제와 같이 사용되는 또 다른 두개의 세포분열 저해제는 사이클로포스퍼마이드 (cyclophosphamide)와 메쏘트리세이트 (methotrexate)이다. 사이클로포스퍼마이드는 알킬화제 (alkylating agent)로서 DNA 나선에 삽입되어 DNA 사슬을 교차연결하기 때문에 DNA 사슬을 붕괴시킨다. 이 약제는 급속히 분열하는 세포에 대해 특히 효과적이며 T 세포 증식을 억제할 목적으로 이식 시 투여된다. 메쏘트리세이트는 퓨린 생합성을 억제하는 폴린산 (folic acid) 길항제로 작용한다. 세포분열 저해제는 이식편에 대한 면역반응에 관여하는 세포에 특이적으로 작용하는 것이 아니고 급속히 분열하는 모든 세포에 작용한다. 이 사실에 비추어 보면 면역억제제는 우리 몸에 활동하는 다른 세포의 분열을 억제함으로서 해로운 부작용을 낳을 수 있음을 알 수 있다. 새로운 사이클로스포린과 그와 유사한 세포대사과정 억제제 개발로 인해 아자싸이오프린은 이식을 위한 최전방의 약제로서 위치를 상실하고 있다.

임상초점

이종이식에 대한 임상적 미래는 존재하는가?

Is There a Clinical Future for Xenotransplantation?

장기 기증이 급속히 증가하지 않으면 2006년 4월까지 장기이식 대기자 명단에 올라있는 91,700명의 미국 환자의 대부분은 장기를 제공받지 못할 것이다. 다수는 신장을 필요로 하지만 2005년에 단지 16,477개의 신장만 이식되었다. 이러한 장기부족의 해결책은 동물의 장기를 이용하는데서 찾을 수 있다. 일부 사람들은 이종이식편이 병원성 레트로바이러스를 사람에게 이입시킬 위험을 가져다 줄 것이라고 주장한다. 다른 사람들은 동물권리에 관련된 도덕적인 배경에 기초하여 이종 장기이식을 반대한다. 그럼에도 불구하고 인간에게 장기를 공급하기 위해 돼지를 사용하는 것이 심각하게 고려되고 있다. 돼지는 번식기간이 짧고, 한 배에 많은 수의 새끼를 낳으며, 병원균이 없는 환경에서 사육이 가능하며, 인간과 높은 해부학 및 생리학적 유사성을 가지고 있다. 사실 돼지는 여러 해 동안 심장 판막의 공여자였다. 영장류가 돼지보다 인간에게 유연관계가 높지만 크기가 큰 영장류를 장기 공여자로 사용할 가능성은 큰 제약을 받고 있으며 앞으로도 그러할 것이다.

공여자로서 돼지의 장점을 저울질하는 것은 매우 어려운 문제이다. 예를 들면, 인간에서 표준화된 기술을 사용하여 돼지의 신장을 사람에게 이식할 경우 이식된 신장은 초급성 거부반응으로 인해 급속하고도 극적인 양상으로 거부당할 것이다. 이러한 항체매개성 거부반응은 돼지 세포 (사람과 고등 비영장류를 제외하고는 대부분의 동물세포들)에 존재하는 이당류 항원 (galactosyl-1,3-α-galactose)의 존재에 기인한다 (사람의 세포에는 이 항원이 존재하지 않음). 이 항원은 많은 미생물에 존재하기 때문에 거의 모든 사람들이 이 항원에 노출되어 이 항원에 대한 항체를 형성한다. 사람의 분해촉진인자 (decay-accelerating factor; DAF)와 사람의 세포막보조인자 단백질 (membrane-cofactor protein; MCP)을 포함한 보체계 활성 조절자가 돼지 세포에 존재하지 않기 때문에 돼지세포에서 보체계분해 주기는 빨라진다 (7장에 DAF와 MCP에 대해 기술되어 있음).

위에서 기술한 주요 장벽을 회피하는 방법은 무엇인가? 항체 반응을 억제하기 위해 순환계로부터 항체를 고형 지지대에 흡착시키거나 용해성 gal-gal 이당을 사용하는 것이 시험 중에 있다. 보다 정교한 전략은 galactosyl-1,3-α-galactose를 합성하는 효소유전자를 불활성화시킨 유전자 조작돼지를 사용하는 것이다. 이러한 GalT-KO 돼지의 심장과 신장이 바분에 이식하는 실험이 행해졌다. K. Kuwaki와 동료들은 이 돼지의 심장을 항-흉선 글로빈과 항-CD154 단클론 항체로 면역억제시키고 일반 약제로 면역억제 상태를 유지한 바분에 이식하였다. 평균 생존기간은 92일이었으며 한 개의 GalT-KO 돼지의 심장은 바분에서 179일 생존했다. K. Yamada와 공동연구자는 GalT-KO 돼지의 신장을 이식받은 수혜자에서 신장의 기능이 83일간 작동함을 보여주었다. 이 연구는 바분 수혜자에게 관용을 확립하려는 시도로 흉선을 동시에 이식하는 치료법을 사용하였다. 이 연구는 확정적인 결론을 도출하지는 못했지만 장기의 이용 측면이나 사람에게 적용하기 이전의 최적의 치료법 확립 차원에서 보면 임상조건에서 이종이식의 시도는 매우 고무적이다.

특정 항원을 제거함으로서 초급성 거부반응을 해결하는 것은 모든 항체에 의해 매개되는 거부반응을 예방하지는 못할 것이다. 인간이 가지고 있는 항체가 반응하는 항원 차이가 모든 공여자/수혜자 짝에서 발견되지는 않겠지만 일부 짝에서 존재할 것은 분명하다. 하지만 보체계를 비활성화시키기 위해 사람의 DAF를 돼지세포에 발현시키면 돼지세포에 대한 항체의 공격은 무력화될 것이다. 돼지에 사람의 DAF가 존재하지 않는 문제는 이 단백질을 발현하는 형질전환 돼지를 제작하면 해결된다. 사람의 보체계를 조절하는 분자를 돼지에 발현시키는 것이 가장 보편적인 해결책이 될 것이다 (보체계 분해의 표적인 이식편의 세포가 보체계 분해에 저항성을 가지기 때문임).

항원 차이에 대한 문제가 해결되더라도 또 다른 우려는 존재한다. 이종이식의 결과 돼지의 내재적 레트로바이러스가 인간에게 도입되어 질병을 일으킬지 모른다. 이종장기 이식의 반대론자는 새로운 동물 레트로바이러스가 인간에 감염하여 HIV와 유사한 전염이 성행할 것이라는 망령을 제기한다. 최근 보스톤에 위치한 회사가 돼지의 내재적 레트로바이러스가 없는 돼지를 개발하였다고 발표하였기 때문에 이러한 비극적 결말 가능성은 감소되고 있다.

가까운 미래에 우리는 돼지 신장이 인간에게 사용되는 것을 목격할까? 증가되는 장기의 수요가 장기 공여자에 적합한 돼지 균체를 상업적으로 개발하는 것을 부추기고 있다. 현재 신장이 가장 수요가 높은 장기이지만 안전성과 효율만 입증되면 특수하게 육종되거나 조작된 동물에서 유래한 다른 장기나 세포도 그 유용성을 인정받을 것이다. 특정한 조건만 충족되면 미이식학회와 미이식외과의사협회는 이종장기의 사용을 지지할 것이라는 성명을 2000년에 발표하였다. 그들이 제시한 조건은 이종이식이 비인간 영장류에서 성공할 가능성을 입증하는 것, 환자에게 이로울 것이라는 증명, 감염성 질병의 위험성에 노출되지 않을 것 등이 포함된다. 이종장기의 임상적 사용에는 장벽이 존재하지만 이것을 극복하려는 진지한 노력이 진행되고 있다.

코티코스테로이드는 염증을 억제한다_Corticosteroids suppress inflammation

16장 말미에서 기술한 것처럼 프레드니손 (prednisone)과 덱사메싸손 (dexamethasone) 같은 코티코스테로이드는 강력한 항염증제로서 면역반응의 여러 단계에서 효력을 발휘한다. 이 약제들은 급성 이식반응에 수반되는 증세를 예방할 목적으로 아자싸이오프린과 같은 세포분열 저해제와 함께 투여된다.

어떤 곰팡이 대사산물은 면역억제제로 사용된다_Certain fungal metabolites are immunosuppressants

사이클로스포린 A (cyclosporin; CsA), FK506 (tacrolimus)과 라파마이신 (rapamycin; sirolimus)은 면역억제기능을 가진 곰팡이 대사산물로서, 보다 특이적인 면역억제 기능을 가진다. 화학적으로 관련성은 없지만 CsA와 FK506은 유사한 작용기전을 가지고 있다. 이 두 약제는 T 세포 활성화에 중요한 IL-2와 IL-2 수용체 (IL-2R)의 유전자의 전사를 억제하여 휴지기 T 세포의 활성화를 억제한다. CsA와 FK506은 이뮤노필린 (immunophilin)이라는 세포질 단백질과 결합하여 칼시뉴린 (calcineurin)의 탈인산화 활성을 억제하는 복합체를 형성함으로서 작용한다. 이 복합체는 DNA 결합단백질인 NFAT의 세포질 서브유닛인 NFATc가 핵내로 이동하여 NFAT (T 세포의 활성화에 중요한 수많은 분자에 대한 유전자의 전사에 필요함)로 조합되는 것을 차단한다 (그림 10-12). 라파마이신은 구조적으로 FK506과 유사하며 이뮤노필린과 결합한다. 하지만 라파마이신-이뮤노필린 복합체는 칼시뉴린의 활성을 억제하지는 못하고, 대신 세포주기 G_1 단계에서 활성화된 T_H 세포의 증식과 분화를 억제한다. 이 세 가지 약제는 T_H 세포의 증식과 사이토카인의 발현을 억제하기 때문에 이식편의 거부반응에 관여하는 다양한 효과 세포군 (T_H 세포, T_C 세포, 자연살해 세포, 포식세포, B 세포)의 활성을 저하시킨다.

현저한 면역억제 특성 때문에 이 세 약제는 심장, 간, 신장과 골수 이식에 광범위하게 사용된다. CsA가 이식된 신장, 간, 심장, 심장-간의 생존율을 증가시키는 것은 입증되었다. 사체로부터 제공된 209건의 신장 이식에 대한 연구결과에 의하면 CsA를 투여한 수혜자의 경우 1년 생존율이 80%에 이르며 다른 면역억제제를 투여한 경우는 64%이었다. 간 이식의 경우도 유사한 결과가 보고 되었다 (그림 17-8). 이러한 인상적인 결과에도 불구하고 CsA는 부작용을 가지고 있다. 가장 두드러진 부작용은 신장독성이다. 급성 신독성 (nephrotoxicity)은 매우 흔히 발생하며 만성 신독성과 신부전증으로 진전될 수도 있다. FK506과 라파마이신은 CsA보다 10~100배 더 강력한 면역억제제이기 때문에 CsA보다 낮은 양으로 투여되며 CsA보다 적은 부작용을 가지고 있다.

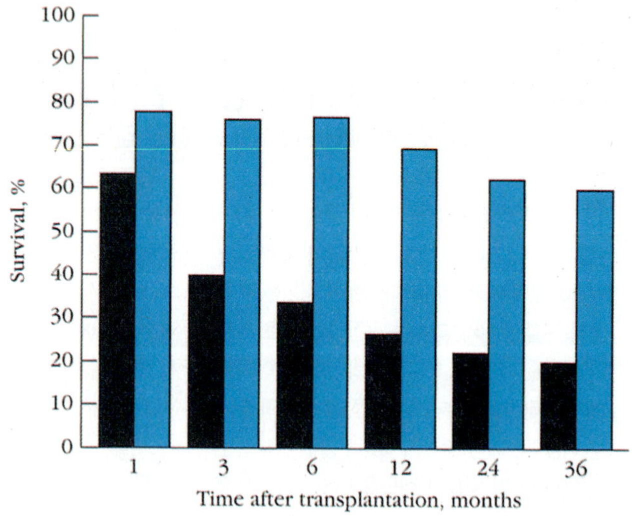

FIGURE 17-8 Comparison of the survival rate of liver transplants in 84 patients who were immunosuppressed with azathioprine and corticosteroids (black) with the survival rate in 55 patients who were immunosuppressed with cyclosporin A and corticosteroids (blue). *[Adapted from S. M. Sabesin and J. W. Williams, 1987,* Hospital Practice ***15****(July):75.]*

총 림프 조사는 림프구를 제거한다_Total lymphoid irradiation eliminates lymphocytes

림프구는 X-선에 상당히 민감하기 때문에 이식 직전에 X-선을 조사하면 이식 수혜자로부터 림프구를 제거할 수 있다. 총 림프 X-선조사 (total lympoid X-irradiation)의 경우 수혜자는 이식수술 전에 흉선, 비장, 림프절에 X-선을 여러 번 나누어서 조사받는다. 전형적인 절차에 따르면 총 3400 rad를 투여받기까지 여러 주 동안 매일 200 rad 정도의 X-선량을 조사받는다. 이렇게 형성된 면역억제 상태에서 수혜자는 이식을 받게 된다. 골수는 X-선을 조사받지 않기 때문에 림프줄기세포는 증식을 하고 순환하는 림프구군을 재생한다. 새로 형성된 림프구는 이식편의 항원에 대해 관용을 보여준다.

특이적 면역억제 치료_Specific Immunosppressive Therapy

위에서 언급한 다양한 면역억제 치료법은 각 약제 특이적인 부작용 외에 중요한 공통적인 한계를 가지고 있다. 이들은 특이성이 결여되어 있기 때문에 전반적인 면역억제를 유도하여 수혜자가 감염에 노출될 위험성을 증가시킨다. 면역억제제에 대해 이상적으로 요구되는 것은 이들이 다른 외부항원에 대한 수혜자의 면역반응을 유지한 채 이식편 항원 특이적인 면역반응만 감소시키는 것이다. 이러한 목표는 인간의 이식편에서 아직 성취되지 않았지만 동물실험에서 최근의 성공은 이것이 가능함을 보여준다. 동물실험에서 동종이식편 특이적인 면역억제는 세포표면에 존재하는 분자에 결합하는 항체 혹은 리간드를 사용하여 달성할 수 있다.

항체는 이식거부 반응을 억제할 수 있다_Antibodies can suppress graft rejection responses

면역계 세포의 표면에 존재하는 다양한 분자에 대한 항체는 T 세포 활성 전반 혹은 특정 세포 아집단의 활성을 억제하는데 성공적으로 사용되고 있다. 더 나아가 동물모델 실험 결과는 어떤 단클론 항체는 활성화된 T 세포만 억제하는데 사용될 수 있음을 보여주고 있다. 동물모델에서 성공과 인간에서 임상실험에 기초하여 거부반응을 억제하는 항체를 이용한 두 가지 형태의 전략이 임상적 사용에 적합하다. 항체는 일정 범위 혹은 특정 세포군을 수혜자로부터 제거하는데 사용되거나 공동자극신호를 억제하는데 사용될 수 있다. 후자의 경우 동종이식편에 존재하는 항원에 반응하는 T 세포의 무반응을 유도할 수 있다.

동물에서 만든 항-흉선 글로불린 항체는 이식 전에 이식 수혜자에서 T 세포를 고갈시키는데 사용되고 있다. 면역세포를 제거하는 또 다른 전략은 TCR 복합체의 구성원인 CD3 분자에 대한 단클론 항체를 사용하는 것이다. 항-CD3 단클론 항체를 투여하면 성숙된 T 세포는 순환계로부터 급속히 제거된다. T 세포에 부착된 항체가 포식세포의 Fc 수용체에 결합하면 포식세포는 포식작용에 의해 항체가 붙어있는 T 세포를 순환계로부터 제거한다. 이 전략을 보다 정교하게 발전시킨 방식은 디프테리아 독소와 같은 세포독성을 유발시키는 제제를 항체에 결합시키는 것이다. 항체와 반응하는 세포가 독소를 세포 내로 이입하면 이입된 독소는 세포를 살해할 수 있다. 이식편의 생존을 증가시키는데 사용되는 또 다른 제거전략은 고친화력 IL-2 수용체 (CD25)에 대한 항체 (항-CD25)를 사용하는 것이다. 고친화력 IL-2 수용체는 활성화된 T 세포에만 발현되기 때문에 이식 후에 항-CD25를 투여하면 이식편의 동종항원에 반응하여 활성화된 T 세포의 증식이 특이적으로 억제된다. 보다 최근의 연구결과에 의하면 성숙한 B 세포를 제거하기위해 CD20에 대한 항체를 사용하면 항체에 의해 매개되는 거부반응을 억제할 수 있다.

이식 수혜자의 T 세포를 제거하기 위해 본래 사용되었던 단클론 항체 요법은, 이식 전에 공여자의 골수에 처리하기 위해서도 사용되었다. 이러한 처리는 골수이식편에서 면역적격성 T 세포를 제거하도록 고안된 것이다; 이러한 T 세포는 수혜자의 조직과 반응하여 이식편대 숙주병을 야기할 수 있다 (아래 기술). 보체계를 활성화시키는 단클론 항체 개별형은 모든 세포제거에 가장 효과적이다.

면역억제 치료의 표적은 모든 활성화된 T 세포에 존재하는 CD3와 고친화력 IL-2R 수용체가 될 수 있으며 특정 T 세포 소집단에 존재하는 분자도 될 수 있다. 예를 들면 CD4에 대한 단클론 항체는 이식편의 생존을 증가시킨다는 것이 입증되었다. 한 연구결과에 의하면 신장이식 직전에 다량의 항-CD4 단클론 항체를 원숭이에 주입하면 항체를 투여받지 않은 원숭이에 비해 생존율이 현저히 증가된다. 흥미롭게도 항-CD4 항체는 $CD4^+$ T 세포의 수를 감소시키는 것이 아니라 T 세포를 면역억제 상태가 되도록 유도한다. 이것은 비제거 항체의 예이다.

단클론 항체 치료의 다른 표적은 세포표면 부착분자이다. 부착분자인 ICAM-1과 LFA-1에 대한 단클론 항체를 이식 후 6일 동안 동시에 투여하면 동종 마우스 사이에 심장이식편의 생존은 무한히 증가한다. 하지만 한 종류만 단독으로 투여하면 심장이식편에 대한 거부반응이 일어난다. 두 종류의 항체를 동시에 투여해야 효과가 있다는 사실은 부착분자의 중복성을 반영하는 것이다. 즉, LFA-1은 ICAM-1 외에도 ICAM-2에 결합하는 것으로 알려져 있으며 ICAM-1은 LFA-1 외에 Mac-1과 CD43에 결합하는 것으로 알려져 있다. 이러한 부착분자의 모든 가능한 쌍이 동시에 억제되어야 이 리간드 쌍을 통한 부착과 신호전달이 억제된다.

이식편의 생존을 증가시키는 단클론 항체를 인간에게 사용하는 것은 실용적인 측면에서 어려운데 그 이유는 항체가 대개 마우스에서 유래하기 때문이다. 수혜자는 인간인 경우, 투여된 마우스 단클론 항체는 항체반응에 의해 생체로부터 급속히 제거된다. 이 한계는 인간에 유래한 단클론 항체 혹은 인간-마우스의 키메라항체를 만듦으로서 극복할 수 있다 (그림 5-24 및 5장의 '임상초점'참조).

동종이식편 거부반응에서 사이토카인이 중요한 역할을 수행하기 때문에 이식편 생존을 연장시키는 또 다른 전략은 관련된 사이토카인 (특히, TNF-α, IFN-γ와 IL-2)에 대한 단클론 항체를 동물에 투여하는 것이다. TNF-α에 대한 단클론 항체는 마우스에서 골수이식편의 생존을 연장하고 이식편대 숙주질병의 발생을 감소시킨다. IFN-γ와 IL-2에 대한 단클론 항체는 각각 쥐에서 심장 이식편의 생존을 증가시키는 것으로 보고되었다.

거부반응을 예방하려는 다양한 방법이 현재 고려되고 있다. Pfizer, Stanford, 국립보건원의 연구자 집단에 의한 보고에 의하면 야누스 인산화 효소 3 (Janus kinase 3: JAK3)의 억제제는 원숭이에서 신장이식편의 수용을 촉진한다. CP-690550이라 명명된 JAK3 억제제는 경구로 투여될 수 있으며 흔히 사용되는 면역억제제의 치명적인 부작용을 보여주지 않고 있다. 이 약제는 다른 관련된 인산화 효소에 거의 영향을 미치지 않기 때문에 일반적인 조혈과정을 억제하지 않으며 빈혈, 혈소판 감소증, 림프구감소증과 같은 질병도 야기하지 않을 것이다.

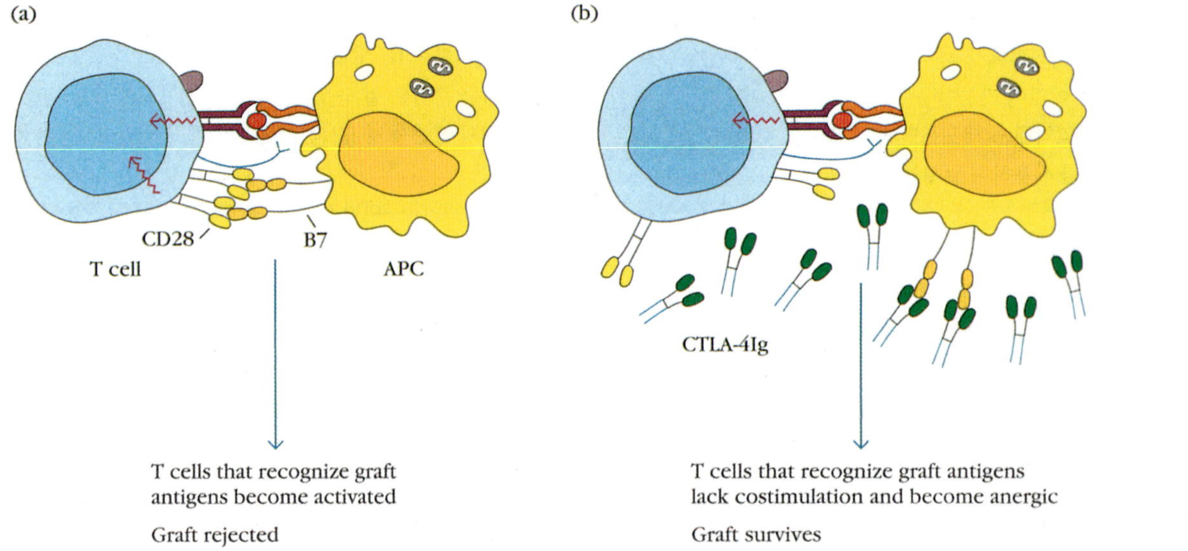

FIGURE 17-9 Blocking costimulatory signals at the time of transplantation can cause anergy instead of activation of the T cells reactive against the graft. T-cell activation requires both the interaction of the TCR with its ligand and the reaction of costimulatory receptors with their ligands (a). In (b), contact between one of the costimulatory receptors, CD28 on the T cell, and its ligand, B7 on the APC, is blocked by reaction of B7 with the soluble ligand CTLA-4Ig. The CTLA-4 is coupled to an Ig H chain, which slows its clearance from the circulation. This process specifically suppresses graft rejection without inhibiting the immune response to other antigens.

공동자극신호의 차단은 무반응을 유도한다_Blocking costimulatory signals can induce anergy

10장에서 기술한 것처럼 T_H 세포의 활성화는 T 세포 수용체에 의해 매개되는 신호 외에 공동자극 신호를 필요로 한다. 항원제시 세포의 세포막 상에 존재하는 B7 분자와 T 세포 상의 CD28 혹은 CTLA-4 분자 간의 상호작용은 그와 같은 공동자극 신호의 하나를 제공한다 (그림 10-14). 공동자극 신호가 없으면 항원에 의해 활성화된 T 세포는 무반응에 빠지게 된다 (그림 10-15). CD28은 휴지기와 활성화된 T 세포 모두에서 발현되며 B7과는 중간정도의 친화력을 가진다. CTLA-4는 낮은 수준으로 활성화된 T 세포에만 발현되며 CD28에 비해 20배 높은 친화력으로 B7과 결합한다. T 세포 활성화에 필요한 두 번째 공동자극분자 쌍은 APC 상에 존재하는 CD40과 T 세포 상에 존재하는 CD40 리간드 (CD40L 혹은 CD154)이다.

D. J. Lenshchow, J. A. Bluestone과 그들의 동료는 이식 전에 B7에 의해 매개되는 공동자극 신호를 CTLA-4로 억제하면 이식된 조직에 반응하는 숙주의 T 세포를 무반응 상태로 만들어 이식된 조직의 생존을 가능케 한다는 사실을 발견하였다. 그들의 실험에서 사람의 췌장도 (pancreatic islet)를 CTLA-4의 세포외 영역과 IgG1 중쇄의 일정부위 (constant region)를 포함시킨 가용성 융합단백질인 CTLA-4Ig를 투여한 마우스에 이식하였다. 이종이식편은 CTLA-4Ig가 투여된 마우스에서 장기간 생존을 보여주었다 (비투여군에서는 급속히 거부됨). 가용성 CTLA-4가 인간의 조직이식편에 대한 거부반응을 억제한다는 사실은 공동자극분자 신호를 생체에서 차단하는 것이 현실성 있는 전략이 될 수 있다는 증거가 된다 (그림 17-9).

Allan Kirk, David Harland와 그들의 동료들은 class I과 class II 주 조직적합성 항원이 일치하지 않은 신장을 원숭이에 이식했을 때 위에서 기술한 고무적인 결과를 확인하였다. 수혜자 원숭이는 이식 후 약 4주 동안 CTLA-4Ig, 항-CD40L 단클론 항체를 단독으로 혹은 함께 투여받았다. 비투여군은 5-8일 이내에 이식된 신장에 거부반응을 일으켰으나 한 제제를 투여 받은 군은 20-98일 동안 이식편에 대한 거부반응을 일으키지 않았다. 그러나 두 제제를 함께 투여받은 군은 이식 후 150일까지도 거부반응에 대한 어떠한 기미도 보이지 않았다. 이러한 동종이식 거부반응 억제는 전반적인 면역기능을 억제하는 상태에 이르지는 않았다; 말초 T 세포 수는 정상적으로 유지되었으며 수혜자와 공여자 사이의 혼합림프구 반응을 포함한 다른 면역기능은 정상적으로 존재하였다. 원숭이에서 개발된 절차를 인간에 시도하려는 계획이 진행 중이다. 만약 성공하면 이것은 임상이식에 혁명을 가져다 줄 것이다. 일반적인 면역기능이 억제되지 않고 면역억제제의 부작용도 없이 동종이식 거부반응만 억제하는 능력은 수혜자로 하여금 정상적인 생활을 영위하게 할 것이다.

임상이식에서 사용되는 약제는 이 약제가 작용하는 장소와 함께 그림 17-10에 요약되어 있다.

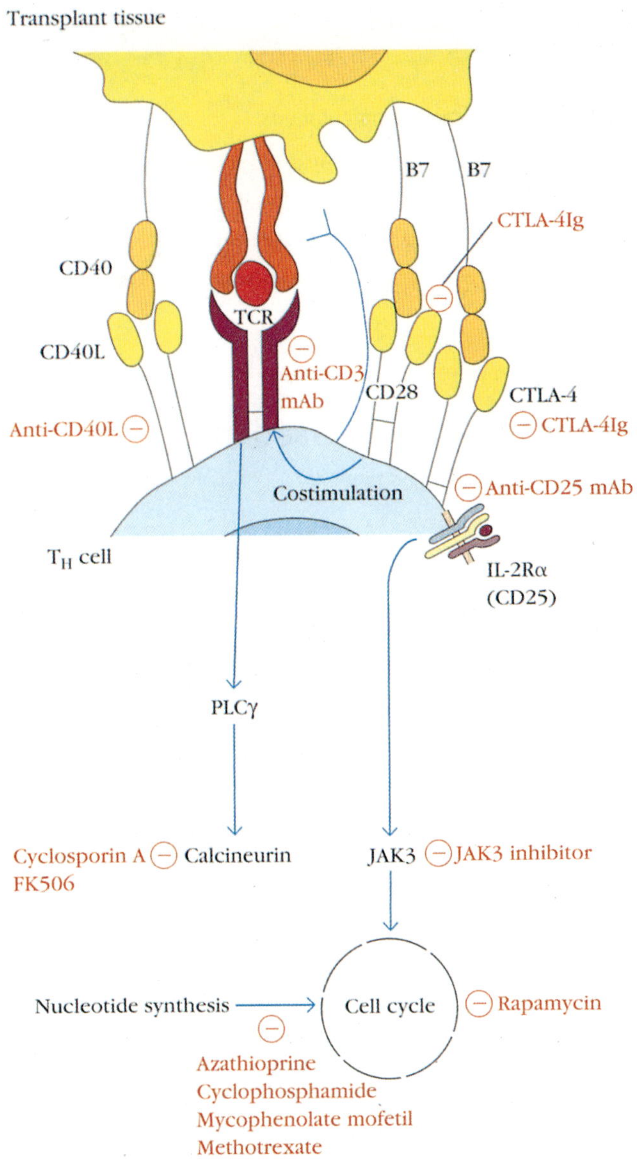

FIGURE 17-10 Sites of action for various agents used in clinical transplantation.

동종이식편에 대한 면역 관용_Immune Tolerance to Allografts

어떤 경우에 면역억제 조치 없이도 동종이식편에 대한 거부반응이 일어나지 않는다. 연골이나 심장판과 같은 동종항원이 존재하지 않은 조직의 경우, 이식편에 대한 면역장벽이 존재하지 않은 것은 명백하다. 하지만 때로는 동종이식편에 대한 반응을 확고하게 예측하는 것은 가능하지 않다. 이식편에 대한 거부반응이 일어나지 않는 일반적인 예는 두 가지 존재한다. 하나가 세포나 조직이 면역계의 감시에 벗어난 면역특권 부위에 이식될 때이다. 다른 한 예는 생물학적으로 면역관용을 유도했을 때이다. 면역관용은 수혜자에게 감작대신에 면역관용을 유발하도록 공여자의 항원을 미리 노출시킴으로서 가능하다. 이러한 예를 아래에서 설명하기로 한다.

면역 특권 장소는 부적합 항원을 수용한다_Privillage sites accept antigenic mismatches

면역특권 장소에서 이식편은 거부반응을 유발하지 않고 이식될 수 있다. 면역특권 장소는 눈의 전방 (anterior chamber)과 각막, 자궁과 뇌를 포함한다. 시리아 햄스터의 협낭 (cheek pouch)은 실험에서 이용되는 면역특권 장소이다. 각 면역특권 장소의 특징은 림프관이 없거나 혈관도 함께 없다는 것이다. 결과적으로 이식편의 동종항원은 수혜자의 림프구를 감작시킬 수 없어서 HLA 항원이 달라도 이식편이 수용될 수 있다.

각막은 면역특권 장소이기 때문에 각막 이식은 성공률이 매우 높다. 뇌가 면역특권 장소인 것은 혈액-뇌 장벽이 항체를 포함한 수많은 분자의 출입을 차단하기 때문이다. 당뇨병 마우스 모델에서 동종의 췌장도 세포가 흉선에 성공적으로 이식되었는데 이는 흉선도 면역특권 장소임을 제시하는 것이다.

면역특권 장소는 면역계의 세포들로부터 효과적으로 격리되기 때문에 면역반응을 유도할 수 없다. 이 사실은 이식세포를 물리적으로 격리하는 것이 가능하다는 것을 암시한다. 한 연구에서 췌장도 세포를 반투과성 막 (아크릴폴리머 막)의 캡슐로 감싸 당뇨병 마우스에 이식하였다. 이식된 췌장도 세포는 생존하여 정상적으로 인슐린을 생산하였다. 수혜자의 면역세포가 막을 통과하지 못하기 때문에 거부반응이 일어나지 않았다. 이러한 새로운 이식방법은 당뇨병 마우스에서 정상적인 인슐린 생산을 가능케 하였으며 인간의 당뇨병을 치료하는데 적용할 수 있을 것이다.

동종항원의 초기 노출은 특이적 면역관용을 유발한다_Early exposure to alloantigens can induce specific tolerance

1945년에 Ray Owen은 다른 포유동물과 달리 소의 이란성 쌍둥이는 유전적으로 동일하지 않은 동복의 다른 소의 세포나 조직을 평생 받아들일 수 있는 능력이 있음을 보고하였다. 소에서 임신기간 중 태반을 공유하는 것이 한 쌍둥이에서 다른 쌍둥이로 세포가 자유로이 순환하는 것을 가능케 한다. 비록 소의 쌍둥이는 부모로부터 서로 다른 항원을 물려 받았지만 상대편의 항원을 외래항원으로 인지하지 않으며 상대편의 이식편을 수용할 수 있다.

발생단계의 생물을 동종항원에 노출시키면 면역관용이 유발될 수 있다는 개념은 마우스의 실험으로부터 확립되었다. A종의 신생아 마우스가 C종의 세포를 투여 받으면 자라서 C종에서 유래한 이식편을 수용할 수 있다. 세포를 투여 받은 A종 마우스가 다른 종에서 유래한 이식편을 비투여 동복자만큼 급속히 거부한다는 사실은 이 마우스의 면역적격성 (immunocompetence)과 면역관용의 특이성을 입증하는 것이다. 사람의 경우 실험적 데이터는 없지만 일화적 데이터 (anectotal data)에 따르면 위와 같은 특이적 면역관용이 작동할 가능성을 가지고 있다.

하나의 HLA 유전자가 다른 동종이식편은 적은 양의 면역억제제 투여에 의하거나 면역억제 없이도 수용된 예가 있다. 부적합 항원이 모친에서 발현되지만 자식에게 유전되지 않더라도 분만 시 태아가 그 항원에 노출되면 그 항원에 대해 면역관용이 유발될 수 있다. 사람의 경우 어머니의 세포는 태반 장벽을 통과하지 못하기 때문에 유전되지 않은 모친의 항원에 대한 특이적 면역관용은 보편적으로 일어나는 사건이라기보다 예외적인 경우이다.

이식편 거부반응을 억제하기 위해 관용절차를 이용하려는 방법들이 동물모델에서 연구되어 왔으나 사람의 이식에서는 거의 적용되지 않고 있다. 혼합 키메라 상태를 유도하기 위해 골수를 이식하거나 특이적 관용을 유발하기 위해 조절 T 세포를 조작하는 것이 사람의 이식에서 실현 가능한지 예측하는 것은 어려운 문제지만 현재 많은 연구가 진행되는 분야이다.

임상이식_Clinical Transplantation

이식은 수많은 질환에 대한 하나의 치료 수단이다. 그림 17-11은 현재 시행되고 있는 주요 장기와 세포 이식에 대한 요약이다. 또한 심장과 신장 혹은 신장과 췌장과 같이 두개의 장기를 동시에 이식하는 것도 증가추세에 있다. 최초의 신장이식이 1950년대 시행된 이래 전

OVERVIEW FIGURE 17-11: Transplantations Routinely Used in Clinical Practice

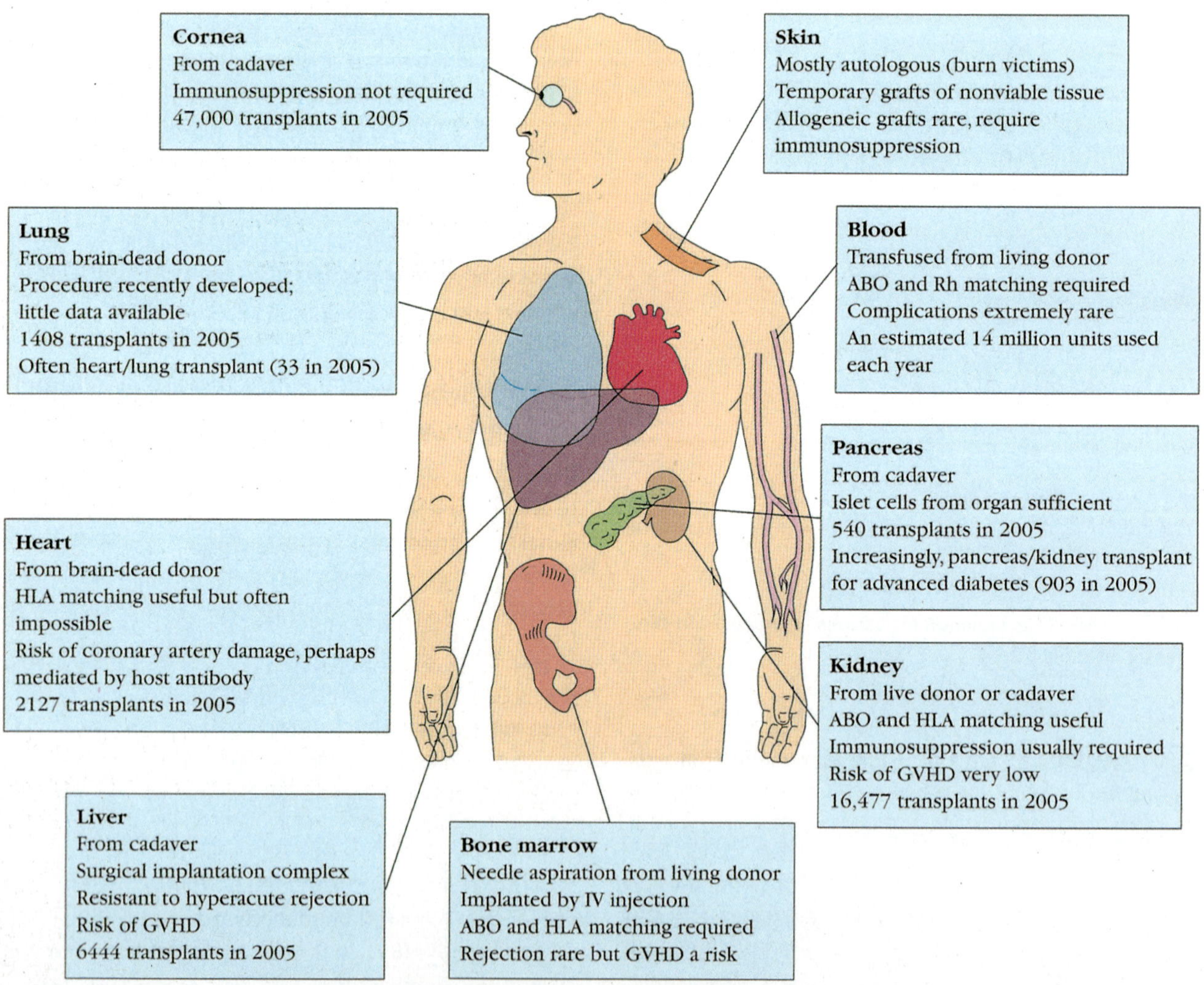

For the solid organs, the number of transplants performed in the United States in 2005 is indicated. Estimates are included for other transplants if available.

세계적으로 신장이식은 약 470,000건에 이른다. 그 다음으로 많이 이식된 장기는 간 (78,000)이며 심장 (55,000)이 그 다음 순이다. 폐 (10,000)와 췌장 (35000)은 빈도수에서 한참 처진다. 2005년 말이면 150,000명 이상의 이식환자가 미국에서 살고 있다고 추정된다. 다양한 세포, 조직, 장기 이식의 임상적 결과는 과거 몇 년간 크게 향상되었지만 장기 이식의 주요한 장벽은 여전히 존재한다. 위에서 설명한 것처럼 면역억제제의 사용으로 이식편의 단기간 생존은 현저히 증가하였지만 약제의 사용으로 인한 의학적 문제발생과 만성 거부반응 억제는 여전히 난제로 남아 있다. 이식거부 후 또 다른 이식의 필요성 때문에 장기의 수급부족은 더욱 악화되었으며 이식의 광범위한 사용의 주요한 이유가 되고 있다. 이식이 보편적인 치료법인 장기에 대해서는 아래에서 다루기로 한다. 특정 장기나 조직이 이식되는 빈도수는 수많은 요소들의 의해 결정된다:

- 장기이식의 전조를 보여주는 임상적 상황
- 조직과 장기의 이용성
- 이식 시술과 이식 후 환자의 관리에 대한 난이도
- 특정 이식편의 수용여부를 결정하는 특이적 요소들

이식의 긴급성은 손상된 장기에 의해 결정된다. 심장, 폐, 간의 경우 기능을 멈추었을 때 환자를 살릴 수 있는 대체적 치료법이 존재하지 않는다. 신장 이식을 기다리는 환자는 투석에 의해 생명을 영위할 수 있지만 심장과 폐는 동종이식이 실패하면 대책이 존재하지 않는다. 인공장기에 대한 연구가 진행되고 있지만 장기간 성공의 예는 보고된 바가 없다.

가장 보편적으로 이식되는 장기는 신장이다_The most commonly transplanted organ is the kidney

위에서 언급한 것처럼 가장 보편적으로 이식되는 장기는 신장이다. 2005년에 16,477건의 신장 이식이 미국에서 시행되었다. 신장 이식이 보편화된 중요한 요인은 신장 이식에 대한 수많은 임상적 전조가 존재한다는 것이다. 당뇨병과 다양한 형태의 신장염과 같이 흔히 발생하는 질병이 신부전증을 야기하며 이것은 신장 이식에 의해 해소될 수 있다. 이용성 측면에서도 신장은 사체로부터 얻을 수 있을 뿐 아니라 살아있는 친척이나 기증자 (한 쪽의 신장을 기부하고 남은 쪽 신장으로 정상적인 생활을 영위할 수 있기 때문에)로부터 얻을 수 있다. 2005년에 미국에서 이식된 16,477 신장 중에 6562건이 살아있는 공여자로부터 제공되었다. 이식에 대한 수술법은 간단하며, 기술적으로 신장이 간이나 심장에 비해 재이식하기가 더 간단하다. 신장 이식은 보편화되고 있기 때문에 환자 관리법도 자세히 확립되어 있다. 신장은 많은 혈관이 분포하지만 골수와 간과는 달리 거부반응 혹은 이식편대숙주병(GVHD)을 촉발할 특별한 문제점을 안고 있지 않기 때문에 혈액형과 조직적합성 군의 일치가 이식 성공에 대한 가장 큰 변수이다.

신장 이식을 기다리는 환자는 두 가지 주요 문제에 봉착한다. 하나는 이용 가능한 장기의 부족이고 다른 하나는 감작된 수혜자가 증가하고 있다는 것이다. 후자의 문제는 첫 번째 이식편에 대한 거부반응 때문에 발생한다. 이 경우 첫 번째 이식편은 수혜자를 감작시켜 신장 항원에 대한 항체가 형성되고 세포매개성 면역반응이 활성화된다. 첫 번째 이식편과 공유하는 항원을 가진 두 번째 이식편에 대한 거부반응은 급속히 진행될 것이다. 그러므로 상세한 조직검사법에 의해 환자가 잠재적인 공여자 신장에 대한 항체와 활성화된 세포매개성 면역반응을 가지고 있는지 확인해야 한다. 많은 경우 환자는 한두 번 거부반응을 겪은 후에 적합한 신장을 찾는 것이 가능하지 않다. 신장이식 환자는 대개 평생 동안 면역억제 상태를 유지하는 것이 필요하다. 이렇게 되면 불행히도 고혈압과 대사성 골질환 (metabolic bone disease)과 같은 부작용과 암과 감염에 대한 위험성을 포함한 복합증이 발생한다.

골수 이식은 백혈병, 빈혈 및 면역 결핍을 위해 사용된다_Bone marrow transplants are used for leukemia, anemia, and immunodeficiency

골수는 신장 다음으로 높은 빈도로 사용되는 이식편이다. 1980년 초반 이후로 골수 이식은 백혈병, 림프종, 재생불량성 빈혈, 대탈라세미아 (thalassemia major), 면역결핍증 (특히, 중증복합 면역결핍증; SCID) (20장 참조)과 같은 수많은 악성 및 비악성 혈액질환 치료법으로 점차 증가하는 추세에 있다. 복수 주사흡입술에 의해 채취되는 골수는 적혈구계, 골수구계, 단구세포계, 거핵세포계와 림프구계로 구성된다. 수혜자 체중 kg 당 10^9 골수 세포가 수혜자의 혈관 내로 투여된다. 최초의 성공적인 골수 이식은 일란성 쌍둥이 사이에 행해졌다. 앞서 기술한 것처럼 조직검사법의 발달로 수혜자의 HLA 항원과 동일하거나 거의 동일한 HLA 항원을 가진 공여자를 확인하는 것이 현재 가능하다. 이식을 위한 골수의 공급은 문제되지 않지만 적합한 공여자를 발견하는 것은 쉽지 않다.

일반적인 치료법에 따르면 골수이식의 수혜자는 이식 전에 면역억제 조치를 받는다. 예를 들면, 백혈병 환자는 암세포를 죽이기 위해 사이클로포스퍼마이드를 투여 받거나 전신 조사를 받는다. 면역억제 상태에서 수혜자는 이식편거부 반응을 거의 일으키지 않는다. 하지만 공여자 골수는 면역적격성이 있는 세포를 함유하고 있기 때문에 이식편이 숙주를 거부하는 **이식편대 숙주병 (graft-versus-host disease; GVHD)**를 일으킬 수 있다. GVHD는 골수이식 환자의 50%~70%의 빈도로 발생한다. GVHD는 공여자 T 세포가 숙주세포의 동종항원을 인지하기 때문에 발생한다. 이러한 T 세포의 활성과 증식 그리고 이 결과 생성되는 사이토카인은 피부, 위장관 및 간에서 염증반응을 일으킨다. 심한 GVHD에서는 피부의 홍피증, 위장출혈증과 간부전이 발생할 수 있다.

골수이식에서 GVHD를 예방하기 위해 다양한 치료법이 사용되고 있다. 공여세포의 면역반응을 억제시키기 위해 이식 수혜자는 일반적으로 사이클로스포린 A와 메쏘트리세이트와 같은 면역억제제를 포함한 양생법을 처방 받는다. 또 다른 접근방식은 이식 전에 항-T 세포 항혈청이나 T 세포 특이적인 단클론 항체를 처리하여 공여 골수로부터 공격성을 지닌 T 세포를 제거하는 것이다. 하지만 공여 골수로부터 T 세포를 완전히 제거하면 골수가 거부당할 가능성이 증가하기 때문에 일반적인 치료법은 부분적으로 T 세포를 제거하는 것이다. 낮은 수준의 T 세포 활성은 낮은 수준의 GVHD를 일으키고 면역억제 처방 시 남아있는 숙주 T 세포를 죽이는 잇점이 있다. 이러한 이유로 숙주세포가 감작되어 이식편 거부반응을 일으키는 것을 예방할 수 있다. 백혈병 환자에서 낮은 수준의 GVHD는 숙주의 백혈병 암세포를 파괴하여 백혈병이 재발될 확률을 줄일 수도 있다.

심장 이식은 난이도가 높은 수술이다_Heart transplantation is a challenging operation

아마도 가장 극적인 형태의 이식은 심장 이식일 것이다. 손상된 심장이 제거되면 환자는 이식된 심장이 제 위치에 놓여 박동할 때까지 완전히 인위적인 수단에 의해 수명이 유지되어야 한다. 심장이 제거된 후에 심장-폐 기계가 환자의 혈액을 순환시키고 공기를 주입하는데 이용된다. 공여자의 심장은 수혜자에게 이식되었을 때 심장박동을 시작할 수 있도록 유지되어야 한다. 리듬박동을 조절하는 전기파동을 효율적으로 단막 (short circuit)하는 (이 경우 분리된 심장을 손상시킬 수 있음) 완충용액(얼음에 의해 냉각된)에서 인간의 심장은 제한된 기간 동안 생존할 수 있다. 심장 이식을 위한 수술법은 수년 동안 이용되고 있다. 최초의 심장이식은 1964년 Christian Barnard 박사에 의해 남아프리카에서 시술되었다. 그 후 이식된 심장의 1년 생존율은 80% 이상으로 향상되었다. 2005년에 2127건의 심장 이식이 미국에서 행해졌으며 전 세계적으로 3000건에 이른다. 심장이식 특이적인 문제는 이식된 심장의 관상동맥에 새로운 형태의 동맥경화가 발생한다는 것이다. 숙주의 항체가 공여 심장의 혈관에 상처를 매개할 가능성이 높다.

심장이식은 다양한 형태의 심장 질환 혹은 손상 환자에게 큰 도움을 주지만 이용 가능한 심장의 수는 극히 제한되어 있다. 뇌사판정을 받았으나 손상되지 않은 순환계와 기능을 발휘하는 심장을 가진 교통사고 희생자로부터 심장을 제공 받는 것이 일반적이다. HLA 검사법은 바람직하지만 심장 공급의 제한성과 수술의 촉박성 때문에 많은 경우 가능하지 않다.

폐 이식은 증가 추세에 있다_Lung transplants are on the increase

낭포성 섬유증 (cystic fibrosis)과 흡연에 의해 야기되는 폐기종 혹은 급성 폐손상과 같은 질환을 치료하기 위해 최근 폐 이식이 단독 혹은 심장 이식과 병행하여 사용되고 있다. 2005년에 1408건의 폐 이식과 33건의 심장/폐이식이 시술되었다. 폐 이식편의 1년 생존율은 약 60%에 이르는 것으로 보고되고 있다.

간 이식은 선천적 결함과 바이러스 혹은 화학제제에 의한 손상을 치료하기 위해 사용된다_Liver transplants treat congenital defects and damage from viral or chemical agents

간은 화합물 및 생물질의 제거와 해독에 관련된 기능을 수행하는 장기이다. 간기능 부전은 간염과 같은 바이러스 질병 혹은 만성 알콜중독과 같은 해로운 화합물의 노출에 의한 손상에 기인한다. 간 손상은 스스로 치유될 수 있고 해로운 원인 요소가 제거된 후에 재생될 수 있다. 만약 간 조직이 재생되지 않으면 손상은 치명적일 수 있다. 간 이식은 주로 선천적 기형을 치료하는데 사용된다. 간은 거대하고 복잡한 순환계와 관련되기 때문에 간을 재이식시키는 것은 초기에 복잡한 기술적 문제를 가지고 있었다. 이러한 주요 외과적 문제를 해결하는 기술이 발달되어 최근의 1년 생존율은 약 65%로 향상되었다. 2005년에 6444건의 간이식이 미국에서 시행되었다. 한 공여자 간을 두 부분으로 나누어 두 환자에게 이식하는 것이 증가추세에 있다. 소아는 작은 부위를 성인은 큰 부위를 이식 받는 것이 보편적이다.

간은 초급성 항체매개성 기전에 의한 거부반응에 저항성을 가지기 때문에 간이식 면역학은 흥미로운 분야이다. 혈액형이 다른 사람 사이의 간이식은 초급성 반응이 촉발될 것이라는 예상에도 불구하고 단기적으로 매우 성공적이다. 하지만 혈액형이 부합되지 않으면 공여자의 장기 내에 존재하는 백혈구가 항-혈액형 항체와 더불어 수혜자 적혈구의 항체 의존성 용혈을 매개한다. 또한 공여자와 수혜자의 혈액형이 일치하더라도 간 이식에서 GVHD가 발생할 수 있다. 이 경우 이식된 간이 가지고 있는 공여자의 림프구가 GVHD를 일으킨다.

췌장 이식은 진성당뇨병의 치료법이다_Transplantation of pancreatic cells offers a cure for diabetes mellitus

미국에서 가장 흔한 질병 중의 하나가 진성당뇨병이다. 이 질병은 인슐린을 생산하는 췌장도 세포의 기능부전에 의해 발생한다. 췌장이식에 의해 당뇨병환자에게 적절히 조절되는 양 (정상적인 생활을 영위하는데 필요한)의 인슐린을 제공할 수 있다. 최근, 이식된 췌장의 1년 생존율은 55%라고 보고되고 있다. 통제된 방식에 의해 인슐

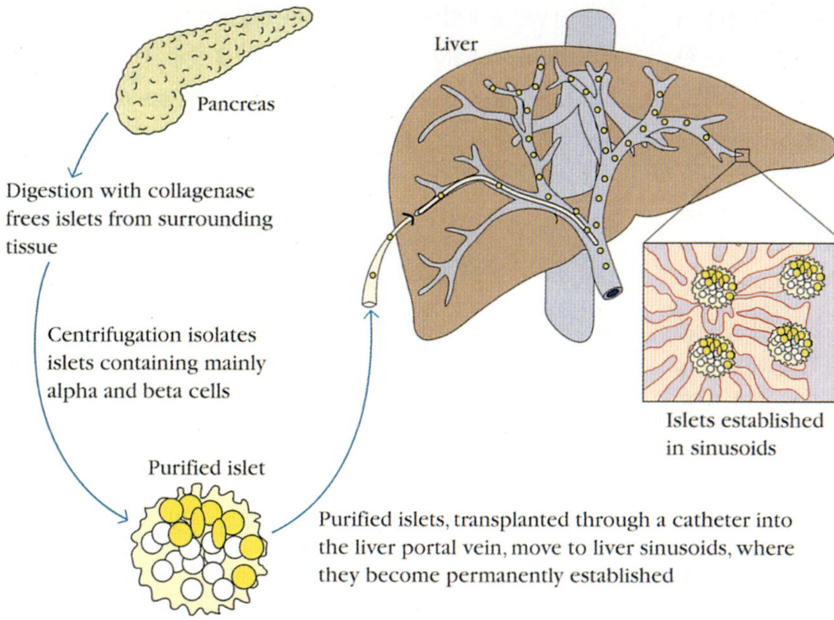

FIGURE 17-12 Procedures used to harvest and implant pancreatic islet cells. The pancreas is digested with collagenase to free the islets from surrounding tissue. The islets are then purified by gradient centrifugation and infused through a catheter into the portal vein of the liver, where they home to the liver sinusoids.

린을 생산하는데 필요한 기능을 회복하는데 췌장 전체를 이식할 필요는 없다. 췌장도 세포의 이식만으로도 기능을 회복시킬 수 있다. 신부전은 당뇨병 환자의 약 30%정도에서 발생하는 중증 당뇨병의 복합증이므로 이 증상은 신장과 췌장 이식을 위한 전조가 된다.

인슐린-의존성 당뇨병을 치료하기 위해 여러 센터가 췌장도 세포를 분리하고 이식하는 실험적 절차를 고안하려는 연구가 최근 시작되었다. 그림 17-12의 일반적인 절차는 췌장도 세포를 분리하고 그들이 간 유동에 영원히 정착하도록 그들을 간에 관류시키는 과정을 포함한다. 최초의 임상결과는 이식환자의 53%가 인슐린에 의존하지 않았으며 일부는 이식 후 2년까지 그러하였다. 약 17% 환자는 연구에서 자의적 혹은 타의적 이유로 중도에 빠졌으며 그 나머지 참여자들은 외부의 인슐린을 투여받아야 했으며 부가적으로 이식을 받을 후보자군이다. 여러 인자들이 췌장 세포의 생존을 증가시키는데 관여하는데 그 중 이식을 위해 사용하는 췌장 세포의 상태가 가장 중요하다.

신부전은 진전된 당뇨병의 빈번한 복합증이며 당뇨병 환자의 30%에 발생하여 신장과 췌장 이식이 동시에 요구된다. 2005년에 540건의 췌장 이식과 903건의 신장/췌장 동시 이식이 시술되었다. 장점이 많은 것인가 하는 문제는 시술 건 별로 풀어야할 문제로 남아있다. 하지만 당뇨병 환자에서 신장이식의 가치는 투석에 의존하는 제1형 당뇨병 환자의 평균수명은 3.5년이지만 살아 있는 신장을 이식받은 환자의 72%가 8년 생존율을 가지고 있다는 사실에 잘 반영되고 있다.

피부 이식은 화상을 치료하기 위해 사용된다_Skin grafts are used to treat burn victims

사람에서 대부분의 피부 이식은 자기 조직을 가지고 시행된다. 하지만 심한 화상의 경우 조직은행에 동결 저장된 다른 사람의 이식편이 사용된다. 이 때 사용되는 이식편을 구성하는 세포는 살아 있지 않고 수혜자에 이식되었을 때 성장하지 않기 때문에 단지 생물학적 붕대 역할만 한다. 이러한 이식편은 2-3일 동안 화상 위치에 놓여 있지만 정기적으로 대체된다. 공여자의 살아 있는 피부를 사용한 진정한 동종피부 이식은 일부 시행되고 있지만 거부반응 억제를 위해 면역억제제를 사용하여야 한다. 화상 환자의 주요한 문제는 감염될 위험성인데 면역억제제의 사용이 이 위험성을 증가시키기 때문에 동종피부 이식은 바람직하지 않다.

보편적으로 사용되는 이식에 대한 위의 열거는 결코 포괄적이지 않으며 수 년 내에 열거할 이식 건은 증가할 것이다. 예를 들면 대뇌에 신경세포를 이식하여 파킨슨씨병 환자의 뇌기능을 회복시키려는 노력이 시도되고 있다. 현재까지 시행된 연구에서 신경세포는 태아에서 추출되었다. 다른 동물에서 유래한 신경세포를 사용할 가능성에 대한 검증은 진행 중에 있다. 백혈병 환자들 위해 **제대혈 세포(umbilical cord blood)**를 사용하는 것을 찬성하는 주장들이 제기되고 있으며 제대혈을 보관하는 시설은 증가하고 있다. 제대혈을 사용하는 장점은 골수에 비해 제대혈은 항원적합 정도가 덜 엄격히 적용되며 보관시설로부터 쉽게 얻을 수 있다는 것이고 성인 수혜자를 위한 단점은 제대혈에는 상대적으로 낮은 수의 조혈전구세포가 포함되어 있다는 것이다.

이종장기 이식은 공여 장기의 부족에 대한 해답을 제공할 것이다_Xenotransplantation may be the answer to the shortage of donor organs

면역계는 이식에 대한 대표적인 장벽이지만 이를 극복하려는데 있어서 중요한 진전이 이루어지고 있다. 하지만 환자가 필요로 하는 장기를 찾으려는 복잡한 문제를 해결하려는 데는 상대적으로 진전이 이루어지지 않고 있다. 이용 가능한 장기의 불충분한 공급은 다수의 환자가 장기 이식을 기다리는 동안 사망함을 의미한다. 신장이식을 기다리는 환자의 경우 6% 사망률을, 심장이식을 기다리는 환자는 14% 사망률을 가지고 있다. 공여 장기의 대체적인 공급원을 찾으려는 필요성에 의해 이종장기에 대한 관심이 집중되고 있다. 크기가 큰 비인간 영장류 (침팬지나 비비)가 주요 이식 공여자이지만 '임상초점'에서 논의한 것처럼 돼지를 장기 공급원으로 사용하려는 시도가 심각하게 고려되고 있다.

침팬지 신장을 사람에게 이식하려는 초기의 시도는 1964년으로 거슬러 올라간다. 그 이후 영장류로부터 인간에게 신장, 심장, 간과 골수를 이식하려는 간헐적인 시도가 행해지고 있다. 모든 시도가 성공하지 못했지만 몇 건은 주목을 받기에 충분했다. 1999년 T. E. Starzl은 영장류 간을 간부전 환자에 이식하는 두 건의 수술을 시행하였다. 한 환자는 수술 후 30일 째, 다른 환자는 70일 째 사망하였다. 1994년 돼지의 간이 26세의 급성 간부전 환자에게 이식되었다. 이식된 간은 단지 30 시간만 기능을 발휘하다 초급성 거부반응을 일으켰다. 1995년 비비의 골수가 HIV 감염 환자에게 수혈되었다. 이 이식의 목적은 HIV에 감염되지 않는 비비의 면역세포로 하여금 면역력이 약해진 HIV 환자의 면역능력을 향진시키려는 것이었다. 이식편으로 인한 복합증은 발생하지 않았지만 비비 골수가 수혜자에게 이식되지 않았다.

이종 이식의 주요 문제는 수혜자가 FK506이나 라파마이신과 같은 면역억제제를 투여받더라도 종종 매우 강력한 면역거부 반응을 일으킨다는 사실에 있다. 주요한 면역반응은 체액성 항체와 보체가 관련되는데 이들은 초급성 거부반응을 매개한다. 거부반응이라는 문제 외에 이종 이식은 공여자로부터 수혜자에게 병원균을 전파하는 잠재력을 가지고 있다. 예를 들면, 침팬지에 발견되는 HIV-1의 유연종, HIV-2 및 일부 영장류에 존재하는 허피스 바이러스 B는 영장류에 제한되는 병인이지만 인간에게 치명적인 감염을 유발할 가능성도 있다. 더구나 SIV와 같은 영장류의 레트로바이러스는 인간의 변이형과 재조합하여 병인이 되는 신종의 바이러스를 생산할 수 있다. 신종의 바이러스가 인간에게 도입될 가능성은 유연관계가 높은 종에서 유래한 이식편이 유연관계가 낮은 종에서 유래한 이식편보다 높다. 그 이유는 유연관계는 없는 종의 세포에서 바이러스가 복제할 가능성은 적기 때문이다.

요 약

- 이식거부 반응은 특이성, 기억, 자기/비자기 인식의 특성을 가진 면역반응이다. 거부반응의 3가지 주요한 유형은 다음과 같다:
  - 기존에 존재하는 이식편에 대한 숙주의 항체에 의해 매개되는 초급성 거부반응
  - T_H 세포와 CTL에 의한 조직손상을 매개하는 급성 거부반응
  - 세포성 및 체액성 면역반응이 모두 관여하는 만성 거부반응
- 주 조직적합성 복합체 내에 암호화된 조직항원에 대한 면역반응은 거부반응에 있어서 가장 강력한 원동력이다.
- 수혜자와 잠재적인 이식편 공여자 사이의 적합성은 혈액형 항원과 MHC class I과 class II 조직항원의 타이핑에 의해 결정된다.
- 이식편 거부반응의 과정은 T 세포가 자극을 받는 감작기와 T 세포가 이식편을 공격하는 효과기로 나눌 수 있다.
- 대부분 임상적 상황에서 이식편거부 반응은 비특이적인 면역억제제 혹은 총체적 림프 X-조사에 의해 억제된다.
- 단클론 항체를 사용한 실험접근 방식은 특이적 면역억제 가능성을 보여준다. 이러한 항체는 다음과 같이 작동한다:
  - 반응성 세포군을 제거함
  - 공동자극신호 차단에 의해 특이적인 반응성 세포의 무반응 유도
- 눈의 각막, 뇌, 정소, 자궁과 같은 신체의 특정 부위는 수혜자와 공여자의 유전적 부적합성에도 불구하고 이식편을 거부하지 않는다.
- 동종항원에 대한 특이적 면역관용은 동종항원을 태아에 노출시키거나 신생아에 주입하여 유도할 수 있다.
- 골수이식에 있어서 주요한 복합증은 골수에 존재하는 림프구가 매개하는 이식편대 숙주 반응이다.
- 이식에 필요한 장기의 부족은 사람이 아닌 다른 종의 장기 (이종장기)를 사용하면 미래에 해결될 것이다.

References

Adams, D. H. 2000. Cardiac xenotransplantation: clinical experience and future direction. *Annals of Thoracic Surgery* **70:**320.

Auchincloss, H., M. Sykes, and D. H. Sachs. 1999. Transplantation immunology. In *Fundamental Immunology,* 4th ed. W. E. Paul, ed. Lippincott-Raven, Philadelphia, p. 1175.

Claas, F. H. J., et al. 2004. A critical appraisal of HLA matching in today's renal transplantation. *Transplantation Reviews* **18:**96.

Fox, A., and L. C. Harrison. 2000. Innate immunity and graft rejection. *Immunological Reviews* **173:**141.

Halloran, P. F. 2004. Immunosuppressive drugs for kidney transplantation. *New England Journal of Medicine* **351:**26.

Harlan, D. M., and A. D. Kirk. 1999. The future of organ and tissue transplantation: can T-cell co-stimulatory pathway modifiers revolutionize the prevention of graft rejection? *Journal of the American Medical Association* **282:**1076.

Kuwaki, K., et al. 2005. Heart transplantation in baboons using alpha 1,3 galactosyltransferase gene-knockout pigs as donors: initial experience. *Nature Medicine* **11**:29.

Lenschow, D. J., et al. 1992. Long-term survival of xenogeneic pancreatic islets induced by CTLA4-Ig. *Science* **257**:789.

Obata, F., et al. 2005. Contribution of $CD4^+$ and $CD8^+$ T cells and interferon-gamma to the progress of chronic rejection of kidney allografts: the Th1 response mediates both acute and chronic rejection. *Transplant Immunology* **14**:21.

Ricordi, C., and T. B. Strom. 2004. Clinical islet transplantation: advances and immunological challenges. *Nature Reviews Immunology* **4**:259.

Sayegh, M. H., and C. B. Carpenter. 2004. Transplantation 50 years later—progress, challenges, and promises. *New England Journal of Medicine* **351**:26.

Waldmann, H., and S. Cobbold. 2004. Exploiting tolerance processes in transplantation. *Science* **305**:209.

Walsh, P. T., T. B. Strom, and L. A. Turka. 2004. Routes to transplant tolerance versus rejection: the role of cytokines. *Immunity* **20**:121.

Useful Web Sites

http://www.transweb.org

Links to hundreds of sites giving information on all aspects of organ transplantation.

http//www.unos.org

United Network for Organ Sharing site has information concerning solid-organ transplantation for patients, families, doctors, and teachers.

http://www.marrow.org

The National Marrow Donor Program Web site contains information about all aspects of bone marrow transplantation.

학습문제

임상초점문제 이종 이식의 이상적인 동물 공여자의 특징을 열거하면? 인간에게 임상시험을 하기 전에 당신은 동물모델을 이용하여 어떤 실험을 할 것인가?

1. 다음 서술이 참인지 거짓인지 표시하라. 만약 거짓이라고 생각하면 그 이유를 설명하라.
   a. 급성 거부반응은 기존에 존재하는 이식된 조직항원 특이적인 숙주의 항체에 의해 매개된다.
   b. 두 번째 이식거부 반응은 면역기억이 발현된 것이다.
   c. 숙주의 수지상 세포는 이식된 조직 내로 이동하여 항원제시 세포로 작용한다.
   d. 동일한 HLA 일배체형을 가진 개인 사이에서 모든 이식편은 수용될 것이다.
   e. 동종항원에 반응하여 활성화되는 숙주의 T_H 세포에서 생산되는 사이토카인이 이식편 거부 반응에서 중심적인 역할을 한다.
2. 당신은 큰 이식전문병원의 외과의사이다. 당신의 환자 한 병이 신장이식을 기다고 있다. 심각한 교통사고 때문에 몇 개의 사체의 장기가 이용가능하다. 당신의 기술요원이 잠재적인 공여자를 선별하기 위해 미세세포독성 검사를 수행하였으며 다음과 같은 결과를 얻었다. 당신의 환자는 전에 검사를 받았는데 홈2와 홈3에 사용된 항체에 대해 양성반응을 나타냈고 홈1과 홈4에 사용된 항체에 대해 음성반응을 나타냈다 (항체는 HLA 결정기에 반응하는 것임).

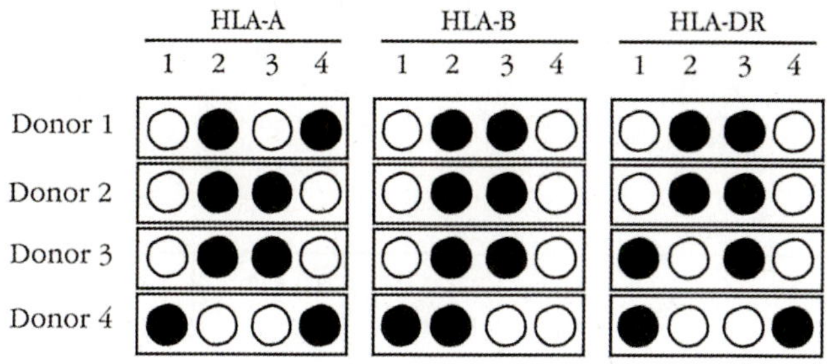

   a. 어떤 공여자를 당신은 선택할 것인가?
   b. 당신이 선택한 사람의 장기가 사용될 수 없다면 남아 있는 어떤 사람의 장기를 사용할 것인가?
   c. 당신이 선택 것에 대한 과학적 근거는?
   d. 잠재적 공여자와 수혜자의 적합성을 검증하기위해 당신의 기술요원이 수행해야 할 검사법은 어떤 것인가?
3. 아래 도표에 열거되어 있는 각 공여자로부터 각 수혜자로 피부이식을 했을 때 거부 (R) 혹은 수용 (A) 되는 여부를 표시하라. 만약 거부반응이 일어난다고 생각한다면 그것이 12-14일 사이에 발생하는 첫 번째 거부반응 (FSR)인지 5~6일 사이에 발생하는 두 번째 거부반응 (SSR) 인지 표시하라. 도표에 열거된 모든 마우스의 종은 다른 H-2 일배체형을 가지고 있다.

Donor	Recipient
BALB/c	C3H
BALB/c	Rat
BALB/c	Nude mouse
BALB/c	C3H, had previous BALB/c graft
BALB/c	C3H, had previous C57BL/6 graft
BALB/c	BALB/c
BALB/c	(BALB/c × C3H)F_1
BALB/c	(C3H × C57BL/6)F_1
(BALB/c × C3H)F_1	BALB/c
(BALB/c × C3H)F_1	BALB/c, had previous F_1 graft

4. 이식편대 숙주병 (GVHD)은 종종 특정 형태의 이식 후에 발생한다.
   a. GVHD에 관련된 기작을 간단히 요약하면?
   b. 어떤 조건에서 GVHD가 발생할 가능성이 높은가?

c. 일부 연구자는 단클론 항체와 보체 혹은 독소가 결합된 단클론 항체를 이식 전에 이식편에 처리하면 GVHD가 감소된다는 사실을 발견하였다. 이러한 목적으로 만들어지고 사용되는 단클론 항체가 결합하는 세포표면 항원 (최소 두 종류)을 열거하고 그에 대한 합리적 이유를 설명하라.

5. 신장 이식이 요구되는 한 어린이가 양 부모와 다섯 형제 자매로부터 신장을 제공받았다.

a. 미세세포독성 검사에서 HLA-A, -B, -C 항원에 대한 단틀론 항체로 잠재적 공여자의 세포를 선별하였다. 그리고 ABO 혈액형 검사도 행해졌다. 아래에 있는 도표에 기초하여 어떤 공여자로부터 제공받은 신장이 생존할 가능성이 가장 높을까?

b. 다양한 조합의 마이토마이신이 처리된 림프구를 사용하여 일방 MLR이 수행되었다. 분 당 [^{3}H]티미딘 흡수 정도를 계산한 결과가 아래에 있는 도표에 표시되어 있다. 자극지표 (stimulation index) (동일한 백혈구가 섞인 대조군의 값에 대한 실험군 값의 비율)가 아래 괄호 안에 표시되어 있다. 이 데이터를 근거로 어떤 공여자의 이식편이 가장 수용될 가능성이 높은가?

6. 동종이식편 거부반응을 억제하기 위해 가용성 CTLA-4 혹은 항-CD40L 항체를 사용하려는 생물학적 근거는 무엇인가? 이식 수혜자에게 CsA나 FK506을 투여하는 것보다 이것을 투여하는 것의 장점은?

7. 이식 즉시 환자는 종종 강한 농도의 항-거부반응 약제를 투여받는다. 그 후 시간이 지날수록 약의 양을 줄여나간다. 흔히 사용되는 항-거부반응 약제인 아자싸이오프린, 사이클로스포린 A, FK506, 라파마이신의 효과에 대해 기술하라. 이식 후 일정 시간 후에 이들 약제 사용을 감소시키는 것이 가능한 이유는?

	ABO type	HLA-A type	HLA-B type	HLA-C type
Recipient	O	*A1/A2*	*B8/B12*	*Cw3*
Mother	A	*A1/A2*	*B8/B12*	*Cw1/Cw3*
Father	O	*A2*	*B12/B15*	*Cw3*
Sibling A	O	*A1/A2*	*B8/B15*	*Cw3*
Sibling B	O	*A2*	*B12*	*Cw1/Cw3*
Sibling C	O	*A1/A2*	*B8/B12*	*Cw3*
Sibling D	A	*A1/A2*	*B8/B12*	*Cw3*
Sibling E	O	*A1/A2*	*B8/B15*	*Cw3*

Interactive Study

www.whfreeman.com/kuby

SELF-TEST
Review OF Key Terms

For use with Question 5b

Respondent cells	Mytomycin C–treated stimulator cells					
	Patient	Sibling A	Sibling B	Sibling C	Sibling D	Sibling E
Patient	1,672 (1.0)	1,800 (1.1)	13,479 (8.1)	5,210 (3.1)	13,927 (8.3)	13,808 (8.3)
Sibling A	1,495 (1.6)	933 (1.0)	11,606 (12.4)	8,443 (9.1)	11,708 (12.6)	13,430 (14.4)
Sibling B	25,418 (9.9)	26,209 (10.2)	2,570 (1.0)	13,170 (5.1)	19,722 (7.7)	4,510 (1.8)
Sibling C	10,722 (6.2)	10,714 (5.9)	13,032 (7.5)	1,731 (1.0)	1,740 (1.0)	14,365 (8.3)
Sibling D	15,988 (5.1)	13,492 (4.2)	18,519 (5.9)	3,300 (1.1)	3,151 (1.0)	18,334 (5.9)
Sibling E	5,777 (6.5)	8,053 (9.1)	2,024 (2.3)	6,895 (7.8)	10,720 (12.1)	888 (1.0)

chapter 18 장

감염성 질환에 대한 면역반응

Immune Response to Infectious Diseases

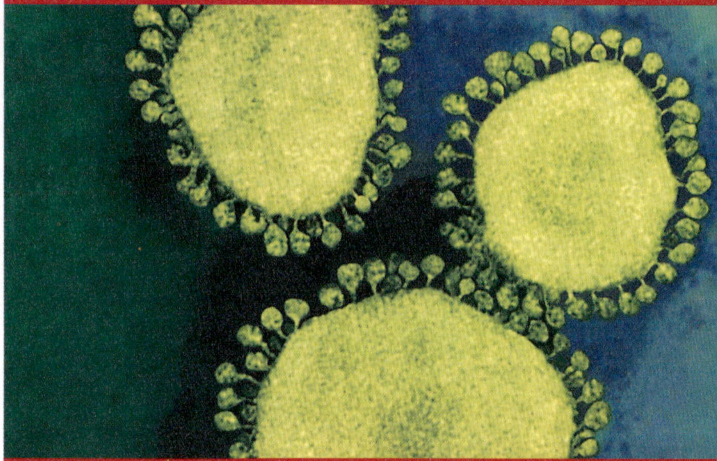

SARS coronavirus. [Dr. Linda Stannard, UCT/Photo Researchers.]

- 바이러스 감염
- 세균감염
- 기생충 질병
- 진균성 질병
- 출현성 감염성 질병

병원균이 감수성 있는 숙주에 감염을 일으키려면, 상호 연관된 일련의 과정들이 내재면역과 적응면역 모두를 교묘하게 회피해야만 한다. 숙주의 내재면역에서 가장 우선적이며 중요한 특징은 피부와 장 계통의 상피세포 표면이 제공하는 방어벽이다. 이들 상피세포 장벽의 침입이 어렵기 때문에 대부분의 병원균은 숙주 안으로 성공적으로 들어가지 못한다. 상피세포는 감염에 대한 물리적인 장벽을 제공할 뿐만 아니라 감염을 막는데 유용한 화학물질을 만들어 낸다. 특정 상피세포에서 분비되는 위액효소는 위와 상부 위장관의 pH를 낮추고, 장에 있는 다른 특정 세포들은 항세균 펩티드들을 만든다.

내재면역의 중요한 특징은 장관, 생식기 관, 호흡기관에 정상균총이 존재한다는 것이다. 소위 말하는 공생생물들은 숙주세포에 병원균의 부착을 경쟁적으로 막는다. 또한 내재면역반응은 감염 형성을 막기도 한다. 예로, 몇몇 그람 양성세균의 세포벽에 있는 펩티도글리칸은 보체의 대체경로를 활성화시켜 세균의 옵소닌화와 포식작용을 유도한다 (7장 참조). 일부 세균들은 LPS와 같은 내독소를 만들어 대식세포 또는 내피세포들의 TNF-α, IL-1, IL-6와 같은 사이토카인 생성을 자극한다. 이들 사이토카인들은 대식세포를 활성화시킬 수 있다. 중성구와 다른 대식세포들에 의한 포식작용은 또 하나의 매우 효과적인 내재성 방어이다. 그러나 흔히 세포내에서 자라는 일부 유형의 세균들은 그들이 포식세포내에서 분해되는 것에 대해 저항하는 작용 기전을 발전시켜왔다.

바이러스는 흔히 내재성 면역반응을 자극한다. 특히, 많은 바이러스들은 인터페론 생성을 유도하는데, 이것의 항바이러스 반응에 의해 바이러스 복제를 막을 수 있다. 또한 바이러스들은 자연살해세포들에 의해 통제되는데, 자연살해세포들은 주로 바이러스 감염에 대한 1차적 방어선을 형성한다 (14장 참조).

일반적으로 병원균은 획득면역체계에 의한 파괴를 회피하기 위하여 다양한 전략을 사용한다. 많은 병원균은 숙주의 면역시스템의 공격으로부터 격리되어진 숙주세포 내에 증식하거나 그들의 막 항원물질을 벗어버림으로써 그들 자신의 항원성을 감소시킨다. 다른 병원균들은 스스로 숙주세포의 막분자들과 유사한 아미노산서열을 가지는 분자들을 발현하거나 숙주세포의 막분자를 덮어씀으로써 숙주세포의 막과 유사하게 모방하여 스스로를 위장한다. 몇몇 병원균들은 선택적으로 면역반응을 억제하거나 면역반응을 조절하여서 면역계의 한 부문이 활성화되더라도 병원균에 대해 효력이 나타나지 않게 한다. 표면항원들의 연속적인 변이는 병원균이 면역시스템을 회피하기 위한 또 다른 수단이다. 항원변이는 점진적 돌연변이의 축적이나 표면항원의 급격한 변화 때문일 것이다.

병원균에 대한 내재면역과 적응면역반응이 결정적인 방어를 제공하지만, 여전히 매년 수백만 명이 감염성 질병에 의해 사망한다. 백신과 약물치료의 광범위한 사용으로 선진국에서는 감염성 질병에 의한 치사율을 급격히 감소시켜 왔지만, 제 3세계에서는 이러한 질병이 사망원인의 우위를 계속해서 차지한다. 전 세계적으로 약 1,500만 명이 감염성질병으로 사망한다 (그림 18-1). 비교해 보면, 암과 관련된 질병으로는 710만 명이 사망하고 심혈관계 기능이상으로 1,670만 명이 사망한다. 감염성 질병이 주로 개발도상국에서 발생하는 것과 더불어, 선진국에서도 어떤 질병들이 출현 또는 재출현하기 시작한다. 사스 코로나바이러스에 의해 야기되는 중증급성호흡기증후군과 같은 새로운 질병은 국제교류의 결과로 급속도로 퍼질 수 있다. 조류에 유행하는 독감 균주는 사람에게도 감염하는데

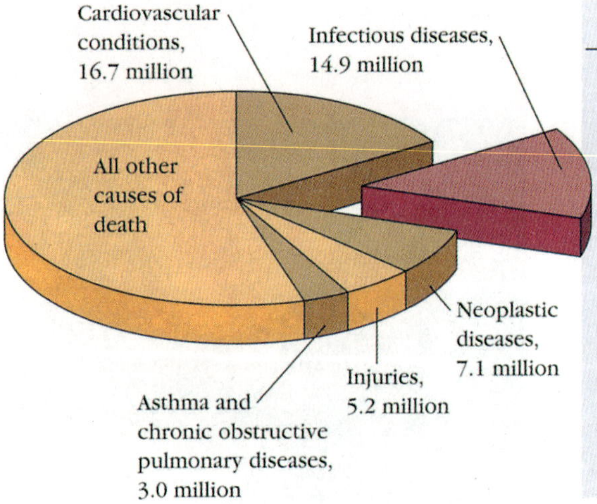

Infectious diseases	Annual deaths
Respiratory infections	3.96
HIV/AIDS	2.77
Diarrheal diseases	1.80
Tuberculosis	1.56
Vaccine-preventable childhood diseases	1.12
Malaria	1.27
STDs (other than HIV)	0.18
Meningitis	0.17
Hepatitis B and C	0.16
Tropical parasitic diseases	0.13
Dengue	0.02
Other infectious diseases	1.76

FIGURE 18-1 Infectious diseases are among the leading causes of death worldwide. The 14.9 million deaths attributable directly to infections are broken down by category in the table.

사람은 이 균주에 대한 면역이 거의 발달되지 않았으므로 높은 치사율을 가진다. 이전에는 세균이나 곰팡이에 의한 드물었던 감염이 증가하고 있는데 그 이유는 HIV 감염과 다양한 목적을 위해 투여된 면역억제 약물을 사용함으로써 야기된 부적절한 면역을 가진 사람들의 증가 때문이다. *Staphylococcus aureus*와 *Mycobacterium tuberculosis*와 같은 약제내성균주 의해 발생하는 재출현성 질병은 개발도상국뿐만 아니라 선진국에서도 주의를 요하는 수준으로 확대되고 있다. 예를 들면, 요즘 드문 질병인 성홍열과 가장 관련이 있는 원인체인, 소위 살코기-먹는 균주로 불리는 *Streptococcus pyogenes*에 의해 야기되는 괴사성 근막염과 같은 새로운 질병에 일반적인 세균이 관련될 수 있다.

우리는 흔하고 산재해 있는 병원체뿐만 아니라 미래에 출현하는 병원체에 대응하여 우리를 보호하는 면역체계에 의존한다. 현재까지 인류의 생존은 면역체계가 우리를 보호해 주는 실질적 결과를 암시하나, 빠르게 유전적으로 진화하는 수많은 병원체들은 인체내에 그들의 기반을 확립할 수 있다. HIV/AIDS의 (20장 참조) 최근 기록은 감염성 병원체가 공중보건을 위협한다는 것을 보여준다. 병원체가 약화된 면역체계로 빠르게 감염할 시 큰 고통을 야기할 수 있다. 면역계가 우리를 보호할 지라도 많은 질병에서의 병원성들은 병원체와 병원체의 독성에 의해서 세포나 조직에 직접적인공격의 결과가 아니라 숙주의 면역반응에 의한 상해로부터 야기되는 것이다. 그러한 상해는 감염당시 또는 질병이 지나간 수개월 후에 나타날 수 있다. 감염 후 관절염과 사구체신염이 후작용 또는 질병 후유증의 대표적 예이다. 감염을 다루는데 있어서, 면역은 병원균의 제거와 숙주손상 위협 사이의 정교한 균형을 잡는데 필요한 강력한 힘이다.

본 장에서는 책 전반을 통해 설명된 면역개념을 대표적 병원체 4종류인 바이러스, 박테리아, 기생충 및 곰팡이에 의해서 유발되는 선택된 감염성 질병에 적용한다. 한 단원에서 알려진 모든 질병에 대하여 다루는 것은 불가능하므로, 최근에 주목받는 질병뿐만 아니라 일반적인 개념을 설명하거나 많은 사람에게 영향을 미치는 흔한 질병들을 설명하기 위하여 선택하였다.

바이러스 감염_Viral Infections

바이러스는 단백질 또는 지질단백질 코트를 가지는 작은 핵산 단편이다. 그들은 복제를 위해서 숙주유래물질을 필요로 한다. 일반적으로 바이러스는 세포 표면 수용체를 통해 세포 내부로 들어가서 유전체를 포함한 자기 자신의 모든 구성 물질을 복제하기 위하여 세포의 생합성 기구와 친화성을 가지고 선점한다. 많은 경우에 유전체 복제과정은 오류가 발생하기 쉬워서 많은 돌연변이를 초래한다. 수많은 새로운 바이러스들이 복제과정에서 만들어지기 때문에 이러한 돌연변이주들은 그들 스스로를 번식할 수 있는 능력 때문에 선택되어 질 수 있다.

생존의 입장에서 볼 때, 바이러스는 숙주를 죽이지 않을 때 더욱 번성할 가능성이 있다: 지속적인 공존이 바이러스가 계속해서 생존하는데 더 유리하다. 그러나 바이러스 게놈의 변하기 쉬운 성질은 때때로 숙주와의 이러한 균형 상태를 유지하지 못하고 죽을 수 있는 돌연변이주가 생성되기도 한다. 만약 이러한 돌연변이주가 그들 숙주의 죽음을 초래한다면, 바이러스의 생존을 위해서는 원래의 숙주 내에서 복제가 일어나기 전에 새로운 숙주로 퍼지는 것을 필요로 하나 이것이 더 이상 불가능해진다. 바이러스들이 활용 가능한 생존전략들 중 하나가 종종 질환이나 사망 전에 가지는 긴 잠복기인데, 이 시기에 숙주는 바이러스를 다른 숙주로 전달할 수 있다. HIV가 이러한 전략을 사용하고 있다. 또 다른 전략은 빠른 전파로서 짧은 급성 질병기간 동안에도 감염이 효율적으로 전파된다. 독감과 천연두 바이러스가 이러한 전략을 사용한다. 사람에 질병을 일으키는 바이

TABLE 18-1 Mechanisms of humoral and cell-mediated immune responses to viruses

Response type	Effector molecule or cell	Activity
Humoral	Antibody (especially secretory IgA)	Blocks binding of virus to host cells, thus preventing infection or reinfection
	IgG, IgM, and IgA antibody	Blocks fusion of viral envelope with host cell's plasma membrane
	IgG and IgM antibody	Enhances phagocytosis of viral particles (opsonization)
	IgM antibody	Agglutinates viral particles
	Complement activated by IgG or IgM antibody	Mediates opsonization by C3b and lysis of enveloped viral particles by membrane-attack complex
Cell mediated	IFN-γ secreted by T_H or T_C cells	Has direct antiviral activity
	Cytotoxic T lymphocytes (CTLs)	Kill virus-infected self cells
	NK cells and macrophages	Kill virus-infected cells by antibody-dependent cell-mediated cytotoxicity (ADCC)

러스의 생활환에는 사람이 아닌 숙주도 포함될 수 있다. 예를 들면, West Nile 바이러스 (WNV)는 조류의 일부 종에서 매우 잘 복제하고, 감염된 조류로부터 모기에 의해 말이나 사람과 같은 소위 말하는 말단숙주에 운반된다. 모기를 통한 사람간의 WNV 전파는 비효율적인데 이는 사람 혈액내의 바이러스 역가가 낮고 모기물림에 의해 옮겨지는 혈액의 양이 적으며 이에는 감염을 일으킬 만큼의 충분한 바이러스를 포함하고 있지 않기 때문이다. 그러나 WNV는 수혈에 의해 사람에서 사람으로 전달될 수도 있으며, 감염된 임산부로부터 신생아로 옮겨질 수도 있다.

다수의 특이적인 면역반응 기전은 비특이적 방어작용과 함께 바이러스 감염을 예방하거나 제거하는 역할을 한다 (표 18-1). 대부분의 바이러스 전파는 호흡기계, 비뇨생식기계, 장관계의 점막을 통과하면서 일어난다. 또한 바이러스의 유입은 흔히 곤충의 물림이나 상처의 결과로 인해 발생한 피부상해를 통해서도 이루어진다. 일단 숙주의 내부에서, 바이러스는 선천성과 획득성 면역기작에 의해 제거되어야 할 공격의 대상이다. 감염의 결과는 바이러스의 공격 작용에 대항하는 숙주의 방어 메커니즘이 얼마나 효율적으로 작용하는지에 달려있다.

바이러스 감염에 대한 내재성 면역반응은 무엇보다도 제1형 인터페론 (IFN-α와 IFN-β)의 유도와 자연살해세포의 활성화로 이루어진다. 바이러스의 생활 주기동안에 만들어진 dsRNA는 패턴인식 수용체 (TLRs)에 의하여 인지되어지고, TLR은 감염된 세포의 IFN-α와 IFN-β 발현을 유도한다. 이들 사이토카인은 대식세포, 단구세포, 섬유아세포들에 의해서도 생성될 수 있지만, 이들 세포에서 제1형 인터페론의 생성을 유도하는 기전은 아직 완전하게 이해되지 않고 있다. IFN-α와 IFN-β의 항바이러스 반응 혹은 바이러스 복제의 억제는 IFN-α/IFN-β 수용체에 결합함으로써 유도 될 수 있으며, 결합은 JAK-STAT 경로를 활성화시키고 (그림 12-10 참조), 결과적으로 여러 유전자의 전사를 유도한다. 이들 유전자 중의 하나가 2′-5′-올리고-아데닐레이트 합성효소라고 알려진 효소를 암호화하는 것으로, 이 효소는 바이러스 RNA를 분해 하는 리보뉴클라아제 (RNAse L)를 활성화 한다. IFN-α/β가 그들의 수용체에 결합함으로써 활성화되는 다른 유전자들도 바이러스의 복제를 억제시키는데 기여한다. 예로, IFN-α/β 결합은 dsRNA 의존적 단백질 인산화효소 (앞의 표기법으로 축약하면 PKR, protein kinase, RNA-dependent)라고 불리는 하나의 특정 단백질 인산화효소를 유도하는데, 이는 단백질 합성을 불활성화시켜서 감염된 세포에서 바이러스의 복제를 방해한다 (그림 18-2).

자연살해세포에 IFN-α와 IFN-β의 결합은 용해 활성을 유도하므로, 이는 바이러스에 감염된 세포의 사멸에 매우 효과적이다. 또한, 자연살해세포의 활성은 바이러스 감염의 아주 초기반응에서 만들어지는 사이토카인인 IL-12에 의해서 매우 증가된다.

많은 바이러스들은 항체에 의해 중화된다_Many viruses are neutralized by antibodies

바이러스 표면항원에 대해 특이성이 있는 항체는 급성감염 동안 바이러스의 확산이나 재감염의 방어에 중요하다. 만약 항체가 신체내로 바이러스가 침입하는 부위에 위치해 있다면 감염의 방어에 특히 효과적이다. 대부분의 바이러스는 특정한 숙주세포의 막 분자들에 결합하여 감염을 시작할 수 있게 해주는 표면 수용체 분자들을 발현한다. 예를 들면, 인플루엔자 바이러스는 세포막의 당단백질들과 당지질들에 있는 시알산 잔기에 결합하며, 리노바이러스는 세포간 부착분자(ICAM)에 결합하고, 엡스타인-바-바이러스는 B 세포의 제2형 보체 수용체에 결합한다. 만약 바이러스 수용체에 대한 항체가 만

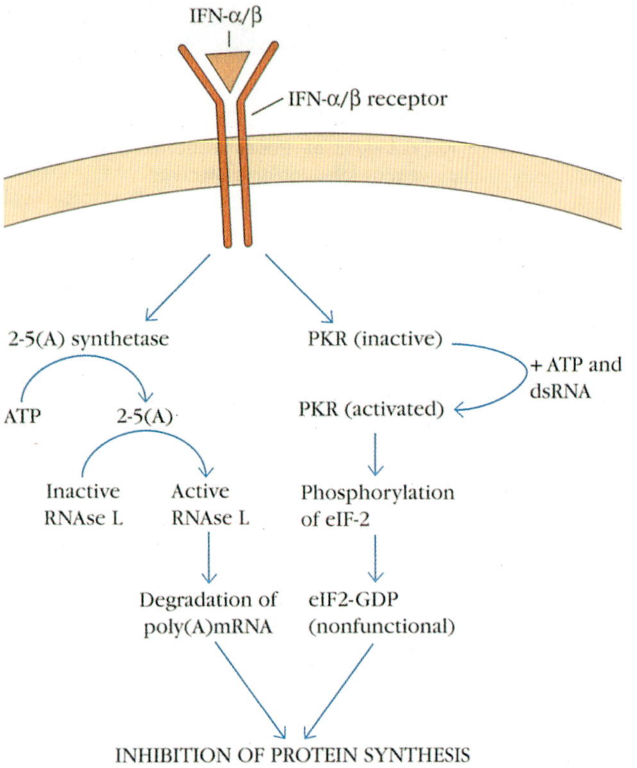

FIGURE 18-2 Induction of antiviral activity by IFN-α and -β. These interferons bind to the IFN receptor, which in turn induces the synthesis of both 2′-5′-oligo-adenylate synthetase (2-5(A) synthetase) and dsRNA-dependent protein kinase (PKR). The action of 2-5(A) synthetase results in the activation of RNAse L, which can degrade mRNA. PKR inactivates the translation initiation factor eIF-2 by phosphorylating it. Both pathways result in the inhibition of protein synthesis, thereby effectively blocking viral replication.

들어진다면, 이것은 숙주세포에 바이러스 입자의 결합을 막음으로써 감염을 차단할 수 있다. 점막에서 분비되는 분비성 IgA는 점막의 상피세포에 바이러스가 흡착하는 것을 차단함으로써 바이러스에 대한 숙주의 방어에 중요한 역할을 한다. 약독화된 경구투여용 소아마비 백신의 장점은 (19장에서 다룸) 분비형 IgA 생성을 유도하여 소아마비 바이러스가 장관에 부착하는 것을 효과적으로 차단하는 것이다.

항체에 의한 바이러스의 중화는 때때로 숙주세포에 바이러스가 결합한 후에 작동하는 기전들에 해당한다. 예로서 항체는 원형질막과 바이러스막의 융합을 매개하는데 필요한 항원결정기에 결합함으로써 바이러스의 침입을 차단할 수 있다. 만약 유도된 항체가 보체를 활성화시키는 형이라면 막을 가진 비리온의 용해가 일어날 수 있다. 항체나 보체가 바이러스 입자들을 응집할 수도 있고, 바이러스 입자의 Fc 혹은 C3b 수용체에 의해 매개되는 대식작용을 촉진하는 옵소닌 인자로서의 기능도 할 수 있다.

세포매개 면역은 바이러스 통제와 제거에 중요하다_Cell-mediated immunity is important for viral control and clearance

비록 항체가 급성감염단계에서 바이러스 확산의 억제에 중요한 역할을 하지만, 바이러스의 DNA가 숙주의 염색체 DNA안으로 끼어들어 잠복기상태로 들어간 경우에는 제거할 수 없다. 일단 이러한 감염이 이루어졌다면 세포매개 면역 기전이 숙주의 방어에 매우 중요하다. 일반적으로 $CD8^+$ T_C 세포와 $CD4^+$ T_H1 세포들이 세포매개에 의한 항바이러스 방어의 중요 구성원이다. 활성화된 T_H1 세포들은 IL-2, IFN-γ, TNF와 같은 많은 사이토카인들을 생성하고 이들은 직접적 또는 간접적으로 바이러스에 대한 방어를 한다. IFN-γ는 세포의 항바이러스 상태를 유도하는데 직접적인 역할을 한다. IL-2는 CTL 전구체 세포들이 효과세포로 전환하는 것을 돕는 간접적인 역할을 한다. IL-2와 IFN-γ는 자연살해세포들을 활성화시키며, 이는 많은 바이러스 감염에 있어서 특이적인 CTL 반응이 유도되기까지 초기 며칠 동안의 숙주 방어에 중요한 역할을 한다.

대부분 바이러스 감염에서, 특이 CTL 활성은 감염 후 3-4일 내에 일어나고, 7-10일에 최고치를 이루며 그 후 차츰 감소한다. 초기 감염의 경우 7-10일 내에 대부분의 바이러스는 제거되고, 이때 CTLs 발달이 동반된다. 바이러스에 대해 특이적인 CTL은 바이러스가 감염된 자기세포를 제거함으로써 새로운 바이러스의 잠재적인 출처를 없앤다. 바이러스에 대한 방어에 있어서 CTL의 역할은 수동면역전달(adoptive transfer)에 의해 비면역 수혜자를 특정 바이러스로부터 방어하는 바이러스-특이적 CTL의 능력에 의해 증명되어진다. CTL의 바이러스 특이성은 수동면역전달로서 증명가능하다: 인플루엔자 바이러스 X종에 대한 특이적인 CTL 클론의 수동면역전달은 인플루엔자 바이러스 X에 대해서는 마우스를 보호하지만 Y종 바이러스에 대해서는 보호하지 못한다.

바이러스는 숙주 방어기전을 피할 수 있다_Viruses can evade host defense mechanisms

제한된 유전자 크기에도 불구하고 많은 바이러스들은 특이적 또는 비특이적 숙주방어의 다양한 단계를 방해하는 단백질들을 암호화하고 있다는 것이 밝혀지고 있다. 아마도 이러한 단백질의 장점은 바이러스가 숙주의 항바이러스 방어작용 가운데에서도 좀 더 효과적으로 복제하는 것이 가능하도록 하는 것이다. 위에서 서술한 바와 같이 IFN-α와 IFN-β의 유도가 바이러스 감염에 대한 중요한 내재성 방어이지만, 몇몇 바이러스들은 IFN-α/β의 작용을 피할 수 있는 전략을 발달시켜 왔다. C형간염 바이러스가 여기에 해당하는데, 이들은 PKR의 작용을 차단하거나 혹은 억제시킴으로써 인터페론의 항바이러스 효과를 극복하는 것을 보여주고 있다 (그림 18-2).

숙주방어를 피하기 위한 또 다른 기전은, 단순포진 바이러스들(HSV)에 의해 특이적으로 이용되어지는 것으로 감염된 숙주세포의 항원제시의 억제이다. HSV-1과 HSV-2 둘 다 ICP47이라 불리어지는 아주 초기발현 단백질 (바이러스 복제 직후에 만들어지는 단백질)을 발현하며 이는 항원분해 과정에 필요한 수송분자 (TAP, 그림 8-9 참조)를 매우 효율적으로 억제한다. TAP의 저해는 HSV에 감염된 세포에 있는 class I MHC 수용체로의 항원 운반을 차단하므로, $CD8^+$ T 세포에 바이러스 항원의 제시를 막는다. 이 결과로 소포체 내의 class I MHC 분자는 비어있게 되며 HSV에 감염된 세포에 대한 $CD8^+$ T 세포의 반응을 효과적으로 차단시킨다.

MHC 분자들의 표적은 HSV에만 특이적인 것이 아니다. 다른 바이러스들도 감염 후 즉시 class I MHC 발현을 낮춘다는 것이 알려져 있다. 그 특성이 가장 잘 알려진 두 가지 예인, 아데노바이러스와 사이토메갈로 바이러스 (CMV)는 class I MHC 분자들의 표면 발현을 감소시키기 위하여 특징적인 분자기전을 사용하기에, 마찬가지로 $CD8^+$ T 세포에의 항원제시를 억제한다. CMV, 홍역 바이러스, HIV 등의 몇몇 바이러스들은 세포 표면에 class II MHC 분자의 발현정도를 감소시키며, 그 결과로 항원에 특이적인 항바이러스성 보조 T 세포의 기능을 차단한다.

항체 매개에 의한 바이러스의 파괴에는 보체의 활성화를 필요로 하며, 그 결과로 인해 바이러스 입자의 직접적인 용해나 옵소닌화와 대식세포에 의한 바이러스의 제거가 일어난다. 많은 바이러스는 보체매개 파괴를 피하기 위한 전략을 가지고 있다. 예로서 우두 바이러스는 C4b 보체성분에 결합하는 단백질을 분비하여 고전적 보체경로를 억제시키고, 단순포진 바이러스는 C3b 보체성분에 결합하는 당단백질을 가지고 있어 고전적 경로와 대체경로 둘 다를 억제한다.

다수의 바이러스들은 끊임없이 그들의 항원을 변화시킴으로써 면역반응의 공격을 회피한다. 인플루엔자 바이러스에서는 계속적인 항원의 변이성이 새로운 감염종의 빈번한 출현을 초래한다. 새롭게 출현하는 이들 종들에 대한 방어면역이 없기에 인플루엔자의 반복적인 전염이 발생한다. 흔히 일반감기의 원인이 되는 리노바이러스들 사이의 항원변이는 감기에 대한 효과적인 백신의 제조를 어렵게 한다. AIDS의 원인체인 HIV에서의 항원변이보다 더 큰 항원변이를 가지는 것은 현재까지 어디에도 없다. 추측하기에 HIV는 인플루엔자 바이러스보다 65배나 더 빠르게 돌연변이를 축적한다고 여겨진다. AIDS의 중요성 때문에, 20장의 한 부분에서 이 질병에 대하여 구체적으로 설명한다.

많은 바이러스들은 일반적인 면역억제를 유발하여 면역반응을 피한다. 이들에는 유행성이하선염의 원인이 되는 파라믹소 바이러스, 홍역 바이러스, 엡스타인-바-바이러스 (EBV), 사이토메갈로 바이러스와 HIV가 있다. 몇몇 경우에, 바이러스가 림프구나 대식세포에 직접감염 함으로 인해 면역억제가 일어난다. 그 후 바이러스는 세포용해기전에 의해 면역 세포들을 직접적으로 파괴하거나 그들의 기능을 변경시킬 수 있다. 다른 경우, 면역억제는 사이토카인의 불균형의 결과로 생긴다. 예를 들면, EBV는 IL-10과 유사한 BCRF1이라 불리는 단백질을 생성하는데; IL-10처럼 BCRF1은 T_H1 세포들의 사이토카인 생성을 억제함으로써 IL-2, TNF, IFN-γ의 수준을 감소시킨다.

인플루엔자는 역사적으로 몇몇 최악의 범세계적 전염병들의 원인이 되었다_Influenza has been responsible for some of the worst pandemics in history

인플루엔자 바이러스는 사람, 말, 새, 돼지 그리고 심지어 바다표범의 상기도와 주된 중앙기도에 감염한다. 1918~1919년에 인플루엔자 범세계적 유행(전세계적 전염병)으로 전 세계적으로 2000만~5000만 명의 사람들이 사망하였고 미국에서 약 67만 5천명이 사망하였다. 알래스카, 태평양 군도 등과 같은 일부 지역은 전염기간에 인구의 절반 이상을 잃었다. 그 이후 두 번의 범세계적 전염병이 추가적으로 발생하였는데, 하나는 1957~1958년에 발생하여 미국에서 7만 명의 사망자가 발생하였고, 다른 하나는 1968~1969년에 발생하여 3만 4천명의 사망을 기록하였다. 이러한 범세계적 전염은 새로운 인플루엔자 균주나 이전에 유행하지 않던 균주들에 의해 발생하였기 때문에, 대부분의 사람들은 그에 대한 면역을 거의 가지고 있지 않았다. 이러한 인플루엔자 균주들은 이전에 유행하던 균주의 아종과는 달라 인플루엔자의 계절적 창궐이나 전염을 일으킨다.

인플루엔자 바이러스의 특징_Properties of the influenza virus

인플루엔자 바이러스 입자, 즉 비리온은 유사 구형 혹은 난형으로 평균 직경이 90-100nm이다. 비리온은 출아 과정동안에 감염된 숙주세포의 원형질막으로부터 획득한 이중 지질층인 외부 피막으로 둘러싸여 있다. 피막 안으로 삽입된 것이 2개의 당단백질인데 **적혈구 응집소 (hemagglutinin, HA)**와 **뉴라미니다제 (neuraminidase, NA)**로 방사성의 돌출구조를 형성하는데, 이는 전자현미경사진에서 볼 수 있다 (그림 18-3). 적혈구 응집소 돌기는 3합체 형태로 숙주세포에 바이러스가 부착하는데 관여한다. 인플루엔자 비리온당 약 1000개의 적혈구 응집소 돌기가 있다. 적혈구 응집소 3합체는 적혈구 응집소 분자에서 작은 홈을 형성하는 보존된 아미노산 서열에 의

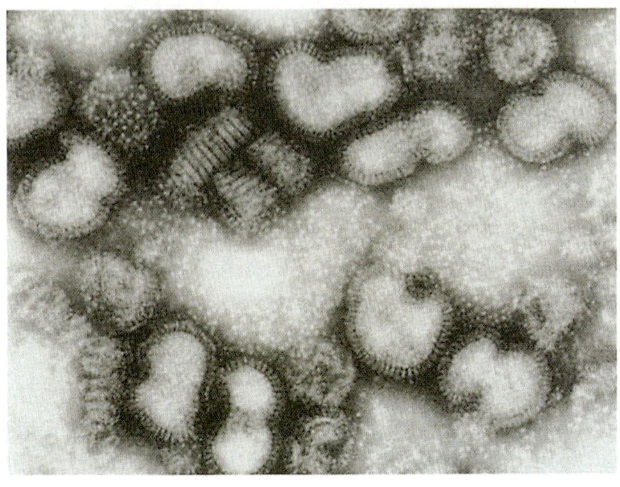

FIGURE 18-3 Electron micrograph of influenza virus reveals roughly spherical viral particles enclosed in a lipid bilayer with protruding hemagglutinin and neuraminidase glycoprotein spikes. *[Courtesy of G. Murti, Department of Virology, St. Jude Children's Research Hospital, Memphis, Tenn.]*

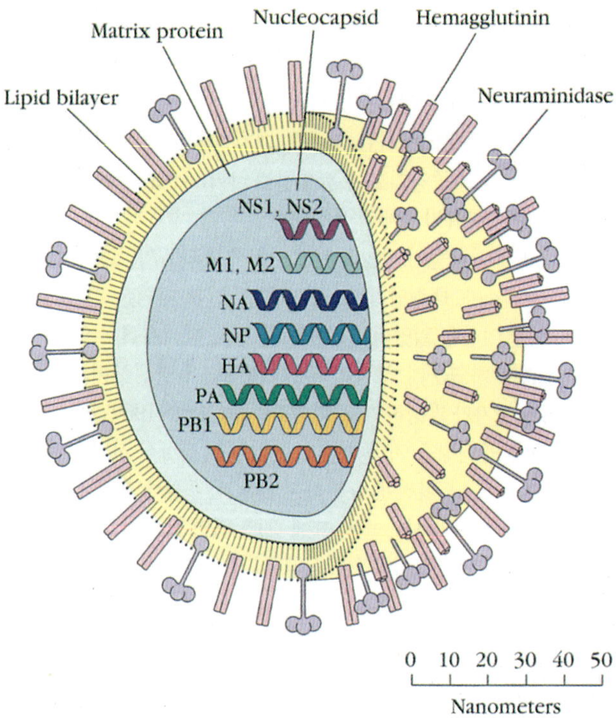

FIGURE 18-4 Schematic representation of influenza structure. The envelope is covered with neuraminidase and hemagglutinin spikes. Inside is an inner layer of matrix protein surrounding the nucleocapsid, which consists of eight ssRNA molecules associated with nucleoprotein. The eight RNA strands encode 10 proteins: PB1, PB2, PA, HA (hemagglutinin), NP (nucleoprotein), NA (neuraminidase), M1, M2, NS1, and NS2.

해 숙주세포의 당단백질과 당지질에 있는 시알산 그룹들에 결합한다. 뉴라미니다제는 이름에서 암시하는 바와 같이 바이러스의 당단백질과 숙주세포의 막당단백질에 있는 N-아세틸뉴라믹산 (시알산)을 자르는데, 이 활성은 감염된 세포로부터 바이러스가 출아할 수 있도록 하는 역할을 하는 것으로 여겨진다. 피막내에서, 매질 단백질로 된 하나의 내부 층은 단백질과 RNA 중합효소 및 8개의 다른 ssRNA 가닥으로 구성되는 뉴클레오캡시드를 둘러싸고 있다 (그림 18-4). 각 RNA 가닥은 하나 혹은 그 이상의 다른 종류의 인플루엔자 단백질을 암호화하고 있다.

인플루엔자의 기본적인 3가지 유형 (A, B, 그리고 C)은 그들의 핵단백질과 매질 단백질의 차이에 의해 구별된다. 가장 흔한 타입인 유형 A는 범세계적으로 사람에게 전염을 일으킨다. 유형 B는 동물에는 질병을 일으키지 않고 인간에게 질병을 일으키며 전염성을 야기한다. 유형 C는 사람에게 가벼운 정도의 질병을 야기한다. 적혈구 응집소와 뉴라미니다제의 항원변이로 유형 A 인플루엔자 바이러스의 아종을 구별할 수 있다. 세계보건기구의 명명기준에 따라, 각 바이러스 균주는 기원이 된 동물숙주 (사람외의 것을 표시), 지질학적 기원, 균주번호, 분리 연도, 적혈구 응집소와 뉴라미니다제의 항원 설명에 의해 정의되어진다 (표 18-2). 예를 들면, A/Sw/Iowa/15/30 (H1N1)는 1930년에 아이오와 주의 돼지에서 발생한 균주 A의 분리주 15번을 뜻하고 적혈구 응집소와 뉴라미니다제의 항원 아형 1을 가진다. 유형 A 인플루엔자 바이러스에는 13개의 다양한 적혈구 응집소와 9개의 다양한 뉴라미니다제 유형들이 있다 (유형 B와 C는 H와 N 아종에 의해서 분류되지 않는다).

인플루엔자 바이러스들의 독특한 특징은 변이성이다. 바이러스가 표면항원을 완전히 바꿀 수 있으므로 이전의 유행성 감염에 의해 유도된 바이러스에 대한 면역반응은 현재의 바이러스 감염에 대해 거의 또는 전혀 보호하지 못하므로 결과적으로 유행성 전염병을 초래한다. 항원변이는 1차적으로 바이러스 막에 있는 대못처럼 돌출한 적혈구 응집소와 뉴라미니다제들의 변화 때문이다 (그림 18-5). 두 가지의 다른 기전이 HA와 NA의 항원변이를 생성한다: **항원 소변이 (antigenic drift)**와 **항원 대변이 (antigenic shift)**이다. **항원 소변이**는 점진적으로 발생하는 연속적인 자연 점돌연변이로 인해 발생하며, HA와 NA에 있어서 적은 변화를 초래한다. **항원 대변이**는 이전에 유행했던 인플루엔자 바이러스의 것과는 상당히 다른 HA 및 NA를 지닌 새로운 아형의 인플루엔자 바이러스가 갑자기 출현하게 한다.

TABLE 18-2 Some influenza A strains and their hemagglutinin (H) and neuraminidase (N) subtype

Species	Virus strain designation	Antigenic subtype
Human	A/Puerto Rico/8/34	H0N1
	A/Fort Monmouth/1/47	H1N1
	A/Singapore/1/57	H2N2
	A/Hong Kong/1/68	H3N2
	A/USSR/80/77	H1N1
	A/Brazil/11/78	H1N1
	A/Bangkok/1/79	H3N2
	A/Taiwan/1/86	H1N1
	A/Shanghai/16/89	H3N2
	A/Johannesburg/33/95	H3N2
	A/Wuhan/359/95	H3N2
	A/Texas/36/95	H1N1
	A/Hong Kong/156/97	H5N1
Swine	A/Sw/Iowa/15/30	H1N1
	A/Sw/Taiwan/70	H3N2
Horse (equine)	A/Eq/Prague/1/56	H7N7
	A/Eq/Miami/1/63	H3N8*
Bird	A/Fowl/Dutch/27	H7N7
	A/Tern/South America/61	H5N3
	A/Turkey/Ontario/68	H8N4
	A/Chicken/Hong Kong/258/97	H5N1†

*H3N8 has recently been shown to cause flu-like illness in dogs; the species shift occurred with no reassortment of genes.

†As of 2006, a dangerous new H5N1 avian strain has infected approximately 175 humans with 50% mortality.

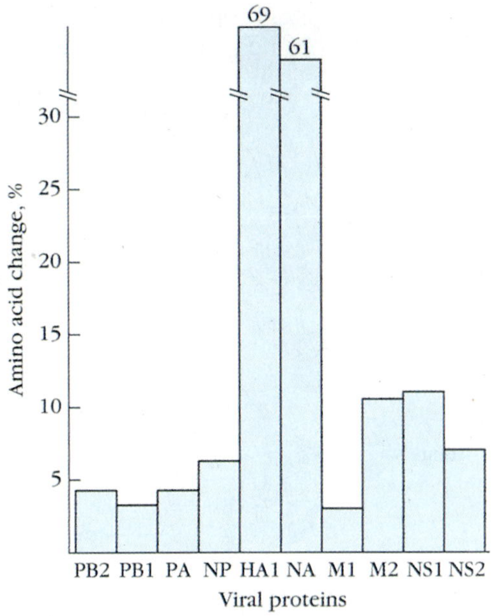

FIGURE 18-5 Amino acid sequence variation in 10 influenza viral proteins from two H3N2 strains and one H1N1 strain. The surface glycoproteins hemagglutinin (HA1) and neuraminidase (NA) show significant sequence variation; in contrast, the sequences of internal viral proteins, such as matrix proteins (M1 and M2) and nucleoprotein (NP), are largely conserved. *[Adapted from G. G. Brownlee, 1986, in* Options for the Control of Influenza, *Alan R. Liss, New York.]*

전염성 인플루엔자 균주들의 변이_Variation in epidemic influenza strains

사람의 인플루엔자 바이러스는 1934년에 처음으로 분리되었다; 이 바이러스의 아형 명칭은 H0N1로 주어졌다. 항원 대변이로 새로운 아형인 H1N1이 생성된 해인 1947년까지 H0N1 아형이 지속되었고, H1N1은 H2N2가 출현할 때까지인 1957년 전까지 이전의 아형을 대신하여 전세계에 만연하였다. H2N2 아형은 다음 10년간 우세하였고 1968년 H3N2에 의해 대체되었다. 1977년의 항원 대변이는 H1N1의 재출현을 가져왔다. 1989년에 있었던 가장 최근의 항원 대변이는 H3N2의 재출현을 가져왔는데 이는 몇 해에 걸쳐서 우세하게 유지되었다. 그러나 H1N1 균주는 1995년 텍사스에서 재출현하였고, 현재의 인플루엔자 백신은 H3N2와 H1N1 균주에 해당한다. 각 항원 대변이와 함께, 적혈구 응집소와 뉴라미니다제의 주요 염기서열의 변화가 일어남에 따라, 그 결과 면역계의 기억능이 작용할 수 없게 되는 주요 항원변이가 초래된다. 그러므로 각 항원 대변이는 면역적으로 준비되지 못한 개체를 찾고, 그 결과로 큰 인플루엔자 창궐을 초래하며 때때로 범세계적 전염병 정도에 이르게 한다.

범세계적 유행의 원인이 되는 항원 대변이가 일어나는 사이에 인플루엔자 바이러스는 아형 내에서 균주간의 차이를 나타내는 적은 항원 변이를 나타내는 항원 소변이를 진행시킨다. 면역반응은 이들 다른 인플루엔자 균주의 출현에 기여한다. 하나의 인플루엔자 균주에 감염된 개체들은 효과적인 면역반응을 유도함에 따라 그 균주는 제거된다. 그러나 점돌연변이의 축적으로 일부 변종들은 그 항원성을 충분히 바꾸므로 면역반응에 의한 제거를 피할 수 있다 (그림 18-6a). 이러한 변종들은 새로운 인플루엔자 균주가 되어 또 다른 국지적 유행의 원인이 된다. 이러한 면역학적 선택에서 항체의 역할은 인플루엔자 균주를 그에 대한 특이적인 단일클론 항체와 혼합한 후 세포에서 배양하는 실험으로 증명할 수 있다. 항체는 모든 변화되지 않은 바이러스 입자를 중화시키며 오직 돌연변이의 결과로 생긴 변화된 항원성을 가지는 바이러스 입자만이 중화를 피하여 감염을 계속할 수 있다. 짧은 배양기간 동안에도 새로운 인플루엔자 균주가 출현한다.

항원 대변이는 사람에서 유래되는 인플루엔자 비리온과 말, 돼지, 오리를 포함한 다양한 동물 유래의 인플루엔자 비리온간의 유전적인 재배열을 통하여 발생하는 것으로 생각된다 (그림 18-6b). 인플루엔자가 8개의 독립된 ssRNA 가닥을 가지기에 사람 유래와 동물 유래 바이러스 모두에 감염된 한 세포내에서 두 유래 비리온 RNA 가닥들의 재배열을 가능하게 한다. 사람 유래와 가축 돼지 유래의 인플루엔자 A 바이러스 간에 생체 내에서의 유전적인 재배열이 가능하다는 증거는 1971년에 얻어졌다. 사람의 홍콩 인플루엔자 (H3N2)와 돼지 인플루엔자 (H1N1)를 동시에 돼지에 감염시킨 후에 H3N1 비리온 발현을 확인할 수 있었다. 어떤 경우에는 명백한 항원 대변이가 몇 십년동안 숨겨져 왔던 이전 균주의 재출현을 나타낼 수 있다. 1977년 5월에 한 인플루엔자 균주인 A/USSR/77 (H1N1)는 27년 전의 전염병 원인이 되었던 균주와 동일하다는 것이 증명되었다. 바이러스는 얼려진 상태나 혹은 동물 보균체에서 수

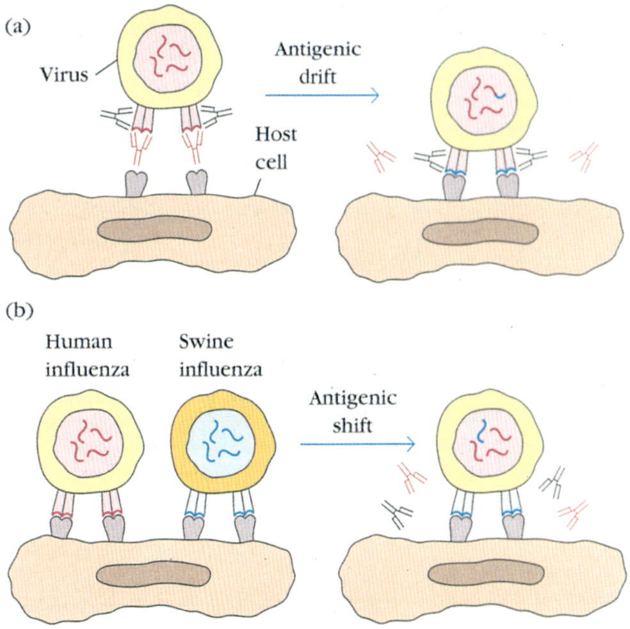

FIGURE 18-6 Two mechanisms generate variations in influenza surface antigens. (a) In antigenic drift, the accumulation of point mutations eventually yields a variant protein that is no longer recognized by antibody to the original antigen. (b) Antigenic shift may occur by reassortment of an entire ssRNA between human and animal virions infecting the same cell. Only four of the eight RNA strands are depicted.

년간 보존되어져 왔다고 여겨진다. 이러한 재출현이 발생하였을 때, 발현된 HA와 NA 항원은 사실 새로운 것이 아니다; 그러나 이전에 그 균주에 노출되지 않았던 사람 (예, 1977년 유행 때 27세 이하의 사람들)의 면역계는 새로운 것으로 인식할 것이다. 왜냐하면 감수성을 지닌 그러한 집단에는 이 항원 아형에 특이적인 기억세포가 존재하지 않기 때문이다. 그러므로 면역학적 관점에서는, 오래된 인플루엔자 A의 재출현은 새로운 아형을 생성하는 항원 대변이와 동일한 효과를 가질 수 있다. 일부 경우에는, 한 바이러스가 유전적 변화 없이 한 종에서 다른 종으로 뛰어 넘을 수 있다. 최근에, 말에 감염하는 균주인 H3N8은 경주용 개의 인플루엔자 전염을 야기하였다. 개 바이러스는 약 30년 동안 말에 존재한다고 알려진 바이러스와 96% 동일하였다. 현재까지 H3N8는 사람을 감염시키지 않는다고 밝혀졌지만, 감염된 개와 가까이 접촉하는 사람들에 대해 보다 조심스러운 조사가 이루어져야 한다.

인플루엔자에 대한 체액성 반응은 균주 특이적이다_The humoral response to influenza is strain specific

인플루엔자의 감염 동안에 적혈구 응집소 분자에 특이적인 체액성 항체가 만들어진다. 이 항체는 인플루엔자에 대하여 방어능을 제공하지만, 이것의 작용은 바이러스 타입에 특이적이며 항원 소변이에 의해 쉽게 회피되어진다. 적혈구 응집소 분자의 항원 소변이의 결과로 그 분자의 원거리 끝에 위치한 몇 개의 항원성 도메인에 아미노산 치환이 발생한다 (그림 18-7). 이들 도메인들 중에 2개는 표적세포에 비리온이 결합하는데 필요한 보존된 시알산 결합 홈의 각 측면에 존재한다. 이들 2개의 영역에 특이적인 혈청항체가 바이러스 초기 감염을 차단하는데 중요하다. 이들 혈청항체의 역가는 감염 후 수일 내에 최고치를 이룬 후 6개월에 걸쳐 감소한다; 그런 다음 역가는 일정한 수준을 형성하고 그 다음 몇 년간 아주 안정한 상태로 유지된다. 무감마글로불린혈증 환자도 이 질병으로부터 회복하는 것으로 보아 이 항체가 인플루엔자로부터 회복하기 위해 필요한 것은 아닌 것으로 여겨진다. 대신에 혈청항체는 동일한 균주에 의한 재감염에 대해 저항성을 가지는데 중요한 역할을 한다. 특정 HA분자에 대한 혈청항체수준이 높을 때, 마우스와 사람 둘 모두는 그 HA 분자를 발현하는 비리온의 감염에 대해 저항성을 가진다. 만일 마우스가 인플루엔자 바이러스에 감염되었고 항체생성이 실험적으로 억제된다면, 그 마우스는 감염으로부터 회복은 가능하지만 동일한 바이러스 균주에 대해 재감염될 수 있다. 체액성 반응뿐만 아니라 CTL도 인플루엔자에 대한 면역반응에서 중요한 역할을 한다.

조류독감 H5N1은 범세계적 전염병의 위협을 보여준다_Avian H5N1 presents the threat of a pandemic

1997년 이후, 가금류에 발생하는 큰 독감창궐이 때때로 사람에게 전파되는 것이 관찰되어져왔으며, 이의 대부분은 동남아시아에서 발생하였다. 2006년 3월까지 175명 사람이 조류 독감 H5N1 균주에 감염되었음이 확인되었으며, 약 50%의 치사율을 보였다 (93명 사망). 거의 대부분의 경우에 가축이나 야생 조류와의 접촉이 감염의 원인이었으며, 현재까지 사람간의 전염은 알려지지 않고 있다. 그러나 사람에 전염성이 있는 균주와 조류에 치사를 일으키는 균주간의 유전자들의 재배열은 큰 범세계적 전염병을 일으킬 수 있다. 이러한 현상의 위협은 증상을 완화시키거나 질병의 정도를 경감시키는데 흔히 사용되는 몇몇 약물에 조류독감 균주가 저항성을 가진다는 사실로 인해 증가되었다.

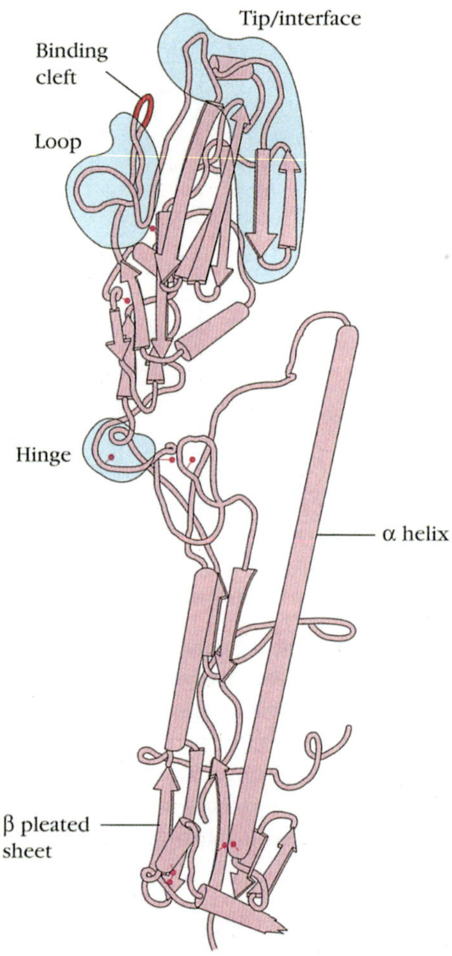

FIGURE 18-7 Hemagglutinin. Sialic acid on the host cells interacts with the binding cleft, which is bounded by regions—designated the loop and tip/interface—where antigenic drift is prevalent (blue areas). Antibodies to these regions are important in blocking viral infections. Continual changes in amino acid residues in these regions allow the influenza virus to evade the antibody response. Small red dots represent residues that exhibit a high degree of variation among virus strains. *[Adapted from D. C. Wiley et al., 1981,* Nature ***289****:373.]*

알래스카의 영구동결층 내에 보존되어 있는 사체에서 주로 확보한 1918년 창궐한 독감 희생자의 조직에 있는 바이러스로부터 얻은 유전자서열 정보를 이용하여 최근에 1918 범세계적 전염병을 일으킨 바이러스의 복원이 완성되었다. 게놈 분석은 1918년 바이러스가 조류 균주로부터 유래하였음을 나타내며, 복원된 바이러스는 이것이 지니는 아주 강한 치사성에 기여하는 인자에 초점을 맞추어 현재 주요 연구 대상이다. 이러한 연구들은 H5N1의 현재위협과의 관련성을 증명할 것이다.

세균감염_Bacterial Infections

세균감염에 대한 면역성은 만약 세균이 세포내 생육을 하지 않는다면 항체에 의해 이루어지는데, 세포내 생육을 하는 경우 지연형 과민반응이 중요한 역할을 한다. 세균은 자연경로 (예로 호흡기로, 위장관로, 비뇨생식기로)나 혹은 점막이나 피부의 손상에 의해 열려 있는 정상적으로 접근하기 힘든 경로를 통해 몸 안으로 들어온다. 들어오는 세균의 숫자와 독성 정도에 따라 다른 정도의 숙주방어를 나타낸다. 만약 접종량 및 독성 둘 모두 낮으면, 국소조직 대식세포는 내재성 면역인 비특이적 방어로 세균을 제거할 수 있다. 접종량이 많거나 독성이 강한 세균은 적응성의 특이적 면역반응을 유도한다.

세포외 세균과 세포내 세균에 대한 면역반응은 다를 수 있다_Immune responses to extracellular and intracellular bacteria can differ

세포외 세균의 감염은 국소부위의 림프절이나 호흡기 및 위장관계의 점막에 있는 형질세포에 의해 통상적으로 분비되는 체액성 항체를 유도한다. 체액성 면역반응은 세포외 세균에 대한 주요한 방어반응이다. 항체는 세균의 제거와 세균독소의 불활성화를 포함한 여러 방법을 이용하여 침입하는 세균으로부터 숙주를 보호하는 역할을 한다 (그림 18-8). 세포외 세균은 국소 염증반응을 유도하거나 그들이 만들어내는 독소 때문에 병원성으로 작용할 수 있다. 내독소와 외독소 같은 독소들은 세포독성으로 작용할 뿐만 아니라 다른 방식으로 병원성을 유발할 수 있다. 이러한 독소에 대한 가장 좋은 예가 디프테리아에 의해서 생성되는 독소인데, 이는 세포에서 단백질합성을 억제함으로서 독성효과를 나타낸다. LPS와 같은 내독소는 일반적으로 세균의 세포벽 성분인 반면에, 디프테리아 독소와 같은 외독소는 세균에 의해 분비된다.

세균의 표면항원에 쉽게 접근하여 결합할 수 있는 항체는, 보체의 C3b 성분과 함께 포식작용을 증가시키는 옵소닌으로 작용하여 결과적으로 세균을 제거한다 (그림 18-8). 일부 세균의 경우에서 특히 그람음성 세균인 경우, 보체 활성화는 세균의 용해를 직접적으로 이끌어낼 수 있다. 항체 매개에 의한 보체계의 활성화는 국소적인 면역효과 분자의 생성을 유도하여 결과적으로 염증반응이 더욱 증폭되고 효과적이도록 도와준다. 예를 들어, 보체분해산물인 C3a, C4a, C5a는 아나필락시스 독소로 작용하여 국소 부위 비만세포의 탈과립을 유도하고, 혈액으로부터 조직으로 림프구와 중성구의 분출 및 혈관 확장을 유도한다 (그림 18-8). 다른 보체 분해산물들은 중성구와 대식세포에 대한 주화성인자로서 작용함으로써 감염부위에 대식세포들의 수적 증가에 기여한다. 세균독소에 대한 항체는 독소에 결합하여 독소를 중화시킨다; 항체-독소 복합체는 다른 항원-항체 복합체와 동일한 방식으로 대식세포에 의해 제거된다.

내재 면역이 세포내에 생육하는 병원균에 대해 그다지 효과적이지 않는 반면에 세포내 세균은 자연살해세포를 활성화할 수 있음으로써 이들 세균에 대한 초기 방어를 제공한다. 세포내 세균의 감염은 세포매개에 의한 면역반응, 특히 지연성과민반응을, 유도하는 경향이 있다. 이 반응에서 $CD4^+$ T 세포에 의해 분비되는 사이토카인이 중요하다. 특히, IFN-γ는 섭취된 병원균을 효과적으로 죽이기 위하여 대식세포를 활성화시킨다 (그림 14-15).

세균은 효과적으로 숙주방어 기전을 회피할 수 있다_Bacteria can effectively evade host defense mechanisms

세균의 감염에는 4가지 주요 단계가 있다;

- 숙주세포에 부착
- 증식
- 숙주조직의 침입
- 독소에 의한 숙주세포의 손상

숙주방어 기전들은 이들의 각 단계에 작용하고, 많은 세균들은 이들 숙주방어를 회피하는 방식으로 진화되어왔다 (표 18-3).

일부 세균은 숙주세포에 부착하는 능력을 증강시키는 표면구조나 분자들을 가진다. 예를 들면, 많은 그람음성세균은 장관계나 비뇨생식기계의 막에 부착하는 것을 가능하게 하는 섬모 (긴 머리카락모양의 돌기)를 가진다 (그림 18-9). *Bordetella pertussis*와 같은 다른 세균들은 세균세포와 상기도의 융모를 가진 상피세포 두 가지 모두에 부착할 수 있는 부착성 분자들을 분비한다.

이와 같은 세균구조물에 특이적인 분비형 IgA 항체는 점막 상피세포에 세균이 부착하는 것을 차단할 수 있기에, 분비형 IgA 항체는 세균 부착에 대항하는 주요 숙주방어 수단이다. 그러나 어떤 세균 (*Neisseria gonorrhoea, Haemophilus influenza, Neisseria meningitidis*)은 분비형 IgA 항체의 경첩 (hinge) 부위를 자르는 단백질 분해효소를 분비함으로써 IgA 반응을 회피한다. 그 결과로 생긴 Fab와 Fc 단편들은 점액분비물에서 짧은 반감기를 가지며 미생물들의 응집을 일으킬 수 없다.

어떤 세균은 그들의 표면항원을 변화시킴으로써 숙주의 IgA 반응을 회피한다. 예를 들면 *Neisseria gonorrhoeae* 섬모의 단백질 성분인 필린은 매우 변화가 심한 구조를 가지고 있다. 필린 아미노산 서열의 변이는 그것을 암호화하고 있는 유전자 재배열에 의해서 생성된다. 필린 유전자 부위는 1-2개의 발현 유전자와 10~20개의 비발현 유전자로 구성된다. 각 유전자는 미니 카세트라고 불리는 6개의 영역에서 재배열된다. 필린의 변이는 비발현 유전자로부터 하나 또는 그 이상의 미니카세트가 발현 유전자의 한 미니카세트를 대치하는 것과 같은 유전자전환 과정에 의해 일어난다. 이 과정은 수많은 항원적 변이를 나타내는데, 발현된 섬모가 상피세포에 단단하게 결합할 수 있는 가능성을 증가시킴으로 *Neisseria gonorrhoea*의 병원성에 기여하게 된다. 부가적으로 필린 서열의 지속적인 변화는 세균이 IgA에 의한 중화를 회피하도록 한다.

어떤 세균은 포식작용을 억제하는데 관여하는 표면구조물을 가진다. 전형적인 예로, *Streptococcus pneumoniae*의 다당캡슐은 매우 효과적으로 포식작용을 방지한다. 독특한 캡슐 다당류에 따라 각기 다른 84가지의 *S. pneumoniae* 혈청형이 있고, 감염동안에 숙주는 감염된 혈청형에 대하여 항체를 만든다. 이 항체는 동일한 혈청형에 재감염되는 것을 막아주지만, 다른 혈청형에 의한 감염에 대해서는 방어하지 못할 것이다. 이러한 방법으로 *S. pneumoniae*는 동일한 개

OVERVIEW FIGURE 18-8

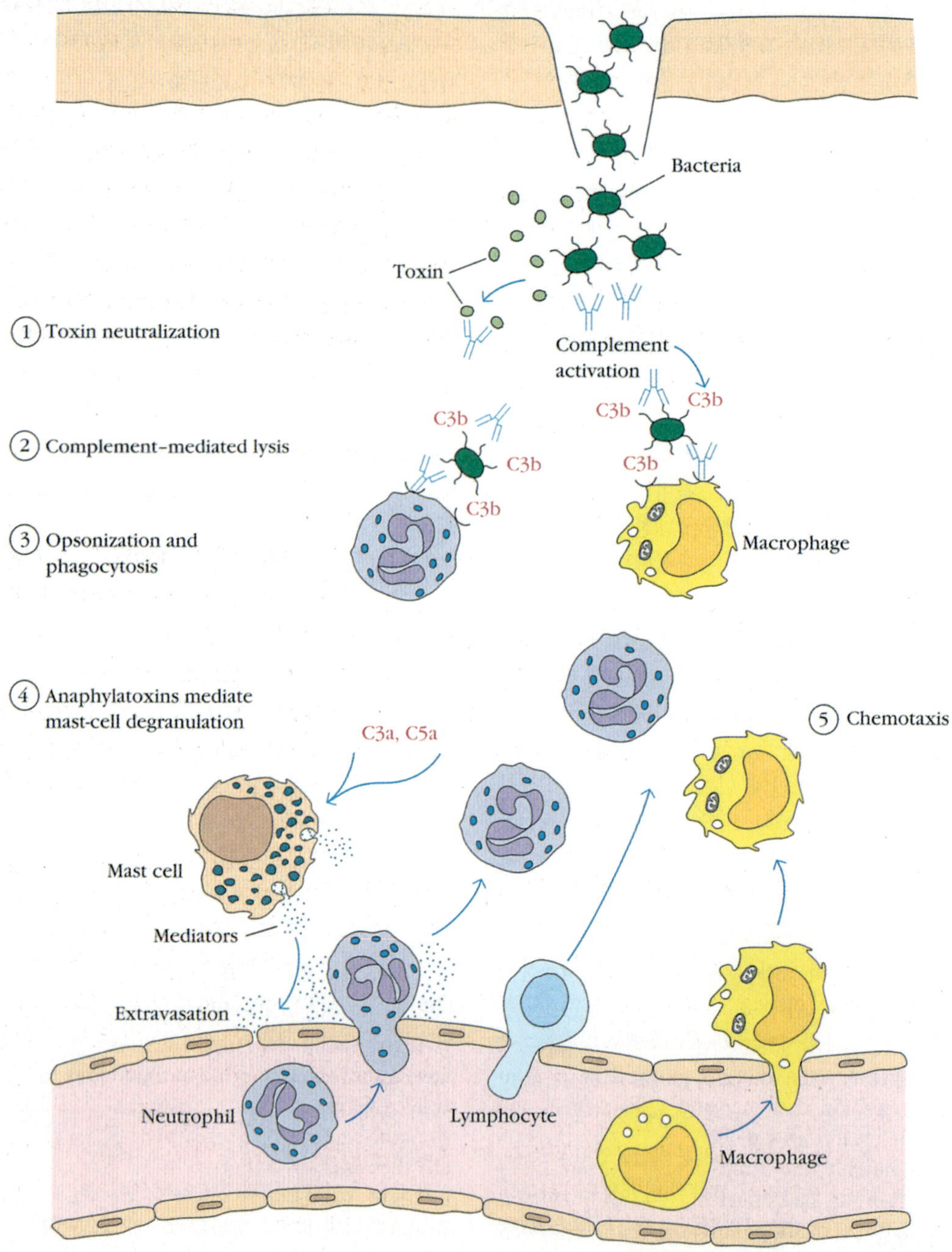

Antibody-mediated mechanisms for combating infection by extracellular bacteria. (1) Antibody neutralizes bacterial toxins. (2) Complement activation on bacterial surfaces leads to complement-mediated lysis of bacteria. (3) Antibody and the complement split product C3b bind to bacteria, serving as opsonins to increase phagocytosis. (4) C3a and C5a, generated by antibody-initiated complement activation, induce local mast-cell degranulation, releasing substances that mediate vasodilation and extravasation of lymphocytes and neutrophils. (5) Other complement products are chemotactic for neutrophils and macrophages.

TABLE 18-3 Host immune responses to bacterial infection and bacterial evasion mechanisms

Infection process	Host defense	Bacterial evasion mechanisms
Attachment to host cells	Blockage of attachment by secretory IgA antibodies	Secretion of proteases that cleave secretory IgA dimers (*Neisseria meningitidis, N. gonorrhoeae, Haemophilus influenzae*) Antigenic variation in attachment structures (pili of *N. gonorrhoeae*)
Proliferation	Phagocytosis (Ab- and C3b-mediated opsonization)	Production of surface structures (polysaccharide capsule, M protein, fibrin coat) that inhibit phagocytic cells Mechanisms for surviving within phagocytic cells Induction of apoptosis in macrophages (*Shigella flexneri*)
	Complement-mediated lysis and localized inflammatory response	Generalized resistance of gram-positive bacteria to complement-mediated lysis Insertion of membrane-attack complex prevented by long side chain in cell-wall LPS (some gram-negative bacteria)
Invasion of host tissues	Ab-mediated agglutination	Secretion of elastase that inactivates C3a and C5a (*Pseudomonas*)
Toxin-induced damage to host cells	Neutralization of toxin by antibody	Secretion of hyaluronidase, which enhances bacterial invasiveness

체에서 여러 차례의 질병을 일으킬 수 있다. *Streptococcus pyogenes*와 같은 다른 세균에서는 M 단백질로 불리는 표면단백질 돌기가 포식작용을 방해한다. 일부 병원성 포도상구균은 숙주의 혈액 단백질을 보호성 외피로 조립할 수 있다. 이들 세균들은 응고효소를 분비하여 그들 주위에 섬유소 외피를 침전시켜 대식세포로부터 그들을 보호한다.

보체계를 방해하는 기전은 다른 세균이 생존할 수 있도록 도와준다. 예를 들면, 일부 그람 음성세균의 세포벽 코어 다당체의 지질 A 잔기에 있는 긴 측쇄는 보체매개에 의한 용해에 저항성을 가지도록 도와준다. *Pseudomonas*는 C3a와 C5a의 아나필락시스 독소를 불활성화시키는 엘라스타제를 분비하여 국소 염증반응을 감소시킨다.

다수의 세균들은 대식세포 내에서 생존할 수 있는 능력이 있어

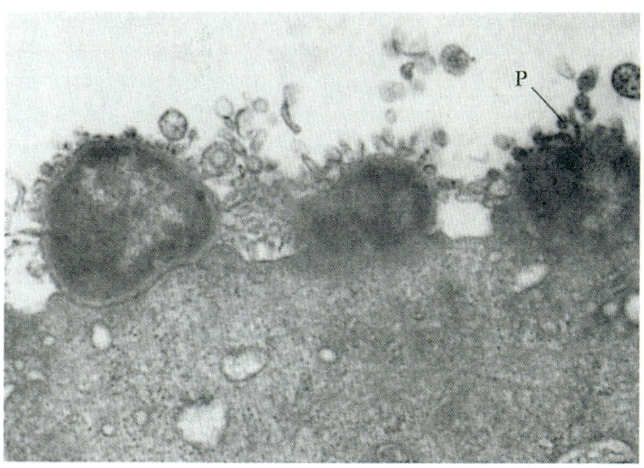

FIGURE 18-9 Electron micrograph of *Neisseria gonorrhoeae* attaching to urethral epithelial cells. Pili (P) extend from the gonococcal surface and mediate the attachment. *[From M. E. Ward and P. J. Watt, 1972,* Journal of Infectious Disease *126:601.]*

숙주의 방어 작용을 피한다. *Listeria monocytogenes*와 같은 몇몇 세균은 포식 리소좀으로부터 그들의 생육을 위한 최적의 환경인 세포질로 탈출함으로써 대식세포 내에서 생존한다. *Mycobacterium avium*과 같은 세균은 포식 리소솜과 리소솜의 융합을 방해하고, 일부 Mycobacteria는 포식 리소솜내에서 일어나는 산화적 공격에 저항한다.

면역반응은 세균의 병원성에 기여할 수 있다_ mmune responses can contribute to bacterial pathogenesis

어떤 박테리아의 감염에서, 질병의 증상은 병원균 자체에 의해서가 아니라 병원균에 대한 면역반응에 의해 야기된다. 12장에서 기술한 바와 같이, 병원균에 의해 자극되어 생성된 과도한 양의 사이토카인은 세균성 패혈증 쇼크, 식중독, 독성 쇼크 증후군의 증상을 일으킨다. 예를 들면, 어떤 그람음성세균의 세포벽의 내독소는 대식세포를 활성화시킨 결과로 많은 양의 IL-1과 TNF-α를 생성하며, 이는 패혈증 쇼크의 원인이 된다. 포도상구균성 식중독과 독성 쇼크 증후군의 경우, 병원균에 의해 생성된 외독소는 슈퍼항원 (superantigens)으로써 기능을 하는데, 이들은 특정한 V_β 도메인을 가진 T 세포 수용체를 발현하는 모든 T 세포를 활성화시킨다 (표 10-3). 활성화된 T_H 세포에 의해 과도하게 생성된 사이토카인은 이러한 질병의 증상을 초래한다.

감염된 세포내부에서 생존하기 위한 세균의 능력은 $CD4^+$T 세포의 만성적인 항원 활성화를 초래할 수 있고, 이는 지연형 과민성 반응의 특성을 가지는 세포매개 반응에 의해 조직의 파괴를 초래한다 (15장 참조). 이들 활성화된 $CD4^+$ T 세포들에 의해 분비된 사이토카인은 대식세포의 과도한 축적과 활성화로 이어질 수 있으며, 그 결과 **육아종 (granuloma)**을 형성한다. 이들 육아종에서 리소솜 효소가 특정부위에 농축되면 심한 조직 괴사를 야기할 수 있다. *M.*

*tuberculosis*에서 보여지는 심한 조직 손상은 세포매개 면역반응에 의한 것이다.

디프테리아는 불활성화된 유독소의 면역에 의해 통제될 수 있다_Diphtheria (*Corynebacterium diphtheriae*) can be controlled by immunization with inactivated toxoid

디프테리아는 분비된 외독소에 의해 야기되는 세균성 질병의 전형적인 예로서 그에 대한 면역성은 불활성화된 **유독소 (toxoid)**에 의한 면역으로 유도될 수 있다. 원인균인 그람양성의 *Corynebacterium diphtheriae*라 불리는 간균은 1883년 Theodor Klebs에 의해 처음으로 기술되었으며, 1년 후에 Loeffler에 의해 이것이 돼지와 토끼에서 디프테리아를 유발하는 것이 밝혀졌다. 감염된 동물의 부검에서, 접종된 부위는 세균의 생육이 제한되어 있는 반면에 심장, 간, 신장을 포함한 다양한 기관으로 손상이 확산되어 있음을 알 수 있었다. 이 발견으로 그 질병의 신경학적 및 심장학적인 징후가 세균이 분비한 독소물질에 의해 야기된다고 Loeffler는 추정하였다.

Loeffler의 가설은 RouX와 Yersin이 *C. diphtheriae* 배양의 무균 여과액을 동물에 주입하였을 때 동물에 이 질병이 생성된 해인 1888년에 검증되었다. 2년 후에 von Behring은 독소에 대한 항혈청이 감염된 동물의 죽음을 막을 수 있다는 사실을 입증하였다. 그는 요오드 트리클로라이드 (iodine tri chloride)를 독소에 처리하여 유독소를 제조하였고, 이것은 동물에서 방어적 항체를 유도한다는 사실을 증명하였다. 그러나 유독소는 여전히 독성이 매우 강했고 사람에게 사용하기에는 부적절하였다. 1923년에, Gaston Ramon은 독소를 열과 포르말린에 노출시켰을 때 비독성이 되고 항원성은 파괴되지 않는다는 사실을 발견하였다. 임상적인 실험에서 포름알데히드로 처리된 유독소가 디프테리아에 대한 높은 방어효과가 있음을 보여주었다.

유독소를 이용한 예방접종이 증가함에 따라 디프테리아 발병횟수는 급격히 감소하였다. 1920년대에 미국에서 100,000명 당 디프테리아 발병건수가 200건 정도였다. 2004년에 질병통제 센터는 미국 전역에서 디프테리아가 발병하지 않았다고 보고하였다. 가끔씩 디프테리아의 산재성 창궐은 백신이 널리 퍼지지 않은 지역에서 보여지고 있다.

*C. diphtheriae*에 자연스럽게 감염되는 경우는 사람에게만 있다. 이 질병은 한 개체로부터 다른 개체로 공기 중의 호흡기 유래 작은 방울들에 의해 확산된다. 이 세균은 인두에 집락을 이루어 호흡기 점막의 상피층에 남아있게 된다. 균체 자체의 생육은 조직의 손상과는 별로 상관이 없으며 단지 미약한 염증반응만 일으킨다. 이 세균의 독성은 전적으로 그들의 강력한 외독소 때문이다. 독소는 조직을 파괴하고, 그 결과 피브린, 백혈구 및 죽은 호흡기 상피세포로 구성된 튼튼한 섬유질막 (pseudomembrane)을 형성한다. 이 막이 질식의 원인이 될 수 있다. 외독소는 또한 넓은 범위에 걸쳐 전신 증상을 야기한다. 심한 심근손상 (종종 울혈심장기능상실)과 신경계의 손상 (가벼운 근육약화로부터 완전한 마비까지)이 흔히 일어난다.

디프테리아 증상의 원인이 되는 외독소는 파아지 β에 있는 *tox* 유전자에 의해 암호화된다. *C. diphtheriae*의 어떤 균주내에서 파아지 β는 β-프로파아지 DNA가 세균 세포내에서 유지되는 용원화된 상태로 존재할 수 있다. 용원화된 파아지 β를 가지는 균주만이 외독소를 생성할 수 있다. 디프테리아 외독소는 결합 쇄와 독소 쇄의 2개의 이황화 연결쇄를 가진다. 결합 쇄는 감수성이 있는 세포의 갱글리오시이드 수용체와 작용하여 외독소가 세포안으로 들어갈 수 있도록 한다. 독성은 독소 쇄의 단백질 합성 억제효과의 결과로 나타난다. 디프테리아 외독소는 매우 강력하다; 한 분자가 한 세포를 죽일 수 있는 능력을 보여준다. 결합 쇄의 제거는 외독소가 세포로 들어가는 것을 막음으로써 외독소가 비독성이 되도록 한다.

오늘날 디프테리아 유독소는 포름알데히드로 디프테리아 독소를 처리하여 조제한다. 포름알데히드 반응에 의해 독소는 교차결합하게 되며, 그 결과 그들의 항원성을 증강시키는 반면 그들의 독성은 비가역적으로 상실하게 된다. 그 유독소는 파상풍 변성 독소와 비세포성 *Bordetella pertussis*와 함께 혼합백신의 형태로 6-8주의 신생아에 주어진다 (표 19-3). 유독소의 면역은 항체 (항독소)의 생성을 유도하고 그 항체는 독소에 결합하여 그것의 활성을 중화시킨다. 시간이 지남에 따라 항독소 수준이 천천히 감소하기 때문에, 방어 범위내에서 항독소 수준을 유지할 수 있도록 하기 위해서 추가접종이 10년 간격으로 요구된다.

결핵은 1차적으로 $CD4^+$T 세포에 의해 통제된다_Tuberculosis (*Mycobacterium tuberculosis*) is primarily controlled by $CD4^+$ T cells

결핵은 단일 감염원에 의한 사망요인으로는 전세계적으로 선두를 차지하는 것으로 매년 약 150만 명을 희생시킨다. 세계 인구의 약 1/3에 해당하는 사람들이 원인균인 *M. tuberculosis*에 감염되었고, 질병 발생의 위험에 처해있다. 결핵은 미국의 공중보건 문제에서 제외되었다고 생각해 왔으나, 1990년대 초기에 재출현하였으며, 특히 HIV 감염이 높은 지역에서 나타났다. 2005년에 미국에서 약 만 오천 명이 결핵과 관련하여 진단받았다.

몇몇 결핵균 종이 결핵을 야기할 수 있지만, *M. tuberculosis*가 근본적인 원인균이다. 이 세균은 쉽게 확산되고, 폐 감염은 주로 소수의 간균을 포함하는 호흡기를 통해서 분비되는 작은 비말의 흡입을 통해 나타난다. 흡입된 간균은 허파꽈리의 대식세포에 의해 섭취되고 그들은 포식리소솜의 형성을 억제함으로써 세포내에서 생존하고 증식하는 것이 가능하다. 감염된 대식세포가 용해될 때 많은 수의 간균을 방출한다. 결핵균에 대한 면역성에 필요한 $CD4^+$ T 세포가 관련된 세포매개 반응은, 질병이 진행되는 동안 많은 조직의 손상을 가져오는 원인이 된다. $CD4^+$ T 세포의 활성은 *M. tuberculosis* 유래의

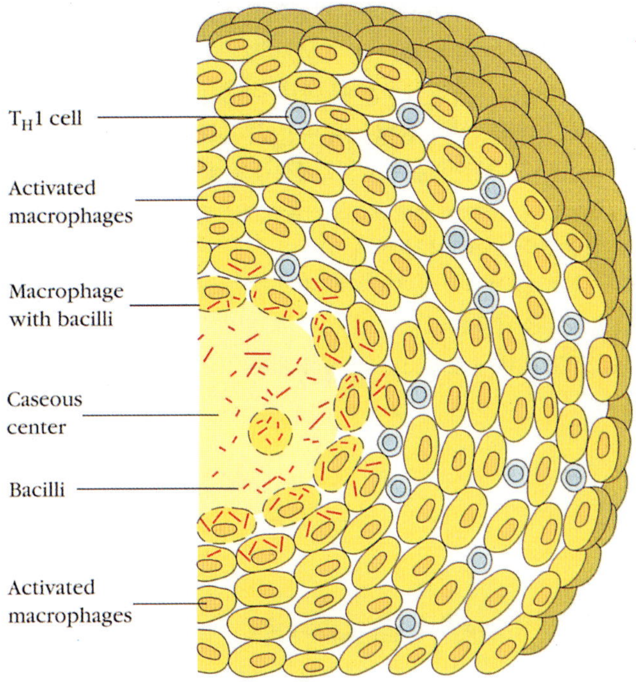

FIGURE 18-10 A tubercle formed in pulmonary tuberculosis. *[Modified from A. M. Dannenberg, 1993, Hospital Practice (Jan. 15):51.]*

정제된 단백질 유도체(PPD)에 대한 튜베르쿨린 피부 테스트의 기초가 된다 (14장 참조).

*M. tuberculosis*의 감염에서 가장 일반적인 임상적 양상은 폐결핵으로, 감염의 약 90% 정도에서 보인다. 이러한 양상에서, $CD4^+$ T 세포들은 감염 후 2~6주내에 활성화되므로 많은 수의 활성화된 대식세포의 침윤을 유도한다. 이들 세포들은 결절 (tubercle)이라고 부르는 육아종 환부 안쪽에 결핵균을 격리시킨다 (그림 18-10). 결절은 소수의 작은 림프구와 활성화된 대식세포의 조밀한 집합으로 구성되는데, 때때로 상피모양 세포 혹은 다핵형의 거대세포로 분화한다. 결절내에서 대식세포의 굉장한 활성화는 많은 양의 용해성 효소를 분비시키는 결과를 초래한다. 이들 효소는 근접해 있는 정상적인 세포를 파괴하여, 원형의 괴사조직을 만들며 궁극적으로 건락성 (치즈질)의 환부를 형성한다 (그림 18-10). 이들 치즈질의 환부가 아물 때, 그들은 석회질화되어 곤복합체 (Ghon complexes)라 불려지는 X선에서 쉽게 보여지는 부위가 된다.

활성화된 대식세포는 포식된 간균의 증식을 억제하기 때문에 감염은 한정적이다. $CD4^+$ T 세포 (T_H1 타입)에 의해 생성되는 사이토카인은 대식세포를 활성화시킴으로써 반응에 중요한 역할을 하며, 그 결과 대식세포는 그 간균을 죽이거나 생육을 억제할 수 있게 된다. 결핵균에 대한 면역반응에서 IFN-γ의 역할은 IFN-γ 유전자가 제거된 녹아웃 마우스에서 입증되었다. 이들 마우스는 약독화된 결핵균 (BCG)에 감염되었을 때 죽었지만, IFN-γ를 발현하는 정상 마우스는 생존하였다.

최근 연구에서 결핵 환자의 흉막 유출 액에서 IL-12가 높게 나타났다. 활성화된 대식세포에 의해 생성된 IL-12의 높은 수준은, T_H1 매개 반응을 활성화하는데 있어서 IL-12가 결정적 역할을 하기 때문에 놀라운 사실은 아니다 (그림 12-12 참조). 결핵균의 마우스 모델에서, IL-12는 질병의 저항성을 증가시켰는데, 이는 IL-12가 T_H1세포의 반응을 자극할 뿐만 아니라, 감염부위에서 대식세포를 끌어들이는데 관여하는 케모카인의 생성을 유도하기 때문이다. IL-12가 IL-12에 대한 항체에 의해 중화되면, 결핵에 걸린 마우스에서 육아종의 형성이 차단되었다.

*M. tuberculosis*에 노출된 대다수의 사람들에서 생성된 $CD4^+$ T 세포매개 면역반응은 감염을 통제하고 이후 재감염을 방어한다. 그러나 *M. tuberculosis*에 감염된 약 10%는 다른 임상적 양상을 나타낸다: 그 질병은 만성적 폐결핵 혹은 외부폐결핵으로 진행한다. 이러한 진행은 초기 감염으로부터 수년 후에 발생한다. 이러한 임상적 양상에서, 결절 내에 많은 양의 결핵균 항원의 축적이 일어나므로 계속해서 강력한 만성적인 $CD4^+$ T 세포의 활성화와 대식세포의 활성화를 초래한다. 그로 인한 높은 농도의 용해 효소는 괴사건락환부를 액화시키므로 결핵 간균이 세포외에서 증식할 수 있게 해주는 영양배지를 생성시키는 원인이 된다. 결국 환부는 파괴되고, 간균은 폐에서 떨어져 나와서 혈액이나 림프관을 통해 흉막, 뼈, 요도관, 수막, 골막 혹은 피부로 확산된다.

결핵은 이소나이아지드, 리팜핀, 스트렙토마이신, 피라진아마이드, 에탐부톨을 조합한 몇 가지 약물을 사용하여 치료되어진다. 이소나이아지드와 리팜핀을 조합한 치료법은 특히 효과적이다. 그러나 *M. tuberculosis*의 세포내에서 성장은 약물이 간균에 도달하는 것을 어렵게 한다. 이러한 이유 때문에, 약물치료는 세균을 박멸하기 위해서 최소한 9개월 정도 계속적으로 진행되어야 한다. 일부 결핵환자들은 임상적인 증상을 나타내지 않으며, 일부 증상을 지닌 환자들은 치료 후 2-4주 내에 증상이 호전됨을 느끼게 된다. 항생제 치료로 나타나는 일반적인 부작용을 피하기 위해서, 많은 환자들은 일단 증상이 호전되면, 그들은 처방된 치료기간이 완료되기 전에 투약을 중지하기도 한다. 약식 치료는 항생제에 내성을 보이는 미생물을 박멸할 수 없기 때문에 다제내성을 가지는 균주가 출현할 수 있다. 최근 높은 발병건수를 보이고 있는 결핵에 대한 가장 큰 문제점 중의 하나인, 요구된 치료 요법에 대한 불복종은 질병의 확산방지 노력에 반하는 것이다. 가망성 있는 직접적 치료법 또는 DOT는 오랜 기간 동안 약물 치료를 받아야 한다.

현재, *M. tuberculosis*에 대한 유일한 백신은 BCG (Bacillus Calmette-Guerin)라 불리는 *M. bovis*를 약독화시킨 균주이다. 이 백신은 외부 폐결핵에 대한 효과적인 방어작용을 제공해 주지만 폐결핵에 대해서는 일관성 없는 효과를 나타낸다. 각기 다른 연구에서 보면, BCG는 백신이 접종된 개체에서 0-80%정도 방어작용을 보였다; 어떤 경우에서는 BCG 예방접종은 감염의 위험을 증가시켰다. 더구나, BCG 예방접종 이후에는 튜베쿨린 피부실험은 *M. tuberculosis*에 노출되었는지를 효과적으로 에 검출하는데 사용될 수 없다. BCG 백신효과의 부정확성과 예방접종 후 피부시험에 의한 균의 노출을 검출할 수 없기 때문에 이 백신은 미국에서 사용되지 않는다. 그러나 다제약제내성 균주 증가의 경고는 보다 효과적인 결핵 백신을 개발하려는 새로운 노력에 자극을 가하고 있다.

기생충 질병_Parasitic Diseases

기생충(Parasite)라는 용어는 많은 종류의 원충 및 연충을 포함하며, 주로 개발도상국에서 수많은 질병의 원인이다. 기생충 집단의 다양성은 이들을 일반화하기 어렵게 만들지만, 기생충 사이에서의 주요한 차이점은 원충의 경우 단세포의 진핵생물로 일반적으로 숙주세포 내에서 생활 및 증식을 수행하는 반면, 연충은 다세포 생물체로 인간에 기생하지만 스스로 생존 및 복제 할 수 있는 능력을 가진다는 것이다. 대다수의 기생충감염은 급성질병보다는 만성질병을 일으키지만, 몇몇 예외도 있는데 가장 두드러지는 것이 급성 말라리아 공격이다. 기생충들이 숙주에 만성적으로 감염하기 위해 숙주면역체계를 회피할 수 있다는 많은 증거들이 있으며, 모두는 아니지만 일부 기생충에서는 이런 회피 메커니즘들이 분명히 밝혀져 있다. 일반적으로 쥐의 감염을 모델로 한 실험체계에서, 어떻게 특정기생충에 대해 면역성을 획득하는지 밝혀져 있으나, 기생충 감염의 복잡성은 쉽게 일반화 하지 못하게 한다.

원충 질병은 세계적으로 수백만 명에게 영향을 미친다_Protozoan diseases affect millions worldwide

원충들은 아메바증, 샤가병, 아프리카 수면병, 말라리아, 리슈마니아증, 톡소플라즈마증을 포함하여 사람에게 심각한 질병을 일으킨다. 원충의 감염에 의해 유도되는 면역반응의 유형과 그 면역반응의 효과는 숙주내 기생체의 위치에 일부 의존한다. 많은 원충들은 그들이 혈류 내에서 자유롭게 있는 생활환 단계를 가지며, 이는 체액성 항체가 가장 효과적으로 작용하는 단계이다. 같은 병원체들 중 많은 것들이 세포내 생육 역시 가능하다; 이들 단계 동안에, 세포매개 면역반응이 숙주방어에서 효과적이다. 원충의 질병에 대한 백신 개발시에는 숙주방어에 가장 많이 기여를 할 것 같은 면역체계의 부문이 주의 깊게 고려되어야 한다.

말라리아는 전세계적으로 6억 명의 사람들을 감염시킨다_Malaria (*Plasmodium species*) infects 600 million people worldwide

말라리아는 오늘날 세계적으로 가장 악성 질병중의 하나로 전세계 인구의 10% 정도가 감염되어 있으며, 매년 백만에서 이백만명의 사망을 야기한다. 말라리아는 열원충 (*Plasmodium*)속의 다양한 종들에 의해 발병하며, 그 중 *P. falciparum* 종은 가장 독성이 강하고 흔히 유행한다. 열원충에서의 다제약제 내성의 출현에 대한 경고와 그것의 운반체인 아노펠레스 (*Anopheles*) 모기의 살충제에 대한 내성의 증가는 말라리아 확산을 막기 위한 새로운 전략개발의 중요성을 강조한다.

열원충 생활환과 말라리아의 발병기전_Plasmodium life cycle and pathogenesis of malaria

열원충은 아주 복잡한 생활환에 속하는 특이한 일련의 발생 및 성숙단계를 통해 발전한다. 흡혈을 하는 암컷 아노펠레스 모기들은 열원충의 운반자로서 역할을 하며, 그 기생충의 생활환일부가 모기내에서 일어난다 (수컷 아노펠레스 모기들은 식물즙을 먹이로 하기 때문에 열원충을 전달하지 않는다).

사람의 감염은 감염된 모기가 흡혈을 할 때 열원충 단계중의 하나인 포자소체들이 사람의 혈류로 도입되면서 시작된다 (그림 18-11). 30분 이내에 **포자소체 (sporozoites)**는 간으로 이동하여 간세

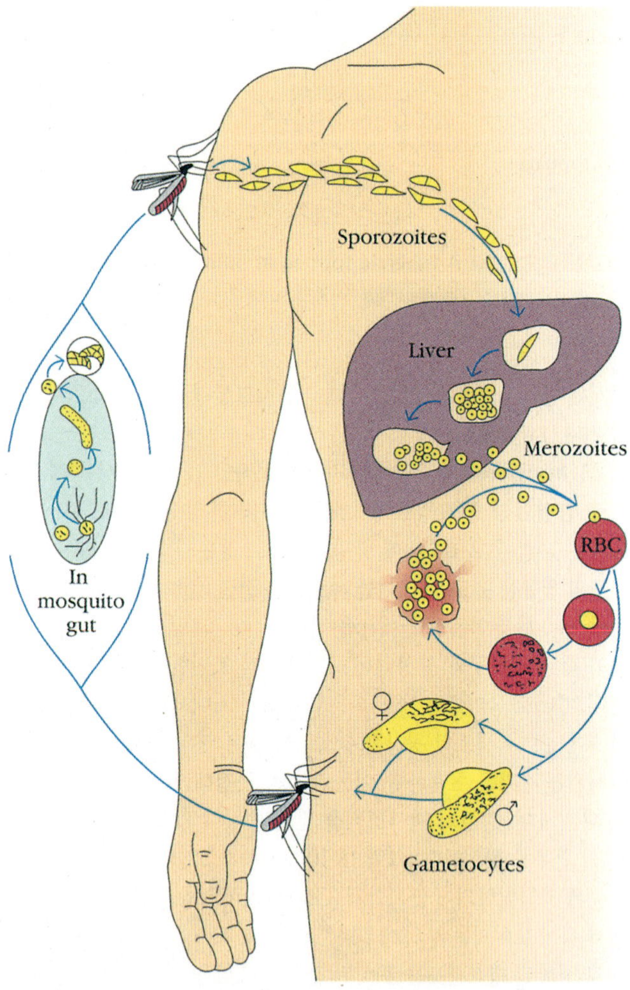

FIGURE 18-11 **The life cycle of *Plasmodium*.** Sporozoites enter the bloodstream when an infected mosquito takes a blood meal. The sporozoites migrate to the liver, where they multiply, transforming liver hepatocytes into giant multinucleate schizonts, which release thousands of merozoites into the bloodstream. The merozoites infect red blood cells, which eventually rupture, releasing more merozoites. Eventually some of the merozoites differentiate into male and female gametocytes, which are ingested by a mosquito and differentiate into gametes. The gametes fuse to form a zygote that differentiates to the sporozoite stage within the salivary gland of the mosquito.

포에 감염하기 때문에 혈액으로부터 사라진다. 포자소체는 circumsporozoite (CS) 항원이라 불리는 45 kDa의 단백질로 덮혀 있는 길고 가느다란 세포이며, CS 항원은 포자소체가 간세포에 부착하는 것을 매개하는 것으로 밝혀졌다. CS 항원상의 결합부위는 이미 알려져 있는 세포부착 분자들의 서열과 매우 높은 상동성을 가지는 카르복실말단 (영역 II)의 보존된 영역이다.

간 내에서 포자소체는 광범위하게 증식하고 복잡한 일련의 형질전환 과정을 통해 약 일주일내에 분열소체를 형성하고 방출하게 된다. 하나의 포자소체로 감염된 하나의 간세포는 5,000~10,000개의 분열소체를 방출할 수 있는 것으로 추측된다. 방출된 분열소체가 적혈구를 감염시키면 말라리아의 증상과 병리가 시작된다. **분열소체 (merozoites)**는 적혈구내에서 복제되고 연속적인 분화를 한다; 마침내 세포는 파괴되고 새로운 분열소체가 방출되어 더 많은 적혈구를 감염시킨다. 최종적으로 일부의 분열소체는 수컷과 암컷의 생식모세포로 분화하게 되며 이들은 흡혈 동안에 암컷 아노펠레스 모기들에 의해 섭취된다. 모기의 장관내에서 암컷과 수컷의 생식모세포는 생식세포로 분화하며, 이들이 융합하여 접합자를 형성하고, 이 접합자는 타액분비선내에서 포자소체로 증식하고 분화해 나간다. 감염된 모기들은 다시 순환을 시작한다.

말라리아의 증상은 회귀성 오한, 열, 발한이다. 분열소체 생성이 성공적으로 이루어져서 감염된 적혈구 세포로부터 방출되는 경우, 그 증상은 대략 48시간을 주기로 최고치를 이룬다. 감염된 개체는 마침내 쇠약해지고 빈혈이 되고 거비증을 나타낸다. 많은 수의 분열소체는 모세혈관을 차단할 수 있으며 이로 인해 극심한 두통, 신장쇠약, 심장쇠약, 뇌의 손상을 일으키며, 때로는 치명적인 결과를 초래한다. 말라리아의 일부 증상은 열원충 자체에 의한 것이 아니라 대신에 과도한 사이토카인의 생성에 의한 것이라는 추측도 있다. 이러한 가설은 재조합 종양괴사 인자 (TNF)로 임상시험을 하고 있던 암환자가 말라이아와 유사한 증상을 나타내는 것을 관찰한 것으로부터 유래하였다. TNF와 말라리아 증상간의 관계는 마우스 특이적 열원충 균주로 감염된 마우스에 의해 연구되어졌는데, 이것은 대뇌 말라리아에 의한 급속한 사망을 일으킨다. TNF에 대한 항체를 이러한 마우스에 투여하면 급사를 막는다는 것이 밝혀졌다.

열원충 감염에 대한 숙주반응_Host response to *plasmodium* infection

말라리아가 풍토병인 지역에서는 열원충 감염에 대한 면역반응이 미약하다. 14세 이하의 어린이들은 최저의 면역반응을 보이며 그 결과 말라리아에 걸리기 쉽다. 일부 지역에서는 어린이들에 대한 말라리아의 치사율이 50%에 이르고, 전 세계적으로 이 질병은 1년에 약 백만 명의 어린이들을 죽인다. 어린이들 사이에 열원충에 대한 낮은 면역반응은 포자소체 단계에 대한 혈청내 항체의 수준을 측정함으로써 증명할 수 있다. 풍토병 지역에 살고 있는 어린이의 22%만 포자소체 단계를 검출할 수 있는 항체를 가지는데 반해 84% 의 어른은 이러한 항체를 가진다. 그러나 성인에서조차 면역성은 완전하지 못하고, 풍토병 지역에서 살고 있는 대부분의 사람들은 평생동안 낮은 수준의 열원충 감염을 가진다.

많은 요인들이 열원충에 대한 낮은 수준의 면역반응에 관여할 것이다. 포자소체로부터 분열소체로, 암수생식모세포로 성숙하는 변화는 병원체가 표면분자를 계속해서 바꾸게 하고, 그 결과 면역계에 인지되어지는 항원들의 지속적인 변화를 초래한다. 간세포와 적혈구에서의 세포내 생활환 단계는 역시 병원균에 의한 면역활성화의 정도를 감소시키고 그들이 공격으로부터 피하게 되는 동안에 증식할 수 있게 한다. 게다가 면역반응이 쉽게 접근할 수 있는 단계인 포자소체는 그들이 간세포에 감염되기 전에 단지 30분 동안만 혈액 내에서 순환한다: 면역 활성화가 그러한 짧은 시간에 유도될 수 있을 것 같지는 않다. 그리고 포자소체에 대한 항체 반응이 진행될 때, 열원충은 표면의 CS 항원 껍질을 벗어내어서 항체반응을 극복하는 쪽으로 진화해 왔으므로 항체는 효과가 없게 된다.

말라리아 백신의 디자인_Design of malaria vaccines

말라리아에 대한 효과적인 백신은 가장 효과적인 면역방어 작용을 최대화해야 한다. 불행히도, 말라리아에 대한 방어면역을 발달시키는데 있어서 체액성과 세포 매개성 반응의 역할에 대해서는 알려진 바가 거의 없다. 말라리아 백신을 디자인하기 위해 최근에는 아주 다양한 방법으로 접근한다. 한 가지 명확한 표적은 포자소체 단계이다; 최초 침입단계를 차단하면 감염을 막을 수 있다. 예를 들면, 한 실험백신은 X-선 조사에 의해 약독화된 열원충 포자소체로 구성되어 있다. 한 연구에서 9명의 자원자들이 방사선 처리된 열원충 감염 모기에 물리는 방법을 통해 반복적으로 면역되었다. 후에 독성이 있는 열원충에 감염된 모기에 물렸을 경우에 9명의 수여자들 중 6명이 완전히 방어된 것을 확인할 수 있었다. 이러한 결과들이 고무적이지만, 이 결과를 대량 면역에 적용하는 것은 문제점들을 지니고 있다. 포자소체는 배양된 세포에서는 잘 자라지 않기 때문에, 단지 한 작은 마을의 접종을 위해 방사선 처리된 충분한 양의 포자소체를 준비하기위해 모기를 사육할 거대한 곤충사육장이 필요할 것이다.

다른 백신 전략은 T 세포와 B 세포에 의해 인식될 수 있는 적혈구단계의 항원결정기로 구성되어있는 합성 서브유닛 백신생산에 목적을 두고 있다. 보다 추상적이고 광범위한 접근법에 전파억제백신이라고 불리는 백신이 해당되는데, 이는 모기 내에서 존재하는 시기에 기생충이 발현하는 단백질들을 목표로 하기 때문에 모기내 단계에서의 복제주기를 차단한다. 암컷모기는 흡혈 과정 중 예방접종된 숙주의 혈액으로부터 항체를 섭취하게 되고, 이 항체들은 기생충의 생활환을 저지해 기생충의 다음단계로의 분화를 억제하게 되며, 모기는 차후 물리는 사람에게 질병을 전달할 수 없게 되므로 전염순환은 효과적으로 차단되게 된다. 충분한 숫자의 사람들이 일정한 지역에서 예방접종이 되었을 경우 전염순환은 깨어질 것이다.

현재까지, 효과가 있는 말라리아 백신이 개발되지는 못했으나, 이 분야는 연구가 활발한 영역들 중의 하나이며, 다양한 접근법들이 시험중에 있다. 아마도 성공적인 백신은 말라리아 기생충 생활환의 다양한 생활주기에 따른 다양한 항원들을 목표로 하는 복합전략을 사용할 것이다.

아프리카 수면병을 일으키는 두 종의 트리파노소마_Two species of *Trypanosoma* cause African sleeping sickness

아프리칸 트리파노솜 (African trypanosomes)의 두 종은 편모성 원충으로서 체체 파리에 물리게 되면 사람과 가축에 전달되어져 만성적인 수면병 무력증을 일으킬 수 있다. 혈액 내에서, 트리파노솜은 매 4~6시간마다 분열하여 길고 가느다란 형태로 분화해 간다. 이 질병은 여러 단계를 통하여 진행되는데, 트리파노솜이 혈액 내에 증식하는 초기 (전신성) 단계에서 시작하여 기생체가 중추신경계를 감염하는 신경학적인 단계로 진행되므로 뇌수막염을 일으키고 결국 의식불명에 이르게 된다.

감염 후 기생충의 수가 증가하게 되면, 효과적인 체액성 항체반응이 트리파노솜 표면을 덮고 있는 변이표면당단백질 (VSG)이라는 당단백질 외피에 대해 전개된다 (그림 18-12). 이들 항체들은 보체매개에 의한 용해와 옵소닌화에 의한 대식작용을 통해 혈액내로부터 대부분의 기생충을 제거한다. 그러나 항원적으로 다른 VSG을 가지는 약 1%의 트리파노솜은 초기 항체반응을 회피한다. 이렇게 살아남은 트리파노솜은 혈액내에서 증식하기 시작하므로 새로운 기생충증이 관찰되어진다. 이러한 성공적인 기생충증은 트리파노솜이 그들의 당단백질 항원에 대한 면역반응을 피할 수 있는 항원 대변이의 독특한 작용기전에 영향을 받는다. 이러한 과정은 매우 효과적이기 때문에 단일 감염의 과정에서 발생한 새로운 변이종이 이전의 변이종에 대해 반응하여 생성된 체액성 항체를 회피할 수 있게 하여 기생충증이 되풀이된다 (그림 18-12a).

몇몇 특이적인 유전과정들은 트리파노솜이 면역학적 제거과정을 피할 수 있는 트리파노솜 VSG의 다양한 변이를 생성한다. 각 트리파노솜은 많은 VSG 유전자들을 가지며, 이들 각각은 각기 다른 VSG 1차 염기서열을 암호화한다. 예를 들어, *Trypanosoma brucei*는 염색체내에 다수의 염색체 부위에 무리지어 있는 1000개 이상의 VSG 유전자를 가지고 있다. 하나의 트리파노솜은 한 번에 하나의 VSG 유전자만을 발현한다. VSG 유전자의 활성은 그 유전자 중복을 초래하고 특정한 염색체의 말단소립 끝의 전사적으로 활성화된 발현부위 (ES)에 그들의 전좌를 초래한다 (그림 18-12b). 새로운 VSG 유전자의 활성화는 이전의 유전자를 말단발현 부위로부터 치환한다. 트리파노솜의 많은 염색체는 말단소립 끝에 전사적으로 활성화된 발현부위를 가지며 따라서 많은 VSG 유전자가 잠재적으로 발현될 수 있다. 그러나 아직 알려지지 않은 조절기전에 의해 한번에 단일 VSG발현이 되도록 발현이 조절된다.

감염되는 동안 어떤 순서에 의해 VSG 변이가 일어난다. 각각의 새로운 변이체는 하나의 변이체로부터의 클론성장에 의한 것이 아니라 기생충이 자라고 있는 현재 조건에서 동일한 VSG 유전자가 활성화된 다수 세포들의 성장에 의해 일어난다. 이러한 과정이 트리파노솜 사이에서 어떻게 조절되는지는 알려져 있지 않다. VSG에 의해 표지되는 항원결정기의 계속적인 변화는 아프리카 수면병에 대한 백신의 개발을 극히 어렵게 만든다.

리슈마니아증은 숙주반응의 차이를 증명할 수 있는 유용한 모델이다_Leishmaniasis is a useful model for demonstrating differences in host responses

원생동물 기생충인 *Leishmania major*은 숙주반응이 개체 간에 어떻게 차이를 보이는지에 대한 좋은 예를 제공해 준다. 이러한 차이들이 기생충을 제거하게 하는지, 감염으로 인해 죽음으로 이르게 하는지를 결정한다. 리슈마니아는 대식세포의 포식소체에 산다. 감염에 대한 저항성은 IFN-γ의 생성과 T_H1 반응의 발생과 깊이 관련되어 있다. 마우스를 이용한 연구에서 리슈마니아에 저항성을 보이는 마우스는 감염이 되면 T_H1 반응을 유도하고 IFN-γ를 생성하는 것이 증명되었다. 만약 이러한 마우스들이 IFN-γ 또는 IFN-γ 수용체가 결여되었을 경우에는 리슈마니아에 의한 치사율이 증가하여 매우 민감하게 되며, 따라서 감염하는 동안 IFN-γ의 중요성이 분명해진다. BALB/c와 같은 몇몇 마우스는 리슈마니아에 대해 매우 감수성이 높아 자주 감염되고 죽기도 한다. 이들 마우스는 리슈마니아 감염에 대해 T_H2 타입의 반응이 나타난다; 그들은 높은 수준의 IL-4를 생성하지만 IFN-γ은 근본적으로 생성하지 못한다. 그러므로 기생충에 대한 효과적 또는 비효과적 방어 사이의 한 가지 차이는 T_H1 반응 혹은 T_H2 반응 중 어느 것이 발달될 것인가에 의한다. 최근의 연구에서는 저항성을 가지는 마우스와 BALB/c 사이의 한 가지 차이는 적은 수의 제한적인 BALB/c $CD4^+$ T 세포는 *L. major*의 특정 항원결정기를 인식할 수 있고, 이 세포들은 기생충에 대한 초기반응에 높은 수준의 IL-4를 생성하므로 T_H2 타입이 우세한 방향으로의 반응을 초래한다. 이들 각기 다른 보조 T 세포 반응이 감염의 결과에 어떠한 작용을 하는지에 관한 이해를 통해 다른 병원균에 대한 효과적인 치료법과 성공적인 백신의 디자인을 위한 좀 더 합리적인 접근이 가능할 것이다.

기생성 연충에 의해 야기되는 다양한 질병_A variety of disease are caused by parasitic worms, helminths

기생성 연충 (parasitic worms 또는 helminths)은 인간과 동물에게서 다양한 질병을 야기 시킨다. 비록 연충은 원충보다 면역 시스템에 쉽게 접근이 가능하지만, 대부분의 감염된 개체들은 적은 수의 연충을 지니고 있다; 이러한 이유로 면역계는 강하게 관여하지 않고, 연충에 의해 나타나는 면역성 정도도 매우 약하다. 10억 이상의 사람들이 소장에 감염되는 기생회충 (*Ascaris*)에 감염되었고, 3억 이상의 사람들이 주혈흡충에 감염되어 만성쇠약 감염을 일으킨다. 몇몇 연충은 가축들의 중요한 병원체이고, 오염된 음식을 섭취한 사람에게 침입한다. 이들 연충에는 소와 돼지의 촌충인 무구조충 (*Taenia*)과 선모충증의 원인이 되는 돼지의 회충인 선모충 (*Trichinella*)이 해당된다.

몇몇 주혈흡충종 (*Schistosoma* species)은 만성쇠약 증세와 때때로 **주혈흡충증 (schistosomiasis**, 이전에는 빌하르쯔으로 알려짐)이라 불리는 치명적인 질병을 야기한다. *S. mamsoni, S. japonicum.*

OVERVIEW FIGURE 18-12: Successive Waves of Parasitemia after Infection with *Trypanosoma* Result from Antigenic Shifts in the Parasite's Variant Surface Glycoprotein (VSG)

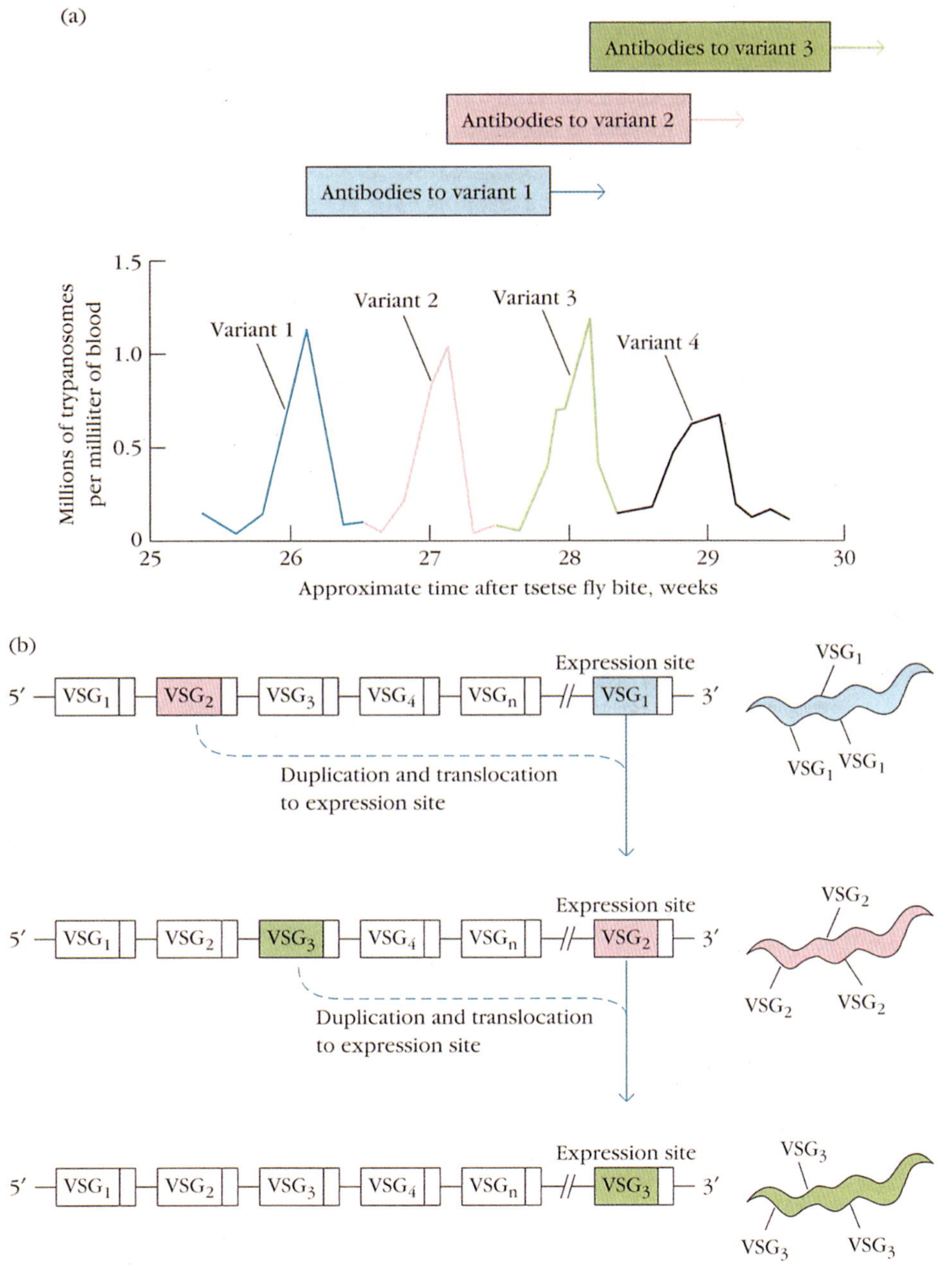

(a) Each variant that arises is unaffected by the humoral antibodies induced by the previous variant. (b) Antigenic shifts in trypanosomes occur by the duplication of gene segments encoding variant VSG molecules and their translocation to an expression site located close to the telomere. *[Part a adapted from J. Donelson, 1988,* The Biology of Parasitism, *Alan R. Liss, New York.]*

*S. haemtobium*의 세 가지 충종은 사람에게 감염하는 주요 병원체로 아프리카, 중동, 남아메리카, 카리브해, 중국, 동남아시아, 필리핀의 사람들을 감염시킨다. 최근에 주혈흡충증의 발생의 증가는 전세계적으로 관개의 증가로 주혈협충증 중간매개체 (intermediate host)의 역할을 하는 담수 달팽이의 서식처가 증가하는 것과 비례한다.

감염은 **유미유충 (cercariae)**이라 불리는 자유 유영성의 유충과 접촉할 때 발생하며, 이는 감염된 달팽이로부터 하루에 300~3000마리의 개체가 방출된다. 유미유충이 사람의 피부와 접촉하면, 그들은 피부내로 구멍을 내도록 해 주는 소화효소를 분비하며 그들의 꼬리를 버리고 침입주혈흡충으로 바뀐다. 침입주혈흡충은 모세관을 통해 폐에서 간으로 이동한 후 최종적으로 특정 감염 부위로 이동하는데, 이는 종에 따라 다양하다. *S. mamsoni*와 *S. japonicum*은 장내 장간막정맥에 감염한다; *S. haemtobium*은 방광의 정맥에 감염한다. 일단 그들의 마지막 조직부위에 정착되면, 침입주혈흡충은 수컷과 암컷구충으로 성숙한다. 이 구충은 교미하여 암컷은 하루에 적어도 300개의 가시돋힌 알을 만들어낸다. 원충 기생체와는 달리, 주혈흡충 및 그외 연충은 숙주내에서 증식하지 않는다. 암컷 구충에 의해 만들어진 알은 사람에서는 성숙한 구충으로 성숙되지 않는다; 대신에 일부의 알은 변과 소변을 통하여 배설되어서 더 많은 달팽이를 감염시킨다. 감염된 개체내에서의 기생충의 수는 자유유영성의 유미유충에의 반복된 노출을 통해서만 증가하므로, 대부분 감염된 개체는 다소 적은 수의 기생충을 지니고 있다.

주혈흡충증의 대부분의 증상은 알에 의해 시작된다. 만들어진 알의 절반정도는 숙주에 남아 장관벽, 간, 방광을 침입하여 출혈을 일으킨다. 만성적인 상태에서는 성충이 유지되고 배설되지 않은 알은 세포매개에 의한 지연형 과민성 반응을 유도하여, 그 결과 섬유성 조직에 의하여 점차적으로 격리되는 커다란 육아종이 형성된다. 비록 알은 형성된 육아종에 의해 갇히게 되지만, 종종 육아종 자체가 간이나 방광으로 들어가는 정맥의 흐름을 방해한다.

주혈흡충에 대한 면역반응이 발달하고 또한 주혈흡충이 감염하는 혈관내 장소는 주혈흡충이 면역공격의 쉬운 표적이 되게 하지만, 대부분의 사람들에 있어서 면역반응은 성충을 제거하기에는 충분하지 않다. 주혈흡충은 20년 까지 생존한다. 침입주혈흡충은 대부분 공격에 민감한 형태로 보이지만, 그들의 운동성에 의해 면역세포와 염증세포에 의해 국부에 제한되는 것을 피할 수 있다. 또한 성숙한 주혈흡충은 면역방어로부터 그들을 보호할 수 있는 몇 가지 독특한 작용기전을 가지고 있다. 성충은 외막에서 그들의 항원 발현을 감소시키며, 숙주로부터 얻은 당지질과 당단백으로 그 자신을 둘러싸 자신의 항원의 존재를 감춘다. 성충에서 관찰되는 항원들은 숙주 자신의 ABO 혈청 항원이며 조직적합 항원들이다! 물론 면역반응은 이러한 숙주의 자기 항원으로 만들어진 덮개에 의해 감소하고, 그 결과 이들이 일생동안 유지될 수 있도록 한다.

주혈흡충증에 대한 방어적인 면역에 있어 체액성과 세포매개성 반응의 상대적인 중요성은 논쟁이 되고 있다. *S. mansoni* 감염에 대한 체액성 반응은 항 주혈흡충 IgE항체의 높은 농도, 비만세포의 국부적인 증가 및 그 이후의 탈과립, 그리고 호산구 수의 증가와 같은 특징을 보인다 (그림 18-13 위). 이러한 연구들은 T_H2-유사 세포에 의해 생성된 사이토카인들이 이 면역반응에서 중요하다는 것을 제시한다; IL-4는 B 세포들이 IgE 형태의 항체를 만들도록 유도하며, IL-5는 골수 전구체로들의 호산구로의 분화를 유도하며, IL-3 (IL-4와 함께 작용하여)는 비만세포의 생육을 촉진한다. 비만세포의 탈과립은 대식세포와 호산구와 같은 염증세포의 침윤을 증가시키는 매개체들을 방출한다. 이 호산구는 IgE와 IgG에 대한 Fc 수용체를 발현하고 항체로 둘러싸인 기생충에 결합한다. 기생충에 결합하면, 호산구는 항체 의존 세포매개 독성 (ADCC)에 관여하여, 과립에서 매개 물질을 방출하여 기생체에 손상을 준다 (그림 14-12). 염기성 단백질이라 불리는 한 호산구 매개 물질은 특히 연충에 독성이 있다.

그러나 마우스에 의한 면역 연구에서 이 체액성 IgE 반응이 방어적인 면역을 제공해 주지는 않는다는 것을 제시한다. 마우스를 *S. mansoni* 백신으로 면역시키면, 발생하는 방어적인 면역반응은 IgE 반응이 아니라 IFN-γ가 생성되고 대식세포가 축적되는 T_H1 반응이다 (그림 18-13, 아래). 더구나 비만세포나 IgE가 결여된 마우스의 동종교배 종은 백신으로부터 방어적인 면역성을 나타내는 반면에, 세포 매개 $CD4^+$ T세포 반응이 결여된 동종교배 종은 백신에 대한 반응에서 방어적인 면역성을 나타내지 못했다. 이러한 연구들은 $CD4^+$ T세포 반응이 주혈흡충증에 대한 면역에서 가장 중요한 것임을 제시한다. 비효과적인 T_H2 유사 반응을 유도하는 주혈흡충의 능력은 $CD4^+$ T세포 반응에서 T_H1과 유사한 세포에 의해 매개되는 방어적인 면역성을 억제하는 IL-10을 충분한 수준으로 T_H2 세포가 생산하도록 하여 주혈흡충을 보호하기 위한 교묘한 방어기전으로 발달되었을 것이라고 제안되었다.

유미유충과 어린 침입주혈흡충단계에서 면역반응의 공격에 가장 민감한 것으로 보여지기 때문에, 유미유충과 어린 침입주혈흡충의 막에 존재하는 항원들은 백신의 구성성분으로서 유망하다. 유미유충과 어린 침입주혈흡충에 대한 단클론항체를 마우스에 주입함으로써 살아 있는 유미유충의 감염에 대한 저항성을 수동적으로 전달하였다. 이들 방어적인 항체들을 사용하여 친화성 크로마토그래피 컬럼으로전체 막 추출물로부터 주혈흡충 막 항원들을 정제하였을 때, 정제된 항원으로 면역 및 추가 면역된 마우스는 살아있는 유충에 대한 이후 감염에서 증가된 저항성을 보였다. 이어서 주혈흡충 cDNA 라이브러리들이 제작되었으며, 표면항원을 암호화하는 cDNA을 확인하기 위해 방어적인 단클론항체를 이용한 스크리닝 실험이 이루어졌다. 동물모델에서 방어적인 면역의 유도능력을 평가하기 위해서 유미유충이나 주혈흡충 항원을 발현하는 클론을 이용한 실험이 진행 중이다. 그러나 주혈흡충증에 대한 효과적인 백신의 개발에 있어서 그 자체가 병리성이 될 수도 있는 해로운 면역반응과 기껏해야 기생충의 수를 제한하는 것에 불과한 필요한 면역반응을 차별화 하는 것이 쉽지 않다.

OVERVIEW FIGURE 18-13: Overview of the Immune Response Generated against *Schistosoma mansoni*

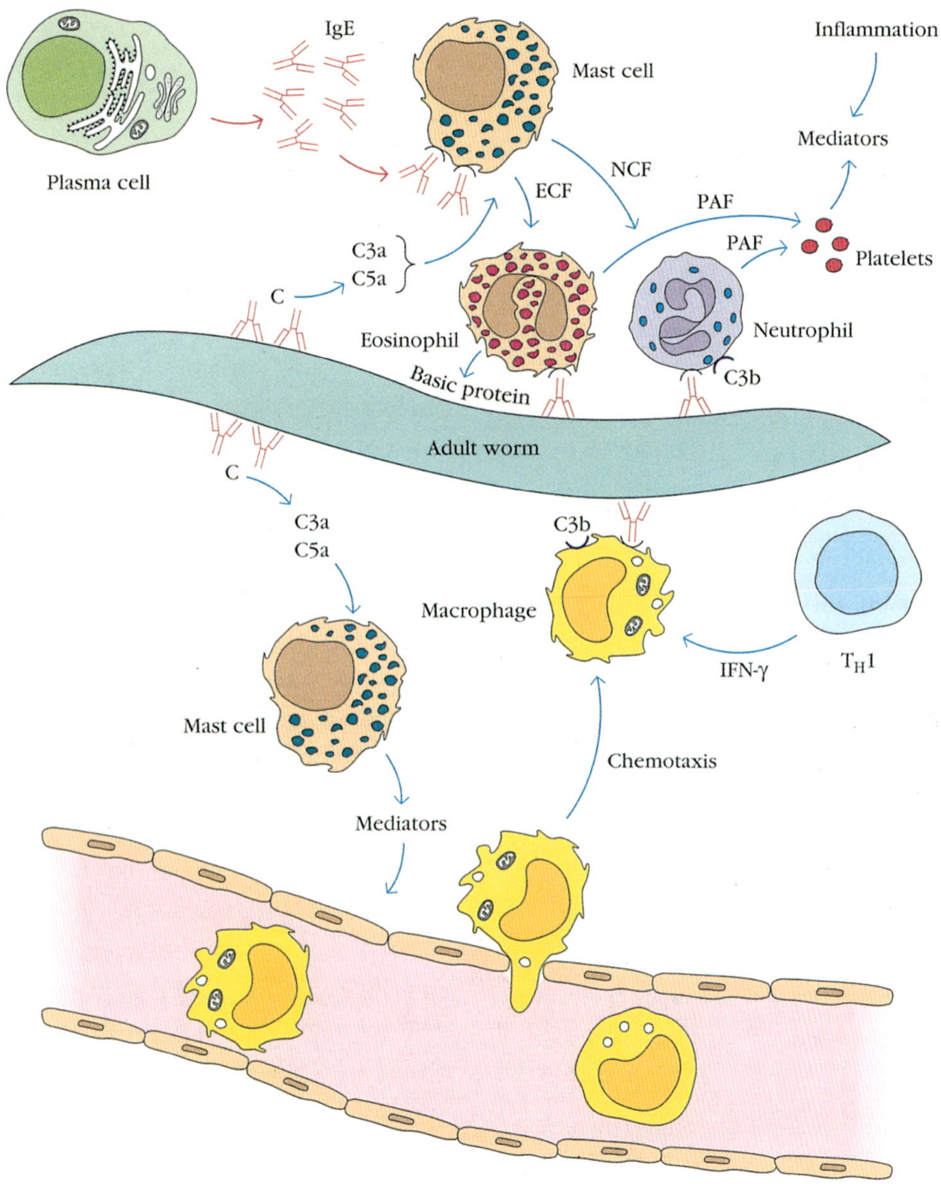

The response includes an IgE humoral component *(top)* and a cell-mediated component involving CD4$^+$ T cells *(bottom)*. C = complement; ECF = eosinophil chemotactic factor; NCF = neutrophil chemotactic factor; PAF = platelet-activating factor.

진균성 질병_Fungal Diseases

진균학자들은 백만 종 정도의 진균류가 존재할 것이라고 추정한다. 이 중 약 400종 정도가 인간에게 질병을 일으키는 병원체이다. 이렇게 다양한 종류의 균류는 다양한 생태적 지위를 차지하며 인간을 위한 빵, 치즈, 와인, 맥주 등의 발효, 페니실린 및 항생제 전구물질들의 생산과 같은 역할을 수행한다. 감염은 상해나 흡입을 통한 외인성 생물체의 도입이나 면역성의 약화로 인한 내인성 생물체에 의한

TABLE 18-4 Classification of fungal diseases

Site of infection	Superficial Cutaneous Subcutaneous Deep or systemic	Epidermis, no inflammation Skin, hair, nails Wounds, usually inflammatory Lungs, abdominal viscera, bones, CNS
Route of acquistion	Exogenous Endogenous	Environmental, airborne, cutaneous or percutaneous Latent reactivation, commensal organism
Virulence	Primary Opportunistic	Inherently virulent, infects healthy host Low virulence, infects immunocompromised host

결과이다. 진균류에 의해 생성된 물질은 독성이 있거나 발암성일 수 있으며, 몇몇 버섯 생성물의 경우 환각 유발성이다. 인간에서 발견된 최초의 진균류 유래 질병은 동전버짐 (백선) 이라는 질병이다. 1843년 David Grub는 동전버짐 환자로부터 곰팡이를 분리했으며, 정상적인 피부에 이 곰팡이를 접종하였을 때 질병을 유발한다는 것을 증명하였다.

진균류에 의한 질병 (진균증)은 다음과 같이 분류된다.

- 감염 장소 – 표면, 표피, 피하, 전신
- 감염 경로 – 외인성 또는 내인성
- 독성 – 1차적 또는 기회성

이러한 범주들은 (표 18-4에 요약) 서로 배타적이지는 않다. 예를 들어, 콕시디오이디즈 진균증 (coccidiomycosis)과 같은 감염은 피부 손상으로부터 시작되어 폐의 전신감염까지 진행된다. 피부 감염은 피부, 모발, 손톱 등으로의 침입을 말한다; 예로서 *Trichophyton tonsurans*나 *Microsporum audouinii*에 의한 동전버짐; 무좀 (족부백선); 가장 일반적으로 *Trichophyton mentagrophytes*에 의해 발병되는 완선 등이 있다. 피하감염은 일반적으로 외상에 의해 도입되며 염증반응을 수반한다; 만약 염증반응이 만성적이라면 광범위한 조직 손상이 뒤이어 일어나게 될 것이다. 악성 진균증 (Deep mycoses)은 폐, 중추신경계, 뼈, 내장기관 등의 감염을 수반한다. 이와 같은 감염은 섭취, 흡입 또는 혈관계로의 접종 등에 의해 발생한다.

독성은 높은 병원성을 보이는 병원체를 지칭하는 1차 독성과 면역이 약화된 개체에 감염하고 약한 독성을 가지는 병원체인 기회성 독성으로 나누어진다. 건강한 개체로의 대부분의 진균류 감염은 빠르게 치유되고 병리학적 증상이 거의 나타나지 않는다. 인간과 가장 흔히 접촉하고 연구가 잘 이루어진 진균 병원체들에는 *Cryptococcus neoformans, Aspergillus fumigatus, Coccidioides immitis, Histoplasma capsulatum, Blastomyces dermatitidis* 등이 있다. 이러한 진균류에 의해 발생하는 질병은 그 병원체에 따라 명명된다; 예를 들어 *C. neoformans*는 효모균증을 유발하고 *B. dermatitidis*는 분아균증 (Blastomycosis)을 유발한다. 환경에 존재하는 이러한 병원체들의 감염은 AIDS, 면역 억제 치료, 영양실조와 같이 병에 걸리기 쉬운 조건에 의해 쉬워질 수 있다.

선천성 면역은 대부분의 진균감염을 억제한다_Innate immunity controls most fungal infections

선천적 면역 장벽은 대부분의 진균류를 억제한다. 광범위 항생제를 장기간 치료하면 점막의 정상균총을 깨고 때로는 기회성 병원체인 *Candida albicans*에 의한 구강 또는 외음질의 감염을 초래한다는 것이 증명된 것과 같이 공생생물 역시 특정 잠재적 병원체의 생장을 억제한다. 호중구에 의한 식세포작용은 대부분의 진균류에 대항하기 위한 강력한 방어 체계이므로, 호중성 백혈구 감소증에 걸린 사람은 진균류성 감염에 민감하다.

대체경로 및 렉틴 경로의 보체 활성화는 대부분의 진균 세포벽에 존재하는 구성물질에 의해 유도되며, 건강한 정상 개체에서의 감염 해결은 신속하다. 만노스-결합 단백질은 *C. albicans, C. neoformans*와 *A. fumigatus* 등을 포함한 몇몇 주요 진균 병원체를 인지한다. 대체경로 또는 렉틴 경로에 의한 보체의 활성화는 보체구성요소의 생물체부착, 뒤이은 식세포 작용 및 산소-의존적 또는 -비의존적 기작에 의한 세포 내 파괴를 가능하게 한다. 폐질환 감염의 경우, 폐에 존재하는 계면활성 단백질들이 병원체에 부착하여 그들의 식세포 작용을 강화시킨다. 특정 PRR들 뿐만 아니라 보체 수용체인 CR1, CR3 및 CR4 (7장 참조)를 포함한 세포에 존재하는 수용체들은 진균류 단백질에 부착하여 식세포 작용을 매개하거나 면역세포들이 역할을 하게하는 사이토카인의 발현을 개시한다. CR3의 역할은 *Cryptococcus*에 감염된 실험용 쥐에 CR3 특이적인 항체를 투여한 이후 사망률이 증가한다는 사실을 통해 확인할 수 있었다. 비록 아직 정확한 반응기전은 명확히 알려지지 않았으나, 진균감염에 있어서 TLR의 역할에 대한 최근 연구에서는 TLR2와 TLR4 신호가 MyD88을 통해 *C. neoformans, A. fumigatus, C. albicans*에 대해 반응한다는 것을 보여주고 있다.

진균 병원체에 대한 면역은 획득되어질 수 있다_Immunity against fungal pathogens can be acquired

진균류 감염에 대한 획득성 면역의 설득력 있는 증거는 감염에 따른 차후의 공격들에 대한 방어이다. 이러한 방어는 많은 세균 및 바이러스에서 쉽게 증명되지만 진균성 질병에 대해서는 다소 덜 명확한데, 이는 초기감염이 종종 간과되기 때문이다. 진균류 항원에 대한 양성 피부 반응은 선행 감염 및 세포성 면역의 존재에 대한 좋은 지표이다. 조직감염 시에 육아종 염증반응은 *C. neoformans*와 *H. capsulatum*의 확산을 억제하는데, 이것은 획득성 세포매개 면역의 존재를 의미한다. 생물체는 육아종 내에서 잠복상태로 남아있을 수도 있으며, 이것은 숙주의 면역체계가 억제되었을 경우에만 재활성화 된다.

항체의 존재는 일반적으로 감염이 해결되고 지속적인 면역성이 존재한다는 것을 의미한다. 예를 들어, *C. neoformans*에 대한 항체가 건강한 개체에서 흔히 발견되었다는 것은 감염이 발생하였다는 것을 나타낸다. 19장에서 논의된 바와 같이, 공통적인 세포표면 다당에 기초를 둔 백신은 몇몇 공통된 진균에 대한 방어를 제공할 수 있다. 다른 연구에서 항체의 전달이 비슷한 효과를 나타낸다는 것을 보여주고 있다.

진균류 병원체에 대해 가장 효과적인 면역의 유형을 알기 위한 시험은 아마도 면역이 억제된 환자에게서 일반적으로 희귀한 질병을 관찰하는 것에서 유래하였다. 비록 ADIS 환자들은 점막의 칸디다증, 분아균증, 콕시디오이데스 진균증, 효모균증의 발병률 증가로 고통 받고 있지만, 관찰된 질병의 범위 및 정도에는 한계가 있다. 구강인두 칸디다증은 여성 AIDS환자에서 빈번하게 발병하나, *C. albicans*에 의한 외음부질염과 전신성 감염은 드물게 나타난다. T-cell 약화된 ADIS환자에서의 관찰과 B-cell 결손 쥐는 진균 병원체에 대한 민감성이 증가하지 않는다는 자료는 또 다른 면역 기작이 진균 병원체를 억제한다는 것을 의미한다.

진균류 병원체에 대한 면역에 관한 연구는 다른 분야의 면역학과 비교 했을 때 상대적으로 덜 발전되어 있다. 그러나, AIDS환자의 증가와 다른 조건에서 사용되는 면역억제제의 증가로 인해 면역력이 약화된 개체의 수가 증가하고 있으므로 이러한 분야의 연구활동이 증가될 것이라 확신할 수 있다. 도처에 존재하는 병원체들이 통제되는 기작은 그들의 포유류 숙주와 함께 공(共)진화 되고 있으며, 그것의 설명은 면역학 이해의 새로운 길을 열어줄 것이다.

출현성 감염성 질병_Emerging Infectious Diseases

1년에 몇 번씩 우리는 주로 먼 지역에서 발생한 심각한 질병 혹은 사망을 동반하는 새로운 바이러스나 세균의 출현에 관해서 듣고 있다. 새롭게 설명된 병원체를 출현성 병원체라고 표현한다. 1970년대 초 이후에 언급되어져 온 몇몇의 출현성 병원체들은 그림 18-14에 나타내었다. HIV가 새롭게 출현한 병원체의 한 예이다.

질병들은 여러 원인으로 재출현한다_Diseases may re-emerge for various reasons

주기적으로, 관심으로부터 사라진 한번 공포를 심어주었던 병원체들이 갑자기 많은 사람들을 감염하기 시작했다. 이러한 창궐들을 재출

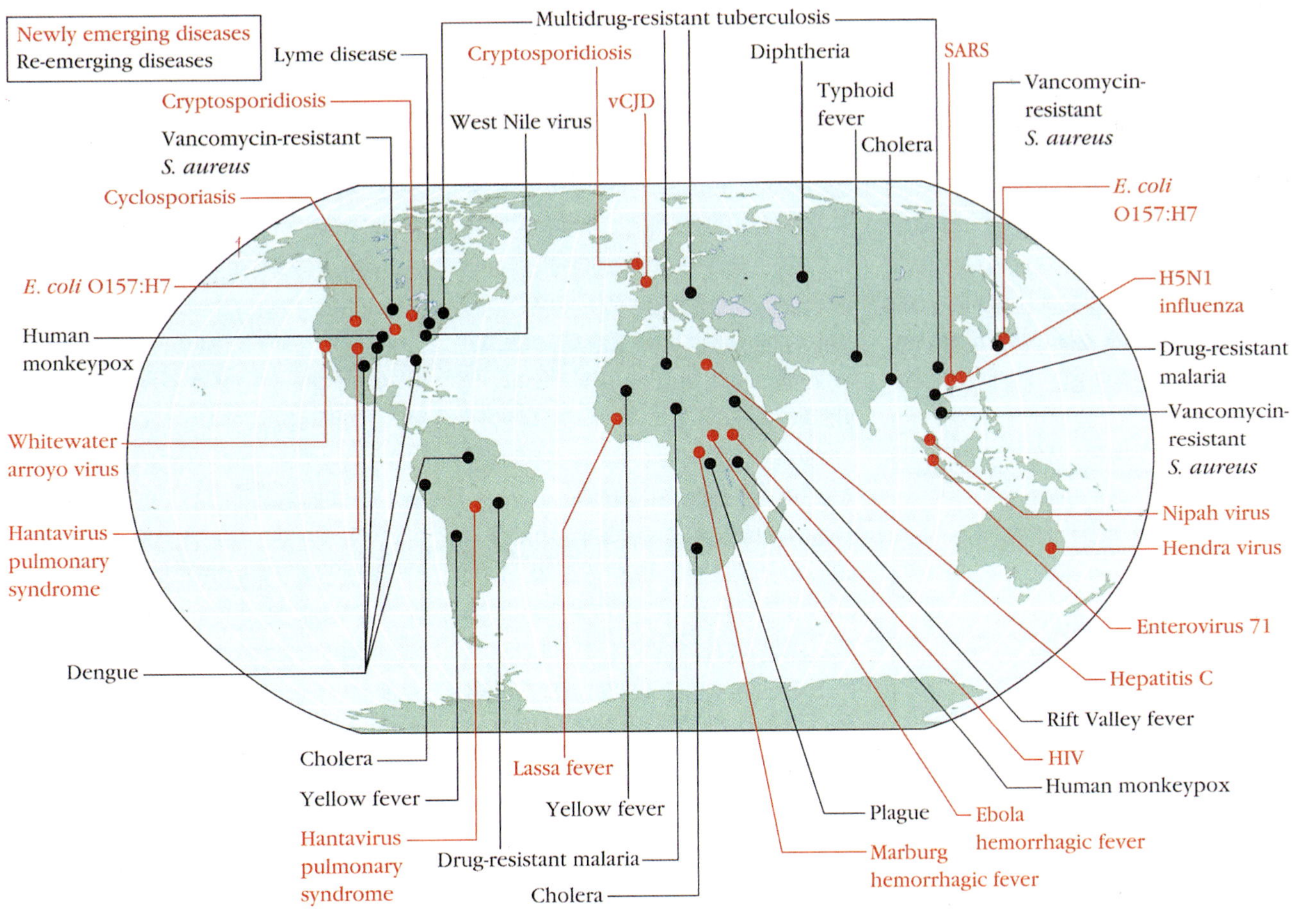

FIGURE 18-14 Examples of emerging and re-emerging diseases showing points of origin. Red represents newly emerging diseases, black re-emerging diseases. *[Adapted from A. S. Fauci, 2001, Infectious diseases: considerations for the 21st Century, Clinical Infectious Diseases **32**:675.]*

현 감염성 질병이라 표현한다. 만일 세균이 어떠한 환경에서도 적응할 수 있다는 것을 고려한다면, 이러한 질병의 재출현은 그다지 놀랍지는 않다. 만약 그들이 심해 열구의 고온에 적응할 수 있다면 그들이 항생제를 피하기 위해 진화할 수 있다는 것을 받아들이기가 어렵지 않다. 재출현성 감염질병의 예가 그림 18-14에 제시되어 있다. 인위적으로 유포되는 질병들의 부가적 위험은 임상적 초점에서 토의되어진다.

결핵은 현재 상당한 주목을 받고 있는 재출현성 질병이다. 15년

임상초점

생물테러의 잠재력을 지닌 생물체들로부터의 감염위협_ The Threat of Infection from Potential Agents of Bioterrorism

인간에게 감염하는 병원체들을 무기로 사용하는 것은 오랜 역사를 지니고 있다. Lord Jeffery Amherst는 미국 독립전쟁 이전에 원주민들을 대상으로 천연두를 사용하였으며, 아주 오래전 또는 가까운 과거에서도 페스트와 탄저병을 퍼뜨리려고 한 시도들에 대한 보고들이 있다. 몇 년 전에, 오레곤의 한 사이비종교 구성원들은 질병과 사망을 야기하기 위한 시도로서 살모넬라균을 여러 식당들의 샐러드 바에 오염시켰다. 2001년에는, 국회의원들과 뉴스 진행자들에게 탄저병 포자들이 우편으로 배달되었다.

무기들로 사용될 수 있는 잠재력을 지닌 병원균들과 독소들은 "선발된 병원체들 (select agents)"이라 불리며 세균, 독소, 및 특정 바이러스들(표 참조)이 해당된다. 이와 같은 병원체들의 위협은 그것이 야기하는 질병의 심각성과 확산의 용이성에 의해 결정된다. 예를 들면, 에볼라 바이러스는 급성 출혈 질환을 야기하지만, 바이러스의 확산은 감염된 체액과의 직접적인 접촉을 필요로 한다. 더 우려되는 것은 탄저병과 같은 공기 접촉에 의해서 확산될 수 있는 병원균들과 보툴리늄 독소와 같이 음식이나 물에 첨가될 수 있는 독소들이다.

Category A agents of bioterrorism
Anthrax *(Bacillus anthracis)*
Botulism *(Clostridium botulinum toxin)*
Plague *(Yersinia pestis)*
Smallpox *(Variola major)*
Tularemia *(Francisella tularensis)*
Viral hemorrhagic fevers (filoviruses [e.g., Ebola, Marburg] and arenaviruses [e.g., Lassa, Machupo])

가장 무서운 생물테러 병원체들 중의 하나가 최초 백신의 목표였던 천연두라는 것은 참 아이러니하다. 천연두는 대두창 (*Variola major*) 바이러스에 의해 야기되며, 이 바이러스에 감염된 사람들 중 30% 혹은 그 이상이 바이러스에 노출된 후 1개월 내에 사망하고, 생존자들은 심한 마마 자국을 지니게 된다. 천연두는 빠르게, 심지어는 증상들이 나타나기 이전에도 확산될 수 있다. 1 장에서 서술했듯이, 천연두 백신은 두창 (variola) 바이러스와 유사한 관계에 있는 우두 (*Vaccinia*) 바이러스이며, 대부분 경우 3주내에 회복되는 국소농포를 일으킨다. 천연두는 널리 보급된 예방접종의 결과로서 사라지게 되었으며, 자연적 감염 증례에 대한 최후의 보고가 1977년에 있었다. 이 질병이 박멸됨에 따라, 예방접종이 중단되었다. 미국 내에서는, 예방접종이 1972년에 중단되었다. 백신의 생산도 중단되었으며 남은 분량은 저장되었다.

천연두 예방접종을 중단하게 된 이유들 중에는 예방접종을 받은 100만명 중 약 40명의 비율로 나타나는 부작용들도 포함된다. 이러한 부작용들은 생명을 위협할 수 있으며, 뇌염 또는 산재성 피부감염을 일으킨다. 또한 최근에 예방접종을 받은 사람들은 다른 사람들에게, 특히 면역력이 약화되어 있는 사람들에게 바이러스를 퍼뜨릴 수 있다. 때때로 나타나는 백시니아에 대한 음성반응은 이미 예방접종된 사람의 혈청에서 분리한 면역글로불린의 투여에 의해 치료될 수 있지만, 백시니아 IG (Vaccina IG) 또는 VIG라 불리는 이 면역글로불린은 더 이상 생산되지도 않으며 이용할 수 있는 남은 양도 거의 없다. 생물테러 병원체로서 천연두의 위협에 직면하고 있다는 것은 예방접종이 반드시 재고되어야함을 의미한다. 오늘날 생산되는 백신이 초기에 사용되어진 것과 동일하지는 않을 것 같다. 옛날 백신은 송아지의 상처난 피부에 감염시켜 만들었으며, 바이러스는 감염부위를 문질러 긁어서 회수하였다. 새로운 백신은 어떤 바이러스도 전혀 오염되어 있지 않은 조직 배양된 세포주를 이용하여 엄격히 통제되는 조건하에서 생산 될 것이다. 더구나, 실제 사용되는 바이러스는 훨씬 더 약화된 종두증 바이러스가 될 것이다. 대단위의 예방접종이 개시되기 전에 VIG의 저장은 새로 보충되어야 한다.

선발된 병원체들 목록에 있는 바이러스들의 대부분은 유포가 쉽지 않다. 분산이 용이한 형태로 제조된 생물테러용 병원체들은 무기화 된 것으로 간주된다. 최악의 시나리오는 주문에 따라 실험실에서 조작된 바이러스 병원체 등이 해당되지만, 더 무기화될 수 있는 병원체들은 세균이다. 구소련연방의 Sverdlovsk에서 사고에 의해 유출된 탄저병균 (*Bacillus anthracis*)에 의해 79명이 감염되었으며 그 중 68명이 사망하였는데, 이는 이 세균의 잠재적 치사성을 나타내고 있다. 2001년 말에 탄저병균을 지닌 우편물이 목적지로 운송되어 가는 동안 여러 우체국의 다수의 직원들을 감염시켰는데 (그림 참조), 이는 현대 생활 기반을 통해, 생물무기가 얼마나 광범위하게 그리고 빠르게 확산될 수 있는가를 언뜻 보여주고 있다.

*Bacillus anthracis*는 일반적인 척추동물 병원균이며, 천연두처럼 Louis Pasteur에 의해 초기 백신의 대상이었다. 사람의 감염은 주로 동물들 특히 염소의 털이나 가죽을 다루는 사람들에게 나타난다. 감염은 세 가지의 서로 다른 경로들을 통해 일어난다.

전에 공중보건 관계자는 결핵이 미국에서 주요하게 고려되는 건강 항목에서 곧 사라질 것이라고 확신했다. AIDS 전염 및 다른 원인으로 인해 면역억제된 사람의 증가 등과 같은 여러 사건들은 그러한 경향을 벗어나게 하였고, 그 결과로 인해 일상적으로 사용되는 많은 항생제들에 내성을 가지는 진화를 하게하고 TB 균주들이 생존할 수 있는 기반을 확보하게 하였다. 그 다음에 이들은 새롭게 출현된 항생제 내성의 *M. tuberculosis*를 다른 사람에게 전달하였다. 미국에서 *M. tuberculosis* 감염률이 1990년대 초반동안 급격히 증가한 반면에,

- **흡입**은 심각한 독감-유사 증상을 야기하며, 진단 후, 즉시 페니실린, 독사이사이클린 또는 사이프로플로삭신과 같은 항생제로 치료하지 않으면 높은 사망률을 나타낸다.
- **피부** 노출의 결과 검고 깊숙한 혈흔을 특징적으로 나타내는 피부 손상이 일어난다. 피부성 탄저병은 치료하지 않으면 20% 정도의 사망률을 보이지만, 보통 항생제에 의해 치료될 수 있다.
- **위장** 노출은 회장과 맹장 궤양, 유혈설사, 그리고 패혈증을 초래하며, 진단에 있어서의 어려움 때문에 거의 대부분 치명적이 된다.

B. anthracis 는 특히 치명적인데, 그 이유는 열이나 건조, 일광, 그리고 정상적으로는 병원균의 생존을 제한하는 다른 요소들에 대해서도 매우 안정한 포자를 형성하기 때문이다. 포자형성을 유도하는 것은 비교적 간단하며, 이 포자들이 생물 무기로 사용된다. 비록 그 숫자에 대해서는 논란이 있지만, 영장류 연구들에서 2500에서 55,000개 정도의 포자들의 흡입에 의해 치명적 질병이 야기될 것이라는 것이 시사되고 있다. 희생자들은 독감-유사 증상을 나타내며; 흉부 X선 촬영은 가슴세로칸 (mediastinum)의 특징적인 확장을 보일 것이며, 혈액표본의 현미경 검사는 그람-양성 바실러스균을 보일 것이다. 생존을 위해서는 신속한 진단과 치료가 요구되기 때문에, 전문의사들이 그 질병을 인식하도록 훈련시키는 것이 필수적이다.

탄저병에 대한 백신은 개발되어 있지만, 그 사용은 군대에만 적용되고 있다. 현재의 생산은 비포자 형성 *B. anthracis* 균주의 배양액을 여과한 것이다. 새로 제안된 백신은 탄저균이 표적세포들을 감염시키기 위해 사용하는 기전과 탄저균유래 단백질들의 구조와 기능을 바탕으로 하고 있다. 감염에 관련된 주요 단백질은 소위 보호하는 항원 (protective antigen) 또는 PA라고 불리며, 생산적인 감염을 유도하기 위해 부종인자 (EF) 또는 치사 인자 (LF)와 쌍을 이룬다. EF나 LF에 대한 PA 상의 결합부위에 결합하는 항체들은 탄저균에 대항하는 차세대 백신들로 개발되고 있다.

생물테러용의 선별된 병원체들의 위협은, 최근 생겨난 질병들의 위협과 마찬가지로, 유별난 감염사건들에 대한 주의깊은 관심과 무기화되는 병원체들에 대한 연구의 증가를 통해 설명된다. 다양한 치료법들의 효능을 결정하는 연구와 항독소들의 투여에 의해 나타나는 면역성을 관찰하는 것은 2001년 9월 11일 테러 이후로 미국에서 최우선적 관심사로 떠올랐다.

Letters to congressmen and news agencies that contained anthrax spores. *[Courtesy of the Federal Bureau of Investigation.]*

1995년을 기준으로 발병율이 다시 감소하기 시작되었다. 그러나 이 질병에 대한 전 세계적인 발병률은 여전히 증가하고 있고, 세계보건기구는 1998년과 2020년 사이에 10억 이상의 사람들이 감염될 것이고, 예방 조치가 도입되지 못하면 7천만명 이상이 이 질병으로 인하여 죽을 것이라고 예측하고 있다.

또 다른 재출현성 질병은 디프테리아이다. 이 질병은 예방접종 때문에 최근까지 유럽에서는 거의 존재하지 않는 것으로 여겨졌다; 그러나, 1994년에 일부 구소련의 연방지역에서 산발적인 사례들이 보고되었다. 1995년에 50,000건 이상이 그 지역에서 보고되었으며, 수천 명의 사람들이 디프테리아 감염으로 죽었다. 소련연방의 붕괴에 따르는 사회적 격변과 불안정이 공중보건 정책의 붕괴를 야기 시켰으므로 이러한 질병 재출현의 명백한 중요 요인이었다. 아마도 가장 중요한 요인은 면역 프로그램의 상실이었을 것이다. 1995년 이래로 면역 프로그램은 재확립되어오고 있으며 질병증가 경향은 바뀌어 러시아 공화국에서 1996년에는 13,687건의 디프테리아 환자가 보고되었고, 1998년에는 6932건, 2000년에는 1573건이 보고되었다.

최근 일부 치명적인 질병이 나타나고 있다_Some fatal diseases have appeared recently

그 밖의 질병들은 어느 곳에서도 나타나지 않았으며 우리가 아는 한, 새로운 병원균에 의해 야기된다. 이들에는 널리 알려진 에볼라 바이러스와 레지오넬라증의 세균성 원인체인 *Legionella pneumophilia*들이 해당된다. 에볼라는 1976년 아프리카 창궐에서 처음으로 인지되었고, 질병의 심각성과 초기증상에서부터 사망에 이르기까지 급속한 진행 때문에 이 바이러스는 많은 주목을 받아왔다. 1977년에 이러한 질병의 원인이 되는 바이러스가 분리되어졌고 필로바이러스로 분류되었는데, 이는 에볼라와 아주 가까운 치사성이 강한 마버그 바이러스와 유사한 RNA 바이러스의 한 타입이었다. 특히 에볼라는 감염된 사람들의 50% 이상을 사망하게 하는 심각한 출혈성열을 일으킨다. 그러나 만약 사람이 에볼라에 감염된다면 사망의 위험은 매우 높은 반면에, 감염된 사람의 격리를 통하여 바이러스의 확산은 쉽게 통제할 수 있다. 이 프로토콜은 가장 최근에 발생한 두 건의 유행에서 바이러스의 제한에 효과적임이 증명되었다.

레지오넬라증은 1976년에 필라델피아의 미국재향군인회대회에서 모였던 221명의 사람들에게서 처음으로 보고된 독성폐렴이다. 221명 중에 34명이 감염으로 죽었다. *Legionella pneumophilia*라 불리는 세균을 동정하기 전까지는 이 질병의 원인이 되는 미생물은 미스테리였다. 이 세균은 대형 산업용 에어컨의 응축기와 같은 차갑고 습기가 많은 지역에서 증식한다. 감염은 1976년 필라델피아 모임 때 발생하였던 것과 같이 냉각시스템이 세균을 포함하는 작은 물방울을 만들어내어 확산될 수 있다. 그러한 물방울의 위험성이 현재 재고되고 있기 때문에 개선된 디자인의 에어컨과 배관체계는 이 질병의 위험성을 크게 감소시키고 있다.

1999년에 서반구에서 새로운 바이러스가 출현하였다. West Nile 바이러스는 1937년에 우간다에서처음으로 분리되었고, 뉴욕 도시권 지역에서 검출되었던 때인 1999년까지 아프리카와 서아시아 외의 지역에서는 발견되지 않았다. 2006년까지 미국의 6개주를 제외한 모든 주에서 West Nile 바이러스에 사람이 감염되었다는 것이 보고되어져오고 있는데, 이는 짧은 시간에 급속히 확산됨을 보여준다. West Nile 바이러스는 보통 곤충에, 흔히 모기, 의해 전파되는 바이러스 그룹인 플라비바이러스의 일종이다. 이 바이러스의 가장 일반적인 보균체가 조류이다; 까마귀들은 특히 감수성이 강하다. 일반적으로 모기가 감염된 새를 물고난후 감염된 모기는 다른 새에게 바이러스를 전달시킨다. 그러나 경우에 따라 모기가 사람을 물면 사람은 이 바이러스에 감염되게 된다. West Nile은 사람들 간에서는 전염성이 아니기 때문에 이들은 사람집단에서는 확산되지는 않는다. West Nile 바이러스 감염은 소수의 사람들을 제외한 대부분의 사람들에게 질병을 일으키지 않는다. 면역기능 손상이 있는 사람에서만 건강에 위험한 바이러스이다. 이들 바이러스는 면역기능이 손상된 사람의 혈뇌장벽을 통과할 수 있기 때문에 이것은 생명을 위협하는 뇌염 혹은 뇌수막염의 원인이 될 수 있으며, 이것이 이 병원체에 의한 일반적인 사망요인이다. 1999년과 2001년 사이에 미국에서 West Nile은 131명을 앓게 하였고 18명이 사망하는 원인이 되었다; 2004년, 2539건의 West Nile이 미국 질병통제센터에 보고되었고 100명의 사람들이 죽었다. 이들 통계는 West Nile이 확산되고 있고 주의 깊게 관찰해야 할 바이러스라는 것을 암시한다. 최근 공중보건 통제기전에는 모기 통제에 관한 대중 교육 등이 해당된다.

SARS 창궐은 신속한 국제적 대응을 촉발시켰다_The SARS outbreak triggered a rapid international response

2002년에 중국 광동성에서 지금까지의 것으로 설명하기 어려운 비전형적인 폐렴이 발생하였었다. 그 이후 수개월내에 이 질병은 다른 성에서도 심각하게 발생하였고 그 동안 모든 이용 가능한 치료가 소용이 없다는 것이 증명되었다. 2003년 2월에 이 질병을 앓고 있는 환자를 돌보던 한 의사가 홍콩으로 여행하여 질병을 퍼뜨려 그가 머물렀던 호텔의 투숙객 16명을 감염시켰다. 이들 투숙객이 다수국가로 유행을 퍼뜨려 2003년 5월 말까지 지속되었다. 알려지지 않고, 치료불가능이고 잠재적으로 치명적인 질병인 이 유행은 여행지도, 해외여행자 조사 및 감염자와 접촉한 사람의 강력한 격리를 촉구하게 되었다. 그 당시 8096 건 발생에 774명이 사망하였다는 것이 보고되어졌고 그 질병은 특별공중보건정책을 통해 억제되어졌다. 중증급성호흡기증후군 (SARS)이라고 불리는 이 질병에 의해 촉발된 인류비극과 근심으로 인해 아시아지역 여행과 무역의 중단이 초래되어 수천만 달러의 경제적 손실이 발생되었다고 추정된다.

곧이어 의생명연구집단의 빠른 대응으로 SARS의 원인체인 코로나바이러스를 확인하였는데, 바이러스로부터 돌출된 대못 모양의 단백질로 인해 왕관과 비슷한 외양을 형성하기에 코로나바이러스라고 명명되었다 (그림 18-5a). 인간 코로나바이러스는 오랫동안 알려져 왔던 것으로, 이들이 인간에게 일으키는 주된 질병은 다소 순한 형태의 일반감기였다. 그러나 사람에게서는 새롭게 나타난 변형체가 이전에 보여진 적이 없었다. 아주 초기의 SARS 발생 건은 동물판매업자들에서 발견된 이후 곧바로 그 원인은 사향고양이로 추적되었다.

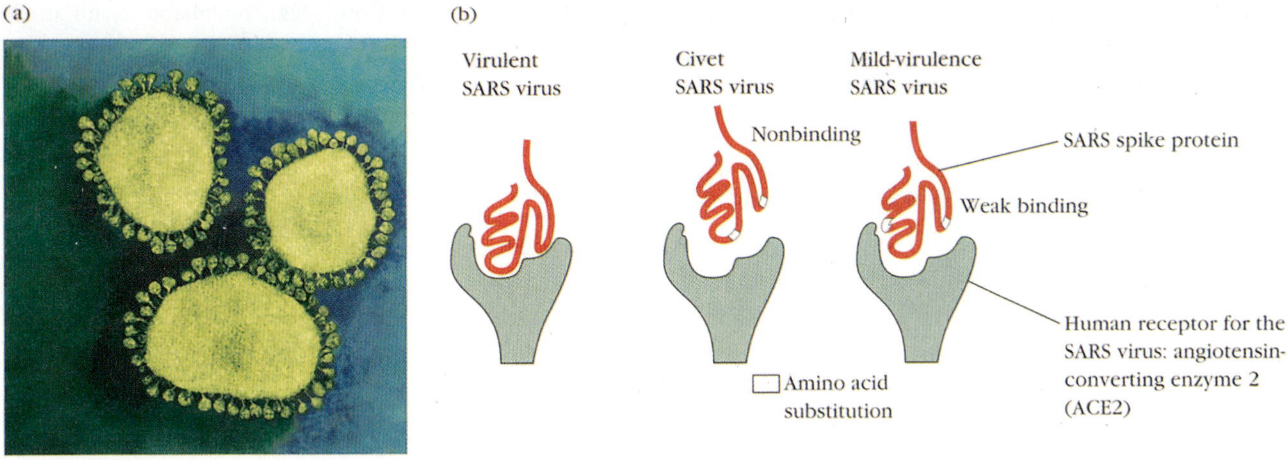

FIGURE 18-15 The coronavirus that caused the outbreak of severe acute respiratory syndrome, or SARS. (a) The virus is studded with spikes that in cross section give it the appearance of a crown; hence the name coronavirus. (b) The human receptor for the SARS virus is angiotensin-converting enzyme 2, or ACE2. The spike protein from the highly virulent form of the virus binds with high affinity to this receptor; the viruses found in the civet cat and in a version that causes mild human disease have two different amino acid substitutions in the spike protein. The civet cat SARS virus does not bind to the human receptor, and the version that causes mild disease in humans binds 1000 times more weakly than the most virulent form. *[Part a from Dr. Linda Stannard, UCT/Photo Researchers; part b adapted from K. V. Holmes, 2005, Science **309**:1822.]*

박쥐가 SARS 코로나바이러스의 1차적인 보균체일 것이라는 점을 가장 최근 데이터들이 제안하고 있다. 외곽의 대못처럼 생긴 단백질에 대한 항체는 바이러스의 복제를 억제할 수 있다는 것이 SARS 바이러스 감염을 위한 동물모델에서 밝혀졌다. 몇 종류의 백신 후보들이 제시 되었고, 실험도 시작되었다. 다행히도 이듬해 겨울에는 위협적인 전염병이 발생하지 않았고, 굉장한 공중보건 노력의 반복이 필요하지 않았다.

SARS 창궐로부터 발생하는 중요한 질문들은: 이 바이러스는 어떻게 동물에서 사람으로 변화를 일으켰고, 어떻게 이는 인류 집단에 그렇게 빨리 퍼뜨려질 수 있었는가? 그 답은 SARS 바이러스의 대못처럼 생긴 단백질이 그것의 수용체인 제2형 엔지오텐신-전환 효소인 ACE2와 접촉하고 있는 것의 X선 결정구조를 통해 찾을 수 있다. ACE2에 접촉하는 대못모양 바이러스 단백질의 2개 아미노산 변이는 사향고양이 바이러스에서 사람의 단백질에 1000배나 더 강력하게 결합하는 바이러스로 전환시켰다. 대못모양의 단백질과 ACE2간 결합강도의 중요성은 경미한 질병을 일으키는 한 SARS 바이러스 염기서열순서 분석으로 확인하였다. 이 약독성 바이러스의 대못모양 단백질의 결합에 관여하는 주요 잔기에 돌연변이가 있고 ACE2에 약하게 결합한다 (그림 18-15b). 2003년 SARS 전염병은 한 병원체의 변이가 인간 집단으로 옮겨지는 속도의 무서운 예를 보여주며 그 결과로 유발될 수 있는 잠재적 재앙을 보여준다.

왜 이들 새로운 질병은 출현하고 있으며 다른 것들도 재출현하고 있는가? 공중보건 관계자가 제시하는 한 가지 이유는 거대 도시 내의 좁은 장소에 세계 최고의 빈곤층이 밀집되어 있다는 것이다. 다른 요소는 국제여행의 급증이다; 한사람이 한 대륙에서 감염되고 그 질병이 다른 대륙으로 퍼트려지는 전 과정이 같은 날에 일어날 수 있다. 음식물의 대량유통과 수입은 다수의 사람들을 잠재적으로 오염된 음식에 노출시킬 수 있다. 사람과 동물에 활용되는 항생제의 무분별한 사용은 병원체들이 그들에게 대항하기위해 흔히 사용되는 약물에 내성을 가지게 되는 것을 조장한다. 이전에 잘 알려지지 않은 동물영역에까지 인구집단의 확대와 함께 기후와 날씨패턴의 변화는 인류에 새로운 병원균을 도입한다. 백신접종 프로그램들의 느슨한 운용은 거의 박멸되었던 질병들의 재출현을 일으킨다. 세계보건기구와 질병관리본부는 함께 능동적으로 새로운 감염을 감시하고, 새로운 감염원을 검출하고 확인하는 일을 상호 긴밀하게 공조하고 있으며, 출현성 및 재출현성 감염인자들의 위험성이 나타날 수 있는 세계 지역을 여행하는 사람들을 위해 최신의 정보를 제공해 주고 있다.

요 약

- 내재 면역반응은 병원체에 대응하여 초기 방어를 담당한다. 이 반응은 피부와 같은 물리적 장벽 이외에 다양한 병원체의 감염에 반응하여 보체 성분, 식세포들, 특정 사이토카인의 비특이적인 생산 등을 말한다.
- 바이러스 감염에 대한 면역반응에는 체액성 면역과 세포매개성 면역 모두가 관여한다. 바이러스는 빠르게 돌연변이를 일으키고 그로 인해 체액성 항체반응을 회피한다.
- 세포외 박테리아 감염에 대한 면역반응은 일반적으로 항체에 의해 매개된다. 항체는 보체매개에 의한 세균용해를 활성화시키고, 독소를 중화시키며, 옵소닌 역할을 하여 포식작용을 증가시킨다. 세포내 박테리아에 대응하는 숙주의 방어는 대부분 $CD4^+$ T 세포 매개반응에 의한다.
- 체액성 면역과 세포매개성 면역 모두 원생동물 감염에 대한 면역

에 관계한다. 일반적으로 체액성 항체는 원생동물 생활주기 중 혈액내 감염단계(blood-born stage)에 효과적이나, 일단 원생동물이 숙주세포에 감염되면 세포매개성 면역이 필요하다. 원생동물은 여러 기작을 통하여 면역반응을 회피한다.

- 기생충은 세포내에서 정상적으로 증식할 수 없는 큰 기생체들이다. 감염된 사람은 아주 적은 수의 기생체를 보유하기 때문에 기생충이 면역체계에 노출되는 것은 제한적이다; 따라서 아주 낮은 수준의 면역성만 유도된다. 일반적으로 기생충은 항체 매개성 방어체계에 의해 공격을 받는다.
- 진균성 질병 (Fungal diseases) 또는 진균증 (mycoses)은 정상적인 건강한 사람에게는 심각하지 않으나, 면역결핍자에게는 아주 중대한 문제점을 나타낼 수 있다. 선천성 면역과 획득면역은 다양한 진균들의 감염을 통제한다.
- 출현성 및 재출현성 병원체들은 새롭게 소개되는 병원체와 이전에 공중보건 수단 의해 통제되었다고 생각하였던 병원체들을 말한다. 이러한 병원체들을 출현하게 하는 요인들로서는 여행의 증가 및 극심한 인구밀집 등이 있다.

References

Alcami, A., and U. H. Koszinowski. 2000 Viral mechanisms of immune evasion. *Trends in Microbiology* **8**:410.

Bloom, B. R., ed. 1994. *Tuberculosis: Pathogenesis, Protection and Control.* ASM Press, Washington, DC.

Borst, P., et al. 1998. Control of VSG gene expression sites in *Trypanosoma brucei. Molecular and Biochemical Parasitology* **91**:67.

Casadevall, A. 2002. Passive antibody administration (immediate immunity) as a specific defense against biological weapons. *Emerging Infectious Diseases* **8**:833.

Doherty, P. C. 1997. Effector $CD4^+$ and $CD8^+$ T-cell mechanisms in the control of respiratory virus infections. *Immunological Reviews* **159**:105.

Kaufmann, S. H., A. Sher, and R. Ahmed, eds. 2002. *Immunology of Infectious Diseases.* ASM Press, Washington, DC.

Knodler, L. A., J. Celli, and B. B. Finlay. 2001. Pathogenic trickery: deception of host cell processes. *Nature Reviews Molecular Cell Biology* **2**:578–88.

Lamm, M. E. 1997. Interaction of antigens and antibodies at mucosal surfaces. *Annual Review of Microbiology* **51**:311.

Lane, H. C., et al. 2001. Bioterrorism: a clear and present danger. *Nature Medicine* **7**:1271.

Levitz, S. M. 2004. Interactions of Toll-like receptors with fungi. *Microbes and Infection* **6**:1351.

Li, F., et al. 2005. Structure of SARS coronavirus spike receptor-binding domain complexed with receptor. *Science* **309**:1864.

Lorenzo, M. E., H. L. Ploegh, and R. S. Tirabassi. 2001. Viral immune evasion strategies and the underlying cell biology. *Seminars in Immunology* **13**:1–9.

Merrell, D. S., and S. Falkow. 2004. Frontal and stealth attack strategies in microbial pathogenesis. *Nature* **430**:250.

Morens, D. M., G. K. Folkers, and A. S. Fauci. 2004. The challenge of emerging and re-emerging infectious diseases. *Nature* **430**:242.

Pestka, S., C. D. Krause, and M. R. Walter. 2004. Interferons, interferon-like cytokines and their receptors. *Immunological Reviews* **202**:8.

Rosenthal, S. R., et al. 2001. Developing new smallpox vaccines. *Emerging Infectious Diseases* **7**:920.

Schofield, L., and G. E. Grau. 2005. Immunological processes in malaria pathogenesis. *Nature Reviews Immunology* **5**:722.

Skowronski, D. M., et al. 2005. Severe acute respiratory syndrome. *Annual Review of Medicine* **56**:357.

Tumpey, T. M., et al. 2005. Characterization of the reconstructed 1918 Spanish influenza pandemic virus. *Science* **310**:77.

WHO Global Influenza Program Surveillance Network. 2005. Evolution of H5N1 avian influenza viruses in Asia. *Emerging Infectious Diseases* **11**:1515.

Useful Web Sites

http://www.cdc.gov/ncidod/

The National Center for Infectious Diseases home page is a superb site for monitoring emerging diseases and a subdivision of the Centers for Disease Control (CDC). Links to the CDC are found at this site.

http://www.niaid.nih.gov/

National Institute of Allergy and Infectious Diseases is the NIH institute that sponsors research in infectious diseases, and its Web site provides a number of links to other relevant sites.

http://www.who.int/

This is the home page of the World Health Organization, the international organization that monitors infectious diseases worldwide.

http://www.upmc-biosecurity.org/

The University of Pittsburgh Center for Biosecurity Web site provides information about select agents and emerging diseases that may pose a security threat.

학습문제

임상초점문제 VIG는 천연두 백신 투여 후 합병증을 보이는 사람을 치료하는데 사용된다. 어디에서 VIG를 얻을 수 있고 왜 효과적인 치료에 자주 사용되는가?

1. 인플루엔자 바이러스의 핵단백질 펩티드에 대한 면역반응에 있어 MHC의 영향은 미리 살아있는 인플루엔자 바이러스로 면역된 $H\text{-}2^b$ 마우스에서 연구되어졌다. 자극된 림프구의 CTL 활성은 $H\text{-}2^K$ 섬유모세포를 표적세포로 이용한 시험관내에서의 CML 분석에 의해 결정되었다. 표적세포들은 다른 종류의 class I MHC $H\text{-}2^b$ 유전자로 형질전환 되

었고, 그 표적세포들은 살아있는 인플루엔자에 감염시켜졌거나 합성 핵단백질 펩티드와 함께 배양되었다. 이 분석의 결과를 아래의 표에 나타내었다.

Target cell ($H\text{-}2^k$ fibroblast)	Test antigen	CTL activity of influenza-primed $H\text{-}2^b$ lymphocytes (% lysis)
(A) Untransfected	Live influenza	0
(B) Transfected with class I D^b	Live influenza	60
(C) Transfected with class I D^b	Nucleoprotein peptide 365–380	50
(D) Transfected with class I D^b	Nucleoprotein peptide 50–63	2
(E) Transfected with class I K^b	Nucleoprotein peptide 365–380	0.5
(F) Transfected with class I K^b	Nucleoprotein peptide 50–63	1

a. 표적세포들이 살아있는 인플루엔자에 감염되었지만 왜 A 반응계에서는 표적세포들의 사멸이 없는가?

b. 왜 C 반응계에서는 바이러스 단백질의 내부 펩티드임에도 불구하고 핵단백질에 대한 CTL 반응이 생성되었는가?

c. D 반응계에서 펩티드 50~63에 대한 반응이 없음에 반해, 왜 C 반응계에서 펩티드 365~380에 대해 좋은 CTL 반응이 나타났는가?

d. 만약 사람의 인플루엔자에 대한 합성펩티드 백신을 개발하고자 할 때, 마우스에서 얻은 이런 결과가 백신의 설계에 어떤 영향을 주는가?

2. 병을 유발하는 미생물이 몸에 처음 들어왔을 때 작동하는 비특이적 방어를 서술하라.

3. 다양한 병원체와 싸울 때 사용하는 면역체계인 여러 가지 특이적 방어기전을 서술하라.

4. 인플루엔자의 면역성에 있어 체액성 면역반응의 역할은 무엇인가?

5. 다음 각 병원체가 면역반응을 회피하는 고유의 기전을 서술하라. (a) African trypanosomes, (b) *Plasmodium* species, (c) influenza virus

6. M. F. Good와 동료들은 몇 가지 재조합 동일혈통의 마우스에서 말라리아 circumsporozoite (CS) 펩티드 항원에 대한 항체반응에서 MHC 일배체형의 효과를 분석했다. 그 결과들을 오른쪽 상단의 표에 나타내었다.

a. 이 연구의 결과에 근거하여, 어떤 MHC 분자(들)이 이 펩티드 항원의 제한요소(들)로 작용하는가?

b. B 세포에 의한 항원인지는 MHC에 의해 제한되지 않는데, 왜 체액성 항체반응은 MHC 일배체형에 의해 영향을 받는가?

Strain	H-2 alleles					Antibody response to CS peptide
	K	IA	IE	S	D	
B10.BR	*k*	*k*	*k*	*k*	*k*	<1
B10.A (4R)	*k*	*k*	*b*	*b*	*b*	<1
B10.HTT	*s*	*s*	*k*	*k*	*d*	<1
B10.A (5R)	*b*	*b*	*k*	*d*	*d*	67
B10	*b*	*b*	*b*	*b*	*b*	73
B10.MBR	*b*	*k*	*k*	*k*	*q*	<1

SOURCE: Adapted from M. F. Good et al., 1988, *Annual Review of Immunology.* 6:633.

7. 주어진 문장에 있는 빈칸을 채워라.

a. 현재의 결핵 백신은 약독화된 *M. boris* 균주인 ______라고 불리는 것으로 이루어져 있다.

b. 인플루엔자 표면 단백질의 변이는 ______와 ______에 의해 발생한다.

c. 그람 음성 세균에서 발현되는 섬모의 변이는 _____의 과정에 의해 발생한다.

d. 결핵을 일으키는 mycobacteria는 적은 수의 ______와 많은 ______를 포함하는 ______라 불리는 육아종병변 안에서 차단된다.

e. 디프테리아 백신은 _____라 불리는 외독소에 포르말린 처리를 한 것이다.

f. 바이러스에 대항하는 비특이적인 숙주방어체계에 중요한 것은 ______와 ______이다.

g. 바이러스나 세균이 상피세포 표면에 부착하는 것에 대항하는 1차 숙주방어체계는 _______이다.

h. *M. tuberculosis* 감염에 대한 반응으로 특히 중요한 두 가지의 사이토카인은 T_H1세포의 발달을 자극하는 _____와 대식세포의 활성을 촉진하는 _____이다.

8. 생명을 위협하는 균류감염에 대한 허가된 백신이 없음에도 불구하고 균류감염은 일반적인 인구집단에서는 문제시 되지 않고 있다. 그 이유는? 어떤 사람들이 이런 감염의 위험성에 처하는가?

9. 새로운 병원체의 출현이나 이전에 인류 집단에서 통제되었다고 여겨졌던 병원체의 재출현에 기여하는 요인들을 설명하라.

10. 2003년 창궐한 SARS라는 신생 질병의 출현에 기여한 요소들은 무엇인가?

11. 아래 제시된 것들 중 어느 것이 병원체가 면역체계를 회피하기 위해 이용하는 전략인가? 옳은 선택을 위해 구체적인 예 하나를 제시하라.

a. 표면에 발현된 항원들의 변화

b. 숙주세포 내에서의 잠복

c. 항체 불활성화를 위한 단백질분해효소의 분비

d. 약한 독성을 가짐

e. 보체 매개 용균에 대한 내성 발휘

f. 항원 소변이를 초래하는 표면 에피토프내에 점돌연변이 발생

g. 대식세포의 식세포작용 활성의 증가

12. 몇몇 진단시험법에서 특정 감염에 대한 환자혈청을 검사하기 위하여 ELISA기술을 사용한다. 불행히도, 때때로 라임병을 위한 검사에서 *Borrelia burgdoferi*가 아닌 *Treponema palladium* (매독 원인균)에 감염된 환자에게서 양성 결과를 나타낼 수 있다. 이러한 검사 결과가 나올 수 있는 이유를 설명하라.

13. 다음 중 어느 것이 세포외 세균 감염에 대응하는 염증반응의 특성인가?

a. IgE 수준의 증가

b. 자기-반응성 CD8$^+$ T 세포의 활성화

c. 보체의 활성화

d. 혈관확장제의 방출에 의해 초래된 부어오름

e. 지방세포 조직의 탈과립화

f. 대식세포의 식세포 작용

14. 신발을 신지 않고 밖에서 뛰어 놀면 당신의 어머니가 야단을 치실 것이다. 이는 십이지장충의 원인체인 *Necator americanus*의 전파 수단 때문에 하는 충고이다.

a. 만약 당신이 어머니의 충고를 듣지 않고 이 기생충에 감염이 되었다면, 당신 면역체계의 어떤 세포가 이 감염에 대응할 것인가?

b. 만약 당신의 의사가 면역반응을 유도하기 위해 사이토카인을 주입하는 경우 어떤 것이 옳은 선택이고, 이 주입이 어떻게 형질세포의 성숙을 변화시켜 보다 도움이 되는 형태의 항체를 생산하게 하는가?

Interactive Study

www.whfreeman.com/kuby

SELF-TEST
Review of Key Terms

MOLECULAR VISUALIZATIONS
Viral Antigens

chapter 19 장

백신
Vaccines

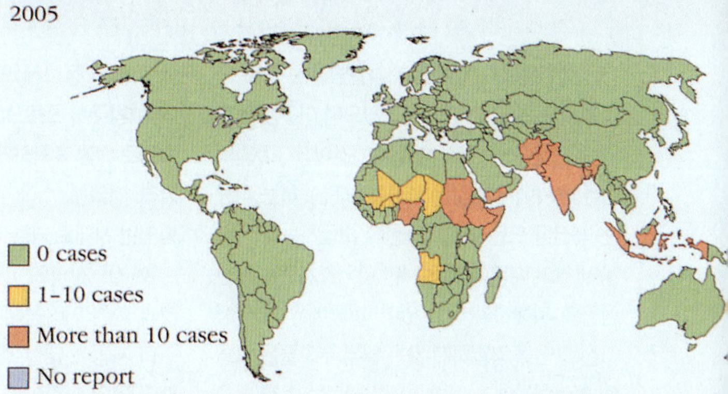

Reported polio cases, 2005.

- 능동과 수동 면역 유도
- 능동면역 유도를 위한 백신 구상
- 살아 있는 약독화 백신
- 불활성화 또는 사멸 백신
- 서브유닛 백신
- 결합 백신
- DNA 백신
- 재조합 벡터 백신

면역학 이론은 Edward Jenner와 Lauis Pasteur가 시행했던 초기의 예방접종에 근간을 두고 있다. 이러한 선구적인 노력 이후, 인류에 중대한 영향을 미쳤던 많은 질병들에 대한 백신이 개발되어왔다. 백신이 좀 더 일반화 되면서 디프테리아, 홍역, 볼거리, 백일해, 풍진, 소아마비, 파상풍과 같은 질병은 발생빈도가 급격히 감소하였다. 예방접종은 질병을 예방하는데 있어 비용에서도 효율적인 방법이다. 오랫동안 인류에게 무서운 재앙으로 생각되었던 천연두를 예방백신으로 치료했다는 것만큼 예방백신의 효능을 확실히 증명해 주는 것도 없을 것이다. 1977년 10월 이후 자연적으로 발생된 천연두의 예는 전 세계에서 보고된 예가 없다. 이와 유사한 고무적인 예로는 대규모의 예방백신 프로그램에 의한 소아마비의 퇴치 가능성이다. 이 프로그램은 나이지리아, 인도와 파키스탄의 일부지역에서의 예방접종의 중지에 의하여 어려움을 겪기도 하였으나 이들 국가와 질병이 번진 예멘과 인도네시아와 등에서 예방접종의 중지 후 마비성 소아마비의 발생이 확인되었다. 다행이 이 프로그램은 다시 시행되었으며, 한 균주에 대한 면역을 유도하는 단가 백신의 도입은 이 지역에서만 발병하는 소아마비 균주에 대하여 효과가 있음이 확인되었다. 일부 지역 어린이들의 질병에 대한 대처법으로 새로이 추가된 백신으로는 신생아 사망의 주요원인이 되는 세균성 폐렴에 대한 백신이 있다.

백신 개발이 절박한 다른 질병들은 아직 남아있다. 매년 전 세계에서 수백만 명이 말라리아, 폐결핵, AIDS와 같이 아직 효과적인 백신이 없는 질병에 의하여 사망하고 있다. 국제보건기구 (WHO)에 의하면 하루 14,000명이 AIDS를 일으키는 바이러스인 HIV-1에 감염되고 있다. 효과적인 백신이 개발되면 이 질병의 비극적 전염과 재앙의 통제에 막대한 효과를 나타낼 것이다. 아직까지 백신이 개발되지 않은 질병에 대한 도전과 함께 현재 사용되고 있는 백신에 대한 안전성과 효과를 개선하고 이들의 가격을 내리며 이러한 백신이 필요한 사람들 특히, 개발도상국의 국민들에게 효과적으로 전달할 수 있는 방법이 모색되어야 한다. 국제보건기구는 전 세계에서 일어나는 수백만 명의 영아 사망이 현존하는 백신으로 예방될 수 있는 질병에 의한 것으로 추측하고 있다 (임상초점 참조).

사람들에게 효과적으로 공급 될 수 있는 안전하고 효과적인 백신을 개발하는 성공적인 과정은 비용이 많이 들고, 많은 노력이 필요한 일이다. 사람에게 적용하여 실험할 수 있는 물질을 생산하는 과정과 이러한 물질을 임상적으로 실험하는 것은 철저히 규제되고 있다. 또한 1차적인 선별과정을 통과하고 사람들에 적용할 수 있도록 허용된 백신이라 하더라도 일반적인 적용까지 보장 받은 것은 아니다. 이제까지 경험으로 실험실과 동물실험에서 성공적이었던 모든 예비백신이 실제 사람들의 질병을 예방하는데 효과적인 것은 아니다. 일부 가능성이 있는 백신들은 허용할 수 없는 부작용을 일으키며 일부 백신들은 목표한 질병을 예방하는 것이 아니라 오히려 병을 악화시키기도 한다. 살아 있는 바이러스 백신은 선천적 또는 후천적 면역결핍 (20장 참조)을 가지고 있는 사람들에게 특별히 위험할 수 있다. 백신은 건강한 많은 사람들에게 투여될 것이기 때문에 엄격한 실험이 필요하다. 비록 매우 낮은 비율로 발생한다고 하

임상초점

예방접종: 미국과 개발도상국에서의 도전_

Vaccination: Challenges in the U.S. and Developing Countries

예전에 유행하던 많은 소아질병들은 현재 미국에서 거의 발생하지 않고 있으며 이것은 백신의 효과를 단적으로 보여주는 것이다. 그 외의 다른 국가에서 똑같은 성공을 보지 못하는 이유는 백신을 모든 어린이들한테 보급하는데 어려움이 있기 때문이다. 하지만 미국조차도 이러한 성공의 피해자가 되고 있다. 미국에서 거의 사라진 질병을 경험하지 않은 일부 부모들은 그들의 어린이들에게 예방주사를 맞히는 것을 중요하게 생각하지 않거나 권고된 예방접종의 일정을 따르지 않고 있다. 또 다른 사람들은 예방접종의 부작용이 그 효과보다 크다는 잘못된 믿음을 가지고 있다. 이와 같은 잘못된 인식은 예방주사와 아직 원인이 밝혀지지 않은 자폐증의 발병관계에 대한 최근의 보도처럼 예방주사와 여러 가지 부작용에 대한 간헐적인 주장에 의하여 더욱 부추겨진다. 이와 같은 보도의 대부분은 예방주사와 이들 질병이 우연하게 동시에 발생하거나, 제한된 조사와 철저하지 못한 통계분석에 기인한다. 이제까지 많은 모집단과 믿을만한 통계에 기초한 조사에 의하여 밝혀진 주장들은 존재하지 않는다.

이 나라의 어린이들이 예전에는 치명적이었던 많은 질병들로부터 보호를 받고 있지만, 이것은 계속적인 예방주사 프로그램에 의존한다. 집단면역에 의존하는 것은 개인과 사회에 위험하며 실패 할 수 도 있다. 소아마비 백신의 경우 소아마비의 전파를 막으려면 95% 이상이 예방주사를 맞을 필요가 있는 것으로 추정된다. 백신에 대한 부작용은 철저하게 검증되어야하며, 만약 백신이 허용할 수 없는 부작용을 유도한다면 이 백신 프로그램은 재고되어야 할 것이다. 동시에 백신에 의하여 발생한 질병에 대한 일화적 보도나, 예방주사가 면역체계를 약화시킨다는 논쟁과 같은 근거 없는 믿음은 확실한 근거에 기초한 정보에 의하여 수정되어야 할 것이다. 예방주사 프로그램에 따르지 않아 예방접종 발달로부터 후퇴하게 될 경우 우리는 홍역, 볼거리, 백일해, 소아마비가 어린이들에게 위협이 되었던 시대로 되돌아가게 될 것이다.

개발도상국의 어린이들은 미국이 겪고 있는 것과 다른 어려움에 처해있다. 전 세계의 영유아의 사망에 대한 조사는, 현존하는 백신이 수백만 명의 어린이의 생명을 살릴 수 있다는 것을 보여준다. 표에 나타난 바와 같이 어린이들의 사망원인이 되는 10가지의 주요 질병 중 5가지에 대하여 안전하고 효과적인 백신이 존재한다 (임상 초점 표 1). 비록 표에 있는 질병이 HIV, 결핵, 말라리아와 같이 백신이 존재하지 않는 질병을 포함하고 있지만 미국에서 유아에게 권고되는 백신의 접종에 의하여 전 세계 어린이 사망의 절반정도가 감소 될 수 있는 것이다.

전 세계적인 예방접종과 어린이들의 많은 질병의 근절이 이루어지지 않는 장애요인은 무엇인가? 미국에서 조차 좀 더 높은 수준의 예방접종이 이루어지지 않는다는 것이 이러한 목표를 달성하는데 있어서의 어려움을 제시하여 준다. 비록 적절한 백신이 개발되었고 전반적으로 이를 긍정한다고 하여도, 이러한 백신을 생산하고 모든 곳에 이 백신을 공급할 수 있는 능력이 가장 중요한 도전이 된다. 국제보건기구는 이상적인 백신은 다음과 같은 특성을 가지고 있어야 한다고 요구한다.

- 전 세계적으로 제공될 수 있어야 한다
- 열에 안정해야 한다
- 한 번의 주사로 효과적이어야 한다
- 여러 질병에 적용할 수 있어야 한다
- 점막계를 통하여 접종되어야 한다
- 어린시기에 접종할 수 있어야 한다

현재 사용되고 있는 백신의 일부만이 이러한 모든 특성을 만족한다. 그러나 국제보건기구의 목적은 전 세계적으로 유용한 백신을 추구하는데 있어 그 기준을 제시하는데 있다. 이는 또한 우선권 — 특히 개발도상국에서 가장 필요로 하는 백신의 개발에 있어 — 을 설정하는데 도움을 주고자 하는 것이다. 예를 들면 국제보건기구의 기준에 적절한 HIV/에이즈의 백신은 전 세계적인 에이즈의 유행에 직접적으로 영향을 줄 수 있으나, 또 다른 질병에 대한 백신개발은 많은 사람들이 이 병에 의한 위험에 처할 때 까지 필요하지 않을 것이다.

면역조치는 수백만 명의 생명을 구하고 있으며 이용할 수 있는 생백신의 숫자도 증가하고 있다. 생의학 연구자들이 추구해야할 과제는 보다 우수하고 안전하고 저렴하고, 쉽게 투여할 수 있는 형태로 이들 백신을 개발함으로서 전 세계적인 면역조치가 실현될 수 있도록 하는 것이다.

Estimated annual deaths worldwide of children under 5 years of age, by pathogen

Pathogen	Deaths (thousands)
*Pneumococcus**	841
Measles	530
Haemophilus (strains a–f)†	945
Rotavirus†	800
Malaria	700
HIV	500
RSV	500
Pertussis	285
Tetanus	201
Tuberculosis	100

*Bold signifies pathogens for which an effective vaccine exists.

†A licensed vaccine is being tested for possible side effects.

SOURCE: Data derived from WHO publications.

여도 분명한 부작용은 이 백신에 의하여 얻을 수 있는 예방효과와 비교되어야 한다.

백신의 개발은 기초 연구로 시작된다. 최근의 면역학과 분자생물학의 발달은 효과적으로 새로운 백신과 새로운 백신 후보물질을 찾는 방법을 가능케 하였다. T 세포와 B 세포가 인식하는 항원결정기의 차이에 대한 지식은 면역학자들이 최대한으로 세포성 면역과 체액성 면역시스템을 활성화할 수 있는 백신 후보물질들을 고안할 수 있도록 해주었다. 항원처리 과정이 분명해짐에 따라 과학자들은 백신과 더불어 내재면역 과정을 활성화 하고 Class I과 Class II MHC 분자에 의한 항원제시를 극대화 할 수 있는 보강제 개발을 시작하였다. 유전공학적 기법은 면역반응을 극대화할 수 있는 백신을 개발하기 위하여 항원결정기를 결정하고 백신의 전달방법을 개발하는데 이용되었다. 이 장에서는 현재 이용되고 있는 백신에 대하여 기술하고, 미래의 백신개발을 유도할 수 있는 실험적 고안을 포함한 백신 전략에 대하여 기술할 것이다.

능동과 수동 면역유도_Active and Passive Immunization

전염성 미생물에 대한 면역은 능동 또는 수동 면역유도 (immunization)에 의하여 획득된다. 두 경우 모두 면역은 자연적인 과정 (산모로부터 태아로의 전달 또는 미생물에 의한 과거의 감염) 또는 항체나 백신의 인위적인 주사에 의하여 이루어질 수 있다 (표 19-1). 수동면역을 유도하는 물질은 사람이나 동물로부터 유래한 항체인 반면, 능동 면역유도는 면역을 유도하지만 질병을 일으키지 않는 미생물 또는 병원균으로부터 유래한 항원성 물질의 주사에 의하여 이루어진다. 이 단원에서는 현재 이용되고 있는 수동과 능동적 면역유도의 기술에 대하여 설명하고자 한다.

TABLE 19-1 Acquisition of passive and active immunity

Type	Acquired through
Passive immunity	Natural maternal antibody Immune globulin* Humanized monoclonal antibody Antitoxin†

Active immunity	Natural infection
	Vaccines‡
	  Attenuated organisms
	  Inactivated organisms
	  Purified microbial macromolecules
	  Cloned microbial antigens
	    Expressed as recombinant protein
	    As cloned DNA alone or in virus vectors
	  Multivalent complexes
	Toxoid§

*An antibody-containing solution derived from human blood, obtained by cold ethanol fractionation of large pools of plasma; available in intramuscular and intravenous preparations.

†An antibody derived from the serum of animals that have been stimulated with specific antigens.

‡A suspension of attenuated live or killed microorganisms, or antigenic portions of them, presented to a potential host to induce immunity and prevent disease.

§A bacterial toxin that has been modified to be nontoxic but retains the capacity to stimulate the formation of antitoxin.

수동 면역유도는 이미 형성된 항체의 전달을 필요로 한다_Passive immunization involves transfer of preformed antibodies

Edward Jenner와 Louis Pasteur는 예방주사 또는 능동면역의 선구자로 알려져 있고, Emil von Behring과 Hidesaburo Kitasato는 수동 면역유도의 선구자로 알려져 있다. 이들 연구자들은 처음으로 한 동물에서 유도된 면역력이 이 동물의 혈청을 다른 동물에 주사함으로써 전달 될 수 있다는 것을 확인하였다 (4장 임상초점 참조).

이미 형성된 항체를 수혜자에게 전달하는 수동면역유도는 임산부의 항체가 태반을 통과하여 발생 중인 태아에 전달됨으로서 자연적으로 일어난다. 임산부의 디프테리아, 파상풍, 연쇄상구균, 홍역, 풍진, 볼거리, 소아마비에 대한 항체는 발생중인 태아에게 수동적으로 획득된 보호를 위하여 제공된다. 또한 산모의 초유와 모유에 포함되어 있는 항체 또한 신생아에게 수동면역을 제공한다.

또한 수동 면역유도는 이미 형성된 항체를 주사함으로써 이루어지기도 한다. 백신과 항생물질을 얻기 어려웠던 과거에 수동 면역유도는 여러 가지 전염성 질병에 대한 주요한 방어수단을 제공하였다. 말과 같은 동물의 혈청을 주사하는데 따른 위험성에도 불구하고(16장 참조), 이 방법은 치명적인 질병에 대한 유일하고 효과적인 치료방법이었다. 현재에도 수동면역 유도가 허용되는 몇 가지 경우가 있는데 이들은 다음과 같다.

- 선천적 또는 후천적인 B 세포의 결함 또는 다른 면역 결핍 현상에 의하여 항체 생성이 결핍된 경우
- 합병증을 일으킬 가능성이 있는 질병에 노출되었거나 노출될 가능성이 있는 경우 (예를 들면, 백혈병 어린이가 수두 또는 홍역에 노출될 경우) 또는 능동면역에 의하여 적절한 보호가 이루어질 시간이 부족한 경우
- 항체에 의하여 그 효과가 개선될 수 있는 병원균에 의한 감염. 예를 들면, 만약 근래에 파상풍에 대한 추가 예방주사를 맞지 않는 자상환자에게는 파상풍 독소에 대한 말의 항혈청을 주사한다. 이미 형성되어 있는 말의 항체는 상처에 있는 *Clostridium tetani*가 생성하는 파상풍 독소를 중화한다.

수동 면역유도는 보툴리누스 중독, 파상풍, 디프테리아, 간염, 홍역, 광견병에 노출된 환자들에게 일상적으로 제공되며 (표 19-2), 여행객이나 의료종사자들처럼 전염성 미생물에 곧 노출될 가능성이 있으나 능동면역을 위한 충분한 시간이 부족한 사람들에게 즉각적인 보호기능을 제공한다. 또한 수동적으로 제공되는 항혈청은 독사와 곤충에 물렸을 경우, 환자를 보호하기 위하여 이용된다. 수동면역유도는 면역체계를 활성화하는 것은 아니기 때문에 면역기억을 유도하지 않으며 이에 의한 보호기능은 일시적인 것이다.

TABLE 19-2 Common agents used for passive immunization

Disease	Agent
Black widow spider bite	Horse antivenin
Botulism	Horse antitoxin
Cytomegalovirus	Human polyclonal Ab
Diphtheria	Horse antitoxin
Hepatitis A and B	Pooled human immunoglobulin
Measles	Pooled human immunoglobulin
Rabies	Human or horse polyclonal Ab
Respiratory disease	Monoclonal anti-RSV*
Snake bite	Horse antivenin
Tetanus	Pooled human immunoglobulin or horse antitoxin
Varicella zoster virus	Human polyclonal Ab

*Respiratory syncytial virus

SOURCE: *Adapted from A. Casadevall, 1999, *Clinical Immunology* 93:5.

호흡장애 바이러스 (Respiratory syncytial virus, RSV)에 의하여 발생하는 급성 기관지 이상과 같은 질병의 경우에는 수동면역 유도가 현재까지 이용할 수 있는 가장 효과적인 예방법이다. 단클론항체 또는 두 단클론항체의 혼합물이 RSV의 위험에 처한 어린이에게 처방될 수 있다. 이 단클론항체는 마우스에서 만들어지지만 마우스의 IgG 부분의 C 부위를 사람 항체의 C 부위로 대체하여 '인간화'시킨 것이다 (5장 참조). 이러한 변형은 매우 항원성이 강한 외래 단백질인 마우스의 항체를 두 번째 주사하였을 때 생길 수 있는 많은 부작용을 예방 할 수 있게 한다.

수동면역 유도가 매우 효과적인 치료법이기는 하지만, 이미 형성된 항체를 주사하는데 따른 몇 가지 위험성이 있기 때문에 매우 주의하여 이용하여야 한다. 만약 항체가 말과 같은 다른 종에서 만들어졌다면 항체의 수혜자는 외래 항체의 개별형 결정기에 대하여 강한 반응을 일으킬 수도 있다. 이러한 항-개별형 결정기에 대한 반응은 심각한 부작용을 초래할 수도 있다. 예를 들면, 어떤 사람은 주사한 항체에 존재하는 항원결정기에 특이적인 IgE 항체를 생산할 수 있다. 이 IgE 가 수동적으로 제공된 항체에 결합하여 만들어진 면역복합체는 전신적인 비만세포의 탈과립 (degranulation)을 매개하여 전신 아나필락시스를 야기할 수도 있다. 또한 일부 사람들은 외래 항체에 특이적인 IgG 또는 IgM 항체를 만들고 이들은 보체를 활성화하는 면역복합체를 형성할 수도 있다. 이러한 복합체들이 조직에 축적되면 제 3형의 과민반응을 유도 할 수 있다. 반응의 정도가 항 개별형의 반응에 비하여 덜하기는 하지만, 사람의 감마 글로불린이 수동적으로 제공되는 경우라도 수혜자는 사람의 면역글로불린에 대한 항-개별형 반응을 일으킬 수도 있다.

능동 면역유도는 오래 유지되는 보호기능을 유도한다

_Active immunization elicits long-term protection

수동 면역유도의 목적이 일시적인 보호 또는 기존의 방어 기능의 향상에 있는 반면, 능동 면역유도의 목적은 방어 면역과 면역 기억의 유도에 있다. 능동 면역유도가 성공적일 경우 이후에 발생하는 병원균에 대한 노출은 이 병원균을 제거하거나 병원균의 생산물에 의하여 발생하는 질병을 예방한다. 능동 면역유도는 미생물에 의한 자연적인 감염이나 **백신 (vaccine)**의 인공적인 접종에 의하여 획득된다 (표 19-1). 능동 면역유도는 그 이름이 암시하는 바와 같이 면역체계가 중요한 역할을 수행하여 항원에 반응성이 있는 T 세포와 B 세포의 증가와 기억세포의 생성을 유도한다. 여러 형태의 백신을 이용한 능동면역유도가 전염성 질병, 특히 어린이들의 질병에 의한 사망을 감소시키는데 중요한 역할을 하여 왔다.

어린이의 예방접종 (vaccination)는 생후 약 2개월부터 시작한다. 2006년 미국 소아과학회에서 갱신한 미국에서의 어린이 예방주사 프로그램은 표 19-3에 제시되어 있다. 이 프로그램은 다음의 백신을 포함하고 있다.

- B형 간염백신
- 디프테리아-백일해 (비세포성)-파상풍 (DPaT)혼합백신
- *Haemophilus influenza* (Hib) 백신
- 불활성화 (Salk)소아마비백신 (IPV); 경구 (Sabin)백신은 미국에서는 더 이상 이용이 권장되지 않는다
- 홍역-볼거리-풍진 (MMR) 혼합백신
- Varicella zoster (Var) 수두 백신
- 수막구균 (Meningococcal) 백신 (고 위험군에는 24개월에, 11-12세에는 모든 어린이에 권고됨)
- 폐렴구균 접합 백신 (PCV)
- 독감백신 (현재 6~23개월 어린이에 권고됨)
- A형 간염 백신

A형 간염 백신은 예전에는 감염의 가능성이 높은 집단의 신생아에게만 투여되었으나, 현재는 12~23개월의 모든 어린이에게 권장되고 있다. 마찬가지로 독감백신은 예전에는 천식이나 면역결핍과 같은 위험 요인을 가진 특정한 어린이에게만 권장되었으나, 이들 연령대의 어린이들의 독감관련 입원의 위험성이 증가함에 따라 건강한 어린이에게도 매년 예방접종을 권장하고 있다. 새로운 권장목록은 또한 11~12세 사이 어린이들의 주요 소아 질병에 대한 면역력을 검사하고 필요한 경우 추가접종을 하는 것을 포함하고 있다.

어린이의 예방주사를 위한 여러 종류의 백신의 도입과 전파는 예방접종이 현재 권장되고 있는 일상적인 어린이 질병의 발병률을 미국에서 획기적으로 감소시켰다 (그림 19-1). 질병 발생률이 가장 높았던 해와 2004년의 발병률의 비교는 이들 질병의 급격한 감소와, 적어도 두 가지 질병에서는 완전퇴치를 보여준다. 전국적이고 효과적인 예방주사 프로그램이 유지되는 한, 이러한 어린이 질병의 발병

TABLE 19-3 Recommended childhood immunization schedule in the United States, 2006

Vaccine*	Birth	1 month	2 months	4 months	6 months	12 months	15 months	18 months	24 months	4–6 years
	Age									
Hepatitis B	•	←	→		←	—	—	→		
Diphtheria, tetanus, pertussis			•	•	•		←	→		•
Haemophilus influenzae type b			•	•	•	←	→			
Inactivated poliovirus			•	•	←	—	—	→		•
Measles, mumps rubella						←	→			•
Varicella						←	—	→		
Pneumococcal conjugate			•	•	•	←	→			
Influenza				(Yearly)	•	•	•	•	•	•
Hepatitis A				(Two doses at least 6 months apart)		←	— / ←	— / —	→ / —	→

←—•—→ Arrows indicate time range during which an immunization is recommended

*This schedule indicates the recommended ages for routine administration of currently licensed childhood vaccines. Any dose not given at the recommended age should be given as a "catch-up" immunization at any subsequent visit.

SOURCE: Adapted from the CDC Web site; approved by the American Academy of Pediatrics.

률은 계속해서 낮은 상태를 유지할 것이다. 그러나 백신에 대한 부작용의 발생은 백신의 이용률을 감소시키고, 그 결과 질병의 재출현을 야기할 수 있다. 예를 들면, 백일해의 약독화 세균 백신의 부작용은 졸도, 뇌염, 뇌손상, 심지어는 사망까지 포함하고 있다. 백신 이용의 감소는 백일해 기침 발병의 증가를 초래하여 2004년에는 18,957명 정도가 발생하였다. 최근에 개발된, 예전의 백신만큼 효과적이며 부작용이 없는 비 세포성 백일해 백신에 의하여 이러한 현상의 역전이 기대되고 있다.

표 19-3에서 제시된 바와 같이 효과적인 예방효과를 얻기 위해서 어린이들은 일반적으로 적절한 간격을 둔 추가접종 (반복적인 접종)이 필요하다. 그 이유 중의 하나로 생후 1개월 동안에는 어머니로부터 받은 항체가 영아의 몸을 순환하고 있기 때문이다. 예를 들면 어머니로부터 수동적으로 물려받은 항체는 DPT 백신의 항원결정기에 결합하여 적절한 면역체계의 활성화를 억제한다. 따라서 적절한 면역력을 유도하기 위해서는 유아의 순환계에서 어머니의 항체가 사라진 후 이 백신을 여러 번 접종 할 필요가 있다. 수동적으로 획득한 어머니의 항체는 또한 홍역백신의 효과를 방해한다. 이러한 이유 때문에 MMR 백신은 생후 12~15개월 전에는 접종하지 않는다. 그러나 제 3세계의 경우에는 어머니의 항체가 존재하더라도 홍역백신을 생후 9개월에 접종하는데, 이것은 이러한 국가의 어린이의 30~50%가 생후 15개월 이전에 이 질병에 노출되기 때문이다. 소아마비 백신의 경우에는 이 백신을 구성하는 3가지 균주에 대한 적절한 면역력을 획득하기 위하여 여러 번의 반복 접종이 필요하다.

성인에 대한 예방주사의 권장여부는 위험군에 달려 있다. 뇌막염, 폐렴, 독감에 대한 백신은 군영에 사는 군인이나 노인들과 같이 면역력이 감소된 사람들에게 권장된다. 여행 목적지에 따라 해외여행자들은 통상적으로 콜레라, 황열병, 흑사병, 장티푸스, 간염, 뇌막염, 발진티푸스, 소아마비와 같은 질병에 대한 예방주사를 맞는다. 치명적인 질병인 탄저병에 대한 예방주사는 감염된 동물이나 그 산물들과 접촉할 가능성이 있는 작업자들에게만 제한적으로 이루어졌었다. 그러나 최근 들어 테러범이나 생물학 전쟁에서 탄저균의 포자가 이용될 가능성은 군인이나 이 위험한 병원균을 이용한 공격대상 지역에 있는 일반인들에게도 확대되었다.

예방접종은 100% 완전하지는 않다. 어느 백신이건 주사자의 낮

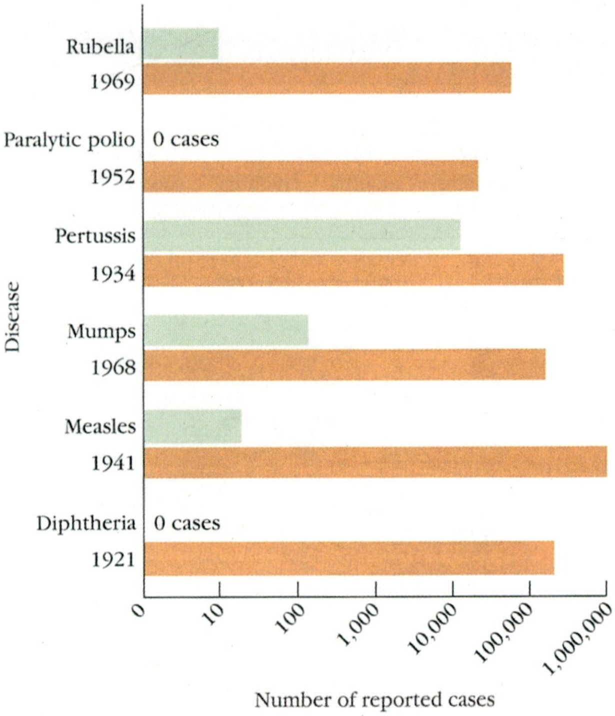

FIGURE 19-1 Reported annual number of cases of rubella (German measles), polio, pertussis (whooping cough), mumps, measles, and diphtheria in the United States in the peak year for which data are available (orange) compared with the number of cases of each disease in 2004 (green). Currently, vaccines are available for each of these diseases, and vaccination is recommended for all children in the United States. *[Data from Centers for Disease Control.]*

은 비율은 약하게 반응하여 적절하게 보호되지 않는다. 그러나 주사를 맞은 대부분의 사람들이 전염병에 대하여 면역력을 가지게 되며, 이것은 중대한 문제가 되지 않는다. 이러한 경우 감수성이 있는 사람이 감염된 사람과 접촉할 기회가 매우 낮기 때문에, 감수성이 있는 사람이 감염될 가능성은 거의 없다. 이러한 현상은 집단면역 (herd immunity)으로 알려져 있다. 1980년대 중반에 미국에서 대학생들과 취학 전 아동 사이에 홍역이 유행한 이유 중 일부는 예방주사의 일반적인 감소와 그에 따른 집단면역의 감소에 있다 (그림 19-2). 홍역에 걸린 취학 전 아동의 88%가 예방주사를 맞지 않았다. 홍역에 걸린 대학생의 경우 대부분 어린아이 때 한 번의 예방주사만을 맞았다. 한 번의 예방주사가 이들은 보호하지 못한 이유는 아마도 수동적으로 전달된 어머니의 항체가 백신에 대한 반응성을 감소시킨 결과로 여겨진다. 홍역 발생빈도의 증가는 어린이들이 홍역-볼거리-풍진의 복합백신을 12~15개월에 1회, 그리고 4-6세에 1회의 2회 접종을 받도록 권장을 촉진하였다.

질병통제센터 (CDC)는 미국 어린이의 예방주사 감소와 집단면역의 감소에 대한 주의를 환기시킨 바 있다. 예를 들면, 1995년의 보고서는 캘리포니아에서 유아의 약 1/3이상이 예방주사를 맞지 않고 있으며, 2세 이하 어린이의 약 절반정도가 일정보다 늦다고 보고하였다. 이러한 집단면역의 감소는 구 러시아연방에서 독립한 새로운 국가에서 최근에 발생한 사태가 보여주듯 위험한 결과를 초래할 가능성이 있다. 1990년대 중반까지 디프테리아 유행병은 이들 새로운 국가들의 많은 지역에서 창궐하였으며, 이것은 러시아연방의 붕괴 후 감소한 예방 주사율에 따른 집단 면역의 감소와 관계있다. 157,000건의 디프테리아 발병과 5,000여명의 사망을 일으킨 이 전염병은 대대적인 예방주사 프로그램에 의하여 방제되고 있다.

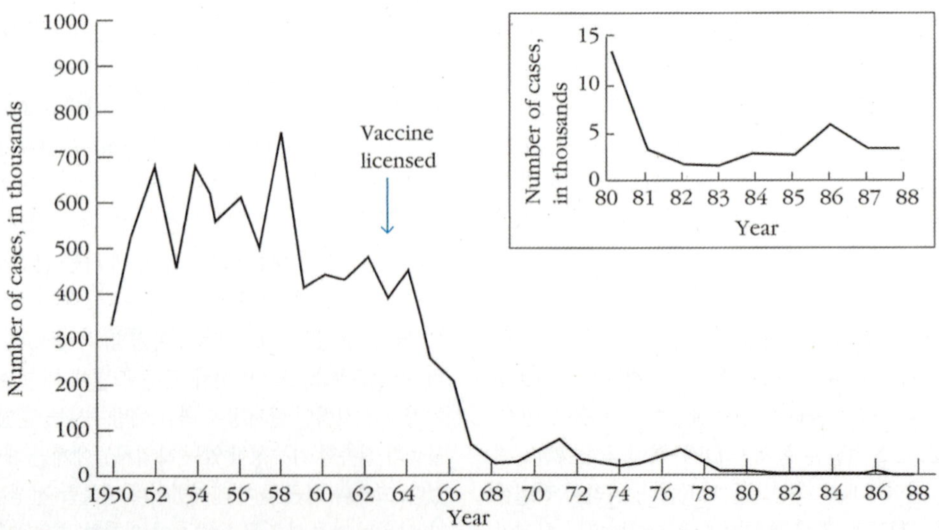

FIGURE 19-2 Introduction of the measles vaccine in 1962 led to a dramatic decrease in the annual incidence of this disease in the United States. Occasional outbreaks of measles in the 1980s (*inset*) occurred mainly among unvaccinated young children and among college students; most of the latter had been vaccinated but only once, when they were young. *[Data from Centers for Disease Control.]*

능동 면역 유도를 위한 백신 구상_Designing Vaccines for Active Immunization

대부분의 감염은 보체, 인터페론, 자연살해세포, 활성화된 식세포, 항미생물 물질 및 기타 기작을 포함한 비 특이적 또는 내재면역에 의하여 처리된다. 적응면역은 병원균에 대하여 좀 더 유연한 방어를 제공한다. 예방접종은 적응면역계를 훈련시킴으로서 내재면역에 의하여 쉽게 제거되지 않는 병원균을 효과적이며 즉각적으로 제거할 수 있도록 준비한다.

성공적인 백신을 개발하려면 몇 가지 사항을 염두 해 두어야 한다. 우선, 면역반응의 생성 자체가 예방효과가 있는 면역이 획득되었다는 것을 의미하지는 않는다. 많은 경우 중요한 것은 면역 체계의 어느 부분이 활성화 되었느냐는 것이며, 따라서 백신을 고안하는 사람은 체액성 면역과 세포 매개성 면역의 활성화 기전의 중요한 차이를 알아야 한다. 두 번째 요소는 면역 기억의 발달이다. 예를 들면, 보호 능력을 가지는 1차 반응을 유도한 백신이 면역 기억을 유도하지 않으면 백신에 대한 1차 반응이 사라진 후 숙주가 방어되지 않는 상태로 남겨질 수 있다는 것이다.

면역에 있어서 기억세포의 기능은 부분적으로는 병원균의 잠복기와 관련이 있다. 독감 바이러스는 아주 짧은 잠복기를 가지고 있어 (1~2일), 기억세포가 활성화될 때쯤이면 병징이 이미 나타나고 있다. 따라서 독감 바이러스에 대한 효과적인 방어는 반복적인 예방주사에 의하여 높은 중화 항체 수준을 유지하는 것이다. 긴 잠복기를 가지는 병원균에 대해서는 감염 시기에 검출 가능한 중화 항체를 유지하는 것이 필요하지 않다. 예를 들면, 소아마비 바이러스는 중추신경계에 감염하기 시작하는데 3일 이상이 소요된다. 이 정도 길이의 잠복기는 기억 B 세포가 높은 수준의 혈청 항체를 생산하기 위하여 반응하는데 필요한 충분한 시간을 준다. 따라서 소아마비에 대한 백신은 높은 수준의 면역 기억을 유도할 수 있도록 고안되었다. Salk 백신으로 예방접종을 하면 혈청 중의 항체 수준은 2주 이내에 최고에 달한 후 감소하는 반면, 기억세포 반응은 증가를 계속하여 약 6개월 후 최고에 달해 수년 간 유지된다 (그림 19-3). 만약 예방접종을 받은 사람이 이후에 소아마비 바이러스에 노출되면, 이들 기억세포들이 반응하여 높은 수준의 혈청 항체를 생산하는 형질세포로 분화되고 이 항체가 바이러스에 의한 영향으로부터 이 사람을 보호할 것이다.

이 장의 남은 부분에서는 현재 이용되는 백신과 실험 백신을 포함하여 백신 고안의 여러 가지 방법들에 대해서 체액성 또는 세포 매개성 면역을 유도하고 기억세포를 생성할 수 있는 이들 백신의 능력에 대한 조사와 함께 기술한다.

표 19-4에 제시된 바와 같이, 현재 이용되고 있는 상용 백신들은 살아 있지만 약독화 (비병원성)된 생물, 불활성화 (사멸)된 세균세포 또는 바이러스 입자, 단백질, 대상 생물의 탄수화물 조각 (소단위)등으로 구성되어 있다. 예방, 생산, 또는 백신의 투여에 장점을 가지는 다수의 새로운 형태의 백신 후보물질이 조심스럽게 연구되고 있다. 서로 다른 형태의 백신에 대한 기본적인 특징과 장점 및 단점이 이

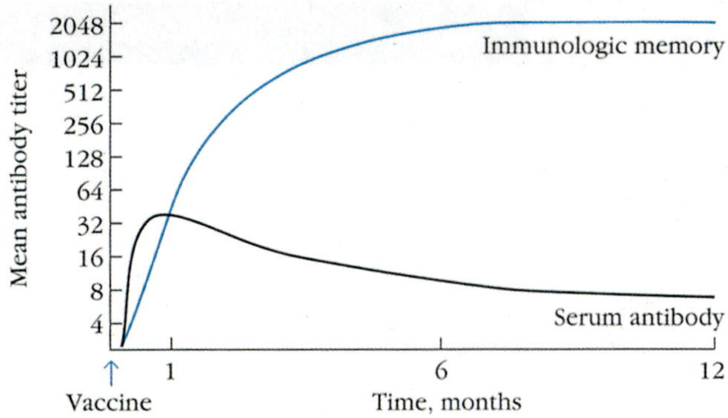

FIGURE 19-3 Immunization with a single dose of the Salk polio vaccine induces a rapid increase in serum antibody levels, which peak by 2 weeks and then decline. Induction of immunologic memory follows a slower time course, reaching maximal levels 6 months after vaccination. The persistence of the memory response for years after primary vaccination is responsible for immunity to poliomyelitis. *[From M. Zanetti et al., 1987,* Immunology Today *8:18.]*

표에 포함되어 있다. 다음 각 절에서는 각각의 백신 종류에 대하여 이들이 현재 어떻게 이용되고 있는지, 또는 이들이 인류의 질병에 어떻게 가장 적절하게 이용될 수 있는지 설명할 것이다.

살아 있는 약독화 백신_Live, Attenuated Vaccines

몇몇 경우, 미생물은 중요한 질병을 일으키는 그들의 능력 (병원성)을 상실하지만 접종된 숙주 안에서 일시적으로 자랄 수 있는 능력을 유지하도록 약독화 할 수 있다. 병원균 중에는 숙주에 대하여 면역을 유도하지만 주어진 숙주에서 병을 일으키지 못하는 특징 때문에 자연적으로 약독화된 예가 있다. Jenner에 의하여 처음으로 사용된 백신이 이러한 형태로 우두 바이러스 (cowpox)를 사람에게 주사하면 천연두에 대한 면역을 제공하지만 천연두를 일으키지는 않는다. 약독화는 어떤 경우에는 병원성 세균이나 바이러스를 비정상적인 배양조건에서 장기적으로 배양함으로써 이루어 질 수 있다. 이러한 과정은 비정상적인 배양 조건에서 자랄 수 있도록 적응되어, 자연적인 숙주에서는 잘 자랄 수 없는 돌연변이체를 선별한다. 예를 들면, **Bacillus Calmette-Guérin (BCG)**로 불리는 약독화된 *Mycobacterium bovis* strain은 이 세균을 쓸개즙의 농도를 점차 증가시킨 배지에 배양함으로써 개발 되었다. 13년 후 이 균주는 고농도의 담즙에서 성장할 수 있도록 적응하였으며, 폐결핵에 대한 백신으로 이용하기에 적절하도록 충분히 약독화 되었다. 효과의 차이와 접종 후 관찰의 어려움 때문에 BCG는 미국에서 사용되지 않는다. Sabin 소아마비 백신과 홍역 백신 모두 약독화된 바이러스 균주로 구성되어 있다. Sabin 백신에 이용되는 소아마비 바이러스는 원숭이 신장 표피 세포

TABLE 19-4 Classification of common vaccines for humans

Vaccine type	Diseases	Advantages	Disadvantages
Live attenuated	Measles Mumps Polio (Sabin vaccine) Rotavirus Rubella Tuberculosis Varicella Yellow fever	Strong immune response; often lifelong immunity with few doses	Requires refrigerated storage; may mutate to virulent form
Inactivated or killed	Cholera Influenza Hepatitis A Plague Polio (Salk vaccine) Rabies	Stable; safer than live vaccines; refrigerated storage not required	Weaker immune response than live vaccines; booster shots usually required
Toxoid	Diphtheria Tetanus	Immune system becomes primed to recognize bacterial toxins	
Subunit (inactivated exotoxin)	Hepatitis B Pertussis Streptococcal pneumonia	Specific antigens lower the chance of adverse reactions	Difficult to develop
Conjugate	*Haemophilus influenzae* type B Streptococcal pneumonia	Primes infant immune systems to recognize certain bacteria	
DNA	In clinical testing	Strong humoral and cellular immune response; relatively inexpensive to manufacture	Not yet available
Recombinant vector	In clinical testing	Mimics natural infection, resulting in strong immune response	Not yet available

에서 증식시켜 약독화 시켰다. 홍역 백신은 오리의 배 세포에서 배양한 후 사람의 세포주에서 배양한 풍진바이러스로 되어있다.

약독화된 백신은 장점과 단점이 있다. 이들은 일시적으로 성장할 수 있기 때문에 약독화된 생물의 항원결정기를 좀 더 오랜 기간 개체의 면역체계에 제공한다. 그 결과, 이들 백신은 한 번의 예방주사만을 필요로 하여 반복되는 추가 접종의 필요성을 배제한다. 이러한 특징은 1차 접종 후 약 20%가 추가 접종에 응하지 않는 제 3세계 국가에서 이용할 수 있는 주요 장점이다. 많은 약독화 백신이 숙주 세포 안에서 복제할 수 있는 특징은 이들을 세포 매개성 면역을 유도하기 위하여 이용하는데 적절한 이유이다.

Sabin 소아마비 백신은 세 종류의 약독화된 소아마비 바이러스 균주로 구성되어 있으며, 어린이들에게 각설탕이나 설탕용액 형태로 경구 투여된다. 이들 약독화된 바이러스들은 내장에서 증식하여 세 종류의 병원성 소아마비 바이러스 균주에 대한 보호면역을 유도한다. 내장의 Sabin 백신은 분비형의 IgA의 생성을 유도하며, 이것은 자연적으로 유입되는 소아마비 바이러스에 대한 중요한 방어기능을 수행한다. 이 백신은 또한 IgM과 IgG 클래스의 항체를 유도한다. 대부분의 다른 약독화 백신과 다르게 Sabin 소아마비 바이러스는 추가접종이 필요한데, 이것은 백신에 포함되어 있는 세 종류의 약독화 바이러스 균주가 장내에서의 서로간의 복제를 방해하기 때문이다. 첫 번째 예방 접종에 의하여 한 균주가 우점적으로 성장하여 이 균주에 대한 면역을 유도할 것이다. 두 번째 접종 때에는 1차 접종에 의하여 유도된 면역이 1차 접종 시 우점적인 균주의 성장을 제한하여 남은 두 균주 중 하나를 우점적으로 자라 면역을 유도할 수 있게 한다. 마지막으로 세 번째 접종에 의하여 세 균주 모두에 대한 면역이 획득된다.

약독화 백신의 가장 중요한 단점은 이들이 병원성을 가지는 형태로 전환될 수 있는 가능성을 가지고 있다는 것이다. Sabin 소아마비 백신 (OPV)이 전환되어 마비성 질병을 일으킬 수 있는 비율은 1/240만 이다. 이러한 전환은 병원성을 가지는 바이러스가 예방접

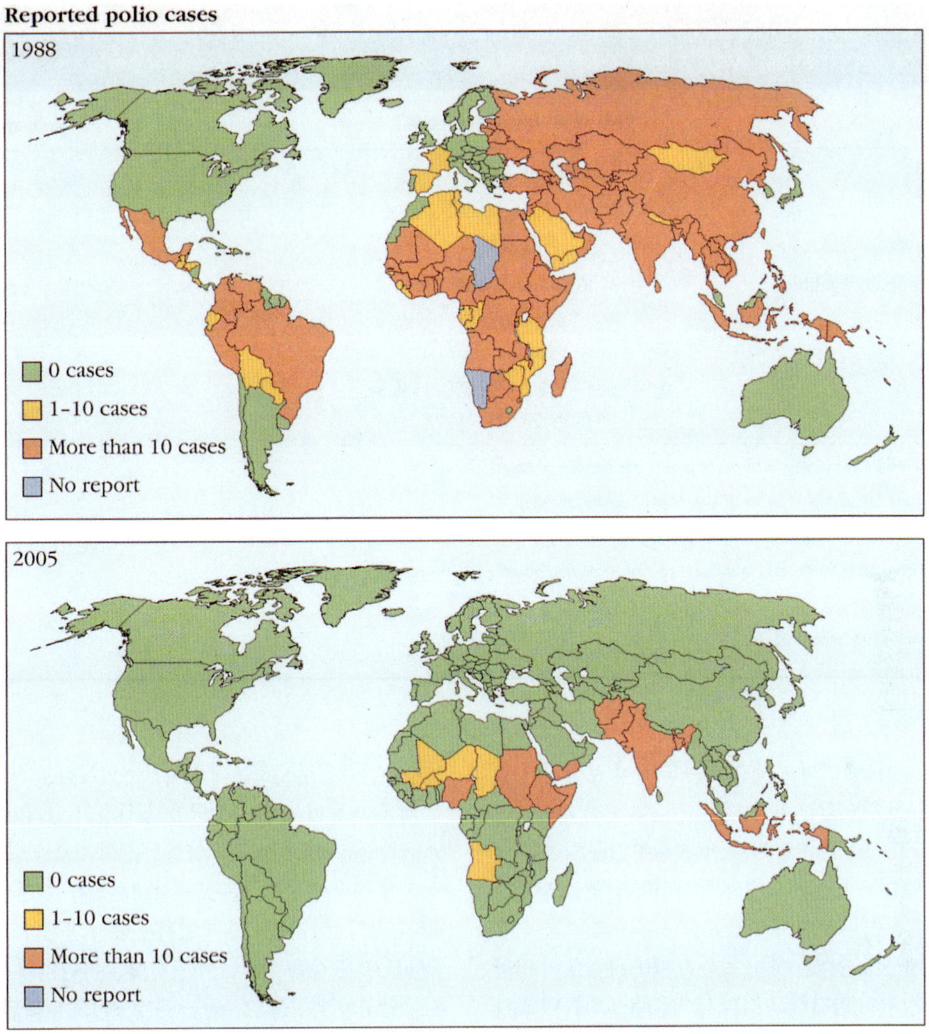

FIGURE 19-4 Progress toward the worldwide eradication of polio. Comparison of infection numbers for 1988 with those for 2005 show considerable progress in most parts of the world, although some areas in Africa and Asia have shown recent increases. Some experts question whether the use of live attenuated oral polio vaccine will cause reversion to pathogenic forms at a rate sufficiently high to prevent total eradication of this once-prevalent crippling disease. *[Data from WHO.]*

종을 받은 소수의 사람들로부터 위생기준이 낮거나 엄격하지 않은 곳 또는 폐수가 상수원을 통하여 유입되는 곳으로 전달되기 때문이다. 이러한 가능성은 이들 국가에서 완전히 불활성화된 소아마비 백신만을 사용하도록 유도하였다 (표 19-3). 세계의 일부 나라에서 OPV 백신을 이용하는 한 마비성 소아마비의 퇴치는 불가능한 것으로 예측된다. 불활성화된 대체 Salk 백신을 개발도상국에 공급하는데 여러 가지 문제가 있겠지만, 소아마비 질병의 경우가 감소함에 따라 대체될 것이다. 분명히 박멸 프로그램의 최종 목표는 백신이 필요 없는, 소아마비가 없는 세계를 달성하는 것이다.

약독화된 백신은 또한 자연 상태의 질병에서 볼 수 있는 것과 유사한 합병증을 유도할 수 있다. 예를 들면 홍역 백신을 맞은 사람 중에 낮은 비율은 예방주사 후 뇌염 또는 다른 합병증을 보이기도 한다. 그러나 표 19-6에 제시된 바와 같이, 백신과 연관된 합병증의 위험성은 감염에 의한 위험성보다 훨씬 낮다. 연구에 의하면 1970~1993에 7천 5백만 명이 홍역 백신을 맞았고 이들 중 48명에서 백신과 관련된 뇌막염이 발생하였다. 감염에 의하여 나타나는 뇌염 발생과 비교하여, 이와 같이 낮은 부작용의 빈도는 백신의 효과를 입증하는 것이다. 좀 더 믿을만한 예방주사에 대한 효과의 증거는 선진국에서도 홍역바이러스 감염에 의한 사망률이 높다는 것이다.

유전공학적 기법은 병원성에 관련된 유전자를 선택적으로 제거함으로써 바이러스를 비가역적으로 약독화 시킬 수 있는 방법을 제공하였다. 이것은 돼지에 대한 포진바이러스 (her-pesvirus)에 대하여 이루어졌는데 이 경우에는 티미딘 키나아제 유전자가 제거되었다. 티미딘 키나아제는 바이러스가 특정한 타입의 세포 (신경세포)에서 자라는데 필요하기 때문에, 이 유전자의 제거는 바이러스가 질병을 일으킬 수 없도록 한다.

독감에 대한 약독화 생백신이 최근에 개발되어 FluMist라는 이름으로 인가를 받았다. 약독화는 바이러스를 정상보다 낮은 온도에

TABLE 19-5 Risk of complications from natural measles infection compared with known risks of vaccination with a live attenuated virus in immunocompetent individuals

Complication	Risk after natural disease*	Risk after vaccination†
Otitis media	7%–9%	0
Pneumonia	1%–6%	0
Diarrhea	66%	0
Post-infectious encephalomyelitis	0.5–1 per 1000	1 per 1,000,000
SSPE	1 per 100,000	0
Thrombocytopenia	—‡	1 per 30,000§
Death	0.1–1 per 1000 (up to 5%–15% in developing countries)	0

*Risk after natural measles are calculated in terms of events per number of cases.

†Risks after vaccination are calculated in terms of events per number of doses.

‡Although there have been several reports of thrombocytopenia occurring after measles, including bleeding, the risk has not been properly quantified.

§This risk has been reported after MMR vaccination and cannot be attributed only to the measles component.

MMR=measles, mumps, and rubella.

SSPE=subacute sclerosing panencephalitis.

서 저온에 적응된 균주가 생길 때까지 기르는 과정이 포함되어 있다. 이 독감 바이러스 균주는 37℃ 보다 낮은 온도에서 잘 자라지만 사람의 정상체온인 37℃ 에서는 자라지 못한다. 살아있는 약독화 백신은 비강을 통하여 투여되며 상기도에서 일시적인 감염을 일으키며, 이 감염은 면역 반응을 유도하기에 충분하다. 바이러스는 신체 내부의 증가된 온도 때문에 증식을 하지 못하기 때문에 감염이 이곳에만 제한된다. 투여 방법이 간단하고 점막 면역을 유도하는데 효과적이기 때문에 저온 적응된 비강 투여용 독감백신이 머지않아 널리 이용될 것으로 보여진다.

불활성화 또는 사멸 백신_Inactivated or "Killed" Vaccines

백신을 생산하는 또 다른 일반적인 방법은 병원균을 열이나 화학적인 방법으로 처리함으로써 숙주 내에서 더 이상 증식하지 못하도록 불활성화 하는 것이다. 불활성화 과정에서 항원 표면에 존재하는 결정기의 구조를 유지하는 것이 절대적으로 중요하다. 열처리는 단백질에 심한 변성을 유도하기 때문에 단백질의 고차원적인 구조에 의존하는 항원결정기가 심하게 변화될 가능성이 있다. 일반적으로 포름알데히드나 기타 알킬화 화합물이 불활성화를 위하여 성공적으로 이용되어 왔다. Salk 소아마비 백신은 포름알데히드를 이용한 불활성화에 의하여 만들어졌다.

약독화 백신은 일반적으로 장기간 지속되는 면역을 유도하기 위하여 한 번의 접종이 필요하다. 반면, 사멸백신은 종종 숙주의 면역상태를 유지하기 위하여 반복되는 추가접종을 필요로 한다. 또한 사멸백신은 종종 숙주의 면역상태를 유도하여, 세포 매개성 면역과 분비성 IgA 반응을 유도하는데 있어서는 약독화 백신보다 덜 효과적이다.

비록 이들이 죽은 병원균을 포함하고 있지만, 불활성화 된 전체 생물 백신은 어느 정도의 위험성을 가지고 있다. 최초의 Salk 백신에 의한 심각한 합병증은 포름알데히드가 두 개의 백신 생산품에 존재하는 모든 바이러스를 죽이지 못해서 발생하였으며, 그 결과 예방주사를 맞은 많은 사람들이 마비성 소아마비에 감염되었다. 위험성은 불활성화 백신을 제조하는 과정에서도 나타난다. 많은 양의 감염성이 있는 병원균이 불활성화 과정 이전에 다루어져야하며, 이러한 과정에 노출되는 사람들은 감염의 위험성에 직면한다. 실제로 Salk 백신의 제작에 참여하였던 사람들의 감염에 대한 보고가 있었다.

일반적으로, 불활성화 백신은 복제가 가능하며 활성화된 형태로 전환될 수 있는 살아 있는 약독화 백신보다는 안전하다. 불활성화 백신은 바이러스와 세균성 질병에 대하여 널리 이용된다. 전통적인 독감 백신이 이러한 종류이며, A형 간염과 콜레라 백신도 이러한 종류이다. 상대적인 안정성과 더불어 불활성화 백신의 장점은 안정성과 보관 및 수송의 용이함에 있다. 그러나 불활성화 백신은 주사에 의하여 투여해야 한다는 것이 대규모 예방접종 활동에 있어서의 결점이다.

서브유닛 백신_Subunit Vaccines

약독화 또는 사멸된 전생물백신과 관련된 위험성은 특정한 병원균으로부터 유래한, 순수 분리된 거대분자를 포함한 백신을 이용하여 피할 수 있다. 일반적으로 이러한 백신의 세 종류의 형태가 현재 이용되고 있다: 불활성화된 외독소, 캡슐 다당류 그리고 재조합 미생물 항원이다.

톡소이드가 백신으로 이용된다_Toxoids are used as vaccines

디프테리아와 파상풍을 일으키는 세균을 포함하여 일부 병원성 세균들은 외독소 (exotoxin)를 생성한다. 이들 외독소들은 감염에 의하여 유래되는 여러 가지 질병의 병징을 유도한다. 디프테리아와 파상풍의 백신은 세균의 외독소를 순수분리한 다음, 톡소이드를 만들기 위하여 이들 독소를 포름알데히드로 처리하여 이들 독소를 불활성화함으로써 만들어진다. 톡소이드를 이용한 예방주사는 항-톡소이드 항체를 유도하고, 이들은 독소에 결합하여 독소의 작용을 중화할 수 있다. 톡소이드 백신을 생성하기 위한 조건은 항원결정기의 과도한 변화 없이 독성을 제거하기 위하여 잘 조절되어야 한다. 백신을 준비하기 위하여 충분한 양의 정제된 독소를 얻는 문제점은 외독소 유전자를 클로닝한 후 쉽게 배양 할 수 있는 숙주에서 이들을 발현함으로써 해결되었다.

독소에 대한 수동면역은 항-독소 항체를 포함하고 있는 혈청을 투여함으로서 유도될 수 있다. 1장에서 설명한 바와 같이 항생제가 만들어지기 이전 (또는 효과적인 백신 개발 이전)에는 디프테리아의 치료는 일반적으로 말에서 생산된 항독소를 투여함으로써 이루어졌다. 마찬가지로, 파상풍균에 노출되어 발생한 질병도 파상풍균에 대한 항독소를 투여함으로써 예방될 수 있다. 만약 최근에 파상풍 예방접종을 맞지 않은 사람이 파상풍균에 노출되면 항독소가 투여될 것이다. 보툴리누스 중독증은 말에서 얻은 항독소를 이용하여 치료하며, 현재까지 사람에게 적용될 수 있는 보툴리누스 중독증에 대한 항톡소이드 백신은 개발되어 있지 않다.

세균의 다당류 캡슐이 백신으로 이용되고 있다_Bacterial polysaccharide capsules are used as vaccines

일부 병원성 세균의 병원성은 1차적으로 그들의 친수성 다당류 캡슐의 항 식세포 작용 특성에 의한다. 항체 혹은 보체에 의한 캡슐의 코팅은, 대식세포와 호중구에 의한 이들 병원균의 식균작용을 크게 향상 시킨다. 이러한 발견은 순수 분리된 캡슐 다당류로 구성된 백신의 근거를 제공한다.

구균성 폐렴을 일으키는 *Streptococcus pneumoniae*에 대한 현재의 백신은 항원적으로 다른 23종의 캡슐 다당류로 구성되어있다. 이 백신은 옵소닌화 항체의 생성을 유도하며 현재 모든 유아에 권장되는 백신 항목에 포함되어 있다. 일반적인 세균성 수막염을 일으키는 *Neisseria meningitidis*에 대한 백신 또한 순수분리된 캡슐 다당류로 이루어져 있다.

바이러스의 당단백질은 백신 후보이다_Viral glycoproteins are candidate vaccines

HIV-1의 외막 단백질과 같은 일부 바이러스의 서브유닛 당단백질이 백신으로 시험되어 일부 성공을 거두었으나 이러한 당단백질이 일부 질병으로부터 보호할 수 있는 희망이 남아 있다. 최근에 단순포진바이러스 제 2형에서 유래한 Glycoprotein-D의 임상실험에서 일부 백신 투여자들은 생식기의 헤르페스 바이러스 감염이 예방되었다. 이 당단백질 백신은 HSP 제1형과 제 2형에 대한 혈청 중의 항체에 대한 검사를 실시한 남성과 여성 지원자들에게 보강제와 함께 투여되었다. 선택된 사람들은 HSV-2에 대한 항체가 없으며, 성기에 헤르페스 감염력이 있는 정기적인 성 상대가 있는 사람들이었다. 백신은 연구가 시작될 때 HSV-1과 HSV-2에 대하여 혈청 음성인 여성에 대하여 성기에 대한 헤르페스 감염을 예방하는데 효과적이었으나 HSV-1 (입술에는 병징을 일으키나 성기에는 병징을 일으키지 않음)에 대하여 양성인 여성에게는 예방 효과가 거의 없었다. 남성에 대해서는 HSV에 대한 항체의 유무에 관계없이 예방 효과가 없었다.

병원균 단백질은 재조합 기법에 의하여 생산된다_Pathogen proteins are manufactured by recombinant techniques

이론적으로 재조합 DNA 기법을 이용하여 항원성 단백질을 암호화하고 있는 유전자를 클로닝하여 세균, 효모 또는 포유류 세포주에서 발현할 수 있다. 바이러스, 세균 그리고 원생생물 병원균의 표면 항원을 암호화하고 있는 여러 유전자들이 성공적으로 발현 시스템에 클로닝되었고, 발현된 항원들이 백신 개발에 이용되었다. 처음으로 사람에 이용될 수 있도록 허가된 이와 같은 재조합 항원 백신은 B형 간염 백신이다. 이 백신은 B형 간염 바이러스의 주요 표면항원 (HBsAg)의 유전자가 클로닝되고 효모세포에서 발현됨으로써 개발되었다. 재조합 효모세포는 큰 규모의 발효조에서 배양되고 HBsAg는 세포 안에 축적된다. 효모세포를 수확하고 파쇄하면 재조합 HBsAg가 방출되고, 이것은 통상적인 생화학적 기법을 이용하여 순수분리된다. 재조합 B형 간염 백신은 방어적인 항체 생산을 유도한 것으로 확인되었으며, 전 세계적으로 2억 5천만 명의 만성 B형 간염 환자들에게 희망을 주고 있다.

말라리아와 같은 주요 질병에 대하여 제안되는 백신은 병원균의 하나 또는 그 이상의 단백질로 이루어져 있다. 이러한 단백질은 적절한 세포주를 이용하여 대량으로 생합성된 후 생산물에 불순물이 들어가지 않는 공정을 거쳐 순수분리된다. 이러한 단백질에 대하여 방어적인 면역 반응을 유도하는데에는 공통적인 문제점이 있다. 황산칼륨알루미늄 (alum)과 같은 일부 보강제는 사람에게 이용하기에는 적절하나 프로인드의 완전 또는 불완전 보강제와 같은 보다 효과적인 보강제는 수용할 수 없는 부작용이 있다. 최근 연구 분야의 하나는 백신에 해가 없으며 강력한 보강제 효과를 가지는 물질을 찾는 것이다. 이러한 물질 중 후보물질로는 Toll 유사 수용체를 통하여 수지상세포와 대식세포를 활성화 하는 물질이다. 내재성 면역계의 이러한 세포를 활성화하면 적응면역계의 구성요소에 의한 반응을 활성화 할 것이다. 보강제 효과에 대하여 검사되고 있는 물질 중 $[CpG]_n$ (세균에서 일반적인 모티프) 서열을 가지는 올리고뉴클레오티드나 LPS와 같은 그람 음성의 세포벽 구성 물질이다.

합성 펩티드를 이용한 백신이 서서히 개발되고 있다_Use of synthetic peptides as vaccines has progressed slowly

만약 서브유닛 단백질이 성공적인 백신으로 이용될 수 있다면, 우리는 이들의 가장 효과적인 항원결정기를 찾아내어 이들 항원결정기를 모방한 합성 펩티드를 합성하고 이들을 백신으로 이용할 수 있을 것이다. 이들의 장점은 매우 조절된 조건에서 합성을 용이하게 할 수 있다는 점과 사실상 매우 안전하다는 것이다. 이러한 매우 유망한 점에도 불구하고 합성 펩티드를 백신으로 이용하는 것은 처음에 기대했던 것보다 덜 발전되어 왔다. 펩티드는 단백질만큼 면역성이 강하지 않으며, 이들에 대하여 체액성 면역과 세포성 면역을 유도하는 것은 어렵다. 결합체 또는 보강제의 이용은 펩티드에 대한 방어면역을 유도하는데 도움은 되지만, 전반적인 펩티드 백신의 이용의 장벽은 아직도 남아 있으며, 면역학자들이 부딪힌 흥미 있는 문제점이다. 무엇보다도 중요한 것은 재조합 단백질이나 단백질 분절을 유전자가 도입된 배양 세포에서 생산하는 기법의 발달이 합성 펩티드에 기초한 백신 개발의 추진력을 저해하였다는 것이다. 그럼에도 불구하고 이들에 대한 면역 반응에서의 이론적 흥미는 남아 있으며, 펩티드 면역에 대한 연구는 새로운 백신개발을 유도하는 기초를 제공할 수 있다.

결합 백신_Conjugate Vaccines

다당류 백신의 제한 요인의 하나는 이들이 T_H 세포를 활성화 할 수 없다는 것이다. 이들은 B 세포를 흉선 비의존성 제 2형 (TI-2) 방법으로 B 세포를 활성화함으로써 IgM의 생성을 유도하지만 한정된 클래스 전환과 친화력 성숙, 매우 제한적인 기억세포의 발달을 유도한다. 다수의 연구자들이 폐렴 쌍구균의 다당류 백신을 피하접종한 사람들로부터 IgA를 분비하는 형질세포의 유도를 보고하였다. 이 경우 반응에 있어서 T_H 세포가 관여하지 않기 때문에 백신은 점막에서 자연적으로 존재하는 세균의 항원에 대하여 생성된 기존의 IgA 특이적인 기억 B 세포를 활성화 하였을 것이다. 이들 세균은 다당류와 단백질 항원결정기를 모두 가지고 있기 때문에 이들은 T_H 세포를 활성화하였을 것이고 이들이 다시 클래스 전환과 기억세포 형성을 유도하였을 것이다.

T_H 세포가 다당류 항원에 대한 반응에 직접 참여하게 하는 방법은 항원을 일종의 단백질 운반체에 결합시키는 것이다. 예를 들면, 5세 이하의 어린이들에게 세균성 수막염의 주요 병원균인 *Haemophilus influenzae* type b (Hib)에 대한 백신은 B형 캡슐 다당류와 여기에 연결된 단백질 운반체인 파상풍 톡소이드로 이루어져 있다 (그림 19-5a). 다당류-단백질 결합체는 다당류 한종류보다 면역력이 우수하며, 이들은 T_H 세포를 활성화할 수 있기 때문에 IgM에서 IgG로의 클래스 전환을 가능케 한다. 이와 같은 백신은 기억 B 세포를 유도하지만 병원균에 특이적인 기억 T 세포를 유도하지는 못한다. Hib 백신의 경우 기억 B 세포는 기억 T_H 세포 집단이 없이 어느 정도 활성화되는 것이며, 따라서 백신의 효과를 설명할 수 있다. Hib의 발병은 귀먹음이나 신경 결함을 일으킬 수 있기 때문에 결합 백신을 널리 이용하는 나라에서는 이 백신의 효과를 볼 수 있다. 미국에서의 Hib 발병의 급격한 감소는 그림 19-5b에서 볼 수 있다.

(a)

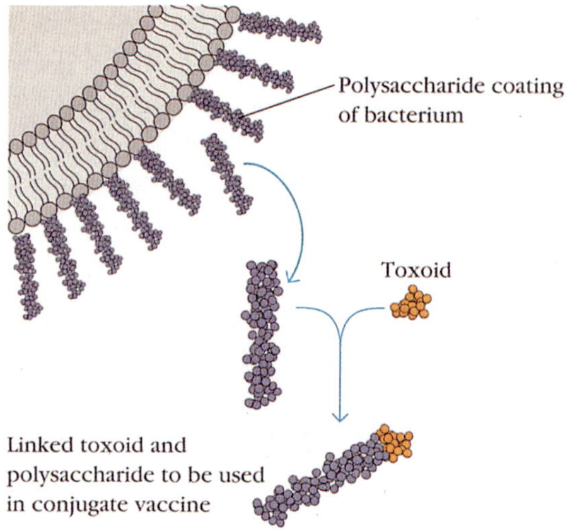

(b)

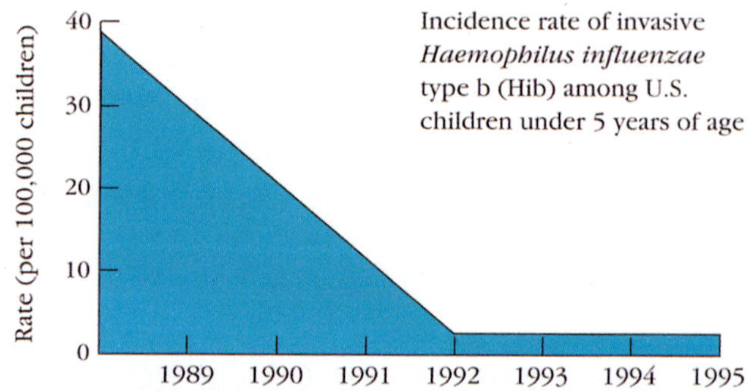

FIGURE 19-5 A conjugate vaccine protects against *Hemophilus influenzae* type b (Hib). (a) The vaccine is prepared by conjugating the surface polysaccharide of Hib to a protein molecule. (b) Since the introduction of this vaccine in the United States, the rate of Hib disease has fallen dramatically. *[Part b, Summary of notifiable diseases, 1995, CDC Morbidity and Mortality Weekly Report.]*

하나의 다당이 다양한 진균에 대한 보호를 제공한다_One polysaccharide confers protection against several fungi

진균의 다당류 성분에 대한 최근의 연구는 동물 연구에서의 결합 백신으로서 기대되는 결과를 보여주었다. 갈조류에서 분리된 β-글루칸에 결합된 디프테리아 톡소이드에 의한 백신접종은 마우스와 쥐에서 *Aspergillus fumigatus*와 *Candida albicans*의 접종 모두에 대하여 보호를 유도하는 항체생성을 유도하였다. 이러한 보호는 면역 유도된 동물의 혈청과 질액을 통하여 전달될 수 있었으며, 이는 면역이 항체에 의한 것이라는 것을 보여준다. 이러한 발견은 β-글루칸에 대한 단클론 항체 또한 보호 능력이 있다는 결과로 뒷받침되었다. 곰팡이에 의한 감염은 면역이 결핍된 사람에게 매우 심각한 문제이며, 예방접종이나 항체처리의 가능성은 항-진균 약제의 독성 문제를 해결하고 동시에 병원에서 중요한 문제가 되는 내성균 출현의 문제를 도와줄 수 있을 것이다.

다가의 서브유닛 백신은 세포성 면역과 체액성 면역 모두를 제공한다_Multivalent subunit vaccines confer both cellular and humoral immunity

합성 펩티드 백신과 서브유닛 다당류 또는 단백질 백신의 한 가지 단

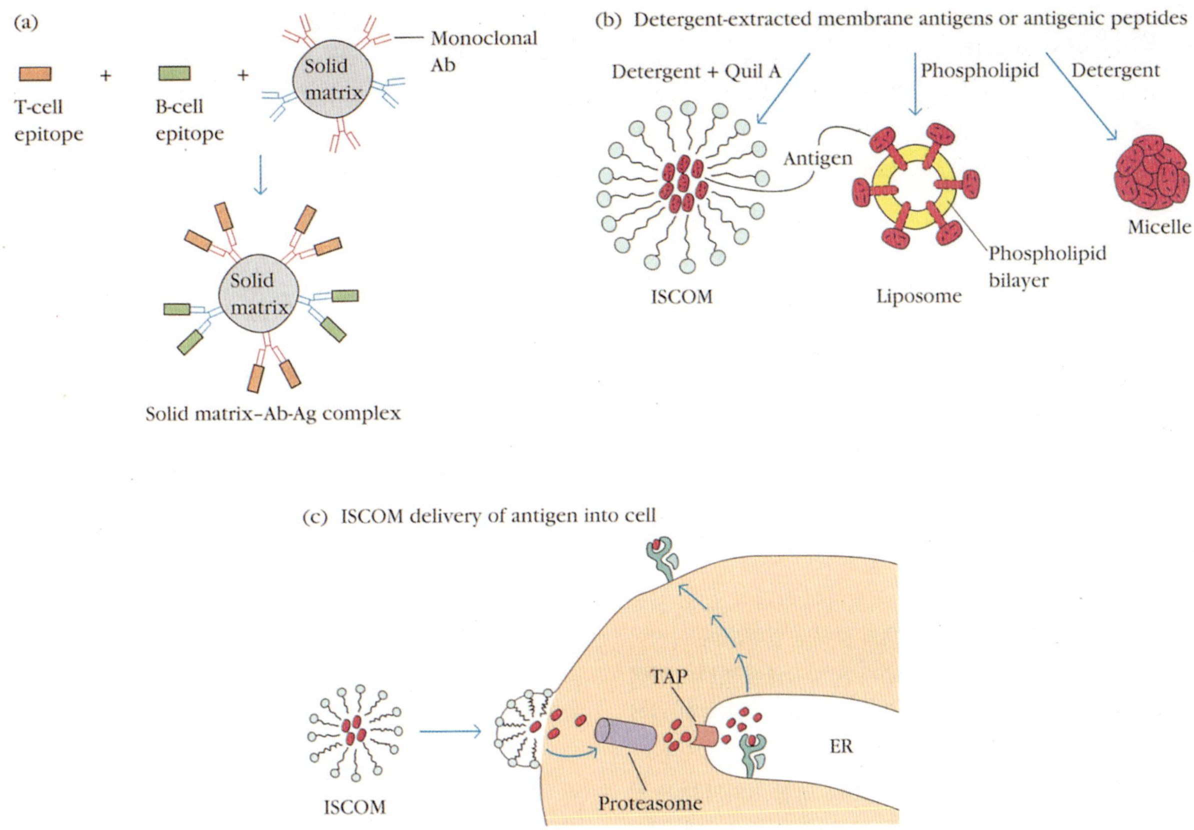

FIGURE 19-6 Multivalent subunit vaccines. (a) Solid matrix–antibody-antigen complexes can be designed to contain synthetic peptides representing both T-cell epitopes and B-cell epitopes. (b) Protein micelles, liposomes, and immunostimulating complexes (ISCOMs) can all be prepared with extracted antigens or antigenic peptides. In micelles and liposomes, the hydrophilic residues of the antigen molecules are oriented outward. In ISCOMs, the long fatty-acid tails of the external detergent layer are adjacent to the hydrophobic residues of the centrally located antigen molecules. (c) ISCOMs and liposomes can deliver antigens inside cells, so they mimic endogenous antigens. Subsequent processing by the cytosolic pathway and presentation with class I MHC molecules induces a cell-mediated response.

점은 이들이 일반적으로 면역성이 적다는 것이다. 또한, 이들은 체액성 면역을 유도하는 경향이 있으나, 세포 매개성 반응은 거의 유도하지 않는다는 것이다. 따라서 필요한 것은 면역력이 탁월한 B 세포와 T 세포의 항원결정기를 모두 포함하는 합성 펩티드 백신을 만드는 방법이다. 더 나아가 만약에 CTL 반응이 요구되면, 백신은 세포 내부로 전달되어 펩티드가 항원 처리되어 Class I MHC 분자와 함께 제시되는 것이다. 여러 종류의 혁신적인 방법이 주어진 펩티드 또는 펩티드 혼합체를 면역체계에 제공할 수 있는 다가 백신을 개발하는데 적용되고 있다 (그림 19-6).

한 방법으로는 고체기질-항체-항원 (Solid matrix-antibody-antigen, SMAA) 복합체를 만드는 것인데, 이는 미립자 고체기질에 단클론 항체를 부착시킨 다음 그 항체를 원하는 항원으로 포화시켜 만든다. 이렇게 만들어진 복합체는 백신으로 이용된다. 단단한 기질에 여러 종류의 단클론항체를 결합시킴으로써 면역력이 탁월한 T 세포와 B 세포에 대한 항원결정기로 구성된 펩티드 또는 단백질 혼합체를 단단한 기질에 결합시킬 수 있다 (그림 19-6a). 이와 같은 다가 복합체는 강력한 체액성 반응과 세포 매개성 반응을 유도하는 것으로 확인되었다. 이들의 입자성 특징은 식세포들에 의한 포식작용을 도와줌으로써, 이들에 대한 면역력을 증가시키는데 기여한다.

다가 백신을 만드는 또 다른 방법은 단백질 항원을 단백질 교질입자 (protein micelles), 리포솜 (liposome) 또는 면역자극 복합체 속으로 합체시키기 위하여 세제를 이용하는 것이다 (그림 19-6b). 단백질을 세제와 혼합시킨 다음 세제를 제거하여 교질입자를 만든다. 각각의 단백질에서 그들의 친수성 잔기는 수용성의 외부로 향하고 소수성의 잔기는 중심으로 모여서 친수성 환경과의 반응이 배제되도록 교질 입자 안에서 배열된다. 단백질 항원을 포함하는 리포솜은 이중막으로 둘러싸인 소낭을 형성할 수 있는 조건에서 단백질을 인지질 현탁액과 혼합하여 만든다. 단백질은 친수성 잔기가 노출되도록 이중막에 배치된다. 면역자극복합체 (ISCOMs)는 단백질과 세제 그리고 Quil A라 불리는 배당체 (glycoside)를 혼합하여 만든다.

독감 바이러스, 홍역 바이러스, B형 간염바이러스, 그리고 HIV를 포함한 여러 종류의 병원균에서 유래한 막 단백질은 교질입자, 리포솜 그리고 ISCOMs에 삽입되었으며 현재 예비백신으로 평가가 진행 중이다. 리포솜과 ISCOMs은 이들의 증가된 면역력과 함께 항원을 세포 내부로 전달하기 위하여 원형질막과 융합하는 것으로 보이며, 이곳에서 세포질 경로 (cytosolic pathway)를 거쳐 항원 처리가 됨으로써 세포매개성 반응을 유도한다 (그림 19-6c).

DNA 백신_DNA Vaccines

많은 질병에 대하여 연구 중인 백신 기법에서는 항원 단백질을 암호화하고 있는 플라스미드 DNA를 이용하며 이는 대상자의 근육에 직접 주사된다. 근육세포는 DNA를 흡수하고, 암호화된 단백질 항원을 발현하게 되어 체액성 항체 반응과 세포 매개성 반응을 유도한다. 이러한 기법에 대하여 가장 놀라운 것은 주사된 DNA가 배양세포에서 보다 훨씬 높은 효율로 근육세포에 의해서 흡수되고 발현된다는 것이다. DNA는 염색체 DNA에 끼어들거나 에피좀(episome)의 형태로 장기간 유지된다. 바이러스의 항원은 근육세포에서 뿐만 아니라 플라스미드 DNA가 흡수된 부근의 수지상 세포에서도 발현된다. 근육세포가 낮은 수준의 Class I MHC 분자를 발현하지만 공동자극분자를 발현하지 않는다는 것은 해당 지역의 수지상 세포가 DNA 백신에 대한 항원 반응의 발달에 있어서 중요한 역할을 한다는 것을 보여준다 (그림 19-7).

DNA 백신은 기존의 많은 백신과 비교하여 장점이 있다. 예를 들면, 암호화된 단백질은 숙주에서 원래의 형태로 발현되며, 변성이나 변형이 없다는 것이다. 따라서 면역반응은 병원균에 의하여 발현되는 것과 똑같은 항원에 대하여 일어난다. DNA 백신은 또한 체액성 면역과 세포 매개성 면역을 모두 유도한다. 적응 면역에서 두 종류의 면역반응을 모두 자극하기 위해서 DNA 백신 이외의 다른 백신에서는 살아있는 약독화된 병원균의 예방접종이 필요한데, 이것은 또 다른 위험요소를 추가시킨다. 마지막으로 DNA 백신은 항원의 장기적인 발현을 유도하며, 이는 충분한 면역 기억을 유도한다.

DNA 백신의 실용적인 측면도 매우 긍정적이다 (표 19-4). 플라스미드 DNA의 조작이나 저장에는 냉장이 필요하지 않은데, 이것은 공급에 있어 비용과 복잡성을 크게 줄인다. 동일한 플라스미드 벡터가 여러 종류의 단백질을 만들 수 있도록 제작될 수 있어서, 하나의 제작기술이 서로 다른 병원균으로부터 유래한 항원을 암호화하고 있는 다른 종류의 DNA 백신 생산에 이용될 수 있다. 이러한 백신을 접종하는 개선된 방법의 하나는 미세한 금 미립자를 플라스미드 DNA로 코팅한 후, 이것을 유전자총 (gene gun)이라 불리는 공기총으로 근육조직에 주입하는 것이다. 이 방법으로 많은 사람에게 많은 양의 주사기와 바늘 없이 빠르게 백신을 접종할 수 있게 되었다.

동물 모델을 이용한 DNA 백신 시도는 이러한 백신이 독감과 광견병 바이러스를 포함한 여러 병원균에 대한 방어면역을 유도할 수 있다는 것을 보여주었다. 더 나아가, 일부 DNA 서열을 벡터에 포함시킬 경우 면역반응의 향상을 유도한다는 것이 확인되었다. 이러한 서열의 예로는 병원균에서 발견되는 CpG 서열이 있다: 이 서열은 TLR9의 리간드라는 것을 기억하라. 현재 말라리아, AIDS, 독감, 에볼라, 단순포진 바이러스를 포함한 여러 종류의 DNA 백신에 대하여 사람을 대상으로 실험이 진행되고 있다. 최근에 실험적인 DNA 백신의 성공은 SARS 코로나바이러스에 대한 마우스의 보호와 관련된 것으로 이 실험에서는 SARS 바이러스의 스파이크 단백질을 암호화하고 있는 DNA 벡터를 이용하였다 (SARS의 출현에 대해서는 18장에서 설명하였음). 면역은 백신을 접종한 개체에서 혈청을 통하여 전달되었으며, 이는 중화 항체가 백신접종에 의하여 유도되었고 마우스를 이용한 SARS 감염 모델에서 보호기능이 있음을 보여준다. DNA 백신에 대한 추가적인 실험적 시도는 항원 단백질의 유전자와 면역반응을 최적의 과정으로 유도하는 사이토카인 또는 케모카인 유전자와 혼합하는 것이다. 예를 들면, IL-12 유전자가 DNA 백신에 포함될 수 있을 것이다; DNA 백신 접종부위에서의 IL-12의 발현은 백신에 의하여 유도되는 T_H1 타입의 면역을 자극할 것이다.

DNA 백신은 현재 임상 실험 중이며 사람들의 예방접종에 수년 이내에 이용될 수 있을 것으로 보인다. 그러나 이것이 예방백신의 문제점을 완전히 해결하는 것은 아니다; 예를 들면, 단백질 항원만이 암호화될 수 있으나, 폐렴구균이나 수막염 구균 감염에 대한 백신은 다당류 항원을 이용하며 이들은 DNA를 매개로한 전달의 후보가 아니다.

재조합 벡터 백신_Recombinant Vector Vaccines

특별히 병원성이 강한 병원균의 주 항원을 암호화하고 있는 유전자는 약독화된 바이러스나 세균 안에 도입될 수 있다. 이렇게 약독화된 생물은 벡터로 작용하며, 숙주 안에서 복제를 하고, 병원균의 유전자 산물을 발현한다. 살아 있는 약독화 바이러스 백신은 현존하는 공인된 백신을 이용하고 여기에 새로이 출현하는 병원균에 존재하는 항원을 암호화하는 유전자를 첨가함으로써 준비되었다. 이러한 키메라 바이러스 백신은 완전히 새로운 상품보다 빨리 시험되고 승인될 수 있어 귀중한 시간을 절약할 수 있다. 이러한 키메라 형의 아주 최근 예로서는, 웨스트 나일 바이러스의 항원을 발현하도록 만든 황열병 백신이다. 우두 바이러스, 카나리아발진종 바이러스 (canarypox virus), 약독화된 소아마비 바이러스, 아데노바이러스, 약독화된 *Mycobacterium bovis*의 BCG 균주, 그리고 구강에 일반적으로 존재하는 특정 연쇄구균 등 여러 종류의 생물이 벡터 백신으로 이용되어 왔다.

천연두를 퇴치하기 위하여 이용된 약독화 백신인 우두 바이러스는 벡터 백신으로서 널리 이용되어 왔다. 이 크고 복잡하며, 200여 개의 유전자로 된 게놈을 가지고 있는 바이러스는 숙주 세포를 감염하고 복제하는데 어려움이 없이 수십 개의 외래 유전자를 포함 할 수 있도록 조작이 가능하다. 병원균으로부터 유래한 외래 유전자를 포함하고 있는 우두 벡터를 만드는 과정이 그림 19-8에 설명되어 있다. 유전적으로 조작된 우두는 도입된 유전자로부터 많은 양의 산물을 발현하며, 이것은 접종된 숙주에서 강력한 면역항원으로 작용한다. 천연두 백신과 마찬가지로, 유전적으로 조작된 우두 벡터 백신은 피부에 가벼운 상처를 내어 숙주 세포에 국소적인 감염을 일으킴으로써 예방 접종이 가능하다. 만약 우두로부터 발현된 외래 유전자 산물이 바이러스 외막 단백질이면 감염된 숙주 세포의 세포막으로 삽입되어 항체 매개성 면역뿐만 아니라 세포 매개성 면역 발달을 유도한다.

OVERVIEW FIGURE 19-7 Use of DNA Vaccines Raises Both Humoral and Cellular Immunity

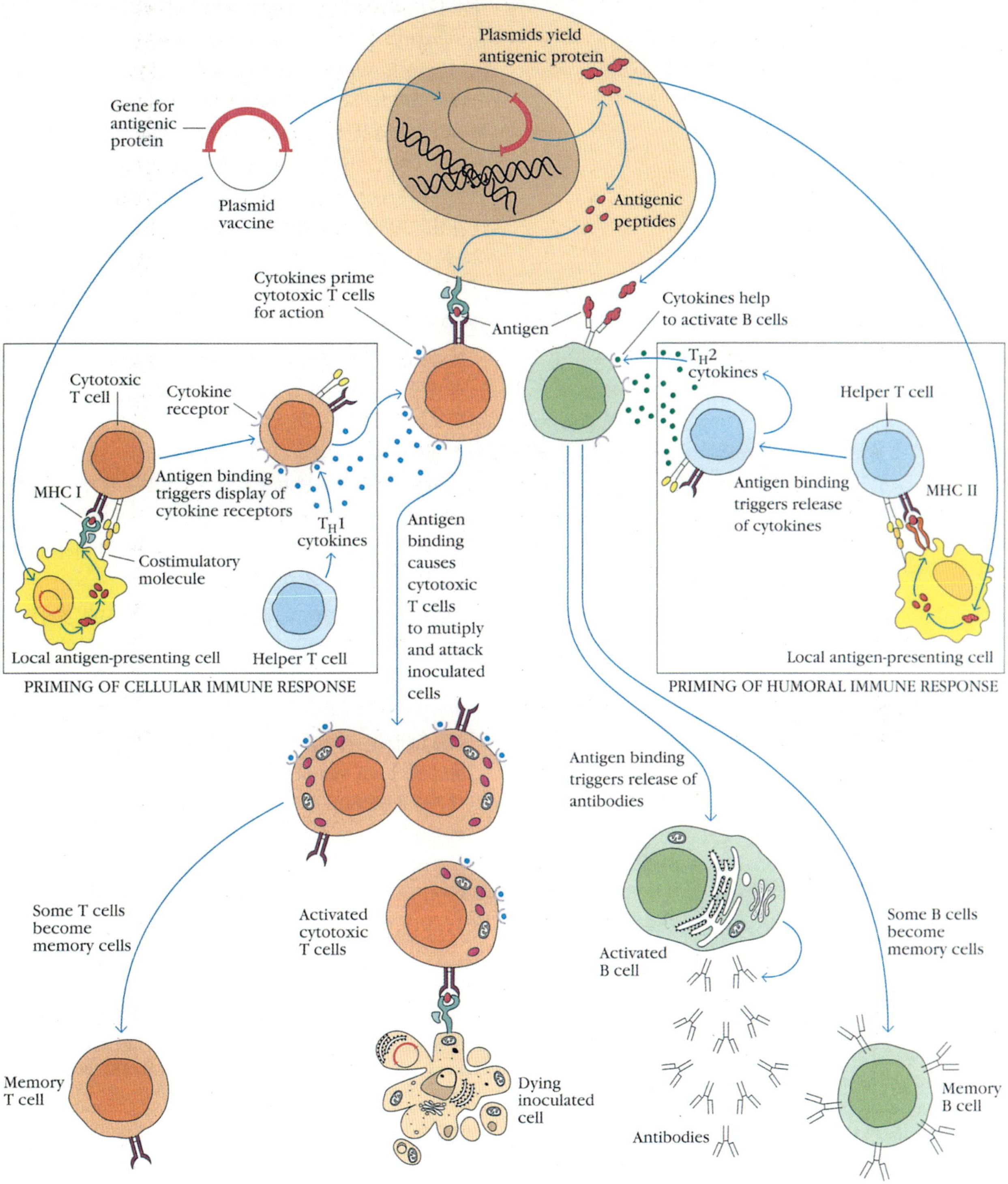

The injected gene is expressed in muscle cells and in nearby APCs. The peptides from the protein encoded by the DNA are expressed on the surface of both cell types after processing as an endogenous antigen by the MHC class I pathway. Cells that present the antigen in the context of class I MHC molecules stimulate development of cytotoxic T cells. The protein encoded by the injected DNA is also expressed as a soluble, secreted protein, which is taken up, processed, and presented in the context of class II MHC molecules. This pathway stimulates B-cell immunity and generates antibodies and B-cell memory against the protein. *[Adapted from D. B. Weiner and R. C. Kennedy, 1999,* Scientific American *281:50.]*

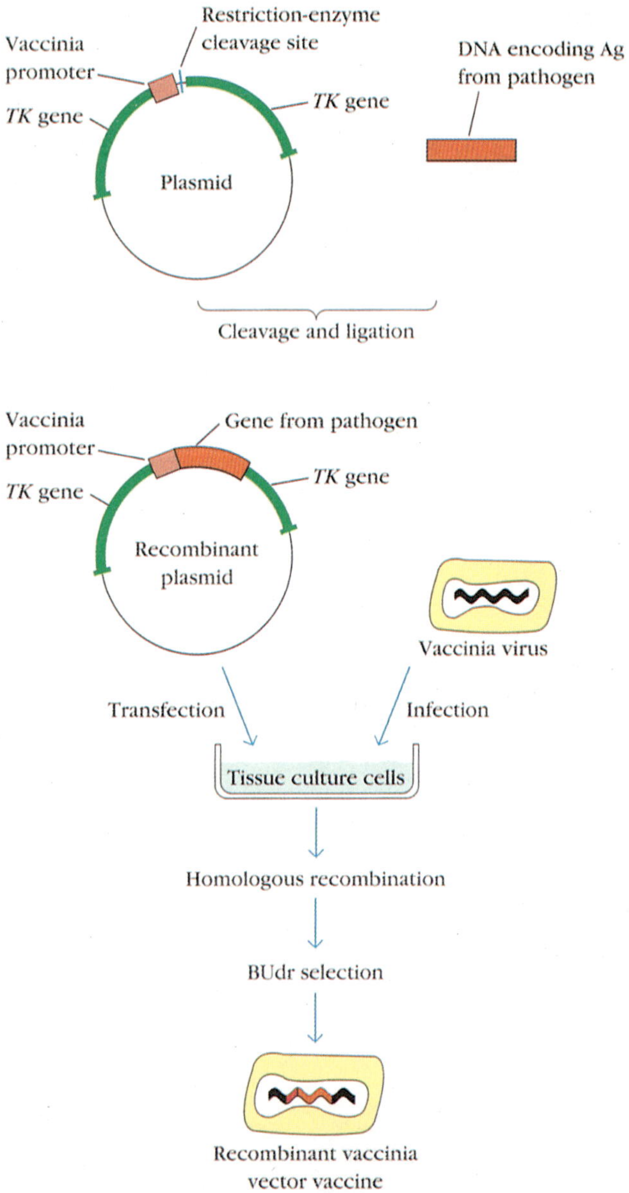

FIGURE 19-8 Production of vaccinia vector vaccine. The gene that encodes the desired antigen (orange) is inserted into a plasmid vector adjacent to a vaccinia promoter (pink) and flanked on either side by the vaccinia thymidine kinase (*TK*) gene (green). When tissue culture cells are incubated simultaneously with vaccinia virus and the recombinant plasmid, the antigen gene and promoter are inserted into the vaccinia virus genome by homologous recombination at the site of the nonessential TK gene, resulting in a TK^- recombinant virus. Cells containing the recombinant vaccinia virus are selected by addition of bromodeoxyuridine (BUdr), which kills TK^+ cells. *[Adapted from B. Moss, 1985,* Immunology Today *6:243.]*

다른 종류의 약독화된 벡터 백신은 우두 백신보다 안전한 것으로 확인되었다. 카나리아발진증 바이러스는 최근에 벡터 백신으로 시도되었다. 유사한 우두와 마찬가지로 카나리아발진증 바이러스는 크기가 크고, 여러 개의 유전자를 전달할 수 있도록 조작이 가능하다. 우두와는 다르게 카나리아발진증 바이러스는 심한 면역 결핍이 있는 사람에게 조차도 병원성을 나타내지 않는다. 또 다른 가능한 벡터는 콜레라를 일으키는 세균으로부터 유래한 유전자로 조작된 약독화된 *Salmonella typhimurium* 균주이다. 이 벡터 백신의 장점은 *Salmonella*가 소화 기관의 점막내면에 감염하고, 따라서 분비성 IgA의 생성을 유도한다는 것이다. 콜레라, 임질을 포함한 여러 질병에 대한 효과적인 면역은 점막 표면에서의 분비성 IgA의 생성 증가에 의존한다. 정상적인 구강에 존재하는 세균을 이용한 비슷한 기법이 개발 중이다. 이러한 기법은 병원체로부터 항원을 암호화하고 있는 유전자를 구강이나 호흡기관에 살고 있는 세균 균주 안에 도입하는 과정을 포함한다. 점막 표면에서 면역을 유도하는 것은 병원균에 의하여 이용되는 유입구에서 효과적인 방어를 제공할 수 있다.

요 약

- 면역상태는 수동 또는 능동 면역유도에 의하여 유도된다. 단기간의 수동 면역은 이미 형성된 항체를 전달함으로써 유도된다. 감염 또는 접종은 오랫동안 지속되는 능동 면역을 유도한다.
- 세 종류의 백신이 현재 사람들에게 이용된다: 약독화 (비병원성) 미생물, 불활성화(사멸)미생물 또는 순수 분리된 거대분자이다.
- 배양세포에서 발현된 병원균의 단백질 성분은 효과적인 백신이 될 수 있다. 다당류 백신은 면역력을 극대화하기 위하여 단백질에 결합될 수 있다.
- 병원성 미생물로부터 유래된 유전자를 포함하도록 조작된 바이러스나 세균을 포함하는 재조합 벡터는 암호화된 항원에 대한 세포 매개성 면역을 극대화한다.
- 병원균으로부터 유래한 단백질 항원을 암호화하고 있는 플라스미드 DNA는 체액성 면역과 세포 매개성 면역을 유도하는 효과적인 백신으로 이용될 수 있다: 다수의 질병에 대한 DNA 백신이 사람을 대상으로한 임상실험 과정에 있다.
- 백신의 적절한 유용성을 현실화하는 것은 기존의 백신을 저비용으로 생산하고 공급하는 방법을 개선하는 것을 필요로 한다.

References

Afzal, M. F., et al. 2000. Clinical safety issues of measles, mumps, and rubella vaccines. *Bulletin of the World Health Organization* **78:**199.

Dittmann, S., 2000. Successful control of epidemic diphtheria in the states of the former Union of Soviet Socialist Republics: lessons learned. *Journal of Infectious Disease* **181** (suppl. 1):S10.

Grandi, G. 2001. Antibacterial design using genomics and proteomics. *Trends in Biotechnology* **19:**181.

Henderson, D. A. 1976. The eradication of smallpox. *Scientific American* **235:**25.

Jilek, S., et al. 2005. DNA-loaded biodegradable microparticles as vaccine delivery systems and their interaction with dendritic cells. *Advanced Drug Delivery Reviews* **57:**377.

Kew, O. M., et al. 2004. Circulating vaccine-derived polioviruses: current state of knowledge. *Bulletin of the World Health Organization* **82:**16.

Shann, F., and M. C. Steinhoff. 1999. Vaccines for children in rich and poor countries. *Lancet* **354**(suppl. II):7.

Smeeth, L., et al. 2004. MMR vaccination and pervasive developmental disorders: a case-control study. *Lancet* **364**:963.

Stanberry, L. R., et al. 2002. Glycoprotein-D-adjuvant vaccine to prevent genital herpes. *New England Journal of Medicine* **347**:1652.

Torosantucci, A., et al. 2005. A novel glyco-conjugate vaccine against fungal pathogens. *Journal of Experimental Medicine* **202**:597.

Wroe, A. L., et al. 2005. Feeling bad about immunizing our children. *Vaccine* **23**:1428.

Yang, Y-Z, et al. 2004. A DNA vaccine induces SARS coronavirus neutralization and protective immunity in mice. *Nature* **248**:561.

Zinkernagel, R. M. 2003. On natural and artificial vaccinations. *Annual Review of Immunology* **21**:515.

Useful Web Sites

http://www.VaccineAlliance.org/

Home page of Global Alliance for Vaccines and Immunization (GAVI), a source of information about vaccines in developing countries and worldwide efforts at disease eradication. Links to major international vaccine information sites.

http://www.ecbt.org/

Every Child by Two offers useful information on childhood vaccination, including recommended immunization schedules.

학습문제

임상초점문제 새로운 폐렴구균 백신과 매우 드문 형태의 천식과의 관계가 보고되었다. 이 보고를 확인하기 위하여 어떠한 데이터가 필요하겠는가? 당신은 가능한 연관성을 검사하기 위하여 어떠한 과정을 준비하겠는가?

1. 다음 서술이 참인지 거짓인지 표시하라. 만약 거짓이라고 생각하면 그 이유를 설명하라.
   a. 태반을 통과하는 임신부의 홍역에 대한 IgG 항체의 전달은 태아에게 단기간의 면역력을 제공한다.
   b. 약독화 백신은 사멸백신보다는 세포 매개성 면역을 유도할 것으로 여겨진다.
   c. 다가의 서브유닛 백신은 일반적으로 합성 펩티드 백신보다 강한 반응을 유도한다.
   d. DNA 백신의 한 가지 단점은 이들이 충분한 면역 기억을 유도하지 않는다는 것이다.
   e. 거대분자는 일반적으로 많은 수의 항원결정기 후보들을 포함하고 있다.
   f. 하나의 DNA 백신은 하나의 항원결정기에 대한 반응만을 유도한다.
2. 약독화된 생물을 백신으로 사용할 때의 장점과 단점은 무엇인가?
3. 파상풍에 대한 예방 접종을 받지 않은 어린 소녀가 녹슨 못을 밟아서 깊게 패인 상처를 얻었다. 의사는 상처를 씻어내고 이 아이에게 파상풍 항독소를 주사하였다.
   a. 왜 파상풍 톡소이드의 추가 접종 대신에 항독소가 주어졌는가?
   b. 만약 이 소녀가 더 이상의 추가적인 치료를 받지 않고 3년 뒤에 녹슨 못을 또 밟는다면 이 소녀는 파상풍에 대하여 면역성이 있겠는가?
4. Salk 백신과 비교하여 Sabin 소아마비 백신의 장점은 무엇인가? 왜 Sabin 백신은 미국 내에서 사용이 더 이상 권장되지 않는가?
5. 왜 살아 있는 약독화 독감 백신 (FluMist)은 기관지 감염을 일으키지 않는가?
6. 합성 펩티드 백신을 개발하기 위한 시도로 당신은 한 단백질 항원의 아미노산 서열에 대하여 (a) 소수성 펩티드 (b) 강한 친수성 펩티드를 분석하였다. 각 타입의 펩티드는 다른 종류의 면역 반응을 유도하기 위한 백신으로 어떻게 이용될 수 있겠는가?
7. 집단 면역 현상을 설명하라. 이러한 현상이 어떻게 특정한 유행병의 출현과 관련되겠는가?
8. 당신은 병원성 세균에 대하여 방어 면역을 제공하는 세균 단백질 항원을 찾아내고 이것을 암호화하는 유전자를 클론하였다. 이 단백질을 효모에서 발현시켜 재조합 단백질을 백신으로 이용하거나 또는 이 단백질에 대한 유전자를 DNA 백신으로 이용하는 두 가지 선택이 있다. 당신은 어떠한 방법을 택하겠으며 그 이유는 무엇인가?
9. 병원균의 잠복기와 효과적인 능동 면역 유도를 성취하기 위하여 필요한 접근법과의 관계를 설명하라.
10. 현재 백신으로 이용되고 있는 세 종류의 순수분리된 거대분자를 열거하라.
11. 수동 면역의 한 예로 Rh^-인 어머니가 Rh^+인 태아를 임신했을 때 Rh^+ 항원에 대한 인간화된 항체인 RhoGAM을 투여하는 것이다. 왜 이 항체는 신생아에서 혈구응집반응을 일으키지 않는가?
12. 일부 부모들은 그들의 유아에게 백신 접종을 하지 않기로 선택한다. 이에 대한 이유로는 종교, 과민 반응, 백신이 유도된 질병에 감염될 것에 대한 걱정, 그리고 최근에는 백신이 자폐증을 일으킬 수 있다는 연구에 의하여 증명되지 않는 두려움 등이 있다. 만약 인구의 충분한 일부가 홍역이나 백일해 같은 소아성 질병에 대한 예방접종을 하지 않는다면 그 결과는 어떻게 되겠는가?
13. 다음 질병이나 현상에 대하여 어떠한 백신이 이용되고 있는지 선택하여라.

a. 소아마비	1. 불활성화
b. 수두	2. 약독화
c. 파상풍	3. 불활성화된 외독소
d. B형 간염	4. 순수분리된 거대분자
e. 콜레라	
f. 홍역	
g. 이하선염	

데이터의 분석 T. W. Kim 과 동료들은 (J. Immunol. 171:2970, 2003) 인간 유두종 바이러스 (HPV) 16의 E7 항원에 대하여 면역력을 높이는 방법에 대하여 연구하였다. 마우스 그룹들이 DNA 백신 구조에 추가되어 있는 다음의 항원으로 예방 접종되었다.

- + HPV E7 항원
- + E7 + 열충격 단백질 70 (HSP70)
- + E7 + calreticulin
- + E7 +리소좀 결합 막 단백질 1의 분류 신호 (Sig/LMP-1)

두 번째 그룹의 마우스들은 동일한 DNA 백신과 함께 항-아포토시스 *Bcl-xL* 유전자가 포함된 DNA 구조가 추가로 투여되었다. 이러한 DNA 백신 구조물이 숙주의 반응을 유도하는 효과의 차이를 보기 위하여 백신이 처리된 마우스의 비장 세포를 주사 7일 후 회수하여 MHC-I에 결합된 E7 펩티드와 하룻밤 동안 in virto에서 함께 배양한 다음 세포를 CD8과 IFN-γ에 대하여 염색하였다 (그림의 왼쪽 칸). 또 다른 실험에서 Kim 등은 만약 $CD4^+$ T 세포가 없는 마우스를 이용할 경우 이들의 백신이 얼마나 효과적인지를 조사하였다 (위의 그림 b).

(b)

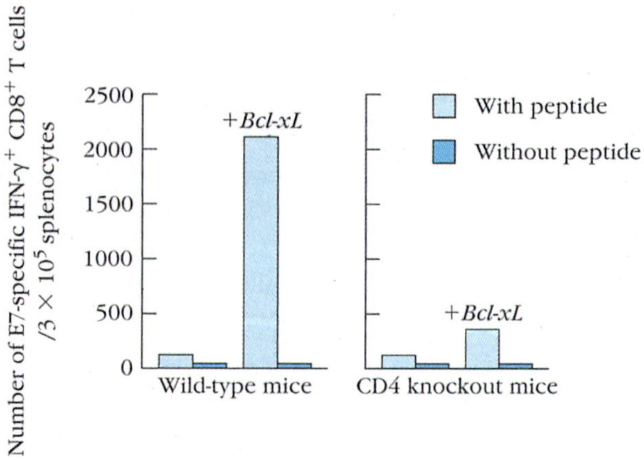

E7-specific $CD8^+$ T lymphocyte response in CD4 knockout mice vaccinated with +E7 +Sig/LAMP-1 DNA construct, with or without +*Bcl-xL* DNA construct.

(a)

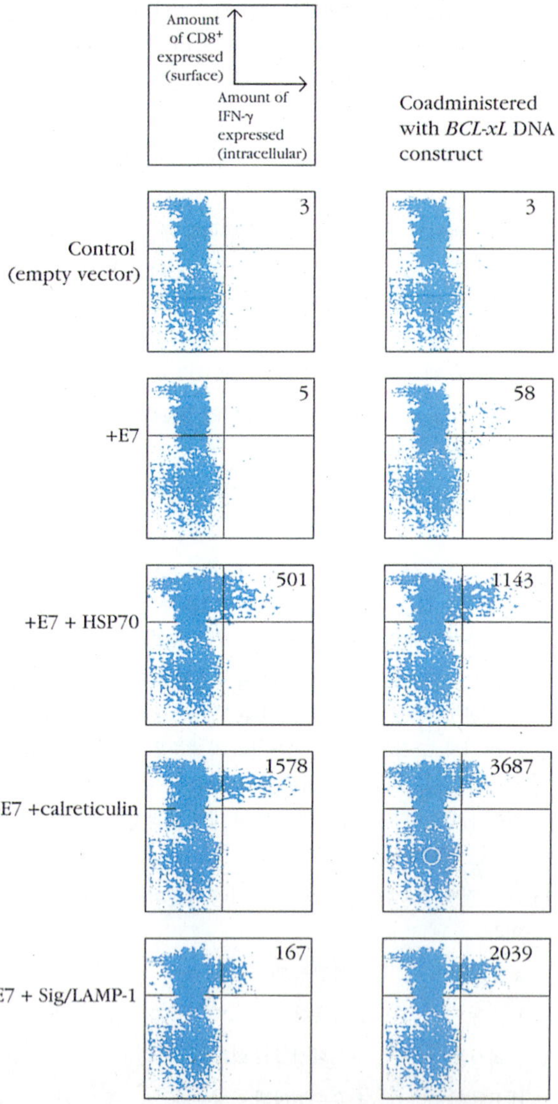

Intracellular cytokine staining followed by flow cytometry analysis to determine the E7 -specific $CD8^+$ T-cell response in mice vaccinated with DNA vaccines using intracellular targeting strategies. A DNA construct including the anti-apoptosis gene *Bcl-xL* was coadministered to the group on the right. The number at top right in each graph is the number of cells represented in the top right quadrant. *[© 2003 The American Association of Immunologists, Inc.]*

a. 어떤 DAN 백신(들)이 유두종 바이러스 E7 항원에 대한 면역 반응을 유도하는데 가장 효과적인가? 답에 대한 이유를 설명하여라.

b. 백신 구조에서 calreticulin을 발현하는 것이 왜 $CD8^+$ T 세포를 유도하는데 효과적인지를 설명하는 가설을 제시하여라.

c. 그림 a의 데이터를 설명하기 위한 기작을 제시하여라.

d. 만약 당신이 +E7 + Sig/LMP-1 구조만이 유일하게 클래스 II MHC의 항원처리 과정에 항원을 전달하는 구조라고 이야기를 듣는다면, 왜 MHC II 분자에 표적이 되는 항원만이 $CD8^+$ T-세포 반응을 유도하는지에 대한 가설을 제시하여라. 왜 당신은 항원을 MHC II에 제공하기 위하여 특별한 신호가 필요하다고 생각하는가?

e. 4종류의 어떠한 변수들이 그림 b에서 측정한 바와 같은 E7 특이적인 $CD8^+$ T 림프구 in vitro 반응에 관여하였는가?

Interactive Study

www.whfreeman.com/kuby

SELF-TEST
Review of Key Terms

ANIMATIONS
Vaccine Strategies

chapter 20장

AIDS와 기타 면역결핍

AIDS and Other Immunodeficeincies

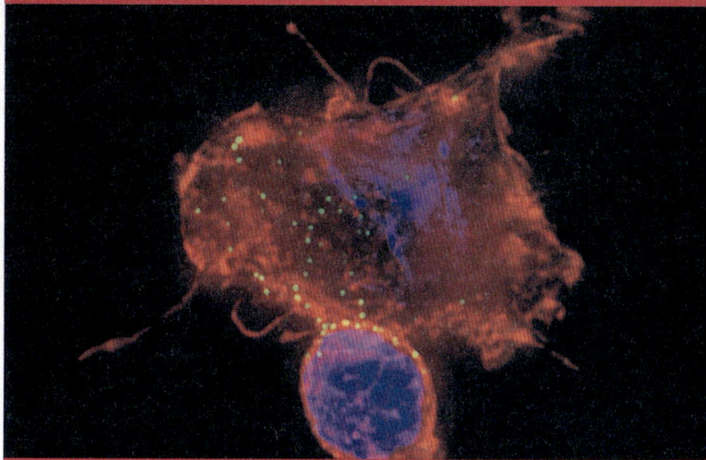

HIV-1 (green dots) moving between dendritic cell (top) and T cell. [Courtesy of thomas J. Hope, Northwestern University.]

- 1차 면역결핍
- AIDS와 기타 후천성 또는 2차 면역결핍

여타의 복잡하고 다양한 요소로 구성된 체계와 마찬가지로, 면역체계도 일부 또는 전체 기능장애에 직면할 수 있다. 이러한 장애는 극단적인 결과를 초래할 수 있다. 면역체계가 자기 자신을 구별할 수 있는 능력을 상실하고 자기세포와 조직을 공격하기 시작하면 자가면역 (autoimmunity)이 유도되며 이것은 16장에서 설명될 것이다. 면역계가 숙주에 병을 일으키는 요인들이나 암세포로부터 보호하는데 실패하는 실수를 범할 때, 본 장의 주제인 면역결핍 (immunodeficiency)이 초래된다.

면역체계의 유전적, 또는 발달과정의 결함에 의하여 야기되는 현상을 1차 면역결핍이라고 한다. 이러한 경우 비록 결과가 일생의 후반기에 나타난다고 하여도, 결함 자체는 출생 때부터 존재하게 된다. 2차 면역결핍 또는 후천성 면역결핍은 여러 가지 요인에 대한 노출에 의하여 면역기능을 상실하는 것이다. 현재까지 가장 일반적인 2차 면역결핍은 후천성 면역결핍 증후군(acquired immunodeficiency syndrome), 즉 AIDS로 이것은 인간면역결핍 바이러스-1 (HIV-1)의 감염 결과로 나타난다. 2005년 한 해에 AIDS에 의하여, 50만명 이상의 5세 이하 어린이를 포함하여 약 310만 명이 사망하였다. HIV 감염은 계속 확대되어 하루에 14,000 명이 감염되고 있는 것으로 추정된다. 심각한 면역결핍증을 가지는 사람들과 마찬가지로, AIDS환자들은 소위 기회 감염균에 의한 감염의 위험성을 가지고 있다. 이러한 미생물들은 건강한 사람들에게는 병을 유발하지 않지만 면역기능이 손상된 사람들에게는 병을 일으킨다.

본 장의 전반부는 일반적인 1차 면역결핍에 대하여 기술하고, 이러한 질병의 원인이 되는 유전자 결함을 밝혀내는 과정에 대하여 알아보고, 혁신적인 유전자 치료를 포함한 이들 병의 치료를 위한 접근법에 대하여 알아볼 것이다. 또한 1차 면역결핍에 대한 동물 모델을 설명할 것이다. 본 장의 나머지 부분은 HIV 감염과 이것이 면역계에 미치는 영향, AIDS와 치명적인 이 후천성 면역 결핍증에 대항하기 위한 치료와 예방법의 현재 상황 등을 중심으로 후천성 면역결핍증에 대하여 설명할 것이다.

1차 면역결핍_Primary Immunodeficiency

1차 면역결핍은 적응 또는 내재 면역 기능에 영향을 줄 수 있다. 그렇기 때문에 T 또는 B 세포와 같은 적응 면역에 관여하는 요소의 결핍은 식세포 또는 보체와 같은 비특이적인 내재 면역의 매개인자가 손상된 면역결핍과는 구별된다. 면역결핍은, 편의상 관련된 세포들의 유형이나 발달단계에 의하여 구분된다. 그림 20-1은 면역체계의 전반적인 세포 발달 단계의 개관이며, 1차 면역결핍을 일으키는 각각의 결함의 위치를 보여준다. 2장에서 설명하였듯이 면역기능에서 중요한 두 세포 계통은 림프계와 골수계이다. 면역결핍을 초래하는 대부분의 결함은 이들 중 하나에 영향을 끼친다. 림프계 세포의 이상은 T 세포, B 세포 또는 B 세포와 T 세포 모두에 의한 복합적인 면역결핍에 영향을 준다. 골수계 세포의 이상은 식세포 기능에 영향을 준다. 1차 면역결핍의 대부분은 유전되며, 이와 같은 기능 장애를 일으키는 정확한 분자생물학적 변이와 유전적결함의 상당부분이 밝혀졌다(표 20-1, 그림 20-2). 또한 면역체계를 구성하고 있는 기관의

OVERVIEW FIGURE 20-1: Congenital Defects That Interrupt Hematopoiesis or Impair Functioning of Immune System Cells Result in Various Immunodeficiency Diseases

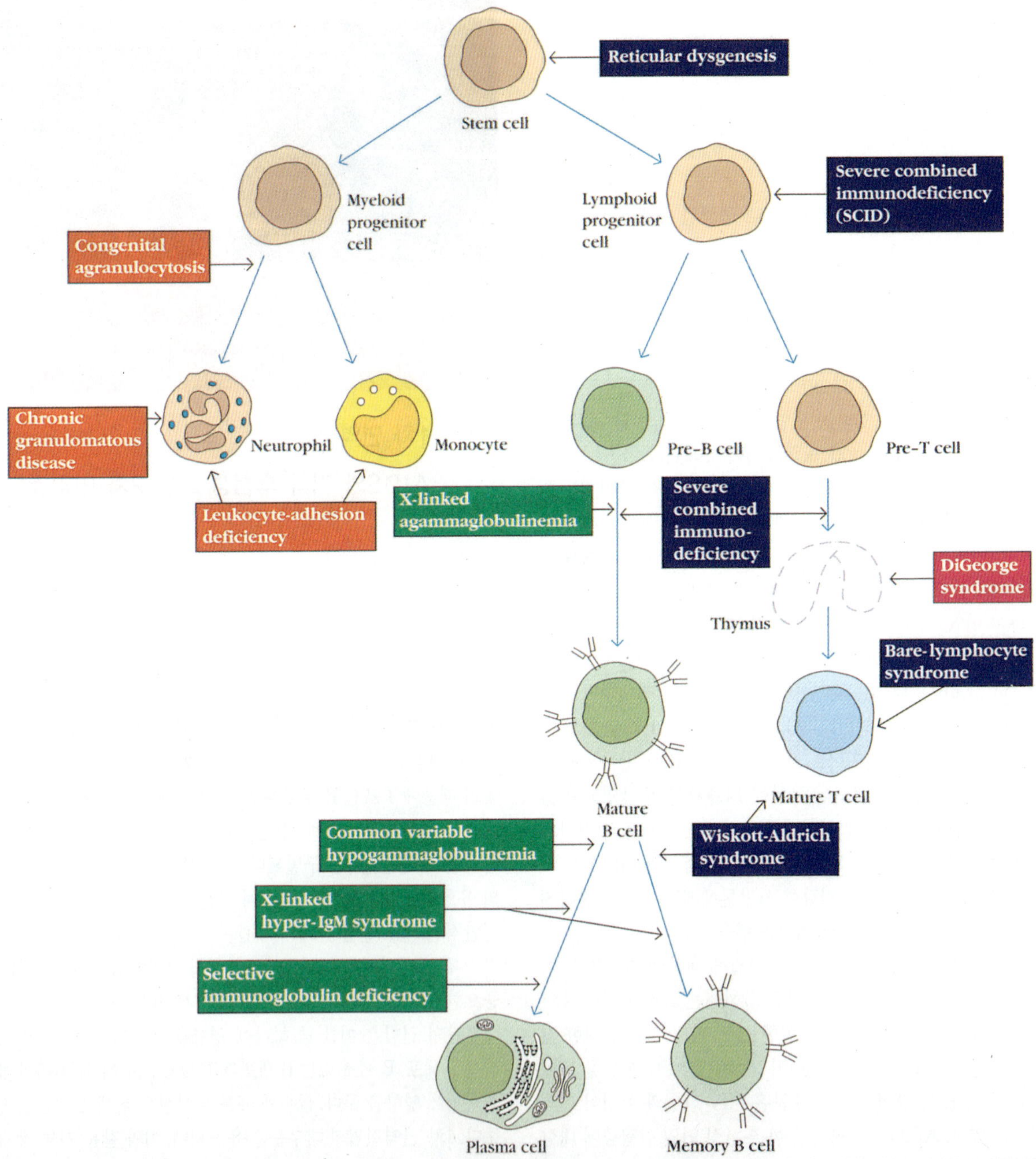

Orange boxes = phagocytic deficiencies, green = humoral deficiencies, red = cell-mediated deficiencies, and purple = combined immunodeficiencies, defects that affect more than one cell lineage.

TABLE 20-1 Some primary human immunodeficiency diseases and underlying genetic defects

Immunodeficiency disease	Specific defect	Impaired function	Inheritance mode*	Chromosomal defect
Severe combined immunodeficiency (SCID)	*RAG-1*/*RAG-2* deficiency	No TCR or Ig gene rearrangement	AR	11p13
	ADA deficiency	Toxic metabolite in T and B cells	AR	20q13
	PNP deficiency		AR	14q13
	JAK-3 deficiency	Defective signals from IL-2,-4,-7,-9,-15,	AR	19p13
	IL-2Rγ-deficiency		XL	Xq13
	ZAP-70 deficiency	Defective signal from TCR	AR	2q12
Bare-lymphocyte syndrome	Defect in MHC class II gene promoter	No class II MHC molecules	AR	16p13
Wiskott-Aldrich syndrome (WAS)	Cytoskeletal protein (CD43)	Defective T cells and platelets	XL	Xp11
Interferon gamma receptor	IFN-γ–receptor defect	Impaired immunity to mycobacteria	AR	6q23
DiGeorge syndrome	Thymic aplasia	T- and B-cell development	AD	22q11
Ataxia telangiectasia	Defective cell-cycle kinase	Low IgA, IgE	AR	11q22
Gammaglobulinemias	X-linked agammaglobulinemia	Bruton's tyrosine kinase (Btk); no mature B cells	XL	Xq21
	X-linked hyper-IgM syndrome	Defective CD40 ligand	XL	Xq26
	Common variable immunodeficiency	Low IgG, IgA; variable IgM	Complex	
	Selective IgA deficiency	Low or no IgA	Complex	
Chronic granulomatous disease	Cyt p91[phox]	No oxidative burst for bacterial killing	XL	Xp21
	Cyt p67[phox]		AR	1q25
	Cyt p22[phox]		AR	16q24
Chediak-Higashi syndrome	Defective intracellular transport protein (LYST)	Inability to lyse bacteria	AR	1q42
Leukocyte adhesion defect	Defective integrin β2 (CD18)	Leukocyte extravasation	AR	21q22

*AR = autosomal recessive; AD = autosomal dominant; XL = X linked; "Complex" indicates conditions for which precise genetic data are not available and that may involve several interacting loci.

적절한 기능을 방해하는 발달과정의 결함으로부터 유래하는 면역결핍도 있다.

1차 면역결핍의 결과는 이에 관련된 면역체계 구성 요소의 수와 형태에 달려 있다. 조혈계 발달과정의 초기 구성요소의 결함은 전체 면역체계에 영향을 준다. 이러한 종류로는 모든 백혈구의 성장에 영향을 주는 줄기세포의 결함인 망상체 발생장애 (reticular dysgenesis)가 있다. 그 결과로 나타나는 면역능의 전반적인 장애는 여러 종류의 미생물에 대한 감수성을 초래한다. 적극적인 치료가 없는 경우 이 사람은 심각한 감염에 의하여 대부분 어린 시기에 죽게 된다. 보다 제한적인 경우인 식세포 기능 장애의 결과는 세균 감염에 대한 감수성이다. 고도로 분화된 면역체계 구성요소의 결함은 보다 특이적이며, 그다지 심각한 결과를 초래하지는 않는다. 예를 들어, 특이적인 IgA 결핍을 가진 사람은 일생동안 아무런 문제없이 살 수 있고, 다만 호흡기나 소화기관의 감염에 대하여 평균 이상의 감수성으로 인한 문제가 발생한다.

림프계 면역결핍은 B 세포, T 세포 또는 이들 모두와 관련이 있다_Lymphoid immunodeficiencies may involve B cells, T cells, or both

림프계 면역결핍의 복합적인 형태는 두 계통 모두에 영향을 주며, 일반적으로 출생 후 수년 이내에 치사적이다: 이러한 현상은 다양한 세포 타입의 기능장애나 면역반응 발달에 필요한 세포 간 상호작용의 결함으로 나타난다. 이들은 더 고도로 분화된 림프계 세포들의 결함에 의한 경우보다는 일반적이지 못하며, 보통은 더 심각하다.

B 세포 결핍증은 성숙한 순환성 B 세포, 형질세포 그리고 항체 글로불린의 완전한 결핍으로부터 특정한 클래스의 면역 글로불린

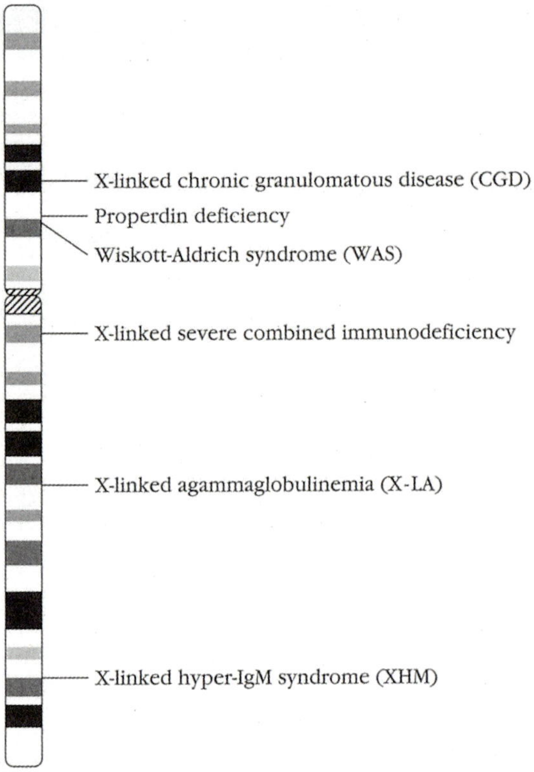

FIGURE 20-2 **Several X-linked immunodeficiency diseases result from defects in loci on the X chromosome.** *[Data from the National Center for Biotechnology Information Web site.]*

의 결핍에까지 다양한 질병을 포함한다. 이러한 이상을 가진 환자들은 대부분 반복적으로 나타나는 세균 감염에 직면하지만, 면역체계의 T 세포 부분은 대부분 영향을 받지 않기 때문에, 대부분의 바이러스나 진균성 감염에 대하여는 정상적인 면역을 보인다. 체액성 면역결핍을 보이는 환자에게서 일반적인 현상은 staphylococci, streptococci 그리고 pneumococci와 같이 캡슐을 가진 세균에 의한 감염인데, 그 이유는 항체가 이들 미생물의 옵소닌화와 제거에 결정적 역할을 하기 때문이다.

면역체계에서 T 세포의 중요한 역할 때문에 T 세포 결핍은 체액성 반응과 세포매개성 반응 모두에 영향을 줄 수 있다. 세포매개성 체계에 대한 영향은 지연형 과민 반응과 세포매개성 독성의 감소 때문에 매우 심각할 수 있다. 면역 글로불린의 결핍은 일반적으로 세포외 세균에 대한 반복적인 감염과 결부되지만, 바이러스와 진균의 감염 및 세포내 세균에 대해서는 정상적인 반응을 보인다. 반면에, 세포 매개성 체계의 결함은 바이러스, 원생생물, 그리고 진균성 감염에 대한 감수성 증가와 결부된다. *Candida albicans, Pneumocytosis carinii, Mycobacteria*와 같은 세포내 병원균이 대부분 영향을 받게 되는데, 이것은 세포내 병원균을 제거하는데 있어서 T 세포의 중요성을 반영한다. 정상적인 사람에게는 거의 병원성을 가지지 않는 바이러스에 의한 감염 (시토메갈로 바이러스 또는 약독화된 홍역 백신)이 세포 매개성 면역에 결함이 있는 사람에게는 치명적일 수 있다. T 세포 수의 감소를 초래하는 결함 역시 체액성 면역체계에 영향을 미치는데, 이것은 B 세포의 활성에 T_H 세포가 필요하기 때문이다. 일반적으로 항체수준에 약간의 감소가 있으며 특별히 예방주사 후 특이적인 항체 생산에 있어서 감소를 보인다.

예측할 수 있는 바와 같이 체액성 그리고 세포 매개성 면역체계의 복합적인 결핍은 면역결핍증에서 가장 심각한 것이다. 감염의 시작은 유아 초기부터 시작되며, 치료에 의하여 이들의 면역체계의 결함을 재구성하지 않는 한 이들 유아에게 예측되는 것은 초기 사망이다. 아래에서 서술하는 바와 같이, 면역결핍의 치료를 위해 선택하는 방법들은 증가 추세에 있다.

림프계 기능에 영향을 주는 면역결핍은 특이적인 병원균에 대한 전체적인 면역반응을 유도 또는 유지 할 수 없도록 한다. 여러 종류의 결함이 이와 같은 면역결핍을 초래한다. 세포내 정보교환 결함은 세포 표면의 수용체 또는 신호전달 분자를 암호화하고 있는 유전자의 해로운 돌연변이가 원인이 될 수 있다. 유전자 재배열 기전 또는 다른 기능의 결핍은 정상적인 B 또는 T 세포 반응을 방해할 수 있다. 그림 20-3은 잘 알려진 특이적인 반응에 있어서 T 세포와 B 세포의 상호작용에 관여하는 분자들의 개요도이며, 결핍이 일어날 경우 면역결핍을 초래하는 단백질을 중심으로 보여준다.

중증 복합 면역결핍_Sever combined immunodeficiency, SCID

SCID로 명명되어진 질환들은 T 세포 또는 B 세포와 자연살해 세포 모두에게 영향을 주는 림프계 발달의 결함으로부터 유래된다. 원인이 되는 유전자 결함에 따라 SCID 환자는 다양한 림프구 표현형 중 하나를 가질 수 있다. 이들 모두는 T 세포 기능의 결함을 가지며, 기능 장애는 B 세포, 자연살해 세포 또는 이들 모두에까지 존재할 수 있다. SCID에서 T 세포의 장애가 일반적이기 때문에 최근에 개발된 신생아에서의 SCID 검사방법은 혈구세포에의 TCR 유전자좌로부터 분리되어나온 DNA 고리의 검사를 이용하는데, 이것은 TCR 유전자의 재조합을 나타낸다. 이 분석에서 비정상적인 결과는 생명을 위협하는 감염이 일어나기 전에 빠른 진단을 가능케 한다.

모든 SCID 형태는 그 유전자 결함의 근원에는 차이가 있지만 공통적인 특징을 보인다. 임상적으로 SCID는 매우 적은 숫자의 순환성 림프구로 특징지어진다. 또한 T 세포에 의하여 매개되는 면역반응을 개시하지 못하는 경우도 있다. 흉선은 발달하지 않으며, SCID 환자에서 적은 수의 순환하는 T 세포는 미토겐 (mitogen)의 자극에 대하여 반응하지 않는데, 이것은 이들이 항원에 대한 반응으로 분열할 수 없다는 것을 나타낸다. 골수계와 적혈구계 (적혈구의 전구체) 세포는 그 수와 기능이 정상적으로 나타나는데, 이것은 SCID에서는 림프계 세포만이 결핍되어 있다는 것을 나타낸다.

SCID는 반복적인 심각한 감염을 초래하며 대개 어린시기에 치명적이다. B 세포와 T 세포계 모두가 영향을 받지만, 유아시기의

(a)

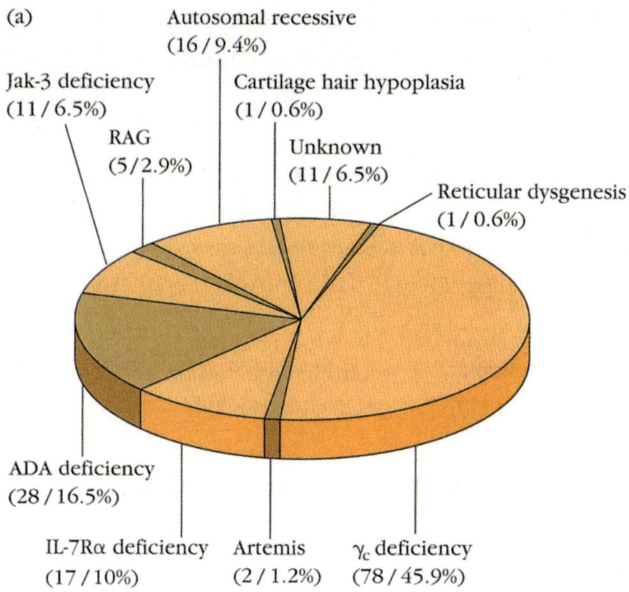

(b)

Lymphocyte phenotype			
T	B	NK	Type of SCID
−	+	−	X-linked IL-2Rγ–chain deficiency JAK-3 deficiency CD45 deficiency
−	+	+	IL-7R α-chain deficiency CD3 δ-chain deficiency
−	−	−	Adenosine deaminase (ADA) deficiency
−	−	+	*RAG1* or *RAG2* deficiency Artemis deficiency

FIGURE 20-3 Causes of SCID. (a) Distribution of genetic defects in 170 cases of SCID tracked over 35 years. (b) Cellular phenotypes related to different genetic defects observed in SCID. *[Part a adapted from R. H. Buckley, 2004,* Annual Review of Immunology ***22:625.]***

SCID 초기발현은 대부분 진균 또는 바이러스와 같이 정상적으로 T 세포 면역이 방어하는 병원균의 감염에 의한다. B 세포 결함은 항체가 태반을 통과하거나 또는 모유로부터 수동적으로 획득될 수 있기 때문에 유아의 초기 수 개월간은 분명하지 않다. SCID 유아는 여러 기회 감염균의 침입뿐만 아니라 만성적인 설사, 폐렴, 그리고 피부, 입, 목에 나타나는 질환으로 고생한다. 면역체계가 심하게 억제되어 있어, 살아있는 약독화 백신 (Sabin 소아마비 백신)조차도 감염과 질병을 일으킬 수 있다. SCID 환자의 수명은 멸균된 공간에 분리시키는 방법처럼 유해한 미생물과의 접촉을 차단함으로써 연장될 수 있다. 그러나 다른 사람 또는 여과되지 않은 공기와의 직접적인 접촉을 방지하기 위한 아주 철저한 노력이 필요하며, 음식을 포함하여, 격리된 SCID 환자와 접촉될 모든 물체들은 먼저 멸균되어야 한다. 이와 같은 격리는 일시적인 방법 또는 절박한 치료일 때만 가능하다.

SCID를 일으키는 결핍의 원인을 찾아내는 연구에서 이러한 면역체계의 전반적인 장애의 여러 가지 원인들이 밝혀졌다. Duke 대학의 Rebecca Buckley가 170명의 환자를 조사한 결과, 가장 일반적인 원인 (78명의 경우, 그림 20-3)은 IL-2 수용체의 감마 사슬의 (IL-2Rγ)의 결핍이었다 (그림 12-7). 이 사슬의 결핍은 IL-2 수용체뿐만 아니라 IL-4, -7, -9 그리고 -15 수용체를 이용한 신호전달을 방해하는데, 이것은 이 사슬이 이 모든 사이토카인 수용체에 존재하기 때문이다. 비슷한 표현형을 보이는 키나제 JAK-3결핍은 IL 수용체가 이 분자를 이용하여 신호를 전달하기 때문에 9명의 경우에서 발견되었다 (그림 12-7c). 최근의 17명의 환자로부터 확인된 추가적인 사이토카인 수용체 결함은 IL-7 수용체의 결함에 의한 것이며, 이들 환자는 결함이 있는 T 세포를 가지고 있으나 B 세포와 자연살해 세포는 정상이었다.

또 다른 일반적인 결함은 28명의 환자에서 발견된 아데노신 탈아미노화효소 (adenosine deaminase) 또는 ADA의 결핍이었다. 아데노실 탈아미노화효소는 아데노신을 이노신으로 전환하는데 관여하며, 이의 결핍은 아데노신의 축적을 초래하고, 그 결과 퓨린 대사와 DNA 합성을 방해한다. ADA의 결핍은 T, B 세포와 자연살해 세포의 결함을 초래한다. 다섯 명의 환자에서 발견된 재조합 활성 유전자 (*RAG-1*과 *RAG-2*)의 결함은 정상적인 TCR 및 면역글로블린 유전자의 재조합을 방해하여 정상적인 기능을 가지는 B 세포와 T 세포의 생성을 방해하였으나, 자연살해 세포에는 영향을 미치지 않았다. 5장과 9장에서 설명한 바와 같이 면역글로블린과 T 세포 수용체는 기능을 가지는 산물을 생성하기 위해서는 재조합이 필요하다. 나머지 경우는 망상체 발생장애와 cartilage hair dysplasis 각각 한 경우와 IL-2Rγ 또는 JAK-3 돌연변이와 관련이 없는 상염색체 열성 결핍으로 분류되었다. 환자 중 2명은 *Artemis*라 불리는 유전자에 결함이 있었으며, 이 유전자는 DNA 수선 및 재조합 효소를 암호화 한다. 한 경우에는 세포 표면 포스파타제 CD45 유전자의 결함이 발견되었다. 흥미롭게 이 유전자의 결함은 αβ T 세포의 결핍을 유도하였으나 γδ 계통을 이용하였고, B 세포의 증가를 초래하였다. 170명 중 11명의 경우는 분명한 유전자 결함이나 면역결핍의 가계 역사가 없는 원인이 밝혀지지 않은 이유때문이었다.

알려진 또 다른 결핍이 T 세포의 기능장애와 SCID-유사 결핍을 초래한다. 한 종류의 결핍은 T 세포 신호전달에서 중요한 요소인 티로신 키나제 ZAP-70이 관여하는 $CD8^+$ T 세포의 결핍이 특징이다 (그림 10-11). ZAP-70이 결여된 유아는 정상적인 수준의 면역 글로불린과 $CD4^+$ 림프구를 가지고 있지만, 이들의 $CD4^+$ T 세포는 기능을 하지 않는다. 퓨린뉴클레오티드 가인산분해효소 (purine nucleotide phosphorylase, PNP)의 결함은 ADA의 결함과 비슷한 기전에 의하여 면역결핍을 유도한다. SCID와 비슷한 면역의 전반적인 고장을 초래하는 결함으로는 Class II MHC 분자를 암호화하고 있는 유전자의 전사 이상이다. 이 분자들이 없이는 환자의 림프구는 보조 T 세포와 세포간의 상호작용을 할 수 없다. 이러한 형태의 면역결핍은 *bare lymphocyte syndrome*으로 불리기도 한다 (8장 임상 초점 참조). Class II MHC의 결핍에 대한 분자생물학적 연구는 Class II MHC 분자를 암호화하고 있는 유전자의 5′쪽 프로모터의 염기서열과 유전자 전사에 필요한 DNA 결합 단백질간의 상호작용이 결핍되어 있다는 것을 확인하였다. SCID 유사 증상을 가지는 다른 환자들은 Class II MHC 분자가 결여된 경우가 있다. 이러한 드문 면역결핍의 변형은 Class II MHC 분자의 항원처리과정에 필수적인 TAP 유전자의 돌연변이에 의한다 (8장 임상초점 참조). 이러한 결함은 바이러스 감염에 대한 감수성으로 특징지어지는 $CD8^+$ 매개 면역의 결함을 초래한다.

비스코트-알드리치 증후군_Wiskott-Aldrich Syndrome, WAS

이 X-연관 질환의 심각성은 나이가 듦에 따라 증가하며, 치명적인 감염이나 림프계 종양을 유발한다. 처음에는 T 와 B 림프구가 정상적인 숫자로 존재한다. WAS는 처음에 세균의 다당류에 대한 반응의 결핍이나, 정상보다 낮은 IgM 수준으로 그 증세가 시작된다. 이 증상의 초기에는 다른 반응과 효과 기작은 정상적이다. 나이에 따라 WAS가 심각해지면 반복되는 세균성 감염이 나타나고, 점진적인 체액성가 세포성 감소가 나타난다. 이러한 증상은 저혈소판증 (정상보다 작고 반감기가 짧은 혈소판의 존재)을 일으키며 이것은 치명적인 출혈을 야기한다. 정도가 다양한 습진 (피부발진)이 나타날 수도 있으며, 주로 생후 1년 정도부터 시작된다. WAS의 결함은 X-염색체의 short arm에 위치하는 것이 확인되었으며 (표 20-1, 그림 20-2), 림프계 세포에 존재하는 sialophorin (CD43)으로 불리는 세포골격 당단백질을 포함한다. WAS 단백질은 미세소포 (microvesicles)의 형성에 필요한 엑틴필라멘트의 조립에 요구된다.

인터페론-γ 수용체 결함_Interferon-Gamma-Receptor Defect

여러 세포가 관여하는 부류로 최근에 보고된 면역결핍은 인터페론 감마 (IFN-γ, 12장 참조)에 대한 수용체의 결함에 의한 것이다. 이 결핍증은 비전형적인 mycobacteria (폐결핵이나 나병을 일으키는 세균과 비슷한 세포 내 미생물)의 감염환자로부터 발견되었다. 이러한 상염색체 열성 특징을 가지는 대부분은 근친결혼의 역사를 가지는 가계의 사람들이다. Mycobacteria의 감염으로부터 살아남은 사람들은 세포내 세균과 다른 병원원균에 대해서는 보통 감수성이다라는 점에서 mycobacteria 감염에 대한 감수성은 선택적이다. 이 면역결핍증은 IFN-γ와 그 수용체가 mycobacteria에 의한 감염으로부터 방어작용에 관여한다는 것을 보여준다. Mycobacteria 감염이 증가한 환자에 대한 자세한 분석은 IL-12 수용체와 IFN-γ 수용체의 결함을 보여준다. 유사한 mycobacteria 감염 성향은 NFκB의 결함에서 발견되는데, 이는 IFN-γ 유전자의 전사 활성화를 방해한다. Mycobacteria 감염과 함께 치아와 피부색소의 이상이 나타나는 좀 더 복잡한 결함에서는 NEMO로 명명된 IKK 단백질 서브유닛의 결함을 가지는 환자에서 나타났다. IKK가 NFκB를 억제요소로부터 분리되어 핵으로 이동하여 면역관련 유전자를 활성화한다는 것을 상기하라 (그림 10-12).

SCID, 그리고 이와 유사한 복합성 면역 결핍이 T 세포 또는 모든 림프계 세포에 영향을 주는 반면, 다른 1차 면역결핍은 B 세포의 기능에 영향을 주며 그 결과 면역 글로불린 클래스의 일부 또는 전부의 감소나 결핍을 초래한다. 이들 중 일부에 대해서는 이와 관련된 결핍 원인이 밝혀졌지만 분류 불능형 면역결핍 (common variable immunodeficiency)과 특정한 IgA 결핍과 같이, 보다 일반적인 결핍에 대해서는 정확한 원인이 밝혀져 있지 않다.

X-연관 무감마글로불린혈증_X-linked agammaglobulinemia

X-연관 무감마글로불린혈증 (XLA) 또는 브루톤 X-연관 무감마글로불린혈증이라 불리는 B 세포 결함은 매우 낮은 IgG 수준과, 다른 면역 글로불린 클래스의 결여로 특징지어진다. XLA를 가진 사람은 말초 B 세포가 없으며, 생후 9개월부터 시작하여 반복적인 세균 감염으로 고생한다. 이러한 현상을 완화시키는 치료법으로 정기적인 면역 글로불린의 주사가 있지만, 환자들의 대부분은 청소년기를 넘기지 못한다. 이러한 이상증은 이 증상을 보고한 연구자의 이름에서 유래한 브루톤 티로신 키나아제 (Bruton's tyrosine kinase, BtK)라 불리는 신호 전달 물질의 결함 때문에 B 세포에서의 신호 전달에 결함이 있다. XLA 환자의 B 세포는 배선 (germline) 구조에서 H 사슬은 재배열 되었으나 L 사슬은 재배열되지 않은, Pre-B 세포 단계에 머물러 있다 (11장 임상초점에 이 면역 결핍과 그 원인이 되는 결함에 대하여 자세히 기술되어 있다).

X-연관 과다 IgM 증후군_X-Linked Hyper-IgM Syndrome

처음에 B 세포의 결함으로 여겨졌던, 특이한 면역글로불린 결핍이 최근에 T 세포 표면 분자의 결함에 의하여 나타나는 것으로 밝혀졌다. X-연관 과다 IgM 증후군 (XHM)은 IgG, IgA 그리고 IgE의 결핍과, 때로는 10 mg/ml에 이르는 과도한 양의 IgM 수준 (정상적인 IgM의 농도는 1.5 mg/ml)이 특징이다. XHM을 앓는 사람들은 막에 결합된 IgM 또는 IgD를 발현하는 정상적인 숫자의 B 세포를 가지나, 막에 결합된 IgG, IgA 또는 IgE를 발현하는 B 세포가 없다. XHM 증후군은 일반적으로 X-연관 열성장애로 유전되지만 (그림 20-2), 일부 형태는 남자와 여자가 모두 획득하여 영향을 미치는 것으로 보인다. 영향을 받는 사람들은 높은 수준의 IgM-분비 형질세포를 말초 혈액과 림프조직에 가지고 있다. 또한 XHM 환자들은 중성구, 혈소판, 그리고 적혈구 세포에 대한 높은 수준의 자가항체를 가지는 경우가 많다. XHM을 앓는 어린이들은 반복되는 감염, 특히 호흡기 감염으로 고생하며, 이것은 낮은 수준의 면역글로불린에 의하여 특징지어지는 결핍증으로 인한 것보다 훨씬 심각하다.

XHM에서의 결함은 CD40 리간드 (CD40L 또는 CD154)를 암호화하고 있는 유전자의 결함에 의한 것이며, 이것은 X 염색체 상에 존재한다. XHM을 앓는 환자의 T_H 세포는 막에 정상적인 CD40L

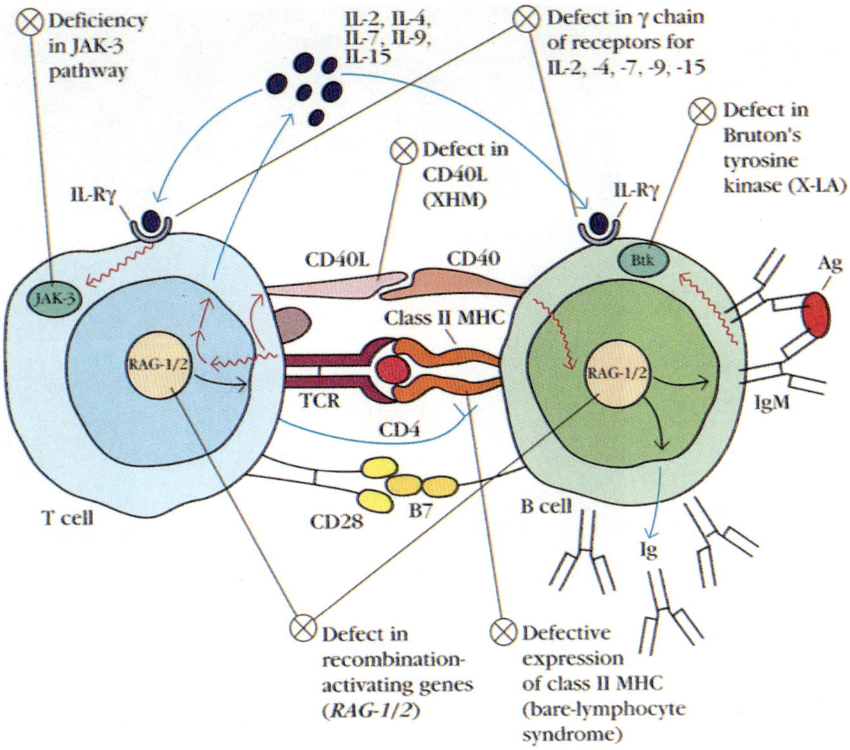

FIGURE 20-4 Defects in cell interaction and signaling can lead to severe immunodeficiency. The interaction of T cell and B cell is shown here with a number of the components important to the intra- and extracellular signaling pathways. A number of primary immunodeficiencies are rooted in defects in these interactions. SCID may result from defects in (1) the recombination-activating genes (*RAG-1* and *-2*) required for synthesis of the functional immunoglobulins and T-cell receptors that characterize mature B and T cells; (2) the γ chain of receptors for IL-2, -4, -7, -9, and -15 (IL-Rγ); (3) JAK-3, which transduces signals from the γ chain of the cytokine receptor; or (4) expression of the class II MHC molecule (bare-lymphocyte syndrome). X-LA results from defective transduction of activating signals from the cell surface IgM by Bruton's tyrosine kinase (Btk). XHM results from defects in CD40L that preclude normal maturation of B cells. *[Adapted from B. A. Smart and H. D. Ochs, 1997, Current Opinion in Pediatrics* ***9****:570.]*

을 발현하지 못한다. B 세포의 활성화를 위해서는 B 세포의 CD40과 T_H 세포 CD40L의 상호작용이 필요하기 때문에, 이러한 보조신호의 결여는 T-의존적 항원 (그림 11-12)에 대한 B 세포의 반응을 방해한다. 그러나 T-비의존적 항원에 대한 B 세포의 반응은 이 결함에 영향을 받지 않으며, 따라서 정상적인 IgM 항체가 만들어질 수 있다. 11장에서 설명된 바와 같이 클래스 전환과 기억 B 세포의 생성 모두 CD40-CD40L 상호작용에 의한 T_H 세포와의 접촉을 요구한다. XHM에서의 이러한 상호작용의 결여는 IgM, IgA 또는 IgE 개별형으로의 클래스 전환과 기억 B 세포 생성이 일어나지 못하게 한다. 또한 XHM을 지닌 사람들은 체액성 면역 과정에서 배중심이 만들어지지 않는데, 이것은 배중심의 형성에서 CD40-CD40L 상호작용의 역할을 분명하게 보여준다.

분류 불능형 면역결핍_Common Vaviable Immunodeficiency, CVI

CVI는 항체를 생산하는 형질세포의 숫자 감소와 대부분의 면역 글로불린의 수준 감소 (**hypogammaglobulinemia, 저감마 글로불린 혈증**), 그리고 반복되는 감염이 특징이다. 이러한 현상은 다른 결핍증에 비해서 늦은 시기에 나타나며, 때로 후발 (late-on set) 저감마 글로불린혈증으로 불리기도 한다. 그러나 CVI는 유전적 요소를 가지고 있으며 비록 정확한 유전 패턴은 알려져 있지 않지만, 1차 면역결핍으로 간주된다. 병징의 발현이 획득성 저감마글로불린 혈증과 유사하기 때문에 이들 두 형태가 가끔 혼동되기도 한다 (아래 참조). CVI 환자의 감염은 가장 흔하게 세균에 의하여 나타나며 면역글로불린의 주사로 조절될 수 있다. CVI 환자의 경우 B 세포는 형질세포로 성숙하지 못하지만, in vitro 연구에 의하면 CVI B 세포는 적절한 분열신호에 반응하여 성장할 수 있다. CVI 원인이 되는 결함은 알려져 있지 않으나 B 세포가 형질세포 단계로 성숙하는 것을 방해하거나, 또는 이들 세포가 분비형의 면역 글로불린을 생산하지 못하는 것과 관련이 있다.

과-IgE 증후군_Hyper-IgE syndrome, Job syndrome

피부농양 (skin abcesses), 반복적인 폐렴, 천식, 그리고 IgE 수준의 증가로 특정지어지는 1차 면역결핍은 얼굴의 기형과 골취약증을 동반한다. 이러한 복합체계의 이상은 상염색체 우성적이며, 그 표현도가 다양하게 나타난다. 과-IgE 증후군 또는 HIES의 유전자는 4번 염색체상에 존재한다. HIES의 면역적 증세는 증가된 IgE 수준과 더불어 반복되는 감염과 호산구증가증 (과다한 호산구)을 포함한다.

선택적인 면역글로불린 클래스의 결핍_Selective deficiencies of immunoglobulin classes

여러 종류의 면역결핍증은 특정한 면역글로불린 개별형의 심각한 저하가 특징이며, 이들 중 IgA의 결핍이 가장 일반적이다. IgA 결핍이 때로는 CVI를 가진 같은 가계에서 발생한다는 가계 관련 자료는 이들 두 증상의 관련성을 제시한다. IgA 결핍의 임상적 증상의 범위는 매우 다양하여, 일부는 여러 종류의 심각한 문제로 고통을 받는 반면, 이 증상을 가진 많은 사람들은 병징을 보이지 않는다. 점막 표면에서의 분비형 IgA의 결핍에 의한 반복되는 소화기 및 비뇨기 감염이 가장 일반적이다. 또한 소화기관의 흡수장애, 과민증 그리고 자가면역증과 같은 문제들이 낮은 IgA 수준과 관련이 있다. 이러한 IgA 결핍에 따른 임상적 증상의 다양성에 대한 차이의 원인은 분명하지 않으나, 일부 환자에서는 점막 항체로 IgM이 IgA를 대신하는 것과 관련이 있다. IgA 결핍증에서의 결함은 IgA B 세포가 형질세포 단계로 정상적인 분화를 하지 못하는 것과 관련이 있다. IgA 결핍 환자에서는 환자의 B 세포에서는 IGA가 정상적으로 발현되는 것처럼 보이나 IgG의 서브클래스인 IgG2와 IgG4 (그림 4-18)가 결핍될 수도 있다. 원인이 되는 IgA 유전자의 결함은 아직 밝혀지지 않았으나, 이러한 환자들의 B 세포에 있는 표면 IgA 분자들은 정상적으로 발현되는 것으로 보인다. 면역 글로불린 유전자 복합체 밖에 존재하는 유전자가 이와 같이 흔히 볼 수 있는 증후군과 관련이 있을 것으로 여겨진다.

다른 면역글로불린 결핍증도 보고되었으나, 흔하지는 않다. 한 종류의 IgM 결핍은 상염색체의 열성형질에 의한 것으로 밝혀졌다. 이러한 증상의 환자는 치명적인 질병을 일으키는 Meningococcus와 같은 병원균의 심각한 감염에 처할 수 있다. IgM 결핍은 다양한 종류의 암이나 자가면역질환을 수반하기도 한다. IgG 결핍 또한 드물게 나타난다. 이것은 종종 성인이 될 때까지 감지될 수 없으며, 면역 글로불린을 주사함으로써 효과적으로 치료될 수 있다.

혈관 확장성 운동 실조증_Ataxis telangiectasia

비록 원칙적으로는 면역결핍증으로 분류되지 않지만, 혈관확장성 운동 실조증은 IgA, 경우에 따라서는 IgE의 결핍증을 수반하는 질병이다. 이 증후군은 평형을 유지하는데 어려움을 느끼고 (ataxia), 눈에 파열된 모세관이 나타나는 것이 특징이다 (telangiectasia). 1차적인 결함은 세포주기를 조절하는데 관여하는 키나제에 있는 것으로 여겨진다. 면역결핍증과 혈관 확장성운동실조증의 다른 결함들과의 관계는 아직 분명하지 않다.

흉선과 관련된 면역 장애_Immune disorders involved the thymus

몇 종류의 면역결핍 증후군은 흉선이 정상적인 발달을 하지 못하는데 원인이 있다. 흉선의 기능장애는 T 세포에 결정적인 영향을 미친다. 보조, 세포독성 그리고 조절 작용을 하는 모든 T 세포집단이 영향을 받는다. 바이러스와 진균에 대한 면역이 이러한 상태에 있는 사람에게서 특히 억제된다.

디죠지 증후군 또는 선천성 흉선 형성부전증 (thymic aplasia)이 가장 심각한 형태이며, 흉선이 전혀 없는 경우이다. 이와 같은 발생적 결함은 배발생기에 22번 염색체 부근의 결실과 관계되며, 면역결핍과 더불어 특징적인 안면이상, 부갑상선 기능 저하증부, 그리고 선천성 심장 질환을 동반한다 (그림 20-5). 결함의 원인이 되는 발생단계가 알려졌으며, 이러한 증후군은 때때로 정확한 배발생 기원을 나타내기 위하여 제3-4 인두낭 증후군 (third and forth pharyngeal pouch syndrome)이라 부르기도 한다. 면역 결함은 심각한 T 세포 수의 감소와 T 세포 반응 결여를 포함한다. 비록 B 세포가 정상적인 수로 존재하지만, 이 증상이 있는 사람은 특이적인 항원을 이용한 예방접종에 반응하여 항체를 생산하지 않는다. 흉선 이식 수술은 T 세포 결함을 교정하는데 어느 정도 효과가 있으나, 많은 디죠지 환자들은 심각한 심장질환이 있어 면역결핍이 교정되어도 장기간 생존할 확률이 낮다.

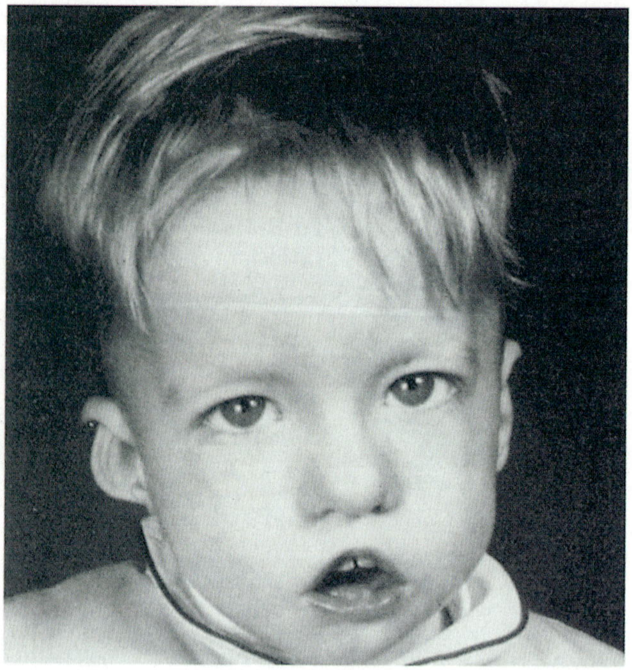

FIGURE 20-5 A child with DiGeorge syndrome showing characteristic dysplasia of ears and mouth and abnormally long distance between the eyes. *[R. Kretschmer et al., 1968,* New England Journal of Medicine ***279****:1295; photograph courtesy of F. S. Rosen.]*

디죠지 증후군은 자궁 내 또는 발생적 이상에 기인하나, 흉선 형성부전증 (thymic hypoplasia) 또는 네젤로프 증후군 (Nezelof's syndrome)은 유전적 이상이다. 이 희귀병의 유전 방법은 알려져 있지 않으나, 그 발현 정도가 다양하여 진단을 하는데 어려움이 있다. 그 이름이 암시하듯 흉선 형성부전증은 퇴화한 흉선이 T 세포 분화에서의 기능을 수행하지 못하는 결함이다. 일부 환자의 경우 B 세포는 정상이나 다른 경우에는 T 세포 결함과 더불어 B 세포 결핍이 나타난다. 이러한 증상이 있는 사람은 만성적 설사, 바이러스와 진균 감염으로 고생하며 일반적으로 생존하기 어렵다.

골수계의 면역결핍은 내재면역에 영향을 준다_

Immunodeficiency of the myeloid lineage affect innate immunity

림프계의 면역결핍은 적응면역에 영향을 준다. 반대로 골수세포 계통의 결함은 내재 면역 기능에 영향을 준다 (그림 20-1). 이러한 결함의 대부분은 식세포 과정을 방해하여, 그 심한 정도가 다양한 반복적인 미생물 감염증을 보인다. 식세포작용 결함은 여러 단계에서 발생할 수 있으며, 여기에는 세포의 운동성, 미생물에 대한 부착과 식세포 작용, 그리고 대식세포에 의한 사멸 등이 있다.

중성구 수의 감소_Reduction in neutrophil count

2장에서 기술하였듯이 중성구는 식세포 기능을 가지는 순환성 과립구이다. 중성구의 숫자적 결핍은 **무과립구증 (agranulocytosis)**이라 불리는 세포의 완전한 결핍에서, 과립구 감소증 (granulocytopenia) 또는 중성구 감소증 (neutropenia)라 불리는, 말초 혈액 중 중성구의 수가 $1500/mm^3$ 이하로 줄어드는 경우까지 다양하다. 이러한 숫자적 결핍은 선천적 결함에 기인하거나 외적인 요인에 의하여 일어날 수 있다. 후천성 중성구 감소증은 선천적인 것보다 훨씬 일반적이다.

선천적 중성구 감소증은 골수계 전구 줄기 세포에 영향을 주는 유전적 결함에 의한다. 이것은 조혈과정에서 중성구 생산을 감소시킨다. 선천적 무과립구증 (agranulocytosis)의 경우에 골수계 줄기세포는 골수에 존재하지만 전골수구 (promyelocyte) 단계 이후로는 거의 분화하지 않는다. 그 결과, 이러한 증상을 가지고 태어난 아이는 심각한 중성구 감소증을 보여 그 수가 $200\ /mm^3$ 이하이다. 이러한 어린이는 빠르면 생후 1 개월부터 잦은 세균감염으로 고생한다; 정상적인 유아는 이 시기에 중성구를 포함한 내재 면역기전과 어머니의 항체에 의하여 보호를 받는다. 이러한 유전적 결함이 과립구 집락자극인자 (G-CSF)의 생산을 감소시키고 그 결과 골수계 줄기 세포가 과립구 계통을 따라서 분화하는 것을 불가능하게 한다는 것을 실험근거를 통해 알 수 있다.

중성구는 수명이 짧으며 순환계에서 이들 세포의 수준을 유지하기 위해서는 이들의 전구체가 골수에서 빠르게 분열하여야 한다. 이러한 이유 때문에, 빠르게 분열하는 세포에 특이적으로 손상을 주는 방사선이나 일부 약제 (화학요법약제)는 중성구 감소증을 일으킨다. 때때로 중성구 감소증은 **쇼그렌 증후군 (Sjögren's syndrome)** 또는 전신 홍반 루프스와 같은 자가면역증으로 발전한다. 이와 같은 조건에서는 자가항체가 중성구를 파괴한다. 일시적인 중성구 감소증은 특정한 세균이나 바이러스 감염 후 나타나기도 하지만, 감염이 사라지면 중성구의 수는 정상으로 돌아온다.

만성 육아종성 질환_Chronic granulomatous disease, CGD

CGD는 적어도 두 개의 특징적인 형태를 가지는 유전병이다. 약 70%의 환자에서는 X-연관 형태로 나타나며 나머지에서는 상염색체 열성형으로 나타난다. 이 질병은 식세포가 과산화수소를 생성하고 포획된 세균을 죽이는 차아염소산 (HOCL)과 같은 반응성 생성물을 생산하는 산화성 경로의 결함에 의한다. CGD 환자는 치은염 또는 림프절 부종, 그리고 비종양성 육아종 (딱딱한 피하세포 덩어리)을 일으키는 과도한 염증을 경험한다. 이들은 또한 세균이나 진균의 감염에 대하여 감수성이다. CGD 환자는 폐렴균과 같이 스스로 과산화수소를 생산하는 세균에 의해서는 감염이 잘 일어나지 않는다. 이러한 경우, 숙주세포 안의 미엘로퍼옥시다아제 (myeloperoxidase)는 감염을 방해하기에 충분한 차아염소산을 만들기 위하여 세균의 과산화수소를 이용한다. 또한, 여러 가지의 관련된 결함이 CGD를 유도한다; 이것들은 산화성 경로에 작용하는 사이토크롬 (cyt b_{558})의 결핍 또는 결함, 그리고 사이토크롬을 안정화하는 단백질 (포식세포 산화효소; phagosome oxidases 또는 phox)의 결함 등을 포함한다. 또한 식세포의 살해작용의 일반적인 결함 외에 단핵세포가 항원제시 세포로 작용할 수 있는 능력이 감소하는 경우도 있다. 항원처리와 항원제시 모두가 장애를 받는다. CGD 환자의 단핵세포가 항원제시 세포로 이용될 경우, T 세포의 보조작용을 촉발하기 위해서는 증가된 양의 항원이 필요하다.

IFN-γ의 첨가가 in vitro에서 CGD 환자의 과립구와 단구의 기능을 회복시키는 것이 확인되었다. 이러한 발견은 IFN-γ를 CGD 환자에게 처리하는 임상적 시도를 촉진하였다. 산화적 기능의 고무적인 증가와 원형질 사이토크롬의 회복이 이러한 환자에서 확인되었다. 또한 CGD를 일으키는 정확한 유전 결함에 대한 정보는 이 질병을 유전자 치료의 후보로 만들었으며, 결함이 있는 사이토크롬의 대체도 긍정적인 결과를 보였다 (아래참조).

체디아크-히가쉬 증후군_Chediak-Higashi syndrome

이러한 상염색체 열성적 질병은 반복적인 세균감염, 부분적 안-피부 백색증 (oculo-cutaneous albinism, 피부와 눈의 색소결핍), 그리고 림프 세포의 공격적인 비종양적인 조직으로의 침윤 등을 특징으로 가진다. 이러한 면역결핍 환자의 식세포는 큰 과립을 포함하고 있으나 세균을 죽이는 능력은 없다. 이 결핍의 분자적인 배경은 세포 내부의 수송을 조절하는데 관여하는 단백질 (LYST)의 돌연변이다. 이 돌연변이는 단백질이 분비성 리소솜으로 이동하는 것을 방해하여 이들이 세균을 융해시킬 수 없도록 한다.

백혈구 부착 결핍_Leucocyte adhesion deficiency, LAD

15장에서 설명하였듯이 인테그린류의 단백질에 속하는 세포표면 분자들은 부착분자로 작용하며, 세포간 상호작용을 촉진하는데 필요하다. 이들 중 세 종류인 LFA-1, Mac-1 그리고 gp150/95 (CD11a, b, c)는 공통적인 β-사슬 (CD18)을 가지고 있으며, 서로 다른 종류의 단구세포에 다양하게 존재한다. 또한, CD11a는 B 세포에서도 발현된다 (표 20-2). 부착 분자들의 기능장애와 관련된 면역결핍은 공통적인 β-사슬에 존재하는 결함에 기인하며, 이 사슬을 이용하는 세 가지 분자의 발현에 영향을 준다. 백혈구 부착 결핍 (LAD)이라고 불리는 이러한 결함은, 여러 가지 진균뿐만 아니라, 그람 양성과 그람 음성 세균의 감염에 대한 감수성의 원인이 된다. 백혈구의 혈관 내피세포부착 장애는 이들 세포가 염증이 일어난 곳으로 모이는 것을 제한한다. 이러한 부착 결핍에 따른 B 세포와 T 세포 간의 협조 결함으로부터 추측되는 바와 같이, 바이러스에 대한 면역도 일부 영향을 받는다. LAD는 그 정도가 다양한데, 환자의 일부는 생후 수년 이내에 사망하며, 반면 어떤 사람들은 40대까지 생존한다. 이러한 이상증상의 질병적 표현형의 차이에 대한 원인은 아직 알려져 있지 않다. LAD는 13장의 임상초점의 주제이다.

TABLE 20-2 Properties of integrin molecules that are absent in leukocyte-adhesion deficiency

Property	INTEGRIN MOLECULES* LFA-1	CR3	CR4
CD designation	CD11a/CD18	CD11b/CD18	CD11c/CD18
Subunit composition	$\alpha L\beta 2$	$\alpha M\beta 2$	$\alpha X\beta 2$
Subunit molecular mass (kDa)			
α chain	175,000	165,000	150,000
β chain	95,000	95,000	95,000
Cellular expression	Lymphocytes Monocytes Macrophages Granulocytes Natural killer cells	Monocytes Macrophages Granulocytes Natural killer cells	Monocytes Macrophages Granulocytes
Ligand	ICAM-1 (CD 54) ICAM-2 (CD 102)	C3bi	C3bi
Functions inhibited with monoclonal antibody	Extravasation CTL killing T-B conjugate formation ADCC	Opsonization Granulocyte adherence, aggregation, and chemotaxis ADCC	Granulocyte adherence and aggregation

*CR3 = type 3 complement receptor, also known as Mac-1; CR4 = type 4 complement receptor, also known as gp150/95; LFA-1, CR3, and CR4 are heterodimers containing a common β chain but different α chains designated L, M, and X, respectively.

보체의 결함은 면역 결핍 또는 면역 복합체 질병을 초래한다_Complement defects result in immunodeficiency or immune-complex disease

보체계의 결함에 의한 면역결핍 질병은 7장에 기술되었다. 다수의 보체 결핍은 세균감염에 대한 감수성의 증가, 그리고/또는 면역복합체 질병과 연관이 있다. 이러한 보체 장애의 하나인, 대체적 보체 경로에서 C3전환효소를 안정화 하는 프로페르딘의 결핍은 X 염색체 상에 존재하는 유전자의 결함에 의하여 나타난다 (그림 20-2). 만노오스 결합 렉틴의 결핍은 세균과 진균에 의한 다양한 감염에 대한 감수성 증가를 일으킨다. 7장에서 설명한 바와 같이 MBL이 많은 병원균에 대한 보체의 공격을 일으키는 주 요인이며, 많은 생물에 대한 내재면역의 중요한 구성요소라는 것을 기억하라.

면역결핍증은 결함 있는 요소를 대체하는 것에 의해 치료된다_Immunodeficiency disorders are treated by replacement of the defective element

비록 면역결핍증에 대한 완치 방법은 없지만 몇 가지 치료가능성이 있다. 모든 종류의 미생물에 대한 노출로부터 완전히 격리시키는 철저한 방법 이외에, 면역결핍을 치료하는 방법은 다음과 같다.

- 결손된 단백질의 대체
- 결손된 세포형이나 계통의 대체
- 결손 또는 결함 있는 유전자의 대체

항체 생산에 장애가 있는 이상증에 대한 전통적인 치료방법은, 결핍된 면역글로불린 단백질을 주사하는 것이다. 회수하여 모은 사람의 감마글로불린을 혈관 또는 피하주사하여 많은 종류의 면역결핍에서 나타나는 반복적 감염으로부터 보호할 수 있다. 적절히 높은 수준의 혈청 면역글로불린 (5mg/ml 혈청)의 유지는 무감마 글로불린혈증 환자에게 나타나는 가장 일반적인 감염을 예방할 수 있다. 이것은 특정한 미생물에 대하여 만들어진 항체를 목적으로 선택한 면역 글로불린을 주사함으로 이루어진다. 최근의 인간 단클론 항체 제조의 발전과 마우스의 V-부위와 인간으로부터 유래한 C-부위를 이용하여 유전적으로 조작된 키메라 항체를 만들 수 있는 기술은 중요한 병원균에 대한 특이적인 항체를 개발하는 것을 가능케 하였다 (5장 참조).

분자 생물학의 발달은 사이토카인과 같이 면역학적으로 중요한 면역 단백질 유전자의 클로닝과 이들 유전자를 세균이나 진핵성 발현시스템을 이용하여 in vitro에서 발현하는 것을 가능케 하였다. 이러한 단백질의 확보 가능성은 환자에게 중요한 면역 단백질을 교체하거나 농도를 증가시키는 새로운 치료법의 사용을 가능케 하였다. 예를 들어, 재조합 IFN-γ의 투여는 CGD 환자에게 효과가 있는 것으로 나타났으며, 재조합 IL-2는 AIDS 환자의 면역기능을 회복하는데 도움을 줄 수 있을 것이다. 재조합 아데노신 탈아미노화효소 (recombinant adenosine deaminase)는 ADA 결핍 SCID 환자에게 성공적으로 투여된 바 있다.

면역결핍의 치료로서 세포 대체는 최근의 골수 이식 수술의 발달에 의하여 가능케 되었다 (17장). 면역적으로 활성이 있는 공여자로부터의 줄기세포의 대체는 정상적인 면역체계의 발달을 가능케 한다 (2장 임상초점). 다행스럽게 HLA가 일치하는 공여자가 있는 사람들의 경우에서 높은 성공률이 보고 되었다. 환자와 공여자에 대한 주의 깊은 일치성 검사와 CD34$^+$ 세포를 선별함으로서 줄기세포 집단을 증식시킬 수 있는 기술은 이상적인 공여자가 존재하지 않아 동일 일배체형(HLA 유전자의 한 세트 또는 일배체형이 완전히 일치하는)의 공여자의 골수가 사용될 때, 이 골수이식방법은 SCID 유아들에 있어서 높은 성공률을 나타내었다. 공여자의 골수를 SCID 유아에게 주입하기 전에, T 세포가 제거되고 CD34$^+$ 줄기세포를 증가시킨다. 이 치료기법은 최근에만 이용되었기 때문에 이식수술이 면역결핍을 영구적으로 치료할 수 있을지는 알려져 있지 않다. 골수세포 이식의 변형된 형태는, 아버지의 CD34$^+$ 세포를 SCID를 가지고 있는 아기의 출산이 임박할 때 자궁에 주사하는 것이다. 이러한 치료를 받은 후 태어난 두 명의 유아는 정상적인 T 세포의 기능을 가졌으며, SCID에 특이적인 감염증상이 나타나지 않았다.

아데노신 탈아미노화효소 또는 만성육아종성 질환과 같이 하나의 유전자 결함이 확인되면, 이 결함이 있는 유전자를 대체시키는 것이 치료법이 될 수 있다. 이러한 치료법의 임상적 실험이 ADA 결핍에 의한 SCID 환자와 p67^{phox}에 의한 만성적 육아종성 질환자를 대상으로 진행되고 있으며, 긍정적인 초기결과가 얻어졌다. SCID 환자에게서는 18개월, CGD 환자에게서는 6개월까지 증상이 나타나지 않았다. 동일한 기법이 두 가지 실험에서 이용되었다. 이 과정은 우선 환자로부터 세포를 얻고 (CD34$^+$줄기세포가 대개 이러한 과정에서 선택된다), 결함이 있는 유전자의 정상 유전자를 트랜스펙션시킨다. 정상 유전자가 트랜스펙션된 세포는 다시 환자에게 주입된다. 이러한 치료법이 개발됨에 따라, 유전적인 결함이 확실하게 밝혀져 있는 다수의 면역결핍증에 그 적용이 가능할 것이다. 위에서 설명한 바와 같이, 이러한 것들은 SCID를 유도하는 IL-2 수용체의 γ-사슬, JAK-3, 그리고 ZAP-70 유전자 등을 포함한다. 다른 모든 치료의 경우와 마찬가지로, 면역결핍증에 대한 유전자 치료에도 위험의 요소가 존재한다. 도입된 세포집단이 조절되지 않는 양상으로 증식하여 그 결과 SCID 치료환자에서 백혈병을 유발한 두 경우는, 유전자 치료에 대한 주의를 지시해 주고 있다. 그러나 유전자치료의 잠정적인 위험성은 치료 없이는 치명적인 감염에 직면하게 되는 환자에게 나타날 이점과 균형이 이루어져야 할 것이다.

면역 결핍의 실험적 모델은 유전적으로 변형된 동물을 포함한다_Experimental models of immunodeficiency include genetically altered animals

면역학자들은 잘 연구된 두 가지 선천적 면역결핍의 동물모델을 여러 가지 실험적 목적에 이용한다. 이것 중의 하나는 흉선이 없는 누드 마우스이고 다른 하나는 중증 복합 면역결핍증 또는 SCID 마우스이다. 하나의 유전자가 제거된 유전자 조작 마우스를 이용한 최근의 연구는 감염에 대응하는 특정 유전자의 기능에 대하여 매우 귀중한 정보를 제공한다.

누드 마우스_Nude (athymic) mice

11번 염색체 상에 존재하는 열성 유전자에 의하여 조절되는 *nu*로 표기되는 유전적 형질이 특정 마우스에서 발견되었다. 이 형질에 대하여 동형접합인 마우스 (*nu/nu*)는 털이 없으며, 퇴화된 흉선을 가진다 (그림 20-6). 이형접합 교배에 의한 (*nu*/+) 새끼 마우스들은 털이 있으며 정상적인 흉선을 가진다. 털이 없는 것과 흉선의 결함이 같은 유전자에 의하여 유도되는지는 알려져 있지 않다. 두 개의 매우 근접한 유전자가 이들 결함을 조절하며, 비록 이들이 서로 관련은 없으나 돌연변이 마우스에서 함께 나타날 가능성이 있다. 흉선의 분화적인 발달을 유도하는 과정이 표피의 상피세포를 조절하는 과정과 연관이 있기 때문에, 분화를 조절하는 유전자가 관여할 것으로 여겨진다. *nu/nu* 마우스는 쉽게 생존할 수 없으며 정상적인 조건에서 25주 내에 100%의 사망률을 보이며 생후 2주 이내에 50%가 죽는다. 따라서 이 동물들이 실험목적을 위하여 이용될 때는, 이들을 감염으로부터 보호할 수 있는 상태에서 유지되어야 한다. 멸균된 음식, 물, 사육상, 깔개 등에 대한 주의가 필요하다. 사육상은 무균대 (laminar flow rack)에 설치하거나 개개의 사육상에 맞는 공기필터를 설치함으로써 먼지를 차단하여야 한다.

누드 마우스는 세포 매개 면역반응이 없으며, 대부분의 항원에 대하여 항체를 만들지 못한다. 누드 마우스의 면역결핍은 흉선 이식

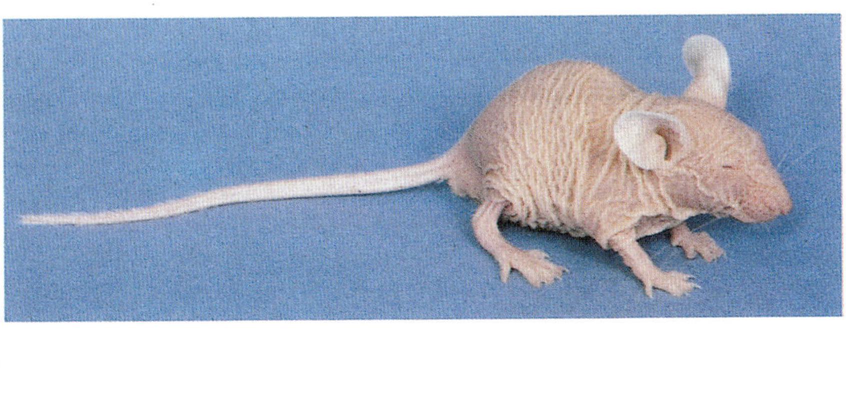

FIGURE 20-6 A nude mouse *(nu/nu)*. This defect leads to absence of a thymus or a vestigial thymus and cell-mediated immunodeficiency. *[Courtesy of the Jackson Laboratory, Bar Harbor, Maine.]*

에 의하여 복구될 수 있다. 이들은 동종 또는 이종 조직 이식에 영구적 관용을 가지기 때문에 여러 가지 실험에 이용될 수 있다. 예를 들면, 잡종 세포주 또는 어떤 생물에서 유래한 고형 종양도 복수 또는 이식된 종양 형태로 누드 마우스에서 자랄 수 있다. 누드 마우스는 T 세포가 전혀 없는 것은 아니라는 것이 알려져 있다. 오히려 성장함에 따라 증가하는, 제한된 T 세포 집단이 있다. 이들 T 세포의 근원은 알려져 있지 않다. 흥미 있는 가능성은 흉선 이외의 성숙한 T세포의 근원이 있다는 것이다. 그러나 아마도 이러한 T 세포는 퇴화한 흉선에서 생겼을 가능성이 더 높다. 누드 마우스의 혈액 중에 존재하는 대부분의 세포는 정상적인 마우스에서 대부분 나타나는 αβ형 대신 γδ형의 T 세포 수용체를 가진다.

스키드 마우스_SCID mouse

1983년에 Melvin과 Gayle Bosma 그리고 그의 동료들은 마우스에서 성숙한 림프구의 심각한 결핍을 초래하는 상염색체 열성 돌연변이를 보고하였다. 이들은 이 형질이 사람의 중증 복합 면역결핍증과 비슷하기 때문에 SCID라 명명하였다. SCID 마우스는 초기 B 세포와 T 세포계통은 가졌지만 흉선, 비장, 림프절 그리고 장조직과 같이 기능성 T 세포와 B 세포가 일반적으로 존재하는 곳에는 림프세포들이 존재하지 않는다. SCID 마우스에서 B 세포와 T 세포의 전구세포들은 성숙하여 기능성을 가지는 B 와 T 림프구로 분화할 수 없다. SCID 결핍을 가지는 마우스의 근친교배에 의해 새로운 계통이 만들어졌고, 이들에 대한 자세한 연구가 이루어졌다. SCID 마우스는 항체를 만들 수도 없으며 지연성 과민반응 또는 조직거부 반응을 보이지 않는다. 이러한 동물을 아주 깨끗한 환경에서 사육하면 그들은 어린시기에는 감염을 극복할 수 있다. SCID 마우스에서는 림프구 이외의 다른 세포는 정상적으로 발달한다. 적혈구, 단구 그리고 과립구 들이 존재하며 정상적인 기능을 가진다. SCID 마우스는 정상적인 마우스로부터 줄기세포의 이식에 의하여 면역력을 획득할 수 있다.

마우스의 SCID를 일으키는 DNA 단백질 키나제의 돌연변이는 SCID 마우스의 일부가 면역글로불린을 만들 수 있기 때문에 불완전한(leaky) 돌연변이라 불린다. 약 절반 정도의 불완전한 SCID 마우스는 피부 동종이식을 거부할 수 있다. 이러한 발견은 결함이 있는 효소가 T 세포와 B 세포의 발달에 부분적으로 기능을 하여, 전구세포의 적은 비율이 정상적으로 분화할 수 있도록 한다는 것을 제시한다. 좀 더 최근에는 면역결핍이 있는 SCID 유사마우스 (RAG knockout mouse)가 B와 T 세포 전구체에 모두 존재하는 면역 글로불린 또는 T세포 수용체 유전자의 재조합을 담당하는, 재조합 활성 유전자 (RAG-1과 RAG-2)의 제거를 통하여 개발되었다. RAG 제거 마우스는 B 와 T 세포 모두의 결함을 나타내었으며, 이들 모두 수용체의 유전자 재조합이 일어나지 않았으며 이에 따라 정상적인 발달과정이 일어나지 않았다. 재배열이 비정상적인 세포는 in vivo 에서 제거되기 때문에 RAG 제거 마우스의 림프기관에는 B 와 T 세포 모두가 존재하지 않는다. 또한 이러한 SCID 마우스는 T 세포와 B 세포 복합적인 면역결핍의 원인에 대한 연구기회를 제공할 뿐만 아니라, 세포면역을 연구하는데 매우 유용한 것으로 확인되었다. 거부 반응 기전이 작용하지 않기 때문에 SCID 마우스는 여러 공급원으로부터의 세포 또는 조직에 대한 연구를 위하여 이용될 수 있다. 예를 들면, 사람에서 유래한 면역 전구세포가 SCID 마우스의 면역체계에서 다시 자랄 수 있도록 이용될 수 있다. 사람의 세포는 정상적인 상태로 발달할 수 있고 그 결과 SCID 마우스의 혈액은 사람에서 유래한 면역 글로불린을 포함하게 될 것이다. 하나의 중요한 적용에서 이들 SCID 마우스는 HIV-1으로 감염시킬 수 있다. 비록 정상적인 마우스는 HIV-1 감염에 대하여 감수성이 아니나, 사람의 림프조직으로 재구성된 SCID 마우스는 (SCID-Hu mouse)는 이식된 인간의 림프조직의 HIV 감염에 대한 치료 또는 예방 방법을 실험할 수 있는 동물 모델을 제공한다.

AIDS와 기타 후천성 또는 2차 면역결핍_AIDS and Other Acquired or Secondary Immunodeficiencies

위에서 기술한 바와 같이, 면역 체계의 여러 결함이 면역결핍을 유도한다. 1차 면역결핍 이외에 후천성 또는 2차 면역 결핍이 존재한다. 이전에 알려졌던 것 중 하나가 후천성 저감마글로불린혈증이다 (위에서 설명하였듯이 이 증상은 유전적인 소인에 의한 분류 불능형 면역부전증과 혼동된다). 후천성 저감마글로불린혈증의 원인은 알려져 있지 않으며, 중요한 병징으로 청 · 장년층에서 볼 수 있는 반복적인 감염증상이 있다. 환자는 수치가 낮지만 검출할 수 있는 수준의 전체 항체글로불린의 수준을 유지한다. T 세포의 수와 기능은 정상일 수 있으나 T 세포 결함이 나타나는 경우도 있는데, 이때는 병이 진전됨에 따라 그 정도가 심해진다. 이 질병은 면역글로불린을 주사치료로 환자가 70~80세까지 살 수 있도록 한다. 위에서 설명한 유사한 질병과는 다르게, 이 질병의 유전적 전달은 알려져 있지 않다. 후천성 저감마글로불린증을 가진 임산부는 정상적인 아이를 분만한다. 그러나 출산 시 산모의 몸에 순환하고 있는 면역글로불린의 결핍이 신생아에게 반영되기 때문에 아이는 면역글로불린의 수치가 낮다.

또 다른 형태의 2차 면역결핍인 인자-유도성 면역결핍은 면역결핍을 유도하는 여러 종류의 화합물 또는 생물적 인자에 노출되었을 때 나타난다. 이러한 물질에는 류마티스성 관절염 또는 홍반 루프스와 같은 자가면역을 치료하기 위하여 이용되는 약제들이 포함된다. 자가면역질환에 이용되는 코르티코스테로이드 (corticosteroid)는 병징을 약화시키기 위하여 면역반응을 억제한다. 이와 유사하게, 이식수술 환자들은 이식된 조직이 면역계의 공격을 받지 않도록 하기 위하여 사이클로스포린 A (cyclosporin A)와 같은 면역 억제제를 투여받음으로써 인위적으로 면역결핍을 유도하기도 한다. 17장에서 설명되겠지만 일반적인 면역 억제에 의한 원치 않는 부작용을 줄이기 위하여 이식에 대한 관용을 유도하는 좀 더 특이적인 방법을 이용하기 위한 노력들이 이루어지고 있다. 주로 T 세포가 일반적인 표적이지만, 면역 억제제의 작용기작은 다양하다. 또한 다양한 종류의 암 치료에 이용되는 세포독성 약제나 방사선은 면역체계의 세포를 포함하여 빠르게 증식하는 세포에 손상을 주기 때문에 원치 않는 부작용으로 면역결핍을 유도할 수 있다. 이러한 치료를 받은 환자는 잘 관찰되어야 하며 감염이 일어난 경우 항생제나 면역글로불린을 이용하여 치료하여야 한다.

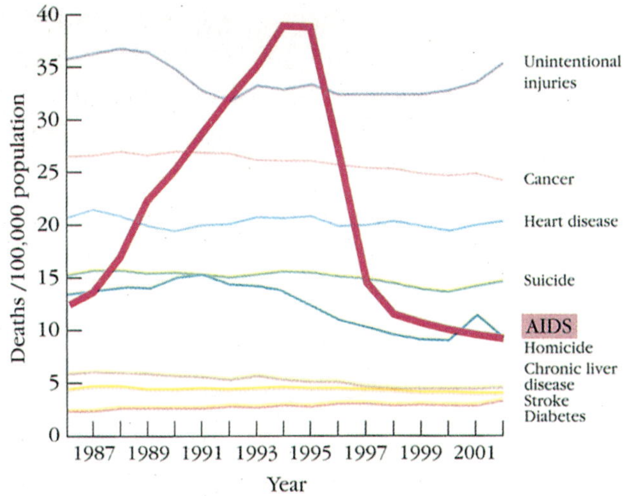

FIGURE 20-7 Death rates for the nine leading causes of death in people ages 25 to 44 years in the United States for the years 1987 to 2002. The red line shows that the death rate per 100,000 people caused by AIDS surpassed any other single cause of death in this age range during the period 1993 to 1995. The recent decrease in AIDS deaths in the United States is attributed to improvements in anti-HIV drug therapy, which prolongs the lives of patients. *[Data from the Centers for Disease Control Web site, www.cdc.gov/.]*

HIV/AIDS는 전 세계에서 수백만 명의 목숨을 앗아가고 있다_HIV/AIDS has claimed millions of lives worldwide

최근에 다른 모든 종류의 면역결핍은 인간면역결핍 바이러스-1 또는 HIV-1이라 불리는 감염원에 의하여 일어나는 심각한 면역결핍증에 의해 가리워졌다. HIV-1이 일으키는 질병인 후천성 면역결핍증(AIDS)은 1981년에 로스앤젤레스, 뉴욕 그리고 샌프란시스코 등 미국에서 보고되었다. 일단의 환자들이, 면역이 결핍된 사람에게 *P. carinii pneumonia* (PCP)라고 불리는 폐렴을 일으키는 기회감염성 진균 *Pneunocystis carinii*와 같은 감염균에 의한 비정상적인 감염을 나타냈다. PCP 이외에 일부환자들은 아주 드물게 나타나는 기회 감염 뿐 아니라 아주 드문 피부암인 카포시 육종 (Kaposi's sarcoma)을 보였다. 이들 환자들에 대한 보다 정밀한 조사는 이들이 세포성 면역 결핍과 CD4 표지를 가지는 T 세포 (보조 T 세포)의 집단이 현저하게 감소된 것을 보여주었다. 역학자들이 이들 최초 환자들의 배경을 조사한 결과, 감염된 대부분의 사람들이 동성연애를 하는 남성들이라는 것을 발견하였다. AIDS의 발생빈도가 증가하고 이 질병이 전 세계에서 발견됨에 따라 AIDS에 걸릴 위험성이 높은 사람은 성생활이 난잡한 남성과 여성, 그리고 이들의 배우자, 정맥주사를 하는 마약 이용자, 1985년 이전에 혈액 또는 혈액산물을 주사 받은 사람, 그리고 HIV에 감염된 어머니로부터 태어난 유아 등으로 확인되었다.

1981년의 발견이후, AIDS는 전 세계에서 유행병의 수준으로 증가하였다. 2005년 12월 현재 미국에서 AIDS로 사망한 것으로 보고된 사람은 524,000명이며, 2005년 현재 약 1백만명이 HIV에 감염된 채 살아가고 있다. AIDS 환자 발생은 그 보고가 의무적이나, 많은 주에서는 AIDS로 진전되지 않은 HIV 감염의 경우는 보고를 의무화하고 있지 않기 때문에 HIV에 감염된 환자의 수는 추정치이다. 최근의 개선된 치료법 덕분에 AIDS에 의한 사망률은 감소하고 있지만, AIDS는 미국 내에서 25~44세 사이 연령층의 주요 사망원인 중 하나이다 (그림 20-7). 매년 AIDS 사망자의 숫자가 감소한다는 것은 고무적이나, 이 유행병이 이 나라에서 사라졌다는 것을 의미하지는 않는다. 불안한 현상은 전염병이 여성과 아프리카계 사람들에게 집중된다는 것인데 이들은 최근 AIDS 사망의 절반을 차지한다.

미국 내에서의 AIDS 유행의 정도는 세계의 다른 지역과는 비교가 되지 않는다. 전 세계에 AIDS에 감염된 사람들의 분포가 그림 20-8에 나타나 있다. 2005년말 까지 사하라 남부 아프리카에 2,580만 명이 AIDS를 가진 채 살아가고 있으며, 남부 및 서남아시아에 또 다른 740만 명이 존재한다. 230만 명의 어린이를 포함하여 전 세계적으로 4,030만 명의 AIDS 환자가 있는 것으로 추산되고 있다. 또한 수백만의 어린이가 부모들의 AIDS에 의한 사망에 의하여 고아가 되었다. 국제보건기구의 최근 통계는 2005년 한해에 490만 명 또는, 이 기간에 하루 13,500명이 새로 HIV에 감염된 것을 보여준다. 이것은 하루에 감염되는 전체 1,400명의 15세 이하 어린이를 포함한다.

초기 미국과 서구 유럽의 AIDS 환자 그룹은 주로 백인 남자였다. 이 그룹은 아직도 이 지역에서 가장 많이 감염되는 그룹이지만, 미국 내에서의 보다 최근의 분포자료는, 높은 여성 비율과 증가하고 있는 소수민족 비율을 보여주고 있다. 전 세계적으로 AIDS 환자는 남자와 여자 사이에 고르게 분포하며, AIDS의 발병률이 가장 높은 사하라 남쪽 아프리카에서는 감염자의 57%가 여자이다.

HIV-1은 성접촉, 감염된 혈액에 의해 그리고 어머니로부터 아기로 전파된다_HIV-1 spreads by sexual contact, infected blood, and from mother to infant

HIV-1이 사람에게 감염되는 정확한 기전은 밝혀져 있지 않으나, 역학적 자료는 일반적인 전파방법으로 동성 또는 이성간 성관계, 혈액 또는 혈액산물의 수혈, 어머니로부터 아기로의 전파 등을 들고 있다. 혈액에 대한 HIV 검사가 일반적으로 실시되기 이전에는 수혈환자 또는 혈액제재를 수혈 받은 혈우병 환자들은 HIV-1감염의 위험성이 있었다. 감염된 혈액에 대한 노출은 일반적으로 주사바늘을 공

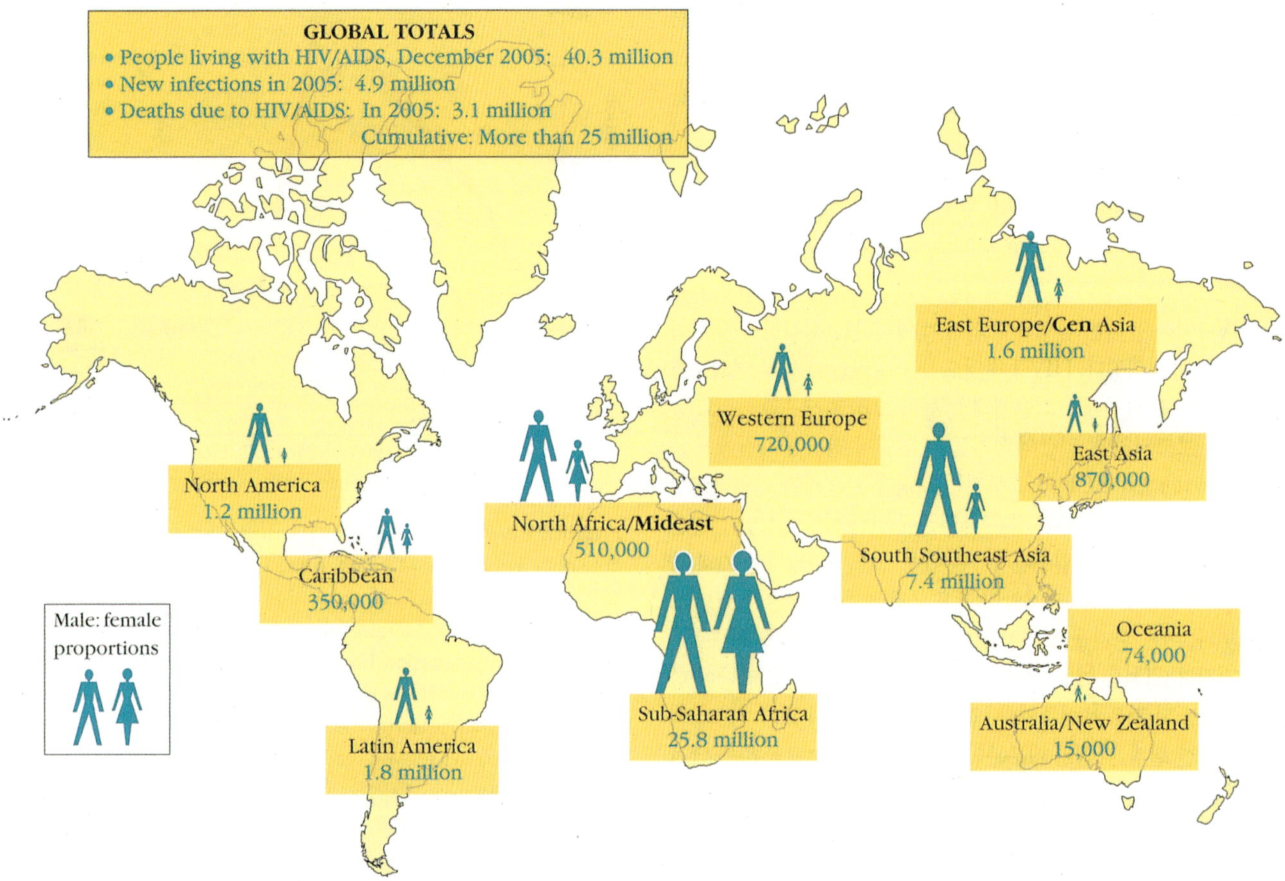

FIGURE 20-8 The global AIDS epidemic. The estimated worldwide distribution of AIDS cases as of December 2005. Approximately 40.3 million people were living with AIDS as of December 2005; most of them were in sub-Saharan Africa and Southeast Asia. In North America and Western Europe, about 75% of those affected were men, whereas in sub-Saharan Africa about 57% of those with AIDS are women. *[Data from UNAIDS/WHO: AIDS Epidemic Update, December 2005, http://www.unaids.org/epi/2005/doc/EPIupdate2005_pdf_en/epi-update2005_en.pdf.]*

유하는 마약주사를 하는 사람들 사이에서 AIDS의 높은 발병 원인을 설명한다. HIV-1에 감염된 어머니로부터 출생하는 어린아이는 감염될 확률이 높다. 어머니가 출산 이전에 항바이러스제제 치료를 받지 않는 한, 이들로부터 태어난 약 30%의 아기가 이 바이러스에 감염될 것이다 (임상초점 참조). 어머니에서 아기로 전달되는 가능한 전달체로는, 출산과정에 전달되는 혈액과 수유기의 모유 등이 있다. 감염된 사람으로부터 감염되지 않은 사람에게 전파되는 주 원인은 감염된 세포, 특히 대식세포, 수지상 세포, 림프구 등에 의해서 이다.

전 세계적인 유행병 차원에서 HIV 전파의 75% 정도가 이성간의 성접촉에 의한 것으로 여겨진다. 질을 통한 성접촉은 마약주사 또는 항문성교와 같은 다른 방법에 비하여 감염 가능성이 낮지만, 다른 성병 (STD)이 있는 경우 감염 가능성이 증가한다. 성매매가 유행하는 집단에서는, 성병이 만연하여 이성간의 HIV-1전파의 강력한 상승인자로 작용한다. 이러한 감염증가의 원인은 성관계시 HIV-1에 감염된 혈액의 전달에 유리하게 하는 병소와 노출된 상처 등이 많은 성병에서 나타나기 때문이다. 인도와 우간다에서의 연구 정보는 남성의 포경수술이 남성이 HIV-1을 획득할 위험성을 현저히 감소시키며 또한 감염된 남성이, 포경수술이 된 경우, 성 상대자에게 전파할 위험성도 감소시킨다는 것을 보여준다. 그러나 이 연구에서 포경수술이 제 2형 단순포진 바이러스, 매독, 임질과 같은 성병에 대해서는 보호 효과를 보여주지 못하였다.

HIV-1 감염에는 감염된 사람의 혈액, 모유, 정액, 질분비물과의 분명한 접촉이 필요하다. 적절한 주의를 하는 경우에는 감염된 물체와의 반복되는 접촉에도 불구하고, 연구자나 의료종사자들이 AIDS에 걸릴 확률은 매우 낮다. HIV 감염 전파의 위험성은 상처가 난 부위나 점막이 감염 가능성이 있는 사람의 혈액에 노출되지 않는 것과

임상초점

항레트로바이러스 치료에 의한 신생아 HIV의 방지_ Prevention of Infant HIV Infection by Anti-Retroviral Treatment

2005년도에 어머니로부터 신생아로의 전파에 의하여 약 70만 명의 신생아가 HIV에 감염된 것으로 추정된다. 이들 감염의 대부분은 HIV에 감염된 어머니로부터 분만시 또는 수유기의 모유에 있는 바이러스의 전파에 의하여 감염된다. 어머니로부터 획득된 감염빈도는 감염된 어머니를 출산 수개월 전부터, 그리고 신생아를 생후 6주 동안 지도부딘 (Zidovudine, AZT)으로 치료함으로써 감소시킬 수 있다. 이러한 치료 방법은 미국에서 널리 이용되고 있다. 그러나 전세계적인 유아의 HIV 감염은 사하라 남부의 아프리카와 기타 저개발 지역에서 발생하며, 이 지역에서는 지도부딘 치료의 비용과 시기가 어머니로부터 유아에게 HIV가 감염되는 문제를 해결하는데 장애가 된다.

1999년도의 항레트로바이러스성 네비라핀 (Nevirapine, viramune)의 임상적 시도는 최적의 임상치료 조건이 허용되지 않는 상황에서 유아 HIV 감염과 맞설 수 있는 실제적인 방법에 대한 가능성을 제시하였다. 이 실험은 Uganda의 Kampala에 있는 Mulago 병원에서 실시되었으며, HIV 감염에 양성으로 확인된 645명의 어머니가 참여하였다. 약 절반의 어머니들은 해산이 시작될 때 한번, 그리고 그들의 유아는 출생 후 24~30시간 후 한번 네비라핀이 주어졌다. 투여량과 시기는 병원에서의 통례의 빠른 시기에 맞추어 결정되었다. 비교 실험으로 보다 값비싼 지도부딘의 처리과정이 이루어졌으나, 국가적인 차원에서의 감염된 산모들에게 동일한 처리를 이용하는 반복실험은 미국 내에서 허락되지 않았다.

실험에 참여한 사람들 중 지도부딘으로 치료한 302명의 유아와 네비라핀으로 치료된 308명의 유아를 포함한 실험 대상자들이 적어도 18개월간 관찰되었다. 이 실험에 참여한 99%의 유아가 감염된 어머니로부터 수유를 받았으며, 따라서 유아가 감염에 노출되는 시간에는 큰 차이가 있었다.

유아들은 출생직후부터 18개월에 이를때까지 RNA PCR 검사를 통하여 HIV-1 감염 여부가 검사되었으며, 그 후(어머니의 항체가 더 이상 실험을 방해하지 않는 시기 이후)에는 HIV-1 항체에 대한 검사가 이루어졌다가. 치료를 받지 않은 어머니에서 태어난 유아의 전체 감염률은 약 37%로 나타났다. 최대한의 지도부딘이 주어졌을 때의 감염률은 20%로 낮아졌다. Uganda에서의 이와 같은 매우 긍정적인 연구 결과는 생후 16주 후에 검사하였을 때 나타났는데, 네비라핀 처리 그룹의 어린이는 13.1%만이 감염을 보였다. 단시간 동안 지도부딘을 처리하였을 경우, 이 시기에서는 처리를 하지 않은 그룹에서 40.2%의 감염율을 보인 것과 비교하여 22.1%만이 감염되었다. 실험 참여자들에 대하여 18개월 후 조사하였을 때 네비라핀을 투여한 그룹에서는 15.7% 만이 HIV-1에 대하여 양성인 반면 지도부딘을 투여한 그룹에서는 25.8%가 양성이었다.

이러한 연구로 한번의 네비라판 처리가 현재까지 어머니로부터 유아에게 HIV 감염이 전달되는 것을 방지하는데 있어 선진국에서 이용되고 있는 대규모의 값비싼 치료법과 비교하여 가장 효과적인 방법으로 판명되었다. 이러한 결과는 재확인되어야하며, 예상치 않은 부작용의 가능성도 조사되어야 한다. 그러나 이러한 결과는 의학적 치료를 접하기 어려운 지역에서 유아의 감염을 감소시킬 수 있는 희망을 준다.

위에서 기술하였듯이 이 연구는 Kampala에서 어머니의 건강관리의 현실에 적절하도록 고안되어 이 system에 적합하다. 네비라핀의 이용은 이 약제가 상온에서 안정하다는 것과 비용이 적절하다는 중요한 장점을 가지고 있다. 어머니와 유아에게 주어진 네비라핀의 양은 미국에서 현재 이용되고 있는 지도부딘 치료법에 비해 200배 저렴하다. 실제로 이 치료법은 매우 저렴하여 HIV 감염을 조사하는데 드는 비용보다 적기 때문에, 네비라핀 치료법은 감염 비율이 높은 지역에서 모든 어머니들에게 출산 시 이용될 수 있을 정도로 비용이 높지 않다. 명백히, 이러한 전략은 장기간 사용에 따른 부작용과 그 외 예기치 못한 문제점 등을 감안하여서 매우 주의깊게 착수되어야 할 것이다.

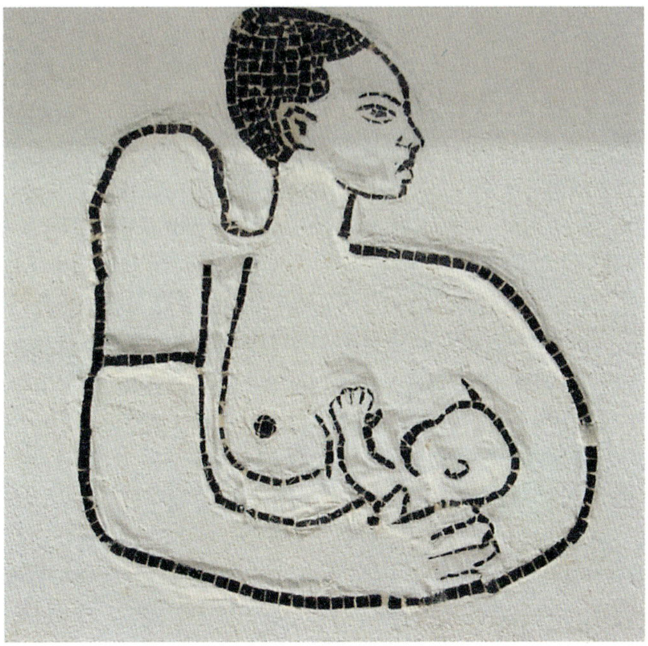

Mural showing mother and child on an outside wall of Mulago Hospital Complex in Kampala, Uganda, site of the clinical trial demonstrating that maternal-infant HIV-1 transmission was greatly reduced by nevirapine. *[Courtesy of Thomas Quinn, Johns Hopkins University.]*

OVERVIEW FIGURE 20-9: Structure of HIV

(a)

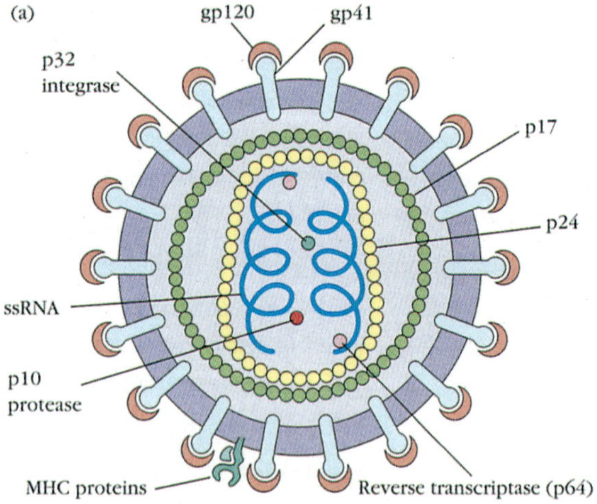

(b)

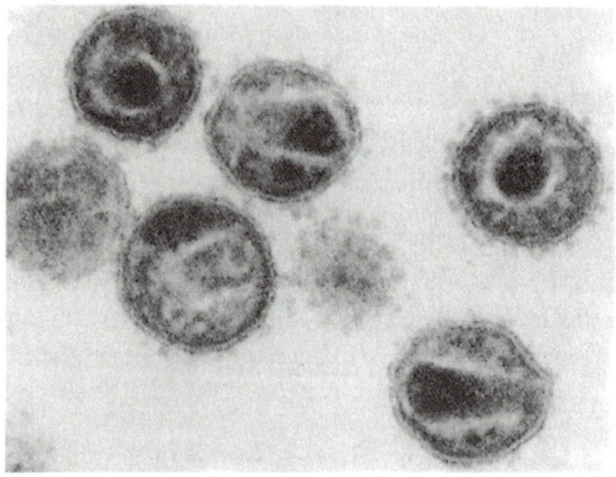

(a) Cross-sectional schematic diagram of HIV virion. Each virion expresses 72 glycoprotein projections composed of gp120 and gp41. The gp41 molecule is a transmembrane molecule that crosses the lipid bilayer of the viral envelope. Gp120 is associated with gp41 and serves as the viral receptor for CD4 on host cells. The viral envelope derives from the host cell and contains some host-cell membrane proteins, including class I and class II MHC molecules. Within the envelope is the viral core, or nucleocapsid, which includes a layer of a protein called p17 and an inner layer of a protein called p24. The HIV genome consists of two copies of single-stranded RNA, which are associated with two molecules of reverse transcriptase (p64) and nucleoid proteins p10, a protease, and p32, an integrase. (b) Electron micrograph of HIV virions magnified 200,000 times. The glycoprotein projections are faintly visible as "knobs" extending from the periphery of each virion. *[Part a adapted from B. M. Peterlin and P. A. Luciw, 1988,* AIDS **2**:*S29; part b from a micrograph by Hans Geldenblom of the Robert Koch Institute (Berlin), in R. C. Gallo and L. Montagnier, 1988,* Scientific American **259**(6):41.*]*

같은 간단한 예방조치로 최소화할 수 있다. 감염 여부가 확인되지 않은 사람과의 성관계에는 콘돔을 이용하는 것이 권장된다. HIV의 전파에 기여하는 요소 중의 하나는 임상적인 병징은 나타나지 않지만, 다른 사람을 감염시킬 수 있는 잠복기가 길다는 것이다. 따라서 감염여부가 분명하지 않은 경우나 장소에서는 일반적인 예방조치를 취하는 것이 매우 중요하다.

미국과 선진국의 사람들이 더 이상 감염성 질병이 인류에 큰 위협이 되지 않는다고 믿었을 것은 다시한번 침착하게 되새겨봐야 한다. 백신과 항생제는 대부분의 전염병균을 퇴치하였다. 전 세계에서의 천연두의 완전퇴치가 최근에 경축되었으며, 소아마비 또한 백신의 일반적인 보급에 의하여 거의 사라지고 있으며, 이것은 대부분의 전염성 질병의 퇴치를 위한 이정표로 여겨졌다. AIDS의 출현은 이러한 자만을 무너뜨렸으며, 이 질병과 싸우기 위한 엄청난 노력을 유발하였다. 또한 면역결핍으로 특징지어지는 AIDS는 폐결핵과 같은 질병의 재출현이 가능케 하였는데, 이러한 질병은 HIV에 감염되지 않은 사람들 사이에서도 전파될 가능성이 있다

레트로바이러스인 HIV-1이 AIDS의 원인균이다_The retrovirus HIV-1 is the causative agent of AIDS

AIDS가 전염병으로 인식되고 나서 수년 이내에 이 병의 원인균이 파리의 Luc Montagnier와 Bethesda의 Robert Gallo의 실험실에서 발견되었고, 그 특성이 연구되었다 (그림 20-9). 이 면역결핍 증후군은, 이것을 일으키는 바이러스가 **레트로바이러스**라는 점 때문에 그 당시에는 특별한 것이었다. 레트로바이러스는 그 유전물질을 RNA 형태로 가지고 있다. 이 바이러스가 세포 안으로 들어가면 RNA는 바이러스가 암호화하고 있는 효소인 역전사효소 (reverse transcriptase, RT)에 의하여 DNA로 역전사된다. 이름이 암시하듯, RT는 정상적인 전사작용과 반대로 바이러스의 RNA 게놈에 대한 DNA 복사본을 만든다. **프로바이러스 (provirus)**라 불리는 이 복사본은 세포의 게놈에 끼어들어 세포의 DNA와 함께 복제된다. 프로바이러스가 새로운 바이러스를 생산하기 위하여 발현되면 세포의 용해가 일어나게 된다. 또 다른 경우로, 프로바이러스는 어떠한 신호가 발현과정을 시작할 때까지 세포내에 잠복하여 존재한다.

단 하나의 또 다른 인간 레트로바이러스인, 인간 T 세포 친화성 바이러스-1 또는 HTLV-1이 HIV보다 먼저 보고되었다. 이 레트로바이러스는 일본의 남부지역과 카리브 연안에서 유행병을 일으킨다. HTLV-1에 감염된 대부분의 사람들에게서 병의 임상적인 징후가 나타나지 않지만, 이들 중 일부는 매우 강하고 치명적인 성인 T 세포 백혈병 또는 HTLV-1 연관 골수증이라 불리는 장애를 유도하는 진행성 신경 이상증 (초기에는 열대 경련성 마비라고 보고됨)을

일으키기도 한다. 비록 게놈 염기서열 비교에서 HIV-1이 HTLV-1과 가깝지는 않으나, 전체적인 특징의 유사성 때문에 AIDS 바이러스는 초기 보고에서 HTLV-III라 명명되었다. 또한 HIV-1보다 사람에게는 병원성이 적은 HIV-2라 불리는 인간 바이러스도 있다. HIV-2는 원숭이에서 분리된 바이러스와 유사하다. 이 바이러스는 HIV-1에 의하여 감염이 일어나지 않는 사람 이외의 영장류에 감염을 시킨다.

HIV-1과 유사한 바이러스가 사람 이외의 영장류에서도 발견되었다. 원숭이 면역결핍바이러스 (simian immunode-ficiency virus, SIV)의 변이주들은 특정한 감염된 원숭이들에서 면역결핍증을 일으킨다. 일반적으로 SIV 균주들은 그들의 정상적인 숙주에서는 병을 일으키지 않지만, 다른 종에 감염될 경우 AIDS와 유사한 면역 결핍을 일으킨다. 예를 들어, 아프리카 녹색 원숭이로부터 분리된 바이러스 (SIVagm)는 자연 상태에서 높은 비율로 건강한 아프리카 녹색 원숭이에서 발견된다. 그러나 SIVagm을 짧은 꼬리 원숭이 (macaques)에 접종하면, 경우에 따라서 치명적인 면역 결핍을 유도한다.

HIV-1와 다소 유사한 여러 종류의 동물 레트로바이러스가 보고되었다. 이들은 고양이와 소 면역 결핍 바이러스, 그리고 마우스 백혈병 바이러스를 포함한다. 이러한 동물 바이러스에 대한 연구는 레트로바이러스의 작용에 대한 일반적인 현상에 대한 정보는 제공하지만, HIV-1에 특이적인 정보는 HIV-1가 이들 동물에서 복제하지 않기 때문에 동물에 HIV-1을 접종하여 얻을 수는 없다. 단지 침팬지에서만 백신 실험에 충분할 정도의 HIV-1 감염이 일어나지만, 감염된 침팬지는 아주 드물게 AIDS가 발생하며, 이것은 바이러스의 병발생을 연구하기 위하여 이 모델을 이용하는데 있어 제한 요소가 된다. 또한 이러한 연구를 위하여 이용할 수 있는 침팬지의 숫자가 매우 적으며, 비용 및 침팬지를 이러한 실험에 이용하는 것과 관련된 도덕적 논쟁은 이 감염 모델을 널리 이용하는 것을 제한한다. HIV-1 감염을 위하여 사람의 림프계 조직으로 재구성한 SCID 마우스 (앞 단원 참조)는 HIV-1의 감염, 특히 바이러스의 복제를 억제하기 위한 약제 개발에 유용하게 적용되어 왔다.

HIV-1의 제한적인 숙주 범위의 이유는 이 바이러스가 숙주세포로 들어가는데 필요한 세포 표면의 수용체 뿐만 아니라, 전사와 바이러스 메시지의 스플라이싱과 같은 바이러스 초기 복제과정에 바이러스가 숙주 세포의 여러 요인들에 의존하기 때문이다. 예를 들면, HIV-1에 대한 인간 수용체의 발현을 유도하는 유전자로 트랜스펙션된 마우스 세포는 다른 숙주 요소가 존재하지 않기 때문에 HIV-1의 복제를 뒷받침하지 못한다. 반면에 인간의 수용체를 발현하도록 형질 전이된 햄스터 또는 토끼에서 유래한 세포는 인간 세포에서 볼 수 있는 정도의 바이러스 복제를 가능하게 한다. HIV의 감염에 필요한 요소들을 이해하는데 어느 정도 진전은 있지만, HIV 감염에 대한 완전한 동물 모델은 존재하지 않는다. 이러한 적절한 감염 모델의 부재는 AIDS와 싸우기 위한 약제와 백신 개발 노력에 어려움을 준다.

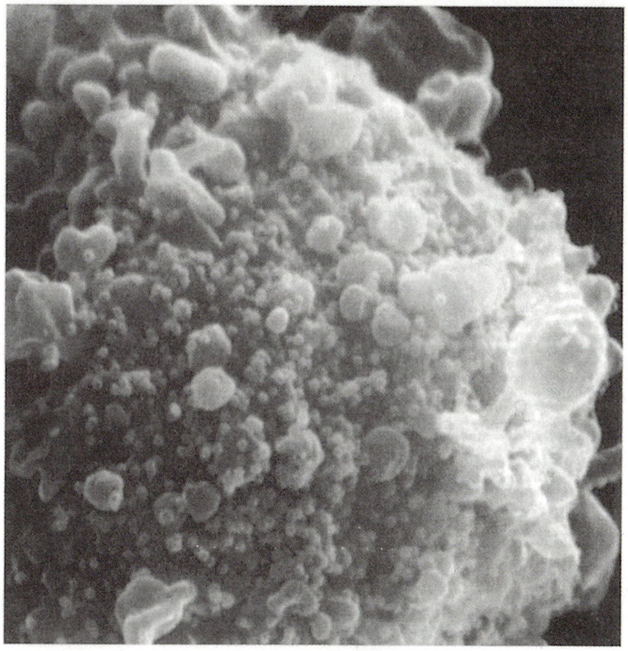

FIGURE 20-10 Once the HIV provirus has been activated, buds representing newly formed viral particles can be observed on the surface of an infected T cell. The extensive cell damage resulting from budding and release of virions leads to the death of infected cells. *[Courtesy of R. C. Gallo, 1988,* Journal of Acquired Immune Deficiency Syndromes *1:521.]*

시험관 연구는 HIV-1의 복제 과정을 보여 준다_In vitro studies revealed HIV-1 replication cycle

AIDS 바이러스는 배양 중에 있는 인간 T 세포에 감염하여 복제하고, 많은 경우 숙주세포의 용해를 일으킨다 (그림 20-10). HIV-1의 복제 과정은 in vitro 연구로부터 확인되었다. 바이러스의 유전체에 의해 암호화되는 여러 단백질이 밝혀졌으며, 이들 대부분에 대한 기능이 알려졌다 (그림 20-11).

바이러스 감염의 첫 번째 단계는 바이러스의 부착과 표적 세포 안으로의 침투이다. HIV-1은 그 표면에 CD4 항원을 가지고 있는 T 세포를 감염한다. 또한 일부 HIV 균주들은 단구세포와 표면에 CD4를 가진 기타의 다른 세포들을 감염한다. $CD4^+$ 세포에 대한 선택성은 HIV-1의 외피 (외막 또는 env) 단백질과 세포 표면의 CD4와의 높은 친화적 상호작용에 기인한다. 바이러스가 세포 표면의 CD4와 결합을 하여도 이 상호작용만으로는 바이러스의 침입과 성공적인 감염에 충분하지 않다. 다른 세포 표면 분자, T 세포와 단구세포에 존재하는 공동수용체의 발현이 HIV-1 감염에 필요하다. 그림 20-12a에 나타난 것과 같이 T 세포 감염은 케모카인 수용체 CXCR4의 도움을 받는다. 이와 유사한 CCR5로 불리는 수용체가 단구나 대식세포에서 작용한다 (13장 참조).

바이러스가 세포 안으로 들어간 후, 바이러스의 RNA 게놈은 cDNA 복사체 (provirus)로 역전사되어 숙주 게놈 안으로 삽입된다. 삽입된 프로바이러스는 전사가 되며 다양한 바이러스 RNA 메

(a)

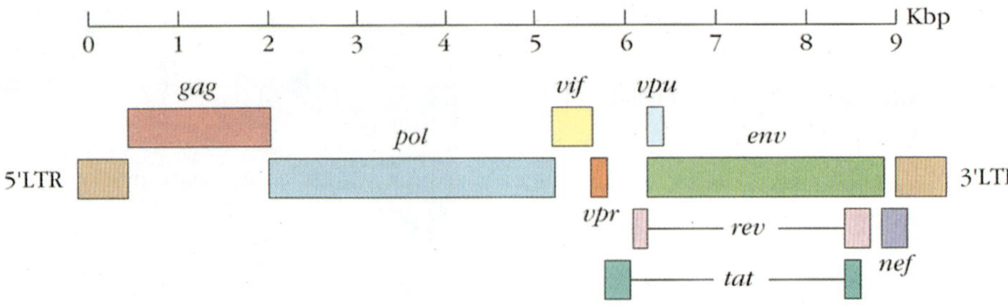

(b)

Gene	Protein product	Function of encoded proteins
gag	53-kDa precursor ↓	*Nucleocapsid proteins*
	p17	Forms outer core-protein layer
	p24	Forms inner core-protein layer
	p9	Is component of nucleoid core
	p7	Binds directly to genomic RNA
env	160-kDa precursor ↓	*Envelope glycoproteins*
	gp41	Is transmembrane protein associated with gp120 and required for fusion
	gp120	Protrudes from envelope and binds CD4
pol	Precursor ↓	*Enzymes*
	p64	Has reverse transcriptase and RNase activity
	p51	Has reverse transcriptase activity
	p10	Is protease that cleaves *gag* precursor
	p32	Is integrase
		Regulatory proteins
tat	p14	Strongly activates transcription of proviral DNA
rev	p19	Allows export of unspliced and singly spliced mRNAs from nucleus
		Auxiliary proteins
nef	p27	Down-regulates host-cell class I MHC and CD4
vpu	p16	Is required for efficient viral assembly and budding. Promotes extracellular release of viral particles, degrades CD4 in ER
vif	p23	Promotes maturation and infectivity of viral particle
vpr	p15	Promotes nuclear localization of preintegration complex, inhibits cell division

FIGURE 20-11 Genetic organization of HIV-1 (a) and functions of encoded proteins (b). The three major genes—*gag, pol,* and *env*—encode polyprotein precursors that are cleaved to yield the nucleocapsid core proteins, enzymes required for replication, and envelope core proteins. Of the remaining six genes, three (*tat, rev,* and *nef*) encode regulatory proteins that play a major role in controlling expression, two (*vif* and *vpu*) encode proteins required for virion maturation, and one (*vpr*) encodes a weak transcriptional activator. The 5′long terminal repeat (LTR) contains sequences to which various regulatory proteins bind. The organization of the HIV-2 and SIV genomes is very similar except that the *vpu* gene is replaced by *vpx* in both of them.

OVERVIEW FIGURE 20-12: HIV Infection of Target Cells and Activation of Provirus

(a) Infection of target cell

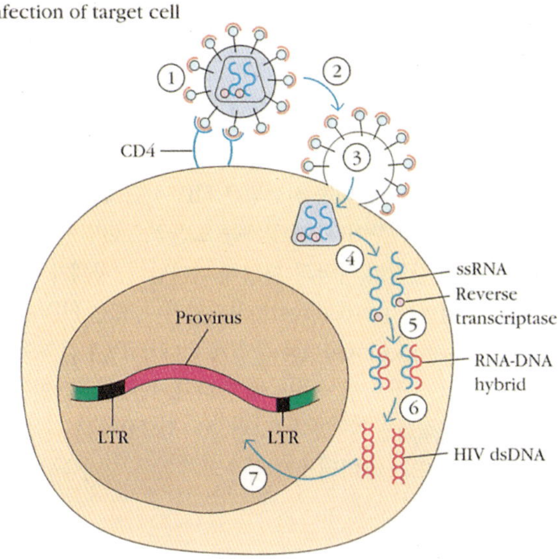

1. HIV gp120 binds to CD4 on target cell.
2. Fusogenic domain in gp41 and CXCR4, a G-protein-linked receptor in the target-cell membrane, mediate fusion.
3. Nucleocapsid containing viral genome and enzymes enters cells.
4. Viral genome and enzymes are released following removal of core proteins.
5. Viral reverse transcriptase catalyzes reverse transcription of ssRNA, forming RNA-DNA hybrids.
6. Original RNA template is partially degraded by ribonuclease H, followed by synthesis of second DNA strand to yield HIV dsDNA.
7. The viral dsDNA is then translocated to the nucleus and integrated into the host chromosomal DNA by the viral integrase enzyme.

(b) Activation of provirus

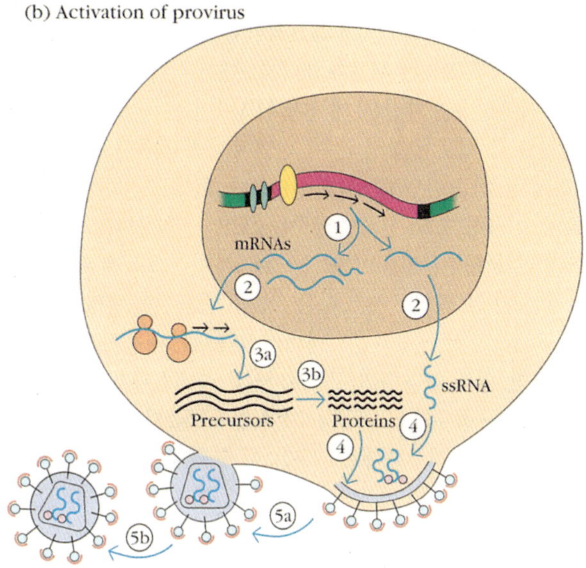

(1) Transcription factors stimulate transcription of proviral DNA into genomic ssRNA and, after processing, several mRNAs.

(2) Viral RNA is exported to cytoplasm.

(3a) Host-cell ribosomes catalyze synthesis of viral precursor proteins.

(3b) Viral protease cleaves precursors into viral proteins.

(4) HIV ssRNA and proteins assemble beneath the host-cell membrane, into which gp41 and gp120 are inserted.

(5a) The membrane buds out, forming the viral envelope.

(5b) Released viral particles complete maturation; incorporated precursor proteins are cleaved by viral protease present in viral particles.

(c)

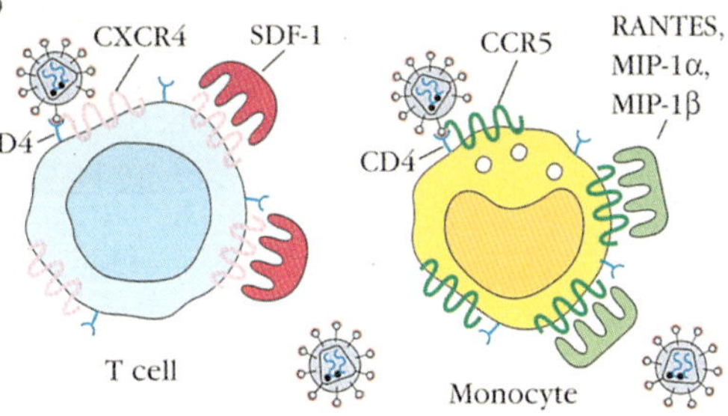

(a) Following entry of HIV into cells and formation of dsDNA, integration of the viral DNA into the host-cell genome creates the provirus. (b) The provirus remains latent until events in the infected cell trigger its activation, leading to formation and release of viral particles. (c) Although CD4 binds to the envelope glycoprotein of HIV-1, a second receptor is necessary for entry and infection. The T-cell–tropic strains of HIV-1 use the coreceptor CXCR4, whereas the macrophage-tropic strains use CCR5. Both are receptors for chemokines, and their normal ligands can block HIV infection of the cell.

시지로 스플라이싱된 후 단백질로 번역되며, 이들은 완전한 새로운 RNA 게놈 복사체와 함께 새로운 바이러스 입자를 만든다 (그림 20-12b). 바이러스의 gag 단백질은 바이러스의 단백질 분해효소에 의하여 성숙한 감염성 바이러스 입자의 핵 캡시드 (nuclear capsid)를 형성한다 (그림 20-10). 다음에 기술하겠지만, 바이러스 복제과정의 여러 단계는 항바이러스 약제의 표적이 될 수 있다.

CXCR4와 CCR5가 T 세포와 대식세포에서 각각 HIV-1의 공동수용체로 작용한다는 발견은, 왜 일부 HIV-1이 선택적으로 T 세포를 감염하고 (T 세포 친화성 균주), 반면에 다른 것들은 대식 세포 (M 친화성 균주)를 감염하는지를 설명한다. T 세포 친화성 균주는 CXCR4를 이용하며, M 친화성 균주는 CCR5를 이용한다. 이와 같이 서로 다른 공동수용체를 이용하는 것은, 바이러스 복제 과정에서 사이토카인과 케모카인이 서로 다른 기능을 하는 것을 설명한다. In vitro 연구에서 일부 케모카인은 바이러스 복제에 대하여 억제효과가 있는 반면, 일부 염증 유발 사이토카인은 촉진효과가 있는 것으로 밝혀졌다. 두 종류의 HIV 공동수용체인 CCR5와 CXCR4는 케모카인의 수용체로 작용한다 (표 13-2). 이 수용체들은 HIV-1과 그들의 케모카인 리간드에 동시에 결합할 수 없기 때문에 바이러스와 정상적인 리간드 사이에 수용체와의 결합을 경쟁적으로 하여 (그림 20-12c), 케모카인은 바이러스가 숙주 세포 안으로 들어가는 것을 방해할 수 있다. 케모카인이 HIV와 공동수용체의 결합에 있어 경쟁하고 바이러스의 침입을 방해하는 반면, 염증 유발 사이토카인은 세포 표면에서 케모카인 수용체의 높은 발현을 유도하여 세포가 바이러스 침입에 보다 감수성이 높아지게 한다.

일부 HIV-1 균주에 의한 T 세포 감염은 거대 세포 또는 다핵체 (syncytia)의 형성을 유도한다. 이것은 감염된 세포 표면에 있는 바이러스 막 단백질 gp120와 감염되었거나, 감염되지 않은 세포 표면에 있는 CD4, 그리고 공동수용체간의 상호 작용에 의하여 만들어진다. 1차적인 결합 후에 다른 세포 부착 분자들이 이들 세포를 밀착시켜서, 궁극적으로 터지게 되는 풍선 모양으로 연결된 막이 특징인, 크기가 큰 세포 덩어리로 서로 연결한다. 다핵체의 형성은 CD4 분자의 항원결정기 일부에 대한 항체, 수용성의 CD4 분자 (막투과 부분이 없도록 유전적으로 조작된 CD4 유전자를 in vitro에서 발현시켜 만든), 그리고 세포 부착 분자에 대한 항체에 의하여 방해를 받을 수 있다. 각각의 HIV-1 균주는 다핵체 형성을 유도하는 능력이 다르다.

예전에는 출처가 다른 여러 HIV-1 균주들이 다핵체 유도형 (SI)과 다핵체 비유도형 (NSI)으로 분류되었다. 대부분의 경우 이러한 차이는 바이러스가 T 세포 또는 대식세포를 감염할 수 있는 능력과 관련이 있는데, T 세포 친화적 균주는 SI인 반면, M-친화적 균주는 NSI이다. 최근의 HIV-1의 분류는 바이러스가 이용하는 공동수용체에 기초를 두고 있다. T 세포에 존재하는 CXCR4의 이용 가능성과 다핵체 형성 유도능 간에는 절대적인 것은 아니지만 상당한 연관관계가 있다. NSI 균주는 단구세포에 존재하는 CCR5를 이용한다. 바이러스의 막 단백질 gp120에 대한 연구에 의하여, 바이러스가 이용하는 수용체 선택에서 중요한 역할을 하는 V3 고리 (V3 loop)가 확인되었다. Mark Goldsmith와 Bruce Chesebro, 그리고 공동 연구자들의 연구는 gp120 단백질의 이 부분에 존재하는 하나의 아미노산 차이는 어떤 종류의 수용체가 이용될 것인가를 결정하는데 충분할 수도 있다는 것을 나타낸다.

HIV-1 감염은 기회감염의 원인이 된다_HIV-1 infection leads to opportunistic infections

HIV-1의 분리와 배양 세포에서의 이들의 성장은 바이러스 단백질의 분리와 이 바이러스의 감염에 대한 시험법의 개발을 가능케 하였다. 가장 널리 이용되는 시험법은 HIV-1 단백질에 대하여 만들어진 항체의 존재 여부이다. 이 항체는 일반적으로 감염이 일어난 후 3개월 이내에 감염된 사람의 혈청에 나타난다. 항체가 관찰되면 이 사람은 혈청변환 (seroconverted)되었거나, 또는 HIV-1에 대하여 혈청양성 (seropositive)이라 불리게 된다. HIV-1 감염의 정확한 과정과 질병의 발생은 환자마다 매우 다르지만, 일반적인 AIDS의 진행 과정은 도식화할 수 있다 (그림 20-13). HIV-1의 감염은 HIV-1에 대한 항체 또는 바이러스가 검출되지 않는 시기에서 시작하여 완전

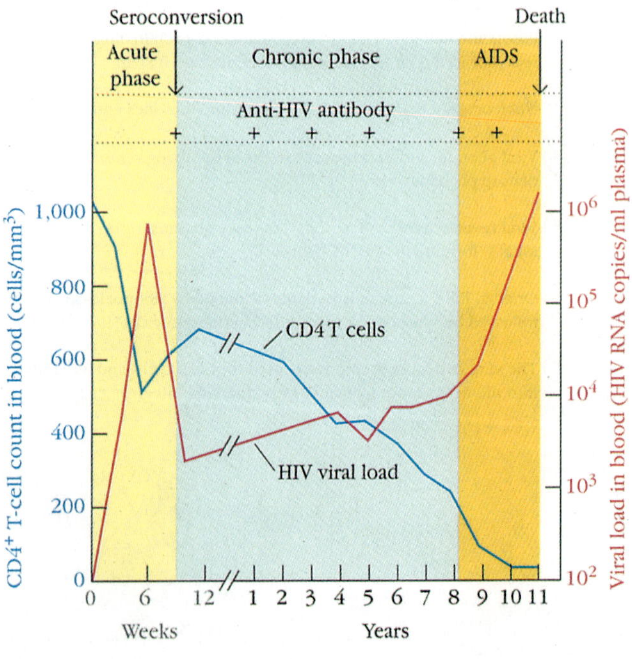

FIGURE 20-13 Serologic profile of HIV infection showing three stages in the infection process. Soon after infection, viral RNA is detectable in the serum. However, HIV infection is most commonly detected by the presence of anti-HIV antibodies after seroconversion, which normally occurs within a few months after infection. Clinical symptoms indicative of AIDS generally do not appear for at least 8 years after infection, but this interval is variable. The onset of clinical AIDS is usually signaled by a decrease in T-cell numbers and an increase in viral load. *[Adapted from A. Fauci et al., 1996,* Annals of Internal Medicine *124:654.]*

TABLE 20-3 Clinical diagnosis of HIV-infected individuals

	CLINICAL CATEGORIES*		
CD4$^+$ T-cell count	**A**	**B**	**C**
$\geq 500/\mu l$	A1	B1	**C1**
200–499/μl	A2	B2	**C2**
$< 200/\mu l$	**A3**	**B3**	**C3**

CLASSIFICATION OF AIDS INDICATOR DISEASE

Category A

Asymptomatic: no symptoms at the time of HIV infection

Acute primary infection: glandular fever-like illness lasting a few weeks at the time of infection

Persistent generalized lymphadenopathy (PGL): lymph node enlargement persisting for 3 or more months with no evidence of infection

Category B

Bacillary angiomatosis

Candidiasis, oropharyngeal (thrush)

Candidiasis, vulvovaginal: persistent, frequent, or poorly responsive to therapy

Cervical dysplasia (moderate or severe)/cervical carcinoma in situ

Constitutional symptoms such as fever ($> 38.5°C$) or diarrhea lasting $>$ 1 month

Hairy leukoplakia, oral

Herpes zoster (shingles) involving at least two distinct episodes or more than one dermatome

Idiopathic thrombocytopenic purpura

Listeriosis

Pelvic inflammatory disease, particularly by tubo-ovarian abscess

Peripheral neuropathy

Category C

Candidiasis of bronchi, tracheae, or lungs

Candidiasis, esophageal

Cervical cancer (invasive)

Coccidioidomycosis, disseminated or extrapulmonary

Cryptococcosis, extrapulmonary

Cryptosporidiosis, chronic intestinal ($>$ 1 month duration)

Cytomegalovirus disease (other than liver, spleen, or nodes)

Cytomegalovirus retinitis (with loss of vision)

Encephalopathy, HIV related

Herpes simplex: chronic ulcer(s) ($>$ 1 month duration), bronchitis, pneumonitis, or esophagitis

Histoplasmosis, disseminated or extrapulmonary

Isosporiasis, chronic intestinal ($>$ 1 month duration)

Kaposi's sarcoma

Lymphoma, Burkitt's

Lymphoma, immunoblastic

Lymphoma, primary of brain

Mycobacterium avium complex or *M. Kansasii*, disseminated or extrapulmonary

Mycobacterium tuberculosis, any site

Mycobacterium, other or unidentified species, disseminated or extrapulmonary

Pneumocystis carinii pneumonia

Progressive multifocal leukoencephalopathy

Salmonella septicemia (recurrent)

Toxoplasmosis of brain

Wasting syndrome due to HIV

*All categories shown in bold type are considered AIDS. For category A diagnosis, no condition in categories B or C can be present; for category B, no category C condition can be present.

SOURCE: CDC guidelines for AIDS diagnosis, 1993 revision.

한 AIDS 증후군까지 진행된다. AIDS에 대한 진단은 HIV-1의 감염(혈액에 항체 또는 바이러스의 존재), 심각한 CD4$^+$ T 세포의 감소(<200 세포/mm^3), 지연성 과민 반응의 손상 또는 결여, 그리고 기회 감염의 발생 등을 포함한다 (표 20-3). AIDS 환자는 일반적으로 결핵, 폐렴, 심한 소모성 설사, 그리고 각종 암 등을 경험한다. 바이러스의 획득으로부터 면역 결핍에 의한 사망까지 평균 9~12년 걸린다. 감염과 심각한 질병 사이에 여러 가지 증후군이 나타날 수 있다. 일부 환자에서 1차적 감염은 발열, 임파종 (림프절 부종), 그리고 발진과 같은 증상을 나타낼 수도 있으나 이러한 증상은 몇 주 이상 지속되지 않는다. 보다 많은 경우에서 1차감염은 인지되지 않으며, HIV-1 감염에 의한 증상을 거의 또는 전혀 보이지 않는 오랜 기간의 만성기가 뒤따른다.

AIDS에 의한 명백한 징후는 구강에 염증 (thrush)을 유도하는 진균인 *Candida albicans*에 의한 기회 감염과, 여성의 경우에는 치료가 잘 되지 않는 질의 효모 감염으로 시작한다. *P. carinii*에 의한 기관지 감염에 따른 장기적인 헛기침도 초기 신호가 될 수 있다. 혈장에 순환하는 HIV-1의 수의 증가와 이에 수반된 $CD4^+$ T 세포 숫자의 감소는 증후군이 처음 나타나는 예비 징조이다. $CD4^+$ T 세포의 수와 환자들이 경험하는 감염 종류와의 상관관계가 밝혀져 있다(표 20-3). 면역학자들에게 매우 흥미로운 부분은, HIV에 대한 최초 접촉과 숙주의 면역 체계의 붕괴까지 나타나는 현상들이다. 만성기에 면역 체계가 HIV-1을 어떻게 억제하는지를 이해하는 것은 효과적인 치료 또는 예방 방법을 개발하는데 도움을 줄 것이다.

HIV 감염이 AIDS로 진행되는데 기초가 되는 과정에 대한 연구는 바이러스와 면역체계와의 역동적인 상호작용을 보여주었다. 바이러스가 최초의 접촉 부위로부터 활성화된 T 세포를 만나서 생산적인 복제과정을 시작할 수 있는 림프 기관으로 전파되는 일반적인 방법은 수지상 세포를 통해서이다. 수지상 세포는 바이러스를 획득하여 T 세포가 많은 지역으로 가지고 오고 T 세포를 자극하는 보조 자극을 제공함으로써 HIV-1 감염에 적절한 숙주세포를 제공한다. T 세포와 수지상 세포의 접촉 부위로부터 HIV-1을 직접 관찰할 수 있다는 사실은 HIV-1의 초기 전파의 기작의 가능성을 보여준다 (그림 20-14).

림프 조직의 바이러스 노출 후 항체와 세포 독성 $CD8^+$ T 세포가 관여하는 면역반응이 바이러스의 복제를 억제한다; 최초의 바이러스 혈증 (viremia, 혈액에 많은 양의 바이러스가 존재하는 것)이 시작한 후에는 혈액 중의 바이러스의 수준은 일정한 상태를 유지한다. 이 시기에는 감염된 사람에게 일반적으로 아무런 질병의 임상적 징후가 없지만 바이러스의 증식은 계속되며, 혈액 중의 바이러스는 바이러스의 RNA를 검출하는 민감한 PCR에 의하여 검출될 수 있다. 바이러스 부하 (viral load, 혈장속의 바이러스 게놈의 복제수)를 측정하는 이 PCR에 기초한 분석은 환자의 상태와 병의 진행을 결정하는데 매우 중요한 역할을 하였다. 혈액 중의 바이러스 수준이 변화가 없더라도 많은 수의 바이러스가 감염된 $CD4^+$ T 세포에서 만들어지며, 많게는 하루 10^9개의 바이러스가 방출되어 새로운 숙주 T 세포를 감염하고 파괴한다. 높은 복제율에도 불구하고 바이러스는 전체 만성기 과정동안 면역체계에 의하여 억제되며, 감염 후 약 6개월 후에 혈액 중의 바이러스 수준은 질병의 진행 과정의 좋은 판단 기준이 될 수 있다. 이 기간의 낮은 바이러스 수준은 감염된 사람이 좀더 오랜 기간 동안 기회 감염없이 지낼 수 있다는 것을 의미한다. 그러나 치료가 없을 경우, 결국에는 바이러스가 숙주의 면역 방어를 파괴하고, 증가된 바이러스 수준과 $CD4^+$ T 세포 수의 감소, 증가된 기회 감염 그리고 최종적으로는 환자의 죽음을 초래한다.

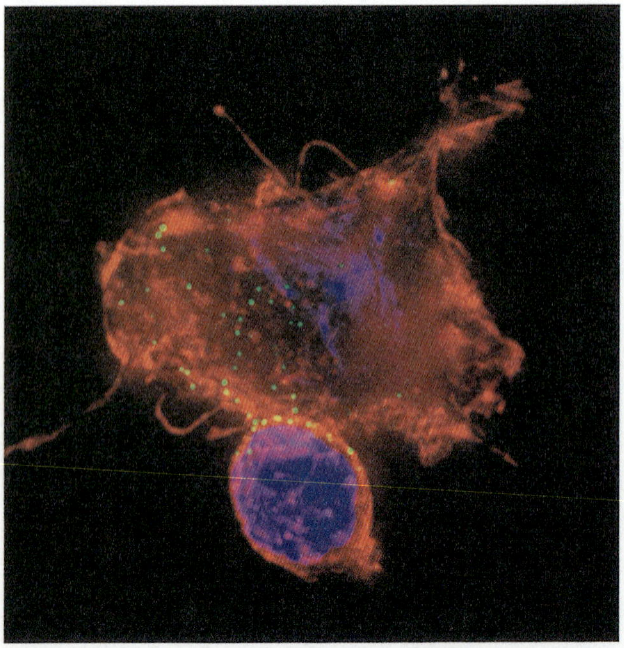

FIGURE 20-14 Interaction between dendritic cell and T cell indicating passage of HIV-1 (green dots) between the cells. Note that particles cluster at the interface between the large dendritic cell and the smaller T cell. *[Courtesy of Thomas J. Hope, Northwestern University.]*

만성적인 HIV 감염기간을 통하여 혈장 중의 바이러스의 부하는 매우 일정하게 유지되지만, 림프절과 위장조직을 검사하면 그 결과가 다르게 나타난다. 감염된 사람의 생체검사 (biopsy)로부터 얻은 림프절 조각은, 감염의 모든 시기에 높은 수준의 감염된 세포를 보여준다. 많은 경우에 림프절의 구조는, 혈장 중의 바이러스 양이 안정화 시기 이상으로 증가하기 훨씬 전에 완전히 파괴된다. Ashley Haas와 Daniel Douek 연구실의 최근 자료는 만성 감염 시기동안 위장, 림프절, 말초혈액으로부터의 $CD4^+$ T 세포의 급격한 고갈을 보여준다 (그림 20-15).

$CD4^+$ T 세포의 감소는 AIDS의 특징이다. 환자에서 이 세포의 감소에 대한 여러 가지 설명이 진보되어 왔다. 초기의 연구에서 바이러스 감염과 $CD4^+$ T 세포의 파괴는 1차적인 원인으로 여겨지지 않았는데, 왜냐면 이 모델에 의하여 예상되는 많은 수의 순환하는 HIV 감염 T 세포가 발견되지 않았기 때문이다. 좀더 최근의 연구는 감염된 세포를 찾기 어려운 이유가 이들이 HIV에 의하여 발견할 수 없을 정도로 빠르게 제거되기 때문이라고 설명한다. 감염된 활성적 T 세포의 반감기는 하루 반나절 이하이다. 또한 감염되었으나 바이러스가 활성적으로 복제하지 않는 비슷한 수의 $CD4^+$ T 세포가 존재한다. 이들 잠복 감염된 세포들은 오랜 기간동안 존재하며, 삽입된 프로바이러스 DNA는 세포 분열 시에 세포의 DNA와 함께 복제된다. 항바이러스 치료에 의하여 바이러스의 양이 감소한다는 연구는 말초 혈액으로부터 이와 동반하는 $CD4^+$ T 세포 수의 증가를 보여준다. 이러한 자료는 높은 수준의 바이러스 생성과 감염된 $CD4^+$ T 세포의 빠른 제거가 동시에 일어난다는, 바이러스와 T 세포간의 역동적인 상호작용 모델을 설명한다. $CD4^+$ T 세포의 감소에 대한 다른 기작도 추측할 수 있지만 HIV에 의한 감염이 가장 중요한 원인으로 여겨진다.

$CD4^+$ T 세포의 고갈뿐만 아니라 일반적인 사람들이 정상적으로 반응하는 항원에 대한 지연성 과민반응의 감소 또는 결여를 포함하

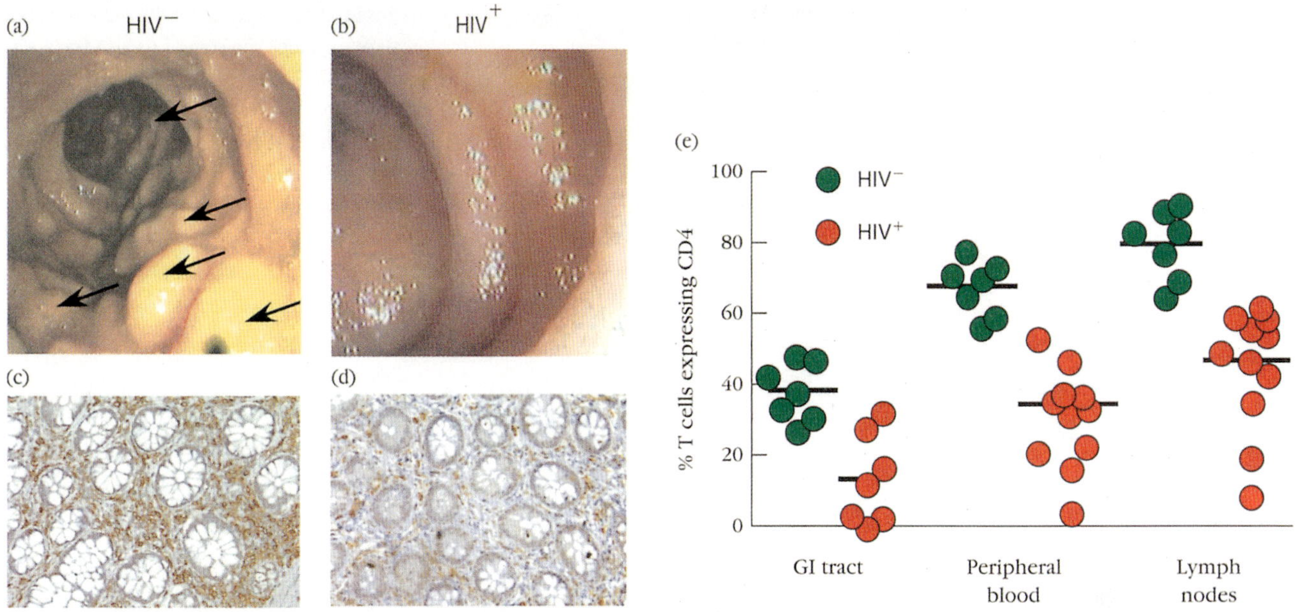

FIGURE 20-15 Endoscopic and histologic evidence for depletion of CD4$^+$ T cells in the GI tract of AIDS patients. Panels (a) and (b) show intestinal tract of normal individual and a stained section from a biopsy of the same area (terminal ileum) with CD4$^+$ T cells stained with antibody (rust color). Similar analysis of samples from an AIDS patient in panels (c) and (d) indicates absence of normal lymphoid tissue and sparse staining for CD4$^+$ T cells. (e) Comparison of CD4$^+$ T-cell numbers in samples from GI tract, peripheral blood (PB), and lymph nodes of AIDS-positive and -negative individuals. [*From J.M. Brenchley et al., 2004,* Journal of Experimental Medicine *200:749.*]

여 다른 면역에 대한 영향이 AIDS의 진행 과정동안 HIV에 감염된 사람으로부터 측정될 수 있다. 혈청의 면역글로불린, 특히 IgG와 IgA의 수준은 AIDS 환자에서 급격한 증가를 보인다. 이러한 증가는 HIV에 감염된 사람에게서 낮은 CD21 발현율을 보이는 B 세포 소집단의 증가와 면역 글로불린 분비의 증가에 기인한다. 마이토젠, 항원, 동종 항원에 대한 증식성 반응과 같은 세포 매개 면역 반응 역시 급격하게 감소한다. 일반적으로 HIV에 감염된 사람은 예측이 가능한 순서로 T 세포 반응을 일으키는 능력을 상실하는데, 우선 특정 항원에 대한 반응을 상실한 후 그 다음으로 동종 항원에 대한 반응이 감소하고, 마지막으로 콘카나발린 A 또는 식물성 혈구응집소 같은 미토겐에 대한 반응이 더 이상 감지되지 않는다. 표 20-4는 AIDS 환자에 있어서 몇 가지 비정상적인 면역 반응을 보여준다.

HIV-1에 감염된 사람은 종종 중추 또는 말초 신경계의 이상을 보이기도 한다. HIV-1 탐침에 의하여 AIDS를 가진 어린이나 성인의 뇌로부터 탐침에 특이적인 바이러스 DNA 또는 RNA 염기가 검출되었는데, 이것은 이곳에서 바이러스가 복제한다는 증거이다. 진행성 뇌질환을 보이는 AIDS 환자의 뇌, 림프절, 비장 그리고 허파에서 얻은 시료에 대한 정량적 비교는 뇌가 심하게 감염된 것을 보여준다. HIV 감염 말기에 자주 발생하는 합병증은 인식력, 운동 능력 그리고 행동의 이상이 특징인 신경성 질환인 **AIDS 치매 복합증 (AIDS dementia complex)**이다. AIDS 치매와 HIV에 감염된 사람의 중추 신경계에서 보여지는 다른 임상적 또는 조직 병리학적 결과가 뇌에 대한 바이러스 항원의 직접적인 영향인지 또는 바이러스에 대한 면역반응의 결과인지, 아니면 기회 감염균의 감염에 의한 것인지는 알려져 있지 않다.

치료 약제는 레트로바이러스의 복제를 억제한다_

Therapeutic agents inhibit retrovirus replication

AIDS의 전파를 차단하기 위하여 백신을 개발하는 것은 면역학자들에게는 가장 시급한 문제이지만, 감염된 사람에서 HIV-1의 영향을 역전시킬 수 있는 약제 또는 치료법의 개발 또한 중요하다. 미국에서만 HIV-1에 감염된 사람이 1백만 명에 이르는 것으로 추산되며 AIDS로 진행된다는 것은 이들에게 엄청난 비극이다. 효과적인 항-바이러스약제를 개발하는 데는 몇 가지 접근법이 있다. HIV의 복제 과정은 화학요법 제제로 억제가 가능할 것으로 여겨지는 몇 가지 민감한 단계가 있다 (그림 20-16). 이러한 치료법이 성공하기 위해서 필요한 열쇠는, 이와 같은 치료법이 HIV-1에 선택적이어야 하며 정상적인 세포 대사는 최소한으로 억제하여야 한다는 것이다. 현재까지 2 종류의 항-바이러스 약제가 실제적으로 상용되고 있다 (표 20-5). 첫 번째 치료의 성공은 바이러스 RNA를 cDNA로 역전사 하는 것을 방해하는 약제에 의한 것이다. 현재 이용되고 있는 몇 가지 약제가 이 단계에 작용한다. 바이러스 복제에서 억제가 가능할 것으로 판명된 두 번째 단계는 전구 단백질이 새로운 성숙 바이러스 입자를 만들기 위하여 필요한 소단위로 잘라지는 과정이다. 이 과정은 특별한 바이러스의 단백질 분해효소를 필요로 하는데, 이 과정은 여러 가지 화학 물질에 의하여 억제될 수 있으며, 그 결과 감염성을 가지

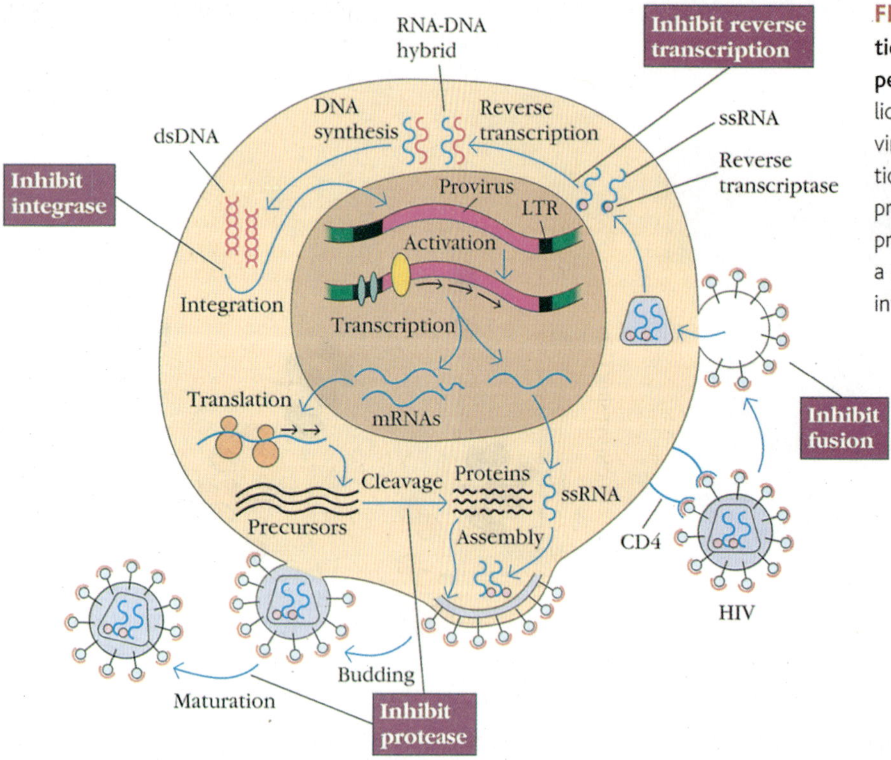

FIGURE 20-16 Stages in the viral replication cycle that provide targets for therapeutic anti-retroviral drugs. At present, the licensed drugs with anti-HIV activity block viral entry, block the step of reverse transcription of viral RNA to cDNA, or inhibit the viral protease necessary to cleave viral precursor proteins into the proteins needed to assemble a new virion and complete its maturation to infectious virus.

TABLE 20-4 Immunologic abnormalities associated with HIV infection

Stage of infection	Typical abnormalities observed
	LYMPH NODE STRUCTURE
Early	Infection and destruction of dendritic cells; some structural disruption
Late	Extensive damage and tissue necrosis; loss of folicular dendritic cells and germinal centers; inability to trap antigens or support activation of T and B cells
	T HELPER (T_H) CELLS
Early	No in vitro proliferative response to specific antigen
Late	Decrease in T_H-cell numbers and corresponding helper activities; no response to T-cell mitogens or alloantigens
	ANTIBODY PRODUCTION
Early	Enhanced nonspecific IgG and IgA production but reduced IgM synthesis
Late	No proliferation of B cells specific for HIV-1: no detectable anti-HIV antibodies in some patients; increased numbers of B cells with low CD21 and enhanced Ig secretion.
	CYTOKINE PRODUCTION
Early	Increased levels of some cytokines
Late	Shift in cytokine production from T_H1 subset to T_H2 subset
	DELAYED-TYPE HYPERSENSITIVITY
Early	Highly significant reduction in proliferative capacity of T_H1 cells and reduction in skin-test reactivity
Late	Elimination of DTH response; complete absence of skin-test reactivity
	T CYTOTOXIC (T_C) CELLS
Early	Normal reactivity
Late	Reduction but not elimination of CTL activity due to impaired ability to generate CTLs from T_C cells

TABLE 20-5 Some anti-HIV drugs in clinical use

Generic name (other names)	Typical dosage	Some potential side effects
REVERSE TRANSCRIPTASE INHIBITORS: NUCLEOSIDE ANALOGUE		
Didanosine (Videx, ddl)	2 pills, 2 times a day on empty stomach	Nausea, diarrhea, pancreatic inflammation, peripheral neuropathy
Emtricitabine (Emtriva, FTC)	1 pill, 1 time a day	Headache, diarrhea, nausea, rash
Lamivudine (Epivir, 3TC)	1 pill, 2 times a day	Usually none
Stavudine (Zerit, d4T)	1 pill, 2 times a day	Peripheral neuropathy
Zalcitabine (HIVID, ddC)	1 pill, 3 times a day	Peripheral neuropathy, mouth inflammation, pancreatic inflammation
Zidovudine (Retrovir, AZT, ZDV)	1 pill, 2 times a day	Nausea, headache, anemia, neutropenia (reduced levels of neutrophil white blood cells), weakness, insomnia
Pill containing lamivudine and zidovudine (Combivir)	1 pill, 2 times a day	Same as for zidovudine
Abacavir (Ziagen)	2 pills, 1 time a day	Nausea, vomiting, diarrhea, lactic acidosis (severe liver disease)
Tenofvir (Viread)	1 pill, 1 time a day	Nausea, vomiting, increased risk of bone breakage
REVERSE TRANSCRIPTASE INHIBITORS: NONNUCLEOSIDE ANALOGUES		
Delavirdine (Rescriptor)	4 pills, 3 times a day (mixed into water); not within an hour of antacids or didanosine	Rash, headache, hepatitis
Nevirapine (Viramune)	1 pill, 2 times a day	Rash, hepatitis
Efavirenz (Sustiva)	1 pill, 1 time a day	Dizziness, insomnia, rash
PROTEASE INHIBITORS		
Indinavir (Crixivan)	2 pills, 3 times a day on empty stomach or with a low-fat snack and not within 2 hours of didanosine	Kidney stones, nausea, headache, blurred vision, dizziness, rash, metallic taste in mouth, abnormal distribution of fat, elevated triglyceride and cholesterol levels, glucose intolerance
Nelfinavir (Viracept)	3 pills, 3 times a day with some food	Diarrhea, abnormal distribution of fat, elevated triglyceride and cholesterol levels, glucose intolerance
Ritonavir (Norvir)	6 pills, 2 times a day (or 4 pills, 2 times a day if taken with saquinavir) with food and not within 2 hours of didanosine	Nausea, vomiting, diarrhea, abdominal pain, headache, prickling sensation in skin, hepatitis, weakness, abnormal distribution of fat, elevated triglyceride and cholesterol levels, glucose intolerance
Saquinavir (Invirase, a hard-gel capsule; Fortovase, a soft-gel capsule)	6 pills, 3 times a day (or 2 pills, 2 times a day if taken with ritonavir) with a large meal	Nausea, diarrhea, headache, abnormal distribution of fat, elevated triglyceride and cholesterol levels, glucose intolerance
Atazanavir (Reyataz)	2 pills, 1 time a day	Must be used with at least two other drugs
Fosamprenavir calcium? (Lexiva)	2 pills, 2 times a day	Appetite loss, malaise, diarrhea, nausea, vomiting
FUSION INHIBITORS		
Enfuvirtide (Fuzeon, T-20)	Subcutaneous injection 2 times daily	Soreness at injection site, dizziness, loss of sleep, numbness in feet and legs

는 바이러스 입자의 형성을 배제한다. 최근 사용 허가를 받은 세 번째 형태의 약제는 enfivirtide (상품명 Fuzeon)이며 이 약제는 바이러스가 목표 세포에 들어가는 것을 억제하는 융합 억제제이다.

역전사를 방해하는 약제의 대표적인 것으로는 지도부딘 (zidovudine) 또는 AZT (azidothymidine)이 있다. 뉴클레오시드 유사체인 AZT가 복제되고 있는 레트로바이러스의 cDNA 사슬로 삽입되면, 사슬의 합성이 멈추게 된다. AZT는 모든 환자는 아니지만 일부 환자에서 효과적이다. 그러나 장기적으로 이용할 경우 여러 가지 부작용이 나타나고, 치료를 받는 환자에게서 저항성을 가지는 돌연변이체가 나타나기 때문에 이 약제의 이용에는 한계가 있다. 투여되는 AZT는 HIV-1의 역전사 효소뿐만 아니라 사람의 DNA 중합효소에도 영향을 미친다. AZT가 숙주 세포의 DNA로 삽입되면 세포가 죽게 된다. 적혈구의 전구 세포가 특히 AZT에 감수성이며, 그 결과 빈혈과 그 밖의 부작용을 일으킬 수 있다. 역전사를 방해하는 또 다른 접근법으로는 네비라핀 (nevirapine)과 델라비리딘 (delaviridine) 같은 약제가 있는데 이들은 역전사 효소의 작용을 방해한다.

두 번째 종류의 약제인 단백질 분해 효소 억제제는 AZT나 다른 뉴클레오시드 유사체와 함께 이용되었을 때 효과가 있는 것으로 확인되었다. 현재의 AIDS 치료법은 HAART (highly active anti-retroviral therapy)라 불리는 복합 처방이다. 대부분의 경우에 이러한 조합은 두 종류의 뉴클레오시드 유사체와 한 종의 단백질 분해 효소 억제제로 구성되어 있다. 이러한 복합 처방은 바이러스가 약제에 내성을 가지는 돌연변이체를 빨리 만들 수 있는 능력을 극복한다. 많은 경우에 있어서 HAART는 혈청 중의 바이러스 수준을 현재 이용되고 있는 방법으로 검출되지 않는 수준으로 줄이며, AIDS 환자의 건강을 정상적인 수준의 활동을 할수 있을 정도로 회복시킨다. 최근에 미국에서 AIDS에 의한 사망자의 수가 감소하는 것은 이러한 치료법의 발전 때문이다 (그림 20-7). HAART의 성공에 따른 긍정적인 측면에도 불구하고, 현재의 단점은 엄격한 투여 시간과 매일 많은 수의 알약을 복용해야 한다는 것이다. 또한 일부 환자에게서는 HAART를 이용할 수 없을 정도로 심각한 부작용이 있다 (표 20-5).

AIDS 치료에 있어서 HAART의 성공은 감염된 사람들로부터 모든 바이러스를 제거하고 AIDS를 실제적으로 치료할 수 있는 가능성이 있는지에 대한 검토를 유발하였다. 대부분의 AIDS 전문가들은 프로바이러스가 활성화되면 감염성이 있는 바이러스의 저장고로 작용할 수 있는 잠복 감염된 $CD4^+$ T 세포와 대식 세포 때문에 이것은 불가능 하다고 생각한다. PCR 분석에 검출되지 않을 정도의 소량 바이러스가 있어도, 어떤 활성화신호에 반응하여 복제를 시작하는 이들을 제거하기에 충분할 정도로 면역체계가 복구되지 않을 수 있다. 또한 혈액 중에 바이러스가 검출되지 않는다 하여도 항-바이러스 약제가 쉽게 침투할 수 없는 뇌와 같은 곳에 바이러스가 존재할 수도 있다. HAART와 더불어 재조합 IL-2와 같은 면역 조절 인자를 함께 사용하는 방법이 면역 체계를 복구하고 정상적인 면역 기능을 회복하기 위한 방법으로 검토되고 있다.

바이러스가 숙주 세포에 결합하는 시기에 작용하는 새로 인가된 융합 억제제인 엔푸버티드 (enfuvirtide)와 함께 새로운 약제들이 여러 개발 단계에 있다. 아주 유망한 종류의 약제 중 하나는 바이러스의 DNA가 숙주의 게놈에 삽입되는 것을 방해한다 (그림 20-14). 고려되고 있는 또 다른 약제는 숙주 세포에 바이러스가 부착하는 단계에 작용한다. 어떠한 약제가 환자들에게 이용될 수 있을 수준까지 개발되는 것은 장기간의 많은 노력을 필요로 하는 과정이라는 것이 강조되어야 한다. 안정성과 효과에 대하여 엄격한 검사를 거친 약제들은 초기에 시도된 약제들 중 극소수에 속한다.

백신은 HIV/AIDS 전염병을 멈출 수 있는 유일한 방법일 수 있다_A vaccine may be the only way to stop the HIV/AIDS epidemic

AIDS 유행병은 위에서 설명한 치료방법의 발전에도 불구하고 계속 번지고 있다. 현재의 HAART의 비용 ($15,000/년), 엄격한 처방의 필요성, 그리고 가능한 부작용들이 일반적인 적용을 방해한다. 복합 처방을 받은 사람으로부터 바이러스를 완전히 제거하는 것이 가능하다고 하여도, 대부분의 AIDS 환자가 존재하는 개발도상국에서의 유행병에는 크게 영향을 미치지 않을 것이다. 효과적이고 값싸며, 돌연변이를 유발하지 않는 약제가 미래에 개발될 것이다. 그러나 현재 AIDS의 전파를 멈추는 가장 최선의 방법은 감염과 병의 진행을 예방하는 안전하고 효과적인 백신이다. 왜 우리는 AIDS 백신을 가지고 있지 않은가? 이 질문에 대한 가장 적절한 대답을 위해서는 이 질병에 대하여 안전하고 효과적인 백신을 개발하는데 있어 추구하여야 하는 필요한 조건들을 검토해야 한다 (표 20-6).

가장 효과적인 백신은 감염의 자연적 상태와 유사하여야 한다. 대부분의 질병으로부터 회복된 사람들은 다음의 감염에 대하여 면역성을 가진다. HIV-1에 의한 감염과 면역결핍증으로의 진행은 이 바이러스의 단백질에 대하여 만들어진 순환성 항체가 존재하는 경우에도 계속된다. 면역은 이 바이러스를 당분간은 억제할 수 있지만, 위에서 기술한 바와 같이 치료를 받지 않은 HIV-1 감염자의 경우 대부분 12년 이상을 초과하지 못한다. 장기 비진행자 (long-term nonprogressor)라 부르는 일부 예외적인 사람들은 병의 발생 없는 감염 기간이 훨씬 길며, 때에 따라서는 무한하다. 면역 기능이 정상적으로 보이는 또 다른 그룹은 장기적으로 노출되지만, 혈청학적 음성으로 남아 있는 사람들이다. 이러한 부류는 높은 유행성 질병을 보이는 나이로비와 같은 지역에서 상업적인 성매매 종사자 중 매우 낮은 비율로 존재하며, 이들은 감염된 사람들에게 반복적으로 매일 노출되어도 감염되지 않는다. 이와 같은 사람들에서의 면역 상태 (항체가 존재하고 세포 매개성 면역이 일부 존재하는)는 분명하지 않거나 일관성이 없어서 백신 개발을 위하여 반복 이용하기에는 어려움이 있다. 장기 비진행자 중의 일부 또는 노출되나 감염되지 않는 사람들은 세포 수용체를 암호화하고 있는 유전자에 돌연변이나 결손을 가지고 있어, HIV의 복제를 억제하는 면역 반응 대신 바이

TABLE 20-6 Why AIDS does not fit the paradigm for classic vaccine development

Classic vaccines mimic natural immunity against reinfection generally seen in individuals recovered from infection; there are no recovered AIDS patients.
Most vaccines protect against disease, not against infection; HIV infection may remain latent for long periods before causing AIDS.
Most vaccines protect for years against viruses that change very little over time; HIV-1 mutates at a rapid rate and efficiently selects mutant forms that evade immunity.
Most effective vaccines are whole killed or live attenuated organisms; killed HIV-1 does not retain antigenicity, and the use of a live retrovirus vaccine raises safety issues.
Most vaccines protect against infections that are infrequently encountered; HIV may be encountered daily by individuals at high risk.
Most vaccines protect against infections through mucosal surfaces of the respiratory or gastrointestinal tract; the great majority of HIV infection is through the genital tract.
Most vaccines are tested for safety and efficacy in an animal model before trials with human volunteers; there is no suitable animal model for HIV/AIDS at present.

SOURCE: Adapted from A. S. Fauci, 1996, An HIV vaccine: breaking the paradigms, *Proceedings of the Association of American Physicians* **108**:6.

러스에 의한 이들 면역 체계에 대한 공격 과정을 늦춘다.

대부분의 백신은 감염이 아니라 질병을 막는다. 소아마비와 독감 백신은 감염된 세포에 의해 생성되는 바이러스를 억제하므로 바이러스가 숙주에 해를 주지 못하며 후에 제거된다. 그러나 HIV-1은 이러한 모델에 적용되지 않는데, 그 이유는 이 바이러스는 숙주 게놈에 삽입되어 오랜 기간 잠복하여 남아 있을 수 있기 때문이다. 위에서 치료방법과 연계하여 설명한 바와 같이, 레트로바이러스의 제거는 간단한 문제가 아니다. 레트로바이러스의 제거는 백신 개발에 있어 달성하기 어려운 최종 목표이다. 모든 바이러스 복사체와 잠복 감염을 포함한 감염된 모든 세포가 숙주로부터 제거되어야 한다. 그러나 백신은 바이러스를 완전히 제거하지 못하지만 HIV에 감염된 사람에게 도움을 줄 수 있으며, 더 나아가 바이러스의 양을 감소시키는 백신은 감염의 확산을 방지하는데 도움이 될 것이다. 최근에 우간다에서 이루어진, HIV에 대한 감염상태가 불일치 상황에 있는 배우자에 대한 연구는 감염된 상대자에 존재하는 낮은 수준의 바이러스는 감염되지 않은 배우자에게로의 전파가 억제되는 것을 보여주었다.

대부분의 백신은 변이를 거의 보이지 않는 바이러스에 의한 감염을 예방한다. 게놈의 불안정성은 효과적인 백신이 개발된 다른 대부분의 바이러스와 HIV-1을 구별하게 하는 특징이다. 백신을 주기적으로 접종해야하는 독감 바이러스를 제외하고, 예방주사에 의하여 방제될 수 있는 대부분의 바이러스는 구조에 있어 미세한 변이를 보인다. 예를 들어 100종류 이상의 아형을 가진 감기를 일으키는 리노바이러스 (rhinovirus)를 보면, 효과적인 백신이 개발되어 있지 않다. HIV-1은 대부분이 바이러스 항원에서 변이를 보이며 바이러스의 복제 속도는 하루 10^9개 이상의 바이러스를 생산할 만큼 속도가 빠르다. 이러한 다양성과 높은 복제율은 여러 개의 돌연변이를 가지고 있는 바이러스의 생성을 가능케 하며, 이들 중 일부는 면역 체계를 피해나갈 수 있다. 동일한 환자로부터 다른 시간에 얻은 바이러스 분리주의 막 단백질 서열에 존재하는 많은 차이는 변이가 발생하였고, 변이종의 일부가 숙주의 면역 방어를 피할 수 있는 방법을 획득하여 복제가 가능하게 되었다는 것을 나타낸다. AIDS가 진행된 환자로부터 얻은 항체가 동일한 환자로부터 분리한 바이러스를 중화하지 못하지만 다른 HIV-1 균주를 죽일 수 있다는 자료는 HIV-1이 항체에 표적이 되는 단백질의 돌연변이에 의하여 면역 체계를 빠져 나갈 수 있다는 것을 보여준다.

대부분의 성공적인 백신은 살아있는 약독화 또는 열로 사멸시킨 미생물이다. B 형 간염 백신으로 이용되는 재조합 단백질과 *Haemophilus influenzae* B 백신으로 이용되는 결합체를 포함한 예외는 있지만, 널리 이용되고 있는 대부분의 백신은 약독화된 병원균이다. HIV 항원 유전자를 포함하도록 조작된 동물 바이러스로부터 살아있는 약독화 레트로바이러스 백신의 개발이 하나의 가능한 길이다. 그러나 살아있는 백신의 이용은 백신에 대하여 유도된 면역이 숙주세포로부터 바이러스를 제거한다는 가정을 전제로 한다. 이것은 숙주의 게놈에 삽입되는 레트로바이러스에 대하여는 쉽게 이루어질 수 없다. 살아있는 레트로바이러스 백신이 안전하며, 만성적인 숙주 감염을 일으키지 않는다는 것을 확신하기 위해서는 많은 실험적인 노력이 요구된다. 긍정적인 측면에서, 약독화된 우두바이러스 또는 카나리아 발진증 바이러스와 같은 다른 바이러스를 HIV 단백질을 암호화하고 있는 유전자의 전달체로 이용하는 임상적 연구가 제 1상 (안전성) 실험을 통과하였으며 제 2상 (효과) 실험단계에 진입하였다.

대부분의 바이러스의 경우 감염에 대한 노출의 빈도가 낮거나 계절적이다. 상업적인 성매매자, HIV에 감염된 사람의 일부일처 배우자, 주사 마약 이용자와 같은 많은 고-위험성의 사람들은 이 바이러스에 대하여 자주 그리고 대부분 많은 양으로 노출된다. 따라서 AIDS 백신은 바이러스에 의한 계속적인 공격과, 많은 양의 바이러스의 감염을 예방할 수 있어야 한다. 이것은 예방접종이 성공적으로 확인된 다른 바이러스에 대해서는 적용되지 않는다.

대부분의 백신은 호흡기나 위장관 감염으로부터 보호한다. 고-위험군의 사람들은 특별히 높은 HIV에 대한 잦은 노출과 함께 감염경로도 고려되어야 한다. 대부분의 성공적인 백신은 호흡기나 위장관에서 볼 수 있는 바이러스로부터 보호한다. 가장 일반적인 HIV-1 감염 경로는 생식기를 통한 것이다. 통상적인 예방 접종 과정을 통하여 얻어진 면역이 이러한 경로를 통한 감염으로부터 보호를 할 수 있는지에 대하여는 알려져 있지 않다. 매우 유사한 동물 모델이 없다는 것이 방어기전에 대한 철저한 실험을 방해하지만, SIV-HIV 키메라 바이러스 (SHIV)를 이용한 영장류의 항문 또는 생식기에 대한 백신 실험은 이러한 공격경로에 대한 보호 작용을 보여주었다.

대부분의 백신 개발은 동물 실험에 기초한 임상 실험을 통하여 이루어진다. 백신의 안전성과 효과에 대한 검사는 일반적으로 사람에게서 볼 수 있는 것과 비슷한 상황에서 동물에게 바이러스를 투여하는 과정을 거쳐 이루어진다. 이러한 과정을 통하여 방어 면역의 연관성이 확립된다. 예를 들면, 높은 수준의 $CD8^+$ T 세포와 중화 항체가 어느 동물의 보호를 위하여 필요한 경우, $CD8^+$ T 세포 면역과 항체가 이 백신의 인간에 대한 적용에서 측정되어야 한다. 현재까지의 HIV 감염과 병에 대한 동물 실험은 감염에 대하여 방어적이거나 병의 진행을 억제하는 면역 반응에 대한 몇 가지만의 확실한 사실을 제공하였다. 많은 결과들이 특정한 숙주와 특정한 바이러스에 대한 것이며, 이 실험들은 예방 접종과 공격 실험에 이용되는 바이러스 균주와의 관계뿐만 아니라 숙주의 요인에 영향을 받기 때문에 일반적인 개념으로 확대시키기는 어려움이 있다. 그러나 HIV에 감염된 침팬지에서 얻은 항체를 이용한 수동 면역 유도가 HIV-막 당단백질을 포함하고 있는 SHIV 균주의 공격 실험에서 짧은 꼬리 원숭이(macaques)를 보호할 수 있다는 것이 확인되었다. 항체가 감염을 예방할 수 있다는 또 다른 근거는 단클론 항체가 짧은 꼬리 원숭이를 SHIV를 이용한 생식기 공격 실험으로부터 보호할 수 있다는 연구를 통하여 확인되었다. 이 모든 경우에서 항체는 공격 실험(challenge) 시 존재하여야 한다. 공격 실험 후 (post-challenge)에 항체를 투여하는 것은 감염에 대한 예방 효과가 없었다.

사람의 HIV 백신 시도에 대한 아주 확실한 성공사례는 없지만, 이 어려운 분야에 대한 연구는 활발하게 계속 진행되고 있다. 대규모의 노력에도 불구하고 진행과정은 매우 느리다. 많은 산물들이 지원자들을 이용하여 사람에 대한 초기 적응 실험을 하고 있다. 약 30여종의 단백질, DNA 백신, 그리고 재조합 백신이 안정성과 면역성을 검사하는 임상 제 1단계 시험에 들어가 있으며, 약 5개 정도가 많은 집단이 참여하거나 고 위험 지원자들이 참여하는 임상 제 2단계에 들어가 있다. 백신 후보물질을 임상 제 3단계까지 이끄는 사업의 규모는 두 종류의 서브유닛 백신에 대한 최근의 임상 3단계 실험의 평가에서 알아볼 수 있다. 이 사업은 20년간의 연구 개발과 3억 달러의 비용이 들어간 후 이루어졌으며, 여기에는 4개국 78개의 병원의 참여와 135,371회의 환자 방문을 포함한다. 12,114명의 사람이 선별되었으며 7,963명의 지원자가 참여하였고 실험 결과는 1,286,279개의 사례 보고에 양식에 기록되었다. 백신에서 예방 효과는 확인되지 않았으나 이러한 실험은 대규모의 노력이 진행되고 조정될 수 있으며 이러한 통하여 얻은 교훈이 가능성이 있는 제품에 적용될 수 있다는 것을 보여주는 증거로서 환영 받았다.

과학적 근거의 개발과 더불어 행태적 또는 사회적 논쟁이 AIDS 백신 후보 물질의 개발과 검사에 영향을 준다. 백신 시도에 지원하는 사람들에게는 안전한 성관계에 대한 상담이 병행되어야 한다. 이것이 결과에 영향을 주겠는가? 이러한 실험에 참여하는 모든 그룹에서 감염률을 감소시키는 것이 백신을 투여한 그룹과 대조 그룹 사이에 의미 있는 감염률의 차이를 보는데 방해가 되겠는가? 또 다른 고려 사항은 AIDS 바이러스에 대하여 성공적으로 면역이 유도된 사람도 혈청 양성이 되어 일반적인 표준검사 방법에서는 양성으로 나타날 수 있다는 것이다. 이러한 것은 어떠한 결과를 초래하겠는가? 예방 주사를 맞은 사람이 실제적으로 감염 되었는지를 검사하기 위하여 보다 복잡한 바이러스 접종 실험이 필요하겠는가?

AIDS 백신의 개발이 전통적인 백신처럼 간단하지 않다는 것은 분명하다. 이 바이러스가 어떻게 면역 체계가 무력화 되도록 공격하는지 이해하기 위하여 많은 연구가 필요하다. 이러한 분야에 대하여 많은 논문이 발표되었고, 광범위한 시도가 제시되었으나, 효과적인 백신 개발의 방향은 분명하지 않다. 모든 정보가 주의 깊게 분석되어야 하며, 면역을 유도하기 위한 모든 가능한 방법이 검토되어야 한다는 것은 분명하다. 이것이 우리 세대에 있어서 가장 큰 공중위생에 대한 하나의 도전이다. 안전하고 효과적인 AIDS 백신을 고안하고 실험하며 투여하기위한 집중적이고 협조적인 노력이 시작되어야 한다.

요 약

- 면역결핍은 하나 또는 그 이상의 면역체계 구성요소의 결함으로 생긴다. 1차 면역결핍은 출생 때부터 존재하며, 2차 또는 후천성 면역결핍은 여러 가지 원인 때문에 생긴다.
- 면역결핍은 관련된 세포의 종류에 의해서 분류되며 림프계 또는 골수계 세포 계통, 또는 양쪽 모두에 영향을 줄 수 있다.
- 1차 면역결핍과 관련된 유전적 결함은 정확한 분류를 가능케 한다. 신호 전달, 또는 세포 사이의 정보교환에 관련된 분자들의 유전적 결함이 많은 면역 결핍증에서 발견된다.
- 림프계의 면역결핍은 T 세포, B 세포 또는 양쪽 모두에 영향을 준다. 흉선 발달의 실패는 심각한 면역결핍을 초래하며 세포간 공조가 결여되기 때문에 정상적인 B 세포 발달을 저해할 수 있다.
- 골수계 면역결핍은 식세포 작용의 결함을 초래한다. 이 영향을 받은 사람은 세균 감염에 대하여 증가된 감수성으로 인해 고통을 받는다.
- 중증 복합 면역결핍 또는 SCID는 항상 T 세포의 기능이상이 관여하고, 여러 가지 다른 림프계의 결함에 기인하며 대개 치사적이다.
- 선택적 면역 글로불린 결핍은 덜 심각한 형태의 면역 결핍이며, 좀 더 고도로 분화된 세포형의 결함에 기인한다.
- 면역결핍은 결함이 있거나 또는 결여된 단백질, 세포 또는 유전자의 교체로 치료 될 수 있다. 인간 면역 글로불린 투여가 일반적인 치료법이다.
- 면역결핍에 대한 동물 모델은 누드 마우스와 SCID 마우스를 포함한다. 유전자가 제거된 마우스는 특별한 유전자의 면역 작용에서의 기능을 연구하는 방법을 제공한다.
- 2차 면역결핍은 손상 또는 감염에 기인한다. 가장 일반적인 형태는 레트로바이러스인 인간 면역 결핍 바이러스-1에 의하여 나타나는 HIV/AIDS 이다.
- HIV-1 감염은 주로 성접촉, 혈액의 교환, 그리고 HIV에 감염된 어머니로부터 아이에게로 전파된다.

- HIV-1에 의한 감염은 $CD4^+$ T 세포의 감소가 대표적인 심각한 면역기능의 손상을 초래하며 대개 감염 후 10년 이내에 기회 감염에 의하여 사망하게 된다.
- 항-레트로바이러스 약제를 이용한 HIV 감염의 치료는 바이러스의 수준을 감소시키고 감염에 의한 증상을 완화시키나, 이것은 일시적이며 아직까지 치료는 보고되지 않았다.
- HIV/AIDS에 대한 백신 개발의 노력은 아직 성공적이지 않다. 2000년에 발생한 수백만의 새로운 감염은 효과적인 백신의 필요성을 강조한다.

References

Brenchley, J. M., et al. 2004. $CD4^+$ T cell depletion during all stages of HIV disease occurs predominantly in the gastrointestinal tract. *Journal of Experimental Medicine* **200:**749.

Buckley, R. H. 2004. Molecular defects in human severe combined immunodeficiency and approaches to immune reconstitution. *Annual Review of Immunology* **22:**625.

Calvazzano-Calvo, M., et al. 2005. Gene therapy for severe combined immunodeficiency. *Annual Review of Medicine* **56:**585.

Carpenter, C. J., et al. 2000. Antiretroviral therapy in adults: updated recommendations of the International AIDS Society—USA Panel. *Journal of the American Medical Association* **283:**381.

Cohen, O. J., and A. S. Fauci. 2001. Current strategies in the treatment of HIV infection. *Advances in Internal Medicine* **46:**207.

Fauci, A. S. 2003. HIV and AIDS: 20 years of science. *Nature Medicine* **9:**839.

Francis, D. P. 2003. Candidate HIV/AIDS vaccines: lessons learned from the world's first phase III efficacy trials. *AIDS* **17:**147.

Jackson, J. B., et al. 2003. Intrapartum and neonatal single-dose nevirapine compared to zidovudine for prevention of mother-to-child transmission of HIV-1 in Kampala, Uganda: 18-month follow-up of the HIVNET 012 randomized trial. *Lancet* **362:**859.

Kinter, A., et al. 2000. Chemokines, cytokines, and HIV: a complex network of interactions that influence HIV pathogenesis. *Immunological Reviews* **177:**88.

Kohn, D. B. 2001. Gene therapy for genetic haematological disorders and immunodeficiencies. *Journal of Internal Medicine* **249:**379.

Letvin, N. L. 2005. Progress toward an HIV vaccine. *Annual Review of Medicine* **56:**213.

Li, O., et al. 2004. Functional genomic analysis of the response of HIV-1-infected lymphatic tissue to antiretroviral therapy. *Journal of Infectious Disease* **189:**572.

Moir, S., et al. 2001. HIV-1 induces phenotypic and functional perturbations of B cells in chronically infected individuals. *Proceedings of the National Academy of Sciences U.S.A.* **98:**10362.

Moore, J. P., et al. 2004. The CCR5 and CXCR4 coreceptors—central to understanding the transmission and pathogenesis of human immunodeficiency virus type I infection. *AIDS Research and Human Retroviruses* **20:**111.

Reynolds, S. J., et al. 2004. Male circumcision and risk of HIV-1 and sexually transmitted infections in India. *Lancet* **363:**1039.

Rosenzweig, S. D., and S. M. Holland. 2005. Defects in the interferon-γ and interleukin-12 pathways. *Immunological Reviews* **203:**38.

Stebbing, J., B. Gazzard, and D. C. Douek. 2004. Where does HIV live? *New England Journal of Medicine* **350:**1872.

Useful Web Sites

http://www.scid.net/

The SCID home page contains links to periodicals and databases with information about SCID.

http://hivinsite.ucsf.edu/

Information about the global AIDS epidemic can be accessed from this site.

http://hiv-web.lanl.gov/

This Web site, maintained by Los Alamos National Laboratory, contains all available sequence data on HIV and SIV along with up-to-date reviews on topics of current interest to AIDS research.

ftp://nlmpubs.nlm.nih.gov/aids/adatabases/drugs.txt

This site, maintained by the National Library of Medicine, lists detailed information for several hundred drugs under development for HIV infection and opportunistic infections associated with AIDS.

http://www.niaid.nih.gov/daids/vaccine/abtvaccines.htm

The National Institute of Allergy and Infectious Diseases (NIAID) site includes information about AIDS vaccines and links to documents about vaccines in general.

학습문제

임상조점문제 감염된 어머니로부터 유아에게로의 HIV/AIDS의 전염은 역전사 효소 억제제인 네비라핀 (Nevirapine)의 1회 처방으로 감소될 수 있다. 당신이 만약 전염성 발생이 높은 지역에서 (감염 상황을 확인하지 않고) 모든 어머니들과 유아들에게 출산 시 이약을 주기 전에 무엇을 알아야 하는가?

1. 다음의 각 서술이 각각 참인지 거짓인지 표시하라. 만약 서술이 거짓이라고 생각하면 그 이유를 설명하라.
   a. 디죠지 신드롬은 흉선이 없어 나타나는 출생 때부터 가지는 선천적 결함이다.
   b. X-연관 무감마글로불린혈증 (XLA)은 혼합형태의 B 세포와 T 세포

의 복합적인 면역결핍증이다.

c. 대식세포 결핍의 대표적 특징은 바이러스 감염에 대한 감수성 증가이다.

d. 만성 육아종에서 근본적인 결함은 사이토크롬 또는 관련 단백질에 있다.

e. 면역 글로불린은 X-연관 무감마글로불린혈증을 가지고 있는 사람을 치료하기위하여 주사된다.

f. 사람의 SCID에서 여러 종류의 결함들이 확인되었다.

g. SCID 결함을 가지고 있는 마우스들은 기능성의 B 와 T 림프구가 결여되어 있다.

h. SCID와 같은 표현형을 가지는 마우스들은 RAG 유전자들의 제거로 만들어 질 수 있다.

i. SCID를 가지고 태어나는 아이들은 생후 1개월 이내에 캡슐을 가진 박테리아에 의한 감염의 증가를 나타낸다.

j. 림프구 결손증에서 Class II MHC 분자의 발현 실패는 세포 매개 면역에만 영향을 미친다.

2. 다음의 각 면역결핍 증상에 대하여 어떠한 치료가 적절한지 설명하라.

면역결핍

a. 만성 육아종성 질환

b. ADA-결핍 SCID

c. X-연관 무 감마 글로불린 혈증

d. 디죠지 증후군

e. IL-12R- 결핍 SCID

f. 분류 불능형 면역 결핍

치료

1. 전체 골수 이식

2. 전체 인간 감마 글로불린

3. 재조합 IFN-γ

4. 재조합 아데노신 디아미나아제

5. 영아기의 흉선이식 수술

3. X-연관 과다 IgM 증후군 환자는 다른 항체의 서브타입에 대해서는 정상적인 유전자 발현을 보이나 IgG, IgA와 IgE는 만들지 못한다. 이 증후군의 결함이 왜 다른 항체의 개별형을 만들지 못하는 이유가 되는지 설명하라.

4. 디죠지 증후군을 가진 환자는 흉선이 없거나 심하게 장애가 있는 흉선을 가지고 태어난다. 이러한 이유 때문에 환자는 성숙한 보조, 세포독성, 조절 T 세포를 만들 수 없다. 만약 사고나 상처 때문에 성인이 흉선을 잃게 되면 T 세포 결핍은 훨씬 덜 심각하다. 이러한 현상을 설명하라.

5. 백혈구 부착 결핍 (LAD)을 가지는 환자의 과립구들은 CR3, CR4, LFA-1로 불리는 3종의 인테그린 분자의 발현이 크게 감소한다.

a. LAD 환자에 있어서 이들 수용체의 발현 감소 또는 무발현을 초래하는 결함의 원인은 무엇인가?

b. 인테그린 분자 LFA-1의 정상적인 기능은 무엇인가? 특정한 예를 들어 설명하라.

6. 면역학자들은 인간의 중증 복합 면역결핍에 대한 분자학적 기초를 이해하기 위하여 SCID 마우스에 있어서의 결함을 연구해왔다. 이러한 이상증을 가진 SCID 마우스와 사람 모두 B 세포와 T 세포들이 성숙하지 못한다.

a. SCID 마우스에서의 Ig 중쇄 유전자의 재배열이 정상적인 마우스들의 이것과 어떻게 다른가?

b. SCID 마우스에서 κ 경쇄 DNA의 재배열이 시도되지 않는다. 이유를 설명하라.

c. 만약 당신이 재배열된, 기능성의 μ 중쇄 유전자를 SCID 마우스의 전구 B 세포들에 삽입한다면, κ 경쇄 DNA 는 정상적인 재배열을 진행할 수 있겠는가? 당신의 답을 설명하라.

7. 다음의 그림은 면역 체계 세포들의 발달 단계의 일부를 보여준다. 숫자가 붙여진 화살표는 기능에 결함이 있는 세포 형 또는 특정 면역 결핍 중에서 일어나지 않는 발달단계를 나타낸다. 다음의 질병 각각과 관련이 있는 세포형 또는 발달단계를 선택하라. 각 숫자는 단 한번만 사용하라.

a. 만성 육아종

b. 중증 복합 면역 과립구증 (SCID)

c. 선천성 무과립구증 (Congenital agranulocytosis)

d. 양상체 발생장애 (Reticular dysgenesis)

e. 분류 불능형 면역 부전증

f. X-연관 무감마글로불린혈증

g. 백혈구 부착 결핍 (LAD)

h. 무 림프구증

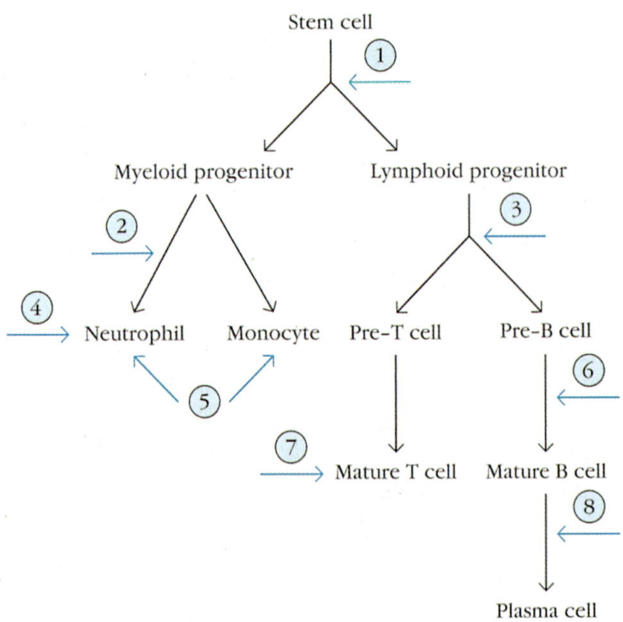

8. 아래 각 서술이 참인지 거짓인지를 표시하라. 만약 거짓이라고 생각하면 그 이유를 설명하라.

a. HIV-1과 HIV-2는 SIV보다 서로 더 가깝게 연관되어 있다.

b. HIV-1은 사람과 침팬지 양쪽에서 모두 면역 억제를 나타낸다.

c. SIV는 아프리카 녹색원숭이에게 유행병을 일으킨다.

d. 항 HIV 약제인 지도부딘 (zidovudine)과 인디나비르 (indinavir)은 모두 바이러스 복제 과정에서 같은 지점에 작용한다.

e. T 세포 활성화는 HIV 프로바이러스 게놈의 전사를 증가시킨다.

f. AIDS의 진행된 단계에 있는 환자들은 항상 검출이 가능한 HIV에 대한 항체를 가진다.

g. PCR은 HIV에 대한 항체들을 검출하는데 이용되는 민감한 방법이다.

h. 만약 HAART가 성공적이라면, 바이러스 양은 감소할 것이다.

9. HIV에 감염된 사람들에 있어서 $CD4^+$ T 세포의 숫자 감소를 설명하기 위한 여러 가지 기전들이 제시되어왔다. $CD4^+$T 세포들의 감소에 대하여 가장 적절한 이유는 무엇으로 보이는가?

10. 당신은 만성 HIV-1 감염 단계에 있는 HIV 감염자들의 혈액 내 바이러스의 양이 다양할 것으로 생각하는가?

11. 만약 HIV 감염자들의 혈액 내 바이러스 양이 증가하고, $CD4^+$ T 세포의 수준의 감소하기 시작하였다면, 이것은 감염에 대하여 무엇을 나타내는가?

12. 왜 임상의들은 HIV 감염자들의 피부-테스트 반응성 정도를 모니터하는가? AIDS의 진행과정에 피부-테스트 반응의 어떠한 변화를 예상할 수 있는가?

13. 어떤 케모카인들은 HIV에 의한 세포감염을 억제하는 것으로 나타났고, 전염증성 사이토카인들은 세포감염을 증가시킨다. 이것은 어떻게 설명할 수 있겠는가?

14. 항-HIV 약제들의 복합 처방 (HAART)은 몇몇 치료환자에 있어서 확연하게 바이러스 수준을 감소시켰고, AIDS 발병을 지연시켰다. 만약 AIDS 환자에게 기회감염이 일어나지 않고, 혈액 중에서 바이러스가 검출되지 않는다면, 그 사람은 치료된 것으로 간주할 수 있는가?

15. 당신이 두 명의 HIV 감염환자들을 가지고 있는 내과의사라고 가정하자. 환자 B. W.는 입안에 진균성 감염 (캔디다증)을 가지고 있고, 환자 L. S.는 *Mycobacterium* 감염을 가지고 있다. 두 환자의 $CD4^+$ T 세포 숫자는 mm^3 당 약 250이다. 당신은 어느 한쪽 또는 양쪽 모두 AIDS를 가지고 있는 것으로 진단할 수 있겠는가?

데이터의 분석 분류 불능형 면역결핍 (CVID)은 혈장 중의 Igs의 농도를 낮게하여 결과적으로 호흡기와 위장의 잦은 세균 감염을 유발한다. CVID를 가지는 환자는 또한 자가면역증과 암의 발병률이 증가한다. Isgro와 동료들 (*J. Immunol.* 2005, 174 : 5074)는 CVID를 가지는 다수의 사람들의 골수를 조사하였다. 이들은 CVID 환자의 T 세포의 표현형 (아래의 표에 제시)과 이들 개인들이 생성하는 사이토카인의 일부를 조사하였다 (524 페이지 그림 (a)와 (b)).

a. T 보조 세포에 대한 CVID의 영향은 무엇인가?

b. 미성숙 CTL은 활성화되기 위해서는 T 보조 세포로부터의 IL-2 생산이 필요하다. CVID는 CTLs의 생성에 어떠한 영향을 주겠는가?

c. 참 또는 거짓: CVID는 사이토카인 생산을 방해한다. 당신의 답을 설명하여라. CVID 환자의 사이토카인 경향에 의한 생리적인 영향을 유추하여라.

d. 체액성 면역 반응에 대한 CVID의 영향을 예측하여라.

For use with Analyze the Data questions

		Patients										
		1	2	5	6	7	8	9	10	11	CVID	Control (n = 10)
$CD4^+$	%	47	36	28	28	27	19	19	32	57	34	47.5
	cells/μl	296	234	278	1652	257	361	289	248	982	351	1024
Naive $CD4^+$	%	4	6.8	25.8	4	11.6	7.9	14	12	2	10	52
	cells/μl	12	16	72	66	30	29	40	30	20	31	519
Activated $CD4^+$	%	2	5	22	3	9	8	12	9	1.5	8	37
	cells/μl	6	12	61	50	23	29	35	22	15	25	385
$CD8^+$	%	31	38	30	57	44	56	47	45	21	39	20
	cells/μl	195	247	298	3363	420	1065	714	348	362	414	404
Naive $CD8^+$	%	25	30	43.9	7	16.9	12.9	20	13	15	22	58
	cells/μl	49	74	131	235	71	138	143	45	54	88	233

For use with Analyze the Data questions

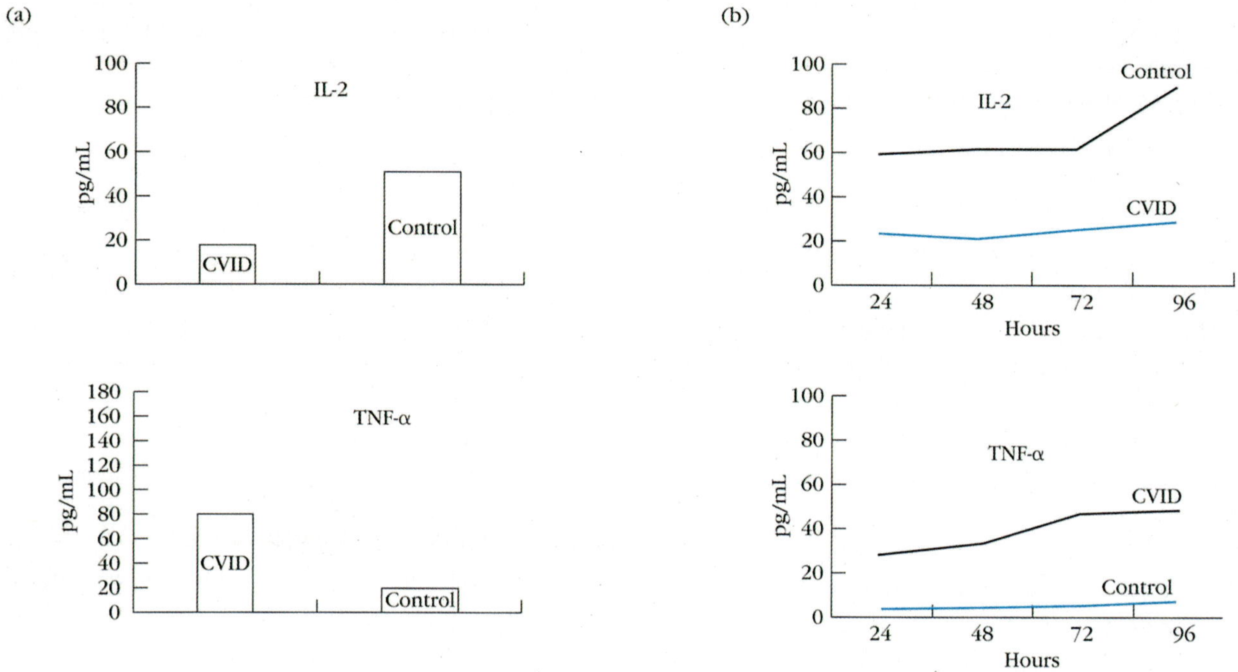

Cytokine production by bone marrow cells from patients with CVID. (a) 1×10^6 cells were cultured for 24 hours and supernatants were assayed for IL-2 and TNF-α. (b) Supernatants were collected after 24, 48, 72, and 96 hours and assayed by ELISA.

Interactive Study

www.whfreeman.com/kuby

SELF-TEST
Review OF Key Terms

ANIMATIONS
Retrovirus

MOLECULAR VISUALIZATIONS
Viral Antigens
HIV-1

chapter 21장

암과 면역계

Cancer and the Immune System

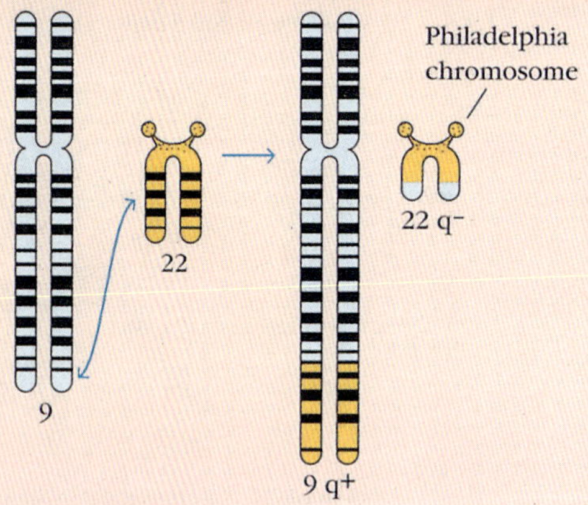

Chromosomal translocation in chronic myelogenous leukemia

- 암: 기원과 관련 용어
- 세포의 악성 형질전환
- 종양유전자와 암 발생
- 면역계의 종양
- 종양항원
- 종양의 면역계 회피
- 암의 면역치료

감염성 질병에 의한 사망자수가 서방 세계에서 감소됨에 따라 암이 심장질환에 뒤이어 서방 세계 사망요인으로서 제2위를 차지하게 되었다. 최근 연구조사에 따르면 미국인 3명중에 1명에게 암이 발생하고 암환자 5명중에 1명이 사망할 것으로 나타났다. 면역학적인 관점에서 보면 암세포는 정상적인 성장 조절기전을 벗어난 변이된 자기세포로 볼 수 있다. 이 장에서는 면역계가 인식할 수 있는 암세포의 특성을 중심으로 암세포의 독특한 성질을 살펴본다. 이어서 암세포에 대한 면역반응뿐만 아니라 암세포가 면역반응을 회피하는 방법을 기술하고, 끝으로 암을 치료하는 최신의 임상 및 실험적인 면역치료법을 소개한다.

암: 기원과 관련 용어_Cancer: Origin and Terminology

대부분의 성숙한 동물의 조직과 기관에서 세포의 재생과 사멸은 균형있게 유지된다. 생체를 구성하는 다양한 종류의 성숙세포들은 주어진 수명을 지니고 있다; 이러한 세포들이 죽게 되면 새로운 세포들이 여러 종류의 줄기세포로 부터 증식 및 분화과정을 통해 생성된다. 정상적인 상태에서 새로운 세포의 생성은 엄격히 조절되므로 세포의 수는 일정하게 유지된다. 그렇지만 때때로 정상적인 성장조절 기전을 벗어난 세포들이 생긴다. 이들 세포들은 클론들을 생성하고 상당한 크기로 늘어나서 종양 또는 **신생물 (neoplasm)**이 된다.

무한정 성장할 수 없으며 주변의 건강한 조직을 침범하지 않는 종양은 **양성 (benign)**이라고 한다. 무한정으로 성장하고 점점 주변을 침범하는 종양을 **악성 (malignant)**이라고 한다; 암이란 용어는 악성 종양을 지칭하는 것이다. 악성종양은 제어되지 않는 성장 외에도 **전이 (metastasis)**되는 특성을 나타낸다; 이러한 전이과정 중에는 종양에서 떨어져 나온 일부 암세포가 혈관이나 림프관을 침투하여 다른 조직으로 수송되고 그 곳에서 증식을 계속한다. 이러한 방식에 의해 한 부위에서 발생한 1차 종양이 또 다른 부위에서 2차 종양을 일으킬 수 있다 (그림 21-1).

악성종양이나 암은 종양이 유래하는 조직의 발생학적 기원에 따라서 분류된다. 대부분의 (>80%) 암은 내배엽 조직에 해당하는 피부 또는 외배엽 조직에 해당하는 내부장기와 선의 상피성 내막 등에서 발생하는 **상피세포암 (carcinoma)**이다. 대장암, 유방암, 전립선암, 그리고 폐암 등의 대부분이 상피세포암이다. **백혈병 (leukemias)**, **임파종 (lymphoma)**은 골수의 조혈세포에서 발생하는 악성종양으로서 미국에서 발생하는 암의 약 9%를 차지한다. 백혈병이 단일세포로서 증식하는데 반해 임파종은 암세포 덩어리로 자라는 경향이 있다. 미국에서 발생하는 암의 1%를 차지하는 희귀한 암인 **육종 (sarcomas)**은 중배엽성 결합조직인 뼈, 지방조직, 연골에서 발생한다.

OVERVIEW FIGURE 21-1: Tumor Growth and Metastasis

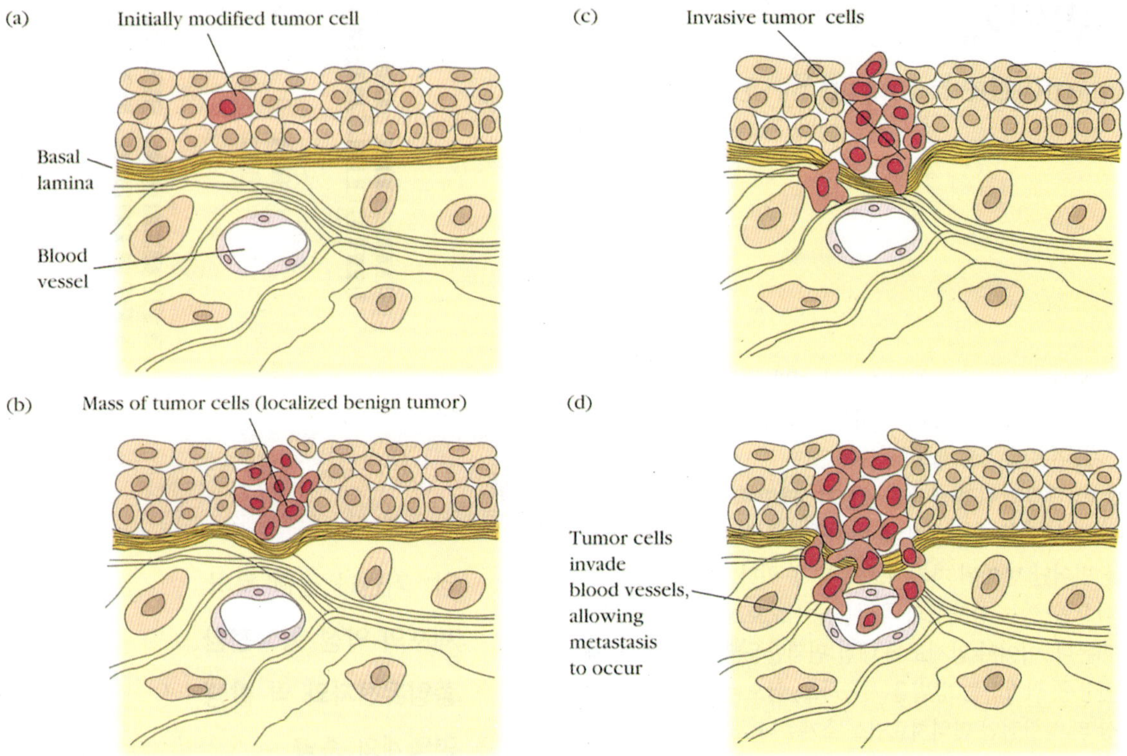

(a) A single cell develops altered growth properties at a tissue site. (b) The altered cell proliferates, forming a mass of localized tumor cells, or benign tumor. (c) The tumor cells become progressively more invasive, spreading to the underlying basal lamina. The tumor is now classified as malignant. (d) The malignant tumor metastasizes by generating small clusters of cancer cells that dislodge from the tumor and are carried by the blood or lymph to other sites in the body. *[Adapted from J. Darnell et al., 1990, Molecular Cell Biology, 2nd ed., Scientific American Books.]*

세포의 악성 형질전환_Malignant Transformation of Cells

배양된 정상세포를 발암제, 방사선 조사, 특정 바이러스 감염 등의 처리를 하면 그들의 형태와 성장 특성이 변화될 수 있다. 어떤 경우에는 **형질전환 (transformation)**이라고 불리는 이러한 과정에 의해 세포는 다른 동물에 주입되었을 때 종양을 일으킬 수 있게 된다. 이런 세포를 악성 형질전환되었다고 하는데, 이들은 in vitro 상에서 종양세포와 유사한 특성을 나타낸다. 예를 들어, 이들 세포는 혈청이나 성장인자에 대한 요구성이 감소되고 더 이상 부착-의존성도 아니며, 또한 세포밀도에도 비의존적으로 성장한다. 더구나 종양세포와 형질전환된 세포는 무한대로 계대될 수 있다; 즉, 이들 세포는 실제로는 죽지 않는다. 암세포와 형질전환된 세포의 유사성 때문에, 악성 형질전환의 과정은 암 발생과정의 모델로서 집중적으로 연구되었다.

돌연변이를 유발하는 DNA-알킬화 시약과 같은 다양한 화학적 인자와 자외선 및 이온화 방사선과 같은 물리적 인자는 형질전환을 유도할 수 있다. 화학적 또는 물리적 발암제에 의한 악성 형질전환의 유도는 다단계의 과정을 포함하며, 최소한 두 가지 특징적인 단계: 개시 (initiation)와 촉진 (promotion) 단계를 거친다. 개시단계는 유전체의 변화를 수반하며 그 자체로는 악성변이를 일으키지 않는다. 개시단계 이후의 촉진단계에는 세포의 분열이 촉발되며 악성 형질전환으로 이어진다.

암 유발에 있어서 돌연변이의 중요성은 **색소성 건피증 (xeroderma pigmentosum)**과 같은 질병에 의해 설명된다. 이 희귀한 질병은 UV-특이성 엔도뉴클리아제라 불리는 DNA-수선효소를 암호화하고 있는 유전자의 결함에 의해 발생한다. 이 질병의 환자는 자외선에 의한 돌연변이를 수선할 수 없어서 결국 피부암을 일으킨다.

몇몇 바이러스도 실험동물이나 사람에 있어서 암과 관련됨이 밝혀졌다. SV40과 폴리오마 바이러스는 동물계에서 가장 오래 연구되었으며, 형질전환을 일으키는 바이러스 단백질들에 대해서도 많이 알려져 있다. 이들 바이러스의 경우, 바이러스 유전체 DNA는 바이러스 복제초기에 발현되는 여러 유전자들을 지니고 있는 채로 숙주의 염색체 DNA에 무작위로 삽입된다. SV40은 대 T-항원 (large T-antigen)과 소 T-항원 (little T-antigen)로 불리는 두 가지의 초기단백질을 암호화하고, 폴리오마는 대 T-항원, 중 T-항원, 소 T-항원으로 불리는 세 가지 초기단백질을 암호화한다. 이들 단백질 각각은 바이러스에 감염된 세포의 악성 형질전환에 있어서 역할을 담당한다.

바이러스 감염과 밀접하게 연관된 사람의 종양에는 다음과 같은 것들이 있다.

- 인간 T-세포백혈병바이러스-1 (human T-cell leukemia virus-1, HTLV-1)에 감염된 사람의 일부에게서 발병하는 성인 T-세포 백혈병/림프종 (adult T-cell leukemia/lympho-ma)
- 인간 허피스바이러스-8 (human herpesvirus-8, HHV-8)과 관련이 있고 보통 HIV-1에도 감염된 사람들에게서 통상 발병하는 카포시육종 (Kaposi's sarcoma)
- 인간 파필로마바이러스 (human papillomavirus, HPV)의 몇몇 혈청형 중 하나에 의한 감염과 연관되어 있는 자궁경부상피암; HPV에 대한 백신은 534 페이지의 임상초점에 논의되어 있다.
- B형 간염바이러스 (hepatitis B virus, HBV)의 감염에 따른 간암
- 아프리카인의 버어킷트 림프종 (Burkitt's lymphoma) 그리고 아시아인에게 주로 나타나는 비인두 상피암과 연관된 엡스타인-바 바이러스 (Epstein-Barr virus, EBV)의 감염

이러한 사람의 암과 연관된 바이러스 중에서 EBV, HBV, HPV는 SV40와 폴리오마처럼 DNA 바이러스이다. HTLV-1과 HHV-8은 RNA 바이러스이다. 대부분의 RNA 바이러스들은 세포질에서 복제되며 악성 형질전환을 유도하지 않는다. 예외로서, 역전사 효소를 이용하여 자신의 RNA를 DNA로 전사시킨 후 숙주의 DNA내에 그 전사체를 삽입시키는 레트로바이러스가 있다. 이러한 복제주기는 HIV-1과 HIV-2과 같은 세포변성 레트로바이러스 (cytopathic retrovirus)나 HTLV-1과 같은 형질전환 레트로바이러스 (transform-ing retrovirus)의 복제주기와 유사하며, 그 결과 숙주세포의 변화가 유도되고 악성 형질전환으로 이어진다. 어떤 경우에는 레트로바이러스에 의한 형질전환이 바이러스유전체에 존재하는 **종양유전자 (oncogenes)** 또는 **암유전자 (cancer genes)**와 연관되어 있다.

가장 연구가 잘 된 형질전환 레트로바이러스 중 하나가 **라우스 육종바이러스 (Rous sarcoma virus)**이다. 이 바이러스는 단백질의 티로신 잔기에 인산화를 촉매하는 60 kDa의 단백질 인산화효소 (v-Src)를 암호화하는 종양유전자 v-*src*를 가지고 있다. 종양유전자 단독으로 악성 형질전환을 일으킬 수 있다는 최초의 증거는, 라우스 육종바이러스 유래의 v-*src* 종양유전자의 연구에서 얻어졌다. 이 종양유전자를 클로닝하고 배양 중인 정상세포에 전이시켰을 때, 그 정상세포는 악성 형질전환을 일으켰다.

종양유전자와 암 발생_Oncogenes and Cancer Induction

1971년, Howard Temin은 종양유전자가 형질전환 바이러스에만 독특하게 존재하는 것이 아니라 정상세포에서도 발견될 수 있음을 시사하였다; 실제로 그는 바이러스가 감염된 세포의 게놈으로부터 종양유전자를 얻었을 것이라고 제안하였다. 그는 이런 세포성 유전자들을 바이러스 종양유전자 (v-*onc*)와 구별하기 위해 **원종양유전자 (proto-oncogenes)** 또는 **세포성 종양유전자 (cellular oncogenes, c-*onc*)**라고 불렀다. 1970년대 중반, J.M. Bishop과 H.E. Varmus는 라우스 육종 바이러스 유래의 v-*src*과 유사한 DNA 염기배열을 닭의 정상 세포에서 분리하였다. 이 세포성 종양유전자는 c-*src*라고 명명되었다. 이러한 초기 발견에 이어서 수많은 세포성 종양유전자들이 확인되었다.

바이러스성 및 세포성 종양유전자들의 염기서열을 비교하면 이들 유전자들이 진화상 매우 보존적임이 드러난다. 대부분의 세포성 종양유전자들은 일련의 엑손과 인트론으로 구성되어 있지만, 그들에 대한 바이러스상의 대응유전자들은 연속적인 코딩서열로 구성되어 있으며, 이는 바이러스가 RNA 수식과정을 통해 인트론 서열이 제거된 RNA 전사체의 중간산물로부터 종양유전자를 얻었다는 것을 시사한다. 바이러스성 종양유전자의 실제 코딩서열과 그에 상응하는 원종양유전자는 높은 상동성을 보인다; 어떤 경우에는 하나의 점돌연변이 (point mutation)가 바이러스성 종양유전자와 그에 상응하는 원종양유전자의 차이점의 전부이다. 이제는 대부분의 종양유전자들 (바이러스성 및 세포성 모두) 이 다양한 성장조절 단백질들을 암호화하는 세포내 유전자들로부터 유래한다는 것이 명백해 졌다. 아울러, 특정 종양유전자와 그에 상응하는 원종양유전자에 의해 암호화되는 단백질이 매우 유사한 기능을 가지고 있는 것으로 나타난다. 아래에서 언급된 바와 같이, 원종양유전자의 종양유전자로의 전환은 많은 경우 정상 성장조절 단백질의 발현 수준에 있어서의 변화를 수반하는 것으로 나타난다.

암 관련 유전자들은 여러가지 기능을 나타낸다_Cancer-associated genes have many functions

정상조직의 항상성은 세포사멸과 균형을 이루고 있는 세포증식에 대한 정교한 조절과정을 통해 유지된다. 만약 세포증식의 단계 혹은 세포사멸의 단계에 불균형이 있으면, 암 상태로 발전될 것이다. 종양유전자들과 암 억제유전자들은 이 과정에서 세포증식 또는 세포사멸을 조절함으로써 중요한 역할을 하는 것으로 나타났다. 암 관련 유전자들은, 표 21-1에 요약되어 있는 바와 같이, 이러한 차별된 활성들을 반영하는 세 가지 카테고리로 나눌 수 있다.

세포증식의 유도_Induction of Cellular Proliferation

원종양유전자들과 이에 대응되는 종양유전자들의 첫 번째 카테고리는 세포증식을 유도하는 단백질을 암호화한다. 이들 단백질 중 일부는 성장인자 또는 성장인자 수용체로서 역할을 한다. 이들에 포함되는 종류는 혈소판유래 성장인자 (platelet-derived growth factor, PDGF)의 생성을 암호화하는 *sis*와 성장인자 수용체들을 암호화하는 *fms*, *erbB* 및 *neu* 들이다. 정상세포에서 성장 인자들과 그 수용체들의 발현은 조심스럽게 조절된다. 일반적으로 한 세포집단은 성장인자를 분비하며, 그 인자에 대한 수용체를 지닌 다른 세포집단에 작용하여 그 결과 두 번째 집단의 증식을 자극한다. 성장인자 또는 그 수용체가 부적절하게 발현되면 통제 불가능한 증식이 초래될 수 있다.

TABLE 21-1 Functional classification of cancer-associated genes

Type/name	Nature of gene product
CATEGORY I: GENES THAT INDUCE CELLULAR PROLIFERATION	
Growth factors	
sis	A form of platelet-derived growth factor (PDGF)
Growth factor receptors	
fms	Receptor for colony-stimulating factor 1 (CSF-1)
erbB	Receptor for epidermal growth factor (EGF)
neu	Protein (HER2) related to EGF receptor
erbA	Receptor for thyroid hormone
Signal transducers	
src	Tyrosine kinase
abl	Tyrosine kinase
Ha-*ras*	GTP-binding protein with GTPase activity
N-*ras*	GTP-binding protein with GTPase activity
K-*ras*	GTP-binding protein with GTPase activity
Transcription factors	
jun	Component of transcription factor AP1
fos	Component of transcription factor AP1
myc	DNA-binding protein
CATEGORY II: TUMOR SUPRESSOR GENES, INHIBITORS OF CELLULAR PROLIFERATION*	
Rb	Suppressor of retinoblastoma
p53	Nuclear phosphoprotein that inhibits formation of small-cell lung cancer and colon cancers
DCC	Suppressor of colon carcinoma
APC	Suppressor of adenomatous polyposis
NF1	Suppressor of neurofibromatosis
WT1	Suppressor of Wilm's tumor
CATEGORY III: GENES THAT REGULATE PROGRAMMED CELL DEATH	
bcl-2	Suppressor of apoptosis

*The activity of the normal products of the category II genes inhibits progression of the cell cycle. Loss of a gene or its inactivation by mutation in an indicated tumor-suppressor gene is associated with development of the indicated cancers.

이 카테고리의 다른 종양유전자들은 신호전달경로 또는 전사인자로서 기능을 하는 산물을 암호화한다. *src*와 *abl* 종양유전자는 티로신인산화효소를 암호화하고, *ras* 종양유전자는 GTP-결합 단백질을 암호화한다. 이 유전자들의 산물들은 신호전달자로서 역할을 한다. *myc*, *jun* 및 *fos* 종양유전자들은 전사인자들을 암호화한다. 이러한 종양유전자들 중 어느 것이라도 과다한 활성이 발현되면 통제불능의 증식을 초래할 것이다.

세포 증식의 억제_Inhibition of Cellular Proliferation

암-관련 유전자들의 두 번째 카테고리는 **암-억제 유전자 (tumor-suppressor genes)** 혹은 **항-종양유전자 (anti-oncogenes)**로서, 과도한 세포증식을 억제하는 단백질들을 암호화한다. 이들의 불활성화는 통제불능의 증식을 초래한다. 이 카테고리에 속한 종양유전자들의 기본형은 망막아종 유전자인 *Rb* 이다. 유전성 망막아종은 미성숙한 망막내의 신경 전구세포에서 발생하는 희귀성 소아암이다. 이에 영향을 받은 소아는 돌연변이된 *Rb* 대립 유전자를 유전 받게 되며; 남은 *Rb* 대립유전자의 체성 불활성은 종양성장으로 이어진다. 아마도 인체 암에 있어서 가장 빈도가 높게 나타나는 단일 유전자의 이상은 핵 내 인산화 단백질인 p53의 돌연변이일 것이다. 90% 이상의 소-세포 폐암 (small-cell lung cancers)과 50% 이상의 유방암 및 대장암이 p53의 돌연변이와 관련되어 있는 것으로 나타났다.

세포자살의 조절_Regulation of Programmed Cell Death

암-관련 유전자들의 세 번째 카테고리는 **세포계획사 (programmed cell death)**를 조절한다. 이러한 유전자들은 세포자살을 차단하거나 유도하는 단백질을 암호화한다. 이러한 카테고리에 속하는 종양유전자로서 **항-세포자살 유전자 (anti-apoptosis gene)**인 *bcl-2*가 있다. 이 종양유전자는 B-세포 여포림프종과 연관되어 최초로 발견되었다. 이 발견 이후, *bcl-2*는 조혈과정 중 세포 생존 조절과 성숙과정 동안 선택된 B 세포 및 T 세포의 생존에 중요한 역할을 수행하는 것으로 보여 졌다. 흥미롭게도, 엡스타인-바 바이러스는 *bcl-2*와 상동성 서열을 지니며 세포자살을 억제하기 위해 이와 유사한 방식으로 작용할 것으로 예측되는 유전자를 가지고 있다.

원종양유전자는 종양유전자로 전환될 수 있다_Proto-oncogenes can be converted to oncogenes

1972년 R.J. Huebner와 G.J. Todaro는 발암물질이나 바이러스에 의한 원종양유전자들의 돌연변이 또는 유전적 재배열이, 이러한 유전자들의 정상적으로 조절되는 기능을 변화시켜 유력한 암 유발 종양유전자들로 전환시킨다고 제안하였다 (그림 21-2). 이러한 가설을 지지하는 상당한 증거가 뒤이어 축척되었다. 예를 들면, 일부 악성 형질전환된 세포는 다수로 복제된 세포성 종양유전자를 지니고 있으며, 그 결과 종양유전자 산물의 생산을 증가시키게 된다. 세포성 종양유전자의 이러한 증폭은 여러 형태의 인체 암세포에서 관찰되었다. 몇몇 연구그룹이 암세포 염색체상의 균일염색부위 (homoge-neously staining regions, HSRs)에서 *c-myc* 종양유전자를 확인하였다; 이러한 HSRs은 증폭된 유전자들의 긴 세로배열 (long tandem array)을 의미한다.

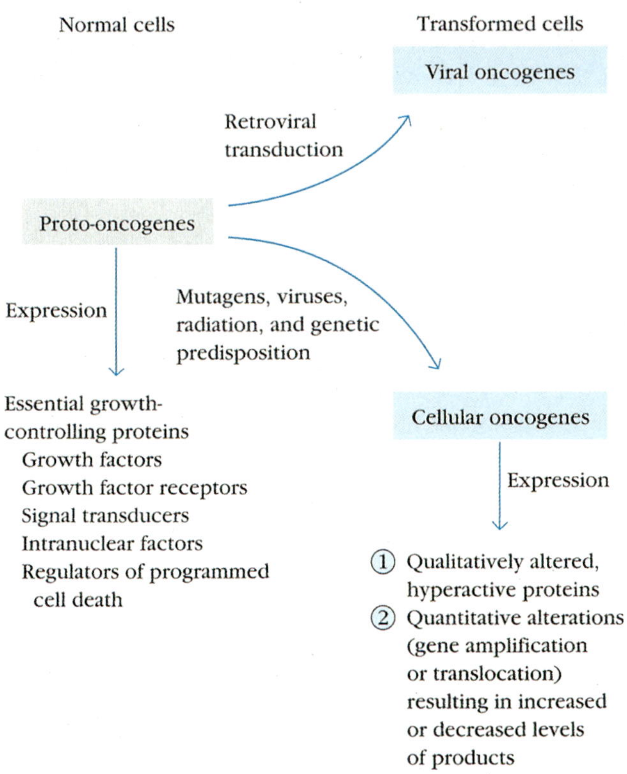

FIGURE 21-2 Conversion of proto-oncogenes into oncogenes can involve mutation, resulting in production of qualitatively different gene products, or DNA amplification or translocation, resulting in increased or decreased expression of gene products.

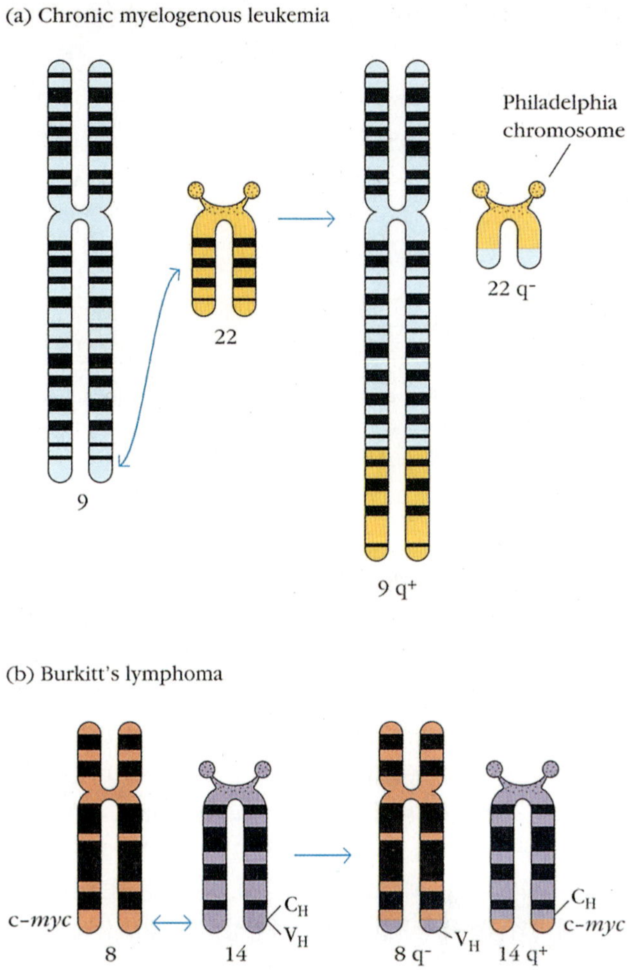

FIGURE 21-3 Chromosomal translocations in (a) chronic myelogenous leukemia (CML) and (b) Burkitt's lymphoma. Leukemic cells from all patients with CML contain the so-called Philadelphia chromosome, which results from a translocation between chromosomes 9 and 22. Cancer cells from some patients with Burkitt's lymphoma exhibit a translocation that moves part of chromosome 8 to chromosome 14. It is now known that this translocation involves *c-myc*, a cellular oncogene. Abnormalities such as these are detected by banding analysis of metaphase chromosomes. Normal chromosomes are shown on the left and translocated chromosomes on the right.

또한 어떤 암세포들은 대개 염색체의 한 부위에서 다른 부위로 원종양유전자의 이동, 즉 염색체 전좌를 보인다 (그림 21-3). 예를 들어, 다수의 버어킷트 림프종의 경우, *c-myc*이 염색체 8번상의 정상 위치에서 염색체 14번상의 면역글로불린 중쇄 엔핸서 부근의 위치로 이동되어 있다. 이러한 전좌의 결과, 전사인자로서 기능을 하는 c-Myc 단백질의 합성이 증가된다.

원종양유전자의 돌연변이도 세포 형질전환과 연관되어 있으며, 이는 화학 돌연변이제 혹은 X선 조사에 의해 원종양유전자가 암-유발 종양유전자로 전환되는 주요 기전으로 추측된다. 예를 들면, c-

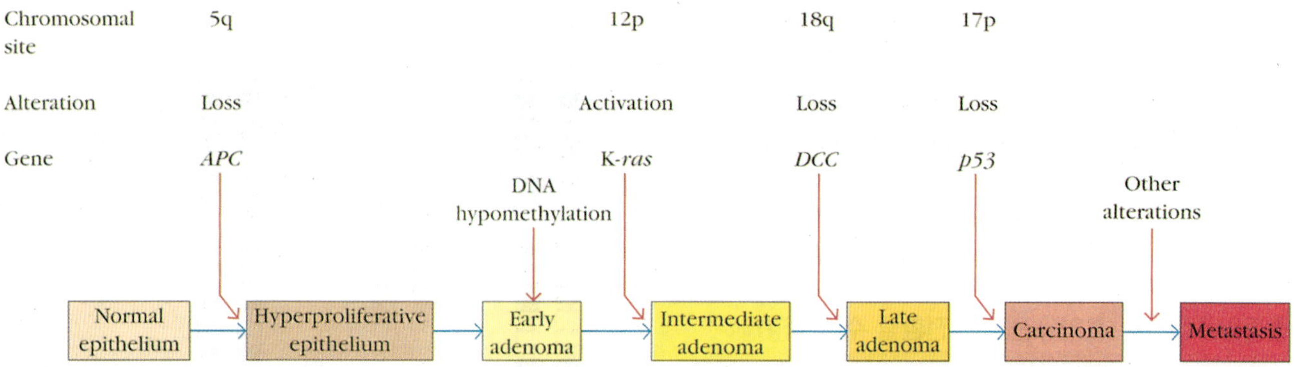

FIGURE 21-4 Model of sequential genetic alterations leading to metastatic colon cancer. Each of the stages indicated at the bottom is morphologically distinct, allowing researchers to determine the sequence of genetic alterations. *[Adapted from B. Vogelstein and K. W. Kinzler, 1993,* Trends in Genetics **9***:138.]*

*ras*내의 단일-점 돌연변이들 (single-point mutations)이 방광, 대장, 및 폐 등의 상피세포암을 포함하는 여러 인체 암에서 검출되었다. 이러한 돌연변이들 중 일부는 Ras의 GTPase-자극 단백질과 결합하는 능력을 감소시켜 Ras의 성장촉진 상태를 연장시키는 것으로 나타난다.

숙주세포 유전체내로의 바이러스 유전체의 삽입 그 자체가 원종양유전자를 형질전환 종양유전자로 전환시키는 역할을 하기도 한다. 예를 들어, **조류백혈병 바이러스 (avian leukosis virus, ALV)**는 바이러스성 종양유전자를 지니고 있지는 않으나, B 세포를 림프종으로 형질전환시킬 수 있는 레트로바이러스이다. 이 특별한 레트로바이러스는 세 개의 엑손을 함유한 *c-myc* 원종양성유전자내로 삽입되는 것으로 보여 졌다. *c-myc*의 엑손 1은 기능이 알려지지 않았고; 엑손 2와 3은 Myc 단백질을 암호화한다. 엑손 1과 2 사이에 AVL이 삽입되면 몇몇 경우에는 프로바이러스의 프로모터에 의해 엑손 2와 3의 전사 증가되고, 그 결과 c-Myc 단백질의 합성이 증가된다.

다양한 종류의 종양에서 성장인자 또는 성장인자 수용체의 발현이 현저히 증가된 것으로 나타났다. 표피성장인자 수용체의 발현은 *c-erbB*에 의해 암호화되며, 많은 암 세포들에서 증폭되어 있는 것으로 나타났다. 또한 유방암에 있어서, *c-neu*에 의해 암호화되는 성장인자 수용체의 발현증가는 좋지 못한 예후와 연관된다.

암의 발생은 다단계 과정이다_The induction of cancer is a multistep process

하나의 정상세포가 하나의 암세포로 발달되는 것은 일반적으로 일련의 체세포성 돌연변이들에 의해 추진되는 다단계의 클론진화과정이며, 이에 의해 정상세포는 점진적으로 전암 상태로 전환되며 최종적으로는 암 상태로 된다.

전암 및 암 상태의 세포에 존재하는 염색체상의 수많은 이상이 암으로의 발달에 관련된 돌연변이들의 역할을 지원해 준다. 이는 형태적으로 정확히 확립된 일련의 단계들에 의해 진행되는 인체 대장암에서 잘 밝혀진 바 있다 (그림 21-4). 대장암은 대장 상피에서 **선종 (adenoma)**이라고 불리는 조그만 양성종양으로부터 시작된다. 이러한 전암 종양 (precancerous tumors)은 점차 자라면서 차츰 세포 내부의 정교한 조절기전이 와해되어져 마침내 악성종양의 표현형을 획득한다. 형태적으로 구별될 수 있는 대장암 발달단계는 세 가지 종양억제유전자 (*APC*, *DCC*, 및 *p53*)의 순차적인 불활성화 또는 결손, 그리고 세포증식 종양유전자인 K-*ras*의 활성화 등을 비롯한 유전자들의 연쇄적인 변화와 연관되어 있다.

형질전환 마우스를 이용한 연구들 또한 암 유발과 관련된 이러한 다단계의 역할을 지지한다. Bcl-2를 높은 수준으로 발현하는 형질전환 마우스의 경우, 2차 림프여포 유래이며 수명이 월등히 길어진 휴지기 상태의 작은 B-세포 집단을 형성한다. 이러한 형질전환 마우스는 점차적으로 림프종을 일으킨다. 이들 마우스의 림프종을 분석하면 대략 절반정도는 *c-myc*이 면역글로불린 중쇄 유전자의 위치로 전좌되어 있는 것으로 나타났다. Myc과 Bcl-2의 상승 작용은 *bcl-2*$^+$유전자이식 마우스와 *myc*$^+$유전자이식 마우스의 교배에 의해 생산된 이중-유전자이식 마우스에서 두드러진다. 이러한 마우스는 매우 빠르게 림프종을 일으킨다.

면역계의 종양_Tumors of the Immune System

면역계의 종양은 림프종 (lymphomas) 또는 백혈병 (leukemias)으로 분류된다. 림프종은 골수, 림프절, 또는 흉선과 같은 면역조직 내에서는 고형종양으로 자라며; 호지킨씨 및 비호지킨씨 림프종이 이에 포함된다. 백혈병 (leukemias)은 단세포로서 증식하는 경향이 있고, 혈액 및 림프에서 증가된 세포 수로서 진단이 된다. 백혈병은 림프계 또는 골수계 세포들에서 발생할 수 있다. HTLV-1에 의해 발생하는 T-세포암 (T-cell cancer)은 순환성 또는 조직-거주 T-세포 집단에서 일어날 수 있기 때문에, 이를 성인 T-세포 백혈병/림프종 (adult T-cell leukemia/ lymphoma) 또는 ATLL이라 부른다.

과거부터 백혈병은 질병의 임상적인 진행양상에 근거하여 급성 또는 만성으로 분류되었다. 급성백혈병은 갑자기 나타나서 빠르게 진행되는데 반해, 만성백혈병은 온화하고 별 증상이 없는 질병으로서 훨씬 덜 공격적이고 느리게 진전된다. 이러한 임상적 차이는 치료를 아직 하지 않은 상태에 있는 백혈병의 치료에 적용된다; 현재의 치료법에 의해 급성 백혈병은 종종 그 예후가 좋으며 영구적 완화상태도 될

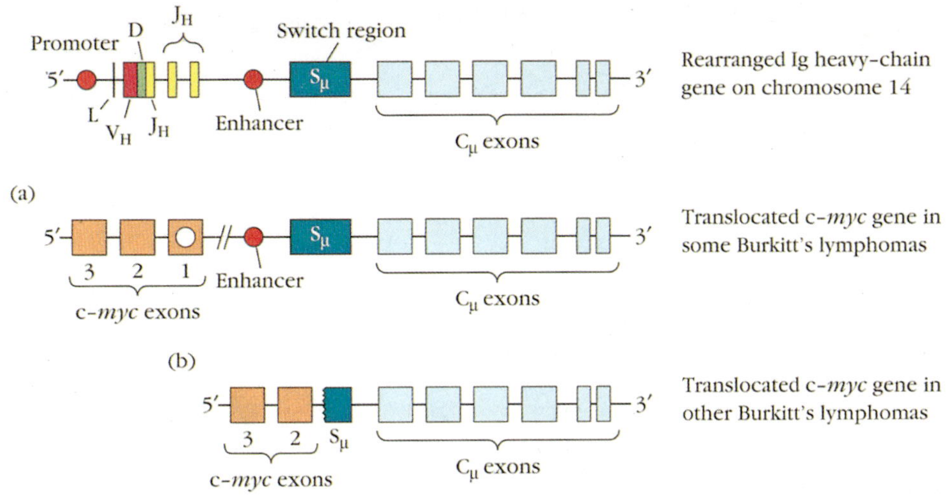

FIGURE 21-5 In many patients with Burkitt's lymphoma, the c-*myc* gene is translocated to the immunoglobulin heavy-chain gene cluster on chromosome 14. In some cases, the entire c-*myc* gene is inserted near the heavy-chain enhancer (a), but in other cases, only the coding exons (2 and 3) of c-*myc* are inserted at the S_μ switch site (b). Only exons 2 and 3 of c-*myc* are coding exons. Translocation may lead to overexpression of c-Myc.

수 있다. 현재의 급성과 만성 백혈병의 주요 구별기준은 관련된 세포의 성숙도이다. 급성 백혈병은 성숙된 세포에서 적게 일어나는데 반해, 만성 백혈병은 성숙된 세포에서 일어난다. 급성 백혈병에는 **급성림프구성백혈병 (acute lymphocytic leukemia, ALL)**과 **급성골수성백혈병 (acute myelogenous leukamia, AML)**이 있다; 이들 질병은 나이와 상관없이 일어날 수 있으며 급격이 진행된다. 만성 백혈병에는 **만성림프구성백혈병 (chronic lymphocytic leukemia, CLL)**과 **만성골수성백혈병 (chronic myelogenous leukemia, CML)**이 포함된다; 이들 질병은 서서히 진행되며 성인에서 나타난다.

다수의 B- 및 T-세포 백혈병 및 림프종은 면역글로불린 유전자 또는 T-세포 수용체 유전자 위치로 전좌된 원종양유전자를 지니고 있다. 가장 잘 알려진 것으로 버어킷트 림프종과 마우스 **형질세포종 (plasmacytomas)**의 c-*myc*의 전좌 (translocation)이다. 버어킷트 림프종 환자의 75%는 c-*myc*이 8번 염색체에서 14번 염색체상의 Ig 면역글로불린 중쇄 유전자 위치로 전좌되어 있다 (그림 21-3b 참조). 나머지 환자들의 경우, c-*myc*은 8번 염색체에 남아있으며 κ 또는 λ 경쇄 유전자가 c-*myc*의 3′ 부위에 전좌되어 있다. 이 때 2번 염색체에 위치한 κ 유전자의 8 염색체로의 전좌는 9%로 일어나며, 22번 염색체에 위치한 λ 유전자의 8번 염색체로의 전좌는 16%로 일어난다.

14번 염색체상의 면역글로불린 중쇄유전자좌로의 c-*myc*의 전좌도 분석되었다. 몇몇 경우에 있어서는 c-*myc* 유전자 전체가 중쇄 엔핸서 근처의 부위로 근접 전좌된다. 또 다른 경우에는 c-*myc*의 엑손 1, 2, 3 또는 엑손 2, 3이 Sμ 또는 Sα 스위치부위로 근접 전좌된다 (그림 21-5). 이와 같은 각각의 전좌에 의해 염색체 8번상에서 정교하게 조절되고 있던 *myc* 코딩 엑손이 제거되어 이들 세포들내에서 구성적으로 매우 활발하게 발현되고 있는 면역글로블린 유전자 부위에 놓이게 된다. 림프계 세포에서 엔핸서에 의해 *myc* 유전자가 구성적으로 높은 수준으로 발현될 때 나타나는 결과는 형질전환 마우스에서 조사된 바 있다. 한 연구에서, 세 개의 c-*myc* 엑손 전체와 면역 글로불린 중쇄 엔핸서로 구성된 이식유전자 (transgene)을 가지는 마우스가 생산되었다. 15마리의 형질전환 새끼 중, 13마리가 생후 수 개월 내에 B-세포 계열의 림프종을 일으켰다.

종양항원_Tumor Antigens

종양면역학의 세부분야는 종양세포항원과 이들 종양항원에 대한 면역반응을 연구하는 분야를 포함한다. 종양세포에는 **종양-특이 이식항원 (tumor-specific transplantation antigens, TSTAs)** 과 **종양-연관 이식항원 (tumor-associated transplantation antigens, TATAs)** 등의 두 가지 형의 종양항원이 확인되었다. 종양특이항원은 종양세포에 독특하게 존재하며 체내의 정상세포에는 나타나지 않는다. 이들은 변형된 세포단백질들을 생성하는 종양세포에서의 돌연변이에 기인하는 것 같다; 이들 단백질은 세포질 내에서의 처리과정 중 class I MHC 분자에 의해 제시되는 독특한 펩티드를 생성하여, 종양-특이적 세포독성 T 림프구 (CTLs)의 세포-매개 반응을 유도한다 (그림 21-6). 종양세포에만 특이적으로 발현되는 것이 아닌 것으로 알려진 **종양-연관 항원 (tumor-associated antigens)**은 면역계가 미성숙단계에 있거나 반응할 수 없는 태아 발달기 동안에는 정상세포에서 발현되기도 하지만, 정상적인 성인에서는 발현되지 않는 단백질이다. (종양-특이 이식항원이라는 명칭에서 "이식"이라는 용어는, 항원을 수혜동물에게 이식하고 면역반응을 측정하는 방법을 통해 발견하게 되었던 연구에서 유래함) 이들 단백질을 암호화하는 배아유전자가 종양세포에서 재활성화되는 결과, 완전히 분화된 종양세포에서도 이들이 발현된다. 종양-관련 항원은 또한 정상세포에서는 극히 낮은 수준으로 발현되지만 종양세포에서는 훨씬 높은 수준으로 발현되는 단백질들이기도 하다. 인체 T 세포들에 의해 인식되는 종양항원은 4개

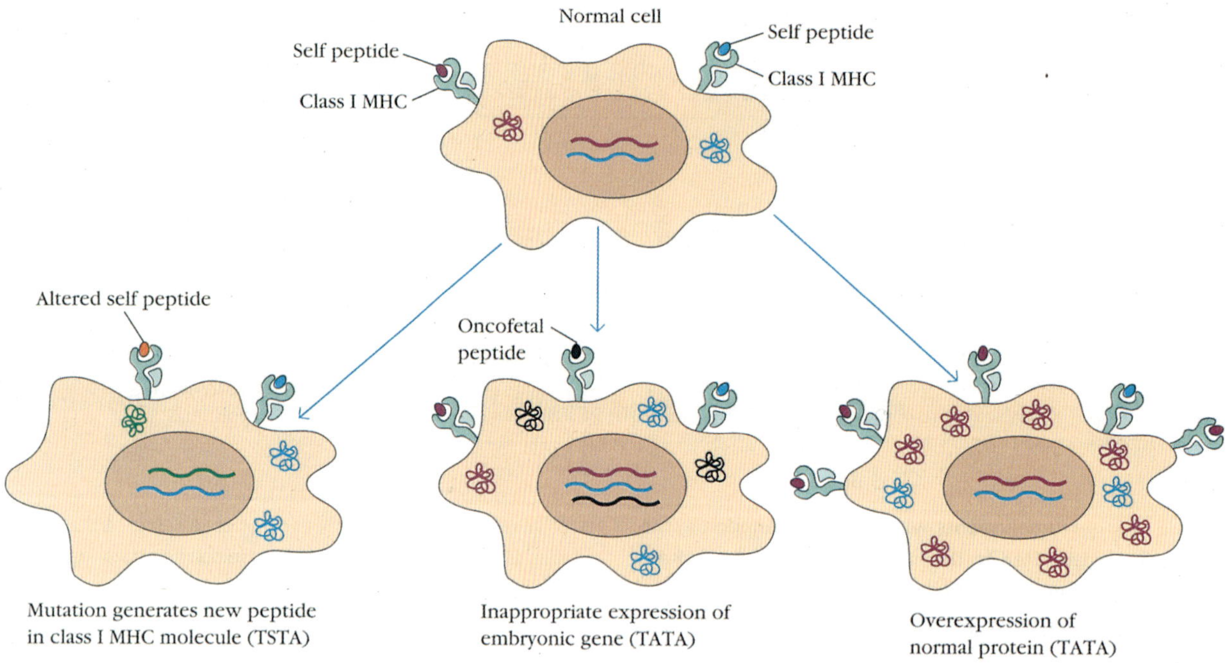

FIGURE 21-6 Different mechanisms generate tumor-specific transplantation antigens (TSTAs) and tumor-associated transplantation antigens (TATAs). The latter are more common.

주요 카테고리 중 하나에 속한다.

- 종양에만 특이적으로 발현되는 유전자에 의해 암호화되는 항원
- 돌연변이에 의해 변형되어진 정상유전자의 변이형태에 의해 암호화되는 항원
- 특정 분화 단계에서만 또는 특정 분화계열에서만 정상적으로 발현되는 항원
- 특정 종양에서 과발현되는 항원

다수의 종양항원은 세포성 단백질로서 MHC 분자에 의해 제시되는 펩티드를 생성한다; 이러한 항원들은 항원-특이적 세포독성 T 림프구 (CTLs) 또는 TH세포들의 증식을 유도할 수 있는 그 능력으로 인해 확인되었다.

어떤 항원들은 종양-특이적이다_Some antigens are tumor-specific

종양-특이 항원들은 화학적, 물리적 발암인자에 의해 유도되는 종양들에서 그리고 몇몇 바이러스에 의해 유도되는 종양들에서 확인되었다. 자연적으로 발생되는 종양에서의 종양-특이 항원의 존재를 증명하는 것은 매우 어렵다. 왜냐하면 그러한 종양에 대한 면역반응이 충분한 수의 항원들을 발현하는 종양세포들을 전부 제거하며, 이에 따라 낮은 농도의 항원들을 발현하는 종양세포들만 선택되기 때문이다.

화학적 또는 물리적으로 유도된 종양항원_Chemically or Physically Induced Tumor Antigens

메칠콜란트렌 (methylcholanthrene) 및 UV는 종양 세포주를 만들기 위해 널리 사용되는 대표적인 두 가지 발암인자들이다. 동계 유전형의 동물들에게 발암인자에 의해 유도된 종양 세포주를 사멸시켜 주사했을 때, 동물들은 차후의 살아있는 동일 세포주의 투여에 대해서 방어작용을 할 수 있으나 다른 종양 세포주에 대해서는 방어작용

TABLE 21-2 Immune response to methylcholanthrene (MCA) or polyoma virus (PV)*

Transplanted killed tumor cells	Live tumor cells for challenge	Tumor growth
CHEMICALLY INDUCED		
MCA-induced sarcoma A	MCA-induced sarcoma A	–
MCA-induced sarcoma A	MCA-induced sarcoma B	+
VIRALLY INDUCED		
PV-induced sarcoma A	PV-induced sarcoma A	–
PV-induced sarcoma A	PV-induced sarcoma B	–
PV-induced sarcoma A	SV40-induced sarcoma C	+

*Tumors were induced either with MCA or PV, and killed cells from the induced tumors were injected into syngeneic animals, which were then challenged with live cells from the indicated tumor-cell lines. The absence of tumor growth after live challenge indicates that the immune response induced by tumor antigens on the killed cells provided protection against the live cells.

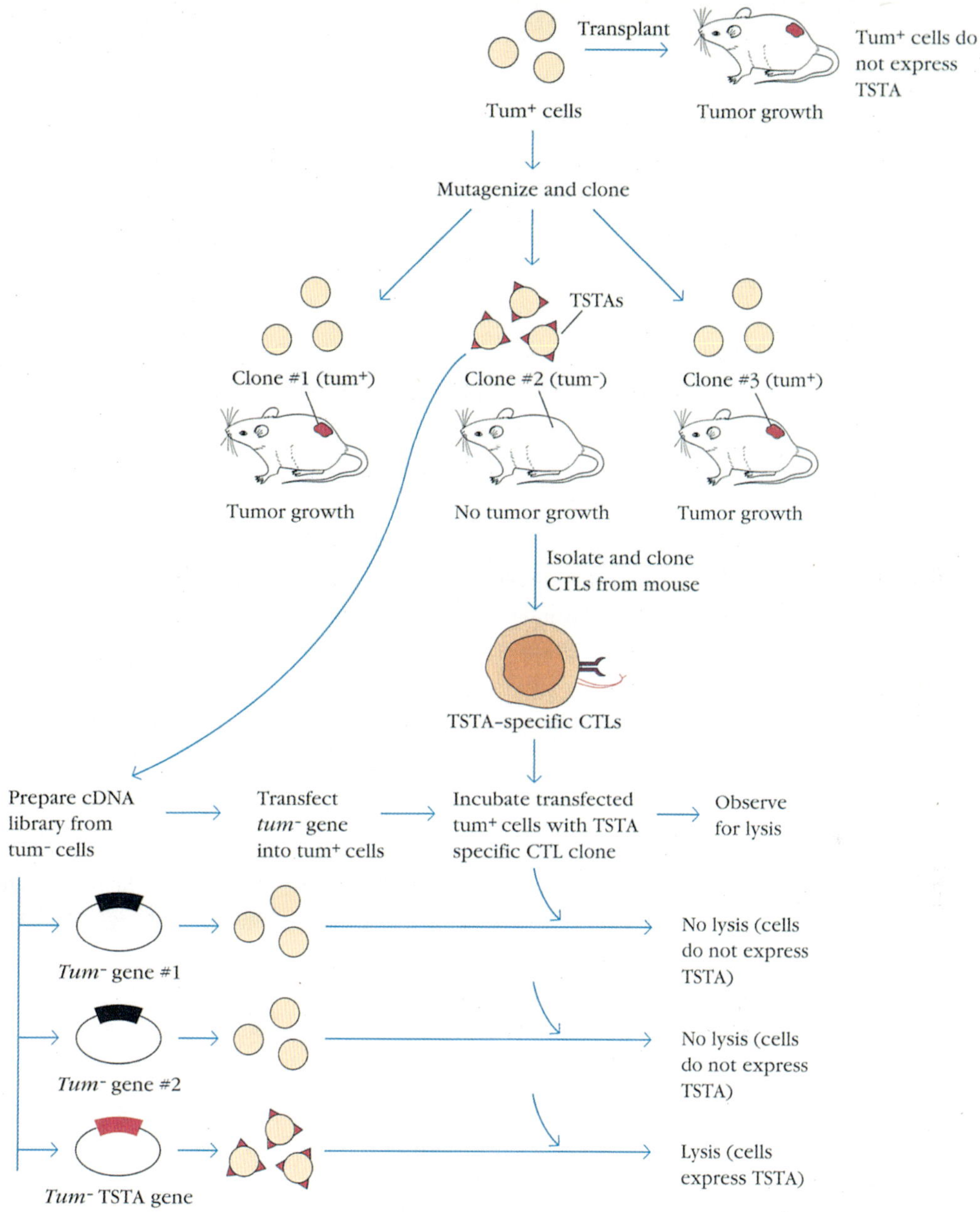

FIGURE 21-7 One procedure for identifying genes encoding tumor-specific transplantation antigens (TSTAs). Most TSTAs can be detected only by the cell-mediated rejection they elicit. In the first part of this procedure, a nontumorigenic (tum^-) cell line is generated; this cell line expresses a TSTA that is recognized by syngeneic mice, which mount a cell-mediated response against it. To isolate the gene encoding the TSTA, a cosmid gene library is prepared from the tum^- cell line, the genes are transfected into tumorigenic tum^- cells, and the transfected cells are incubated with TSTA-specific CTLs.

을 하지 못하는 특이적인 면역반응을 발달시킨다 (표 21-2). 심지어 동일한 화학적 발암인자가 동일 동물의 다른 부위들에서 두 가지 별개의 종양을 유발하였을 때에도, 종양 항원들은 독특하며 한 가지 종양에 대한 면역반응이 다른 종양에 대해서는 방어하지 못한다.

화학적으로 유도된 종양의 종양-특이 이식항원은 분석하기 어렵다. 왜냐하면 그들은 유도된 항체에 의해 확인될 수 없을 뿐만 아니라 T 세포-매개 거부반응에 의해서만 확인될 수 있기 때문이다. 몇몇 TSTAs를 암호화하는 유전자들의 확인이 가능할 수 있도록 하였던 한 가지 실험적 방법이 그림 21-7에 정리되어 있다. 점차적으로 성장하는 종양을 일으키는, 마우스 종양형성 세포주 (tum^+)를 화학적 발암인자로 in vitro 상에서 처리하였을 때, 어떤 세포들은 돌연변이가 일어난 결과 동계 유전형 마우스에서 더 이상 종양으로 성장할 수 없게 된다. 이러한 돌연변이 종양세포는 tum^- 변이체라 불린다. 대부분의 tum^- 변이체들은, 본래의 tum^+ 종양 세포주에서는 발현되지 않는 TSTAs를 발현하는 것으로 나타났다. 동계 마우스에 tum^- 세포가 주사될 때, tum^- 세포가 발현하는 독특한 TATAs가 특이적인

임상초점

암을 예방하는 백신 _A Vaccine That Prevents Cancer

특정 암세포를 표적으로 하는 단일항체와는 달리 (표 21-4 참조), 대부분의 암에 대한 면역치료법에는 정교한 임상적 기법들에 의한 모니터링을 동반하는 대단히 복잡한 프로토콜이 필요하다. 따라서 이러한 요법을 가난한 사회 및 저개발국가의 위험성이 높은 (high-risk) 집단에게 적용하는 것은 여전히 그 가능성이 매우 희박하다. 그러나 가격이 낮고, 쉽게 운송되며, 높은 빈도로 발병하는 암을 효과적으로 예방할 수 있는 백신은 전 세계의 생명을 구할 수 있는 엄청난 잠재성을 지니고 있다. 자궁경부암의 원인이 되는 인간 파필로마바이러스 백신에 대한 최근의 연구는 암을 예방하고자 하는 목표가 달성되어질 수 있음을 시사한다.

약 500,000명의 여성들이 매년 자궁경부암에 걸린다. 그리고 270,000명의 여성이 이로 인해 사망한다. 미국에서는 자궁경부암이 치명적인 암 중에서 7위를 차지하지만, 이에 반해 저개발국가에서는 여성 사망의 주요 원인이 되는 유방암에 뒤이어 2위를 차지한다. 비정상적인 자궁경부의 세포성 침윤물 (cervical cellular infiltrates)을 발견하기 위한 주기적인 자궁경부검사 (파파니콜로 시험 또는 팝 도말시험을 이용한)는 여성의 자궁경부암 발병률을 낮추어 주지만, 팝 도말시험 (Pap smear)을 포함하는 규칙적인 건강관리프로그램은 경제적 혜택이 적은 사람들에게는 일반적으로 적용하기 어려운 상황이다.

99% 이상의 자궁경부암은 HPV와 관련이 있다. HPV에는 다양한 혈청형이 있으며, 이러한 균주들의 감염에 의해 항문성기의 병변 (anogenital lesion)이 남성과 여성에게 유발된다. HPV에 대한 감염률은 서로 다른 집단 들 사이에 7%~60% 이상의 차이가 있다. 최근 워싱턴 대학 (University of Washington)의 여학생들을 대상으로 수행된 연구는, 본 연구에 참여할 당시에는 HPV에 비감염 상태였던 참여자들 중 60% 이상이 5년 후에는 감염되어진다는 것을 보여주었다. 대부분의 감염은 병을 유발하지 않고 회복된다; 지속적인 감염이 높은 암 발생 위험성 (high cancer risk)과 관련이 있는 자궁경부상피내 이상증식 (cervical intraepithelial neoplasia)으로 이어진다. 잘 알려져 있는 12가지의 혈청형들 중, 두 가지, 타입 16과 18은 70% 이상의 자궁경부암의 원인이 되며, 따라서 암 백신의 표적이 된다.

HPV는 약 8 kb 크기의 게놈을 가지는 DNA 바이러스이다. 이들은 3개의 해독 틀 (reading frame)을 전사하기 때문에 비교적 작은 게놈에 엄청난 양의 정보를 포함하고 있다. HPV 유전자에서 암호화된 단백질들 중에는 두개의 구조단백질 L1, L2가 있고, 또한 E1~E7으로 불리는 비구조단백질들이 있다. 이러한 단백질의 암 유발에 관련된 역할은, 감염된 세포의 정상적인 세포자살 기능이 바이러스 단백질 E6에 의해 무력화되는 주요 현상으로 잘 입증되어있다. 세포자살을 차단하는 것은 바이러스 자신의 보호적 적응 (protective adaptation)이다; 보통 숙주세포는 바이러스에 감염에 반응하여 세포자살을 일으킨다. 또 다른 바이러스 단백질인 E7은 감염된 세포가 증식하도록 해주는 세포주기 개시 유전자들을 활성화 시킨다. 결과적으로 HPV에 감염된 세포는 증식을 잘하게 되며 세포자살 능력을 상실하게 된다. 바꾸어 말하면, 잠재적 암세포 (potential cancer cell)가 되는 것이다.

따라서 자궁경부암을 막는 것은 HPV에 대한 감염을 막는 것이다. 암을 유발하는 혈청형으로부터 유래하는 L1, L2 바이러스 단백질은 예방 백신 후보물질 (prophylactic vaccine candidate)를 제공한다. L1이 트랜스펙션된 세포주에 L1이 발현되면, L1 단백질은 바이러스의 형태를 닮은 입자모양으로 조립된다; 이러한

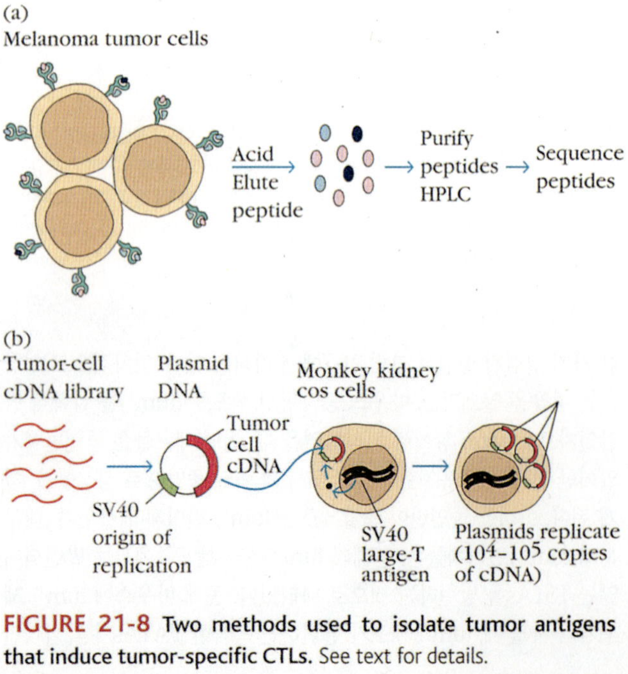

FIGURE 21-8 Two methods used to isolate tumor antigens that induce tumor-specific CTLs. See text for details.

CTLs에 의해 인식된다. TSTAs-특이적 CTLs은 tum^- 종양세포를 파괴하게 되고 따라서 종양의 성장을 방해한다. Tum^- 세포주에서 발현되는 TSTAs를 암호화하는 유전자들을 확인하기 위해서, tum^- 세포의 코스미드 DNA 라이브러리를 제조한다. Tum^- 세포유래의 유전자를 본래의 tum^+ 세포에 트랜스펙션시킨다. 트랜스펙션된 tum^+ 세포가 tum^- 세포 유래의 TSTAs를 발현하는 지를 tum^- TSTAs에 특이적인 CTLs 클론을 활성화할 수 있는 능력의 유무로서 조사한다. 다수의 다양한 TSTAs는 이 방법에 의해서 확인되었다.

지난 수 년 동안, 두 가지의 방법이 TSTAs의 규명을 촉진해 주었다 (그림 21-8). 한 가지 방법에서는, 종양세포막의 MHC I 분자에 결합한 펩티드를 산으로 용출하여 HPLC로 정제한다. 어떤 경우에는 Edman 분해에 의해 그 아미노산서열을 예측할 수 있을 정도의 충분한 펩티드가 용출된다. 두 번째 방법에서는 종양세포의 cDNA 라이브러리를 제조한다. 이 cDNA 라이브러리를 SV40의 대 T-항원을 암호화하는 유전자에 전이된 원숭이 신장세포주인 COS 세포에 일시적으로 트랜스펙션시킨다. 이 COS 세포가 종양세포 cDNA 및 SV40 복제개시점을 모두 가진 플라스미드에 의해 트랜스펙션되었을 때, 대

속이 빈 입자들을 바이러스-유사 입자 (virus-like particles) 또는 VLPs라 부른다. 현재 시험 중에 있는 것은 보강제 (adjuvant)와 함께 VLPs로 구성된 백신이다. 두 가지의 후보물질들이 대규모로 임상시험 중에 있다; 하나는 HPV 혈청형 6, 11, 16, 및 18의 L1 단백질로 구성된 VLP와 함께 보강제로서 황산칼륨알루미늄 (alum)을 함유하고 있고, 다른 하나는 HPV 혈청형 16 및 18의 L1 단백질로 구성된 VLP와 함께 보강제로서 AS04 (황산칼륨알루미늄과 세균성 지질을 함유)를 함유하고 있다. 남성, 여성 모두에게 항문성기 사마귀 (anogenital wart)를 유발하는 HPV 유형들뿐만 아니라 여성의 자궁경부암과 연관되어 있는 HPV 유형들을 표적으로 하기위한 최초의 백신에는 혈청형 6 및 11이 포함되었다. 예방접종 집단에 남성들을 포함시키는 것은 집단내의 감염주기 (infection cycle)를 차단하는 것을 도우는 혜택이 있다. 비록 남성들은 자궁경부암에 대한 백신접종을 통해 혜택을 얻지 못하지만, 보기 흉한 사마귀의 예방이 남성들의 백신접종에 대한 동기를 부여한다.

16세에서 25세에 이르는 2000명 이상의 여성을 대상으로 하는 실험에서, 두가지 백신 후보물질들은 생식기에 생기는 사마귀와 지속적인 HPV 감염을 예방하는데 상당한 효과가 있었다. 전 세계에 걸쳐 대규모 집단으로 진행하는 실험은 이러한 백신이 일반대중에게 허가되고 제공되는 것이 충분히 효과적인지를 결정하게 될 것이다. 해결되어야 할 많은 문제들에는, 만약 백신 승인에 대한 장애물들이 극복될 때, 어떤 집단을 대상 범위로 하여 백신 적용이 권장되어야 하는지에 대한 문제도 포함된다. 이미 감염된 사람들에게는 HPV L1에 근거한 예방접종 (HPV L1-based vaccination)의 가치가 의심스러우며, 이전에 노출된 적이 없는 사람들은 혜택을 대부분 받게 될 것이다. 비록 콘돔을 사용한다 하더라도 젊고 성적으로 활발한 집단에서 HPV가 빠르게 전파된다는 것은 젊은 여성들이 가장 명백한 백신적용의 대상이라는 것을 시사한다. 비록 성매개 질병 (sexually transmitted disease)에 대한 백신을 결정하는 것이 논쟁을 야기할 수 있지만, 치명적인 자궁경부암을 현저히 낮추거나 근절하고자 하는 목표는 그러한 논의에 있어서 상당한 영향력을 줄 것이다.

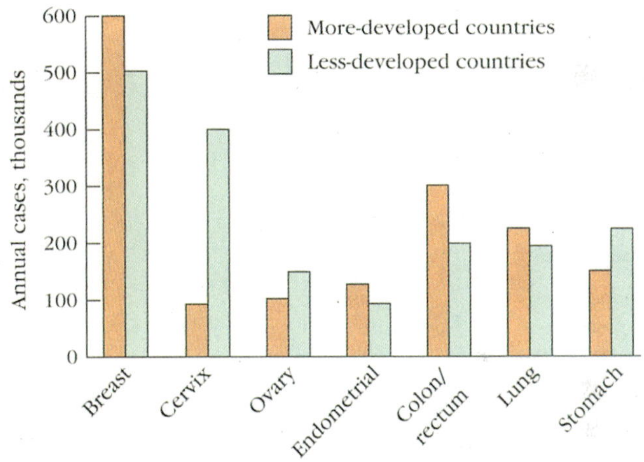

Incidence of frequently occurring cancers in women in the more- and less-developed countries. *[Source: J. Cohen, 2005, High hopes and dilemmas for a cervical cancer vaccine,* Science ***308***:*618.]*

T-항원이 플라스미드의 복제를 촉진하며 그 결과 세포 당 플라스미드 복제수가 10^4-10^5에 이르기까지 생산된다. 그 결과 종양세포 cDNA가 매우 높은 수준으로 발현된다.

일부 TSTAs를 암호화하는 유전자들은 정상세포의 유전자들과 비교하여 단일 점돌연변이라는 차이점이 있는 것으로 나타났다. TSTAs에 대한 추가적인 규명에 의해서 다수의 TSTAs가 세포막 단백질이 아니라; 오히려, 이미 지적된 바와 같이, 세포질 단백질 유래로서 처리공정을 거치고 class I MHC 분자와 함께 제시된 짧은 길이의 펩티드들임이 밝혀졌다.

종양항원은 바이러스에 의해 유도되기도 한다_ Tumor antigens may be induced by viruses

화학적으로 유도된 종양과는 달리, 바이러스에 의해 유도된 종양에 발현되는 종양항원은 동일한 바이러스에 의해 유도된 모든 종양들에 공통적으로 발현된다. 예를 들면, 동계 마우스에 특정 폴리오마-유도 종양세포를 사멸시켜 주사하면, 그 마우스는 폴리오마에 의해 유도된 살아있는 종양세포를 차후에 투여 받아도 이로부터 보호된다 (표 21-2 참조). 마찬가지로, 림프구를 바이러스에 의해 유도된 종양을 지닌 마우스로부터 동계의 정상 마우스에 이식할 경우, 그 수혜 마우스는 동일 바이러스에 의해 유도된 모든 동계 종양세포의 뒤이은 이식에 대해 거부반응을 나타낸다. SV40 및 폴리오마에 의한 종양의 경우, 종양항원의 존재는 세포의 종양상태와 연관되어 있다. 인체에 있어서, 버어킷트 림프종 세포는 이런 유형의 종양에서 실제로 종양-특이 항원일 것 같은 엡스타인-바 바이러스 유래의 핵 항원을 발현하는 것으로 나타났다. 바이러스에 의해 암호화되는 종양항원의 가장 명백한 예로서, 인체 파필로마바이러스 (HPV) E6 및 E7 단백질들은 **침윤성 자궁경부암 (invasive cervical cancers)**의 80% 이상에서 발견된다. 따라서, 자궁경부암과 밀접하게 관련되어 있는 HPVs를 백신 후보들로서 조사하는 것은 아주 흥미롭다.

이들 바이러스성 종양항원들의 잠재적 가치는 동물 모델들에서 볼 수 있다. 한 실험에서 유전공학적으로 확보된 폴리오마 바이러스 종양항원을 주사한 마우스는 폴리오마에 의해 유도된 살아 있는 종양세포의 차후에 주사할 경우 이에 대해 면역작용을 나타내었다. 또 다른 실험에서는 마우스를 폴리오마-종양항원을 암호화하는 유전자를

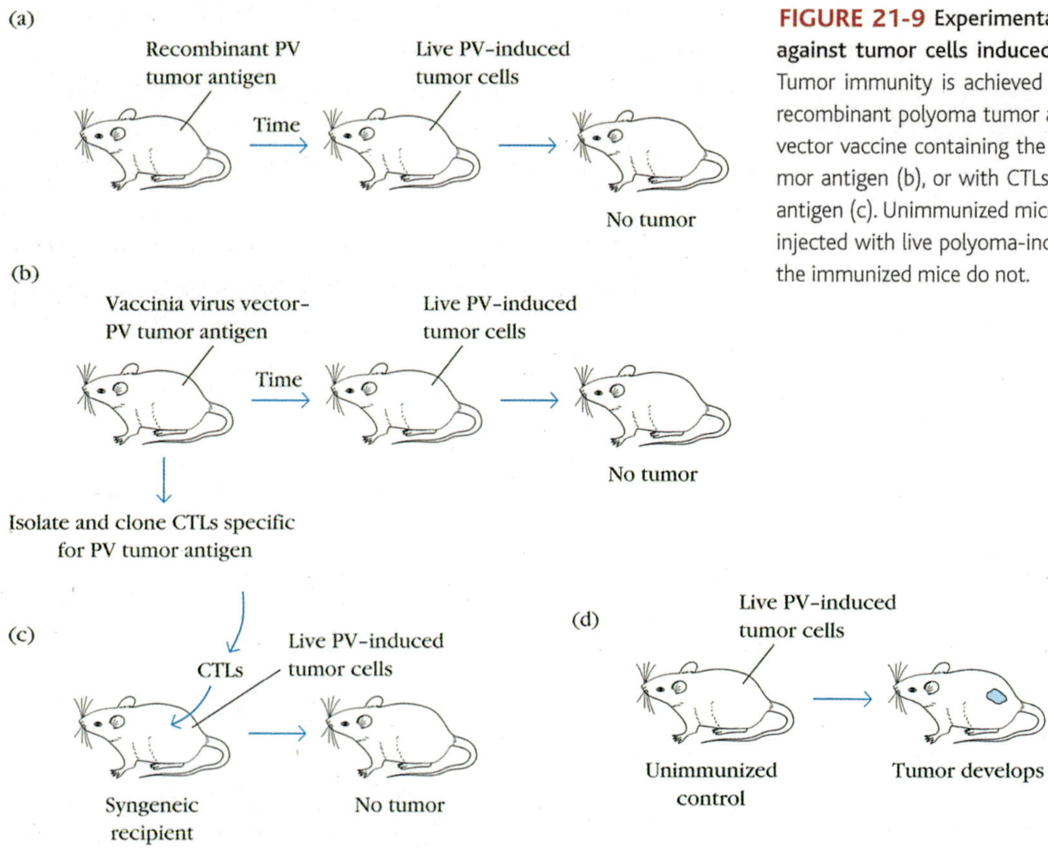

FIGURE 21-9 Experimental induction of immunity against tumor cells induced by polyoma virus (PV). Tumor immunity is achieved by immunizing mice with recombinant polyoma tumor antigen (a), with a vaccinia vector vaccine containing the gene encoding the PV tumor antigen (b), or with CTLs specific for the PV tumor antigen (c). Unimmunized mice (d) develop tumors when injected with live polyoma-induced tumor cells, whereas the immunized mice do not.

재조합한 우두바이러스 백신 (vacci-nia virus vaccine)으로 면역화 시켰다. 이러한 마우스 역시 살아있는 폴리오마-유도 종양세포의 투여에 대해 거부반응을 나타내는 면역성을 발휘하였다.

대부분 종양항원은 종양세포에 특이적이지 않다_Most tumor antigens are not unique to tumor cells

대부분의 종양항원들은 종양세포에만 특이적이지 않을 뿐만 아니라 정상세포에도 존재한다. 이러한 종양-관련 이식항원들은 태아세포들에는 보통 발현되지만 정상적인 성인세포들에는 발현되지 않는 단백질들이거나 또는 정상세포에서는 아주 낮은 농도로 발현되고 종양세포에서는 훨씬 높은 농도로 발현되는 단백질들이다. 후자의 카테고리에는 종양유전자에 의해 암호화되는 단백질들뿐만 아니라 성장인자 및 성장인자 수용체 등도 포함된다.

몇몇 성장인자 수용체들은 종양세포에서 대단히 증가된 수준으로 발현되며 종양-관련 항원으로 기여할 수 있다. 예를 들어, 다양한 종양세포들은 표피성장인자 (epidermal growth factor, EGF) 수용체를 정상세포에서 보다 100배 정도 더 높은 수준으로 발현한다. 종양-관련 항원으로 작용하는 과발현 성장인자의 한 예는, 철분의 세포내로의 수송을 도와주며 p97로 불리는, **트란스페린 성장인자 (transferrin growth factor)**이다. 정상세포가 세포 당 8000 분자 이하의 p97을 발현하는 반면, 흑색종세포는 세포 당 50,000-500,000 분자를 발현한다. p97을 암호화하는 유전자는 클로닝되었으며, 클로닝된 p97 유전자를 지닌 재조합 우두바이러스 백신도 만들어졌다. 이 백신을 마우스에 주사했을 때, 이 마우스는 체액성 및 세포성 면역반응을 유도하였으며 그 결과 마우스는 p97항원을 발현하는 살아있는 흑색종 세포에 대해 보호되었다. 이와 같은 결과는 종양의 면역학적 치료에 있어서 그 표적으로 이용될 수 있는 종양항원의 규명이 얼마나 중요한가를 잘 보여준다.

태아성 종양항원_Oncofetal Tumor Antigens

태아성 종양항원은, 용어가 의미하는 바와 같이, 암세포에서 뿐만 아니라 정상세포에서도 발견된다. 이 항원은 면역계가 면역적격성을 획득하기 전, 배아발달 초기에 나타난다; 만약 이러한 항원들이 후에 암세포에 나타나면, 이들은 비자기로 인식되어 면역반응을 유도한다. 연구가 잘 되어진 두 가지의 태아성 종양항원으로 **α-페토프로테인 (α-fetoprotein, AFP)**와 **발암태아성 항원 (carcinoembryonic antigen, CEA)**이 있다.

AFP의 혈장 농도가 태아 혈장에서는 mg 수준이다가 정상 성인에서 ng 수준으로 떨어지지만, 대부분의 간암 환자에서는 AFP 수준이 증가되어 나타난다 (표 21-3). CEA는 2~6 개월 된 태아의 위장 및 간세포에서 발견되는 막 당단백질이다. 진전된 결직장암 (colorectal cancer) 환자의 대략 90%와 초기 결직장암 환자의 50%는 혈장 내

TABLE 21-3 Elevation of alpha-fetoprotein (AFP) and carcinoembryonic antigen (CEA) in serum of patients with various diseases

Disease	No. of patients tested	% of patients with high AFP or CEA levels*
AFP > 400 μg/ml		
Alcoholic cirrhosis	NA	0
Hepatitis	NA	1
Hepatocellular carcinoma	NA	69
Other carcinoma	NA	0
CEA > 10 mg/ml		
Cancerous		
Breast carcinoma	125	14
Colorectal carcinoma	544	35
Gastric carcinoma	79	19
Noncarcinoma malignancy	228	2
Pancreatic carcinoma	55	35
Pulmonary carcinoma	181	26
Noncancerous		
Alcoholic cirrhosis	120	2
Cholecystitis	39	1
Nonmalignant disease	115	0
Pulmonary emphysema	49	4
Rectal polyps	90	1
Ulcerative colitis	146	5

*Although trace amounts of both AFP and CEA can be found in some healthy adults, none would have levels greater than those indicated in the table.

CEA 농도가 증가된다; 다른 유형의 암 환자들 중 일부도 CEA 농도가 증가되어 나타난다. 그러나 어떤 경우에는 AFP와 CEA가 정상 성인 및 암과 무관한 질환에서도 미량으로 발견될 수 있기 때문에, 이 태아성 종양항원들의 존재는 종양의 진단이 아니라 오히려 종양의 성장을 감시하는데 활용된다. 예를 들어, 만약 환자들이 결직장 상피세포암을 제거하기 위해 수술을 받았다면, 수술 후 환자의 CEA 수준을 감시한다. 이때 CEA 수준의 증가는 종양성장이 재개되었음을 나타낸다.

종양항원으로서의 종양유전자 단백질_Oncogene Proteins as Tumor Antigens

다수의 종양들은 세포성 종양유전자에 의해 암호화되는 종양-관련 항원들을 발현하는 것으로 나타났다. 이러한 항원들은 원종양유전자들에 의해 암호화되어 정상세포에도 존재한다. 많은 경우에, 종양유전자와 원종양유전자의 산물들 간에 질적 차이점은 없다; 대신에 종양유전자 산물의 증가된 수준은 면역계에 의해 인식될 수 있다. 예를 들면, 앞서 기술한 바와 같이 인체 유방암 세포들은 종양유전자에 의해 암호화되며 성장인자 수용체로 작용하는 Neu 단백질을 증가된 수준으로 발현하지만, 이에 비해 정상 성인세포들은 Neu 단백질의 미량으로만 발현한다. 이러한 Neu 단백질 발현 수준의 차이 때문에, 항-Neu 단클론 항체는 정상세포에는 손상을 주지 않고 유방암 세포를 인식하고 선택적으로 제거할 수 있다.

인체 흑색종에 발현되는 TATAs_TATAs On Human Melanomas

몇몇 종양-관련 이식항원들은 인체 흑색종에서 확인되었다. 이들 중 다섯 가지 즉, MAGE-1, MAGE-3, BAGE, GAGE-1, 및 GAGE-2 등은 태아성 종양항원들이다. 이들 각각은 현저한 비율로 인체의 흑색종 종양들에서 그리고 다수의 다른 인체 종양들에서 발현된다. 그러나 이들이 발현되는 생식계 세포들이 존재하는 고환을 제외한 정상 분화된 조직에서는 발현되지 않는다. 아울러, 정상 멜라닌세포에서 발현되는 다수의 분화항원들 즉, 티로시나아제 (tyrosinase), gp100, Melan-A 또는 MART-1, 및 gp75 등은 흑색종 세포에서 과발현되는데, 이를 통해 종양-관련 이식항원으로 작용할 수 있게 된다.

몇몇 인체 흑색종 종양항원들은 다수의 다른 종양들에서 공통적으로 존재한다. 인체 흑색종의 약 40%가 MAGE-1 양성이고, 약 75%는 MAGE-2 또는 3에 대해 양성이다. 흑색종에 더하여, 현저한 비율의 신경교종세포주, 유방종양, 비-소세포 폐종양, 그리고 두경부 등이 MAGE-1, 2 또는 3을 발현한다. 이들 공통 종양항원들은 임상치료에 활용될 수 있다. 이 장의 마지막에서도 설명하였듯이, 다수의 이러한 종양의 치료를 위해 이와 같은 공통 항원들을 발현하는 종양백신을 생산하는 것이 가능해질 것이다.

종양은 유력한 면역반응을 유도할 수 있다_Tumors can induce potent immune responses

동물 실험을 통해, 종양항원이 체액성 및 세포성 면역반응을 유도하고 그 결과 종양세포가 파괴되는 것을 보여 줄 수 있다. 일반적으로, 세포성 면역반응이 주 역할을 하는 것으로 나타난다. 다수의 종양들은 종양세포상의 class I MHC 분자에 의해 제시되는 종양항원을 인식하는 종양-특이 CTLs를 유도하는 것으로 나타났다. 그러나 다수의 종양의 경우에는, 아래에서 논의한 바와 같이, class I MHC 분자의 발현이 감소되어 있어서 종양을 파괴하는 종양-특이 CTLs의 역할이 제한된다.

NK 세포와 대식세포는 종양인식에 중요하다_NK cells and macrophages are important in tumor recognition

NK 세포에 의한 종양세포의 인식은 MHC에 영향 받지 않는다. 따라서 이 세포들의 활성이, 일부 종양세포들에 나타나는 MHC 발현 감소에 의해 손상되지 않는다. 어떤 경우에는, NK 세포상의 Fc 수용체가 항체에 둘러싸인 종양세포에 결합할 수 있어서 ADCC로 귀결된다. 종양에 대한 면역성에 있어서 NK 세포가 가지는 중요성은 'beige'라고 명명된 돌연변이 마우스 종에 의해 제안되었고 인체에 있어서는

체디아크-히가쉬 증후군 (Chediak-Higashi syndrome)에 의해 제안되었다. 각 경우에서, 하나의 유전적 결함에 의해 NK 세포의 현저한 장애 및 이와 관련된 특정 암의 증가가 유발된다.

활성화된 대식세포들 역시 종양에 대한 면역반응에 중요한 역할을 한다는 것이 수없이 관찰된다. 예를 들어, 대식세포가 종양 주변에 응집되는 것이 종종 관찰되고, 이들의 존재는 종양의 퇴화와 관련된다. NK 세포처럼, 대식세포는 MHC의 제한을 받지 않으며 종양세포 상의 항체와 결합하는 것을 가능케 하여 ADCC를 유발하는 Fc 수용체를 발현한다. 활성화된 대식세포의 항종양 활성은 용해 효소와 활성산소 및 질소 대사물에 의해 매개되는 것 같다. 아울러, 활성화된 대식세포는 항종양 활성을 가지는 **종양괴사인자 (tumor necrosis factor, TNF-α)**라는 사이토카인을 분비한다. TNF-α를 종양을 지닌 동물에 주사하였을 때, 종양의 출혈과 괴사가 유도되는 것이 관찰되었다.

종양의 면역계 회피_Tumor Evasion of the Immune System

비록 면역계가 종양세포들에 대해 명확히 반응할 수 있지만, 수많은 사람들이 매년 암으로 죽는다는 사실은 종양세포들에 대한 면역반응이 종종 비효과적이라는 것을 시사한다. 이 단원은 종양세포가 면역체계를 피하게 되는 몇 가지 기전을 서술한다.

항종양 항체가 종양의 성장을 증진시킬 수 있다_Anti-tumor antibodies can enhance tumor growth

종양-특이 항원들에 대한 항체들이 생성될 수 있다는 발견에 뒤이어, 종양항원을 이용한 능동면역이나 항종양 항체들을 이용한 수동면역을 통해 종양의 성장에 대항하여 동물을 보호하기 위한 실험적 시도들이 이루어졌다. 연구자들이 놀랍게도, 이러한 면역법들은 종양의 성장을 막지 못하였다; 다수의 경우에는, 종양의 성장을 오히려 증진시켰다.

이러한 면역혈청의 종양-증진 능력은 in vitro에서의 세포-매개 림프구용해 (CML) 반응을 통해 뒤이어서 연구되었다. 종양 성장이 진행 중인 동물로부터 얻어진 혈청은 CML 반응을 방해하는 반면, 종양이 퇴화 중인 동물로부터 얻어진 혈청은 이러한 방해활성이 미약하거나 방해활성이 전혀 없었다. K.E. Hellstrom와 I. Hellstrom은 진행성 신경아세포종 (progressive neuroblastoma)을 앓고 있는 소아들은 혈청 내에 높은 수준의 어떤 방해인자를 가지고 있으나 퇴행성 신경아세포종 (regressive neuroblastoma)을 지닌 소아들은 혈청 내에 그러한 인자를 가지고 있지 않음을 보여줌으로서 이러한 발견을 확대시켰다. 이러한 초기 보고들 이후로, 이러한 방해요소들이 다수의 인체 종양들에 관련되어 있음이 발견되었다.

어떤 경우에는, 항종양 항체 자체가 방해인자로 작용한다. 아마도 항체가 종양-특이 항원들과 결합하고 세포독성 T 세포들로부터 항원들을 엄폐하는 것 같다. 많은 경우에는, 방해요소들이 항체들 단독이 아니라 오히려 종양항원들과 복합체를 이룬 항체들이다. 비록 이러한 면역 복합체들은 CTL반응을 방해하는 것으로 나타났지만, 그 억제 기전은 알려지지 않았다. 또한 그 복합체는 NK 세포나 대식세포의 Fc 수용체에 결합하고 그들의 활성을 방해함으로써 ADCC를 저해하는 것 같다.

항체는 종양항원을 조절할 수 있다_Antibodies can modulate tumor antigens

어떤 종양-특이적 항원들은 혈청 내 항체가 존재할 때에는 종양세포의 표면에서 사라지고 항체가 더 이상 존재하지 않을 때에는 다시 나타나는 것으로 관찰되었다. **항원 조절 (antigenic modulation)**이라 불리는 이러한 현상은, 백혈병 T 세포를 **백혈병 T-세포항원 (TL antigen)**으로 이미 면역된 마우스에 주사했을 때 쉽게 관찰된다. 이러한 마우스는, 백혈병 세포상의 TL 항원과 결합하여 캡 형성, 엔도사이토시스, 및/또는 항원-항체 복합체의 탈락을 유도하는 항 TL 항체를 높은 역가로 생성한다. 항체가 존재하는 동안은, 이러한 백혈병 T 세포는 TL 항원을 나타내지 못하며 그 결과 제거될 수 없다.

종양 세포는 빈번하게 class I MHC 분자를 낮은 수준으로 발현한다_Tumor cells frequently express low levels of class I MHC molecules

$CD8^+$ CTLs은 class I MHC 분자들과 결합된 항원만을 인식하기 때문에, 종양 세포들 상의 class I MHC 분자들 발현에 어떠한 변화가 일어나더라도 CTL-매개 면역반응에 지대한 영향을 줄 수 있다. 세포의 악성 형질전환은 종종 class I MHC 분자들의 감소 (혹은 완전한 소실)를 수반하며, 다수의 종양들에서 class I MHC 분자들의 발현이 감소된 수준으로 나타났다. 그림 21-10에 설명된 바와 같이, 면역반응 자체가 MHC 발현이 정상적인 종양세포들을 우선적으로 제거함으로 인해 class I MHC 분자들의 발현이 감소된 종양세포들이 선택적으로 남게 되는데 있어서 역할을 하는 것 같다. Class I MHC 분자의 발현 감소는 진행성 종양 성장을 수반하고, 따라서 종양세포 상에 MHC 분자가 존재하지 않는 것은 일반적으로 나쁜 예후의 징후가 된다.

종양세포들은 불충분한 공동-자극신호를 제공하는 것 같다_Tumor cells may provide poor co-stimulatory signals

T 세포의 활성화에는 T 세포 수용체에 의한 펩티드-MHC 분자 복합체의 인식을 통해 유발되는 활성화 신호와, 항원제시세포 상의 B7과 T 세포들 상의 CD28간의 상호작용으로 유발되는 공동자극신호가 필요하다. 두 가지 신호 모두 IL-2 생성과 T 세포의 증식을 유도하기 위해 필요하다. 다수의 종양세포들의 미약한 면역원성은 대부분 공동-자극 분자들의 부재 때문 인 것 같다. 종양과 아주 근접한 영역에 충분한 항원제시 세포들이 없으면, T 세포들은 단지 부분적인 활성화 신호를 받게 되어 클론 아너지 (clonal anergy)를 초래할 것이다.

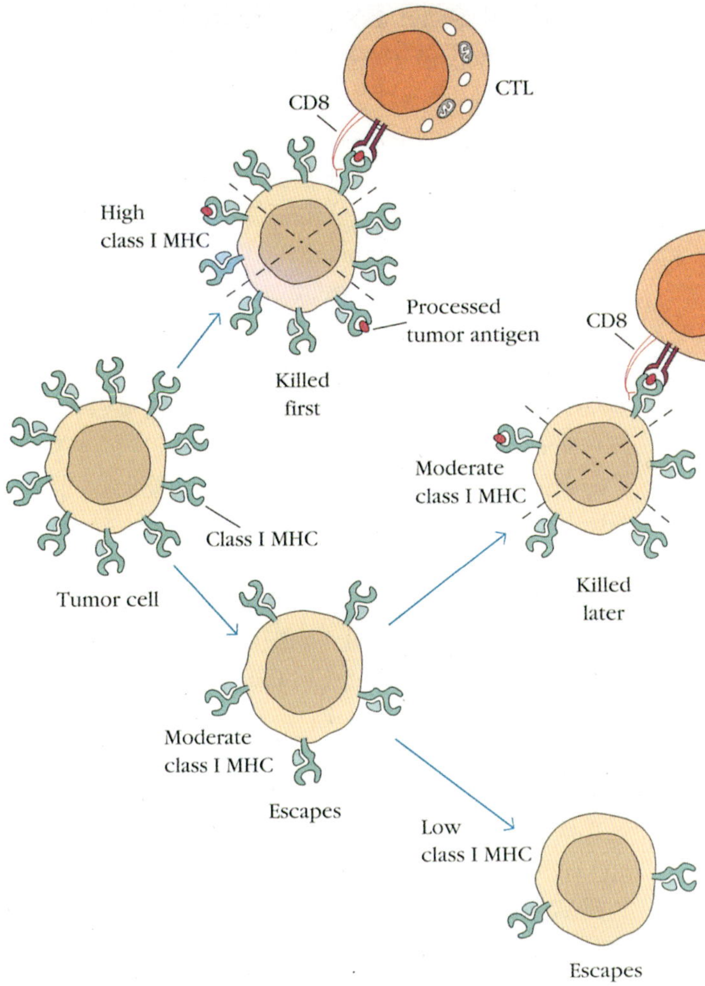

FIGURE 21-10 Down-regulation of class I MHC expression on tumor cells may allow a tumor to escape CTL-mediated recognition. The immune response itself may play a role in selecting for tumor cells that express lower levels of class I MHC molecules by preferentially eliminating those cells expressing high levels of class I molecules. Malignant tumor cells that express fewer MHC molecules may thus escape CTL-mediated destruction.

암의 면역치료_Cancer Immunotherapy

암의 면역치료에는 여러 가지 형태가 있다. 치료법은 면역보조제나 사이토카인을 사용하거나, 좀 더 특이적인 접근법으로 특이한 종양 타입에 대응하여 유도된 단클론 항체를 사용하는 방법이 있다. 다음 단락에서는 현재 인체에 사용이 허가된 면역치료제와 미래에 임상적으로 유용하게 사용될 몇몇 개발 중인 암치료법에 대하여 서술한다.

공동 자극신호의 조작은 면역능을 증진시킬 수 있다_Manipulation of Co-Stimulatory Signals Can Enhance Immunity

몇몇 연구 그룹들이, CTL 전구체 (CTL-Ps; 14장 참고)의 활성화에 필요한 공동-자극신호를 제공함으로써 종양 면역능이 증진될 수 있다고 증명하였다. 마우스 CTL-Ps가 in vitro에서 흑색종 세포와 배양될 때, 항원인식은 일어나지만, 공동-자극신호 없이는 CTL-Ps가 효과 CTLs로 증식 및 분화되지는 않는다. 그러나 흑색종 세포에 B7 리간드 유전자를 트랜스펙션시켰을 때는 CTL-Ps는 효과 CTLs로 분화한다.

이러한 발견들은 B7-트랜스펙션 종양세포들이 in vivo에서 CTL 반응을 유도하는 데 이용될 수 있을 가능성을 제시한다. 예를 들면, P. Linsley, L. Chen 및 그들의 동료 연구진이 흑색종을 지닌 마우스에 $B7^+$ 흑색종 세포들을 주사했을 때, 40% 이상의 마우스들에서 흑색종이 완전히 감퇴되었다. S. Townsend와 J. Allison은 악성 흑색종에 대해 마우스를 예방접종하기위해 유사한 방법을 사용하였다. 정상 마우스를 방사선으로 조사한 B7-트랜스펙션 흑색종세포들로 먼저 예방접종한 다음, 이어서 변형시키지 않은 악성 흑색종 세포를 주사하였다. 이 "백신"은 마우스를 높은 비율로 방어하는 것으로 나타났다 (그림 22-11a). 유사한 백신이 외과적 수술로 1차 흑색종을 제거한 환자들에서 전이를 막을 수도 있을 것으로 기대된다.

인체 흑색종의 항원들은 다수의 다른 인체 종양들에 공통적이므로, 종양항원들의 발현 및 HLA 발현 양상에 따른 B7-트랜스펙션 흑색종세포주들의 명부를 만드는 것이 가능할 것이다. 이러한 접근

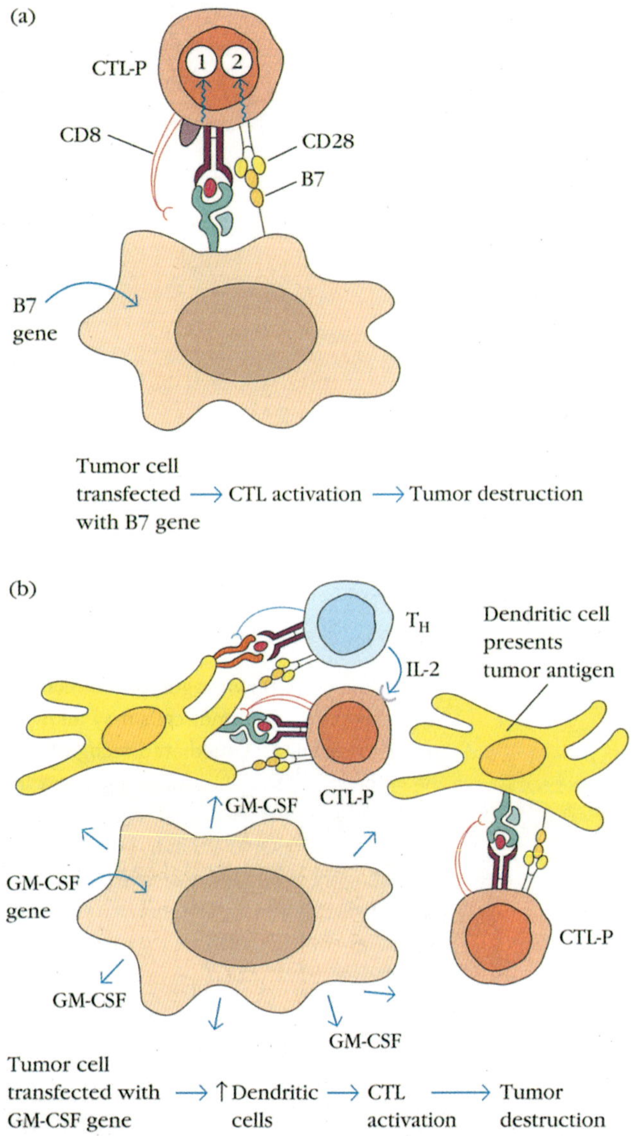

FIGURE 21-11 Use of transfected tumor cells for cancer immunotherapy. (a) Tumor cells transfected with the B7 gene express the costimulatory B7 molecule, enabling them to provide both activating signal (1) and costimulatory signal (2) to CTL-Ps. As a result of the combined signals, the CTL-Ps differentiate into effector CTLs, which can mediate tumor destruction. In effect, the transfected tumor cell acts as an antigen-presenting cell. (b) Transfection of tumor cells with the gene encoding GM-CSF allows the tumor cells to secrete high levels of GM-CSF. This cytokine will activate dendritic cells in the vicinity of the tumor, enabling the dendritic cells to present tumor antigens to both T_H cells and CTL-Ps.

방법에서는, 먼저 환자들의 종양에 발현된 종양항원(들)을 확인하고, 유사한 종양항원(들)을 발현하는 B7-트랜스펙션 세포주를 방사선으로 조사한 후 이를 환자에게 예방접종 한다.

APC 활성의 증진은 종양면역능을 제어할 수 있다_Enhancement of APC activity can modulate tumor immunity

GM-CSF의 존재 하에서 배양되고 종양의 절편들과 반응시킨 후, 마우스에 다시 주입된 마우스 수지상세포들은 종양항원에 대해 특이적인 T_H 세포들과 CTLs 둘 다를 활성화하는 것으로 나타났다. 뒤이어서 그 마우스에 살아있는 종양세포들을 주입해 보았을 때, 마우스들은 **종양면역능 (tumor immunity)**을 나타내었다. 이러한 실험들은 항원제시세포들의 집단을 늘리고 그 결과 종양항원들에 대해 특이적인 T_H 세포들과 CTLs을 활성화시키는 것을 목표로 하는 많은 연구들을 파생시켰다. 한 가지 시도된 방법은 암세포를 GM-CSF 유전자로 트랜스펙션시키는 것이다. 이러한 조작된 암세포는 환자에게 다시 주입되었을 때, GM-CSF를 분비하여 특히 수지상 세포들과 같은 숙주의 항원제시세포들의 분화와 활성화를 향상시키게 된다. 이들 수지상 세포들이 암세포들 주변에 모이기 때문에, 암세포들에 의해 분비된 GM-CSF는 T_H 세포들과 CTLs을 향한 수지상세포들의 종양항원 제시를 증진시킨다 (그림 22-11b).

수지상 세포 집단을 늘리기 위한 또 다른 방법은 말초혈액 전구세포들로부터 수지상 세포들을 GM-CSF, TNF-α 및 IL-4 등의 존재 하에서 배양하는 것이다. 이들 세 가지의 사이토카인들은 많은 수의 수지상 세포들의 생성을 유도한다. 이러한 수지상 세포를 종양 절편들로 자극한 후 환자에게 재 주입한다면, 이들이 종양에 특이적인 T_H나 T_C 세포들을 활성화시킬 수 있을 것이라는 희망이 있다. 이러한 희망이 정당한지는 앞으로의 연구를 통해 확인될 것이다.

BCG (Bacillus Calmette-Guerin)로 불리는 *Mycobacterium bovis* 및 *Corynebacterium parvuum*의 약화시킨 균주들을 포함하는 다수의 보강제들이 종양면역을 강화하기 위해 사용되고 있다. 이들 보강제들은 대식세포들을 활성화시켜 여러 사이토카인들, class II MHC 분자들, B7 공동-자극분자의 발현을 증가시킨다. 이렇게 활성화된 대식세포들은 T_H 세포들에게 더 좋은 활성화 인자가 되며, 그 결과 체액성 면역반응과 세포성 면역반응을 모두 증가시키게 된다. 지금까지 보강제는 수수한 치료 결과만을 보여주고 있다.

사이토카인 치료법은 종양들에 대한 면역반응을 증진시킬 수 있다_Cytokine therapy can augment immune responses to tumors

다양한 사이토카인 유전자들의 분리와 클로닝은 사이토카인들의 대량생산을 용이하게 하였다. 암에 대한 면역반응을 증진하기위해 재조합 사이토카인들을 단독으로 또는 복합적으로 사용하는데 대한 다양한 실험적 및 임상적 방법들이 개발되었다. 암의 면역치료에서 검증되어진 사이토카인들은 IFN-α, -β, 및 -γ; IL-1, IL-2, IL-4, IL-6, 및 IL-12; GM-CSF; 및 TNF 등이다. 이러한 시도들은 때때로 긍정적인 결과를 만들어내며, IL-2는 진행성 신장암이나 전이성 흑색종에 대해 단독 또는 다른 약제 (예를 들어 IFN-α)와 복합적으로 사용이 가능하도록 허가를 받은 상태이다.

사이토카인 치료법에 있어 가장 두드러진 장애물은 사이토카인 네트워크 그 자체의 복잡성이다. 이 복잡성 때문에 주어진 재조합 사이토카인에 의한 간섭이 다른 사이토카인의 생성에 어떻게 영향을 미칠지를 정확히 아는 것은 매우 어렵다. 그리고 어떤 사이토카인들은 길항적으로 작용하므로, 특정 면역반응을 증진하기 위해 고안된 재조합 사이토카인의 개입이 실질적으로는 억제제로서 작용하는 것이 가능하다. 또한 사이토카인 면역치료는 사이토카인의 국부적 투여의 어려움에 방해를 받고 있다. 어떤 경우에는, 고농도의 사이토카인의 전신 투여가 심각하고 심지어 생명을 위협하는 결과로 이어지는 것으로 나타났다.

인터페론_INTERFERONS

IFN-α, IFN-β, IFN-γ와 같은 정제된 재조합 인터페론들의 대량 확보가 이제는 가능해 졌다. 이들 중 IFN-α 만이 여러 유형의 림프계암 (모양세포성백혈병, 만성골수백혈병, 피부 T-세포림프종 및 비호지킨씨 림프종), 그리고 흑색종, 카포시육종, 및 신장암과 같은 고형암을 포함한 인체암의 치료에 사용될 수 있게 허가되어 있다.

인터페론-매개 항암활성은 몇 가지 기전들을 포함하는 것 같다. 세 가지 종류의 인터페론 모두는 종양세포들 상의 class I MHC 발현을 증가시키는 것으로 나타났다; IFN-γ는 또한 대식세포 상의 class II MHC 발현을 증가시키는 것으로 나타났다. 악성종양들의 표면에 class I MHC의 발현이 감소된 증거가 있다고 가정하면, 이때 인터페론의 처리는 MHC 발현을 회복시키는 작용을 하고 그 결과 종양에 대한 CTL 활성을 증진시키는 작용을 할 수 있다. 아울러, 인터페론들은 in vitro에서 정상세포와 악성 전이세포 모두의 세포분열을 억제하는 것으로 나타났다; 인터페론의 항종양 효과의 일부는 종양의 세포증식을 직접적으로 억제하는 이 능력과 관련되어 있을 가능성이 있다. 마지막으로, IFN-γ는 종양세포들에 대한 면역반응에 중요한 역할을 수행하는 T_C 세포들, 대식세포들, NK 세포들의 활성을 직접적으로 또는 간접적으로 증가시킨다.

종양괴사인자_TUMOR NECROSIS FACTORS

몇몇 사례들에서 종양괴사인자들인 TNF-α와 TNF-β는 정상세포에 대해서는 피해를 주지 않으나 일부 암세포들은 직접 죽이고 또 다른 암세포들에 대해서는 증식속도를 감소시키는 등, 직접적인 항암활성을 보이는 것으로 나타났다 (그림 21-12). TNF-α 또는 TNF-β의 존재 하에서, 종양은 명백한 출혈성 괴사와 감퇴를 일으킨다. TNF-α는 또한 종양 주변의 혈관 내피세포를 손상시켜 종양에 의한 혈관형성 (혈관신생)을 억제하며, 그 결과 지속적인 종양성장에 필요한 혈액의 흐름 및 산소를 감소시키는 것으로 나타났다.

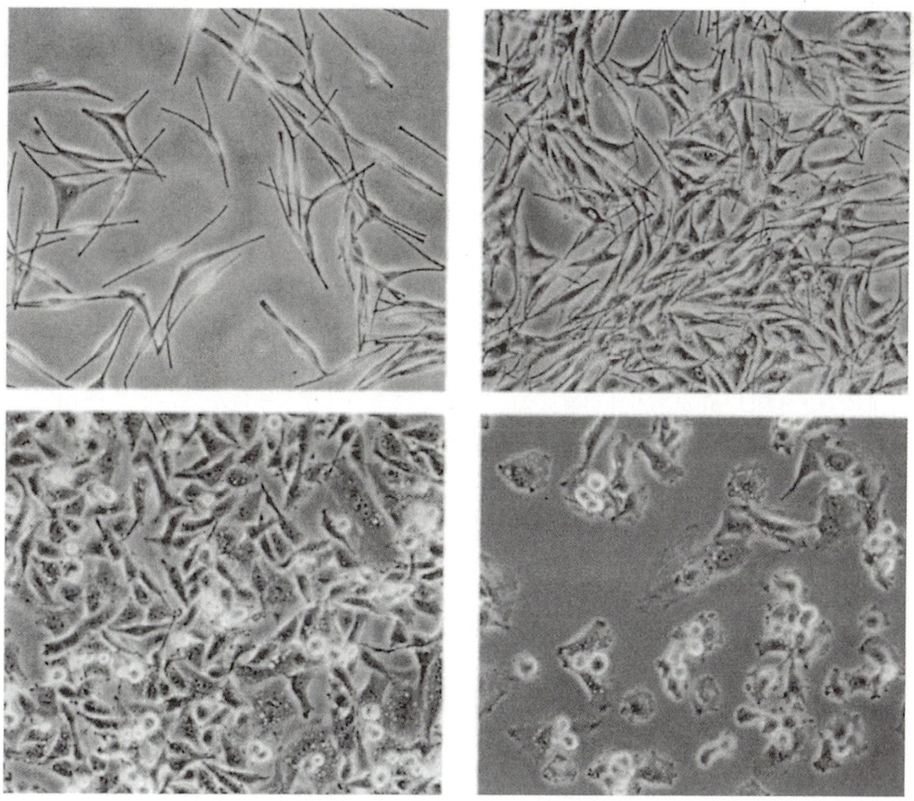

FIGURE 21-12 Photomicrographs of cultured normal melanocytes *(top)* and cultured cancerous melanoma cells *(bottom)* in the presence *(left)* and absence *(right)* of tumor necrosis factor (TNF-α). Note that in the presence of TNF-α, the cancer cells stop proliferating, whereas TNF-α has no inhibitory effect on proliferation of the normal cells. *[From L. J. Old, 1988, Scientific American **258**(5):59.]*

TABLE 21-4 Monoclonal antibodies approved for the treatment of human cancers

Name	Trade name	Used to treat	Year approved
Rituximab	Rituxan	Non-Hodgkin's lymphoma	1997
Trastuzumab	Herceptin	Breast cancer	1998
Gemtuzumab ozogamicin*	Mylotarg	Acute myelogenous leukemia (AML)	2000
Alemtuzumab	Campath	Chronic lymphocytic leukemia (CLL)	2001
Ibritumomab tiuxetan*	Zevalin	Non-Hodgkin's lymphoma	2002
Tositumomab*	Bexxar	Non-Hodgkin's lymphoma	2003
Cetuximab	Erbitux	Colorectal cancer, head and neck cancers	2004 2006
Bevacizumab	Avastin	Colorectal cancer	2004

*Conjugated monoclonal antibodies

단클론 항체들은 일부 종양들의 치료에 효과적이다_

Monoclonal antibodies are effective in treating some tumors

단클론 항체들은 오랜 기간 동안 암의 실험적 면역치료제로서 다양한 방법으로 이용되어 왔다. 현재 여덟 가지의 다양한 MAbs가 여러 종류의 암 치료에 이용되도록 허가되었다. 표 21-4에 FDA에서 승인된 단클론 항체들과 항체들이 사용이 승인된 종양의 목록을 열거하였다. MAbs는 변형되지 않았다는 의미로 "벌거벗은 (naked)" 상태일 수도 있고 혹은 그 효능을 증진시키는 다른 물질에 접합된 상태일 수도 있다. 독소, 화학 물질, 그리고 방사능 입자들이 항체와의 접합에 이용되며, 그 후에 항체는 접합된 물질을 표적세포에게 전달해주는 역할을 한다.

단클론 항체 치료의 초기 성공 사례에서는, R. Levy와 그 동료들이 64세 된 남성 말기 B-세포 림프종 환자를 성공적으로 치료하였다. 치료시점에 있어, 그 림프종은 간, 비장, 골수 및 말초혈액에 전이되어 있었다. 이것은 B-세포 암이었으므로, 모든 암세포들의 세포막-결합 항체는 동일한 이디오타입이었다. 그림 21-13에서 요약되어 있는 절차에 따라, 이 연구자들은 B-림프종 이디오타입에 특이적인 마우스의 단클론 항체를 제조하였다. 이 마우스의 단클론 항-이디오타입 항체를 환자에게 주사하였을 때, 항체는 B-림프종 세포가 특정 이디오타입을 발현하는 이유 때문에 이 B-림프종 세포에 특이적으로 결합하였다. B-림프종 세포들은 보체-매개 용해를 받기 쉬우므로, 그 단클론 항체는 보체계를 활성화하여 다른 세포에 손상을 주지 않으면서 림프종 세포들을 용해시킨다. 이러한 항-이디오타입 단클론 항체를 네 번 주사한 후에, 종양이 줄어들기 시작하였고 이 환자는 보통과는 달리 오랜 기간의 완전 쾌유기에 들어갔다.

최근에 Levy와 그 동료들은 환자들의 B 림프종에 대한 공격에 환자들의 면역계를 가담시키기 위하여 직접면역법을 사용하였다. 41명의 B 림프종 환자들을 대상으로 한 임상실험에서, 각 환자들의 림프종의 재조합된 면역글로불린을 암호화하는 유전자들을 분리하여 환자의 종양에 전형적인 이디오타입을 지니고 있는 재조합 면역글로불린의 합성을 암호화하는데 사용하였다. 이들 면역글로불린들 (Igs) 각각은, T-세포 도움을 효율적으로 이끌어 내는 이유 때문에 전달체 단백질로 자주 사용되는 일종의 연체동물 단백질인, KLH에 부착시켰다. 환자들은 그들 자신들의 종양-특이 항원들, 즉 그들 자신의 림프종에 의해 생성된 이디오타입적으로 독특한 면역글로불린으로 면역화 되었다. 환자의 약 50%는 그들의 종양들에 대한 항-이디오타입 항체들을 만들었다. 항-이디오타입 반응을 보였던 20명의 환자들에서는 현저하게 향상된 임상 결과가 나타났지만 다른 환자들에서는 그렇지 않았다. 실제로, 이들 20명 중에 2명은 완전한 쾌유를 경험하였다.

이러한 이디오타입을 표적으로 맞춤식 해결방법에는 각 림프종 환자마다 특이적인 시약이 필요하다. 이것은 금지하는 것과 다름이 없을 정도로 가격이 높고 또한 매년 B 림프종으로 진단되는 수 천명의 환자에 대한 일반적인 치료법으로 이용될 수는 없다. B-세포 림프종에 대한 보다 일반적인 단클론 항체 치료법은 대부분의 B 세포들이 정상세포이든 암세포이든 상관없이, 계열-특이 항원들을 가지고 있다는 사실에 근거한다. 예를 들어, B 세포의 표지분자인 CD20을 표적으로 하는 Rituximab이라는 단클론 항체는 비호지킨씨 림프종의 치료에 널리 사용되고 있다.

다양한 종양들이 항종양 단클론 항체들의 희망적인 표적들이 되는 성장인자 수용체들을 현저하게 증가된 수준으로 발현한다. 예를 들어, 전이성 유방암을 지닌 여성의 25~30%는 종양세포의 유전자 변이로 인해 표피성장인자-유사 수용체인 HER2의 발현이 증가된다. 항 HER2 단클론 항체를 제작하고 이를 인간화 (humanized)시킨 후, HER2 수용체를 발현하는 유방암을 치료하기 위해 과량 (100 mg 혹은 그 이상)을 투여한다.

앞에서 언급한 바와 같이, 임상적으로 사용되는 특정 단클론 항체들에는 방사능동위원소, 화학요법제 또는 생물유래의 유효독소를 결합시킨다. 이러한 "유도미사일 (guided missle)"요법에서, 독성인자들은 암세포에만 특이적으로 전달된다. 이는 독성효과를 정상조직들에게는 작용하지 않도록 배제시키고 종양세포에만 집중시킨다. **면역독소 (immunotoxin)**로 알려진 약제들은 종양-특이 또는 종양-관련 항원들에 대한 항체에 독소의 활성부위를 결합시켜 제작하였다 (예, 디프테리아 독소). In vitro 연구의 결과, 이런 "마법의 총알 (magic bullet)"이 정상세포에는 손상을 주지 않고 암세포만

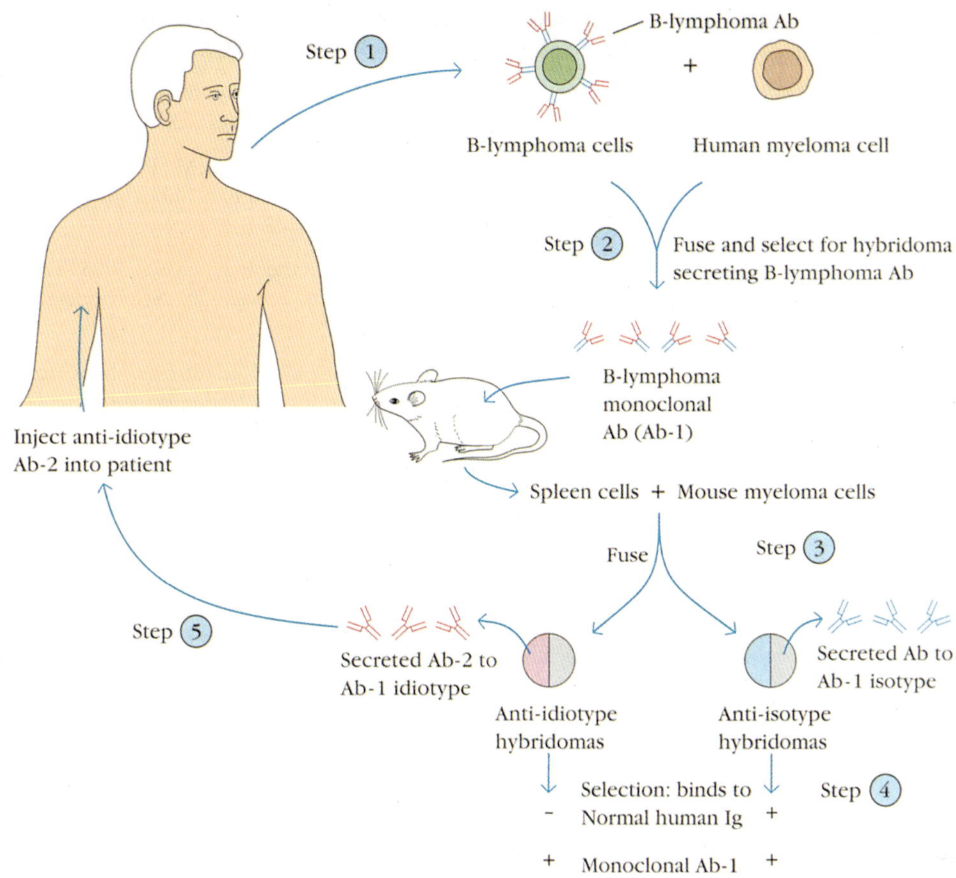

FIGURE 21-13 Treatment of B-cell lymphoma with monoclonal antibody specific for idiotypic determinants on the cancer cells. Because all the lymphoma cells are derived from a single transformed B cell, they all express membrane-bound antibody (Ab-1) with the same idiotype (i.e., the same antigenic specificity). In the procedure illustrated, monoclonal anti-idiotype antibody (Ab-2) against the B-lymphoma membrane-bound antibody was produced (steps 1–4). When this anti-idiotype antibody was injected into the patient (step 5), it bound selectively to B-lymphoma cells, which then were susceptible to complement-plus-antibody lysis.

죽일 수 있다는 것이 증명되었다. 다양한 암 (흑색종, 결직장 상피세포암, 전이성 유방 상피세포암, 다양한 림프종 및 백혈병)의 종양항원들에 특이적인 면역독소들은 1단계와 2단계 임상실험에서 평가되고 있다. 다수의 시도에서, 상당한 수의 림프종 및 백혈병 환자들이 부분적 혹은 완전한 완화상태를 나타내었으며, 백혈병치료에 사용되고 있는 여러 약제들이 항체에 결합되어 있다. 그러나 종양이 크게 자란 환자들에서의 임상결과는 실망적이었다. 일부 이런 환자들의 경우에서는, 순전히 종양의 크기 때문에 대부분의 종양세포들이 면역독소에 근접하지 못하는 것 같다.

요 약

- 종양세포들은 성장조절에 일어난 변화들로 인해 정상세포들과 다르다. 이러한 변화들은 종양세포가 무제한적으로 증식하게 해주고 이어서 기저조직에 침투하게 하며 결국은 다른 조직으로 전이되도록 해 준다.
- 정상세포들은 *in vitro*에서 화학적, 물리적 발암인자들과 형질전환 바이러스들에 의해 형질전환될 수 있다. 형질전환된 세포들은 달라진 성장특성을 나타내며, 동물에 주입될 경우 때로는 암을 일으킬 수 있다.
- 원종양유전자들은 정상적인 세포성장의 조절에 관련된 단백질들을 암호화한다. 원종양유전자의 종양유전자로의 변환은 대부분의 인체 암의 유발과정에 있어서 핵심단계에 해당한다. 이 변환은 종양유전자의 돌연변이, 종양유전자의 전좌, 또는 종양유전자의 증폭에 기인하는 것 같다.
- 다수의 B- 및 T-세포백혈병들과 림프종들은 전좌된 원종양유전자들과 관련되어 있다. 그 새로운 위치에서, 전좌된 유전자가 평상시 보다 더 높은 수준으로 전사가 일어나도록 하는 엔핸서나 프로모터의 영향권에 놓일 수 있다.
- 종양세포들은 종양-특이 항원들 그리고 보다 더 일반적인 종양-관련 항원들을 발현한다. 화학물질이나 방사선조사에 의해 유도된 종양항원들과는 달리, 바이러스성 종양항원들은 동일한 바이러스에 의해 발생한 모든 종양들에서 공통적으로 나타난다.
- T 세포들에 의해 인식되는 종양항원들은 다음 네 가지 주요 카테고리들 중 하나에 속한다: 네 카테고리는 종양 특이적으로 발현

되는 유전자에 의해 암호화되는 항원, 돌연변이에 의해 변형되어진 정상유전자의 변형된 형태에 의해 암호화되는 항원, 일정한 분화단계에서 또는 일정한 분화계통에만 정상적으로 발현되는 어떤 항원, 특별한 종양에서 과다 발현되는 항원 등이다.

- 종양에 대한 면역반응은 CTL-매개 용해와 NK-세포 활성, 대식세포-매개 종양파괴, ADCC에 의해 매개되는 종양파괴 등을 포함한다. TNF-α 및 TNF-β를 비롯한 몇몇 세포독성인자들은 종양세포 살해를 도와준다. 종양들은 면역기전을 회피하기 위해 몇 가지 전략들을 이용한다.
- 실험적인 암 면역치료에 의해 다양한 방법들이 탐색되고 있다. 이에 해당하는 몇몇 경우로서, T-세포의 활성에 필요한 공동자극신호의 증진, 종양에 대한 면역반응의 강도를 증가시킬 수 있는 사이토카인들의 분비를 위한 종양세포의 유전공학적 조작, 치료를 위한 사이토카인들의 이용, 그리고 항원제시세포들의 활성을 증가시키는 방법 등이 있다.
- 단클론 항체들은 몇몇 암에 대하여 사용하는 것이 승인되었다. 이러한 항체들은 변형되지 않은 형태로 이용되거나, 항체들에 독소, 화학요법제 또는 방사능동위원소를 결합시켜 이용하기도 한다.
- 암의 예방접종을 위한 전략들을 고안하는데 있어서 핵심 요소는, 중요한 암-특이 항원들의 확인, 종양항원들을 효율적으로 제시하기 위한 전략 개발, 보조 T 세포 또는 세포독성 T 세포들의 활성화된 집단의 생성 등이다.

References

Aisenberg, A. C. 1993. Utility of gene rearrangements in lymphoid malignancies. *Annual Review of Medicine* **44:**75.

Allison, J. P., A. A. Hurwitz, and D. R. Leach. 1995. Manipulation of costimulatory signals to enhance antitumor T-cell responses. *Current Opinion in Immunology* **7:**682.

Blattman, J. N., and P. D.Greenberg. 2004. Cancer immunotherapy: a treatment for the masses. *Science* **305:**200.

Berzofsky, J. A., et al. 2004. Progress on new vaccine strategies for the immunotherapy and prevention of cancer. *Journal of Clinical Investigation* **113:**1515.

Boon, T., P. G. Coulie, and B. Van den Eynde. 1997. Tumor antigens recognized by T cells. *Immunology Today* **18:**267.

Cohen, J. 2005. High hopes and dilemmas for a cervical cancer vaccine. *Science* **308:**618.

Coulie, P. G., et al. 1994. A new gene coding for a differentiation antigen recognized by autologous cytolytic T lymphocytes on HLA-A2 melanomas. *Journal of Experimental Medicine* **180:**35.

Houghton, A. N., J. S. Gold, and N. E. Blachere. 2001. Immunity against cancer: lessons learned from melanoma. *Current Opinion in Immunology* **13:**134.

Hsu, F. J., et al. 1997. Tumor-specific idiotype vaccines in the treatment of patients with B-cell lymphoma. *Blood* **89:**3129.

Kufe, D. W. 2000. Smallpox, polio and now a cancer vaccine? *Nature Medicine* **6:**252.

Paterson, Y., and G. Ikonomidis. 1996. Recombinant *Listeria monocytogenes* cancer vaccines. *Current Opinion in Immunology* **8:**651.

Sahin, U., O. Tureci, and M. Pfreundschuh. 1997. Serological identification of human tumor antigens. *Current Opinion in Immunology* **9:**709.

Schiffman, M., and P. E. Castle. 2005. The promise of global cervical-cancer prevention. *New England Journal of Medicine* **353:**2101.

Srivastava, S. 2002. Roles of heat-shock proteins in innate and adaptive immunity. *Nature Reviews Immunology* **2:**185.

Weinberg, R. A. 1996. How cancer arises. *Scientific American* **275**(3):62.

Useful Web Sites

http://www.oncolink.upenn.edu/

Oncolink offers comprehensive information about many types of cancer and is a good source of information about cancer research and advances in cancer therapy. The site is regularly updated and includes many useful links to other resources.

http://www.cancer.org/docroot/home/index.asp

The Web site of the American Cancer Society contains a great deal of information on the incidence, treatment, and prevention of cancer. The site also highlights significant achievements in cancer research.

http://www.cytopathnet.org/

A good resource for information on the cytological examination of tumors and on matters related to staining patterns that are typical of the cell populations found in a number of cancers.

학습문제

임상초점문제 왜 자궁경부암이 암을 억제하는 백신의 적절한 표적이 되는가? 자궁경부암에 대해 조사되고 있는 해결방안이 모든 종류의 암에 적용될 수 있는가?

1. 다음 서술이 참인지 거짓인지를 표시하라. 만약 거짓이라고 생각하면 그 이유를 설명하라.
   a. 유전성 망막아종 (hereditary retinoblastoma)은 세포성 종양유전자의 과발현 때문이다.
   b. *c-myc* 유전자의 전좌가 다수의 버어킷트 림프종 환자들에서 발견된다.
   c. 다수로 복제된 세포성 종양유전자가 때때로 암세포들에서 관찰된다.

d. 숙주세포 유전체내로의 바이러스의 삽입이 원종양성 유전자를 형질전환 종양유전자로 전환시키기도 한다.

e. 모든 종양성 레트로바이러스들은 바이러스성 종양유전자를 지니고 있다.

f. 어떤 바이러스에 의해 유발된 종양에 대한 면역반응은, 동일 바이러스에 의해 유발된 또다른 종양에 대해서도 방어작용을 한다.

2. 당신은 급성림프아구성백혈병 (acute lymphoblastic leukemia, ALL)을 연구하는 임상면역학자이다. 대부분의 ALL 환자들로부터 분리되는 백혈병세포들은 림프구의 형태는 지니지만 성숙한 B 및 T 세포의 특징적인 세포표면 표지분자들은 발현하지 않는다. 당신은 ALL 환자들로부터 세포막성 Ig는 발현하지 않지만, 정상 pre-B 세포의 표지분자 (B200)에 대한 단 클론항체에 반응하는 세포들을 분리하였다. 따라서 당신은 이 백혈병세포들이 pre-B 세포들이 아닌가 의심한다. 이 백혈병세포들이 B 세포 계통이라는 것을 증명하기위해 어떻게 유전분석법을 사용하겠는가?

3. 최근의 실험에서, 초기 또는 여러 진전된 단계의 악성 흑색종 환자들로부터 흑색종 세포들을 분리하였다. 동시에 각 환자들로부터 파상풍 독소항원 (tetanus-toxoid antigen)에 특이적인 T 세포를 분리하였고 그 클론들을 확보하였다.

a. 초기단계의 흑색종 세포를 파상풍독소 항원 및 파상풍독소-특이 T 세포 클론과 함께 배양하였을 때, T 세포 클론이 증식하였다. 이러한 증식이 클로로퀸 (chloroquine) 또는 HLA-DR에 대한 단클론 항체를 첨가하였을 때는 차단되었다. 그러나 HLA-A, -B, -DQ, 또는 -DP에 대한 단클론항체를 첨가하였을 때는 차단되지 않았다. 이러한 실험계에서 이와 같은 발견이 초기단계 흑색종세포에 대해 의미하는 바는 무엇인가?

b. 동일한 실험을 진전된 단계의 흑색종 세포들로써 반복하였을 때, 파상풍독소 항원-특이 T 세포클론들은 파상풍독소 항원에 대해 반응하여 증식하는데 실패하였다. 이는 진보된 단계의 흑색종 세포에 대해 무엇을 나타내는가?

c. 초기 및 진보된 단계의 흑색종 세포를 파라포름알데히드로 고정하고 처리된 파상풍 독소와 반응시켰을 때, 초기단계의 흑색종 세포의 경우만 파상풍독소-특이 T 세포 클론들의 증식을 유도 할 수 있었다. 이러한 결과는 초기단계의 흑색종 세포에 대해 무엇을 나타내는가?

d. 당신은 당신의 가설을 실험적으로 어떻게 확인할 수 있겠는가?

4. 종양항원의 3 가지 급원은 무엇인가?

5. 종양의 면역학적 치료에 있어서 다양한 사이토카인의 이용성이 조사된 바 있다. 사이토카인들이 항암효과를 매개하는 네 가지의 기전들과 각 유형의 효과를 유도하는 사이토카인들에 대해 설명하라.

6. 트랜스펙션된 흑색종 세포를 암 환자에게 주입하는 것은 매우 유망한 면역치료법이다.

a. 이러한 목적을 위해 어떤 두 가지 유전자가 흑색종세포에 트랜스펙션되었는가? 이러한 각 유전자들의 이용 배경이 되는 이론적 근거는 무엇인가?

b. 왜 이러한 트랜스펙션된 흑색종세포의 이용이 다른 유형의 암을 치료하는데도 효과적일 수 있는가?

7. 다음 각 서술에 가장 적절한 용어를 골라라.

(서술)

a. 만성 또는 악성 종양

b. 내배엽성 조직으로부터 발생한 종양

c. 중배엽성 결합조직으로부터 발생한 종양

d. 침윤성이며 연속적으로 증식하는 종양

e. 1차 종양에서 분리되어져 신체의 다른 부위 위에서 증식하는 종양

f. 비침윤성인 종양

g. 림프계 세포로부터 발생한 종양

h. 비정상적인 증식을 결과로서 일으키는 하는 세포내 유전체의 영구적인 변화

i. 고형암으로 자라지 않는 조혈세포로 부터 발생한 종양

(용어)

1. 육종 (sarcoma)
2. 상피세포암 (calcinoma)
3. 전이 (metastasis)
4. 신생물 (neoplasm)
5. 악성 (malignant)
6. 백혈병
7. 형질전환
8. 림프종
9. 양성 (benign)

Interactive Study

www.whfreeman.com/kuby

SELF-TEST
Review OF Key Terms

chapter 22장

실험계

Experimental Systems

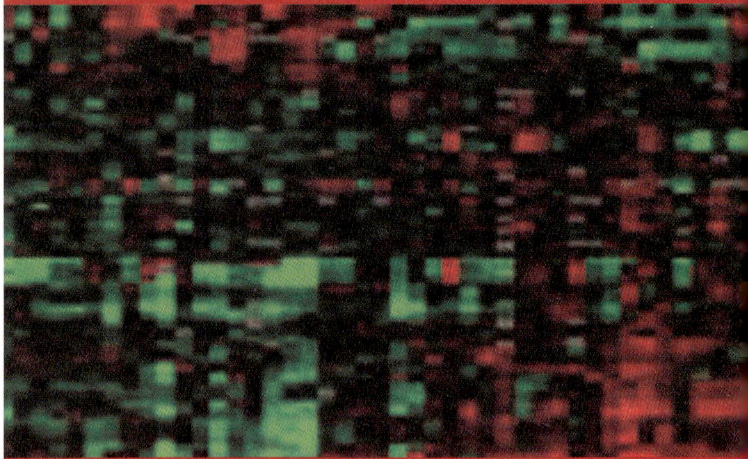

Expression profile of diffuse large B-cell lymphoma. [from L. M. Staudt, 2002, Annual Review of Medicine *53: 303-318.]*

- 실험동물 모델
- 세포 배양계
- 단백질 생화학
- DNA 재조합 기술
- DNA 조절서열의 분석
- 포유동물세포 내로 유전자 이식
- 마이크로어레이-유전자 발현의 유형 분석을 위한 접근법
- 면역계의 생체 내 영상을 위한 2-광자 현미경
- 형광기술의 진보

여러 가지 유형의 실험계가 면역 반응의 복잡한 세포상호작용을 해명하는 데 사용된다. 동물개체를 이용하는 in vivo 실험계는 가장 자연스러운 실험 조건을 제공한다. 그러나 in vivo 실험계는 자료의 해석을 모호하게 하는 수많은 조절할 수 없는 세포의 상호 작용을 포함한다. 한정된 집단의 림프구들을 조절가능하고 그래서 재현 가능한 조건하에서 연구하는 in vitro 실험계는 이와는 상반된다; in vitro 실험계는 개개의 세포 상호작용이 효과적으로 연구될 수 있는 정도로 단순화될 수 있다. 그러나 나름대로의 단점을 가지고 있는 데, 가장 두드러진 단점은 인위적인 것이다. 예를 들면, T 세포가 존재하지 않는다면, in vitro 실험계에서 항원을 정제된 B 세포에 제공하더라도 최대의 항체 생산을 자극할 수 없다. 그래서 T 세포가 배제된 인위적인 in vitro 실험계에서의 항체 생산에 관한 연구는 B 세포가 다량의 항체를 합성하지 않는다는 부정확한 결론에 도달할 수 있다. 연구자는 생체외부에서 관찰되는 세포반응이 실제 사실을 반영하는 것인지 혹은 in vitro 실험계 자체의 독특한 조건의 산물인지를 반드시 자문해 보아야 한다.

이 장은 면역계를 연구하는 데 일반적으로 사용되는 몇 가지 실험계에 관하여 기술한다. 또한 과거 이십 여 년에 걸쳐 면역계의 연구에 혁명을 가져온 몇 가지 유전자 재조합 기법을 실었다. 다른 장에서도 자세한 실험 시스템과 기법을 실었다. 표 22-1에 그에 대한 목록과 또한 설명이 되어있는 해당 위치를 표기하였다.

실험동물 모형_Experimental Animal Models

척추동물의 면역계에 관한 연구는 적합한 동물 모형을 필요로 한다. 실험 동물의 선택은 특정 연구목적을 획득하는데 있어서의 적합성에 달려있다. 다량의 항혈청을 얻고자 하면, 토끼, 면양, 염소나 말이 적절한 실험 동물이 된다. 예방 백신의 개발이 목표라면, 예방 접종제의 효능을 평가할 수 있는 감염원에 감수성을 보이는 동물을 선택해야 한다. 마우스나 토끼가 병원균에 감수성을 보인다면, 백신 개발에 사용될 수 있다. 그러나 감염원의 생육이 인체 및 영장류에 한정된다면, 백신 개발에는 원숭이, 침팬지나 비비의 사용이 필요할 것이다.

대부분의 면역학 기초연구에서 마우스는 우선적으로 사용되는 실험 동물이다. 마우스는 다루기 쉽고, 유전적으로 잘 밝혀졌고, 세대 차가 짧다. 또한, 마우스의 면역계는 다른 종보다 훨씬 잘 밝혀졌다. 마우스를 이용한 기초 연구의 가치는 인체 질병의 임상적 처치에 대해 막대한 영향을 미쳐왔다는 점에서 강조되고 있다.

TABLE 22-1 Immunological methods described in other chapters

Method	Location
Stem-cell transplantation	Ch. 2 Clinical Focus
Preparation of monoclonal antibodies	Fig. 4-25
Genetic engineering of chimeric mouse-human monoclonal antibodies	Figure 5-24 and Ch. 5 Clinical Focus
Determination of antibody affinity by equilibrium dialysis	Fig. 6-2
Immunodiffusion and immunoelectrophoresis	Figs. 6-6 and 6-7
Hemagglutination	Fig. 6-8
Radioimmunoassay (RIA)	Fig. 6-9
ELISA assays	Fig. 6-10
ELISPOT assay	Fig. 6-11
Western blotting	Fig. 6-12
Immunoprecipitation	Fig. 6-13
Immunofluorescence	Fig. 6-14
Flow cytometry	Fig. 6-15
Mixed-lymphocyte reaction (MLR)	Figs. 14-16 and 17-4c
Cell-mediated lympholysis (CML)	Fig. 14-17
Production of vaccinia vector vaccine	Fig. 19-8
Production of multivalent subunit vaccines	Fig. 19-6
HLA typing	Fig. 17-4

근친교배계는 실험 변이를 줄일 수 있다_Inbred strains can reduce experimental variation

실험 동물의 유전적 배경의 차이에 의하여 야기된 실험 변이를 조절하기 위하여, 면역학자는 근친교배계 즉, 근친 교배를 통하여 만들어진 유전적으로 동일한 동물을 사용한다. 마우스의 빠른 번식 주기는 근친교배계의 생산에 특히 적합하고, 근친 자매 간의 반복되는 교배에 의하여 개발된다. 이런 방법으로, 이계교배 마우스에서 정상적으로 관찰되는 대립 유전자의 이형 접합성 (heterozygosity)이 모든 유전자좌에 걸쳐서 동형 접합성 (homozygosity)으로 대치된다. 20 세대동안 반복시켜 교배하면, 그 자손의 모든 유전자좌의 98% 이상이 동형 접합성을 보이는 근친교배계가 만들어진다. 대략 500 종류 이상의 서로 다른 마우스의 근친교배계가 사용 가능하고, 각각은 일련의 문자나 숫자로 명명되어 있다 (표 22-2). 대부분의 동물은 Bar Harbor, Maine의 Jackson 실험실 같은 공급자로부터 구입할 수 있다. 쥐, 모르모트, 햄스터, 토끼나 가금의 근친교배계도 만들어져 있다. 동물의 근친교배계들은 각 근친교배계 내에서는 유전적으로 동일 (**동계의, syngeneic**)하기 때문에, 개체의 유전적 차이로 인해 일어나는 문제없이 면역반응을 연구할 수 있는 장점이 있다. 근친교배계 내에서는 한 동물에서 분리된 림프구 소집단을 동일한 근친교배계의 다른 동물에게 주입하더라도 거부반응이 일어나지 않는다. 면역학자들은 이러한 유형의 실험계를 이용하여, 어떤 항원으로 자극한 동물 유래의 림프구가 항원자극을 받지 않은 동계수혜자에 면역능을 전달할 수 있음을 최초로 보여 주었다.

입양-전달계는 분리된 세포 집단에 대한 생체 내 조사를 가능케 한다_Adoptive-transfer permit the in vivo examination of isolated cell populations

일부 실험에서는 오직 전달된 림프구의 반응만이 연구될 수 있도록 동계 숙주의 면역반응성을 제거하는 것이 중요하다. 이것은 **입양-전달 (adoptive-transfer)**이라는 기술에 의해 이루어질 수 있다 : 먼저, 동계 숙주를 X선에 노출시켜 림프구를 죽인다; 이어서 공여자의 면역세포를 주사한다. 대량의 (650-750 rads) X선을 마우스에 조사하면 99.99%의 림프구를 죽일 수 있는데, 그런 다음 동계 공여자의 비장에서 이식된 림프구의 활성을 숙주 림프구의 방해 없이 연구할 수 있다. 만약 숙주의 조혈 세포가 입양-전달 실험에 영향을 미친다면, 전체의 조혈계를 제거하기 위해 더 많은 X선 량 (900-1,000 rads)을 사용해야 한다.

입양-전달계는 면역학자가 수혜자의 여러 장기에서 일어나는 공여자의 림프계 줄기세포 (lymphoid stem cells)의 발달을 연구하는 것을 가능하게 하였고, 면역반응을 일으키는 데 필요한 세포 상호작용과 림프구의 다양한 집단들에 대한 연구를 촉진시켜 왔다. 예를 들면, 그러한 실험이 면역학자가 체액성 면역 반응에서 B-세포 활성화에 T-보조 세포가 필수적이라는 것을 최초로 입증할 수 있게 했다. 이러한 실험에서, 정제된 B-세포나 T-세포의 입양-전달은 X선으로 조사된 숙주에서 항체를 생산하지 못한다. 두 세포 군 모두가 전달되었을 경우에만, 항원에 반응하는 항체가 생산된다.

세포배양계_Cell-Culture Systems

면역 반응을 일으키는 세포 상호작용이 복잡하여 면역학자들은 다양한 in vitro 세포-배양계에 전적으로 의존해 왔다. 1차 림프구 세포, 클론된 림프 세포 주 및 잡종 세포를 포함하는 다양한 세포가 배양될 수 있다.

1차 배양 림프계 세포는 혈액 또는 림프계 기관으로 부터 유래한다_Primary lymphoid cell cultures are derived from blood or lymphoid organs

1차 배양 림프계 세포는 혈액이나 림프 혹은 여러 림프 기관에서 조직 분산 (tissue dispersion)으로 직접 림프구를 분리함으로써 얻을

TABLE 22-2 Some inbred mouse strains commonly used in immunology

Strain	Common substrains	Characteristics
A	A/He A/J A/WySn	High incidence of mammary tumors in some substrains
AKR	AKR/J AKR/N AKR/Cum	High incidence of leukemia *Thy 1.2* allele in AKR/Cum, and *Thy 1.1* allele in other substrains (*Thy* gene encodes a T-cell surface protein)
BALB/c	BALB/c*j* BALB/c AnN BALB/cBy	Sensitivity to radiation Used in hybridoma technology Many myeloma cell lines were generated in these mice
CBA	CBA/J CBA/H CBA/N	Gene *(rd)* causing retinal degeneration in CBA/J Gene *(xid)* causing X-linked immunodeficiency in CBA/N
C3H	C3H/He C3H/HeJ C3H/HeN	Gene *(rd)* causing retinal degeneration High incidence of mammary tumors in many substrains (these carry a mammary-tumor virus that is passed via maternal milk to offspring)
C57BL/6	C57BL/6J C57BL/6By C57BL/6N	High incidence of hepatomas after irradiation High complement activity
C57BL/10	C57BL/10J C57BL/10ScSn C57BL/10N	Very close relationship to C57BL/6 but differences in at least two loci Frequent partner in preparation of congenic mice
C57BR	C57BR/cd*j*	High frequency of pituitary and liver tumors Very resistant to x-irradiation
C57L	C57L/J C57L/N	Susceptibility to experimental autoimmune encephalomyelitis (EAE) High frequency of pituitary and reticular cell tumors
C58	C58/J C58/LwN	High incidence of leukemia
DBA/1	DBA/1J DBA/1N	High incidence of mammary tumors
DBA/2	DBA/2J DBA/2N	Low immune response to some antigens Low response to pneumococcal polysaccharide type III
HRS	HRS/J	Hairless (*hr*) gene, usually in heterozygous state
NZB	NZB/BINJ NZB/N	High incidence of autoimmune hemolytic anemia and lupus-like nephritis Autoimmune disease similar to systemic lupus erythematosus (SLE) in F_1 progeny from crosses with NZW
NZW	NZW/N	SLE-type autoimmune disease in F_1 progeny from crosses with NZB
P	P/J	High incidence of leukemia
SJL	SJL/J	High level of aggression and severe fighting to the point of death, especially in males Tendency to develop certain autoimmune diseases, most susceptible to EAE
SWR	SWR/J	Tendency to develop several autoimmune diseases, especially EAE
129	129/J 129/SvJ	High incidence of spontaneous teratocarcinoma

SOURCE: Adapted from Federation of American Societies for Experimental Biology, 1979, *Biological Handbooks*, Vol. III: Inbred and Genetically Defined Strains of Laboratory Animals.

수 있다. 림프구는 여러 혈청 첨가물이 첨가된 합성 기본 배지 (식염수, 자당, 아미노산, 비타민, 미량 원소 및 다른 영양소 포함)에서 키울 수 있다. 일부 실험에서 혈청을 넣지 않은 배양 조건이 도입되었다. In vitro 배양법은 전형적인 in vivo기법보다 10 배에서 100 배 적은 림프구를 필요로 하므로, 면역학자들이 소수 림프구 소집단의 기능을 평가할 수 있게 되었다. 예를 들어, 세포-배양법으로 $CD4^+$ T 보조세포와 $CD8^+$ T 세포독성 세포의 기능적인 차이를 정의할 수 있게 되었다.

세포-배양법은 면역 반응과 관련된 여러 세포의 활성화, 성장 및 분화에 관여하는 수많은 사이토카인을 동정하는 데도 사용되고 있다. 초기 실험에서 다양한 림프구나 항원제시 세포의 생육에 의해 조정되거나 변형된 배지가 다른 림프계 세포의 생육을 도와준다는 것이 입증되었다. 조정배지는 활발히 성장하는 세포에서 분비된 물질을 포함한다. 다양한 조정 배지들을 특징짓는 개개의 사이토카인들 중 다수가 동정되어 정제되고, 많은 경우에 있어서 사이토카인과 관련된 유전자가 클로닝되었다. 이러한 사이토카인은 면역반응의 활성화와 조절에 중요한 역할을 하는데 12장과 그 밖에서 기술되었다.

클론된 림프계 세포주_Cloned lymphoid cell lines

1차 배양 림프 세포는 한시적으로 증식할 수 있는 세포의 이질적인 집단이다. 이러한 이질성은 실험결과를 해석하는 데 복잡하게 할 수 있다. 이러한 문제를 피하기 위하여, 면역학자들은 클론된 림프 세포 주와 잡종 세포를 이용한다.

일반적으로 정상 포유동물 세포를 배양하면, 한정된 삶을 산다 ; 즉, 종과 세포 형의 특성에 따른 일정 회수의 분열 후에 세포 분열을 멈춘다. 대조적으로, 암 세포와 화학적인 발암물질이나 바이러스로 **형질전환 (transformed)**된 정상세포는 조직 배양에서 무한히 번식될 수 있다; 즉, 불멸화 (immortalized)라 한다. 이러한 세포를 **세포주 (cell lines)**라 부른다.

최초의 세포 주 — 마우스 섬유아 L 세포 — 는 1940 년대에 배양된 마우스의 피하 결합조직을 4 개월 이상 화학적 발암물질인 메칠콜란트렌 (methylcholanthrene)에 배양 세포를 노출시켜 유도되었다. 1950 년대에 다른 중요한 세포주인 Hela 세포가 인체 자궁 경부암 세포의 배양에 의해 유도되었다. 이러한 초기 연구 이래로 수백 개의 세포주가 확립되었는 데, 각 세포주는 유전적으로 동일한 (동계) 세포 군으로 구성되어 영구적으로 배양될 수 있다.

표 22-3은 면역 연구에서 사용되는 일부 세포주의 목록과 그 성질을 간단히 기술하였다. 몇 가지는 면역 반응과 관련된 림프구, 대식세포나 다른 부속 세포에서 자연적으로 발생한 종양으로부터 유도되었다. 다른 경우로서, 세포주는 정상 림프계 세포를 아벨손 쥐 백혈병 바이러스 (Abelson's murine leukemia virus, A-MLV), 원숭이바이러스 (simian virus, SV 40), 엡스타인-바 바이러스 (Epstein-Barr virus, EBV), 혹은 사람 T-세포 백혈병바이러스-1 (human T-cell leukemia virus type 1, HTLV-1)로 형질전환하여 유도하였다.

TABLE 22-3 Cell lines commonly used in immunologic research

Cell line	Description
L-929	Mouse fibroblast cell line; often used in DNA transfection studies and to assay tumor necrosis factor (TNF)
SP2/0	Nonsecreting mouse myeloma; often used as a fusion partner for hybridoma secretion
P3X63-Ag8.653	Nonsecreting mouse myeloma; often used as a fusion partner for hybridoma secretion
MPC 11	Mouse IgG2b-secreting myeloma
P3X63-Ag8	Mouse IgG1-secreting myeloma
MOPC 315	Mouse IgA-secreting myeloma
J558	Mouse IgA-secreting myeloma
70Z/3	Mouse pre-B-cell lymphoma; used to study early events in B-cell differentiation
BCL 1	Mouse B-cell leukemia lymphoma that expresses membrane IgM and IgD and can be activated with mitogen to secrete IgM
CTLL-2	Mouse T-cell line whose growth is dependent on IL-2; often used to assay IL-2 production
Jurkat	Human T-cell leukemia that secretes IL-2
DO11.10	Mouse T-cell hybridoma with specificity for ovalbumin
PU 5-1.8	Mouse monocyte-macrophage line
P338 D1	Mouse monocyte-macrophage line that secretes high levels of IL-1
WEHI 265.1	Mouse monocyte line
P815	Mouse mastocytoma cells; often used as target to assess killing by cytotoxic T lymphocytes (CTLs)
YAC-1	Mouse lymphoma cells; often used as target for NK cells
HL-60	Human myeloid-leukemia cell line
COS-1	African green monkey kidney cells transformed by SV40; often used in DNA transfection studies

림프계 세포주는 몇 가지 중요한 점에서 1차 배양 림프 세포와 다르다; 세포주는 조직 배양에서 영구적으로 생존하고, 여러 가지 비정상적인 생육 특성을 보이며, 비정상적인 숫자의 염색체를 갖기도 한다. 어떤 종에 있어서 그 염색체의 수가 정상적인 이배체수보다 많거나 적은 세포를 **이수체 (aneuploid)**라 부른다. 클론된 림프계세포주의 가장 큰 장점은 조직 배양에서 연장된 기간 동안 자랄

수 있어, 면역학자가 배양을 통해 다량의 동질 세포를 얻을 수 있도록 해주는 점이다.

1970 년대 후반까지 정상 T 세포를 조직 배양으로 기간을 연장하는 데 성공하지 못 하였다. 1978 년에 뜻밖의 발견으로 T 세포 성장 인자를 포함한 **조정배지 (conditioned medium)**가 필요하다고 관찰되었다. 조정배지의 필수적인 요소는 인터루킨-2 (IL-2)로 판명되었다. IL-2 존재 하에 정상 T 림프구와 항원을 함께 배양함으로써, 항원-특이 T 림프구의 클론이 분리되었다. 이러한 각각의 클론은 증식될 수 있고, 배양해서 연구될 수 있으며, 얼려서 보관조차도 가능하다. 녹인 후, 클론은 계속해서 자라고 고유한 항원-특이 기능을 발현한다.

클론된 림프 세포주의 개발로 면역학자가 종전에는 검사할 수 없었던 수많은 현상을 연구할 수 있게 되었다. 예를 들면, 항원에 의한 미경험 림프구의 활성화와 관련된 분자 현상에 대한 연구는 특정 항원에 특이적인 미경험 B 및 T 세포의 낮은 빈도에 의하여 방해를 받았다 ;림프구의 이질적인 집단에서, 하나의 반응하는 세포에서 나타나는 분자적인 변화가 10^3-10^6 개의 반응하지 않는 세포들의 배경 때문에 검출될 수 없었다. 알려진 항원 특이성을 갖는 클론된 T와 B 세포는 면역학자가 항원 인식과 관련된 현상을 연구하는 대량의 동질성을 지닌 세포 집단을 제공하였다. 마찬가지로, 서로 다른 성숙 단계에 상응하는 유전적 변화는 분화의 서로 다른 단계에서 동결시킨 세포주에서 연구될 수 있다. 세포주도 림프 세포가 분비한 가용성 인자를 연구하는 데 유용하다. 일부 세포주는 대량으로 여러 사이토카인을 분비한다; 다른 세포주는 특정 사이토카인에 대한 막 수용체를 발현한다. 이러한 세포주는 면역학자가 여러 사이토카인과 수용체를 정제하고, 결국에는 그러한 유전자의 클론을 제작하는 데 사용되어 왔다.

림프 세포주의 장점과 더불어 많은 단점도 나타났다. 변이종이 계속되는 배양과정에서 나타나 발현되는 세포의 이질성을 제한하기 위하여, 자주 서브클로닝을 반드시 해야 된다. 서브클로닝에서 변이종들이 선택되면, 같은 부모 클론에서 유래된 두 개의 **아클론 (subclone)**이 다른 아집단을 나타낼 수도 있다. 더구나 종양 세포나 형질전환된 세포에서 유래된 세포주가 종양이나 형질전환 상태의 특징적인 잘 알려지지 않은 유전적 형질들을 지닐 수도 있다 ; 그래서 연구자는 세포주에서 얻어진 결과를 생체 내 정상 상황을 추론할 때 주의를 기울여야 한다. 그럼에도 불구하고, 형질전환 세포주는 면역반응을 연구하는데 주요한 기여를 해왔고, 형질 전환된 세포주로 행한 실험에서 발견된 많은 분자 현상은 정상 림프구에서 발생되는 것으로 입증되었다.

잡종 림프계 세포주의 제작_Preparing hybrid lymphoid cell lines

체세포 잡종형성을 통해 면역학자들은 정상 B나 T 림프구를 종양세포와 융합시켜, 잡종세포를 얻거나 부모 모두의 핵을 갖는 이종다핵세포 (heterokaryon)를 얻는다. 일부 염색체의 임의 소실과 뒤이은 세포증식후에, 융합된 세포들 각각에서 유래한 염색체를 지닌 단일

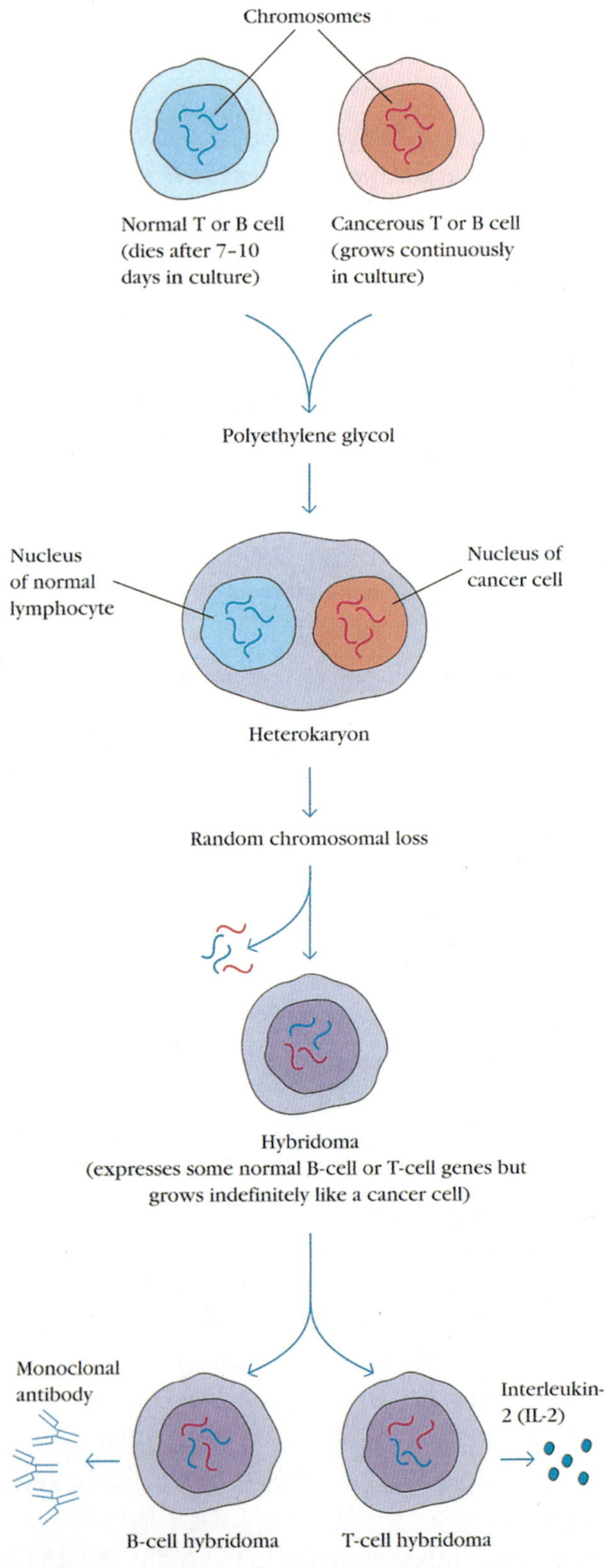

FIGURE 22-1 Production of B-cell and T-cell hybridomas by somatic-cell hybridization. The resulting hybridomas express some of the genes of the original normal B or T cell but also exhibit the immortal-growth properties of the tumor cell. This procedure is used to produce B-cell hybridomas that secrete monoclonal antibody and T-cell hybridomas that secrete various growth factors.

핵을 함유한 세포들이 한 클론이 생성된다;이러한 클론을 **잡종 세포주 (hybridoma)**라고 부른다.

역사적으로, 세포 융합은 Sendai 바이러스에 의하여 촉진되었으나, 현재는 일반적으로 **폴리에틸렌 글리콜 (polye-thylene glycol)**을 사용한다. 정상적인 항원-감작 B 세포 (antigen-primed B cells)는 암화된 형질세포인 골수종 세포와 융합될 수 있다 (그림 22-1). 그렇게 만들어진 잡종 세포주는 정상 B 림프구의 항체 유전자를 계속적으로 발현하나, 골수종 세포의 특징인 무한정 생육을 할 수 있다. B-세포 잡종 세포주는 단일 항원 특이성을 보이는 항체, 단일 클론에서 유래된 것을 근거로 단클론항체 (monoclonal antibody)로 불리는 항체를 분비하는 데, 면역학, 생의학 연구뿐 아니라 임상 병리학의 혁신을 가져왔다. 4 장은 단클론항체의 생산 및 사용을 자세히 기술하였다 (그림 4-21 참조).

T-세포 잡종 세포주의 경우도 T 림프구를 마우스 흉선세포종 (thymoma), BW5147과 같은 암화된 T 세포 림프종과 융합시켜 만든다. 역시, 만들어진 잡종 세포주는 정상 T 세포 유전자를 발현시키나, 종양화한 T 림프종 세포의 불멸화 성장 특성을 획득한다. 면역학자는 T 보조 및 T 세포독성 계열의 다수의 안정된 잡종세포 세포주들을 만들었다.

TABLE 22-4 Radioisotopes commonly used in immunology laboratories

Isotope	Half-life	Radiation type*	Autoradiography†
^{125}I	60.0 days	γ	+
^{131}I	6.8 days	γ	+
^{51}Cr	27.8 days	γ	−
^{32}P	14.3 days	β	+
^{35}S	87.4 days	β	+
^{14}C	57.30 years	β	+
^{3}H	12.35 years	β	−

*γ (gamma) radiation may be detected in a solid scintillation counter.
β (beta) radiation is detected in a liquid scintillation counter by its ability to convert energy to photons of light in a solution containing phosphorescent compounds.

†Radiation may also be detected by exposure to x-ray film. ^{35}S and ^{14}C must be placed in direct contact with film for detection. ^{3}H cannot be detected by normal autoradiographic techniques.

단백질 생화학_Protein Biochemistry

면역계의 많은 중요한 물질의 구조 및 기능은 단백질 생화학적 기술에 의해 밝혀져 왔고, 이러한 기술의 대다수는 실험 면역학에서 계속적으로 사용된다. 예로, 형광과 방사능 표지는 면역학자들이 분자 활성의 위치를 규명하고 가시화하는 것을 가능하게 하였으며, 단백질의 크기, 모양 및 3-차원적인 구조의 생화학 특성을 결정하도록 하여, 면역학적으로 중요한 물질의 기능을 이해하는 데 필수적인 정보를 제공하였다.

방사능 표지법은 항원이나 항체를 민감하게 검출하도록 한다_Radiolabeling techniques allow sensitive detection of antigens or antibodies

항원이나 항체 상의 방사능 표지는 검출 및 정량에 아주 민감한 표식이다. 단백질이나 펩티드에 방사능 동위원소를 도입하는 다수의 방법이 있다. 예로, 티로신 잔기는 화학적 또는 효소학적인 방법을 통해 방사능 요드로 표지될 수도 있다. 이러한 반응은 티로신 분자의 페놀환에 요드 원자를 부착한다. 효소학적인 요드화 기법의 하나는 락토페록시다제를 사용하는데, 세포질의 단백질을 표지하지 않고, 살아있는 세포의 원형질 막에 있는 단백질을 표지하여 세포 표면 단백질에 관한 연구를 다른 세포 구성 요소로부터 분리하지 않고 수행할 수 있다.

세포 단백질의 일반적인 방사능 표지는 하나 이상의 방사능 표지 아미노산을 넣은 배지에서 세포를 키워서 표지한다. 이때 선택된 아미노산은 세포 생육동안 대사 전환에 가장 강한 내성을 지니고 있으므로 방사능 표지는 모든 세포 구성 성분보다 세포 단백 내에 나타날 것이다. ^{14}C 혹은 ^{3}H로 표시된 류신과 ^{35}S로 표시된 시스테인 혹은 메티오닌이 단백질의 대사 표지를 위해 가장 자주 사용된다. 표 22-4는 면역학적 연구에 사용되는 방사능 동위원소의 일부 특성에 대한 목록이다.

바이오틴 표지는 소량의 단백질을 검출하는데 편리하다_Biotin labels facilitate detection of small amounts of proteins

몇몇 경우에는, 6장에서 기술된 것처럼, 직접적인 단백질의 표지 특히 효소 또는 다른 거대분자는 활성의 변성과 소실을 일으킬 수 있다. 편리한 표지 시스템이 6장에서 기술한 바 있는 ELISA와 ELISPOT 법과 함께 사용될 수 있게 개발되었다. 이러한 표지법은 비타민 바이오틴과 방사능 동위원소, 형광물질이나 효소로 표지될 수 있는 거대 분자인 아비딘 간의 높은 친화성을 이용하였다. 바이오틴은 분자량 244의 작은 분자인데 항체활성의 소실을 일으키지 않는 간단한 화학반응으로 항체 (또는 그 외 단백질들)와 결합될 수 있다. 바이오틴과 결합된 항체를 측정 계에서 반응시킨 후, 표지된 아비딘을 반응시킨다. 이때 아비딘의 결합은 그 아비딘 분자의 표지를 검출함으로써 측정한다 (그림 22-2). 바이오틴과 아비딘 간의 반응은 매우 특이적이고 그러한 높은 친화성은 두 물질 간의 결합이 대부분의 측정 조건 하에서 실질적으로 비가역적이다.

겔 전기영동은 크기와 전하에 의하여 단백질을 분리한다_Gel electrophoresis separates proteins by Size and Charge

전기영동장치에 전장을 가하면, 전하를 띤 분자는 반대쪽 전하를 띤 전극으로 이동한다. 전하를 띤 분자가 이동하는 속도 **(전기영동도,**

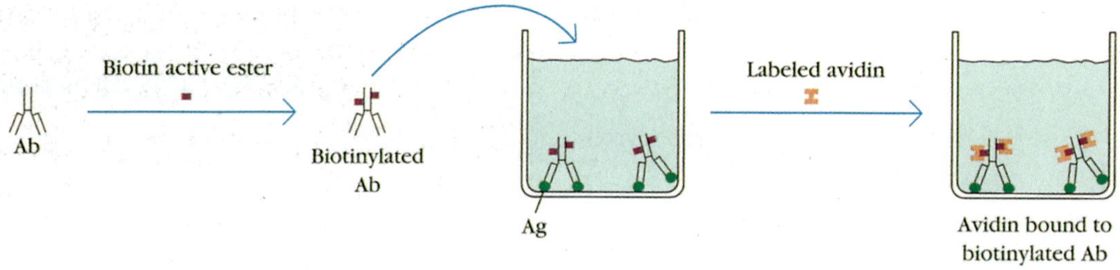

FIGURE 22-2 Labeling of antibody with biotin. An antibody preparation is mixed with a biotin ester, which reacts with the antibody. The biotin-labeled antibody can be used to detect antigens on a solid substrate such as the well of a microtiter plate. After unbound antibody is washed away, the bound antibody can be detected with labeled avidin. The avidin can be radioactively labeled or linked to an enzyme that catalyzes a color reaction, as in ELISA procedures (see Figure 6-10).

electrophoretic mobility)는 그 분자의 두 가지의 특성들에 해당하는 순 전하 (net electrical charge)의 부호와 크기 그리고 그 분자량과 형태에 의해 결정된다. 모든 다른 요소들이 동일하다면, 동일한 크기의 분자들중, 높은 순 전하를 띤 분자가 고형 매체의 분자체 성격 때문에 가해진 전장에서 더 빨리 움직인다. 또한 작은 분자가 같은 순 전하량의 큰 분자들보다 더 빨리 이동한다. 분자의 형태에 따라 마찰 저항의 증가나 감소가 전형적이지 못한 이동 양상을 보이는 예외가 있을지라도, 이러한 일반적인 원리가 모든 전기영동 분리에 적용된다.

대부분의 전기영동이 용액 상에서 수행되지 않고, 한천과 같은

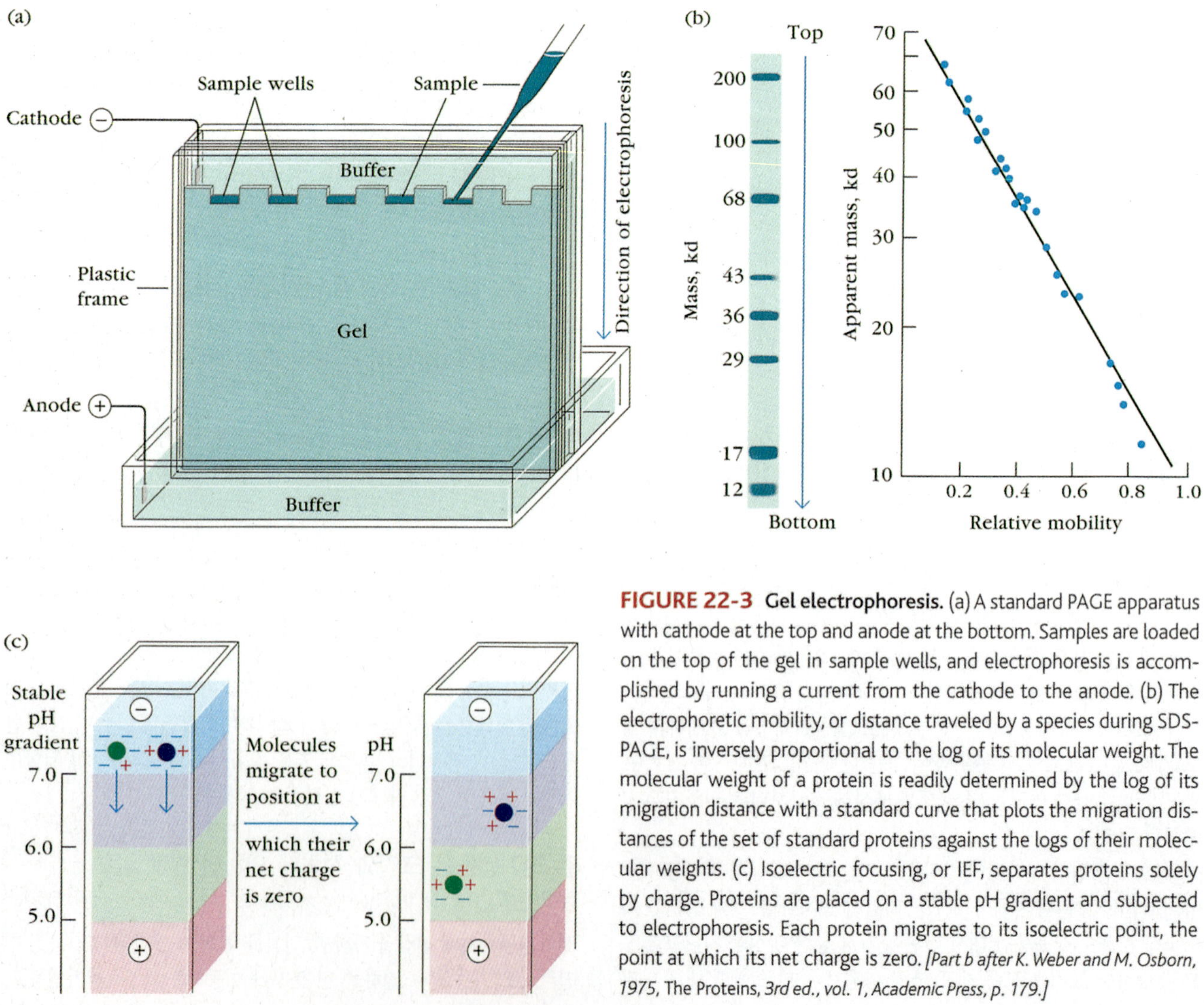

FIGURE 22-3 Gel electrophoresis. (a) A standard PAGE apparatus with cathode at the top and anode at the bottom. Samples are loaded on the top of the gel in sample wells, and electrophoresis is accomplished by running a current from the cathode to the anode. (b) The electrophoretic mobility, or distance traveled by a species during SDS-PAGE, is inversely proportional to the log of its molecular weight. The molecular weight of a protein is readily determined by the log of its migration distance with a standard curve that plots the migration distances of the set of standard proteins against the logs of their molecular weights. (c) Isoelectric focusing, or IEF, separates proteins solely by charge. Proteins are placed on a stable pH gradient and subjected to electrophoresis. Each protein migrates to its isoelectric point, the point at which its net charge is zero. *[Part b after K. Weber and M. Osborn, 1975,* The Proteins, *3rd ed., vol. 1, Academic Press, p. 179.]*

고형 매체에서 수행된다. 실험실에서 가장 일반적인 매체는 아크릴아미드 중합체이다. 폴리아크릴아미드겔 상에서 분리는 폴리아크릴아미드 겔 전기영동 (PAGE)라 불리는데 단백질이나 핵산을 분석하는 데 사용된다 (그림 22-3a).

하나의 일반적인 적용에서, PAGE를 통한 단백질의 전기영동은 계면활성제인 도데실 황산나트륨 (SDS)을 넣어서 수행한다. 이 방법이 SDS-PAGE로 알려졌는데, 크기를 기준으로 단백질의 혼합물을 분리하는 비교적 단순하고 매우 효과적인 수단이다. SDS는 음전하를 띤 계면활성제로 단백질의 길이에 비례하는 양만큼 단백질과 결합한다. 이러한 결합은 2, 3 차 단백질의 구조를 파괴하여, 음전하를 띤 막대구조로 변형시킨다. 하나의 단백질이 음전하를 띤 수많은 SDS 분자와 결합하는 데, SDS 분자의 순 전하와 비교하면 고유의 전하는 중요하지 않게 된다. 그래서 단백질 혼합물에 SDS를 처리하면, 전하가 분자량과 비례하는 막대구조의 집합체로 변한다. 이것은 두 가지 아주 유용한 결과를 초래한다. 첫째는 분자량에 따라 단백질 혼합체의 성분을 분리할 수 있다. 둘째로, 전기영동 이동성이나 SDS-PAGE 동안에 한 단백질의 이동거리는 분자량의 대수에 반비례하고, 이동 거리로 분자량을 측정할 수 있다. 겔을 단백질과 반응하는 염료로 염색하여 단백질의 위치를 볼 수 있다. 미지의 단백질의 이동 거리는 표준 단백질 세트의 이동한 거리를 도해하여 비교한다 (그림 22-3b).

다른 전기영동법인 **등전점 전기영동 (IEF)**은 전하를 기준으로 단백질을 분리한다. 이 방법은 전장내에서 어떤 분자가 양의 순 전하 또는 음의 순 전하를 띄는 한 이동할 것이라는 사실에 근거를 둔다 ; 동일한 수의 양 전하와 음 전하를 지니고 있어서 순 전하가 0인 분자는 이동하지 않을 것이다. 대부분의 pH 값에서 단백질은 (특징적인 수많은 양 전하와 음 전하를 갖음) 순 음전하나 순 양전하를 갖는다. 그러나, 각각의 단백질에게는 그 단백질이 같은 수의 양 전하와 음 전하를 갖는 등전점 (isoelectric point, pI)이라 불리는 특정한 pH가 있다. IEF는 전장에서 지속적인 pH 구배 (pH gradient)를 이루는 매체 양성전해질 (carrier ampholyte)라는 매체 성분을 갖는 겔을 사용한다. 단백질 혼합물을 그러한 겔에 올려놓고 전기영동을 할 때, 단백질은 겔에 의해 형성된 pH 구배안에서 자신의 등전점과 같은 지점에 도달할 때까지 이동한다. 단백질은 순 전하가 0이 되므로 정지한다. 등전점 전기영동은 서로 다른 단백질을 분리하는데 매우 품위있고 효율적인 방법이다 (그림 22-3c).

2 차원 겔 전기영동 (2D gel electrophoresis)으로 알려진 방법은 SDS-PAGE와 IEF의 장점을 합쳐서 단백질 혼합물을 분석하는데 가장 민감하고 분리능이 뛰어난 방법이다. 이 방법에서는 먼저 혼합물을 IEF 튜브 겔상에서 등전점 전기영동을 하는데 이는 단백질 분자들을 그 분자량에 상관없이 그들의 등전점에 따라 분리한다. 이것이 1 차원이다. 다음 단계에서 등전점 전기영동한 겔을 SDS-폴리아크릴아미드 평판겔의 상단 끝에 위치시키고 (즉, 그림 22-3a의 시료 홈을 대신함), SDS-PAGE를 한다. 이 단계가 진행되면서 모든 단백질은 SDS와 반응하고, IEF 겔에서 빠져나와 분자량에 따라 SDS-PAGE 평판을 통하여 이동한다. 이것이 2 차원이다. 2D 겔에서 단백질의 위치는 여러 가지 방법으로 볼 수 있다. 가장 민감하지 못한 방법은 겔을 단백질-결합염료 (예, Coomassie blue)로 염색하는 것이다. 단백질이 방사능으로 표시되었다면, 더 민감한 **방사선 자동사진법 (autoradiography)**이 사용된다. 은 염색은 단백질이 은 이온을 환원시켜, 쉽게 볼 수 있는 금속 은을 만드는 능력을 이용하는 매우 민감한 방법이다. 마지막으로 면역블로팅 – 막 위에 단백질을 블로팅하고, 항체로 검색 (그림 6-12 참조) – 이 적절한 항체로 2D 겔 상의 특이 단백질의 위치를 파악하는 방법으로 사용된다. 그림 22-4는 마우스 흉선 세포에서 분리한 표지된 단백질의 2 차원 겔의 방사선 자동사진이다.

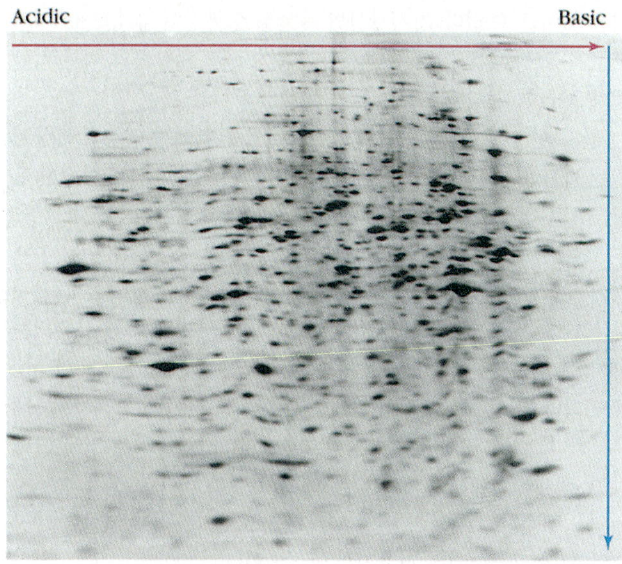

FIGURE 22-4 Two-dimensional gel electrophoresis of ^{35}S-methionine-labeled total cell proteins from murine thymocytes. These proteins were first subjected to isoelectric focusing (direction of migration indicated by red arrow) and then the focused proteins were separated by SDS-PAGE (direction of migration indicated by blue arrow). The gel was exposed to x-ray film to detect the labeled proteins. *[Courtesy of B. A. Osborne.]*

X선 결정학이 구조 정보를 제공한다_X-Ray crystallography provides structural information

세포의 구조, 부품들 및 분자들에 관한 상당한 정보가 광학 현미경으로 얻어졌다. 현미경은 렌즈를 사용하여 빛이 시료를 통과한 후 형성된 상을 관찰한다. 그러나 광학 현미경의 단점은 해상력의 부족이다. 주어진 파장의 빛은 그 파장의 약 1/2보다 작은 구조적인 특성은 보여줄 수 없다. 가시광선의 가장 짧은 파장이 약 400 nm이기 때문에, 가장 좋은 광학 현미경의 경우에도 그 해상력의 이론적 한계가 200 nm 보다 작지 않다.

전자 현미경에서 일반적으로 사용되는 전압에서 전자의 파장이 훨씬 작기 (0.004 nm) 때문에, 전자 현미경의 이론적인 해상력의 한계는 약 0.002 nm이다. 이러한 실제 한계에 근접하는 기구를 만들 수 있다면, 원자 간의 거리는 0.1 nm-0.2 nm이기 때문에, 전자 현미경이 생물을 구성하는 생체 분자들 (biological)의 원자 구조를 결정하는 데 사용될 수 있다. 실제로 전자파의 상을 만드는 데 사용되는 자기 렌즈를 조작하는 데 내재된 수차 때문에 해상력은 약 0.1 nm (1 Å)이다. 이러한 실제적인 한계는 금속과 같은 시료를 검사하는데 나타난다. 그러나 시료 준비 및 대비 (contrast)처럼 다른 점도 고려하면, 생체물질에 대한 해상력은 약 2 nm (20 Å)이다. 물질의 원자 배열을 결정하기 위하여, 원자간 거리의 크기에 준하여 다양한 파장으로 쉽게 만들어지는 전자기선 (electromagnetic radiation)의 한 형태인 X선을 반드시 이용하여야 한다. X선을 상으로 바꾸는 렌즈를 장착한 현미경은 없어도, X선 결정학은 상세한 물질의 구조를 나타낼 수 있다.

X선 결정학은 결정을 통과하는 X선의 산란에 의하여 생성된 회절 유형을 분석한다. 특정 원자가 산란하는 X선의 산란도는 그 원자의 크기에 따른다. 탄소, 산소나 질소 원자는 수소 원자보다 더 많이 X선을 산란시킨다. 더 큰 철, 요드나 수은 분자는 강하게 X선을 산란한다. X선은 전자기 파의 한 형태이다; 산란된 파동이 중첩됨에 따라 서로 간섭하고 서로 증폭된다. 적절하게 위치시킨 검색기가 회절 결정의 구조에 의하여 분포와 강도가 결정되는 회절 유형을 기록하게 된다. 결정 구조와 회절 유형 간의 관련성이 X선 결정학 분석의 근거가 된다. 다음은 사용된 과정의 전반이다:

관심있는 단백질 결정을 얻는다. 단백질 결정에 좌절을 경험하지 않은 사람에게는 이것은 매우 정교한 과정의 평범하고 초보적인 단계일 수도 있다. 그러나 그렇지 않다. **X선 회절 분석 (x-ray diffraction analysis)**에 요구되는 적절한 크기와 기하학적으로 형성된 결정을 만드는 조건은 단백질에 따라 매우 다양하다. 예를 들면, 미오글로빈은 3 M 황산암모늄 용액, pH 7에서 여러 날 걸려 결정을 형성하나, 인체의 IgG1에서는 1.5 M 황산암모늄, pH 4에서 잘 형성된다. 적용될 정형은 없고, 계속 성공적인 사람은 집요하고, 결연하고, 훌륭한 요리사처럼 정확한 "소스"를 만드는 익숙한 솜씨를 지니고 있다.

선택과 봉입 (mounting). 결정 시료는 가장 작은 부위가 적어도 0.1 mm이고, 어느 부위도 2-3 mm를 넘어서는 안된다. 일단 선택된 시료는 결정이 자란 용액 (mother liquor)과 함께 모세관 내로 모은다. 이것은 결정의 건조를 막고, 용매를 보존하여 시료의 내부 배열을 보존하는데 중요한 고려 사항이다. 모세관은 회절 판에 봉입한다.

회절 유형의 생성 및 기록. 정확하게 위치시킨 결정은 X선 관의 구리 표적에 대해 가속시킨 전자가 생성하는 알려진 파장의 X선으로 조사된다. X선이 결정을 때리면, X선의 일부는 똑바로 통과하고, 일부는 퍼진다; 민감한 검출기가 산란 파의 위치 및 강도를 점의 유형으로 기록한다 (그림 22-5a, b).

회절 유형의 해석. 회절 분석의 핵심은 관찰된 회절 유형이 만들어낸 자세한 구조의 수학적 추론이다. 배열에서 각 점에서 관찰되는 실제 강도를 나타내기 위하여 개개의 원자가 서로 결합하여 강해지는 지 아니면 상쇄에 의하여 산란되는 파장의 정도를 계산하여야 한다. 복잡한 회절 유형을 해석하는 데 어려움은, 파동의 위상 차와 최대와 최소 간의 시간 차에서 나타난다. 관찰된 유형은 수많은 파동의 해석의 순 결과로 위상에 관한 정보는 관찰할 전자 밀도의 분포를 계산하는 데 중요하다. 이러한 위상의 문제점의 해결은 복잡한 물질의 구조를 높은 해상력으로 유도하는 데 주요한 장애로 보인다.

이러한 문제점은 수은과 같은 고분자량의 원자를 가하여 변조시켜, 유도체를 형성하지 않은 단백질과 유사한 기하학적 구조를 갖는 결정 (동형)을 얻는 유도체를 만들어 해결한다. 동형 결정의 회절 유형이 얻어지고 본래 단백질의 회절 유형과 비교한다. 보통 두 개 이상의 동형 고 원자 유도체의 회절 유형에 관한 지식으로 무장하면, 고 원자의 표식으로 만들어진 특정적인 회절 유형을 참고하여 본래의 단백질의 위상을 계산할 수 있다. 위상이 형성되면, 전자 밀도의 분포를 계산하는 것이 가능해진다. 이것은 파동처럼 규칙적인 현상을 분석하는데 특히 적합한 수학적 처리인 Fourier 합성에 의해 달성된다. 이 경우에 결정의 단위세포내의 x, y 및 z 축을 따라 전자 밀도의 분포를 계산하곤 한다. 추론된 전자밀도는 컴퓨터로 볼 수 있다 (그림 22-5c).

구조의 유도. 한 모형의 해상력은 여러 인자에 의해 결정된다. 무엇보다 먼저, 궁극적인 해상력은 결정의 질과 내부 배열에 의하여 결정된다. 양질의 결정조차도 2 Å 정도의 해상력을 한계로 만드는 내부의 무질서를 갖는다. 둘째로, 대단히 중요한 인자는 Fourier 합성으로 입력되는 강도의 수이다. 비교적 적은 수의 점들은 폴리펩티드 사슬을 추적하지만 추가적인 구조정보는 제공하지 못하는 낮은 해상력 (6 Å)의 상을 만들 것이다. 반면에, 수많은 점이 제공한 자료의 처리는 매우 자세한 전자 밀도 지도를 추적할 수 있다. 단백질의 아미노산 서열을 안다면, 그러한 지도는 높은 해상력과 3차원 모형을 구축할 수 있게 해준다. 가장 자세한 전자 밀도 지도조차 몇 아미노산 측쇄 가운데 구별하기 모호한 것은 어려울 수 있고, 몇 가지 경우에 불가능하기 때문에, 아미노산 서열 자료는 필수적이다.

1960년, 단백질의 미세구조가 최초로 추정된 이후로, 수많은 단백질들의 구조가 해결되었다. 이러한 단백질들은 라이소자임

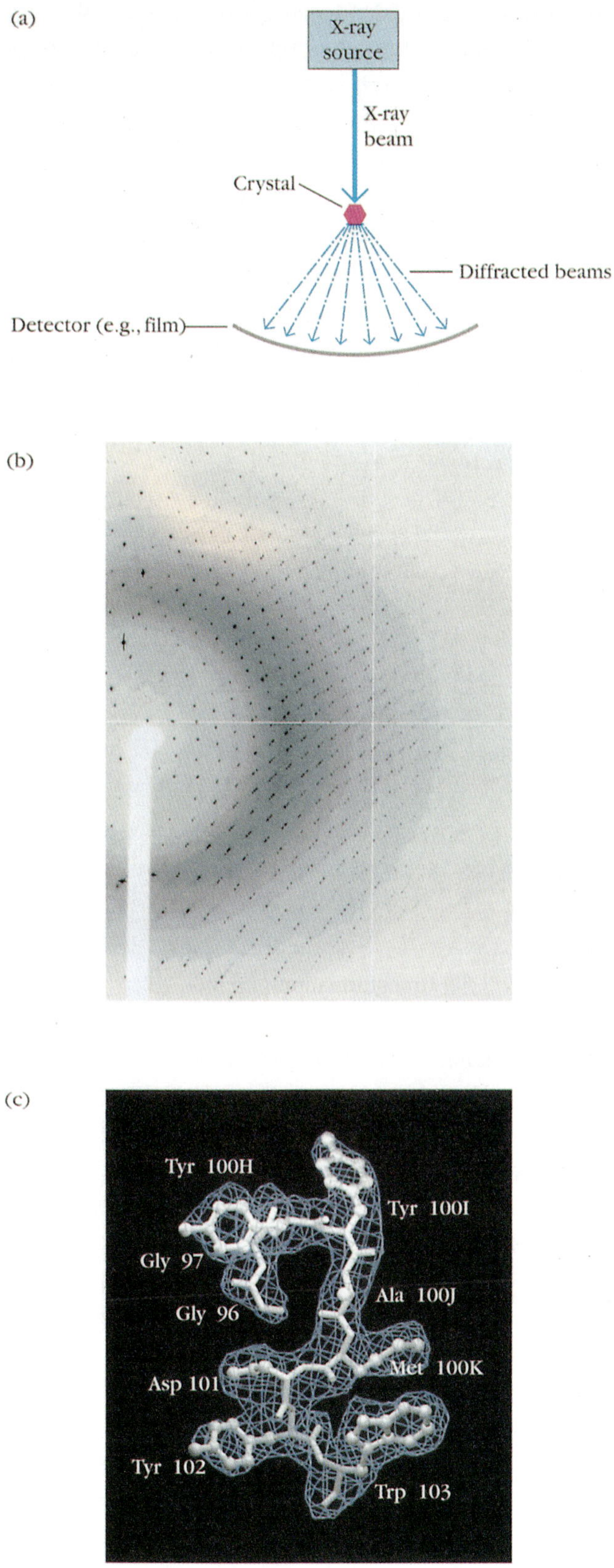

FIGURE 22-5 X-ray crystallography. (a) Schematic diagram of an x-ray crystallographic experiment in which an x-ray beam bombards the crystal and diffracted rays are detected. (b) Section of x-ray diffraction pattern of a crystal of murine IgG2a. (c) Section from the electron-density map of murine IgG2a. *[Part a from L. Stryer, 1995,* Biochemistry, *4th ed.; parts b and c courtesy of A. McPherson.]*

(lysozyme)처럼 단일 폴리펩티드 쇄로 구성된 작고, 비교적 단순한 단백질에서부터 네 가지 서로 다른 폴리펩티드 서브유닛의 다수의 복제분자들에 의해 감싸인 RNA로 구성된 대단히 복잡한 핵 단백질 (8,500,000 달톤)인 소아마비바이러스에 이르기까지 다양하다. 면역학자에게 특히 중요한 것은 자세한 결정 구조가 밝혀진 많은 수의 면역학적으로 의미가 있는 분자들이다. 여기에는 다수의 면역 글로불린, MHC-T 세포 수용체-복합체와 관련된 주요하거나 부차적인 단백질들의 대부분, 그리고 그 외 여러 중요한 면역학적 거대분자들이, 새로운 구조와 구조적 변형이 매월 밝혀지고 있는 면역학적 거대분자들과 함께 포함된다.

DNA 재조합 기술_Recombinant DNA Technology

DNA 재조합 기술이라 불리는 여러 기법이 면역학 연구의 여러 영역에 영향을 주었다. 유전자가 클로닝될 수 있고, 염기서열이 규명될 수 있으며, 또한 재조합 단백질이 생산될 수 있어짐에 따라 면역학자는 분자수준에서 면역계의 구조와 기능에 대한 연구를 수행하는데 필수적인 요소들을 제공받게 되었다. 이 단락에서는 면역학 분야의 연구에 일반적으로 사용되는 DNA 재조합 기술의 일부를 간략히 기술한다; 이들을 이용한 예는 책의 전반에 걸쳐 제시되어 있다.

제한효소는 DNA를 정확한 염기서열에서 절단한다_ Restriction enzymes cleave DNA at precise sequences

매우 다양한 세균들이 제한효소 (restriction endonucleases)라고 불리는 효소를 생산하는데, 이 제한효소는 외래 DNA (예, 박테리오파지)를 분해하지만 메칠화 잔기를 지닌 자신의 DNA에는 작용하지 못한다. 1970 년대, 이러한 세균 효소의 발견으로 분자생물학의 주요한 기술적인 진보의 길이 열리게 되었다. 제한효소를 발견하기 전에는 DNA분해효소 (DNases)로만 이중나선 DNA를 자를 수 있었다. 이러한 효소들은 DNA의 특정한 부위를 자르는 것이 아니며 따라서 DNA를 임의로 잘라, 크기나 염기 서열을 기준으로 분류하는 것이 불가능한 여러 가지 크기의 작은 분절들을 생성한다. 이와 반대로, 제한효소는 4-8개의 뉴클레오티드를 지닌 특이 서열을 갖는 짧은 이중나선 염기서열 분절인 제한부위 (restriction sites)라는 특정 부위의 DNA를 자른다 (표 22-5).

제한효소는 제한부위 내의 특정 부위 DNA 양쪽을 자른다. *Hpa*I같은 일부 효소들은 중앙 축을 자르고, 무딘말단 분절 (blunt-ended fragment)을 만든다. *Eco*RI 같은 또 다른 효소들은 인식부위의 엇갈린 지점 (staggered point)에서 DNA를 자른다. 이 경우 절단된 각 분절의 말단은, 점착말단 (sticky end)이라고 부르는, 단일나선 DNA의 짧은 분절로 되어 있다. 두 가지 서로 다른 DNA 분자들을 점착말단을 형성하는 동일한 제한효소로 자를 경우, 잘려진 분절의 점착말단은 상보적이다; 적절한 조건에서는 두 가지 서로 다른 DNA 유래의 분절이 그 말단에서 염기쌍을 이루는 결합에 의해 결합되어 재조합 DNA분자를 만들게 된다. 수 백 가지의 서로 다른 제한효소들이 분리되었으며 다수가 상업적으로 생산되고 있어서,

TABLE 22-5 Some restriction enzymes and their recognition sequences

Microorganism source	Abbreviation	Sequence* 5′ → 3′ 3′ → 5′
Bacillus amyloliquefaciens H	*Bam*HI	G G A T C C C C T A G G
Escherichia coli RY 13	*Eco*RI	G A A T T C C T T A A G
Haemophilus aegyptius	*Hae*III	G G C C C C G G
Haemophilus influenzae Rd	*Hin*dIII	A A G C T T T T C G A A
Haemophilus parainfluenzae	*Hpa*I	G T T A A C C A A T T G
Nocardia otitidis-caviarum	*Not*I	G C G G C C G C C G C C G G C G
Providencia stuartii 164	*Pst*I	G T G C A G G A C G T C
Staphylococcus aureus 3A	*Sau*3A	G A T C C T A G

*Blue lines indicate locations of single-strand cuts within the restriction site. Enzymes that make off-center cuts produce fragments with short single-stranded extensions at their ends.

SOURCE: New England Biolabs, http://www.neb.com.

연구자들이 DNA를 특정 제한부위에서 자르는 효소를 구입하는 것이 가능하다.

DNA 서열의 클로닝_DNA sequences are cloned into vectors

1970년대의 DNA-클로닝 기술의 발달로 인해, 특정 DNA 절편을 무제한적으로 대량으로 생산할 수 있는 수단이 확보되었다.

클로닝 벡터가 DNA의 한정된 염기서열을 복제하는 데 유용하다_Cloning vectors are useful to replicate defined sequences of DNA

DNA 클로닝에 있어서는, 어떤 주어진 DNA 분절을, 클로닝 벡터라고 부르는, 스스로 복제할 수 있는 능력을 지닌 DNA분자 내로 삽입하고, 따라서 삽입된 DNA가 벡터와 함께 복제되도록 한다. 세균바이러스, 곤충바이러스, 포유동물 레트로바이러스 등을 비롯한 다수의 다양한 바이러스가 벡터로서 사용되어 왔다. 일반적으로 사용되는 세균바이러스는 박테리오파아지 λ (bacteriophage λ)이다. 어떤 유전자를 박테리오파아지 λ 내에 삽입하고 그 결과 제작된 재조합 박테리오파아지 λ를 *E. coli* 를 감염시키는데 사용한다면, 삽입된 유전자를 세균에서 발현시킬 수 있을 것이다.

플라스미드는 또 다른 유형의 일반적인 클로닝 벡터이다. 플라스미드는 숙주세포 내에서 숙주세포와 무관하게 복제될 수 있는 작은 환상의 염색체외 DNA 분자이다; DNA 클로닝에 가장 빈번하게 사용되는 숙주는 *E. coli* 이다. 보통 클로닝될 DNA는 항생제 내성 유전자를 지니고 있는 플라스미드에 삽입된다. 그 재조합 플라스미드를 세균세포와 반응시킨 후에는, 재조합 플라스미드를 함유한 세균세포를 항생제가 들어있는 배지에서 자라는 능력을 기준으로 하여 선별할 수 있다.

클로닝에 빈번하게 이용되는 또 다른 벡터는 ***코스미드 벡터 (cosmid vector)***라고 부른다 이러한 종류의 벡터는 λ-파아지 DNA의 COS 부위, 항생제 내성 유전자, 및 복제 개시점을 갖도록 유전 공학적으로 제작된 플라스미드이다. COS 부위는 약 50 kb 크기까지의 DNA를 λ-파아지 머릿속에 포장될 수 있게 해주는 DNA 서열이다.

cDNA와 유전체 DNA의 클로닝으로 특정 염기서열의 분리가 가능하다_Cloning of cDNA and genomic DNA allows the isolation of defined sequences

세포로부터 분리된 전령 RNA (mRNA)는 역전사효소를 이용하여 상보 DNA (cDNA)로 전사시킬 수 있다. cDNA는 암피실린과 같은 항생제에 대한 내성 유전자를 지닌 플라스미드 벡터에 삽입하는 방법에 의해 클로닝할 수 있다. 이렇게 하여 확보할 수 있는 재조합 플라스미드 DNA는 특별하게 처리된 *E. coli* 내로 전달한다; 이 전달과정을 **형질전환 (transformation)**이라 한다. 만약 외래 DNA를 숙주세포에 도입되어 발현된다면, 그 숙주세포는 **형질전환되었다 (transfo-rmed)**라고 한다. 그 세포를 암피실린을 함유한 한천평판 배지에서 배양할 경우, 암피실린에 대한 내성유전자를 갖는 형질전환된 세포만 살아남아 자랄 것이다 (그림 22-6). 어떤 세포나 조직에서 유래하는 모든 mRNA 서열에 해당하는 DNA 서열들을 플라스미드 벡터 내에 지니고 있는 것들의 집합체를 *cDNA 라이브러리 (cDNA library)*라고 한다. cDNA 라이브러리는 발현된 유전자들에 해당하는, 즉 mRNA 유래 염기서열만을 포함하고 있다는 점에서 유전체라이브러리와는 다르다.

어떤 동물의 전체 유전체의 클로닝, 즉 유전체 클로닝에는 특별한 벡터가 요구된다. *E. coli* 플라스미드는 형질전환 효율이 낮고 적은 수의 형질전환된 세포의 집락이 페트리 접시 상에서 검출될 수 있기 때문에, 거대한 유전체를 구성하고 있는 DNA 분절들의 클로닝에는 비실용적이다. 대신에, 박테리오파아지 λ (bacteriophage λ)에서 유래하는 클로닝 벡터가 제한효소 처리에 의해 생성되는 염색체 DNA분절의 클로닝에 사용된다 (그림 22-7). 박테리아파지 λ DNA는 길이가 48.5 kb이고, *E. coli* 내에서의 λ 복제에 꼭 필

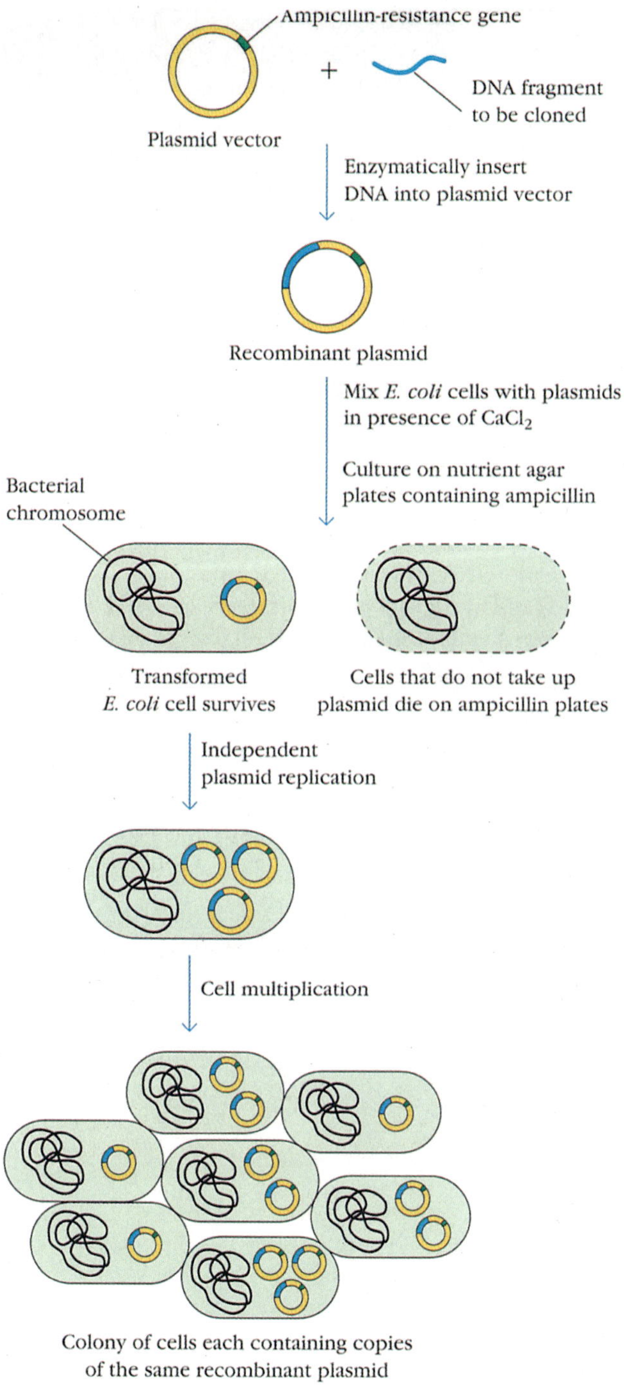

FIGURE 22-6 cDNA cloning using a plasmid vector. A plasmid containing a replication origin and an ampicillin-resistance gene is cut with a restriction endonuclease that produces blunt ends. After addition of a poly-C tail to the 3′ ends of the cDNA and of a complementary poly-G tail to the 3′ ends of the cut plasmid, the two DNAs are mixed, annealed, and joined by DNA ligase, forming the recombinant plasmid. Uptake of the recombinant plasmid into *E. coli* cells is stimulated by high concentrations of $CaCl_2$. Transformation occurs with a low frequency, but the transformed cells can be selected in the presence of ampicillin. *[Adapted from H. Lodish et al., 1995,* Molecular Cell Biology, *3rd ed., Scientific American Books.]*

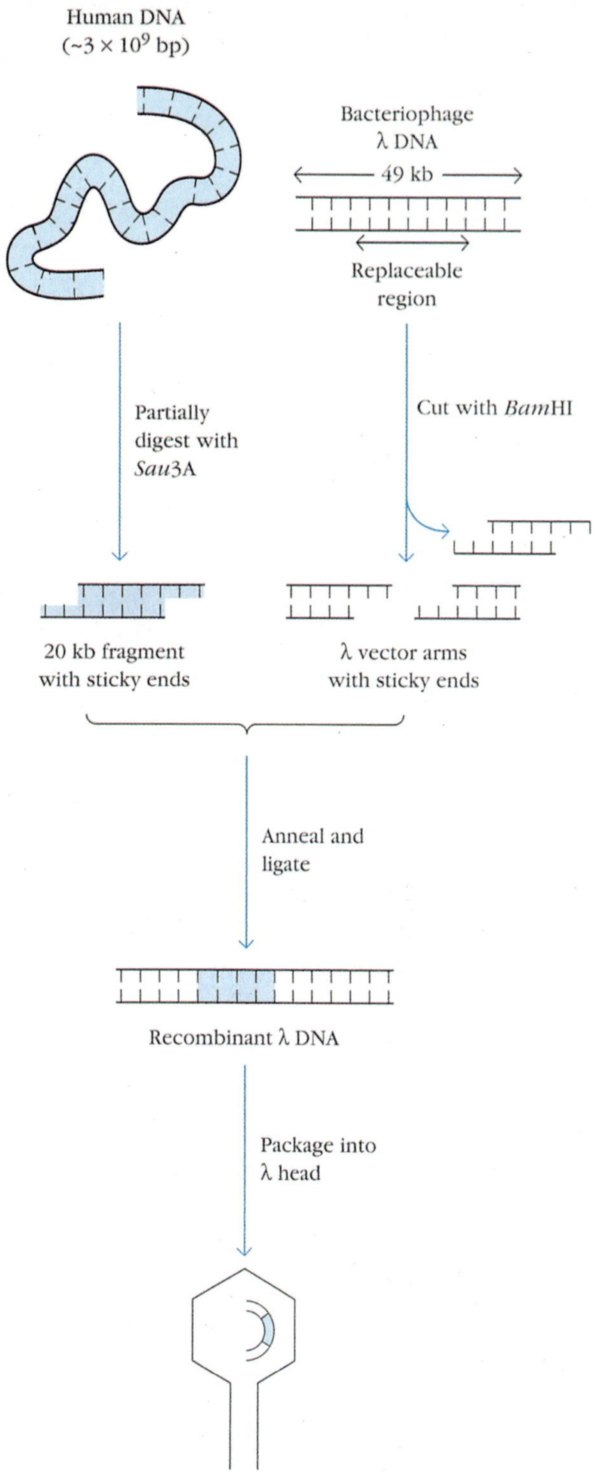

FIGURE 22-7 Genomic DNA cloning using bacteriophage λ as the vector. Genomic DNA is partly digested with *Sau*3A, producing fragments with sticky ends. The central 15-kb region of the λ-phage DNA is cut out with *Bam*HI and discarded. These two restriction enzymes produce complementary sticky ends, so the genomic and DNA fragments can be annealed and ligated. After the resulting recombinant DNA is packaged into a λ-phage head, it can be propagated in *E. coli*.

요하지 않은 약 15 kb 정도의 중앙 부위가 있어, 외래 유전체 DNA로 대체될 수 있다. 재조합 DNA가 원래의 λ-파아지 DNA 길이를 크게 초과하지 않는 한, λ-파이지 머리 내에 포장될 수 있으며 *E. coli* 내에서 증식할 수 있게 된다. 이는 한 개의 λ-파아지 입자 내에 1.5×10^4 염기쌍 이상이 클로닝될 수 있음을 의미한다. 어떤 종의 모든 DNA서열을 포함하는 λ 클론들의 총집합체를 *유전체 라이브러리 (genomic library)*라한다. 약 3×10^9 염기쌍을 갖는 어떤 포유동물 유전체 전체에 해당하는 유전체 DNA 라이브러리를 확보하기 위해서는 백만 개의 서로 다른 재조합 λ 파아지 입자들이 필요한 것으로 계산된다.

박테리오파아지 λ (bacteriophage λ)에 클론될 수 있는 20-25 kb의 DNA는 특정 유전자의 암호화서열의 5′ 및 3′말단의 바깥에 위치한 조절유전자를 포함할 만큼 충분히 길지 않다. 이미 기술한 바와 같이, 길이가 30-50 kb인 더 거대한 유전체 DNA 분절은 코스미드 벡터에 클로닝할 수 있다. 완전한 기능을 하는 박테리오파아지는 아니지만, 재조합 코스미드 벡터는 *E. coli*를 감염시킬 수 있고 플라스미드로서 복제되므로, 코스미드 라이브러리 제작할 수 있다. 최근에는, 더 큰 *E. coli* 바이러스인 박테리오파아지 P1이 100 kb 길이에 이르는 DNA 분절을 클로닝하는데 이용되었다. 2000 kb 보다 더 큰 DNA 분절도 효모인공염색체 (yeast artificial chromosomes, YACs)에 클로닝될 수 있는데, YAC은 선형의 DNA 단편의 형태이며 효모세포 내에서 복제될 수 있다 (표 22-6). 세균인공염색체 (bacterial artificial chromosomes, BACs)도 유용한 벡터이다. BACs는 100-300 kb의 DNA 분절을 수용할 수 있다. 비록 YACs이 더 큰 외래 DNA를 수용할 수 있더라도, BACs이 훨씬 더 증식이 쉬우며 대량의 클론제작에 우선적으로 선택되는 벡터이다.

TABLE 22-6 Vectors and maximum length of DNA that they can carry

Vector type	Maximum length of cloned DNA (kb)
Plasmid	15
Bacteriophage λ	25
Cosmid	45
Bacteriophage P1	100
Bacterial artificial chromosome (BAC)	100–300
Yeast artificial chromosome (YAC)	>2000

DNA 클론의 선택_Selection of DNA clones

일단 cDNA 또는 유전체 DNA 라이브러리가 준비되면, 이는 *in situ 혼성 결합법 (in situ hybridization)*이라는 기법에 의해 특정 DNA 절편을 확인하기 위한 검색에 이용될 수 있다. 재조합된 DNA를 함유한 세균집락, 효모집락, 혹은 파아지 용균반을 복사평판법 (replica plating)으로 니트로셀룰로오스 혹은 나일론 필터에 이전시킨다 (그림 22-8). 필터를 NaOH로 처리하여, 세균을 용해시키고 DNA를 변성시켜서 단일나선 DNA (ssDNA)가 필터에 부착되도록 한다. 이어서 DNA가 결합된 필터를 관심있는 유전자에 특이적인 방사능 탐침 (radioactive probe)과 반응시킨다. 그 탐침은 필요한 유전자를 함유하고 있는 필터상의 균집락이나 용균반에 반응하며, 이들은 방사선 자동사진법으로 확인될 수 있다. 필터상의 양성반응을 나타내는 균집락이나 용균반 부위는, 해당하는 클론이 본래의 한천 배지 상에서 어디에 위치하는지를 보여주는 것이다.

여러 방사능 표지 탐침들을 라이브러리를 검색에 사용할 수 있다. 몇몇 경우에는, 방사능 표지 mRNA나 cDNA가 탐침으로 사용

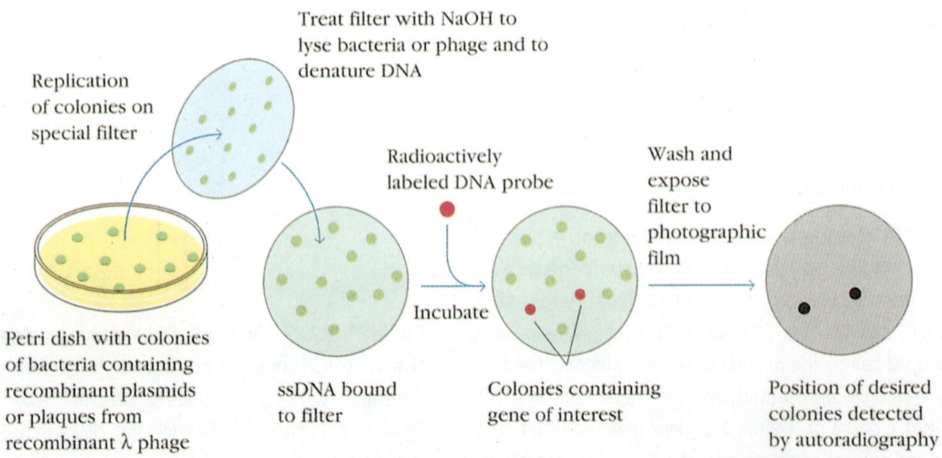

FIGURE 22-8 Selection of specific clones from a cDNA or genomic DNA library by in situ hybridization. A nitrocellulose or nylon filter is placed against the plate to pick up the bacterial colonies or phage plaques containing the cloned genes. After the filter is placed in a NaOH solution and heated, the denatured ssDNA becomes fixed to the filter. A radioactive probe specific for the gene of interest is incubated with the filter. The position of the colonies or plaques containing the desired gene is revealed by autoradiography.

된다. 관심있는 유전자에 의해 암호화되는 단백질이 정제되고 또한 부분적으로 그 서열이 밝혀졌다면, 아미노산 서열로부터 역으로 해당 유전자의 뉴클레오티드 서열을 추정할 수 있다. 이미 알려진 5-6개의 아미노산 잔기의 서열에 대한 정보가 특정 유전자에 대한 cDNA나 유전체 라이브러리를 검색하기 위해 사용하는 방사능 표지 올리고뉴클레오티드 탐침을 합성하는 데 필요한 전부이다. 유전 암호의 중복성에 대처하기 위해, 제한된 수의 코돈에 의해 암호화되는 아미노산을 함유한 펩티드 단편이 보통 선택된다. 펩티드에 대한 모든 가능한 암호들에 해당하는 올리고뉴클레오티드를 합성하여, DNA 라이브러리를 검색하기 위한 탐침으로 사용한다.

서던 블로팅은 주어진 서열의 DNA를 검색한다_Southern blotting detects DNA of a given sequence

제한효소에 의한 절단으로 확보된 DNA 분절은 한천 겔 전기영동법으로 길이를 기준으로 분리할 수 있다. 분절이 짧을수록 한천 겔에서 더 빨리 움직인다. E.M. Southern이 개발하였던 한 가지 세련된 기술은 특정 유전자 서열을 갖는 분절을 지니고 있는 DNA 밴드를 동정하는 데 사용될 수 있다 (그림 22-9). **서던 블로팅 (Southern blotting)**이라 부르는 이 기술에서는 DNA를 제한효소로 잘라서, 분절을 한천 겔 상에서 전기영동으로 크기에 따라 분리한다. 이어서 그 겔을 NaOH 용액에 담구어 이중나선 DNA를 변성시키고, 변성된 DNA 분절을 모세관 작용을 이용하여 니트로셀룰로오스 또는 나일론 막에 이전시킨다. 이전 후, 막을 관심있는 유전자에 특이적인 방사능 표지 탐침과 함께 반응시킨다. 탐침이 관심있는 유전자를 포함하는 ssDNA 분절과 혼성화결합 (hybridization)되고, 이러한 혼성화된 분절을 포함하는 밴드의 위치는 방사선 자동사진법에 의해 확인된다. 서던블롯 분석법은 항체의 다양성 및 T-세포 수용체의 다양성의 생성기전을 밝히는 데 결정적인 역할을 했다 (그림 5-2와 9-2 참조).

노던 블로팅은 mRNA를 검출한다_Northern blotting detects mRNA

노던 블로팅 (서던 블로팅과의 유사성 때문에 이와 같이 명명)은 특정 mRNA 분자의 존재를 검출하는데 사용된다. 이 방법은 먼저 mRNA를 변성시켜 접히지 않은 선형 (unfolded linear form)으로 만든다. 이어서 mRNA 분자를 전기영동으로 크기에 따라 분리하고, 니트로셀룰로오스 막으로 mRNA를 이전시킨다. 이런 과정을 통해 mRNA는 막의 표면에 부착되어진다. 뒤이어 막을 표지된 DNA 탐침과 반응시키고, 방사선 자동사진법을 수행한다. 노던분석법은 다양한 조건의 세포 내에서 특정 mRNA가 양적으로 어떻게 발현되는지를 결정하는데 자주 이용된다. 양적으로 mRNA의 수준이 증가되면 이에 비례하여 더 많은 양의 표지된 DNA 탐침과 결합할 것이다.

중합효소연쇄반응 (PCR)은 소량의 DNA를 증폭시킨다_Polymerase chain reaction amplifies small quantities of DNA

중합효소연쇄반응은, 특정 DNA 서열이 복잡한 혼합물 내에 극소량으로 존재할 경우에도, 이를 증폭하기 위해 사용하는 강력한 기술이다 (그림 22-10). 이 방법에는 증폭하고자 하는 DNA 서열의 양쪽 말단에 접하고 있는 DNA 서열이 필요하며, 이를 이용하여 짧은 올리고뉴클레오티드 프라이머가 합성될 수 있다. DNA 혼합물을 간단히 열처리하여 단일가닥으로 변성시킨다. 이어서 변성된 DNA를, 상보성 단일가닥 DNA와 혼성화결합을 하는, 과량의 올리고뉴클레오티드 프라이머 존재 하에 식힌다. 그런 다음, 열-저항성인 DNA 중합효소를 네 가지의 데옥시뉴클레오티드 삼인산과 함께 첨가해주면, 각각의 DNA 가닥이 복제된다. 새로 합성된 이중가닥 DNA는 열처리에 의해 변성되고, 사이클이 반복된다. 각 사이클마다 표적 DNA 서열이 배가 된다; 25 반응만으로 원하는 DNA 서열이 백만 배로 증폭될 수 있다.

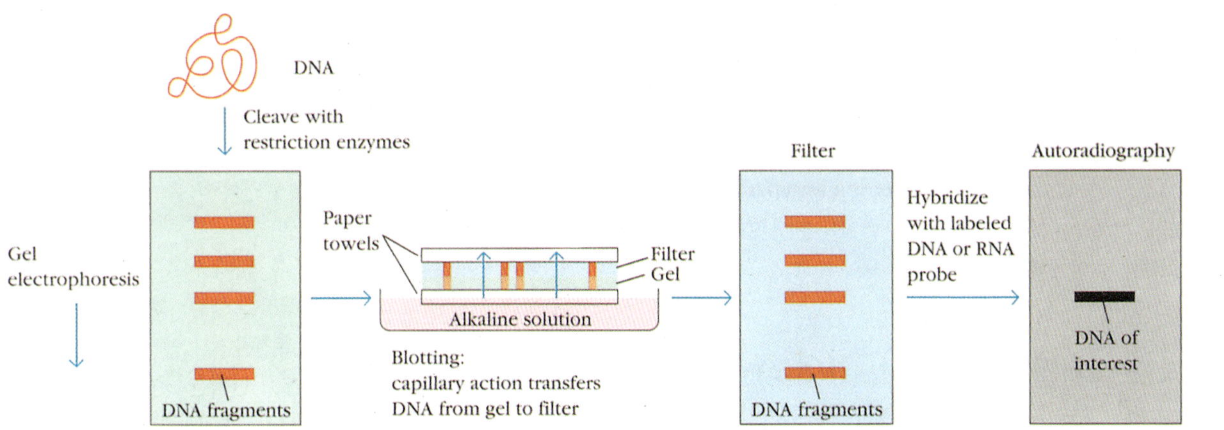

FIGURE 22-9 The Southern-blot technique for detecting specific sequences in DNA fragments. The DNA fragments produced by restriction-enzyme cleavage are separated by size by agarose gel electrophoresis. The agarose gel is overlaid with a nitrocellulose or nylon filter and a thick stack of paper towels. The gel is then placed in an alkaline salt solution, which denatures the DNA. As the paper towels soak up the moisture, the solution is drawn through the gel into the filter, transferring each ssDNA band to the filter. This process is called blotting. After heating, the filter is incubated with a radiolabeled probe specific for the sequence of interest; DNA fragments that hybridize with the probe are detected by autoradiography. *[Adapted from J. Darnell et al., 1990,* Molecular Cell Biology, *2nd ed., Scientific American Books.]*

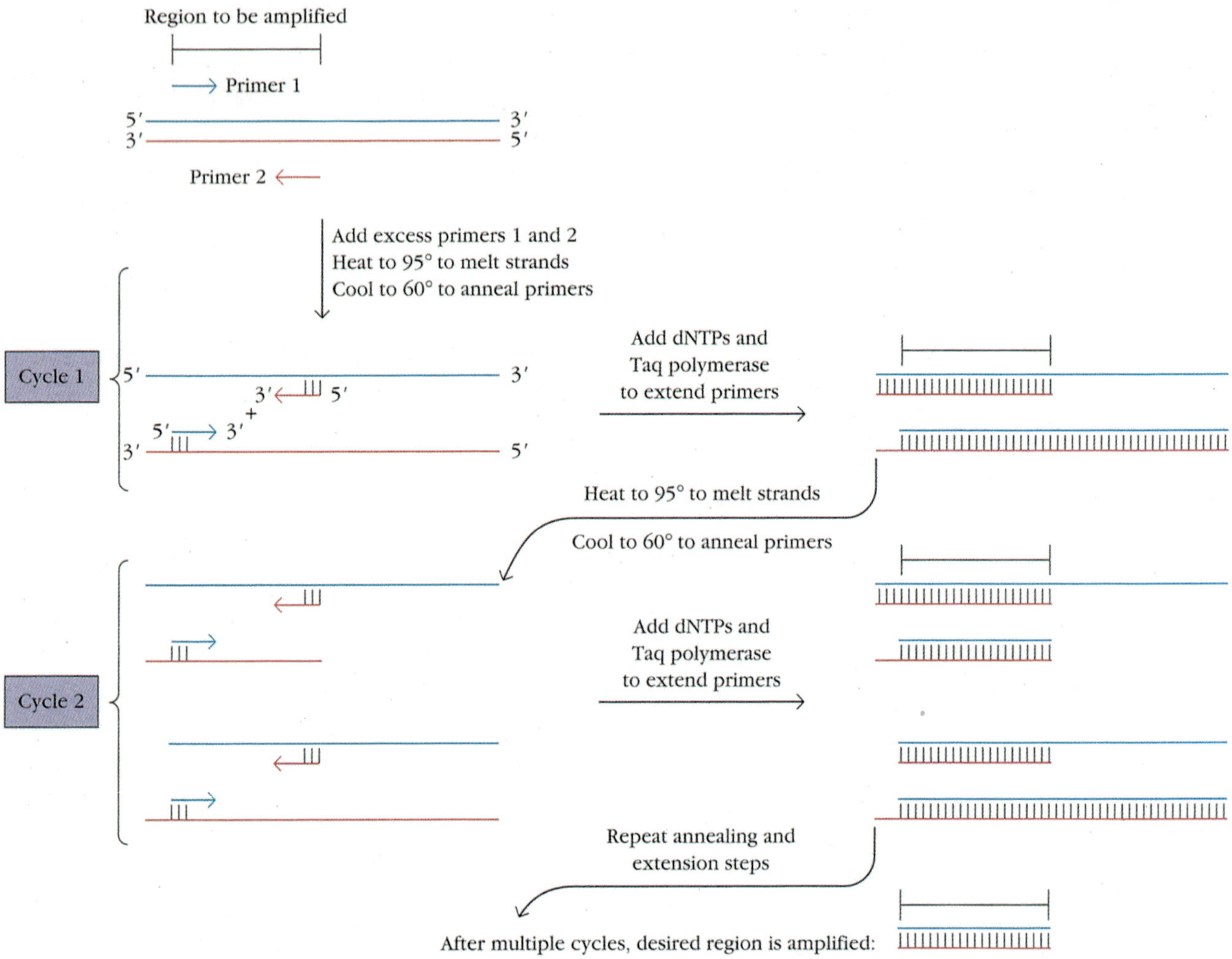

FIGURE 22-10 The polymerase chain reaction (PCR). DNA is denatured into single strands by a brief heat treatment and is then cooled in the presence of an excess of oligonucleotide primers complementary to the DNA sequences flanking the desired DNA segment. A heat-resistant DNA polymerase is used to copy the DNA from the 39 ends of the primers. Because all of the reaction components are heat stable, the heating and cooling cycle can be repeated many times, resulting in alternate DNA melting and synthesis and rapid amplification of a given sequence. *[Adapted from H. Lodish et al., 1995, Molecular Cell Biology, 3rd ed., Scientific American Books.]*

PCR로 증폭된 DNA는 서던블로팅, 제한효소지도 제작, 그리고 직접적인 DNA 서열분석 등을 통해 특성이 더 규명될 수 있다. PCR 기술은 면역학자들이 면역반응에 중요한 MHC 분자, T-세포 수용체 및 면역글로불린 등과 같은 단백질들을 암호화하는 유전자들을 증폭할 수 있게 해 주었다.

DNA 조절서열의 분석_Analysis of DNA Regulatory Sequences

유전자의 전사활성은 프로모터 (promoter) 및 엔핸서 (enhancer) 서열에 의하여 조절된다. 이러한 서열은 시스 조절인자로서, 동일한 DNA 분자 상의 유전자만 조절함을 의미한다. 프로모터 서열은 조절하는 유전자의 상부에 존재하고, TATA 박스를 포함하는데, 이 박스에 RNA중합효소 II를 비롯한 일반적인 전사장치 (transcription machinery)가 결합되고 전사가 개시된다. 엔핸서 서열은 프로모터에 높은 전사율을 부여한다. 프로모터가 항상 조절하는 유전자의 상부에 존재하는 것과는 달리, 엔핸서 인자는 유전자와 관련된 도처에 존재할 수 있다 (프로모터의 5′, 유전자의 3′, 또는 유전자의 인트론부위 내에 조차도 존재).

엔핸서와 프로모터 서열의 활성은 DNA 결합 단백인 전사인자에 의해 조절된다. 이러한 단백질은 엔핸서와 프로모터 내의 특정 핵산서열에 결합하고 활성을 촉진하거나 억제한다. 엔핸서와 프로모터의 서열과 각각의 DNA 결합 단백은 DNA 풋프린팅, **겔-지연 분석법 (gel-shift analysis)**, 그리고 **CAT 분석법 (CAT assay)**을 비롯한 여러 기술에 의해 확인되고 있다.

DNA 풋프린팅은 단백질이 DNA에 결합하는 부위를 확인한다_DNA footprinting identifies the site where proteins bind DNA

엔핸서와 프로모터 상의 DNA 결합단백질의 결합부위가 **DNA 풋**

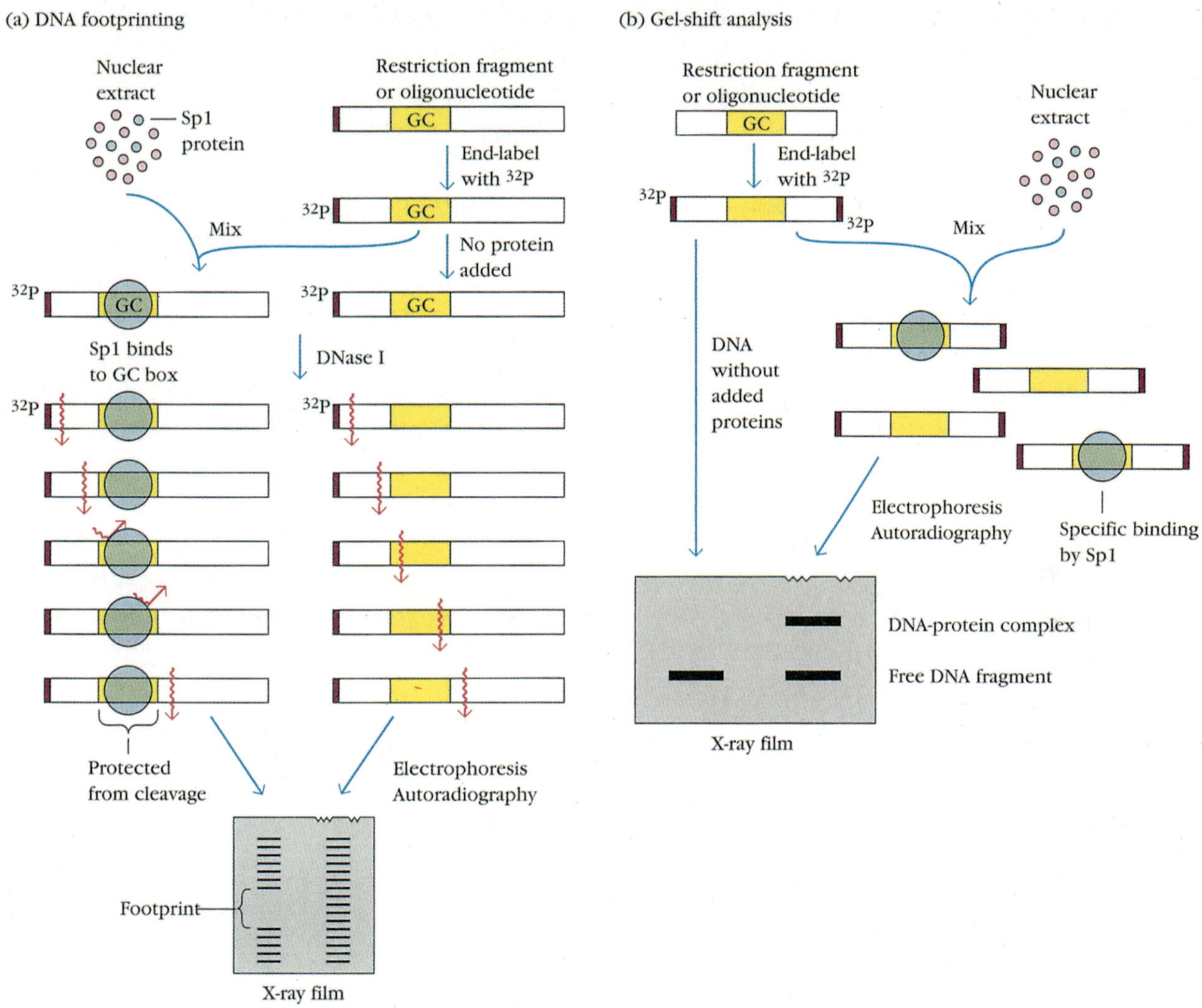

FIGURE 22-11 Identification of DNA sequences that bind protein by DNA-footprinting and gel-shift analysis. (a) In the footprinting technique, labeled DNA fragments containing a putative promoter or enhancer sequence are incubated in the presence and absence of a DNA-binding protein (e.g., Sp1 protein, which binds to a "GC box," a GC-rich region of DNA). After the samples are treated with DNase and the strands separated, the resulting fragments are electrophoresed; the gel then is subjected to autoradiography. A blank region (footprint) in the gel pattern indicates that protein has bound to the DNA. (b) In gel-shift analysis, a labeled DNA fragment is incubated with a cellular extract containing transcription factors. The electrophoretic mobility of the DNA-protein complex is slower than that of free DNA fragments. *[Adapted from J. D. Watson et al., 1992,* Recombinant DNA, *2nd ed., W. H. Freeman and Company.]*

프린팅으로 확인될 수 있다 (그림 22-11a). 이 방법에서는, 엔핸서와 프로모터 서열을 함유한 클론된 DNA 분절이 먼저 32P로 ^{32}P로 5′ 부위에 방사능 표지된다. 표지된 DNA를 두 분획으로 나눈다: 하나의 분획은 DNA 결합단백질이 들어있는 핵 추출물과 반응시킨다; 다른 DNA 분획은 추출물과 반응시키지 않는다. 양쪽 DNA 시료를 핵산분해효소 (nuclease) 또는 DNA의 인산디에스테르 결합을 임의로 절단하는 화학물질로 처리하여, 가닥들을 분리시킨다. 이때 생성되는 DNA 분절을 겔 상에서 전기영동하여 그 크기에 따라 나눈다. DNA 결합단백질이 존재하지 않는 경우에는, 전기영동 상에서 완전한 사다리모양의 밴드가 얻어진다. DNA 분절 상의 한 부위에 결합하는 단백질이 존재할 때는, 뉴클레오티드 일부를 덮어서 DNA가 분해되지 않도록 보호한다. 보호된 DNA의 전기영동 양상은 비어있는 부위 (또는 풋프린트)를 함유할 것이다. 각각의 풋프린트는 특정 DNA 결합단백질과 결합하는 엔핸서와 프로모터 내의 부위를 나타낸다.

겔-지연 분석법은 DNA-단백질 복합체를 확인한다_

Gel-shift analysis identifies DNA-protein complexes

단백질이 DNA 분절과 결합하여 DNA-단백질 복합체를 이룰 때, 겔 내의 DNA 분절의 **전기영동도 (electrophoretic mobility)**이동성이 감소하여, DNA 분절을 포함하는 밴드의 위치에 변화가 나타난다. 이 현상이 **겔-지연 분석법 (gel-shift analysis)**의 기초이다. 이 방법에서는 엔핸서 또는 프로모터 서열을 포함하는 방사능으로 표지된 클론된 DNA와 DNA 결합단백질을 함유한 핵 추출물을 함께 반응시킨다 (그림 22-11b). 클론된 DNA와 단백질 복합물을 전기영동하고, 그 전기영동도를 클론된 DNA 만의 전기영동도와 비교한다. 전기영동도의 변화는 단백질과 DNA가 결합하여, 전기영동 겔 상의 이동을 지연시키는 것을 나타낸다.

CAT 분석법은 전사활성을 측정한다_CAT assays measure transcriptional activity

프로모터 활성을 측정하는 하나의 방법은, 분석하고자 하는 프로모터에 부착된 *리포터 유전자 (reporter gene)*를 지니고 있는 DNA 서열을 제작하고 클로닝하는 것이다. 이러한 서열이나 유전자 조합체 (construct)가 진핵세포 내로 도입될 때, 활성이 있다면 프로모터로부터 전사가 시작되고, 리포터 유전자가 전사되어 단백질이 합성된다. 생산된 단백질 양을 측정하는 것이 프로모터 활성을 결정하는 방법이다. 프로모터 서열 내에 돌연변이를 일으키고 또한 리포터 유전자로써 프로모터 활성을 분석하는 방법을 통해 프로모터 내의 보존된 서열 모티프가 확인되어 왔다.

대부분의 리포터 유전자는 반딧불발광효소처럼 쉽게 측정될 수 있는 단백질을 암호화하기 때문에 선택된다. 반딧불 발광효소 (firefly luciferase)는 빛을 방출하는 반응을 촉매하는 효소인데, 이 반응은 어둠속에서 반딧불이 빛을 낼 수 있도록 해주는 반응이다. 프로모터의 활성이 강할 수록 더 많은 발광효소가 트렌스펙션된 세포 내에서의 생성된다. 이때 발광효소의 활성은 기질인 루시페린 (luciferin)을 첨가하여 방출되는 빛을 발광광도계 (luminometer)로 측정함으로써 정량한다.

포유동물세포 내로 유전자 이식_Gene Transfer into Mammalian Cells

면역 반응과 관련된 다양한 유전자가 분리되고, DNA 재조합 법을 사용하여 클론 되었다. 이러한 유전자의 발현과 조절은 배양된 포유동물 세포 내로 도입되어 연구되었고, 더 최근에는 동물의 배선 (germ line) 내로 도입되었다.

클론된 유전자를 배양세포 내로 이식하는 기술은 유전자 기능의 in vitro 분석을 가능하게 한다_Cloned genes transferred into cultured cells allow in vitro analysis of gene function

세포 내로 유전자를 이식하는 여러 가지 기술이 개발되었다. 일반적인 기술은 바이러스 구조 유전자를 이식시킬 클론된 유전자로 대체시킨 역전사바이러스를 사용하는 것이다. 변경된 역전사 바이러스는 클로닝된 유전자를 배양세포에 이식하기 위한 운반체로 사용된다. 역전사바이러스의 성격 때문에 재조합 DNA가 높은 빈도로 유전체에 삽입된다. 다른 방법으로, 관심있는 클로닝된 유전자를 인산칼슘과 혼합한다. 칼슘-인산염-DNA 복합체가 천천히 세포 표면상에 가라앉게 되고 그 중 적은 비율이 세포에 흡수된다. 또 다른 이식 기술로는 전기천공법 (electroporation)이 있는 데, 전류가 세포막에 구멍을 내고, 세포막을 통해 클론 DNA가 흡수된다. 뒤의 두 방법에서 도입된 DNA가 처리된 세포들 중 소량의 세포의 DNA 내의 임의 부위에 삽입된다.

일반적으로, 전이되는 클론된 DNA는 네오마이신에 대한 내성을 부여하는 유전자처럼 선택적인 표지 유전자를 갖도록 유전 공학적으로 제작되었다. 전이 후, 세포는 네오마이신 존재 하에 배양된다. 전이된 세포만 자랄 수 있기 때문에, 전체 세포 집단에서 소수의 전이된 세포들도 확인되고, 선택될 수 있다.

클론된 유전자의 세포 내로의 도입은 면역학적 연구에서 매우 효율적인 것으로 판명되었다. 면역반응과 관련된 유전자를 그러한 유전자가 없는 세포 내로 도입하여, 특정 유전자의 산물이 다른 유전자에 의하여 암호화된 단백질과 상호작용없이 연구될 수 있다. 예를 들면, 적절한 프로모터에 의해 조절되도록 만든 MHC 유전자를 마우스 섬유아세포주 (L929 혹은 단순히 L 세포)에 트랜스펙션시키는 것은, 면역학자들이 T 세포에 대한 항원제시에 있어서 MHC 분자의 역할을 연구할 수 있게 하였다 (그림 22-12). T 세포 수용체를 암호화하는 유전자의 트랜스펙션은 T 세포 수용체의 항원-MHC 복합체에 대한 특이성에 관한 정보를 제공해 주었다.

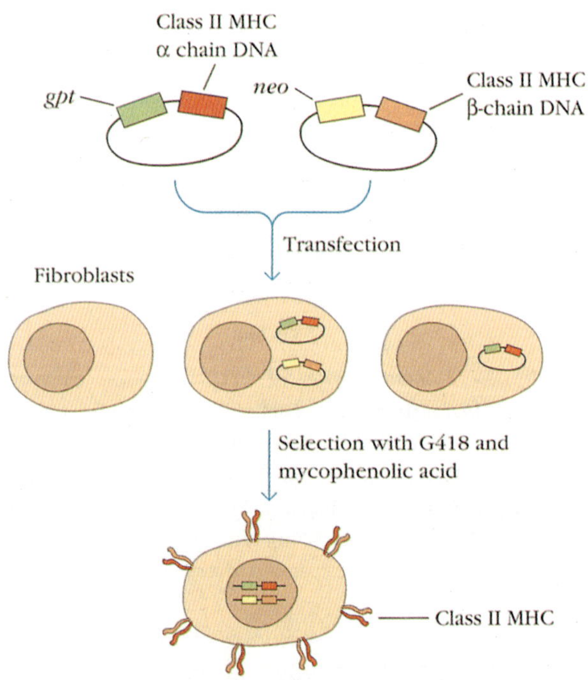

FIGURE 22-12 Transfection of the genes encoding the class II MHC α chain and β chain into mouse fibroblast L cells, which do not normally produce these proteins. Two constructs containing one of the MHC genes and a selectable gene were engineered: the α-chain gene with the guanine phosphoribosyl transferase gene *(gpt)*, which confers resistance to the drug G418, and the β-chain gene with a neomycin gene *(neo)*, which confers resistance to mycophenolic acid. After transfection, the cells are placed in medium containing both G418 and mycophenolic acid. Only those fibroblasts containing both the *neo* and *gpt* genes (and consequently the genes encoding the class II MHC α and β chains) will survive this selection. These fibroblasts will express both class II MHC chains on their membranes.

레트로바이러스 (retrovirus)는 거의 모든 포유동물 세포를 감염시킬 수 있어, 포유동물 세포들 내로, 특히 림프계 세포들 내로, DNA를 도입하기 위해 보편적으로 이용하는 벡터이다. 레트로바이러스는 바이러스의 RNA 유전체를 DNA로 전환하는 것을 촉매하는 효소로서 역전사 효소를 지니고 있는 RNA 바이러스이다. 이때 바이러스 DNA는 숙주의 염색체 DNA에 삽입되어 프로바이러스 (provirus)로서 존재하며, 세포가 분열할 때 마다 숙주의 염색체 DNA와 함께 복제된다. 레트로바이러스가 연구에 벡터로서 이용될 경우, 레트로바이러스 유전자들의 대부분은 제거되므로 바이러스 입자를 생산할 수 없다; 제거되지 않고 남아 있는 레트로바이러스 유전자들에는 바이러스 5′말단에 위치하고 있으며 긴 말단 반복배열 (*long terminal repeat, LTR*)이라는 염기서열에 존재하는 강력한 프로모터 부위가 포함되어 있다. 만약 이러한 레트로바이러스 벡터에 어떤 유전자를 삽입한 다음 이를 포유동물 세포를 감염시키는데 사용한다면, 그 유전자의 발현은 레트로바이러스의 프로모터 부위의 조절을 받게 될 것이다. 림프구는 특히 여러 트랜스펙션 방법들에 내성을 나타내므로, 면역학자들에게는 림프계 세포내로 유전자를 도입하는데 레트로바이러스 벡터를 사용하는 것이 대단히 유익하다.

클론된 유전자를 마우스배아 내로 이식하는 기술은 유전자 기능의 in vivo 분석을 가능하게 한다_ Cloned genes tranferred into mouse embryos allow in vivo analysis of gene function

클론된 외래유전자 **(이식유전자, transgenes)**를 마우스의 배아에 이식하는 기술의 발달로 인해, 면역학자들이 면역계 유전자의 효능을 in vivo에서 연구하는 것이 가능해 졌다. 만약 이식된 유전자가 배선세포 내로 안정하게 도입되면, 자손에게 전달될 것이다.

유전자이식 마우스를 생산하는 첫 번째 단계는 클로닝된 외래 DNA를 수정란에 주사하는 것이다. 이러한 기술적으로 매우 어려운 과정에서, 수정란을 감압상태의 피펫 말단에 유지하면서 이식유전자를 미세한 바늘로 전핵 (pronuclei)의 하나에 미세주사 (microinject)한다. 이식유전자가 전핵의 염색체 DNA 내로 삽입되고, 이 과정에서 살아남는 수정란의 딸세포로 전달된다. 이 수정란을 "가성 임신한" 암컷의 나팔관에 이식하면, 유전자이식 마우스의 새끼가 임신 19-20 일 후에 태어난다 (그림 22-13). 일반적으로 이 기술은 효율이 낮아서, 100 개의 수정란마다 1 또는 2 마리의 유전자이식 마우스가 생산된다.

유전자이식 마우스로 면역학자들은 살아있는 동물에서 특정 유전자의 발현을 연구할 수 있게 되었다. 비록 유전자이식 동물 내의 모든 세포가 이식유전자를 지니고 있더라도, 조직에 따라 이식유전자가 발현의 차이를 나타내는 것은 조직-특이 유전자 발현의 기전 해명을 밝게 해 주었다. 특별한 프로모터를 갖는 이식유전자를 제작하는 방법을 통해, 연구자들은 그 이식유전자의 발현을 조절할 수 있다. 예를 들면, 메탈로티오네인 프로모터는 아연에 의해 활성화된다. 메탈로티오네인 프로모터가 연결된 이식유전자를 지닌 유전자

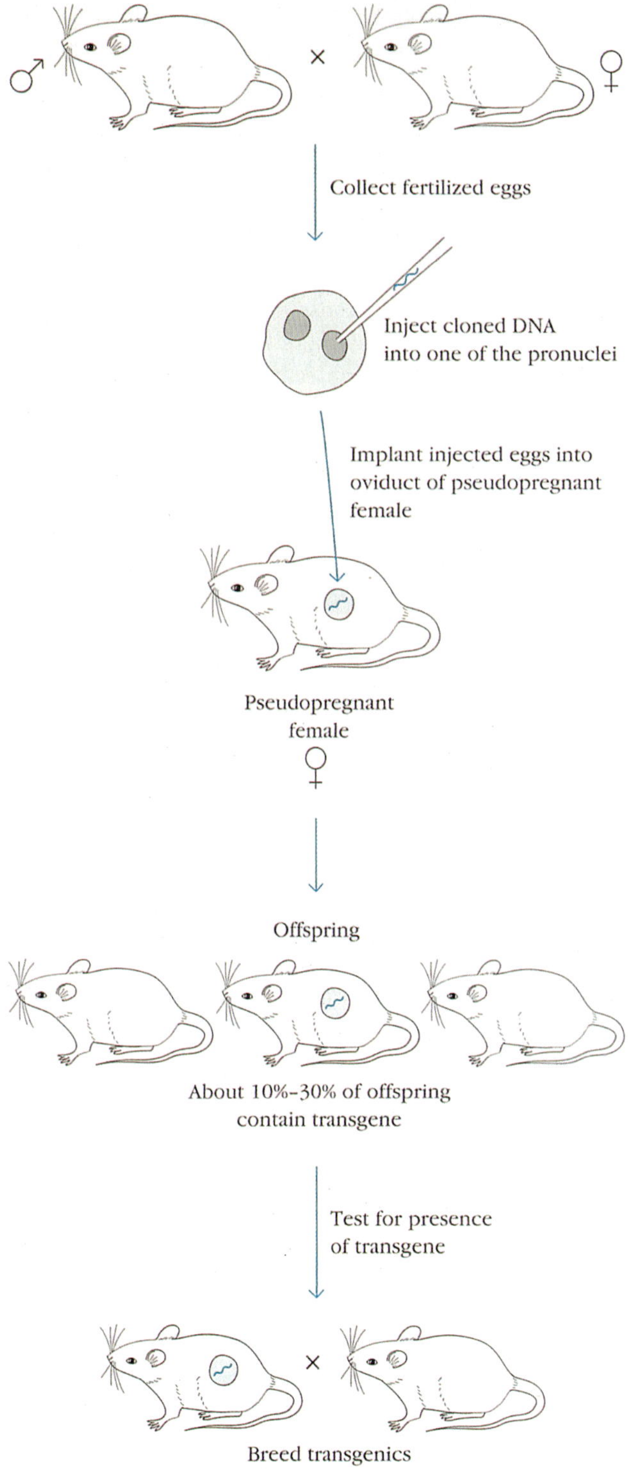

FIGURE 22-13 General procedure for producing transgenic mice. Fertilized eggs are collected from a pregnant female mouse. Cloned DNA (referred to as the transgene) is microinjected into one of the pronuclei of a fertilized egg. The eggs are then implanted into the oviduct of pseudopregnant foster mothers (obtained by mating normal females with a sterile male). The transgene will be incorporated into the chromosomal DNA of about 10% to 30% of the offspring and will be expressed in all of their somatic cells. If a tissue-specific promoter is linked to a transgene, then tissue-specific expression of the transgene will result.

이식 마우스는 마시는 물에 아연을 넣어 줄 때에만 이식유전자를 발현한다. 다른 프로모터들은 특정 조직에서만 그 기능을 나타낸다; 예를 들면, 인슐린 프로모터는 췌장 세포에서만 전사를 촉진한다. 따라서 인슐린 프로모터가 연결된 이식유전자를 지닌 유전자이식 마우스는 다른 조직에서는 이식유전자를 발현하지 않지만, 췌장에서는 이식유전자를 발현할 것이다.

하나의 이식유전자가 단세포성 마우스배아 내의 염색체 DNA에 도입되기 때문에, 체세포와 배선세포 양쪽 모두 내에 도입될 것이다. 생산된 유전자이식 마우스는 이식유전자를 멘델의 법칙에 따라 자손에게 전달할 수 있다. 이런 식으로 모든 그 구성원들이 동일한 이식유전자를 갖는 유전자이식 마우스 계통을 만드는 것이 가능하였다. 다양한 유전자이식 마우스 계통이 현재 이용 가능하며 또한 면역학적 연구에서 광범위하게 사용된다. 이것과 관련된 계통들 중에는 면역글로불린, T-세포 수용체, MHC class I 및 class II, 여러 이종 항원과 수 많은 사이토카인을 암호화하는 이식 유전자를 지닌 계통들이 있다. 이식유전자로서 발암유전자 (oncogene)를 지닌 여러 계통들도 생산되었다.

녹아우트 마우스에는 표적유전자가 파괴되어 있다_ In knockout mice, targeted genes are disrupted

유전자이식 마우스의 단점 중의 하나는 이식유전자가 유전체내 임의의 부위에 삽입된다는 것이다. 이는 일부 이식유전자가 전사활성이 없는 DNA 부위에 삽입되어 불활성화되고 따라서 그 유전자가 발현되지 않는다는 것을 의미한다. 이러한 단점을 보완하려고, 연구자들은 마우스의 배선 내의 특이 부위의 바라는 유전자를 표적하도록 하는 기술을 개발하였다. 이러한 기술의 1차적인 용도는 정상적인 유전자를 돌연변이 대립유전자나 파괴된 대립유전자로 대처하여 그 유전자의 기능을 제거 (knocking out)하는 것이다. 파괴된 유전자를 지니고 있는 유전자이식 마우스를 *녹아우트 마우스 (knockout mice)*라 부르는 데, 이 녹아우트 마우스는 면역학자들이 특정 유전자 산물을 제거하는 것이 면역계에 어떻게 영향을 미치는 지를 이해하는데 대단히 도움이 되었다. 표 22-7에서는 유전자 이식마우스와 녹아우트 마우스를 비교하고 있다.

TABLE 22-7 Comparison of transgenic and knockout mice

Characteristic	Transgenic Mice	Knockout Mice
Cells receiving DNA	Zygote	Embryonic stem (ES) cells
Means of delivery	Microinjection into zygote and implantation into foster mother	Transfer of ES cells to blastocyst and implantation into foster mother
Outcome	Gain of a gene	Loss of gene

유전자 표적 녹아우트 마우스 (gene-targeted knockout mice)의 제작에는 다음 단계들이 포함된다.

- 마우스의 포배의 내부 세포 덩어리로부터 배아줄기세포 **(embryonic stem cells, ES cells)**의 분리 및 배양
- 돌연변이나 파괴된 유전자를 배양된 배아줄기세포에 도입하고, 관심 유전자가 녹아우트된 상동 재조합 세포의 선택 (즉, 기능이 없는 유전자형으로 대체)
- 상동 재조합 배아 줄기세포를 수혜 마우스 포배에 주사하고, 포배를 가성 임신 마우스에 외과적으로 이식
- 파괴된 유전자에 대해 이종 접합성인 키메라 자손을 교배시켜, 동형 접합성의 녹아우트 마우스 생산

이러한 방법에 사용되는 배아줄기 (ES) 세포는 섬유아세포로 이루어진 피더층 (feeder layer) 상에 마우스 포배의 내부 세포 덩어리를 배양하거나 백혈병 억제 인자 (leukemia-inhibitory factor)의 존재 하에 배양하여 얻는다. 이러한 조건 하에서 줄기세포는 자라지만 다분화능 (pluripotent)을 보유하고 있어서 후에 여러 방향으로 분화할 수 있어서 뚜렷한 세포 계열(예, 배아세포, 심근층, 혈관, 근모세포, 혹은 신경세포)이 생산된다. ES 세포의 이점들의 하나는 유전적으로 조작되기 쉬운 점이다. 원하는 유전자를 함유한 클로닝된 DNA는 여러 트랜스펙션법을 통해 배양 ES 세포 내로 도입될 수 있다. 도입된 DNA는 소수의 ES 세포의 염색체 DNA 내로 재조합에 의해 삽입될 수 있다.

ES 세포 내로 도입된 삽입물은 세 가지 유전자를 포함한다: 관심 있는 표적 유전자와 두개의 선택 유전자, 즉 네오마이신 내성을 부여하는 neo^R과 세포독성 뉴클레오티드 유사체인 간사이클로비르 (ganciclovir)에 대한 감수성을 부여하는 허피스바이러스에서 유래된 티미딘 키나아제 (tk^{HSV}) (그림 22-14a). 그 조합체 (constructs)는 종종 neo^R 유전자로 파괴시킨 표적유전자 서열과 표적 유전자를 넘어 한쪽 말단에 위치시킨 tk^{HSV}유전자로 만들어진다. 대부분의 삽입체는 상동재조합에 의한 유전자 표적 삽입이라기 보다는 비상동 재조합에 의한 임의로 삽입될 것이다. 그림 22-14b에서 나타난 대로, 두 단계의 선택법이 파괴된 유전자가 표적 유전자를 대체한 상동 재조합이 일어난 ES 줄기 세포를 얻는 데 사용된다.

이 과정에서 얻어진 ES 세포는 표적 유전자의 녹아우트 돌연변이가 이형접합 상태이다. 이러한 세포는 세포배양으로 클론을 확장하고, 마우스의 포배 (blastocyst)로 주입하여 가성 임신 암컷에 이식된다. 발달되는 유전자이식 마우스 자손들은 유전적으로 변형된 ES 세포 유래의 세포와 숙주 포배의 정상세포 유래의 세포로 이루어진 키메라이다. 배선세포가 유전적으로 변형된 ES 세포로부터 유래될 때, 유전적인 변형이 자손에게 전달된다. 검은색 외피 (혹은 다른 가시적인 표식인자)에 대하여 동형접합성인 재조합 ES 세포를 흰색 외피에 대해 동형접합의 형질을 지닌 마우스 포배내로 주입하게 되면, 그 배선 (germ line) 내에 이형접합성 녹아우트 돌연변이를 지니는 키메라 자손을 쉽게 구별할 수 있게 된다 (그림 22-15). 이 자

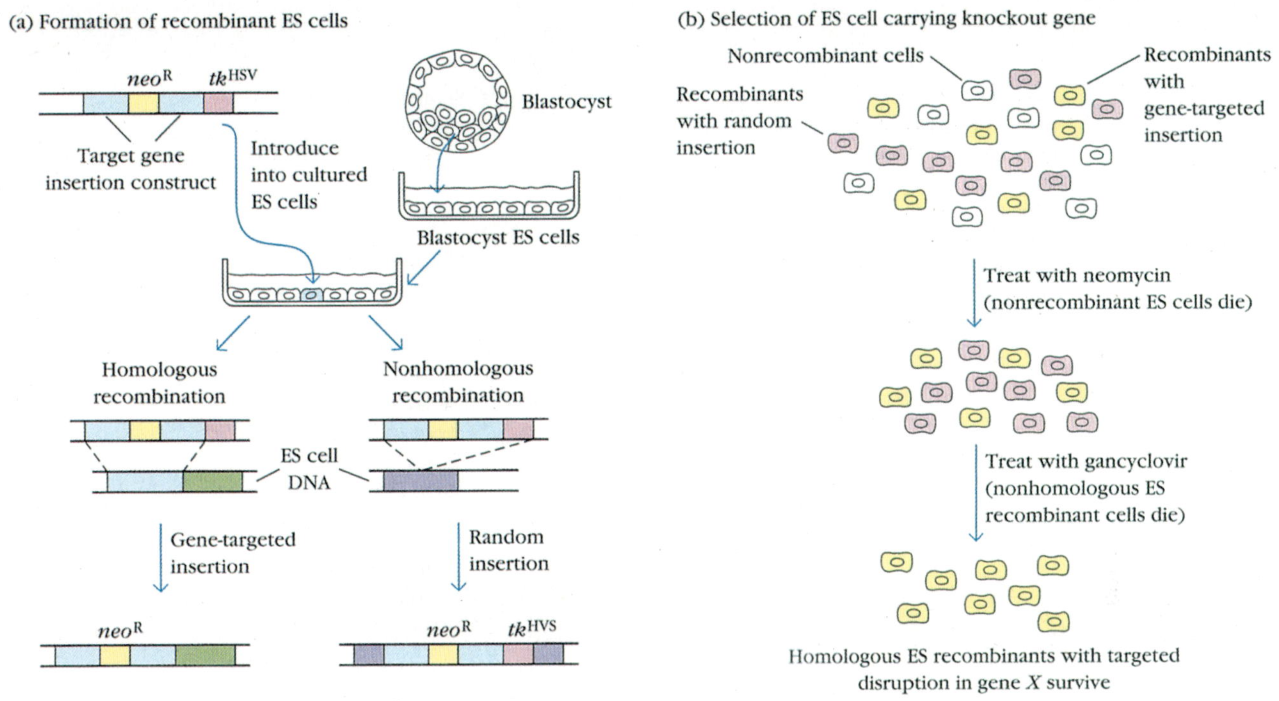

FIGURE 22-14 Formation and selection of mouse recombinant ES cells in which a particular target gene is disrupted. (a) In the engineered insertion construct, the target gene is disrupted with the *neo*^{R} gene, and the thymidine kinase *tk*^{HSV} gene is located outside the target gene. The construct is transfected into cultured ES cells. If homologous recombination occurs, only the target gene and the *neo*^{R} gene will be inserted into the chromosomal DNA of the ES cells. If nonhomologous recombination occurs, all three genes will be inserted. Recombination occurs in only about 1% of the cells, with nonhomologous recombination much more frequent than homologous recombination. (b) Selection with the neomycin-like drug G418 will kill any nonrecombinant ES cells because they lack the *neo*^{R} gene. Selection with gancyclovir will kill the nonhomologous recombinants carrying the *tk*^{HSV} gene, which confers sensitivity to gancyclovir. Only the homologous ES recombinants will survive this selection scheme. *[Adapted from H. Lodish et al., 1995,* Molecular Cell Biology, *3rd ed., Scientific American Books.]*

손들이 서로 교배하면, 자손 중의 일부는 녹아우트 돌연변이에 대해 동형접합성이 될 것이다.

"녹-인" 기술로 내인성 유전자를 대체할 수 있다_"Knock-in" technology allows the replacement of an endogenous gene

특정 유전자를 결실시키는 것 이외에도, 특정 유전자의 돌연변이 형태로써 그 내인성 유전자를 대체하는 것도 가능하다. 유전자의 녹아우트 전략처럼, 특정 유전자의 돌연변이형을 지닌 DNA 조합체가 그 내인성 유전자와 대체될 수 있다. 내인성 유전자의 전부를 특정 DNA 서열로 대체하는 것도 가능하다. 예를 들면, 최근의 보고에서는, CD4 유전자가 β-갈락토시다아제 유전자로 대체되었다. 이 실험에서, CD4 프로모터는 특정 리포터 화합물의 색이 청색으로 전환되는 것을 촉매하는 β 갈락토시다아제를 유도하도록 온전한 상태로 남겨 두었다. CD4 프로모터가 β 갈락토시다아제의 발현을 유도하기 때문에, CD4의 발현이 예정된 흉선세포만 리포터 화합물의 존재하에서 청색으로 변한다. 이러한 실험들에서 얻어진 자료들은 발달과정 중인 T 세포들에 있어서 CD4/CD8 계통의 발달과정을 추적하는데 유용하였다.

유도 유전자 표적, Cre/*lox* 시스템은 유전자 결실을 목표로 한다_Inducible gene targeting, the Cre/*lox* system, targets gene deletion

유전자 표적법에 의한 유전자의 결실 이외에도, 특정 조직에 정확하게 원하는 유전자를 특이하게 결실시키는 실험전략이 최근에 개발되었다. 이러한 방법에는 세균이나 효모로부터 얻어진 위치-특이 재조합 효소 (site-specific recombinase)가 필수적으로 사용된다. 가장 자주 사용되는 재조합효소는 박테리오파지 P1에서 분리된 Cre이다. Cre는 *loxP*로 알려진 DNA의 특위 부위 34 bp를 인식하고, 인식 부위의 재조합을 촉매한다. 그래서 *loxP*가 측면에 존재하는 DNA 서열은 Cre에 의해 인식되고, 재조합 현상에 의해 사이에 낀 DNA 서열의 결실이 초래된다. 달리 말하면, Cre 재조합 효소를 독특하게 발현하는 동물은 모든 *loxP*-인접 서열들을 결실시킬 것이다. 이러한 기법의 진정한 혁신은 Cre 재조합 유전자의 발현이 조직 특

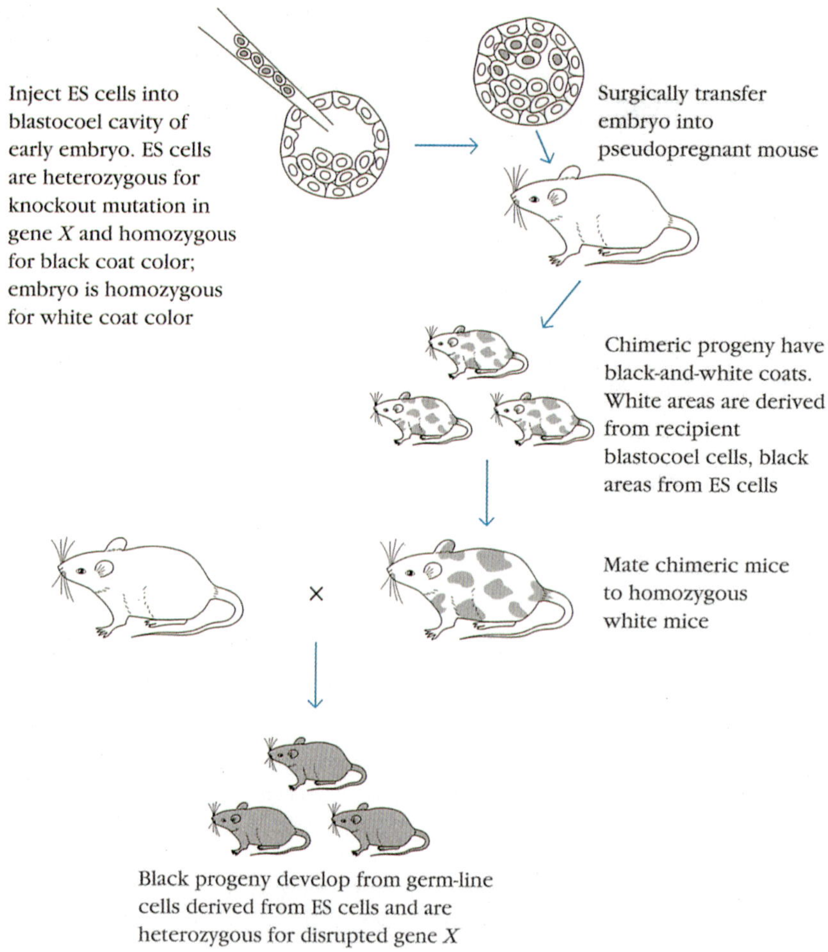

FIGURE 22-15 General procedure for producing homozygous knockout mice. ES cells homozygous for a marker gene (e.g., black coat color) and heterozygous for a disrupted target gene (see Figure 22-16) are injected into an early embryo homozygous for an alternate marker (e.g., white coat color). The chimeric transgenic offspring, which have black-and-white coats, then are mated with homozygous white mice. The all-black progeny from this mating have ES-derived cells in their germ line, which are heterozygous for the disrupted target gene. Mating of these mice with each other produces animals homozygous for the disrupted target gene, that is, knockout mice. *[Adapted from M. R. Capecchi, 1989,* Trends in Genetics ***5**:70.]*

이 프로모터의 사용으로 조절될 수 있다는 점이다. 이 점이 재조합 효소단백의 조직-특이 발현을 가능하게 하고 그래서 *loxP*가 측면에 있는 유전자의 조직-특이 결실을 허용한다. 예를 들면, 면역 글로불린 프로모터를 사용하여 B 세포에서 Cre를 발현시키고, B 세포에서만 *loxP* 인접 DNA 서열을 표적으로 탈락시킬 수 있다.

이 방법은 특정 유전자를 표적으로 하는 탈락이 치명적일 때 특히 유용하다. 예로 DNA 중합효소 β 유전자는 배 발생에 필요하다. Cre/*lox* 시스템을 검사하기 위해 설계된 실험에서, 연구가는 마우스의 DNA 중합효소 β 유전자를 *loxP*로 인접시키고, 이 마우스와 T 세포 프로모터 조절 하에 Cre 이식 유전자를 보유하는 마우스를 교배 시킨다 (그림 22-16a). 이러한 교배로, T 세포에 특이하게 Cre 재조합 효소를 발현하는 새끼가 태어난다. 그런 마우스를 사용하여, 연구가는 T 세포 특이 DNA 중합효소 β를 결실시키는 효과를 검색할 수 있다. 이러한 유전자의 결실 효과는 모든 동물에서 치명적이기 때문에, 일반적인 유전자 표적 실험에서 관찰되지 않는다. 그러나, 현재 Cre/*lox* 시스템을 사용하면, 이러한 유전자의 결실 효과를 면역계의 특이 조직에서 관찰할 수 있다.

Cre/*lox* 시스템은 또한 특정 조직에서 유전자 발현이 유도되도록 하는데 사용될 수도 있다. 배 발생시에 하나의 특정 유전자의 결손이 치명적일 수 있는 것처럼, 하나의 유전자의 발현이 독성을 보일 수 있다. 그러한 유전자의 조직 특이 발현을 검사하기 위하여, 유전자의 시작 부위의 인트론에 *loxP*가 인접된 해독 정지 서열을 삽입하는 것이 가능하다 (그림 22-16b). Cre 발현을 촉진하는 조직 특이 프로모터를 이용함으로써, 정지 신호가 선택된 조직에서 결실되고, 이러한 조직 내에 잠재적인 독성 유전자의 발현이 조사될 수 있다. 이러한 유전자 표적 기법의 변형들은 면역계의 세포와 조직에 있어서 특정 유전자가 미치는 영향을 결정하는 데 매우 유용하게 되었다.

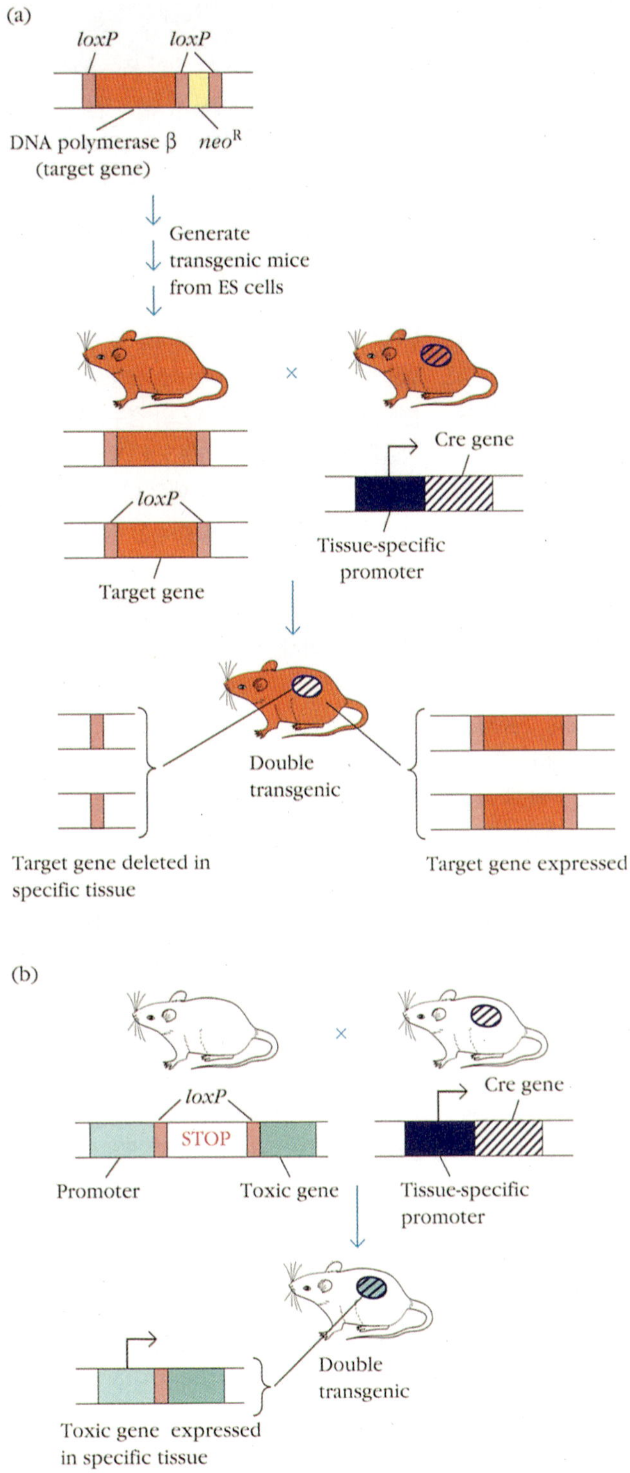

FIGURE 22-16 Gene targeting with Cre/*loxP*. (a) Conditional deletion by Cre recombinase. The targeted DNA polymerase β gene is modified by flanking the gene with *loxP* sites (for simplicity, only one allele is shown). Mice are generated from ES cells by standard procedures. Mating of the *loxP*-modified mice with a Cre transgenic will generate double transgenic mice in which the *loxP*-flanked DNA polymerase β gene will be deleted in the tissue where Cre is expressed. In this example, Cre is expressed in thymus tissue (striped), so that deletion of the *loxP*-flanked gene occurs only in the thymus (white) of the double transgenic. Other tissues and organs still express the *loxP*-flanked gene (orange). (b) Activation of gene expression using Cre/*lox*. A *loxP*-flanked translational STOP cassette is inserted between the promoter and the potentially toxic gene, and mice are generated from ES cells using standard procedures. These mice are mated to a transgenic line carrying the Cre gene driven by a tissue-specific promoter. In this example, Cre is expressed in the thymus, so that mating results in expression of the toxic gene (blue) solely in the thymus. Using this strategy, one can determine the effects of expression of the potentially toxic gene in a tissue-specific fashion. *[Adapted from B. Sauer, 1998, Methods **14**:381.]*

마이크로어레이-유전자 발현의 유형 분석을 위한 접근법_Microarrays-An Approach for Analyzing Patterns of Gene Expression

지난 몇 년 동안에 다양한 세포 유형들 사이에서 또는 동일한 세포들을 서로 다른 방식으로 처리하였을 때 나타나는 유전자 발현의 차이를 평가하기 위한 새로운 접근법이 등장하였다. 마이크로어레이법 또는 유전자 프로필링이라 부르는 이 방법은 신속하게 그리고 신뢰할 수 있게 대량의 다양한 mRNA를 검사할 수 있다. 그 원리는 간단하며 RNA와 DNA 혼성 결합법에 대해 이미 알고 있는 내용으로부터 유래한다: 주어진 시료에서 mRNA를 분리한다; 이어서 cDNA가 합성될 때 그 첫번째 가닥을 표지하는데 이 절차에 의해 표적 서열의 집단이 만들어진다.

다음 단계는 표지된 cDNA를 마이크로어레이와 혼성 결합시킨다. 상품화된 마이크로어레이가 많은 데, 두 가지로 대별된다; cDNA로 구성되거나, 올리고뉴클레오티드로 구성된다 (그림 22-17a). cDNA 마이크로어레이는 이름처럼 cDNA 집합체가 정해진 위치의 고체 기질에 배열된다. 기질은 다양하지만 보통은 나일론 막이나 유리 슬라이드이다. 고체 기질 상에 배열된 cDNA 점 (spot)이 5~10 μm 크기까지 작게 될 수 있으며, 크기가 몇 cm 밖에 되지 않는 칩 위에 백만 점 이상을 배열된다. cDNA를 배열시키는 과정은 로봇공학 (robotics)으로 수행한다. cDNA는 cDNA 라이브러리로부터 대부분 확보하며, 몇몇 경우에는 특정 알려진 유전자들에 특이적인 프라이머들을 사용하여 cDNA 라이브러리로부터 증폭한 PCR 산물들이다.

올리고뉴클레오티드 어레이는 일반적으로 20~25 뉴클레오티드 길이의 올리고들의 집합체이다 (그림 22-17b). 이들은 각각의 점에 서로 다른 특정한 서열의 올리고뉴클레오티드를 신속하게 그리고 비싸지 않게 합성할 수 있는 사진석판술 (photolithography)을 사용하여 어레이 표면 상에서 직접적으로 합성된 것이다. 이러한 유형의 장점은 관심있는 유전자 서열만 연구자에게 필요하다는 점이다; cDNA 라이브러리가 필요하지 않다.

cDNA 및 올리고 어레이에 사용되는 표적의 공급원은 cDNA이

임상초점

인체 질환 진단용 도구로서의 마이크로어레이 분석_Microarray Analysis as a Diagnostic Tool for Human Diseases

분자생물학적 검사없이 가시적으로 B 세포와 T 세포를 구별하는 것은 거의 불가능하다. 이와 유사하게, 어떤 종양을 다른 것과 구별하는 것도 매우 어려울 수 있다. 잘 알려진 급성 백혈병에는 골수계 전구세포에서 유래된 급성 골수성 백혈병 (acute myeloid leukemia, AML)과 림프계 전구세포에서 유래된 급성 림프구성 백혈병 (acute lymphoid leukemia, ALL)의 두 가지가 있다. 두 가지 백혈병 모두 조혈 모세포에서 유래되나, 예후와 치료법은 완전히 다르다. 최근까지, 두 질환은 표면 표현형, 핵형 분석과 조직화학 검사를 포함하여 약간의 확신을 가지고 진단하였으나, 단일 검사로는 확정적이지 않았다; 진단의 신뢰도는 임상의의 숙련도에 의존하는 실정이었다.

ALL 질환 진단과 AML 질환 진단의 차이는 생과 사의 차이를 의미할 수 있다. ALL은 코르티코스테로이드 (corticosteroids), 그리고 빈크리스틴 (vincristine)과 메토트렉세이트 (methotrexate)와 같은 화학요법제에 잘 반응한다. AML은 보통 다우노루비신 (daunorubicin)과 사이타라빈 (cytarabine)으로 치료된다. 오진으로 부적절한 치료를 하면 완치율은 급격히 떨어진다.

1999 년에 이 두 가지 백혈병의 완벽한 진단이 마이크로에레이 분석으로 가능해졌다. Todd Golub, Eric Lander와 공동 연구원이 급성 백혈병에서 38 개의 시료를 분리하였고, 바이오틴으로 RNA를 표지하였으며, 6,817 개의 사람 유전자에 대한 올리고뉴클레오티드를 포함한 시판되는 고밀도 마이크로어레이에 바이오틴이 표지된 RNA를 혼성화시켰다. 바이오틴에 표지된 RNA가 동질의 올리고뉴클레오티드를 인지할 때마다, 혼성화된다. 분석 결과, 정상 대조 시료와 비교할 때, AML이나 ALL과 연관성이 높은 50 개의 유전자 군을 찾아냈다. 찾아낸 50 개의 유전자를 사용하여, 34 개의 다른 백혈병 핵산과 24 개의 정상으로 추정되는 사람 골수와 혈액 시료로부터 표본을 채취하였다. 그 결과 ALL이나 AML 종양으로 뚜렷이 분류되는 표식자 세트표식자 세트를 찾아냈다.

마이크로에레이 분석 결과, AML과 ALL에 대한 치료법이 더 정확하게 제시되었다. 예로, x, y, z 유전자를 발현하는 AML은 a, b, c 유전자를 발현하는 AML보다 하나의 치료법에 잘 치료되었다. 몇몇 제약회사가 종양의 마이크로어레이 양상에 따른 종양에 대한 서로 다른 치료법을 평가하였다. 종양에 대한 설계 접근으로 개별 종양에 가장 효과적인 치료법을 알 수 있고, 궁극적으로 생존율의 연장이 기대된다.

마이크로어레이 분석은 면역계의 종양을 분석하는 데 매우 유용한 것 같다. 가장 두드러지게, 미국 국립 보건원 (NIH)의 실험실에서 림프구에서 발현되는 유전자에 풍부한, 10,000 개 이상의 사람 cDNA를 포함하는 특별한 DNA 마이크로어레이를 개발하였다. 일부의 cDNA는 이미 기능이 알려진 유전자들 유래였으며, 나머지는 정상 또는 악성종양화한 림프구 cDNA에서 유래된 기능을 알 수 없는 cDNA다. 이러한 림프구 cDNA가 실리콘 박편에 배열되어서, 이 특별한 어레이를 "림포칩 (Lymphochip)"이라 부른다. 미국 국립보건원 (NIH) 연구진은 림포칩이 산재성 거대 B 세포 림프종 (diffuse large B-cell lymphoma, DLBCL)으로 알려진 B 세포 백혈병을 아집단으로 나누는 데 사용될 수 있는지를 조사하였다. DLBCL의 경우, 일부환자들은 치료에 잘 반응하는 반면에 다른 환자들은 잘 반응하지 않는, 매우 다양한 임상경과를 나타내기 때문에, 이러한 질문은 매우 중요하다. 이 림프종을 아집단으로 나누려는 초기의 시도는 성공하지 못 하였다. DLBCL 내 아집단의 정의가 더 효과적인 치료를 설계하는 데 유용하다. 림포칩으로 미국 국립암연구소 (NCI) 연구진은 DLBCL 내의 두 가지 유전적으로 구별되는 아집단을 확인하였다. 한 집단은 배 중심 (germinal center) B 세포 특성의 유전자를 발현하여 "배 중심 B 유사 DLBCL"이라 부르는 종양이다 (그림 참조). 다른 집단은 "활성화된 B-유사 DLBCL"로 명명되었다. 유의하게, 배 중심 B-유사 DLBCL 환자는 활성화된 B-유사 DLBCL 환자보다 생존율이 높았다. 정상적으로, 모든 DLBCL 환자는 여러 약제의 화학요법을 받는다. 화학요법에 잘 반응하지 않는 환자는 골수 이식이 고려되었다. 이러한 연구에서 얻어진 자료에 의하면, 활성화된 B 유사 DLBCL 환자는 화학요법 치료에 반응하지 않아, 진단 즉시 골수를 이식하는 것이 좋다. 이러한 연구의 직접적인 연구 결과로서, 현재 시행 중인 임상치료가 활성화된 B-유사 DLBCL 환자를 어떻게 가장 잘 치료하는 가를 평가 중이다.

지만, 표적의 준비과정은 마이크로어레이 종류에 따라 다르다. cDNA 어레이를 위한 표적의 준비에는 cDNA를 Cy3 및 Cy5와 같은 서로 다른 형광염료로 표지하는 과정이 수반된다 (그림 22-17a 참조). Cy3와 Cy5는 시아닌이 포함된 염료로 핵산과 쉽게 결합하고 안정적이며, 전통적인 형광염료보다 배경 형광을 덜 방출한다. 두 가지 서로 다른 세포 또는 동일한 세포를 두 가지 서로 다른 활성화 상태에서 비교하고자 한다고 가정하라. 우선, 첫째 mRNA로부터 cDNA의 합성에는 Cy3가 결합된 뉴클레오티드를 사용한다. 이어서 두 번째 세포 집단에서 분리된 mRNA로부터 cDNA 합성에는 Cy5가 결합된 뉴클레오티드를 사용한다. Cy3와 Cy5로 표지된 두 집단의 cDNA를 마이크로어레이에 혼성 결합시킨다. 표지된 표적 cDNA들 중의 하나가 어레이 상의 cDNA에 혼성 결합되면, 녹색 (Cy3)이나 빨강색 (Cy5) 형광이 검출된다. 두 가지 형광이 동시에 어레이 상의 cDNA에 혼성 결합하면 노랑 형광이 검출된다 (두 가지 형광염료

유전자 발현유형분석 (Gene profiling)이 암의 진단에만 한정되지 않는다. 이러한 기법은 어떤 특정 세포 집단 간의 차이를 검사하는 독특한 기회를 제공한다. 미경험 T 세포와 기억 T 세포에 공통적으로 혹은 차별적으로 발현되는 유전자를 비교할 수도 있다. 정상 T 세포와 세포자살 (apoptosis)로 죽어가는 T 세포의 차이는 무엇인가? 이러한 비교가 세포 집단들 간의 차이에 대한 풍부한 통찰 자료가 된다. 이러한 값진 정보 이용에 있어서 핵심은 이와 같은 새로운 연구법에서 얻어지는 엄청난 자료의 분석을 위한 도구의 개발이 될 것이다.

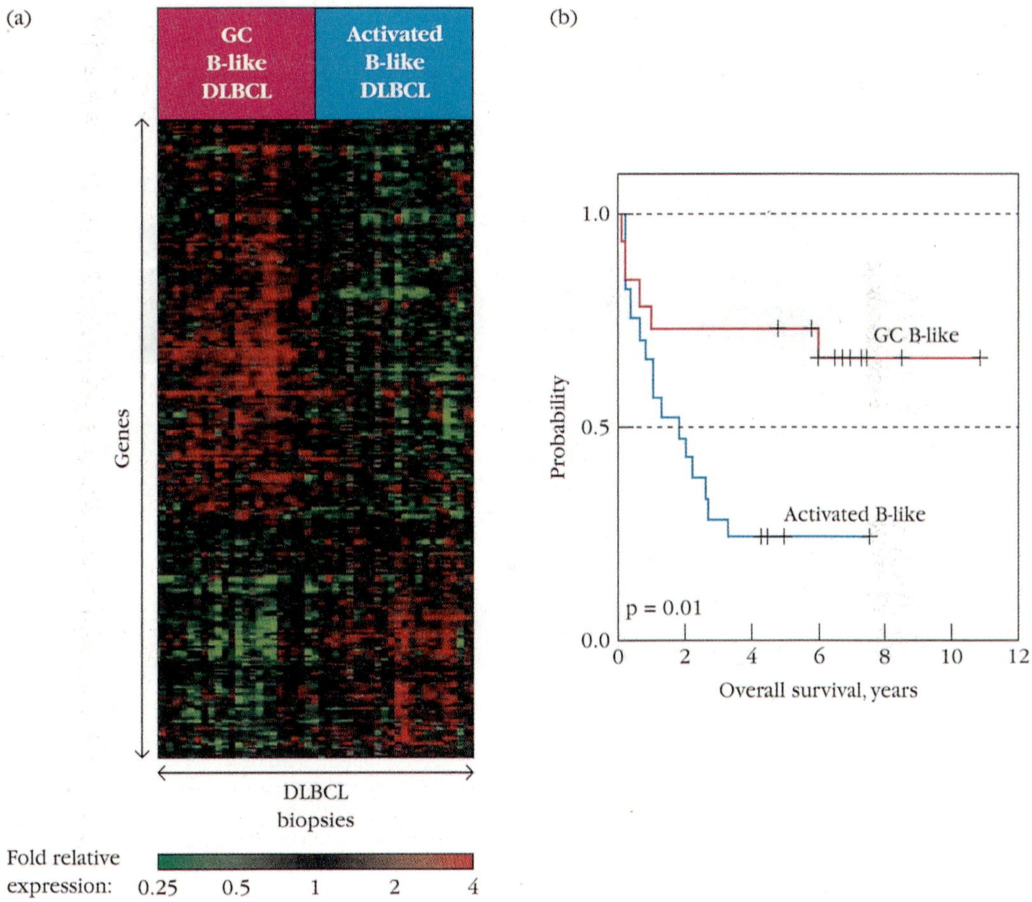

Diffuse large B-cell lymphoma (DLBCL) is at least two distinct diseases. (a) Shown are differences in gene expression between samples taken from patients with either germinal center B-like DLBCL (*left*, red) or activated B-like DLBCL (*right*, blue). Relative expression of the 100 genes (*y* axis) that discriminate most significantly between the two DLBCL types is depicted over a 16-fold range using the graded color scale at bottom. Note the strikingly different gene expression profiles of the two diseases. (b) Plot of overall DLBCL patient survival following chemotherapy. Gene expression profiles of tumor biopsy samples allow the assignment of patients to the correct prognostic categories and may aid in the treatment of this complex disease. *[Adapted from L. M. Staudt, 2002, Gene expression profiling of lymphoid malignancies*, Annual Review of Medicine ***53****:303–318.]*

에서 방출되는 빨강과 녹색 형광의 조합). 마이크로어레이는 Cy3와 Cy5 신호를 구별하기 위하여 두 가지 서로 다른 파장으로 스케닝하여 분석한다. 각 형광염료의 신호가 결정되고 비교되면, 실험 결과는 두 가지 시료 간의 비율로서 나타낸다.

올리고뉴클레오티드에 기초한 마이크로어레이의 경우, 통상적인 접근법은 mRNA로부터 cDNA의 첫 가닥을 합성하는 동안에 표적 cDNA를 바이오틴-표지 뉴클레오티드로 표지하는 것이다. 바이오틴으로 표지된 cDNA를 올리고 어레이에 혼성 결합시키고, 이어서 형광 스트렙타비딘을 사용하여 검출한다 (그림 22-17b). 이러한 과정이 다른 유형의 세포에서 분리한 cDNA에 대해서도 반복 수행되며, 이때는 또 다른 마이크로어레이가 사용된다. 실험 결과는 인산 이미징 (phosphoimaging) 혹은 마이크로 어레이를 위해 개발된 특수 센서를 사용한 형광-기초 스케닝 (fluorescent-based scanning)으로 분석된다.

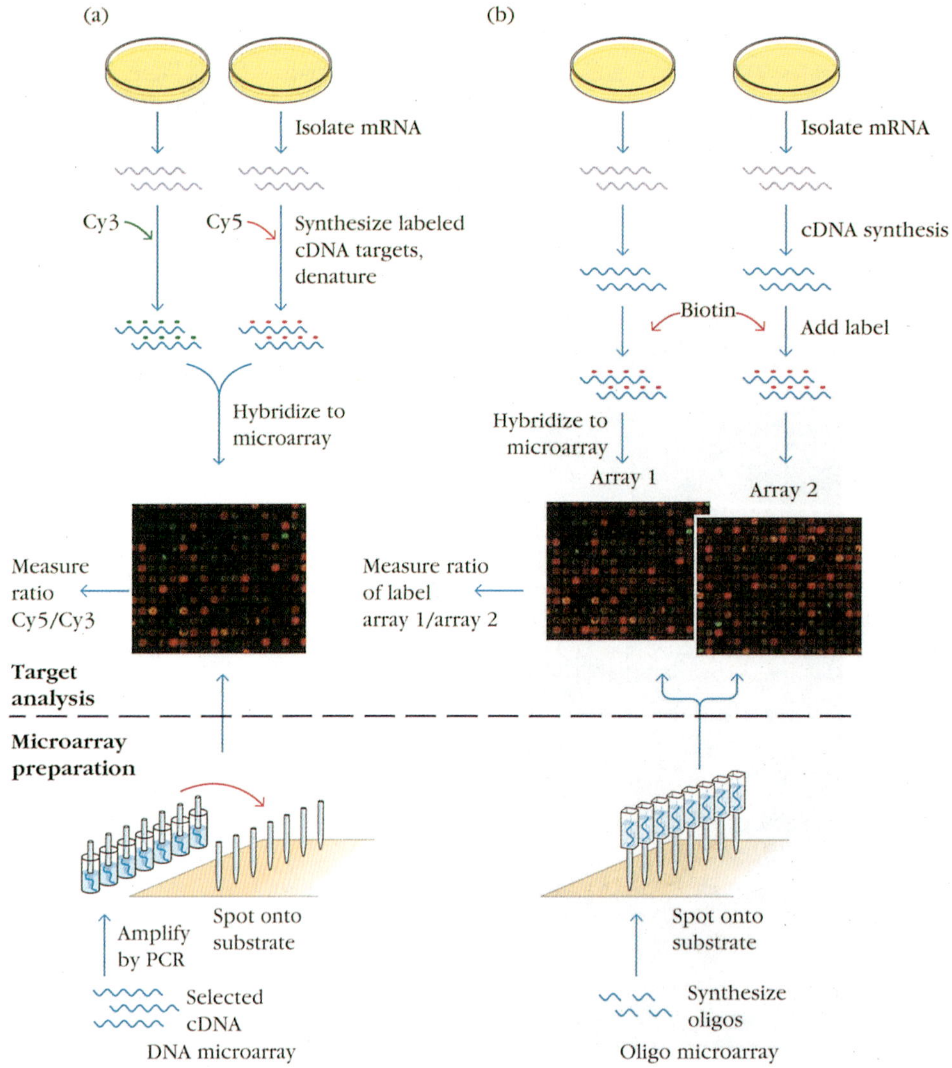

FIGURE 22-17 DNA microarray analysis using cDNA microarrays (a) or high-density oligonucleotide microarrays (b). As described in the text, microarray analysis relies on the isolation of RNA from the tissues or cells to be analyzed, the conversion of RNA into cDNA, and the subsequent labeling of DNA during target preparation. The labeled target sequences are hybridized to either a cDNA microarray (a) or an oligo microarray (b).

마이크로 어레이법의 면역학에 대한 응용성은 분명하다. 누구든지 T 세포와 B 세포 간의 유전자발현의 차이점이 무엇인지를 쉽게 물을 수 있다. 또한 활성화된 T 세포와 휴지기의 T 세포의 차이점 무엇인지를 물을 수 있다. 비교 가능한 목록들은 무한정 많다. 흥미진진한 몇몇 면역학적 질문에 답변을 시작하기 위해, NIH의 Louis Staudt와 공동 연구원은 "**림포칩 (Lym-phochip)**"이라는 어레이를 개발했다. 림포칩은 10,000 개 이상의 사람 유전자로 구성된 배열이고, 림프계 세포에서 발현되는 유전자들로 주로 구성되었다. 이러한 특별한 마이크로어레이는 B 세포와 비교되는 T 세포의 유형, 배 중심(germinal center) B 세포와 비교되는 형질세포, 그리고 다양한 신호전달 과정에 의해 유도된 유전자 발현 양상을 비롯한 대단히 유익한 정보들을 제공해 오고 있다. 림포칩과 마이크로어레이의 또 다른 임상적 응용에 대해서 568 페이지의 임상초점에 기술되어 있다.

면역계의 생체 내 영상을 위한 2-광자현미경_ Two-Photon Microscopy for In Vivo Imaging of the Immune System

최근까지, 면역계 세포를 현미경으로 관찰하는 데에 주변 환경으로부터 세포를 분리하는 기술을 사용하였으며, 다수의 경우에는 세포나 조직을 고정하는 기법을 사용하였다. 이러한 접근법에 의해 얻어진 자료는 매우 귀중하지만, 정해진 시간에 순간촬영된 것에 해당하며 면역반응 동안 체내에서 일어나는 세포-세포 상호작용의 동영상이 아니다. 최근에 개발된 2-광자 현미경은 면역계 세포의 생체 내 상호작용을 직접 실시간으로 보여준다.

2-광자현미경의 발전은 공초점현미경 (confocal microscopy)에 근거를 둔다. 비록 표준형광현미경은 슬라이드나 배양용기 표면의

단층 표지세포를 확인할 수 있지만, 공초점현미경은 조직박편속의 심부를 관찰하는 대단한 장점이 있으며, 슬라이드 상에다 조직을 박편화하거나 세포를 분리할 필요성이 없다. 공초점현미경은 조직 내 살아있는 세포도 볼 수 있지만, 광표백 및 광독소 효과가 사용되는 레이져 광의 결과로서 수반된다. 형광분자는 렌즈를 관통하여 초점 (focal point), 즉 영상표적에 초점이 맞추어지는 레이져 광에 의해 여기되어진다. 형광분자로부터 방출된 빛은 동일한 렌즈를 통하여 모여지며, 검출기 앞에 위치한 작은 틈의 중앙지점에 다시 초점이 맞추어 진다. 여기경로 (excitation path)를 따라 생성된 에너지는 이러한 빛의 경로에 위치한 세포를 손상시키고 파괴할 수 있다. 또한 조직박편의 검출심도는 겨우 수십 μm로 제한된다.

2-광자현미경은 공초점현미경처럼 광독성 손상을 일으키지 않고, 시료를 광학적으로 절편화 (optically sectioning)할 수 있다. 2-광자현미경은, 공초점현미경의 검출 범위를 훨씬 초과하여, 수백 μm 혹은 1 mm 이상의 심도에 위치한 조직도 영상화할 수 있다.

이들 두 가지 기술의 능력면에서의 차이는 이들이 기초하고 있는 기술을 비교함으로써 이해할 수 있다. 공초점현미경은 형광물질을 여기시키기 위해 단일광자를 사용한다. 이에 반해, 2-광자현미경은, 그 이름이 암시하는 바와 같이, 2 개의 광자로 형광물질을 여기시키고, 각각의 광자는 표준형 형광현미경에서 사용되는 단일광자 에너지의 절반을 지니고 있다. 형광분자는 고도로 집중되고 매우 신속하게 전달되는 두 가지 매우 짧은 파동 (거의 100 femto seconds)의 레이져 광에 의하여 여기된다. 공초점현미경에서는 플루오레신 (fluorescein)같은 형광물질이 400 nm 파장의 레이저 광의 단일광자에 의하여 여기된다; 만약 두 파동이 거의 동시에 형광물질에 도달하게 된다면, 동일한 형광물질이 800 nm 근적외선 빛의 두 가지 파동 (400 nm 광자의 에너지의 절반)에 의해 여기될 수 있다. 완전한 세기는 국소부위에만 적용되고, 조직의 다른 부위는 더 긴 파장의 광자에 의하여 영향을 받지 않는다. 요약하면, 이 시스템의 주요한 장점은 자극이 국소면에 한정되고 시료의 나머지 부위는 근적외선의 비교적 무해하며 대단히 짧은 파동에 노출된다는 것이다. 또한 자극에 사용되는 파장이 길수록 조직에 효율적으로 흡수되지 않기 때문에, 생물시료의 더 깊은 부위까지 침투가 가능해진다. 실제로 그림 11-19에서 나타난 바와 같이, 항원주사 후 살아있는 동물의 온전한 조직 내의 림프절의 영상화가 가능해졌다.

형광기술의 진보

현미경과 유동 세포분석기에 통상 사용되는 형광물질, 즉 플루오레신 이소티오시아네이트 (fluorescein isothiocynate), 텍사스 레드 (Texas Red), 로다민 이소티오시아네이트 (rhodamine isothiocyanate)와 피코에리트린 (phycoerytherin) 등에 몇몇 새로운 형광기술 수단들이 가능해졌다. 특히, 녹색형광단백질 (green fluorescent protein, GFP)과 다수의 그 유도체들은 살아있거나 고정되어진 세포나 조직의 분석에 매우 유용하다. GFP는 해파리에서 최초로 천연에서 분리된 생물형광 단백질 (bioluminescent protein)이다. 세포 생물학자들은 유전자 산물을 표지하기 위해 이와 같은 자연적으로 형광을 내는 특성을 이용해 왔다. GFP 또는 이의 변종인 황색형광단백질 (yellow fluorescent protein, YFP)의 유전자를 관심있는 유전자에 부가하면, 유전자 산물이 레이져 광에 의해 자극될 때 형광을 나타내게 된다. 예를 들면, 면역글로불린 Kappa 경쇄가 해독틀에 맞게 GFP와 융합되면 형광 표지된 kappa 경쇄를 발현하는 모든 세포를 표지한다. 자극에 의한 형광방출은 형광현미경으로 볼 수 있고, 유동 세포분석기로 검출할 수 있으며, 표지된 유전자를 발현하는 세포의 표지자로서 역할을 한다. 아울러, 조직-특이 프로모터의 조절 하에서 GFP를 발현하는 유전자이식 동물들을 생산하는 것도 가능하다.

또 다른 유용한 형광물질인 5,6-카르복시플루오레신디아세테이트 숙시닐 에스테르 (5,6-carboxyfluoresceindiacetate succinmiciyl ester) 혹은 CFSE가 ex vivo에서 세포를 표지할 수 있다. 예를 들면, 림프계 세포가 한 동물로부터 제거되어 CFSE로 표지된 다음, 같은 동물이나 동종 공동유전형 동물에 도입될 수 있다. 이러한 세포가 면역계에 여러 부위로 귀환 (homing)된 후에는 형광에 의해 이들을 관찰할 수 있다. CFSE는 하나의 세포가 분열을 완료하였는지 아닌지를 평가하는 데에도 사용될 수 있다. 세포분열 시에, CFSE는 딸세포에 동량으로 나누어지므로 각 세대가 경과될 때 마다 세포의 형광은 줄어든다. CFSE와 유동 세포분석기를 사용하면, 세포 집단이 세포분열을 진행하였는지, 그리고 하나의 세포가 분열한 회수까지도 쉽게 결정할 수 있다.

요 약

- 근친교배계 마우스 덕택에, 면역학자들은 일상적으로 동계 (syngeneic) 혹은 유전적으로 동일한 동물을 가지고 연구할 수 있게 되었다. 이러한 동물로 면역반응의 여러 가지 측면이 동물간의 유전적 차이에 의하여 나타날 수 있는 미지의 변수에 의한 복잡성 없이 연구할 수 있다.
- 입양-전달 실험에서 림프구는 한 마우스에서 치사량 (치사가능) X선 량에 노출시킨 동종 수혜 마우스로 전달될 수 있다. 방사선 조사는 수혜동물의 면역세포를 불활성화시키므로 전달된 세포만의 반응을 연구할 수 있다.
- In vitro 세포 배양 시스템에 의해, 림프구 군이 정확하게 한정된 조건 하에서 연구될 수 있다. 그러한 시스템은 림프세포의 1차배양, 클론된 림프 세포주와 잡종 림프계 세포주들을 포함한다. 1차 배양세포와 달리, 세포주는 불멸화되고 균일하다.
- 생화학 기법을 사용하여 면역계의 중요한 단백질을 표지한다. 항체를 바이오틴과 아비딘같은 물질로 표지하는 것은 항체 반응의 수준을 정확하게 결정할 수 있게 해 준다. 전기영동은 단백질을 분리하고 그 분자량을 결정하는데 있어서 편리한 방법이다.
- DNA 재조합 기술을 이용하여 면역계 유전자를 동정, 클론제작, 및 염기서열을 규명하는 능력이 면역 반응의 모든 측면의 연

구를 혁신시켰다. mRNA를 역전사효소로 전사하여 만든 cDNA와 유전체 DNA는 모두 클로닝 될 수 있다. 일반적으로 cDNA는 플라스미드 벡터를 사용하여 클로닝한다; 클로닝할 유전자를 함유한 재조합 DNA를 *E. coli*에서 복제되도록 한다. 유전체 DNA는 박테리오파아지 벡터 또는 코스미드 벡터에 클로닝할 수 있으며 *E. coli*에 도입한다. 더 거대한 유전체 DNA 분절 경우에도 박테리오파아지 P1 벡터에 클로닝하여 *E. coli*에서 복제할 수 있으며, 인공 효모 염색체는 효모에서 복제될 수 있다. 중합효소연쇄반응은 소량의 DNA를 증폭하는 데 편리한 방법이다.

- 유전자의 전사는 프로모터나 엔핸서 서열에 의하여 조절된다; 이러한 서열의 활성은 DNA 결합 단백질에 의하여 조절된다. 풋프린팅 (Footprinting)과 겔-지연 분석은 DNA 결합 단백질을 확인하고 프로모터나 엔핸서 서열 내의 결합 부위를 규명하는 데 사용될 수 있다. 프로모터 활성은 CAT 법으로 평가할 수 있다.
- 클로닝된 유전자는 여러 가지 방법으로 배양세포에 트랜스펙션(전달)될 수 있다. 통상, 면역계 유전자들은 그러한 관심있는 유전자를 정상적으로 발현하지 못하는 세포들 내로 트랜스펙션된다. 클로닝된 유전자는 또한 마우스 배아의 배선 (germ-line) 세포 내로 도입될 수 있어서, 그 도입된 이식유전자를 그 자손에게 전달할 수 있는 유전자이식 마우스를 생산한다. 선택된 유전자의 발현을 살아있는 동물에서 연구할 수 있다. 녹아우트 마우스는 특정 표적 유전자가 기능이 없는 형태의 유전자로 대체되어 지며, 그 결과 유전자 산물이 발현되지 않는다. Cre/*lox* 시스템은 특정 유전자의 조직-특이 발현이나 결실시키는 기전을 제공한다.
- 마이크로어레이는 조직-특이 유전자의 발현을 조사하고, 서로 다른 세포 내의 유전자의 발현을 비교하는 강력한 방법이다. 유전자의 조절과 발현의 연구에 있어서의 혁신이 이미 시작되었다.
- 2-광자현미경은 생물환경 내의 세포들을 경시적으로 추적할 수 있게 해주어서, 면역계 조작에 뒤따르는 림프구 반응에 대한 일시적인 관찰을 할 수 있게 한다.

References

Alizadeh A. A., et al. 2000. Distinct types of diffuse large B-cell lymphoma identified by gene expression profiling. *Nature* 2000 **403:**503–11.

Bell, J. 1989. The polymerase chain reaction. *Immunology Today* **10:**351.

Betz, U. A. K., et al. 1996. Bypass of lethality with mosaic mice generated by Cre-*loxP*-mediated recombination. *Current Biology* **6:**1307.

Calahan, M. D., et al. 2002. Two-photon tissue imaging—seeing the immune system in a fresh light. *Nature Reviews Immunology* **2:**872.

Camper, S. A. 1987. Research applications of transgenic mice. *Biotechniques* **5:**638.

Capecchi, M. R. 1989. Altering the genome by homologous recombination. *Science* **244:**1288.

Denis, K. A., and O. N. Witte. 1989. Long-term lymphoid cultures in the study of B cell differentiation. In *Immunoglobulin Genes.* F. W. Alt, T. Honjo, and T. H. Rabbitts, eds. Academic Press, London, pp. 45–59.

Depamphilis, M. L., et al. 1988. Microinjecting DNA into mouse ova to study DNA replication and gene expression and to produce transgenic animals. *Biotechniques* **6**(7):622.

Golub, T. R., et al. 1999. Molecular classification of cancer: class discovery and class prediction by gene expression monitoring. *Science* **286:**531.

Koller, B. H., and O. Smithies. 1992. Altering genes in animals by gene targeting. *Annual Review of Immunology* **10:**705.

Meinl, E., et al. 1995. Immortalization of human T cells by *herpesvirus saimiri. Immunology Today* **16:**55.

Melton, D. W. 1994. Gene targeting in the mouse. *BioEssays* **16:**633.

Miller, M. J., et al. 2002. Two-photon imaging of lymphocyte motility and antigen response in intact lymph node. *Science* **296:**1869.

Sauer, B. 1998. Inducible gene targeting in mice using the Cre/*lox* system. *Methods* **14:**381.

Schlessinger, D. 1990. Yeast artificial chromosomes: tools for mapping and analysis of complex genomes. *Trends in Genetics* **6**(8):254.

Sharpe, A. H. 1995. Analysis of lymphocyte costimulation in vivo using transgenic and knockout mice. *Current Opinion in Immunology* **7:**389.

Shaffer, A. L., et al. 2001. Signatures of the immune response. *Immunity* **15:**375–85.

Schulze, A., and J. Downward. 2001. Navigating gene expression using microarrays—a technology review. *Nature Cell Biology* **3:**E190–5.

Useful Web Sites

http://www.jax.org/

This is the home page for the Jackson Laboratory, the major repository of inbred mice in the world.

http://www.neb.com/

The home page for New England Biolabs, a molecular biology company, gives useful information concerning restriction enzymes, under Technical Reference.

http://www.public.iastate.edu/~pedro/research_tools.html

This very useful site for molecular biology contains links to many informative sites and is updated regularly.

학습문제

임상초점문제 마이크로어레이법이 질병진단을 어떻게 변화시켰고, 장차 질병치료에 어떻게 영향을 미칠 것 같은가?

1. 다음 서술이 왜 거짓인지 이유를 설명하라.
   a. 단백질의 아미노산 서열은 그 단백질을 암호화하는 유전체 클론의 뉴클레오티드 서열에 의해 결정될 수 있다.
   b. 형질전환 마우스는 체세포 핵 내로 DNA를 미세 주사하여 만들 수 있다.
   c. 1차 배양 림프구는 무한히 증식할 수 있고, 특정 림프구 아집단을 연구하는데 유용하다.

2. 다음 서술 중의 빈칸을 가장 적절한 용어로 채워라.
   a. 근친교배계 마우스 종에서, 모든 또는 거의 모든 유전자 좌 (genetic loci)는 ______ ; 그런 종을 ______ 라고 한다.
   b. B-세포 잡종세포주는 ______ 와 ______ 의 융합에 의해 만들어 진다. 잡종세포주는 ______ 성장할 수 있고, ______ 를 생산하는 데 사용된다.
   c. 정상 림프계 세포는 ______ 을 진행하여 ______ 수명을 갖는 세포주를 만들 수 있다.

3. 아래의 유전자는 한 개의 리더 (L), 세 개의 엑손 (E)와 세 개의 인트론 (I)를 가지고 있다. 이 유전자로부터 생산될 수 있는 1차 전사체, mRNA, 및 단백질을 그림으로 설명하라.

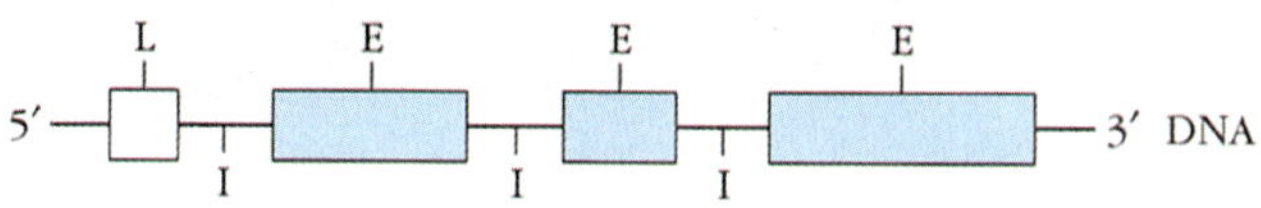

4. 다음 중 트랜스펙션 (transfection)을 나타내는 것은?
   a. DNA 주형으로 부터 mRNA의 합성
   b. mRNA 서열에 근거한 단백질 합성
   c. 외래 DNA를 어떤 세포 내로 도입시키 것
   e. 세포 외부로부터 세포 내로의 신호 전달

5. 다음 중 어느 것이 PCR을 수행하는데 필요한가?
   a. 올리고뉴클레오티드 프라이머
   b. 내열성 DNA 중합효소
   c. 암호화된 단백질에 대한 항체
   d. 주기적으로 반응 혼합물을 가열하고 식히는 수단
   e. 위의 전부

6. 트랜스펙션 실험에서 선별을 위한 표지 유전자가 반드시 포함되어야 하는 이유는?

7. 이식유전자 (transgene)를 분열 전 상태의 마우스 수정란에 주입하지 않고 오히려 4-세포기의 마우스접합체 중의 하나인 세포에 주입한다면 어떤 결과가 되겠는가?

8. 환상 플라스미드를 *Eco*RI으로 자른 결과, 전기영동 겔에서 5.4 kb로 확인되는 밴드가 생성되었다. 플라스미드를 *Hind*III로 잘랐을 때도 5. 4 kb의 밴드가 나타났다. 플라스미드를 동시에 두 개의 효소로 자르면 2.7 kb 크기의 단일 밴드가 나타났다. 이러한 제한 부위의 상대적인 위치를 보여주는 플라스미드의 그림을 그려 보라. 그 이유를 설명하라.

9. 다음 중 어느 것을 확인하는데 DNA 풋프린트법 (footprinting)이 적절한 기술인가?
   a. 혼합물에서 특정 mRNA
   b. 혼합물에서 특정 tRNA
   c. 유전자 내의 인트론
   d. DNA 내의 단백질 결합 부위
   e. 제한효소가 뉴클레오티드 사슬을 자르게 되는 DNA 상의 특정부위

10. IL-2에 특이적인 단클론 항체가 이미 확보하고 있다고 가정하고, 인터루킨-2 (IL-2) 유전자의 클로닝을 어떻게 진행 할 것인지를 간단히 설명하라.

11. 마우스의 어떤 DNA-결합 단백질과 이 단백질을 암호화하는 mRNA를 가지고 있다. 만약 마우스 유전체 라이브러리가 있다면, 이 DNA-결합 단백질을 암호화하는 유전자를 함유한 DNA 절편을 지니고 있는 유전체클론을 유전체 라이브러리로부터 어떻게 선별할 수 있을 것인가를 간단히 설명하라.

12. 유전자이식 마우스와 녹아우트 마우스의 주요한 차이는 무엇이며, 이들을 생산하는 과정의 차이점은 무엇인가?

13. 녹-인 마우스와 녹아우트 마우스는 어떻게 다른가?

14. Cre/*lox* 기술이 녹아우트와 녹-인 전략을 어떻게 향상시키는가?

15. 다음 a-i는 DNA 재조합기술과 관련된 용어들이다. 아래의 목록 (1-10)중에서 각 용어에 대한 서술로서 가장 적절한 것을 골라라. 각 서술은 한번 이상 사용되거나 전혀 사용되지 않을 수도 있다

    (용어)

    a. ____ Yeast artificial chromosome (YAC)
    b. ____ 제한효소
    c. ____ cDNA
    d. ____ COS 위치
    e. ____ 레트로바이러스
    f. ____ 플라스미드
    g. ____ cDNA 라이브러리
    h. ____ 점착성말단 (sticky ends)
    i. ____ 유전체 라이브러리

(서술)

(1) 특이 부위의 mRNA를 자른다.

(2) 특이 부위의 이중나선 DNA를 자른다.

(3) *E. coli* 세포 내에서 복제될 수 있는 환상 유전 요소

(4) 포유동물 세포내로 DNA를 주입하는데 사용됨

(5) 역전사효소의 작용에 의해 형성됨

(6) 어떤 세포 유래의 모든 mRNA 서열에 해당하는, 플라스미드벡터 내에 들어있는, DNA 서열들의 총집합체

(7) 특정 DNA-절단효소들의 작용으로 생산됨

(8) 매우 큰 DNA 서열을 클로닝하는데 사용됨

(9) 정상보다 더 큰 DNA 절편을 λ-파아지 벡터 내로 삽입하는데 사용됨

(10) 어떤 종의 모든 DNA 서열을 포함하는 λ 클론들의 총집합체

16. 면역학 관련 최근의 문헌을 조사하면, 일부 연구자들이 세포주 대신에 또는 세포주에 추가하여 말초혈 단핵세포 (peripheral blood mononuclear cells, PBMCs)로 실험을 수행한 것을 알 수 있을 것이다. 환자의 혈액을 적혈구, 혈소판, 및 과립구들을 제거하기 위하여 몇몇 분리단계로 처리하면, 단핵세포 (림프구 및 단핵구)만 남게 된다. 이러한 두 가지 세포계의 장단점은 무엇이라고 생각하는가?

17. 펩신은 산성 pH에서 활성을 나타내는 비특이 단백질분해효소이다. 펩신은 중쇄 간 이황화결합 (inter-heavy-chain disulfide bonds)의 C 말단부의 펩티드를 절단하므로, Fc 분절의 광범위한 분해가 일어난다. 우측의 그림에서 보여주는 것은, 분해시키지 않은 마우스 IgG 및 펩신으로 분해시킨 마우스 IgG의 SDS-PAGE를 염색한 모습이다.

a. 파파인은 위에서 언급한 이황화결합을 분해하는 또다른 단백질분해효소이다 (이 단백질 분해효소의 활성에 대해서는 그림 4.7참조). 만약 분해가 펩신 대신에 파파인으로 이루어진다면, 겔은 어떻게 보이겠는가?

b. 이황화결합을 파괴하는 환원제인 베타-머캅토에탄올 (β-mercaptoethanol)이 로딩완충용액 (loading buffer)에 첨가된다면, 겔이 어떻게 보이겠는가?

c. a의 겔에 함유된 단백질을 전기영동으로 니트로셀룰로오스막 상에 이동시키고 이를 아래의 항체들로 탐색한다면, 현상된 면역블롯(immunoblot, Western blot)은 어떻게 보이겠는가?

(1) 항-이디오타입 단클론 항체

(2) 마우스 IgG에 대한 토끼 다클론 항체

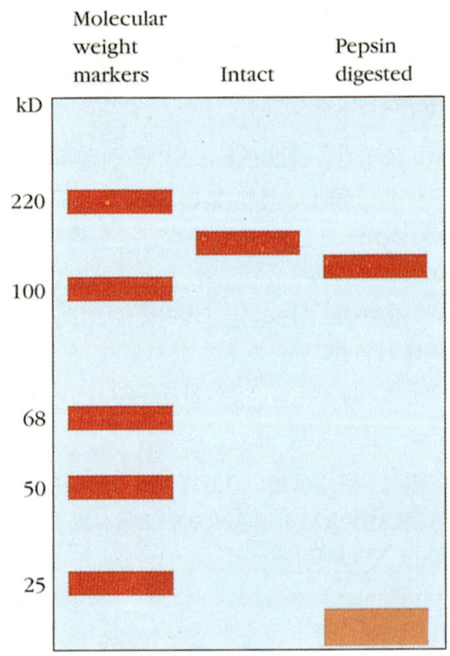

Interactive Study

www.whfreeman.com/kuby

SELF-TEST
Review of Key Terms

Appendix I: CD Antigens

The following table presents information about the nature, distribution, and function of the CD antigens. Because many CD antigens are known by a variety of names, synonyms are indicated in addition to the official CD designations. The mass is listed (when known) for the CD antigens that are proteins but not for those that are carbohydrates or lipids. In summarizing the expression patterns for CD antigens, we have concentrated on cells of the immune system (leukocytes). However, many of these antigens are also expressed by other cell types, and we have given some examples of these as well. The description of the functions of each CD antigen also focuses on cells of the immune system, with an occasional example of functions in other cell types. The function is recorded as "not known" if there is no immunologically relevant function known for the CD marker.

Detailed reviews of CD antigens, including cell expression patterns and functions, are available from the following online resources and are regularly updated with complete lists of references:

http://www.vetmed.wsu.edu/tkp/Search.aspx

This comprehensive, searchable database is maintained by the College of Veterinary Medicine at Washington State University.

http://www.hlda8.org/CD1toCD339.htm

This Web site provides information on the functions of known and putative CD antigens and gives links to further information on these molecules. The site is the product of a collaborative effort by numerous researchers around the world and is updated regularly through a series of international workshops known as the Human Leukocyte Differentiation Antigens (HLDA) Workshops.

http://ca.expasy.org/

This searchable database is sponsored and maintained by the Swiss Institute of Bioinformatics and provides information about the structure and sequence of proteins in addition to function and cellular distribution.

http://www.ncbi.nlm.nih.gov/PROW/

The CD index on this Web site offers a comprehensive listing of cell expression patterns and functions of these antigens in both leukocytes and other cell types. This regularly updated resource is sponsored by the National Library of Medicine.

http://www.rndsystems.com/mini_reviews.aspx

This Web site of the company R&D Systems offers updated, detailed reviews of specific CD antigens and antigen families.

Continuing research will undoubtedly identify more CD antigens and add to our understanding of their function and expression. For complete, up-to-date information about any CD antigen, consult the online resources listed above.

An additional source of information is PubMed, another Web site of the National Library of Medicine:

http://www.ncbi.nlm.nih.gov/PubMed/medline.html

This site is an online bibliographic database that contains references, many with informative abstracts, to more than 16 million articles from a comprehensive collection of medical and biological science journals. Articles from the 1950s to the present are indexed, and new references are added daily. A search engine at the Web site allows searches by key words as well as other variables, such as name of researcher or year of publication. A key word search using the name of a particular CD antigen will provide a list of the most recent journal articles that address it. For a more comprehensive search on a particular antigen, the synonyms listed in this table can be included as alternative key words.

CD antigen. MW. Synonyms and properties.	Leukocyte expression	Function
CD1a, -b, -c, -d, -e. 43–49 kDa. MHC class I–like structure.	Dendritic cells, B cells, Langerhans cells, some thymocytes, monocytes, activated T cells, and epithelial cells	Display of nonpeptide and glycolipid antigens for T-cell responses
CD2. 45–58 kDa. LFA-2, T11, Leu5, Tp50; CD58-binding adhesion molecule, sheep red blood cell (SRBC) receptor.	T cells, thymocytes, NK cells	Adhesion molecule involved in T-cell activation
CD3. γ, 25–28 kDa; δ, 20 kDa; ϵ, 20 kDa. T3; composed of 3 polypeptide chains: γ, δ, ϵ.	Thymocytes, T cells, NKT cells	Essential role in TCR signal transduction and in cell surface expression of the TCR

(continued)

CD antigen. MW. Synonyms and properties.	Leukocyte expression	Function
CD4. 55 kDa. L3T4, T4, Leu3, Ly4, Ox38.	MHC class II–restricted T cells, some thymocytes, monocytes/macrophages, granulocytes	Coreceptor for MHC class II–restricted T-cell activation; thymic differentiation marker for T cells; receptor for HIV
CD5. 58 kDa. Leu1, T1, Ly-1, Ox19.	Mature T cells, early thymocytes; small amounts on a subset of mature B cells (B1a B cells)	Positive or negative modulation of TCR and BCR signaling, depending on the type and developmental stage of cell displaying it
CD6. 105 or 130 kDa. T12, Ox52, Tp120; member of the group B scavenger receptor cysteine-rich (SRCR) protein superfamily.	Most peripheral T cells, thymocytes, a subset of B cells	Adhesion molecule that binds developing thymocytes to thymic epithelial cells, plays a role in mature T-cell interaction with nonprofessional antigen-presenting cells
CD7. 40 kDa. gp40, Leu9, Tp41; member of the galectin-1 receptor family.	Pluripotent hematopoietic cells, T cells, thymocytes, NK cells, pre–B cells	Distinguishes primitive lymphoid progenitors from pluripotent stem cells; plays a role in regulating peripheral T-cell and NK-cell cytokine production and sensitivity to LPS-induced shock; may have costimulatory activity for T cells
CD8. T8, Leu-2, Lty-2; membrane-bound dimer of two chains, $\alpha\beta$ heterodimer or $\alpha\alpha$ homodimer.	MHC class I–restricted T cells, some thymocytes, subset of dendritic cells	Coreceptor for MHC class I–restricted T cells
CD9. 24 kDa. MRP-1, p24, DRAP-27.	Platelets, early B cells, activated B cells, activated T cells, eosinophils, basophils	Modulation of cell adhesion and migration; trigger of platelet activation
CD10. 100 kDa. Common acute lymphoblastic leukemia antigen (CALLA), EC 3.4.24.11 (neprilysin), enkephalinase, gp100, neutral endopeptidase (NEP), metalloendopeptidase.	B-cell precursors, T-cell precursors, bone marrow stromal cells, neutrophils, monocytes, keratinocytes	Membrane-bound metallopeptidase responsible for cleaving a variety of inflammatory and vasoactive peptides
CD11a. 180 kDa. α-L integrin chain, LFA-1 α (leukocyte-function–associated molecule-1 α) chain; forms LFA-1 by association with CD18.	Monocytes, macrophages, granulocytes, lymphocytes	Subunit of LFA-1, a membrane glycoprotein that provides cell-cell adhesion by interaction with ICAM-1 (intercellular adhesion molecule-1)
CD11b. 165 kDa. C3biR, CR3, Ly40, iC3b receptor, Ox42; α chain of MAC-1 integrin, forms MAC-1 by association with CD18.	Granulocytes, monocytes, NK cells, subset of T cells, subsets of B cells, myeloid dendritic cells	Subunit of MAC-1, which mediates interactions of neutrophils and monocytes with stimulated endothelium, phagocytosis of particles coated with iC3b or IgG, spreading or chemotaxis of leukocytes; ligand-binding molecule that binds C3b, ICAM-1 (CD54), ICAM-2 (CD102), and fibrinogen
CD11c. 145 kDa. α-X integrin chain, $\alpha x\beta 2$, α chain of integrin CR4, leukocyte surface antigen, p150, 95; forms CR4 by association with CD18.	Monocytes, macrophages, NK cells, granulocytes, subset of T cell, subset of B cells, dendritic cells	Subunit of complex with CD18 that is similar to CD11b/CD18 complex, with which it acts cooperatively; the major form of CD11/CD18 on tissue macrophages
CD11d. 150 kDa. α-chain type 1 glycopeptide.	Peripheral blood leukocytes, tissue-specific macrophages	Not known; may play a role in the atherosclerotic process and macrophage differentiation
CD12w. 90–120 kDa.	Monocytes, granulocytes, platelets, and NK cells	Not known
CD13. 150 kDa. Aminopeptidase N (APN), EC 3.4.11.2, gp 150, Lap1.	Early progenitors of granulocytes and monocytes (CFU-GM), mature granulocytes and monocytes, bone marrow stromal cells, osteoclasts, a small number of large granular lymphocytes, T cells	Membrane-bound metalloprotease that catalyzes the removal of N-terminal amino acids from peptides
CD14. 53 kDa. LPS receptor (LPS-R); GPI-anchored glycosylated protein, also exists as a soluble protein.	Monocytes, macrophages, granulocytes (weak expression), B cells, dendritic cells, hepatocytes	Receptor for endotoxin (lipopolysaccharide [LPS]), activating monocytes or neutrophils to release cytokines (TNF) and up-regulate adhesion molecules when LPS is bound; binds peptidoglycan on gram-positive bacteria, Hsp60, ceramides, modified lipoproteins, and anionic phospholipids; soluble form reported to act as an acute phase protein and may regulate T-cell activation and act as B-cell mitogen

CD antigen. MW. Synonyms and properties.	Leukocyte expression	Function
CD15. 90 kDa. Lewis X, Lex, SSEA-1, 3-FAL, 3-FL, LNFP III (lacto-*N*-neo-fucopentose III); poly-*N*-acetyl lactosamine carbohydrate polymer of indefinite MW.	Granulocytes, monocytes, macrophages, Langerhans cells, mature bone marrow cells of myelomoncytic lineage, weakly on T cells	Suggested to be the ligand for CD61 selectins, may be important for direct carbohydrate-carbohydrate interactions
CD15s. Undefined. Sialyl Lewis X (sLex), sialylated Lewis X (SLe-x); poly-*N*-acetyl lactosamine, carbohydrate polymer of indefinite MW.	Granulocytes, monocytes, macrophages, NK cells, subsets of T cells	Strongest binding partner for E-selectin, involved with different carbohydrate-to-carbohydrate cell adhesion
CD15u. Undefined. Sulfated form of CD15.	Granulocytes, monocytes, macrophages	Carbohydrate-to-carbohydrate adhesion
CD16a, -b. 50–80 kDa. FCγRIIIA. GPI-anchored glycoprotein.	Transmembrane form in humans on NK cells, macrophages, and mast cells; GPI-anchored form expressed on neutrophils; in mice, no GPI-anchored form of CD16a has been identified and the transmembrane form is expressed on macrophages, NK cells, neutrophils, myeloid precursors, and the majority of early $CD4^+$-$CD8^+$-TCR fetal thymocytes	Subunit of low-affinity Fc receptor, involved in phagocytosis of antibody-complexed antigen and in antibody-dependent cell-mediated cytotoxicity (ADCC)
CDw17. 115-165 kDa. Lactosylceramide (LacCer); carbohydrate antigen.	Monocytes, granulocytes, basophils, platelets, subset of peripheral B cells ($CD19^+$), tonsillar dendritic cells	Not known; ability to bind bacteria for possible role in phagocytosis
CD18. 90 kDa. β2 integrin chain; β subunit that combines with CD11a, CD11b, or CD11c subunit to form integrins.	All leukocytes	Adhesion and signaling in the hematopoietic system (see entries for CD11a, CD11b, and CD11c)
CD19. >120 kDa. B4.	Follicular dendritic cells, B cells from earliest recognizable B-lineage cells during development to B-cell blasts but lost on maturation to plasma cells	Part of B-cell coreceptor with CD21 and CD81; a critical signal transduction molecule that regulates B-cell development, activation, and differentiation
CD20. 33–37 kDa. B1, Bp35; 4-transmembrane-spanning protein superfamily, type 3-, 4-span glycoprotein.	B cells	Ligation activates tyrosine kinase–dependent pathways and may have a role in B-cell proliferation and differentiation; regulates B-lymphocyte activation and proliferation via regulation of transmembrane Ca^{2+} channel subunit and cell-cycle progression
CD21. 145 kDa (membrane form); 130 kDa (soluble form). C3d receptor, CR2, Epstein Barr virus receptor (EBV-R); single-chain type 1 glycoprotein.	B cells, follicular dendritic cells, subset of immature thymocytes	Receptor for EBV, C3d, C3dg, and iC3b; with CD19 and CD81, part of the B-cell coreceptor, a large signal transduction complex
CD22. 140 kDa. BL-CAM, Lyb8 in mouse; single-chain type 1 glycoprotein.	Surface of mature B cells, cytoplasm of late pro– and early pre–B cells	Adhesion molecule; signaling molecule
CD23. 45 kDa. B6, BLAST-2, FcεRII, Leu-20; low-affinity IgE receptor; C-type lectin, homotrimeric type 2 glycoprotein.	Human B cells, monocytes, weakly on other hematopoietic cells	Regulation of IgE synthesis; trigger to release TNF, IL-1, IL-6, and GM-CSF from human monocytes
CD24. 35–45 kDa. BA-1, Ly52, heat-stable antigen (HSA) in mouse.	B-cell lineage but lost at plasma-cell stage, mature granulocytes, thymocytes, normal epithelium, monocytes, Langerhans cells, erythrocytes	Mucin-like adhesion molecule shown to enhance metastatic potential of tumor cells
CD25. 55 kDa. IL-2 receptor α chain, IL-2R, Tac antigen, p55.	Activated B cells, T cells, monocytes, and oligodendrocytes, some thymocytes, macrophages, NK cells, myeloid cells, and a subset of dendritic cells	Low-affinity IL-2 receptor (IL-2Rα) and is an activation marker; induces activation and proliferation of T cells, thymocytes, NK cells, B cells, and macrophages; also plays a role in T-cell-mediated immune response. Associates with β and γ chains to form high affinity with IL-2R

(continued)

CD antigen. MW. Synonyms and properties.	Leukocyte expression	Function
CD26. 110, 120 kDa. EC 3.4.14.5, adenosine deaminase–binding protein (ADA-binding protein), dipeptidylpeptidase IV (DPP IV ectoenzyme); homodimeric type 2 glycoprotein; member of the polyoligo peptidase family.	Mature or activated T cells, B cells, NK cells, macrophages, renal proximal tubular epithelial cells, small intestinal epithelium, biliary canaliculae, splenic sinus lining cells, and prostate gland; also expressed primarily on mature thymocytes in the medulla, up-regulated on memory T cells following activation.	Proposed to function as a membrane-bound protease, a T-cell costimulatory molecule, and a cell adhesion molecule
CD27. 55 kDa. S152, T14; member of tumor necrosis factor receptor superfamily.	Mature thymocytes, activated T cells and B cells, NK cells, macrophages, most peripheral T cells, memory-type B cells	Mediation of a co-stimulatory signal for T- and B-cell activation; role in murine T-cell development
CD28. ≈ 90 kDa (homodimeric form). T44, Tp44.	Mature $CD3^+$ thymocytes, most peripheral T cells, plasma cells	Co-stimulation of T-cell proliferation and cytokine production upon binding CD80 or CD86
CD29. 130 kDa. β1 integrin chain, GP, platelet GPIIa, VLA-β chain.	Leukocytes, weakly on granulocytes	β subunit of VLA-1 integrin, acts as a fibronectin receptor and is involved in cell adhesion and recognition in a variety of processes, including embryogenesis, hemostasis, tissue repair, immune response, metastatic diffusion of tumor cells, and development; essential to the differentiation of hematopoietic stem cells with tumor progression and metastasis/invasion
CD30. 105–120 kDa. Ber-H2 antigen, Ki-1 antigen; member of tumor necrosis factor receptor superfamily.	Activated T cells, activated B cells, activated NK cells, monocytes	Costimulates T-cell proliferation and up-regulates the expression of adhesion molecules and cytokine release; may attenuate autoreactive T-lymphocyte proliferation
CD31. 130–140 kDa. GPiia, endocam, platelet endothelial cell adhesion molecule (PECAM-1); member of immunoglobulin supergene family (IgSF).	Endothelial cells, platelets, monocytes, neutrophils, NK cells, subsets of T cells	Primarily an adhesion molecule with no enzymatic activity known; plays a role in transendothelial cell migration
CD32. 40 kDa. FCRII, FcγRII, Ly-17; multiple isoforms.	Monocytes, macrophages, Langerhans cells, neutrophils (A and C isoforms), B cells (B isoform), and platelets as well as on endothelial cells of the placenta. All isoforms are expressed on monocytes.	Receptor for Fc portion of antigen-antibody–complexed IgG molecules. Regulates B-cell function and plays a major role in immune complex–induced tissue damage; seems to have a major inhibitory role preventing the development of autoimmune disease; can trigger IgG-mediated phagocytosis and an oxidative burst in neutrophils and monocytes
CD33. 67 kDa. gp67, p67, Siglec-3; single-chain type 1 glycoprotein.	Myeloid progenitors, monocytes and macrophages, granulocyte precursors with decreasing expression following maturation and differentiation, resulting in a low level of expression on mature granulocytes	Serves as a marker for distinguishing between myeloid and lymphoid leukemias. Sialic-acid–dependent cytoadhesion molecule, a sialoadhesin; inhibits proliferation of normal and leukemic myeloid cells and might also mediate cell-cell adhesion; also plays a role in carbohydrate binding and lectin activity
CD34. 40 kDa (based on amino acid sequence). gp105–120, mucosialin; type 1 glycoprotein.	Early lymphohematopoietic stem and progenitor cells, small-vessel endothelial cells, embryonic fibroblasts, some cells in fetal and adult nervous tissue	Cell-cell adhesion molecule; also participates in inhibition of hematopoietic differentiation
CD35. Many forms: 160, 190, 220, 250, 165, 195, 225, 255 kDa. C3bR, C4bR, complement receptor type one (CR1), immune adherence receptor; member of complement component receptor superfamily (CCRSF), single-chain type 1 glycoprotein.	Erythrocytes, neutrophils, monocytes, eosinophils, B lymphocytes, and 10%–15% of T lymphocytes	Receptor for C4b/C3b-coated particles, mediating their adherence and phagocytosis; facilitator of C3b and C4b cleavage, thus limiting complement activation

CD antigen. MW. Synonyms and properties.	Leukocyte expression	Function
CD36. 88–113 kDa (platelet form). GPIIIb, GPIV, OKM5-antigen, PASIV; member of the scavenger receptor superfamily, single-chain type 3-, 2-span glycoprotein.	Platelets, mature monocytes/macrophages, endothelial cells; in mice, expressed on B cells	Multifunctional glycoprotein that acts as an adhesion molecule in platelet adhesion and aggregation and in platelet-monocyte or platelet-tumor cell interaction; molecule for recognition of apoptotic neutrophils and functions in the phagocytic clearance of apoptotic cells; scavenger receptor for oxidized LDL
CD37. 40–52 kDa. gp 52–50. Member of the 4-transmembrane-spanning protein superfamily (TM4SF); type 3-, 4-span glycoprotein.	B cells; low levels on T cells, neutrophils, granulocytes, and monocytes	B-cell-expressed CD37 associates noncovalently with MHC class II, CD19, CD21, and the TM4SF molecules CD53, CD81, and CD82; involved in the signal transduction pathway(s) that regulate cell development, activation, growth, and motility and may also be involved in T-cell–B-cell interactions
CD38. 45 kDa (in leukocytes), 39 kDa (soluble form). T10, ADP-ribosyl cyclase, cyclic ADP-ribose hydrolase; single-chain type 2 glycoprotein.	Variable levels on the majority of hemopoietic cells, though most strongly during early differentiation and activation and some non-hemopietic cells; high level of expression on B cells, activated T cells, and plasma cells	NAD glycohydrolase; functions in cell adhesion; positive and negative regulator of cell activation and proliferation, depending on the cellular environment; signal transduction and calcium signaling; also acts as an ectoenzyme that participates in nucleotide metabolism
CD39. 78 kDa. Potentially a type 3-, 2-span glycoprotein.	Mantle zone and paracortical activated lymphocytes, macrophages, dendritic cells, and Langerhans cells; absent from germinal centers	May mediate B-cell homotypic adhesion and may protect activated lymphocytes through hydrolysis of extracellular ATP
CD40. 48 kDa (monomer), 85 kDa (dimer). Bp50; member of the TNF receptor superfamily (TNFRSF), single-chain type 1 glycoprotein.	All mature B-cell lineages except plasma cells, macrophages, follicular dendritic cells, activated monocytes, endothelial cells, fibroblasts, interdigitating dendritic cells, keratinocytes, $CD34^+$ hematopoietic cell progenitors	Binds to CD154. Roles in B-cell growth, differentiation, and isotype switching; apoptosis rescue signal for germinal center B cells; stimulation of cytokine production in macrophages and dendritic cells; up-regulation of adhesion molecules on dendritic cells. Plays a critical role in the regulation of cell-mediated immunity as well as antibody-mediated immunity.
CD41. αβ dimer: α, 125 kDa; β, 122 kDa. Glycoprotein IIb (GP IIb) αIIb integrin chain; forms platelet fibrinogen receptor by association with GP IIIa; single-chain type 1 glycoprotein.	Platelets, megakaryocytes	Subunit of platelet fibrinogen receptor, which mediates platelet aggregation; plays a central role in platelet activation, cohesion, coagulation, aggregation, and platelet attachment; possibly also receptor for von Willebrand factor, fibronectin, and thrombospondin; also shown to participate in cell-surface–mediated signaling
CD42a, -b, -c, -d. -a, 23 kDa; -b, 145 kDa; -c, 24 kDa; -d, 82 kDa. -a, GPIX; -b, GPIb-α; -c, GPIb-β; -d, GPV. Single-chain type 1 glycoprotein.	Platelets, megakaryocytes; CD42c also expressed on endothelium, brain, and heart tissue	CD42a–d complex serves as receptor for von Willebrand factor and thrombin. Adhesion of platelets to endothelium; amplification of platelet response to thrombin.
CD43. 95–115 kDa in naive T cells; 115–135 kDa in activated T cells and neutrophils. gpL115, leukocyte sialoglycoprotein, leukosialin, sialophorin, Ly-48.	All leukocytes except most resting B cells	Possible anti-adhesive ("barrier") molecule mediating repulsion between leukocytes and other cells
CD44. 85 kDa. ECMR III, H-CAM, HUTCH-1, Hermes, Lu (In-related), Pgp-1, gp85; multiple isoforms.	Surface of most cell types; CD44H is major isoform expressed on lymphocytes, soluble form detectable in body fluids	A recyclable receptor that binds hyaladherin (HA) and other tissue macromolecules; shown to be involved in the transduction of activation signals to the cell and functions as an adhesion molecule mediating leukocyte attachment and homing to peripheral lymphoid organs and sites of inflammation

(continued)

CD antigen. MW. Synonyms and properties.	Leukocyte expression	Function
CD44R. 85–200 kDa in epithelial cells; 85–250 kDa in lymphocytes. CD44v, CD44v9; heterogeneous group of CD44 variant isoforms designated by the variant exons that they include (v2–v10 in humans).	Epithelial cells and monocytes (constitutively), activated leukocytes	The activity of many isoforms of CD44R remains to be clarified; possible role (particularly for CD44v6) in leukocyte attachment to and rolling on endothelial cells, homing to peripheral lymphoid organs and sites of inflammation
CD45. 210–220 kDa in naive/resting T cells and NK cells; 180–200 kDa in activated/memory T cells, monocytes, granulocytes, and dendritic cells; 180 kDa in B cells. Leukocyte common antigen (LCA), T200, EC 3.1.3.4.; many different isoforms with different molecular weights, e.g., B220, CD45R, CD45RA, CD45RB, CD45RC, CD45RO. (Various isoforms of CD45 are generated by alternative splicing of 3 exons that can be inserted immediately after an N-terminal sequences of 8 aa found on all isoforms.)	All hematopoietic cells except erythrocytes; especially high on lymphocytes (10% of their surface area comprising CD45); different isoforms characteristic of differentiated subsets of various hematopoietic cells	Regulates a variety of cellular processes, including cell growth, differentiation, mitotic cycle, and oncogenic transformation; essential role in T- and B-cell antigen-receptor-mediated activation; possible role in receptor-mediated activation in other leukocytes
CD46. 52–58, 35–40 kDa. Membrane cofactor protein (MCP); member of the regulator of complement activation (RCA) family of proteins.	Peripheral-blood lymphocytes (PBL), nonhematopoietic tissues such as salivary glands and kidney ducts; widely expressed in fibroblasts and leukocytes	Binds the complement components C3b and Cb4, allowing degradation by factor 1, and is a receptor for the measles virus and for *Streptococcus pyogenes;* protective barrier against inappropriate complement activation and deposition on plasma membranes; no distinct functions have been attributed to tissue-specific isoforms and to the variable levels of expression; cross-linking leads to the down-regulation of IL-12 production via unknown mechanisms
CD47. 45–60 kDa in erythrocytes; 47–55 kDa in platelets. Rh-associated protein, gp42, integrin-associated protein (IAP), neurophilin, ovarian carcinoma antigen 3 (OA3); member of the immunoglobulin supergene family (IgSF).	Most cells; part of the Rh complex on erythrocytes and is not expressed on Rh null erythrocytes	Associates noncovalently with the CD61 β3 integrins; acts as an adhesion molecule and thrombospondin receptor; plays a role in the chemotactic and adhesive interactions of leukocytes with endothelial cells via an unclarified mechanism of action
CD47R. 120 kDa. Formally known as CDw149. MEM-133, IAP, MER6, OA3, Rh-associated protein, gp42, neurophilin.	Peripheral blood lymphocytes, monocytes, weakly on neutrophils, eosinophils, platelets	May interact with integrins and play a role in increasing intracellular calcium during cell adhesion
CD48. 45 kDa. BCM1 in mouse, Blast-1, Hu Lym3, OX-45 in rat, Sgp-60.	Widely expressed on hematopoietic cells with the exception of granulocytes and some eosinophils, platelets and erythrocytes	Recently identified as a ligand of the NK-cell inhibitory receptor CD244 (2B4); adhesion molecule via its receptor, CD2, and may participate in $\alpha\beta$ T-cell recognition, adhesion, and costimulation and as an accessory molecule as predicted for T cell-antigen recognition
CD49a. 200 kDa. α-1 integrin chain, very late antigen 1 α chain (VLA-1 α chain).	Activated T cells, monocytes, neuronal cells, smooth muscle, IL-2-activated NK cells	Integrin that associates with CD29, binds collagen, laminin-1
CD49b. 160 kDa. α-2 integrin chain, GPIa VLA-2 α chain.	T cells, NK cells, B cells, monocytes, platelets, megakaryocytes; neuronal, epithelial, and endothelial cells; osteoclasts	Integrin that associates with CD29, binds collagen, laminin-1; involved in the maintenance of endothelial monlayer integrity along with CD49e. Participates in adhesion and in cell-surface-mediated signaling and has a role in blood clotting and angiogenesis
CD49c. 150 kDa. α-3 integrin chain, VLA-3 α chain.	Low levels on monocytes, B and T lymphocytes	Integrin that associates with CD29 and binds to a variety of ligands, including collagen, laminin-5, fibronectin, entactin, invasin; binding affinity for each ligand depends on the cell type on which it is expressed, divalent cation concentrations, and presence of other integrin heterodimers on the cell; may have a role in cell-cell as well as cell-matrix adhesion

CD antigen. MW. Synonyms and properties.	Leukocyte expression	Function
CD49d. 145 kDa. α-4 integrin chain, VLA-4 α chain.	Many cell types, including T cells, B cells, monocytes, eosinophils, basophils, mast cells, thymocytes, NK cells, dendritic cells, embryonic myeloblasts and myelomonocytic cells, some melanoma cells, Kupffer cells, muscle cells, erythroblastic precursor cells, and sickle reticulocytes; not on normal red blood cells, platelets, or neutrophils	Cell adhesion molecule for attachment to cell surface ligands VCAM-1 (α4β1 and α4β7) and MAdCAM-1 (α4β7) and attachment to extracellular matrix proteins fibronectin (α4β1 and α4β7) and thrombospondin (α4β1) and for lymphocyte migration and homing; costimulatory molecule for T-cell activation
CD49e. 155 kDa. α-5 integrin chain, FNR α chain, VLA-5 α chain.	Many cell types, including T cells, very early and activated B cells, thymocytes, monocytes, platelets	Integrin that associates with CD29 and mediates binding to fibronectin providing a costimulatory signal to T cells; believed to be important for the maintenance of endothelial monolayer integrity along with CD49b; involved in adhesion, regulation of cell survival, and apoptosis; also, involved in VLA-mediated migration of monocytes into extracellular tissues
CD49f. 125 kDa. α-6 integrin chain, platelet gpI, VLA-6 α chain.	T cells, monocytes, platelets, megakaryocytes, trophoblasts	Integrin that associates with CD29 and CD104, participates in cell adhesion and migration, embryogenesis, as well as cell surface–mediated signaling; binds laminin receptor on platelets, monocytes, and T cells; provides a costimulatory signal to T cells for activation and proliferation
CD50. 115–135 kDa (neutrophils). Intercellular adhesion molecule-3, ICAM-3.	Leukocytes of all lineages; epidermal Langerhans cells and endothelial cells; constitutively expressed on resting antigen-presenting cells, including dendritic cells; released from activated lymphocytes and neutrophils and is detectable in the blood as a soluble protein	Shown to bind CD209 (DC-SIGN) as a receptor on dendritic cells and, like CD54 and CD102, is a ligand for LFA-1 CD11a/CD18 and is involved in integrin-β-dependent adhesion; acts as a costimulatory molecule in the immune response and appears to be important in the initial interaction between T and dendritic cells, leading to T-cell activation; regulates leukocyte morphology; promotes redistribution involved in cell chemotaxis and recruitment
CD51. 125 kDa. VNR-α chain, α-V integrin chain, vitronectin receptor; forms α-V integrin by association with CD61; known to form heterodimers with β1 CD29, β3 CD61, β5, β6, and β8 integrin subunits in various tissues.	Platelets, megakaryocytes, endothelial cells, certain activated leukocytes, NK cells, macrophages, and neutrophils; osteoclasts and smooth muscle cells	Subunit of α-V integrin, which binds vitronectin, von Willebrand factor, fibronectin, thrombospondin, and probably apoptotic cells; shown to mediate the binding of platelets to immobilized vitronectin without prior activation, also to interact with CD47; initiates bone resorption by mediating the adhesion of osteoclasts to osteopontin and may play a role in angiogenesis
CD52. 25–29 kDa. CAMPATH-1, HE5; single-chain GPI-anchored glycoprotein.	Highly expressed on thymocytes, lymphocytes, monocytes, macrophages, epithelial cells lining male reproductive tract	Not known
CD53. 32–42 kDa. MRC OX44; member of the 4-transmembrane-spanning protein superfamily (TM4SF).	T and B cells, monocytes, macrophages, granulocytes, dendritic cells, osteoblasts, and osteoclasts	Mediates signal transduction events involved in the regulation of cell development, activation, growth, and mortality; contributes to the transduction of C2-generated signal in T and NK cells and may play a role in growth regulation; cross-linking promotes activation of human B cells and rat macrophages

(continued)

CD antigen. MW. Synonyms and properties.	Leukocyte expression	Function
CD54. 90, 75–115 kDa. Intercellular adhesion molecule-1 (ICAM-1).	Activated endothelial cells, activated T cells, activated B cells, monocytes, endothelial cells; soluble form detectable in the blood	Ligand for CD11a/CD18 or CD11b/CD18, shown to bind to fibrinogen and hyaluronan; receptor for rhinoviruses and for RBCs infected with malarial parasites; may play a role in development and promotion of adhesion; contributes to antigen-specific T-cell activation by antigen-presenting cells, presumably by enhancing interactions between T cells and antigen-presenting cells; contributes to the extravasation of leukocytes from blood vessels, particularly in areas of inflammation; also, soluble form may inhibit the activation of CTL or NK cells by malignant cells
CD55. 80 kDa (lymphocytes), 55 kDa (erythrocytes). Decay-accelerating factor (DAF); single-chain GPI-anchored glycoprotein and secreted soluble variant, member of the regulator of complement activation (RCA) family of proteins.	Most cells; also a soluble form in plasma and body fluids	Interacts with complement components, CD97, and a 7-transmembrane domain protein that also contains three extracellular EGF domains; protective barrier against inappropriate complement activation and deposition on plasma membranes; limits formation and half-life of the C3 convertases; may be important to NK mechanisms of killing; also serves as a receptor for echovirus and coxsackie B virus
CD56. 175–220 kDa. Leu-19, NKH1, neural cell adhesion molecule (NCAM); single-chain type 1 glycoprotein with multiple isoforms; predominant isoform on NK and T cells is in the transmembrane-anchored 140 kDa glycoprotein.	Human NK cells, a subset of $CD4^+$ and $CD8^+$ T cells; also brain in the cerebellum and cortex and at neuromuscular junctions	No clear immune function although may be involved in tumor growth and spreading; regulates interactions between neurons and between neurons and muscle
CD57. 110 kDa. HNK1, Leu-7; a carbohydrate antigen (oligosaccharide), component of many glycoproteins.	NK cells; subsets of T cells, B cells	Functions in cell-cell adhesion
CD58. 55–70 kDa. Lymphocyte function-associated antigen 3 (LFA-3); single-chain type 1 glycoprotein, alternate splicing yields two forms, a transmembrane anchored form and a GPI-anchored form.	Many hematopoietic and nonhematopoietic cell types; particularly high on memory T cells and dendritic cells	Adhesion between killer T cells and target cells, antigen-presenting cells and T cells, or thymocytes and thymic epithelial cells; expressed on antigen-presenting cells and enhances T-cell antigen recognition through binding to CD2, the only known ligand for CD58
CD59. 18–25 kDa. IF-5Ag, H19, HRF20, MACIF, MIRL, P-18 protectin. Single-chain glycoprotein, member of the Ly-6 superfamily.	Most hematopoietic and nonhematopoietic cell types	Binds to complement components C8 and C9; may bind CD2. Functions as an inhibitor of membrane attack complex (MAC) assembly, thus protecting cells from complement-mediated lysis; signaling role (as a GPI-anchored molecule) in T-cell activation; possible role in cell adhesion
CD60a. 115–125 kDa (PBMC). Carbohydrate modification found on the ganglioside GD3; previously known as CDw60.	Subset of T cells, platelets, thymic epithelium, activated keratinocytes, synovial fibroblasts, glomeruli, smooth muscle cells, astrocytes	Involved in the regulation of apoptosis and induces mitochondrial permeability transition during apoptosis; promotes B-cell help to and secretion of high levels of IL-4 from T cells
CD60b. 9-O-acetyl disialosyl ganglioside D3; carbohydrate.	T-cell subsets, activated B cells, neuroectodermal cells in the thymus epithelium and in the skin	Possible mitogen for synovial T cells
CD60c. 7-O-acetyl-GD3 (7-O-acetylated disialosyl groups); carbohydrate.	T cells	Thought to be an activating receptor for T cells
CD61. 110 kDa. CD61A, GPIIb/IIIa, $\beta3$ integrin chain; β-chain type 1 glycoprotein.	Platelets, megakaryocytes, macrophages, monocytes, mast cells, osteoclasts, endothelial cells, fibroblasts	Integrin subunit, associates with CD41 (Gp11b/11a) or CD51 (vitronectin receptor); participates in cell adhesion, cell surface–mediated signaling, and platelet aggregation

CD antigen. MW. Synonyms and properties.	Leukocyte expression	Function
CD62E. 97–115 kDa. E-selectin, ELAM-1, LECAM-2; C-type lectin, single-chain type 1 glycoprotein.	Acutely activated endothelium, chronic inflammatory lesions of skin and synovium	Adhesion molecule that mediates leukocyte rolling on activated endothelium at inflammatory sites; may also participate in tumor-cell adhesion during hematogenous metastasis and may play a role in angiogensis
CD62L. 74 kDa (lymphocytes), 95 kDa (neutrophils). L-selectin, LAM-1, LECAM-1, Leu-8, MEL-14, TQ-1; C-type lectin, single-chain type 1 glycoprotein.	Most peripheral-blood B cells, naive T cells, monocytes, granulocytes, subsets of NK cells and memory T cells, bone marrow lymphocytes and myeloid cells, thymocytes; soluble form detectable in blood	Adhesion molecule that mediates lymphocyte homing to high endothelial venules of peripheral lymphoid tissue and leukocyte rolling on activated endothelium at inflammatory sites
CD62P. 140 kDa. P-selectin, granule membrane protein-140 (GMP-140), platelet activation–dependent granule-external membrane protein (PADGEM); C-type lectin, single-chain type 1 glycoprotein.	Endothelium, platelets, megakaryocytes	Interaction with PSGL-1 to mediate tethering and rolling of leukocytes on the surface of activated endothelial cells, the first step in leukocyte extravasation and migration toward sites of inflammation; may contribute to inflammation-associated tissue destruction, atherogenesis, and thrombosis
CD63. 40–60 kDa. LIMP, MLA1, PTLGP40, gp55, granulophysin lysosomal membrane–associated glycoprotein 3 (LAMP-3), melanoma-associated antigen (ME491), neuroglandular antigen (NGA); lysosome-associated membrane glycoprotein, member of the transmembrane-4 superfamily subfamily 1 (TM4SF subfamily 1).	Platelets, degranulated neutrophils, monocytes, macrophages	Mediates signal transduction events that play a role in the regulation of cell development, activation, growth, and motility; may function as a transmembrane adapter protein, linking other transmembrane and signaling proteins
CD64. 72 kDa. FcγRI, FCRI; single-chain type 1 glycoprotein.	Monocytes, macrophages, blood and germinal center dendritic cells, PMN activated by IFN-γ or G-CSF, early myeloid-lineage cells	Phagocytosis: receptor-mediated endocytosis of IgG-antigen complexes; antigen capture for presentation to T cells; antibody-dependent cellular cytotoxicity; mediator of release of cytokines and reactive oxygen intermediates
CD65. Ceramide-dodecasaccharide, VIM-2; glycolipid.	Restricted to myeloid cells; with expression on most granulocytes and a proportion of monocytic cells	Not known
CD65s. Sialylated-CD65, VIM2; carbohydrate.	Granulocytes, monocytes	Possible involvement with phagocytosis and Ca^{2+} influx
CD66a. 140–180 kDa. NCA-160, biliary glycoprotein (BGP); single-chain type 1 glycoprotein, member carcinoembryionic antigen (CEA) family, multiple splice variants.	Granulocytes, epithelial cells, possibly on a subset of tissue macrophages, T cells and a subpopulation of activated NK cells, a variety of epithelia and some endothelia	Mediates cell-cell adhesion by homotypic and/or heterotypic interactions with other CD66 molecules; adhesion molecule; receptor for *Neisseria gonorrheae* and *N. meningitidis;* may trigger neutrophil activation; may also contribute to the interactions of activated granulocytes with each other or with endothelium or epithelium; also thought to have tumor suppressor activity
CD66b. 95–100 kDa. CD67, CGM6, NCA-95; single-chain GPI-anchored glycoprotein, member carcinoembryionic antigen (CEA) family.	Granulocytes, hematopoietic cells of the myeloid lineage; soluble form in plasma	Similar to CD66a, receptor for *Neisseria gonorrheae* and *N. meningitides;* adhesion molecule, trigger of neutrophil activation; enhances the respiratory burst activity of neutrophils, may also regulate the adhesion activity of D11/CD18 in neutrophils; function of the soluble form is unclear
CD66c. 90 kDa. NCA, NCA-50/90; single-chain GPI-anchored glycoprotein, member carcinoembryionic antigen (CEA) family.	Granulocytes, epithelial cells, possibly on a subset of tissue macrophages, hematopoietic cells of the myeloid lineage; soluble form in plasma	Similar to CD66a and CD66b; receptor for *Neisseria gonorrheae* and *N. meningitides;* adhesion molecule, trigger of neutrophil activation, may regulate the adhesion activity of CD11/CD18 in neutrophils although direct functional evidence is lacking

(continued)

CD antigen. MW. Synonyms and properties.	Leukocyte expression	Function
CD66d. 35 kDa. CGM1; single-chain type 1 glycoprotein, member carcinoembryionic antigen (CEA) family.	Granulocytes, hematopoietic cells of the myeloid lineage, epithelial cells	Similar to CD66a–c; receptor for *Neisseria gonorrheae* and *N. meningitides;* regulates adhesion activity of CD11/CD18 in neutrophils
CD66e. 180–200 kDa. Single-chain GPI-anchored glycoprotein, member of the carcinoembryionic antigen (CEA) family.	Epithelial cells, detected in the serum	Interaction of CD66e with Kupffer cells stimulates release of various cytokines that may alter tumor-cell growth in the liver; possible adhesion molecule; also a receptor for *N. gonorrheae;* may play a role in the process of metastasis of cancer cells
CD66f. 54–72 kDa. Pregnancy-specific b1 glycoprotein, SP-1, pregnancy-specific glycoprotein (PSG).	Fetal liver; produced in placenta and released	Unclear; possible involvement in immune regulation and protection of fetus from maternal immune system; necessary for successful pregnancy since low levels in maternal blood predict spontaneous abortion
CD68. 110 kDa. gp110, macrosialin; single-chain type 1 glycoprotein, member of the scavenger receptor superfamily.	Monocytes, macrophages, dendritic cells, neutrophils, basophils, mast cells, myeloid progenitor cells, subset of $CD34^+$ hematopoietic progenitor cells, activated T cells, some peripheral-blood B cells; soluble form in blood and urine	Not known
CD69. 60 kDa. Activation-inducer molecule (AIM), EA 1, MLR3, gp34/28, very early activation (VEA); group V C-type lectin, disulfide-linked homodimeric type 2 glycoprotein.	Activated leukocytes, including T cells, thymocytes, B cells, NK cells; neutrophils, eosinophils, and Langerhans cells; subset of mature thymocytes, germinal center mantle B cells, some $CD4^+$ germinal center T cells	Involvement in early events of lymphocyte, monocyte, and platelet activation: promotes Ca^{2+} influx, synthesis of cytokines and their receptors, induction of c-*myc* and c-*fos* proto-oncogene expression; role in promoting lysis mediated by activated NK cells
CD70. 75, 95 170 kDa. CD27-ligand, Ki-24 antigen; trimeric type 2 glycoprotein, member of the TNF superfamily.	Activated T and B cells and stimulated NK cells	Ligand for CD27; possible role in costimulation of B and T cells and may augment the generation of cytotoxic T cells and cytokine production
CD71. 190 kDa. T9, transferrin receptor; disulfide-linked homodimeric type 2 glycoprotein.	All proliferating cells	Iron uptake: binds ferrotransferrin at neutral pH and internalizes complex to acidic endosomal compartment, where iron is released
CD72. 39–43 kDa. Ly-19.2, Ly-32.2, Lyb-2; C-type lectin, disulfide-linked homodimeric type 2 glycoprotein.	B cells (except plasma cells), some dendritic cells, and may be expressed by tissue macrophages	May play a role in regulating the signal threshold in B cells; contains an activating tyrosine motif and possibly activates a variety of signaling pathways through the B-cell receptor and can induce MHC class II expression and B-cell proliferation
CD73. 69, 70, 72 kDa. Ecto-5′, nucleotidase; single-chain GPI-anchored glycoprotein.	Subpopulations of T cells (expression is confined to the $CD28^+$ subset) and B cells (about 75% of adult peripheral blood B cells), with expression increasing during development; follicular dendritic cells, epithelial cells, endothelial cells	Possibly regulates the availability of adenosine for interaction with the cell surface adenosine receptor by converting AMP to adenosine; can mediate costimulatory signals for T-cell activation; may play a role in mediating the interaction between B cells and follicular dendritic cells
CD74. 33, 35, 41 kDa. Class II–specific chaperone, Ii, invariant chain; homotrimers, single-chain type 2 glycoprotein.	Mostly found intracellularly in MHC class II–expressing cells, specifically, B cells, activated T cells, macrophages, activated endothelial and epithelial cells	Intracellular sorting of MHC class II molecules; function in humans is unclear
CD75. Formally known as CDw75. Carbohydrate antigen.	B cells, subpopulation of peripheral-blood T cells, erythrocytes, broad range of epithelial cells	Cell adhesion; ligand for CD22
CD75s. Formally known as CDw76. Carbohydrate antigen.	Mature sIg^+ B cells, mantle zone B cells of lymphoid secondary follicles, subpopulation of T cells, mature B lineage leukemias, subsets of endothelial and epithelial cells, possibly weakly expressed on erythrocytes	Considered to be a binding partner for the B-cell-specific activation antigen CD22; exact function is unclear

CD antigen. MW. Synonyms and properties.	Leukocyte expression	Function
CD77. Pk blood-group antigen, Burkitt's lymphoma antigen (BLA), ceramide trihexoside (CTH), globotriaosylceramide (Gb3); sphingolipid antigen, type 2 membrane protein.	Germinal center B cells	Critical cell surface molecule able to mediate an apoptic signal; association with type 1 interferon receptor or with HIV coreceptor CXCR4 (CD184) may be essential for function; a receptor for lectins on the pili of a certain strain of *E. coli;* may be involved in the selection process within the germinal centers
CD79a. 33–45 kDa. Ig-α, MB1; type 1 glycopeptide, disulfide-linked heterodimer with CD79b.	B cells	Component of B-cell antigen receptor analogous to CD3; required for cell surface expression and signal transduction
CD79b. 37 kDa. B29, Ig-β; type 1 glycopeptide, disulfide-linked heterodimer with CD79a.	B cells	Same as CD79a
CD80. 60 kDa. B7, B7.1, BB1, Ly-53; single-chain type 1 glycoprotein.	Activated B and T cells, macrophages, low levels on resting peripheral blood monocytes and dendritic cells	Binds CD28 and CD152; costimulation of T-cell activation with CD86 when bound to CD28; inhibits T-cell activation when bound with CD152
CD81. 26 kDa. Target for antiproliferative antigen-1 (TAPA-1). Single-chain type 3-, 4-span glycoprotein, member of the 4-transmembrane-spanning protein superfamily (TM4SF).	Broadly expressed on hematopoietic cells; expressed by endothelial and epithelial cells; absent from erythrocytes, platelets, and neutrophils	Member of CD19/CD21/Leu-13 signal transduction complex; mediates signal transduction events involved in the regulation of cell development, growth, and motility; participates in early T-cell development; binds the E2 glycoprotein of hepatitis C virus
CD82. 45–90 kDa. 4F9, C33, IA4, KAI1, R2; single-chain type 3-, 4-span glycoprotein, member of the 4-transmembrane-spanning protein superfamily (TM4SF).	Activated/differentiated hematopoietic cells, B and T cells, NK cells, monocytes, granulocytes, platelets, epithelial cells	Signal transduction: may induce T-cell spreading and pseudopod formation, modulate T-cell proliferation, and provide costimulatory signals for cytokine production; possible role in activation of monocytes
CD83. 43 kDa. HB15; single-chain type 1 glycoprotein.	Dendritic cells, B cells, Langerhans cells	May play a role in antigen presentation and/or lymphocyte activation and regulation of the immune response
CD84. 72-86 kDa. GR6.	Virtually all thymocytes, monocytes, platelets, circulating B cells	Not known
CD85a. 110 kDa. GR4.	Monocytes, macrophages, dendritic cells, granulocytes, a subpopulation of T lymphocytes	Suppression of NK-cell-mediated cytotoxicity
CD86. 80 kDa. B7.2, B70; single-chain type 1 glycoprotein.	Dendritic cells, memory B cells, germinal center B cells, monocytes	Major T-cell costimulatory molecule, interacting with CD28 (stimulatory) and CD152/CTLA4 (inhibitory)
CD87. 32–56 kDa (monocytes). Urokinase plasminogen activator receptor (uPAR); single-chain GPI-anchored glycoprotein.	T cells, NK cells, monocytes, neutrophils; nonhematopoietic cells such as vascular endothelial cells, fibroblasts, smooth muscle cells, keratinocytes, placental trophoblasts, hepatocytes	Receptor for uPA, which can convert plasminogen to plasmin; possible role in b2 integrin–dependent adherence and chemotaxis; may play a role in the process of neoplastic and inflammatory cell invasion
CD88. 43 kDa. C5a receptor, C5aR; type 3, 7-span glycoprotein, member of the 7-transmembrane-spanning protein superfamily (TM7SF).	Granulocytes, monocytes, dendritic cells, astrocytes, microglia, hepatocytes, alveolar macrophages, vascular endothelial cells	C5a-mediated inflammation, activation of granulocytes, possible function in mucosal immunity
CD89. 45–70, 55–75, 70–100, 50–65 kDa. Fcα-receptor R (Fcα-R), IgA Fc receptor, IgA receptor; single-chain type 1 glycoprotein.	Myeloid-lineage cells from promyelocytes to neutrophils and from promonocyte to monocytes; activated eosinophils, alveolar and splenic macrophages; subsets of T and B cells	Induction of phagocytosis, degranulation, respiratory burst, killing of microorganisms
CD90. 25–35 kDa. Thy-1; single-chain GPI-anchored glycoprotein.	Hematopoietic stem cells, neurons, connective tissue, thymocytes, peripheral T cells, human lymph node HEV endothelium	Possible involvement in lymphocyte costimulation; possible inhibition of proliferation and differentiation of hematopoietic stem cells

(continued)

CD antigen. MW. Synonyms and properties.	Leukocyte expression	Function
CD91. 515, 85 kDa. α-2-macroglobulin receptor (ALPHA2M-R), low-density lipoprotein receptor–related protein (LRP); single-chain type 1 glycoprotein.	Phagocytes, many nonhematopoietic cells	Endocytosis-mediating receptor expressed in coated pits that appears to play a role in the regulation of proteolytic activity and lipoprotein metabolism
CD92. 70 kDa. Formally known as CDw92; CTL1, GR9.	Monocytes, granulocytes, peripheral blood lymphocytes (PBL), mast cells	Not known; likely plays a role in signal transduction
CD93. 110 kDa. Formally known as CDw93; GR11.	Monocytes, granulocytes, endothelial cells	Not known
CD94. 70 kDa. Kp43; forms complex with NKG2 receptors, C-type lectin.	NK cells, subsets of $CD8^+$ αβ and γδ T cells	Depending on NKG2 molecule associated, may activate or inhibit NK-cell cytotoxicity and cytokine release
CD95. 45 kDa. APO-1, Fas antigen (Fas); TNF receptor superfamily, single-chain type 1 glycoprotein.	Activated T and B cells, monocytes, fibroblasts, neutrophils	Mediation of apoptosis-inducing signals
CD96. 160 kDa. T-cell activation increased late expression (TACTILE); single-chain type 1 glycoprotein.	Activated T cells, NK cells	Adhesion of activated T and NK cells during the late phase of immune response; also involved in antigen presentation and/or lymphocyte activation
CD97. 75–85 kDa (PBMC, CD97a), 28 kDa (PBMC, CD97b). BL-KDD/F12; EGF-TM7 subfamily member, type 3-, 7-span glycoprotein, three isoforms.	Activated B and T cells, monocytes, granulocytes	Binding to CD55, neutrophil migration
CD98. 80 and 45 kDa. 4F2, FRP-1, RL-388 in mouse; disulfide-linked heterodimeric type 2 glycoprotein.	Not hematopoietic specific; activated and transformed cells; lower levels on quiescent cells; high levels on monocytes	Role in regulation of cellular activation and aggregation
CD99. 32 kDa. CD99R (epitope restricted to subset of CD99 molecules), E2, *MIC2* gene product; single-chain type 1 glycoprotein.	All leukocytes; highest on thymocytes	Augments T-cell adhesion, induces apoptosis of double-positive thymocyte, participates in leukocyte migration, involved in T-cell activation and adhesion, binds to cyclophilin A
CD100. 150 kDa (PHA blasts), 120 kDa (soluble). Disulfide-linked homodimeric type 1 glycoprotein.	Most hematopoietic cells except immature bone marrow cells, RBCs, and platelets; activated T cells, germinal center B cells	Monocyte migration, T- and B-cell activation and T-B cell and T-dendritic cell interaction; shown to induce T-cell proliferation
CD101. 120 kDa. P126, V7; disulfide-linked homodimeric type 1 glycoprotein.	Monocytes, granulocytes, dendritic cells, mucosal T cells, activated peripheral blood T cells; weak on resting T, B, and NK cells	Possible costimulatory role in T-cell activation
CD102. 55–65 kDa. Intercellular adhesion molecule-2 (ICAM-2); single-chain type 1 glycoprotein.	Vascular endothelial cells, monocytes, platelets, some populations of resting lymphocytes	Like related proteins CD54 and CD50, binds CD11a/CD18 LFA-1, also reported to bind to CD11b/CD18 Mac-1; may play a role in lymphocyte recirculation. Shown to mediate adhesive interactions important for antigen-specific immune response, NK-cell-mediated clearance, lymphocyte recirculation and other cellular interactions important for immune response and surveillance; may also be involved in T-cell activation and adhesion
CD103. 150 kDa, 25 kDa. HML-1, integrin αE chain; α-chain type 1 glycopeptide.	Intraepithelial lymphocytes (in tissues such as intestine, bronchi, inflammatory skin/breast/salivary glands), many laminapropria T cells, some lymphocytes in peripheral blood and peripheral lymphoid organs	Binds to E-cadherin and integrin β7; role in the tissue-specific retention of lymphocytes at basolateral surface of intestinal epithelial cells; possible accessory molecule for activation of intraepithelial lymphocytes

CD antigen. MW. Synonyms and properties.	Leukocyte expression	Function
CD104. 220 kDa. β4 integrin chain, tumor-specific protein 180 antigen (TSP-1180) in mouse; β-chain type 1 glycopeptide.	$CD4^+$, $CD8^+$ thymocytes; neuronal, epithelial, and some endothelial cells; Schwann cells; trophoblasts	Integrin that associates with CD49f, binds laminins and plectin, also interacts with keratin filaments intracellularly; involved in cell-cell, cell matrix interactions, adhesion, and migration; important role in the adhesion of epithelia to basement membranes
CD105. 90 kDa. Endoglin; TGFβ type III receptor, disulfide-linked homodimeric type 1 glycoprotein.	Endothelial cells of small and large vessels; activated monocytes and tissue macrophages; stromal cells of certain tissues, including bone marrow; pre–B cells in fetal marrow; erythroid precursors in fetal and adult bone marrow; syncytiotrophoblast throughout pregnancy and cytotrophoblasts transiently during first trimester	Modulator of cellular responses to TGF-β1
CD106. 100–110 kDa. INCAM-110, vascular-cell adhesion molecule-1 (VCAM-1); single-chain type 1 glycoprotein with multiple isoforms.	Endothelial cells, follicular and interfollicular dendritic cells, some macrophages, bone marrow stromal cells, nonvascular cell populations within joints, kidney, muscle, heart, placenta, and brain; can be induced on endothelia and other cell types in response to inflammatory cytokines	Adhesion molecule that is ligand for VLA-4; involved in leukocyte adhesion, transmigration, and costimulation of T-cell proliferation; contributes to the extravasation of lymphocytes, monocytes, basophils, and eosinophils but not neutrophils from blood vessels
CD107a. 100–120 kDa. Lysosome-associated membrane protein 1 (LAMP-1); single-chain type 1 glycoprotein.	Activated platelets, endothelial cells, tonsillar epithelium, granulocytes, T cells, macrophages, dendritic cells, lysosomal membrane, degranulated platelets, PHA-activated T cells, TNF-α–activated endothelium, FMLP-activated neutrophils	Associated with enhanced metastatic potential of tumor cells
CD107b. 100–120 kDa. Lysosome-associated membrane protein 2 (LAMP-2); single-chain type 1 glycoprotein, tissue-specific isoforms.	Granulocytes, lysosomal membrane, activated and degranulated platelets, TNF-α–activated endothelium, FMLP-activated neutrophils, tonsillar epithelium	Protection, maintenance, and adhesion of lysosomes; associated with enhanced metastatic potential of tumor cells
CD108. 80 kDa. Formally known as CDw108. John-Milton-Hagen (JMH) human-blood-group antigen; GPI-anchored glycoprotein.	Erythrocytes, circulating lymphocytes, lymphoblasts	May play a role in monocyte activation and in regulating immune cells
CD109. 175 kDa. 8A3, E123 (7D1); GPI-anchored glycoprotein.	Activated T cells, activated platelets, human umbilical vein endothelial cells	Not known
CD110. 85–92 kDa. Myeloproliferative leukemia virus oncogene (MPL), thrombopoietin receptor (TPO-R), C-MPL; cytokine receptor superfamily, single-chain type 1 glycoprotein.	Hematopoietic stem and progenitor cells, megakaryocyte progenitors, megakaryocytes, platelets	Binds thrombopoietin; main regulator of megakaryocyte and platelet formation
CD111. 75 kDa. Herpesvirus Ig-like receptor (HIgR), poliovirus receptor–related 1 (PRR1), poliovirus receptor–related 1(PVRL1), nectin 1, HevC; type 1 glycoprotein, member of the nectin family.	Expressed in multiple cell types intracellularly and in vesicle-like structures	Ca^{2+}-independent immunoglobulin (Ig)–like cell-cell adhesion molecules; important involvement in the formation of many types of cell-cell junctions and cell-cell contacts
CD112. 72 kDa (long isoform), 64 kDa (short isoform). Herpesvirus entry protein (HVEB), poliovirus receptor–related 2 (PRR2), poliovirus receptor–related 2(PVRL2), nectin 2; type 1 glycoprotein, member of the nectin family.	Multiple tissues and cell lineages	Hematopoietic function unclear; involved in herpesvirus entry activity and may function as a coreceptor for HSV-1, HSV-2, and pseudorabies
CDw113. Poliovirus receptor-related 3 (PRR3), poliovirus receptor-related 3 (PVRL3), nectin 3; transmembrane protein.	Epithelial cells, testis, liver, and placenta	Interacts with CD111 (nectin-1) and CD112 (nectin-2); function unclear, likely involved in adhesion
CD114. 150 kDa. CSF3R, HG-CSFR, granulocyte colony-stimulating factor receptor (G-CSFR).	All stages of granulocyte differentiation, monocytes, mature platelets, several nonhematopoietic cell types/tissues, including endothelial cells, placenta, trophoblastic cells	Specific regulator of myeloid proliferation and differentiation

(continued)

CD antigen. MW. Synonyms and properties.	Leukocyte expression	Function
CD115. 150 kDa. C-fms, colony-stimulating factor 1R (CSF-1R), macrophage colony-stimulating factor receptor (M-CSFR).	Monocytes, macrophages	Macrophage colony-stimulating factor (M-CSF) receptor
CD116. 80 kDa. GM-CSF receptor α chain; member of the cytokine receptor superfamily, α-chain type 1 glycoprotein.	Various myeloid cells, including macrophages, neutrophils, eosinophils; dendritic cells and their precursors; fibroblasts, endothelial cells	Primary binding subunit of the GM-CSF receptor
CD117. 145 kDa. c-KIT, stem-cell factor receptor (SCFR); single-chain type 1 glycoprotein.	Hematopoietic stem cells and progenitor cells, mast cells, bone marrow stromal cells	Stem-cell factor receptor, tyrosine kinase activity; early-acting hematopoietic growth factor receptor, necessary for the development of hematopoietic progenitors; capable of inducing proliferation of mast cells and is a survival factor for primordial germ cells
CD118. 190 kDa. LIF receptor, gp190; transmembrane protein belonging to the type I cytokine receptor superfamily, forms a heterodimer with gp130.	Adult and embryonic epithelial cells, monocytes, fibroblasts, embryonic stem cells, liver, placenta	High-affinity receptor (in complex with gp130) for leukemia inhibitory factor (LIF); cell differentiation, signal transduction and proliferation
CD119. 90–100 kDa. IFN-γR, IFN-γRa; class 2 cytokine receptor, type 1 glycopeptide.	Monocytes, macrophages, T and B cells, NK cells, neutrophils, fibroblasts, epithelial cells, endothelium, a wide range of tumor cells	Interferon receptor; role in host defense and the initiation and effector phases of immune responses, including macrophage activation, B- and T- cell differentiation, activation of NK cells, up-regulation of the expression of MHC class I and II antigens
CD120a. 50–60 kDa. TNFRI, p55; TNF receptor superfamily member, single-chain type 1 glycoprotein.	Constitutively on hematopoietic and nonhematopoietic cells; highest on epithelial cells	TNF and lymphotoxin-α receptor; mediates the signaling involved in proinflammatory cellular responses, programmed cell death, and antiviral activity
CD120b. 75–85 kDa. TNFRII, p75; TNF receptor superfamily member, single-chain type 1 glycoprotein.	Constitutively on hematopoietic and non-hematopoietic cells; highest on epithelial cells	TNF and lymphotoxin-α receptor; mediates the signaling involved in pro-inflammatory cellular responses, programmed cell death and anti-viral activity
CD121a. 80 kDa. IL-1R, IL-1R type 1, type 1 IL-1R; type 1 glycoprotein.	T cells, thymocytes, chondrocytes, synovial cells, hepatocytes, endothelial cells, keratinocytes; low levels on fibroblasts, lymphocytes, monocytes, macrophages, granulocytes, and dendritic, epithelial, and neural cells	Type I interleukin-1 receptor; mediates thymocyte and T-cell activation, fibroblast proliferation, induction of acute phase proteins and inflammatory reactions
CDw121b. 60–70 kDa. IL-1R type 2, type 2 IL-1R; single-chain type 1 glycoprotein.	B cells, macrophages, monocytes, neutrophils	Type I interleukin-1 receptor, likely a decoy receptor with no true function
CD122. 70–75 kDa. Interleukin-2 receptor β chain (IL-2Rβ); cytokine receptor superfamily, type 1 glycopeptide.	Activated T cells, B cells, NK cells, monocytes, macrophages, subset of resting T cells	Critical component of IL-2– and IL-15–mediated signaling; role in T-cell-mediated immune reponse; promotes proliferation and activation of T cells, thymocytes, macrophages, B cells, and NK cells
CD123. 70 kDa. IL-3 receptor α subunit (IL-3Rα).	Bone marrow stem cells, granulocytes, monocytes, megakaryocytes	IL-3 receptor chain
CD124. 140 kDa. IL-4R, IL-13R (α chain); cytokine receptor superfamily, α type 1 glycopeptide.	Mature B and T cells, hematopoietic precursors, fibroblasts, epithelial and endothelial cells, hematopoietic and nonhematopoietic cells	Receptor subunit for IL-4 and IL-13
CDw125. 60 kDa. IL-5Rα; cytokine receptor superfamily, α type 1 glycopeptide; also exists as soluble form.	Eosinophils, activated B cells, basophils, mast cells	Low-affinity receptor for IL-5; α chain of IL-5 receptor; secreted form antagonizes IL-5-induced eosinophil activation and proliferatin
CD126. 80 kDa. Interleukin-6 receptor (IL-6R); associates with CD130, cytokine receptor superfamily, α type 1 glycopeptide; also exists as soluble form.	T cells, monocytes, activated B cells, hepatocytes, some other nonhematopoietic cells	Receptor for IL-6; soluble form is capable of binding to gp130 on cells and promoting IL-6-induced responses

CD antigen. MW. Synonyms and properties.	Leukocyte expression	Function
CD127. 65–75, 90 kDa. IL-7 receptor (IL-7R), IL-7 receptor α (IL-7Rα) p90; cytokine receptor superfamily, α type 1 glycopeptide.	B-cell precursors, mature resting T cells, thymocytes	Specific receptor for interleukin-7; may regulate immunoglobulin gene rearrangement
CDw128b. 58–67 kDa. CXCR2, interleukin-8 receptor B (IL-8RB) CD181; G-coupled protein receptor 1 family.	See CD181	See CD181
CD129. 60-65 kDa. CD129 (α chain), IL9R; α-chain type 1 glycopeptide.	Activated T-cell lines, T and B cells, both erythroid and myeloid precursors	Receptor for IL-9; promotes the growth of activated T cells, generation of erythroid and myeloid precursors
CD130. 130–140 kDa. IL-6Rβ, IL-11R, gp130; cytokine receptor superfamily, single-chain type 1 glycoprotein.	T cells, monocytes, endothelial cells; at high levels on activated and EBV-transformed B cells, plasma cells, and myelomas; lower levels on most leukocytes, epithelial cells, fibroblasts, hepatocytes, neural cells	Binding to the CD126/IL-6R complex stabilizes it, resulting in the formation of a high-affinity receptor; required for signal transduction by interleukin 6, interleukin 11, leukemia inhibitory factor, ciliary neurotrophic factor, oncostatin M, cardiotrophin-1
CD131. 120–140 kDa. GM-CSFR, IL-3R, IL-5R (β chain); common beta subunit, cytokine receptor superfamily, β-chain type 1 glycopeptide.	Fibroblasts and endothelial cells; most myeloid cells, including early progenitors, and early B cells	Receptor subunit required for signal transduction by IL-3, GM-CSF, and IL-5 receptors
CD132. 64, 65–70 kDa. Common cytokine receptor γ chain, common γ chain, member of cytokine receptor superfamily, γ-chain type I glycopeptide.	T cells, B cells, NK cells, monocytes/macrophages, neutrophils	Subunit of IL-2, IL-4, IL-7, IL-9, and IL-15 receptors
CD133. 115–125 kDa. AC133, hematopoietic stem-cell antigen, prominin-like 1 (PROML1), prominin; pentaspan 5-transmembrane domain glycoprotein.	Hematopoietic stem cell, endothelial and epithelial cells	Stem-cell marker with no known function
CD134. 47-51 kDa. OX40; TNF receptor superfamily, single-chain type 1 glycoprotein.	Activated and regulatory T cells	Binding to OX40-ligand results in the induction of B-cell proliferation, activation, Ig production; provides necessary costimulation for T-cell proliferation, activation, adhesion, differentiation, apoptosis
CD135. 155-160 kDa. FMS-like tyrosine kinase 3 (flt3), Flk-2 in mice, STK-1; tyrosine kinase receptor, type 3, single-chain type 1 glycoprotein.	Multipotential, myelomonocytic, and primitive B-cell progenitors	Growth factor receptor for early hematopoietic progenitors, tyrosine kinase
CDw136. 150, 40 kDa. Macrophage-stimulating protein receptor (msp receptor), ron (p158-ron); tyrosine kinase receptor family, single-chain type 1 heterodimeric glycoprotein.	Macrophages; epithelial tissues, including skin, kidney, lung, liver, intestine, colon	Induction of migration, morphological change, cytokine induction, phagocytosis proliferation,and apoptosis in different target cells; may play a role in inflammation, wound healing, the mechanisms of activation in invasive growth and movement of epithelial tumors
CDw137. 39 kDa. 4-1BB, induced by lymphocyte activation (ILA), TNF receptor superfamily, single-chain type 1 glycoprotein.	T cells, B cells, monocytes, epithelial and hepatoma cells	Costimulator of T-cell proliferation via binding to 4-1BBL
CD138. 92 kDa (immature B cells), 85 kDa (plasma cells). Heparin sulfate proteoglycan, syndecan-1; type 1 glycoprotein.	Pre–B cells, immature B cells and plasma cells but not mature circulating B lymphocytes; basolateral surfaces of epithelial cells, embryonic mesenchymal cells, vascular smooth muscle cells, endothelium, neural cells, breast cancer cells	Binds to many extracellular matrix proteins and mediates cell adhesion and growth
CD139. 205-230 kDa. B-031.	B cells, monocytes, granulocytes, follicular dendritic cells, erythrocytes	Not known

(continued)

CD antigen. MW. Synonyms and properties.	Leukocyte expression	Function
CD155. 80–90 kDa. Polio virus receptor (PVR).	Monocytes, macrophages, thymocytes, CNS neurons	Normal function unknown; receptor for poliovirus
CD156a. 69 kDa. ADAM8, MS2 human; single-chain type 1 glycoprotein.	Neutrophils, monocytes	Involved in inflammation, cell adhesion; may play a role in muscle differentiation, signal transduction; possible involvement in extravasation of leukocytes
CD156b. 100–120 kDa. a disintegrin and metalloproteinase domain 17 (ADAM17), TNF-α converting enzyme (TACE), snake venom–like protease (cSVP); processed and unprocessed form, type 1 glycoprotein.	T cells, neutrophils, endothelial cell monocytes, dendritic cells, macrophages, polymorphonuclear leukocytes, myocytes	Primary protease that cleaves transmembrane forms of TNF-α and TGF-α to generate soluble forms
CD157. 42–45, 50 kDa. BP-3/IF-7, BST-1, Mo5; single chain, GPI-anchored protein.	Granulocytes, monocytes, macrophages, some B-cell progenitors, some T-cell progenitors	Support for growth of lymphocyte progenitors
CD158a. 58, 50 kDa. KIR2DL1, EB6, MHC class I–specific receptors, p50.1, p58.1; member of the killer-cell immunoglobulin-like receptor (KIR) family, type 1 glycoprotein.	Most NK cells, some T-cell subsets	Suppression of NK-cell- and CTL-mediated cytolytic activity on interaction with the appropriate HLA-C alleles
CD158b. 58, 50 kDa. GL183, MHC class I–specific receptors, p50.2, p58.2; member of the killer-cell immunoglobulin-like receptor (KIR) family, type 1 glycoprotein.	Most NK cells, some T-cell subsets	Suppression of NK-cell- and CTL-mediated cytolytic activity on interaction with the appropriate HLA-C alleles
CD159a. 43 kDa. NKG2, Killer-cell lectin-like receptor subfamily C, member 1 (KLRC1); type 2 glycoprotein and a member of the NKG2 family, disulfide-linked heterodimers covalently bonded to CD94.	NK cell lines, $CD8^+$ $\gamma\delta$ cells, on some T-cell subset clones and lines	Potent negative regulator of NK cells and T-lymphocyte activation programs; implicated in activation and inhibition of NK-cell cytotoxicity and cytokine secretion
CD160. 27 kDa. BY55 antigen, NK1, NK28; expressed as a disulfide-linked multimer at cell surface, type 2 GPI-anchored glycoprotein.	Peripheral blood NK cells and $CD8^+$ T cells, IELs	Binds HLA-C, provides costimulatory signals in $CD8^+$ T lymphocytes
CD161. ~ 40 kDa. NKR-P1A, Killer-cell lectin-like receptor subfamily B member 1 (KLRB1); C-type lectin, disulfide-bonded homodimeric type 2 glycoprotein.	Most NK cells, a subset of $CD4^+$ and $CD8^+$ T cells, thymocytes	May play a role in NK-cell-mediated cytotoxicity function, induction of immature thymocyte proliferation
CD162. 110–120 kDa. PSGL-1; disulfide-linked homodimeric mucin-like type 1 glycoprotein.	Most peripheral-blood T cells, monocytes, granulocytes, B cells	Major CD62P ligand on neutrophils and T lymphocytes, mediates adhesion and leukocyte rolling and tethering on endothelial cells
CD162R. 140 kDa. Post-translational modification of PSGL-1(PEN5), PSGL1, selectin P ligand (SELPLG); poly-N-lactosame carbohydrate.	NK cells	Creates a unique binding site for L-selectin; may be a unique developmentally specific NK-cell marker
CD163. 130 kDa. GHI/61, M130; single-chain type 1 glycoprotein.	Monocytes, macrophages, myeloid cells; low level on lymphocytes, bone marrow stromal cells, subset of erythroid progenitors	Involved in hematopoietic progenitor-cell–stromal-cell interaction and endocytosis
CD164. 80–100 kDa. MUC-24, multiglycosylated core protein 24 (MGC-24v); type 1 glycoprotein.	Lymphocytes, epithelial cells, monocytes, granulocytes	Most exist intracellularly; facilitates adhesion of $CD34^+$ and plays a role in regulating hematopoietic cell proliferation
CD165. 42 kDa. AD2, gp37; membrane glycoprotein.	Peripheral lymphocytes, immature thymocytes, monocytes, most platelets; low level on thymocytes and thymic epithelial cells	Adhesive interactions, including adhesion between thymocytes and thymic epithelial cells; platelet formation
CD166. 100–105 kDa. BEN, DM-GRASP, KG-CAM, neurolin, SC-1, activated-leukocyte cell adhesion molecule (ALCAM); single-chain type 1 glycoprotein.	Activated T cells, activated monocytes, epithelium, neurons, fibroblasts, cortical and medullary thymic epithelial cells	Adhesion molecule that binds to CD6; involved in neurite extension by neurons via heterophilic and homophilic interactions; may have a role in T-cell development

(continued)

CD antigen. MW. Synonyms and properties.	Leukocyte expression	Function
CD155. 80–90 kDa. Polio virus receptor (PVR).	Monocytes, macrophages, thymocytes, CNS neurons	Normal function unknown; receptor for poliovirus
CD156a. 69 kDa. ADAM8, MS2 human; single-chain type 1 glycoprotein.	Neutrophils, monocytes	Involved in inflammation, cell adhesion; may play a role in muscle differentiation, signal transduction; possible involvement in extravasation of leukocytes
CD156b. 100–120 kDa. a disintegrin and metalloproteinase domain 17 (ADAM17), TNF-α converting enzyme (TACE), snake venom–like protease (cSVP); processed and unprocessed form, type 1 glycoprotein.	T cells, neutrophils, endothelial cell monocytes, dendritic cells, macrophages, polymorphonuclear leukocytes, myocytes	Primary protease that cleaves transmembrane forms of TNF-α and TGF-α to generate soluble forms
CD157. 42–45, 50 kDa. BP-3/IF-7, BST-1, Mo5; single chain, GPI-anchored protein.	Granulocytes, monocytes, macrophages, some B-cell progenitors, some T-cell progenitors	Support for growth of lymphocyte progenitors
CD158a. 58, 50 kDa. KIR2DL1, EB6, MHC class I–specific receptors, p50.1, p58.1; member of the killer-cell immunoglobulin-like receptor (KIR) family, type 1 glycoprotein.	Most NK cells, some T-cell subsets	Suppression of NK-cell- and CTL-mediated cytolytic activity on interaction with the appropriate HLA-C alleles
CD158b. 58, 50 kDa. GL183, MHC class I–specific receptors, p50.2, p58.2; member of the killer-cell immunoglobulin-like receptor (KIR) family, type 1 glycoprotein.	Most NK cells, some T-cell subsets	Suppression of NK-cell- and CTL-mediated cytolytic activity on interaction with the appropriate HLA-C alleles
CD159a. 43 kDa. NKG2, Killer-cell lectin-like receptor subfamily C, member 1 (KLRC1); type 2 glycoprotein and a member of the NKG2 family, disulfide-linked heterodimers covalently bonded to CD94.	NK cell lines, $CD8^+$ $\gamma\delta$ cells, on some T-cell subset clones and lines	Potent negative regulator of NK cells and T-lymphocyte activation programs; implicated in activation and inhibition of NK-cell cytotoxicity and cytokine secretion
CD160. 27 kDa. BY55 antigen, NK1, NK28; expressed as a disulfide-linked multimer at cell surface, type 2 GPI-anchored glycoprotein.	Peripheral blood NK cells and $CD8^+$ T cells, IELs	Binds HLA-C, provides costimulatory signals in $CD8^+$ T lymphocytes
CD161. ~ 40 kDa. NKR-P1A, Killer-cell lectin-like receptor subfamily B member 1 (KLRB1); C-type lectin, disulfide-bonded homodimeric type 2 glycoprotein.	Most NK cells, a subset of $CD4^+$ and $CD8^+$ T cells, thymocytes	May play a role in NK-cell-mediated cytotoxicity function, induction of immature thymocyte proliferation
CD162. 110–120 kDa. PSGL-1; disulfide-linked homodimeric mucin-like type 1 glycoprotein.	Most peripheral-blood T cells, monocytes, granulocytes, B cells	Major CD62P ligand on neutrophils and T lymphocytes, mediates adhesion and leukocyte rolling and tethering on endothelial cells
CD162R. 140 kDa. Post-translational modification of PSGL-1(PEN5), PSGL1, selectin P ligand (SELPLG); poly-N-lactosame carbohydrate.	NK cells	Creates a unique binding site for L-selectin; may be a unique developmentally specific NK-cell marker
CD163. 130 kDa. GHI/61, M130; single-chain type 1 glycoprotein.	Monocytes, macrophages, myeloid cells; low level on lymphocytes, bone marrow stromal cells, subset of erythroid progenitors	Involved in hematopoietic progenitor-cell–stromal-cell interaction and endocytosis
CD164. 80–100 kDa. MUC-24, multiglycosylated core protein 24 (MGC-24v); type 1 glycoprotein.	Lymphocytes, epithelial cells, monocytes, granulocytes	Most exist intracellularly; facilitates adhesion of $CD34^+$ and plays a role in regulating hematopoietic cell proliferation
CD165. 42 kDa. AD2, gp37; membrane glycoprotein.	Peripheral lymphocytes, immature thymocytes, monocytes, most platelets; low level on thymocytes and thymic epithelial cells	Adhesive interactions, including adhesion between thymocytes and thymic epithelial cells; platelet formation
CD166. 100–105 kDa. BEN, DM-GRASP, KG-CAM, neurolin, SC-1, activated-leukocyte cell adhesion molecule (ALCAM); single-chain type 1 glycoprotein.	Activated T cells, activated monocytes, epithelium, neurons, fibroblasts, cortical and medullary thymic epithelial cells	Adhesion molecule that binds to CD6; involved in neurite extension by neurons via heterophilic and homophilic interactions; may have a role in T-cell development

(continued)

CD antigen. MW. Synonyms and properties.	Leukocyte expression	Function
CD167a. 129 kDa. α subunit 54 kDa, β subunit 63 kDa. DDR1 (discoidin domain family member 1), receptor tyrosine kinase.	Mainly normal and transformed epithelial cells, dendritic cells	Adhesion molecule and a collagen receptor
CD168. 80, 84, 80 kDa. RHAMM (receptor for hyaluronan-mediated motility); hyaluronan (HA)-binding receptor family.	Thymocytes, myelomonocytic lineage and dendritic cells; up-regulated on activated lymphocytes	Expressed on a hyaluronan-binding receptor that participates in the hyaluronan-dependent motility of thymocytes, lymphocytes, hematopoietic progenitor cells, and malignant B lymphocytes; adhesion of early thymocyte progenitors to matrix
CD169. 220 kDa. SIGLEC-1 (sialic acid binding Ig-like lectin-1); sialoadhesin, single-chain type 1 glycoprotein, soluble form results from alternate splicing.	Macrophages, dendritic cells	Mediates cell-cell interactions by binding to sialylated ligands on neutrophils, monocytes, NK cells, B cells, and a subset of $CD8^+$ T cells; may function as a pattern of self-nonself recognition receptor and mediate negative signals
CD170. 140 kDa. SIGLEC-5 (sialic acid–binding Ig-like lectin-1); type 1 glycoprotein.	Dendritic cells, macrophages, neutrophils	May function as a pattern of self-nonself recognition receptor and mediate negative signals
CD171. 200–230 kDa. L1 cell adhesion molecule; single-chain type 1 glycoprotein.	Low to intermediate expression on human lymphoid and mylelomonocytic cells, including $CD4^+$ T cells, a subset of B cells, monocytes, monocyte-derived dendritic cells, many cells of the central and peripheral nervous system	Cell adhesion molecule that plays a role in the maintenance of lymph node architecture during an immune response; kidney morphogenesis
CD172a. 110 kDa. Signal regulatory protein (SIRP α-1); single-chain type 1 glycoprotein.	$CD34^+$ stem/progenitor cells, macrophages, monocytes, granulocytes, dendritic cells; also in CNS tissue	Negative regulation of receptor tyrosine kinase–coupled signaling processes; may have a role in response to growth factors and cell adhesion
CD173. H2; blood group O antigen.	Among hematopoietic cells, present on erythrocytes and $CD34^+$ hematopoietic precursors	Glycoprotein-borne oligosaccharide; function unknown
CD174. Lewis Y blood-group antigen.	Among hematopoietic cells, present on erythrocytes and $CD34^+$ hematopoietic precursors	New hematopoietic-progenitor-cell marker; glycoprotein-borne oligosaccharide; function unknown but correlated with apoptosis; may be involved in hematopoietic-stem-cell homing
CD175. Tn; carbohydrate, tumor-specific antigen.	Variety of leukemic cells, epithelial cells, hematopoietic bone marrow cells, myeloid lineage	Not known
CD175s. Sialyl-Tn; carbohydrate, tumor-specific antigen.	Endothelial and epithelial cells and erythroblasts	Shown to bind to CD22, Siglec-3-5 and -6; function unknown
CD176. Thomson-Friedrenreich (TF) antigen: histo-blood group–related carbohydrate antigen.	Endothelial cells and erythrocytes, different types of carcinomas; $CD34^+$ hematopoietic precursor cells of the bone marrow and on various hematopoietic cell lines	May be involved in tumor metastasis such as of liver tumors and positive leukemia cells
CD177. 58–64 kDa. NB1, human neutrophil antigen-2A (HNA-2a); single-chain GPI-anchored plasma membrane glycoprotein.	Surfaces and secondary granules of neutrophils; basophils, NK cells, T-cell subsets, monocytes and endothelial cells	Role in neutrophil function unknown
CD178. Monomer of cell surface form 40 kDa; soluble forms 26–30 kDa. Fas ligand, FasL; TNF superfamily; homotrimeric type 2 glycoprotein.	Constitutive or induced expression on many cell types, including T cells, NK cells, microglial cells, neutrophils, nonhematopoietic cells such as retinal and corneal parenchymal cells	Ligand for the apoptosis-inducing receptor CD95 (Fas/APO-1); key effector of cytotoxicity and involved in Fas/FasL interaction, apoptosis, and regulation of immune responses; proposed to transduce a costimulatory signal for $CD8^+$ and naive $CD4^+$ T-cell activation
CD179a. 16–18 kDa. VpreB; polypeptide.	Selectively expressed in pro–B and early pre–B cells	Associates with CD179b to form surrogate light chain of the pre–B cell receptor; involved in early B-cell differentiation

CD antigen. MW. Synonyms and properties.	Leukocyte expression	Function
CD179b. 22 kDa. λ5; polypeptide.	Selectively expressed in pro–B and early pre–B cells	Associates with CD179a to form surrogate light chain of the pre-B-cell receptor; involved in early B-cell differentiation
CD180. 95–105 kDa. RP105, Ly64; leucine-rich repeat family (LRRF), type 1 glycoprotein.	Monocytes, dendritic cells, mantle zone B cells	Induces activation that leads to up-regulation of costimulatory molecules, CD80 and CD86, and an increase in cell size; promotes B-cell susceptiblity to BCR-induced cell death but not to CD95-induced apoptosis and may play a role in the transmission of a growth-promoting signal
CD181. 58-67 kDa. Formally known as CDw128a, IL-8R1, IL-8RA (interleukin-8 receptor A), CXCR1 (chemokine C-X-C motif receptor 1); G-protein-coupled receptor (GPCR), type 3-, 7-span glycoprotein.	Neutrophils, basophils, eosinophils, a subset of T cells, monocytes, NK and endothelial cells, keratinocytes, melanoma cells	Subunit of the IL-8 receptor; involved in neoangiogenesis
CD182. 58–67 kDa. Formally known as CDw128b, CXCR2, interleukin-8 receptor B (IL-8RB); G-protein-coupled receptor (GPCR), type 3-, 7-span glycoprotein.	Granulocytes, neutrophils, basophils, eosinophils, a subset of T cells, monocytes, NK and endothelial cells, keratinocytes, melanoma cells	Induces chemotaxis of neutrophils, basophils, and T lymphocytes; activates neutrophils and basophils and increases neutrophil and monocyte adhesion to endothelial cells
CD183. 40.6 kDa. CXCR3, IP10R, Mig-R; 7-transmembrane-spanning protein superfamily (TN7SF), type 3-, 7-span glycoprotein.	Suitably induced T cells, small subsets of B cells and NK cells, eosinophils and some dendritic cells	Signaling induces and regulates chemotactic migration of CD183-bearing leukocytes in inflammatory-associated effector T cells; may also play a role in T_H1-cell activation and IFN-γ production; thought to be essential for T-cell recruitment to inflammatory sites
CD184. ~ 40 kDa. CXCR4, fusin, LESTER (leukocyte-derived seven transmembrane domain receptor); transmembrane-spanning protein superfamily (TN7SF), type 3-, 7-span glycoprotein.	Variety of blood and tissue cells, including B and T cells, monocytes/macrophages, dendritic cells, granulocytes, megakaryocytes/platelets, lymphoid and myeloid precursor cells, endothelial and epithelial cells, astrocytes and neurons	Coreceptor for HIV; mediates blood-cell migration in response to SDF-1 and is involved in B-lympho- and myelopoiesis, cardiogenesis, blood vessel formation, and cerebellar development; costimulation of pre–B cell proliferation; induction of apoptosis
CD185. 45kDa. CXCR5, BLR1; G-protein-coupled receptor.	Mature B cells, Burkitt's lymphoma cells	Chemokine receptor; possible regulatory function in lymphomagenesis, B-cell differentiation, activation of mature B cells
CDw186. 40 kDa. CXCR6; G-protein-coupled receptor.	Subsets of B, NK, and T cells (T_H1)	Chemokine receptor, coreceptor for SIV, strains of HIV-2, and m-tropic HIV-1
CD191. 39 kDa. CCR1, MIP-1αR, RANTES-R; G-protein-coupled receptor.	T cells, monocytes, stem-cell subsets	C-C chemokine receptors; involved in signal transduction via augmentation of intracellular calcium ion level
CD192. 40 kDa. CCR2, MCP-1R; G-protein-coupled receptor.	Activated NK cells and mononuclear phagocytes, T cells, B cells, endothelial cells	Chemokine receptor; binds MCP-1, -3, -4 and functions as an alternative receptor for HIV-1 infections in conjunction with CD4
CD193. 45 kDa. CCR3, CKR3; G-protein-coupled receptor.	Eosinophils; weak on a subset of T cells, neutrophils, and monocytes	Chemokine receptor; binds multiple chemokines and functions as an alternative receptor for HIV-1 infections in conjunction with CD4
CD195. 45 kDa. CCR5; 7-transmembrane domain G-protein-coupled receptor.	$CD4^+$ and $CD8^+$ thymocytes, Langerhans cells, peripheral blood–derived dendritic cells, hematopoietic progenitor cells and microglial cells, T lymphocytes and macrophages in both lymphoid and nonlymphoid tissues	Coreceptor for HIV; regulates innate and adaptive immune responses, chemotaxis activation, and transendothelial migration during inflammation and neutralizes HIV infection
CD197. 45 kDa. CCR7.	Most naive T cells and a subset of memory T cells; B cells, mature dendritic cells, NK cells, CD4 or CD8 single-positive mature thymocytes, $CD34^+$ macrophage progenitor cells	Crucial roles in naive T cells and antigen-loaded dendritic cells homing to secondary organs; involvement in T-lymphocyte adhesion and thymocyte migration

(continued)

CD antigen. MW. Synonyms and properties.	Leukocyte expression	Function
CDw198. 43 kDa. CCR8; G-protein-coupled receptor.	Memory T-cell subsets, thymocytes, IEL, melanoma cells, lamina propria mononuclear cells	Chemokine receptor involved in allergic inflammation; alternate coreceptor for HIV-1 in conjunction with CD4
CDw198. CCR9; G-protein-coupled receptor.	Subsets of T cells, development specific	Chemokine receptor; alternate coreceptor for HIV-1 in conjunction with CD4
CD200. 45–50 kDa. Ox2; single-chain type 1 glycoprotein.	Dendritic cells, thymocytes, B cells, vascular endothelium, trophoblasts, neurons, and some smooth muscle on activated T cells	May play an immunoregulatory role
CD201. 50 kDa. EPC-R.	Endothelial subset	Signaling of activated protein C
CD202b. 145 kDa. TEK, TIE2.	Endothelial and hematopoietic stem cells	Crucial role in integrity of vessels during maturation, maintenance, and remodeling
CD203c. 130, 150 kDa. E-NPP3 B10, PDNP3, ENPP3, bovine intestinal phosphodiesterase; ecto-nucleotide pyrophosphatase/ phosphodiesterase (E-NPP) enzyme family; type 2 glycoprotein.	Basophils, mast cells, uterine tissue	May be involved in clearance of extracellular nucleotides
CD204. 220 kDa. Macrophage scavenger receptor (MSR); trimeric integral membrane glycoprotein.	Alveolar macrophages, Kupffer cells of the liver, splenic red pulp macrophages, sinusoidal macrophages in lymph nodes, interstitial macrophages	Role in the pathological deposition of cholesterol during atherogensis via receptor mediating uptake of low density LDL; recognition and elimination of pathogenic microorganisms; endocytosis of macromolecules
CD205. 205 kDa. DEC-205.	Dendritic cells, thymic epithelial cells	Function unknown
CD206. 162 kDa. MMR (macrophage mannose receptor), MRC1 (mannose receptor, C type lectin); pattern recognition receptors, single-chain type 1 glycoprotein.	Subset of mononuclear phagocytes (but not circulating monocytes), immature dendritic cells, hepatic and lymphatic endothelial cells	Pattern recognition receptor involved in immune responses of macrophages and immature dendritic cells; facilitates endocytosis and phagocytosis; might be important in homeostatasis
CD207. 40 kDa. Langerin; C-type lectin, type 2 glycoprotein.	Subset of dendritic cells, Langerhans cells	Endocytic receptor with a functional C-type lectin domain with mannose specificity that facilitates antigen recognition and uptake
CD208. 70–90 kDa, DC-LAMP; lysosome-associated membrane protein (LAMP) family member.	Dendritic cells	Function unknown but may participate in peptide loading onto MHC class II molecules
CD209. 45.7 kDa. DCSIGN (dendritic-cell-specific ICAM3-grabbing nonintegrin), HIV GP120-binding protein; C-type lectin.	Dendritic cells	Binds to HIV; role in dendritic-cell-mediated adhesion to endothelial cells and antigen endocytosis and degradation
CDw210. 90–110 kDa. IL-10Rα and β; member of class 2 cytokine receptor family, single-chain type 1 glycoprotein.	Mainly on hematopoietic cells, including T and B cells, NK cells, monocytes, and macrophages	Cell-signaling and immune regulation; inhibits cytokine synthesis by activated T and NK cells, monocytes, and macrophages; blocks accessory-cell function of macrophages
CD212. 110, 85 kDa. IL-12Rβ; hematopoietin receptor family, single-chain type 1 receptor.	Activated $CD4^+$ and $CD8^+$ T cells, IL-2-activated $CD56^+$ NK cells, $\gamma\delta$ T cells; PBL, cord blood lymphocytes, subsets of monocytes	Tyrosine kinase membrane receptor for angiopoietin; involved in cell signaling and immune regulation; pleiotropic effects on NK and T cells and affects IFN-γ production
CD213a1. 65 kDa. IL13RA1 (interleukin 13 receptor alpha 1) NR4 (in mouse); hemopoietic receptor family, single-chain type 1 glycoprotein.	Most human tissues, hematopoietic and nonhematopoietic	Necessary component of IL-13-and IL-4-induced signal transduction in type 2 IL-4R system but not a regulator of T-cell functions.
CD213a2. 60–70 kDa. IL13RA2 (interleukin 13 receptor alpha 2) NR4 (in mouse); hemopoietic receptor family, single-chain type 1 glycoprotein.	B cells, monocytes, cord PBLs, fibroblasts, immature DC	Inhibits binding of IL-13 to the IL-13 cell surface receptor

CD antigen. MW. Synonyms and properties.	Leukocyte expression	Function
CDw217. 120 kDa. IL-17R; hemopoietic receptor family, single-chain type 1 glycoprotein.	B, T, NK cells, cord blood, PBL, thymocytes; fibroblasts, epithelial cells, monocytes, macrophages, granulocytes	Not known
CDw218a. 70 kDa. IL-18Rα, IL-1Rrp; IL-1 receptor family.	T cells, NK cells, dendritic cells	Binds to IL-18 and induces NF-κB activation
CDw218b. 70 kDa. IL-18Rα, IL-18RAP; IL-1 receptor family.	T cells, NK cells, dendritic cells	Heterodimeric receptor that enhances IL-18 binding
CD220. 140, 70 kDa. Insulin-R.	Broad expression	Insulin signaling
CD221. 140, 70 kDa. IGF-1R.	Broad expression	Binds IGF with high affinity; involved in signaling, cell proliferation and differentiation
CD222. 280–300 kDa. Man-6p receptor (mannose-6 phosphate receptor), IGF2R (insulin-like growth factor 2 receptor).	Fibroblasts, granulocytes, lymphocytes, myocytes	Sorts newly synthesized lysosomal enzymes bearing M6P to lysosomes
CD223. 70 kDa. Lag-3 (lymphocyte activation gene 3); single-chain type 1 glycoprotein.	All subsets of activated T or NK cells	May promote down-regulation of TCR signaling, leading to cell inactivation, a role in down-regulating an antigen-specific response; possibly helps activate $CD4^+$ and $CD8^+$ T cells to fully activate monocytes and dendritic cells to optimize MHC class I and class II–mediated T-cell responses
CD224. 100 kDa. GGT (gamma glutamyl transpeptidase).	Vascular endothelium, peripheral blood macrophages, subset of B cells; lymphocytes, monocytes, granulocytes, endothelial and stem cells	Cellular detoxification, leukotriene biosynthesis, inhibition of apoptosis
CD225. 17 kDa. Leu13, interferon-induced protein 17 (IFI17).	Leukocytes, endothelial cells, in multiple lineages	Involved in lymphocyte activation and development; may play a role in controlling cell-to-cell interactions
CD226. 65 kDa. DNAM-1, PTA-1 (platelet and T-cell activation antigen 1).	NK cells, platelets, monocytes, subset of T cells	Not known
CD227. MUC1 (mucin 1), episialin; very large glycosylated protein with small 25 kDa subunit and larger subunits of 300–700 kDa, type I transmembrane protein.	Epithelial cells, follicular dendritic cells, monocytes, subsets of lymphocytes, B and stem cells, some myelomas; some hematopoietic cell lineages	Not known
CD228. 80–95 kDa. Melanotransferrin.	Stem cells, melanoma cells	Cell adhesion
CD229. 100–120 kDa. T-lymphocyte surface antigen, Ly-9 (lymphocyte antigen 9); CD2-subset of immunoglobulin superfamily, single-chain type 1 glycoprotein.	Predominantly in the lymph nodes, spleen, thymus, peripheral blood leukocytes	Involved in the activation of lymphocytes
CD230. 30–40 kDa. Prion protein, p27–30; GPI-anchored glycoprotein.	Broadly expressed on most cell types with the highest level on neurons and follicular dendritic cells; hematopoietic and nonhematopoietic cells	May inhibit apoptosis
CD231. 28–45 kDa. T-cell acute lymphoblastic leukemia–associated antigen 1(TALLA-1), A15, MXS1, TM4SF2, CCG-B7; tetraspan subfamily 1 member, type 3-, 4-span glycoprotein.	Strongly expressed on T-cell acute lymphoblastic leukemic cells (T-ALL), neuroblastoma cells, normal brain neurons, endothelial cells	May play a role in the regulation of cell development, activation, growth, and motility
CD232. 200 kDa. Virally encoded semaphorin receptor (VESPR), Plexin C1(PLXNC1); plexin family (plexin C1) of molecules.	B and NK cells, monocytes, granulocytes	Function unknown although likely to play a role in immune modulation; participates in biological activity in monocytes, some classes of dendritic cells, neutrophils, B lymphocytes

(continued)

CD antigen. MW. Synonyms and properties.	Leukocyte expression	Function
CD233. 95–110 kDa. Band 3, diego blood group; typically a dimer.	Erythrocytes and basolateral membrane of some cells of the distal and collecting tubules of the kidney	Maintains red-cell morphology
CD234. 35–45 kDa. FY-glycoprotein (DARC), Duffy blood group; chemokine receptor, type 3-, 7-span acidic Fy-glycoprotein.	Erythrocytes, epithelial cells of the kidney collecting duct, lung alveoli and thyroid, on neurons (Purkinje cells) in the cerebellum	Chemokine decoy receptor; binds a number of chemokines, modulates the intensity of inflammatory reactions
CD235a, -b, -ab. 35 kDa (a), 20 kDa (b). Glycophorin A, glycophorin B.	Erythrocytes	Not known
CD236. 23 kDa, 32 kDa. Glycophorin C/D.	Variety of cells and tissues both erythroid and nonerythroid in nature	Not known
CD236R. 32 kDa. Glycophorin C/D.	Variety of cells and tissues both erythroid and nonerythroid in nature	Not known
CD238. 93 kDa. Kell.	Erythrocytes and subset of stem cells	Not known
CD239. 78–85 kDa. B-CAM.	Erythrocytes and subset of stem cells	Not known
CD240CE. 30–32 kDa. Rh30CE.	Erythrocytes	Not known
CD240D. 30–32 kDa. Rh30D; type 1-, 2-transmembrane superfamily.	Erythrocytes	Not known
CD241. 50 kDa. RhAg, Rh50; type 1-, 2-transmembrane superfamily.	Erythrocytes	Forms a complex with CD47, LW, glycophorin B; unknown function
CD242. 42 kDa. ICAM-4; immunglobulin superfamily.	Erythrocytes	Cell adhesion
CD243. 170 kDa. Multidrug resistance protein 1 (MDR-1), P-gp P-glycoprotein (P-gp), ABC-B1, P170; single-chain type 3-, 12-span glycoprotein.	Stem and progenitor cells	Influences the uptake, tissue distribution, and elimination of P-gp-transported drugs and toxins; transporter in the blood-brain barrier
CD243. 170 kDa. Multidrug resistance protein 1 (MDR-1), P-gp P-glycoprotein (P-gp), ABC-B1, P170; single-chain type 3-, 12-span glycoprotein.	Stem and progenitor cells	Influences the uptake, tissue distribution, and elimination of P-gp-transported drugs and toxins; transporter in the blood-brain barrier
CD244. 63–70 kDa. 2B4, NAIL (NK-cell activation-inducing ligand); type II transmembrane (type II TM), single-chain type 1 glycoprotein.	NK cells, $\gamma\delta$ T cells, 50% of $CD8^+$ T cells, monocytes, basophils	Activation receptor for NK cells and modulates NK-cell cytokine production, cytolytic function, and extravasation; involved in NK and T-cell interactions; may be important for the development of functional $CD4^+$ T cells and possibly serves to increase cell-cell adhesion
CD245. 220–240 kDa. p220/240.	All resting peripheral blood lymphocytes	Signal transduction and costimulation of T and NK cells
CD246. 80 kDa, 200 kDa. Anaplastic lymphoma kinase (ANK); single-chain type 1 glycoprotein.	Subset of T-cell lymphomas	Receptor tyrosine kinase of unknown function
CD247. 16 kDa. Zeta chain of CD3.	NK cells during thymopoiesis and mature T cells in the periphery	T-cell activation
CD248. 175 kDa. TEM1, endosialin; C-type lectin.	Endothelial tissues, stromal fibroblasts	Tumor progression and angiogenesis
CD249. 160 kDa. Aminopeptidase A; peptidase M1 family.	Epithelial and endothelial cells	Renin-angiotensin system; immune function unknown
CD252. 34 kDa. OX-40L, gp 34; TNF superfamily.	Activated B cells, cardiac myocytes	T-cell costimulation
CD253. MW unknown. TRAIL, Apo-2L, TL2, TNFSF10; TNF superfamily.	Activated T cells; broadly expressed in tissues	Cell death

CD antigen. MW. Synonyms and properties.	Leukocyte expression	Function
CD254. 35 kDa. TRANCE, RANKL, OPGL; TNF superfamily.	Bone marrow stroma, activated T cells, lymph node	Binds to OPG and RANK, differentiation of osteoclasts, augments dendritic cells to stimulate naive T-cell proliferation
CD256. 16 kDa. APRIL, TALL-2; TNF superfamily.	Monocytes and macrophages	Binds TACI and BCMA; involved in B-cell proliferation
CD257. MW unknown. BLys, BAFF, TALL-1; TNF superfamily.	Activated monocytes; exists as a soluble form	B-cell growth factor; costimulation of Ig production
CD258. 28 kDa. LIGHT, HVEM-L; TNF superfamily.	Activated T cells, immature dendritic cells	Binds LTβR, involved in T-cell proliferation; receptor for HVEM
CD261. 57 kDa. TRAIL-R1, DR4; TNF receptor superfamily.	Activated T cells, peripheral blood leukocytes	FADD and caspase-8-mediated apoptosis
CD262. 60 kDa. TRAIL-R2, DR5; TNF receptor superfamily.	Widely expressed; peripheral blood leukocytes	Same as CD261
CD263. 65 kDa. TRAIL-R3, DcR1, LIT; TNF receptor superfamily.	Peripheral blood leukocytes	Receptor for TRAIL but lacks a death domain
CD264. 35 kDa. TRAIL-R4, TRUNDO, DcR2; TNF receptor superfamily.	Peripheral blood leukocytes	Receptor for TRAIL with a truncated death domain
CD265. 97 kDa. RANK, TRANCE-R, ODFR; TNF receptor superfamily.	Broad	Binds TRANCE; involved in osteogenesis, T-cell–dendritic cell interactions
CD266. 14 kDa. TWEAK-R, FGF-inducible 14; TNF receptor superfamily.	Endothelial cell subset, placenta, kidney, heart	Cell matrix interactions, endothelial growth and migration; receptor for TWEAK
CD267. MW unknown. TACI, TNFR, SF13B.	B cells, activated T cells	Binds BAFF and APRIL
CD268. 25 kDa. BAFFR, TR13C; TNF receptor superfamily.	B cells	Binds BLyS; involved in B-cell survival
CD269. 20 kDa. BCMA, TNFRSF13B; TNF receptor superfamily.	Mature B cells	Receptor for APRIL and BAFF; involved in B-cell survival and proliferation
CD271. 45 kDa. NGFR, p75 (NTR); TNF receptor superfamily.	Neurons, bone marrow mesenchymal cells	Receptor for NGF, NT-3, NT-4; tumor suppressor, cell survival and cell death
CD272. 33 kDa. BTLA; glycoprotein.	T_H1 cells and activated B and T cells	Inhibitory receptor on T lymphocytes with similarities to CTLA-4 (CD152) and PD-1 (CD279)
CD273. 25 kDa. B7DC, PDL2, programmed cell death 1 ligand 2; glycoprotein.	Dendritic cells, macrophages, monocytes, activated T cells	Second ligand for PD-1 (CD279); this interaction, like that of PD-L1/PD-1, inhibits TCR-mediated proliferation and cytokine production
CD274. 40 kDa. B7H1, PDL1, programmed cell death 1 ligand 1.	Macrophages, epithelial and dendritic cells, NK cells, activated T cells and monocytes	Putative ligand for PD-1 (CD 279); shown to inhibit TCR-mediated proliferation and cytokine secretion; involved in costimulation and inhibition of lymphocytes
CD275. 40 kDa, 60 kDa. B7H2, ICOSL; inducible T-cell costimulator ligand (ICOSL).	Macrophages, dendritic cells, weak T and B cells, activated monocytes	Costimulation of T cells; reported to promote proliferation and cytokine production
CD276. 40–45 kDa, 110 kDa. B7H3; B7 homolog 3.	Epithelial cells, activated monocytes and T cells, dendritic-cell subsets	Stimulates T-cell proliferation and activation and IFN-γ production
CD277. 56 kDa. BT3.1; B7 family: butyrophilin, subfamily 3, member A1.	B cells, T cells, NK cells, dendritic cells, monocytes, endothelial cells, stem-cell subsets	May play a role in regulation of the immune response; acts as a regulator of T-cell activation and function
CD278. 47–57 kDa. ICOS; inducible T-cell costimulator.	T_H2 cells, thymocyte subsets, activated T cells	Plays a critical role in costimulating T-cell activation, development, proliferation. and cytokine production

(continued)

CD antigen. MW. Synonyms and properties.	Leukocyte expression	Function
CD279. 55 kDa. Programmed cell death 1 (PD1 or PDC1), hPD-1, SLEB2; single-chain type 1 glycoprotein.	Subset of thymocytes, activated T and B cells	Inhibits TCR-mediated proliferation and cytokine production
CD280. 180 kDa. ENDO180, uPARAP, mannose receptor, C type 2, TEM22.	Myeloid progenitor cells, fibroblasts, chondrocytes, osteoclasts, osteocytes, subsets of endothelial and macrophage cells	Not known
CD281. 90 kDa. TLR1 (Toll-like receptor 1).	Dendritic cells, keratinocytes, macrophages, monocytes, neutrophils; low level on monocytes	Recognizes pathogen-associated molecular pattern with a specificity for gram-positive bacteria; associates with and regulates TLR2 response
CD282. 87 kDa. TLR2 (Toll-like receptor 2).	Granulocytes, monocytes, macrophages, dendritic cells, keratinocytes	Interacts with microbial lipoproteins and peptidoglycans, CD14-dependent and -independent response to LPS, NF-κB pathway
CD283. 101 kDa. TLR3 (Toll-like receptor 3).	Subsets of dendritic cells, low levels on fibroblasts, epithelial cells	Interacts with dsRNA; activates NF-κB pathway; induces production of type I interferons; MyD88-dependent and -independent response to poly (I:C)
CD284. 85, 110, 130 kDa. TLR4 (Toll-like receptor 4).	Macrophages and endothelial cells; weak on monocytes, immature dendritic cells and neutrophils	Interacts with microbial lipoproteins; CD14-dependent response to LPS, NF-κB pathway
CD285. TLR5 (Toll-like receptor 5).	Leukocytes	Interacts with microbial lipoproteins, NF-κB, and responses to *Salmonella*.
CD286. TLR6 (Toll-like receptor 6).	Leukocytes	Interacts with microbial lipoproteins; regulates TLR2 response
CD287. TLR7 (Toll-like receptor 7).	Macrophages, subset of dendritic cells	Interacts with microbial nucleic acids; induces IL-12
CD288. TLR8 (Toll-like receptor 8).	Macrophages, subset of dendritic cells	Interacts with microbial nucleic acids; induces IL-12
CD289. 113 kDa. TLR9 (Toll-like receptor 9).	Subsets of dendritic cells, B cells, monocytes	Receptor for CpG bacterial DNA; weakly similar to TLR3, may mediate protein-protein interaction
CD292. 57 kDa. BMPR1A, ALK3; type 1 glycoprotein.	Bone progenitors	BMP2 and -4 receptor, bone development; immune function unknown
CDw293. 57 kDa. BMPR1B, ALK6; type 1 glycoprotein.	Bone progenitors	BMP receptor, bone development; immune function unknown
CD294. 55–70 kDa. CRTH2, GPR44; G-protein-coupled receptor.	T_H2 cells, granulocytes	Binds PGD2; provides stimulatory signals for T_H2 cells; involved in allergic inflammation
CD295. 132 kDa. LeptinR, LEPR; type 1 cytokine receptor.	Broad	Adipocyte metabolism
CD296. 37 kDa. ART1, RT6, ART2; ADP-ribosyltransferase.	Peripheral T cells, NK-cell subset, heart and skeletal muscle	Modifies integrins during differentiation; ADP ribosylation of target proteins
CD297. 38 kDa.ART4, dombrock blood group; ADP-ribosyltransferase.	Erythrocytes, activated monocytes	ADP ribosylation of target proteins
CD298. 52 kDa. Na^+/K^+ ATP-ase β-3 subunit.	Broad	Ion transports
CD299. 45 kDa. DC-SIGN-related, LSIGN, DC-SIGN2.	Endothelial subset	Binds ICAM-3, HIV-1 gp120; coreceptor with DC-SIGN for HIV-1
CD300a. 60 kDa. CMRF35H, IRC1, Irp60.	Monocytes, neutrophils, T-and B-cell subsets, myeloma cells	Unknown
CD300c. MCMRF35A, LIR.	Monocytes, neutrophils, T-and B-cell subsets	Unknown

CD antigen. MW. Synonyms and properties.	Leukocyte expression	Function
CD300e. CMRG36L.	Unknown	Unknown
CD301. 38 kDa. MGL, HML; C-type lectin superfamily.	Immature dendritic cells	Binds Tn antigen; uptake of glycosylated antigens
CD302. 19–28 kDa. DCL1, BIMLEC; type 1 transmembrane C-type lectin receptor.	Some myeloid and Hodgkin's cell lines	Fusion protein in Hodgkin's lymphoma with DEC-205; unknown function
CD303. 38 kDa. BDCA2, HECL; C-type lectin superfamily.	Plasmacytoid dendritic cells	Inhibits IFN-α production
CD304. 130 kDa. BDCA4, neuropilin1; semaphorin family.	Neurons, subset of T cells, dendritic cells, endothelial cells, tumor cells	Coreceptor with plexin, interacts with VEGF165 and semaphorins; axonal guidance, angiogenesis, cell survival, migration
CD305. 31 kDa, 40 kDa. Leukocyte associated Ig-like receptor-1 (LAIR), p40; type 1 glycoprotein.	Expression of B cells related to maturation stage; NK and T cells, monocyte-derived dendritic cells, thymocytes, thymic precursors	Inhibitory receptor of cell function in NK cells and T and B cells; inhibits cellular activation and inflammation
CD306. LAIR2.	Unknown	Soluble form; involved in mucosal tolerance
CD307. 55–105 kDa. IRTA2; Fc receptor immunoglobulin superfamily.	B-cell subset, B-cell lymphomas	B-cell development
CD309. 230 kDa. VEGFR2, KDR; type III transmembrane tyrosine kinase.	Endothelial cells, angiogenic precursors, hemangioblast	Binds VEGF; regulates cell adhesion and signaling
CD312. 90 kDa. EMR2.	Monocytes, macrophages, myeloid dendritic cells, low on granulocytes	Cell adhesion and migration; involved in phagocytosis
CD314. NKG2D, killer-cell lectin-like receptor subfamily K, member 1; type II transmembrane protein with an extracellular C-type lectin-like domain.	NK cells primarily; also on activated macrophages and αβ $CD4^+$ T cells	Induces NK-cell activation and cytotoxicity
CD315. 135 kDa. CD9P1, SMAP6.	B-cell subsets, activated monocytes, endothelial and epithelial cells, hepatocytes, megakaryocytes	Not known
CD316. 63–78 kDa. IgSF8, KASP.	B cells, NK cells, T cells	Involved in cell migration
CD317. 29–33 kDa. BST2 (bone marrow stromal-cell antigen 2), HM1.24.	B and T cells, monocytes, NK and dendritic cells, fibroblasts, plasma and stromal cells	Not known; thought to be involved in pre-B-cell growth
CD318. 135 kDa. CDCP1, SIMA135.	Hematopoietic stem-cell subset, tumor cells	Cell adhesion with extracellular matrix
CD319. 37.5 kDa. CRACC, SLAM family member 7; multiple isoforms with possibly different functions.	NK cells, activated B-cells, NK-cell line but not in promyelocytic, B-, or T-cell lines	Mediates NK-cell activation through an SAP-independent extracellular signal-regulated ERK-mediated pathway; may play a role in lymphocyte adhesion
CD320. 30 kDa. 8D6A, 8D6. LDL receptor.	Follicular dendritic cells, germinal centers	B-cell proliferation, tumor formation
CD321. 35 kDa. JAM1, F11 receptor; immuglobulin superfamily, type 1.	Platelets, epithelial and endothelial cells	Adhesions, tight junctions
CD322. 45 kDa. Junctional adhesion molecule-2 (JAM-2), VE-JAM.	Endothelial cells, B cells, monocytes, T-cell subsets	Cell-cell adhesion; central role in the regulation of transendothelial leukocyte migration to secondary organs
CD324. 120 kDa. E-Cadherin; cadherin superfamily.	Epithelial and stem cells, erythroblasts, keratinocytes, trophoblasts, platelets	Recently shown to bind inhibitory receptors on $CD8^+$ T and NK cells; tumor suppression and cell growth and differentiation, cell adhesion
CDw325. 140 kDa. N-Cadherin, NCAD; cadherin superfamily.	Brain; skeletal and cardiac muscle	Cell adhesion, neuronal recognition
CD326. 35-40 kDa. Ep-CAM, Ly74.	Most epithelial cell membranes	Unknown

(continued)

CD antigen. MW. Synonyms and properties.	Leukocyte expression	Function
CDw327. 47 kDa (predicted). CD33L, CD33L1,OBBP1, sialic acid–binding Ig-like lectin 6 (Siglec6); leptin-binding protein.	Leukocytes, B cells	Mediates cell-cell recognition, binds leptin, possible modulator of leptin levels; likely inhibitory
CDw328. 49 kDa (predicted). AIRM1, QA79, p75, p75/AIRM1, sialic acid–binding Ig-like lectin 7 (Siglec7).	Variety of leukocytes in addition to T cells, including NK cells, monocytes, and granulocytes	Cell adhesion molecule; likely inhibitory function in NK- and T-cell activation
CDw329. 48 kDa (predicted). OBBP-like, sialic acid–binding Ig-like lectin 9 (Siglec9).	Variety of leukocytes in addition to T cells, including NK cells, monocytes, granulocytes	Cell adhesion molecule; likely inhibitory function in NK- and T-cell activation
CD331. 30 kDa. FGFR1, KAL2, N-SAM, Fms-like tyrosine kinase-2; transmembrane tyrosine kinase.	Fibroblasts, epithelial cells	High-affinity receptor for fibroblast growth factors
CD332. 115–132 kDa. FGFR3, BEK, KGFR; transmembrane tyrosine kinase.	Fibroblasts, epithelial cells	High-affinity receptor for fibroblast growth factors
CD333. 115 kDa. FGFR3, ACH, CEK2; transmembrane tyrosine kinase.	Fibroblasts, epithelial cells	High-affinity receptor for fibroblast growth factors
CD334. 110 kDa. FGF4, JTK2, TKF; transmembrane tyrosine kinase.	Fibroblasts, epithelial cells	High-affinity receptor for fibroblast growth factors
CD335. 34.5 kDa (predicted). NKp46, NCR1, Ly94, natural cytotoxicity triggering receptor 1.	NK cells	Cytotoxicity-activating receptor that may contribute to the increased efficiency with which activated NK cells mediate tumor cell lysis
CD336. 30.6 kDa (predicted). NKp44, NCR2, Ly94, natural cytotoxicity triggering receptor 2.	NK cells	Cytotoxicity-activating receptor that may contribute to the increased efficiency with which activated NK cells mediate tumor-cell lysis
CD337. 1.8 kDa (predicted). NKp30, NCR3, Ly117.	NK cells	Cytotoxicity-activating receptor that may contribute to the increased efficiency with which activated NK cells mediate tumor-cell lysis
CDw338. 73 kDa. ABCDG2, BCRP, Bcrp1, MXR; G-protein-coupled receptor, 7-transmembrane.	Stem-cell subset	Multidrug resistance transporter
CD339. 135 kDa. Jagged-1, JAG1, JAGL1, hJ1.	Stromal cells, epithelial cells, myeloma cells	Binds Notch; involved in hematopoiesis

Appendix II: Cytokines

Data on the major biological activities and sources of many cytokines are presented. In most cases, mass is given (usually for human cytokines). In some instances, a given cytokine may have biological activities in addition to those listed here or be produced by other sources as well as the ones cited here. This list of cytokines includes most cytokines of immunological interest. However, cytokines that are not closely identified with the immune system, for example, growth hormone, are not listed. Also, with the exception of IL-8, chemokines have not been included in this compilation.

Cytokine. MW. Synonyms.	Sources	Activity
Interleukin-1 (IL-1). IL-1α 17.5 kDa, IL-1β 17.3 kDa. Lymphocyte-activating factor (LAF); mononuclear cell factor (MCF); endogenous pyrogen (EP).	Many cell types, including monocytes, macrophages, dendritic cells, T and B cells, NK cells, and non-immune system cells such as vascular epithelium, fibroblasts, and some smooth muscle cells	IL-1 displays a wide variety of biological activities on many different cell types, including T cells, B cells, and monocytes. Receptors for IL-1 are also found on the other leukocytes, including eosinophils and dendritic cells, as well as on nonimmune system cells such as fibroblasts, vascular endothelial cells, and some cells of the nervous system. The in vivo effects of IL-1 include induction of fever, the acute phase response, and stimulation of neutrophil production.
Interleukin-2 (IL-2). 15–20 kDa. T-cell growth factor (TCGF).	T cells	Stimulates growth and differentiation of T cells, B cells, and NK cells
Interleukin-3 (IL-3). 15.1 kDa (monomer), 30 kDa (dimer). Multi-colony-stimulating factor (M-CSF); hematopoietic cell growth factor (HCGF); mast-cell growth factor (MCGF).	Activated T cells, mast cells, and eosinophils	Growth factor for hematopoietic cells and lymphocytes; stimulates colony formation in neutrophil, eosinophil, basophil, mast cell, erythroid, megakaryocyte, and monocytic lineages but not in lymphocytes
Interleukin-4 (IL-4). 15–19 kDa. B-cell-stimulating factor 1 (BSF-1).	Mast cells, T cells, and bone marrow stromal cells	Promotes growth and development of B and T cells and cells of the monocytic lineage; also affects cells outside the immune system, including endothelial cells and fibroblasts
Interleukin-5 (IL-5). 45 kDa. Eosinophil differentiation factor (EDF); eosinophil colony-stimulating factor (E-CSF).	Mast cells, T cells, eosinophils	Induces eosinophil formation and differentiation
Interleukin-6 (IL-6). 26 kDa. B-cell stimulatory factor 2 (BSF-2); hybridoma/plasmacytoma growth factor (HPGF); hepatocyte-stimulating factor (HSF).	T cells, B cells, several nonlymphoid cells, including macrophages, bone marrow stromal cells, fibroblasts, endothelial cells, and astrocytes	Regulates B and T cell functions; in vivo effects on hematopoiesis; inducer of the acute phase response
Interleukin-7 (IL-7). 20–28 kDa. Pre-B-cell growth factor; lymphopoietin-1 (LP-1).	Bone marrow stromal cells, thymic stromal cells, and spleen cells	Growth factor for T- and B-cell progenitors
Interleukin-8 (IL-8). 6–8 kDa. Neutrophil-attractant/activating protein (NAP-1); neutrophil-activating factor (NAF); granulocyte chemotactic protein (GCAP).	Many cell types, including monocytes, lymphocytes, granulocytes, and nonimmune system cells such as fibroblasts, endothelial cells, hepatocytes, and others	Chemokine that functions primarily as a chemoattractant and activator of neutrophils; also attracts basophils and some subpopulations of lymphocytes; has angiogenic activity
Interleukin-9 (IL-9). 32–39 kDa. P40; T-cell growth factor III.	IL-2–activated T-helper-cell populations	Stimulates proliferation of T lymphocytes and erythroid precursors

(continued)

Cytokine. MW. Synonyms.	Sources	Activity
Interleukin-10 (IL-10). 35–40 kDa. Cytokine synthesis inhibitory factor (CSIF).	Activated subsets of $CD4^+$ and $CD8^+$ T cells	Stimulates or enhances proliferation of B cells, thymocytes, and mast cells; in cooperation with TGF-β, stimulates IgA synthesis and secretion by human B cells; antagonizes generation of the T_H1 subset of helper T cells
Interleukin-11 (IL-11). 23 kDa.	Bone marrow stromal cells and IL-1–stimulated fibroblasts	Growth factor for plasmacytomas, megakaryocytes, and macrophage progenitor cells
Interleukin-12 (IL-12). Heterodimer containing a p35 subunit of 30–33 kDa, p40 subunit of 35–44 kDa. NK cells stimulatory factor (NKSF); cytotoxic lymphocyte maturation factor (CLMF).	Macrophages and dendritic cells	Important factor in inducing differentiation of T_H1 subset helper T cells; also induces interferon gamma production by T cells and NK cells and enhances NK-cell activity
Interleukin-13 (IL-13). 10 kDa.	Activated T cells, mast cells, and NK cells	Role in T_H2 responses; up-regulates synthesis of IgE and suppresses inflammatory responses; involved in pathology of asthma and some allergic conditions
Interleukin-14 (IL-14). 60 kDa. High-molecular-weight B-cell growth factor (HMW-BCGF).	T cells	Enhances B-cell proliferation; inhibits antibody synthesis
Interleukin-15 (IL-15). 14–15 kDa.	Many cell types but primarily dendritic cells and cells of the monocytic lineage	Stimulates NK-cell and T-cell proliferation and development; helps to activate NK cells
Interleukin-16 (IL-16). Homotetramer 60 kDa; monomer ≈17 kDa. Lymphocyte chemotactic factor (LCF).	T cells	Stimulates migration of $CD4^+$ T cells, $CD4^+$ monocytes, and eosinophils; binding of IL-16 by CD4 inhibits HIV infection of $CD4^+$ cells
Interleukin-17 (IL-17). 28–31 kDa. CTLA-8 (cytotoxic lymphocyte–associated antigen 8).	Primarily $CD4^+$ T cells	Supports hematopoiesis indirectly by stimulating cytokine production by epithelial, endothelial, and fibroblastic stromal cells; enhances expression of ICAM-1, thus making cells more adhesive
Interleukin-18 (IL-18). 18.2 kDa. Interferon gamma-inducing factor (IGIF).	Cells of the monocytic lineage and dendritic cells	Promotes differentiation of T_H1 subset of helper T cells; induces interferon gamma production of T cells and enhances NK-cell cytotoxicity
Interleukin 19 (IL-19). Homotetramer 35–40 kDa.	LPS-stimulated monocytes and B cells	A member of the IL-10 family of cytokines, induces reactive oxygen species and proinflammatory cytokines, which eventually promotes apoptosis; shown to alter the T_H1/T_H2 balance by inhibiting IFN-γ and augmenting IL-4 and IL-13 production
Interleukin 20 (IL-20). 18 kDa.	Monocytes and keratinocytes	A member of the IL-10 family of cytokines; has effects in epidermal tissues; like IL-19, shown to alter the T_H1/T_H2 balance
Interleukin 21 (IL-21). 15 kDa.	Activated T cells	Newly discovered; enhances cytotoxic activity and IFN-γ production by activated NK cells; enhances proliferation, IFN-γ production, and cytotoxicity of $CD8^+$ T cells
Interleukin 22 (IL-22). Homodimer. 25 kDa. T-cell-derived inducible factor (TIF).	Primarily $CD4^+$ T cells	A member of the IL-10 family shown to inhibit epidermal differentiation; induces acute phase responses, up-regulates pancreatitis-associated protein 1 (PAP1) and osteopontin; like IL-19 and IL-20, shown to alter the T_H1/T_H2 balance

Cytokine. MW. Synonyms.	Sources	Activity
Interleukin 23 (IL-23). Heterodimer of p40 subunit of IL-12 (35–40 kDa) and p19 (18.7 kDa).	Activated dendritic cells	Many of the same biological activities as IL-12
Interleukin 24 (IL-24). 35 kDa. IL-10B; MDA7 (melanoma differentiation association protein 7).	Melanocytes, NK cells, B cells, subsets of T cells, fibroblasts	Induces TNF-α and IFN-γ and low levels of IL-1β, IL-12, and GM-CSF in human PBMC; induces selective anticancer properties in breast carcinoma cells by promoting p53 independent apoptosis; member of the IL-10 family
Interleukin 25 (IL-25). 18-20 kDa. IL-17E; stroma-derived growth factor (SF20)	Bone marrow stromal cells, subset of T cells	New member of the IL-17 family; induces production of IL-4, IL-5, IL-13, and eotaxin; in vivo introduction of IL-25 into the lung can result in airway disease, involving cytokine production, tissue reorganization, mucus secretion, and airway hyper-reactivity
Interleukin 26 (IL-26). 36 kDa homodimer. AK155.	Subset of T and NK cells	Newly identified member of the IL-10 family; may have similar functions to IL-20
Interleukin 27 (IL-27). Heterodimer composed of the p40 subunit of IL-12 and the p28 subunit.	Produced by dendritic cells, macrophages, endothelial cells, and plasma cells	Shown to induce clonal expansion of naive $CD4^+$ T cells, to synergize with IL-12 to promote IFN-γ production from $CD4^+$ T cells, and to induce CD8 T-cell–mediated antitumor activity
Interleukin 28 A/B (IL-28A/B). 19.8 kDa. Interferon-λ2/3 (IFN-λ2/3).	Monocyte-derived dendritic cells	Newly identified interferon-like cytokine; co-expressed with IFN-β, participates in the antiviral immune response and shown to induce increased level of both MHC class I and II
Interleukin 29 (IL-29). Interferon-λ1 (IFN-λ1).	Monocyte-derived dendritic cells	Functions similarly to IL-28A/B
Interleukin 30 (IL-30). p28.	Antigen-presenting cells	Subunit of IL-27 heterodimer; functions same as IL-27
Interleukin 31 (IL-31).	Mainly activated T_H2 T cells; can be induced on activated monocytes	May be involved in recruitment of polymorphonuclear cells, monocytes, and T cells to a site of skin inflammation
Interleukin 32 (IL-32). NK4.	Activated NK cells and PBMCs	Newly identified member of the IL-1 family; proinflammatory cytokine, mitogenic properties, induces TNF-α
BAFF (human B-cell–activating factor). 18 kDa. ALL-1 (TNF and apoptosis ligand-related leukocyte-expressed ligand 1); BLyS (B-lymphocyte stimulator).	T cells, cells of the monocytic lineage, and dendritic cells	Member of the TNF family, occurs in membrane bound and soluble form; supports proliferation of antigen-receptor–stimulated B cells; differentiation and survival factor for immature B cells
Granulocyte colony-stimulating factor (G-CSF). 21 kDa.	Bone marrow stromal cells and macrophages	Essential for growth and differentiation of neutrophils
Granulocyte-macrophage colony-stimulating factor (GM-CSF). 22 kDa.	T cells, macrophages, fibroblasts, and endothelial cells	Growth factor for hematopoietic progenitor cells and differentiation factor for granulocytic and monocytic cell lineages
Interferon alpha (IFN-α). 16–27 kDa. Type 1 interferon; leukocyte interferon; lymphoblast interferon.	Lymphocytes, dendritic cells, and macrophages	Induces resistance to viruses and inhibits cell proliferation; regulates expression of class I MHC molecules on nucleated cells
Interferon beta (IFN-β). 20 kDa. Type 1 interferon; fibroblast interferon.	Fibroblasts, dendritic cells, and some epithelial cells	Induces resistance to virus infection in target cells; inhibits cell proliferation and regulates expression of class I MHC molecules

(continued)

Cytokine. MW. Synonyms.	Sources	Activity
Interferon gamma (IFN-γ). Monomer 17.1 kDa; dimer 40 kDa. Type 2 interferon; immune interferon; macrophage-activating factor (MAF); T-cell interferon.	$CD4^+$ and $CD8^+$ T cells; NK cells	Affects activation, growth, and differentiation of T cells, B cells, and macrophages as well as NK cells; up-regulates MHC expression on antigen-presenting cells; signature cytokine of T_H1 differentiation; weak antiviral and anti-proliferative activities
Interferon lambda (IFN-λ) and interferon lambda-1. Same as IL-28 and IL-29.		
Leukemia inhibitory factor (LIF). 45 kDa. Differentiation-inhibiting factor (DIA); differentiation-retarding factor (DRF).	Many cell types, including T cells, cells of the monocytic lineage, fibroblasts, liver, and heart	A member of the IL-6 family; major experimental application: keeps cultures of ES cells in undifferentiated state to maintain their proliferation; in vivo, in combination with other cytokines, promotes hematopoiesis, stimulates acute phase response of liver cells, increases bone resorption, enhances glucose transport and insulin resistance, alters airway contractility, and causes loss of body fat
Cardiotrophin-1 (CT-1). 21.5 kDa.	Many cell types, including cells of monocytic lineage and heart	A member of the IL-6 family shown to stimulate hepatic expression of the acute phase proteins
Ciliary neurotrophic factor (CNTF). 24 kDa. Membrane-associated neurotransmitter stimulation factor (MANS).	Schwann cells and astrocytes	A member of the IL-6 family that induces the expression of acute phase proteins in the liver and has been shown to function as an endogenous pyrogen; also shown to function in ontogenesis and may promote survival and regeneration of nerves
Macrophage colony-stimulating factor (M-CSF). Disulfide linked homodimer of 45–90 kDa. Colony-stimulating factor 1 (CSF-1).	Many cell types, including lymphocytes, monocytes, fibroblasts, epithelial cells, and others	Growth, differentiation, and survival factor for macrophage progenitors and macrophages
Macrophage inhibition factor (MIF). 12 kDa monomer is biologically active in multimeric form.	Small amounts by many cell types; major producers are activated T cells, hepatocytes, monocytes, macrophages, and epithelial cells	Activates macrophages and inhibits their migration
Oncostatin M (OSM). 28–32 kDa. Onco M; ONC.	Activated T cells, monocytes, and adherent macrophages	Many functions, including regulation of the growth and differentiation of cells during hematopoiesis, neurogenesis, and osteogenesis; shown to enhance LDL uptake and also stimulates synthesis of acute phase proteins in the liver
Stem-cell factor (SCF). 36 kDa. Kit ligand (kitL) or steel factor (SLF).	Bone marrow stromal cells, cells of other organs such as brain, kidney, lung, and placenta	Roles in development of hematopoietic gonadal and pigmental lineages; active in both membrane-bound and secreted forms
Thrombopoietin (Tpo). 60 kDa. Megakaryocyte colony-stimulating factor; thrombopoiesis stimulation factor (TSF).	Liver, kidney, and skeletal muscle	Megakaryocyte lineage-specific growth differentiation factor that regulates platelet production
Transforming growth factor beta (TGF-β). ~ 25 kDa. Differentiation-inhibiting factor.	Many nucleated cell types and found in platelets	Inhibits growth of a number of cell types; affects tissue remodeling, wound repair, development, and hematopoiesis; exerts suppressive effects on the expansion of certain immune-cell populations; switch factor for IgA

Cytokine. MW. Synonyms.	Sources	Activity
Tumor necrosis factor alpha (TNF-α). 52 kDa. Cachetin, TNF ligand superfamily member 2 (TNFSF2).	Monocytes, macrophages, and other cell types, including activated T cells, NK cells, neutrophils, and fibroblasts	Strong mediator of inflammatory and immune functions; known to regulate growth and differentiation of a wide variety of cell types; cytotoxic for many types of transformed cells; promotes angiogenesis, bone resorption, and thrombotic processes; suppresses lipogenetic metabolism
Tumor necrosis factor beta (TNF-β). 25 kDa. Lymphotoxin (LT); cytotoxin (CTX); differentiation-inducing factor (DIF); TNF ligand superfamily member 1 (TNFSF1).	Activated T cells, B cells, fibroblasts, astrocytes, and endothelial and epithelial cells	Inhibits osteoclasts and keratinocyte growth, anti-angiogenic, and promotes fibroblasts proliferation; induces terminal differentiation of monocytes; stimulates neutrophil production of reactive oxygen species, increases phagocytosis, and enhances adhesion

용어해설
Glossary

ABO blood-group antigen (ABO 혈액형 항원) 항-A와 항-B 항체에 노출된 적혈구의 응집반응에 의해 규정되는 혈액형의 항원 결정기.

Abzyme (애브자임) 촉매 활성을 지닌 단클론 항체.

Acquired immunity (획득면역) 적응면역 (adaptive immunity)을 참조하기 바람.

Acquired immunodeficiency syndrome (AIDS) (후천성 면역 결핍 증후군, 에이즈) 다양한 감염과 암에 대한 감수성의 증가를 초래하게 되는 $CD4^+$ T 세포의 현저한 감소가 특징으로 나타나며 인간 면역결핍바이러스 (HIV)에 의해 야기되는 질병.

Active immunity (능동면역) 병원체에 대한 자연적인 노출이나 예방접종 (vaccination)에 의해 유도되는 적응면역.

Acute lymphocytic leukemia (ALL; 급성 림프구성백혈병) 림프구 계통의 세포에 발생하는 조절되지 않는 증식이 수반되는 암의 한 유형. 증식하는 세포는 대개 혈액 속에 존재한다.

Acute myelogenous leukemia (AML; 급성 골수성백혈병) 골수 계통의 세포에 발생하는 조절되지 않는 증식이 수반되는 암의 한 유형. 증식하는 세포는 대개 혈액 속에 존재한다.

Acute phase protein (급성기 단백질) 염증에 반응하여 농도가 증가되는 혈청 단백질의 집단 중 하나. 일부 보체의 구성요소와 인터페론은 급성기 단백질이다.

Acute phase response (APR; 급성기 반응) 여러 가지 감염의 직후에 혈액 속에 나타나는 특정 단백질과 세포의 생산. 이는 감염에 대한 숙주의 초기방어의 일부이며 면역반응의 적응기에 앞서 일어난 다 (13-12 그림을 참조하기 바람).

Acute phase response proteins (급성기 반응 단백질) 감염에 반응하여 간에서 합성되는 일련의 단백질들; 이러한 단백질들의 혈청내 농도는 염증에 의해 증가된다.

Adaptive immunity (적응면역) 항원 노출에 뒤이어 B 및 T 세포에 의해 매개되며, 특이성, 다양성, 기억, 및 자기-비자기 인식능을 보이는 숙주방어. 내재면역 (innate immunity)을 참조하기 바람.

Adoptive transfer (입양면역 전달) 면역반응을 일으키거나 또는 면역반응에 참여하는 능력을 면역계 세포의 이식을 통해서 전달하는 것.

Affinity (친화력) 결합부위와 리간드의 결합의 세기. 이것은 친화상수 K_a에 의해 양적으로 표현된다.

Affinity constant (친화상수) 항체-항원 반응에 있어서 역반응 상수 (k_{-1})에 대한 정반응 상수 (k_1)의 비율. 생화학적 용어인 연합상수 (association constant)와 일치한다 ($K_a = k_1/k_{-1}$).

Affinity maturation (친화력 성숙) 면역반응의 과정 중 혹은 항원에 재차 노출된 경우에 일어나는 특정항원에 대한 항체의 평균 친화력의 증가.

Agglutination (응집) 입자 (예를 들면, 라텍스 비드) 혹은 세포 (예를 들면, 적혈구)의 엉김이나 합쳐짐.

Agglutination inhibition (응집 저해) 응집성 항체에 의해 인식되는 가용성 항원결정기의 첨가에 의해서 일어나는 항체-매개성 입자 엉김의 감소.

Agglutinin (응집소) 세포나 입자의 엉김을 매개하는 능력이 있는 물질. 특히, 혈구응집소 (hemagglutinin)는 적혈구의 엉김을 야기한다.

Allele (대립유전자) 특정 유전자좌 (로커스)에 위치한 유전자의 두 가지 혹은 그 이상의 대체적인 유형으로 이는 대체 형질을 부여해 준다. 다수의 대립유전자의 존재에 의해 **다형성** (polymorphism)이 야기된다.

Allelic exclusion (대립유전자 배제) 특정 유전자의 대립유형들 중 한 가지만 발현되도록 하는 과정. 예를 들면, 하나의 B 세포는 특정 항체를 구성하는 오직 하나의 중쇄 대립유전자와 오직 하나의 경쇄 대립유전자를 발현한다. (그림 5-11을 참조하기 바람).

Allergy (알레르기) 건초열, 천식, **혈청병** (serum sickness), 전신성 **아나필락시스**, 혹은 접촉성 피부염 등을 포함 할 수 있는 **과민성** (hypersensitivity)반응.

Allogeneic (동종) 같은 종을 이루지만 유전적으로는 상이한 구성원을 의미함.

Allograft (동종이식) 동종의 개체 간의 조직이식.

Allotype (동종형) 특정 종의 전체 구성원은 아니지만 일부 구성원의 특징에 해당하는 동종형 결정기들의 하나의 세트.

Allotypic determinant (동종형 결정기) 종의 구성원들 사이에 다르게 나타나는 하나의 항원 결정기. 항체의 불변부위는 동종형 결정기를 지닌다.

Alpha-feto protein (AFP; 알파-피토 단백질) 종양성태아성 종양항원 (oncofetal tumor antigen)을 참조하기 바람.

Alternative complement pathway (대체적 보체 경로) 미생물성 항원과 같은 외래성 세포 표면 구성성분에 의해 개시되는 보체의 활성화; 이것은 항체 비의존적이고, C3-C9, B 요소, D 요소, 및 프로페르딘을 포함하며 **막공격 복합체** (membrane-attack complex)를 생성한다. (그림 7-7을 참조하기 바람).

Alveolar macrophage (폐포성 대식세포) 폐의 폐포에서 발견되는 대식세포

Anaphylatoxins (아나필락시스 독소) 보체 (complement)의 분해산물인 C3a와 C5a로서 비만세포와 호염구의 **탈과립화** (degranulation)를 매개하여, 평활근의 수축과 혈관투과성의 증가를 유도하는 매개체의 방출을 초래한다.

Anaphylaxis (아나필락시스) IgE-매개성 비만세포의 **탈과립화** (degranulation)에 의해 유도되는 하나의 즉시형 제1형 과민반응. 전신성 아나필락시스는 쇼크를 일으키고 때로는 치명적이다. 국소적인

아나필락시스는 다양한 유형의 아토피성 (atopic) 반응을 포함한다.

Antibody (항체) 항원의 독특한 항원결정기를 인식하는 두 개의 동일한 중쇄와 두 개의 동일한 경쇄로 구성된하나의 단백질 (면역글로불린)이며 그 항원의 소거를 촉진해 준다. 막결합 항체는 항원을 접촉한 적이 없는 B 세포에 의해 발현되고 분비성 항체는 형질세포 (plasma cells)에 의해 생성된다. 일부 항체는 기본적인 4개의 사슬구조가 다수로 이루어져 있다.

Antibody-dependent cell-mediated cytotoxicity (ADCC; 항체-의존적 세포-매개성 세포독성) 표적세포 상에 결합된 항체를 인식하는 Fc 수용체 (Fc receptors)를 발현하는 비특이적인 세포독성 세포들 (예를 들면, NK 세포, 중성구, 대식세포)에 의해 일어나는 세포-매개성 반응이며, 표적세포의 용해를 야기하게 된다.

Antibody molecule (항체분자) 항체 (antibody) 참조하기 바람.

Antigen (항원) 항체나 T-세포 수용체에 특이적으로 결합하는 어떤 물질 (대개는 외래성 임). 일반적으로 면역원과 동의어로 사용된다.

Antigenically committed 단일 면역원에 특이적인 표면 항체를 전시하고 있는 성숙 B 세포의 상태.

Antigenic determinant (항원 결정기) 특정 항체, T 세포 수용체-펩티드-MHC 복합체, T 세포 수용체-리간드-CD1 복합체에 의해 인식되고 결합되는 항원의 부위; 에피토프라고도 불린다.

Antigenic drift (항원 소변이) 병원체에 있어서 사소한 항원변이를 일으키는 일련의 자연적으로 일어나는 점돌연변이로서 균주간의 변화를 초래한다.

Antigenicity (항원성) 항체 혹은 T 세포 수용체/MHC와 특이적으로 결합할 수 있는 능력.

Antigenic peptide (항원성 펩티드) 일반적으로 면역반응을 높이는 능력을 가진 펩티드로 예를 들어, T 세포 수용체에 의해 인식될 수 있는 MHC와 복합체를 형성하는 펩티드.

Antigenic shift (항원 대변이) 항원성의 상당한 차이를 초래한 유전적 재편성에 의해 나타나는 새로운 병원체의 아류형의 갑작스런 출현.

Antigenic specipicity (항원 특이성) 특이성 (specificity), 항원성 (antigenic)을 참조하기 바람.

Antigen presentation (항원제시) 항원처리를 참조하기 바람.

Antigen-presenting cell (APC; 항원제시세포) class II MHC 분자 (class II MHC molecules)와 연합된 항원성 펩티드를 처리하고 제시할 수 있으며 T 세포 활성화에 필수적인 공동자극신호 (co-stimulatory signal)를 전달해 줄 수 있는 세포이다. 대식세포, 수지상세포, 및 B 세포는 전문 항원제시세포를 구성한다. 단지 짧은 기간 동안에만 항원제시 기능을 하는 비전문항원제시세포는 흉선 상피세포와 혈관성 내피세포를 포함한다.

Antigen processing (항원처리) 항원제시세포나 변형된 자기세포의 표면에 MHC 분자와 결합된 채로 전시되는 항원성 펩티드들을 생성하는 두 가지 경로들 중 하나에 의해서 일어나는 항원의 분해.

Apotosis (세포자살) 핵의 단편화, 세포막 물집화, 및 식작용이 될 세포자살체의 방출 등을 비롯한 계획 세포사와 관련된 형태적인 변화 (그림 2-3을 참조하기 바람). 괴사 (necrosis)와는 대조적으로, 주변의 세포들에 손상을 초래하지 않는다.

Association constant (연합상수) 친화력 상수 (affinity constant)를 참조하기 바람.

Atopic (아토피성) 알레르기성 비염 (건초열), 습진, 천식, 및 다양한 식품 알레르기를 포함한 제1형 (IgE-매개성) 과민성반응의 임상적 증상에 속한다.

Attenuate (약독화) 병원체의 독성을 감소시키고 질병을 유발할 수 없도록 하는 것. 다수의 백신이 해로운 감염을 일으키지 않으면서 방어적 면역능을 높여주는 약독화 세균이거나 바이러스이다.

Autocrine (자가분비) 특정 사이토카인에 의한 작용을 받는 세포가 바로 그 사이토카인의 생성원인 상태.

Autograft (자가이식편) 동일개체 내에서 신체의 한 부위에서 다른 부위로의 이식된 조직.

Autoimmunity (자가면역) 자기항원에 대한 비정상적인 면역반응.

Autologous (자가의) 동일개체로 부터 유래하는 이식된 세포, 조직, 및 기관을 의미하는.

Avidity (결합력) 하나의 항원상의 다수의 항원결정기가 하나의 항체가 지닌 다수의 결합부위와 상호작용을 할 때, 항원-항체 결합의 세기. 친화력 (affinity)을 참조하기 바람.

Bacillus Calmette-Guerin BCG를 참조하기 바람.

Bacteremia (균혈증) 혈액 속에 살아있는 세균이 발견되는 감염.

BALT (bronchus-associaetd lymphoid tissues; 기관지 관련 림프조직) MALT를 참조하기 바람.

Basophil (호염구) IgE에 대한 Fc 수용체를 발현하는 비포식성 과립구 (그림 2-9를 참조하기 바람). 결합된 IgE의 항원-매개 교차결합은 호염구의 탈과립 (degranulation)을 유도한다.

B cell (B 세포) B 림프구 (B lymphocyte)를 참조하기 바람.

B-cell corecepter (B 세포 공동수용체) B 세포 수용체와 연합된 세 단백질 (CR2, CD19, 및 TAPA-1)의 복합체. 이는 수용체의 교차결합에 의해 유도되는 활성화 신호를 증폭하는 것으로 생각된다.

B-cell recepter (BCR; B 세포 수용체) 막-결합 면역글로부린 복합체

B-cell-specific activator protein (BSAP; B 세포 특이적 활성화 단백질)

BCG (Bacillus Calmette-Guerin) 약독화된 상태의 *Mycobacterium bovis* 로서 특정 백신의 항원보강제 성분으로 사용됨.

Benign (양성) 어떤 신생물의 비악성 (nonmalignant) 상태 혹은 질병의 경미한 상태에 속함.

Bispecific antibody (이중특이성 항체) 서로 다른 두가지 항체를 화학적으로 교차결합시키거나 서로 다른 단클론 항체를 생성하는 잡종세포주를 융합시켜 만드는 잡종항체.

Bence-Jones protein (벤스-존스 단백질) 다발성 골수종 환자의 소변에서 높은 농도로 발견되는 단백질; 일반적으로 Ig 경쇄 혹은 그것의 절편이다.

β_2-microglobulin (β_2-**면역글로불린**) 다형성의 α 사슬과 연합하여 class I MHC 분자 (class I MHC molecules)를 형성하는 불변의 서브유닛; 이는 MHC 유전자에 의해 암호화되지 않는다.

B lymphocyte (B **림프구**) 공수에서 성숙되며 막결합 항체를 발현하는 림프구; 항원과 상호작용한 후에는 항체를 분비하는 형질세포 및 기억세포로 분화된다.

Bone marrow (**골수**) 단단한 뼈의 내부에 위치한 살아있는 조직.

Booster (**추가항원자극**) 면역기억반응을 자극하기 위해 주어지는 접종

Bradykinin (**브라디키닌**) 내인성으로 생성되는 펩티드로서 염증반응을 유발한다.

Carcinoembryonic antigen (CEA; **발암태아성 항원**) 하나의 종양성태아성 항원으로서 (암세포뿐만 아니라 정상세포 상에서도 발견되는) 종양 관련 항원이 될 수 있다.

Carcinoma (**암종**) 외배엽 혹은 내배엽 조직들 (예를 들면, 피부 혹은 상피조직)로부터 생기는 종양. 대부분의 암 (>80%)은 암종이다.

Carrier (**전달체**) T 세포에 의해 인식될 수 있는 항원결정기를 지닌 하나의 면역원성 분자. 전달체가 비면역원성의 합텐에 접합되면 합텐은 면역원성을 지니게 된다.

Carrier effect (**전달체 효과**) 합텐에 대한 2차 면역반응 (secondary immune response)은 초회 면역화에 사용된 합텐 및 전달체를 사용하는 것에 달려있다.

Caspase (**카스파아제**) 아스파르타산 잔기의 다음을 절단하는 시스테인 프로테아제들의 패밀리. *Caspase*라는 용어는 이러한 요소들 (*c*ysteine, *asp*atate, prote*ase*)을 조합한 것이며, 세포자살 (apoptosis)로 이어지는 연쇄반응에 있어서 중요한 역할을 수행한다.

C (constant) gene segment (**일정부위 유전자 단편**) 재배열된 면역글로불린 혹은 T 세포 수용체의 3' 암호화 유전자. 배선 DNA 상에는 다수의 C 유전자 단편들이 있지만, 유전자 재배열의 결과, 그리고 일부 경우에는 RNA 공정의 결과에 의해 단 하나의 단편만이 주어진 단백질에서 발현된다.

CC subgroup (CC **아집단**) 인접한 시스테인이 이황화결합으로 연결되어 있는 케모카인들의 아집단

CD3 **세 개의 2합체** ($\gamma\varepsilon$ 이형 이합체, $\varepsilon\delta$ 이형 이합체, 그리고 $\xi\xi$ 동형이합체 혹은 $\xi\eta$ 이형 이합체)를 함유하고 있는 폴리펩티드 복합체 (그림 9-9를 참조하기 바람). 이는 T 세포 수용체와 연합하여 신호전달의 기능을 수행한다.

CD4 MHC class II 분자에 의해 제한을 받는 T 세포 표면에서 하나의 공동수용체로 작용하는 당단백질. 대부분의 보조 T 세포들은 $CD4^+$ 이다.

CD8 MHC class I 분자에 의해 제한을 받는 T 세포 표면에서 하나의 공동 수용체로 작용하는 2합체 단백질. 대부분의 세포독성 T 세포들은 $CD8^+$ 이다.

Cell adhesion molecule (**세포부착분자**) 세포 간의 부착을 매개하는 세포표면분자들의 한 집단. 대부분은 네 가지 단백질 패밀리들 (인테그린, 셀렉틴, 뮤신-유사 단백질, 및 면역글로불린 슈퍼패밀리) 중 하나에 속한다.

Cell line (**세포주**) 배양된 종양세포 혹은 화학적 형질전환 혹은 바이러스성 형질전환을 시킨 정상세포의 한 집단. 세포주들은 배양을 통해 무한정 증식시킬 수 있다.

Cell-mediated immune response (**세포매개성 면역반응**) 면역계의 항원-특이적 T 세포 및 다양한 비특이성 세포들에 의해 매개되는 숙주방어. 이는 세포 내 세균, 바이러스, 그리고 암으로부터 보호해 주며 이식 거부반응의 요인이 된다. 감작된 T 세포의 전달에 의해 이러한 유형의 면역성이 수혜자에게 부여된다.

Cell-mediated immunity (**세포매개성 면역**) 세포매개성 면역반응 (cell-mediated immune response)을 참조하기 바람.

Cell-mediated lympholysis (CML; **세포매개성 림프구용해**) 동종 세포 혹은 바이러스에 감염된 동계 세포의 T 세포에 의한 in vitro 용해 (그림 14-7을 참조하기 바람); CTL 활성 혹은 class I MHC 활성의 분석법으로 사용될 수 있다.

Cellular oncogene (**세포성 종양유전자**) 원 종양유전자 (proto-oncogenes)를 참조하기 바람.

Central tolerance (**중심 관용**) 1차 면역기관에서 자기반응성 림프구들을 제거하는 것.

Chediak-Higashi syndrome (**체디아크-히가시 증후군**) 리소좀 과립에 있어서의 결함에 의해 NK 세포에 의한 살해작용이 불완전한 상염색체 성 열성 면역결핍증

Chemoattractant (**화학주성 유인제**) 백혈구를 유인하는 물질. 일부 화학주성유인제는 또한 그 수용체를 지닌 세포의 생리에 현저한 변화를 야기한다.

Chemokine (**케모카인**) 다양한 백혈구들의 화학주성 (chemotaxis)을 유발하며 백혈구 인테그린 (integrins)의 발현 및/혹은 부착을 조절하는 몇몇 분비성 저분자 폴리펩티드.

Chemotatic factor (**화학주성인자**) 백혈구가 그 농도구배를 따라 이동하는 것을 야기할 수 있는 물질.

Chimera (**키메라**) 유전적으로 서로 다른 개체로부터 유래된 인자들로 구성된 동물 혹은 조직. SCID-인간 마우스는 키메라이다. 또한 키메라 항체는 항체 내의 한 부위에서는 특정한 종 유래의 아미노산 서열을 지니고 다른 부위에는 다른 종 유래의 아미노산 서열을 지닌다 (예를 들면, 인간 유래 일정부위와 마우스 유래 가변부위로 이루어진 항체).

Chimeric antibody (**키메라 항체**) 키메라 (chimera)를 참조하기 바람.

Chromogenic substrate (**색소기질**) 효소 반응에의해 색소를 가진 물질로 변화하는 무색의 기질

Chronic granulomatous disease (**만성 육아종성 질환**) NADPH 포식소체 산화효소에 있어서의 결함에 의해 중성구에서 활성 산소종들의 생성에 실패하게 됨에 따라 야기되는 면역결핍증.

Chronic lymphocytic leukemia (CLL; 만성 림프구성 백혈병) 암화된 림프구가 지속적으로 생성되는 백혈병의 한 유형.

Chronic myelogeous leukemia (CML; 만성 골수성 백혈병) 골수 계통의 세포가 지속적으로 생성되는 백혈병의 한 유형.

Cilia (섬모) 기도 및 위장관의 상피세포 상에 존재하는 머리카락 모양의 돌기; 섬모는 미생물을 관 밖으로 배출하는 기능을 한다.

Classical complement pathway (고전적 보체경로) 항원-항체 복합체에 의해 개시되는 보체 (complement)의 활성화로서, C1-C9를 포함하며, 막-공격 복합체 (membrane-attack complex)를 생성한다 (그림 7-5를 참조하기 바람).

Class (isotype) switching (클래스 (개별형) 전환) B 세포가 생성하는 항체 클래스의 전환.

Class Ⅰ MHC molecules (클래스 I MHC 분자) β_2-마이크로글로불린 (β_2-microglobulin) 및 이와 비공유결합으로 연합된 α 사슬로 구성된 이형 이합체의 막 단백질이다 (그림 8-3을 참조하기 바람). 거의 모든 유핵세포들에 발현되며 $CD8^+$T 세포에 항원을 제시하는 역할을 한다. 고전적인 클래스 I 분자들은, 마우스의 경우는 H-2 K, D, 및 L이고 인간의 경우는 HLA-A, -B, 및 -C 이다.

Class Ⅱ MHC molecules (클래스 II MHC 분자) 비공유적으로 결합된 α및 β 사슬로 구성된 이형 이합체의 막 단백질 (그림 8-3을 참조하기 바람). 항원-제시 세포들 (antigen-presenting cells)에 의해 발현되며 $CD4^+$ T 세포에 항원을 제시하는 역할을 한다. 고전적인 클래스 II분자들은 마우스의 경우는 H-2 IA 및 IE이고 인간의 경우에는 HLA-DP, -DQ, 및 -DR이다.

Class Ⅲ MHC molecules (클래스 III MHC 분자) MHC 내에서 암호화되는 여러 단백질들이지만 클래스 I 분자 및 클래스II분자와는 구별된다. 이들에는 일부 보체성분들, 두 가지 스테로이드 21-히드록실라아제들, 그리고 종양괴사인자 α와 β등이 포함된다.

Clonal anergy (클론 아너지) 세포가 항원에 의해 활성화될 수 없는 생리적인 상태.

Clonal deletion (클론삭제) 부적절한 수용체를 지닌 림프구 클론의 구성원들에 유도되는 세포사멸 (예를 들면, 발달과정 중에 자기 (self)와 강력하게 반응하는 림프구들의 세포사멸).

Clonal selection (클론선택) 항원에 대한 수용체를 지닌 B 세포 클론의 구성원들에 있어서 그 항원에 의해 매개되는 활성화 및 분화 (T 세포의 경우, MHC와 항원 유래 펩티드의 복합체에 대한 수용체를 지닌 T 세포 클론의 구성원들에게 일어난다).

Clone (클론) 하나의 전구세포(progenitor cell)로부터 생성된 세포들

Clot (응괴) 응고된 덩어리; 일반적으로 응고된 혈액을 나타냄; 그 속에는 혈장 내 피브로노겐이 피브린으로 전환됨에 의해, 혈구세포들을 포집하고 있는 젤리와 같은 물질이 생성되어 있다.

Cluster of differentiation (CD; 분화 집단) 특정 분화된 세포 혹은 세포들 유형에서만 발견되는 하나의 항체를 인식하는 단클론 항체들의 전체 집단. 이러한 단클론 항체들의 집단에 의해 인식되는 항원들의 각각은 하나의 CD 표지로 불리며 독특한 인식번호가 붙여진다.

Coding joint (암호화 접합) 재배열된 항체 또는 재배열된 T 세포 수용체 유전자를 생성하기 위한 V(D)J 재배열 동안 암호화 서열들이 결합되는 지점에 있는 서열.

Collectins (콜렉틴) 계면활성제 성질을 지니고 있으며 세균세포벽을 용해시킬 수 있는 분자.

Complement (보체) 혈청 및 세포막 단백질들의 집합체로서, 이들 단백질들 사이의 상호작용을 통하여 그리고 내재 및 적응면역의 분자들과 상호작용을 통하여 중요한 효과 기능을 수행한다.

Complementarity determining region (CDR; 상보성 결정 부위) 항체분자의 V 도메인으로부터 비어져 나온 가변성 부위의 일부이며 항원과 접촉하는 능력을 지닌다. 항체분자의 항원결합부위는 CDRs로 구성되어 있다.

Complementary system (보체계) 보체 (complement)를 참조하기 바람.

Conformational determinants (입체구조적 결정기) 항원 단백질의 3차원적 구조상에서 근접하게 위치한 아미노산들로 이루어진 에피토프이다. 그러나 이들은 단백질의 아미노산 서열상에서는 근접해 있지 않을 수 있다.

Congenic (유사 유전자형) 단일 유전자좌 혹은 단일 유전자 부위에서만 유전적으로 다른 개체를 나타냄; coisogenic 이라고도 함.

Constant region (일정부위) 면역글로불린 분자상의 거의 불변하는 부분으로 항원-결합 도메인을 포함하지 않는다. 일정부위의 아미노산 서열이 중쇄의 개별형 ($\alpha, \gamma, \delta, \varepsilon$, 및 μ)과 경쇄의 유형 (κ와 λ)을 결정한다.

Cortex (피질) 하나의 기관 (organ)의 외부 혹은 주변 층.

Costimulatory signal (공동자극신호) 항원-감작된 T 세포의 증식을 유도하는데 필요한 부가적인 신호이며 T 세포 상의 CD28가 항원제시세포 혹은 변형된 자기세포 상의 B7과 상호작용함에 의해서 생성된다 (그림 10-17과 14-2를 참조하기 바람). B 세포 활성화에 있어서, 유사한 신호 (반응능 신호 2; competence signal 2)가 B 세포의 CD40과 T_H 세포의 CD40L의 상호작용에 의해 제공된다.

C-reactive protein (CRP; C-반응 단백질) 보체경로에 참여하는 하나의 급성기 단백질; 혈청 CRP의 증가된 수준은 염증의 척도이다.

Cross-reactivity (교차반응) 공통의 에피토프를 가지는 두 개 혹은 그 이상의 항원에 반응하는 특정 항체나 T 세포 수용체의 능력.

CXC subgroup (CXC 아집단) 케모카인의 한 패밀리로서 한 개의 다른 아미노산잔기 (X)에 의해 분리되어 있는 시스테인잔기들 사이의 이황화 가교결합을 지니고 있다.

Cyclosporin A (사이클로스포린 A) 동종이식 거부반응을 억제하기 위한 약제로 사용되는 진균 유래 생성물. 이 화합물은 전사인자를 간섭하고 유전자 활성화를 방해하여 T 세포 활성화를 저해한다.

Cytokine (사이토카인) 여러 분비성 저분자 단백질등 중의 하나로서 림프구 및 기타 면역세포에 다양한 영향을 주어 면역 반응의 강도와 기간을 조절한다 (부록 II를 참조하기 바람).

Cytotoxic T lymphocyte (CTL; 세포 독성 T 세포) 효과 T 세포 (주로 $CD8^+$)로 MHC 분자와 복합체를 형성하고 있는 항원성 펩티드를 지닌 표적세포의 용해를 매개한다. 일반적으로 항원에 의해 활성화된 T_c 세포로부터 생성된다.

Dark zone (암대) 배중심의 한 부분으로 중심모세포라고 부르는 B 세포의 유형에 의해 급격한 세포 분열이 일어나는 위치이다.

Degranulation (탈과립화) 호염구와 비만세포의 표면에 결합된 IgE의 교차결합에 의해 세포질성 과립의 내용물이 방출되는 것. 이것은 1형 과민증의 특징이다.

Delayed-type hypersensitivity (DTH; 지연성 과민증) 제 4형 과민반응은, 다양한 **사이토카인들** (cytokines)과 **케모카인들** (chemokines)을 방출하는, 감작된 T_H 세포에 의해 매개된다 (그림 15-17 을 참조하기 바람). 이 반응은 일반적으로 T_H 세포가 항원에 반응한 후 2-3일 만에 일어난다. 이것은 세포내 기생체와 세균에 대항하는 숙주 방어에 있어서 중요한 부분을 차지한다.

Dendritic cells (DCs; 수지상 세포) 골수성 및 림프구성 계통으로 발달되는 골수-유래 세포이며 보조 T 세포에 항원제시를 하기 위해 전문화되어 있다.

Dermis (진피) 표피 (epidermis) 아래의 피부 층으로서 혈액과 림프관, 모낭, 신경, 그리고 신경말단을 지닌다.

Differentiation antigen (분화항원) 특정 발달 단계 동안에만 혹은 특정 세포 계통에서만 발현되는 세포 표면 표지.

DiGorge's syndrome (디죠지증후군) 배아기 동안에 22번 염색체의 한 서열이 결실됨에 의해 야기되는 선천성 흉선형성부전증. 그 결과들로서는 면역결핍증, 안면기형, 그리고 선천성 심장병 등이 야기된다.

Dissociation constant (해리상수) K_d, **친화상수** ($1/K_a$)의 역수임.

Double immunodiffusion (이중면역확산) 겔 분석에 있어서 침강의 한 유형으로, 항원과 항체 양쪽 모두가 웰에서부터 방사상으로 서로를 향해 확산되며 이에 따라 농도구배를 형성하게 된다. 등량에 이르게 되면, 침강에 의한 눈에 보이는 선, 즉 침강소 선이 형성된다.

Double negative cells (DN cells; 이중음성세포) 발달 중의 T 세포 (흉선세포)의 서브세트로 CD_4 혹은 CD_8을 발현하지 않는다. T 세포 발달의 초기 단계에서 DN 세포들은 T 세포 수용체를 발현하지 않는다.

Double positive cells (DP cells; 이중양성세포) 발달 중의 T 세포 (흉선세포)의 서브세트로 CD_4와 CD_8을 모두 발현한다. DP 세포들은 TCRs을 발현하는 흉선세포의 발달의 한 중간단계에 해당한다.

Early B-cell factor (EBF; 초기 B 세포인자) 초기 B 세포의 발달에 필수적인 하나의 전사인자. 이는 RAG의 발현을 위해 필요하다.

Edma (부종) 세포 간극 (intercellular space)에 액체가 비정상적으로 축적되는 것. 종종 모세혈관으로부터 새어나오는 정상 누출액을 림프계가 제거하는 일에 실패함에 따라 초래된다.

Effector cells (효과세포) 면역기능을 매개할 수 있는 어떤 세포 (예를 들면, 활성화된 T_H 세포, CTLs, 및 형질세포).

Effector response (효과반응) 항체에 의해 항원이 인식되고 결합된 후에 일어나는 작용; 보체 단백질에 의한 용해는 하나의 효과반응이다. 또한 *효과 기능 (effector function)*이라고도 한다.

ELISA (효소결합 면역흡착 측정법) enzyme-linked immunosorbent assay를 참조하기 바람.

Embryonic stem cell (ES cell; 배아성모세포) 초기 배아로부터 분리되었으며 배양되는 줄기세포. 마우스 ES세포는 다양한 유형의 세포들을 생성하며 유전자이식 혹은 녹아우트 마우스의 개발에 사용된다.

Endocrine (내분비) 생산세포에서 표적세포까지 혈류를 통해 전달되는 호르몬이나 사이토카인과 같은 조절성 분비물들을 나타냄.

Endocytosis (세포내 이입) 세포외 거대분자를 섭취하는 과정으로, 원형질막의 일부로써 표적을 둘러싸고 이를 세포내로 함입시킨 후에 잘라내어 세포내 소낭을 형성하는데, 이 소낭에는 섭취된 물질들이 들어있다.

Endotoxins (내독소) 여러 가지 병원성효과의 원인이 되는 그람음성세균의 세포벽을 구성하는 특정 지질다당류 (LPS) 성분. 일부는 **슈퍼항원** (superantigens)으로서 기능을 한다.

ELISA (효소결합 면역흡착 분석법) 효소에 결합된 항체와 유색의 반응물질을 생성하는 기질을 사용하여 항체 또는 항원을 정량하기 위한 분석법.

Eosinophil (호산구) 운동성을 가진 포식성 과립구로 혈액에서 조직으로 이동이 가능하다. 다수의 IgE 수용체를 지니고 있으며 과립을 매우 많이 포함하고 있다. 이들은 회충과 같은 기생체에 대한 방어에 있어서 역할을 담당하는 것으로 생각된다 (그림 2-9를 참조하기 바람).

Epidermis (표피) 피부의 최외각 층.

Epitope (에피토프) 항원의 일부로서 항체 또는 TCR-MHC 복합체에 인식되고 결합됨; 또한 항원결정기라고도 한다.

Epitope mapping (에피토프 지도작성) 다른 항체 혹은 T 세포 수용체와 반응하는 항원분자 상의 에피토프의 위치를 결정하는 것.

Equilibrium dialysis (평형투석) 항원에 대한 항체의 친화력과 **결합가** (valency)를 결정하데 사용되는 실험법 (그림 6-2를 참조하기 바람).

Erythroblastosis fetalis (태아 적아구증) 제 2형 과민성 반응으로 태아 Rh 항원에 대한 모체의 항체가 태아의 적혈구를 용해시킬 수 있다; hemolytic disease of the newborn이라고도 부른다.

E2A 재조합 활성 유전자 (RAG)의 발현 뿐 아니라 B 세포의 발달과정 동안 B 세포 수용체의 λ5 (lambda 5)의 발현에도 필요한 전사인자이다. 이것은 B 세포 발달에 필수적이다.

Exocytosis (세포외 배출) 세포가 막에 결합된 소낭에 함유되어 있는 분자들을 (예를 들면, 사이토카인, 용해성 효소, 분해산물 등) 방출하는 과정으로, 소낭과 원형질막의 융합에 의해 일어난다 (그림 2-8을 참조하기 바람).

Exotoxins (외독소) 그람양성 및 그람음성세균에 의해 분비되는 독성 단백질; 일부는 **슈퍼항원** (superantigens)으로 작용한다. 이들은 식중독,

독성 쇽 증후군, 그리고 기타 질병상태를 야기한다. 또한 **면역독소** (immunotoxins)를 참조하기 바람.

Extravasation (혈관외유출) 파열되지 않은 혈관을 관통하여, 특히 염증 부위에서, 주변 조직 속으로의 혈구세포의 이동.

Fab fragment (fragment antigen binding; Fab 분절) 특정 항원분자의 일가의 항원 결합분절로, 이황화결합으로 결합된 한개의 경쇄와 한개의 중쇄의 일부로 이루어져 있다. 이것은 간단한 파파인 분해로 얻는다.

$F(ab')_2$ fragment ($F(ab')_2$ 분절) 중쇄 분절 사이의 이황화 가교에 의해 결합되어 있는 두 개의 Fab 단위. 이들은 펩신에 의한 항체의 분해로 얻는다.

Fc fragment (Fragment crystallizable) (Fc 분절; 결정화분절) 항체분자의 비-항원결합 분절로서, 결정화 될 수 있으며 양쪽 중쇄 사슬들의 카르복시말단 부분으로 구성되어 있고, Fc 수용체들 그리고 보체의 구성요소인 C1q에 대한 수용체들에 대한 결합부위를 지니고 있다. 이는 간단한 파파인 분해에 의해 얻어진다.

Fc 수용체 (FcR; Fc receptor) 면역글로불린의 특정 클래스들의 Fc 부위에 특이적인 세포 표면 수용체이다. 림프구, 비만세포, 대식세포, 그리고 다른 부속세포들에 존재한다.

Fibrin (피브린) 피브리노겐에 대한 트롬빈의 작용에 의해 생성되는 섬유상 단백질; 피브린은 혈액응고에 있어서 주요 요소이다.

Fibrinopeptide (피브리노펩티드) 트롬빈의 분해작용으로 인해 피브리노겐이 피브린으로 전환될 때 방출되는 약 20개의 아미노산으로 이루어진 2개의 소형 펩티드들 중 하나임.

Fibrosis (섬유증) 만성 염증 부위에서 상처조직이 발달되는데 관련된 과정.

Fluorescent antibody (형광항체) **형광색소** (fluorochrome)가 Fc 부위에 접합된 항체로서, **면역형광** (immunofluorescence)이라고 부르는 기술, 즉 세포표면분자 혹은 조직을 염색하는데 사용된다.

Fluorochrome (형광색소) 적절한 파장의 빛에 의해서 여기되었을때 형광을 내는 분자. **면역형광** (imunofluorescence)을 참조하기 바람.

Follicle dendritic cell (여포 수지상세포) 광범위한 수지상의 확장을 할 수 있는 세포로 림프구의 여포에서 발견된다. 비록 이들이 MHC class II 분자는 발현하지 않지만, 보체의 수용체들과 항체의 Fc 수용체들을 풍부하게 지니고 있다. 이들은 MHC class II 분자를 지니고 있는 수지상세포와는 구별되는 하나의 계통이다.

Fragmentin (프레그멘틴) 세포독성 림프구의 과립에 존재하는 효소로 DNA 분절화를 유도한다. 그란자임이라고도 한다.

Framework region (뼈대부위; FR) 면역글로불린 중쇄와 경쇄의 가변 도메인들 내에서 극가변부위의 양쪽 측면에 위치한 비교적 보존적인 아미노산 서열.

Freund's complete adjuvant (프로인드 완전 항원보강제; CFA) 가열해서 사멸시킨 마이코박테리아를 첨가한 유중수적형 유제 (water-in-oil emulsion); 항원의 면역원성을 증진시키기 위하여 항원을 CFA에 포함시켜 주입한다.

Freund's incomplete adjuvant (프로인드 불완전 항원보강제; IFA) 프로인드 항원보강제에서 가열하여 사멸시킨 마이코박테리아를 제외 한 것.

GALT (gut-associated lymphoid tissue; 장연관림프조직) MALT를 참조하기 바람.

γ globulin fraction (γ 글로불린분획) 혈청의 전기영동 분획으로 대부분의 면역글로불린 클래스를 함유하고 있다.

***GATA-2* gene (*GATA-2* 유전자)** 림프구계통, 적혈구계통, 그리고 골수계통을 비롯한 몇몇 조혈세포 계통의 발달에 필수적인 하나의 전사인자를 암호화하는 유전자.

Gene conversion (유전자 변환) 하나의 유전자 (수혜자; the recipient)의 일부가 다른 유전자 (공여자; the donor)의 일부로 교환되는 과정. 상동유전자 전환 (homologous gene conversion)은 일부 종에서는 면역글로불린 V 유전자에 대해 사용되는 하나의 다양화 기전이다.

Gene segments (유전자 단편) 완전한 암호화된 서열을 만들기 위해 다른 서열들과 결합되는 배선 유전자 서열; Ig 및 TCR 유전자들은 V, D, J 유전자 단편의 산물이다.

Gene therapy (유전자 치료) 유전자 결함을 정상 유전자나 정상유전자들의 도입을 통해 고치는 것을 목적으로 하는 어떤 조처를 뜻하는 일반용어.

Genotype (유전자형) 양쪽 부모로부터 물려받아 통합된 유전물질; **대립유전자들** (alleles)이 하나 또는 그 이상의 특정 유전자좌에 존재한다.

Germinal center (배중심) B 세포 활성화, 증식, 및 분화가 일어나는 림프절 및 비장 내부의 한 지역 (그림 11-20를 참조하기 바람). 배중심은 B 세포의 격렬한 체성돌연변이와 선택이 일어나는 곳이다.

Germ-line theories (배선이론) 모든 항체들은 숙주 염색체 내에서 암호화되어있다는 가정에 의해 항체의 다양성을 설명하는 이론.

Goodpasture's syndrome (굿파스튜어 증후군) 신장 세뇨관 (glomeruli)과 폐의 폐포 (alveoli)의 기저막에 있는 특정 항원들에 특이적인 자가항체에 의해 특징지어지는 자가면역 질환.

Graft-versus-host-disease (GVHD; 이식편대 숙주병) 이식수혜자의 세포를 인식하고 공격할 수 있는 면역적격성 T 세포를 이식편이 함유하고 있을 때 진행되는 반응.

Granulocyte (과립구) 세포질 과립을 지닌, 특히 호염구, 호산구, 및 중성구와 같은, **백혈구** (leukocyte) (그림 2-9를 참조하기 바람).

Granuloma (육아종) 만성 염증반응 (inflammatory response)때문에 발생하는 하나의 종양유사 덩어리 또는 혹 (nodule)으로, 다수의 활성화된 대식세포, 유상피세포 (변형된 대식세포), T_H 세포, 그리고 대식세포의 융합에 의해 형성되는 다핵성 거대세포를 함유하고 있다.

Granzyme (그란자임) T_C 세포의 과립 내에서 발견되는 효소들 세트 중 하나로서, 표적세포의 세포자살이 개시되도록 도와줄 수 있다.

Graves' disease (그레이브씨 병) 갑상선-자극 호르몬 (thyroid-stimulating hormone; TSH)의 수용체에 대한 자가항체를 생성하여

야기되는 자가면역 질환.

Haplotype (일배체형) 한쪽 부모 염색체 상에 존재하는 연관된 대립유전자 세트; 일반적으로 MHC 유전자 (MHC genes)에 관해 사용되는 용어이다.

Hapten (합텐) 적절한 전달체 분자에 접합되어지면 면역원성을 나타낼 수 있는 저분자.

Hapten-carrier conjugate (합텐-전달체 접합체) 저분자 (합텐, hapten)가 거대 전달체 분자 혹은 구조와 공유결합으로 조합된 화합물.

Heavy (H) chain (중쇄) 항체분자를 구성하는 두 가지 폴리펩티드들 중 분자량이 더 거대한 폴리펩티드; 이는 한개의 가변도메인 V_H와 세개 또는 네개의 일정도메인 (C_H1, C_H2, 등)으로 구성되어 있다. 인간의 중쇄에는 다섯 개의 주요 클래스들 (α, γ, δ, ε, 및 μ)이 있는데 ,이것에 의해 항체의 개별형 (isotype)이 결정됨.

Hemagglutinin (혈구응집소) 응집소 (agglutinin) 참조하기 바람.

Hematopoiesis (조혈) 혈액 세포의 형성과 분화 (그림 2-2를 참조하기 바람).

Hematopoietic-inducing microenvironment (HIM) (조혈-유도 미세환경) 혈액 세포의 형성과 발달에 요구되는 세포 및 세포 인자를 모두 포함하는 해부학적 장소

Hematopoietic stem cell (HSC) (조혈모세포) 하나의 세포 유형으로, 이로 부터 모든 혈액세포의 계통들이 발생된다.

Hemolysis (용혈) 헤모글로빈이 유출을 초래하는 적혈구의 변성 또는 파괴.

Heteroconjugates (이형접합) 두 개의 서로 다른 항체 분자의 잡종.

High-endothelial venule (HEV) (고내피 세정맥) 림프구들이 다양한 림프기관으로 이동하여 들어갈 수 있도록 해주는 볼록하고 입방형 ("high") 구조의 특이적 세포들로 구성된 모세혈관의 일부 지역.

Hinge region (경첩 부위) 면역글로불린 중쇄의 Fc와 Fab 부위 사이에 위치한 단편. 이는 항체분자가 유연성을 가지도록하며 두 개의 항원-결합 부위가 독립적으로 기능을 할 수 있도록 하게 해준다.

Histiocyte (조직구) 느슨한 결합조직에서 발견할 수 있는 고정된 (종종 "조직에 고착된"이라고 명명함) 대식세포.

Histocompatible (조직적합) 주 조직적합 항원이 서로 동일한 개체들을 의미함. 이러한 개체들 사이의 이식편은 일반적으로 수용된다.

Histocompatibility antigens (조직적합성 항원) 다른 개체로부터 조직이나 세포 이식편을 받아들일 수 있는 능력을 결정하는 단백질 패밀리이다. MHC에 의해 암호화되는 주 조직적합 항원은 항원제시에 있어서 기능을 담당한다.

HLA (human leukocyte antigen) complex (인간 백혈구 항원 복합체) 인간의 MHC를 나타내는 용어.

Homing (귀소) 림프구나 다른 백혈구들이 특이 조직이나 기관으로의 차별적 이동.

Homing receptor (귀소수용체) 다양한 림프구 집단을 특정 림프조직 혹은 염증조직으로 갈 수 있게 하는 수용체.

H-2 complex (H-2 복합체) 마우스에서의 MHC를 나타내는 용어

Humanized antibody (인간화 항체) 인간 면역글로불린 서열의 뼈대 내에 다른 종의 항원 결합 아미노산 서열을 지니고 있는 항체

Humoral (체액성) 혈장, 림프, 그리고 조직액을 비롯한 세포외 액체에 관한

Humoral immune response (체액성 면역반응) 혈장, 림프, 그리고 조직액 내에 존재하는 항체에 의해 매개되는 숙주방어. 이는 세포외 세균 및 외래성 거대분자에 대항하여 방어한다. 항체를 전달함으로써 수혜자에게 이러한 유형의 면역성은 부여된다. 세포-매개 면역반응 (cell-mediated immune response)을 참조하기 바람.

Hybridoma (잡종세포주) 정상 림프구와 **골수종** 세포 (meloma cells)를 융합하여 얻은 잡종세포의 한 클론 (clone); 이는 항체 혹은 T 세포 수용체를 생성하는 정상세포의 특성을 지니지만 골수종 세포의 무한 증식 특성도 지닌다. 잡종세포주는 **단클론 항체** (monoclonal antibody)를 생성하는데 이용된다.

Hypersensitivity (과민증) 각 개인에게 손상을 야기하는 과도한 면역반응. 즉시형 과민반응 (제 I, II, 및 III 형)은 항체나 면역 복합체에 의해 매개되고, 그리고 지연형 과민증 (제 IV 형)은 T_H 세포에 의해 매개된다.

Hypervariable region (극가변 부위) 면역글로불린이나 T-세포 수용체의 각 사슬의 가변 도메인 내의 가장 다양한 서열을 나타내는 세 부위 중 하나이며, 바로 항원-결합 부위로 작용한다; 또한 *상보성-결정 부위(CDR)*이라 한다.

Idiotope (이디오토프) 항체 혹은 T 세포 수용체의 가변 도메인 내에 있는 하나의 **항원 결정기** (antigenic determinant); 또한 *이디오타입 결정기 (idiotypic determinant)*라고도 한다. 이디오토프는 각 항원에 특이적인 독특한 아미노산 서열에 의해 생성된다.

Idiotype (이디오타입) 하나의 독특한 항체나 T-세포 수용체를 특징짓는 **항원결정기**들 (idiotopes)의 세트.

Ikaros (이카로스) 모든 림프계 세포 계통들의 발달에 요구되는 하나의 전사인자.

Immediate hypersensitivity (즉시형 과민증) 항체 (제 I 및 II 형) 혹은 항원-항체 복합체 (제 III 형)에 의해 매개되는 과도한 면역반응으로, 감작된 개인이 항원에 노출된 후 수분에서 수시간 이내에 나타난다.

Immunization (면역조치) 하나의 대상에게 면역성의 상태를 만드는 과정. 또한 **능동면역** (active immunity)과 **수동면역** (passive immunity)를 참조하기 바람.

Immunocompetent (면역적격성) 하나의 특정 항원을 인식하며 면역반응을 매개할 수 있는 능력을 지닌 성숙 림프구를 의미함.

Immunodeficiency (면역결핍) 면역 반응에서의 어떤 결핍. 이는 식세포 작용, 체액성 반응, 혹은 세포- 매개성 반응에 있어서의 하나의 결함에 의해 초래될 수 있다. 복합 면역결핍은 체액성과 세포-매개성 면역반응 양쪽에 모두에 영향을 준다.

Immunodominant (면역우세성) 동일한 조건하에서 다른 에피토프들에 비해 좀 더 현저한 면역반응을 유발하는 에피토프를 의미함.

Immunoelectron microscopy (면역전자현미경) 세포나 조직을 염색하는데 사용하는 항체가 전자-고밀도 물질로 표지되어 있으며, 전자현미경으로 가시화되는 기술.

Immunoelectrophoresis (면역전기영동) 항원 혼합물이 일차적으로 전기영동에 의해 구성성분들로 분리되며, 이어서 이중면역확산 (doulble immunodiffusion)에 의해 조사되는 기술.

Immunofluorescence (면역형광) 형광항체 (fluorescent antibody)를 이용하여 세포나 조직을 염색하고, 이를 형광현미경 하에서 가시화 하는 기술.

Immunogen (면역원) 면역반응을 유발할 수 있는 물질. 모든 면역원은 항원 (antigens)이지만, 일부 항원 (예, 합텐)은 면역원이 아니다.

Immunogenecity (면역원성) 주어진 조건하에서 면역반응을 유발할 수 있는 하나의 물질의 능력

Immunoglobulin (면역글로불린) 항체 활성을 지닌 단백질 패밀리.

Immunoglobulin fold (면역글로불린 접힘) 두 개의 β-병풍구조로 접힌 100에서 110개의 아미노산으로 된 도메인으로 구성되는 면역글로불린의 특징적 구조. 3개 또는 4개의 역평형 β 가닥들을 지니고 있는 각 β-병풍구조는 사슬 사이의 한 개의 이황화결합에 의해 안정화된다 (그림 4-8을 참조하기 바람).

Immunoglobulin superfamily (면역글로불린 슈퍼패밀리) 면역글로불린-접힘 (immunoglobulin-fold)도메인, 또는 구조적으로 연관된 도메인을 포함하는 단백질들의 그룹; 이는 면역글로불린, T 세포 수용체, MHC 분자, 그리고 다수의 막 분자들을 포함한다.

Immunoreceptor tyrosine-based activation motif (ITAM) (면역수용체 티로신 기반 활성화 모티프) 세포 표면분자에 리간드 결합이 일어난 후 세포 내 키나아제와 상호작용하고 활성화하는 신호-전달 세포 표면분자의 세포내 부분에 위치한 아미노산 서열.

Immunotoxin (면역독소) 하나의 항체와 높은 독성을 지닌 물질, 일반적으로 리신 (ricin)과 같은 단백질, 과의 접합에 의해 만들어지는 고도의 세포독성제 (cytotoxic agents).

Incomplete antibody (불완전 항체) 항원과 결합을 하지만 응집을 유도하지 않는 항체

Indirect staining (간접 염색) 1차 항체는 표지되어 있지 않으므로 형광색소가 표지된 부가적인 시약으로 검출하는 면역형광염색의 한 방법.

Inducible nitric oxide synthetase (NOS; 유도성 산화질소 합성효소) 아르기닌으로부터 항균성 화합물인 산화질소를 생성하는 NOS의 유도 유형.

Inflamed (염증화된) 발적, 통증, 열, 및 부종이 나타나는.

Inflammatory response (염증반응) 손상 또는 다른 외상에 대한 국소적인 조직 반응으로 통증, 열, 발적, 그리고 부종이 특징이다. 이 반응은, 국소적이고 전신성 효과를 모두 수반하며, 혈류 양상의 변경, 식세포와 다른 면역 세포의 유입, 외래성 항원의 제거, 그리고 손상된 조직의 치유로 이루어져 있다.

Innate immunity (내재면역) 항원에 대한 노출에 앞서 이미 존재하는 비특이적인 숙주방어이며, 해부학적, 생리학적, 세포내 이입, 식세포 작용, 그리고 염증반응을 수반한다. 또한 적응면역 (adaptive immunity)을 참조하기 바람.

Insulin-dependent diabetes mellitus (IDDM; 인슐린 의존성 당뇨병) 췌장 전반에 흩어져 있는 랑게르한스섬이라 불리는 전문적인 인슐린 생산세포에 대한 자가면역적 공격에 의해 야기되는 하나의 자가면역 질환.

Integrins (인테그린) 내피세포 상의 Ig-슈퍼패밀리 CAMs (예를 들면, ICAMs, VCAM-1)와 결합하는 다양한 백혈구 상에 존재하는 이형 이합체 세포부착분자들 (예를 들면, LFA-1, VLA-4, 및 MAC-1)의 한 그룹.

Intercellular adhesion molecules (ICAMs; 세포간 부착분자) 인테그린에 결합하는 세포부착분자들. ICAMs는 면역글로불린 슈퍼패밀리의 구성원들이다.

Interferons (IFNs; 인터페론) 다른 세포들에게 항바이러스 상태를 유도하고 아울러 면역반응의 조절을 도우는 특정 세포들에 의해 생성 · 분비되는 몇몇 당단백질성 사이토카인들 (cytokines) (표 12-1을 참조하기 바람).

Interleukins (ILs; 인터루킨) 다양한 조혈 세포와 면역계 세포의 성장과 분화에 주로 영향을 주는 백혈구에 의해 분비되는 사이토카인 (cytokines)의 한 그룹 (부록 II를 참조하기 바람).

Interstitial fluid (간질액) 기관이나 조직의 세포들 사이 공간에서 발견되는 액체.

Intraepidermal lymphocytes (표피내 림프구) 표피층 내에서 발견되는 T 세포.

Intraepithelial lymphocytes (IELs; 상피내 림프구) 기관과 위장관의 상피층 내에서 발견되는 T 세포.

Invariant (Ii) chain (불변사슬) 유전적 다형성을 보이지 않는 MHC class II 단백질의 구성성분이다. 이 불변 사슬은 class II 분자가 항원성 펩티드를 획득하기 전에 class II 분자를 안정화시킨다.

Isograft (동계이식) 유전적으로 동일한 개체 사이의 이식.

Isotype (개별형) (1) 중쇄의 일정부위 서열에 의해 결정되는 항체의 하나의 클래스. IgA, IgD, IgE, IgG, 및 IgM으로 명명된 다섯 가지의 인간 개별형은 구조와 기능상의 차이를 보인다 (표 4-4를 참조하기 바람). 또한 어떤 종의 모든 구성원들이 지니고 있는 개별형 결정기들 (isotypic determinants)의 세트를 나타낸다. (2) 항체분자들에 있어서 다섯 가지의 주요 중쇄 종류들 (α, γ, δ, ε, 및 μ) 중의 하나임.

Isotype switching (개별형 전환) B 세포에 있어서 중쇄 일정 부위 유전자의 유전적 재배열에 의한 결과로서 하나의 항체 클래스 (isotype, 개별형)가 다른 클래스로 전환되는 것.

Isotype determinant (개별형 결정기) 면역글로불린 일정부위 내에 있는 하나의 항원결정기 (antigenic determinant)로서 하나의 종의 특징이다.

J (joining) chain (연결부위 사슬) 중합체 IgM 그리고 2합체 IgA 혹은 3합체 IgA의 단량체 단위들을 연결하는 하나의 폴리펩티드이다. 그 연결은 J 사슬과 IgM 혹은 IgA 사슬의 카르복실말단 사이의 이황화결합에 의해 이루어진다.

J gene segment (연결부위 유전자 단편) 재배열된 면역글로불린 혹은 T 세포 수용체 유전자의 일부로서, 가변부위를 일정부위에 연결하며 극가변부위 (hypervariable region)의 일부를 암호화한다. 다수의 J 유전자 단편들이 배선 DNA 내에 존재하지만, 각각의 기능을 발휘하는 재배열된 유전자 내에는 유전자 재배열에 의해 단 하나만이 남게 된다.

Junctional flexibility (접합부위 유연성) 재배열된 유전자들의 조립이 일어나는 동안에 암호 서열의 부정확한 연결에 의해 만들어지게 되는 항체 및 T 세포 수용체 유전자에 있어서의 다양성.

Kappa (κ) chain (카파 사슬) 경쇄의 두 가지 유형 중의 하나임. 다른 한 유형은 람다 (λ)이다.

Kupffer cell (쿠퍼 세포) 간에서 발견되는 조직-고착성 (tissue-fixed) 대식세포의 한 유형.

lambda (λ) chain (람다 사슬) 경쇄의 두 가지 유형 중의 하나임. 다른 한 유형은 카파 (κ)이다.

λ5 Vpre-B와 회합하여 pre-B 세포 수용체 (pre-B cell receptor)의 대리경쇄 (surrogate light chain)를 형성하는 하나의 폴리펩티드.

Leader (L) peptide (선도 펩티드) 새롭게 합성된 면역글로불린의 N-말단에 위치한 하나의 짧은 소수성 아미노산 서열; 이는 Ig를 세포표면으로 수송하는 소낭의 지질이중층 속으로 삽입된다. 그 선도서열은 성숙된 항체분자의 말단으로 부터 단백질분해과정에 의해 제거된다.

Lectin pathway (렉틴 경로) 혈청단백질 MLB가 세균 세포벽을 구성하는 만노오즈-함유 성분에 결합함에 의해 개시되는 보체 활성화의 경로 (그림 7-2를 참조하기 바람).

Leukemia (백혈병) 어떤 조혈세포로부터 유래하는 암으로서, 림프 혹은 혈액 내에서 단일세포로 증식하는 경향이 있다.

Leukocyte (백혈구) 하나의 백혈구. 이 범주에는 림프구, 혈소판, 단구세포, 및 대식세포가 포함된다.

Leukocyte adhesion deficiency (LAD; 백혈구 부착 결손) 하나의 선천성 질환으로, 이 경우 백혈구가 염증 부위로 부착-의존적 이동을 할 수 없다. 재발성 세균감염 및 불완전한 상처 치유가 이 질환의 특징이다.

Leukocytosis (백혈구 증다증) 비정상적으로 많은 수의 백혈구. 일반적으로 급성감염과 연관되어 있다. 백혈구 수치가 10,000/mm^3 이상이면 백혈구 증다증으로 간주될 수 있다.

Leukotrienes (류코트리엔) 염증 및 제1형 과민증의 몇몇 지질 매개체; 또한 *아나필락시스의 완반응성 물질 (slow reactive substance of anaphylaxis, SRS-A)*이라고도 한다. 이들은 아라키돈산의 대사산물이다.

Light (L) chains (경쇄) 중쇄 폴리펩티드와 결합하여 항체 이형 이합체를 형성하는 람다 또는 카파 형태의 면역글로불린 폴리펩티드이다.

Light zone (명대) 다수의 여포수지상세포를 지니고 있는 배중심의 한 부위.

Lipopolysaccharide (LPS; 지질다당류) 지질과 단수화물의 소중합체로 그람음성세균의 내독소를 구성한다. LPS는 마우스 B 세포의 다클론 활성제로서 작용하여 항체를 생성하는 형질세포로의 분열 및 분화를 유도한다.

Locus (유전자좌) 어떤 유전자에서의 염색체상에서의 특이적인 위치이다.

LRRs (leucine-rich repeats; 류신-밀집 서열) 아미노산 서열 xLxxLxLxx를 함유한 단백질 구조상의 모티프.

Lymph (림프) 혈액의 혈장으로부터 유래하는 간질액으로서, 다양한 저분자 및 거대분자들, 림프구, 그리고 일부 다른 세포들을 함유하고 있다. 림프는 림프관을 통해 순환한다.

Lymphatic system (림프계) 관과 절로 이루어진 연결망으로서 림프를 수송한다. 이는 혈장 유래의 간질액을 혈류로 되돌리며, 면역계의 통합에 있어서 중요한 역할을 한다.

Lymphatic vessels (림프관) 작고 단단한 혈관으로 용액과 림프계의 세포들이 림프절을 통해 이동되고 결국엔 흉관으로 들어가 혈액과 결합된다.

Lymph node (림프절) 조그만 2차 림프기관 (secondary lymphoid organ)으로 림프구, 대식세포, 그리고 수지상세포를 함유하고 있으며, 외래항원의 여과를 하는 장소로서 그리고 림프구를 활성화 및 증식시키는 장소로서 작용한다 (그림 2-5 및 2-16을 참조하시기 바람). 또한 배중심 (germinal center)을 참조하기 바람.

Lymphoblast (림프아구) 하나의 증식하는 림프구

Lymphocyte (림프구) 체액성 또는 세포매개성 면역반응을 매개하는 하나의 단핵백혈구이다. 또한 B 세포 (B cell) 와 T 세포 (T cell)를 참조하기 바람.

Lymphoid progenitor cell (림프계 전구세포) 림프계 계통으로 발전되는 한 세포로, 이로부터 모든 림프구들이 생성된다.

Lymphokine (림포카인) 일반적으로 림프구, 특히 T_H 세포에 의해 분비되는 사이토카인에 본래 붙여진 용어이다. 이는 좀 더 일반적인 용어인 사이토카인에 의해 대부분 대치되고 있다.

Lymphoma (림프종) 고형암으로서 증식하는 경향이 있는, 림프계 세포의 암이다.

Lysogeny (용원성) 바이러스 게놈 (provirus, **프로바이러스**)이 숙주 게놈에 연합되어 있는 상태로 이러한 방식에서 바이러스 유전자들은 발현되지 않는 채로 남아있다.

Lysosome (용해소체) 여러 유형의 세포에서 발견되는 작은 세포질 소낭이며 가수분해 효소들을 함유하고 있다. 이는 **포식작용** (phagocytosis)과 **세포내 이입** (endocytosis)에 의해 섭취되어진 물질의 분해에 있어서 중요한 역할을 한다.

Lysozyme (리소자임) 눈물, 타액, 그리고 점막분비물에 존재하는 효소로서, 세균 세포벽에 존재하는 뮤코펩티드를 분해하므로 비특이적인

항생물질로 작용한다. 이는 면역학연구에서 하나의 표적항원으로 빈번하게 사용되고 있다.

Macrophage (대식세포) 단핵포식백혈구이며, 적응면역 및 내재면역에 있어서 여러 역할들을 수행한다. 여러 유형의 대식세포들이 존재한다; 일부는 이동성인 반면에 다른 것들은 조직에 고착되어 있다.

Major histocompatibilit comples (MHC) molecules (주 조직적합 복합체 분자) 주 조직적합 복합체에 의해 암호화되는 단백질들이며, class I, II, 및 III MHC 분자들로 분류된다. 또한 MHC를 참조하기 바람.

Malignant (악성) 조절되지 않는 생육을 할 수 있는 암 세포를 나타냄.

MALT (mucosal-associated lymphoid tissue) (점막-연관 림프조직) 신체의 점막표면의 상피층 아래에 존재하는 림프계 세포 및 조직이다. 점막-연관 림프조직은 위장관-연관 림프조직 (GALT)과 기관지-연관 림프조직 (BALT)에서 발견된다.

Mannose-binding lectin (MBL) (만노오스-결합 렉틴) 미생물 세포벽에 있는 만노오스와 결합하는 하나의 혈청단백질이며 보체에 의해 매개되는 세포용해가 개시되게 한다.

Marginal zone (변연부) 비장에 광범위하게 존재하는 부분이다. 즉, 적색수질 (red pulp)과 백색수질 (white pulp) 사이에 있는 측부혈관 림프양막 (periartiolar lymphoid sheath, PALS)의 말초에 존재하며, 이곳에는 B 세포가 풍부하고 배중심으로 발달될 수 있는 림프여포를 함유하고 있다.

Mast cell (비만세포) 다양한 조직에 존재하는 골수유래의 세포이며, 말초혈액 호염구를 닮았으며, IgE와 결합하는 Fc 수용체 (Fc receptors)를 지니고 있고, IgE에 의한 매개되는 탈과립 (degra-nulation)을 진행한다.

M cell (M 세포) 장의 점막과 그 외의 비뇨생식기관과 같은 부위에 존재하는 전문화된 세포이며, M 세포의 선단부 (apical face)로 부터 이것의 기저외측부 (basolateral face)의 포켓에 모여 있는 림프구들에게 항원을 운반한다.

Medulla (수질) 어떤 조직의 가장 내부부위 또는 중심부위이다.

Membrane-attack complex (MAC) (막-공격 복합체) 보체 구성성분들 C5-C9의 복합체이다. 이는 고전경로 또는 대체경로의 마지막 단계에서 형성되며, 표적세포의 세포막에 구멍을 형성하여 세포를 용해를 매개한다.

Membrane-bound immnoglobulin (mIg; 막결합 면역글로불린) 막 관통 단백질로서 세포에 결합되어 있는 항체의 한 유형이다. 이는 B 세포의 항원-특이적인 수용체로 작용한다.

Memory B cell (기억세포) 항원을 접촉한 적이 있고 장기간 지속하는 B 세포이다. B 세포의 분화의 결과, 항체를 분비하는 형질세포와 2차 반응 (secondary response)에 관련되는 기억세포의 생성이 초래된다.

Memory, immunologic (면역기억) 기억세포에 의해 매개되는 면역계의 특성으로 이것에 의해서 한 항원을 두 번째 만나게 되면 증가된 면역반응이 유도된다.

Memory response (기억반응) 면역기억 (memory, immunlogic)을 참조하기 바람.

Mesangial cell (혈관간세포) 신장에서 발견되는 대식세포의 한 유형이다.

Metastasis (전이) 1차 위치에서 멀리 떨어진 위치에서의 암 세포의 정착 (colonization).

MHC (major histocompatibility comples; 주 조직적 복합체) T 세포에 대해 항원을 제시하거나 그리고 신속한 이식 거부반응에 필요한 세포표면 분자를 암호화하는 유전자들의 복합체이다. 이는 마우스에서는 H-2 복합체라고 불리며 사람에서는 HLA 복합체로 불려진다.

MHC restriction (MHC 제한) 항원이 처리되고 그 결과 생성된 항원성 펩티드가 class I 또는 class II MHC 분자와 연합되어 전시되어진 후에만 T 세포가 항원을 인식하도록 해주는 T 세포의 특징이다.

Microglial cell (미세교세포) 중추신경계에서 발견되는 대식세포의 유형이다.

Minor histocompatibility loci (부 조직적합 유전자좌) MHC의 외부에 존재하는 유전자들이며 이식편 거부에 관여하는 항원을 암호화 한다.

Minor lymphocyte-stimulating (Mls) determinants (부 림프구 자극 결정기) 마우스 유방암 바이러스 패밀리의 내인성 레트로바이러스에 의해 암호화되는 항원 결정기이며, 특정 세포들의 표면에 발현된다.

Mitogen (마이토젠, 분열촉진인자) 특히 림프구에서 비특이적으로 DNA 합성과 세포분열를 유도하는 물질이다. 일반적인 마이토젠으로는 콘카나발린 A, 식물성혈구응집소 (phytohemagglutinin), 지질다당류 (lipopolysaccharide, LPS), 아메리카자리공 마이토젠 (pokeweed mitogen), 그리고 다양한 슈퍼항원 (superantigens) 등이 있다.

Mixed-lymphocyte reaction (MLR; 림프구혼합반응) 동종의 MHC 분자를 발현하는 세포에 대한 반응으로 일어나는 T 세포의 생체외 증식; 이는 class II MHC 활성에 대한 분석에 사용될 수 있다.

Monoclonal antibody (단클론 항체) B 계통 세포들의 한 클론 (일반적으로 잡종세포주)에 의해 생성되는 동질적인 항체분자들로서, 이들 모두는 동일한 항원특이성을 지닌다.

Monocyte (단구세포) 혈류를 통해 순환하고 있는 단핵의 포식 백혈구로서 조직속으로 이동하여 대식세포로 분화된다.

Monokine (모노카인) 대식세포에 의해서 생성되는 사이토카인이다. 이 용어는 대부분 사이토카인으로 대치되고 있다.

Mucin (점액) 세린과 트레오닌이 풍부한 단백질의 그룹이며 글리코시화가 심하게 되어 있다. 이들은 셀렉틴에 대한 리간드이다.

Mucosal-associated lymphoid tissue (MALT; 점막연관 림프조직) 소화기관, 기도, 그리고 비뇨생식기관의 점막을 따라 위치하는 림프조직.

Multiple myeloma (다발성 골수종) 하나의 형질세포 암.

Multiple sclerosis (MS; 다발성 경화증) 중추신경계에 영향을 미치는 자가면역질환이다. 이는 서방국가들에 있어서 질환에 의해 야기되는 신경장애의 가장 빈번한 요인이다.

Myasthenia gravis (근무력증) 근육의 운동종판 (motor end plates) 상

의 아세틸콜린 수용체를 차단하는 항체에 의해 매개되는 자가면역질환으로, 골격근의 진행성 쇠약을 야기한다.

Myeloma cell (**골수종세포**) 암화된 형질세포

Myeloid progenitor cell (**골수전구세포**) 골수계 세포를 생성시키는 한 세포이다.

NADPH phagosome oxidase (phox) 항 미생물적 활성산소를생산하는 효소이다. 이는 포식세포가 사용하며 세균을 죽인다.

Naive (**미경험**) 항원을 접촉한 적이 없는 성숙 B 및 T 세포를 의미함. 동일한 의미로 *unprimed* (*미감작*) 및 *virgin* (*무구*)가 있다.

Natural killer (NK) cells (**자연살해세포**) 거대한, 과립성, 세포독성 림프구의 집단이며, T 세포 혹은 B 세포의 수용체를 지니고 있지 않다. 이들은 암세포를 항체에 의존하지 않고 죽이는 살해세포이며 또한 항체-의존적 세포-매개성 세포독성에도 참여할 수 있다.

Necrosis (**괴사**) 각 세포 또는 세포집단의 사멸에 수반되는 형태적인 변화들로서, 많은 양의 세포내 물질을 외부로 방출하며 조직의 파괴와 위축이 초래된다. 세포자살 (apoptosis)을 참조하기 바람.

Negative selection (**음성선택**) 자기항원과 너무 강하게 반응하는 수용체를 지닌 림프구의 사멸을 유도하는 것.

Neonatal Fc receptor (FcR_N; **신생아 Fc 수용체**) IgG의 반감기를 조절하며 태반을 가로 질러 IgG를 수송하는 MHC class I-유사 분자이다.

Neoplasm (**신생물**) 어떤 새롭고 비정상적인 생장; 양성 혹은 악성종양.

Neuraminidase (**뉴라미니다제**) 당단백질로 부터 N-아세틸뉴라믹산을 절단하는 효소이다.

Neutrophil (**중성구**) 염증반응 (inflammatory response)의 초기에 관여하는 하나의 순환성 포식과립구이다 (그림 2-9를 참조하기 바람). 이는 Fc **수용체** (Fc receptors)를 발현하며 **항체-의존적 세포-매개성 세포독성** (Antibody-dependent cell-mediated cytotoxicity)에 참여할 수 있다. 중성구는 가장 많은 수로 순환계에 존재하는 백혈구이다.

NK1-T cell (**NK1-T 세포**) T 세포의 특징들의 일부 (T 세포 수용체를 지니고 있음)를 지니고 있을 뿐만 아니라 자연살해세포 (NK)의 특성들의 일부를 지니고 있는 림프구.

N-nucletide (**N-뉴클레오티드**) N-부위 뉴클레오티드 (N-region nucleotides)를 참조하기 바람.

Nonproductive rearrangement (**비생산적재배열**) 유전자 단편들이 일치되지 않게 연결되어서 번역에 필요한 삼중체 해독틀 (triplet-reading frame)이 보존되지 않는 재배열.

Northern blotting (**노던 블로팅**) 특이적인 mRNA를 확인하는데 사용되는 일반적인 기술인데, 우선 변성된 mRNA를 전기영동으로 분리하고 이를 중합체 막에 옮긴 다음, 방사능으로 표지된 DNA 탐침과 반응시켜 관심있는 mRNA를 특이적으로 확인한다.

N-region nucleotides (**N-부위 뉴클레오티드**) 재배열 과정 동안에 V, D, 및 J 암호화단편의 3' 절단 끝부분에 말단 데옥시뉴클레오티드 전이효소 (terminal deoxynucleotide tranferase, TdT)에 의해 참가되는 뉴클레오티드.

Nude mouse (**누드마우스**) 하나의 동종교배 마우스 계통이 지니고 있는 동형접합성의 유전적인 결함 (nu/nu)은 흉선 결여 그리고 이에 따른 T 세포 및 세포 매개성 면역반응의 현저한 결핍을 초래한다. 이 마우스는 털이 없으며 (그래서 이와 같이 이름 붙여졌다), 다른 종으로부터의 이식편을 받아들일 수 있다.

Oncofetal tumor antigen (**태아성 종양항원**) 태아발달시기에는 존재하지만, 일반적으로는 종양세포를 제외한 조직에서는 발현되지 않는 항원이다. α-페토프로테인 (AFP) 및 발암태아성 항원 (CEA)은 다양한 암과 관련되어져 있는 태아성 종양항원의 두 가지 예들이다.

Oncogene (**종양유전자**) 세포의 형질전환을 유도하는 능력을 지닌 단백질을 암호화하는 유전자. 바이러스 유래의 종양유전자는 v-onc 라고 표기하며; 정상세포에 존재하는 그 대응유전자는 c-onc 라고 표기한다.

One-turn recombination signal sequences (**1회 감김 재조합 신호서열**) 12쌍의 삽입 서열에 의해 분리되어지는 면역글로불린 유전자의 재조합 신호서열.

Opportunistic infections (**기회성 감염**) 면역결핍의 경우에 있어서 편재성 미생물들에 야기되는 감염.

Opsonin (**옵소닌**) 항원에 결합하여 그 항원에 대한 포식작용을 촉진하는 물질 (예를 들면, 항체 또는 C3b).

Opsonization (**옵소닌화**) 하나의 항원 상에 옵소닌 침착, 이것에 의해 적절한 식세포와 그 항원사이에 안정적인 부착성 접촉이 촉진된다.

Osteoclast (**파골세포**) 뼈의 대식세포.

P-addition (**P-첨가**) P-뉴클레오티드 첨가 (P-nucleotide addition)를 참조하기 바람.

Paracortex (**부피질**) 림프절의 피질 아래의 부분이며, 대부분이 T 세포와 교합형 수지상세포 (interdigitating dendritic cells)로 이루어져 있다.

Paracrine (**측분비**) 사이토카인과 같은 조절성 분비물로서, 분비세포로부터 표적세포까지는 확산에 의해 도달한다.

Passive immunity (**수동면역**) 면역능이 있는 개인으로부터 면역능이 없는 개인에게 항체 또는 감작된 T 세포 같은 면역산물을 전달함에 의해서 부여되는 적응면역. **능동면역** (active immunity)을 참조하기 바람.

Passive immunization (**수동면역조치**) 항원에 노출된 후 능동적인 항체의 생산에 의해서보다는 오히려 미리 만들어진 항체를 수혜함으로서 획득되는 면역성.

Pathogen (**병원체**) 질병의 원인이 되는 생물체

Pathogen-associated molecular patterns (PAMPs; **병원체-연관 패턴**) 병원체에는 공통적이지만 포유동물에는 나타나지 않는 분자패턴. PAMPs는 내재면역계의 다양한 수용체들에 의해 인식된다.

Pathogenesis (**병인론**) 질병의 원인이 되는 생물체가 숙주를 공격하는 수단.

Pattern recognition (**패턴인식**) 하나의 수용체 또는 하나의 리간드가 유

사한 분자들의 한 집단과, 예를 들면 만난을 함유한 올리고당류와, 상호작용하는 능력.

Pattern recognition receptors (PRRs; 패턴인식수용체) 내재면역계의 수용체로서, 숙주에는 존재하지 않지만 병원체에는 존재하는 분자의 패턴 혹은 모티프를 인식한다.

***Pax-5* gene (*Pax-5* 유전자)** B 세포의 발달을 위해 필수적인 전사인자로 작용하는, B 세포에 특이적인 활성화 단백질 (B-cell-specific activator protein, BSAP)을 암호화하는 유전자.

Pentraxins (펜트락신) 5 가지의 동일한 구형 소단위들로 구성되어 있는 혈청단백질들의 한 패밀리; CRP는 하나의 펜트락신이다.

Perforin (퍼포린) CTLs 의 세포용해성 산물로서, 칼슘이온이 존재 하에서 표적세포의 막에 구멍을 형성하기 위하여 중합된다. (그림 14-9를 참조하기 바람).

Periarteriolar lymphoid sheath (PALS; 측부혈관 림프양막) 비장의 소동맥을 둘러싸고 있는 림프구들이 많이 존재하는 칼라 (collar).

Peripheral tolerance (말초관용) 순환계에서 자기반응성 림프구를 제거하거나 무반응성이 되도록 하는 과정.

Peyer's patches (파이에르 판) 소장의 벽을 따라서 위치하고 있는 림프여포이며, 위장관으로 부터 항원을 포집하며 B 세포와 T 세포가 항원과 상호작용할 수 있는 장소를 제공해 준다.

Phage display library (파아지 디스플레이 라이브러리) 자신의 표면에 특이적인 V_H 및 V_L 도메인을 발현하도록 제작된 세균성 파아지들의 집합체.

Phagocyte (식세포) 미생물 또는 입자 항원들을 세포내 이입하고 분해할 수 있는 능력을 지닌 세포; 중성구와 단핵구가 주요 식세포들이다.

Phagocytosis (포식작용) 입자성 물질들의 섭취 (engulfment)에 의한 세포내로의 흡수 (uptake).

Phagolysosome (포식용해소체) 포식소체 (phagosome)와 리소솜 (lysosome)에 사이의 융합에 의해 형성된 세포내 구조체.

Phagosome (포식소체) 세포내로 섭취된 입자성 물질을 포함하는 세포내 액포; 포식작용 (phagocytosis)을 겪고 있는 입자의 주변에서의 위족의 융합에 의해 형성된다.

P-K reaction (P-K 반응) Prausnits-Kustner 반응이다. 즉, 알레르기 환자의 IgE를 주사한 정상인의 피부 부위에 알레르겐을 주사하였을 때 그 알레르겐에 대해 일어나는 국소피부반응 (간염 혹은 AIDS의 전염 위험성 때문에 더 이상 사용되지 않음).

Plasma (혈장) 혈액세포가 제외된 혈액의 액체 부분으로, 모든 응고인자들을 포함하고 있다.

Plasma cell (형질 세포) B 계통의 항체를 분비하는 효과 세포.

Plasmacytoma (형질세포종) 하나의 형질세포 암.

Plasmapheresis (혈장반출) 혈액을 두 구성요소인 혈장과 혈액세포로 분리하는 것이 수반되는 절차이다. 혈장은 제거하고 혈액세포를 환자에게 되돌려 준다. 이 절차는 임신기간 동안에 산모가 태아의 혈액세포와 반응하는 항-Rh 항체을 생성할 때 사용된다.

Plasmin (플라스민) 플라스미노겐의 절단으로 인해 생성되는 하나의 세린 프로테아제. 이것의 주된 기능은 피브린의 가수분해이다.

P-nucleotide addition (P-뉴클레오티드 첨가) Ig 나 TCR 유전자의 재배열 과정 동안, V-D 또는 D-J 유전자 단편들의 접합에 의해 형성되는 절단된 헤어핀 루프에서 일어나는 염기의 첨가.

Polyclonal antibody (다클론 항체) 동일한 항원을 인식하는 여러 다양한 B 세포의 클론들에 의해 생성된 항체들의 혼합물. 비록 모든 항체들이 면역반응을 유발하였던 그 항원과 반응하지만, 그 항체들은 아미노산 서열에 있어서 각각 서로 다르다.

Poly Ig-receptor (중합체-Ig 수용체) 대부분의 점막 상피세포의 기저외측 표면에 발현되는 중합체 Ig 분자들 (IgA 또는 IgM)의 수용체이다. 상피를 관통하여 중합체 Ig분자를 수송한다.

Polymorphism (다형성) 특정 유전자 좌위에 다수의 대립유전자 (alleles)가 존재하는 것. 주 조직적합 복합체 (MHC)는 고도의 다형성 나타낸다.

Positive selection (양성선택) 자가 MHC를 인식하는 T 세포 수용체를 가진 T 세포들만 생존하도록 해주는 과정.

Pre-B cell (Pre-B 세포) B 세포 발달과정 중에서, pro-B 세포 단계에 뒤이어 진행하는 단계. Pre-B 세포는 세포질 μ 중쇄를 생성하며 대부분이 전-B 세포 수용체를 전시한다.

Pre-B cell receptor (Pre-B 세포 수용체) μ 중쇄와 이에 결합된 대리경쇄 (surrogate light chain) Vpre-B/λ5로 구성된 막결합 Ig와 Igα/Igβ 이형 이합체로 이루어진 복합체.

Precipitin (침강소) 가용성 항원을 응집시키는 항체로, 눈에 보이는 침전을 생기게 하는 거대분자 복합체를 형성한다.

P-region nucleotides (P-부위 뉴클레오티드) P-뉴클레오티드 첨가 (P-nucleotide addition)를 참조하기 바람.

Pre-T cell receptor (Pre-TCR; pre-T 세포 수용체) Pre-T α 사슬로 불리는 33-kDa 크기의 사슬과 복합체를 형성한 T-세포 수용체 β 사슬로 구성된 구조와 CD3 그룹으로 이루어진 복합체.

Primary follicle (1차 여포) 항원에 의한 자극이 일어나기 이전에, 여포 수지상세포와 작은 휴지기 B 세포의 네트워크를 함유하는 하나의 림프 여포.

Primary lymphoid organs (1차 림프기관) 림프구의 전구체들이 항원적으로 속박된 (antigencally committed), 면역력을 갖춘 세포로 성숙되는 기관. 포유동물에서는 골수와 흉선이 각각 B 세포와 T 세포의 성숙이 일어나는 1차 림프기관이다.

Primary response (1차 반응) 최초의 항원 노출에 뒤이어 유도되는 면역반응; 이 반응은 동일한 항원에 재차 노출되어 일어나는 반응 (2차 반응, secondary response)에 비해 지속시간이 짧고 강도가 약한 특징이 있다.Pro-B cell (progenitor B cell; 전구 B 세포) B 세포 계통에 있어서 가장 초기에 나타나는 독특한 세포.

Productive rearrangement (생산적인 재배열) 완전히 번역이 가능한 VJ 또는 V(D)J 단위를 생성하는 시기에 있어서 V(D)J 유전자 단편들의 연결.

Progenitor cell (전구세포) 자가 재생 능력이 없어졌고 특정 세포 계통을 생성하도록 속박되어 있는 세포.

Programmed cell death (계획세포사) 세포가 자신의 죽음에 능동적으로 관여하도록 유도되고 명령되는 과정.

Proinflammatory (친염증성) 염증을 야기하는 경향; TNF-α와 IL-1은 친염증성 사이토카인이다.

Prostaglandins (프로스타글란딘) 아라키돈산에서 유래하는 생리활성 지질유도체의 한 그룹. 이들은 혈소판 응집을 저해함에 의해 염증반응 및 제I형 과민반응을 매개하여, 혈관 투과성을 증대시키며 평활근의 수축을 유도한다.

Proteasome (프로테아솜) 세포내 단백질의 분해를 담당하는 거대한 다기능성 단백질 분해효소 복합체.

Protein A (단백질 A) *Staphylococcus aureus* 세균의 막에 존재하는 Fc-결합 단백질. 이것은 면역학 에서 항원-항체 반응의 검출과 항체의 정제에 사용된다.

Protein A/G (단백질 A/G) 단백질 A와 단백질 G의 잡종 (hybrid)으로 유전공학적 기법에 의해 제작된 Fc-결합 단백질. 면역학에서는 항원-항체 반응의 검출과 항체의 정제에 사용된다.

Protein G (단백질 G) *Streptococcus* 세균의 막에 존재하는 Fc-결합 단백질. 이것은 면역학에서 항원-항체 반응의 검출과 항체의 정제에 사용된다.

Proto-oncogene (원종양유전자) 암-연관 유전자로 세포 증식과 생존, 또는 사멸을 조절하는 인자를 암호화한다; 정상 세포 기능에 필요하지만, 그러나 돌연변이가 일어나거나 부적절한 양으로 만들어지면, 이것은 정상세포의 형질전환을 야기할 수 있는 **종양유전자** (oncogene)이 된다 (그림 21-2를 참조하기 바람).

Provirus (프로바이러스) 숙주세포의 게놈에 잠복기 상태로 삽입된 바이러스 DNA이며, 바이러스 입자가 형성되게 하는 전사가 일어나기 전에 반드시 활성화를 진행하여야 한다.

Prozone effect (전지대 효과) 항원 혹은 항체의 농도가 증가함에 따라 때때로 관찰되는, 항원-항체 반응의 뚜렷한 감소.

Pseudogene (위유전자) 안정된 게놈의 구성물인 염기서열이나 발현되지 않는다. 위유전자는 활성이 있는 조상 유전자의 돌연변이에 의해 유래되었다고 생각된다.

Pseudopodia (위족) 운동성과 포식작용을 하는 세포로부터 뻗어 나온 막의 돌기.

Radial immunodiffusion (방사상 면역확산) 항원의 상대적인 농도를 결정하는 방법. 항원 시료를 홈 (well)에 놓아두고 적정 항혈청을 포함하는 한천 내에서 확산이 허용된다. 평형을 이루는 well 주위의 침강항체 환이 있는 곳은 항원의 농도에 비례한다.

Radioimmunoassay (RIA; 방사면역분석법) 방사능-표지 항원 또는 방사능-표지 항체의 경쟁적 결합을 활용하여 항원 또는 항체를 측정하는 고감도의 기법.

RAG (recombination activating genes; 재조합-활성 유전자) 하나의 기능성 면역글로불린 유전자를 조립하는데 있어서, 면역글로불린 유전자 단편들의 재조합에 필수적인 단백질들을 암호화하는 두 개의 밀접하게 연관된 유전자들, RAG-1와 RAG-2.

Reactive nitrogen intermediates (활성 질소 중간물질) 중성구와 대식세포와 같은 식세포 내에서, 산소와 질소의 조합에 의해 생성된 고도의 세포독성을 지닌 항미생물성 화합물들.

Reactive oxygen intermediates (ROIs; 활성 산소 중간물질) 세포와 조직 내에서 다수의 조건하에 생성되는, 과산화음이온 O_2^-, 수산화라디칼 (OH ·)(· O⁻), 그리고 과산화수소 (H_2O_2) 등을 비롯한 고도의 반응성 화합물.

Receptor editing (수용체 편집) T 또는 B 세포 수용체 서열이 자가항원에 대한 친화력을 감소시키기 위해 변형되는 과정.

Recombination-activating genes (재조합 활성 유전자) RAG를 참조하기 바람.

Recombination signal sequences (RSSs; 재조합 신호서열) 각각의 배선 V, D 그리고 J 단편의 가장자리에 위치하며 유전자 재배열과정을 위한 신호 역할을 하는 고도로 보존된 7합체 혹은 9합체의 염기서열.

Red pulp (적색수질) 대식세포와 적혈구가 존재하는 동양혈관망 (network of sinusoids)으로 구성된 비장의 부분 (그림 2-17를 참조하기 바람). 이는 노화되고 결함이 있는 적혈구들이 파괴되는 장소이다.

Relative risk (상대적 위험성) 어떤 주어진 특성 (일반적으로, 그러나 유일하지는 않은, 유전적 특성)을 가진 개인이 그러한 특성이 결여되어 있는 동일한 인구집단과 비교하여 어떤 질병에 걸릴 가능성.

Respiratory burst (호흡돌발) 활성화된 식세포가 섭취한 미생물에 독성을 띄는 활성 산소 중간물질 (reactive oxygen intermediates)의 생성하는데 사용하기 위해 산소를 급격히 흡수하는 대사과정.

Retrovirus (레트로바이러스) RNA 바이러스의 한 종류로 자신의 RNA 게놈의 DNA 복사본을 만들기 위해 역전사 효소를 이용하는 바이러스. AIDS의 원인인 HIV와 성인 T 세포 백혈병의 원인이 되는 HTLV는 모두 레트로바이러스이다.

Rh antigen (Rh 항원) 혈구세포의 표면에 존재하는 다수의 항원들 중의 어느 것으로 Rh 혈액형의 구성요소이다. 또한 **태아 적아구증** (erythroblastosis fetalis)을 참조하기 바람.

Rheumatoid arthritis (류마티스성 관절염) 일반적인 자가면역질환의 하나로서 주로 40~60세의 여성에게 잘 나타나며, 관절에 만성 염증을 야기한다.

Rheumatoid factor (류마티스인자) 류마티스성 관절염 및 다른 결합조직 질환의 환자의 혈청에서 발견되는 자가항체.

Rhogam (로감) Rh 항원 (Rh antigen)에 결합하는 항체로 태아 적아구증을 방지하기 위해 사용된다.

Rocket electrophoresis (로켓 전기영동) 항체를 함유한 겔에서 음전하를 띄는 항원시료의 전기영동. 항원과 항체 사이에서 형성된 침전은 로켓의 형태를 나타내며, 그 높이는 시료속에 들어 있는 항원의 농도에 비례하여 나타남.

Rous sarcoma virus (RSV; 라우스 육종바이러스) 조류에 종양을 유도하는 레트로바이러스.

Sarcoma (육종) 지지조직 또는 결합조직의 종양.

Scatchard equation (스캐처드 식) 방정식 $(r/c) = K_a n - K_a r$, 이때 r = 결합된 리간드가 총 항체의 농도에 대해 나타내는 비율, c = 유리 리간드의 농도, 그리고 n = 항체 분자 당 결합부위의 수를 나타내며, 이 식은 항원과 항체의 친화력 상수를 계산을 가능하게 해준다.

Schistosomiasis (주혈흡충증) 기생성 연충인 주혈흡충 (*Schistoma*) 에 의해 야기되는 질병.

SCID (severe combined immunodeficiency; 중증 복합 면역결핍증) 유전적인 결함으로 인한 T 세포, B 세포, NK 세포의 결핍 때문에 적응 면역반응이 일어나지 않음,

SCID-human mouse (스키드-인간 마우스) 면역결핍 마우스에 사람의 골수나 흉선의 조각과 같은 면역계의 요소를 이식한 마우스. 이러한 마우스에서는 인간의 전분화능 조혈모세포가 성숙면역세포들로 분화되는 것이 가능하므로, 따라서 림프구 발달에 대한 연구에 있어서 가치가 높다.

SDS-polyacrylamide gel eletrophoresis (SDS-PAGE; SDS 폴리아크릴아미드 겔 전기영동) 단백질 분리를 위한 전기영동법. 이 방법에서는 단백질이 변성되고 음전하를 띄도록 하기 위해 SDS를 사용한다; SDS로 변성된 단백질들이 중합된 아크릴아미드 겔을 통과하여 전기영동될 때, 단백질들은 그 분자량에 따라 분리된다.

Secondary follicle (2차 여포) 항원자극 후의 1차 여포 (primary follicle); 배중심을 둘러싸는 동심원 형태로 B 세포가 집중적으로 분포하는 환으로 발달한다.

Secondary lymphoid organs (2차 림프기관) 성숙한 면역적격성의 림프구가 포획된 항원과 접촉하며 **효과세포** (effector cells)로 활성화되는 기관과 조직. 포유동물에 있어서는, **림프절, 비장**, 점막-연관 림프조직 (MALT) 등이 2차 림프기관을 구성한다.

Secondary response (2차 반응) 이전에 접촉했던 항원에 재차 노출되었을 때 일어나는 면역반응; 2차 반응은 1차 반응에 비해 더 신속하고 더 강력하며, 더 오랜 기간 동안 일어난다.

Secreted immunoglubulin (sIg; 분비 면역글로불린) 특히 형질세포와 같은 B 계통의 세포에서 분비되는 항체의 한 종류. 이러한 유형의 Ig는 막관통 도메인이 없다.

Secretory component (분비 요소) 상피를 가로질러 세포관통이동 (transcytosis)을 하고 절단이 끝난 후에 Ig에 결합한 채로 남아있는 중합체-Ig 수용체 (poly-Ig receptor)의 분절.

Secretory IgA (분비 IgA) J 사슬로 연결된 2합체 또는 그 이상의 중합체 상태의 IgA로, 상피를 통과하였으며 중합체-Ig 수용체 유래의 잔여물과 결합되어 있다.

Selectin (셀렉틴) 단량체 세포 부착 분자 (cell adhesion molecules)의 한 그룹으로, 뮤신-유사 CAMs (예를 들면, E- 및 P- 셀렉틴)에 결합하는 림프구 (L-selectin)와 내피세포 (E-와 P-selectin) 상에 존재한다.

Self-tolerance (자기관용) 자기항원에 대해 나타나는 무반응성.

Squential epitopes (연속적인 에피토프) 아미노산들의 일차적인 서열에 의해 형성되는 둘 또는 그 이상의 항원 결정기

Serum (혈청) 혈액의 액체 부분으로 혈액세포와 혈액응고 인자가 배제되어 있다.

Serum sickness (혈청병) 일종의 제 III 형 과민반응으로, 항원이 정맥혈관을 통해 주입되었을 때, 과량의 항원-항체 복합체가 형성되고 조직에 침착되는 결과가 초래되어 야기된다. 이 질환은 개인이 다른 종에서 유래된 항혈청에 의해 면역조치될 때 자주 일어난다.

Severe combined immunodeficiency (중증 복합 면역결핍증) SCID를 참조하기 바람.

Signaling (신호전달) 수용체와 리간드의 상호작용에 의해 개시되는 세포내 교신.

Signal joint (신호접합) V(D)J 유전자 재배열에 있어서, 재조합 신호서열의 결합에 의해 형성되는 서열.

Signal peptide (신호 펩티드) *선도서열 (leader sequence)*로 부르기도 하는 작은 아미노산 서열로, 중쇄 또는 경쇄가 소포체를 통과하도록 안내하는 역할을 하며 최종 면역글로불린 분자가 조립되기 전에 초기의 사슬로 부터 잘려 제거된다.

Single-positive CD4$^+$ (단일 양성 CD4$^+$) CD4 공동수용체를 발현하는 흉선세포

Single-positive CD8$^+$ (단일 양성 CD8$^+$) CD8 공동수용체를 발현하는 흉선세포

Slow-reacting substance of anaphylaxis (SRS-A; 아나필락시스의 저속 반응물질) 염증을 매개하는 류코트리엔을 지칭하는 통합적인 명칭.

Somatic hypermutation (체성 과변이) 재배열된 면역글로불린 유전자의 내부 여기저기에서 자연적인 돌연변이율 보다 10^3에서 10^6 배 정도까지 더 증가된 비율로 유도되는 돌연변이. 인간이나 마우스 같은 동물의 경우, 체성과 변이는 배중심에서 일어난다.

Somatic-variation theories (체성-변이 이론) 게놈상에 존재하는 적은 수의 면역글로불린 유전자들로부터 거대한 수의 항체 특이성들이, 체세포 내에서의 돌연변이 및 재조합을 통해 생성된다는 이론.

Southern blotting (서던 블로팅) 특이적인 DNA를 검출하는 일반적인 기술인데, 제한 효소처리로 절단된 DNA 절편을 전기영동으로 분리하고 이를 중합체 막에 옮긴 다음, 방사능으로 표지된 탐침과 반응시켜 관심있는 서열을 특이적으로 확인한다.

Sox-4 B 세포 발달의 초기단계에 필수적인 전사인자.

Specificity, antigenic (특이성, 항원성) 항체 및 T 세포 수용체가 단 하나의 유일한 **항원결정기** (antigenic determinant) 또는 **에피토프** (epitope)를 인식하고 상호작용하는 능력.

Spleen (비장) 2차 면역기관으로, 이 곳에서는 노화된 적혈구가 파괴되고, 혈액으로 수송된 항원이 포집되며 PALS 및 변연부 내의 림프구에

제시된다.

STAT (signal transducer and activator of transcription; 신호 전달자 및 전사활성인자) 특정 수용체의 SH_2 도메인에서 인산화된 티로신 잔기들에 결합하는 전사인자들의 하나의 패밀리. 이러한 분자들은 대단히 다양한 유형의 사이토카인들로부터 신호를 전달하는데 있어서 필수적인 역할을 수행한다.

Stem cell (줄기세포) 여러 분화된 세포들이 파생되는 한 세포. 줄기세포들은 그들이 생성할 수 있는 세포 유형의 범주를 기준으로 개체형성능 (totipotent), 전분화능 (pluripotent), 다분화능 (multipotent), 단분화능 (unipotent)으로 분류된다. 2 장의 임상초점을 참조하기 바람.

Streptavidin (스트렙타비딘) 바이오틴에 매우 높은 친화력으로 결합하는 하나의 세균성 단백질. 이것은 바이오틴으로 표지된 항체들을 검출하는 면역학적 분석법에 사용된다.

Stromal cell (기질세포) 비 조혈세포의 하나로서, 조혈세포의 분화와 성숙을 지원해 준다.

Superantigen (슈퍼항원) T 세포 수용체의 V_β 도메인과 class II MHC 분자의 사슬 내 잔기에 결합하는 어떤 물질. 이것은 특정 V_β 도메인을 지닌 T 세포 수용체를 발현하는 모든 T 세포의 활성화를 유도한다. 이것은 T 세포 마이토젠의 기능을 상당히 가지고 있으며 식중독 및 다른 질환들을 유발할 수 있다.

Surface plasmon resonance (표면 플라스몬 공명) 하나의 상호작용성 분자로 코팅된 센서의 반사율 성질의 변화를 기준으로 하여, 분자적 상호작용들을 측정하기 위한 기계적 분석기술.

Surrogate light chain (대리경쇄) B 세포 발달과정의 pre-B 세포 단계 동안, pre-B 세포 수용체를 생성하기 위해서 μ 중쇄와 연합되는 Vpre-B와 λ5 폴리펩티드.

Switch regions (전환부위) 클래스 전환에 있어서, 각 C_H 단편 (C_δ 단편은 제외)의 5′ 인트론에 위치한 DNA 서열.

Syngeneic (동계의) 유전적으로 동일한 개체들을 의미하는.

Systemic lupus erythematosus (SLE; 전신 홍반루푸스) DNA, 히스톤, 적혈구, 혈소판, 백혈구, 그리고 응고인자 등과 같은 대단히 다양한 조직항원들에 대한 자가항체들에 의해 특징지어지는 자가면역 질환.

TAP (Transporter associated with antigen processing; 수송체-연관 항원처리) 이형 이합체 단백질로서 조면소포체 (RER)의 막에 존재하며, 펩티드를 RER의 내강으로 수송하여 그 곳에서 MHC 분자와 결합하도록 해준다.

T-cell (T 세포) T 림프구 (T lymphocyte)를 참조하기 바람.

T-cell receptor (T 세포 수용체; TCR) T 세포의 표면에 발현되는 항원-결합 분자로 CD3와 연합되어 있다. 이는 α와 β사슬 혹은 γ와 δ사슬로 구성된 이형 이합체이다 (그림 9-3과 9-4를 참조하기 바람).

T cytotoxic cells (T 세포독성 세포; Tc cells) 항원에 특이적인 방식으로 표적세포를 살해하는 T 세포.

Templated somatic mutation (주형 체성 변이) 유전자전환 (gene conversion)을 참조하기 바람.

T helper cells (T_H cells; 보조 T 세포) 항원에 자극되어 면역반응을 촉진하는 신호를 제공해주는 T 세포.

T_H1 subset (T_H1 서브세트) T_H1 반응을 책임지고 있는 보조 T 세포의 서브세트 (표 12-4를 참조하기 바람).

T_H2 subset (T_H2 서브세트) T_H2 반응을 책임지고 있는 보조 T 세포의 서브세트 (표 12-4를 참조하기 바람).

Thoracic duct (흉관) 가장 거대한 림프관. 이는 심장 근처의 좌쇄골하 정맥을 통해 림프를 순환계로 되돌린다.

Thromboxane (트롬복산) 아라키돈산으로부터 유래하는 지질성 염증 매개체 (그림 13-13을 참조하기 바람).

Thymocyte (흉선세포) 흉선에 존재하는 발달과정 중의 T 세포.

Thymus (흉선) 흉강 내에 있는 1차 림프기관으로, 이곳에서 T 세포의 성숙이 일어난다.

Thymus-dependant antigen (Td antigen; 흉선-의존적 항원) 보조 T_H 세포가 함께 할 경우에만 항체생성을 유도할 수 있는 가용성 단백질; 이러한 항원에 대한 반응은 개별형 전환, 친화력 성숙, 그리고 기억세포 생성 등을 수반한다.

Thymus-independant antigen (TI antigen; 흉선-비의존적 항원) TI 항원에 대한 B 세포의 반응은 보조 T 세포를 필요로 하지 않는다. TI 항원에는 두 가지 유형이 있다: 대부분의 TI-1 항원들은 다클론 B 세포 활성화인자이며 B 세포의 항원 특이성과는 관계없이 작용한다; TI-2 항원들은 B 세포 표면의 mIg 수용체와 강하게 교차결합을 함으로써 B 세포를 활성화하며 항원-특이적 반응을 일으킨다.

Titer (역가) 항체의 상대적 강도를 나타내는 하나의 척도. 역가는 침강 혹은 응집과 같은 어떤 측정할 만한 효과를 나타내는 특정 항체의 최종 희석배수의 역수이다.

T lymphocyte (T 림프구) 흉선에서 성숙되며 T 세포 수용체, CD3, 그리고 CD4 또는 CD8를 발현하는 림프구. 몇몇 독특한 T 세포 아집단들이 알려져 있다.

Tolerance (관용) 특정 항원들 혹은 항원들 세트에 대한 면역의 비반응성 상태임. 전형적으로 하나의 생체는 자기항원들에 대해서는 비반응성이거나 혹은 관용성을 나타낸다.

Toll-like receptor (TLRs; Toll-유사 수용체) 여러 가지 공통적인 병원체로부터 유래하는 분자들을 인식하는 세포 표면 수용체들의 하나의 패밀리이다; 예를 들면, TLR4는 세균성 지질다당류를 인식한다.

Toxoid (유독소) 독성을 제거하기 위해서 변형되어졌지만 여전히 면역원 (immunogen)으로는 작용할 수 있는 독소.

Trafficking (소통) 상이한 조직들 이리 저리로의 림프계 세포의 차별화된 이동.

Transcytosis (세포관통이동) 중합체-Ig 수용체에 의해 매개되어 상피층을 관통하는 항체분자 (중합체 IgA 혹은 IgM)의 이동.

Transfection (트랜스펙션) 외래성 DNA의 배양세포내로의 실험적인 도입법이며, 일반적으로 도입된 DNA에 존재하는 유전자의 발현이 뒤이어 일어난다.

Transformation (형질전환) 정상세포가 악성 (malignant)으로 됨에 따라 일으키게 되는 변화; 또한 영구적이며, 도입된 외래성 DNA가 세포 내 게놈에 삽입되는 결과로 인해 유전되는 변형이 된다.

Transfusion reaction (수혈반응) 수혈된 적혈구의 막에 존재하는 단백질 혹은 당단백질에 대한 제2형 과민성반응.

Transgene (이식 유전자) 동물이나 식물 내에 존재하는 하나의 클로닝된 외래성 유전자.

T regulatory cell (T_{reg} cell; 조절 T 세포) T 세포의 한 유형으로서 세포표면에 CD4를 지니고 있으며, CD25와 같은 그 활성화 단계와 연관된 표면표지들을 기준으로 T_H 세포와는 구별된다.

Tumor-associated transplantation antigens (TATAs; 종양-연관 이식항원) 특정 종양 혹은 종양 유형에서 발현되는 항원들이며, 종양세포에만 유일하게 발현되는 것은 아니다. 이들은 대부분의 정상 성인세포들 상에서는 일반적으로 존재하지 않거나 혹은 낮은 수준으로 발현된다.

Tumor-specific transplantation antigens (TSTAs; 종양-특이 이식항원) 종양세포들에서만 유일하게 발현되는 항원들.

Tumor-suppressor genes (종양억제유전자) 과도한 세포증식을 저해하는 단백질 산물들을 암호화하는 유전자들.

Two-turn recombination signal sequences (2회 감김 재조합 신호서열) 23 염기쌍의 삽입 서열에 의해 분리되어 있는 면역글로불린 유전자의 재조합 신호서열.

Vaccination (예방접종) 차후의 병원체에 의한 공격으로 부터 개체를 보호할 수 있는 특이적인 면역반응을 유도하기 위하여, 그 병원체의 해롭지 않거나 덜 해로운 형태를 의도적인 투여하는 것.

Vaccine (백신) 병원체에 대항하여 면역성을 유도하는데 사용하고자 준비된 면역원성 물질.

Valence, valency (결합가) 결합능에 대한 수자적인 척도로서, 일반적으로 결합위치의 수와 같다. 항체분자는 이가 혹은 다가인 반면에 T 세포 수용체는 일가이다.

V(D)J recombinase (V(D)J 재조합효소) 유전자 단편들이 재배열된 V(D)J 단위로 연결되도록 총체적으로 해주는 효소활성의 세트.

Vpre-B (Vpre-B) λ5 와 함께 하여 pre-B 세포 수용체 (pre-B-cell receptor)의 대리 경쇄 (surrgate light chain)를 형성하는 폴리펩티드 사슬.

Variability (다양성) 하나의 주어진 위치에서 서로 다르게 나타나는 아미노산의 숫자를 그 위치에서 가장 일반적으로 나타나는 아미노산의 빈도로 나누어서 얻어지는 값으로 정의되는 (항체) 다양성. 그림 4-12를 참조하기 바람.

V (variable) gene segment (가변유전자 단편) 재배열된 면역글로불린 및 T 세포 수용체 유전자의 5'암호화 부분이다. 배선 DNA 상에서는 다수의 V 유전자 단편들이 있으나, 각각의 기능성 유전자에 있어서는 유전자 재조합에 의해 단일 V 유전자 단편만 남게 된다.

Variable (V) region (가변 부위) 면역글로불린 및 T 세포 수용체의 아미노말단 부분으로서, 매우 다양한 아미노산 서열을 지니고 있으며 이로 인해 면역글로불린 및 T 세포 수용체의 항원특이성 (antigenic specificity)이 결정된다.

Western blotting (웨스턴 블로팅) 혼합되어 있는 단백질들 중 하나를 검출하기 위한 보편적인 하나의 기법; 단백질들을 전기영동으로 분리하고 중합체 막에 전기전달로 옮긴 다음, 방사능으로 표지한 항체 또는 효소를 접합시킨 항체와 반응시켜서 관심있는 단백질을 특이적으로 확인한다.

White pulp (백색수질) 비장 내 동맥을 둘러싸고 있는 부분으로 T 세포가 주로 존재하는 측부혈관 림프양막 (PALS)을 형성한다.

Xenograft (이종이식편) 한 종에서 다른 종으로 이식된 이식편 또는 조직.

X-linked hyper-IgM syndrome (X-연관 과다 IgM 증후군) T_H 세포가 CD40L을 발현하지 못하기 때문에 발생하는 하나의 면역결핍증. 이 증상의 환자는 IgM을 생성하지만 다른 개별형들은 생성하지 못하며, 배중심을 발달시키지 못하거나 혹은 체성 과변이를 보여주지 않으며, 그리고 기억 B 세포를 생성하지 못한다.

X-linked severe combined immunodeficiency (XSCID; X-연관 중증 복합 면역결핍증) IL-2, -4, -7, -9, 및 -15의 수용체에 공통적인 γ 사슬에 있어서의 유전성 돌연변이에 의해 야기되는 면역결핍증. 이 돌연변이는 수용체로부터 세포내 단백질에게 신호를 전달하는 능력을 손상시킨다.

해답

Answers to Stduy Questions

1장

임상초점 문제 알레르기 환자의 식단에는 견과류가 없어야 한다. 직접 섭취 또는 알레르기 환자의 음식물 준비에 사용되는 모든 생산품의 표지는 견과류나 견과류 추출물이 구성성분들로 함유되어 있는지를 세밀히 조사해야 한다. 표지를 읽고 이해할 수 있을 정도의 어린이들은 그렇게 하도록 가르쳐야 한다; 만약 그렇지 않으면, 모든 음식 제공자들은 이런 상황을 알고 있어야 한다. 특히, 학교친구들의 점심 (school friends' lunch)과 같이 잘 알 수 없는 원료를 사용한 구운 음식들에 대해서는 특별한 주의가 필요하다. 알레르기 전문의사는 급성 알레르기의 치료책에 대해 조언할 수 있다; 여기에는 주사 가능한 에피네프린 (에피펜, epipen) 사용이 포함된다. 교사와 학교 간호사들은 그 상황에 대해 통보를 받아야 하며 권고된 응급처치에 대해 숙지하고 있어야 한다.

1. 천연두에 대한 면역성을 부여하기 위해 우두감염을 이용한 제너의 방법은 심각한 질병 위험성을 현저하게 낮추기 때문에 초기 방법에 비해 우수하다. 천연두 감염자의 상처로부터 얻은 물질을 이용한 초기의 방법은 면역을 부여하였으나 치명적인 질병에 감염될 위험성도 지니고 있었다.

2. 광견병을 치료하기 위한 Pasteur의 방법은 일련의 약독화된 광견병바이러스의 접종으로 이루어진다. 이 방법은 수혜자를 능동적으로 면역시켜 수혜자는 감염의 진행을 차단하는 항-광견병 항체를 지니게 된다. 능동면역에 대한 간단한 시험법은, 치료가 완료된 후 수동치료로부터 얻은 모든 항체가 수혜자의 혈액 순환계에서 완전히 없어졌을 때, 수혜자의 혈액속에 항-광견병 항체를 찾아보는 것이다. 이를 대신하여, 그 수혜자에게 약독화된 광견병바이러스를 투여하고 2차 면역반응이 일어나는지를 관찰하는 확인방법도 가능하다 (이런 방법은 윤리위원회에 의해 못하게 될 수도 있다).

3. 항-연쇄상구균 항체가 태반을 건너갈 수 있어서 태어나는 신생아의 체내에도 존재하기 때문에, 면역된 모체는 자녀들에게 면역을 제공할 수 있다. 또한 모체의 초유와 모유는 유아를 감염으로부터 보호하는 항체를 포함하고 있다.

4. (a) CM. (b) H 및 CM. (c) H 및 CM. (d) H 및 CM. (e) CM. (f) CM. (g) H. (h) CM. (i) H. (j) H. (k) CM.

5. 네 가지의 면역학적인 특성들은 특이성, 다양성, 기억, 자기/비자기 인식이다. 특이성이란 성숙한 림프구의 막에 결합된 특정 분자가 단지 단일 항원만을 인식하는 능력이다 (또는 소수의 밀접하게 관련된 항원들). 림프구가 성숙하는 동안 면역글로불린 유전자의 재배열에 의해 항원 특이성이 생성된다; 이는 또한 성숙한 림프구들 중에 광범위하게 다양한 특이성 또는 다양성을 생성한다. 비자기 분자들에는 반응하고 자기 분자들에 대해서 반응하지 않는 면역계의 능력은 림프구의 성숙과정 동안 자기 항원들을 인식하는 미성숙 면역세포들을 제거하기 때문이다. 특정 항원에 노출된 후에, 그 항원에 반응하는 성숙 림프구들은 증식하고 분화하여 동일한 특이성을 지닌 다량의 기억세포들을 생성시킨다; 이렇게 확장된 집단은 그 후에 동일한 항원에 노출되면 더 신속하고 강하게 반응할 수 있으며, 그래서 면역 기억능이 발휘된다.

6. 2차 면역반응은 증폭된 기억세포들의 집단을 필요로 한다. 이 반응은 1차 면역반응에 비해 더 신속하고 더 높은 수준으로 이루어진다.

7. (a) 항체들 및 T 세포 수용체들 양쪽 모두는 항원에 대해 정교한 특이성을 나타낸다; 항원에 있어서의 아주 작은 변화도 항원과 이에 대응되는 항체 또는 T 세포 수용체와의 결합을 방해할 수 있다. MHC 분자들은 그러한 정교한 특이성을 지니고 있지는 않으며, 서로 관련성이 없는 다양한 펩티드 항원들이 동일한 MHC 분자에 결합될 수 있다. (b) 항체들은 단지 B-세포 계통의 세포들에 의해서만 발현된다; T 세포 수용체들은 T-세포 계통의 세포들에 의해서만 발현된다. Class I MHC 분자들은 모든 핵을 지닌 세포들에서 발현된다; class II MHC 분자들은 항원제시세포들로 기능을 하는 전문화된 세포들 (예로서, B 세포, 대식세포, 수지상세포)에서만 발현된다. (c) 항체들은 단백질 또는 다당류 항원들에 결합할 수 있다; T 세포 수용체들은 MHC 분자들과 결합된 펩티드들만을 인식할 수 있다; MHC 분자들은 처리된 펩티드들만 결합한다.

8. (a) 대식세포들, B 세포들, 수지상 세포들. (b) 공동자극; T_H 세포들. (c) II; I. (d) 백혈구 (leukocyte). (e) 적응. (f) CD8, CD4. (g) 항원결정기.

9. T 세포는 class I MHC 분자들과 결합된 항원만을 인식할 수 있다.

10. 내재 및 적응면역은 병원체에 대항하여 완전한 방어반응을 하기 위해 서로 협력한다. 예로서, 식세포는 외래물질을 섭취하고 이를 처리하여 식세포에 의해 제시되는 펩티드 항원을 생성한다. 제시된 항원들은 T 세포들을 자극하여 B 세포들이 항체생산을 잘 할 수 있도록 도움을 주거나, 혹은 세포독성 T 세포를 자극하여 감염된 세포나 암세포들에 대항하여 방어를 할 수 있도록 한다. 또한 식세포들은 염증반응에도 참여하여, T 세포들과 B 세포들을 염증부위로 끌어들이는 사이토카인을 생성한다.

11. 면역 기능장애의 가벼운 증상으로는 재채기, 두드러기, 그리고 알레르기에 의한 피부발진이 포함된다. 천식과 과민성 반응들은 알레르기의 더욱 심한 결과이며 죽음까지 초래할 수 있다. 심각한 면역 기능장애의 결과들에는, 만약 그 기능장애에 면역결핍이 관련되어 있다면 다양한 미생물 병원체들에 의한 감염이 수반되며, 혹은 만약 그 기능장애에 자가면역성이 관련되어 있다면 류마티스 관절염과 같은 만성 쇠약성 질환들이 수반된다. 면역결핍의 가장 일반적인 원인은 AIDS를 일으키는 레트로바이러스 HIV-1의 감염이다.

12. (a) 거짓. (b) 거짓. (c) 거짓 (d) 참.

13. (a) 참. (b) 참. (c) 참. (d) 참. (e) 거짓: 항원은 MHC 분자와 관련되어져서 T 세포에게 제시되어야 한다. (f) 거짓: 펩티드는 소포(vesicle) 내의 MHC class I 분자의 결합홈 (binding cleft)에 첨가된다.

14. (a) 2. (b) 3. (c) 4. (d) 1.

2장

임상초점 문제 (a) 이 결과는 일어날 가망이 없다; 공여자의 조혈모세포가 숙주와 공여자의 항원 특징들을 포함한 환경에서 T와 B 세포로 분화되기 때문에, 둘 다의 세포와 조직에 관용을 나타낸다. (b) 이 결과는 일어날 가망이 없다; 공여자의 HSCs에서 유래한 T 세포들은 숙주의 세포와 조직이 있는 가운데 발달하고 따라서 그것들에 대해 면역적 관용을 나타낸다. (c) 이 결과는 (a)에서 언급한 이유 때문에 일어날 가망이 없다. (d) 이 결과는 (a)에 인용한 이유 때문에 일어날 가능성이 있는 것이다.

1. (a) 일반적으로, class II MHC 분자를 인식하는 $CD4^+$ T 세포는 T_H 세포로 작용하는 반면 class I 분자를 인지하는 $CD8^+$ 세포는 T_C 세포로 작용한다. 그러나, 어떤 기능적 T_H 세포들은 CD8을 발현하고 class I 제한적이고, 또 어떤 기능적 T_C 세포들은 CD4를 발현하고 class II 제한적이다. 그러나 이것들은 일반적 패턴의 예외이다. (b) 골수는 소수의 다분화능 줄기세포를 포함하는데, 모든 골수세포의 약 0.05%를 차지한다. (c) T_H 세포들은 class II MHC 분자와 관련된 항원을 인식한다. 대식세포의 활성화는 그들의 class II MHC 분자의 발현을 증가시킨다. (d) 조직된 림프 여포는 편도, 파이에르 판, 다른 점막 연관 조직에도 있다. (e) 감염에 반응하여, T_H 세포와 대식세포는 활성화되고 증가된 조혈활동을 유도하는 다양한 사이토카인을 분비한다. 유도된 조혈은 감염과 싸울 수 있는 백혈구 집단을 확장한다. (f) 다른 종류의 수지상세포와는 달리, 여포 수지상세포는 class II MHC 분자를 발현하지 않고 따라서 T_H 세포 활성화를 위한 항원 제시 세포로 작용하지 않는다. 림프 여포에만 존재하는 이들 세포들은 순환하는 항체-항원 복합체를 수집할 수 있다. 이 능력은 B 세포 활성화와 기억 B 세포의 발생을 촉진하는 것으로 생각된다. (g) B와 T 림프구는 항원 결합 수용체를 갖고 있으나 **무표지 세포 (null cells)**이라고 불리는 림프계 세포의 작은 집단은 그렇지 않다. (h) 인간과 마우스와 같은 많은 동물들이 골수에서 B 세포를 생성하지만, 반추동물과 같은 다른 동물들은 그렇지 않다. (i) 지금까지 칠성장어와 먹장어와 같은 무악어류 (jawless fishes)에서 T 혹은 B 세포의 존재를 증명할 수 없었다.

2. (a) 골수전구세포 (myeloid progenitor). (b) 과립구-단핵구 전구세포 (granulocyte-monocyte progenitor). (c) 조혈모세포 (hematopoietic stem cell). (d) 림프전구세포 (lymphoid progenitor).

3. 1차 림프 기관은 골수 (조류에서는 파브리시우스 활액낭)와 흉선이다. 이들 기관은 각각 B 세포와 T 세포의 성숙을 위한 장소로 작용한다.

4. 2차 림프기관은 비장, 림프절 그리고 여러 위치에 있는 점막 연관 림프 조직 (MALT)이다. MALT는 편도, 파이에르 판, 그리고 맹장뿐 아니라 기도, 소화관, 비뇨생식로에 늘어선 점막과 연관된 림프계 세포의 느슨한 집합체를 포함한다. 이들 모든 기관들은 항원을 수집하고 림프구가 항원과 작용할 수 있게 하여 그 결과 클론 확장을 하는 장소를 제공한다.

5. 줄기세포는 자기 재생능력이 있고 한 가지 이상의 세포 종류를 생성할 수 있는 반면, 전구 세포는 자기 재생 능력을 상실하고 한가지 세포 계통만 생성한다. 전구 세포의 분화는 특정 성장 인자에 대한 반응성의 획득에 달려있다.

6. 흉선의 중요한 두 가지 역할은 신체를 감염에서 보호할 T 세포 레퍼토리를 생성하고 선택하는 것이다.

7. 누드 마우스와 디죠지 증후군을 가진 사람은 흉선 발달을 막는 선천성 결함을 갖고 있다. 둘 다 순환하는 T 세포가 결여되어 있고 세포 매개성 면역 반응을 유발할 수 없다.

8. 사람의 경우, 흉선은 사춘기 기간 동안에 최대 크기에 이른다. 성인 기간 중에는 흉선은 점차적으로 퇴화한다.

9. 치사량의 방사선을 조사한 마우스는 다분화성 HSCs의 분석 체계로서 이용된다. 왜냐하면, 이러한 줄기세포를 주사한 마우스들만이 조혈계를 재구성할 수 있고 생존할 수 있다. HSCs의 조제물의 순도가 점차적으로 증가되면서, 조혈을 회복하고 따라서 생존을 가능케 하기 위해 주사해야 하는 세포의 총 수는 줄어든다.

10. 단구세포는 대식세포의 전구체로서 혈액내에 존재한다. 단구세포는 강낭콩 모양의 핵을 지니고 있으며, 제한적인 포식작용을 하며, 또한 대식세포와 비교할 만한 미생물 살해능이 있다. 대식세포는 단구세포에 비해 훨씬 더 크며, 포식작용, 항미생물 기전 (산소-의존형 및 산소-비의존형), 그리고 사이토카인 및 그 외 면역계 조절인자들의 분비를 증진하기 위해서 표현형의 변화를 일으킬 수 있다. 조직-특이적인 기능들도 또한 조직 대식세포들에게서 나타난다.

11. 조류에서 파브리시우스 활액낭은 B 림프구가 발생하는 중요한 장소이다. 따라서 파브리시우스 활액낭을 제거하면 순환하는 B 세포와 체액성 면역의 결여의 결과를 초래할 것이며, 이는 아마도 치명적일 것이다.

12. 대식세포에 의한 포식작용 후, 대부분의 세균과 진균류는 파괴되고 분해된다; 그 결과로 생기는 항원성 펩티드가 class II MHC 분자와 함께 세포 표면에 제시되는데, 거기서 이 복합체는 T_H 세포 활성화와 그 결과 항체 (체액성) 반응을 유도할 수 있다. 이와 대조되게 세포내 세균과 진균류는 포식작용 후 대식세포 속에서 살아남을 수 있는 여러 기전을 지니고 있다. 그래서 이들 세균은 항체반응을 유도하지 않는다.

13. (a) 참. (b) 거짓: 번역부는 B 세포가 풍부하고, PALS는 T 세포가 풍부하다. (c) 참. (d) 참. (e) 거짓: 비장은 유입 림프관과 연결되

지 않는다. (f) 거짓: NK 세포의 형성에 필수적인 것에 덧붙여서, Ikaros는 T 세포와 B 세포의 형성에도 필수적이다. 그러므로, Ikaros 유전자의 녹아웃트는 림프절이 적응면역 반응의 생성 장소 역할을 하는 것을 방지할 것이다.

15. (a) 5. (b) 10. (c) 3. (d) 6. (e) 답 없음. (f) 4. (g) 11. (h) 14. (i) 7. (j) 12. (k) 8. (l) 16. (m) 15. (n) 2. (o) 6. (p) 5 (그리고 다른 모든 조혈 세포들).

3장

임상초점 문제 동맥경화증은 동맥에 정상적인 혈류를 막아 국소빈혈 (특정 장기에 혈액 공급의 결핍)과 심근경색 (심장 마비)을 일으키는 스펀지 지질-유사 물질 (spongy lipid-like material)의 축척현상이다. 이 조건은 동맥벽 상에 그리고 내막 (intima, 벽과 내부 사이의 공간)에 대식세포의 축적으로 시작된다. 대식세포의 모집은 염증반응의 한 가지 특징이며, 더 많은 대식세포와 다른 식세포들이 염증부위로 귀환하도록 하여, 혈관의 막힘을 더 악화시킨다. 급성반응단백질 CRP의 혈액내 수준은 염증반응 동안 증가한다. 만성적으로 증가된 CRP는 동맥경화증에서 나타나는 것과 같은 만성염증의 표시이다.

1. 내재면역계의 세포들은 적응면역세포들을 감염부위로 모집하는 작용을 하는 다수의 사이토카인과 케모카인을 발현한다. 내재면역과 적응면역 사이를 연결하는 중요한 세포가교는 수지상 세포인데, 이는 감염부위에 위치한 외부인자로 부터 항원을 얻게 되며 림프조직으로 다시 이동한다. 그리고 이러한 항원들을 T 세포와 B 세포에 제시하여 침입한 인자에 대한 특이적인 적응면역반응이 일어나게 한다.

보체계는 면역의 두 유형 모두에서 역할을 담당하며, 가용성 및 막-결합 수용체를 통하여 다수의 미생물 산물들에 의해서나 혹은 특이적인 항체반응에 의해 활성화된다. 보체 활성화의 부산물들은 적응면역계과 내재면역계의 세포들 모두를 자극하고 이들을 감염이나 상해 부위에 모집한다.

2. 염증은 홍반, 열, 부어오름, 통증 그리고 때때로 국소적인 기능의 손실과 같은 특징을 나타낸다. 영향을 받은 부위로 모집된 백혈구의 활동은 염증에 의해 유발되는 여러 현상을 일으킨다: 사이토카인의 발현은 체온상승 및 모세혈관 투과성 증가에 따른 부어오름 (swelling)을 야기할 수 있으며, 그리고 영향을 받은 부위의 팽창 (distension)은 고통과 홍반을 야기한다. 모세혈관의 투과성 증가는 세포들이 반응 초기 단계에 방출된 가용성 분자들에 의해 이끌려서 감염된 부위로 진입하는 것을 촉진시킨다. 내재면역반응은 병원체를 삼키는 식세포의 모집, 침입자를 공격하여 무력하게 하거나 혹은 죽이는 특이적인 가용성 분자들, 그리고 만약 침입자가 내재방어에서 살아남게 되면 적응면역반응의 동원하는 것 등으로 이루어져 있다. 이러한 모든 작용들은 감염부위나 혹은 상해부위에 방어작용을 집중시키게 해주며, 이러한 세포와 화학 매개체의 조립이 염증반응의 특성들을 야기한다.

3. (a) 인터페론, NK. (b)iNOS, 아르기닌, NADPH, NO. (c) NADPH phagosome oxidase, O_2, ROS, NO, RNS. (d) 수지상 세포, 수지상 세포, T_H, T_C, class I, class II MHC 분자들. (e) CRP, MBL. (f) APR, CRP, MBL. (g) TLR7, TLR8, TLR9 (h) PRRs, T세포 수용체, 항체. (i) PRRs, class II MHC 분자들, class I MHC 분자들. (j) TLR2, PRR. (k)PRRs, PAMPs. (l)TLR4, TLR2. (m) 보체

4. B. Beutler는 *lpr* 마우스가 내독소에 저항성이 있음과 *lpr* 마우스의 유전적 차이점은 TLR4의 서열에 발생한 단일 돌연변이에 의해 기능성 TLR4이 존재하지 않는 것이라는 것을 보여주었다. R. Medzhitov와 C. Janeway는 Toll과 유사성을 지닌 단백질인 TLR4가 인체 세포주에 발현될 경우, 면역반응 유전자들의 발현을 활성화한다는 것을 증명하였다.

5. 적응면역의 단점은 질환을 초래할 수도 있는 자가면역반응을 일으킬 가능성이 있다는 것이다. 이 단점들은 적응면역의 복합적인 체계의 장점에 의해 압도되는 것 같다. 예를 들면, 내재면역은 PRRs에 의해 인식되는 분자적 특징들이 결여된 새로운 병원체에 대해서는 반응할 수 없고 또한 기억작용이 없으므로, 예방접종이 선택사항이 아니다. 적응면역의 반응시간은 느리다. 내재면역과 적응면역의 상호보완적인 장점과 단점을 가정하면, 두 체계는 필수적이라고 간주될 수 있을 것 같다.

6. 드로소마이신 (drosomycin)과 같은 항진균성 단백질들을 사용하여 자신들을 보호한다. 사람에게도 다수의 병원체 집단의 분자적 특징을 인식하고 그러한 병원체들을 파괴할 수 있는 항미생물성 단백질들이 있다.

7. (a) 인테그린-ICAM 사이의 상호작용을 차단하는 것은 T 세포와 대식세포의 혈관외 유출을 감소시키고 T 세포와 수지상 세포 사이의 상호작용을 방해하여 적응면역을 억제할 것이다. 염증부위에 대식세포를 차단하면, 대식세포의 활성화와 적응면역반응을 도와주는 사이토카인 및 케모카인의 분비를 차단할 것이다. 백혈구의 혈관외 유출도, 이 과정이 인테그린과 ICAM 사이의 상호작용에 의존하기 때문에, 억제된다; 급성기 반응에는 아무런 영향이 없다; 보체계의 구성원들은 세포성이 아닌 체액성이기 때문에 보체-매개 용해의 유도에도 아무런 영향이 없다; 염증부위로의 세포들의 이동이 염증반응의 중요한 구성요소이므로, 염증은 손상을 받는다; 그리고 마지막으로, ROS와 RNS 생성을 일으키는 세포내 경로는 인테그린과 ICAM 사이의 상호작용에 의해 영향을 받지 않는다.

(b) TLR4는 내재면역계에서 LPS를 인식하는 역할을 한다. LPS가 관여되지 않은 감염이나 예방접종의 경우, 위에서 언급한 어떤 과정도 영향을 받지 않는다. 그러나 그람 음성세균에 의한 감염이나 혹은 다른 수단 (예, 오염된 약물치료)에 의해 LPS에 노출되는 경우, 내재면역의 유도와 염증반응의 유도, 그리고 ROS 및 RNS의 유도가 저해될 수도 있다.

(c) 내재면역반응 동안, 대식세포와 다른 유형의 세포들에 의해 생성되는 사이토카인, TNF-α와 IL-1이 염증을 매개하고 적응면역반응에 영향을 미친다. 이러한 염증 사이토카인들의 생성에 실패하

면 내재면역과 염증의 감소를 초래할 수 있다. 이러한 사이토카인들은 백혈구의 혈관외 유출, 급성기 반응, 또는 보체-매개 용해에는 직접적인 영향을 미치지 않는다.

(d) phox 효소계의 돌연변이는 ROS와 RNS의 생성을 저해할 수 있다.

(e) Class II MHC 분자는 항원제시세포에 의한 보조 T 세포의 활성화를 필요로 하기 때문에, class II MHC 분자의 녹아웃트는 적응면역을 직접적으로 저해할 것이다. 이들은 혈관외 유출, 급성기 반응, 보체-매개 용해, 혹은 ROS와 RNS에 대한 내재적 자극에 대해서는 직접적인 영향을 미치지 않는다.

데이터의 분석 (a) 그렇다. 그림 (a)는, NF-κB 억제제인 SN50 첨가와는 관계없이, TLR의 참여가 세포자살을 현저하게 억제한다는 것을 증명하고 있다. 중성구의 세포자살이 억제되는 것은 중성구가 감염에 대항하여 싸우는 시간을 연장시켜 숙주에 이익을 줄 수 있다. 잠재적인 단점으로서는 만성적인 감염 동안에 죽지 않고 존속하는 중성구가 숙주에 질병을 초래할 수도 있는 독성물질들을 생성하여 분비할 수도 있는 것이다.

(b) 자료는 중성구의 수명이 연장되지 않는 것을 제시하고 있다. 그림 (b)는 IKK 인산화 (및 활성화; 그림 3-15 참조)가 중성구의 수명을 증가시키는 TLR 작용제 (agonist)에 대한 반응으로서 일어난다는 것을 나타낸다. 그림 (a)는 NF-κB (IKK에 의해 촉매된 반응의 산물)의 억제제인 SN50이 중성구의 사멸에 관련된 TLR 참여의 효과를 감소시키는 것을 나타낸다. IKK는 IκB를 인산화시켜서 NF-κB로부터 떨어져 나오게 한다. 이어서 NF-κB는 DNA와 결합하여 NF-κB-의존 유전자들의 전사 활성인자로서의 기능을 한다. 이 실험에서 더 낮은 NF-κB 활성은 더 낮은 세포자살 저해와 연계되어 있는데 (그림 a, 검은 막대), 이는 IKK의 결함이 중성구의 수명연장을 초래하지 않는다는 것을 제시한다.

(c) (b)의 자료로 부터, TLR5와 TLR7은 IKK 인산화를 유도하지 않는 것으로 나타났다. 이러한 자료는 TLR5와 TLR7이 대체 신호전달경로를 통하여 작용할 수도 있다는 것을 나타낸다. IKK가 NF-κB의 활성화와 세포자살의 억제에 필요하기 때문에, 이러한 TLR 분자들은 중성구의 생존을 향상시키지 않는 것 같다.

4장

임상초점 문제 (a) 지리적으로 크고 다양한 제공자의 집단은 단일 지역에서 선택된 집단에서보다 광범위한 항체의 특이성을 가질 것이다. 이것은 한 지역에서 흔히 볼 수 있는 몇몇 병원체는 다른 지역에서는 존재하지 않기 때문이다. 결과적으로 서로 다른 지역의 사람은 그들의 면역계가 생성해 내는 항체의 스펙트럼이 다를 것이다. 또한, 위에서 언급한 4지역 모두에서 발견되는 병원체의 경우라도, 대륙에 따라 특정 병원체의 균주에 중요한 차이가 있을 수 있다. (b) 미국에서 흔히 있지 않은 병원균에 대하여 보호기능을 제공하기위하여 넓은 지역을 여행하는 사람의 집단은 B 회사 제품을 투여하여야 한다. 미국을 결코 떠나지 않았더라도 외국에서 온 상당수의 방문자들에게 노출되어있는 사람들에게는 B 회사 제품에 있는 더욱 다양하고 광범위한 항체들이 이로울 것이다.

1. (a) 참 (b) 참 (c) 거짓 : 합텐은 거대 단백질 운반체와의 결합 없이는 면역반응을 자극시킬 수 없다. 그러나 합텐은 이미 만들어진 합텐에 특이적인 항체와는 결합한다. (d) 참 (e) 거짓 : T세포는 분해처리되었으며 MHC 분자에 의해 제시된 펩티드 분자만을 인지할 수 있다. 이러한 항원결정기들은 항원의 내부 펩티드인 경향이 있다. (f) 참 (g) 거짓 : 면역원은 특이적인 면역반응을 자극할 수 있다; 항원은 면역반응으로 유도된 항체나 T 세포 수용체와 특이적으로 결합한다. 모든 면역원은 항원성을 보이지만, 몇몇 항원은 면역원성을 나타내지 않는다. (h) 참 : T 세포 수용체는 유리된 (free) 항원과 결합하지 않는다. 이 답은 αβ T 세포 수용체에는 정확하지만, 어떤 γδ T 세포 수용체는 항원과 직접 결합한다는 것을 주목해야한다. (i) 거짓 : 단백질에 있는 B 세포 항원결정기는 단백질의 1차구조에서 뿐만 아니라 2차, 3차, 심지어 4차구조에서도 유추할 수 있다.

2. (a) 천연 BSA: 열변성은 구형 단백질의 B세포 항원결정기를 파괴하지만 T 세포 항원결정기는 일반적으로 열에 안정하다. (b) HEL: 항원의 면역원성은 일반적으로 동물 내에서 항원이 외래성인 것과 관련이 있다. 진화과정을 거치는 동안 잘 보존되어 온 콜라겐과 일부 단백질들은 다양한 종에서 외래성을 거의 나타내지 않으므로 이들은 주로 약한 항원이다. (c) 분자량 150,000 단백질: 다른 것들이 같다면 크기가 큰 단백질은 작은 것보다 더 높은 면역성을 가진다. (d) Freund의 완전보강제에 있는 BSA가 더 강력한 면역원성을 가지고 있다. 그 이유는 완전보강제에 포함되어있는 mycobacteria는 패턴인식수용체 (PRR)를 통하여 여러 다양한 세포를 자극시킬 수 있는 성분을 포함하고 있으며 그래서 이들 자극된 세포들이 BSA에 대한 면역반응에 관여하기 때문이다. 불완전보강제는 첨가된 myco-bacteria가 없으며 완전보강제에서 볼 수 있는 광범위한 자극을 제공하지 않을 것이다.

3. b, d

4. (a) T (b) T (c) B (d) B (e) T (f) T (g) BT (h) B (i) BT

5. (a) 참. (b) 참. (c) 거짓: 다수의 개별형이 하나의 B 세포 표면에 나타날 수 있다. 성숙 B 세포는 IgM과 IgD 모두를 발현한다. (d) 참. (e) 참. (f) 참. (g) 거짓: 혈청에 분비되는 IgM은 5합체이다. 거대한 크기와 높은 결합가 때문에 IgM은 IgG보다 박테리아 표면 항원과 교차결합을 효과적으로 할 수 있으며 따라서 응집반응이 잘 일어난다. (h) 참. (i) 참. (j) 거짓: H 사슬과 L 사슬의 가변부위 모두는 약 110개의 아미노산을 가지고 있다.

6. (a) 분자는 다음의 구조적 특징을 소유하여야 한다. 동일한 2개의 H 사슬과 동일한 2개의 L 사슬 (H_2L_2); H 사슬과 H 사슬을 그리고 H 사슬과 L 사슬을 연결하는 사슬사이의 이황화결합; 약 110개 아미노산을 가지며 60여개 아미노산의 루프를 형성하는 도메인 내부의 이황화결합에 의해 안정화되는 일련의 사슬내부의 도메인; L 사슬의 하나의 일정 도메인과 H사슬에 있는 3 혹은 4개의 일정 도메인. H 사슬과 L 사슬의 아미노말단은 필히 서열의 변화 (variation)를 나타내야 한다. (b) 이러한 항혈청 모두는 L 사슬에 특이적인 항체를 가지고 있기 때문에, 인간 IgG 분자 전체와 κ 사슬에 대한 항혈청은 새로운 면역글로불린 클래스와 교차반응을 하

여야 한다. 새로운 개별형은 κ 혹은 λ L 사슬을 가질 것으로 예측된다. (c) 새로운 개별형의 사슬 사이의 이황화결합을 머캅토에타놀로 환원시키고 알킬화한다. H 사슬과 L 사슬을 분리한다. H 사슬을 토끼에 주사하여 면역을 부여한다, 알려진 인간의 모든 개별형에 흡수시킨 후에는 토끼 항혈청은 새로운 개별형과 반응하여야 하며 이미 알려진 다른 개별형과는 반응하지 않는다.

7. IgM과 IgD는 일정부위 도메인이 서로 다른 반면, 항체의 특이성은 가변부위 도메인에 의해서 결정된다. 서로 다른 C 도메인을 가지고 있지만 동일한 V_H 및 V_L 도메인을 가진 IgM과 IgD 분자가 어떤 한 B 세포에서 발견된다. 따라서 이 세포는 비록 2 개별형을 가지고 있지만 하나의 특이성 (unispecific)을 보인다.

8. IgM과 비교하여 IgG의 장점은 (1) 태반을 통과할 수 있는 능력 그리고 발달하는 태아를 보호할 수 있는 능력; (2) 높은 혈청 내 농도로 인하여 IgG 항체가 더 많은 항원분자와 결합하고 중화시킬 수 있고 항원을 제거하는데 더 효과적인 점; (3) IgG의 크기가 작아서 IgG가 보다 쉽게 세포사이의 체액으로 확신될 수 있는 점이다. IgM과 비교하여 IgG의 단점은 IgG의 결합가가 낮기 때문에 항원을 응집시키고 보체를 활성화시킬 수 있는 여력이 적다.

9. (a) 그림 4-6와 4-7을 참조하라. H 사슬을 연결하는 사슬사이의 이황화결합의 숫자는 IgG의 서브클래스에 따라 다르다 (그림 4-18 참조). (b) H 사슬을 포함하는 2합체에 J 사슬과 분비요소를 추가로 그려라 (그림 4-19a 참조). (c) μ H 사슬을 포함하는 5합체를 그려라. H 사슬은 5개의 도메인을 포함하지만 경첩부위는 없다. 여분의 C_H 도메인이 경첩부위를 대체한다. 그 다음 J 사슬을 그려 넣으라. 5합체 IgM은 또한 소단위 (subunits)에 있는 C_H 도메인 및 J 사슬을 5개 소단위 중 2개의 소단위에 연결하는 추가적인 사슬사이의 이황화결합을 가지고 있다 (그림 4-17e 참조).

10.

Property	Whole IgG	H chain	L chain	Fab	F(ab′)$_2$	Fc
Binds antigen	+	+/–	+/–	+	+	–
Bivalent antigen binding	+	–	–	–	+	–
Binds to Fc receptors	+	–	–	–	–	+
Fixes complement in presence of antigen	+	–	–	–	–	–
Has V domains	+	+	+	+	+	–
Has C domains	+	+	+	+	+	+

11. (a) AL. (b) ID. (c) IS. (d) AL. (e) 어떤 항체도 생기지 않는다.

12.

	Rabbit antisera to mouse antibody component				
	γ chain	κ chain	IgG Fab fragment	IgG Fc fragment	J chain
Mouse γ chain	Yes	No	Yes	Yes	No
Mouse κ chain	No	Yes	Yes	No	No
Mouse IgM whole	No	Yes	Yes	No	Yes
Mouse IgM/Fc fragment	Yes	No	No	Yes	No

13. (a) 면역글로불린 접힘 도메인은 대략 110개 아미노산 잔기를 포함하고 있으며, 2개의 역평행 β 병풍구조로 배열되어있고 각 병풍구조는 여러 가지 길이의 짧은 루프에의 하여 분리된 다수의 β 가닥으로 구성되어있다. 각 Ig-접힘 도메인은 서로 약 60 아미노산 잔기 정도 떨어진 2개 보존된 (conserved) 시스테인 사이의 도메인 내 이황화결합으로 안정화되어있다. (b) Ig-접힘 도메인 구조는 도메인 사이의 상호작용을 용이하게 하는 것으로 생각된다. 비상동 (nonhomo-logous) 도메인 사이의 이러한 상호작용은 면역글로불린 슈퍼패밀리의 다른 구성원들이 서로 결합하는 것이 가능하도록 할 것이다.

14. 극가변부위 (hypervariable region)는 상보성 결정부위 (CDRs) 라고도 불리며, V_H 및 V_L 도메인을 구성하는 면역글로불린 접힘의 루프에 자리 잡고 있다. 각 V_H 도메인에는 3개의 극가변부위가 있으며, 각 V_L 도메인에는 3개의 극가변부위가 존재한다. 극가변부위의 아미노산 잔기가 항원결합에 관련된 대부분의 아미노산을 구성한다.

15. 변화도 (variability)의 최소값은 같은 아미노산이 주어진 어떤 자리에 항상 존재할 때 얻어질 수 있으며 변화도는 1 (1/1 = 1)이다. 변화도의 최대값은 가능한 20개의 아미노산 중 어떤 하나가 동일한 빈도 (0.05)로 주어진 자리에 나타나는 경우로 변화도는 20/0.05로서 400이다.

16. 항혈청은 모든 개별형에 존재하는 kappa 사슬과 lambda 사슬에 대한 항체를 역시 포함하고 있었을 것이다. IgG에 특이적인 항혈청을 만들기 위해서는 연구자는 마우스의 IgG에 있는 사슬사이 이황화결합을 머캅토에탄올로 환원시키고 H 사슬을 분리하는 것이 필요하다. 마우스의 H 사슬만으로 면역 부여시킨 토끼는 IgG 개별형에 대하여 특이적이 될 것이다.

17. (a) 4가지 서로 다른 항원결합 부위(굵은 체로 표시)와 10가지 서로 다른 항체 분자 : H_sL_s/H_sL_s, H_mL_m/H_mL_m, H_sL_m/H_sL_m, H_mL_s/H_mL_s, H_sL_s/H_mL_m, H_sL_s/H_sL_m, H_sL_s/H_mL_s,

H_mL_m/H_sL_m, H_mL_m/H_mL_s 그리고 H_sL_m/H_mL_s. (b) 2가지 서로 다른 항원결합 부위와 3가지 서로 다른 항체 분자 : H_sL_s/H_sL_s, H_mL_s/H_mL_s, H_sL_s/H_mL_s. (c) 하나의 결합부위와 서로 다른 항체 분자 : H_sL_s/H_sL_s.

18. (a) 3, 6, 10, 11. (b) 4. (c) 2, 9, 12. (d) 5. (e) 1, 3, 4, 7, 8, 11.

19. 항체가 세포 표면의 수용체를 교차결합 시켰을 가능성이 가장 크다. 수용체가 교차결합 되는 것은 이런 유형의 수용체 활성화의 첫 단계로서 따라서 항체가 리간드의 작용을 대신한 결과가 나타났다. 단클론항체 용액을 효소 파파인으로 배양하면 항체의 항원결합력이 일가인 Fab 분절이 생성된다. Fab 분절은 수용체와 결합할 수 있는 능력은 가지고 있지만 수용체를 교차 결합시킬 수는 없다. 이 실험에서 Fab 분절을 사용하면 항체가 수용체와 리간드 사이의 결합을 방해하였는가를 밝혀낼 수 있다.

20. 어머니가 신생아에게 모유를 수유한다면, 여러 가지 면역학적 성분들이 신생아에게 전달될 것이다. 분비형 IgA는 젖에 들어있는 주요한 항체이다. 또한 사이토카인, 호르몬, 효소 등 미생물의 성장을 억제하는 여러 다른 성분들이 모유에 포함되어있어 아이가 성장하는 것을 도와준다.

5장

임상초점 문제 임상적 초점에 첨가된 표에서 언급된 것 같이 zevalin은 마우스 단클론 항체이고 rituxan은 인간화된 단클론 항체이다. Rituxan은 사람에서 긴 반감기를 지니고 있고 zevalin은 다소 짧은 반감기를 가지고 있다. 왜냐하면 마우스 항체들은 인체에서 빠르게 분해되기 때문이다. Zevalin은 주입된 후 몇 시간 이내에 인체로부터 제거되기 때문에 치료에 효과적인 양을 유지하기가 어렵다. 반대로 한번 투여된 rituxan은 몇 주 동안 치료효과가 있는 양에서 인체 내에 남아 있다. 그러나 rituxan이 방사성 동위원소로 결합되어 있으면 방사성이 체내에 없어지지 않고 오랜 기간 동안 남아 있게 된다. 이는 인체 손상을 초래할 수 있는 높은 양을 제공하게 된다. 반면 마우스 단클론 항체인 zevalin은 방사성 동위원소를 치료 대상 세포들에게 이동 시켜 많은 암세포들을 죽일 수 있는 충분한 기간 동안 방사성을 전달한다. 이 기간은 인체에 심각한 방사성에 의한 손상을 피할 수 있도록 짧다.

1. (a) 거짓: V_κ 유전자 절편과 C_λ는 다른 염색체에 존재하여 유전자 재조합 동안 가까이 이동할 수 없다. (b) 참. (c) 참. (d) 참. (e) 참. (f) 참.

2. V_H와 J_H 유전자단편들은 접합할 수 없다. 왜냐하면 둘은 하나의 23-bp (2-turn) 스페이서를 가진 RSSs로 이루어져 있기 때문이다. 1회 감김/2회 감김 결합법칙에 의하면 2회 감김 스페이서를 가진 신호염기서열은 단지 1회 감김(12-bp) 스페이서를 가진 신호염기서열과만이 결합한다.

3. 경쇄: $500\ V_L \times 4\ J_L = 2 \times 10^3$
중쇄: $300\ V_H \times 15\ D_H \times 4 J_H = 1.8 \times 10^4$.
항체수: $(2 \times 10^3\ \text{LCs}) \times (1.8 \times 10^4\ \text{HCs}) = 3.6 \times 10^7$

4. (a) 1, 2, 3. (b) 3. (c) 3. (d) 5. (e) 2, 3, 4. (f) 2. (g) 5.

5. 체성 변이는 모든 보체결정부위의 다양성에 관계한다. 중쇄와 경쇄의 CDR3에서 부과적인 다양성은 중쇄 D-J와 V-DJ 재배열과 경쇄 V-J 재배열 과정동안 일어나는 접합부위 유연성, 중쇄와 경쇄 가변부위 접합에서 P-뉴클레오티드 첨가, 그리고 중쇄 D-J와 V-DJ 접합에서 N-뉴클레오티드 첨가에 의해 주어진다.

6. (a) R: 중쇄 대립 유전자의 생산적 재배열은 반드시 일어난다. 왜냐하면 그 세포주는 이 대립유전자에 의해 암호화된 중쇄를 발현하기 때문이다. (b) G: 대립유전자 배제는 중쇄 대립유전자 2가 생산적인 혹은 비생산적인 재배열 진행을 금지한다. (c) NP: κ 유전자들은 λ 유전자들보다 먼저 재조합한다. 그 세포주가 λ 경쇄를 발현하기에 두 개의 κ 대립유전자 모두는 비생산적 재배열을 진행해야 한다. 따라서 λ 유전자 재배열이 일어나게 한다. (d) NP: 위 (c)에서와 같은 이유. (e) R: λ 경쇄 대립유전자 1의 생산적인 재배열은 세포주가 이 대립유전자에 의해 암호화된 λ 경쇄 유전자를 발현하기 때문에 반드시 일어나야 한다. (f) G: 대립유전자 배제는 λ 경쇄 대립유전자 2가 생산적인 혹은 비생산적인 재배열 진행을 금지한다(그림 5-11 참조).

7. κ-경쇄 DNA는 배선 형태를 지니고 있어야 한다. 왜냐하면 하나의 생산적인 중쇄 재조합은 κ 경쇄 조합보다 먼저 일어나야 하기 때문이다.

8. (a) 아니오. (b) 예. (c) 아니오. (d) 아니오. (e) 예.

9. D-J와 V-DJ 경계에서 N-뉴클레오티드의 무작위적인 첨가는 중쇄 CDR3의 다양성 제공에 관여한다. 그러나 이 과정은 만약 세염기의 해독틀이 보존되지 않으면 하나의 비생산적인 재조합을 초래한다.

10. 가변부위 유전자단편 사이의 접합들(V_L-J_L과 V_H-D_H-J_H)이 CDR3에서 일어난다. 이 접합이 형성되는 동안 접합부위 유연성, P-뉴클레오티드 첨가, N-뉴클레오티드 첨가가 다양성을 제공한다. 이런 과정은 다른 가변부위에는 영향을 미치지 않기 때문에 CDR3 부위는 더 많은 다양성을 지니게 된다.

11. 4 번 (그림 5-11 참조)

12. (a) 5. (b) 5, 6, 9. (c) 1. (d) 4. (e) 2, 8. (f) 2, 11. (g) 3, 7. (h) 3, 10.

13. 마우스 항체는 인체에서 빠르게 제거되기 때문에 마우스에서 얻은 치료용 항이디오타입 항체들은 그들을 인간화시킨다면 매우 효과적이다; 예, 유전공학이 CDRs을 제외한 모든 마우스 서열들을 인간 Ig 염기서열로 바꿀 수 있다. 다른 환자들의 B 세포 림프종들은 같은 이디오타입을 가질 수 없다. 따라서 이 방법은 적용된 모든 B 림프종 환자들에게서 반복적으로 이루어져야 한다.

14. (a) RNA. (b) RNA. (c) DNA. (d) DNA. (e) DNA

15. 항체의 특이성은 부모로부터 유전되지 않는다. 이는 DNA 상에서 항체의 항원 결합부위를 암호화하는 게놈의 무작위 조합에 의해 결정된다. 따라서, IgE를 생성하려는 경향은 부모로부터 유전되지만, IgE 분자 특이성은 개개인마다 다르게 결정될 것이다.

6장

임상초점 문제 백혈구의 아집단 및 백혈병은 보통 독특한 세포표면 표지들의 존재에 의해 특징지어 지는데, 각각의 표지는 다른 표지들과 항원적인 관점에서 뚜렷한 차이가 난다. 이러한 표지를 검색하고 특성을 규명할 수 있는 가장 유능하고 특이적인 시약은 항체이다. 단클론 항체 기술은 다양한 백혈구 유형, 집단, 및 아집단의 표면에서 발견되어진 200 여 개 이상의 다양한 항원들 각각에 특이적인 항체들을 확보할 수 있는 유일한 일반적인 방법이다.

1. (a) 참. (b) 참. (c) 거짓: 파파인분해는 일가 (monovalent)의 Fab 분절을 생성하는데, Fab는 항원과 결합할 수 없다. (d) 참. (e) 참. (F) 참. (g) 참. (h) 거짓: 응집 실험이 더 민감하다. (i) 거짓: 이들은 보통 정성 분석으로 사용한다. (j) 거짓: 2가 항체 B와 다수의 항원 결정기를 지닌 항원 C 사이의 상호작용의 결합력은 $(Ka)^2$ 만큼 높을 수 있다.

2. (a) 전체 소태아 혈청. (b) 아래 그림 참조

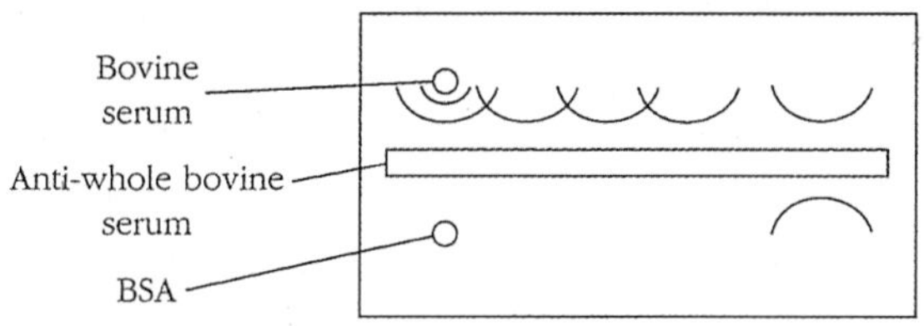

3. A: H1-C1. B: H2-C2. C: H2-C1. D: H1-C2

4. a, c, 및 i (발색 ELLSA, RIA, 화학발광 ELISA 모두 어떤 합텐의 농도를 측정하는 데 사용될 수 있다).

5. (a) 알려진 개별형의 골수종 단백질로부터 중쇄를 분리한다. 각각의 개별형의 중쇄에 대한 항혈청를 얻기 위해, 토끼를 분리된 중쇄로 면역시킨다. 모든 중쇄 개별형에 교차반응하는 항체들을 제거하기 위해, 이러한 중쇄에 대한 항혈청 각각을 다른 알려진 중쇄 클래스들 모두를 이용하여 흡착시킨다. 그런 다음, 이들 항-개별형 항혈청 중 어느 것이 골수종 단백질 X와 반응하는지를 ELISA 분석법을 이용하여 결정한다. (b) 항-골수종 단백질 항체를 혈청 내 골수종 단백질 수준을 측정하게 해주는 정량 ELISA 분석법을 설계하는데 기초로 활용한다.

6. (a) ELISA. (b) ELISA 또는 RIA. (c) ELISA. (d) 면역형광. (e) 응집. (f) ELISA. (g) 응집.

7. (b)

8. 친화력 (affinity)은 항체에서의 단일 항원결합 부위와 이에 상응하는 리간드 사이의 상호작용의 강도를 말한다. 결합력 (avidity)은, 하나의 항체에서의 다수의 항원결합 부위와 하나의 복합 항원 (complex antigen)에 있는 다수의 동일한 항원결정기 사이의 모든 상호작용의 총 유효 강도 (total effective strength)를 말한다. 세균은 흔히 표면에 다수의 특정 항원결정기를 다수로 지니기 때문에, 세균에 대항하기 위해서는 항체의 결합력이 친화력보다 더 나은 측정 수단이 된다.

9. (a) 항혈청 # 1 $K_0 = 1.2 \times 10^5$ 항혈청 # 2 $K_0 = 4.5 \times 10^6$ 항혈청 # 3 $K_0 = 4.5 \times 10^6$ (b) 각 항체들 모두 2가. (c) 항혈청 # 2. (d) 호르몬 상의 단일 항원결정기를 인식하고, 따라서 다클론 항혈청이 다른 혈청 단백질들과 교차반응을 하는 것 보다는 더 적게 교차반응을 할 것 같으므로, 단클론 항혈청 2가 최상이다.

10. (a) 시험관 1은 $F(ab')_2$ 분절을 포함하고 있다. 왜냐하면 이들 분절은 두 개의 항원결합 부위를 포함하고 있기 때문에, 그들은 교차결합을 할 수 있으며 결국엔 SRBC와 응집할 수 있기 때문이다. IgG에 의한 보체의 활성화에는 Fc 분절의 존재를 필요로 하는데, $F(ab')_2$ 분절에는 이것이 없다. (b) 시험관 2는 Fab 분절을 포함하고 있다. 일가의 Fab 분절은 SRBC와 결합할 수 있으며, 전 항-SRBC (whole anti-SRBC)에 의한 응집을 방해한다. (c) 시험관 3은 완전한 항체를 포함한다. (d) 시험관 4는 Fc 분절을 포함한다. 이들 분절은 항원결합 부위가 결손되어 있어서, 어떠한 항체 효과기 능도 매개할 수 없다.

11. 반응 S+L = SL

    중량 반응의 법칙에 따라 쓰면, $[SL]/[S][L] = K_a$

    $B = [SL]$과 $[S] = ([S_t]-[SL])$로 대치하면 $B/[S_t-B]F = K_a[S_t-B]$

12. (a) 2,3,4,6. (b) 환자 1 : 1000; 환자 2 : 0; 환자 3 : 10; 환자 1과 3이 한타바이러스 (Hantavirus) 항체를 지니고 있으므로 노출되었을 가능성이 있다. 환자 2는 항체가 없으므로 노출되지 않았다.

13. 모든 웨스턴 블롯 스트립이 상당한 반응성을 보여, 검사한 개인이 최소한 하나의 독감 항원에 반응하는 항체를 가지고 있음을 의미하고 있다. 이것은 새로운 균주가 기존의 균주와 항원적으로 유사하고, 또한 일반 대중이 검사를 받은 지원자들과 유사하게 반응한다면 심각한 문제를 일으킬 것 같지 않다는 것을 나타낸다.

14. (a) 세포를 두 가지의 1차 항체와 반응시키고, 세척한 다음, 이어서 표지된 2차 항체와 반응시켜야 한다. 그 후 시료를 기계장치로써 분석하면, 형광색소 (fluorochrome)가 레이저에 의해 자극되어지고 따라서 적절히 검출될 것이다.

    (b) 위 왼쪽 1/4은 수용체를 높은 수준으로 발현하는 세포들이며, 아래 우측 1/4은 트랜스펙션이 되지 않은 세포들이거나 수용체를 낮은 수준으로 발현하는 세포들이다.

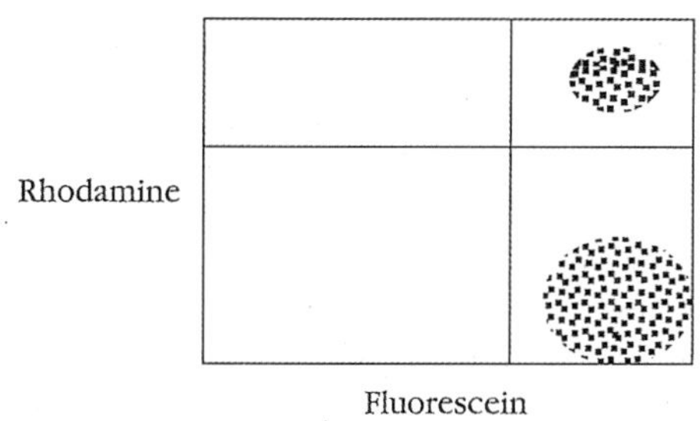

15. ELISPOT는 전체가 살아있는 세포를 사용하고, 얼마나 많은 세포가 가용성 항원을 발현하는지 나타낼 수 있다. 반점 (spot)의 상대

적인 크기로써 생성되는 항원의 양을 나타낼 수도 있다. 샌드위치 ELISA에서는, 가용성 항원의 양만이 측정될 수 있지만, 이 측정은 정성적이기 보다 정량적이다. 두 분석법 모두에서, 포획항체 (capture antibody)가 플레이트에 코팅된다. 샌드위치 ELISA에서는 항원용액이 세포없이 첨가되는데 (예, 배양 상등액); ELISPOT에서는 항원분비세포를 직접 플레이트에 첨가한다. 두 방법 모두 결합되지 않은 항원은 세척되어지며, 효소-표지 2차 항체를 첨가한다. 샌드위치 ELISA에서는 가용성 발색기질이 분광광도계에 의한 검출에 사용된다. ELISPOT에서는 발색산물이 반점 (spot)에서 확산될 수 없으므로, 반점 (spot) 수를 가시적으로 측정할 수 있다.

데이터의 분석 (a) 거짓. NP-관련 합텐 NIP는 2×10^{-5} M 농도에서 억제적이다. 따라서 B 세포는, 표지된 NP 결합을 억제하기 위하여 더 높은 농도인 3×10^{-4} M을 필요로 하였던 NP보다는 이 합텐에 대하여 더 높은 친화력을 지녔다. 항원에 있어서의 미세한 화학적 변화들은 항원의 항체에 대한 친화력을 향상시키거나 약화시킬 수 있는데, 이는 항원의 화학적 변화가 항체와의 결합에 관련된 힘에 어떠한 영향을 미치는 가에 달려있다 (예, 수소 결합, 소수상호작용, 반 데르 발스 힘).

(b) 대부분 클래스 전환 (class swiching)이 일어날 것이다. pNP-CGG에 특이적인 이디오타입은 B세포가 분화를 마친 직후에는 대부분이 IgM일 것이다. 그러나 적절한 T-세포 사이토카인에 반응하여, B 세포는 클래스 전환 (class switch)될 것인데, 이 가설은 시간이 지남에 따라 IgG의 농도가 증가하는 것을 보여주는 그림 2a의 자료에 의해 지지를 받는다.

(c) 면역반응 동안에 체성 돌연변이 (somatic mutation)가 일어나서 PNP에 대한 B 세포 수용체의 특이성이 정교하게 조절된다. 항원이 제한됨에 따라, 더 높은 친화력을 지닌 B 세포 클론에 대한 선택이 일어나며, 그 결과 친화력 성숙/더 높은 친화력이 초래된다.

(d) κ-경쇄 유전자 재배열이 실패하여, λ 경쇄가 선택된다.

(e) 동일한 중쇄과 다른 경쇄의 조합으로 다른 이디오타입 (idiotype)을 갖는 항체가 발현된다.

7장

임상초점 문제 보체경로 중의 단일 성분에서의 결함은 특정 병원체 군(群)에 대한 부실한 면역 또는 때때로 면역복합체 질환을 초래할 수 있다. 대부분의 경우 임상적인 결과가 생명을 위협할 정도는 아니며, 중증 면역결핍증은 관찰되지 않는다, 왜냐하면, 특정 병원미생물에 대처하기 위한 중복적인 면역기전이 존재하기 때문이다. 이에 비하여 보체조절인자의 결함은 훨씬 심각한데 왜냐하면, 보체시스템의 조절이 이루어지지 않을 경우 보체계가 주변 숙주세포를 파괴할 능력이 있기 때문이다. PNH 환자 (임상초점)의 경우, 동일 개체 세포에의 보체 활성을 제한하는 세포 표면분자들 (DAF 및 MIRL)이 결여되어 있기 때문에, 적혈구가 숙주의 보체에 의해 용해된다.

1. (a) 참 (b) 참 (c) 참 (d) 참 (e) 거짓: 피막형 바이러스는, 그 피막이 숙주 세포의 세포막에서 유래되었기 때문에 보체에 의해 용해될 수 있다. (f) 참.

2. 혈청 중 IgM은 평면형으로 존재해서 그 Fc 지역 내의 보체결합 부위가 접근 불가능하다. 항원에 결합한 후에라야 보체결합부위가 접근 가능한 구조를 가지게 된다 (그림 7-4 참조).

3. (a) 고전 경로의 활성화는 영향 받지 않을 것이다. 대체 경로의 활성화는 일어나지 않을 것이다. 대체 경로는 C3의 자발적인 분해에 의존한다. (b) 면역복합체의 소거는 크게 감소할 것이다 왜냐 하면, 면역복합체를 CR1을 통해 적혈구에 결합시켜 분해 간과 비장에서 소거하는데 필요한 분해 분절인 C3b가 없기 때문이다. (c) 세균 세포 표면에 결합하는 옵소닌인 C3b가 결여되어 있으므로 포식작용은 크게 감소할 것이다. (d) 대식세포 및 기타 포식성 항원제시 세포 (APC)에 의한 비효율적인 포식작용으로 인하여 항원 제시가 감소할 것이다.

4. 막-공격 복합체의 형성에 의한 세균, 피막형 바이러스, 및 세포의 용해; 포식작용의 증가를 위한 침투세포의 옵소닌화; 보체 수용체를 함유한 면역세포에 의한 코팅된 세포의 표적화; 포식세포 및 적혈구의 보체 수용체에의 결합부위를 제공함으로써 면역복합체의 소거를 위한 표적화

5. (a) 고전경로는 IgG 또는 IgM을 수반되는 면역복합체에 의해 개시된다. 대체경로는 보통 세균의 세포벽 성분에 의해 개시된다. 렉틴경로는 만노오즈-결합 렉틴(MBL)이 세균의 세포벽 다당류에 결합함으로써 개시된다. (b) 고전경로 및 렉틴경로에 있어서는 C1 단계 이후의 C5 전환효소를 생성하는 초기 단계들이 동일한 반면, 대체경로에서는 다르다. C5b로부터 MAC에까지 이르는 과정은 세 가지 경로에서 모두 동일하다. 그림 7-2 참조. (c) 세 가지 경로에 의해 이루어진 보체 활성화는 그 생물학적인 결과가 모두 동일하다. 왜냐하면, 보체의 생물학적인 효과를 매개하는 보체성분들이 세 가지 경로 모두에서 생성되기 때문이다.

6. (a) 무고한-구경꾼 분해 현상은 유리된 C5b67이 적혈구와 같은 인근의 정상세포에 결합할 때 일어난다. 그러나 S 단백질이 유리된 C5b67에 결합하게 되면, C5b67이 적혈구나 기타 정상세포의 세포막에 삽입되는 것을 저해한다. 이외에도, 적혈구는 HRF (상동제한인자) 및 MIRL (반응성 용해 막 저해제) 등의 2 종 막단백질을 함유하고 있는데, 이들은 MAC의 형성에 이르는 최종단계를 저해하여 보체에 의한 비특이적인 세포용해로부터 이들 세포를 보호하게 된다. (b) S 단백질, 막단백질인 HRF 및 MIRL, 또는 HRF 및 MIRL을 세포 표면에 묶어주는 인지질막의 앵커 역할의 분자 등에 있어서의 결함들은, 이론적으로 보체-매개 적혈구의 용해를 증가시킬 수 있다. 일부 환자의 예에서, 이러한 결함있는 세포막 앵커의 존재가 만성용혈성 빈혈과 관련이 있음이 밝혀졌다.

7. 표 7-2 참조.

8. (a) 4. (b) 5. (c) 6. (d) 2. (e) 7. (f) 11. (g) 3. (h) 1. (i) 8. (j) 10. (k) 9. (l) 12.

9.

	Component knocked out						
	C1q	C4	C3	C5	C6	C9	Factor B
Complement activation							
Formation of C3 convertase in classical pathway	A	A	NE	NE	NE	NE	NE
Formation of C3 convertase in alternative pathway	NE	NE	A	NE	NE	NE	A
Formation of C5convertase in classical pathway	A	A	A	NE	NE	NE	NE
Formation of C5 convertase in alternative pathway	NE	NE	A	NE	NE	NE	A
Effector functions							
C3b-mediated opsonization	D	D	A	NE	NE	NE	D
Neutrophil chemotaxis	D	D	D	D	D	NE	D
Cell lysis	D	D	A	A	A	A	D

8장

임상초점 문제 TAP 결합은 세포표면의 class I 분자의 부족이나 타입 I 베어 림프구 증후군을 일으킨다. 이로 인해 항원제시에 문제가 생기기는 하나 자연살해 세포와 γδ T 세포의 기능은 살아있어 바이러스 감염은 막아주므로 부분적인 면역 결핍이 발생한다. 또한 class I 분자의 부족으로 인해 자연살해 세포의 저해 수용체 (KIR)에 음성적인 신호를 줄 수가 없어 자가면역질환이 일어난다 (표적세포의 class I MHC와 자연살해 세포의 KIR 간의 반응은 자연살해 세포의 활성을 억제한다). 자연살해 세포가 활성화되어 피부세포가 공격의 대상이 되고 이는 TAP 결손환자에서 발견되는 특이한 피부손상으로 이어진다.

TAP 결손이 일어난 환자에게 유전자 치료가 어려운 이유는 핵이 있는 세포면 class I MHC의 발현이 있다는 사실 때문에 복잡하다. Class I MHC 분자는 세포표면에서 활동하므로 TAP 결손에 의한 문제를 바로잡기 위해서는 모든 세포가 치료의 대상이 된다. 그러므로 결손된 유전자를 교체하는 것은 이론적으로는 가능하지만 어떤 세포에 유전자 치료를 시행하여 다시 환자에 되돌려 주어야 할지를 결정하는 것은 어려운 문제로 남아 있다.

1. (a) 참. (b) 참. (c) 거짓: 제 3형 MHC 분자들은 세포에서 방출되는 단백질들로 항원제시에는 기능이 없다. 이들은 몇몇 보체의 구성성분, TNF-α, TNF-β, 두개의 열충격단백질을 포함한다. (d) 거짓: 이형접합체인 부모에게서 태어난 자손은 부모 각각에게서 하나씩의 MHC 일배체형을 물려받는다. 따라서 부모와는 일부 물질들은 다르다. 이런 이유로 부모와 자식 간은 조직적합성이 없다. 반대로 형제는 조직 적합성이 있을 확률이 4 분의 1이다 (그림 8-2c). (e) 참. (f) 거짓: 모든 유핵세포는 class I MHC를 발현한다. 그러나 신경세포, 태반세포, 정자 등은 특정 분화 상태에서는 class I MHC가 발현되지 않는다. (g) 참.
2. 간세포: class I K^d, K^k, D^d, D^k, L^d, L^k. 대식세포: class I K^d, K^k, D^d, D^k, L^d, L^k. class II $IA\alpha^k\beta^k$, $IA\alpha^d\beta^d$, $IA\alpha^k\beta^d$, $IA\alpha^d\beta^k$, $IE\alpha^k\beta^k$, $IE\alpha^d\beta^d$, $IE\alpha^d\beta^k$.
3.

Transfected gene	MHC molecules expressed on the membrane of the transfected L cells					
	D^k	D^b	K^k	K^b	IA^k	IA^b
None	+	–	+	–	–	–
K^b	+	–	+	+	–	–
$IA\alpha^b$	+	–	+	–	–	–
$IA\beta^b$	+	–	+	–	–	–
$IA\alpha^b$and $IA\beta^b$	+	–	+	–	–	+

4. (a) SJL 대식세포는 다음의 MHC 분자들을 발현할 것이다: K^s, D^s, L^s, IA^s. IEα 유전자좌가 삭제되어 있어 IE^s는 발현되지 않는다. (b) 트랜스펙션된 세포는 위의 (a)에서 나열된 MHC 분자이외에 하나의 이형 $IE\alpha^k\beta^k$와 하나의 동형 $IE\alpha^k\beta^s$를 발현할 것이다.
5. 그림 8-3, 4-6, 4-25
6. (a) class I과 class II MHC 분자들 (그림 8-10)에서 다형적 잔기들은 주로 막과 떨어진 영역에 있는 짧은 부위에 집중되어 있다. 이들 지역은 MHC의 항원결합부위의 홈을 구성한다. (b) MHC 다형성은 MHC 내에 위유전자 (pseudogene)들이 기능적인 class I과 class II 유전자로 전환되면서 만들어졌다고 생각되어 진다.
7. (a) 첫 번째 실험에서는 T_H 세포의 증식과 IL-2의 발현을 측정하며 두 번째 실험에서는 LCM에 감염된 표적세포가 세포독성 T 세포에 의해 용해되는 것을 측정한다. (b) 첫 번째 실험은 class II MHC 분자의 기능을 실험하는 것이며 두 번째 실험은 class I MHC 분자의 기능을 실험하는 것이다. (c) 첫 번째 실험에서는 class II IA^k 분자가 필요하며 두 번째 실험에서는 class I D^d 분자가 필요하다. (d) 첫 번째 실험의 경우, L 세포에 IA^k을 트랜스펙션하고 이 세포에 대한 반응을 측정할 수 있다. 마찬가지로 두 번째 실험의 경우, 별도의 L 세포에 D^d 유전자를 트랜스펙션하여 표적세포로 사용할 수 있다. 각각의 경우 실험결과가 양성이면 비장세포가 LCM에 특이적인 반응을 하기위해서는 그 MHC분자가 필요하다는 것을 증명한다. 각각의 경우, 대조표준을 위해서 L 세포를 다른 class I 또는 class II MHC 유전자로 트랜스펙션한 후 적

절한 실험에 사용하여야 한다. (e) 면역조치된 비장세포는 IA^k와 D^d 모두를 발현한다. 나열된 혈통 중 A.TL과 (BALB/c ×B10.A) F_1 만이 이들 모두를 발현하고 있다. 따라서 비장세포가 분리된 혈통은 이들이다.

8. 예상이 불가능하다. 항원-결합틈이 동일하다면 같은 펩티드와 결합하여야 한다. 하지만 홈 부분 이외의 아미노산의 차이가 두 번째 MHC 분자가 T 세포 수용체에 의해 인식되는 것을 막을 수도 있다.

9. 만약 적혈구 세포들이 MHC를 발현한다면 수혈 전에 조직형을 확인하기 위해 엄청난 노력이 필요할 것이다. 한 특정인에 대해서 적은 수의 사람들만이 수혈할 수 있을 것이다.

10. (a) 아니오. 비록 A99/B276 일배체형을 가진 사람들이 아주 높은 상대적 위험도를 가지고 있지만 이들 형질과 질병 간에는 절대적인 연관성은 없다. (b) 질병을 가진 거의 모든 사람들이 A99/B276 일배체형을 가질 것이다. 그러나 원인이 되는 유전자(들)에 따라 이 일배체형을 가지는 것은 발병에 필수적인 것이 아닐 수도 있다. 만약 원인 유전자가 A와 B 유전자좌 사이에 있다면 A99와 B276에게 더 약한 연관성이 관찰될 것이다. 만약 원인 유전자가 A와 B 지역의 바깥 쪽에 있고 단지 시조 (founder)에서 있었던 연관성 때문이면 다른 MHC와의 연관성이 밝혀질 수도 있다. (c) 각각의 형질의 빈도로부터 두 형질의 조합이 발생할 빈도를 알아낼 수는 없다: 연관 불균형은 예측하기가 쉽지 않다. 그러나 주어진 자료를 가지고 생각해 보면, 생식 가능한 나이 이전에 발생하는 치명적인 질병일 경우 시조의 일배체형 유지에 부정적인 영향을 미칠 것이다. 논리적인 추론은 A99/B276 조합의 빈도는 각각의 형질의 빈도를 이용한 예상치보다 낮다는 것이다.

11. 관례에 의하면 항원제시세포는 class II MHC 분자와 결합한 항원 펩티드를 제시할 수 있으며 동시 자극 신호를 $CD4^+$ T_H 세포에 전달할 수 있는 세포로 정의한다. 표적세포는 $CD8^+$ T_C 세포에 대한 class I MHC 분자와 결합한 펩티드를 제시한다.

12. (a) 자기-MHC 제한은 T 세포가 인식하는 항원은 항원제시 세포나 표적 세포의 표면에 자기-MHC 분자와 결합한 항원만을 인식함을 의미한다. 비록 예외가 있기는 하지만 일반적으로 $CD4^+$ T_H 세포는 class II에 의해 제한을 받으며 $CD8^+$ T_C 세포는 class I MHC에 의해 제한을 받는다. class I. (b) 항원 처리는 세포 내에서 단백질 항원을 분해하여 class I이나 class II MHC 분자에 결합하게 하는 과정이다. (c) 내인성 항원은 바이러스에 감염된 세포나 암세포와 같이 변형된 자신의 세포에서 합성되어 class I MHC 분자에 의해 $CD8^+$ T_C 세포에 제시된다. (d) 외인성 항원은 항원제시세포에 의해 내재와 되어 세포이입경로를 통해 처리되고 class II MHC 분자에 의해 $CD4^+$ T_H 세포에 제시된다.

13. (a): EN: Class I 분자는 항원 펩티드와 결합하여 표적세포의 표면에서 이를 $CD8^+$ T_C 세포에 제시한다. (b) EX: EN: Class II 분자는 항원 펩티드와 결합하여 표적세포의 표면에서 이를 $CD4^+$ T_H 세포에 제시한다. (c) EX: 불변사슬은 조면소포체 안의 class II MHC 분자의 펩티드 결합 홈(cleft)과 상호작용을 한다. 그것에 의해서 내인성 항원 유래의 펩티드 결합을 막는다. 또한 class II α와 β 사슬의 접힘을 돕고 조면소포체로부터 세포내 구획까지 class II 분자의 이동을 돕는다. (d) EX: 리소솜 유래의 가수분해효소 (lysosomal hydrolase)는 외래성 항원을 펩티드로 분해한다: 이들은 또 class II MHC 분자와 결합된 불변사슬을 준해하여 MHC 분자가 항원 펩티드와 결합할 수 있게한다. (e) EN: TAP (조면소포체에 위치한 막관통 단백질)은 세포질 경로에 의해 생산되는 항원성 펩티드를 조면 소포체 안으로 수송하여 class I MHC 분자와 결합하도록 한다. (f) B: 내인성 경로에서 펩티드-class I MHC 복합체를 포함하는 소포는 조면소포체로부터 골지체로 이동하고 그 후 세포 표면에 나타난다. 외인성 경로에서 class II MHC 분자와 결합된 불변사슬을 포함한 소포는 조면소포체에서 골지체로 이동한 후 세포이입 구획으로 이동한다. (g) EN: 프로테아솜 (proteasome)은 세포질 안에서 세포내 단백질을 분해하는 다양한 단백질분해 활성을 지닌 거대한 단백질 복합체이다. 프로테아솜은 LMP2, LMP7 (MHC 영역에 유전자를 가짐) 및 LMP10 (MHC 외부에 유전자를 가짐)과 결합하여 class I MHC 분자와 결합할 펩티드를 선택적으로 만들어낸다. (h) EX: 항원제시세포는 포식작용과 세포이입 작용에 의해 외래성 항원을 내재화시킨다. (i) EN: 칼넥신은 조면소포체에서 발견되는 샤페론분자로서 class I α 사슬과 β_2-마이크로글로불린의 접힘과 이형 이합체로 결합하는 과정을 도와준다. (j) EX: class II MHC 분자가 펩티드와 결합하기 전 class II 분자에 붙어있던 불변사슬이 분해되면서 만들어지는 CLIP라 불리는 작은 조각이 펩티드-결합틈 (peptide binding cleft)에 붙은 채로 남겨져 있다. 결국, CLIP는 항원 펩티드에 의해 교체된다. (k) EN: 타파신 (TAP 결합단백질)은 TAP를 class MHC I 분자로 가까이 가져가서 MHC 분자가 항원 펩티드와 결합하도록 도와준다.

14. (a) 클로로퀸은 세포이입 처리 경로를 저해한다. 그래서 항원제시세포는 본래의 리소자임 유래의 펩티드를 전시할 수 없다. 합성된 리소자임 펩티드는 항원제시세포의 세포막에 있는 class II 분자와 원래 결합된 펩티드와 교체할 것이다. 그래서 리소자임 유래의 펩티드는 T_H 세포에 전시되고 세포의 활성을 일으키게 된다. (b) 클로로퀸 처리가 지연되면 온전한 리소자임이 세포이입경로를 통해 분해되어 class II 분자에 의해 제시될 시간을 허용한다.

15. (a) 수지상세포: class II MHC 분자와 동시자극신호를 본질적으로 발현한다. B 세포: class II 분자를 본질적으로 표현하지만 B7 공동자극 신호가 발현되기 이전에 반드시 활성화 되어야한다. 대식세포: 발현되기 전 class II 분자 또는 B7 동시신호 중 하나에 의해 활성화 되어야 한다. (b) 표 8-3 참조. 다수의 비전문적 항원제시세포는 오직 만성적인 염증반응이 일어날 경우에 만 작용한다.

16. (a) R. (b) R. (c) NR. (d) R. (e) MR. (f) R.

17. 비록 HLA-DM과 -Do의 유전자가 MHC에 있고 알파와 β 사슬의 이형 이합체이기는 하지만, 고전적인 class II MHC와는 다르게 다형성이 없고 세포 표면에서 발현되지도 않는다. 이들의 기능은

고적인 class II 분자의 발현에 관여하는 것이다. HLA-DM은 고전적인 class II 분자들이 발현되는 세포에서 발현되는데 반해 HLA-DO는 B 세포와 흉선에서만 발현된다. 인터페론 γ는 DM의 발현은 증가시킬 수 있으나 DO의 발현에는 아무 영향이 없다. DM의 기능은 CLIP (calss II-associated invariant chain peptide)을 항원 펩티드와 교체하는 것이다. DO의 정확한 기능은 아직 분명치 않으나 현재까지의 증거들을 종합해 보면 DM에 붙어 DM의 활성을 낮추는 역할을 한다.

18. (a) *Mycobacterium* 패밀리의 구성원과 같은 세포내로 침투한 세균은 비펩티드 항원의 주요한 공급원이 된다: CD1과 결합에서 관찰되는 항원은 세균 세포벽의 지질과 당지질 구성요소가 있다. (b) CD1 패밀리의 멤버는 β_2-마이크로글로불린과 관련이 있고, class I MHC 분자와 구조적 유사성을 가진다. CD1 패밀리는 MHC 안에 암호화되어있지 않고, 다른 염색체상에 존재함으로써 사실상 MHC 분자가 아니다. (c) CD1 분자에 의해 주어지는 항원처리경로는 class I MHC 분자에 의해 처리되는 과정과 다르다. 가장 다른 점은 CD1 항원처리는 TAP이 결핍된 세포에서는 저해되지 않으나, class I 분자는 TAP-결핍세포 속에서는 항원을 제시할 수 없다.

19. (b) TAP1-TAP2 복합체는 소포체에서 발현된다.

20. 자녀는 엄마로부터 HLA-A3, HLA-B59, HLA-C8를 받았음에 틀림없다. 1번과 3번 아버지들은 생물학적 아버지가 될 수 없는데 비록 자손과 HLA 형질을 공유하고 있지만 이들은 엄마로부터 유전된 유전형질들과 같다. 2번 아버지는 생물학적 아버지가 될 수 있는데 그는 자손이 엄마에게서 받지 않은 HLA 유전자들(HLA-A 43, HLA-B54, HLA-C5)을 발현하고 있기 때문이다.

데이터의 분석 (a) 그렇다. L^d와 L^q 분자들이 비어있는 경우의 상대적인 양을 비교 하면 L^d에 비해 절반정도의 L^q가 비어 있다. 이는 L^q가 L^d에 비해 더 안정적인 복합체를 만들고 있음을 시사한다.

(b) 그림의 (a) 부분을 보면 L^d 분자의 4%는 MCMV 펩티드와 결합하지 않는다. 반면에 L^dW97R 돌연변이의 경우는 11%가 결합하지 않는다. 이는 돌연변이로 인해 MCMV 펩티드와의 결합력이 약간 감소하였음을 뜻한다. 흥미로운 것은 돌연변이에 의해 비특이적인 펩티드 결합이 7배 증가하였다는 것이다. 이는 L^dW97R가 비어있는 경우가 감소한 것을 보아 알 수 있다.

(c) 그림의 (b) 부분을 보면 71%의 L^dW97R 돌연변이 분자가 tum^- P91A14-22 펩티드와 결합하지 않는 것에 비해 L^d 분자는 2% 밖에 되지 않는다. 이는 돌연변이에 의해 tum^- P91A14~22 펩티드와의 결합력이 상당히 감소하였음을 나타낸다.

(d) L^d를 발현하는 마우스에 할 것이다. 왜냐하면 tum^- P91AP14~22 펩티드를 처리했을 때 L^d의 경우는 2% 만이 비어 있었는데 반해 L^q의 경우는 77%가 비어 있었기 때문이다. 따라서 L^d가 L^q에 비해 펩티드를 제시하는 능력이 뛰어나고 이로 인해 T 세포도 더 잘 활성화시킬 것이다.

(e) 펩티드 양 끝의 고정잔기들이 MHC와 결합하는데 이용되므로 변화가 없지만 다른 잔기들은 변화가 가능하다. 이로 인해 class I MHC-항원 복합체에 반응하는 T 세포의 레퍼토리가 영향을 받게 된다.

9장

임상초점 문제 B 세포 또는 γδ T 세포의 증식에 관여하는 림프종 가능성을 배제하기 위해서는 면역글로불린 유전자에 관여된 재배열뿐만 아니라 γδ TCR 유전자의 재배열을 조사해야 한다. 부정형 세포가 있는지 현미경적으로 세포 집단을 분석해야 한다. 만약 Ig 또는 TCR 유전자 재배열이 관측되지 않고 부정형 세포 수가 정상이면, 림프절 비대증은 종양성 세포의 증식에 의한 것이기 보다 염증 반응에 의한 것일 수 있다.

1. (a) 거짓: CD4와 TCR간의 거리가 너무 커서 이것들은 공침될 수 없다; 그러나, CD3와 TCR 사이의 거리는 충분히 근접되어 있어 이것들은 단일클론 항 CD3에 반응하여 공침될 수 있다. (b) 참. (c) 참. (d) 거짓: TCR 가변영역 유전자는 Ig 가변영역 유전자와 다른 염색체에 위치한다. (e) 거짓: 모든 T 세포 수용체는 펩티드-MHC 복합체에 대한 단일 결합부위를 가진다. (f) 거짓: 대립형질 배제가 TCR α 사슬에서는 완전하지 않기 때문에, 어떤 T 세포는 때때로 α-사슬 대립 유전자 양쪽의 재배열에 의해 두 개의 α 사슬을 발현한다. (g) 거짓: 기전은 매우 유사하다. 그러나, 면역글로불린과는 다르게 T 세포 수용체는 체성 변이로 다양성을 생성하지 않는다. (h) 참.

2. H-2^d 목적 세포의 한 개의 합텐에 특이적인 T_C 클론의 기능적 αβ TCR 유전자를 H-2^k 목적 세포의 두 번째 합텐에 특이적인 다른 T_C 클론에 이입시켰다. 세포용해 분석에 의하면, 유전자-이입 T_C는 원래의 MHC 제한 원소와 관련된 항원을 제시하는 목적 세포만 사멸시켰다.

3. 그림 9-3 참조

4. (a) CD3는 5 개의 상이한 폴리펩티드 사슬을 포함한 세 개의 2합체로 구성된 복합체이다. 이것은 T-세포 수용체의 발현에 요구되며 막을 관통하는 신호전달에 있어서 역할을 수행한다 (그림 9-9 참조). (b) CD4와 CD8은 각각 class II 및 class I MHC 분자의 막-인접 도메인과 각각 상호작용하여, T 세포와 MHC-펩티드 복합체 사이의 상호작용의 친화력을 증가시켜준다. CD4와 CD8은 또한 신호전달에 있어서도 역할을 한다. (c) CD2와 다른 부속분자들 (LFA-1, CD28, 및 CD45R)은 항원제시세포나 표적세포 상의 리간드와 결합한다. T 세포와 항원제시세포 또는 표적세포 사이의 최초의 접촉은 아마도 이러한 세포부착분자들에 의해 매개될 것이다. 연이어서 T 세포 수용체가 펩티드-MHC 복합체와 상호작용한다. 이들 분자들은 또한 신호전달에 있어서 작용한다.

5. (a) TCR. (b) TCR. (c) Ig. (d) TCR/Ig. (e) TCR. (f) TCR/Ig. (g) Ig.

6. (a) 세 가지 가정들은 다음과 같다. (1) TCR mRNA는 다른 막단백질들을 암호화하는 mRNAs와 같이, 막결합 다중리보솜들과 연합되어야만 한다; 따라서 막결합 다중리보솜 mRNA 분획을 분리

하는 것은 시료속의 TCR mRNA의 비율을 월등하게 높일 것이다. (2) B 세포들과 T 세포들은 많은 공통적인 유전자들을 발현하며, 독특한 T 세포 mRNAs는 T 세포 수용체를 암호화하는 mRNA를 포함할 것이다; 따라서, B 세포 mRNA를 이용한 감쇄 혼성결합법 (sub-tractive hybridization)은 B 세포들 및 T 세포들, 둘 다에 공통적인 cDNAs 모두를 제거하여 혼성결합되지 않은 T 세포 특이적 cDNAs만 남게 할 것이다. (3) TCR 유전자들은 재배열되어지며, 따라서 cDNAs 표지를 이용한 서던 블로팅으로 검출될 수 있다. 그림 9-2 참조. (b) 만약 그들이 IL-4 유전자를 확인하기 원한다면, IL-4를 생산하는 T_H 클론 및 IL-4 mRNA가 결여된 mRNAs를 지닌 T_C 클론을 사용해서, 감쇄 혼성결합법을 시도하여야 한다. 또한, IL-4 유전자는 재배열이 일어날 것으로 예상되지 않으며, 따라서 유전자 재배열은 서던 블로팅 분석으로 확인될 수 없다.

7.

Gene product	cDNA source	mRNA source
IL-2	A	B
CD8	C	A or B
J chain	E	F
IL-1	D	G
CD3	A, B, or C	H

8.

Source of spleen cells from LCM-infected mice	Release of ^{51}Cr from LCM-infected target cells			
	B10.D2 (H-2^d)	B10 (H-2^b)	B10.BR (H-2^k)	(BALB/C × B10)F_1 (H-$2^{b/d}$)
B10.D2 (H-2^d)	+	−	−	+
B10 (H-2^b)	−	+	−	+
BALB/c (H-2^d)	+	−	−	+
BALB/b (H-2^b)	−	+	−	+

9. αβ 및 γδ T 세포 수용체들은 그 인식되는 항원의 유형에 있어서 몇몇 구조적 차이들 (그림 9-2)과 기능적 차이들을 지니고 있지만, 둘 다 세포표면에 위치하는 것은 공통적이다. 면역글로불린들은 B 세포들의 표면 수용체들이기도 하지만, 그들의 주요 기능은 면역성의 가용성 매개자로 작용하는 것이다. 그러나 αβ 또는 γδ T 세포 수용체들의 가용성 형태들의 활성에 대한 증거는 전혀 없다.

10. 두 가지 요소가 동종반응성 T 세포의 높은 빈도에 기여한다. (1) 외래 MHC 분자에 함유된 펩티드와 반응하는 TCR에 대한 음성 선택의 부재 (2) 외래 MHC 분자 (이전에 선택반응을 거치지 않은)의 노출된 부분과의 TCR의 반응성

11. 결정된 구조의 전체 크기로서 TCR 단독으로 특정 항원과 결합한 상태인지 (이 경우 TCR은 γδ TCR이 될 것이다), 또는 TCR과 함께 class I 또는 class II MHC 분자가 회합되어 있는 지를 구별할 수 있다. 만약 TCR이 MHC 분자와 펩티드-결합부위를 통해서 결합한다면, 이는 비고전적 (nonclassic) MHC 분자와 δ 사슬을 통해서 접촉하는 γδ TCR에 대조적인 αβ TCR을 나타낸다. 조사해야할 중요한 특성으로서는 TCR에서의 V (항원과 접촉하는 부위)와 C 도메인 사이에서의 각도이다. 이는 TCR이 αβ (145도의 각) 또는 γδ (110도에 가까운 각)인지를 결정하게 해줄 것이다. 만약 4개의 구형 도메인을 지닌 CD4 또는 2개의 구형 도메인을 지닌 CD8를 포함시켜 고려한다면, 회합된 MHC 분자가 class II 인지 혹은 class I 인지를 알 수 있다. TCR 과 항원사이의 접촉부위는 항원이 calss I 과 함께 제시되는지 혹은 class II와 함께 제시되는지에 따라 더욱더 달라진다. TCR과 class II 사이의 접촉이 TCR과 class I 사이의 접촉에 비하여 접촉하는 잔기들의 수가 보통 더 많다.

12. α-사슬 유전자가 제거된 마우스는 αβ TCR이 관여하는 반응이 결여될 것이나, γδ 반응은 온전할 것이다. CD3 사슬의 결실에 의해서는 αβ TCR 또는 γδ TCR로부터 전달되는 모든 신호전달이 완전히 상실될 것이다.

13. 비록 BCR을 암호화하는 V 단편이 TCR (특히, β 사슬에서) 보다 더 많이 있지만, 이 두 수용체들은 다양한 유전자 단편들을 사용하고 있다. D 단편들은 TCR의 β 사슬과 BCR의 중쇄에 존재한다. TCR에 있어서는 다수의 D 단편들이 포함되지만, BCR 중쇄의 경우에는 단지 하나의 D 단편이 포함된다. 양쪽 수용체들 모두에 J-사슬 단편들이 이용되지만, TCR에 이용되는 J 단편들이 더 많다. 비록 N-뉴클레오티드 첨가가 TCR의 양 서브유닛에서 일어날 수 있는 반면에 BCR에서는 중쇄에서만 일어나지만, 양쪽 수용체들 모드는 접합부위 유연성 (junctional flexibility)와 P-뉴클레오티드 및 N-뉴클레오티드에도 첨가를 이용한다. 일단 TCR이 생기면, 더 이상 변경이 말초에서 일어나지 않지만, 이에 반해 BCR은 말초에서 체성 과변이 (somatic hyperuation)을 진행하므로 면역반응 동안에 항원-결합 친화력이 증진된다.

10장

임상초점 문제 (a) Fas-매개 신호전달은 림프구 항상성에 있어서 림프구 집단의 사멸-매개 조절에 있어서 중요하다. 이 조절은 필수적인데, 왜냐하면 면역반응이 반응하는 림프구집단들을 갑작스럽게 그리고 종종 크게 증가시키기 때문이다. Fas-매개 세포사멸의 저해는 그 결과로서 림프구 수준을 점진적으로 증가시키고 마침내는 유지할 수 없는 상태의 림프구 수준을 초래한다. Canale-Smith 증후군은 세포자살 기전에 의한 림프구의 선택적 제거 없이는, 심각하며 생명에 위협적인 질병이 초래될 수 있음을 나타낸다.

(b) 환자의 T 세포 분석 결과는 높은 비율의 이중음성 ($CD4^-$ $CD8^-$) T 세포와 함께 거의 동일한 수의 $CD4^+$ 및 $CD8^+$ 세포들을 보여준다. 정상인의 T 세포 분석 결과는 매우 적은 수의 이중음성 세포 (~5%), 그리

고 $CD8^+$ 세포 보다는 $CD4^+$ 세포가 훨씬 더 많은 양상을 보일 것이다. 266 페이지 임상초점의 그림을 참조하기 바람.

1. (a) 미성숙 흉선세포들은 CD4와 CD8 둘 다 발현하는 반면에, 성숙 $CD8^+$ 흉선세포는 CD4를 발현시키지 않는다. 이 세포들을 구별하기 위해서, 흉선세포들을 형광색소로 표지된 항 CD4 및 항 CD8로 이중 염색하며, FACS로 분석한다. (b) 아래 표 참조.

Transgenic mouse	Immature thymocytes	Mature $CD8^+$ thymocytes
$H\text{-}2^k$ female	+	+
$H\text{-}2^k$ male	+	−
$H\text{-}2^d$ female	+	−
$H\text{-}2^d$ male	+	−

(c) H-Y 항원을 암호화하는 유전자는 Y 염색체 상에 존재하기 때문에, 이 항원은 암컷에게는 존재하지 않는다. $H\text{-}2^k$ 에 제한적인, 이식유전자 T 세포 수용체를 지닌 흉선세포들은 수컷과 암컷 $H\text{-}2^k$ 유전자이식 개체들 양쪽 모두에서 양성선택을 거칠 것이다. 그러나 뒤이은 음성선택은, 수컷 $H\text{-}2^k$ 유전자이식 개체에 있어서, H-Y 항원에 특이적인 이식유전자 수용체를 지닌 흉선세포들을 제거한다. (d) $H\text{-}2^d$ 유전자이식 마우스는 적절한 MHC 분자들을 발현하지 않기 때문에, 이식유전자 T 세포 수용체들을 지닌 T 세포들은 양성선택을 거치지 않는다.

2. 항원에 의해 활성화된 T_H 세포들의 증식에 필요한 전사인자들 중 하나인 NF-ATc의 생성을 사이클로스포린 A (cyclosporin A)가 차단한다.

3. (a) NF-κB와 NF-ATc. (b) IL-2 엔핸서.

4.

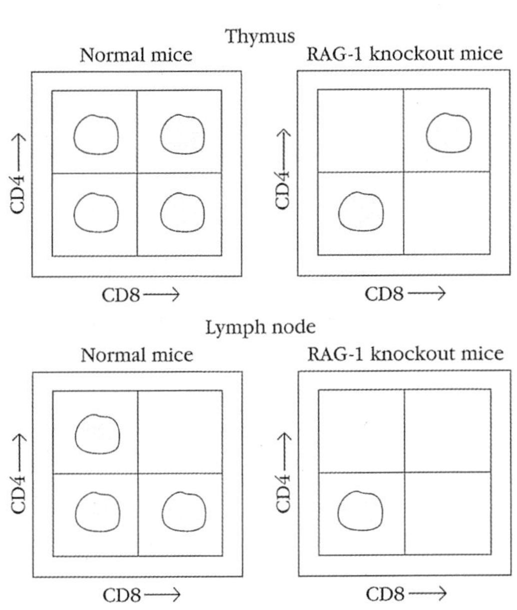

5. (a) Class I K, D 및 L 분자들, 그리고 class II IA 분자들. (b) Class I 분자들. (c) Class I 과 II MHC 분자들은 양성선택 기간 동안 흉선기질세포에 존재할 것이기 때문에, 정상 $H\text{-}2^b$ 마우스는 $CD4^+$와 $CD8^+$ T 세포 모두를 가져야 한다. *IA* 유전자가 녹아우트된 $H\text{-}2^b$ 마우스는 class II 분자를 발현하지 않는다; 따라서 이 마우스들은 $CD8^+$ 세포만을 가진다.

6. (a) 실험 A에서 흉선 공여자는 $H\text{-}2^d$ (BALB/c)였고 B 실험에서는 $H\text{-}2^b$ (C57BL/6)였다. (b) 흉선 공여자의 일배체형은 키메라 마우스에서 T 세포의 MHC 제한을 결정한다. 그래서 $H\text{-}2^b$ 표적세포들은 흉선 공여자가 $H\text{-}2^b$였던 실험 B에서 용해된다. (c) 어느 공여자 흉선도 $H\text{-}2^k$ MHC 분자들을 발현하지 않기 때문에, $H\text{-}2^k$ 표적세포들은 어느 쪽에서 용해되지 않는다; 그래서, $H\text{-}2^k$ 반응성 T 세포들은 키메라 마우스에서 양성 선택되지 않는다.

7. (a) 단백질 키나아제. (b) CD45. (c) B7. (d) IL-2. (e) CD28; B7. (f) CD8. (g) Class II MHC; B7. (h) CD4. (i) 포스포리파아제. (j) 단백질 키나아제. (k) CD28은 자극하고 CTLA4는 억제한다.

8. (a) 항원과 결합하지 않는 pre-T 세포 수용체가 CD3과 연합되어 있기 때문에, 항원과 결합하는 T 세포 수용체 뿐만 아니라 pre-TCR을 발현하는 세포들도 항 CD3으로 염색된다. 얼마나 많은 CD3 염색 세포가 완전한 T 세포 수용체를 발현하고 있는지는 이 실험을 통해 결정할 수 없다. 남아있는 세포들은 CD3을 발현하지 않는 훨씬 더 미성숙한 흉선세포들이다. (b) 그렇지 않다. CD3 염색 세포 중 일부는 완전한 γδ TCR 대신 pre-TCR 혹은 αβ TCR을 발현할 것이기 때문이다. 단순한 뺄셈으로 T_C 세포수를 계산 할 수 없다. T_C 세포수를 알기 위해서는, 오직 $CD8^+$ T_C 세포를 염색하는 형광 항 CD8 항체가 필요하다.

9. T 세포 수용체의 관여는 인지질분해효소 C를 활성화 시킨다. 이것은 PIP_2를 분해해서 디아실글리세롤 (DAG)와 IP_3를 생성한다. DAG와 IP_3은 광범위의 생물학적 효능들을 지닌 강력한 2차 신호전달자들이다. DAG는 단백질 키나아제 C를 활성화시키고, IP_3은 세포내 저장고로부터 Ca^{2+}를 방출시킨다. 이것으로 세포내 Ca^{2+} 농도는 증가된다. 포르볼 에스테르는 DAG 효과와 유사한 결과를 보이고, Ca^{2+} 이온운반체는 세포외 Ca^{2+}를 세포 안으로 들어오도록 하여 세포내의 Ca^{2+}의 농도를 높인다. 결과적으로, 세포를 Ca^{2+} 이온운반체 및 포르볼 에스테르로 처리하는 것은 T 세포 수용체-매개 T 세포 활성화의 여러 효과들을 흉내낼 수 있다.

10. (1) 신호와 수용체간의 상호작용. 예: T 세포 수용체와 MHC^+펩티드 간의 상호작용 (2) 다수의 신호들이 G 단백질들을 통해 전달된다. 예: TCR 유래의 신호들은 작은 G 단백질 Ras에 의해 매개되는 신호전달경로들을 활성화 시킬 수 있다. (3) 2차 신호전달자들의 생성. 예: TCR 유래의 신호들은 단백질 키나아제 C (PKC)를 활성화 시킬 수 있으며, 이는 2차 신호전달자들인 DAG 및 IP_3을 생성하기 위해 막인지질을 절단한다. (4) 단백질 키나아제와 탈인산화효소들의 활성화와 저해. 예: TCR 유래의 신호에 반응하여 생성된 DAG와 IP_3은 PKC를 활성화 시킨다. (5) 신호전달 경로 구성요소들의 조립 유도. 예: TCR에 대한 MHC^+펩티드의 결합은 TCR 복

합체의 구성단위들 상의 ITAMs을 인산화를 촉진하며, 이는 TCR 신호 전달계의 주요 단백질 티로신 키나아제인 ZAP-70의 모집을 위한 결합부위를 만든다. (6) 효소의 연속반응에 의한 신호의 증폭. 예: TCR 매개로 시작되는 Ras 경로의 MAP 키나아제 연속 반응. (7) 신호가 없을 경우에 대비하여 미리 정해진 신호전달 경로의 활성은 없다. 예: TCR은 MHC^+ 펩티드에 의한 결합이 없다면, TCR-매개 신호 전달은 전혀 없다.

11. *신호와 그 수용체간의 상호작용에 의해 신호전달을 개시된다.* TCR과 MHC-펩티드 복합체와 같은 T 세포 항원간의 결합. *다수의 신호전달경로들은 그 경로를 구성하는 구성요소들의 조립을 필요로 한다; 이러한 조립에는 연결단백질들이 사용된다.* TCR 신호 전달에 있어서, ZAP-70은 연결 단백질인 LAT와 SLP-76을 인산화시킨다. *신호수신은 가끔 세포내에서의 "2차 전달자"의 생성으로 이어진다.* 이 "2차 전달자"는 분자 또는 이온으로 세포내 다른 위치로 확산되어 대사상의 변화에 초래한다. DAG와 IP_3는 TCR 신호전달경로에서 2차 전달자 역할을 한다. *단백질 키나아제와 단백질 포스파타아제는 활성화되거나 억제된다.* ZAP-70과 $p56^{Lck}$는 신호전달 경로의 첫 단계에서 단백질 키나아제로서 기능을 한다. 칼시뉴린 (calcineurin) 은 포스파타아제 역할을 하며 NFAT로부터 인산을 제거하여 NFAT가 세포질에서 핵으로 전위되게 해주는데, 핵에서. NFAT는 NF-κB와 함께 전사활성인자 (transcriptional activator)로 작용한다. *신호는 효소의 연쇄반응에 의해 증폭된다.* 몇몇 효소 연쇄반응들이 TCR 신호전달 경로에서 기능을 담당하고 있다. PKC (단백질 키나아제 C) 및 RAS/MAP 키나아제 기전들이 여기에 포함된다.

12. γδ T 세포의 경우는 MHC에 의한 항원제시를 필요로 하지 않는다. 따라서 γδ T 세포는 단백질 항원만을 인지하도록 제한되어 있지 않다. γδ T 세포의 항원 인지 과정은 내재면역계 세포들에서 발현되는 패턴인식 수용체의 항원 인지 과정에 더 가까운 것 같다.

13. 항원과 접촉함에 있어서 T 세포가 CD28분자로부터 받는 신호 2가 결여된 상태에서 TCR을 통한 신호 1을 받을 경우, T 세포가 는 활성화 되지 못하고 아너지 상태로 된다. 이와 대조적으로, T 세포가 슈퍼 항원에 결합될 경우는 항원 특이성에 상관없이 TCR이 관여된다. 이때의 상호작용은 매우 견고하여 신호 1 과 신호 2의 두 신호를 모두 전달 할 수 있어서 T 세포의 다클론적 활성화가 나타난다.

11장

임상초점 문제 각 공여자로부터 분리 정제된 HuIg는 공여자가 헌혈 전에 노출된 모든 면역 자극에 대하여 일으킨 항체반응산물을 포함하고 있는 시료이다. 따라서 공여자의 집단이 클수록, HuIg에 존재하는 항체의 다양성 또한 클 것이다. 가장 넓은 다양성을 가진 항체가 가장 다양한 병원균에 대한 방어력을 제공할 것이다. 그럼으로, 가장 많은 수의 공여자에서 유래한 C가 최선의 선택일 것이다.

1. (a) 거짓: V_H-D_H-J_H 유전자 재배열은 pro-B 세포 단계에서 일어난다; 성공적인 중쇄 유전자 재배열은 pre-B 세포 단계의 시작을 나타낸다. 이 단계에서 세포막형 μ 사슬이 발현된다. (b) 거짓: 미성숙 B 세포는 오직 IgM만을 발현한다. (c) 거짓: N-뉴클레오티드 추가를 촉매하는 TdT는 오직 pro-B세포 단계에서만 발현된다. (d) 참. (e) 참. (f) 거짓: Pro-B 세포는 pre-B 세포로 분화하기 위해 기질세포와 상호작용 해야만 한다. Pre-B 세포에서 미성숙 B 세포로의 진행은 기질세포에서 유리되는 IL-7을 필요로 하지만, 직접적 접촉은 필요로 하지 않는다. (g) 참 (그림 11-1 참조).

2. (a) 전구 B 세포: 두 시약 모두에 대해 세포질 혹은 세포막 염색이 나타나지 않는다. (b) Pre-B 세포: 세포질과 세포막에서 항-μ 염색. (c) 미성숙 B 세포: 세포질과 세포막에서 항-μ 염색. (d) 성숙 B 세포: 세포질과 세포막에서 항-μ와 항-δ 염색. (e) 형질세포: 세포질에서 항-μ 염색; 세포막 염색은 나타나지 않으며 5합체 IgM이 분비된다.

3. B 세포 공동수용체는 3개의 세포막 단백질로 구성된다: TAPA-1, CR2, 및 CD19; 후자는 Ig 슈퍼패밀리에 속한다. CR2 요소는 B 세포 수용체 (BCR)에 결합되어 있으며 보체로 코팅된 항원에 결합할 수 있다. 이러한 결합은 CD19의 인산화를 유도한다. Src-패밀리의 티로신 인산화 효소 (Lyn 및 Fyn)는 인산화된 CD19에 결합하여, 포스포리파아제 C (PLC)로부터 시작하는 신호전달 경로를 유발할 수 있다.

4. (a) 단독 및 이중 유전자이식 마우스 모두 항-HEL 이식유전자를 가졌다. 이식유전자가 이미 재배열 되어있기 때문에, 내부 면역글로불린 중쇄 및 경쇄 유전자의 재배열이 pro-B 세포와 pre-B 세포 단계에서 일어나지 않는다. 따라서 이식유전자에 의해 암호화되는 재배열된 면역글로불린은 성숙한 B 세포에서 우선적으로 발현된다. (b) 방사능표지된 HEL을 첨가하고 이것이 B 세포 표면에 결합하는 가를 방사선 자동사진법 (autoradiography)을 이용하여 관찰한다. 이들 B 세포 표면의 세포막형 항체 (mIg)의 개별형을 결정하기 위해서는 세포를 각 개별형에 특이적이며 형광물질로 표지된 항체 (예, 항-μ, 항-δ 등)와 반응시키고 어떤 형광항체가 B 세포를 염색하는지 관찰한다. (c) 마우스에게 먹이로 공급되는 물에 아연 이온을 첨가함으로써 HEL 이식유전자의 발현을 유도하기 위해서. (d) 먼저, 이중 유전자이식 마우스와 정상 동계 마우스로부터의 B 세포와 T 세포가 서로 구분되어야 한다. 이것은 비장세포를 형광물질로 표지된 CD3 특이 항체를 처리함으로써 가능하다. CD3는 B 세포에서는 발현되지 않고, T 세포의 세포막에만 발현된다. 항체 처리된 세포를 형광활성세포분류기 (FACS)를 통해 분석한다 (그림 6-15 참조). 이렇게 함으로써, T 세포 분획과 B 세포 및 이외 다른 비장세포를 포함하는 나머지 분획으로 나누어진다. 나머지 분획을 형광물질로 표지된 항-IgM 항체로 처리하고 다시 FACS로 분리하여 B 세포 분획을 얻는다. 이제 유전자이식 마우스의 B 세포와 정상 동계 마우스의 T 세포를 혼합하고 (sample A), 또한 유전자이식 마우스의 T 세포와 정상 동계 마우스의 B 세포를 혼합한다 (sample B). 이후 각 세포 혼합물을 치사량으로 광선 조사된 동계 수혜동물에게 주입하고, 다시 수혜동물에 HEL을 주사하여 이들이 항-HEL 혈청 항체를 생산하는지 조사한다. 만약 B 세포가 무반응 상태가 되어 있다면, sample A와 항체반응이 일어나지 않을 것이다.

5. (a) 수용성 단백질 항원에 의한 B 세포 활성화는 T_H 세포의 관여를 필요로 한다. 흉선-의존적 항원에 의해 미경험 B 세포상의 mIg가

교차결합되면 적격신호 1을 제공하게 된다; 이후 B 세포상의 CD40와 활성화된 T 세포상의 CD40L가 서로 결합하면 적격신호 2를 제공한다. 이러한 신호가 복합적으로 작용하여 B 세포의 세포주기를 G_0 로부터 G_1 기로 이끌게 되며, B 세포표면에 사이토카인 수용체의 발현을 증가시킨다. T_H 세포 유래의 사이토카인의 결합은 활성화된 B 세포가 증식할 있도록 진행신호를 제공한다 (그림 11-12 참조). (b) 제1형 흉선-비의존적 항원인 LPS의 결합은 적격신호 1, 2를 모두 제공한다 (그림 11-5). 효율적인 증식을 위해서는 사이토카인에 의해 매개되는 진행신호를 필요로 한다.

6. (a) 명대 (Light zone) (b) 부피질 (paracortex) (c) 중심아세포; 암대 (dark zone) (d) 중심세포; 여포 수지상세포. (e) 명대; T_H 세포. (f) 명대. (g) 수질. (h) 중심아세포.

7. (a) 표 11-2 참조. (b) TI 항원.

8. (a) 각 mIg 분자는 Ig-α/Ig-β라 불리는 하나의 이형 이합체 (heterodimer) 분자와 결합하여 B 세포 수용체를 형성한다. Ig-α와 Ig-β는 긴 세포질 꼬리를 가지고 있으며 이들은 세포내부로 신호전달을 매개한다 (그림 11-8 참조). (b) 항원 결합, T_H 세포와의 상호작용, 그리고 사이토카인 결합 등에 의해 주어지는 B 세포 활성화와 분화는 세포내 신호전달 경로를 유발하여 궁극적으로 활성화된 유전자 전사조절 인자를 생성한다. 이들은 결과적으로 핵으로 이동하여 특이적 유전자의 전사를 촉진하거나 저해하게 된다 (그림 11-10 참조).

9. (a) 수혜동물은 $H\text{-}2^b$ 이외의 일배체형 (haplotype)을 가졌다. (b) 이 실험의 목적은 말초 조직에서만 발현되고, K^b 이식유전자 산물에 의해 대표되는, 자기항원의 영향을 조사하는 것이다. K^b 이식유전자를 간 특이적 프로모터에 연결시킴으로써 K^b class I MHC 분자가 골수가 아닌 말초 조직에서 발현하게 하여, 골수에서 미성숙 B 세포가 이식유전자 산물과 상호작용 할 가능성을 배제한다. (c) 실험결과는 말초조직에서 자기항원에 노출되면 음성선택과 세포자살 (클론삭제)를 유도하게 된다는 것을 시사한다 (그림 11-15 참조).

10. (a) 참. (b) 참. (c) 참. (d) 거짓: 항원경쟁은 SRBC에 대한 반응을 경감시킬 것이다.

11. (a) 반응 초기 단계에는 IgM이 우세하게 생성된다. 비록 생산된 항체의 평균 친화력은 동일한 항원 주사 후 2차 반응에서 기대되는 것보다 낮지만, 높은 농도의 항원에 대한 1차 반응보다는 높게 나타난다. (b) 항체는 대부분 IgG이며, 항체의 친화력은 낮은 농도의 항원에 대한 1차 반응 때보다 높은 경향이 있다. (c) 항체의 평균 친화력은 낮은 농도의 항원에 대한 1차 반응 때보다 낮을 것이다. 반응 초기 단계에서 만들어지는 대부분의 항체는 IgM이다. (d) 항체의 평균 친화력은 높은 농도의 항원에 대한 1차 반응 때 만들어지는 항체보다는 높지만, 낮은 농도의 항원에 대한 1차 반응 때 만들어지는 항체보다 반드시 낮지는 않다. 이들 항체는 낮은 농도의 항원에 대한 2차 반응 때 생산된 항체보다 낮은 평균 친화력을 가지며 대부분 IgG이다.

12. (a) 시료 B는 각 처리군에서 단일 제한효소 분절을 보였으며, 이는 재배열되지 않은 배선 DNA의 특징이다. 그래서 이 시료는 간세포에서 유래한 것이다. (b) 시료 C는 *Bam*HI 처리에 의해 2개의 분절이 얻어졌으며, 이는 2개의 중쇄 대립형질이 모두 재배열되었으나 κ-사슬 재배열은 일어나지 않았음을 의미한다. 그래서 이 시료는 pre-B 림프종 세포에서 유래한 것이다. (c) 시료 A로부터 얻은 블롯은 하나의 중쇄와 하나의 경쇄 대립형질이 각각 재배열되었다는 것을 나타낸다. 이러한 패턴은 이 시료가 IgM을 분비하는 골수종 세포에서 유래하였음을 지시한다.

13. (a) 참. (b) 거짓: AP-1은 전사조절인자로서 신호전달 연속단계에 의해 활성화되면 세포질에서 핵으로 이동한다. (c) 참. (d) 거짓: 클래스 전환은 흉선-의존적 (TD) 항원의 특징이며, T_H 세포와의 상호작용에 의해 생긴다. 흉선-비의존적 (TI) 항원은 클래스 전환에 필요한 신호 등 보조 T 세포의 도움 없이 B 세포를 활성화 시킬 수 있다. (e) 거짓: B 세포는 림프절에서 효과세포로 성숙한다. (f) 거짓: B 세포가 형질세포로 분화하면서 세포막 결합형 면역글로불린의 생산은 멈추고 항체를 분비하게 된다. 이로써 형질세포는 항원의 존재에 대해 반응성을 잃게 된다. (g) 참.

14. (a) 클래스 전환. (b) IL-4. (c) VpreB; λ5. (d) 형질세포.

12장

임상초점 문제 이 질문에 언급된 모든 사이토카인은 이장의 임상 초점에 포함된 표에 나와 있다. 또한 표는 각각의 사이토카인을 제조하는 회사의 이름을 포함한다. 웹브라우져 (넷스케이프 또는 인터넷 익스플로러)를 열고 제조사의 홈페이지를 찾는다. 약에 관한 정보와 그 부작용을 찾을 수 있다.

1. (a) 거짓: 고친화력 IL-2 수용체는 α, β와 γ 사슬의 3개의 서브유닛으로 되어 있고 이들 모두는 막관통 단백질이다. (b) 거짓: 항-TAC는 IL-2 수용체의 55 kDa α 사슬과 결합한다. (c) 거짓: 모든 제 1형과 제2형 사이토카인 수용체는 2개 혹은 3개의 서브유닛으로 되어 있지만 IL-1, IL-8, TNF-α, TNF-β 그리고 몇몇 다른 사이토카인은 오직 1개의 사슬만으로 되어 있다. (d) 거짓: IL-2R β 사슬은 휴지기 T 세포에서 낮은 농도로 발현되나 활성화가 이루어진 후에는 발현이 급격히 증가한다. α 사슬은 활성화된 T 세포에서만 발현된다. (e) 거짓: 제 1형과 제 2형 사이토카인 수용체의 세포질 내 도메인은 세포내 티로신 키나아제와 밀접하게 연관되어 있는 것처럼 보이지만 자체는 티로신 키나아제 활성을 지니고 있지 않다. (f) 참.

2. 오직 항원에 의해 활성화된 T 세포만 증식할 것이다. 왜냐하면 이들이 고친화력 IL-2 수용체를 발현하고 반면에 휴지 T세포는 발현을 하지 않아 그 결과 IL-2와 반응할 수 없기 때문이다.

3. 사이토카인, 성장인자 그리고 호르몬은 모두 표적세포에 있는 수용체와 결합하여 여러 가지 생물학적 효과를 나타내는 분비형 단백질이다. 사이토카인은 다양한 세포에서 만들어지는데 그들의 생산은 신중히 조절되고 있다. 그리고 그들은 여러 세포 형에 효과를 나타내고 대부분의 사이토카인은 자가분비 또는 측분비 방식으로 작용한다. 성장인자는 사이토카인과는 달리 계속적으로 만들어지고 있다. 사이토카인과는 달리 호르몬은 일반적으로 먼 거리에 걸

쳐 하나 또는 몇몇의 표적세포 유형에만 작용한다 (내분비 효과).

4. (a) γ 사슬과 β 사슬 (낮은 수준). (b) α, β와 γ 사슬. (c) γ 사슬과 β 사슬 (낮은 수준). 사이클로스포린 A는 β와 α 사슬의 발현을 증가시키는 유전자의 활성을 억제한다. (d) γ 사슬과 β 사슬 (낮은 수준). (e) α, β와 γ 사슬. (f) β와 γ 사슬.

5. (a) 수퍼항원은 정상 펩티드-결합이 이루어지는 클래스 II MHC 분자의 오목한 틈이 아닌 바깥쪽 부위에 결합한다. 정상적인 항원과는 달리 이들은 항원-제시 세포에 의해 내부로 들어가 처리되지 않은 채 클래스 II 분자와 직접 결합한다. 슈퍼항원은 또한 정상적인 항원 펩티드 결합에서는 참여하지 않는 T 세포 수용체의 V_β 도메인 부위와 결합한다. 슈퍼항원은 하나 또는 몇몇의 V_β 도메인에 대해 특이성을 나타난다. 따라서 슈퍼항원은 T 세포의 항원 특이성과는 무관하게 V_β 도메인을 발현하는 모든 T 세포를 활성화할 수 있다. (b) 어떤 주어진 슈퍼항원은 5%~25%의 T_H 세포를 활성화할 수 있어 과다한 사이토카인을 생산하게 한다. 높은 농도의 사이토카인은 식중독과 독성쇼크 증후군과 관련된 증상을 일으킨다고 생각된다. (c) 그렇다. 효과를 나타내기 위하여 슈퍼항원은 클래스 II MHC 분자와 T 세포 수용체와 복합체를 이루어야만 한다.

6. IL-3, IL-5 그리고 GM-CSF의 수용체는 공통적으로 β 사슬 신호전달을 한다. 이들 각각의 수용체에 사이토카인이 결합하면 아마도 동일한 신호전달 경로를 가동하게 할 것이다.

7. (a) T_H1 서브세트는 고전적인 세포-매개 기능(예를 들면 지연형 과민반응)과 T_C 세포를 활성화에 관여한다. 바이러스 감염이나 세포 내 병원체는 T_H1 반응을 유도하는 듯하다. (b) T_H2 서브세트는 일차적으로 B 세포 활성의 조력자로 기능한다. 이 서브세트는 독립-생활 세균이나 기생충인 연충과 반응하는데 아주 잘 적응되어 있고, 알레르기 반응을 매개하는 것으로 보인다. 왜냐하면 IL-4와 IL-5가 IgE 생성과 호산구 활성화를 각각 유도하기 때문이다.

8. (a) 거짓: IL-6은 급성기 단백질의 생산을 증가시키기는 하지만, 이 단백질들은 염증을 일으키게 하는 물질로 면역반응을 차단하지 않는다. (b) 거짓: 사이토카인은 (이를 분비하는 세포에) 자가분비 양식으로 작용할 수 있고 또한 측분비 내지는 내분비 양식으로도 작용할 수 있다. (c) 참. (d) 거짓: T_H1 세포는 인터페론 γ, IL-2, 그리고 TNF-β를 분비하여 대식세포를 활성화하고 B 세포에서 IgG의 생산을 증가시킨다. (e) 참. (f) 거짓: T 세포의 활성화는 IL-1이 아니라 IL-2와 그 수용체를 만든다.

9. 사분면 모양에서 상단 오른편이 높은 친화력 수용체를 나타낸다. 낮은 친화력 수용체는 상단 왼편에 있는 세포들에 의해 발현되고 중간 친화력 수용체는 하단 오른편에 있는 세포들에서 발현된다. 하단 왼편에 있는 세포들은 IL-2 수용체를 발현하지 않는 세포들을 포함한다.

10. (a) 2, 7. (b) 4, 8. (c) 9. (d) 5. (e) 6. (f) 1, 3. (g) 3.

11. (a) IL-4. (b) 케모카인. (c) G 단백질. (d) IL-7. (e) No. (f) 인터페론 α

12. (d).

13. (a), (b), (c), (d).

13장

임상초점 문제 염증과정은 병원체를 효과적으로 방어하는데 필수적이다. 이 과정의 중요한 요소는 염증부위로 백혈구가 이동하는 것이다. 백혈구 집단들이 순환하던 상태로부터 이와 같이 이동하는 것은 인테그린-매개 세포부착에 의해 좌우된다. CD18은 인테그린의 구성분자이며, 이 분자의 결함은 인테그린의 기능 실패를 초래한다. 백혈구 이동의 세포 생물학을 소개한 그림 13-5을 참조하라.

1. (a) 거짓: 다양한 케모카인 (chemokine)들은 모든 유형의 백혈구들에 대해 화학주성을 나타낸다. (b) 거짓: 인테그린은 다양한 백혈구에서 발현되지만 내피세포에서는 발현하지 않는다. (c) 참. (d) 참. (e) 참. (f) 거짓: 급성기 반응이라고 부르는 전신효과는 국소 급성염증반응에서 생성된 사이토카인들에 의해 유도된다. (g) 참. (h) 거짓: 육아종은 만성감염부위에서 형성될 수 있지만, 급성염증반응 동안에는 대체로 형성되지 않는다.

2. 염증부위에 근접해 있는 혈관 내피세포 상의 ICAMs의 발현 증가는 백혈구들이 혈관벽에 부착하는 것을 조장하며, 그 결과 백혈구들이 염증부위로 이동하는 것이 증가된다.

3. (a) 구르기, 활성화, 저지/부착 그리고 내피횡단 이동 (그림 15-3a와 15-7 참조). (b) 중성구는 염증반응 초기에 혈관 내피조직 상에 유도되는 세포부착분자에 결합을 하기 때문에 염증부위에서 보통 혈관외 유출을 한다. (c) 다양한 백혈구 아집단들 (lymphocyte subsets)은 다양한 림프기관들의 HEVs 표면이나, 염증화된 내피조직 표면이나, 혹은 3차 림프조직의 세정맥 표면에 있는 조직-특이적인 부착분자들 (혈관 어드레신, vascular addressins)에 결합하는 귀소 수용체를 발현한다. 특정 백혈구가 어떤 부위로 귀소하는 과정은 다양한 림프구들을 선택적으로 끌어들이는 케모카인들에 의해 조장된다. 따라서 (1)혈관 어드레신, (2) 귀소 수용체, 그리고 (3) 케모카인과 그 수용체에 있어서의 차이점들이 특정 림프구 아집단들의 재순환 양상을 결정하게 된다.

4. IL-1, IL-6, 그리고 TNF-α (표 15-3 참조)

5. 국소 급성염증반응 동안, 활성화된 조직 대식세포 (tissue macrophage)에서 방출되는 TNF-α는 혈관 내피세포와 대식세포에 작용하여, 골수에서 일어나는 조혈을 자극하는 집락촉진인자 (colony-simulating factors, CSFs)의 분비를 유도한다. 이는 전신 급성기 반응의 일부분이다.

6. (a) N. (b) 1. (c) N. (d) 3. (e) N. (f) 2. (g) 3 (그림 15-3 참조).

7. IFN-γ는 대식세포의 활성화를 자극하여 class II MHC 분자의 발현 증가, 살균활성 증가, 그리고 사이토카인의 생성 증가를 초래한다. 활성화된 대식세포의 과도한 축적은 만성염증에 관련된 조직 손상의 원인이 된다. 활성화된 대식세포에 의해 분비되는 TNF-α 또한 만성염증에 나타나는 조직 쇠약 (tissue wasting)에 기여한다. 이러한 두 사이토카인들이 상승작용성으로 작용하여 다량의 세포들이 만성염증 부위로 이동하는 것을 조장한다.

8. 간세포 표면에 있는 그들의 수용체와 결합을 하는 모든 사이토카인들은 동일한 전사인자인 NF-16의 생성을 유도하는데, 이 NF-

16은 급성기 단백질의 전사를 촉진한다.

9. (a) 7. (b) 1, 6. (c) 10, 11. (d) 2. (e) 8. (f) 4. (g) 10. (h) 9.

10. (a) 점막 조직으로의 림프구 귀환에서의 결합.
(b) 림프구의 구르기에서의 결합.
(c) 림프구 부착 결핍, 증가된 세균감염.

11. (a)와 (b)가 알맞은 대응.

12. 환자로부터 분리한 줄기세포를 사용한 골수이식이 치료방법이 될 수 있는데, 이때는 손상된 유전자를 정상적인 기능을 하는 유전자로 대체해야 한다. 대안으로는, 적합한 기증자로 부터의 골수이식이다.

13. 중성구는 내피세포 표면에 신속하게 발현되는 P-셀렉틴과 낮은 수준으로 구성적으로 발현되는 ICAM-1에 결합할 수 있는 반면에, 단구세포는 내피세포 표면에서 높은 수준으로 발현되는 E-셀렉틴, ICAM-1, 및 VCAM 에 결합한다. 이 때문에 단구세포는 새로운 단백질 합성에 필요한 시간 때문에 지연된 후에 내피세포 표면에 결합하게 된다.

14. 키닌계는 혈관투과성, 고통, 평활근수축을 증가시키는 브라디키닌을 생성한다. 브라디키닌은 또한 보체 연쇄반응의 구성원인 C5a와 C5b의 형성을 유도한다. 응고계도 역시 혈관투과성 및 친-염증 사이토카인들을 증가시키는 매개체들을 생산한다. 혈관투과성의 증가는 혈류와 세포가 좀 더 쉽게 조직을 통과하도록 해주며, 염증반응의 특징적 징후들 (고통, 부종, 발적, 및 열)을 유발한다. 혈관투과성 증가는, 침입한 세균에 대한 노출로 인한 조직손상 부위에 식세포들이 이끌려오게 되는 데에도 유리하다.

데이터의 분석 (a) 그람 음성 세균 감염. LPS는 그람 음성 세균의 외막에서 발견된다. (b) LPS를 주사한 야생형 마우스에서 MPO 활성의 증가를 바탕으로, LPS사 폐로 중성구의 유인을 유도한다는 증거가 된다. 염증 반응은 *5-LOX*$^{-/-}$ 마우스에 LPS를 주사했을 때 사라진다. 이것은 리폭시게나제 경로의 류코트리엔의 포함을 설명한다. 중성구 유인의 그림 13-12 참조. (c) 류코트리엔 B_4. (d) LPS 처리에 반응하여 5′-리폭시게나아제 녹아우트 마우스는, LPS를 처리하지 않은 대조군보다 더 높은 수준으로 염증을 나타내었으며 그리고 LPS를 처리한 야생형 보다는 더 낮은 수준의 염증을 나타내었다. 따라서 중성구는 리폭시게나제 경로의 산물들에 더하여 여러 인자들에 의해 모집되는데, 이들에는 LPS에 의한 보체의 활성화 및 C5a의 생성, IL-8의 유도, 또는 LPS에 의한 다른 케모카인들의 유도 등이 포함된다.

14장

임상초점 문제 관절염 (arthritis)은 조직손상, 부종, 및 고통을 초래하는 관절의 염증이 특징이다. 건선성 관절염 (psoriatic arthritis)은 면역공격에 의한 야기되는 피부손상을 동반한다 (건선, psoriasis). KIR/MHC 회합이 관절염 질환에 대한 감수성과 조합이 되는 이유는 저해신호의 결핍 때문인 것 같은데 (예를 들어, KIR 분자에 특이적인 저해리간드를 생산하는 MHC 대립형질들의 부재), 이는 숙주 세포들과 조직들의 손상으로 이어진다. 당뇨병은 또 다른 자가면역 질환이다; 인슐린을 생산하는 숙주의 췌장 섬세포를 파괴하는 것으로 나타나는데, 관절염에 예상되는 동일한 작용기전이 당뇨병에도 작동할 수 있다. 양쪽 모두의 경우에서, 저해 NK 신호의 부재는 NK 세포에 의한 직접적인 또는 NK 세포가 모집하는 다른 효과세포들에 의한 손상을 초래한다.

1. (a) 참. (b) 참. (c) 참. (d) 거짓 : 세포독성 T 세포가 표적세포들을 죽이는 두 가지 경로가 있다. 하나는 퍼포린-의존성이고, 그리고 다른 하나는 FAS를 발현하는 표적세포를 살해하기 위해 CTL에 의해 전시되는 Fas 리간드를 사용한다.

2. LFA-1에 대한 단클론항체는 CTL-표적세포 접합체의 형성을 막을 수 있다. 이것은 표적세포 살해를 저해할 수 있으며 따라서 CML 분석에서 ^{51}Cr 방출이 감소되는 결과가 초래된다.

3.

Population 1	Population 2	Proliferation
C57BL/6 (H-2^b)	CBA (H-2^k)	1 and 2
C57BL/6 (H-2^b)	CBA (H-2^k) mitomycin C-treated	1
C57BL/6 (H-2^b)	(CBA × C57BL/6) F_1 (H-2$^{k/b}$)	1
C57BL/6 (H-2^b)	C57L (H-2^b)	Neither

4. (a) $CD4^+$ T_H 세포. (b) 증식하는 세포들의 정체를 확인하기 위하여, 세포들을 플루오레신-표지 항-CD4 단클론항체 및 로다민-표지 항-CD8 단클론항체와 함께 배양시킨다. 증식하는 세포들은 오직 항-CD4 시약에 의해서만 염색될 것이다. (c) $CD4^+$ T_H 세포들은 자극세포들의 표면에 있는 알레르기성 class II MHC 분자를 인식하기 때문에, 이들은 활성화되고 IL-2 분비를 시작한다. 이때 생성된 IL-2는 T_H 세포 증식을 자가자극 (autostimulation)한다. 따라서 세포증식의 정도는 생성된 IL-2의 수준에 정비례한다.

5. (a) 어느 쪽도 아님 (b) 둘 다 (c) CTL (d) CTL (e) T_H 세포 (f) CTL (g) T_H 세포 (H) CTL (i) T_H 세포 (j) T_H 세포 (k)둘 다 (m) 둘 다 (n) 둘 다 (o) T_H 세포 (p) 어느 쪽도 아님 (q) CTL (r) T_H 세포

6.

Source of primed spleen cells	^{51}Cr release from LCM-infected target cells			
	B10.D2 (H-2^d)	B10 (H-2^b)	B10.BR (H-2^k	(BALB/c × B10) F_1 (H-2$^{b/d}$)
B10.D2 (H-2^d)	+	−	−	+
B10 (H-2^b)	−	+	−	+
BALB/c (H-2^d)	+	−	−	+
(BALB/c × B10)				
(H-2$^{b/d}$)	+	+	−	+

7. 독감 (influenza) 바이러스에 대해 특이적인 T_C 활성을 측정하기

위해, 감염된 마우스로부터 얻은 비장세포와 독감 바이러스에 감염된 동계 표적세포들 (syngeneic target cells)을 반응시켜 CML 반응을 수행한다. T_H 활성을 측정하기 위해, 감염된 마우스의 비장세포와 독감 바이러스 펩티드를 제시하는 동계 APC를 반응시키고; IL-2 생성을 측정한다.

8. NK세포들은, CTL에 의해 사용되는 기전과 같이, 퍼포린-유도 구멍 형성을 통해서 암세포들과 바이러스 감염된 세포들의 용해를 매개한다. NK 세포들은 감염된 세포들로부터 정상 세포들을 구별해 낼 수 있는데, 그 이유는 정상세포들은 NK 세포의 공격으로부터 자신들을 보호해주는 class I MHC 분자를 상대적으로 높은 수준으로 발현하기 때문이다. NK 세포들 상의 활성화수용체들 (NKR-P1 및 그 외 것들)의 관여에 의해 생성되는 양성신호들과 NK 세포들 상의 CD94/NKG2 및 KIR 패밀리와 같은 저해수용체들의 자기 MHC 분자의 인식에 의해 유도되는 음성신호들 사이의 균형이, NK 세포-매개 살해를 조절한다.

9. (a-e) 모든 경우에서의 결과는 세포독성 T 세포들에 의해 세포용해가 일어나지 않는 것이다. 세포독성 T 세포들이 표적세포를 살해하기 위해 두 가지의 경로를 이용하는데, 그 중 하나는 퍼포린-의존성이고 다른 하나는 Fas를 발현하는 표적세포의 사멸을 유도하기 위해 FasL를 이용하는 것이다. 이러한 두 가지 경로들 양쪽 모두가 이중-녹아우트 (double-knockout) 마우스에서는 작동하지 않기 때문에, T 세포-매개 세포독성은 일어나지 않을 것이다.

10. 만약 HLA 유형을 알고 있다면, gp120 유래의 펩티드에 결합되고 형광표지가 붙여진 MHC 4합체를 준비하고, 이를 시료속의 함유되어 있는 이와 같은 gp120 유래의 펩티드와 HLA 복합체를 인식할 수 있는 모든 $CD8^+$ T 세포들을 특이적으로 표지하는데 사용할 수 있다.

11. (a) 참. (b) 참. (c) 참. (d) 거짓: Fas로 부터의 신호전달 연쇄반응은 연결단백질인 FADD 모집하지만, G 단백질은 모집하지 않는다. (e) 참. (f) 거짓: FasL은 에폽토시스를 유도 중인 세포 표면에 발현된다; 표적세포는 Fas를 발현한다.

12. (a) NK 세포들은 감염된 세포를 인식하기 위해 대립-신호 기전 (opposing-signal mechanism)을 이용하는 것으로 생각된다. 만약 잠재적인 표적세포가 class I MHC 분자들을 정상적인 수준으로 발현한다면, NK 세포표면의 수용체들 (KIR, CD94, NKG2)은 표적세포를 살해하지 못하게 하는 신호전달 연쇄반응을 유도한다. 이 신호는 NK 세포 상의 활성화수용체들에 리간드들이 결합함으로써 생성되는 친-살해 신호들을 무효화한다. 바이러스에 감염되어 class I MHC의 발현수준이 감소된 세포들에 있어서는 활성화 수용체 신호가 우세하다.

(b) NK 세포의 살해기전은 CTL 세포에 의한 살해기전과 유사하다. NK 세포들은 FasL을 발현하고 퍼포린 및 그란자임을 함유한 과립을 가지며, 그들을 가지고 표적세포의 세포자살을 유도한다. (c) NK 세포들은 T 세포의 경우와 동일한 골수에 있는 전구세포로부터 발달한다고 생각되지만, 흉선에서는 발달되지 않는 것으로 보인다. NK 세포 분화의 정확한 기전은 알려지지 않았다.

13. ADCC에 있어서, F_C 수용체를 발현하는 세포들은 세포표면에 결합한 항체분자를 인식한다. 이상적으로, 항체가 결합한 표적세포는 종양세포 혹은 바이러스에 감염된 세포이다. 만약 항체에 의해 결합되는 항원이 정상세포들에도 발현된다면, 감염되지 않은 세포들 또한 표적될 것이다. 중성구, 호산구, 및 대식세포들은 항원을 발현하는 세포들에 결합하고 용해 효소를 분비할 것이며, NK 세포들과 호산구들은 퍼포린을 분비할 것이고, 그리고 대식세포들과 NK 세포들은 TNF를 방출할 것이다. 그 결과는 세포사멸 및 조직손상이며, 자가면역질환이나 제 2형 과민반응으로 이어지는 것이 가능하다.

데이터의 분석 (a) 에피토프 2, 12 18은 높은 CTL 활성을 나타내었고, 에피도프 5와 21은 중간정도의 CTL 활성을 나타내었다. (b) 다른 펩티드들은 예상을 더욱 어렵게 만드는 독특한 고정잔기를 사용하는 것이 가능하다. 그러나, 만약 우리가 동일한 아미노산들이 HLA-A2에 의해 결합된다고 가정한다면, 트레오닌 (T)으로 부터 4개의 아미노산들에 의해 떨어져 위치한 아미노 말단의 류신 (L)이 가장 면역원성이 높은 5개의 펩티드들 (2, 12, 18, 5, 그리고 21)에 있어서 유일한 공통된 모티프이다. 높은 CTL 활성을 나타내는 모든 펩티드들은 또한 아미노 말단에 두 개의 연속적인 류신을 지니고 있다. 고정잔기로 사용되는 트레오닌의 문제는, 펩티드 2의 경우 T의 카르복실말단 쪽으로 4개의 아미노산들을 지니고 있어서 이 펩티드의 끝이 결합포켓의 밖으로 빠져나올 수 있는 것이다. 이는 매우 드문 구조가 되는 것 같다. 펩티드 12도 좀 더 덜하긴 하지만 유사한 문제를 지니고 있다. 그러므로 HLA-2A의 포켓 2의 류신은 1992년 Matsumura (Science 257: 927)에 의해 알려진 데이터와 일치하는 것 같다. 그래서 주요 고정잔기는 결합포켓의 아미노 말단에 위치한 하나의 류신 잔기일 것이며, 일부 환경하에서는 카르복실 말단의 T 도 고정잔기로서 기여하는 것이 가능할 것이다. (c) 비록 그들이 제시된다 하더라도, 그들 펩티드에 특이적으로 작용하는 T 세포가 없다는 것은 가능하다. 그러므로 당신은 CTL 반응을 볼 수 없을 것이다. (d) CTL은 자기-MHC 분자와 결합된 항원만을 인식한다. 그러므로 CTL 활성이 측정되기 위해서는, T2 세포는 또한 HLA-A2를 발현했어야만 한다. (e) 클래스 1 MHC 분자는 일반적으로 8-10개의 잔기들을 지닌 펩티드에 결합한다 (그림 8-7 참조). 펩티드 2는 11개의 잔기 길이를 지니고 있으므로, MHC-A2분자와 결합되면, 펩티드 중간 부위가 위로 들리어짐을 시사한다. 그러나 펩티드 2의 경우도 CTL 살해작용에 반응하는 주요 에피토프로 나타났으므로, 이러한 들려짐은 CTL 과의 상호작용에 별다른 방해를 하지 않으며 그래서 에피토프로 기여하는 것 같다.

15장

임상초점 문제 FcεRIβ는 고친화력의 IgE 수용체이며 비만세포의 표면에서 IgE와 결합하는 역할을 한다. 알에르겐이 비만세포 표면의 IgE를 교차결합하면 비만세포는 활성화되어 히스타민을 방출한다. 그러므로 FcεRIβ와 IgE 간의 결합력을 높이는 돌연변이는 더욱더 민감한 비만세포를 만들어내어 더욱더 쉽게 탈과립이 일어날 것이다. IL-4는 Ig 개별형이 IgE로 전환되는데 적어도 일부 관여하므로, IgE로의 개별형 전환을 더 원활하게 하는 돌연변이가 IL-4 유전자에서 일어난다면 천식의 유전적 성향에 영향을 미칠 것이다.

1. (a) 거짓: IgE는 증가한다. (b) 거짓: IL-4는 IgE의 생산을 증가시킨다. (c) 참. (d) 거짓: 항히스타민은 제1형 과민반응에 효과가 있다.

그 이유는 제1형 반응에 비만세포의 탈과립에 의한 히스타민의 방출이 관여하기 때문이다. 제3형 과민반응은 주로 면역복합체의 형성이 관여하므로 항히스타민제는 효과가 없다. (e) 거짓: 대부분의 화분은 다수의 알레르겐 구성성분을 가지고 있다. (f) 거짓: IgG와는 다르게, IgE는 태반을 통과할 수 없다. (g) 참. (h) 참. (i) 참. (j) 거짓: T_H1 세포는 제4형 과민반응에 활발하게 작용하며 대식세포를 활성화하는 사이토카인을 생산한다. (k) 참. (l) 참. (m) 참. (n) 거짓: 연속적인 알레르겐 주사로 인한 저감작화는 T_H1 반응으로의 전환을 유발하고 IgE 대신 IgG가 만들어진다.

2. (a) 항체 전체를 주사한 경우는 비만세포와 호염구의 세포막에 있는 FcεRI를 교차결합하여 이들 세포를 활성화하고 탈과립을 일으킨다. 이때 방출되는 매개물질들은 혈관확장, 평활근의 수축, 국소적인 총창과 발적확장을 일으킨다. 항체 Fab조각을 주사한 경우, 이들이 한개의 결합부위밖에 없으므로 FcεRI의 교차결합이나 탈과립을 일으킬 수 없다. 그러나 Fab 조각은 FcεRI에 결합이 가능하므로 IgE가 그 수용체에 결합하는 것을 막을 수는 있다. (b) 항체 전체를 주사한 경우에 생기는 반응은 알레젠에 특이적인 IgE가 없더라도 반응이 가능하므로 알레르기가 있거나 없는 쥐에서 같은 반응이 일어난다. Fab 조각을 주사한 경우는 이 조각이 IgE가 비만세포나 호염구에 결합하는 것을 막을 수 있다면 알레르기가 있는 쥐가 알레르겐에 반응하는 것을 막을 수 있다.

3. 가변부위는 마우스의 항독 혈청에서 가져오고 항체 중쇄와 경쇄의 일정부위는 인간에서 가져온 단일클론항체를 만든다.

4. (a) 제1형 과민반응: 알레르겐이 피부 비만세포의 IgE를 교차결합하여 탈과립과 매개물질 방출을 유도한 후 일어나는 국소적인 아토피성 반응. (b) 제 3형 과민반응: 곤충 항원과 항체사이에 면역 복합체가 형성되고 몸의 한곳에 축적된다. 이로 인해 보체의 활성화와 보체 분열 산물이 발생하면서 아르투스 반응을 일으킨다. (c) 제 4형 과민반응: 감작된 T_H 세포가 매개물질들을 방출하여 대식세포의 축적과 활성화를 일으킨다. 대식세포에 의해 방출된 리소좀에 있던 분해 효소들이 조직의 손상을 일으킨다.

5. (a) 제 4형. (b) 네가지 모두 다. (c) 제 1형과 3형. (d) 제 4형. (e) 제 1형. (f) 제 2형. (g) 제 1형. (h) 제 1형. (i) 제 2형. (j) 제 2형. (k) 제 1형.

6. 아래 표를 보라.

Immunologic event	Hypersensitivity			
	Type I	Type II	Type III	Type IV
IgE-mediated degranulation of mast cells	+			
Lysis of antibody-coated blood cells by complement		+		
Tissue destruction in response to poison oak				+
C3a- and C5a-mediated mast-cell degranulation		(some)	+	
Chemotaxis of neutrophils			+	
Chemotaxis of eosinophils	+			
Activation of macrophages by IFN-γ				+
Deposition of antigen-antibody complexes on basement membranes of capillaries			+	
Sudden death due to vascular collapse (shock) shortly after injection or ingestion of antigen	+			

7. 이전 임신에서 만들어진 (감작된) 기억 B 세포는 활성화 되어 anti-Rh IgG를 방출한다. 이것은 태반을 통과하여 태아의 적혈구와 결합한다. 이로인해 적혈구 표면에 보체가 활성화 되어 적혈구를 파괴한다.

8. 면역 복합체는 미세혈관에 쌓이는 경향이 있다. 이는 염증반응과 이로 인한 조직손상을 일으킨다.

9. (a) 1. (b) 5. (c) 2. (d) 3. (e) 7. (f) 6. (g) 4.

10. 천식의 초기과정은 비만세포의 탈과립화와 히스타민, 류코트리엔 C4, 프로스타글란딘 D2와 같은 면역 매개자의 방출이 특징이다. 국소적인 제 1형 과민반응은 폐의 과민반응, 점액의 과분비, 혈관확장, 기관지 협착 등을 일으킨다. 후기반응의 특징은 다른 백혈구 세포의 침윤과 만성적인 염증반응 등이다. 특히 기도에 호산구, 림프구, 중성구가 늘어나며 T_H2 반응의 특징적인 매개자들인 PAF, IL-4, IL-5, 호산구 주성인자, 중성구 주성인자, TNF-α, LTC_4 등이 늘어나며, 폐에서는 국소적인 염증반응과 상피세포의 손상 및 손실, 기저막의 섬유화, 그리고 폐기능 저하 등이 발생한다.

11. 로감 (RhoGam); 태아 적아구증 (erythroblastosis fetalis)

데이터의 분석 (a) 제1형 과민반응. 기생충의 감염은 제 1형 과민반응으로 자주 이어진다. (b) 히스타민은 비만세포와 호염구 과립의 주 성분이다. 이들 세포의 탈과립을 통해 분비된다. 히스타민을 측정 할 수 없다면 다른 일차적 매개물질들의 양을 측정할 수 있다. 그 예로는 헤파린, 세로토닌, 단백질 분해효소 등을 들 수 있다. 2차 매개물질도 측정할 수 있는데 류코트리엔, PAF, TNF등을 들 수 있다. (c) IgE. 이 개별형은 호염구와 비만세포의 표면에 붙으며 세포가 활성화 될 때 탈과립을 유도한다. (d) 호염구와 비만세포는 IgE와 결합한다. 항원이 처리되면 FcRI이 교차결합되고 탈과립이 일어난다. 교차결합은 cAMP의 급감을 초래하고, 세포외부 및 내부 저장고에서 칼슘의 세포질 내로 칼슘이 방출되게 하며, 티로신 인산화효소의 활성화, 인지질 분해효소 C(PLC)의 활성화 등을 포함한 일련의 생화학적 반응을 통해 세포를 활성화 시킨다. (e) 호산구는 후기반응에서 관찰될 것이다. 호산구는 반응부위에서 방출되는 PAF, 류코트리엔, 호산구 주성인자 및 다른 매개자들에 의해 반응부위로 소집된다. (f) 체액성 반응을 일으키는데 주로 IgE를 만들게 된다. (g) T_H2 반응이 일어난 것이다. IL-4는 stat6를 활성화하는데 이것은 B 세포를 자극하여 IgE로의 클레스 전환이 일어나도록 한다. Stat6는 인터페론 감마와 같은 제1형 사이토카인의 발현에는 음성 피이드백 효과가 있어 인테페론 감마의 발현량이 감소하게 된다.

16장

임상초점 문제 여성이 남성보다 강한 면역반응을 일으키며 이 반응이 보다 T_H1 반응과 유사하다는 관찰이 자가면역에 대한 성별 감수성의 차이를 부분적으로 설명한다. T_H1 형 반응은 호염증성이기 때문에 자가면역의 발생은 증가될 것이다.

1. 중추관용이라 불리는 과정은 흉선 혹은 골수에 자기 항원에 대한 친화력을 보이는 림프구를 제거한다. 자기반응성 림프구는 1차 면역장기에서 자기 항원을 만나지 않거나 자기 항원에 대한 친화력이 세포사를 촉발시킬 정도로 강하지 않으며 1차 면역장기에서 제거되는 것을 회피할 수 있다. 중추관용에서 제거되는 것을 회피한 자기반응성 림프구는 말초관용에 의해 숙주를 손상시키는 것이 억제된다. 말초관용은 세 개의 주요한 전략은 세포사 유도, 무반응 유도와 자기반응성 T 세포를 억제하는 항원 특이적 조절 T 세포 유도이다.

2. 관용은 자기반응성 B 및 T 림프구를 제거하는데 필요하다. 항원에 무반응 상태인 관용이 없으면 심한 자가면역 혹은 자기 반응성이 발생할 것이다.

3. 수용체 편집은 B 세포 (T 세포는 아님)가 잠재적인 자기 반응성을 가진 면역글로불린의 V 영역을 다른 V 유전자로 대체시켜 항원 특이성과 자기반응성을 회피하는 과정이다.

4. (a) 6. (b) 8. (c) 10. (d) 9. (e) 12. (f) 7. (g) 3. (h) 11. (i) 2. (j) 1 (k) 5. (l) 4.

5. (a) EAE는 미엘린 염기성 단백질을 Freund 완전 보강제와 섞어 마우스나 쥐에 주사하면 유도된다. (b) EAE에서 회복한 동물은 EAE에 대해 저항성을 가진다. 만약 이 동물들이 미엘린 단백질을 Freund 완전 보강제와 함께 재 투여받더라도, 더 이상 EAE 증상을 나타내지 않는다. (c) 만약 EAE 마우스로부터 분리한 T 세포들을 정상 동계 마우스에게 이식하게 되면, 그 마우스들은 EAE를 일으키게 될 것이다. 그림 16-1 참조.

6. 수많은 바이러스들이 미엘린 염기성 단백질 (MBP)과 아미노산 서열을 공유하는 단백질을 가지고 있는 것으로 나타났다. 뇌염을 야기시키는 MBP 펩티드들이 알려져 있으므로, 이미 알려진 바 있는 바이러스 단백질과 아미노산 서열상의 유사성이 있는지를 알아보기 위해서 이러한 펩티드들을 조사하는 것이 가능하다. 컴퓨터 분석에 의해 다수의 바이러스 펩티드가 뇌염을 야기시키는 MBP 펩티드와 동질성이 높은 아미노산 서열을 가지고 있음이 규명되었다. 이러한 바이러스 유래의 펩티드로 토끼를 면역접종하여 EAE를 유도하는 것은 가능하였다. 뇌염을 야기시키는 MBP 펩티드에 대한 연구결과는 또한 서로 다른 펩티드가 서로 다른 종의 마우스에 EAE를 일으킴을 보여주었다. 그러므로 MHC 일배체형이 제시할 교차반응성을 가진 바이러스 펩티드의 종류를 결정할 것이며, 결국 EAE의 발생에 영향을 미칠 것이다.

7. (1) 바이러스는 자기 구성성분과 교차반응하는 항원 결정기를 발현하기도 한다. (2) 바이러스 감염은 국소적인 IFN-γ의 증가를 유도한다. IFN-γ는 비항원제시세포 상에 class II MHC 분자들의 비정상적인 발현을 유도하고, 이들 세포에 발현되는 class II MHC와 함께 제시되는 자기 펩티드가 T_H1 세포를 활성화시킨다. (3) 바이러스가 생체기관에 손상을 일으킨 결과, 평상시에 면역계로부터 격리되어 있던 항원들이 방출된다.

8. (a) IFN-γ 이식유전자가 오직 췌장 β 세포에서만 발현되도록 하기 위해서. (b) 인슐린 의존성 당뇨병에서 보이는 바와 유사하게, 림프구 및 포식세포들에 의한 세포침윤이 일어났다. (c) IFN-γ 이식유전자는 췌장 β 세포들에서 class II MHC 분자의 발현을 유도하였다. (d) 췌장에서의 국소적인 바이러스 감염은 활성화된 T 세포들에 의한 IFN-γ의 국소적인 생산을 유도할 것이다. 그리고 IFN-γ는 IL-1 혹은 TNF와 같은 사이토카인의 생산뿐만 아니라 췌장 β 세포에 의한 class II MHC의 비정상적인 발현을 유도할 것이다. 자기 펩티드가 class II MHC에 의해 제시될 때, IL-1은 자기 펩티드 특이적인 T 세포를 활성화시키는데 필요한 공동자극 신호를 제공할 것이다. 혹은 TNF가 국부적인 세포손상 유발을 할 것이다. 그림 16-13 참조.

9. 항-CD4 단클론항체들은 T_H 세포의 활성을 차단하기 위해 사용되어 왔다. 고친화성 IL-2 수용체 특이적인 단클론 항체(anti-TAC)는 활성화된 T_H 세포를 억제하기 위해 사용되었다. 일부 자가면역 질환과 T 세포 수용체의 제한적인 발현과의 상관관계에 주목하여 연구자들은 특정 V 영역을 가진 T 세포 수용체 특이적인 단클론항체를 사용하고 있다. 마지막으로, 자가면역에 대한 높은 위험도와 연관된 MHC 대립유전자에 대한 항체가 EAE 모델에서 검증과정에 있다.

10. (a) 참. (b) 거짓: T_H1 세포들의 발달을 촉진하는 IL-12는 MBP + 보강제에 대한 자가면역 반응을 증가시킨다. (c) 거짓: HLA B27의 존재는 강직성 척추염에 대한 감수성과 높은 연관성을 가지지만, 이 병의 발달에 요구되는 유일한 인자는 아니다. (d) 참. (e) 거짓.

11. (a) 5; 1. (b)1; 3; 4. (c)1; 3. (d)1; 2; 3.

12. 초기 보체계 구성분의 활성화는 C3b의 형성으로 연결되며 C3b는 혈류로부터 면역복합체를 제거하기위해 적혈구 상의 CR1과 결합한다. 면역복합체는 간과 비장으로 이동하며 그 곳에서 적혈구로부터 분리되어 파괴된다. C1, C4 혹은 CR1이 결핍된 환자에서 보체계의 활성화는 대체경로(MBL 경로)를 통해 활성화된다.

13. (a) 다클론 B 세포의 활성화는 그람음성 세균, 사이토메갈로 바이러스 혹은 EBV 감염에 의해 발생할 수 있으며 이들은 비특이적인 B 세포 증식을 유발한다. 일부 자기반응성 B 세포도 이 과정에서 자극을 받을 수 있다. (b) 정상적으로 격리된 항원이 노출되면 자기반응성 T 세포는 자극을 받을 수 있다. (c) 바이러스에 대한 면역반응은 정상적인 세포 항원과 교차반응을 일으킬 수 있다. (d) TCR 분자의 발현 증가는 자가면역으로 연결되지는 않는다. 하지만 흉선에서 그 발현이 조절되지 않으면 자기반응성 세포가 생성될 수 있다. (e) class II MHC 분자의 발현 증가는 IDDM과 그레브씨병에서 관찰된다. 이것은 부적절할 항원제시가 자기반응성 T 세포를 활성화시킬 수 있음을 의미한다.

14. (a) 거짓. 2. 거짓. 3. 거짓. 4. 참. (b) 100. (c) 세 가지 모두 이 실험을 증명하기 위해 사용될 수 있다.

17장

임상초점 문제 이종이식을 위한 장기를 만드는데 있어 이상적인 동물 모델은 인간과 흡사한 몸 크기를 가지고 있어야 하고 급성 이식 거부반응을 일으킬 수 있는 항원을 제거하기 위해 유전적으로 조작될 수 있어야 한다. 그리고 인간에게 옮길 수 있는 질병을 가져서도 안 된다. 그 장기를 비영장류 동물에게 이식하는 시험에서 그 장기가 새로운 숙주에서 완전히 제 기능을 발휘하는지, 질병을 옮기지 않는지 확인할 수 있을 만큼 충분히 긴 관찰기간이 필요하다.

1. (a) 거짓: 급성 거부반응은 세포매개성이며 1차 거부반응 기작과 관련 있을 것이다 (그림 17-1b와 그림 17-7 참조). (b) 참. (c) 거짓: 승객백혈구는 class I MHC 분자와 고수위의 class II MHC 분자를 발현하는 공여 수지상 세포이다. 이들은 이식된 조직편에서 수혜자의 국소 림프절로 이동하는데 이 곳에서 수혜자 면역세포들을 동종항원으로 자극한다. (d) 거짓: 이식편이 HLA에서 암호화된 주 조직적합 항원이 같아도, 다른 유전자좌에서 암호화된 부 조직적합성 항원에서 다르기 때문에 거부될 것이다. (e) 참.

2. (a) 검은색 홈은 세포가 염색액을 흡수한 것을 의미하며 그 항원에 대해 양성이다. 공여자 2는 검사한 모든 항원에 대해 수혜자와 완전히 일치하여 최선의 선택이다. (b) 공여자1은 한 항원에 부적합해서 두 번째로 선택할 대상이다. (c) 공여자 4는 검사한 HLA-A와 HLA-DR 항원이 일치하며 검사한 HLA-B의 한 항원에 대해 일치한다. 공여자 1과 3은 한 항원이 불일치하며 공여자 3은 class II MHC 분자인 HLA-DR 항원이 불일치한다. class I MHC 분자보다 class II MHC 분자의 불일치가 이식거부로 연결될 가능성이 높다. (d) 적합성을 결정하기위해 일방 혼합림프구 반응이 수행되어야 한다.

3. 질문 3에 대한 정답은 아래 표에 있음.

Donor	Recipient	Response	Type of rejection
BALB/c	C3H	R	FSR
BALB/c	Rat	R	FSR
BALB/c	Nude mouse	A	
BALB/c	C3H, had previous BALB/c graft	R	SSR
BALB/c	C3H, had previous C57BL/6 graft	R	FSR
BALB/c	BALB/c	A	
BALB/c	(BALB/c × C3H) F_1	A	
BALB/c	(C3H × C57BL/6) F_1	R	FSR
(BALB/c × C3H) F_1	BALB/c	R	FSR
(BALB/c × C3H) F_1	BALB/c, had previous F_1 graft	R	SSR

4. (a) 이식편대 숙주병 (GVHD)은 공여자의 T 세포가 면역 억제된 수혜자의 세포 상에 존재하는 동종항원을 인식함으로써 시작된다. 이 반응은 공여자의 T_H 세포가 항원제시 세포의 표면에 존재하는 수여자의 펩티드-MHC 복합체에 반응하여 활성화됨으로써 시작된다. 이런 T_H 세포가 분비하는 사이토카인들은 숙주 조직에 손상을 줄 수 있는 NK 세포, CTL, 포식세포 등의 다양한 효과세포들을 활성화시킨다. 게다가 TNF와 같은 사이토카인은 숙주세포에 직접 손상을 가한다. (b) 기증받은 장기나 조직이 면역적합 림프구를 가지고 있거나 수혜자가 면역억제 상태에 있을 때 GVHD가 발병한다. (c) 공여자의 T_H 세포를 비활성화시키기 위해 공여자의 기관 또는 조직의 CD3, CD4, 고친화력 IL-2 수용체에 대한 단클론 항체를 처리한다. 이런 접근방식의 근거는 수혜자의 동종항원에 반응하는 T_H 세포의 활성화를 최소화시키는 데 있다. 즉, 항-CD3 단클론 항체의 사용은 모든 T 세포를 제거하고, 항-CD4는 모든 T_H 세포의 활성을 제거하면, 항-IL-2R 수용체는 단지 활성화된 T_H 세포를 제거한다.

5. (a) ABO 혈액형과 모든 class I MHC 항원의 일치 정도에 기초했을 때 자식 C가 가장 적합한 공여자이다. (b) 수혜자와 일방 MLR에서 낮은 증식반응을 보여주는 자식 A가 가장 좋은 공여자이다. 이 결과는 class II 항원이 수혜자의 것과 일치함을 보여준다. class II 항원이 잠재적인 이식거부반응을 일으키는데 있어 보다 중요하기 때문에 형제 A가 공여자로 선택될 것이다.

6. 동종이식편의 수용을 향상시키기 위해 용해성 CTLA4 혹은 항-CD40 리간드 단클론 항체를 사용하는 것은 T 세포가 그의 수용체에 결합할 때, 공동자극 신호가 필요로 한다는 사실에 기초하고 있다. 수혜자의 T 세포가 이식편을 외부침입자로 인식하더라도, CTLA4 혹은 항-CD40L 단클론 항체의 존재 하에서는 T 세포가 활성화되는 것이 억제된다. (왜냐하면 이 조건에서 T 세포는 CD40 혹은 CD28 수용체를 통한 2차 신호를 받지 못하게 만들기 때문이다.) (그림 17-9참조). 이런 억제성 분자의 존재 하에서 T 세포는 활성화되는 대신, 무반응 상태에 빠진다. 가용성 CTLA4 혹은 항-CD40L 단클론 항체의 사용하는 장점은 이런 분자들이 이식편에 대한 반응에 관련된 T 세포에만 영향을 준다는 것이다. 이식편에 특이적인 T 세포들은 무반응 상태에 빠지지만 일반적인 T 세포군은 정상 상태로 유지될 것이다. CsA 혹은 FK506과 같은 보다 전반적인 면역억제제의 처리는 면역결핍을 일으키고 후에도 감염에 노출될 가능성을 높인다.

7. 아자싸이오프린은 이식편 특이적인 T 세포의 증식을 억제시키기 위해 사용되는 세포증식 억제제이다. 사이클로스포린 A와 FK506은 전사인자인 NFAT의 결합에 이르는 신호전달경로를 방해함으로서 휴기기 T 세포가 활성화되는 것을 억제한다. 라파마이신은 세포주기를 억제함으로서 T_H 세포의 활성을 억제한다. 이상적으로 만약 초기 거부반응이 특이적 T 세포들의 반응을 방해함으로써 억제된다면, 이러한 T 세포들은 시간이 경과함에 따라 관용상태에 도달하게 될 수도 있을 것이다. 이들 약제의 사용량을 낮추는 것이 장기간의 약제 부작용을 줄일 수 있기 때문에 바람직하다.

18장

임상초점 문제 백시니아 특이 면역글로불린 (VIG)은 천연두 백신인 백시니아로 면역된 사람들로부터 얻어진다. 과거에 천연두 예방접종이 통상적일 때 VIG는 면역된 사람들의 혈청을 채취하여 얻었다; 천연두 백신의 예방접종이 중단됨에 따라 VIG는 최근 공급부족에 있다. 백시니아는 항체에 의해 아주 효과적으로 제거되기 때문에 VIG는 매우 효과적이다.

1. (a) 감염된 표적 세포들은 H-2^k MHC 분자를 발현하기 때문에, 자극된 T 세포들은 H-2^b에 제한적이었다. (b) 인플루엔자 핵단백질이 내재적 경로에 의해 분해되기 때문에 그 결과로 형성된 펩티드는 class I MHC 분자에 의해 제시된다. (c) 아마도 트랜스펙션된 class I D^b 분자는 펩티드 50~63이 아니라 펩티드 365~380만 제시할 수 있기 때문이다. 다시 말하면, 펩티드 50~63은 T 세포 항원결정기가 아닐 것이다. (d) 이러한 결과들은 몇몇의 면역성 펩티드들을 섞은 칵테일은 사람의 다른 MHC 반수체에 의해 적절히 제시될 것이므로 사람을 위한 최상의 백신으로 제공될 수 있다.

2. 섬모가 있는 상피세포, 점막 분비물에 있는 항균성 물질, 대체경로에 의해 활성화된 옵소닌과 주화성 인자로 작용하는 보체조각 산물들 및 포식세포들이 비특이적 숙주방어에 해당한다.

3. 점액 분비물에 있는 분비 IgA, 조직액에서의 IgG와 IgM, 고전적인 보체경로, 보체계 분해산물, 옵소닌 (IgM, IgG, C3b) 및 식세포 등이 특이적인 숙주방어에 해당한다. 특이적면역반응 동안 생성된 IFN-γ, TNF, IL-I, IL-6 등과 같은 사이토카인들은 염증반응의 전체적인 강도에 기여한다.

4. 체액성 항체는 감염 후 수일이내에 최고조에 이르고 인플루엔자의 HA 당단백질에 붙어 숙주 상피세포에 바이러스가 감염하는 것을 차단한다. 항체가 균주 특이성을 가지기 때문에 동일 인플루엔자 균주의 재감염을 방어하는데 주요한 역할을 한다.

5. (a) 아프리카 트리파노솜 변이체 표면 당단백질 (VSG)에 항원 대변이를 일으킬 수 있다. VSG의 일부를 암호화하는 유전자 부위가 중복되어 있고 이들이 전사가 일어나는 부위로 전이되어 항원 대변이를 만들어낸다. (b) 열원충은 포자소체-분열소체-생식모세포로의 연속적인 성숙단계의 전환과정에서 표면분자를 계속하여 변이시켜서 면역계를 침입한다. 게다가 생활환의 세포내 과정은 면역 활성의 수준을 감소시킨다. 결국 항체가 포자소체의 막에 결합하면 그 막을 벗어버리므로 면역반응을 피한다. (c) 인플루엔자는 적혈구 응집소와 뉴라미니다제 당단백질의 빈번한 항원성 변이를 통해 면역반응을 침입할 수 있다. 이 항원성 변이는 적은 점돌연변이 (항원 소변이)의 축적 또는 사람과 동물 유래의 인플루엔자 비리온간의 RNA의 유전적 재배열 (항원 대변이)에 의한다.

6. (a) IA^b. (b) 항원-특이적, MHC-한정적인 T_H 세포가 B 세포 활성에 관여하기 때문이다.

7. (a) BCG (Bacillus Calmette-Guerin). (b) 항원 대변이; 항원 소변이. (c) 유전자 전환. (d) 결핵; T_H 세포; 활성화된 대식세포. (e) 유독소. (f) 인터페론 α; 인터페론 γ. (g) 분비 IgA. (h) IL-12; IFN-γ

8. 일반적인 집단에서 유행하는 대부분의 균류감염은 심각하지 않는 질병을 일으키며 선천적 면역에 의해 방어된다. 문제시 되는 균류감염은 일반적으로 HIV/AIDS 환자나 치료과정에서 초래된 면역억제 상태의 환자와 같은 면역능이 결핍된 형태의 사람들에게 나타난다.

9. 인구밀도는 질병의 확산을 증기시키기 때문에, 새로운 병원균이 출현하는 이유들 중의 하나는 거대 도시 내의 좁은 장소에 세계 최고의 빈곤층이 밀집되어 있다는 것이다. 다른 요인은 국제여행의 증가이다. 이에 관여하는 다른 현대생활의 요인으로서는 잠재적으로 오염된 음식물을 많은 사람들에게 노출시키는 음식물의 대량 유통과 비위생적 음식물 제조가 해당된다.

10. SARS 바이러스의 급속한 확산에 기여하는 주요 인자는 빈번한 해외여행이다. 이 질병은 중국 본토의 한 의사에 의해 홍콩으로 이동되어 같은 호텔의 많은 투숙객들이 그 질병을 획득하게 되었고, 그 질병은 투숙객들의 다음 목적지로 이동 되었다.

11. (a) 인플루엔자 바이러스는 표면의 뉴라미니다제 (NA)와 적혈구 응집소 (HA)의 발현을 바꾼다. (b) *Herpes* 바이러스는 신경세포에서 잠복상태로 남는다. 후에 출현하여 감기몸살이나 대상포진의 창궐을 일으킨다. (c) *Neisseria*는 IgA를 분해하는 단백질분해효소를 분비한다. (d) 거짓. (e) 몇몇의 그람양성세균은 보체 매개 용균작용에 내성을 가진다. (f) 인플루엔자 바이러스는 매년 돌연변이를 축적한다. (g) 거짓.

12. *Treponema*의 표면 항원결정기는 *Borrelia*의 항원결정기와 구조적으로 유사하여 항체의 교차반응을 일으켜 거짓 양성반응의 결과 나타낸다. 새로운 시험법은 *Borrelia*에 특이적인 항원결정기에 대응하는 항체를 가지고 새로운 시험법을 개발하였다.

13. (a) 아님, IgE는 감염성 질병이 아닌 알레르겐에 대응하여 만들어진다. (b) 아님, 자가반응성 T 세포는 세포내 감염에 의해서만 활성화 된다. (c) ~ (f)의 서술은 옳음

14. (a) 비만세포나 호산구와 같은 큰 과립세포들. 중성구나 대식세포들도 관여한다. (b) IL-4, IL-5, IL-3와 같은 사이토카인은 이미 존재하는 T_H1반응의 활성화를 돕는다; 그러나, T_H2 반응으로의 반응을 유도하는 치료용 사이토카인은 아마 장기 면역에 더욱 유리할 것이다.

19장

임상초점 문제 예방 접종과 이에 따르는 부작용과의 관련성은 비교 그룹에 충분한 숫자의 대조구 그룹(Placebo가 주어진 그룹)과 시험 그룹(백신이 투여된 그룹)을 포함하는 유효한 임상적 시도에 의하여 평가되어야 한다. 이것은 백신의 효과와 부작용의 다른 가능한 원인에 대한 통계적으로 정확한 평가를 하기 위하여 필요하다. 인용된 예에서 부작용(천식의 증가)은 새로운 백신이 접종되는 것과 동일한 시기에 일어난 감염에 의하여 유도되었다. 이러한 부작용에 대한 정확한 원인을 결정하는 것은 가능하지 않을 수도 있으나 백신에 의하여 일어났는지의 여부를 결정하는 것은 예방주사를 맞는 그룹과 비교 그룹에 대한 적절한 연구로 가능하다.

1. (a) 참. (b) 참. (c) 참. (d) 거짓: DNA 백신은 항원에 대한 장기적인 노출은 가능하게 하기 때문에 이들은 면역 기억을 유도할 수 있을 것이다. (e) 참. (f) 거짓: DNA 백신은 전체 단백질 항원을 암호화하고 있는 유전자를 포함하며 이것은 여러 개의 항원결정기를 포함할 수 있다.

2. 약독화된 생물은 숙주 세포안에서 제한적으로 성장할 수 있기 때문에 이들은 세포질 경로에 의해서 항원 처리가 되고 감염된 숙주세포의 세포막에 class I MHC 분자와 함께 제시된다. 따라서 이러한 백신은 대개 세포 매개성 면역을 유도한다. 숙주 세포 안에서의 약독화된 생물의 제한적 성장은 때때로 백신의 추가 접종의 필요성을 배제한다. 또한 만약 약독화된 생물이 점막에서 성장할 수 있다면 이 백신은 분비되는 IgA의 생성을 유도할 수 있다. 약독화된 전 생물 백신의 단점은 이들이 병원성을 가지는 형태로 전환될 수 있다는 것이다. 이들은 또한 그 활성을 유지하기 위하여 냉장보관이 필요하기 때문에 다른 형태의 백신보다 부적절할 수 도 있다.

3. (a) 항독소는 *Clostridium tetani*가 상처에 감염되었을 경우 생성될 가능성이 있는 독소를 불활성화하기 위하여 투여되었다. 항독소는 이 소녀가 예전에 예방주사를 맞지 않았고 따라서 순환하고 있는 파상풍 독소에 특이적인 항체나 기억 세포가 없기 때문에 필요하다. (b) 항독소의 처리에 의하여 이 소녀는 처음의 상처로부터 파상풍에 대한 면역이 유도되지 않았다. 그러므로 3년 후, 2차 상처를 입었을 때도 또 한번의 항독소 처리가 필요하다. 장기간 유지되는 면역이 발생하기 위해서 이 소녀는 파상풍 톡소이드를 이용한 예방 접종이 필요하다.

4. Sabin 소아마비 백신은 약독화된 것인 반면 Salk 백신은 불활성화된 것이다. 따라서 Sabin 백신은 불활성화 백신과 비교하여 약독화 백신이 가지는 일반적인 장점들을 가지고 있다 (2번 정답 참조). 더 나아가 Sabin 백신은 위장 및 소화기관에서 제한적으로 성장할 수 있기 때문에 분비형 IgA의 생성을 유도한다.

5. 비강을 통하여 투여하는데 이용된 바이러스 균주는 사람의 체온(37℃)에서 자랄 수 없는 온도-민감형 돌연변이체이다. 이 살아 있는 약독화 바이러스는 상기도에서 자라 수 있어 면역반응을 유도할 수 있으나 하기도에서 증식하여 독감을 일으킬 수는 없다.

6. T 세포의 항원결정기는 일반적으로 내부에 존재하는 펩티드로 이들은 주로 높은 비율의 소수성 잔기를 포함하고 있다. 반면에 B 세포의 항원결정기들은 항체가 쉽게 접할 수 있는 항원의 표면에 존재하며 높은 비율의 친수성 잔기를 포함한다. 따라서 반응을 유도하는 반면 합성된 친수성 펩티드는 B 세포의 항원결정기로 작용하여 항체 반응을 유도할 것으로 보인다.

7. 한 집단의 대부분이 특정한 질병에 대하여 면역성을 가지면 — 즉 집단 면역이 있으면 — 이 집단 내에 있는 소수의 감수성이 있는 사람들이 감염된 사람들과 접촉할 확률이 낮다. 따라서 감수성이 있는 사람도 병원균에 의하여 거의 감염이 일어나지 않을 것이다. 예방접종률의 감소에 의하여 면역성을 가진 사람들의 비율이 현저히 감소하면 집단 면역은 더 이상 감수성이 있는 사람들을 보호하지 못하고 감염이 집단 내에서 빠르게 전파되어 유행병을 초래할 것이다.

8. 이러한 가상적인 상황에서 이 유전자는 발현 시스템에 클론되고 재조합 단백질 백신으로 시험하기 위하여 단백질이 발현되고 순수분리 될 것이다. 다른 방법으로는 이 유전자는 직접 주사가 가능하도록 플라스미드 벡터에 클론되어 DNA 백신으로 시험될 수 있다. 클론된 유전자를 DNA 백신으로 이용하는 것은 단백질의 준비와 이의 순수분리 과정을 배제할 수 있기 때문에 보다 효과적이다. 그러나 방어 항원의 유전자를 포함하고 있는 플라스미드 DNA는 인체 실험에 적절하도록 순수하게 분리되어야 한다. DNA 백신은 단백질 백신보다 면역체계의 체액성 면역과 세포 매개성 면역 모두를 자극하는 능력이 우수하여 보다 완전한 면역 상태를 유도할 수 있다. 선택에 있어서 고려하여야 할 것은 재조합 단백질 백신은 현재 널리 이용되고 있지만 DNA 백신의 인체 이용은 아직 초기적인 실험 단계에 있다는 것이다.

9. 잠복기가 짧은 병원균(예. 독감 바이러스)은 기억세포의 반응이 유도되기 전에 병징을 일으킨다. 이와 같은 병원균에 대한 방어는 높은 중화 항체의 수준을 휴지하기 위하여 반복적으로 예방 접종을 함으로써 가능하다. 잠복기가 긴 병원균(예. 소아마비 바이러스)에 대해서는 기억세포의 반응이 병징 발현을 억제하기에 충분히 빠르기 때문에 감염 당시에 높은 수준의 중화 항체가 필요하지는 않다.

10. 세균의 캡슐 다당류, 불활성화된 세균 외독소 (톡소이드), 그리고 표면 단백질 항원이다. 이들 중 후자의 두 경우에는 대부분 재조합 DNA 기법에 의하여 생산된다. 또한 예방 접종 후 항원의 합성을 유도하기 위한 DNA 분자의 이용이 현재시도 되고 있다.

11. 수동형 백신으로 투여된 항체는 어머니의 B세포 표면에 있는 Fc 수용체에 결합하여 Rh^+ B 세포가 활성화되어 발달하고 있는 태아에 대한 항체를 생성하지 못하도록 억제한다. 이러한 방법으로 이러한 백신접종은 어머니의 면역체계의 공격으로부터 태아를 보호한다.

12. 집단에서의 집단 면역을 상실할 것이다. 예방접종을 한 어린이 중에도 적은 일부분은 집단 내에서 MHC 분자의 발현의 차이에 의하여 목적으로 한 질병에 대한 면역력이 감소하여 질병의 보균자로 작용할 것이다. 또한 대부분의 예방접종을 받은 사람들도 질병

에 노출되면 심하지 않은 질병을 앓게 된다. 예방접종을 받지 않은 사람들이 이들 중 어떤 경우에라도 노출되게 되면 심각한 질병에 걸릴 가능성이 있다. 성인들 사이의 전염병은 더 심각한 결과를 초래할 것이며 이들 질병에 의한 신생아의 사망률이 증가할 것이다.

13. (a) 1 or 2. (b) 2. (c) 3. (d) 4. (e) 1. (f) 2. (g). 2.

데이터의 분석 (a) Calreticulin (CRT)와 LAMP-1을 목표로하는 pSG5DNA-Bcl-xL이 $CD8^+$ T 세포의 활성화하여 IFN-γ를 만들도록 하는데 가장 효과적인 백신이다. HSP70을 목표로 하는 pSG5DNA-Bcl-xL 또한 $CD8^+$ T 세포를 활성화 하였다. 그러나 CRT를 목표로 하는 항-아포토시스 유전자를 가지지 않는 pSG5 또한 상당한 $CD8^+$ T 세포 반응을 유도하였다. (b) Calreticulin은 소포체에서 부분적으로 완성된 MHC 클래스 I 분자에 결합되어 있는 샤페론이다. E7 항원과 calreticulin의 결합은 MHC I 분자가 E7 항원을 적재하는 것을 강화시킴으로써 세포 표면에 발현된 후 항원이 T 세포가 이 항원을 인식하는 것을 쉽게 해 줄 것이다. (c) pSG5DNA-Bcl-xL와 함께 주사된 항원이 $CD8^+$ T 세포를 유도하는데 효과적인데, 이는 수지상 세포에서 항-아포토시스 유전자를 발현함으로써 이 세포가 오래 살고 T 세포에 항원을 제공할 수 있기 때문일 것이다. 이들이 항원을 오래 제공할수록 숙주는 항원 특이적인 T 세포를 생산하기 위하여 더 오랫동안 반응할 것이다. (d) 그림 b의 자료는 $CD4^+$ 보조세포가 없이는 ($CD4^+$ 녹아웃 마우스에서) $CD8^+$ T 세포의 활성이 비효율적이라는 것을 보여준다. 따라서 T-세포의 보조는 CD8 반응을 활성화 하는데 필요하며, 항원을 MHC II에 목표함으로써 보조 T- 세포를 효과적으로 활성화 할 것이다. MHC II에 의하여 제시되는 대부분의 항원들이 세포내 이입 경로를 통해서 처리되고, Sig/LAMP-1 구조는 항원을 E7 펩티드와 MHC II에 결합되어 있는 CLIP와의 교체가 일어나는 골지체에 전달하기 때문에 Sig/LAMP-1 구조가 필요하다. (e) 보조 T-세포 (CD4 녹아웃 마우스에서 반응이 적음), 오래 살아 있는 수지상 세포 (pSG5DNA-Bcl-xL과 함께 접종할 경우 반응 증가), 항원을 MHC II에 목표로 함 (Sig/E7/LAMP-1 이 $CD8^+$ T-세포 반응을 유도하는 유일한 구조).

20장

임상초점 문제 네비라핀이 산모들에게 보편적으로 사용될 수 있기 전에 이 치료법의 위험성보다 훨씬 중요한 그 혜택을 알아야 할 필요가 있다. 이 약제의 장점은 앞선 단락에서 배운 듯이 HIV에 감염된 산모에게서 태아로 HIV가 전염될 가능성을 현저히 낮춘다. 정상적인 산모와 그 영아에 대한 네비라핀 투여의 위험성에 대한 연구가 반드시 수행되어야 하며, 최소한의 부작용이 있거나 혹은 부작용이 전혀없을 경우에만 보편적인 사용이 제안될 수 있다.

1. (a) 참. (b) 참. (c) 거짓. (d) 참. (e) 참. (f) 참. (g) 참. (h) 참. (i) 거짓. 이런 태아들은박테리아에 의한 감염에 대해서는 항체와 보체를 사용하여 면역 반응을 일으킬 수 있지만 바이러스나 진균 종류에 의한 감염에는 저항하지 못한다.

2. (a) 3. (b) 4. (c) 2. (d) 5. (e) 1. (f) 2.

3. X-연관 과다 IgM 증후군의 결함은 B 세포에서의 CD40L 발현에 있다. CD40L은 B 세포가 T 세포에 결합하여 B 세포의 클래스 전환이 일어나도록하는 보조신호를 보내준다. CD40L이 없이는 클래스 전환이 일어나지 않으며, B 세포는 다른 개별형 항체를 발현하지 않는다.

4. 10장에서 설명한 바와 같이, 흉선은 보조 T 세포와 세포독성 T 세포가 분화하고 성숙하는 곳이다. 이 기관에서는 음의 선택과 양의 선택이 일어난다. 따라서 디죠지 증후군 환자의 골수에서 만들어지는 흉선세포는 효과 세포로 성숙할 수 없다. 2장에서 우리는 나이가 들어감에 따라 흉선의 크기와 기능이 감소된다는 것을 배웠다. 성인의 경우 효과 세포 집단이 이미 생산되어 있으며(흉선은 사춘기에 최대 크기에 도달한다), 따라서 이 연령 이후에 발생하는 결손은 심각한 T 세포 결함을 일으키지 않는다.

5. (a) 백혈구 부착 결핍은 LFA-1에 있는 손상된 β 사슬의 생합성에 의해 생겨난다. (b) LFA-1은 다양한 세포에서 발현되는 ICAM-1과 결합하여 세포간 결합에 중요한 역할을 한다. ICAM-1과 LFA-1간의 결합과 TH 세포와 B세포간의 결합, CTLs와 표적 세포간의 결합 순환성 백혈구의 혈관 내피 세포와의 결합에 관여한다.

6. (a) SCID 마우스의 재조합된 중쇄는 D와 J단편이 부족하기 때문이다. (b) 5장에서 공부한 대립유전자 배제 모델에 의하면 중쇄의 재조합은 κ 사슬의 재조합 이전에 이루어져야 한다. SCID 마우스는 중쇄의 재조합이 잘 일어나지 않기 때문에 κ-경쇄의 재조합은 이루어지지 않는다. (c) 예. 재조합된 중쇄 유전자는 기능을 지닌 μ 중쇄를 생산하기 위해 전사될 것이다. 중쇄의 존재는 이어서 μ 사슬 유전자의 재배열을 유도하게 된다 (그림 5-11 참조).

7. (a) 4. (b) 3. (c)2 (d) 1. (e) 8. (f) 6. (g) 5. (h) 7.

8. (a) 거짓. HIV-1과 SIV는 더 연관성을 가진다. (b) 거짓 HIV-1은 침팬지에 감염되지만 면역체계를 억제시키지는 못한다. (c) 참. (d) 거짓. AZT는 역전사 단계에서 사용된다. (e) 참. (f) 거짓. 진행된 AIDS 환자는 때때로 탐지되는 HIV의 serum항체가 없다. (g) 거짓. PCR은 잠복 감염된 세포에서 HIV의 프로바이러스성 DNA를 탐지한다. (h) 참

9. AIDS에 있어 T 세포의 감소원인은 HIV 감염에 이한 세포 변성에 있다. 항 바이러스 약제에 의해 순환되는 바이러스의 양이 줄어들면 T 세포의 양은 증가한다.

10. 아니오. 만성 HIV 감염기에서 바이러스의 복제와 $CD4^+$ T 세포의 숫자는 정확히 균형을 이루며 바이러스의 개체수도 비교적 일정하게 유지된다.

11. 바이러스 양이 증가하고 $CD4^+$ T 세포 의 숫자가 감소하는 것은 HIV 감염이 만성적인 상태에서 AIDS로 발전되는 과정의 징후이다. 때때로 바이러스의 양이 증가하고 $CD4^+$ T 세포가 줄어갈 때 기회감염이 발생한다. HIV-1에 감염된 개인에게서 발생하는 AIDS는 특정 기회 감염인자가 발견되거나 $CD4^+$ T 세포가 200세포/mm^3 이하일 때 발생했다고 한다 (표 20-3 참조).

12. 피부-시험 반응성은 T_H 세포의 기능활성을 측정하는데 사용된다. AIDS가 진행되고 $CD4^+$ T 세포가 감소하면 일반 항원에 대한 피부-시험 반응성이 떨어진다.

13. CXCR4와 CCR5 같은 특정한 케모카인에 대한 수용체는 또한 HIV-1의 공동 수용체로도 사용된다. 일반적으로 수용체의 리간드로 작용하는 케모카인은 바이러스와 수용체의 결합을 경쟁한다. 그렇기 때문에 케모카인은 세포감염을 억제하고 바이러스의 부착을 막는다. T 세포를 활성화시키는 사이토카인은 감염을 촉진한다. 왜냐하면 사이토카인은 바이러스와의 결합에 사용되는 수용체의 발현을 증가시키기 때문이다 (그림 20-12c 참조).

14. 아니오. 림프절이나 다른 부위에 거주하는 잠복성의 감염세포들이 있기 때문에 질병의 재발이 유도된다. AIDS의 확실한 치료를 위해서는 HIV DNA를 가진 모든 세포들이 제거되어야 한다.

15. LS에 걸린 환자들은 AIDS의 특징적인 증상을 가지지만 BW 환자들은 그렇지 않다. HIV에 감염된 환자들 중에서 AIDS에 대한 임상적 진단은 T 세포의 수와 AIDS 발병을 지시해 주는 질환들의 유무에 따라 결정된다 (표 20-3 참조).

데이터의 분석 (a) CVID는 보조 T 세포의 수와 비율을 감소시킨다. (b) 표 1은 CVID 환자에 약간의 미경험 $CD8^+$ T 세포가 존재한다는 것을 보여준다. 이것은 CVID 환자에서 장기적인 활성이 이들 세포가 IL-2에 덜 의존적이게 만들었다는 것을 의미한다. 반대로 그림 2는 CVID 환자의 골수는 적은 양의 IL-2를 생산한다는 것을 보여준다. 만약 이것이 T_H 세포에도 사실이거나 적은 수의 T_H 세포가 존재한다면 (표 1에서와 같이), CTLs 세포의 합성은 방해를 받을 것이다. 면역계에서의 이와 같은 복잡성은 특이적인 반응이 항상 쉽게 예측될 수 없다는 것을 나타낸다. (c) 거짓. 그림 b의 자료는 TNF-α의 속도와 전체적인 생산량이 정상 환자보다 CVID 환자에서 높지만 IL-2는 낮다는 것을 보여준다. 따라서 일치하는 영향이 존재하지 않는다. TNF-α의 활성에 대하여 우리가 알고 있는 것을 기초로 하면 이것이 CVID 환자에서 병징이나 세포 사멸의 증가, 그리고 아마도 $CD4^+$와 $CD8^+$ 세포의 손실을 설명할 것이다. (d) 20장에 의하면, CVID는 IgG, IgA 그리고 IgM의 수준을 낮춘다. 그러나 표 1에 제시된 자료에 의하면, T 세포의 도움 없이는 클래스 전환에 심각한 영향이 있을 것이라는 것을 예측할 수 있을 것이다.

21장

임상초점 문제 자궁경부암은 인체 파필로마바이러스의 감염과 연관되어있으므로, 암예방백신이 가능할 것이며, 만약 이에 의해 감염이 예방된다면 자궁경부암도 예방될 것이다. 이러한 예방에 표적이 될 수 있는 다른 유형의 암으로서는 성인 T-세포 백혈병/림프종과 간염 B 바이러스의 감염과 연관되어 있는 간암이 포함된다. 대부분 암의 경우, 감염원과의 연관성이 확실하지 않으므로 따라서 예방백신이 선택 사항이 아니다.

1. (a) 거짓: 유전성 망막아종은 종양억제유전자인 Rb의 양쪽 대립형질의 불활성화에 기인한다. (b) 참. (c) 참. (d) 참. (e) 거짓: 일부 종양레트로바이러스들은 바이러스성 종양유전자를 지니고 있지 않다. (f) 참.

2. pre-B 세포계통의 세포들은 중쇄 유전자를 재배열하였으며 세포질내에 μ 중쇄를 발현한다 (그림 11-3 참조). 중쇄 유전자가 재배열되었는지를 보기위해, C_μ 탐침을 이용하여 서던블롯분석을 행할 수 있다. 또한 세포질 μ 중쇄에 특이적인 항체를 이용하여 형광염색을 할 수도 있다.

3. (a) 초기단계의 흑색종 세포는 외인성 경로를 통해 항원을 처리하고 파상풍독소 항원을 class II MHC DR분자와 함께 제시하는, 항원제시세포로서의 기능을 하는 것 같다. (b) 진전된 단계의 흑색종 세포들은 class II MHC 분자들의 발현이 감소되었거나 또는 이들이 외인성 경로를 통해서 항원을 처리하고 제시하지 못할 수도 있다. (c) 파라포름알데히드로 고정된 초기단계의 흑색종 세포는 처리된 파상풍 독소를 제시할 수 있으므로, 이들은 세포표면에 class II MHC 분자들을 반드시 발현하여야 한다. (d) 초기 및 진전된 흑색종 세포를 class II MHC 분자에 특이적인 형광 단클론 항체로써 염색한다.

4. 종양항원은 종양에만 발현되는 유전자에 의해 암호화되거나, 종양에서 과발현되는 유전자 혹은 분화과정 중의 어느 일정한 단계에서만 정상적으로 발현되는 유전자의 산물이거나, 돌연변이에 의해 변경된 정상유전자의 산물일 수 있다. 어떤 경우에는 바이러스성 산물이 종양항원일 수 있다.

5. (a) IFN-α, IFN-β, 및 IFN-γ는 종양세포 표면에 class I MHC 분자의 발현을 증가시켜서, 그 결과 종양에 대한 CTL 반응을 증가시킨다. IFN-γ는 또한 종양에 대한 면역반응에서 각각 역할을 담당하는 CTLs, 대식세포, 및 NK 세포들의 활성을 높인다. TNF-α와 IFN-β는 출혈성 괴사 및 종양퇴행을 포함한 직접적인 항암활성를 지니고 있다. IL-2는 항암활성을 지닌 LAK과 TIL 세포를 활성화한다.

6. (a) B7 유전자로 트랜스펙션된 흑색종세포는 CTL 전구체를 종양세포를 파괴할 수 있는 효과 CTLs로 활성화하는데 필요한 공동자극신호를 전달할 수 있다. GM-CSF 유전자로 트랜스펙션된 흑색종세포는 이 사이토카인을 분비하여, 특히 근처에 있는 수지상세포와 같은 항원제시세포의 분화와 활성화를 자극한다. 이어서 수지상세포는 종양항원들을 T_H 세포와 CTL 전구체들에게 제시할 수 있으며, 효과 CTLs의 생성을 향상시킨다 (그림 21-11 참조). (b) 인체 흑색종 표면의 종양항원들 중 일부는 다른 유형의 암에서도 발현되기 때문에, 트랜스펙션된 흑색종세포들이 동일한 항원들을 지닌 다른 종양들에 대해서도 효과적일 것이다.

7. (a) 4, (b) 2, (c) 1, (d) 5, (e) 3, (f) 9, (g) 8, (h) 7, (i) 6.

22장

임상초점 문제 마이크로어레이는 임상의가 질병을 더 정확히 진단할 수 있도록 한다. 예를 들면, 두 개의 유사한 표현형을 나타내는 종양에서, 유전자 발현 양상이 다르게 나타나면, 두 개의 서로 다른 별 개의 치료법을 갖는 두 개의 서로 다른 질환으로 재정의한다.

1. (a) 유전체 클론은 1차 전사체가 가공되는 동안에 제거되므로 단백질 산물에 포함된 어떠한 아미노산도 지시하지 않는 인트론을 가지고 있다. (b) DNA (전이유전자, transgene)가 모든 딸 세포로 전달되게 하기 위해서 DNA는 반드시 수정란 내로 미세주사되어야 한다. (c) 1차 배양 림프구는 한정된 수명을 지니고 있으며 이질적인 세포 집단을 포함하고 있다.
2. (a) 동형접합의; 동계의. (b) 정상 항원에 감작된 B 세포; 암화된 형질세포 (골수종 세포); 무한한; 단클론 항체. (c) 형질전환; 무한정
3.

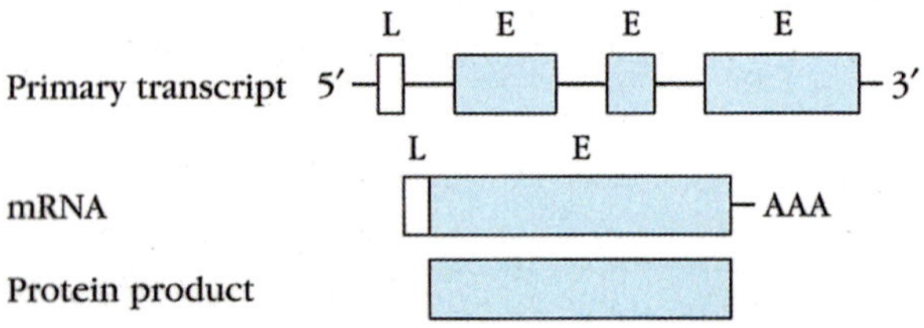

4. c
5. a, b, d
6. 트랜스펙션되는 DNA의 적은 비율만이 세포내로 도입되어진다. 따라서 선별에 이용할 수 있는 표지유전자가 함께 존재하면, 적절한 배지를 사용하여 적은 수의 트랜스펙션된 세포는 자라게 하고, 반면에 훨씬 많은 수의 트랜스펙션이 되지 않은 세포는 죽게 만들 수 있다.
7. 마우스는 이식유전자가 전체가 아닌 일부의 체세포 내로 삽입된 모자이크가 될 것이다.
8. 환상의 플라스미드는, 각각의 제한효소 단독으로 처리하면 단일밴드로 나타나기 때문에, 각 효소에 대해 하나의 제한부위만 가져야 한다. 또한 5.4-kb 플라스미드를 두 개의 효소로 동시에 처리하였을 경우에도 단일밴드가 나타났으므로, 각 효소에 의해 절단된 분절은 동일한 길이가 되어야 한다. 따라서 그림에서 도식한 것처럼, 제한부위들은 플라스미드 상의 양 방향으로 서로 같은 거리만큼 떨어져야 한다.

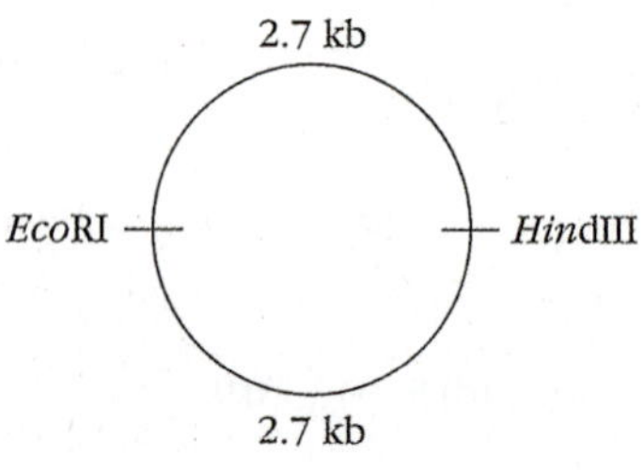

9. d
10. 활성화된 T 세포에서 mRNA를 분리하고, 역전사효소로 전사시켜 cDNA를 확보한다. cDNA를 암피실린 선택유전자를 갖는 플라스미드와 같은 적절한 발현벡터에 삽입한다. 재조합 플라스미드 DNA를 *E. coli* 내로 형질전환시킨 다음, 재조합 플라스미드 DNA를 지닌 세균을 선별하기 위하여 암피실린을 함유한 배지에서 배양한다. 세균 배양 상등액내에 IL-2가 존재하는지를 조사하기 위해, 항-IL-2 단클론 항체가 배양 상등액과 반응하는 지를 확인한다. 일단 세균 배양액에 IL-2가 분비되어 있는 것이 확인되면, cDNA는 클로닝된 것이다.
11. mRNA를 방사능으로 표지하고, 이 방사능 표지된 mRNA를 탐침으로 사용하여 in situ 혼성결합법으로 유전체 라이브러리를 검색한다. 선택된 유전체 클론을 배양하고 이로 부터 클론의 DNA를 분리한다.
12. 유전자이식 마우스를 생산하는데 있어서는 기능성 외래유전자가 유전체에 부가된다; 이 과정에서는 클론된 자연유전자나 cDNA를 수정란에 주입하고 이를 가성 임신 암컷에 이식한다. 녹아우트 마우스를 생산을 위해서는, 마우스의 특정 유전자가 그 유전자의 비기능성 형태에 의해 교체되므로 녹아우트 마우스 내에는 그 유전자의 산물이 발현되지 않게 된다; 이 과정에서는 돌연변이 유전자를 지닌 트랜스펙션된 배아 줄기세포 (embryonic stem cell)를 선택하여 포배 (blastocyst)에 주입한다.
13. 녹아우트 마우스는 특정 유전자 혹은 DNA 서열이 결실된 상태의 동물인 반면에, 녹-인 마우스는 내인성 DNA 서열이 하나의 DNA 분절에 의해 교체되어진 동물이다.
14. Cre/*lox* 시스템은 DNA 서열의 변화를 유도하기 위해 조직-특이 프로모터 (promoter)를 사용하므로, 발달과정 중의 특정 시기에, 원하는 조직 내로 원하는 DNA 서열을 삽입하거나 결실시킬 수 있다. 이 기법은 녹아우트와 녹 – 인가 훨씬 더 선택적으로 수행되게 하여, 녹아우트와 녹 – 인의 전략을 향상 시킨다. 아울러 이 기법은 때로는 DNA 서열의 변화가 특정 조직에만 한정되어 일어나도록 제한해 주므로, 모든 조직에 변화가 일어날 경우 개체에 치명적인 유전자라 할지라도 하나의 조직 내에서 일어난 특정 DNA 서열을 결실이나 삽입의 변화 결과를 연구할 수 있도록 해 준다.
15. (a) 8. (b) 2. (c) 5. (d) 9. (e) 4. (f) 3. (g) 6. (h) 7. (i) 10.
16. 환자나 정상 공여자로부터 직접 확보한 세포가 이러한 세포유형의 생체내 활성을 잘 나타내므로, 이는 PMBC를 사용하는 장점이다. 그러나, PMBC는 혼합된 세포집단이고, 또한 세포-세포 상호작용이 실험 결과에 미치는 영향이 명확하지 않을 경우도 있다. 세포주를 사용하는 것은 세포-세포 상호작용의 효과를 배제시키고, 어떤 세포유형이 효과를 나타내는지를 명확히 분석할 수 있게 한다. 또한, PBMC로 수행된 실험은 공여자와 공여자들 사이에 변이를 보이는 반면, 세포주는 세포집단의 유전적 동질성 때문에 더 균일한 결과를 보일 것이다. 최종적으로 세포주들은 종종 형질전환되었거나 암세포에서 유래하므로, 이들에 대응되는 생체내 세포들과는 여러 측면에서 다를 수도 있다.

17.

(a)

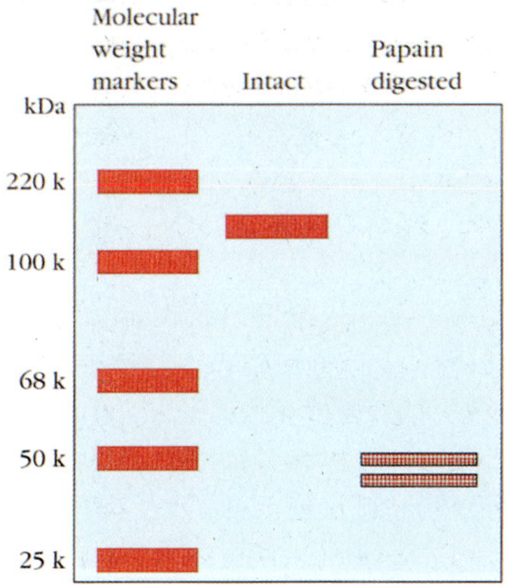

(b)

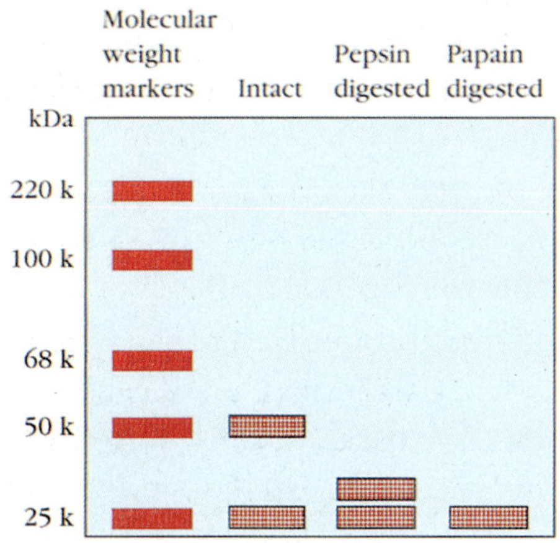

(c)

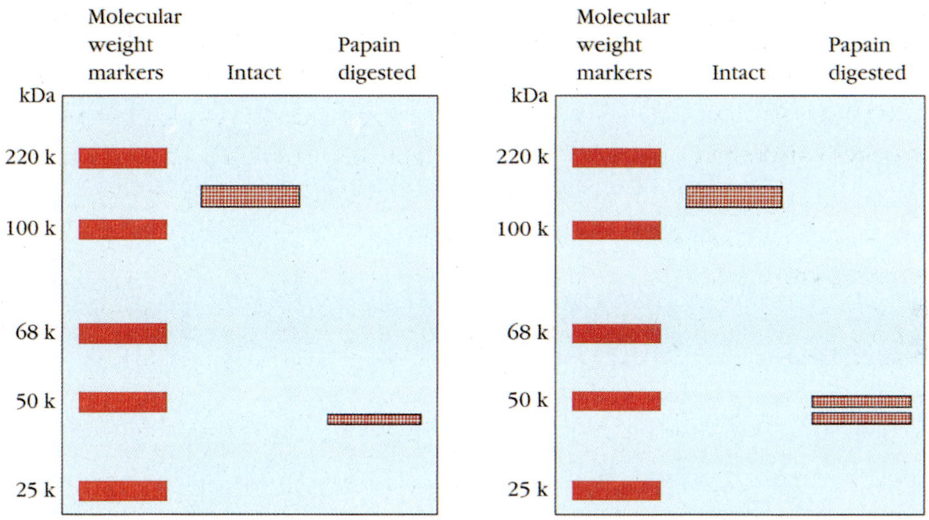

(1) Anti-idiotypic mAb

(2) Polyclonal rabbit anti-mouse IgG

찾아보기

Index

가변부위 85
가변부위 유전자 재배열 116
가변(V)부위 87
가염소체 대식세포 296
가오리 49
가용성 C4b-결합 단백질 177
가용성 N-에틸말레이미드 접합 수용체 378
간 이식 442
간사이클로비르 564
간접염색 160
간접적 ELISA 156
간질 수지상세포 38
간질액 42
감마 글로불린 4
γδ T 세포 213, 227
γδ T 세포 수용체 226
감별신호 가설 251
감별신호 모델 252
감작기 431
감작항체 374
감지그래프 149
개별형 87, 101
개별형 결정기들 224
개별형 결정부위 100
개별형 전환 128
개시 카스파아제 359
개시단계 526
개체형성능 세포 32
거대 세포 512
거비증 368
거품 대식세포 66
겔-지연 분석법 560, 561
겨자무 과산화효소 156
격리된 항원 415
결절 395
결정소-선택모델 206
결직장 상피세포암 537
결직장암 536
결합 백신 486
결합가 147, 149
결합력 148
결합력 가설 251, 252
결핵 458, 468
결핵나병 318
경구용 항원 421
경쇄 85
경쇄 1차 RNA 전사체 117
경쟁적 ELISA 156
경첩부위 93
계획세포사 26
고 친화력 수용체 376
고내피 세정맥 44, 334
고전경로 170
고정잔기 198
고체기질-항체-항원 487
고친화력 항원 반응성 세포 298
골수 40, 42
골수 이식 441, 568
골수 줄기세포 246
골수계의 면역결핍 500
골수계전구세포 24
골수종 단백질 86
골화석증 322
공동자극신호 352
공명각 149
공초점현미경 570
과-IgE 증후군 499
과립구 세포 37
과민성 쇽 381
과민증 18, 371
관용 401, 402
관용원 402
교차-조절 317
교차반응 77, 149, 242
교차제시 217
구르기 332
구르기 과정 332
구합체 119
구합체 재조합 신호 서열 230
국소 급성염증반응 341
국소농포 468
국소성 과민반응 381
국소염증반응 340
굿파스튜어 증후군 408
귀소 336
균혈증 46
그란자임 B 358
그람음성 박테리아 419
그레이브씨병 409
극가변부위 90
근친교배계 547
글루타르알데하이드 208
금콜로이드 164
급성 거부반응 434
급성 골수성 백혈병 163, 531, 568
급성 림프구성 백혈병 531, 568
급성 림프성 백혈병 163
급성기 단백질 168, 342
급성기 반응 61, 342
급성기 반응 단백질 61, 66
기관-연관림프조직 46
기관지 확장증 213
기생성 연충 462
기생충 질병 460
기억 B 세포 13, 290, 296
기억 T 세포 262
기억 림프구 337
기억반응 1, 9
기억세포 30, 34
기질세포 24, 246
기호적 특징 71
기회감염 7, 512
길항작용성 303
꺾쇠 형상 170

나쁜 콜레스테롤 67

나종나병 318
내독소 319, 345
내분비 303
내인성 경로 216
내인성 슈퍼항원 261
내인성 항원 209, 210
내재면역 1, 8, 9, 52, 364
내표피 림프구 49
내피횡단 이동 332
넝쿨옻나무 396
네비라핀 507
네젤로프 증후군 500
노던 블로팅 559
녹-인 565
녹아우트 마우스 564
농부의 폐 392
누드 마우스 503
뉴라미니다제 451
능동 면역 유도 477, 478, 481
능동면역 5

다가 백신 487
다가의 서브유닛 486
다면발현성 303
다발성 경화 411
다발성 경화증 322
다발성 골수종 86
다분화능 세포 32
다분화능 줄기세포 246
다중단백질 효소 258
다클론 항체 105
다항원 374
다핵성 거대 세포 344
다핵체 512
다핵체 유도형 (SI)과 다핵체 비유도형 512
다형성 197, 200
다형적 191
단구세포 36
단구세포 화학유인 단백질 1 343
단구세포의 혈관외 유출 333
단백질 A 162
단백질 A/G 162
단백질 G 162
단백질 키나아제 C 258, 281, 378
단분화능 세포 32
단순포진 바이러스 416
단일 세포 영상화 258
단일양성 CD4+ 흉선세포 248
단일양성 CD8+ 흉선세포 248
단클론 항체 105, 106
단클론 항체 치료 542
단핵 식세포 36
단핵구-유래 수지상세포 38
대두창 바이러스 468
대리경쇄 274
대립 신호 모델 362, 363
대립유전자 191
대립유전자 배제 121, 122, 231, 273, 274
des-Arg 형 182
대식세포 36, 209
대식세포 염증단백질 343
대식세포 이동 저해인자 395
대체경로 173
데카펩티드 라이브러리 242
덱사메싸손 436
돌연변이 295
돌연변이 확률 295
동계 33
동계의 547
동계이식편 426
동맥경화 플라크 66
동양혈관망 44
동일유전자 혈통 193
동종반응성 241
동종이계 33, 241
동종이식 거부반응 426
동종이식편 241, 426
동종항원 241
동종혈구응집소 389
동종형 101
동종형 결정부위 100
동형결합 332
돼지풀 374
되먹임 억제작용 297
두 가지-유전자 모델 113
두 수용체 모델 362
등가영역 151
등전점 553
등전점 전기영동 553
DN1 세포 246
DN2 세포 246
DNA 감쇄 혼성결합법 225
DNA 백신 488
DNA 재조합 기술 555
DNA 클로닝 556
DNA 풋프린팅 560
디죠지증후군 41, 351
DTH 반응 393
DTH 반응의 효과기 394
디펜신 59
디프테리아 458, 470
디프테리아 유독소 458
WSXWS 모티프 309

라우스 육종바이러스 527
라이센스된 APC 353
라이센싱 353
라파마이신 436
λ-사슬 다중유전자 패밀리 115
λ5 274
랑게르한스 세포 49, 394
랑게르한스 수지상세포 38
레지오넬라증 470
레트로바이러스 508, 563
레퍼토리-결합 모델 206
렉틴 175
렉틴-유사 NK 세포 수용체 362
렉틴-유사 수용체 362, 364
렉틴경로 175
로감 390
로다민 160
로봇공학 567
로켓 전기영동 153
루미놀 156
루코트리엔 379, 380, 381
류마티스 관절염 411
류마티스 인자 411
류신-밀집 반복서열 63
리더 (L) 펩티드 115
리바비린 322
리소솜 215
리소자임 9

리슈마니아증 462
리포터 유전자 562
리폭시게나제 경로 339
림포칩 568, 570
림포카인 302
림프 42
림프계 42
림프계 면역결핍 495
림프계 줄기세포 547
림프계전구세포 24
림프구 6
림프구 귀소 336
림프구 항상성 264, 266
림프구성 맥락수막염 바이러스 416
림프구의 재순환 334
림프구의 혈관외 유출 334
림프구혼합 반응 431
림프아세포 30
림프여포 43, 292
림프절 43, 292
림프절 장애 266
림프종 530

마가이닌 59
마우스 Ig에 대한 인간 항체 140
마이엘린 염기성단백질 413, 415
마이크로어레이 567
마이크로어레이 분석 568
막 보조인자 단백질 (MCP 179
막-공격 복합체 175, 180
막-연관 연결단백질 258
막-연관 연결분자들 257
막결합 면역글로불린 94
만나이드 모노올레이트 81
만노스-결합 단백질 466
만노오스 결합 렉틴의 결핍 502
만노오스-6-인산 수용체 357
만노오즈 결합성 렉틴 175
만노오즈-결합 렉틴 55
만성 거부반응 434
만성 림프성 백혈병 163
만성 용혈성 빈혈 183
만성 육아종성 질환 66, 501
만성 육아종증 322
만성골수성백혈병 531
만성림프구성백혈병 531
만성염증 344
만성염증반응 344
말단 디옥시리보뉴클레오티드 전이효소 273
말라리아 460
말라리아 백신 461
말초관용 401, 404
망막아종 유전자 528
망상체 발생장애 495
Mancini 법 151
메칠콜란트렌 532
메탈로티오네인 프로모터 564
메틸화 378
멜라닌세포 537
면역 반응 9
면역 심근염 416
면역 전자현미경법 164
면역 특권 장소 439
면역결핍증 19
면역글로불린 4, 76
면역글로불린 D 100
면역글로불린 E 100
면역글로불린 M_IgM 96
면역글로불린 슈퍼패밀리 103, 308
면역글로불린 슈퍼패밀리 수용체 308
면역글로불린 접힘 89, 194
면역글로불린-유사 수용체 362
면역기능 장애 18
면역기억 12
면역독소 542
면역반응 유전자 206
면역반응의 조절 297
면역보강제 184
면역수용체 티로신 인산 저해 모티프 298
면역수용체 티로신-기반 활성화 모티프 235, 255, 279, 376
면역시냅스 257
면역억제 451
면역억제 치료법 434
면역억제제 434, 436
면역우세성 84
면역원 77
면역자극복합체 487
면역적격성 40
면역전기영동 152
면역침강 158
면역프로테아솜 211
면역형광 160
면역확산반응 151
명대 293, 295, 297
모노카인 302
무감마글로불린혈증 186
무고한 구경꾼 용해 176, 179
무과립구증 501
무구조충 462
무딘말단 분절 555
무반응 404
무반응상태 273
무악어류 49
무작위 게놈 탐색법 385
뮤신 328
뮤신-유사 혈관 어드레신 335
미경험 271
미경험 림프구 337
미경험 세포 30
미성숙 T 세포 41
미세세포독성 검사 428
미세소관 형성중심 286
미토겐 활성 단백 키나제 379

바이러스 부하 514
바이러스 종양유전자 527
바이러스-유사 입자 535
바이러스감염 448
바이러스의 당단백질 485
바이벨-팔라드 소체 333
바이오틴 표지 551
반응성 용해 막억제인자 179
발암태아성 항원 536
발작성 야간 혈색소뇨증 183
방사능 면역흡착 시험 386
방사능 알레르겐 흡착 시험 386
방사면역분석법 154
방사상 면역확산 151
방사선 자동사진법 553
배상세포 380
배선이론 113

배아 난황낭 23
배아줄기세포 564
배중심 43, 126, 292, 296
백색수질 44
백신 2, 3, 518, 534
백신 개발 475
백신 구상 481
백혈구 23
백혈구 부착 결핍 501
백혈구 부착 결핍증 328
백혈구 증가증 38, 342
백혈구-부착 분자 결핍증 343
백혈병 525, 530
백혈병 T-세포항원 538
버어킷트 림프종 135, 527, 529
범혈구감소증 183
베어 림프구 증후군 204, 213
β-글루칸 486
β_2-마이크로 글로불린 193
벤스-존스단백질 86
변연부 44
변이표면당단백질 462
변형-자기 모델 224
병원균 단백질 485
병원체 7
병원체-연관 분자패턴 55
병인론 7
보강제 80
보조 T 세포 30, 35
보조 T (T_H) 13
보존된 시스테인 잔기 308
보존된 CCCC 모티프 309
보체 9, 95
보체 결핍 502
보체 결핍증 185
보체계 55, 168, 338
보체수용체 타입 1 179
보체의 기능 168
보체의 활성화 169
보체활성화조절 유전자군 177
보툴리누스 중독증 485
복합 처방 518
부피질 43, 44
부(minor)알레르겐 374
분류 불능형 면역결핍 499
분비 면역글로불린 형태 94
분비요소 99
분비형 IgA 99
분열소체 461
분자 모방 416, 418
분자 지도작성법 202
분자 패턴들 1
분해촉진인자 435
분화 항원 28
분화집단 34
불변사슬 214
불연속적인 항원결정기 82
불완전 항체 153
불활성화 백신 484
브라디키닌 338
브루톤 무감마글로불린증 284
브루톤 티로신 키나아제 281, 284, 498
V 부위 85
V(D)J 재조합 효소 119
비-다형성 MHC class I-유사 분자 363
B 림프구 12, 34
B 세포 34, 209
B 세포 결핍증 495
B 세포 공동수용체 281
B 세포 공동수용체 복합체 281
B 세포 수용체 102, 278, 279
B 세포 활성화 초점 293
비-소세포 폐종양 537
B-1 B 세포 275
B-2 B 세포 275
B-3형 콕사키바이러스 416
비-항체-의존성 살해 362
B7-트랜스펙션 세포주 540
비공유 상호작용 145
비만세포 38, 375
비스코트-알드리치 증후군 498
비스테로이드성 항염증 약제 347
bcl-2 패밀리 26, 265
비장 44
비장절제술 46
비장지수 368
비전문 항원제시세포 209
비제거 항체 437
비종 266
비종대 368
비펩티드 항원 226
비펩티드성 항원 217
B형 간염바이러스 527
비호지킨씨 림프종 140
비활성 단백질 티로신 키나아제 312
빌하르쯔오 462
뼈대부위 90

사구체간질세포 36
사멸 수용체 단백질 265
사멸백신 484
사이클로스포린 A 420, 436
사이클로옥시게나제 경로 339
사이토카인 57, 302
사이토카인 길항체 314
사이토카인 수용체 307
사이토카인 치료법 540
사이토카인의 면모 317
사이토카인의 특성 302
cytochrome c/Apaf 1/카스파아제 9의 복합체 265
사진석판술 567
산재성 거대 B 세포 림프종 568
산화질소 67
살균성/투과성 증가 단백질 66
살아 있는 약독화 백신 481
Salk 소아마비 백신 484
살해-세포 저해 수용체 213, 362
살해세포 면역글로불린-유사 수용체 362, 364
3중체 해독틀 121
상대적 위험도 206
상동 제한인자 179
상보 DNA 556
상보성 결정부위 85, 90
상어 49
상염색체 열성 질환 328
상피내 림프구 47
상피세포암 525
상피조직세포 344
상향작용성 303
색소 기질 155

색소성 건피증 526
샌드위치 ELISA 156
생물테러 468
생식모세포 461
생식세포 461
샤가스병 320
샤페론 분자 212
서던 블로팅 559
서브유닛 백신 484
선구효소 169
선도엑손 196
선모 53
선모충 462
선별신호 214
선종 530
선천성 부신과형성 203
선천성 흉선 형성부전증 500
선택과정 295
선택설 6
선택적 스플라이싱 135
섬광 계수기 159
섬모 53
섬유소 338
섬유소 분해계 338
섬유소원 338
섬유아세포 인터페론 345
섬유증 344
성숙 T 세포 245
세균감염 455
세균성 수막염 485
세균인공염색체 558
세벽관망 42
Sabin 소아마비 백신 482
세포 간 부착분자 346
세포 전이 시스템 291
세포-매개 림프구 용해 366, 367
세포-매개 림프구용해 반응 538
세포간 부착분자 59
세포계획사 528
세포관통이동 95
세포괴사 26
세포내 이입 9, 39
세포내 이입 경로 209, 214
세포독성 T 림프구 14
세포독성 T (T_C) 세포 13, 30, 35, 353
세포독소 353
세포막보조인자 단백질 435
세포매개성 이식편 거부반응 431
세포부착분자 327, 352
세포분열 저해제 434
세포사멸 264
세포성 면역반응 14
세포성 종양유전자 527
세포성면역 6
세포외배출 37, 357
세포자살 26, 264, 266, 296, 356
세포자살 카스파아제 연쇄반응 359
세포주 549
세포주기 279
세포질 경로 209, 210
셀렉틴 328
소 백혈구 부착 분자 결핍증 343
소신경교세포 36
소통 336
쇼그렌 증후군 501
수동 면역유도 477
수동 응집 154
수동 항체치료 98
수동면역 5, 95, 98, 477
수용체 편집 278, 404
수용체-매개 세포내 이입 199
수지상 세포 38, 209, 394, 540
수질 41, 43, 44
수초염기성단백질 242
수포성 구내염 바이러스 355, 416
수혈반응 389
슈퍼분자 구조 257
슈퍼항원 260, 319
스캐처드 방정식 147
스캐처드 좌표 147
스키드 마우 504
스타틴 67
스테로이드 21-가수분해효소 203
스트렙타비딘 164
시스터나 198
시스테인 프로테아제 264
시알릴-루이스 332
시알산 174, 452
시알산화 락토사미노글리칸 332
시토크롬 *c* 265
식세포 5
식작용 9
신생물 525
신생아 Fc 수용체 102
신호 115
신호 1 279
신호 2 279
신호 펩티드 196
신호 표면 표지 246
신호분자 223
신호전달 10, 254
신호전달경로 69
신호전달자 313
신호접합 120
실험적 자가면역 갑상선염 413
실험적 자가면역 근무력증 413
실험적 자가면역 뇌척수염 413
심근경색 66
심장 이식 442
심장혈관계 질환 67
C-반응 단백질 57, 66, 342
C 부위 85
C-타입 렉틴 362
C-C 아집단 케모카인 329
C-X-C 아집단 케모카인 329
c-myc의 전좌 531
CD3 이합체들 235
CD4 공동수용체 237
$CD4^+$ T 세포의 감소 514
$CD4^+$ T_H2 세포 352
$CD4^+CD25^+$ T 세포 263
CD8 공동수용체 237
CD18의 결핍 343
CD40 리간드 286, 353
CD40-CD40L 상호작용 498
cDNA 라이브러리 556
cDNA 마이크로어레이 567
C1-저해제 177, 186
$C1qr_2s_2$ 복합체 170
C3 전환효소 173
CIITA라 불리는 class II 전사활성인자 204
Cre/*lox* 시스템 566

CAT 분석법 560, 562
C5 전환효소 173
COS 세포 534
CTL-매개 356
CTL-매개 세포살해 358
CTL 전구체 353
CTL-P의 활성화 353

아나필락시스 독소 173, 182, 338, 377, 391
아나필락시스의 저속반응물질 339
아노펠레스 모기 460
아라키돈산의 대사 339
아르투스 반응 392
아비딘 551
아연 564
IL-2 수용체 311
IL-2 수용체 서브패밀리 310
IL-2 수용체의 감마 사슬의 (IL-2R)의 결핍 497
IL-6 수용체 서브패밀리 310
IG-수퍼패밀리 세포간 부착분자 329
Ig-α/Ig-β 이형 이합체 274
Ig-유사 저해수용체 362
IgA의 결핍 499
아클론 550
아토피 373, 381
아토피성 피부염 383
아폽토솜 265
아프리카 수면병 462
악구류 척추동물 52
악성 525
악성 진균증 466
악성 형질전환 526, 527
안드로젠 416
알레르겐 372, 373
알레르기 20, 373
알레르기성 비염 381
Ras/MAP 키나아제 경로 258
RNA-교정 효소 128
RNA 스플라이싱 118
RMA-S 세포주 211
α-페토프로테인 536
αβ 226
αβ T 세포 227
암 유발 종양유전자 529
암-억제 유전자 528
암대 292, 295
암유전자 527
암의 면역치료 539
암호화 접합 120
애브자임 106
야누스 키나아제 312
약독화된 백신 482
양성 525
양성 선택 245, 248
양성종양 530
양의 공동자극신호 259
양친매성 도메인 357
억제 T 세포 263
에머틴 209
에볼라 470
에볼라 바이러스와 레지오넬라증 470
SDS-폴리아크릴아미드 겔 158
SCID 마우스 30
SIV-HIV 키메라 바이러스 519
ADA의 결핍 497
ABO 혈액형 항원 388
APC 활성 540
AIDS 백신 520
AIDS 치매 복합증 515
H사슬 85
HIV 감염 514
HIV 백신 520
HIV-1 감염 506, 512
HIV-1 infection 512
HIV-1의 복제 과정 509
HEV-유사 구조 346
HEV-유사 부위 346
Fc 분절 85
Fc 수용체 102, 372
Fab 분절 85
Fas-매개 살해 358
Fas 리간드 264, 353
에피네프린 388
에피토프 76, 81
에피토프 지도작성 150
X-연관 과다 IgM 증후군 296, 498
X-연관 무감마글로불린혈증 284, 498
X-연관 중증복합면역결핍증 310
X-연관복합증 407
X선 결정학 553
X선 회절 분석 553
XHM 증후군 498
N-부위 뉴클레오티드 120
N-부위 뉴클레오티드 삽입 232
N-아세틸뉴라믹산 452
N-첨가 125
N-포르밀 펩티드 57
NADH 탈수소효소 203
NADPH 포식소체 산화효소 65
NF-κB 활성화 경로 281
NOD 단백질 61
Notch1 유전자 246
Neu 단백질 537
NK 세포 68, 360, 364
NK-세포 저해리간드 363
NKT 세포 35, 327, 364
엔푸버티드 518
엔핸서 133
M 세포 47
M-친화적 균주 512
MAC 결핍증 환자 186
MAP 키나아제 69
MHC 발현 조절 204
MHC 복합체 240
MHC 4합체 기법 355
MHC-4합체-펩티드 복합체 355
MHC 유전자 201
MHC-암호화 저해 리간드 364
MHC 제한 248
L-시트룰린 67
엘라스타아제 182
L사슬 85
LAD 제2형 328
lpr 변이 마우스 358
lpr/lpr 마우스 264
여포 수지상세포 40, 292, 295
역전사효소 508, 556
연결 단백질 69, 254, 281
연결서열 226
연골성 어류 49
연관 불균형 200

연속적인 항원결정기 82
연쇄구균 162
연접복합체 329
연충 462
열원충 460
열원충 감염 461
염색체 전좌 중단점 26
염증 57
염증 케모카인 59, 329
염증반응 57
염증화 332
예방접종 3, 476
예방접종은 100% 완전하지는 않다 479
예방조처 5, 371
올리고뉴클레오티드 어레이 567
옵소닌 37, 184
옵소닌화 37,57, 94, 184
옻나무 396
외독소 485
외인성 경로 217
외인성 슈퍼항원 261
외인성 항원 209, 214
용해소체 37
용혈성 빈혈 266, 391
용혈현상 168
우두 바이러스 468, 488
원숭이 면역결핍바이러스 509
원종양유전자 527, 529
원충 질병 460
웨스턴 블로팅 158
West Nile 바이러스 470
웨스트 나일열 53
위유전자 115
위족 37
위치-특이 재조합 효소 565
위치클로닝 384
유도 유전자 표적 565
유도성 산화질소 환원효소 66
유도성 NO 합성효소 66
유도성 T 세포 키나아제 258
유동 세포계수기 161
유동 세포계수법 161, 163
유로키나아제-유형의 플라스미노겐 활성인자 338
유미유충 464
유비퀴틴 211
유사유전자 혈통 193
유전성 혈관부종 186
유전자 변환 127
유전자 치료 33
유전자 표적 녹아우트 마우스 564
유전자 표적법 565
유전자 프로필링 567
유전자이식 마우스 563
유전자총 488
유전체 라이브러리 558
육아종 395, 457
육종 525
음성 선택 245, 250, 276, 278
음세포작용 39
음식물 알레르기 383
응고계 338
응괴 338
응집 153
응집 반응 153
응집 억제 측정 154
응집반응 96
응집소 4, 153
Ouchterlony 법
2-광자현미경 570
E 항원 374
이나트륨 크로모글리케이트 388
이디오타입 101
이디오타입 결정기들 224
이소글로보트리헥소실세라미드 365
이수체 549
이식 425
이식유전자 563
이식편 거부반응 426, 433
이식편 대 숙주병 33, 441
EAE 마우스 모델 413
ELISPOT 분석법 157
이종 장기이식 443, 435
이종이식 435
이종이식편 426
이중 면역확산 151
이중 양성 흉선세포 253
이중 특이성 항체 136
이중-수용체 모델 224
이중가닥절단복구 120
이중양성 247
이중음성 246
2차 림프기관 23, 40, 43
2차 면역결핍 493, 504
2차 여포 43
2차 전달자 377
2차반응 17, 290
2차원 겔 전기영동 553
2회 감김 재조합 신호서열 119
이형접합성 녹아우트 돌연변이 564
이형접합체 136
인간 T-세포백혈병바이러스-1 527
인간 단클론 항체 136
인간 인공염색체 137
인간 파필로마바이러스 527
인간 파필로마바이러스 백신 534
인간 허피스바이러스-8 527
인간-마우스의 키메라항체 437
인간화된 항체 136
invariant NKT 세포 364
인산디에스테르 가수분해효소 388
인슐린 의존성 당뇨병 408
인자-유도성 면역결핍 504
인지질 분해효소 A2 379
인지질항원 226
인터루킨 302
인터페론 9, 59, 541
인터페론 γ 312
인터페론 수용체 패밀리 308
인터페론 치료 322
인터페론 패밀리 305
인터페론-γ 수용체 결함 498
인터페론-매개 항암활성 541
인테그린 59, 328
인플루엔자 451
인플루엔자 바이러스 451
일배체형 191
일원 혼합 림프구 반응 366
일정(C)부위 87
일정부위 도메인 93
1차 림프기관 23, 40
1차 면역결핍 493

1차 반응 17, 289
1차 배양 림프계 세포 547
1차 신호 352
1차 여포 43
1회 감김 재조합 신호서열 119
1회 감김/2회 감김 결합 법칙 119, 230
임상이식 440
임신중독 364
임파종 525
입양-전달 547
입체구조적 결정부위 82

자가 33
자가면역 19, 401
자가면역 다내분비질환-칸디다증-외배엽성이 형성 407
자가면역 빈혈증 408
자가면역 질환 402, 419
자가분비 303
자간전증 364
자궁경부암 534
자극 단백질 530
자기-MHC 제한 207
자기관용 78, 248, 250
자기반응성 B 세포 287
자기상실 모델 363
자기이식편 426
자연 살해세포 30, 36, 68, 213, 360
자연유산이 364
작은 G 단백질 경로 281
잡종 세포주 550, 105
장-연관림프조직 47
장관대식세포 36
장기 비진행자 518
장기 특이적 자가면역 질환 402, 407
장내 프로프리아층 세정맥 337
재조합 모델 113
재조합 벡터 백신 488
재조합 아데노신 탈아미노화효소 503
재조합 활성 유전자 119, 504
재조합 효소 RAG-1 273
저 친화력 수용체 377
저감작 386
저해수용체 362, 364
적색수질 44
적응 9
적응면역 1, 9, 10, 52
적혈구 응집소 451
전 B 세포 272
전구 B 세포 272
전구 T 세포 245
전기영동도 551
전기천공법 562
전달체 77
전달체 효과 291
전문 항원제시세포 209
전분화능 세포 32
전사활성인자 313
전신 급성기 반응 342
전신성 406
전신성 과민증 381
전신성 자가면역 질환 402, 410
전신성 홍반루푸스 410
전신홍반루프스 185
전암 종양 530
전이 525
전자-고밀도 금 미립자 164
전자-고밀도 표지 164
전좌 135
전지대 효과 153
전하 파동 149
전핵 563
전환 부위 128
전환 요소 128
전환재조합효소 128
점막-연관 림프조직 43, 46
점액 53
점진적 체성 과변이 295
점착말단 555
접촉성 피부염 396
접합 공간 357
접합부위 다양성 248
접합부위 유연성 123, 232, 234
접합자 461
정맥혈전 183
정상 미생물상 53
정지와 부착 332
J 사슬 96
JAK-3 돌연변이 497
JAK-STAT 경로 313
제1형 IL-1R 308
제1형 과민반응 372
제1형 사이토카인 수용체 309
제1형 사이토카인 수용체 패밀리 308
제1형 흉선-비의존적 항원 278
제2형 IL-1R 308
제2형 사이토카인 수용체 309
제2형 사이토카인 수용체 패밀리 308
제2형 흉선-비의존적 항원 278
제3-4 인두낭 증후군 500
제3형 과민반응 391
제대혈 세포 443
제한효소 555
조류독감 H5N1 454
조류백혈병 바이러스 530
조면소포체 211
조절 T 세포 35, 406
조정배지 550
조직구 36
조직의 쇠약 345
조직적합 유전자 190
조직적합 항원 190
조직적합성 항원 241
조합적 접합 233
조혈 23
조혈모세포 23, 246
조혈소 수용체 패밀리 308
조혈소 패밀리 305
조혈유도미세환경 24
종양 525
종양-연관 항원 531
종양-특이 이식항원 531, 533
종양괴사인자 264, 286, 538, 541
종양괴사인자 수용체 264
종양괴사인자 패밀리 305, 353
종양면역능 540
종양유전자 527, 529
종양항원 531
좋은 콜레스테롤 67
좌쇄골하정맥 42
주 조직적합 복합체 13, 189, 428
주(major) 알레르겐 374

주혈흡충증 462
주형 127
주형 체성 변이 127
줄기세포항원 28
중복성 303
중성구 37
중성구 혈관외 유출 59, 332, 333
중성구 화학주성인자 379
중성구의 혈관외 유출 333
중쇄 85
중쇄 다중유전자 패밀리 115
중심세포 293
중심아세포 292, 295
중증 근무력증 410
중증 복합 면역결핍 496
중증급성호흡기증후군 470
중증복합면역결핍 30
중추관용 401, 402, 406
중합체-Ig 수용체 99
중합효소연쇄반응 559
중화 184
즉각적인 유전자들 254
즉시형 과민반응 100
즉시형 과민증 371
G-프로테인-연관 수용체 패밀리 331
지도부딘 507, 518
GVH 반응 367
지령설 6
지시모델 253
GATA-2 유전자 24
GM-CSF 수용체 서브패밀리 309
지연 용혈성 수혈반응 389
지연형 과민증 371, 393
지질다당류 278, 345
지질다당류-결합 단백질 61
지질부교 255
gp120 단백질 512
직접염색 160
진균 병원체 466
진균감염 466
진균성 질병 465
진성당뇨병 442
진피 53
진행성 신경아세포종 538
질병 감수성 205
집단면역 480
짧은 일치 반복 177

천식 20, 381, 384
천연두 468
체디아크-히가쉬 증후군 501, 538
체성 과변이 125, 128, 293
체성 변이 이론 113
체액성 면역 4, 76
체액성 면역결핍 496
체액성 면역반응 14, 289
체온조절중추 68
초급성 거부반응 433
초기 엔도솜 215
초기 유전자들 254
초기반응 381
촉진단계 526
총 림프 조사 436
추가항원자극 80
출현성 감염성 질병 467
췌장 이식 442
측부혈관 림프양막 44
측분비 작용 303
치료표적 421
친 세포자살성 265
친염증 사이토카인 59
친염증성 사이토카인 328
친화력 145
친화력 성숙 126, 271
칠합체 230
침강 반응 151
침강선 151
침강소 4, 151
침윤성 자궁경부암 535
침입주혈흡충 464
침전소 환 152

Canale-Smith 증후군 266
카르복시펩티다아제 N 182
카스파아제 264
카스파아제 3 265
카스파아제 8 265
카스파아제 패밀리 359
카케틴 345
카텔리시딘 59
κ 사슬 다중유전자 패밀리 115
카포시 육종 322, 505
칼넥신 212
칼레티쿨린 212
칼리크레인 338
칼리크레인 전구체 338
칼슘-매개 경로 281
칼슘-의존성 탄수화물 인식 도메인 362
캐스케이드 유도성 303
케라틴세포 49
케모카인 10, 302, 329
케모카인 수용체 패밀리 308
케모카인 패밀리 305
케모카인-수용체 331
케모카인-수용체 발현 331
코르티코스테로이드 347
코르티코스테로이드 치료 347
코스미드 벡터 556
코티코스테로이드 436
콜레스테로-저하 약제 67
콜렉틴 9
콜렉틴 패밀리 175
쿠퍼세포 36
크로몰린 나트륨 388
크루스파동편모충 320
큰조아재비 374
Class I-결손 마우스 250
class I MHC 분자 538
Class I MHC 유전자 190
Class II-결손 마우스 250
Class II MHC 유전자 190
Class III MHC 유전자 191
클래스 전환 128, 271, 296
클로닝 벡터 556
클론 35
클론 아너지 259, 538
클론삭제 276
클론선택 17
클론선택설 7
키닌계 338
키메라 유전자 140
키메라 항체 136

키메라 항체에 대한 인간 항체 140

타액분비선내 461
타일러 마우스 뇌염 바이러스 416
타파신 212
탄수화물-결합 단백질 362
탄저병 바실러스균 2
탄저병균 468
탈과립 338, 373, 377
탈과립화 377
태아 적아구증 389
태아 흉선기관 배양 246, 251
태아성 종양항원 536
탯줄혈액 33
테스토스테론 416
테오필린 388
톡소이드 485
Toll-유사 수용체 9, 61, 62, 278, 353
퇴행성 신경아세포종 538
퇴화 41
트란스페린 성장인자 536
트롬복세인 339
트롬빈 338
트리파노소마 345, 462
틈 194
T-B 접합체 286, 292
T 림프구 13, 34
T 세포 결핍 496
T 세포 레퍼토리 248
T 세포 부속 막 분자 236
T 세포 분화 262
T 세포 성숙 245
T 세포 수용체 13
T 세포 전구체 246
T 세포 친화적 균주 512
T 세포 활성화 254
T 세포독성 세포 353
T 세포막 수용체 Notch 246
티로신 키나아제 377
T세포 34
TCR 교차반응 242
TCR 다양성 232
TCR-CD3 막 복합체 235
TCR 유전자 228
TCR-펩티드 240
TI-1 항원 278
TI-2 항원 278
TIR 구조 모티프 69
T_{reg} 세포 406
T_H 세포의 분화 316
T_H1 서브세트 315
T_H1 아집단 262
T_H2 서브세트 315
T_H2 아집단 262
TAP 결핍 213
TNF 수용체 패밀리 308
TNFR-연관 인자 286
TLR 신호전달 69

파골세포 36
파네트 세포 60
파라포름알데하이드 208
파브리시우스 활액낭 42, 127
파상풍 7
파아지 디스플레이 기술 138
파아지 디스플레이 라이브러리 137
팔린드롬 칠합체 119
패턴인식 9
패턴인식 수용체 55
패혈 쇼크 318
패혈증 319
패혈증 쇼크 63
퍼포린 357
퍼포린 녹아우트 마우스 358
퍼포린-조력 경로 357
퍼포린에 의존한 살해 358
페리틴 164
페이에르 판 47
펜타데카카테콜 396
펜트락신 61
펩티드-결합틈 194, 214
평형 투석법 149
폐 이식 442
폐쇄기 336
폐포대식세포 36
포르밀 메티오닌 203
포배 564
포스포리파아제 C 257
포스포리파아제 Cγ2 281, 284
포스포릴콜린 61
포식소체 37, 65
포식용해소체 37
포식작용 14, 36, 39
포자소체 460, 461
폴리 A 꼬리첨가 118
폴리 A 꼬리첨가 신호서열 132
폴리에틸렌 글리콜 550
폴리클론 항체 137
표면 플라스몬 공명 149
표적 파괴법 24
표적세포 209
표피 53
표피-연관 림프조직 48
표피성장인자-유사 수용체 542
퓨린뉴클레오티드 가인산분해효소 497
프레그멘틴 357
프레드니손 436
프로락틴 417
프로모터 133
프로바이러스 508
프로스타글란딘 339, 379, 380, 381
프로인드의 불완전 항원보강제 81
프로인드의 완전항원 보강제 81
프로제스테론 417
프로카스파아제 359
프로카스파아제 8 264
프로카스파아제 9 265
프로테아솜 211
프로페놀옥시다아제 연쇄반응 71
프로페르딘 173
프로페르딘의 결핍 502
프로프리아층 47
Pre-B 세포 수용체 274
pre-T 세포 수용체 247
플라비바이러스 470
플라스미노겐 338
플라스미드 556
플라스민 338
플루오레신 160
플루오레신 이소티오시아네이트 571
P-부위 뉴클레오티드 120
P-첨가 125

P-K 반응 374, 383
피막하동 44
피부 림프구 항원 337
피부 이식 443
피부검사 386
피브리노펩티드 338
pH 구배 553
pig-a 유전자 183
피질 41, 43, 44
피코에리트린 160
피토알렉신 71

하게만 인자 338
하시모토씨 갑상선염 407
학주성 인자 38
합성 펩티드 485
합텐 77
합텐-전달체 접합체 77
항 세포자살성 265
항-CD3 단클론 항체 437
항-CD4 단클론 항체 437
항-CD40L 단클론 항체 438
항-바이러스 약제 518
항-세포자살 유전자 529
항-이디오타입 항체 542
항-종양유전자 528
항-흉선 글로불린 항체 437
항독소 4
항레트로바이러스 치료 507
항마우스 항체 136
항미생물성 펩티드 59
항염증 치료제 346
항원 6, 312
항원 격리 407
항원 결정기 76
항원 경쟁 297
항원 교체제시 354
항원 대변이 452
항원 소변이 452
항원 조절 538
항원 특이성 12
항원-결합틈 195
항원-비의존적 단계 271
항원-의존적 단계 271
항원-항체 접합체 292
항원결정기 81
항원보강제 81
항원성 77
항원성 펩티드 16
항원운반세포 292
항원의 원죄성 290
항원적으로 속박되었다 16
항원제시세포 14, 207, 209, 263
항체 결합 부위 89
항체 다양성 생성 123
항체 되먹임 작용 298
항체 의존성 세포매개성 세포독성 36, 95, 366
항체매개 억제 효과 297
항체요법 346
항체의존성 세포매개성 세포독성 36
항히스타민제 387
핵 인자 Kappa B 258
헤파린 379
혈관 어드레신 335
혈관 확장성 운동 실조증 500
혈관신생 541
혈관외 유출 57, 327, 332
혈관확장 338
혈관활성 내장 펩티드 381
혈구응집 153
혈소판 감소증 266
혈소판-내피-세포부착분자-1 332
혈장 84
혈장반출 391
혈장반출법 420
혈청 4, 84
혈청변환 512
혈청병 393
혈청양성 512
협낭 439
형광 염료 160
형광 표지 항체 160
형광색소 160
형광활성세포분류기 28
형질세포 13, 30, 34, 296
형질세포성 세포 39
형질세포성 수지상세포 38
형질세포종 86, 531
형질세포증가증 319
형질전환 526, 549, 556
호산구 37, 38, 383
호산구 양이온 단백질 383
호산구 화학주성인자 379
호염구 37, 38, 375
호흡기 합포체 바이러스 175
호흡돌발 66, 340
호흡장애 바이러스 478
혼합 림프구 반응 366
홈 194
화학발광 156
화학유인제 333
화학주성 인자 57
화학주성인자의 자극에 의한 활성화 332
확률모델 253
활성 산소종 65
활성 질소종 65
활성산소 중간물질 340
활성형 개시 카스파아제 359
활성화 유도 세포사 406
활성화-유도 시티딘 탈아미노효소 128
활성화-유도성 세포사멸 264
활성화수용체 362, 364
황색 포도구균 162
회장 페이에르 판 42, 127
획득 9
획득면역 52
효과 B 세포 13
효과 T 세포 352, 262
효과 림프구 337
효과 반응 351
효과 카스파아제 264, 265
효과기 431
효과기능 76
효과반응 1
효과세포 30, 34
효모 감염 514
효모인공염색체 558
효소원 169
후기 엔도솜 215
후기 유전자들 254
후기반응 381, 383

후모세관 정맥 57, 334
후비루 증후군 213
후천성 면역결핍 493
후천성 저감마글로불린혈증 504
휴지기세포 262
흉관 42
흉선 40, 41, 245
흉선 선택 248, 251
흉선 절제술 41
흉선 형성부전증 500
흉선-비의존적 항원 278
흉선-의존적 항원 278
흉선세포 41, 245
흑색종 세포 537
희귀성 상염색체 열성질환 343
히스타민 379, 381

a network of thin-walled tubes 42
abl 528
abzyme 106
acquired immunity 52
activation 332
activation-induced cell death 264, 406
activation-induced cytidine deaminase 128, 295
active immunity 5
Active immunization 478
active initiator caspase 359
acute lymphocytic leukemia 531
acute lymphoid leukemia 568
acute myelogenous leukamia 531
acute myeloid leukemia 568
acute phase response proteins 61
Acute rejection 434
acute-phase proteins 168, 342
acute-phase response 61, 342
adaptive immune response 9
adaptive immunity 1, 9, 52
adaptor protein 281
adaptor proteins 69, 254
ADCC 35, 95, 366
adenoma 530
adjuvant 80, 81, 184
adoptive-transfer 547
affinity 145
affinity maturation 126, 271
AFP 536
African sleeping sickness 462
agammaglobulinemia 186
agglutination 96, 153
Agglutination Reactions 153
agglutinin 4, 153
Agnatha 49
agranulocytosis 501
AICD 264, 406
AID 128, 295
AIDS 504, 514
AIDS dementia complex 515
AIF 265
ALL 163, 531, 568
alleles 191
allelic exclusion 273, 274
allergens 372, 373
Allergic rhinitis 381
allergy 373
alloantigens 241
allogeneic 33, 241
allograft rejection 426
allografts 241
Alloreactivity of T Cells 241
Allotype 101
allotypic determinant 100
α-fetoprotein 536
altered-self model 224
alternate splicing 135
alternative pathway 173
ALV 530
Alveolar macrophages 36
aminopeptidase present in ER 212
AML 163, 531, 568
amphipathic domain 357
anaphylactic shock 381
anaphylatoxin 173, 182, 338, 377, 391
anaphylaxis 18, 371
anchor residue 198
androgen 416
anergy 273, 404
aneuploid 549
antagonism 303
anti-apoptosis gene 529
Anti-Inflammatory Agents 346
anti-oncogenes 528
Anti-Retroviral Treatment 507
Antibody Binding Site 89
Antibody therapies 346
antibody-dependent cell-mediated cytotoxicity 36, 95, 366
antigen 6
antigen cross-presentation 354
Antigen sequestration 407
antigen-binding 85
antigen-binding cleft 195
antigen-dependent phase 271
antigen-independent phase 271
antigen-presenting cells 14, 209
antigenic competition 297
antigenic determinants 76
antigenic drift 452
antigenic modulation 538
antigenic peptides 16
antigenic shift 452
antigenic specificity 12
antigenically committed 16
antigenicity 77
antitoxin 4
Apaf-1 265
APC activity 540
APCs 14
APECED 407
apoptosis 26, 356
apoptosis inducing factor 265
apoptosome 265
apoptotic caspase cascade 359
apoptotic protease-activating factor-1 265
APR proteins 61
arrest and adhesion 332
Asthma 381
Ataxis telangiectasia 500
atherosclerotic plaques 66
Atopic dermatitis 383
atopy 373, 381
autocrine 303

Autoimmune Anemia 408
autoimmune polyendocrinopathy-candidiasis-ecodermal dystrophy 407
autoimmunity 19, 401
autologous 33
autoradiography 553
autosomal recessive disease 328
Avian H5N1 454
avian leukosis virus 530
avidity 148
avidity hypothesis 251
azidothymidine 518
AZT 507, 518

B lymphocytes 34
B-cell lymphoma 2 26
B-cell receptor, BCR 279
B7-1 264
B7-2 264
Bacillus anthracis 2, 468
Bacillus Calmette-Guerin 481
BACs 558
bacteremia 46
bacterial artificial chromosomes 558
Bacterial Infections 455
bactericidal/permeability increasing protein 66
bad cholesterol 67
BALT 46
bare lymphocyte syndrome 204, 213
basophil 37, 38
Bax와 Bak 265
BCG 481
bcl-2 135, 265, 529
Bcl-XL 265
BCR 278
benign 525
Bens-Johns protein 86
β_2-microglobulin 193
Bid와 Bim 265
Bioterrorism 468
Biotin labels 551
BiP 133
bispecific antibodies 136
BLAD 343
blastocyst 564
BLS 213
blunt-ended fragment 555
Bmi-1 26
bone marrow 40, 42
bone marrow stem cells 246
Bone marrow transplants 441
boosters 80
bovine leukocyte adhesion deficiency 343
BPI 66
bradykinin 338
brobchiectasis 213
bronchus-associated lymphoid tissue 46
Bruton's agammaglobulinemia 284
Bruton's tyrosine kinase, Btk 281, 284, 498
Burkitt's lymphoma 527
Bursa of fabricius 127

C region 85
c-myc 135, 529
c-onc 527
C-reactive protein 57, 61, 342
C-type lectins 362
C/EBP 344
C1 Inh 177, 186
C1 inhibitor 186
C3 convertase 173
C3a 338
C3b 184
C4b-binding protein 177
C4bBP 179
C5 convertase 173
C5a 338
cachetin 345
calnexin 212
calreticulin 212
CAMs 327
cancer genes 527
Cancer Immunotherapy 539
Candida albicans 466, 513
carcinoembryonic antigen 536
carcinoma 525
cardiovascular diseases 67
carrier 77
cartilaginous fish 49
cascade induction 303
caspase family 359
CAT assay 560, 562
cathelicidins 59
CCCC 308
CCR5 512
CD 34
CD1 217
CD3 235
CD4 237, 509
$CD4^+ T_H1$ 352
$CD8^+$ CTLs 352
CD19 281
CD21 281
CD25 312
CD28 259
CD31 332
CD40 286
CD45RA 352
CD45RO 352
CD59 179
CD81 281
CD154 286
cDNA 556
cDNA library 556
CDRs 85, 90
CEA 536
cell adhesion molecules 327
cell lines 549
cell mediated immunity 6
cell transfer system 291
Cell-adhesion molecules 352
cell-mediated lympholysis 366
cell-mediated lypholysis 367
cellular oncogenes 527
central tolerance 401
centroblast 292, 295
centrocytes 293
cercariae 464
CGD 322, 501
Chagas's disease 320
charge wave 149

Chediak-Higashi syndrome 501, 538
cheek pouch 439
chemiluminescence 156
chemoattractants 57, 333
chemokine 10, 302, 305, 329
Chemokine-recepter 331
chemotactic factors 38
chimeric antibody 136
cholesterol-lowering drugs 67
chromogenic substrate 155
chronic granulomatous disease 66, 501
Chronic inflammation 344
chronic lymphocytic leukemia 531
chronic myelogenous leukemia 531
Chronic rejection 434
cillia 53
cisternae 198
CLA 337
class II transcriptional activator 204
class II-associated invariant chain peptide 215
class switch 271
Class switching 128, 296
classical pathway 170
cleft 194
Clinical Transplantation 440
CLIP 215
CLL 163, 531
clonal anergy 259, 538
clonal deletion 276
clonal selection 17
clonal selection theory 7
clone 35
Cloning vectors 556
clot 338
clotting system 338
cluster of differentiation 34
CML 366, 367, 531, 538
coding joint 120
collectin 9, 175
colloidal gold 164
colorectal cancer 536
combinatorial joining 233
Common Vaviable Immunodeficiency 499
competitive elisa 156
complement 9, 95
Complement Activation 169
Complement Deficiencies 185
complement receptor type 1 179
complement system 168, 338
complementarity-determining regions 85, 90
complete system 55
conditioned medium 550
confocal microscopy 570
conformational determinants 82
congenic strain 193
congenital adrenal hyperplasia 203
Conjugate Vaccines 486
connecting sequence 226
constant region 87
Constantregion domains 93
cortex 41, 43
Corticosteroids 436
cosmid vector 556
costimulatory signal 352
coxsakievirus type B-3 416
CpG 65
CR1 179
CR2 281
cross-presentation 217
cross-react 242
cross-reaction 77
Cross-Reactivity 149
cross-regulated 317
CRP 57, 61, 66
CSS 266
CTL precursor 353
CTL-Ps 353
CTLA-4 259
CTLA-4Ig 438
CTLs 14
cutaneous lymphocyte antigen 337
Cutaneous-Associated Lymphoid Tissue 48
CVB-3 416
CVI 499
CXCR4 509, 512
cyclosporin A 420
cyclosporin; CsA 436
cytokine 302
Cytokine Antagonists 314
Cytokine profiles 317
Cytokine Receptors 307
Cytokine therapy 540
cytokines 57
cytosolic pathway 209
cytotoxic T cell 30, 35, 353
cytotoxic T lymphocytes 14

2D gel electrophoresis 553
DAF 435
DAG 377
dark zone 292, 295
death receptor proteins 265
decapeptide library 242
decay-accelerating factor 435
Deep mycoses 466
defensins 59
degranulation 338, 373
delayed hemolytic transfusion reaction 389
delayed-type hypersensitivity 371, 393
Dendritic cells 38
dermis 53
Designing Vaccines 481
determinant-selection model 206
dexamethasone 436
diabetes mellitus 442
differential-signaling hypothesis 251
differentiation antigen 28
diffuse large B-cell lymphoma 568
DiGeorge's syndrome 41, 351
direct staining 160
Disease Susceptibility 205
DLBCL 568
DN 246
DN2 246
DN3 246
DNA footprinting 560
DNA subtractive hybridization 225
DNA Vaccines 488

double strand break repair 120
double-negative 246
double-positive 247
DP 247
DSBR 120
dual-receptor model 224

EAE 413
EAMG 413
early genes 254
EAT 413
ECP 383
effector B cells 13
effector caspases 264
effector cell 30, 34
effector function 76
effector response 1, 351
Effector Stage 431
Effector T Cells 352
EIA 155
elastase 182
electron-dense gold particles 164
electron-dense labels 164
electrophoretic mobility 551
electroporation 562
ELISA 155
elispot assay 157
embryonic stem cells 564
Emerging Infectious Diseases 467
emertine 209
endocrine 303
endocytic pathway 209
endocytosis 9, 39
Endogenous Antigens 210
endogenous pathway 216
endogenous superantgens 261
endothelial venules 334
endotoxin 319, 345
enfuvirtide 518
enhancer 133
eosinophil 37, 38
eosinophil cationic protein 383
epidermis 53
epitheloid cells 344
epitope mapping 150
epitopes 76, 81
equilibrium dialysis methods 149
equivalence region 151
ERAP 212
ERp57 212
erythroblastosis fetalis 389
ES cells 564
exocytosis 37, 357
Exogenous Antigens 214
exogenous pathway 217
exogenous superantigens 261
exotoxin 485
experimental autoimmune encephalomyelitis 413
experimental autoimmune myasthenia gravis 413
experimental autoimmune thyroiditis 413
extravasation 57
extravasation 57, 327, 332

FA 160
factor H 179
FADD 264, 359
farmer's lung 392
Fas 26, 264
Fas-associated protein with death domain 264
FasL 264, 353
Fc receptors 372
FcR 102
FcRN 102
Fcε RI 376
Fcε RII 377
FDCs 295
feedback inhibition 297
ferritin 164
fetal thymic organ culture 246, 251
fibrin 338
fibrinogen 338
fibrinolytic system 338
fibrinopeptides 338
fibrosis 344
fimbriae 53
FK506 436
flow cytometer 161
fluorchrome 160
fluorescein 160
fluorescein isothiocynate 571
fluorescence-activated cell sorter 28
fluorescent dye 160
fluorescently labeled antibodies 160
Follicular dendritic cells 40
Food allergies 383
formy macrophages 66
fos 528
fragment 85
fragment, crystallizable 85
fragmentins 357
framework region 90
Freund's incomplete adjuvants 81
FRs 90
FTOC 251
Fungal Diseases 465
fungal infections 466
fungal pathogens 466

G-protein-linked family of receptors 331
GALT 47
ganciclovir 564
gel-shift analysis 560, 561
gene conversion 127
gene gun 488
gene therapy 33
gene-targeted knockout mice 564
Generation of Antibody Diversity 123
genomic library 558
germ-line theory 113
germinal center 43, 126, 292
gld/gld 264
GM-CSF 540
goblet cell 380
good cholesterol 67
Goodpasture's Syndrome 408
Graft Rejection 426, 433
graft-versus-host disease 33, 441
Gram-negative bacteria 419
Granulocytic cells 37

granuloma 395, 457
Graves' Disease 409
groove 194
GTPase 530
gut-associated lymphoid tissue 47
GVH reaction 367
GVHD 33, 441

HAART 518
HAC 137
HACA 140
Hageman factor 338
HAMA 136, 140
haplotype 191
hapten 77
hapten-carrier conjugate 77
Hashimoto's Thyroiditis 407
HBV 527
Heart transplantation 442
heavy chain 85
Heavy-chain multigene family 115
helper T cell 30, 35
Hemagglutination 153
hemagglutinin, HA 451
hematopoietic stem cell 23, 246
hematopoietic-inducing microenvironment 24
hematopoietin 305
hemolysis 168
hemolytic anemia 266
hepatitis B virus
heptamer 230
HER2 141, 542
herd immunity 480
hereditary angioedema 186
herpes simplex virus 416
heteroconjugates 136
HEV 44
HEVs 335
HHV-8 527
high endothelial venule 44
High-affinity receptor 376
high-endothelial venules 334
highly active anti-retroviral therapy 518
HIM 24
Hinge Region 93
Histamine 379
Histiocytes 36
histocompatibility 190
histocompatibility antigens 190, 241
holes-in-the-repertoire model 206
homing 336
homologous restriction factor 179
homotypic binding 332
horseradish peroxidase, HRP 156
HPV 527
HRF 179
HSC 23
HSCs 246
HSV 416
HTLV-1 527
human anti-chimeric antibodies 140
human anti-mice-Ig antibodies 140
human antimouse antibody 136
human artificial chromosome 137
human epidermal factor receptor 2 141
human herpesvirus-8 527
human papillomavirus 527
human T-cell leukemia virus-1 527
humanized antibodies 136
humoral immunity 4, 76
Humoral Response 289
hybridoma 105, 550
Hyper-IgE syndrome 499
hyperacute rejection 433
hypersensitivity 371
hypervariable region 90
hyposensitization 386

ICAMs 59, 329, 352
IDDM 408
idiotypic determinants 224
Idotype 101
IEF 553
IELs 47
IFN-α 322
IFN-β 322
IFN-γ 312, 322
IG-superfamily CAMs 329
iGb3 365
IgD 100
IgE 100
Igs 76
Ikaros 24
IKK 69, 258
IL-17 396
IL-23 396
IL-4 384
IL-8 343
IL-2R 311
ileal Peyer's patch 127
ileal Peyer's patch 42
immature T cells 41
immediate genes 254
immediate hypersensitivity 371
immediate hypersensitivity reaction 100
immune memory 12
immune myocarditis 416
immune response genes 206
immunocompetent 40
immunodeficiency 19
Immunodeficiency of the myeloid lineage 500
immunodiffusion reaction 151
immunodominant 84
Immunoelectrophoresis 152
immunofluorescence 160
immunogen 77
immunoglobulin 4, 76
immunoglobulin fold 89, 194
immunoglobulin heavy chain binding protein 133
immunological synapse 257
Immunoprecipitation 158
immunopretesome 211
immunoreceptor tyrosine inhibitory motif 283
immunoreceptor tyrosine phosphate activation motif 362
immunoreceptor tyrosine phosphate inhibitory motif 298, 362
immunoreceptor tyrosine-based activation

motif 235, 255, 279
immunosuppressants 436
Immunosuppressive Therapy 434
immunotoxin 542
Immuoelectron Microscopy 164
incomplete antibodies 153
indirect elisa 156
indirect staining 160
Inducible gene targeting 565
inducible nitric oxide reductase 66
inducible nitric oxide synthetase 66
inducible T cell kinase 258
inflamed 332
Inflammation 57
inflammatory chemokines 59
inflammatory cytokines 329
inflammatory response 57
Influenza 451
influenza virus 451
inhibitor of κB kinase 258
initiator caspase 359
iNKT 364
innate immunity 1, 8, 52
iNOS 66
instructive model 253
integrins 59 , 328
intercellular adhesion molecules 59
interferon 59, 305, 541
Interferon-Gamma-Receptor Defect 498
interleukin 302
interstitial DCs 38
interstitial fluid 42
intestinal lamina propria venules 337
Intestinal macrophages 36
intracellular cell-adhesion molecules 352
intraepidermal lymphocyte 49
intraepithelial lymphocytes 47
invariant chain, Ii, CD74 214
invasive cervical cancers 535
involution 41
IP3 377
IPEX 407
Ir 206
IRAK1 69
IRAK4 69
IS 257
iscoms 487
isoelectric point 553
isohemag-glutinins 389
isotype 87, 101
Isotype switching 128
isotypic determinant 100,224
Isulin-Dependent Diabetes Mellitus 408
ITAM 235, 255, 279, 362, 376
ITIM 283, 298, 362
ItK 258

JAK 312
Janus kinase 312
jawed vertebrates 52
jawless fishes 49
Job syndrome 499
joining 96
jun 528
junctional complex 329
junctional diversity 248
junctional flexibility 123, 232, 234
junctional space 357

kallikrein 338
κ-chain multigene family 115
Kaposi's sarcoma 322, 505
keratinocytes 49
killer-cell-inhibitory receptors 213
kinin system 338
KIR 213, 362, 364
Knock-in 565
knockout mice 564
Kupffer cells 36

LAD 328, 343, 501
λ-chain multigene family 115
lamina propria 47
Langerhans cells 49
Langerhans DCs 38
LAT 258
late genes 254
LBP 61
LCMV 416
leader exon 196
leader peptide 115
lectin 175
lectin pathway 175
left subclavian vein 42
Leishmaniasis 462
lepromatous leprosy 318
leucine-rich repeats 63
Leucocyte adhesion deficiency 501
leukemias 525, 530
leukocyte 23
leukocyte adhesion deficiency 328
leukocyte extravasation 332
leukocyte-adhesion dificiency 343
leukocytosis 38, 342, 379
licensing 353
light chain 85
light zone 293, 295, 297
Linkage disequilibrium 200
lipid rafts 255
lipopolysaccharide-binding protein 61
Liver transplants 442
Localized Hypersensitivity Reaction 381
Localized inflammatory response 340
long-term nonprogressor 518
Low-affinity receptor 377
LRRs 63
LTC4 381
luminol 156
Lung transplants 442
Lym-phochip 570
lymph 42
Lymph Nodes 43
lymphadenopathy 266
lymphatic choriomeningitis virus 416
Lymphatic System 42
lymphoblast 30
Lymphochip 568
lymphocyte 6
Lymphocyte Extravasation 334
Lymphocyte Homeostasis 266
Lymphocyte homing 336
Lymphocyte Recirculation 334

Lymphoid immunodeficiencies 495
lymphoid progenitor cell 24
lymphoid stem cells 547
lymphokine 302
lymphoma 525, 530
lysosome 37
lysozyme 9

M cells 47
MAC 180
macrophage migration-inhibition factor 395
macrphages 36
magainins 59
major 374
major histocompatibility complex 13, 428
Malaria 460
malignant 525
MALT 43
mannide monooleate 81
mannose-6-phosphate receptor 357
mannose-binding lectin 55, 61
MAPK 378
marginal zone 44
Mast cells 38
MBL 55, 61, 175
MBP 242, 413, 415
MCP 435
MCP-1 343
medulla 41, 43
membrane inhibitor of reactive lysis 179
membrane-associated adaptor molecules 257
membrane-associated adaptor protein 258
membrane-attack complex, MAC 175
membrane-bound immunoglobulin 94
membrane-cofactor protein 435
memory B cells 13, 296
memory cell 30, 34
memory response 1
merozoites 461
Mesangial cells 36
metastasis 525
methylcholanthrene 532
MHC 13, 189, 428
MHC tetramer technology 355
MHC-teramer-peptide complex 355
Microarrays 567
microcytotoxicity test 428
Microglial cells 36
microtubular organizing center 286
MIF 395
mIg 94
minor 374
MIP-1 343
MIRL 179
missing self model 363
mitogen-activated protein kinase 378
Mitotic inhibitors 434
mixed lymphocyte reaction 366, 431
MLR 366
molecular chaperones 212
molecular mapping 202
Molecular mimicry 416
molecular patterns 1
monoclonal antibodies 105
monocyte extravasation 333
monocyte-derived DCs 38
monocytes 36
monokine 302
Mononuclear phagocytes 36
MS 322
mucin-like vascular addressin 335
MUCINS 328
mucosa-associated lymphoid tissue 43, 46
mucus 53
multiantigenic 374
multinucleated giant cells 344
multiple myeloma 86
multipotent 32
multipotent stem cells 246
multiprotein enzyme 258
Multivalent subunit vaccines 486
Mutiple sclerosis 411
Myasthenia Gravis 410
myc 528
Mycobacterium leprae 218
Mycobacterium tuberculosis 217
myelin basic protein 242, 413
myeloid progenitor cel 24
myeloma protein 86
myocardial infarctions 66

N-formyl peptides 57
N-region nucleotides 120
NA 451
NADH dehydrogenase 203
NADPH phagosome oxidase 65
naive 271
naive cells 30
natural killer cell 30, 35, 360
necrosis 26
negative selection 245, 276
neonatal Fc receptor 102
neonatal thymectomy 41
neoplasm 525
network of sinusoids 44
neuraminidase 451
neutrophil 37
neutrophil extravasation 333
Nevirapine 507
Nezelof's syndrome 500
NF-IL6 344
NF-κB 257, 258
NK cells 30
NKT cells 327, 364
NO 67
Non-Hodgkin's Lymphoma 140
nonamer 119, 230
nonantibody-dependent killing 362
nonpeptide antigens 217, 226
nonpolymorphic MHC class I-like molecules 363
nonprofessional antigen presenting cells 209
nonsequential epitopes 82
nonsteroidal anti-inflammatory drugs 347
normal flora 53
Notch 246
NSAIDs 347
NSI 512

nucleotide-binding oligomerization domain 61
Nude (athymic) mice 503

oncogenes 527
one-turn recombination signal sequence 119
one-way MLR 366
opportunistic infections 7, 512
opposing-signals model 362
opsonin 37, 184
opsonization 37, 94, 184
organ specific autoimmune disease 402, 407
original antigenic sin 290
Osteoclasts 36
osteopetrosis 322

P-region nucleotides 120
p53 26, 528
$p56^{lck}$ 238, 255
palindromic heptamer 119
PALS 44
PAMPs 55
pancytopenia 183
paneth cell 60
paracortex 43
paracrine 303
Parasitic Diseases 460
Paroxymal Nocturnal Hemoglobinuria 183
paroxymal nocturnal hemoglobinuria 183
Passive agglutination 154
Passive Antibody Therapy 98
passive immunity 5
Passive immunization 95, 477
pathogen-associated molecular patterns 55
pathogenesis 7
pathogens 7
pattern recognition 9
pattern recognition recepters 55
PCR 559
PECAM-1 332
pentadecacatechol 396
pentraxins 61
peptide-binding cleft 214
perforin 357
perforin-assisted pathway 357
periarteriolar lymphoid sheath 44
peripheral tolerance 401, 404
Peyer's patch 47
PGD2 381
pH gradient 553
phage display technology 138
phagocytes 5
phagocytosis 9, 14, 39
phagolysosome 37
phagosome 37, 65
phase reactions 383
phosphatidylinositol glycan complementation class A 183
phosphodiesterase 388
phospholipase A_2 379
phospholipase C 257
phospholipid antigens 226
phosphorylcholine 61
photolithography 567
phox 65
phycoerythrin 160
phytoalexins 71
pI 553
pili 53
pinocytosis 39
PKC 281, 378
PLA_2 379
plasma 84
plasma cell 13, 30, 34, 296
plasmacytoid cells 39
plasmacytoid DCs 38
plasmacytomas 86, 531
plasmacytosis 319
plasmapheresis 391, 420
plasmin 338
plasminogen 338
Plasmodium 460
platelet-endothelial-cell adhesion molecule-1 332
PLCγ2 281, 284
pleiotropy 303
pluripotent 32
PNH 183
PNP 497
poly-Ig receptor 99
polyadenylation 118
polyclonal antibody 105
polyethylene glycol 550
polymorphic 191
polymorphism 197, 200
positional cloning 384
positive costimulatory signal 259
positive selection 245
post-nasal-drip syndrome 213
postcapillary venules 57, 334
pre-T-cell receptor 247
pre-TCR 247
precancerous tumors 530
Precipitation Reactions 151
precipitin 4
precipitin lines 151
precipitin ring 152
precipitins 151
prednisone 436
preeclampsia 364
prekallikrein 338
primary follicle 43
Primary Immunodeficiency 493
primary lymphoid organs 23, 40
primary response 17
primary RNA transcript 117
primary signal 352
Privillage sites 439
procaspases 359
proenzymes 169
Progenitor B cells 272
progesterone 417
programmed cell death 26, 528
progressive neuroblastoma 538
progressive somatic hypermutation 295
proinflammatory 59
proinflammatory cytokines 328
prolactin 417

promotor 133
pronuclei 563
properdin 173
prophenoloxidase cascades 71
prophylaxis 5, 371
prostaglandins 339, 379
proteasome 211
protein A 162
protein A/G 162
protein G 162
protein kinase C 258, 378
proto-oncogenes 527
Protozoan diseases 460
provirus 508
prozone effect 153
PRRs 55
pseudogene 115
pseudopodia 37
psoriasin 53
PTK 281
purine nucleotide phosphorylase 497

quiescent cells 262

RAG-1 119, 246, 504
RAG-2 119, 246, 273, 504
ragweed 374
random genomic search 385
rapamycin; sirolimus 436
rare autosomal recessive disease 343
ras 528, 530
RAST 386
Rb 528
RCA 177
reactive nitrogen intermediates 340
reactive nitrogen species 65
reactive oxygen intermediates 340
reactive oxygen species 65
Reaginic Antibody 374
receptor editing 278, 404
receptor-mediated endocytosis 199
recombinant adenosin deaminase 503
Recombinant DNA Technology 555
Recombinant Vector Vaccines 488
recombination activating gene 119
recombinational model 113
red pulp 44
redundancy 303
regressive neuroblastoma 538
regulatory T cell 35
relative risk 206
reporter gene 562
resonant angle 149
Respiratory syncytial virus 478
respiratory burst 66, 340
respiratory syncytial virus 175
restriction endonucleases 555
reticular dysgenesis 495
retrovirus 508, 563
reverse transcriptase, RT 508
RFX 204
Rheumatoid arthritis 411
rheumatoid factor 411
rhodamine 160
Rhogam 390
RIA 154
ribavirin 322
RIST 386
RNA-editing enzymes 128
RNS 65
robotics 567
rocket electrophoresis 153
rolling 332
ROS 65
Rous sarcoma virus 527
RR 205
RSSs 230
RSV 478

sandwich ELISA 156
sarcomas 525
SARS 470
Sca-1 28
Scatchard equation 147
Scatchard plot 147
schistosomiasis 462
SCID 496
SCID mouse 504
SCID-Hu mouse 504
scintillation counter 159
SCR 177
SDS-PAGE 158
SDS-polyacrylamide gel 158
secondary follicle 43
secondary lymphoid organs 23, 40, 43
secondary messenger 377
secondary response 17
secretory component 99
secretory IgA 99
SELECTINS 328
self tolerance 78
self-MHC restriction 207
self-reactive B cells 287
Sensitization Stage 431
sensorgram 149
sepsis 319
septic shock 63, 318
sequential epitopes 82
sequestered antigens 415
seroconverted 512
seropositive 512
serum 4, 84
serum sickness 393
severe combined immuno deficiency 30
SHIV 519
shutdown phase 336
sialic acid 174
sialyl-Lewis^x 332
sialylated lactosaminoglycan 332
sIg secreted immunoglobulin 94
signal 115
signal joint 120
signal peptide 196
signal transducers and activators of transcription 313
signal transduction pathway 69
signaling 10
signature features 71
signature molecule 223
signature surface markers 246
simian immunodeficiency virus 509
single-cell imaging 258

single-positive $CD4^+$ 248
single-positive $CD8^+$ 248
site-specific recombinase 565
SIV 509
Sjogren's syndrome 501
Skin grafts 443
SLE 185
SMAA 487
SNARE 378
Solid matrix-antibody-antigen 487
soluble *N*-ethyl-maleimide attachment receptor 378
somatic hypermutation 125, 293
somatic-variation theory 113
sorting signal 214
Southern blotting 559
Spleen 44
spleen enlargement 368
splenectomy 46
splenomegaly 266, 368
sporozoites 460
SPR 149
src 528
SRS-A 339
Staphylococcus aureus 162
staple configuration 170
STAT 313
statins 67
stem cell antigen 1 28
steroid 21-hydroxylases 203
sticky end 555
stochastic model 253
streptavidin 164
Streptococcus 162
Streptomyces avidinii 164
stromal cell 24, 246
subcapsular sinus 44
subclone 550
Subunit Vaccines 484
superantigen 260, 319
supermolecular structure 257
suppressor T cells 263
surface plasmon resonance 149
surrogate light chain 274
switch factors 128
switch recombinase 128
switch regions 128
syncytia 512
synergy 303
syngeneic 33, 547
syngeneic strain 193
synthetic peptides 485
Systemic acute-phase response 342
Systemic Anaphylaxis 381
systemic autoimmune disease 402, 410
systemic lupus erythematosus 185, 410

T lymphocytes 34
T-B conjugate 286
T-Cell Accessory Membrane Molecules 236
T-Cell Differentiation 262
T-cell receptor 13
T-cell repertoire 248
TAC 312
tacrolimus 436
Taenia 462
TAK1 69
TAP 211
TAP1 211
TAP2 211
TAPA-1 281
tapasin 212
target cells 209
TATAs 531
T_C 30, 35, 353
TCR cross-reactivity 242
TCR diversity 232
TCR Genes 228
TdT 125, 273
T_{DTH} 394
template 127
templated somatic mutation 127
terminal deoxynucleotidyl transferase 125
terminal deoxyribonucleotidyl transferase 273
T_H 30, 35
TH-17 396
T_H1 subset 262
The B-Cell Receptor 102
the bursa of Fabricius 42
The Cytosolic Pathway 210
The Endocytic Pathway 214
The Functions of Complement 168
The Immunoglobulin Superfamily 103
the instructional theory 6
The Ras/MAP kinase pathway 258
the selective theory 6
Theiler's murine encephalomyelitis virus 416
Theophylline 388
therapeutic target 421
thermoregulatory center 68
third and forth pharyngeal pouch syndrome 500
thoracic duct 42
thrombin 338
thrombocytopenia 266
thromboxanes 339
thymic aplasia 500
thymic hypoplasia 500
Thymic selection 248, 251
thymocytes 41, 245
thymus 40, 41
thymus-dependent antigen 278
thymus-independent antigen 278
TI-1 278
TI-2 278
timothygrass 374
tingible-body macrophage 296
TIR structural motifs 69
tissue wasting 345
TL antigen 538
TLR 353
TLR4 278
TLRs 9
TMEV 416
TNF 264, 286, 353
TNF-β 353
TNF-α 538
TNFR 264
TNFR-associated factor 286

tolerance 401, 402
tolerogens 402
toll-like receptor 9, 353
Total lymphoid irradiation 436
totipotent 32
Toxoids 485
TRAF 286
trafficking 336
transcytosis 95
transendothelial migration 332
transferrin growth factor 536
transformation 526, 556
transformed 549
transfusion reaction 389
transgenes 563
translocation 135, 531
transporter associated with antigen processing 211
T_{reg} 13, 35
Trichinella 462
triplet reading frame 121
Trypanosoma 462
Trypanosoma cruzi 320
Ts 263
TSTAs 531
tubercle 395
tuberculoid leprosy 318
Tuberculosis 458
Tumor Antigens 531
tumor immunity 540
tumor necrosis factor 286, 305, 353, 538
tumor necrosis factors 541
tumor-associated antigens 531
tumor-associated transplantation antigens 531
tumor-specific transplantation antigens 531
tumor-suppressor genes 528
Two-Photon Microscopy 570
two-receptor model 362
two-turn recombination signal sequence 119
type 1 thymus-independent 278
type 2 thymus-independent 278

u-PAR 338
ubiquitin 211
umbilical cord blood 33, 443
unipotent 32
uPA 338
urokinase-type plaminogen activator 338

V regions 85
V(D)L recombinase 119
v-onc 527
Vaccination 476
vaccine 2
Vaccinia 468
valency 147, 149
variable region 85, 87
Variola major 468
VAs 335
vascular addressins 335
vasoactive intestinal peptide 381
vasodilation 338
venous thrombosis 183
vesicular stomatitis virus 355, 416
Viral glycoproteins 485
Viral Infections 448
viral load 514
viramune 507
virus-like particles 535
VLPs 535
Vpre-B 274
VSG 462
VSV 355, 416

Weibel-Palade bodies 333
West Nile fever 53
Western Blotting 158
white pulp 44
Wiskott-Aldrich Syndrome, WAS 498

X-linked agammaglobulinemia 498
X-linked hyper-IgM syndrome 296, 498
X-linked severe combined immunodeficiency 310
x-ray diffraction analysis 553
Xenotransplantation 443
xeroderma pigmentosum 526
XHM 498
XSCID 310

YACs 558
yeast artificial chromosomes 558

ZAP-70 255, 497
Zidovudine 507, 518
zymogens 169